# 医院感染学

第2版

主编　王力红　朱士俊

人民卫生出版社

·北京·

**图书在版编目（CIP）数据**

医院感染学 / 王力红，朱士俊主编 . —2 版 . —北京：人民卫生出版社，2024.1

ISBN 978-7-117-35858-3

Ⅰ. ①医… Ⅱ. ①王…②朱… Ⅲ. ①医院 －感染 Ⅳ. ①R197.323

中国国家版本馆 CIP 数据核字（2024）第 015504 号

| | | |
|---|---|---|
| 人卫智网 | www.ipmph.com | 医学教育、学术、考试、健康，购书智慧智能综合服务平台 |
| 人卫官网 | www.pmph.com | 人卫官方资讯发布平台 |

**医院感染学**

Yiyuan Ganranxue

第 2 版

主　　编：王力红　　朱士俊
出版发行：人民卫生出版社（中继线 010-59780011）
地　　址：北京市朝阳区潘家园南里 19 号
邮　　编：100021
E - mail：pmph @ pmph.com
购书热线：010-59787592　　010-59787584　　010-65264830
印　　刷：三河市宏达印刷有限公司
经　　销：新华书店
开　　本：787×1092　1/16　印张：80
字　　数：1947 千字
版　　次：2014 年 8 月第 1 版　　2024 年 1 月第 2 版
印　　次：2024 年 2 月第 1 次印刷
标准书号：ISBN 978-7-117-35858-3
定　　价：258.00 元

打击盗版举报电话：010-59787491　E-mail：WQ @ pmph.com
质量问题联系电话：010-59787234　E-mail：zhiliang @ pmph.com
数字融合服务电话：4001118166　E-mail：zengzhi @ pmph.com

# 编 委 （以姓氏笔画为序）

| | | | |
|---|---|---|---|
| 马文晖 | 首都医科大学宣武医院 | 张越巍 | 首都医科大学附属北京天坛医院 |
| 王力红 | 首都医科大学宣武医院 | 陈 辉 | 首都医科大学附属北京积水潭医院 |
| 王凯戎 | 北京市律理律师事务所 | 武迎宏 | 北京大学人民医院 |
| 王选锭 | 浙江大学医学院附属第二医院 | 茅一萍 | 徐州医科大学附属医院 |
| 付陈超 | 中南大学湘雅医院 | 宗志勇 | 四川大学华西医院 |
| 巩玉秀 | 国家卫生健康委员会离退休干部局 | 赵 霞 | 首都医科大学宣武医院 |
| 朱士俊 | 中国人民解放军总医院第一医学中心 | 姜亦虹 | 南京鼓楼医院 |
| | | 姚 希 | 北京大学第一医院 |
| 任 南 | 中南大学湘雅医院 | 秦小平 | 首都儿科研究所附属儿童医院 |
| 刘 丁 | 陆军军医大学陆军特色医学中心 | 袁晓宁 | 北京大学第三医院 |
| 刘 坤 | 北京大学国际医院 | 索 瑶 | 西安交通大学第二附属医院 |
| 刘运喜 | 中国人民解放军总医院第一医学中心 | 索继江 | 中国人民解放军总医院第一医学中心 |
| 刘翠梅 | 北京大学口腔医院 | 倪晓平 | 杭州市疾病预防控制中心 |
| 孙宏莉 | 中国医学科学院北京协和医院 | 徐英春 | 中国医学科学院北京协和医院 |
| 李卫光 | 山东第一医科大学附属省立医院 | 高 燕 | 北京大学人民医院 |
| 李六亿 | 北京大学第一医院 | 高广颖 | 首都医科大学公共卫生学院 |
| 李春辉 | 中南大学湘雅医院 | 高晓东 | 复旦大学附属中山医院 |
| 李素英 | 首都医科大学附属北京佑安医院 | 黄 勋 | 中南大学湘雅医院 |
| 杨雪松 | 北京大学第三医院 | 黄 晶 | 中国医学科学院北京协和医院 |
| 吴安华 | 中南大学湘雅医院 | 曹晋桂 | 中国人民解放军空军特色医学中心 |
| 沈 瑾 | 中国疾病预防控制中心环境与健康相关产品安全所 | 梁建生 | 武汉市疾病预防控制中心 |
| | | 蔡 虹 | 北京医院 |
| 张 屹 | 北京市疾病预防控制中心 | 熊 薇 | 华中科技大学同济医学院附属同济医院 |
| 张卫红 | 南京医科大学第一附属医院 | | |
| 张永栋 | 青海大学附属医院 | | |

**学术秘书 马文晖**

# 编者名单 (以姓氏笔画为序)

| | | | |
|---|---|---|---|
| 丁　锐 | 中国医学科学院北京协和医院 | 孙芳艳 | 中国医学科学院北京协和医院 |
| 于　礼 | 北京市疾病预防控制中心 | 孙育红 | 中日友好医院 |
| 卫　丽 | 四川大学华西医院 | 苏　岱 | 首都医科大学公共卫生学院 |
| 马文杰 | 中国人民解放军空军特色医学中心 | 杜明梅 | 中国人民解放军总医院第一医学中心 |
| 王　馨 | 北京大学国际医院 | | |
| 王广芬 | 复旦大学附属中山医院 | 李　俐 | 黑龙江省疾病预防控制中心 |
| 王允琮 | 首都医科大学宣武医院 | 李　洁 | 中南大学湘雅医院 |
| 王世浩 | 复旦大学附属中山医院 | 李　懿 | 中国医学科学院北京协和医院 |
| 王宁宁 | 西安交通大学第二附属医院 | 李丁丁 | 中国医学科学院北京协和医院 |
| 王佳奇 | 中国疾病预防控制中心环境与健康相关产品安全所 | 李晓琳 | 北京医院 |
| | | 杨　洋 | 中国医学科学院北京协和医院 |
| 文细毛 | 中南大学湘雅医院 | 杨　彬 | 山东省疾病预防控制中心 |
| 史庆丰 | 复旦大学附属中山医院 | 杨金燕 | 中国人民解放军总医院海南医院 |
| 匡季秋 | 北京大学人民医院 | 豆清娅 | 中南大学湘雅医院 |
| 邢玉斌 | 中国人民解放军总医院第一医学中心 | 肖佳庆 | 黑龙江省疾病预防控制中心 |
| | | 吴红曼 | 中南大学湘雅医院 |
| 朱仕超 | 四川大学华西医院 | 沈　凡 | 北京市疾病预防控制中心 |
| 任伍爱 | 北京大学第一医院 | 宋丽红 | 首都医科大学附属北京友谊医院 |
| 伊　洁 | 中国医学科学院北京协和医院 | 张　宇 | 国家卫生健康委医院管理研究所 |
| 刘　波 | 南京医科大学第一附属医院 | 张上珠 | 中国医学科学院北京协和医院 |
| 刘亚丽 | 中国医学科学院北京协和医院 | 张冰丽 | 北京大学第一医院 |
| 刘昕超 | 中国医学科学院北京协和医院 | 张宝莹 | 中国疾病预防控制中心环境与健康相关产品安全所 |
| 刘珍如 | 中南大学湘雅医院 | | |
| 刘玲莉 | 中国医学科学院北京协和医院 | 陆旻雅 | 中国医学科学院北京协和医院 |
| 刘思娣 | 中南大学湘雅医院 | 陈　芳 | 安徽省疾病预防控制中心 |
| 孙　丹 | 中国人民解放军总医院海南医院 | 陈元宾 | 海南省儋州市疾病预防控制中心 |

陈美恋　北京大学人民医院
陈霄迟　北京大学口腔医院
范　欣　首都医科大学附属北京朝阳医院
林金兰　清华大学附属北京清华长庚医院
金　慧　杭州市疾病预防控制中心
周春莲　首都医科大学附属北京友谊医院
孟秀娟　中南大学湘雅医院
赵　梦　首都医科大学附属北京天坛医院
赵会杰　首都医科大学宣武医院
胡美华　北京大学第一医院
段弘扬　中国疾病预防控制中心环境与
　　　　健康相关产品安全所
施　施　中国人民解放军总医院海南医院
贺丽蓉　湖南省肿瘤医院
袁雪峰　长沙市第一医院
夏婷婷　中国人民解放军总医院海南医院
顾安曼　山东第一医科大学附属省立医院

徐　华　山东第一医科大学附属省立医院
徐　梅　中国医学科学院北京协和医院
徐丹慧　北京大学口腔医院
陶思源　四川大学华西医院
黄　铄　湖南省妇幼保健院
黄文治　四川大学华西医院
康　霞　四川大学华西医院
蒋　华　怀化市第一人民医院
韩　叙　首都医科大学宣武医院
韩玲样　复旦大学附属中山医院
程敬伟　首都医科大学附属北京友谊医院
曾　翠　中南大学湘雅医院
窦红涛　中国医学科学院北京协和医院
蔡　洁　中国医学科学院北京协和医院
廖　丹　复旦大学附属中山医院
霍　瑞　杭州杏林信息科技有限公司

# 前　言

　　《医院感染学》自2014年出版至今已近10年,书中有些内容已不能适应现实的需求。在社会经济文化不断进步发展的今天,人口老龄化与生活习惯的变化,不断改变着人民群众的疾病谱;全球一体化进程的不断推进及气候与环境的变化,促使着病原微生物的多样性、耐药性发展,不断发生着新的演变;而随着科学技术的快速发展,医学诊疗技术亦在不断进步革新。这些客观改变,均在不断加剧着医院感染防控的严峻形势,要求医院感染防控的专业理论与技术必须与时俱进地发展进步,以有效应对挑战。

　　与此同时,新发再发传染病的传播、流行与暴发,也对医院感染防控专业的技术发展与能力建设提出了更高的要求。医院是为人民群众提供医疗卫生服务,保障人民群众生命健康的主体,也是发现和救治传染病的关键场所和前沿阵地,除传染病专科医院外,综合医院也会成为部分传染病患者的首诊医院。所以,各级各类医院都是传染病早发现、早报告、早隔离、早治疗的首要关卡,是传染病防控和救治的第一线。医院应始终将医院感染防控贯穿于日常诊疗活动各环节。

　　坚持依法管理,科学防控,精准施策,是做好医院感染预防和控制工作的基本准则。实行关口前移,控制传染源,切断传播途径,保护易感人群,是医院感染防控应遵循的基本原则。

　　坚持依法管理,首先要有法可依。我国已形成了以法律为主干,以行政法规、地方性法规和部门规章为重要组成部分的医疗卫生法律法规体系。截至目前,已经制定医疗卫生领域相关法律14部,行政法规近40部,部门规章90余部,实现了医疗卫生各领域的有法可依。其次要有法必依,贯彻落实《中华人民共和国传染病防治法》《医院感染管理办法》以及其他法律规章,依法开展医院感染防控各项工作,用法治力量维护人民群众生命安全和身体健康。

坚持科学防控,就是要优化指挥体系,实现高效协同、统一指挥、权责清晰的系统性防控;要制定并不断完善科学规范的管理制度,建立预警响应机制;加强风险管控队伍建设,建立风险评估常态化机制;要出台科学合理可实践的防控指南和应急预案;实现覆盖重点部门、关键环节的全流程防控以及人、物、环境同防的全要素防控;要充分利用大数据、人工智能、云计算、物联网等先进信息技术进行监测与科学研判,实现管理的全覆盖和信息的大共享。

坚持精准施策,就是要实现成本、效益、效果三者的协调统一。从管理效果讲,要持续推进网格化管理,构建边界清晰、职责明确的防控管理体系,根据风险级别精准调整防控策略,从而确保防控范围无死角、防控内容全方位、防控时间全天候的卓有成效的防控效果。从成本效益看,要在保证防控效果的同时将防控成本降到最低,从体制机制、制度预案、监测预警、医疗救治、物资保障的管理全链条着手,去芜存精,提质增效。

实行关口前移,就意味着每位医务人员均应把好医疗机构的感染防控关卡,在关注住院患者医院感染防控的同时,也应将门急诊医院感染防控纳入诊疗工作之中。与此同时,感染防控还应延伸至所有从事医学诊疗活动的门诊部(所)、社区卫生服务机构等,做好医源性感染防控。

本书在第 1 版的基础上,进一步完善了医院感染管理、医院感染流行病学、医院感染病原学、抗菌药物合理使用与医院感染管理、医院感染的诊治与防控措施、医院各科室医院感染预防与控制、消毒与灭菌技术、医务人员职业暴露与防护、传染病的医院感染预防与控制等方面内容,增加了依法管理、医院建筑设施与医院感染防控、后勤及相关部门的医院感染管理、基层医疗机构医院感染管理等内容,可供医院感染管理专 / 兼职人员,以及医院管理人员、临床医务人员、公共卫生人员、后勤管理人员、医学研究人员、医学生等学习参考。

本书是各位专家在日常医疗、教学、科研、预防、管理等繁忙工作中拨冗著成,倾注了大量心血,融入了多年以来的工作经验和心得体会。在此,本书编写委员会对全体编者付出的辛勤劳动表示衷心感谢。

本书编写时间仓促,若有不妥之处,恳请各位读者批评指正。

**编写委员会**

2023 年 10 月

# 目　录

# 第一篇
## 总　　论

# 第一章
# 概　论

## 第一节　医院感染的定义

### 一、定义

1. 广义定义　任何人员在医院活动期间遭受病原体侵袭而引起的感染,均称为医院感染(healthcare-associated infection)。

2. 狭义定义　医院感染(hospital infection,HI)指住院患者在医院内获得的感染,包括在住院期间发生的感染和在医院内获得出院后发生的感染,但不包括入院前已存在或者入院时已处于潜伏期的感染。医院工作人员在医院内获得的感染也属医院感染。

### 二、医院感染定义的内涵

1. 医院感染的对象　包括住院患者、门诊患者、探视者、陪护、家属及医院各类工作人员等。但由于门诊患者、探视者、陪护、家属及其他流动人员在医院内停留时间短暂,院外感染因素较多,其感染常常难于确定是否来自医院。因此,医院感染的对象主要指住院患者和医院工作人员。实际上,医院工作人员与医院外的接触也较为频繁,很难除外医院外感染,因此通常在医院感染统计时,对象往往只限于住院患者。目前,由于管理和技术等方面的原因,在应用广义定义时尚不能做到统计全面,因此在实际操作时,只使用狭义定义,即只针对住院患者进行医院感染发病率的统计。

2. 医院感染的时间界限　医院感染的"感染"是指患者在住院期间和出院后不久发生的感染,不包括患者在入院前已开始或在入院时已处于潜伏期的感染。虽然规定了"在住院期间发生的感染和在医院内获得出院后发生的感染",均为医院感染,但实际上当患者出院后(48h内)才发病的医院感染,在统计时一般都没有计入。若患者这次住院前和入院后的感染是在前次住院期间所得,亦列为医院感染。

## 三、几种不同的医院感染定义

### (一) 名词演变

"医院感染"这个名词,在国外先后有各种表述:如 hospital associated infection、hospital acquired infection、hospital infection、nosocomial infection、healthcare-associated infection 等。在 20 世纪 80 年代初期国内没有医院感染这个名称,而称之为"交叉感染"(包括医院内和社区)再后来称之为"医源性感染""医院获得性感染""医院内感染"(亦简称"院内感染"),近年来逐渐统一称为"医院感染",体现出其准确性和简洁性。后来正式命名为"医院感染",学科名称为医院感染学(nosocomiology)。

### (二) 几种不同的医院感染定义

世界卫生组织(World Health Organization,WHO)在 1987 年哥本哈根会议上的医院感染定义:凡住院患者、陪护或医院工作人员因医疗、护理工作而被感染所引起的任何临床显示症状的微生物性疾病,不管受害对象在医院期间是否出现症状,均视为医院感染。

1.《流行病学词典》(Last J.M. 主编,1983 年版)中的医院感染定义 在医疗机构中获得的感染,如某患者进入某个医院或其他卫生保健机构时,未患某病,也不处于该病的潜伏期,但却在该院或机构中新感染了这种疾病,即为医源性感染。医院感染既包括在医院内获得的但出院后才显示的感染,也包括医务人员中的这种感染。

2. 美国疾病预防控制中心(Center for Disease Control and Prevention,CDC)1980 年的医院感染定义 医院感染是指住院患者发生的感染,而在其入院时尚未发生此感染,也未处于此感染的潜伏期。对潜伏期不明的感染,凡发生于入院后皆可列为医院感染。若患者入院时已发生的感染直接与上次住院有关,亦列为医院感染。

3. 我国卫生部 2001 年颁布的《医院感染诊断标准(试行)》中的定义 医院感染是指住院患者在医院内获得的感染,包括在住院期间发生的感染和在医院内获得出院后发生的感染,但不包括入院前已开始或入院时已处于潜伏期的感染。医院工作人员在医院内获得的感染也属医院感染。

医院感染按临床诊断报告,力求做出病原学诊断。

(1)以下情况属于医院感染。

1)无明确潜伏期的感染,规定入院 48h 后发生的感染为医院感染;有明确潜伏期的感染,自入院时起超过平均潜伏期后发生的感染为医院感染。

2)本次感染直接与上次住院有关。

3)在原有感染基础上出现其他部位新的感染(除脓毒血症迁徙灶外),或在原感染已知病原体基础上又分离出新的病原体(排除污染、定植和原来的混合感染)的感染。

4)新生儿在分娩过程中和产后获得的感染。

5)由于诊疗措施激活的潜在性感染,如疱疹病毒、结核分枝杆菌等的感染。

6)医务人员在医院工作期间获得的感染。

(2)下列情况不属于医院感染。

1）皮肤黏膜开放性伤口只有细菌定植而无炎症表现。

2）由于创伤或非生物性因子刺激而产生的炎症表现。

3）新生儿经胎盘获得（出生后48h内发病）的感染，如单纯疱疹、弓形体病、水痘等。

4）患者原有的慢性感染在医院内急性发作。

4. 2007年，美国医疗机构评审国际联合委员会对医院感染的定义又从另一个侧面有了新的诠释，将"医疗相关的"（health care-associated）替换了"院内的"（nosocomial），引入了"医疗相关感染"［health care-associated infection(s)，HAI］：指个人在医疗机构接受治疗或服务时获得的任何感染。常见的医疗相关感染有泌尿系感染、手术部位感染、肺炎和血液感染，包括一切与医院或医疗活动相关的感染，不局限于医院内感染，也包括社区感染，不再强调"医院获得"。又如"医疗护理相关感染"，除医院外，还包括各种提供医疗护理服务的机构如老年护理院、社区医疗服务中心、诊所、救护车等。

### （三）医院感染与医源性感染

医源性感染是指在医学服务中，因病原体传播引起的感染。

医院感染和医源性感染既有相同点，也有不同点，前者强调的是在医院这个场所发生的感染，后者所强调的是患者接受医疗服务过程中由病原体所致的感染。在医院感染中，感染发生的场所局限于有住院患者的医院，而在医源性感染中，场所包括了所有从事医学诊疗活动的医疗机构，如门诊部（所）、社区卫生服务机构等。在对医院感染管理内涵的界定中，已包含了医院感染和医源性感染。

### （四）医院感染管理的意义

医院感染的发生可引起如下不良后果。

1. 医院感染会给患者增加痛苦。医院感染常影响患者预后，严重影响医疗质量。全球每年有数以万计患者由于接受医疗服务时发生感染而使其治疗、护理变得更加复杂，导致一些患者病情加重，有些患者出现长期残疾，还有些患者因此而死亡。据欧洲疾病预防控制中心估计，欧洲每年发生超过2600万新发的与保健相关的感染病例。WHO 2016年统计，全球医院感染相关病例约5690万例死亡。在国内，2018年高丽萍等研究发现住院死亡病例的医院感染发生率为25.53%。

2. 医院感染会延长住院时间，加重医疗护理工作负担，影响床位周转使用，降低医疗工作效率。吕庆排等于2021年采用1∶1病例对照配对方法对某医院调查显示，医院感染组患者平均住院时间为（22.13±12.04）d，对照组平均为（10.6±6.12）d，因医院感染而致每例感染患者延长住院12d。

3. 医院感染会增加个人及国家的经济负担，造成卫生资源的浪费。据统计，美国每年发生医院感染超过200万例，引起40亿美元的额外费用和8万病例死亡，英国估计每年发生10万例医院感染，额外支出16亿欧元。我国医院感染平均例次发病率为0.55%~1.23%，每年400多万人感染，经济损失近200亿元人民币。

4. 医院感染也是妨碍许多现代先进技术的应用和进一步发展的重要原因。任何一项诊疗技术的应用，都面临医院感染问题。心脏外科、颅脑外科、器官移植、各种介入诊疗、手术机器人等治疗技术面临的最大问题之一是感染。

5. 医院感染会造成医院经济损失并影响医院的社会形象和信誉。医院感染监测、控制、管理水平是衡量一个医院管理水平、技术水平和整体形象的重要指标之一,医院感染的发生,特别是医院感染暴发事件的发生会给医院带来严重的后果,影响医院的社会形象和声誉,相关医院领导受到问责处理。

6. 医院感染会使医院蒙受巨大的经济损失。美国联邦医疗保险与医疗补助服务中心自 2008 年 10 月开始,拒绝支付部分医院感染造成的费用支出,即在出院的患者中,如果出现导尿管相关尿路感染、中央导管相关血流感染、手术部位感染中冠状动脉搭桥术后的纵隔炎等所造成的费用被医疗保险拒绝支付。这是迄今最具有冲击力的政策改变,也是医院感染与经济效益最直接关联的事例。医院无法从患者那里收取治疗医院感染的费用,就意味着将由医院自己来承担这部分费用。我国正大力推行临床路径和按疾病诊断相关分组(DRG)付费的医保付费政策,使我国医院也面临对部分患者医院感染治疗无法收费的问题。

因此,完善医院感染管理的制度建设,加强医院感染管理工作,提高医务人员防控医院感染的意识,在医疗实践中通过一系列与医院感染相关的法律、法规、标准、规范和制度、措施的落实和执行,降低医院感染发病率,对于提高医疗质量、减少不必要的医疗护理负担、节约卫生资源、确保医疗安全、促进医学的发展都有着极为重要的作用。

(朱士俊)

# 第二节  医院感染的分类

医院感染可按病原体来源、感染部位、感染的病原体种类等方法进行分类。

## 一、按病原体来源分类

医院感染按病原体来源分类,可分为内源性医院感染和外源性医院感染两大类。

### (一)内源性医院感染

内源性医院感染(endogenous nosocomial infection)也称自身医院感染(autogenous nosocomial infection),是指在医院内由于各种原因,患者遭受其本身固有细菌侵袭而发生的感染。

病原体来自患者自身的体内或体表,大多数为在人体定植、寄生的正常菌群或机会致病菌(条件致病菌),在正常情况下对人体无致病性;当它们与人体之间的平衡在一定条件下被打破时,造成各种内源性感染。一般有下列几种情况:①寄居部位的改变。例如大肠埃希菌离开肠道进入泌尿道,或手术时通过切口进入腹腔、血液等。②宿主的局部或全身免疫功能下降。局部者如行扁桃体摘除术后,寄居的甲型溶血性链球菌可经血流使原有心脏瓣膜畸形者引起亚急性细菌性心内膜炎。全身者如应用大量肾上腺皮质激素、抗肿瘤药物和放射治疗等,可造成全身性免疫功能降低,一些正常菌群可引起自身感染而出现各种疾病,有的甚至导致脓毒症而死亡。③菌群失调。菌群失调是指机体某个部位正常菌群中各菌间的比例发生较大幅度变化，超出正常范围的现象。由此导致的一系列临床表现，称为菌群失调症或菌群交替症。二重感染（double infection）是一种菌群失调严重的表现，即在抗菌药物治疗原有感染性疾病过程中产生的一种新感染。长期应用广谱抗菌药物后，体内正常菌群因受到不同抑制作用而发生平衡上的变化，未被抑制者或外来耐药菌乘机大量繁殖而致病。引起二重感染的病原体以金黄色葡萄球菌、革兰氏阴性杆菌和白念珠菌（白假丝酵母）等为多见。临床表现为消化道感染（鹅口疮、肠炎等），肺炎，尿路感染或脓毒症等。若发生二重感染，除停用原来抗菌药物外，对采集的标本培养过程中过多繁殖的菌类须进行药敏试验，以选用合适药物。同时要采取扶植正常菌群措施。

### （二）外源性医院感染

外源性医院感染（exogenous nosocomial infection）也称交叉感染（cross infection），是指患者遭受医院内非本人自身存在的各种病原体侵袭而发生的感染。

这种感染包括从患者到患者、从患者到医院职工和从医院职工到患者的直接接触感染，或通过物品对人体的间接接触感染。病原体来自患者身体以外，如其他患者、外环境等。

主要的感染源：①患者。大部分感染是通过人与人之间的传播。患者在疾病的潜伏期一直到病后一段恢复期内，都有可能将病原体传播给周围其他人。若能对患者及早做出诊断并采取治疗措施，是控制和消灭传染源的一项根本措施。②带菌者。有些健康人可携带某病原体但不产生临床症状，也有些传染病患者恢复后，在一定时间内仍可继续排菌。这些健康带菌者和恢复期带菌者是很重要的传染源，因其不出现临床症状，不易被人们察觉，故危害性有时甚于患者。脑膜炎球菌、白喉棒状杆菌等可有健康带菌者，伤寒杆菌、志贺菌属等可有恢复期带菌者。

## 二、按感染部位分类

根据医院感染发生的部位，可分为以下各类（详见《医院感染诊断标准》）：呼吸系统感染，心血管系统感染，血液系统感染，腹部和消化系统感染，中枢神经系统感染，泌尿系统感染，手术部位感染，皮肤和软组织感染，骨、关节感染，生殖道感染，口腔感染，其他部位感染（表 1-1）。

表 1-1　医院感染分类（按部位分）

| 医院感染分类 | 细目 |
| --- | --- |
| 呼吸系统 | 上呼吸道感染 |
|  | 气管炎、气管支气管炎 |
|  | 肺炎 |
|  | 呼吸系统其他感染 |
| 泌尿系统 | 有症状的泌尿道感染 |
|  | 无症状菌尿症 |
|  | 泌尿系其他感染（肾、输尿管、膀胱、尿道等） |

| 医院感染分类 | 细目 |
|---|---|
| 消化系统 | 胃肠炎 |
| | 胃肠道感染(食管、胃、大小肠、直肠) |
| | 肝炎 |
| | 腹腔内感染(胆囊、胆道、肝、脾、腹膜、膈下组织或其他腹腔内组织) |
| | 婴儿坏死性肠炎 |
| 骨和关节 | 骨髓炎 |
| | 关节或滑囊感染 |
| | 椎间盘感染 |
| 中枢神经系统 | 颅内感染(脑脓肿、硬膜下/外感染、脑炎等) |
| | 脑膜炎或脑室炎 |
| | 无脑膜炎性椎管内脓肿 |
| 心血管系统 | 动、静脉感染 |
| | 心内膜炎 |
| | 心肌炎或心包炎 |
| | 纵隔感染 |
| 血液系统 | 经实验室证实的血液感染 |
| | 临床菌血症 |
| 生殖系统 | 子宫、附件、盆腔感染 |
| | 外阴切口感染 |
| | 阴道壁感染 |
| | 生殖器其他感染(附睾、睾丸、前列腺等) |
| 皮肤和软组织 | 皮肤感染 |
| | 软组织感染(坏死性筋膜炎、坏疽、坏死性蜂窝组织、淋巴结/管炎、感染性心肌炎) |
| | 压疮(浅层和深部组织感染) |
| | 烧伤组织感染 |
| | 乳腺脓肿或乳腺炎 |
| | 脐炎 |
| | 婴儿脓疱病 |
| 手术部位 | 外科切口感染 |
| | 外科切口的深部组织感染 |
| 耳、鼻、咽、喉、口腔和眼 | 耳感染(外耳炎、中耳炎、内耳炎、乳突炎) |
| | 鼻旁窦炎 |
| | 咽炎、喉炎 |
| | 口腔部位感染 |
| | 结膜炎球内感染 |

### 三、按感染的病原体种类分类

病原体包括细菌(革兰氏阴性杆菌、革兰氏阳性球菌等)、真菌、病毒、支原体、衣原体、立克次体、放线菌、螺旋体 8 类医学微生物,还包括寄生虫、藻类等。根据感染的病原体不同,而将医院感染分为不同的类别。

随着临床路径 DRGs 诊疗模式和单病种付费的开展,未来疾病谱和疾病分类的变化,医院感染预防与控制将向精准防控方向发展,其分类也将出现新的变化。

（朱士俊）

# 第三节　医院感染学的定义及主要研究范畴

## 一、医院感染学的定义

1. 医院感染学的概念　医院感染学(nosocomiology)是现代医学领域中的一门新型学科,是研究在医院发生的一切感染的发生、发展和控制管理的一门学科。其专业范围:研究医院感染病原体特征、研究医院感染流行病学特征、研究和评价医院感染各种控制措施、研究医院感染的临床特点和诊断方法、研究建立医院感染管理制度等。医院感染学概念首先由中国有关专家提出,目前已成为一门新兴的交叉学科,其相关学科包括基础医学、临床医学、预防医学、流行病学、微生物学、医院建筑学和医院管理学等。

2. 医院感染管理的概念　医院感染管理(hospital infection administration)就是针对在医疗、护理活动过程中不断出现的感染情况,运用有关的理论和方法,总结医院感染发生规律,并为减少医院感染而进行的有组织、有计划的控制活动。医院感染管理是医院管理中的重要组成部分。

## 二、医院感染学主要研究范畴

医院感染学主要研究范畴包括以下几个方面。

### (一) 医院感染主要危险因素的研究

在不同基础疾病患者群、不同的科室、不同的医院和国家,医院感染的危险因素也会有所区别。总的来说,国内外研究比较一致的医院感染的主要危险因素包括:

1. 病原体的特性　如耐药性,目前半数以上的医院感染由耐药菌引起,还有医院内传染病的传播与暴发。

2. 患者的易感性　如婴幼儿、老人、免疫力低下疾病和慢性病的患者、营养不良者、皮肤黏膜受损者等均是医院感染的高危人群。

3. 接受介入性诊断和治疗,插管或机械通气时间的长短等。

4. 手术。

5. 使用抗菌药物治疗或预防,特别是联合用药和静脉途径用药。

6. 使用细胞毒性药物和免疫抑制剂。

7. 住院总天数。

8. 卫生设施等环境因素。

9. 是否做好清洁、消毒等卫生措施。

10. 入住 ICU。

医院感染暴发的危险因素则主要与隔离措施、医疗仪器污染、环境污染、工作人员作为传染源、药品和食物污染等有关。

### (二) 医院感染流行病学特征的研究

医院感染流行病学三要素(传染源、传播途径、易感人群)的特征与一般传染病不同,其区别如下。

1. 传染源

(1)内源性感染:其病原体是由机体正常菌群引起,因此,在判定感染时常常有一定难度,因为即使在感染部位分离到某种正常细菌,也不能轻易下结论,还要结合临床进行分析,才能判定。内源性感染在免疫功能降低或减弱的患者中是突出的问题,确有许多问题需要研究。

(2)外源性感染:因患者本身抵抗力低,若遭受外源性感染,其病原体进入机体会增加毒力和耐药性,使感染更加严重,且治疗困难。

2. 传播途径　传播途径可由单一因素组成,如金黄色葡萄球菌可经接触感染;也可由多个因素组成,如鼠伤寒沙门菌可经接触、共同媒介或生物媒介感染。医院中被病原体污染的环境物品如仪器设备、患者的日常用品等则称为感染因素。医院感染的传播途径主要有以下几种。

(1)接触感染:为医院感染最常见也是最重要的感染方式之一,包括直接接触感染和间接接触感染。直接接触感染指病原体从感染源直接传播给接触者,如患者之间、医务人员与患者之间、医务人员之间,都可通过手的直接接触而感染病原体;患者的自身感染也可认为是自身直接接触感染,如病原体从已感染的切口传播至身体其他部位,粪便中的革兰阴性杆菌传播到鼻咽部等。间接接触感染是指病原体自感染源排出后,经过某种或某些感染媒介或医务人员手、医疗仪器设备、病室内的物品等传播给易感者。在间接接触感染中,医务人员的手在传播病原体上起着重要作用。因为手经常接触各种感染性物质及其污染物品,很容易再经接触将病原体传播给其他医务人员、患者或物品。目前,由于我国手卫生设施差,医务人员手卫生意识不强,知识不足,因此医务人员的手在接触感染中起着重要作用。2009 年我国卫生部颁布了《医务人员手卫生规范》(WS/T 313—2009),该规范于 2019 年进行了修订,这对加强我国医务人员的手卫生、防控医院感染起到重要的作用。

(2)经飞沫感染:是指咳嗽、打喷嚏或谈话时排出病原体导致患者发生感染,如 2003 年的严重急性呼吸综合征(severe acute respiratory syndrome,SARS)和 2019 年的新型冠状病毒感染(COVID-19)即为经飞沫感染。因飞沫在空气中悬浮时间短,播散距离一般小于1m,因此,人与人之间要保持1m以上的社交距离,以防止感染。

(3)空气传播:是以空气为媒介,在空气中带有病原微生物的微粒子,随气流流动,当患者吸入这种带微生物的气溶胶后而发生感染。空气传播在结核分枝杆菌感染等呼吸道疾病的传播中起着重要的作用。

(4)医源性感染:因各种诊疗活动所致的医院感染。常经污染的诊疗器械和设备、血液及血制品而传播。

3. 易感人群 病原体传播到宿主后,是否引起感染取决于病原体的毒力和宿主的易感性。医院感染的易感人群主要有:

(1)机体免疫功能严重受损者:如各种造血系统疾病、恶性肿瘤、糖尿病、慢性肾病及肝病等,这些疾病对人体体液免疫、细胞吞噬能力等均有明显影响,使患者对病原微生物易感。

(2)婴幼儿及老年人:因婴幼儿免疫功能的发育尚未成熟,而老年人生理防御功能减退。

(3)接受各种免疫制剂治疗者:如抗癌药物、皮质激素、放射治疗等,均可损伤患者的免疫功能。

(4)长期使用广谱抗菌药物者:长期使用广谱高效抗菌药物,可使患者产生菌群失调和细菌产生耐药性,从而对病原微生物易感,因此临床上应加强抗菌药物的合理使用及其管理。

(5)接受各种侵入性操作的患者:各种侵入性操作可直接损伤机体皮肤与黏膜的屏障作用,给病原微生物的侵入提供了有利的途径。同时,如果无菌操作不严格或器械污染,则可直接将病原体带入患者机体内而导致感染。

(6)住院时间长者:住院时间越长,病原微生物在患者体内定植的机会就越大,患者发生医院感染的危险性就越大,因此缩短平均住院日,有利于降低医院感染发生。

(7)手术时间长者:手术时间越长,手术切口部位感染的危险性越高。随着手术时间的延长,手术切口部位组织受损加重、局部及全身抵抗力下降、切口中污染的微生物数量增加以及术者疲劳手术操作准确性降低等原因均使患者对病原微生物易感。

(8)营养不良者:患者营养不良,会影响皮肤黏膜的防御功能、抗体生成能力以及粒细胞的吞噬能力,从而使患者易发生医院感染。

**(三)医院感染病原体特征的研究**

医院感染的病原体种类包括细菌、真菌、病毒、支原体、衣原体、立克次体、螺旋体、放线菌、原虫等。而当前引起医院感染的病原体以细菌和真菌为主,近年来病毒引起的感染呈明显增加的趋势。目前医院感染病原体的主要特点:

1. 导致医院感染的病原体越来越多,其构成也在不断变化。许多以前不易致病的人体正常菌或机会致病菌也开始成为流行株,如不动杆菌、阴沟肠杆菌、柠檬酸杆菌、嗜麦芽窄食单胞菌、洋葱假单胞菌、黏质沙雷菌、凝固酶阴性葡萄球菌等。还有一些新发现的病原体,如嗜肺军团菌、诺如病毒、新型冠状病毒等。

2. 医院感染的优势菌不断变迁。我国目前医院感染的病原体仍以革兰阴性杆菌为主,约占分离到的病原体的50%,主要有大肠埃希菌、铜绿假单胞菌、克雷伯菌和肠杆菌属细菌,除铜绿假单胞菌外的其他非发酵菌的比例也逐年增多。革兰阳性菌约占25%,真菌占

15%~25%，以白假丝酵母（白念珠菌）为主。

3. 医院感染的病原体大多数具有不同程度耐药性，平均耐药率超过50%，而且耐药的程度还在不断增加。在我国，抗甲氧西林金黄色葡萄球菌（methicillin resistant Staphylococcus aureus，MRSA）、万古霉素耐药肠球菌（vancomycin-resistant enterococcus，VRE）、耐青霉素肺炎链球菌（penicillin resistant Streptococcus pneumoniae，PRSP）、超广谱β-内酰胺酶（extended spectrum β lactamase，ESBL）的肠杆菌科细菌、产 AmpC 酶的革兰阴性杆菌、产金属酶的铜绿假单胞菌以及鲍曼不动杆菌、嗜麦芽窄食单胞菌、耐氟康唑的假丝酵母（念珠菌）等检出率逐年上升。多重耐药的形势也日趋严峻。

4. 由白假丝酵母和其他真菌引起的感染日趋严重。据全国医院感染监控网调查结果发现，医院内真菌感染 2000 年后较 1999 年增长近50%，其中以白假丝酵母为主。近年来，世界多地不断分离出新的耳假丝酵母（耳念珠菌），呈现出全球流行趋势，严重威胁人类生命健康，已引起各国重视。耳假丝酵母，是 2009 年被发现的一种病原真菌，有"超级真菌"之称，据国外研究结果显示，由假丝酵母引起的医院获得性感染菌血症比例高达39%，其中耳假丝酵母占38%，高于白假丝酵母引起的菌血症（27%）。我国学者于 2018 年从一位肾病综合征女性患者支气管肺泡灌洗液中分离到国内首例耳假丝酵母感染病例。

5. 医院感染暴发的病原体主要由细菌引起，其次为病毒。

**（四）医院感染临床特征的研究**

医院感染的临床特征有两个方面：一是在原发病的基础上又发生新的感染，临床症状比较复杂；二是免疫力低下的患者发生感染后，其反应不典型等，给临床诊断带来困难。

**（五）医务人员职业安全管理研究**

医院工作人员，尤其是医务人员，接触医院感染病原体的机会很多，如患者排泄物、血液及很多不易消毒或消毒不彻底的精密医疗仪器等，另外还有环境、空气的污染等。因此，对医院工作人员的职业安全研究，确实应该引起重视，也是今后的一项重要任务。

**（六）医院感染的预防控制措施研究**

医院感染监测、管理的最终目标是预防和控制医院感染的发生，因此如何预防和控制医院感染就成为近年医院感染研究的重要课题，如美国研究制订了预防与呼吸机应用相关的呼吸机相关肺炎的综合措施、预防手术切口感染的综合措施、预防与中心静脉插管相关的血流感染措施等，这些措施对预防患者发生医院感染、提高医疗质量、保障患者安全起到了重要作用。

**（七）医院感染与传染病的区别与联系**

传染病是指由于致病微生物如细菌、病毒、立克次体、寄生虫等侵入人体发生使人健康受到某种损害以及危及生命的一种疾病。医院感染与传染病比较，从两者定义的内涵比较其相同之处是发病机制与危害相同都是致病微生物侵入人体使人受到某种损害造成疾病甚至危及生命。其不同之处详见表 1-2。

表 1-2　医院感染与传染病的区别

| 区别项目 | 医院感染 | 传染病 |
| --- | --- | --- |
| 发病地点 | 仅限医院 | 社会,包括医院 |
| 对象 | 医院内所有人群 | 全社会人,包括医院 |
| 病原体 | 90% 为毒力弱、适用性强、具有多重耐药的机会致病菌,一种菌可引起多种感染,一种感染可由多重细菌引起 | 毒力强的致病菌、一种菌只引起一种感染 |
| 感染源 | 来源广泛(内源性 + 外源性) | 外源性 |
| 传播途径 | 以医源性为主,如侵入性操作、输入污染的液体或药物、医务人员污染的手 | 主要通过污染的食物、水和空气 |
| 易感者 | 患者,尤其以免疫功能低下者多见 | 缺乏某一抗体的健康人群 |
| 传染性 | 小 | 大 |
| 流行方式 | 散发为主 | 人数多、波及面大 |
| 临床表现 | 复杂而不典型,常被原发病、慢性病干扰或掩盖,亦受患者反应性的影响,病原体与临床表现之间无一规律,常可混合感染 | 多数典型 |
| 诊断 | 培养出细菌后须进一步鉴定以区别病原体、污染菌或携带者 | 核酸检测、特异性抗体检测、培养等即可确诊 |
| 治疗 | 病原体为多重耐药株,用抗微生物制剂外,还须加用微生态制剂和其他综合治疗 | 一般有特效的抗微生物制剂 |
| 防控对策 | 控制医院感染源:包括手卫生、消毒隔离、抗菌药物合理应用<br>切断感染途径:包括减少环境污染、尽量避免侵入性操作、加强手卫生<br>保护易感人群:包括保护性隔离、合理使用抗菌药物、规范诊疗操作、落实消毒隔离措施、加强营养提高抵抗力、治疗原发病早日出院 | 控制传染源:对患有传染病的宿主进行隔离治疗<br>切断传播途径:发现传染源,有针对性地隔离宿主和疫区<br>保护易感人群:注射疫苗、远离疫区和传染源 |

(朱士俊　索继江)

---

参 考 文 献

---

[ 1 ] 刘振声, 金大鹏, 陈增辉. 医院感染管理学 [M]. 北京: 军事医学科学出版社, 2000.

[ 2 ] 朱士俊. 现代医院感染学 [M]. 北京: 人民军医出版社, 1998.

[ 3 ] 王羽. 医院感染管理办法: 释义及适用指南 [M]. 北京: 中国法制出版社, 2006.

[ 4 ] 中华人民共和国卫生部办公厅. 医院感染诊断标准 (试行)[R/OL].(2001-01-02)[2023-06-11]. http://www. nhc. gov. cn/wjw/gfxwj/201304/37cad8d95582456d8907ad04a5f3bd4c. shtml.

[ 5 ] 中华人民共和国国家卫生健康委员会. 医务人员手卫生规范: WS/T 313—2019 [S]. 北京: 中国标准出版社, 2019.

［6］美国医疗机构评审国际联合委员会. 美国医疗机构评审国际联合委员会医院评审标准 [M]. 3 版. 陈同鉴, 王羽, 周简, 等译. 北京: 中国协和医科大学出版社, 2008.

［7］吴钟琪. 医学临床 "三基" 训练: 医师分册 [M]. 长沙: 湖南科学技术出版社, 2017.

［8］高丽萍, 张亮, 杨会志. 医院死亡病例的医院感染情况调查分析 [J]. 安徽医药, 2018, 22 (12): 2385-2389.

［9］吕庆排, 孙红娟, 胡松杉, 等. 患者发生医院感染对住院时间和住院费用影响的研究 [J]. 当代医学, 2021, 27 (26): 104-105.

［10］EBIM E N, MBOTO C I, AGBO B E. A review of nosocomial infections in Sub-Saharan Africa [J]. British Microbiology Research Journal. 2016, 15 (1): 1-11.

［11］WANG X J, BING J, ZHENG Q S, et al. The first isolate of Candida auris in China: clinical and biological aspects [J]. Emerging Microbes & Infections, 2018, 7 (1): 93.

# 第二章
# 医院感染发展史、现状及展望

## 第一节　医院感染发展史

医院感染作为一种相对特殊状态的感染和疾病发生形式，是伴随着医院的产生和发展而产生和发展的。而从科学的角度来全面认识医院感染、认识预防医院感染重要性、对医院感染进行监控和管理以及进行与之相关的研究实践活动，则是随着医学科学的发展逐步开展起来的。以抗菌药物的发现和应用为标志，可将医院感染分为抗菌药物前时代和抗菌药物（现代医学）时代。

### 一、抗菌药物前时代

最初作为医疗场所的医院出现时，条件很差，传染病在其间暴发、流行，医院感染非常严重。在我国，对传染性疾病可以相互传染很早就有论述。《本草纲目》中有对患者穿过的衣服进行消毒的记载，但只是根据实践经验。近代医院开始于"文艺复兴"之后，医院成为社会医疗的主要形式，在医院发展的过程中，医院感染问题逐渐被认识。当时的情况是交叉感染在医院里横行肆虐，患者遭受着巨大痛苦，造成了大量的死亡，而医务工作者最多只能看到一些现象，却不知所措。

19世纪早期，英国成立了"发热患者专科医院"（即传染病院），对发热患者进行隔离治疗，效果很明显。对于医院感染的研究开始于产褥感染。Holmes根据大量观察，采取了一些预防措施降低了产褥感染的发病率，并于1843年在英国首先提出了自己的看法。之后，奥地利的Semmelweis（1818—1865）对产褥感染进行了系统研究，为控制产褥感染做出了很大贡献。1847年，他提出一项规定：所有做完尸检的医生或医学生，要在漂白粉溶液中刷洗手，至手上的尸体味消失为止。这项措施收到了显著效果。Semmelweis的研究成果《产褥感染的病原学观点和预防》于1861年发表，但尚未认识到疾病的发生是由于微生物在患者之间传播的结果。

在预防外科术后感染方面，英国外科医师Lister做出了划时代的贡献。他在寻找防止术后感染方法的探索中，指出术后切口化脓是微生物作用的结果，使用石炭酸消毒液消毒，感染可以得到控制和预防。其著名的外科无菌操作制度的论文于1867年发表。Halstead首先在手术中使用了橡胶手套。外科无菌操作制度和橡胶手套一直沿用至今。之后，无菌术和消毒开始在医院中大量应用，有效地降低了术后感染的发病率。

近代护理学创始人英国的南丁格尔(1820—1910)强调医院卫生条件在减少患者死亡中的作用,建立了医院管理制度,加强护理,做好清洁卫生,采取隔离传染患者、病房通风等措施。她还建议建立病房护士负责记录医院死亡病例和进行上报的制度。南丁格尔所做的工作开创了护士负责医院感染监测工作的先河。

在造成不同医院感染的各种危险因素的调查研究中,有两项工作值得一提。Simpson证明了医院规模越大,截肢患者感染死亡率越高,医院感染发生的机会也越多。Cuthbert Dukes 提出了根据尿中白细胞数来判定尿路感染的诊断方法和标准。

## 二、抗菌药物时代(现代医学时代)

1928 年,英国 Fleming 在实验中发现了青霉素。1940 年,青霉素在英国应用于第一个患者,肯定了其疗效,之后投入市场大量使用,从此开始抗菌药物时代。其后一系列抗菌药物的发现,为预防和治疗各种感染提供了有力的武器,一度缓解了医院感染问题,也一度削弱了医务人员对无菌技术的重视。抗菌药物长期使用导致细菌产生了耐药性,疗效降低,用药后仍继续发生感染。在寻找和使用新的抗菌药物的过程中,人们发现每种抗菌药物,无论开始应用时多么强有力,不久总有耐药菌株产生;实际上,几乎没有一种细菌对常用的抗菌药物不产生耐药性。在此期间,医院感染的菌株也发生显著变化。20 世纪 40 年代前的医院感染几乎都是革兰氏阳性球菌;进入 20 世纪 50 年代,人们发现革兰氏阳性球菌已对许多抗菌药物(如青霉素、链霉素等)具有耐药性;从 20 世纪 60 年代起,革兰氏阳性球菌作为医院感染的主要病原体地位逐渐下降,并被革兰氏阴性杆菌、肠球菌及其他菌所代替。人们还从耐药问题研究中发现,细菌的耐药质粒(plasmid)具有传递耐药性的功能,并因此形成特殊的医院耐药性菌株。

在现代阶段,对医院感染起到很大促进作用的就是 20 世纪 50 年代在欧美首先发生的耐甲氧西林金黄色葡萄球菌(MRSA)感染。这种感染很快席卷了全球,形成世界大流行。1958 年,在美国疾病预防控制中心(CDC)召开了关于 MRSA 感染的学术会议。这次会议从微生物学和流行病学监测、控制措施到医院感染管理都建立了雏形,从此揭开了现代医院感染管理研究的序幕。广大医务人员再次把注意力转向无菌技术和其他各种预防和控制措施上来,并且和抗菌药物治疗相结合来解决医院感染问题。

在 MRSA 医院感染得到控制后,免疫抑制剂应用和侵入性操作等危险因素在医院感染中产生的巨大影响也引起了人们的关注。在 20 世纪 70 年代后期免疫抑制剂出现后,使器官移植有了长足进展,但同时由于机体免疫功能受到严重抑制,机会致病菌引起各种感染,成为十分棘手的问题。为诊断和治疗目的而采用的各种侵入性操作,如各种插管和内镜等,损伤了机体防御系统,增加了病原体的侵入途径,也就大大增加了医院感染的机会。此外,其他各种危险因素不同程度影响着医院感染的变化特点。

为了全面地控制医院感染的发生,世界各国,首先是在西方发达国家开始有组织地开展医院感染监测活动。美国于 1963 年召开医院感染学术会议,建议用流行病学方法建立医院感染监测系统,并强调了对医护人员教育的重要性。20 世纪 60 年代末,美国疾病控制与预防中心组织了 8 所医院参加的医院感染监测试点,雇佣了专职的医院感染控制护士。取得基本经验后,于 1970 年召开了第一次医院感染国际会议,重点探讨医院感染监测的重要性。

1974年,美国疾病控制与预防中心主持开发了国家医院感染监测系统(National Nosocomial Infections Surveillance,NNIS),以监测医院感染的发生及相关的危险因素和病原体。NNIS系统一直致力于应用统一的医院感染病例的收集方法和感染率的计算方法,建立全国医院感染发病率的数据库,用于衡量医院内各专业科室及不同医院间医院感染水平。2005年,美国疾病控制与预防中心将NNIS系统与透析监测网(Dialysis Surveillance Network,DSN)、国家医务人员监测网(National Surveillance System Healthcare Workers,NaSH)3个监测系统进行整合,形成了国家医疗安全网(National Healthcare Safety Network,NHSN),参与医院感染监测的医疗机构也从20世纪70年代的10余所医院增加到2007年的923所。20世纪90年代,法国、英国、德国、加拿大、澳大利亚等发达国家分别在美国之后建立了各自的医院感染监测系统,在医院感染的预防与控制工作中发挥了积极、有效的作用。

为了评价医院感染监测及干预措施对医院感染控制的效果,美国于1974年开始的"医院感染控制效果的研究"(Study of the efficiacy of Nosocomial Infection Control,SENIC),该研究结果证实了医院感染监测本身就是一个有效的干预过程,不仅是降低医院感染发病率的过程,也是对临床及相关工作人员医院感染知识进行持续培训的过程。中国于2018年也正式发布《医院感染预防与控制评价规范》(WS/T 592—2018),对进一步健全中国医院感染管理体系,提高中国医院感染管理规范化、标准化起到了有力的推进作用。

全院医院感染监测在占用大量的时间和资源的同时,却无法对所有影响因素进行危险度分层或调整,不能实现医院、区域或国家间医院感染水平的比较。鉴于此,在已经了解全国医院感染发病率和危险因素的前提下,部分专家于20世纪80年代提出了选择性地进行全院综合性医院感染监测,部分医疗机构由于自身资源限制和监测重点等问题,不再进行全院综合性医院感染监测。1999年,NNIS系统取消了全院医院感染监测模块,将监测的重点转移到ICU和抗菌药物应用与耐药性(antimicrobial use and resistance)监测等目标监测上。

成立于2000年的ICNet公司组织研发的医院感染案例管理与监控软件,受到英国国民保健署(National Health Service,NHS)推荐,英国已有>80个医疗机构参与其中。该监控软件包括了患者基本信息、感染控制过程、感染病原体、疫情、感染控制医师信息、感染场所历史记录和手术切口部位监控,共7个模块。1995年,德国在NNIS的基础上建立了第一个国家医院感染监测系统(Krankenhaus Infektions Surveillance System,KISS),包括ICU、新生儿ICU、手术患者及骨髓/造血干细胞移植患者4个监测内容,医疗机构自愿参与该系统。澳大利亚医院感染标准化监测系统(Hospital Infection Standardized Surveillance,HISS)与医院信息系统建立了良好的连接,直接通过网络收集医院感染的资料,在实现实时监控的同时节省了大量人力资源。在我国,自20世纪90年代以来,研发了多个医院感染监测系统,但未形成国家医院感染监测系统,应用较多的是2012年成功开发的医院感染实时监测系统(Real-Time Nosocomial Infections Surveillance System,RT-NISS),实现医疗全过程感染病例监测。为推动和促进全国性、区域性医院感染监测网络体系的建立,原国家卫生计生委医院管理研究所组织全国知名医院感染管理专家编制了《医院感染监测基本数据集及质量控制指标集实施指南(2016版)》,并发布卫生行业推荐性标准《医院感染管理信息系统基本功能规范》(WS/T 547—2017),奠定了我国医院感染管理信息化建设方面的基础。

近些年来,医院感染已成为全球医学界的研究课题,医院感染管理研究工作发展很快,管理研究队伍不断扩大。很多国家成立了相应的学会,如英国和日本的"医院感染学会"、美国的"医院感染工作者协会"、我国的"中国医院协会医院感染管理专业委员会"等。1958年,美国医院协会(THe American Hospital Association,AHA)就建议每所医院均应设立感染管理委员会,并提出了其职能和成员职责等要求。不少国家成立有专门的管理研究机构,国际上有"国际医院感染联合会",美国有"疾病控制中心"及"医院评审联合委员会"(Joint Commission on Accreditation of Hospitals,JCAH)"。它们制定了分析医院感染的各项原则,还拟定了医务人员操作规范和医疗保健机构的各种管理条例,采取有效措施来监测管理医院感染。很多国家在医学院校都开设了医院感染课程,美国JCAH在1985年制定了"医院感染控制标准",并把它列为评价医院的标准之一。不少国家出版了专著及杂志,如美国的《医院感染管理》《综合医院隔离技术的应用》《美国感染控制杂志》《感染控制》,英国的《医院感染杂志》,我国的《医院感染学》《现代医院感染学》《医院感染管理学》《中华医院感染学杂志》等。WHO非常关注医院感染问题,编印了有关预防医院感染的书籍,制定了《医院感染预防和监测指南》《医院感染检验方法指南》等,还推荐美国疾病预防控制中心《医院感染的制定和分类标准》供各国参考,举办了许多培训班。世界患者安全联盟2005—2006年的安全目标:清洁的医疗是更安全的医疗(clean care is safer care)。其目的在于加强会员国对处理卫生保健相关感染问题的承诺。为实现这一目标,在开展血液安全、注射和免疫接种安全、临床操作安全、安全饮水、卫生设施和废弃物处理行动的同时,推出新制定的《WHO卫生保健中手部卫生准则(最新草案)》。

我国有组织开展医院感染管理工作始于1986年,到今年已走过了近40年历程。中国医院感染管理秉承患者安全的理念,坚持依法管理、科学防控,构建我国医院感染预防与控制体系,医院感染发病率不断下降,患者和医务人员的生命安全得到有效保障。尤其是在"非典""埃博拉"等重大传染病疫情、自然灾害和突发公共卫生事件中为保障人民群众的健康发挥了重要作用。2019年底至现在,人类经历了第二次世界大战结束以来最严重的全球公共卫生突发事件——新型冠状病毒感染(COVID-19)疫情,这也是新中国成立以来我国遭遇的传播速度最快、感染范围最广、防控难度最大的一次重大突发公共卫生事件。此次疫情,在全球范围内,暴露出传染病传播和人类社会多方面的问题,也暴露了医院感染预防与控制体系中仍存在诸多问题,需要人类不断地完善防控措施,更好地保护自己。

(朱士俊)

# 第二节　我国医院感染管理现状

我国的医院感染管理工作起步于20世纪80年代初,政府有组织有计划开展医院感染管理始于1986年,当时的卫生部医政司成立了医院感染监控管理协调组,组建了全国医院感染监控系统,并颁布了全国各级医院建立感染管理组织的规定。1988年卫生部颁布实施《建立健全医院感染管理组织的暂行办法》,1989年原卫生部将医院感染管理纳入其中,强化了我国的医院感染管理工作。于1994年颁布,并在2000年修订的《医院感染管理规范(试行)》,从医院感染的组织管理、监测以及重点科室和重点环节的管理措施等方面进行了较为全面的规定。

2003 年 SARS 疫情暴发以来,我国对医院感染管理的重视提到新的高度,随后历次重大传染病疫情和医院感染暴发事件,均引起了全社会的广泛关注。2019 年底的新型冠状病毒感染疫情全球暴发,严重影响政治、经济及人类活动,医院感染预防与控制在预防和控制传染病疫情传播中发挥着重要作用,也使得感染防护知识得到了空前的普及和重视。国家各级政府加大了对医院感染预防与控制的投入力度,使得我国医院感染管理事业迎来新的发展机遇。

## 一、国家出台一系列相关法律、法规、规范、指南和标准

为了进一步规范医院感染管理,完善组织建设与协调机制,加强专职人员人才队伍建设,国家相继出台了一系列法律、法规、规范、指南和标准,如 2004 年、2013 年重新修订《中华人民共和国传染病防治法》,制定了《医疗废物管理条例》及其配套文件,发布了《内镜清洗消毒技术操作规范(2004 年版)》《抗菌药物临床应用指导原则》《公共卫生突发事件应急处理条例》《病原微生物实验室生物安全管理条例》。特别是 2006 年卫生部发布施行《医院感染管理办法》,这是我国医院感染管理的一个纲领性文件。2021 年国务院应对新型冠状病毒感染疫情联防联控医疗救治组先后下发了《关于进一步加强医疗机构感控人员配备管理相关工作的通知》和《关于进一步完善医疗机构感染预防与控制工作机制的通知》,意为不仅要加强医疗机构感控人员配备管理工作。同时强化建立医疗机构感控工作运行机制"四项机制":一是建立健全专业团队年度评估机制;二是建立健全卫生健康行政部门每月抽查检查机制;三是建立健全医疗机构一把手负责制和每月研究机制;四是建立健全追责问责机制。

卫生部于 2006 年还成立了医院感染管理标准委员会,2009 年发布实施了《医院消毒供应中心 第 1 部分:管理规范》《医院消毒供应中心 第 2 部分:清洗消毒及灭菌技术操作规范》《医院消毒供应中心 第 3 部分:清洗消毒及灭菌效果监测标准》3 个规范(2016 年进行了修订),以及《医院隔离技术规范》《医院感染监测规范》《医务人员手卫生规范》《软式内镜清洗消毒技术规范》《医疗机构感染监测基本数据集》等多项卫生行业标准和《医院感染暴发报告及处置管理规范》。2010 年卫生部发布了《医疗机构血液透析室管理规范》。2012 年卫生部发布了《医疗机构消毒技术规范》《医院空气净化管理规范》,保障了医疗机构内感染预防与控制相关工作能够规范、有序、科学的开展。

1994 年以来,各省市相继成立了省级医院感染管理质量控制中心,在当地卫生行政部门的直接领导下,进行行业内部的管理与督导;中国医院感染管理网站等多个网站、论坛建立,促进了信息技术在医院感染监测、预防、控制方面的应用,极大地提高了医院感染管理专兼职人员相互沟通和交流;原卫生部的"医院管理年"活动中,医院感染管理专家参与其中,同时,对医院感染暴发事件的问责,也提高了医院感染在医院管理中的重要地位。2008 年卫生部编制的《医院管理评价指南》以及目前正在开展的医院等级评审内容中,医院感染管理均为其重要内容之一,促使医院管理者提高了对医院感染管理工作的重视和支持;各地根据国家法规、指南和标准等制订了本地的医院感染管理质量考核评价实施细则,规定了医院感染管理者及医务人员明晰的责任和检查标准,促进了医院感染管理知识的普及和防控措

施的实施。我国医院感染管理事业迎来了快速发展的大好时机,也使我国医院感染管理水平得到了很大的提升。

现代医学模式已由单纯生物医学模式转变为生物-心理-社会医学模式,从而使医院的医疗服务由个体扩大到群体,由生理扩大到心理,由单纯医疗服务扩大到预防、医疗、保健、康复等有机结合的综合医疗服务。医疗模式从医疗救治向预防转变,也促进了医院感染预防与控制的发展。但我们也要看到,医院感染管理具有复杂性和艰巨性,可以说有医院,就会有医院感染。在现代医学时代,在同医院感染做不懈斗争的过程中,必将能找到更新的方法,采用更有效的措施,控制医院感染,并使医院感染管理研究不断向前发展。

## 二、医疗机构成立了感染管理组织、制定了各项规章制度

### (一)各级医疗机构建立了医院感染管理组织

我国从开始医院感染管理工作至今,大部分医疗机构均成立了医院感染管理组织,医院感染管理专业人员队伍也已形成,但由于各地区的差异、医疗机构级别的差异、管理者的水平差异,所以人们对此项工作的认识也存在较大差异。

医院感染的预防与控制是个系统工程,需要全院的统一协调的管理,各职能部门的配合支持关系到医院感染控制系统是否能正常运转,专职人员的水平决定着医院感染管理工作的成效。为此,建立医院感染管理责任制就成为医疗机构在预防医院感染管理工作中组织管理的第一要务。在医院管理系统中,各级行政领导应各有分工,院长及主管副院长应当在管理中承担领导责任,医院感染管理委员会、医院感染管理部门及专兼职人员、其他部门也应各司其职。

《医院感染管理办法》规定,医院感染管理委员会由医院感染管理部门、医务部门、护理部门、临床科室、消毒供应室、手术室、临床检验部门、药事管理部门、设备管理部门、后勤管理部门及其他有关部门的主要负责人组成,主任委员由医院院长或者主管医疗工作的副院长担任。医院感染管理部门、分管部门及医院感染管理专兼职人员具体负责医院感染预防与控制方面的管理和业务工作。

### (二)制定各项医院感染管理的规章制度

制度是管理的基础与保证,医院感染管理工作更是如此。近年来,随着医院感染管理工作的深入开展,各地区在医院感染的预防与控制工作中均积累了丰富的经验,特别是在建章立制方面做了很多工作,各地区的医院感染管理规章与制度也在陆续完善,不少医院将医院感染管理制度装订成册,便于使用和查阅。加强医院感染管理的制度建设是有效开展工作的保证。一般情况下,医院感染的管理规章制度应包括以下几个方面。

1. 医院感染管理制度 根据国家相关的法规及规范,结合医院的具体情况,在医院感染管理方面建立制度。如医院感染管理委员会的例会制度、医院感染管理相关部门及人员职责、医院感染管理质量考核制度、医院感染管理三级网络制度、医院感染管理监控制度等。

2. 医院感染防控工作制度 根据医院感染管理制度结合各临床科室的具体情况和工作内容制定的制度。常用的制度包括医院感染知识培训制度,医院感染监测制度,医院感染

暴发报告及处置管理制度,重点部门医院感染管理制度(ICU、感染疾病科病房、母婴室、新生儿病房、手术室、产房、消毒供应中心、内镜室、口腔科、输血科、血液透析室、检验科与实验室),医院环境卫生制度,消毒灭菌与隔离制度,医务人员手卫生制度,消毒药械和一次性使用医疗用品管理制度,抗菌药物临床应用管理制度,医务人员职业卫生防护制度,医疗废物管理制度,传染病和突发公卫事件应急预案等。

### (三) 编写医院感染防控的标准操作规程

1. 标准操作规程简介　标准操作规程(standard operating procedure,SOP)是企业界常用的一种作业方法,近年来被借鉴到其他广泛领域,在医院感染防控工作中也逐步得到应用。SOP 的精髓是将细节进行量化,也就是对某一程序中的关键控制点和要求进行细化、量化和优化。SOP 是对一个过程进行描述的程序,是流程下面某个程序中关于控制点如何来规范的程序。SOP 是一种标准的作业程序,是操作层面的程序。如果结合 ISO 9000 体系的标准,SOP 是属于三级文件,即作业性文件。所谓标准,在这里有最优化的概念,即不是随便写出来的操作程序都可以称作 SOP,而一定是经过不断实践总结出来的且在当前条件下可以实现的最优化的操作程序设计,就是尽可能地将相关操作步骤进行细化、量化和优化,细化、量化和优化的度就是在正常条件下大家都能理解又不会产生歧义。同时,从宏观层次上讲,SOP 也是一个体系,尤其从管理角度来看,SOP 不可能只是单个的,必然是一个整体和体系。

SOP 的优点:一是按规程执行,可以避免操作人员的主观随意性,减少不必要的无效劳动,实现规范管理;二是将工作过程以流程的形式分解为一系列具体的步骤,使整个工作流程透明化,实现有效监督;三是流程可以把个体的智慧以流程的形式记录下来,写出具体的步骤,在其他人员学习和执行的过程中,使个体智慧变为集体智慧;四是流程使复杂的问题简单化,变得容易执行,可操作性强,从而提高工作人员的执行力。

2. 与医院感染预防与控制相关的标准操作规程　具体到医院感染预防与控制,应根据国家发布的与医院感染管理相关的法律、法规、规范、标准、指南,依据预防与控制医院感染的原则和医院感染管理制度,结合具体的工作过程,制定相应的标准操作规程。

与医院感染预防与控制相关的标准操作规程包括以下方面:医院感染预防与控制基本方法的标准操作规程、重点部位医院感染预防与控制的标准操作规程、重点部门医院感染预防与控制的标准操作规程、医院感染病例监测的标准操作规程、医院感染暴发与处置的标准操作规程、职业防护与生物安全的标准操作规程、临床微生物检验标本采集与运送的标准操作规程、抗菌药物临床应用管理的标准操作规程、耐药菌监测与防控的标准操作规程、消毒药械和一次性使用医疗器械器具管理的标准操作规程、医院环境清洁消毒与监测的标准操作规程、医疗废物与污水管理的标准操作规程等。

## 三、医院感染防控工作持续展开并初步实现持续质量改进

### (一) 建立了全国医院感染监控网

1986 年在卫生部医政司的领导下成立了全国医院感染监控网,9 省(区、市)16 所医院

参加了医院感染监控工作。1990年监控网扩大到全国28个省、自治区、直辖市的103所医院,1994年扩大到134所医院。1998年6月,卫生部委托中南大学湘雅医院负责全国医院感染监控网的业务管理工作。为了解我国医院感染的基本特征,全国医院感染监控管理培训基地每年组织全国医院感染监控网医院开展医院感染现患率调查。近年来,随着信息化技术的进步,医院感染监测信息化程度逐渐提高,使得医院感染监测从手工统计分析向过程化监测预警发展,感染病例监测预警和干预及干预效果的评估,感染聚集事件和暴发事件的预警功能初步显现,及时发现医院的感染风险,通过系统改进提高医院感染防控水平。

**(二)医院感染的预防与控制持续开展**

我国医院感染的预防与控制工作主要包括以下几个方面。

1. **重点开展医院感染知识培训**　我国以前没有将医院感染管理学纳入医学院校的教学,医院感染防控对于广大医务人员来说是一个崭新的领域,因此,我国绝大多数医疗机构十分重视对医务人员的培训。采用举办各类学习班、讲座、知识问答、医院感染管理简讯等不同形式,对各类人员采取针对性培训,及时总结经验和方法,做到全员培训与骨干培训相结合。不断强化全体工作人员对预防医院感染的认识,把医院感染的预防和控制工作始终贯穿于医疗活动中。近年来,逐渐有医学院校开展了本科感染防控选修课程、硕士研究生课程,如山西长治医学院。未来随着感染防控人才的需求增加,会有更多的医学院校开设医院感染预防与控制课程,促进我国医院感染教育与培训的专业化发展。

2. **高度重视消毒灭菌与隔离工作**　一些基础工作不断改善,如与下呼吸道感染密切相关的氧气湿化瓶及呼吸机螺纹管的消毒已得到规范;治疗室布局合理,分区明确;诊疗操作前后手的清洁与消毒已得到广大医务人员的广泛认同与重视。手的消毒已基本取消消毒剂泡手,快速、有效、易干的速干手消毒剂已在全国的医院广泛开始使用;消毒供应中心(室)的条件明显改善,高危医疗器械普遍采用物理方法消毒与灭菌;一些大型医院开始引进高度自动化的双开门式预真空或脉动真空压力蒸汽灭菌器,以保证灭菌效果更安全可靠;不少医院还购买了低温灭菌设备如过氧化氢低温等离子体灭菌器、环氧乙烷低温灭菌器等,以解决不耐热物品的灭菌;各种自动清洗消毒机、冲洗消毒机也开始进入我国的大型医院,既保证了物品灭菌前的高洁净度,同时又避免了操作者的锐器伤,提高了工作效率。一些新的消毒灭菌方法和消毒灭菌剂的研制,对医院感染的预防和控制起到了很好的促进作用。同时,消毒供应中心的建设、布局流程也得到了极大的改善,区域消毒供应中心也在一些地区建立起来,目前,其管理模式和运营模式还处在探索过程中。

3. **积极参与抗菌药物合理应用管理**　我国政府十分重视抗菌药物的合理使用。2004年8月,卫生部颁布实施了《抗菌药物临床应用指导原则》,对抗菌药物实行分级管理。国家食品药品监督管理局于2004年6月制定了《实施处方药与非处方药分类管理2004—2005工作规划》,规定从2004年7月1日起,未列入非处方药药品目录的各种抗菌药物,在全国范围内所有零售药店必须凭执业医师处方才能销售。2006年卫生部发布的《医院感染管理办法》规定,医院感染管理部门的职责之一就是参与抗菌药物临床应用的管理工作。2008年3月,卫生部办公厅颁发了《卫生部办公厅关于进一步加强抗菌药物临床应用管理的通知》。这些规范或措施发布以来,对促进临床合理应用抗菌药物产生了深远的影响。有研究通过对抗菌药物的应用实施干预,患者平均药费尤其是抗菌药物费用明显降低,平均住院天数缩短,但医院的总收入却并未减少。原卫生部全国抽样调查表明,抗菌药物合理应用的管理已初见成效,有研究表明,抗菌药物使用率下降了10%,临床医师根据药敏选药的比例上升29%,这充分说明近年来在医院感染控制中不断强调抗菌药物的合理应用已逐渐被广大的医院管理工作者和医务人员所接受。原国家卫计委国家卫生计生委办公厅印发的《医院感染管理质量控制指标(2015年版)》,关于抗菌药物使用的管理指标有住院患者抗菌药物使用率,住院患者抗菌药物治疗前病原学送检率,Ⅰ类切口手术抗菌药物预防使用率等,2021年国家卫生健康委将"住院患者抗菌药物治疗前病原学送检率"列入2021国家医疗质量安全改进目标之中。

4. 重视多重耐药细菌的监测与控制 为贯彻实施《抗菌药物临床应用指导原则》,指导临床合理使用抗菌药物,原卫生部、国家中医药管理局、总后卫生部已在全国范围内建立"细菌耐药监测网络",监测从住院、门诊患者分离的细菌耐药状况。监测工作由两大部分组成,第一部分为初级监测网,第二部分为中心监测网,两部分共同构成"卫生部细菌耐药监测网(MOH national antimicrobial resistance investigation net,Mohnarin)"。通过加强细菌耐药性的监测,了解我国细菌耐药情况,对合理使用抗菌药物起到了良好的促进作用。为加强多重耐药菌的医院感染管理,有效预防和控制多重耐药菌在医院内的传播,卫生部于2008年6月下发了130号文件《卫生部办公厅关于加强多重耐药菌医院感染控制工作的通知》。目前,多重耐药菌的预防和控制已经成为医院感染管理工作的一项重要内容。《医院感染管理质量控制指标(2015年版)》包括多重耐药菌检出率,多重耐药菌医院感染发生率。同时,在医院感染的各种督导检查中,多重耐药菌感染防控也是重要的内容。

5. 加强一次性使用无菌医疗用品的管理 感染管理科对一次性使用无菌医疗用品从产品的资质审核、查证、进货、储存、发放、使用和用后处理的全过程进行监督和管理,以杜绝因产品质量问题或使用不当导致患者发生医院感染。

6. 加强国内外医院感染的学术交流 随着医院感染管理工作的开展和深入,一些学术组织相继成立,如1992年成立的中华预防医学会医院感染控制分会,2005年改为中国医院协会的医院感染管理专业委员会,2015年成立了中国老年医学学会感染管理质量控制分会,还有相关的学术团体,如中华预防医学会消毒分会、中华护理学会医院感染管理专业委员会、中国卫生监督协会消毒与感染控制专业委员会,等等。这些学术团体每年都召开学术年会,组织专题讲座,开展培训等。这些活动不但对活跃全国学术气氛、加强学术交流、开阔思路及提高医院感染防控的研究水平起到了很大的推动作用,而且还协助卫生行政部门对全国医院感染工作进行宏观管理。与此同时,还出版了专业杂志如《中华医院感染学杂志》(1991年创刊)、《中国感染控制杂志》(2002年创刊)等。在开展国内各类学术活动的同时,也积极与国内国际同仁开展交流,如同美国、日本、韩国、瑞典、中国香港、中国台湾等国家和地区开展了多种形式的学术交流,开阔了视野,促进了医院感染管理事业的发展。

**(三) 持续质量改进理念深入医院感染管理过程中**

持续质量改进(continuous quality improvement,CQI)是基于全面质量管理(total quality management,TQM),强调"保证高质量服务过程的管理过程"和"质量改进程序或过程"的现代管理的先进方法。医院感染是医学发展的必然产物,只要有医疗活动,医院感染就不可能完全避免,医院感染管理就是要将人为因素或者医源性因素降低到可以接受的水平或是最大限度地控制它的发生。为此,应通过有效的监测,不断寻找易感因素、易感环节、易感部位,采取有效的干预措施,这就是持续质量改进的过程。近年来,我国医疗机构主要从以下几个方面开展医院感染管理持续质量改进。

1. 建立制度　认真贯彻医院感染管理方面的法律、法规、规章及技术规范、标准,根据相关法规,制定适合本医院实际的感染管理预防和控制的规章制度,并积极组织监督、检查和指导。

2. 合理建筑布局　根据预防医院感染和卫生学要求,感染防控人员对医院的建筑设计、布局、重点科室建设及改扩建的基本标准、基本设施和工作流程提出改进意见。医院建筑应当符合《综合医院建筑设计规范》,严格掌握人流、物流、水流、气流的流向是否合理,保证医疗废物及污水处理符合有关规定。

3. 感染性疾病监测与报告　落实感染性疾病病例、暴发事件、重大疫情的监测、调查分析和报告制度,研究并制定医院发生医院感染暴发及出现传染病或特殊病原体感染病例等事件的应急监控和现场处置方案,提出控制措施并指导实施。及时追踪国内外传染病疫情和医院感染暴发事件,并提出预警方案。及时向主管领导和医院感染管理委员会上报传染病疫情和医院感染控制的动态,并向全院通报。2019年新型冠状病毒感染疫情暴发以来,医院加强了对医院新新型冠状病毒感染者的流行病学调查工作,有效提高了防控的效率。

4. 医院感染危险因素监测　以目标监测为主,采取信息化技术,针对医院感染病例、医院卫生学、消毒、灭菌效果、耐药菌株等医院感染危险因素进行监测、分析和反馈,针对发现问题提出改进措施,并指导实施。做好重点部门的空气质量监测和督查(发热门诊、隔离病房、层流病房、层流手术间、负压病房等)。

5. 一次性医疗用品的监督　对购入消毒药械、一次性使用医疗、卫生用品进行审核,对其储存、使用及用后处理进行监督。

6. 职业安全防护　指导医务人员预防职业暴露,做好职业卫生安全防护,建立标准预防的观念,特别是预防呼吸道传染病以及针对医务人员锐器伤所引起的血源性感染。制订职业暴露事件的紧急处置程序、方法、上报、记录及治疗方案,提供心理指导等,确保有效防治措施及时应用,最大限度地保护医务人员。

7. 无菌观念　感染管理人员对医务人员进行监督和指导,使其严格执行无菌技术操作、消毒隔离技术、手部卫生等。感染患者与非感染患者分开,特殊患者单独安置。追踪消毒隔离的新技术,及时改进技术方法。

8. 加强重点科室的监测与控制推行精细化管理　具体包括感染性疾病科、急诊科、口腔科、输血科、重症监护室、新生儿病房、产房、手术室、消毒供应室、内镜室、血液透析室、导管室、临床检验部门和营养室、洗衣房等的监测与精细化管理。

## 四、医院感染预控效果的检查评估已成常态

医院感染管理的制度是否落实,管理措施是否有效,必须对预防和控制的效果进行评价。因此,各级医院感染管理部门应当能够定期对所制定的医院感染管理制度、所采取的控制措施、开展的监测方法、医院感染知识培训等工作进行效果评估,以便于及时改进工作,避免无效工作。近年来,国家和地方各级卫生行政部门以及各级各类医疗机构都对医院感染

管理质量加大了考核评价力度。

### (一)医院感染管理质量控制的机构与组织

1. 县级以上地方人民政府卫生行政部门 《医院感染管理办法》第五章规定,县级以上地方人民政府卫生行政部门应当按照有关法律法规和本办法的规定,对所辖区域的医疗机构进行监督检查,近年来的问责也涉及到政府主管官员和卫生行政部门官员,促进了对院感工作的重视。对医疗机构监督检查的主要内容:

(1)医院感染管理的规章制度及落实情况。

(2)针对医院感染危险因素的各项工作和控制措施。

(3)消毒灭菌与隔离、医疗废物管理及医务人员职业卫生防护工作状况。

(4)医院感染病例和医院感染暴发的监测工作情况。

(5)现场检查。

2. 医院感染管理质量控制中心 2002年前后,国内大部分省市(如北京、上海、重庆、福建、浙江等)相继成立了"医院感染管理质量控制中心",隶属于各省市卫生厅、局医政处,进行行业内的质量控制。几年来的实践证明,质量控制中心已成为卫生行政部门的有力"抓手"和得力"助手"。在应对医院感染事件、落实检查要求、保障医患安全、提高医疗质量、促进医院感染管理事业进步等方面起到了非常大的作用。国家原卫生部组织的历次医院管理检查中,负责医院感染管理方面检查的专家均来自各省质量控制中心。全军医院感染管理质量控制中心也于2010年成立。至2016年西藏自治区医院感染管理质量控制中心成立,标志着全国范围内(除港澳台外)省级质量控制中心均成立。

省级医院感染管理质量控制中心主要职能和工作如下。

(1)在卫生厅医政处的直接领导下,结合本省实际情况,进行医院感染管理的策略研究,提供咨询意见。

(2)根据国家有关医院感染管理的政策法规和规章制度,研制全省医院感染管理质量控制的指标体系、控制标准和评价方法。

(3)对全省医院感染管理情况进行督促检查和考核评价。

(4)对全省医院感染的质量管理情况组织交流,接受各医院的咨询,帮助指导全省各级医院的质量管理工作。

(5)协助对本省发生的医院感染事件进行调查、分析,提出处理建议;制订突发医院感染暴发流行处理预案,担负应急处理任务。

(6)对本省医院感染管理的相关课题进行研究;对将引入的新技术、新方法进行医院感染质量控制的论证,提出引入标准。

(7)对全省医院感染专职人员和相关人员进行必要的专业技术培训。

(8)建立健全本省医院感染监控网络,收集分析资料,为制订措施提供依据。

(9)完成省卫生厅医政处交给的其他相关任务。

3. 医院范围内的医院感染管理质量控制组织 《医院感染管理办法》规定,医院感染管理委员会的职责之一是研究并确定本医院的医院感染管理工作计划,并对计划的实施进行考核和评价;规定医院感染管理部门对有关预防和控制医院感染管理规章制度的落实情况进行检查和指导。实际实施过程中以后者为主。

## （二）医院感染管理质量考核评价标准

根据国家发布的与医院感染管理相关的法律、法规、规范、标准、指南,借鉴国际成功的经验,卫生部于2006年组织相关专家编写了《医院感染控制质量管理评价标准(征求意见稿)》,各级卫生行政部门、各省医院感染管理质量控制中心和医院编写了不同层面的《医院感染管理质量考核评价标准》,逐步形成了医院感染管理质量控制体系。考评标准一般包括质控项目(即含标准值的考评内容)、考评方法、评分方法等。

《医院管理评价指南(2008年版)》中规定了与医院感染防控相关的三级综合医院评价指标参考值:①法定传染病报告率100%;②清洁手术切口甲级愈合率≥97%;③清洁手术切口感染率≤1.5%;④医院感染现患率≤10%;⑤医院感染现患调查实查率≥96%;⑥医疗器械消毒灭菌合格率为100%。

## （三）医院感染管理质量考核评价的实施

1. 现场检查  由医院感染管理专业人员组成检查组,制作统一的现场考评表,经过集中培训后到现场进行检查、考评,包括实地查看(文件资料、设施设备、布局流程、演练操作等),询问相关人员(防控知识、技术方法等)。可携带考评表,检查的同时即时评分,再统一汇总、分析。此方法的优点是结果客观,真实可靠,能够实现边检查边督导,易于实现质量改进;缺点是耗费人力和时间。近年来国家各级卫生行政部门多次组织专家组进行医院感染管理督导检查。

2. 问卷调查与远程上报  属于被动考评方法。根据医院感染管理质量考核评价标准,设计科学合理的问卷(或考卷),制作方便实用的调查软件,对相关医院或科室进行定向发放,回收后进行统计、分析,也可得到相应的考评结果。相对于现场检查,此方法的优点是节省人力和时间,缺点是主观影响因素较大,结果欠客观,无法实现及时督导、及时改进。自2015年以来,国家卫生健康委员会连续7年编制了《国家医疗服务与质量安全报告》。医院感染专业作为第一批参与者,通过国家"医疗质量管理与控制信息网"要求参与医院直接上报13项医院感染监测指标的数据,对不同级别的医院感染预防与控制数据进行抽样分析,形成了国家层面上的医院感染管理专业质控指标分析报告并出版,开创了感染监测信息公开化的先河,使医院感染管理质量控制与指标得到了广泛的宣传,对医院感染质量控制指标的评价进行强有力的推动,也促进了我国医院感染信息化监测的进步。

（朱士俊　索继江　杨金燕）

# 第三节　医院感染管理进展与展望

医院感染已成为影响患者安全、医疗质量和增加医疗费用的重要原因,也是医疗高新技术开展的主要障碍之一。

随着医疗技术不断发展,医院感染预防与控制面临着更多的持久战,大量介入性诊断、治疗技术普遍应用于临床,放射治疗、化学治疗以及抗菌药物广泛应用,加之疾病谱的变化和人口老龄化程度的不断加深,使得医院感染在传染源、传播途径和易感人群等方面都发生了很大变化。在病原学方面,医院感染病原体的复杂性、多样性及其新的演变趋势给医院感染管理和临床诊疗工作提出了许多新的课题,原已被控制的一些传染病存在死灰复燃、卷土重来的可能,不能掉以轻心;同时,新的传染病陆续出现,在我国已经发现十余种新发传染病,如莱姆病、SARS、人禽流感、诺如病毒引起的腹泻、甲型 H1N1 流感以及目前正在全球传播的 2019 新型冠状病毒感染等。随着病原体的变异和抗菌药物的推陈出新,导致了微生物的耐药性,并在医院内传播。目前,肺炎球菌、葡萄球菌、肠球菌和结核分枝杆菌对许多曾经有效的抗菌药物耐药,耐甲氧西林金黄色葡萄球菌(MRSA)、耐万古霉素金黄色葡萄球菌(vancomycin resistant staphylococcus aureus,VRSA)及多重耐药菌株不断增加,如多重耐药的铜绿假单胞菌、鲍曼不动杆菌、肺炎克雷伯菌等。在感染宿主方面,由慢性非传染性疾病患者、老年人口以及儿童构成的易感人群队伍在迅速增加。医院感染的问题愈来愈突出,管理的难度逐步加大,对医院感染管理和专业人员的专业技术水平提出了更高要求。

在过去的几十年中,许多发达国家已将医院感染管理作为一门专业,针对在医疗、护理、检验活动过程中不断出现的感染情况,研究分析导致医院感染的各种危险因素,运用有关的理论和方法,总结医院感染发生规律,并为减少医院感染和降低医院感染入侵人体的危险性实施有组织、有计划的预防和控制措施。我国有组织地开展医院感染和管理工作起始于1986 年,虽然起步较晚,但三十余年来我国医院感染管理在组织建设、建章立制、监测监督、学术研究和交流、专业人员培训方面都取得了迅速发展,使我国医院感染管理工作步入规范化管理轨道。但是,目前我国医院感染管理工作仍然存在许多问题,主要表现在部分医院没有明确和落实对预防和控制医院感染、保证患者安全应负有的责任,而是一味追求高精诊疗技术的发展,忽视感染预防措施的同步实施;部分医院对医院感染预防与控制工作重视不够,认为该项工作"只花钱不挣钱",在人力、物力、财力方面投入不足或者根本不投入,特别是医院在侵入性诊疗器械的消毒灭菌、医务人员手卫生等基础性工作方面存在着诸多隐患;各级卫生行政部门对医院的监管力度不够,存在着对医院的问题、隐患失察,以及发现问题未予坚决纠正的问题;医院感染管理专业人员的知识水平和技术能力需要提高,医务人员预防和控制医院感染的意识需要增强等。

另外,随着生活水平的提高,卫生健康知识的丰富,对医院感染防控要求也日益升高。同时,人口老龄化,人员流动大幅增长且范围广、速度快,有利于疾病的传播和感染的发生,对医院感染的预防与控制提出了新的挑战,人类对医院感染的预防与控制也因此有了许多新的进步。

# 一、医院感染的新发展与新理念

## (一)现代医学模式更加重视疾病的预防

现代医学模式已由单纯生物医学模式转变为生物-心理-社会医学模式,从而使医院的医疗服务由个体扩大到群体,由生理扩大到心理,由单纯医疗服务扩大到预防、医疗、保健、康复等有机结合的综合医疗服务。医疗模式从医疗救治向预防转变,也促进了医院感染预防与控制的发展,但我们也要看到,医院感染管理具有复杂性和艰巨性。同时,随着人们生活水平提高,法律意识增强,对疾病知识的掌握、对治疗方法的了解、对医院运作模式的熟悉和对自身的关爱程度的提高,促使患者和家属对医疗过程与医疗安全也会越来越关注,医院感染问题也会越来越受到医务人员、患者、患者家属和全社会的重视,医院感染需要将监测与预防的关口前移,需要对住院患者全过程监督,需要与社区医疗体系进行联合预防耐药菌的播散。

### (二) 医院感染定义在内涵上有扩展的趋势

在概述中有关医院感染定义中,我们讲到了引入医疗相关感染的概念,它包括了一切与医院或医疗活动相关的感染,不局限于医院内感染,也包括社区感染,不再强调"医院获得"。因为,医院感染与社区感染的界线有时并不十分清晰,且不少发病机制、诊治和预防控制具有共性。因此,近年来,国外趋向用范围更广的"感染控制"概念,而不是"医院感染控制",这也是新的提法。

### (三) 医院感染专职人员向感染预防专家转变

医院感染管理部门是一个兼有业务职能和管理职能的科室,要求专职人员既要有感染防控的业务能力,还要具备一定的管理能力。

在业务上,努力成为感染预防专家(infection preventionist, IP)。做感控(感染控制)人易,做感控行家难,原因是感染管理的实现需要交叉学科知识,涉及学科知识多,感染防控新理论、新技术及新标准、规范等不断涌现,只有充分掌握和不断更新自己的知识和技能,才能更好地指导临床;掌握应用循证医学理论和风险管理理论,筛选有效的感染预防方法,制订与实施感染预防控制计划项目,增加培训医务人员和患者的能力,将感染预防关口前移。重视感染防控过程和结果监控结合,努力使自己成为受人尊重的感染防控的"杂家"。

在管理上,努力学习现代的管理知识,学会开发领导和与人沟通的技巧,树立科学发展、以患者为中心和"医院不能给患者带来伤害"的理念,应深入理解和提倡医院感染零宽容(zero tolerance)。准确掌握医院感染管理方面的法律法规,树立依法管理,科学防控的思想,才能在工作中得心应手。还应将管理学知识融入医院感染预防与控制,如将持续质量改进(continuous quality improvement, CQI)、ISO 9001 质量体系等应用到医院感染管理中,会收到事半功倍的效果。将医院感染管理与医院发展建设挂钩,建立良好的医院感染管理质量评价体系与指标,定期反馈和公布感染信息。与医院文化建设挂钩,提倡团队精神,引导临床医务人员在医院文化建设中构建自己的未来,规划自己职业生涯,运用自己专业知识和综合素质使自己成为感染防控工作流程中的成功者。与其他成员保持良好的沟通与协调,关注工作细节,最大限度地调动自己的积极性、主动性和创造性,高效率地完成自己的工作,充满自信和快乐地为降低医院感染率、确保医患安全贡献力量。医院感染管理感染的发生原因多,途径复杂,涉及人员面广,感控人员少,需要与医院管理部门及临床科室人员相互协调与配合,才能做好感染控制工作,多学科诊疗团队(multi-disciplinary team, MDT)应在感染管理有很好的应用。在工作中,树立服务与保障意识,采取换位思维,主动与临床科室沟通,建立彼此间的信任关系,转变感控人员就是去检查的、去扣分的错误认识,积极了解科室开展新技术新业务的情况,协助解决具体问题,通过每一次感染事件的处理和防控督导,结交一批临床朋友,使科室从不欢迎感控人员来,转变到问一下感控人员这样做行不行,最后到请感控人员来帮忙的良性循环。

### (四)医院建筑学方面融入感染预防的理念

根据环境卫生学和感染预防的隔离传染源的要求,在医院建筑新建改建中,按照医院感染预防与控制流程进行设计和改造,正如《美国医疗机构评审国际联合委员会医院评审标准(第六版)》的要求,医疗机构降低拆除、建设、装修场所的感染风险。在计划拆除、建筑或装修时,医疗机构使用风险标准,包括装修或建筑对空气质量的影响要求、感染控制、公用设施的需求、噪声、振动和紧急情况处理程序等。有的医院在医疗用房的新建、改建的设计阶段,要求医院感染控制专家参与其中。有的地区对消毒供应室、内镜中心、手术室、骨髓移植病房等感染风险高的部门均有明确建设布局要符合医院感染防控要求。特别是2019年以来的新型冠状病毒感染疫情暴发以来,此意识更加深入到医院的各个方面,形成了制度化的行动。

### (五)感染控制的"零宽容"理念

"零宽容"是指我们对待每一个医院感染都要当作它永远都不该发生那样去追根溯源。每一个医务人员,特别是医院感染管理专职人员应该有追求可预防感染的"零宽容"目标的愿望。"零宽容"是一个目标、方向、承诺、态度、文化。"零宽容"不仅意味着降低"感染率",更在于尽可能避免每个可预防感染案例的发生,意味着发生了可预防的感染案例,不再是"可接受",仅仅低于国家平均感染水平并不足够好;"零宽容"并不意味着惩罚那些发生了无法预防的医院感染的医疗机构或感染控制人员,并不意味着惩罚那些因条件所限而无法遵从感染控制措施的医疗团队。

### (六)医疗安全与职业暴露与防护受到重视

患者和医务人员的安全成为全球关注的重点。医院感染影响医疗质量,直接影响到患者的安全,患者安全是世界各国所面临的共同问题,患者安全国际联盟提出了21世纪医疗系统质量改进的目标:安全(safe)、有效(effective)、以患者为中心(patient-centered)、及时(timely)、效率(efficient)、公平(equitable)。"安全"是医疗质量的首要问题和最基本的要求。2005—2006年"全球患者安全挑战"以"清洁保健,增进安全"为主题,其目的在于加强会员国对处理卫生保健相关感染问题的承诺,为实现这一目标,该行动在开展血液安全、注射和免疫接种安全、临床操作安全、安全饮水、卫生设施和废弃物处理行动的同时,推出新制定的《WHO卫生保健中手部卫生准则(最新草案)》。

2007年底我国"全球患者安全倡议活动"启动仪式暨"医院感染与患者安全"会议上,原卫生部黄洁夫副部长在会上宣读《卫生部支持预防和控制医院感染、保障患者安全》的声明,宣示我国加入"全球患者安全联盟倡议"。经过多年的努力,成效显著,保障患者安全已成为医院和医务人员的职责,保障医务人员的职业安全理念也被广大医务工作者接受,并付诸加强自身防护的行为中。

### (七)手卫生更加受到重视和执行

随着国际上对手卫生的重视和研究,经手接触传播细菌是医院感染的最主要传播途径,约80%的感染是经手传播的,因此,手卫生成为了国际最关注的感控措施,洗手和手消毒被认为是预防医院感染最基本、最有效、最经济、最简单的预防措施,甚至提出了手卫生能够挽救生命。许多具体加强手卫生的措施,如手卫生设施设置在走廊、快速手消毒液、消毒湿巾、非接触式水龙头、干手用纸巾的广泛使用等。针对手卫生依从率的调查和督查,加入到医院感染督查中。新的《医务人员手卫生规范》(WS/T 313—2019)自2020年6月1日起施行,2009版同时废止。规范的宣传和执行,提高了我国医务人员对手卫生的重视程度和依从性,重视手部卫生正逐渐成为医务人员的意识和行动,影响医务人员医疗过程中的行为。同时,由于医务人员的广泛宣传和新型冠状病毒感染疫情防控的需要,"勤洗手,常通风,一米线,少聚集"等基础的感染防控措施,被社会大众广泛接受并形成行为自觉。

### (八)关注医院感染与经济效益的关系

医院感染专职人员要使医院领导改变感染防控只投入、无产出的错误认识,了解医院感染管理与医院效益密切相关。据美国医院感染控制效果研究显示感染控制成本8亿美元/年,医院感染控制节约资金24亿美元/年,成本效益比为1:3。医院感染暴发事件的发生,给医院造成的名誉损失和经济损失是显而易见的,但散发病例所造成的损失也逐渐清晰起来,美国联邦医疗保险与医疗补助服务中心从2008年10月开始,拒绝支付部分医院感染造成的费用支出,即在出院的患者中,如果出现导尿管相关尿路感染、中央导管相关血流感染、手术部位感染(如冠状动脉搭桥术后的纵隔炎)等所造成的费用被拒绝支付。目前,正在论证停止支付费用的部分,如全膝关节置换术后的手术感染、军团菌病、呼吸机相关肺炎、金黄色葡萄球菌脓毒症、艰难梭菌病等。这是迄今最具有冲击力的政策改变,也是医院感染与经济效益最直接的关联事例。医院不能收回为患者感染进行治疗的费用,就意味着医院自己来支付患者这方面的费用。这些政策对医院感染防控带来了巨大的冲击力,让医院领导和临床医务人员普遍感受压力,必将导致对医院感染预防与控制的真正重视,使预防医院感染转为自觉行动。目前,国家卫生健康委员会正在大力推行临床路径和按疾病诊断相关分组(DRG)付费的医保付费政策,各地经过几轮的医疗保险付费改革,我国医院已经面临患者部分感染治疗费用收不回来的问题。

## 二、医院感染监测和信息化技术利用

### (一)医院感染监测方法的转变

我国于2009年公布的《医院感染监测规范》规定,新增的医院或未全面监测及小型医院,还是要进行2年的综合性监测。其后,有一段时间,医院感染监测从监测方式上由综合性监测向目标性监测转变,有的地区还明确取消综合性监测。主要原因是一段时间的综合监测医院已经让医院了解医院感染发病率本底与危险因素,全面综合性监测花费人力太大,减少了感染管理专职人员进行干预的时间,不同医院和科室的综合监测结果缺乏可比性,而目标性监测具有针对性,省时省力。目前开展的目标性监测主要有①ICU监测;②HAP监测;③外科手术部位感染监测;④细菌耐药性监测;⑤抗菌药物使用监测。开展目标性监测的优点:集中有限的资源用在高危部门监测;聚焦于已知有控制措施的医院感染监测;能确定有效的标准；灵活性，能结合其他策略进行监控；提高监测的效率；节省时间，使感控人员开展其他感控活动。目标性监测的缺点：收集的资料限于目标人群或危险因素，可能会遗漏非监测部门或人群的感染暴发。

由于医疗信息技术的飞速发展，医院感染监测方式又回到了目标性监测和全面综合性监测并举的态势。在医院感染综合监测方面，不仅应用信息技术实现对医疗全过程进行感染防控监测预警、干预和干预效果评估，而且避免了原来全面综合性监测花费人力大造成感控专职人员干预的时间减少的现象，还通过对数据采集的标准化，实现了不同医院和科室的综合监测结果比较。通过信息化也使得医院感染的目标性监测不仅保留了针对性强，解决重点问题，省时省力的特点，且提高了目标性监测效率和监测数据准确性。

### (二) 医院感染管理的信息化建设飞速发展

医院感染管理涉及多领域、多专业、多学科、多环节、多主体、多时段和多重目标。以往依靠临床科室人员手工填报的方式来获取各项监测数据费时、费力、效率低，还易出现漏报。此外医院感染管理专职人员数量有限，多采用回顾性调查方式获取相关数据，信息严重滞后，监测工作只能做到重点科室监测，而未实现全院监测，无法及时有效地进行医院感染预防与控制。加强医院感染信息化建设，不仅能够提高医院感染信息的及时性、加强与其他部门沟通的速率和感控工作的效率，提高医院感染预防与控制措施的实施效果，而且可以实现对住院患者全过程监控，如解放军总医院与杭州杏林信息科技有限公司联合研发的基于HIS医疗全过程医院感染实时监测预警系统(RT-NISS)，能够从多个资源点对感染相关因素进行主动、连续和系统的监测分析，提示医院感染相关事件，简化目标性监测，分析抗菌药物合理应用及病原体的耐药性，提升了感染监控的效率和质量，密切感控人员与临床人员的沟通，也使感控人员对临床感染病例的及时干预得以实现。同时，国家和地区的医院感染监测网络、耐药菌监测系统相继建立，对提高我国医院感染监测的整体水平，起到了促进作用。

在感染控制方面，应用网上挂号、电话预约服务、电脑自助挂号机、气动物流传输系统、视频系统与门禁系统等，减少了患者在医院停留时间或来院次数，解决了患者家属探视时与患者相互沟通和了解患者病情的需要，从而减少被污染或感染的机会，避免了微生物的相互污染和传播，也可减缓医院中的耐药菌向社区扩散的速度，减少扩散的机会。

通过政府网站、综合新闻网站、医学相关网站和感染防控专业网站等，如中华人民共和国国家卫生健康委员会(www.nhc.gov.cn)、中国疾病预防控制中心(www.chinacdc.cn)、中国知网(www.cnki.com.cn)、中华医院感染学网站(zhyy.cbpt.cnki.net)中国医院感染网(www.yygr.cn)、上海国际医院感染控制论坛(bbs.sific.com.cn)和国外的感染相关网站，及时追踪和收集国内外医院感染信息和传染病疫情，新的预防控制措施，新的标准、规范，用以指导医院感染控制和传染病防控工作。利用远程医学网、各种云会议室和院内闭路电视、院内办公网，举办网络会议进行教育、授课和学术交流。充分利用医院内部网络、微信群、app、定期或不定期发布医院感染防控信息和传染病疫情及防治信息，为全院人员及时了解医院感染控制、传染病疫情及防控信息并为做好预防提供支持。

### (三) 微生物实验室在监测预警中的作用受到更大的重视

微生物实验室是把医院感染控制和研究工作引向深入的基础和前提，感染防控或流行病学调查效果取决于正确鉴定病原体的能力、快速分析致病菌的数据以及结果的通报;特别是在病原微生物的检验和耐药细菌的筛选等方面对临床感染控制的支持上。因此,感染管理专职人员应加强与临床微生物实验室的沟通和联系。大力支持和积极参与医院感染控制工作,也是临床微生物实验室责无旁贷的工作职责。感染管理科建立自己的实验室也是目前感染控制学科发展的一种趋势,有的医院将医院感染控制办公室设立于临床微生物科或将临床微生物室设立于医院感染控制科,以此加强感染管理与实验室之间的沟通与联系。

实验室人员所参与的感染控制工作:①正确鉴定医院感染中涉及的病原微生物;②医院内各种环境标本的细菌学监测;③精确进行抗菌药物敏感试验;④定期通报实验室数据;⑤对医务人员的医学微生物学知识的教育培训;⑥做好实验室内的感染管理与生物安全;⑦参加医院感染管理委员会及感控工作;⑧加强与临床医务人员及感染管理人员的协作沟通。

同时,近年来我国医院感染界开展了促进病原体检验标本送检标准化工作,从提高血标本送检率开始,进行了大量的尝试性工作,目前已由国家层面对抗菌药物治疗前送检提出了多种解决方案,并提出了质量控制指标进行考评,如抗菌药物治疗前病原学送检率,医院感染诊断相关病原学送检率等指标。

## 三、医院感染管理更加规范化、科学化、精细化

### (一)医院感染管理制度建设走向规范化、科学化

2003 年的 SARS 疫情,促使我国全社会关注疾病预防与控制工作,相继出台了一系列法律、法规、规范、指南和标准(参见本章第二节),每年会有 3~5 个医院感染方面的规范和标准出台或更新,标准的制定过程参考国外的法规与指南,借鉴以往的成功经验,以循证医学为基础,结合医院的实际情况,进行科学、严谨的调研论证,避免执行过程过于烦琐的现象,使制度制定过程更加科学合理,新的规范和标准的操作性、实用性更强。近年来,多项规范进行了重新修订。

卫生行政部门也加大制度执行的督查,各级医院在如何帮助医务人员更好地做好感控工作上下功夫,将感染防控过程和各种制度进行仔细分析分解,制定各种 SOP,实行精细化管理,加大制度的执行力度;同时,采取持续改进的管理理念,采用 PDCA 循环方法,开展制度体系效能性评估,量化具体的考核机制,发现不足,及时修改,不断提高感控管理的质量和效率。

### (二)行业内部管理得到了加强

各地相继成立了医院感染管理质量控制中心,在当地卫生行政部门的直接领导下,进行行业内部的管理与督导、检查工作;各地根据国家法规、指南和标准等确立了本地的医院感染管理质量考核评价实施细则,给医院感染管理者及医务人员指出了明晰的责任和检查标准,促进了医院感染管理知识的普及和防控措施的实施;同时,加强了地区内医院感染的监测工作,特别是近年来,各地开展的手术切口感染的目标监测。多中心同时开展大样本的调查,不仅掌握了各医院的基本情况,而且还进行了医院间的横向比较,提升了医院开展感染控制压力和动力。

### （三）医院感染管理成为医院等级评审和医院管理质量考核评价中的重要内容

2008 年的《医院管理评价指南》以及目前正在开展的医院等级评审内容中，医院感染管理也成为其重要内容之一，促使医院管理者提高了对医院感染管理工作的重视和支持。《三级医院评审标准（2022 年版）》及《三级医院评审标准（2022 年版）实施细则》中，第一部分规定，发生重大医院感染事件，造成严重后果。属于前置要求中的 1 条，具有一票否决，延期一年评审。并在第二部分，医疗服务能力与质量安全监测数据中，将《医院感染管理医疗质量控制指标（2015 年版）》13 项指标全部纳入考核。同时，医院感染管理 8 条内容，也是第三部分现场检查部分的组成部分。另外，《国家三级公立医院绩效考核操作手册（2020 版）》也包含了多项医院感染管理的考核指标。

### （四）医院感染监督与检查趋向量化、精细化

在医院感染管理督导检查过程中，督查的内容也在逐渐具体化，对制度的落实和防控措施是否实施向量化和精细化方向发展，如有本院特色的医院感染管理的规章制度；有独立的医院感染管理科，职责明确，配备的人员能满足开展工作的需要；开展了医院感染的监测，资料有分析、反馈；能根据监测发现问题的改进措施；医院感染的报告符合要求。

### （五）医院感染培训增加了新的内容和观念

除了强调对感染管理专职人员和医务人员以及全院员工的感染预防与控制知识培训外，增加对患者、陪住家属、探视人员、医院后勤人员的培训，采用宣传栏、科普书、张贴画、知识卡和入院须知等多种形式，对他们进行预防和控制医院感染的宣传教育，增强其清洁、卫生观念，使之配合落实医院消毒隔离制度、探视及陪住制度，规范他们在医院的行为。更为重要的是，使患者及家属了解了医院感染防控措施和做法，可以督促和监督医护人员，可以提升医务人员的执行力，落实医院感染预防与控制措施。

### （六）加强了管理者的责任和医院感染事件的问责

医院感染监测、控制、管理水平是衡量一个医院管理水平、技术水平和整体形象的标志，医院感染的发生，特别是医院感染暴发事件的发生会给医院带来严重的后果，甚至造成患者和家属的生命、财产损失巨大，影响医院在社会的形象和信誉，会造成大量患者流失，经济赔付数额巨大，因此，国家规定了医院管理者的医院法人是医院感染的第一负责人。2008 年以来，卫生部对公布的医院感染暴发事件均进行了问责，发生医院感染暴发的医院，医院院长、副院长、护理部主任等医院领导均被问责，近年来，暴发事件当地政府及卫生行政部门的相关官员也被问责。

## 四、建立健全医疗机构一把手负责制和每月研究机制

医疗机构的主要负责人是本机构感控工作的第一责任人，要对感控工作予以高度重视，全面掌握本机构感控工作各项情况，强化各项制度落实，持续提高管理水平。各医疗机构要将感控工作纳入领导班子重要议事日程，每月至少组织召开一次感控工作专题会，认真听取

工作汇报,及时研究解决实际问题。

主任、医务处(科)长,到发生暴发感染事件的科室领导、护士长,感染管理科主任和具体医务人员均被撤职、免职或受到其他处分,在医院管理者中造成了极大的震撼,也促使他们更加关注医院感染的预防与控制。近年来,感染事件责任问责逐渐升级。2017 年浙江 HIV 暴发事件,技术责任人被判处有期徒刑 2.5 年。2019 年广东新生儿埃可病毒感染暴发事件和江苏血液透析丙型肝炎感染事件,开启了卫生行政部门官员及政府领导的问责。2021 年河南郑州新型冠状病毒肺炎定点医院暴发疫情,对医院管理者和感染管理科负责人进行了责任调查和留置处理。

国务院应对新型冠状病毒感染疫情联防联控医疗救治组于 2021 年 8 月颁发《关于进一步完善医疗机构感染预防与控制工作机制的通知》,文件要求建立健全追责问责机制。各级卫生健康行政部门要充分认识感控工作的复杂性、艰巨性、长期性以及发生医疗机构内感染后果的严重性,坚决克服麻痹思想、厌战情绪、侥幸心理、松劲心态,进一步强化对辖区内医疗机构的监管职责,健全感控工作追责问责机制。对因责任不落实,整改不到位,发生医疗机构内感染的医疗机构,要直接追究一把手责任,并对有关责任人依法依规予以严厉惩处。新型冠状疫情防控过程中,还出现了未按法规执行,即使未造成严重后果,也要追责的无后果问责机制。

## 五、加强合理使用抗菌药物管理和耐药菌的预防与控制

### (一)加强合理使用抗菌药物管理

目前,抗菌药物不合理使用现象变得较为普遍,主要表现为预防用药太多、使用时间过长、用药档次过高、联合用药过多。抗菌药物合理使用是医院感染管理的难点和重点,抗菌药物不合理使用已造成了严重的危害,引起了耐药菌株不断增加、细菌变异、菌群失调、多重耐药菌株的出现等,给患者带来了很大的痛苦和经济负担,延长了住院时间,消耗了社会医疗资源。为此,国家出台了《抗菌药物临床应用指导原则》。

对抗菌药物实行分级管理。将抗菌药物分为非限制使用、限制使用与特殊使用三类进行分级管理。临床选用抗菌药物应遵循《抗菌药物临床应用指导原则》,根据感染部位、严重程度、致病菌种类以及细菌耐药情况、患者病理生理特点、药物价格等因素加以综合分析考虑,参照“各类细菌性感染的治疗原则及病原治疗”,一般对轻度与局部感染患者应首选非限制使用抗菌药物进行治疗;严重感染、免疫功能低下者合并感染或病原体只对限制使用抗菌药物敏感时,可选用限制使用抗菌药物治疗;特殊使用抗菌药物的选用应从严控制。临床医师可根据诊断和患者病情开具非限制使用抗菌药物处方;患者需要应用限制使用抗菌药物治疗时,应经具有主治医师以上专业技术职务任职资格的医师同意并签名;患者病情如需要应用特殊使用抗菌药物,应具有严格临床用药指征或确凿依据,经抗感染或有关专家会诊同意,处方需经具有高级专业技术职务任职资格医师签名。紧急情况下,临床医师可以越级使用高于权限的抗菌药物,但仅限于 1d 用量。

抗菌药物合理使用的管理,一方面应加大宣传教育力度,使各级医生了解抗菌药物不合理使用的危害;另一方面要制定合理使用抗菌药物规章制度,使临床医生了解抗菌药物合理

使用的原则和方法,管理部门定期对临床科室进行考评,监测抗菌药物使用情况,及时分析、反馈存在的问题,提出改进措施。

在抗菌药物临床应用管理方面,提出以严格控制Ⅰ类切口手术预防用药为重点,进一步加强围手术期抗菌药物预防性应用的管理;严格控制氟喹诺酮类药物临床应用;严格执行抗菌药物分级管理制度,明确指定了"特殊使用"的抗菌药物种类,包括①第四代头孢菌素:头孢吡肟、头孢匹罗、头孢噻利等;②碳青霉烯类抗菌药物:亚胺培南/西司他丁、美罗培南、帕尼培南/倍他米隆、比阿培南等;③多肽类与其他抗菌药物:万古霉素、去甲万古霉素、替考拉宁、利奈唑胺等;④抗真菌药物:卡泊芬净、米卡芬净、伊曲康唑(口服液与注射剂)、伏立康唑(口服剂与注射剂)、两性霉素 B 含脂制剂等。同时规定,"特殊使用"抗菌药物须经由医疗机构药事管理委员会认定、具有抗感染临床经验的感染专业或相关专业专家会诊同意,由具有高级专业技术职务任职资格的医师开具处方后方可使用。医师在临床使用"特殊使用"抗菌药物时要严格掌握适应证,药师要严格审核处方。紧急情况下未经会诊同意或需越级使用的,处方量不得超过 1d 用量,并做好相关病历记录。

### (二)耐药菌及多重耐药菌更受关注

2008 年,卫生部颁发关于加强耐药菌管理的文件,要求重视和加强耐药菌及多重耐药菌的医院感染管理,建立和完善对多重耐药菌的监测,包括 MRSA、VRE、产超广谱 β- 内酰胺酶的细菌、多重耐药的鲍曼不动杆菌、铜绿假单胞菌等;预防和控制多重耐药菌的传播,加强医务人员的手卫生,严格实施隔离措施,切实遵守无菌技术操作规程,重视医院环境卫生管理,加强抗菌药物的合理应用和对医务人员的教育和培训,注重对医疗机构的监管。

加强临床微生物检测与细菌耐药监测工作,建立了抗菌药物临床应用预警机制,建立了全国医院细菌耐药监测网络,约 900 所医院参加。要根据全国和本地区细菌耐药监测结果,结合本机构实际情况,并采取相应的干预措施:①对主要目标细菌耐药率超过 30% 的抗菌药物,应及时将预警信息通报本机构医务人员;②对主要目标细菌耐药率超过 40% 的抗菌药物,应慎重经验用药;③对主要目标细菌耐药率超过 50% 的抗菌药物,应参照药敏试验结果选用;④对主要目标细菌耐药率超过 75% 的抗菌药物,应暂停该类抗菌药物的临床应用,根据追踪细菌耐药监测结果,再决定是否恢复临床应用。

国际上也提出了预防抗菌药物耐药的 12 项措施。在预防感染方面:①接种疫苗;②拔除导管。在有效的诊断和治疗过程中:①针对性病原治疗;②控制抗菌药物应用。在合理应用抗菌药物过程中:①应用当地资料;②专家会诊;③治疗感染,而非污染;④治疗感染,而非寄殖;⑤严格掌握万古霉素应用指征;⑥及时停用抗菌药物。在预防疾病传播方面:①隔离患者;②遏制经医务工作者的传播。

## 六、多学科诊疗模式应用于感染控制工作

多学科诊疗团队(multi-disciplinary team,MDT)通常由两个以上相关医学学科专家组成成员相对固定的工作组。MDT 模式以患者为中心,通过整合多学科团队优势,提高医疗质量。医院感染管理直接关系医疗质量,是医院管理的重要工作之一。为及时发现医院感染管理中存在的问题,进而更好地控制医院感染暴发,引入 MDT 工作理念,多部门、多学科协

作机制,应用于医院感染防控,可有效促进医院感染管理质量和防控能力的提高,减少医院感染暴发事件。目前有医院实施 MDT 管理模式,MDT 管理模式对医院感染的管理和控制颇见成效,能有效降低院感发病率、漏报率、切口感染率、多重耐药菌的检出率等方面,还可以有效提升病原学送检率、医务人员和工勤人员的手卫生依从性,进而从根本上杜绝医院感染暴发的发生,从而让医院感染防控工作更加科学、规范、有效。

## 七、关注医院感染专职人员的能力建设

随着医院感染防控理论和技术的进步,感控人员能力也需要进一步强化、升级。2019年美国感染控制和流行病学专业协会(Association for Professionals in Infection Control and Epidemiology,APIC)重新更新了感控专业的胜任感控的能力模型(表 2-1),还形成了 APIC 专业和实践标准(prodessional and practice standards,PPS),旨在明确感控专业人员需要具备的能力范围和职责,指导感控专业人员的发展,进一步加强患者安全。

表 2-1 感控能力模型(2019)所涵盖的内容

| 领导力 | 专业管理 | 质量改进 | 感控行动 | 感控信息化 | 研究 |
|---|---|---|---|---|---|
| 沟通 | 责任制 | 感控人员作为主题专家 | 流行病学与监测 | 监测技术 | 研究评估 |
| 批判性思维 | 道德 | 绩效改进 | 教育 | 电子病历和电子数据库 | 有效性研究的比较 |
| 合作 | 财务敏锐度 | 患者安全 | 感控查房 | 数据管理,分析和可视化 | 推行及宣传科学理念 |
| 行为科学 | 人群健康 | 数据利用 | 清洁,消毒,灭菌 | 诊断数据与技术应用 | 开展或参与研究或基于循证的实践 |
| 项目管理 | 持续关怀 | 风险评估与风险降低 | 暴发监测管理 | | |
| 导师制 | 宣传倡导 | | 新技术抗菌药物管理诊断管理 | | |

2020 年 WHO 颁布《感染预防与控制专业人员的核心能力》内容包括:

1. 感染预防和控制项目管理与领导力。
2. 医疗机构的环境。
3. 基础微生物学。
4. 抗菌药物耐药的预防。
5. 医疗相关感染监测。
6. 标准预防措施。
7. 基于传播途径的预防措施。
8. 医疗器械和设备的去污和再处理。
9. 导管相关血流感染的预防。
10. 导管相关尿路感染的预防。

11. 手术部位感染的预防。

12. 医院内肺炎的预防。

13. 医院内感染暴发的预防和处置。

14. 感染预防与控制的教育和培训。

15. 质量与患者安全。

16. 职业健康。

目前,感控关键要素超越了传统的医疗保健环境,我国感控专职人员的来源多样,大多为临床护理人员、公共卫生和预防医学专业新毕业人员,还有临床医学、检验医学、医院管理人员和其他人员,没有接受过医院感染的专门学习,有的大学和医院的感染预防与控制专业课程刚刚起步,专职人员接受的培训大多是短期的,与医院感染管理涉及多学科知识和要求不匹配,大多数专职人员是干中学,且人员不足,疲于应付。国外岗前培训最短半年,大多一年,因此,我国感控人员的能力建设还有许多方面需要改进,如感控人员的岗前培训内容及培训时间需要重新设计,公共卫生专业和预防医学专业人员到临床感染重点科室进行轮转。经验表明,参与抗菌药物的管理能够提升感染管理科的地位,但感控人员对抗菌药物及临床抗菌药物应用知识尚需要加强。2021年国务院应对新型冠状病毒肺炎疫情联防联控医疗救治组先后下发了《关于进一步加强医疗机构感控人员配备管理相关工作的通知》,该通知提出6项要求。一是高度重视感控人员配备管理。要求各地要高度重视感控工作,全力支持医疗机构感控部门配备人员,不得以任何理由削减感控人员的数量。二是合理配备感控人员。要求医疗机构根据机构的级别类别以及是否为新型冠状病毒感染医疗救治定点医院,合理确定感控人员的配备形式和数量。三是优化感控人员专业结构。要求二级以上医疗机构配备专职感控人员时,应当充分考虑其专业结构,确保各项工作顺利开展。四是提高感控人员能力水平。要求各地加大感控人员的培训力度,专兼职感控人员均应当接受培训及考核,熟练掌握感控基本理论、知识和技能。五是落实感控人员职责。要求感控人员严格落实《医院感染管理办法》规定的职责,重点做好医疗机构内感染监测,感染暴发调查分析和报告,以及监督指导感控措施落实。六是关注感控人员职业发展和薪酬待遇。要求医疗机构关心关爱感控工作人员,为其开展工作提供必要的场地、设施设备,拓宽其职称晋升和职业发展渠道,提高薪酬待遇等。

## 八、医务人员的底线意识得到加强

1. 做好感控工作是保障医疗质量和医疗安全的底线要求,是医疗机构开展诊疗活动中必须履行的基本职责。

2. 进一步提高对院感防控重要性的认识,树立"三线"思维,即感染防控是贯穿诊疗活动的"主线",是保证患者安全的"底线",是依法执业的"红线"。

2021年国务院应对新型冠状病毒感染疫情联防联控医疗救治组先后下发了《关于进一步加强医疗机构感控人员配备管理相关工作的通知》和《关于进一步完善医疗机构感染预防与控制工作机制的通知》,意为不仅要加强医疗机构感控人员配备管理工作。同时强化建立医疗机构感控工作运行机制"四项机制":一是建立健全专业团队年度评估机制;二是建立健全卫生健康行政部门每月抽查检查机制;三是建立健全医疗机构一把手负责制和每月研究机制;四是建立健全追责问责机制。

总之,医院感染防控是一项系统工程,关键要领导重视,医护人员认真负责,广泛开展教育、培训,制定制度去约束影响医护人员及其他职工的行为。不同医院由于患者构成、环境、医护人员行为、治疗、可利用资源不同而需要不同的感染监控措施。医院感染监控措施的评估,要根据医院的需要而定,较大医院所采取的一些医院感染监控措施,在方法和程序上并非金标准,只是针对某些问题制定的,并未经过严格的评价。因此,需要医院感染管理专职人员对本院的医院感染防控措施有一个持续改进的过程,提高医务人员和自身的执行力,确保医患安全和医疗质量。

(朱士俊　索继江　孙　丹　陈元宾)

## 参 考 文 献

［1］刘振声, 金大鹏, 陈增辉, 等. 医院感染管理学 [M]. 北京: 军事医学科学出版社, 2000.

［2］中华人民共和国国家卫生健康委员会. 医院感染预防与控制评价规范: WS/T 592—2018 [S]. 北京: 中国标准出版社, 2018.

［3］朱士俊. 现代医院感染学 [M]. 北京: 人民军医出版社, 1998.

［4］付强, 刘运喜. 医院感染监测基本数据集及质量控制指标集实施指南 (2016 版)[M]. 北京: 人民卫生出版社, 2016.

［5］中华人民共和国国家卫生健康委员会. 医院感染管理信息系统基本功能规范: WS/T 547—2017 [S]. 北京: 中国标准出版社, 2017.

［6］钟秀玲, 郭燕红. 医院感染管理与预防控制指南 [M]. 北京: 化学工业出版社, 2005.

［7］徐敏. WHO "世界患者安全联盟" 对医院感染工作的启示 [J]. 护理研究, 2009, 23 (1): 65-66.

［8］世界卫生组织. WHO 卫生保健中手部卫生准则 (最新草案)[R/OL].(2005-10-23)[2022-06-11]. http://www. who. int.

［9］中华人民共和国国家卫生健康委员会. 医务人员手卫生规范: WS/T 313—2019 [S]. 北京: 中国标准出版社, 2019.

［10］孙德顺, 段莉, 王大平, 等. 新型冠状病毒肺炎感染的数学建模与控制策略 [J]. 中华疾病控制杂志, 2020, 24 (5): 523-528.

［11］张红光, 王一镗, 邹圣强. 从 "非典" 和埃博拉疫情分析传染性疾病防控的要点 [J]. 中华灾害救援医学, 2014, 2 (11): 602-603.

［12］习近平. 习近平强调: 要在全社会大力弘扬伟大抗疫精神 [J]. 中国广播电视学刊, 2020,(10): 1.

［13］梁万年, 刘民, 刘钰, 等. 我国新型冠状病毒肺炎疫情防控的 "动态清零" 策略 [J]. 中华医学杂志, 2022, 102 (4): 239-242.

［14］国务院应对新型冠状病毒肺炎疫情联防联控机制综合组. 医疗机构内新型冠状病毒感染预防与控制技术指南 (第三版)[R/OL].(2021-09-08)[2022-06-11]. http://www. gov. cn/xinwen/2021-09/14/content_5637141. htm.

［15］国务院应对新冠病毒肺炎疫情联防联控医疗救治组. 关于进一步完善医疗机构感染预防与控制工作机制的通知 [R/OL].(2021-08-14)[2022-06-11]. http://www.gov.cn/xinwen/2021-08/17/content_5631741.htm.

［16］国务院应对新型冠状病毒肺炎疫情联防联控机制综合组. 关于进一步加强医疗机构感控人员配

备管理相关工作的通知 [R/OL].(2021-08-20)[2022-06-11]. http://www. gov. cn/xinwen/2021/08/24/ content_5632991. htm.

［17］ 王羽. 医院感染管理办法释义及适用指南 [M]. 北京: 中国法制出版社, 2006.

［18］ 朱士俊. 医院感染管理与持续质量改进 [J]. 中国医院, 2006, 10 (5): 1-4.

［19］ 董军, 陈世平, 代伟, 等. 医院感染持续质量管理模式研究 [J]. 中华医院管理杂志, 2000, 16 (1): 45-46.

［20］ 胡必杰, 郭燕红, 高光明, 等. 医院感染预防与控制标准操作规程 (参考版)[M]. 上海: 上海科学技术出版社, 2010.

［21］ 美国医疗机构评审国际联合委员会. 美国医疗机构评审国际联合委员会医院评审标准 [M]. 3 版. 陈同鉴, 王羽, 周简, 等译. 北京: 中国协和医科大学出版社, 2008.

［22］ 美国医疗机构评审国际联合委员会. 美国医疗机构评审国际联合委员会医院评审标准 [M]. 6 版. 郦忠, 蒋宋怡, 译. 北京: 中国协和医科大学出版社, 2017.

［23］ 索继江, 李六亿, 巩玉秀, 等. 如何提高医院感染管理的执行力 [J]. 中国医护管理, 2010, 10 (6): 76-78.

［24］ 刘殿荣, 索继江, 邢玉斌, 等. 信息技术在我院医院感染管理中的应用 [J]. 中国医院, 2010, 14 (9): 78-79.

［25］ 毛秋云, 张玲, 宋艳萍, 等. 依托信息化手段构建合理高效的医院感染管理机制 [J]. 中华全科医学, 2020, 18 (8): 5.

［26］ 彭云. 微生物实验室在医院感染监测中的作用研究 [J]. 中国医药指南, 2015, 13 (29): 101-102.

［27］ 国家卫生健康委办公厅. 关于进一步加强医疗机构感染预防与控制工作的通知 [R/OL].(2019-05-18) [2023-06-11]. http://www. nhc. gov. cn/yzygj/s7659/201905/d831719a5ebf450f991ce47baf944829. shtml.

［28］ 国家卫生健康委. 三级医院评审标准 (2022 年版)[EB/OL].(2022-12-06)[2023-02-14]. http://www. gov. cn/zhengce/zhengceku/2022-12/18/5732583/files/61ce29022971491bbc15afcc1d35f97d. pdf.

# 第二篇

## 医院感染管理

# 第三章
# 医院感染管理组织体系

医疗机构是具有多种专科和各类技术人员的复杂的系统,医院感染管理是医疗机构管理的重要组成部分,贯穿于医疗活动的全过程,涉及全体医护、医技人员及后勤人员。医院感染管理活动应针对医院所有部分,以防控医院感染为目标,形成一个系统的管理体系。医院感染管理组织体系是完成医院感染管理活动的基础和工具,医院感染管理组织是否能完成防控医院感染这一组织目标,是检验组织是否合理有效的标准。完成组织目标需要靠组织内各要素之间的协调、配合,医院感染管理组织体系的不同层次应分工协作,形成一个有机体,行使管理职能,共同完成防控医院感染这一组织目标。

世界各国的医院感染管理组织的名称、规模等虽各不相同,但基本上都是在医院的领导管理层设立一个专业委员会,其成员来自各相关专业的技术人员和管理人员。我国医院感染管理组织机构的建立起步较晚,1988年11月30日,我国卫生部颁发《建立健全医院感染管理组织的暂行办法》,办法规定300张床以上的医院设医院感染管理委员会,300张床以下的医院应设医院感染管理小组。在院长领导下,全面负责医院感染的监控管理工作,并对委员会(小组)的任务和职责及组成人员等做出明确规定,第一次使医院感染管理工作有了组织保证。1994年,卫生部组织调查组对我国具有代表性的省区市(北京、云南、广西、浙江、黑龙江、吉林等)128所医院的医院感染管理工作进行了专题调查和考核,已有98%的医院建立医院感染管理委员会(或感染管理小组),并制订工作任务、职责和计划;94%的医院成立了医院感染管理科,并配备了专职人员。至此,我国的医院感染管理组织体系基本建立。

当前,我国医院感染管理组织建设及业务管理工作已全面走上法制化、正规化轨道。我国政府和卫生行政部门十分重视医院感染管理工作,修订与颁布了一系列的法律、法规和规章,为医院感染法制化管理提供了依据,使医院感染管理在组织结构、人员配备上有了政策保障。2000年11月30日,我国卫生部颁布的《医院感染管理规范(试行)》(卫医发〔2000〕431号)中进一步对医院感染管理的各级卫生行政部门及医疗机构中的医院感染管理组织做出明确规定。该规范规定原卫生部成立医院感染管理专家咨询委员会,各级各类医院必须成立医院感染管理委员会;300张床位以上的医院设医院感染管理科,300张床位以下的医院应配备医院感染管理专职人员;临床科室应建立医院感染管理小组;并对各级管理组织的人员组成及职责做出详细规定。本规范的颁布对加强医院感染管理组织建设起到了明显的推动作用。随后,在卫生部于2006年6月15日发布的《医院感染管理办法》中,将需要设置独立的医院感染管理部门的医院的标准改为100张住院床位以上。可见,随着医院的发展,医院感染管理涉及的工作越来越多,医院感染管理组织建设也随之加强,形成了以医院感染管理委员会、医院感染管理部门、临床医院感染管理小组为主要医院感染管理组织的三级网管理模式。

# 第一节　医院感染管理委员会

医院感染管理委员会是医疗机构中医院感染管理的最高组织机构和决策机构,负责制订本医疗机构医院感染管理计划及医院感染防控总体方案,并对医院感染管理工作进行监督和评价。

## 一、医院感染管理委员会的成员构成

医院感染管理委员会应设主任委员和副主任委员。主任委员直接由医院院长或者主管医疗工作的副院长担任,以便于统筹和协调医院感染管理与医院整体医疗和护理管理工作。副主任委员应具有必要的医院感染管理与防控知识,负责委员会主要工作的落实。由于医院感染防控贯穿于医疗工作的全过程,医院感染管理工作涉及医疗、护理、后勤等多方面,穿插于整个医院管理工作之中,为便于部门间的沟通与协调,委员会的一般成员应包括医院感染管理部门、疾控部门、医务部门、护理部门、临床科室、消毒供应室、手术室、临床检验部门、药事管理部门、设备管理部门、后勤管理部门及其他有关部门的主要负责人。

## 二、医院感染管理委员会的职责

### (一)监督落实法律法规、标准、规范

认真贯彻医院感染管理方面的法律法规及技术规范、标准,制定本医院预防和控制医院感染的规章制度、医院感染诊断标准并监督实施。医院感染管理制度是医院感染管理工作的指南针,是医院感染管理工作的根基。近年来,从 SARS 到新型冠状病毒感染疫情,新生儿医院感染暴发到透析患者丙型肝炎的暴发,频发的医院感染不良事件已经为我国的卫生行政部门敲响了警钟,卫生行政部门相继出台了多项医院感染管理相关法律、法规、标准、指南及文件等,在医院感染管理制度建设逐步完善,制度的及时更新和有效落实成为目前的主要关注点。国家规范及标准是面向全国各级各类、具有不同专业特征的医疗机构而制定的最低统一标准。医疗机构医院感染管理委员会应认真贯彻国家相关的法律法规及技术规范、标准,根据本机构的特点,及时组织制定／修订本机构预防和控制医院感染的规章制度、医院感染诊断标准等,并监督实施。

制度落实一方面要建立在医院感控文化的基础上,让医护人员真正认识到医院感染防控的重要性,树立医院感染防控理念和安全观,在医院形成自觉遵守规程、制度的良好风气。另一方面,很大程度上依赖于监管的力度,制定科学的监督管理体系,保障制度的落实到位,也是医院感染管理委员会的重要职责之一。

## （二）医院建筑设计审核

根据预防医院感染和卫生学要求,对本医院的建筑设计、重点科室建设的基本标准、基本设施和工作流程进行审查并提出意见。医院建筑布局作为医疗活动最主要的载体,必然对医院感染的发生、发展和预防、控制起到十分重要的作用。因此,保证医院建筑规划设计的科学性、合理性、有效性、安全性,以最大限度地预防控制医院感染,已作为衡量医院管理水平的重要标志之一。医院建筑具有功能复杂、建筑多变、环境特殊、设备繁多等特点。在此条件下如何预防、控制医院感染是医院建筑设计面临的巨大挑战。医院建筑是患者和医院工作人员集中活动的区域,患者和工作人员都可能成为感染源,同时也是易感人群,医院建筑本身和相关因素是重要的传播媒介之一。就诊路线不合理、建筑隔离不到位、通风系统不科学、卫生设施不完善等,都会大大增加感染传播的机会。所以,在医院建筑规划设计阶段,就必须从预防医院感染角度进行仔细论证。

预防医院感染是医院建筑规划的基本原则之一。国内外医院的建筑标准和规范里,都特别强调要预防医院感染(或交叉感染)。在医院新建、改建及扩建医疗用房时,必须牢记这一原则。我国已有多项国家标准和规范规定了医院感染相关的建筑要求,如《医院消毒供应中心 第 1 部分:管理规范》(WS 310.1—2016)、《重症医学科建设与管理指南(试行)》(卫办医政发〔2009〕23 号)和《医院洁净手术部建筑技术规范》(GB 50333—2002)等。医院建筑的规划与设计是建筑学、医学、预防医学、环境保护学、医疗设备工程学、信息科学、医院管理学等多学科、多领域应用成果的综合,而医院感染管理委员会成员包括医院各相关部门负责人,并在医院院长的直接领导下开展工作,因此有能力也必须承担这一职责。

## （三）研究确定本医院的医院感染管理工作计划并进行考核和评价

科学的管理应该在明确目标的基础上,有计划地逐步推进,最终达到目标。医院感染的防控贯穿于所有医疗工作中,医院感染管理工作是一项复杂的系统工程。故医院感染管理必须在统筹考虑医疗运行的前提下,制订合理的工作计划,各部门团结协作,才能共同做好这一系统工程。医院感染管理委员会是医院感染管理的最高组织机构,应统筹各部门资源,科学地制订医院感染管理工作计划,并对计划的实施进行考核和评价,以保证计划的落实,并根据考核和评价结果,不断完善下一步工作计划,使医院感染管理水平不断提升。

## （四）医院感染防控重点部门、重点环节及危险因素的管理

研究并确定本医院的医院感染重点部门、重点环节、重点流程、危险因素以及采取的干预措施,明确各有关部门、人员在预防和控制医院感染工作中的责任。重症监护病房(intensive care unit,ICU)、手术室、供应室、新生儿室、血液净化室、产房、口腔科、内镜室等,侵入性操作集中,危重患者集中的部门是医院感染防控的重点部门。医疗机构的等级及特点不同,其医院感染防控的重点科室也不完全相同。医院感染管理委员会应根据本医院特点确定本医院的感染防控重点部门,并针对重点部门开展目标性监测,查找本部门的医院感染危险因素,制订相应的防控措施,降低医院感染发生风险,保障重点部门的医疗安全。

### （五）应急处置

研究并制订本医院发生医院感染暴发及出现不明原因传染性疾病或者特殊病原体感染病例等事件时的应急预案。医院感染暴发是对医疗安全构成巨大威胁的不良事件,医院感染暴发的预防和控制是医院感染防控工作的重中之重。医院感染暴发具有不确定性、演变迅速、后果严重等特征,但也可防可控。医院管理者和临床医护人员应时刻警惕,早期识别医院感染暴发的迹象,制订切实可行的应急预案并不断完善,及早实施有效的控制措施,及时有效地控制医院感染暴发事件,避免恶性医院感染暴发的发生。

### （六）抗菌药物临床应用管理

根据本医院病原体特点和耐药现状,配合药事管理委员会提出合理使用抗菌药物的指导意见。抗生素的发现是感染治疗里程中的一次飞跃,它挽救了无数人的生命,是医学领域的宝贵资源。自人类发现抗生素以来,抗菌药物的种类迅速增加,其抗菌谱也越来越广。随着广谱抗菌药物的广泛应用,细菌耐药率呈快速增长趋势,耐药菌株的迅速增加已在国际上引起关注。近年来,多重耐药菌感染暴发事件时有发生。抗菌药物的不合理使用是造成细菌耐药的重要原因,加强抗菌药物管理,合理使用抗菌药物已成为各医疗机构义不容辞的责任。

### （七）建立相关会议制度

建立会议制度,定期研究、协调和解决有关医院感染管理方面的问题。医院感染防控贯穿于整个临床实践过程,因此,医院感染管理过程中出现的问题往往涉及多部门工作。例如,要做好多重耐药菌防控的管理需要医院感染管理部门、检验科微生物室、药剂科、临床科室、医务处、护理部、后勤部门等多部门的协作,相关问题的改进均应多部门协调完成,医院感染管理委员会应建立联席会议制度,定期分析和研究医院感染相关问题,建立多部门协作机制,促进相关问题的整改。

（赵　霞）

# 第二节　医院感染管理部门

《医院感染管理办法》中明确指出,住院床位总数在 100 张以上的医院应当设立医院感染管理委员会和独立的医院感染管理部门;住院床位总数在 100 张以下的医院应当指定分管医院感染管理工作的部门;其他医疗机构应当有医院感染管理专(兼)职人员。医院感染管理部门是医疗机构中医院感染管理三级网的中坚力量,是医院感染管理的组织者与实施者,在医院感染管理工作中起着承上启下的重要作用。医院感染管理部门既在医院感染管理委员会的领导下,行使管理和监督职能,又具有处置医院感染相关事件的专业技术指导职能,是肩负管理和专业技术指导双重职责的职能科室。

# 一、医院感染管理部门成员构成

医院感染管理是一个涉及管理学和多学科相互交叉渗透的综合性的学科领域,医院感染管理专职人员配置应满足其管理和专业双重职能要求。《医院感染管理办法》中明确指出,医院感染管理部门、分管部门及医院感染管理专(兼)职人员具体负责医院感染预防与控制方面的管理和业务工作。

卫生部在2009年发布的《医院感染监测规范》(WS/T 312—2009)中已明确规定,医院应按每200~250张实际使用病床配备一名医院感染控制专职人员。2009年对全国36所综合医院的调查结果显示,>1 000张病床的医院平均316张病床配备1名感控专职人员,多数二级医院感染管理人员多为兼职;医院感染管理专职人员中医疗专业占30%,护理专业占52.4%,有近1/2的二级医院只配备护士。2019年另一项对全国315所医院(其中三级医院191所,二级医院124所)专职人员的调查研究显示,平均每239.8张病床配备1名感控专职人员,感控专职人员分布前三位分别为护理专业(55.82%)、临床医学专业(17.54%)、公共卫生专业(15.91%)。以上研究结果显示,近年来,感控专职人员的配备虽然已有明显提升,但仍未能与医疗行业的飞速发展相匹配,感控专职人员的数量及专业构成仍须进一步加强。

2020年席卷全球的新型冠状病毒肺炎疫情暴发以来,我国多地出现多起医院感染事件,更凸显了感控专职人员数量、结构及专业能力不能满足有效应对突发传染病的应急处置要求。2021年8月,国务院应对新型冠状病毒肺炎疫情联防联控机制综合组《关于进一步加强医疗机构感控人员配备管理相关工作的通知》(联防联控机制综发〔2021〕88号),进一步要求医疗机构重视感控人员配备管理,合理配备感控人员,优化感控人员专业结构,提高感控人员能力水平。文件的出台大大促进了我国感控专业队伍的建设。

# 二、医院感染管理部门职责

医院感染管理部门作为医院质量管理的职能科室,应落实本医疗机构医院感染管理工作计划和质量改进措施,完成医院感染管理委员会确定的各项工作目标,不断完善和落实医院感染管理规章制度,逐渐完善一套科学的医院感染管理体系,对医院感染控制实行系统化、科学化的现代化管理,全面提高感控质量。

1. 根据国家和本地区卫生行政部门有关医院感染管理的法律法规、部门规章及标准规范,拟订全院及各重点部门医院感染管理规章制度,拟订全院医院感染管理质量控制和持续改进方案及工作计划,并具体组织实施、监督和效果评价。

2. 对医院感染管理依法执业的落实情况进行指导和监督,对有关预防和控制医院感染管理规章制度的落实情况进行检查和指导。制度的落实必须在主管部门的监督下才能有更好的执行力,才能使制度不折不扣地落到实处。医院感染管理部门应对临床科室规章制度的落实情况进行检查督导,了解制度落实的实际情况,同时发现落实过程中出现的问题,以便进一步优化方案,完善流程,及时更新相关制度,达到医院感染管理质量的持续改进。

3. 对医务人员进行预防与控制医院感染知识和技能的培训与考核。为了保证医院感染预防与控制措施有效实施,医院感染管理部门应对医院的各级各类专业技术人员、管理人员、后勤人员等进行有目的、有针对性的分层培训和考核。对全体工作人员进行医院感染相关法律法规、行业标准、专业技术知识的培训；对后勤、保洁、陪护、运送、保安、器械清洗等医疗辅助人员进行有关预防和控制医院感染的基础卫生学和消毒隔离知识进行培训，并使之在工作中正确运用；对各类进修、实习、新上岗人员进行岗前培训；对医院感染防控重点部门和重点岗位人员进行专项培训等。

4. 负责医院感染发病情况监测与统计分析，及时向主管领导和医院感染管理委员会报告医院感染控制的动态，并定期向全院通报。完善的监测系统和全面的统计分析是了解医院感染发生状况的有力工具，是医院感染控制的重要基础。医疗机构通过开展医院感染全面综合性监测和目标性监测，可以准确掌握本院的医院感染发病率、发病特点，长期、系统、连续地收集、分析医院感染在一定人群中的发生、分布及其影响因素，可以了解本院医院感染的基线水平和发生趋势，有利于及时发现异常状况，对控制医院感染暴发和流行具有重要意义。

5. 对医院感染及其相关危险因素进行监测、分析和反馈，针对问题提出控制措施并指导实施。对医院的清洁、消毒灭菌与隔离、无菌操作技术、医疗废物管理等工作提供指导。定期对消毒灭菌效果及医院环境卫生学进行监督与监测，分析结果，发现问题，及时制订控制措施，并督导实施改进。医院感染管理部门除具有管理职能外，还应是具有专业技术知识的业务科室，医院感染管理专职人员应认真学习相关规范和指南，熟悉相关消毒、隔离、防护等专业知识，能够随时为临床科室提供相应的技术指导。

6. 对医院感染暴发流行事件进行报告和调查分析，制订控制措施并督导措施的实施。医院感染暴发作为医院风险与危机的一种形式是医院运营中不可回避的。我国卫生部、国家中医药管理局于 2009 年印发的《医院感染暴发报告及处置管理规范》(卫医政发〔2009〕273 号)中规定，医院应当建立医院感染暴发报告管理责任制，明确法定代表人为第一责任人，制订并落实医院感染暴发报告的规章制度、工作程序和处置工作预案，有效控制医院感染暴发。医院感染管理部门作为责任科室必须反应迅速，立即进行现场的流行病学调查，及时对暴发事件做出初步判定，分析造成暴发的可能原因，为制订感染暴发的控制措施提供科学的技术支持。同时，为保证暴发事件的及时控制，医院感染管理部门应及时向医院主管领导报告事件进展情况，必要时组织启动医院感染暴发应急预案，各部门各尽其职，全力控制感染的蔓延，尽早控制感染暴发。必要时按规定上报上级卫生行政部门，请求协助调查控制。

7. 参与抗菌药物临床应用的管理工作。抗菌药物不合理使用是造成细菌耐药的重要原因，还会造成患者菌群失调导致的二重感染。因此，医院感染管理部门应参与抗菌药物临床应用的管理工作，加强多重耐药菌感染的防控，减少因抗菌药物不合理使用造成的菌群失调，降低抗菌药物相关性腹泻的发病率以及因抗菌药物过度使用筛选出的真菌感染。

8. 对消毒药械、一次性使用医疗／卫生用品及防护用品准入环节中的相关证明及产品包装进行审核，并对其储存、使用及用后处理进行监督。消毒药械包括各类消毒剂及消毒设备，例如乙醇、次氯酸钠、戊二醛、紫外线灯、空气消毒机、压力容器灭菌器等，防护用品包括医用外科口罩、防护口罩、医用防护服等。消毒、灭菌是预防和控制医院感染的重要措施。我国曾发生过因消毒药械使用不当造成医院感染暴发的惨痛教训。因此，正确选择、合理使用、做好消毒药械的管理是预防控制医院感染、保证医疗质量和医疗安全的重要措施。防护用品是医务人员做好职业防护,避免感染性职业暴露的基本保障,在传染病防护中尤为重要。目前,随着我国标准化工作的推进,医务人员日常标准预防中常用防护用品,包括不同防护级别的口罩、工作帽、手套、防护服等均已出台相应的国家标准或行业标准。医疗机构在购入防护用品时,应认真审核其各种资质,保障医务人员在临床工作中使用合格、有效的防护用品,以保障医务人员的执业安全。

9. 对传染病的医院感染控制工作提供指导。传染性疾病暴发或流行时,患者往往最先就诊于各医院的门(急)诊,这使医院成为最早感知传染病的机构,且全过程参与传染病防治。从 2003 年的 SARS 暴发到 2020 年的新型冠状病毒感染暴发,均已充分体现了医院作为防控传染病的前哨力量的重要作用。《中华人民共和国传染病防治法》规定:医疗机构必须严格执行国务院卫生行政部门规定的管理制度、操作规范,防止传染病的医源性感染和医院感染。《医院感染管理办法》中也明确规定,医院感染管理部门、分管部门及医院感染管理专(兼)职人员具体负责医院感染预防与控制方面的管理和业务工作。主要职责包括对传染病的医院感染控制工作提供指导。因此,医院感染管理专职人员应熟悉各类传染病的病原体及其传播途径,据此,对临床工作中各类传染病的消毒、隔离、医疗废物处置及诊治过程中医务人员防护等进行技术指导。

10. 对医务人员有关预防医院感染的职业卫生安全防护工作提供指导。《医院感染管理办法》中对医院感染的定义明确指出,医院工作人员在医院内获得的感染也属医院感染。做好职业防护是切断病原体传播,防止工作人员发生医院感染的最重要、最直接的措施。做好职业防护的对策包括知识培训、标准预防、计划免疫等多个层面。医院感染管理部门应根据医院内各类工作人员的工作性质,有针对性地进行执业防护的分层分类培训,包括医生、护士、各类医技人员、保洁人员、护理人员等。医院感染管理部门应为各类工作人员在日常工作中加强标准预防提供技术指导,并进行督查,以增强执行力。医院应为工作人员提供充足的、合格的、在有效期内的各类防护用品,医院感染管理部门应就合格防护用品的标准提供技术指导。

11. 组织开展医院感染预防与控制方面的科学研究工作。近些年,随着医院感染管理工作的全方位推进,我国医院感染的科学研究无论在数量上还是质量上也均有了长足发展,每年也有众多的医院感染防控相关的科研论文在国内及国际相关的学术刊物上发表或学术会议上交流。随着医院高质量发展的进程,也对医院管理的科学化、精细化提出了更高的要求。积极开展医院感染管理相关科学研究,也是提升感控专职人员能力及感染管理质量的有力工具。

(赵 霞)

# 第三节　临床医院感染管理小组

临床医院感染管理小组是医疗机构中医院感染管理三级组织的"基层"组织,也是医院感染防控的"一线"力量,是各种医院感染管理和控制制度的实践者,是医院感染控制措施的实施者。医院感染管理工作要靠全体医务人员的努力和协作才能共同完成,广大医护人员是医院感染管理的基石,作为"基层"组织的医院感染管理小组,是践行医院感染管理各项规章制度的中坚力量。医院感染管理小组工作职责履行是否到位,直接决定了医院感染控制措施的执行力。

## 一、临床医院感染管理小组的成员组成

临床医院感染管理小组是制度和措施的实施者,所以,其成员组成在很大程度上决定其执行力。医院感染控制工作需要长期坚持,不断巩固和完善,是一项系统工作。临床科室的医院感染管理小组的兼职人员应具有一定的稳定性,流动性强的岗位工作人员不适宜兼任感控兼职人员及小组成员。医院感染控制工作贯穿于医疗过程,也与护理工作密切相关,为了顺利开展工作,小组成员应包括医生和护理人员。为了提高执行力,更好地完成医院感染控制工作,小组成员应由科主任或主管副主任、护士长、病房医师组长及临床科室感控兼职人员组成,在科主任领导下开展工作。

## 二、临床医院感染管理小组的职责

1. 根据本科室医院感染的特点,确定本科室相关制度、流程和实施细则,并组织实施。

2. 对本科室医院感染防控相关制度的落实情况进行自查,不断查检问题,做到持续改进,并做好记录。

3. 对本科室人员进行医院和本科室医院感染防控相关制度、流程和实施细则的培训和考核,做好培训和考核记录,提高防控措施落实的执行力。

4. 对本科室医院感染病例及感染危险因素进行监测,并定期对监测数据进行分析。根据分析结果,针对性地采取有效措施,降低本科室医院感染发生率。

5. 制订本科室医院感染暴发应急处置方案,并进行培训,使本科室所有医护人员了解医院感染暴发的定义,能及时发现暴发迹象,并知晓处置和报告流程。发现有医院感染暴发流行趋势时,及时报告医院感染管理科和业务主管部门,并积极协助调查,配合控制。

6. 监督本科室人员执行手卫生、无菌操作、消毒隔离制度、人员防护等医院感染防控基本措施,并进行自查和改进,做好记录。

7. 对本科室流动人员,包括实习人员、进修人员、保洁人员、陪护人员等进行岗前医院感染相关知识培训和考核,保证本科室所有工作人员对医院感染防控制度和措施的落实。

8. 对患者、陪住者及探视者进行医院感染防控相关知识和防控措施的宣教,使之配合医院做好医院感染防控工作。

9. 定期召开小组会议,讨论本科室医院感染相关事宜,对发现问题提出解决方法,做到医院感染管理质量持续改进,并做好记录。

(赵 霞)

# 第四节　其他科室和医务人员在医院感染管理工作中的职责

医院感染管理工作是一项涉及多领域、多学科,需要多部门协作完成的系统工作,因此,医疗机构中相关职能部门、医技科室有义务配合医院感染管理委员会和医院感染管理部门,共同做好本医院的医院感染防控工作,提高总体医疗质量,保障患者安全。

## 一、医务处、门诊部在医院感染管理工作中的职责

1. 协助组织对医师和医技人员进行预防与控制医院感染知识的培训。
2. 监督指导医师和医技人员落实医院感染预防与控制制度及措施。
3. 发生医院感染暴发时,统筹协调相关科室、部门开展医院感染调查与控制工作,根据需要进行医师和医技人力调配,组织对患者的诊治和安置,协调住院病区、门急诊及医技科室应急医疗工作的调整。

## 二、疾病预防控制处的职责

1. 发生传染病疫情时,按相关规定,报告疾病预防控制中心(Center for Disease Control and Prevention,CDC)和卫生健康委员会等卫生行政部门,请疾病预防与控制中心进行相关技术指导,并评估相关人员暴露级别。
2. 发生传染病疫情时,梳理当事人员在医院内的活动轨迹,协助疾病预防控制中心完成流行病学调查。
3. 联系疾病预防与控制中心协助传染病密接/次密接人员隔离安置相关事宜。

## 三、护理部在医院感染管理工作中的职责

1. 协助组织对全院护理人员进行预防与控制医院感染知识的培训。
2. 监督指导护理人员落实医院感染预防与控制制度及措施。
3. 发生医院感染暴发时,配合医院感染管理部门和当事临床科室,根据需要统筹协调护士的人力调配。
4. 会同医务处/门诊部做好患者及陪同人员的宣教、安置和管理。

## 四、药剂科在医院感染管理工作中的职责

1. 临床药师应配合临床对感染病例进行会诊,为临床抗菌药的正确使用提供理论知识和应用指导,提高抗菌药物临床应用的合理率。
2. 监测医院抗菌药物使用情况,定期分析医院及各科室抗菌药物压力,结合细菌药敏

情况,指导临床科室经验性选用抗菌药物。

3. 参与制定医院《抗菌药物合理使用管理制度》,并监督临床医务人员对《抗菌药物合理使用管理制度》的执行情况,定期督查并记录,并将督查结果反馈临床,使其持续改进。

4. 保证消毒药剂和治疗用药的充足与及时供应。

## 五、检验科在医院感染管理工作中的职责

1. 开展医院感染病原微生物的培养、分离鉴定、药敏试验及耐药性监测,定期总结、分析,向有关部门反馈,并向全院公布。

2. 发生疑似医院感染暴发或流行时,承担病原菌同源性鉴定工作。

3. 负责环境卫生学、消毒灭菌效果监测的微生物检测工作。

## 六、医学工程处

1. 购入的一次性使用医疗用品及卫生用品、消毒灭菌器械应符合国家相关标准和规范。

2. 负责消毒灭菌器械定期校验的组织管理工作。

3. 负责外来医疗器械与非灭菌包装植入物的相关资质、批件的审核及备案,并与外来器械供应商签署租赁协议。

## 七、后勤服务中心

1. 医院的新建、改建及扩建工程应符合医院感染防控要求。医院新建、改建及扩建工程设计图纸应由医院感染管理部门审核,确定符合医院感染防控要求后,方可按照图纸施工。

2. 按照相关标准对医院空气净化设备及空调通风系统进行维护及清洗消毒。

3. 按照相关国家标准和医院相关规定,配合医院相关科室,为医护人员提供充足的、符合标准的、在有效期内的防护用品和清洁用品。

4. 负责管理全院环境的日常清洁及消毒工作,清洁及消毒流程应符合医院感染防控要求,并在医院感染暴发或流行期间,配合相关科室调配卫生清洁人力。

5. 对洗衣房的工作进行监督管理,医院医用织物清洗消毒应符合医院感染防控要求。

6. 按照医院医疗废物处置及污水处理相关规定,负责管理医院废弃物的收集、运送及无害化处理工作,规范做好污水处理。

7. 负责医院职工食堂的卫生管理工作,做好餐具的清洗消毒工作。

8. 负责对太平间的工作进行监督管理,使其符合医院感染防控要求。

## 八、教育处在医院感染管理工作中的职责

组织全院各级各类人员进行医院感染防控知识与技能的培训与考核,并做好记录,保存

培训和考核相关资料。

## 九、临床及医技科室职责

1. 成立医院感染管理小组。
2. 根据本科室/病区专业特点切实开展医院感染防控工作。
3. 接受医院对本科室医院感染管理工作的监督、检查与指导,并对存在的问题及时整改。
4. 发现有医院感染暴发流行趋势时,及时报告医院感染管理处,并积极协助及配合调查控制工作。

## 十、医务人员在医院感染管理工作中的职责

1. 严格依法执业,按照医院感染管理相关的法律、法规、规章、规范、标准及制度等开展医疗活动。
2. 按规定参加医院感染防控知识的培训与考核,掌握医院感染防控知识与技能。
3. 规范做好手卫生和标准预防。
4. 临床医师应掌握医院感染诊断标准,发现医院感染病例,及时送病原学检查及药敏试验,积极治疗患者,按规定及时上报。
5. 发现疑似医院感染暴发时,应立即科内逐级上报,并按科主任指示及时电话报告医院感染管理部门。积极主动协助及配合感控专职人员的调查控制工作。
6. 规范操作,做好职业防护,预防利器伤及传染病病原体职业暴露。

（赵 霞）

———————————— 参 考 文 献 ————————————

[1] 李六亿, 贾会学, 朱其凤, 等. 综合医院感染管理科设置现状的调查分析 [J]. 中华医院感染学杂志, 2009, 19 (11): 1386-1387.
[2] 韩玲样, 王广芬, 黄小强, 等. 320 家医院医院感染管理组织架构分析 [J]. 中华医院感染学杂志, 2020, 30 (11): 1749-1752.

# 第四章
# 依法管理医院感染

　　医院是提供医疗卫生服务的主体,也是发现和救治传染病的关键场所和前沿阵地,是突发公共卫生事件应急体系中重要组成部分。持续改进医疗质量、保证患者安全是医院管理的核心内容和永恒主题。医院感染管理是各级卫生行政部门、医疗机构及医务人员针对诊疗活动中存在的医院感染、医源性感染及相关的危险因素进行的预防、诊断和控制活动。医院感染管理是医院管理系统的重要组成部分,做好医院感染管理工作是保障医疗质量和医疗安全的底线要求,是医疗机构开展诊疗活动中必须履行的基本职责。

　　目前,医疗卫生领域已经制定法律14部,行政法规近40部,部门规章90多部,实现了医疗卫生各具体领域的有法可依。依法开展医院感染管理是医疗机构的责任与义务,医疗机构应当按照有关医院感染管理的规章制度和技术规范,通过建立和完善医院感染管理组织和制度体系,严格落实医院感染防控相关法律、法规和标准指南,加强医院感染的预防与控制工作,进一步提升医疗机构的医疗服务质量和医疗安全。我国自有组织开展医院感染管理工作至今,相继出台了一系列法律、法规、规范、指南和标准,构建了我国医院感染预防和控制体系。大部分医疗机构成立了医院感染管理组织,医院感染管理专业人员队伍也已形成,通过依法开展医院感染管理,落实了大量医院感染防控工作,我国的医院感染发病率不断下降,为提升医疗质量,保障人民群众的健康发挥了重要作用。

## 第一节　依法管理医院感染概述

### 一、依法管理医院感染的意义

　　我国自1986年有组织地开展医院感染管理至今,已走过了三十多年的历程。三十多年以来,在法规政策、组织管理、标准体系建设等方面取得了显著成效。目前,已基本建立了医院感染法规和标准体系。2004年修订的《中华人民共和国传染病防治法》(以下简称《传染病防治法》)第二十一条对医院感染的防控有明确要求:"医疗机构必须严格执行国务院卫生行政部门规定的管理制度、操作规范,防止传染病的医源性感染和医院感染";2006年颁布实施的《医院感染管理办法》从管理层面进一步明确了卫生行政部门和医疗机构在预防和控制医院感染方面的责任、义务以及应当遵循的原则。之后颁布的一系列针对重点部门、重点环节医院感染防控的技术性规范和标准,为规范化开展医院感染管理工作提供了依据。

如今,随着医学技术的进步以及医疗器械、医用材料等其他各行业的不断创新,各项新的医院感染防控专业性技术规范正在制定、一些现行的技术规范正在适时进行修订。而当新型冠状病毒感染疫情袭来,国家出台了一系列新型冠状病毒感染疫情防控相关的防控指南和要求,随着我们对新冠病毒认识的深入,也进行了相应的修订,全社会对医院感染防控工作的认识水平达到了新高度,也对依法开展医院感染管理工作提出了新要求。

为进一步加强医疗行业监管,整顿和规范医疗机构执业行为,维护人民群众健康权益,国家卫生和计划生育委员会办公厅和国家中医药管理局办公室发布了《关于开展医疗机构依法执业专项监督检查工作的通知》(国卫办监督函〔2016〕870号),国家卫生和计划生育委员会、国家中医药管理局于2016年8月至2017年7月在全国开展医疗机构依法执业专项监督检查工作,明晰医疗执业活动中的红线,以强化医疗机构及医务人员的依法执业意识,落实主体责任。2018年,经中央全面深化改革领导小组审议通过,国务院办公厅印发《关于改革完善医疗卫生行业综合监管制度的指导意见》,要求医疗卫生机构切实落实自我管理主体责任,自觉接受行业监管和社会监督。2020年,为贯彻落实《国务院办公厅关于改革完善医疗卫生行业综合监管制度的指导意见》,督促指导医疗机构切实落实依法执业主体责任,国家卫生健康委和国家中医药管理局组织制定了《医疗机构依法执业自查管理办法》,要求医疗机构开展依法执业自查,规范执业行为。

在相关法律、法规、规章、标准及规范等逐步完善的形势下,医疗机构应当建立健全医院感染管理组织,及时制定和修订相关制度,加强培训,提高医院和医务人员依法执业意识,并加大在具体医疗活动中监督力度,开展依法执业自查,规范医院医疗执业行为,使得医院感染防控工作切实为提高医疗质量提供保障。

## 二、依法管理医院感染的组织建设

2006年出台的《医院感染管理办法》要求,各级各类医疗机构应当建立医院感染管理责任制,制定并落实医院感染管理的规章制度和工作规范,严格执行有关技术操作规范和工作标准,有效预防和控制医院感染,防止传染病病原体、耐药菌、条件致病菌及其他病原微生物的传播。住院床位总数在100张以上的医院应当设立医院感染管理委员会和独立的医院感染管理部门。住院床位总数在100张以下的医院应当指定分管医院感染管理工作的部门。其他医疗机构应当有医院感染管理专(兼)职人员。

2021年8月,国务院应对新型冠状病毒肺炎疫情联防联控机制综合组的联防联控机制综发《关于进一步加强医疗机构感控人员配备管理相关工作的通知》(联防联控机制综发〔2021〕88号),对医院感染管理部门设置、专兼职人员配置形式、配备数量、人员专业结构、能力水平、工作职责、职业发展和薪酬待遇等提出了明确要求。

## 三、依法管理医院感染的制度建设

《传染病防治法》要求,医疗机构的基本标准、建筑设计和服务流程,应当符合预防传染病医院感染的要求。《医院感染管理办法》规定,医疗机构应当按照有关医院感染管理的规章制度和技术规范,加强医院感染的预防与控制工作。医院感染管理委员会应当认真贯彻医院感染管理方面的法律法规及技术规范、标准,制定本医院预防和控制医院感染的规章制度、医院感染诊断标准并监督实施。

2019年5月,国家卫生健康委办公厅下发了《医疗机构感染预防与控制基本制度(试行)》,通知中要求,地方各级卫生行政部门和各级各类医疗机构要履行主体责任,法定代表人或主要负责人是感控工作的第一责任人。医疗机构要切实发挥本机构感控委员会的作用,明确感控管理部门、医务、药学、护理、临床检验以及各临床科室的职责分工,压实部门责任,并建立多学科、多部门协作机制,形成合力共同开展感控工作。根据本机构实际情况,细化具体制度措施,加强全过程管理。医疗机构要加强感控人才队伍建设,确保感控专(兼)职人员配备充足,感控队伍专业结构合理,健全感控人员职业发展路径和激励机制,加大投入倾斜力度,保持感控队伍的稳定性。

《医疗机构感染预防与控制基本制度(试行)》是各级各类医疗机构必须遵守和严格执行的基本要求,具有"底线性""强制性"。十项基本制度分别是:感控分级管理制度、感控监测及报告管理制度、感控标准预防措施执行管理制度、感控风险评估制度、多重耐药菌感染预防与控制制度、侵入性器械/操作相关感染防控制度、感控培训教育制度、医疗机构内感染暴发报告及处置制度、医务人员感染性病原体职业暴露预防、处置及上报制度、医疗机构内传染病相关感染预防与控制制度。

## 四、落实依法管理医院感染

做好感控工作是保障医疗质量和医疗安全的底线要求,是医疗机构开展诊疗活动中必须履行的基本职责。医疗机构应当严格落实相关法律法规、规章制度及技术标准,采取有力有效措施,提高感染性疾病诊疗防控能力,预防和控制感染性疾病传播,杜绝医源性感染发生,防范化解感染暴发风险,以对人民健康高度负责的态度,切实加强感控管理,为人民群众提供安全、高质量的医疗服务。

1. 切实发挥本机构感控委员会的作用,明确感控管理部门、医务、药学、护理、临床检验以及各临床科室的职责分工,压实部门责任,并建立多学科、多部门协作机制,形成合力共同开展感控工作。

2. 认真贯彻医院感染管理方面的法律法规及技术规范、标准,持续完善本医疗机构的医院感染管理制度。应当梳理日常诊疗活动中涉及医院感染管理的法律责任,依照相关法律法规的要求,建立健全相关规章制度并及时更新。结合实际情况,针对依法执业涉及的医院感染暴发的上报和处置问题、消毒产品的管理问题、医疗废物的管理问题、医疗器械的消毒灭菌问题等等,制定医疗机构医院感染防控相关的规章制度,使法律条款转变为操作性强的工作制度,形成有效的管理规范。

3. 加强诊疗过程监管,落实感控制度要求。加强对重点科室的主动监测,对侵入性操作环节(手术治疗、中心静脉插管、留置导尿管、呼吸机辅助呼吸、透析治疗、内镜操作等)实现全覆盖。通过主动监测,及时发现感染散发病例、感染聚集性病例和感染暴发,持续改进感控工作。通过日常监测、现场督导等方式,加强对重点部门、重点环节的监管。

4. 加强风险评估和分析,提高发现问题和防范化解重大风险能力。定期开展感控风险因素科学评估,明确影响本机构感控的主要风险因素和优先干预次序。根据风险评估结果,合理设定或调整干预目标和策略。采取基于循证证据的干预措施,进行科学防控,避免防控过度和防控不足。建立并实施基于风险评估结果开展感染高危人群筛查的工作机制。

5. 加强感控专(兼)职队伍建设。感控工作涉及面宽,工作内容复杂,医疗机构配备专职感控人员时,应当充分考虑其专业结构,确保各项工作顺利开展。要加大感控人员培训力度。兼职感控人员应当为医药护技等卫生专业技术人员。感控部门主要负责人应当具有较高的专业技术职务任职资格,并长时间专职从事院内感染防控工作。

6. 落实感控人员工作职责。感控人员要严格落实《医院感染管理办法》规定的职责,重点做好医疗机构内感染监测、感染暴发调查分析和报告,以及监督指导各部门和人员的感控措施落实。要在医疗机构内开展主动监测,尤其是对重点科室、侵入性操作环节实现全覆盖。通过主动监测,及时发现感染散发病例、感染聚集性病例和感染暴发,持续改进感控工作,降低潜在感染风险。要增强敏感性,发生疑似感染暴发或暴发后,感控人员要落实相应职责,按照规定及时报告,并开展调查处置工作。要落实感控人员的监督指导职责,督促指导各部门和人员做好感控工作。对于监督指导过程中发现的薄弱环节及风险隐患,要立即督促整改;对拒不改正的,要按照程序报告感控管理委员会,并提出处理意见。

7. 加强医务人员培训。建立全员培训制度,制订培训大纲和培训计划,每年至少开展1次感控法律法规、知识和技能专项培训。培训对象覆盖全体医务人员以及医疗机构的管理、后勤(包括外包服务)等人员,培训内容针对不同岗位特点设定,并组织培训效果考核。培训对象要涵盖新入职医务人员、进修人员、轮转学生及各类参与诊疗活动的人员。

(马文晖)

# 第二节　医院感染管理相关的法律和法规

卫生法是指调整卫生社会法律关系的法律规范总称,是行政法在卫生领域的具体化法,包含单行法律、行政法规和地方性法规、部门规章、司法解释乃至卫生标准及规范性文件等,在维护社会卫生秩序、保障公共卫生利益及规范卫生行政行为等方面发挥重要作用。近年来,随着新发再发传染病传播流行造成的重大公共卫生事件频出,国家高度重视公共卫生法治保障体系的建设,已初步建立公共卫生法律保障框架,并大力推动其进一步完善,以构建系统完备、科学规范、运行有效的卫生法律体系,为卫生工作提供行动指南和根本遵循。坚持应用法治思维与法治方式,是国家在保障人民群众生命安全与身体健康、防范化解重大公共卫生风险、提升国家治理体系和治理能力现代化等方面的根本要求,始终强调依法开展公共卫生工作、提升依法治理能力的重要性。依法开展医院感染管理,即依照上述各种形式的卫生法律规范所颁布的条款开展医院感染的管理工作,从而规范医疗机构执业活动,防范化解医疗机构医院感染风险。本章节就依法开展医院感染管理工作中常用的相关法律、法规、规章等内容进行介绍。

# 一、医院感染管理相关常用法律

法律由全国人民代表大会及其常务委员会制定并颁布,具有除宪法外最高的法律效力。当前,在我国所颁布的卫生法律中,与医院感染管理关系较为密切的法律主要有以下两部。

一是《传染病防治法》,1989 年 2 月 21 日由全国人民代表大会常务委员会会议审议通过,第一次修订于 2004 年 12 月 1 日正式施行,2013 年对部分条款进行修正。2021 年 1 月,国务院常务会议要求要按照立法计划,积极推进《传染病防治法》修订工作,同时衔接推动相关法律法规制修订工作,为传染病防治提供更有力法治保障。本法共九个章节,从传染病预防、疫情报告、通报和公布、疫情控制、医疗救治、监督管理、保障措施及法律责任等方面,对传染病的防治工作作出全面规定。其中,明确要求医疗机构必须严格执行国务院卫生行政部门规定的管理制度、操作规范,防止传染病的医源性感染和医院感染。医疗机构应当承担医疗活动中与医院感染有关的危险因素监测、安全防护、消毒、隔离和医疗废物处置工作。医疗机构的基本标准、建筑设计和服务流程,应当符合预防传染病医院感染的要求。医疗机构及相关责任人员未按规定承担医院感染控制任务,乃至造成传染病传播等严重后果的,将依法予以处置。传染病的防治管理纳入效力较高的法律级别,即要求预防控制传染病的医院感染传播与暴发应列为医院感染管理工作的基本目标与重要任务之一。2020 年 10 月,国家卫生健康委员会发布《传染病防治法》修订草案征求意见稿,重点就完善立法宗旨、构建完善防控机制、完善分类制度、突出不明原因聚集性疾病防控、完善疫情监测制度、完善疫情预警制度、完善疫情报告制度、重构疫情信息公布制度、完善防控措施、健全救治网络建设、加强防控制度保障、加大相关违法行为处罚力度等十二方面内容予以修订,并面向社会广泛征求意见。

二是《中华人民共和国职业病防治法》,2001 年 10 月 27 日由全国人民代表大会常务委员会会议审议通过,于 2002 年 5 月 1 日正式施行,后于 2011 年、2016 年、2017 年、2018 年对部分条款进行修正。本法共七个章节,从前期预防、劳动过程中的防护与管理、职业病诊断与职业病患者保障、监督检查、法律责任等方面,对职业病的防治工作做出全面规定。医院感染定义明确指出,医院工作人员在医院内获得的感染属医院感染。加强医院工作人员的职业防护,避免医院工作人员职业过程中获得感染,同样是医院感染预防控制工作的重点之一。根据法律规定,用人单位必须采用有效的职业病防护设施,并为劳动者提供个人使用的职业病防护用品。用人单位应当对劳动者进行上岗前的职业卫生培训和在岗期间的定期职业卫生培训,普及职业卫生知识,督促劳动者遵守职业病防治法律、法规、规章和操作规程,指导劳动者正确使用职业病防护设备和个人使用的职业病防护用品。劳动者应当学习和掌握相关的职业卫生知识,增强职业病防范意识,遵守职业病防治法律、法规、规章和操作规程,正确使用、维护职业病防护设备和个人使用的职业病防护用品。在医疗机构中,医院工作人员应严格执行标准预防的相关操作要求,例如根据情况正确选用防护用品、规范操作以预防利器伤等,从而有效预防医务人员执业过程中获得医院感染。医疗机构应定期对医务人员开展相关职业防护培训,相关职能部门应定期/不定期督查各医疗单元防护用品储备供应情况,并根据上级卫生行政部门要求做好职业暴露的监测上报工作。

除上述两部法律外,2020 年 4 月修订的《中华人民共和国固体废物污染环境防治法》

与2020年10月审议通过的《中华人民共和国生物安全法》中的部分条款也对医院感染管理工作提出法律要求。前者明确医疗废物按照国家危险废物名录管理。医疗卫生机构应当依法分类收集本单位产生的医疗废物，交由医疗废物集中处置单位处置。医疗卫生机构和医疗废物集中处置单位，应当采取有效措施，防止医疗废物流失、泄漏、渗漏、扩散。对于违法处置危险废物的行为医疗机构及责任人员应承担相应的法律责任。后者则指出病原微生物实验室应当符合生物安全国家标准和要求。从事病原微生物实验活动，应当严格遵守有关国家标准和实验室技术规范、操作规程，采取安全防范措施。医疗机构应重视病原微生物实验室的生物安全管理，防止病原微生物的传播泄漏，因违反规定造成的传染病传播、流行或其它严重后果的医疗机构及责任人员应承担相应法律责任。

## 二、医院感染管理相关常用法规

法规包括行政法规和地方性法规。行政法规是国务院根据宪法和法律，就有关执行法律和履行行政管理职权的事项，以及依据全国人民代表大会（人大）及其常务委员会（常委会）的授权所制定的规范性文件的总称，其法律效力仅次于宪法和法律。地方性法规指由有地方立法权的地方人大及其常委会，在不与上位法相抵触的前提下，根据本行政区域的具体情况和实际需要，为执行法律、行政法规的规定或地方性事务需要所制定的规范性文件。其仅在该行政区域内有效。

当前与医院感染管理工作关系较为密切的行政法规主要包括《医疗废物管理条例》《突发公共卫生事件应急条例》《艾滋病防治条例》《病原微生物实验室生物安全管理条例》《医疗器械监督管理条例》等五项条例。

《医疗废物管理条例》于2003年发布并实施，后于2011年对部分条款进行修订。此条例根据《传染病防治法》和《固体废物污染环境防治法》制定，旨在加强医疗废物的安全管理，以防止疾病传播，保护环境，保障人体健康。医疗废物指医疗卫生机构在医疗、预防、保健以及其他相关活动中产生的具有直接或者间接感染性、毒性以及其他危害性的废物。医疗废物是重要的感染风险物，因此，医疗废物的管理是医院感染管理工作的重要方面之一。条例明确指出，医疗卫生机构应当建立、健全医疗废物管理责任制，其法定代表人为第一责任人，切实履行职责，防止因医疗废物导致传染病传播和环境污染事故。医疗卫生机构和医疗废物集中处置单位，应当制定与医疗废物安全处置有关的规章制度和在发生意外事故时的应急方案；设置监控部门或者专（兼）职人员，负责检查、督促、落实本单位医疗废物的管理工作，防止违反本条例的行为发生。

突发公共卫生事件是指突然发生，造成或者可能造成社会公众健康严重损害的重大传染病疫情、群体性不明原因疾病、重大食物和职业中毒以及其他严重影响公众健康的事件。为有效预防、及时控制和消除突发公共卫生事件的危害，保障公众身体健康与生命安全，维护正常的社会秩序，国务院于2003年发布实施《突发公共卫生事件应急条例》，并于2011年予以修订。此条例就突发公共卫生事件的预防、报告、处置及法律责任给予了明确规定，医疗卫生机构内应当采取卫生防护措施，防止交叉感染和污染。未依照本条例的规定履行报告职责，隐瞒、缓报或者谎报，未及时采取控制措施，未履行突发事件监测职责的医疗卫生机构及相关责任人员视情节轻重承担相应的法律责任。因此，预防控制因重大传染病、群体不明原因疾病导致的医疗机构内的医院感染流行暴发是医院感染管理的重点。

为预防控制艾滋病的发生流行,保障人体健康和公共卫生,根据《传染病防治法》制定《艾滋病防治条例》。该条例于 2006 年公布并实施,于 2019 年予以修订,条例中明确规定:医疗卫生机构和出入境检验检疫机构应当按照国务院卫生主管部门的规定,遵守标准防护原则,严格执行操作规程和消毒管理制度,防止发生艾滋病医院感染和医源性感染。因未遵守本条例规定发生艾滋病医院感染或者医源性感染的,医疗机构及相关责任人员将依据情节轻重承担相应的法律责任。

医疗机构内通常会设置用于患者检验或者科学研究的病原微生物实验室,其管理应符合《病原微生物实验室生物安全管理条例》。该条例于 2004 年发布并实施,并于 2016 年、2018 年进行修订,其通过加强病原微生物实验室的生物安全管理,保护实验室工作人员和公众健康。我国对病原微生物实行分类管理,对实验室实行分级管理。条例第四章从管理监督、监测报告、应急处置等多方面对实验室的感染控制进行了明确规定。在医疗机构内的病原微生物实验室中主要以第三类病原微生物为主,医院感染防控应重点关注实验室工作人员的安全操作与防护,病原菌(毒)种的样本保存与使用,以及实验室废水、废气、废物的处置。

医疗器械管理中的医院感染管理重点在于重复使用的医疗器械的消毒灭菌管理以及包含个人防护用品在内的一次性使用医疗器械的审核查验与使用监管。《医疗器械监督管理条例》于 2000 年公布实施,并于 2014 年、2017 年及 2021 年进行修订。条例明确规定:医疗器械产品应当符合医疗器械强制性国家标准;尚无强制性国家标准的,应当符合医疗器械强制性行业标准。医疗器械使用单位购进医疗器械时,应当查验供货者的资质和医疗器械的合格证明文件,建立进货查验记录制度。医疗器械使用单位对重复使用的医疗器械,应当按照国务院卫生主管部门制定的消毒和管理的规定进行处理。一次性使用的医疗器械不得重复使用,对使用过的应当按照国家有关规定销毁并记录。对生产、经营、使用不符合强制性标准或者不符合经注册或者备案的产品技术要求的医疗器械;经营、使用无合格证明文件、过期、失效、淘汰的医疗器械,或者使用未依法注册的医疗器械;对重复使用的医疗器械,医疗器械使用单位未按照消毒和管理的规定进行处理;医疗器械使用单位重复使用一次性使用的医疗器械,或者未按照规定销毁使用过的一次性使用的医疗器械等情形,视情节轻重,使用单位及责任人员承担相应法律责任。为应对突发公共卫生事件,加快急需医疗器械的投入使用,条例在 2021 年修订时还特别强调,出现特别重大突发公共卫生事件或者其他严重威胁公众健康的紧急事件,国务院卫生主管部门根据预防、控制事件的需要提出紧急使用医疗器械的建议,经国务院药品监督管理部门组织论证同意后可以在一定范围和期限内紧急使用。当医疗机构需使用附条件批准的医疗器械时,应严格依据医疗器械注册证中载明事项的要求使用。

## 三、医院感染管理常用规章

除法律法规外,由国务院下属各行政部门和具有行政管理职能的直属机构,根据法律和国务院的行政法规、决定、命令,在本部门的权限范围内所制定的规范性文件称为规章。

2006年,第一部专门针对医院感染管理工作的部门规章《医院感染管理办法》颁布实施,定义医院感染管理是各级卫生行政部门、医疗机构及医务人员针对诊疗活动中存在的医院感染、医源性感染及相关的危险因素进行的预防、诊断和控制活动,旨在加强医院感染管理,有效预防和控制医院感染,提高医疗质量,保证医疗安全。该规章从组织管理、预防与控制、人员培训、监督管理、罚则等方面全面规范医院感染管理工作,明确了卫生行政部门以及医疗卫生机构在医院感染管理方面的职责,是医疗机构依法开展医院感染管理工作的重要基础依据之一,是我国医院感染管理事业法制化、科学化、规范化进程中的重要里程碑。

另一部指导医院感染管理的重要规章是于1992年制定,并于2002年、2016年、2017年多次修订实施的《消毒管理办法》。该办法根据《传染病防治法》及其实施办法的有关规定制定,从部门规章的高度对医疗机构消毒管理工作提出具体要求,从而预防和控制感染性疾病的传播,保障人体健康。办法规定了医疗机构消毒管理组织和制度的建立、人员要求、操作要求及消毒产品的规范管理,使医疗机构在消毒相关管理和操作中有章可循。同时,该办法对消毒产品的生产经营也提出明确要求:消毒剂、消毒器械和卫生用品生产企业取得工商行政管理部门颁发的营业执照后,还应当取得所在地省级卫生计生行政部门发放的卫生许可证,方可从事消毒产品的生产。生产、进口新消毒产品外的消毒剂、消毒器械和卫生用品中的抗(抑)菌制剂,生产、进口企业应当按照有关规定进行卫生安全评价,符合卫生标准和卫生规范要求。医疗卫生机构购进消毒产品必须建立并执行进货检查验收制度,以确保医疗机构使用安全有效的消毒产品。

医院感染管理部门的职责中明确要求应参与抗菌药物临床应用的管理工作,而抗菌药物的应用管理应依据2012年发布实施的《抗菌药物临床应用管理办法》开展。该办法要求二级以上的医院、妇幼保健院及专科疾病防治机构应当在药事管理与药物治疗学委员会下设立抗菌药物管理工作组。抗菌药物管理工作组由医务、药学、感染性疾病、临床微生物、护理、医院感染管理等部门负责人和具有相关专业高级技术职务任职资格的人员组成。医院感染管理部门通过抗菌药物管理工作组以及医疗机构抗菌药物管理分工情况,参与抗菌药物临床应用管理工作。

除以上规章外,国务院下属各行政部门依据法律法规还细化制定了一系列部门规章,均对医院感染管理工作的依法开展提出要求。例如,依据《传染病防治法》制定《医疗机构传染病预检分诊管理办法》《性病防治管理办法》《结核病防治管理办法》等,用于预防控制传染病的传播流行;依据《中华人民共和国献血法》制定《医疗机构临床用血管理办法》,以防止不符合要求的采供血使血源性疾病传播而造成患者健康损害;依据《医疗废物管理条例》制定《医疗卫生机构医疗废物管理办法》《医疗废物管理行政处罚办法》等,用于规范医疗卫生机构对医疗废物的管理,有效预防和控制医疗废物对人体健康和环境产生危害,并为违反管理规定后的行政处罚提供依据;依据《病原微生物实验室生物安全管理条例》制定《病原微生物实验室生物安全环境管理办法》《人间传染的高致病性病原微生物实验室和实验活动生物安全审批管理办法》《人间传染的病原微生物菌(毒)种保藏机构管理办法》等,用于加强实验室生物安全管理,规范高致病性病原微生物的实验活动;依据《医疗器械监督管理条例》制定《医疗器械临床使用管理办法》《医疗器械说明书、标签和包装标识管理规定》等,用于规范医疗器械管理,保证医疗器械使用的安全。

## 四、医院感染管理常用文件

在法律、法规、规章之外，国务院行政部门会依据各项具体工作需要，不定期发布规范指导性文件。此类文件通常为依据上位法律、法规及规章制定的相关工作实施细则或技术指南。

2001年卫生部印发《医院感染诊断标准（试行）》，明确定义了医院感染及其诊断标准、排除标准以及部位分类标准，有效提高了医院感染的诊断水平及监测准确性。2015年国家卫生和计划生育委员会印发《医院感染管理质量控制指标（2015版）》，该指标体系的发布，有效促进了医疗服务与管理的标准化、同质化。针对医院感染管理中的重点环节，国家卫生行政部门印发了《多重耐药菌医院感染预防与控制技术指南（试行）》《外科手术部位感染预防与控制技术指南（试行）》《血管导管相关感染预防与控制指南》《导尿管相关尿路感染预防与控制技术指南（试行）》《中医医疗技术相关性感染预防与控制指南（试行）》等文件，旨在指导并规范相关环节感染的预防控制工作，降低感染风险，提高医疗质量。针对国家传染性疾病流行情况，印发《人感染高致病性禽流感应急预案》《人感染猪流感预防控制技术指南（试行）》《甲型H1N1流感医院感染控制技术指南》《人感染H7N9禽流感医院感染预防与控制技术指南》《埃博拉出血热医院感染预防与控制技术指南》《医疗机构内新型冠状病毒感染预防与控制技术指南》《新型冠状病毒肺炎防控方案》等文件，及时有效地指导医疗卫生机构做好当前具有高危流行风险的传染病的预防控制工作。除上述指导性文件外，行政部门还会印发依据相关法律、法规及规章的细化管理规定。例如为规范医疗废物的处置管理，印发《医疗废物分类目录》，并对进一步加强医疗废物管理工作提出要求；为配合国家取消行政许可的规定，同时加强消毒产品的监督管理，特印发了《消毒产品卫生安全评价规定》及《消毒产品卫生监督工作规范》，进一步规范消毒产品的安全使用及合法监督等。

国务院行政部门发布的一系列规范性文件，通常与国家当时亟须解决的医疗安全管理或公共卫生问题有关，在尚未建立法律、法规、规章以及标准的情况下，为及时明确地指导相关工作的规范开展而制定发布。此类文件虽无明确的法律效力级别，但各医疗机构及工作人员仍应依据文件开展符合要求的诊疗及管理工作。

（韩　叙　王力红）

# 第三节　医院感染预防与控制标准和规范

## 一、概述

标准是人类文明进步的成果，标准是经济社会活动的技术依据，标准决定质量，有什么样的标准就有什么样的质量，只有高标准才有高质量。谁制定标准，谁就拥有话语权；谁掌握标准，谁就占据制高点。2016年9月12日，在第39届国际标准化组织（ISO）大会召开之际,国家主席习近平发去贺信,贺信中指出,标准已成为世界"通用语言"。世界需要标准协同发展,标准促进世界互联互通。中国将积极实施标准化战略,以标准助力创新发展、协调发展、绿色发展、开放发展、共享发展。标准引领时代进步。我国于 1988 年 12 月 29 日第七届全国人民代表大会常务委员会第五次会议通过《中华人民共和国标准化法》(以下简称《标准化法》),这是我国第一部有关标准的法律。《标准化法》于 2017 年 11 月 4 日第十二届全国人民代表大会常务委员会第三十次会议修订通过,自 2018 年 1 月 1 日起实施。

我国在 2015 年就启动了深化标准化改革工作,2015 年 3 月,国务院印发了《深化标准化工作改革方案》(国发〔2015〕13 号)(以下简称《方案》),部署改革标准体系和标准化管理体制,改进标准制定工作机制,强化标准的实施与监督。《方案》中指出,改革措施之一为整合精简强制性标准。在标准体系上,逐步将现行强制性国家标准、行业标准和地方标准整合为强制性国家标准。环境保护、工程建设、医药卫生强制性国家标准、强制性行业标准和强制性地方标准,按现有模式管理。

2017 年新修订的《标准化法》中第二条明确指出,标准包括国家标准、行业标准、地方标准和团体标准、企业标准。国家标准分为强制性标准、推荐性标准,行业标准、地方标准是推荐性标准。强制性标准必须执行。国家鼓励采用推荐性标准。第十条规定,对保障人身健康和生命财产安全、国家安全、生态环境安全以及满足经济社会管理基本需要的技术要求,应当制定强制性国家标准。法律、行政法规和国务院决定对强制性标准的制定另有规定的,从其规定。因此,依据国务院印发的《方案》规定,医药卫生行业的强制性行业标准和强制性地方标准应仍然属于必须执行的强制性标准。

目前,已经发布的医院感染防控相关的标准包括有国家标准、行业标准和地方标准,有强制性标准,也有推荐性标准。地方标准是各地区以国家标准和行业标准为基础,结合各地区实际情况和特点制定的,采用范围也仅限于本地区内;团体标准是由相关专业或领域的社会团体(专业学会、协会等)自主制定发布,相关机构自愿采用。因此,地方标准和团体标准本章节不做详细介绍。

## 二、常用医院感染预防与控制标准(2002 年 3 月—2021 年 12 月)

医院感染的预防与控制涉及多学科、多领域,包括医院建筑布局、人员管理与职业防护、医院感染监测、清洁消毒灭菌与隔离技术、医院感染防控重点部门与重要环节、医疗设备与消毒药械管理、传染病防控、医疗废物处置等方面,相关的标准众多。医院感染管理专职人员应熟悉医院感染预防与控制工作中涉及的相关国家标准和行业标准,以确保在医院感染防控实践中,依法依标准做好底线管理。

### (一) 医院建筑布局

合理的建筑布局是保障医院感染防控的基础设施,是做到合理的人流、物流、空气流以及有效隔离的基础。

1. 相关国家标准 医院感染预防与控制的建筑布局要求涉及的国家标准包括:

(1)《综合医院建筑设计规范》(GB 51039—2014)规定了医院建筑设计要满足医疗服务功能需要,符合安全、卫生、经济、适用、节能、环保等要求,特别具体规定了医院感染防控相关部门监护病房、感染疾病门诊、手术部、介入治疗用房、检验科、内镜科、中心(消毒)供应室、洗衣房等用房的建筑设计和洁污分区等要求。

(2)《医院洁净手术部建筑技术规范》(GB 50333—2013)规定了洁净手术部用房分级、卫生学要求、手术室基本装备、建筑环境和装饰、空气调节与空气净化系统要求等与医院感染防控密切相关的要素,规范了医院洁净手术部设计、施工和验收标准,注重空气净化技术措施,加强手术区的保护,降低感染风险。

(3)《医院负压隔离病房环境控制要求》(GB/T 35428—2017)规定了医院用于隔离通过和可能通过空气传播的疑似或传染病患者的负压隔离病房的环境控制的技术要求,适用于综合医院负压隔离病房。

(4)《工作场所职业病危害警示标识》(GBZ 158—2003)规定了在工作场所设置可以使劳动者对职业病危害产生警觉,并采取相应防护措施的图形标识、警示线、警示语句和文字,具体包括"当心感染""穿戴防护用品"等警示标识、指令标识和提示语句等。

2. 相关行业标准 医院感染预防与控制的建筑布局要求涉及的行业标准目前有《医疗机构内通用医疗服务场所的命名》(WS/T 527—2016),规定了医疗机构内各科室或部门中具有相同医疗服务功能的场所的名称,并规定了场所的功能、基本设施配置及特定要求。其中涉及医院感染防控的具体用房包括隔离室、输液室、注射室、采血室、治疗准备室、治疗室、处置室、污物间等。

### (二)人员管理与职业防护

1. 相关国家标准 医院感染防控人员管理与职业防护相关国家标准主要涉及医务人员的职业防护和医务人员/患者使用的一次性卫生用品,包括:

(1)《血源性病原体职业接触防护导则》(GBZ/T 213—2008)规定了血源性病原体职业接触的预防控制措施、个人防护用品以及职业接触后的评估、预防及随访等要求。

(2)《医用一次性防护服技术要求》(GB 19082—2009)规定了医用一次性防护服的要求、试验方法、标志、使用说明、包装和贮存等内容,用于为医务人员在工作时接触具有潜在感染性的患者血液、体液、分泌物、空气中的颗粒物等提供阻隔、防护作用的医用一次性防护服。

(3)《医用防护口罩技术要求》(GB 19083—2010)规定了医用防护口罩的技术要求、试验方法、标志与使用说明及包装、运输和贮存,适用于医疗工作环境下,过滤空气中的颗粒物、阻隔飞沫、血液、体液、分泌物等的自吸过滤式医用防护口罩。

(4)《一次性使用灭菌橡胶外科手套》(GB/T 7543—2020)规定了用于外科操作中防止患者和使用者交叉感染、无菌包装的橡胶手套的技术要求。

(5)《一次性使用医用橡胶检查手套》(GB 10213—2006)规定了灭菌或非灭菌的、作为医用检查和诊断治疗过程中防止患者和使用者之间交叉感染的橡胶检查手套要求,也包括用于处理受污染医疗材料的橡胶检查手套。

(6)《一次性使用卫生用品卫生标准》(GB 15979—2002)规定了一次性使用卫生用品产品和生产环境卫生标准、消毒效果生物监测评价标准和相应检测方法,以及原材料与产品生产、消毒、贮存、运输过程卫生要求和产品标识要求。

2. 相关行业标准 医院感染防控相关人员管理与职业防护的行业标准主要包括:

(1)《医院感染管理专业人员培训指南》(WS/T 525—2016)规定了医院感染管理专业人员培训目的与要求、培训阶段与方法、培训内容等。

(2)《医务人员手卫生规范》(WS/T 313—2019)规定了医务人员手卫生的管理与基本要求、手卫生设施、洗手与卫生手消毒、外科手消毒和手卫生监测等。

(3)《新冠肺炎疫情期间特定人群个人防护指南》(WS/T 697—2020)规定了特定人群在防控新型冠状病毒肺炎疫情工作中的个人防护,包括重要个人防护装备的使用、手卫生、特定人群个人防护要求、个人防护装备穿脱顺序和防护装备脱卸的注意事项,适用于新型冠状病毒肺炎疫情防控工作中参与病例(确诊、疑似病例)和无症状感染者转运,尸体处理,环境清洁消毒,标本采集,实验室检测,流行病学调查,卫生检疫等工作人员的人员防护。

(4)《医用外科口罩》(YY 0469—2011)规定了医用外科口罩的技术要求、试验方法、标志与使用说明及包装、运输和贮存,适用于由临床医务人员在有创操作等过程中所佩戴的一次性口罩。

(5)《一次性使用医用口罩》(YY/T 0969—2013)规定了一次性使用医用口罩的要求、试验方法、标志与使用说明及包装、运输和贮存,适用于覆盖使用者的口、鼻及下颌,用于普通医疗环境中佩戴,阻隔口腔和鼻腔呼出或喷出污染物的一次性使用口罩。

(6)《一次性使用医用防护鞋套》(YY/T 1633—2019)规定了一次性使用医用防护鞋套的技术要求、试验方法、标志、使用说明及包装和贮存,适用于医务人员、疾病预防控制和防疫等工作人员在室内接触血液、体液、分泌物、排泄物、呕吐物等具有潜在感染性污染物时所使用的一次性使用医用防护鞋套。

(7)《一次性使用医用防护帽》(YY/T 1642—2019)规定了一次性使用医用防护帽的技术要求、试验方法、标志与使用说明及包装和贮存,适用于医务人员、疾病控制预防和防疫等工作人员在接触含潜在感染性污染物时所佩戴的一次性使用医用防护帽。

### (三)医院感染监测

医院感染监测包括医院感染发病情况监测、消毒灭菌器械灭菌效果监测和环境卫生学监测。目前,针对医院感染监测的国家标准有《小型压力蒸汽灭菌器灭菌效果监测方法和评价要求》(GB/T 30690—2014),规定了小型压力蒸汽灭菌器的分类与用途、验证方法、监测方法及评价指标,适用于容积不超过 60L 的压力蒸汽灭菌器。

另外,在《医院消毒卫生标准》(GB 15982—2012)中规定了隔离环境、空气、物体表面、医务人员手、医疗器材、治疗用水、防护用品、消毒剂、消毒器械、污水处理、疫点(区)消毒等的医院消毒卫生要求标准。清洁消毒灭菌相关行业标准《医疗机构消毒技术规范》(WS/T 367—2012)、《医疗机构环境表面清洁与消毒管理规范》(WS/T 512—2016)、《医院消毒供应中心 第 3 部分:清洗消毒及灭菌效果监测标准》(WS/T 310.3—2016)、《医院空气净化管理规范》(WS/T 368—2012)、《医院医用织物洗涤消毒技术规范》(WS/T 508—2016)等,也对环境卫生学监测的频率、内容及方法等做了相关规定。

医院感染发病情况监测相关行业标准主要包括:

(1)《医院感染监测标准》(WS/T 312—2023)规定了医院感染监测的管理与要求、监测方法及医院感染监测质量保证。

(2)《医疗机构感染监测基本数据集》(WS 670—2021)规定了医疗机构感染监测基本数据集的数据集元数据属性和数据元属性。本标准适用于各级医疗机构进行住院患者医疗机构感染相关临床数据的收集、存储与共享等工作。

(3)《医院感染暴发控制指南》(WS/T 524—2016)规定了医院感染暴发控制的管理要求、流行病学调查、控制及效果评价、调查的总结与报告等要求。

### (四)清洁消毒灭菌与隔离技术

1. 相关国家标准　清洁消毒灭菌相关国家标准主要包括：

(1)《医院消毒卫生标准》(GB 15982—2012)规定了医院消毒卫生标准、医院消毒管理要求以及检查方法。

(2)《食品安全国家标准消毒餐(饮)具》(GB 14934—2016)规定了消毒餐(饮)具的卫生要求,适用于餐饮服务提供者、集体用餐配送单位、餐(饮)具集中清洗消毒服务单位提供的消毒餐(饮)具,也适用于其他消毒食品容器和食品生产经营工具、设备。标准中明确规定了餐(饮)具的微生物限量。

(3)《内镜消毒效果评价方法》(GB 38497—2020)规定了用于内镜消毒的消毒剂和清洗消毒机的消毒效果的评价原则和试验方法。本标准适用于内镜消毒的消毒剂和消毒机消毒效果的评价。

(4)《喷雾消毒效果评价方法》(GB/T 38504—2020)规定了喷雾消毒效果的评价方法,适用于使用喷雾方法的消毒剂和消毒器械的消毒效果评价。

2. 相关行业标准　清洁消毒灭菌及隔离技术相关行业标准主要包括：

(1)《医疗机构消毒技术规范》(WS/T 367—2012)规定了医疗机构消毒的管理要求,消毒与灭菌的基本原则,清洗与清洁、消毒与灭菌的方法,清洁、消毒与灭菌的效果监测等。

(2)《医疗机构环境表面清洁与消毒管理规范》(WS/T 512—2016)规定了医疗机构建筑物内部表面与医疗器械设备表面的清洁与消毒的管理要求、清洁与消毒原则、日常清洁与消毒、强化清洁与消毒、清洁工具复用处理要求等。

(3)《医院消毒供应中心 第1部分:管理规范》(WS 310.1—2016)规定了医院消毒供应中心管理要求、基本原则、人员要求、建筑要求、设备设施、耗材要求及水与蒸汽质量要求。

(4)《医院消毒供应中心 第2部分:清洗消毒及灭菌技术操作规范》(WS 310.2—2016)规定了医院消毒供应中心的诊疗器械、器具和物品处理的基本要求、操作流程。

(5)《软式内镜清洗消毒技术规范》(WS 507—2016)规定了软式内镜清洗消毒相关的管理要求、布局及设施、设备要求、清洗消毒操作规程、监测与记录等内容。

(6)《口腔器械消毒灭菌技术操作规范》(WS 506—2016)规定了口腔器械消毒灭菌的管理要求、基本原则、操作流程、灭菌监测、灭菌物品放行和器械储存要求,适用于各级各类开展口腔疾病预防、诊断、治疗服务的医疗机构。

(7)《医院空气净化管理规范》(WS/T 368—2012)规定了医院空气净化的管理及卫生学要求、空气净化方法和空气净化效果监测。

(8)《医院医用织物洗涤消毒技术规范》(WS/T 508—2016)规定了医院医用织物洗涤消毒的基本要求,分类收集、运送与储存操作要求,洗涤、消毒的原则与方法,清洁织物卫生质量要求,资料管理与保存要求。

(9)《卫生湿巾卫生要求》(WS 575—2017)规定了卫生湿巾的原材料要求、技术要求、检验方法、应用范围、使用方法、标志和包装、运输和贮存、标签和说明书及注意事项,适用于卫生湿巾的生产、销售和使用。

(10)《消毒专业名词术语》(WS/T 466—2014)规定了我国消毒专业常用名词术语,并给出了定义和解释。

(11)《医院隔离技术标准》(WS/T 311—2023)规定了医院隔离的管理要求、建筑布局与隔离要求、医务人员防护用品的使用和不同传播途径疾病的隔离与预防。

### (五)医院感染防控重点部门与重要环节

医院感染防控重点部门与重要环节所涉及的标准主要为行业标准。

1. 医院感染防控重点部门行业标准

(1)《重症监护病房医院感染预防与控制规范》(WS/T 509—2016)规定了医疗机构重症监护病房医院感染预防与控制的基本要求、建筑布局与必要设施及管理要求、人员管理、医院感染的监测、器械相关感染的预防和控制措施、手术部位感染的预防与控制措施、手卫生要求、环境清洁消毒方法与要求、床单位的清洁与消毒要求、便器的清洗与消毒要求、空气消毒方法与要求等。

(2)《病区医院感染管理规范》(WS/T 510—2016)规定了病区医院感染的管理要求、布局与设施、医院感染监测与报告、医院感染预防与控制、职业防护。

(3)《医疗机构门急诊医院感染管理规范》(WS/T 591—2018)规定了医疗机构门诊和急诊科(部、室)医院感染管理要求,宣教和培训,监测与报告,预检分诊,预防和控制感染的基本措施,基于传播途径的预防措施,医疗废物处置等。

(4)《临床微生物学检验样本的采集和转运》(WS/T 640—2018)规定了临床微生物学(病毒学、细菌学和真菌学)检验标本采集和转运的技术要求,适用于开展临床微生物学检验的各级医疗机构及其临床微生物学实验室。

(5)《临床实验室生物安全指南》(WS/T 442—2014)规定了二级(涵盖一级)生物安全防护级别临床实验室的设施、设备和安全管理的基本要求。

2. 医院感染防控重要环节行业标准

(1)《静脉治疗护理技术操作规范》(WS/T 433—2013)规定了静脉治疗护理技术操作的要求,明确了静脉治疗过程中的无菌技术操作原则和操作方法等。

(2)《临床微生物实验室血培养操作规范》(WS/T 503—2017)规定了血培养临床微生物检验的技术要求,包括血培养采样过程中的无菌操作技术。

(3)《尿路感染临床微生物实验室诊断》(WS/T 489—2016)规定了尿液标本临床微生物检验的技术要求。

(4)《下呼吸道感染细菌培养操作指南》(WS/T 499—2017)规定了下呼吸道感染常规细菌培养的操作指南,包括标本的采集和运送等。

(5)《经空气传播疾病医院感染预防与控制规范》(WS/T 511—2016)规定了经空气传播疾病医院感染预防与控制的基本要求,患者识别要求,患者转运要求,患者安置要求,培训与健康教育,清洁、消毒与灭菌,医疗机构工作人员经空气传播疾病预防与控制要求。

### （六）医疗设备、设施与消毒药械管理

1. **医院感染相关医疗设备、设施的管理**　医院感染相关设备的管理的国家标准及行业标准主要包括：

(1)《空调通风系统运行管理标准（附录B）》（GB 50365—2019）规定了综合医院门诊区和病区的空调通风系统运行的管理要求，保障医疗机构的通风系统符合经空气传播相关传染病的医院感染防控要求。

(2)《医院中央空调系统运行管理》（WS 488—2016）规定了医院中央空调系统竣工验收合格并交付使用后，医院中央空调系统运行管理的基本要求和中央空调系统从业人员在主要设备运行操作、维护保养、应急处理等方面的行为准则。涉及院感防控的内容主要包括空调系统的清洗、消毒，过滤器的清洗、消毒，重点区域的空气细菌菌落数监测，以及发现可能通过中央空调通风系统扩散的传染病时中央空调的运行管理等。

(3)《公共场所集中空调通风系统清洗消毒规范》（WS/T 396—2012）规定了公共场所集中空调通风系统的设计、质量、检验和管理等卫生要求。

(4)《呼吸机临床应用》（WS 392—2012）规定了呼吸机使用人员和单位的基本要求，临床应用流程，监测指标，呼吸机适用范围，呼吸机分类及使用方法，护理原则，呼吸机治疗过程中镇静、镇痛药和肌松药的应用规范及呼吸机相关并发症等。

(5)《血液透析和相关治疗用水处理设备常规控制要求》（YY/T 1269—2015）规定了血液透析和相关治疗用水处理设备的常规控制要求，包括标准适用的定义、要求和试验方法。本标准不适用于单床血液透析和相关治疗用水处理设备的日常使用、维护和监测。

(6)《血液透析及治疗相关用水》（YY 0572—2015）规定了血液透析、血液透析滤过和在线血液滤过或在线血液透析滤过中制备透析浓缩液和透析液及血液透析器再处理用水的最低要求。本标准不涉及水处理设备的操作，亦不涉及由处理水与浓缩物混合后制成供治疗用的透析液。这些操作只能由专业人员负责操作。本标准不适用于透析液再生系统。

(7)《血液透析及相关治疗用浓缩物》（YY 0598—2015）规定了浓缩物的化学成分组成及其纯度，微生物污染，浓缩物的处理、度量和标识，容器的要求和浓缩物质量检验所需要的各项测试。本标准适用于血液透析及相关治疗用浓缩物，不适用于治疗中浓缩物与透析用水配制成最终使用浓度的混合过程和透析液的再生系统。

2. **消毒药械管理**　目前消毒药械相关标准以国家标准为主，也有少量行业标准：

(1)《消毒产品卫生安全评价技术要求》（WS 628—2018）规定了消毒产品卫生安全评价的基本内容及要求。本标准适用于中华人民共和国境内生产、经营和使用的除新消毒产品以外的第一类、第二类消毒产品［消毒剂、消毒器械、指示物、抗（抑）菌制剂］的卫生安全评价。

(2)《消毒产品标签说明书通用要求》（GB 38598—2020）规定了消毒剂、消毒器械、指示物、卫生用品的标签、说明书通用要求和各项指标标注要求。本标准适用于中华人民共和国境内生产、销售和使用的消毒产品。

(3)《手消毒剂通用要求》（GB 27950—2020）规定了手消毒剂的原料要求、技术要求、检验方法、使用方法、标识。本标准适用于卫生手消毒和外科手消毒的消毒剂。

(4)《皮肤消毒剂卫生要求》（GB 27951—2011）规定了皮肤消毒剂的技术要求、检验方

法、使用方法、标签说明书及使用注意事项。本标准适用于完整皮肤和破损皮肤消毒的消毒剂，不适用于手消毒剂。

(5)《黏膜消毒剂通用要求》(GB 27954—2020)规定了黏膜消毒剂的原料要求、技术要求、检验方法、使用方法和标识。本标准适用于医疗卫生机构用于黏膜消毒的消毒剂。

(6)《空气消毒剂通用要求》(GB 27948—2020)规定了用于室内空气消毒的消毒剂的原料要求、技术要求、检验方法、使用方法、标签说明书和注意事项。本标准适用于以杀灭空气中微生物为主要目的，并能达到消毒要求的室内空气消毒剂。

(7)《普通物体表面消毒剂通用要求》(GB 27952—2020)规定了普通物体表面消毒的消毒剂原料要求、技术要求、检验方法、使用方法和标识。本标准适用于普通物体表面消毒的各类消毒剂。

(8)《紫外线消毒器卫生要求》(GB 28235—2020)规定了紫外线消毒器的原材料要求、技术要求、应用范围、使用方法、检验方法、标志与包装、运输与贮存、铭牌和使用说明书及注意事项。本标准适用于以C波段紫外线(波长范围为200~280nm)为杀菌因子的紫外线消毒器。

(9)《医疗器械消毒剂通用要求》(GB 27949—2020)规定了医疗器械消毒、灭菌用化学消毒剂的原料要求、技术要求、检验方法、使用方法、标识、包装、储存及运输要求。本标准适用于医疗器械用消毒剂。

(10)《过氧化氢气体等离子体低温灭菌器卫生要求》(GB 27955—2020)规定了过氧化氢气体等离子体低温灭菌器的技术要求、应用范围、使用注意事项、检验规则、检验方法、标识与包装、运输和贮存。本标准适用于不耐湿、不耐高温的医疗器械、器具和物品的过氧化氢气体等离子体低温灭菌器。

(11)《臭氧消毒器卫生要求》(GB 28232—2020)规定了臭氧消毒器的原材料要求、技术要求、应用范围、使用方法、检验方法、运输与贮存、铭牌和使用说明书。本标准适用于通过介质阻挡放电、紫外线照射和电解方式产生臭氧的消毒器。

(12)《次氯酸钠发生器卫生要求》(GB 28233—2020)规定了次氯酸钠发生器的主要元器件要求、技术要求、应用范围、使用方法、检验方法、运输、贮存和包装以及标识、铭牌和使用说明书。本标准适用于产生次氯酸钠消毒液的次氯酸钠发生器。

(13)《酸性电解水生成器卫生要求》(GB 28234—2020)规定了酸性电解水生成器(以下称生成器)和酸性电解水的技术要求、应用范围、使用方法、运输、贮存和包装、标识及检验方法。本标准适用于连续发生型酸性氧化电位水生成器和微酸性电解水生成器及其生成的酸性氧化电位水和微酸性电解水。

(14)《医用低温蒸汽甲醛灭菌器卫生要求》(WS/T 649—2019)规定了医用低温蒸汽甲醛灭菌器的型式和标记、技术要求、检验方法、使用注意事项、标识要求，适用于在低温条件下利用甲醛进行医用器械灭菌的低温蒸汽甲醛灭菌器。

(15)《医用低温蒸汽甲醛灭菌指示物评价要求》(WS/T 651—2019)规定了医用低温蒸汽甲醛灭菌指示物的分类、通用要求、化学指示物要求及生物指示物要求，适用于通过化学、生物指标的变化反映医用低温蒸汽甲醛灭菌过程的指示物。

(16)《内镜自动清洗消毒机卫生要求》(GB 30689—2014)规定了内镜清洗消毒机的命名分类原则、性能要求、机械和程序要求、电器安全要求和包装、运输、贮存的要求。本标准适用于内镜清洗消毒机的消毒效果和安全性。

(17) 另外,各类常用消毒剂均有其专门的卫生标准,包括有《含氯消毒剂卫生要求》（GB/T 36758—2018）、《酚类消毒剂卫生要求》（GB/T 27947—2020）、《醇类消毒剂卫生要求》（GB/T 26373—2020）、《戊二醛消毒剂卫生要求》（GB/T 26372—2020）、《过氧化物类消毒液卫生要求》（GB/T 26371—2020）、《含溴消毒剂卫生要求》（GB/T 26370—2020）、《季铵盐类消毒剂卫生要求》（GB/T 26369—2020）、《含碘消毒剂卫生要求》（GB/T 26368—2020）、《胍类消毒剂卫生要求》（GB/T 26367—2020）、《二氧化氯消毒剂卫生要求》（GB/T 26366—2021）等。

### （七）传染病防控

1. 相关国家标准　传染病医院感染防控相关国家标准包括:

(1)《疫源地消毒剂通用要求》（GB 27953—2020）规定了用于疫源地消毒的消毒剂原料要求、技术要求、检验方法、使用方法、标签和说明书。本标准适用于对传染病疫源地消毒或对有传染病病原体污染场所环境消毒的消毒剂。

(2)《疫源地消毒总则》（GB 19193—2015）规定了疫源地消毒的要求、消毒原则和消毒效果评价。本标准适用于各类传染病的疫源地消毒。

2. 相关行业标准　传染病医院感染防控相关行业标准有《人间传染的病原微生物菌(毒)种保藏机构设置技术规范》（WS 315—2010）,规定了人间传染的病原微生物菌(毒)种保藏机构设置的基本原则、类别与职责、设施设备要求、管理要求等基本要求。

### （八）医疗废弃物处置

有关医疗废弃物处置相关的国家标准《医疗机构水污染物排放标准》（GB 18466—2005）规定了医疗机构污水、污水处理站产生的废气、污泥的污染物控制项目及其排放和控制限值、处理工艺和消毒要求、取样与监测和标准的实施与监督。

有关医疗废弃物处置相关的行业标准《医疗废物专用包装袋、容器和警示标志标准》（HJ 421—2008）规定了医疗废物专用包装袋、利器盒和周转箱(桶)的技术要求以及相应的试验方法和检验规则,并规定了医疗废物警示标志。本标准适用于医疗废物专用包装袋、容器的生产厂家、运输单位和医疗废物处置单位。

### （九）医院感染管理信息系统功能和医院感染预防与控制评价标准

1. 医院感染管理信息系统相关行业标准《医院感染管理信息系统基本功能规范》（WS/T 547—2017）规定了医院感染管理信息系统基本要求,医院感染监测功能要求,重点部门、重点环节和重点人群监测功能要求,医务人员血源性病原体职业暴露监测功能要求,消毒灭菌效果监测功能要求,消毒供应中心质量控制监测功能要求。本标准适用于设置有住院床位的医疗机构中医院感染管理信息系统的设计开发与数据共享。

2.《医院感染预防与控制评价规范》（WS/T 592—2018）是对医院感染预防与控制进行整体评价的行业标准,规定了医院感染预防与控制的评价基本原则、评价方法、评价内容与要求。

（赵　霞）

# 第四节　医院感染管理基本制度

2019 年 5 月,国家卫生健康委办公厅发布《国家卫生健康委办公厅关于进一步加强医疗机构感染预防与控制工作的通知》(国卫办医函〔2019〕480 号),要求进一步加强医疗机构感染预防与控制工作,提高医疗质量,保障医疗安全,维护人民群众身体健康与生命安全。通知同时发布了《医疗机构感染预防与控制基本制度(试行)》,并要求各级各类医疗机构认真学习贯彻,根据本机构实际情况,细化具体制度措施,加强全过程管理。同时指出基本制度是各级各类医疗机构必须遵守和严格执行的基本要求,具有"底线性""强制性"。

医疗机构应制定本机构的医院感染管理基本制度,并按照制度开展医院感染管理工作,应包括但不限于感控分级管理制度、感控监测及报告管理制度、感控标准预防措施执行管理制度、感控风险评估制度、多重耐药菌感染预防与控制制度、侵入性器械/操作相关感染防控制度、手术及其他侵入性操作相关感染防控制度、感控培训教育制度、医疗机构内感染暴发报告及处置制度、医务人员感染性病原体职业暴露预防处置及上报制度、医疗机构内传染病相关感染预防与控制制度、医疗废物管理制度、建筑设计与施工医院感染风险管理制度等,以及重症监护病房、血液净化室、新生儿室、内镜室、口腔科、感染性疾病科、检验科等医院感染防控重点部门医院感染管理制度等。另外,消毒药械、一次性使用医疗/卫生用品及防护用品是保障消毒、灭菌质量和医务人员执业安全的基本物资,保证以上物资的合格、有效是医疗机构防控医院感染的重要措施。因此,医疗机构还应建立消毒药械、一次性使用医疗卫生用品及防护用品的管理制度,对购入的相关产品的资质进行严格审查,保证其符合国家相关标准,合格有效。

## 一、感控分级管理制度

### (一) 制度含义

感控分级管理制度是指导和规范医疗机构建立层级合理、专兼结合、分工明确、运转高效的感控分级管理组织体系,同时有效开展感控工作的规范性要求。感控分级管理组织体系的各层级主体包括医院感控委员会、感控管理部门、临床与医技科室感控管理小组,以及感控专(兼)职人员等。感控涉及的相关职能部门包括但不限于医务、药学、护理、信息、总务后勤、医学装备、质量控制以及教学科研等管理部门;涉及的临床与医技科室包括全部临床学科、专业,并覆盖各学科、专业所设立的门(急)诊、病区和检查治疗区域等。本书第三章医院感染管理组织体系对以上层级医院感染管理组织的人员构成及职责进行了详细描述。

### (二) 基本要求

1. 按规定建立感控组织体系,结合本机构规模和诊疗活动实际,配置数量充足、结构合理的感控专(兼)职人员。

2. 明确感控组织体系的管理层级与责任主体。管理层级有"医疗机构、感控管理部门和临床科室"三级管理和"医疗机构、临床科室"二级管理两种基本模式,后者主要适用于依规定不需要设置独立感控管理部门的医疗机构。采用二级管理模式的医疗机构应当设置专(兼)职感控管理岗位。《医院感染管理办法》中明确指出,住院床位总数在100张以上的医院应当设立医院感染管理委员会和独立的医院感染管理部门。住院床位总数在100张以下的医院应当指定分管医院感染管理工作的部门。其他医疗机构应当有医院感染管理专(兼)职人员。

3. 明确管理体系中各层级、各部门及其内设岗位的感控职责;明确各层级内部、外部沟通协作机制。

4. 教育引导全体工作人员践行"人人都是感控实践者"的理念,将感控理念和要求融入诊疗活动全过程、全环节、全要素之中。

5. 规范预检分诊工作,落实医疗机构内传染病防控措施。将发热伴有呼吸道、消化道感染症状,以及其他季节流行性感染疾病症状、体征的就诊者纳入医疗机构预检分诊管理;将基于特定病种、操作和技术等的感染防控核心措施纳入重点病种临床路径管理和医疗质量安全管理;各层级医院感染管理组织应参与抗菌药物临床合理应用与管理。

## 二、感控监测及报告管理制度

### (一)制度含义

感控监测及报告管理制度是医疗机构根据感控工作需要,对医疗保健相关感染的发生、分布及其影响因素等数据信息开展收集、分析、反馈,以及依法依规上报等活动的规范性要求。医疗保健相关感染应包括住院患者的医院感染及门急诊患者在医疗机构内获得的感染。监测应包括感染病例监测、环境卫生学监测及消毒灭菌效果监测等。

### (二)基本要求

1. 制定并实施可行的医疗保健相关感染监测与报告管理规定,主要内容包括但不限于监测的类型、指标、方法以及监测结果的反馈等;明确监测责任主体、参与主体及其各自职责;强化临床一线医务人员履行医疗保健相关感染监测与报告义务。

2. 医疗机构应为开展医疗保健相关感染监测提供物资、人员和经费等方面的保障;积极推动信息化监测工作。

3. 加强对医疗保健相关感染监测制度执行情况的监管,并进行持续质量改进及效果评价。

4. 完善医疗保健相关感染监测多主体协调联动机制和信息共享反馈机制,监测主体应及时向院领导、主管部门及临床科室反馈监测结果,使监测结果能够有效应用于医疗质量安全持续改进的实践。

## 三、感控标准预防措施执行管理制度

### （一）制度含义

医疗机构中各相关主体自觉、有效、规范地执行感控标准预防措施的规范性要求。

### （二）基本内容与要求

标准预防是基于患者的血液、体液、分泌物（不包括汗液）、排泄物、黏膜及非完整的皮肤均可能含有可传播的病原体的原则，针对医院所有患者和医务人员采取的一组预防感染的措施，包括手卫生、隔离防护、诊疗器械/物品清洗消毒与灭菌、环境清洁消毒、安全注射等措施。感控标准预防措施执行管理制度一般包括但不限于手卫生制度、医院感染隔离预防管理制度、清洗消毒灭菌管理制度、安全注射制度等。医疗机构应当加强资源配置与经费投入，以保障感控标准预防措施的落实；不得以控制成本和支出为由，挤占、削减费用，影响标准预防措施的落实。

1. 手卫生制度　手卫生是减少医院感染风险最简单最有效的措施之一，医疗机构及医务人员应依据标准预防的规定和诊疗活动的需要，合理配置手卫生设施、持续推动和优化手卫生实践。

（1）根据国家卫生行业标准《医务人员手卫生规范》（WS/T 313—2019）等标准和规范的要求，制定符合本机构实际的手卫生制度，全面推动手卫生的实施。

（2）指定相关部门负责手卫生的宣传教育、培训、实施、监测和考核等工作；定期开展覆盖全体医务人员的手卫生宣传、教育和培训，并对培训效果进行考核。临床科室是手卫生执行的主体部门，医务人员是执行手卫生的第一责任人，临床科室日常应实施自查与监督管理。

（3）根据不同部门和专业实施手卫生的需要，为其配备设置规范、数量充足、使用方便的手卫生设备设施，包括但不限于流动水洗手设施、洗手池、洗手液、干手设施、速干手消毒剂，以及手卫生流程图等。感控重点科室应配备非手触式水龙头，有条件的医疗机构诊疗区域均宜配备非手触式水龙头。

（4）建立并实施科学规范的手卫生监测、评估、干预和反馈机制，不断提升医务人员手卫生知识知晓率、手卫生依从性和正确率。

2. 医院感染隔离预防管理制度　是医疗机构及医务人员针对诊疗过程中出现或者可能出现的感染传播风险，依法、规范地设立有效屏障的规范性要求。隔离对象分为两类：一类是具有明确或可能的感染传播能力的人员，对其按照感染源进行隔离；另一类是具有获得感染可能的高风险目标人员，对其进行保护性隔离。隔离屏障包括物理屏障和行为屏障。物理屏障以实现空间分隔为基本手段，行为屏障以规范诊疗活动和实施标准预防为重点。

（1）根据感染性疾病的传播途径及特点，在严格标准预防的基础上，按照感染性疾病传播途径和防控级别实施针对性隔离预防措施，确定隔离方式，包括接触隔离、飞沫隔离、空气隔离、保护性隔离等；制订隔离标识，并明确各类隔离方式的具体隔离措施，根据患者感染情况确定采取单间隔离或同类患者集中隔离的方式。

（2）对医务人员加强隔离技术培训；为隔离患者和相关医务人员提供必要的个人防护用

品;医务人员正确选择和穿戴防护用品;隔离患者所用诊疗物品应当专人专用(听诊器、血压计、体温计等)或一用一消毒/灭菌。

(3)加强对隔离患者的探视、陪护人员的感控知识宣教与管理,指导和监督探视、陪护人员根据患者感染情况选用合适的个人防护用品。

(4)对隔离措施执行情况进行督查、反馈,并加以持续质量改进。

3. 清洗消毒灭菌管理制度

(1)环境清洁消毒。医疗机构及其工作人员对诊疗区域的空气,环境和物体(包括诊疗器械、医疗设备、床单位等)表面,以及地面等实施清洁消毒和通风管理,以防控环境作为传播媒介导致病原体的医院内传播。

制度应确定实施环境物表清洁消毒的主体部门及监管部门,明确各部门及相关岗位人员的职责;确定不同风险区域环境物表清洁消毒的基本规范、标准操作流程和监督检查的规定,并开展相关培训;规范开展针对诊疗环境物表清洁消毒过程及效果的监测;制订并严格执行感染暴发(疑似暴发)后的环境清洁消毒规定与床单位终末处置流程;明确对空调通风系统、空气净化系统与医疗用水实施清洁消毒、通风管理和进行监管的主体部门及其职责,确定并执行操作规程及监测程序。

(2)诊疗器械/物品清洗消毒和/或灭菌。清洗消毒灭菌管理制度是医疗机构对临床使用的诊疗器械和物品正确地实施清洁消毒和/或灭菌处置的规范性要求。

1)制度应根据所使用可复用诊疗器械/物品的感染风险分级,选择适宜的消毒灭菌再处理方式,包括但不限于各种形式的清洁、低水平消毒、中水平消毒、高水平消毒和/或灭菌等;应包括相关操作人员的职业防护规定。

2)一般器械/物品应在实施消毒灭菌处置前应当对污染的器械/物品进行彻底清洗,但针对被朊病毒、气性坏疽及突发不明原因传染病病原体污染的诊疗器械、器具和物品,应制订特殊处置流程。

3)建立针对特殊器械,如内镜、外来器械、植入物等的清洗消毒灭菌管理规范和相应标准操作规程,做好清洗消毒灭菌质量监测和反馈。

4)诊疗活动中使用的一次性使用诊疗器械/物品应按照规定,在有效期内使用且不得重复使用。

5)医疗机构使用的消毒灭菌产品应当符合相应生产与使用管理规定,按照批准使用的范围、方法和注意事项使用。

6)器械/物品清洗、消毒、灭菌程序符合标准或技术规范的规定,做好过程和结果监测,建立并执行质量追溯机制和相应的应急预案。医疗机构对经清洗消毒灭菌的器械/物品应当采取集中供应的管理方式。

4. 安全注射 是医疗机构及医务人员在诊疗活动中,为有效防范因注射导致的血源性病原体感染风险所采取的注射方式,对接受注射者无害、使实施注射操作的医务人员不暴露于可避免的风险,以及注射后医疗废物不对环境和他人造成危害的临床注射活动的规范性要求。

医疗机构应确立并实施安全注射技术规范和操作流程;明确负责安全注射管理的责任部门和感控部门或人员的监督指导责任;加强对医务人员的安全注射相关知识与技能培训;严格实施无菌技术操作。诊疗活动中使用的一次性使用注射用具应一人一针一管一用一废弃;使用的可复用注射用具应一人一针一管一用一清洗灭菌;杜绝注射用具及注射药品的共用、复用等不规范使用。加强对注射前准备、实施注射操作和注射操作完成后医疗废物处置等的全过程风险管理、监测与控制,强化对注射全过程中各相关操作者行为的监督管理。提供数量充足、符合规范的个人防护用品和锐(利)器盒;指导、监督医务人员和相关工作人员正确处置使用后的注射器具。

## 四、感控风险评估制度

### (一)制度含义

感控风险评估制度是医疗机构及医务人员针对感控风险开展的综合分析、评价、预判、筛查和干预等活动,从而降低感染发生风险的规范性要求。感控风险评估种类主要包括病例风险评估、病种风险评估、部门(科室)风险评估、机构风险评估,以及感染聚集、流行和暴发等的风险评估。

### (二)基本要求

医疗机构及其科室、部门应当根据所开展诊疗活动的特点,定期开展感控风险评估;明确影响本机构感控的主要风险因素和优先干预次序;根据风险评估结果,合理设定或调整干预目标和策略,采取基于循证证据的干预措施;建立并实施根据风险评估结果开展感染高危人员筛查的工作机制。

## 五、多重耐药菌感染预防与控制制度

### (一)制度含义

多重耐药菌感染预防与控制制度是医疗机构为预防和控制多重耐药菌引发的感染及其传播,根据本机构多重耐药菌流行趋势和特点开展监测、预防与控制等活动的规范性要求。目前要求纳入目标防控的多重耐药菌主要包括但不限于耐甲氧西林金黄色葡萄球菌(methicillin resistant Staphylococcus aureus,MRSA)、耐万古霉素肠球菌(vancomycin resistant Enterococcus, VRE)、耐碳青霉烯类抗菌药物肠杆菌科细菌(carbapenem-resistant Enterobacteriaceae,CRE)、耐碳青霉烯类抗菌药物鲍曼不动杆菌(carbapenem-resistant Acinetobacter baumanii,CR-AB)和耐碳青霉烯类抗菌药物铜绿假单胞菌(carbapenem-resistant Pseudomonas aeruginosa,CR-PA)等。

### (二)基本要求

1. 制定并落实多重耐药菌感染预防与控制制度,明确各责任部门和岗位的分工、职责和工作范围等。

2. 依据本机构和所在地区多重耐药菌流行趋势和特点,确定多重耐药菌监控范围,加强信息化监测,采取有效措施预防和控制重点部门和易感者的多重耐药菌感染。

3. 加强感染防控、感染病学、临床微生物学、重症医学、临床药学等相关学科与医院感染管理部门、医务处、护理部、信息中心等相关部门的多部门协作机制,提升专业能力。

4. 加强针对本机构相关工作人员的多重耐药菌感染预防与控制知识培训。

5. 严格执行多重耐药菌感染预防与控制核心措施,核心措施包括但不限于手卫生、接触隔离、环境清洁消毒、可复用器械与物品的清洁消毒灭菌、抗菌药物合理使用、无菌技术操作、标准预防、减少侵入性操作,以及必要的针对环境和患者的主动监测和干预等。

6. 规范病原微生物标本送检,提升送检率,严格执行《抗菌药物临床应用指导原则》,合理选择并规范使用抗菌药物。

## 六、侵入性器械/操作相关感染防控制度

### (一)侵入性器械相关感染防控制度

1. 制度含义　是诊疗活动中与使用侵入性诊疗器械相关的感染预防与控制活动的规范性要求。侵入性诊疗器械相关感染的防控主要包括但不限于血管内导管相关血流感染、导尿管相关尿路感染、呼吸机相关性肺炎和透析相关感染的预防与控制。

2. 基本要求　医疗机构应建立本机构诊疗活动中使用的侵入性诊疗器械名录;制订并实施临床使用各类侵入性诊疗器械相关感染防控的具体措施;开展临床使用侵入性诊疗器械相关感染病例的目标性监测;开展临床使用侵入性诊疗器械相关感染防控措施执行依从性监测;根据病例及干预措施依从性监测数据进行持续质量改进。

### (二)手术及其他侵入性操作相关感染防控制度

1. 制度含义　是诊疗活动中与外科手术或其他侵入性操作(包括介入诊疗操作、内镜诊疗操作、CT/超声等引导下穿刺诊疗等)相关感染预防与控制活动的规范性要求。

2. 基本要求
(1)建立本机构诊疗活动中所开展手术及其他侵入性诊疗操作的名录。
(2)制订并实施所开展各项手术及其他侵入性诊疗操作的感染防控措施,以及防控措施执行依从性监测的规则和流程。
(3)根据患者病情和拟施行手术及其他侵入性诊疗操作的种类进行感染风险评估,并依据评估结果采取针对性的感染防控措施。
(4)规范手术及其他侵入性诊疗操作的抗菌药物预防性使用。
(5)实施手术及其他侵入性诊疗操作相关感染病例目标性监测。
(6)开展手术及其他侵入性诊疗操作相关感染防控措施执行依从性监测。
(7)根据病例及干预措施执行依从性监测数据进行持续质量改进。

## 七、感控培训教育制度

### (一)制度含义

感控培训教育制度是医疗机构针对不同层级、不同岗位的工作人员开展针对性、系统性、

连续性的感控相关基础知识、基本理论和基本技能培训教育活动的规范性要求。感控培训教育的基本内容包括但不限于培训目标、适用对象、进度安排、实施方式,以及考核评估等。

### (二) 基本要求

1. 医疗机构人力资源、医疗、护理、教育科研和后勤保障等相关管理职能部门和各临床、医技科室应当将感染防控相关内容纳入所开展的培训教育之中。各部门和临床、医技科室应当根据培训对象制订培训计划并组织实施。医院感染管理部门应配合各部门/科室提供培训师资,根据不同人员类别确定培训内容。

2. 明确不同层级、不同岗位工作人员接受感控知识培训的形式、内容与方法等。

3. 制订并实施感控知识与技能培训教育考核方案,将考核结果纳入相关医务人员执业资质(准入)、执业记录和定期考核管理。宜设置专门部门统一负责教育培训工作,并做好培训教育组织管理。

4. 向陪护、探视等人员提供感控相关基础知识宣教服务。

## 八、医疗机构内感染暴发报告及处置制度

### (一) 制度含义

医疗机构内感染暴发报告及处置制度是医疗机构及医务人员针对诊疗过程中出现的感染疑似暴发、暴发等情况,依法依规采取预警、调查、报告与处置等措施的规范性要求。

### (二) 基本要求

1. 建立医疗机构内感染暴发报告责任制,强化医疗机构法定代表人或主要负责人为第一责任人的定位;制订并执行感染监测以及感染暴发的报告、调查与处置等规定、流程和应急预案。

2. 建立并执行感染疑似暴发、暴发管理机制,组建感控应急处置专家组,指导开展感染疑似暴发、暴发的临床诊治、流行病学调查及应急处置。

3. 强化各级具有报告责任主体履职情况的监督问责。在诊疗过程中发现短时间内出现3例或以上临床症状相同或相近的感染病例,尤其是病例间可能存在具有流行病学意义的共同暴露因素或者共同感染来源时,无论有无病原体同种同源检测的结果或检测回报结果如何,都应当按规定逐级报告本机构感控部门(或专职人员)和法定代表人或主要负责人。

4. 制订并实施感染疑似暴发、暴发处置预案,并组织开展经常性演练,发现处置流程各环节存在问题,定期补充、调整和优化应急预案。

## 九、医务人员感染性病原体职业暴露预防处置及上报制度

### (一) 制度含义

医务人员感染性病原体职业暴露预防处置及上报制度是医疗机构感染性病原体职业暴

露预防、处置和上报等活动的规范性要求。

感染性病原体职业暴露按传播途径分类,主要包括血源性暴露、呼吸道暴露、消化道暴露和接触暴露等。医疗机构应根据暴露形式及病原体类别,制订相应的暴露后处置流程及上报流程,确保医务人员传染病职业暴露后得到及时有效处置,降低感染风险。

**(二)基本要求**

1. 建立适用于本机构的感染性病原体职业暴露预防、处置及上报流程,主要内容包括但不限于明确管理主体及其职责;制订并执行适用的预防、处置和报告流程;实施监督考核等。

2. 根据防控实践的需要,为医务人员提供数量充足、符合规范要求的用于防范感染性病原体职业暴露风险的设备设施、个人防护用品,以及其他支持、保障措施。

3. 对医务人员开展有关预防感染性病原体职业暴露的培训教育,感染性病原体职业暴露高风险部门应当定期进行相关应急演练。

4. 建立医务人员感染性病原体职业暴露报告管理体系。

5. 对发生感染性病原体职业暴露的医务人员进行暴露后评估、处置和随访,严格按照相关防护要求采取检测、预防用药等应对处置措施。

6. 建立并执行预防感染性病原体职业暴露相关医务人员疫苗接种管理制度。免疫接种是预防传染病的可靠、有效的措施之一,医务人员应根据工作区域及岗位,评估传染病暴露风险,按需实施免疫接种,降低传染病感染风险。医疗机构应为医务人员提供相应的免疫接种程序。

# 十、医疗机构内传染病相关感染预防与控制制度

## (一)制度含义

医疗机构内传染病相关感染预防与控制制度是医疗机构及医务人员依法依规开展本机构内传染病相关感染防控活动的规范性要求。根据传染病分类及其传播途径,一般可包括但不限于传染病及特异性感染隔离预防制度、呼吸道传染病医院感染预防与控制制度、甲类及按甲类管理呼吸道传染病流行期间医院感染防控应急预案等。

## (二)基本要求

1. 医疗机构诊疗区域空间布局、设备设施和诊疗流程等符合传染病相关感染预防与控制的要求。由于传染病的初始症状不典型、不特异等特点,综合医院经常作为传染病患者的第一就诊点,尤其是发热门诊、肠道门诊等,成为发现传染病的前哨力量,因此,综合医院在规划设计时,也应考虑其空间布局能够符合传染病防控基本要求。

2. 确定承担本机构内传染病疫情监测、报告、预防和控制工作的主体部门、人员及其职责;明确感控管理部门或人员指导监督本机构内传染病相关感染防控工作,并提供技术指导。

3. 严格执行传染病预检分诊要求,重点询问和关注就诊者发热、呼吸道症状、消化道症

状、皮肤损害等临床表现和流行病学史，并了解就诊者症状出现以来的就医、用药情况。医疗机构不具备相应的救治条件时，应当规范采取就地隔离或转诊至定点收治医疗机构等措施。

4. 根据传染病传播途径的特点，对收治的传染病患者采用针对性措施阻断其传播途径，防止传染病医院内传播；做好疫点管理，及时进行终末消毒，规范做好传染病医疗废物处置。

5. 定期对工作人员进行传染病防控和职业暴露防护知识、技能的培训；为从事传染病诊疗工作的医务人员提供数量充足且符合相关标准的个人防护用品，并指导、监督其正确选择和使用。

## 十一、消毒药械、一次性使用医疗卫生用品及防护用品管理制度

### (一) 制度含义

消毒药械、一次性使用医疗卫生用品及防护用品管理制度是医疗机构及医务人员按照相关国家标准及行业标准对购入的消毒药械、一次性使用医疗卫生用品及防护用品相关资质进行审核，评价其安全性和有效性，建立审批流程的规范性要求，一般可包括但不限于消毒剂管理制度、消毒灭菌器械管理制度、一次性使用医疗用品及卫生用品管理制度、医用防护用品管理制度等。

### (二) 基本要求

1. 医疗机构应建立消毒药械、一次性使用医疗卫生用品及防护用品审批制度和流程。

2. 购入前，采购部门应向医院感染管理部门提供拟购入的产品信息，医院感染管理部门根据《医疗器械管理条例》《消毒产品卫生安全评价技术要求》(WS 628—2018)、《一次性使用卫生用品卫生标准》(GB 15979—2002)、《医院消毒卫生标准》(GB 15982—2012)以及各类防护用品国家标准和行业标准，审核产品相关资质证明及包装，并签署审核意见，记录存档。

3. 同一产品更换名称或品牌时需重新申请，统一品牌不同型号的产品每个型号均需审批。

4. 采购部门应按照相关要求与器械供应商签订协议，索要器械说明书，并要求供应商明确器械消毒、灭菌方法。

5. 采购部门应对使用科室进行新购入的器械类产品使用方法的培训，并按照说明书要求做好定期维护和保养，留存维保记录。

6. 采购部门应对每批次购入的相关产品进行合格性和一致性验收，保证各批次产品的合格性和有效性。

7. 医务人员应选择经医院审批符合国家相关标准要求，统一购入的消毒药械、一次性使用医疗卫生用品及防护用品，并按照使用说明书正确使用；不得使用未经医院审批的消毒药械、一次性使用医疗卫生用品及防护用品。

(赵 霞)

# 参 考 文 献

［1］美国医疗机构评审国际联合委员会. 美国医疗机构评审国际联合委员会医院评审标准 [M]. 4 版. 王羽,
庄一强, 孙阳, 译. 北京: 中国协和医科大学出版社, 2012.

［2］王力红, 朱士俊. 医院感染学 [M]. 北京: 人民卫生出版社, 2014.

［3］国家卫生和计划生育委员会办公厅, 国家中医药管理局办公室. 关于开展医疗机构依法执业专项监督
检查工作的通知 [R/OL].(2016-08-10)[2022-06-11]. http://www. nhc. gov. cn/zhjcj/s3577/201608/2b83493
916294c19a26332a00b2d012a. shtml

［4］国务院办公厅. 国务院办公厅关于改革完善医疗卫生行业综合监管制度的指导意见 [R/OL].(2018-
08-03)[2022-06-11]. http://www. gov. cn/xinwen/2018-08/03/content_5311583. htm.

［5］汪建荣. 卫生法 [M]. 5 版. 北京: 人民卫生出版社, 2018.

［6］沈春耀. 全国人民代表大会常务委员会法制工作委员会关于强化公共卫生法治保障立法修法工作有
关情况和工作计划的报告 [R]. 中华人民共和国全国人民代表大会常务委员会公报, 2020 (2).

［7］国家卫生和计划生育委员会医院管理研究所医院感染质量管理与控制中心. 医院感染管理文件汇编
(1986—2015)[M]. 北京: 人民卫生出版社, 2015.

［8］国家卫生健康委医院管理研究所. 医院感染管理文件汇编 (2015—2021)[M]. 北京: 中国标准出版社,
2021.

# 第五章
# 医院感染法律责任

## 第一节　法律责任

### 一、法律责任的定义

法律责任是指由特定法律事实所引起的对损害予以补偿、强制履行或接受惩罚的特殊义务。

### 二、法律责任的特点

法律责任有这样的一些特点。

1. 法律责任首先表示一种因违反法律上的义务(包括违约等)关系而形成的责任关系,它是以法律义务的存在为前提的。

2. 法律责任还表示为一种责任方式,即承担不利后果。

3. 法律责任具有内在逻辑性,即存在前因与后果的逻辑关系。

4. 法律责任的追究是由国家强制力实施或者作为潜在保证的。

### 三、法律责任的分类

法律责任有不同的分类方法和分类标准。例如,根据违法行为所违反的法律的性质分类,根据主观过错在法律责任中的地位分类,根据行为主体的名义分类,根据责任承担的内容分类等。

1. 根据违法行为所违反的法律的性质分类　根据违法行为所违反的法律的性质,可以把法律责任分为刑事责任、行政责任、民事责任、违宪责任和国家赔偿责任。

(1)刑事责任:是指行为人因其犯罪行为所必须承受的、由司法机关代表国家所确定的否定性法律后果。

(2)行政责任:是指因违反行政法规定或因行政法规定而应承担的法律责任。

(3)民事责任:是指由于违反民事法律、违约或者由于民法规定所应承担的一种法律责任。

(4)违宪责任:是指由于有关国家机关制定的某种法律和法规、规章,或有关国家机关、社会组织或公民从事了与宪法规定相抵触的活动而产生的法律责任。

（5）国家赔偿责任：是指在国家机关行使公权力时由于国家机关及其工作人员违法行使职权所引起的由国家作为承担主体的赔偿责任。

2. 根据主观过错在法律责任中的地位分类　根据主观过错在法律责任中的地位，可以把法律责任分为过错责任、过错推定责任、无过错责任和公平责任，一般用于民事责任的划分。

（1）过错责任原则：是指当事人的主观过错是构成侵权行为的必备要件的归责原则。过错是行为人决定其行动的一种故意或过失的主观心理状态。适用过错责任的意义：在一般侵权中，只要行为人尽到了应有的合理的注意义务，即使发生损害也不负赔偿责任；在过错责任下，对一般侵权责任实行"谁主张谁举证"的原则；适用过错责任原则时，第三人或受害人的过错对责任承担有重要影响。

（2）过错推定责任原则：是指在侵权诉讼中不是由受害人举证证明，而是从损害事实本身推定加害人有过错，并据此确定加害人侵权责任的归责原则。

（3）无过错责任原则（又称为无过失责任原则）：是指没有过错造成他人损害的，依法律规定应由与造成损害原因有关的人承担民事责任的原则。英美法称之为"严格责任"。

（4）公平责任原则：公平责任原则作为一种责任分配原则，其责任分配的依据既不是行为，也不是特定事故原因，而是一种抽象的价值理念——公平。一般说来，在法律规范的结构中，价值理念不具有直接的可操作性，把一种价值理念作为调整具体社会关系的操作工具，是一种特殊的法律现象。

3. 根据行为主体的分类　根据行为主体的名义，可以把法律责任分为职务责任和个人责任。

（1）职务责任：是指行为人在执行职务时，因不当职务行为产生的法律责任，可能由单位独立承担或者行为人和其代表的单位承担连带责任。所谓不当职务行为，是指法人或者其他组织（单位）的法定代表人、负责人或者其他工作人员（行为人）不恰当地实施的与其本职工作或者单位指派的工作有关的行为。

（2）个人责任：是指行为人单独承担的法律责任。

4. 根据责任承担的内容分类　根据责任承担的内容，可以把法律责任分为财产责任和非财产责任。

（1）财产责任：是指直接以一定的财产为内容的责任，是由民事违法行为人承担财产上的不利后果，使受害人得到财产上补偿的民事责任，如损害赔偿责任。

（2）非财产责任：是指不直接具有财产内容的责任，是为防止或消除损害后果、使受损害的非财产权利得到恢复的民事责任，如消除影响、赔礼道歉等。

## 四、法律责任的构成

法律责任的构成要件是指构成法律责任必须具备的各种条件或必须符合的标准，它是国家机关要求行为人承担法律责任时进行分析、判断的标准。根据违法行为的特点，一般把法律责任的构成要件概括为主体、过错、违法行为、损害事实和因果关系五个方面。

## （一）主体

法律责任主体是指违法主体或者承担法律责任的主体,但责任主体不完全等同于违法主体。

## （二）过错

过错即承担法律责任的主观故意或者过失。

## （三）违法行为

违法行为是指违反法律所规定的义务、超越权利的界限行使权利以及侵权行为的总称,违法行为包括犯罪行为和一般违法行为。

## （四）损害事实

损害事实即受到的损失和伤害的事实,包括对人身、对财产、对精神(或者三方面兼有)的损失和伤害。

## （五）因果关系

因果关系即行为与损害之间的因果关系,它是存在于自然界和人类社会中的各种因果关系的特殊形式。

# 五、归责与免责

法律责任的认定和归结简称"归责",它是指对违法行为所引起的法律责任进行判断、确认、归结、缓减以及免除的活动。

## （一）归责原则

归责原则体现了立法者的价值取向,是责任立法的指导方针,也是指导法律适用的基本准则。归责一般必须遵循以下原则。

1. 责任法定原则 违法行为发生后应当按照法律事先规定的性质、范围、程度、期限、方式追究违法者的责任。法律责任作为一种否定性法律后果,它应当由法律规范预先规定。排除无法律依据的责任,以避免责任擅断和"非法责罚"。在一般情况下,要排除对行为人有害的既往追溯。

2. 因果联系原则 在认定行为人违法责任之前,应当首先确认行为与危害或损害结果之间的因果联系,这是认定法律责任的重要事实依据。

在认定行为人的违法责任之前,应当首先确认意志、思想等主观方面因素与外部行为之间的因果联系,有时这也是区分有责任与无责任的重要因素。

在认定行为人的违法责任之前,应当区分这种因果联系是必然的还是偶然的,直接的还是间接的。

3. 责任相称原则 法律责任的性质应当与违法行为性质相适应。法律责任的轻重和种类应当与违法行为的危害或者损害后果相适应。法律责任的轻重和种类还应当与行为人主观恶性相适应。

4. 责任自负原则　违法行为人应当对自己的违法行为负责。不能让没有违法行为的人承担法律责任,即反对株连或变相株连。要保证责任人受到法律追究,也要保证无责任者不受法律追究,做到不枉不纵。

## (二) 免责

免责是指行为人实施了违法行为,应当承担法律责任,但由于法律的特别规定,可以部分或全部免除其法律责任,即不实际承担法律责任。

免责的条件和方式可以分为:

1. 时效免责　法律责任经过一定的法定期限后被免除。

2. 不诉免责　在允许自诉的情况下,如果受害人或有关当事人不向法院起诉要求追究行为人的法律责任,行为人的法律责任就实际上被免除。

3. 自首、立功免责。

4. 有效补救免责　即对于那些实施违法行为,造成一定损害,但在国家机关归责之前采取及时补救措施的人,免除其部分或全部责任。

5. 协议免责或意定免责　这是指双方当事人在法律允许的范围内自愿通过协商所达成的免责,即所谓"私了"。

6. 自助免责　自助免责是对自助行为所引起的法律责任的减轻或免除。所谓自助行为是指权利人为保护自己的权利,在情势紧迫而又不能及时请求国家机关予以救助的情况下,对他人的财产或自由施加扣押、拘束或其他相应措施,而为法律或公共道德所认可的行为。

7. 人道主义免责　在权利相对人没有能力履行责任或全部责任的情况下,有关的国家机关或权利主体可以出于人道主义考虑,免除或部分免除有责主体的法律责任。

## (三) 惩罚性责任与补偿性责任

根据追究责任的目的分为补偿性责任和惩罚性责任。

1. 惩罚性责任　即法律制裁,是国家以法律的道义性为基础,通过强制对责任主体的人身和精神实施制裁的责任方式。

2. 补偿性责任　是国家以功利性为基础,通过强制力或当事人要求责任主体以作为或不作为形式弥补或赔偿所造成损失的责任方式。

(王凯戎)

# 第二节 医院感染法律责任

## 一、医院感染管理的相关规定

与医院感染管理相关的法律法规、规章、规范、标准有很多。例如：

### （一）法律

与医院感染管理相关的法律包括《中华人民共和国民法典》《中华人民共和国行政处罚法》《中华人民共和国传染病防治法》《中华人民共和国药品管理法》《中华人民共和国疫苗管理法》《中华人民共和国医师法》等。

### （二）行政法规和规范性文件

与医院感染管理相关的行政法规和规范性文件包括《艾滋病防治条例》《医疗废物管理条例》《消毒管理办法》《医疗卫生机构医疗废物管理办法》《医疗废物管理行政处罚办法(试行)》《医疗机构传染病预检分诊管理办法》《医院感染管理办法》等。

### （三）标准和指南

与医院感染管理相关的标准和指南包括《医疗废物分类目录》《医疗废物专用包装物》《医疗废物专用包装袋、容器和警示标志标准》《抗菌药物临床应用指导原则(2015年版)》《内镜清洗消毒技术操作规范》《医务人员人类免疫缺陷病毒职业暴露防护工作指导原则(试行)》《医疗机构口腔诊疗器械消毒技术操作规范》《血液透析器复用操作规范》《卫生部办公厅关于加强多重耐药菌医院感染控制工作的通知》《医院感染暴发报告及处置管理规范》《医院消毒供应中心管理规范》《医院消毒供应中心清洗消毒及灭菌技术操作规范》《医院消毒供应中心 第3部分：清洗消毒及灭菌效果监测标准》《医务人员手卫生规范》《医院隔离技术标准》《医院感染监测标准》《医院感染暴发控制指南》《十项医疗机构感染预防与控制基本制度(试行)》等。

## 二、医院感染法律责任概述

### （一）医院感染法律责任、责任的主体和分类

1. 医院感染法律责任 医院感染法律责任,是指卫生行政部门、医疗机构及其工作人员,以及其他有关人员未履行与医院感染有关的职责和义务所应当承担的法律责任。

2. 承担医院感染法律责任的主体 医院感染法律责任的承担者(责任主体)主要是卫生行政部门、医疗机构及其工作人员。

3. 医院感染法律责任的分类　医院感染依法进行管理,调整医院感染管理行为的主要法律有刑法、行政法规、民法典等,因此,医院感染的法律责任主要是刑事责任、行政责任和民事责任。

**（二）医院感染的刑事责任**

规定医院感染刑事责任的法律是《中华人民共和国刑法》,本法律经 2020 年 12 月 26 日第十三届全国人民代表大会常务委员会第二十四次会议通过并于 2021 年 3 月实施的《刑法修正案(十一)》修正,以下简称"《刑法》"。《刑法》总则第 3 条规定:"法律明文规定为犯罪行为的,依照法律定罪处刑,法律没有明文规定为犯罪行为的,不得定罪处刑。"也就是说,我国刑事立法的基本原则是"罪刑法定"。因此《传染病防治法》等其他法律法规中规定的医院感染的法律责任涉及刑事责任的,都必须在刑法中明确规定,否则不能定罪处刑。

《刑法》第六章"妨害社会管理秩序罪"第五节"危害公共卫生罪",与医院感染的刑事责任有关。

第三百三十条　【妨害传染病防治罪】违反传染病防治法的规定,有下列情形之一,引起甲类传染病以及依法确定采取甲类传染病预防、控制措施的传染病传播或者有传播严重危险的,处三年以下有期徒刑或者拘役;后果特别严重的,处三年以上七年以下有期徒刑:

供水单位供应的饮用水不符合国家规定的卫生标准的。

拒绝按照疾病预防控制机构提出的卫生要求,对传染病病原体污染的污水、污物、场所和物品进行消毒处理的。

准许或者纵容传染病病人、病原携带者和疑似传染病病人从事国务院卫生行政部门规定禁止从事的易使该传染病扩散的工作的。

出售、运输疫区中被传染病病原体污染或者可能被传染病病原体污染的物品,未进行消毒处理的。

拒绝执行县级以上人民政府、疾病预防控制机构依照传染病防治法提出的预防、控制措施的。

单位犯前款罪的,对单位判处罚金,并对其直接负责的主管人员和其他直接责任人员,依照前款的规定处罚。

甲类传染病的范围,依照《中华人民共和国传染病防治法》和国务院有关规定确定。

第三百三十一条　【传染病菌种、毒种扩散罪】从事实验、保藏、携带、运输传染病菌种、毒种的人员,违反国务院卫生行政部门的有关规定,造成传染病菌种、毒种扩散,后果严重的,处三年以下有期徒刑或者拘役;后果特别严重的,处三年以上七年以下有期徒刑。

第三百三十二条　【妨害国境卫生检疫罪】违反国境卫生检疫规定,引起检疫传染病传播或者有传播严重危险的,处三年以下有期徒刑或者拘役,并处或者单处罚金。

单位犯前款罪的,对单位判处罚金,并对其直接负责的主管人员和其他直接责任人员,依照前款的规定处罚。

第三百三十三条　【非法组织卖血罪;强迫卖血罪】非法组织他人出卖血液的,处五年以下有期徒刑,并处罚金;以暴力、威胁方法强迫他人出卖血液的,处五年以上十年以下有期徒刑,并处罚金。

有前款行为,对他人造成伤害的,依照本法第二百三十四条的规定定罪处罚。

第三百三十四条 【非法采集、供应血液、制作、供应血液制品罪】非法采集、供应血液或者制作、供应血液制品,不符合国家规定的标准,足以危害人体健康的,处五年以下有期徒刑或者拘役,并处罚金;对人体健康造成严重危害的,处五年以上十年以下有期徒刑,并处罚金;造成特别严重后果的,处十年以上有期徒刑或者无期徒刑,并处罚金或者没收财产。

【采集、供应血液、制作、供应血液制品事故罪】经国家主管部门批准采集、供应血液或者制作、供应血液制品的部门,不依照规定进行检测或者违背其他操作规定,造成危害他人身体健康后果的,对单位判处罚金,并对其直接负责的主管人员和其他直接责任人员,处五年以下有期徒刑或者拘役。

第三百三十五条 【医疗事故罪】医务人员由于严重不负责任,造成就诊人死亡或者严重损害就诊人身体健康的,处三年以下有期徒刑或者拘役。

### (三)医院感染的行政法律责任

行政法律责任包括行政处罚和行政处分。

1. 行政处罚 行政法律责任首先表现为行政处罚。经修订于 2021 年 7 月 15 日起实施的《中华人民共和国行政处罚法》(以下简称"《行政处罚法》")第二条:"行政处罚是指行政机关依法对违反行政管理秩序的公民、法人或者其他组织,以减损权益或者增加义务的方式予以惩戒的行为。"第三条:"行政处罚的设定和实施,适用本法。"第四条:"公民、法人或者其他组织违反行政管理秩序的行为,应当给予行政处罚的,依照本法由法律、法规、规章规定,并由行政机关依照本法规定的程序实施。"

行政处罚的种类:①警告、通报批评;②罚款、没收违法所得、没收非法财物;③暂扣许可证件、降低资质等级、吊销许可证件;④限制开展生产经营活动、责令停产停业、责令关闭、限制从业;⑤行政拘留;⑥法律、行政法规规定的其他行政处罚。

法律可以设定各种行政处罚。限制人身自由的行政处罚,只能由法律设定。行政法规可以设定除限制人身自由以外的行政处罚。法律对违法行为已经作出行政处罚规定,行政法规需要作出具体规定的,必须在法律规定的给予行政处罚的行为、种类和幅度的范围内规定。法律对违法行为未作出行政处罚规定,行政法规为实施法律,可以补充设定行政处罚。拟补充设定行政处罚的,应当通过听证会、论证会等形式广泛听取意见,并向制定机关作出书面说明。行政法规报送备案时,应当说明补充设定行政处罚的情况。

地方性法规可以设定除限制人身自由、吊销营业执照以外的行政处罚。

国务院部门规章可以在法律、行政法规规定的给予行政处罚的行为、种类和幅度的范围内作出具体规定。

除法律、法规、规章外,其他规范性文件不得设定行政处罚。

2. 行政处分 行政处分与行政处罚不同,一般由部门规章规定。行政处分是指行政机关对公务员的违法、违纪、失职行为所进行的惩戒措施。行政处分包括警告、记过、记大过、降级、撤职、开除。公务员法对行政处分的期间、待遇等问题做出了明确规定。对于国有事业单位工作人员的处罚,称为"处分",原则上比照公务人员的行政处分方式进行处理。

行政处分的形式有 6 种。

(1)警告:是行政处分中最轻的一种形式,适用于违反纪律经教育后不改正的公务员,或者国家机关任命的其他人员。警告处分是一种应记入本人档案的批评。

(2)记过：是一种将公务员的过错记入其本人档案的行政处分形式。

(3)记大过：是一种将监察对象的严重过错在其档案材料中加以登记的行政处分。

(4)降级：指对违反纪律的公务员及国家机关任命的人员，给予降低行政及工资级别的处分。

(5)撤职：是对犯有严重错误或者有严重违法乱纪行为，不适宜担任现任职务的公务员及国家行政机关任命的人员，解除其现任职务的处分形式。

(6)开除：是一种最重的行政处分形式。指对犯有严重错误，违法失职，而又屡教不改的人员的一种解除其在国家行政机关任职资格的处分决定。

### (四) 以《中华人民共和国传染病防治法》为例说明医院感染管理的行政法律责任

《中华人民共和国传染病防治法》和一些涉及医院感染管理的行政法规中规定了医院感染的行政法律责任。该法第八章为"法律责任"，其中第六十六条、第六十七条、第六十九条、第七十条、第七十三条和第七十四条与医院感染的法律责任有关。

第六十六条　县级以上人民政府卫生行政部门违反本法规定，有下列情形之一的，由本级人民政府、上级人民政府卫生行政部门责令改正，通报批评；造成传染病传播、流行或者其他严重后果的，对负有责任的主管人员和其他直接责任人员，依法给予行政处分；构成犯罪的，依法追究刑事责任。

(1)未依法履行传染病疫情通报、报告或者公布职责，或者隐瞒、谎报、缓报传染病疫情的。

(2)发生或者可能发生传染病传播时未及时采取预防、控制措施的。

(3)未依法履行监督检查职责，或者发现违法行为不及时查处的。

(4)未及时调查、处理单位和个人对下级卫生行政部门不履行传染病防治职责的举报的。

(5)违反本法的其他失职、渎职行为。

第六十七条　县级以上人民政府有关部门未依照本法的规定履行传染病防治和保障职责的，由本级人民政府或者上级人民政府有关部门责令改正，通报批评；造成传染病传播、流行或者其他严重后果的，对负有责任的主管人员和其他直接责任人员，依法给予行政处分；构成犯罪的，依法追究刑事责任。

第六十九条　医疗机构违反本法规定，有下列情形之一的，由县级以上人民政府卫生行政部门责令改正，通报批评，给予警告；造成传染病传播、流行或者其他严重后果的，对负有责任的主管人员和其他直接责任人员，依法给予降级、撤职、开除的处分，并可以依法吊销有关责任人员的执业证书；构成犯罪的，依法追究刑事责任：

(1)未按照规定承担本单位的传染病预防、控制工作，医院感染控制任务和责任区域内的传染病预防工作的。

(2)未按照规定报告传染病疫情，或者隐瞒、谎报、缓报传染病疫情的。

(3)发现传染病疫情时，未按照规定对传染病患者、疑似传染病患者提供医疗救护、现场救援、接诊、转诊的，或者拒绝接受转诊的。

(4)未按照规定对本单位内被传染病病原体污染的场所、物品以及医疗废物实施消毒或者无害化处置的。

（5）未按照规定对医疗器械进行消毒，或者对按照规定一次性使用的医疗器具未予销毁，再次使用的。

（6）在医疗救治过程中未按照规定保管医学记录资料的。

（7）故意泄露传染病患者、病原携带者、疑似传染病患者、密切接触者涉及个人隐私的有关信息、资料的。

第七十条　采供血机构未按照规定报告传染病疫情，或者隐瞒、谎报、缓报传染病疫情，或者未执行国家有关规定，导致因输入血液引起经血液传播疾病发生的，由县级以上人民政府卫生行政部门责令改正，通报批评，给予警告；造成传染病传播、流行或者其他严重后果的，对负有责任的主管人员和其他直接责任人员，依法给予降级、撤职、开除的处分，并可以依法吊销采供血机构的执业许可证；构成犯罪的，依法追究刑事责任。

非法采集血液或者组织他人出卖血液的，由县级以上人民政府卫生行政部门予以取缔，没收违法所得，可以并处十万元以下的罚款；构成犯罪的，依法追究刑事责任。

第七十三条　违反本法规定，有下列情形之一，导致或者可能导致传染病传播、流行的，由县级以上人民政府卫生行政部门责令限期改正，没收违法所得，可以并处五万元以下的罚款；已取得许可证的，原发证部门可以依法暂扣或者吊销许可证；构成犯罪的，依法追究刑事责任：

（1）饮用水供水单位供应的饮用水不符合国家卫生标准和卫生规范的。

（2）涉及饮用水卫生安全的产品不符合国家卫生标准和卫生规范的。

（3）用于传染病防治的消毒产品不符合国家卫生标准和卫生规范的。

（4）出售、运输疫区中被传染病病原体污染或者可能被传染病病原体污染的物品，未进行消毒处理的。

（5）生物制品生产单位生产的血液制品不符合国家质量标准的。

第七十四条　违反本法规定，有下列情形之一的，由县级以上地方人民政府卫生行政部门责令改正，通报批评，给予警告，已取得许可证的，可以依法暂扣或者吊销许可证；造成传染病传播、流行以及其他严重后果的，对负有责任的主管人员和其他直接责任人员，依法给予降级、撤职、开除的处分，并可以依法吊销有关责任人员的执业证书；构成犯罪的，依法追究刑事责任：

（1）疾病预防控制机构、医疗机构和从事病原微生物实验的单位，不符合国家规定的条件和技术标准，对传染病病原体样本未按照规定进行严格管理，造成实验室感染和病原微生物扩散的。

（2）违反国家有关规定，采集、保藏、携带、运输和使用传染病菌种、毒种和传染病检测样本的。

（3）疾病预防控制机构、医疗机构未执行国家有关规定，导致因输入血液、使用血液制品引起经血液传播疾病发生的。

## （五）以《医院感染管理办法》为例说明与医院感染管理有关的行政处分

《医院感染管理办法》共有四条规定了卫生行政部门、医疗机构及有关人员违反本办法应当承担的法律责任。

1. 卫生行政部门的监督管理责任　第六章第三十二条：县级以上地方人民政府卫生行

政部门未按照本办法的规定履行监督管理和对医院感染暴发事件的报告、调查处理职责,造成严重后果的,对卫生行政主管部门主要负责人、直接责任人和相关责任人予以降级或者撤职的行政处分。

本条中的卫生行政部门的监督管理职责是指本办法第五章所规定的:县级以上地方人民政府卫生行政部门应当按照有关法律法规和本办法的规定,对所辖区域的医疗机构进行监督检查。

对医疗机构监督检查的主要内容:

(1)医院感染管理的规章制度及落实情况。

(2)针对医院感染危险因素的各项工作和控制措施。

(3)消毒灭菌与隔离、医疗废物管理及医务人员职业卫生防护工作状况。

(4)医院感染病例和医院感染暴发的监测工作情况。

(5)现场检查。

其监督的主要内容的释义包括医疗机构是否按照有关法律法规及本办法的规定,制定并落实本单位预防和控制医院感染的规章制度;医疗机构有关医院感染管理的业务性工作是否达到规定的要求;医疗机构是否开展医院感染监测并对医院感染暴发事件及时发现、报告和处理;卫生行政部门对在检查中发现医疗机构存在医院感染隐患的情形,应当及时纠正并责令医疗机构限期整改,发现有可能导致患者健康危害的医院感染问题时,应当对所涉及的科室或者诊疗科目进行关闭或者暂停,以确保患者安全。

2. 医疗机构违反感染管理义务的行政法律责任　第三十三条:医疗机构违反本办法,有下列行为之一的,由县级以上地方人民政府卫生行政部门责令改正,逾期不改的,给予警告并通报批评;情节严重的,对主要负责人和直接责任人给予降级或者撤职的行政处分:

(1)未建立或者未落实医院感染管理的规章制度、工作规范。

(2)未设立医院感染管理部门、分管部门以及指定专(兼)职人员负责医院感染预防与控制工作。

(3)违反对医疗器械、器具的消毒工作技术规范。

(4)违反无菌操作技术规范和隔离技术规范。

(5)未对消毒药械和一次性医疗器械、器具的相关证明进行审核。

(6)未对医务人员职业暴露提供职业卫生防护。

本条所对应的是本办法第二章所规定的医疗机构在医院感染管理中应承担的法定义务。

3. 发生医院感染严重后果的法律责任　第三十四条:"医疗机构违反本办法规定,未采取预防和控制措施或者发生医院感染未及时采取控制措施,造成医院感染暴发、传染病传播或者其他严重后果的,对负有责任的主管人员和直接责任人员给予降级、撤职、开除的行政处分;情节严重的,依照《传染病防治法》第六十九条规定:可以依法吊销有关责任人员的执业证书;构成犯罪的,依法追究刑事责任。"

4. 医疗机构未依法履行报告义务时的法律责任　第三十五条:"医疗机构发生医院感染暴发事件未按本办法规定报告的,由县级以上地方人民政府卫生行政部门通报批评;造成严重后果的,对负有责任的主管人员和其他直接责任人员给予降级、撤职、开除的处分。"

按照本办法规定:医疗机构经调查证实发生 5 例以上医院感染暴发、由于医院感染暴发直接导致患者死亡或者由于医院感染暴发导致 3 人以上人身损害后果时,应当于 12 小时内向所在地的县级地方人民政府卫生行政部门报告,并同时向所在地疾病预防控制机构报告。所在地的县级地方人民政府卫生行政部门确认后,应当于24小时内逐级上报至省级人民政府卫生行政部门。省级人民政府卫生行政部门审核后,应当在24小时内上报至卫生部。医疗机构发生10例以上的医院感染暴发事件、特殊病原体或者新发病原体的医院感染、可能造成重大公共影响或者严重后果的医院感染时,应当按照《国家突发公共卫生事件相关信息报告管理工作规范(试行)》的要求进行报告。

### (六)卫生行政管理部门对医院感染实施卫生监督的主要内容

1. 审查医疗机构医院感染的组织管理
(1)医院感染管理责任制的建立。
(2)医院感染管理规章制度和工作规范的建立。
(3)医院感染管理工作制度的建立。
(4)医院感染管理工作流程的建立。
(5)医院感染管理评价方法的建立。
2. 审查医疗机构中医院感染管理的组织机构
(1)医院感染管理部门:住院床位总数在100张以上的医院应当设立感染管理委员会和独立的医院感染管理部门。住院床位总数在100张以下的医院应当指定分管医院感染管理工作的部门。其他医疗机构应当有医院感染管理的专(兼)职人员。
(2)医院感染管理委员会及其职责的落实情况:
1)认真贯彻医院感染管理方面的法律法规及技术规范、标准,制定本医院预防和控制医院感染的规章制度、医院感染诊断标准并监督实施。
2)根据预防医院感染规定和卫生学要求,对本医院的建筑设计、重点科室建设的基本标准、基本设施和工作流程进行审查并提出意见。
3)研究并确定本医院的医院感染管理工作计划,并对计划的实施进行考核和评价。
4)研究并确定本机构的医院感染管理重点部门、重点环节、重点流程、危险因素及采取的干预措施,明确各有关部门、人员在预防控制医院感染工作中的责任。
5)研究并制定本机构发生医院感染暴发及出现不明原因传染性疾病或者特殊病原体感染病例事件时的控制预案。
6)建立会议制度,定期研究、协调和解决有关医院感染管理方面的问题。
7)根据本机构病原体特点和耐药现状,配合药事管理委员会提出合理使用抗菌药物的指导意见。
8)其他有关医院感染管理的重要事宜。
(3)审查医院感染管理部门、分管部门和医院感染管理的专(兼)职人员的主要职责。
1)对有关预防和控制医院感染规章制度的落实情况进行检查和指导。
2)对医院感染及其相关危险因素进行监测、分析和反馈,针对问题提出控制措施并指导实施。
3)对医院感染发生状况进行调查、统计分析,并向医院感染委员会或医疗机构负责人报告。
4)对医院的清洁、消毒灭菌与隔离的无菌操作技术、医疗废物管理等工作提供指导。

5）对传染病的医院感染控制工作提供指导。

6）对医务人员有关预防医院感染的职业卫生安全防护工作提供指导。

7）对医院感染暴发事件进行报告和调查分析，提出控制措施并协调、组织有关部门进行处理。

8）对医务人员进行预防和控制医院感染的培训工作。

9）参与抗菌药物临床应用的管理工作。

10）对消毒药械和一次性使用器械、器具的相关证明进行审核。

11）组织开展医院感染预防、控制方面的科研工作。

12）完成医院感染管理委员会或医疗机构负责人交办的其他工作。

3. 审查消毒管理

（1）医疗机构应当按照《消毒管理办法》，严格执行医疗器械、器具的消毒工作技术规范，并达到以下要求：

进入人体组织、无菌器官的医疗器械、器具和物品必须达到灭菌水平；接触皮肤、黏膜的医疗器械、器具和物品必须达到消毒水平；各种用于注射、穿刺、采血等有创操作的医疗器械器具必须一用一灭菌。

医疗机构使用的消毒药械、一次性医疗器械和器具应当符合国家有关规定，一次性医疗器械、器具不得重复使用。

（2）监督重点：重点部门和环节消毒执行情况、消毒产品索证和管理情况。依据《内镜清洗消毒技术操作规范》《医疗机构口腔诊疗器械消毒技术操作规范》《血液透析器复用操作规范》。

（3）选择消毒、灭菌方法的原则

使用经卫生行政部门批准的消毒药械，并按照批准的范围和方法使用。

根据物品污染后的危害程度选择消毒灭菌方法。

根据物品污染后微生物的种类、数量和危害性选择消毒灭菌方法。

根据消毒物品的性质选择消毒灭菌方法。

4. 审查隔离技术的执行情况

《医院感染管理办法》第14条、第15条规定，医疗机构应当严格执行隔离技术规范，根据病原体传播途径，采取相应的隔离措施。医疗机构应当制定医务人员职业卫生防护工作的具体措施，提供必要的防护物品，保障医务人员的职业健康。

评价建筑布局的隔离与功能流程。

审查医院的防护隔离措施：正确使用防护用品，如口罩、护目镜、手套、隔离衣等。

考察医院采用的隔离技术：标准预防、基于传播方式的隔离。

审查是否向医务人员提供必要的防护物品，基本措施包括手部卫生、标准预防等。

5. 审查医院感染监测制度的建立及落实情况

医院感染的诊断是否依据医院感染的诊断标准。

是否及时诊断医院感染病例。

是否建立了有效的医院感染监测制度。

是否定期分析医院感染的危险因素，实施预防与控制措施。

是否及时分析医院感染病例和医院感染的暴发，分析感染源、感染途径，采取有效的处理和控制措施。

6. 审查重大医院感染事件报告情况

(1)《医院感染管理办法》第十八条　医疗机构经调查证实发生以下情形时,应当于12小时内向所在地的县级地方人民政府卫生行政部门报告,并同时向所在地疾病预防控制机构报告。所在地的县级地方人民政府卫生行政部门确认后,应当于24h内逐级上报至省级人民政府卫生行政部门。省级人民政府卫生行政部门审核后,应当在24h内上报至卫生部:

1) 5例以上医院感染暴发。

2) 由于医院感染暴发直接导致患者死亡。

3) 由于医院感染暴发导致3人以上人身损害后果。

(2)《医院感染管理办法》第十九条　医疗机构发生以下情形时,应当按照《国家突发公共卫生事件相关信息报告管理工作规范(试行)》的要求进行报告:

1) 10例以上的医院感染暴发事件。

2) 发生特殊病原体或者新发病原体的医院感染。

3) 可能造成重大公共影响或者严重后果的医院感染。

(3)《医院感染管理办法》第二十条　医疗机构发生的医院感染属于法定传染病的,应当按照《中华人民共和国传染病防治法》和《国家突发公共卫生事件应急预案》的规定进行报告和处理。

7. 预检、分诊的落实情况

(1) 预检、分诊的流程。

(2) 感染性疾病科的设置。

(3) 肠道门诊的设置和管理要求。

腹泻病门诊应做到设施与物资独立设区、有明显标识;有专用诊疗室,专用观察室,专用病房,专用卫生间,指派专兼职人员(医、护、检验),专用医疗设备与物资(听诊器、血压计、体温计、抢救药品、消毒药械、专用腹泻门诊日志登记本)。

专用腹泻门诊日志登记本的项目应齐全(13项):姓名、性别、年龄、工作单位、职业、详细地址、就诊日期、发病日期、主要症状、体征、初诊印象、化验结果、治疗方法等。

肠道门诊现场情况应做到腹泻病门诊在每年5—10月开设,重点地区根据需要应当常年开设,做到人员和时间固定。

肠道门诊应配备必要的标准预防措施、防护用品,包括防护服、防护口罩、防护眼镜或面罩、隔离衣、手套、鞋套等。

肠道门诊室内应配备符合要求的手消毒设施、设备、物资。

对腹泻病人应做到"逢泻必登、逢疑必检"。

病人排泄物处理应符合要求。

消毒剂与消毒器械的使用应符合卫生行政部门要求。

医疗服务用品用具应进行无害化后分类处置。

(4) 发热门诊应符合《发热门诊设置管理规范》(联防联控机制医疗发〔2021〕80号)的要求。

(5) 属于新型冠状病毒肺炎定点救治的医院应符合《新冠肺炎定点救治医院设置管理规范》(联防联控机制医疗发〔2021〕80号)要求。

8. 医院感染法律法规的人员培训

(1)是否做到全员培训。

(2)培训的计划。

(3)培训计划的落实情况。

9. 医疗废弃物处置　应符合《医疗废物处理条例》和《医疗卫生机构医疗废物管理办法》的要求。

医院感染监督案由分类：

(1)医疗机构违反对医疗废物的管理职责案。

(2)违反医疗废物分类收集运送与暂时贮存案。

(3)违法医疗废物处置案。

(4)转让、买卖医疗废物案。

(5)对医疗废物流失事故处理不力案。

(6)阻碍卫生行政主管部门执法案。

(7)农村医疗废物处理不符合要求案。

(8)医疗废物导致传染病传播案。

10. 病原微生物实验室生物安全　按照《人间传染的病原微生物名录》严格管理，应符合《实验室生物安全通用要求》(GB 19489—2004)要求。

（王凯戎）

# 第三节　医院感染的民事法律责任

《中华人民共和国传染病防治法》规定，因违反医院感染预防和控制方面的法律、法规、部门规章、规范和标准，导致传染病传播、流行，给他人人身、财产造成损害的，行为人(法人或者自然人)应当依法承担民事责任。

承担医院感染民事责任的主要法律依据是《中华人民共和国民法典》(2021年1月1日起施行)。

《民法典》第一千零四条："自然人享有健康权。自然人的身心健康受法律保护。任何组织或者个人不得侵害他人的健康权。"第一千零五条："自然人的生命权、身体权、健康权受到侵害或者处于其他危难情形的，负有法定救助义务的组织或者个人应当及时施救。"

《民法典》第七编"侵权责任编"第六章专门规定了"医疗损害责任"。

第一千二百一十八条规定患者在诊疗活动中受到损害，医疗机构或者其医务人员有过错的，由医疗机构承担赔偿责任。

第一千二百一十九条规定医务人员在诊疗活动中应当向患者说明病情和医疗措施。需要实施手术、特殊检查、特殊治疗的，医务人员应当及时向患者具体说明医疗风险、替代医疗方案等情况，并取得其明确同意；不能或者不宜向患者说明的，应当向患者的近亲属说明，并取得其明确同意。

医务人员未尽到前款义务,造成患者损害的,医疗机构应当承担赔偿责任。

第一千二百二十条规定因抢救生命垂危的患者等紧急情况,不能取得患者或者其近亲属意见的,经医疗机构负责人或者授权的负责人批准,可以立即实施相应的医疗措施。

第一千二百二十一条规定医务人员在诊疗活动中未尽到与当时的医疗水平相应的诊疗义务,造成患者损害的,医疗机构应当承担赔偿责任。

第一千二百二十二条规定患者在诊疗活动中受到损害,有下列情形之一的,推定医疗机构有过错:

(一)违反法律、行政法规、规章以及其他有关诊疗规范的规定。

(二)隐匿或者拒绝提供与纠纷有关的病历资料。

(三)遗失、伪造、篡改或者违法销毁病历资料。

第一千二百二十三条规定因药品、消毒产品、医疗器械的缺陷,或者输入不合格的血液造成患者损害的,患者可以向药品上市许可持有人、生产者、血液提供机构请求赔偿,也可以向医疗机构请求赔偿。患者向医疗机构请求赔偿的,医疗机构赔偿后,有权向负有责任的药品上市许可持有人、生产者、血液提供机构追偿。

第一千二百二十四条规定患者在诊疗活动中受到损害,有下列情形之一的,医疗机构不承担赔偿责任:

(一)患者或者其近亲属不配合医疗机构进行符合诊疗规范的诊疗。

(二)医务人员在抢救生命垂危的患者等紧急情况下已经尽到合理诊疗义务。

(三)限于当时的医疗水平难以诊疗。

前款第一项情形中,医疗机构或者其医务人员也有过错的,应当承担相应的赔偿责任。

第一千二百二十五条规定医疗机构及其医务人员应当按照规定填写并妥善保管住院志、医嘱单、检验报告、手术及麻醉记录、病理资料、护理记录等病历资料。

患者要求查阅、复制前款规定的病历资料的,医疗机构应当及时提供。

第一千二百二十六条规定医疗机构及其医务人员应当对患者的隐私和个人信息保密。泄露患者的隐私和个人信息,或者未经患者同意公开其病历资料的,应当承担侵权责任。

第一千二百二十七条规定医疗机构及其医务人员不得违反诊疗规范实施不必要的检查。

第一千二百二十八条规定医疗机构及其医务人员的合法权益受法律保护。

干扰医疗秩序,妨碍医务人员工作、生活,侵害医务人员合法权益的,应当依法承担法律责任。

除《民法典》的规定以外,在人民法院对于医院感染纠纷案件的审理中,即使医院及其医务人员没有过错,仍有可能依"公平原则"被判决承担法律责任。《北京市高级人民法院关于审理医疗损害赔偿纠纷案件若干问题的指导意见(试行)》第34条:"无过错输血感染造成不良后果的,人民法院可以适用公平分担损失的原则,确定由医疗机构和血液提供机构给予患者一定的补偿。"明确规定了输血感染造成患者不良后果的,即使医疗机构和采供血机构没有过错,也要共同对患者予以补偿,即适用公平原则。

(王凯戎)

# 第四节　医院感染法律责任典型案例

国内国外发生过多起严重的医院感染事件,不仅增加了患者的痛苦,加重了患者经济负担,甚至使许多患者付出了生命的代价或者致残的代价,同时,医疗机构及其管理者不同程度地承担了法律责任,带来了巨大的损失。

## 一、某市妇幼医院严重医院感染事件

### (一)事件简况

某年4—5月,某市妇幼医院发生了严重的医院感染暴发事件,给患者带来痛苦和损害,造成重大经济损失,引起社会各界和国内外的强烈反响。该院某年4月3日—5月27日,共计手术292例,至同年8月20日止,发生感染166例,切口感染率为56.85%。

### (二)调查确认的事实

事件发生后,该市妇幼医院未及时向上级卫生行政部门报告,在自行控制措施未果、感染人数多达30余人的情况下,才于5月25日报告该市卫生局。该市卫生局指示停止手术,查找原因。经该市卫生局、省卫生厅组织国内外有关专家积极治疗,患者伤口愈合。

经调查,此次感染是以龟分枝杆菌为主的混合感染,感染原因是浸泡刀片和剪刀的戊二醛因配制错误未达到灭菌效果。该院长期以来,在医院感染管理和控制方面存在的严重缺陷,是这次感染人数多、后果严重的医院感染暴发事件发生的根本原因,综合起来,有以下几点。

1. 医院领导对医院感染管理工作缺乏认识,医院感染管理组织不健全,责任不落实。医院感染管理委员会成员、各科室兼职监控人员没有落实,医院感染管理委员会形同虚设,工作不到位。

2. 对有关医院感染管理的各项规定执行不力。该院的医院感染预防意识淡薄,在医院感染监测和控制措施等环节存在严重疏漏,违反了原卫生部颁布的《医院感染管理规范》中关于消毒剂配制、有效浓度监测、消毒灭菌效果监测的规定。

3. 有关工作人员严重缺乏对患者负责的精神。戊二醛溶液用于手术器械灭菌浓度应为2%,浸泡4h,而该院制剂员将新购进未标明有效浓度的戊二醛溶液(浓度为1%)当作20%的戊二醛溶液稀释200倍供有关科室使用,致使浸泡手术器械的戊二醛浓度仅为0.005%,且长达6个月之久未能发现。由于有关人员对患者极端不负责任,直接导致这起医院感染暴发事件发生。

4. 部分医护人员违反消毒隔离技术的基本原则。6月份现场调查发现,手术室浸泡手术刀片、剪刀的消毒液近2周尚未更换,明显违背有关规定。

此外,该市某公司销售的强化戊二醛,使用说明书不标明有效浓度、消毒与灭菌概念不清等问题,也是导致该市妇幼医院制剂员错配消毒剂引发严重医院感染暴发事件的重要因素。

### (三)处理结果

1. 行政责任　该市卫生局对有关责任人进行了严肃处理,院长被免去院长职务,直接责任人主管药师被开除公职,其他有关人员由医院进行处理。该市卫生局将该事件通报全市,原卫生部将该事件通报全国。

2. 民事责任　该市妇幼医院感染事件168名被感染者中46名比较严重者,以"院内感染损害赔偿纠纷"为由提起民事诉讼,向被告市妇幼医院、该市医疗用品科技开发有限公司索赔总额达2681万元。

其中媒体大量报道时年32岁的一位女士,要求该市妇幼医院、该市某医疗用品科技开发有限公司赔偿医疗费、误工费和精神损失费等合计人民币303万元。法院经审理认定,该女士术后感染的直接原因是市妇幼医院将某医疗用品科技开发有限公司生产的消毒剂进行错误配制,用于手术器械的消毒时未能有效灭菌。该女士受感染与该医疗用品科技开发有限公司未在产品标签上标明浓度无因果关系。法院据此驳回了该女士对此医疗用品科技开发有限公司的诉讼请求,认定市妇幼医院应对该女士受感染后造成的损失承担民事责任,一审法院判令该市妇幼医院赔偿原告(该女士)各项损失共计128 422.38元。

媒体报道的还有该感染事件中年龄最小的受害者,索赔治疗费、护理费、误工费、交通费等共计10项,金额84万余元。其中要求精神损害抚慰金赔偿为15万元。该年4月,年仅1岁的受害者在市妇幼医院门诊做包皮环切手术时感染分枝杆菌。之后,该患儿接受了无数次清创、10次激光治疗、病灶切除和大剂量的抗菌药物治疗。

除46名患者起诉外,另有数十人与该市妇幼医院通过协商达成"赔偿协议",获得了一定的赔偿或者补偿。

## 二、某省某市市立医院恶性医疗损害事件

### (一)事件简况

某年12月11日,某省某市市立医院发生10例接受白内障手术治疗的患者眼球医源性感染、其中9名患者遭受单侧眼球被摘除的恶性医疗损害事件。经调查,该起恶性医疗损害事件是由于该市市立医院管理混乱,违法、违规与非医疗机构合作,严重违反诊疗技术规范,造成手术患者医源性感染所致。

### (二)调查确认的事实

该事件性质恶劣,后果严重,社会影响极坏。主要违法、违规问题如下。

1. 医院与非医疗机构合作,为非法行医提供场所。该市市立医院违规与某科技贸易有限公司签订协议,合作开展白内障超声乳化手术。根据协议,公司组织××市眼科医师和护士,提供超声乳化仪和进口人工晶状体,到该市市立医院开展手术,医院负责组织患者和提供手术室、消毒设施等。某年12月11日,某科技贸易有限公司安排××市某医师和不具备行医资格的该科技贸易有限公司人员为10例患者实施白内障超声乳化手术。经食品药品监督管理部门的初步调查,获知该科技贸易有限公司没有取得食品药品监督管理局颁

发的《医疗器械经营企业许可证》，所使用的进口人工晶状体未经注册。

2. 医师违规，擅自外出执业。经卫生行政部门查实，××市外出执业的某医师未经所在医院和科室同意，擅自应公司邀请，在执业注册地点以外城市开展执业活动，违反了原卫生部《医师外出会诊管理暂行规定》和××市卫生局《关于加强××市公立医疗机构医师外出执业管理的规定》。

3. 医院管理混乱，诸多环节存在医疗安全隐患。医院主要领导法制观念淡薄，违规与非医疗机构签订合作协议。医院的规章制度不健全，缺少必要的技术操作规范、工作流程和工作记录。医院手术室布局、流程、环境、设施等不符合开展无菌手术的基本要求，手术器械的消毒和灭菌工作没有达到基本标准，术中微创手术器械不能做到一人一用一灭菌。

4. 当地卫生行政部门监管不力。该市市立医院两年前开始违规与非医疗机构合作，该市卫生局对医院存在的非法行医活动长期失察，管理不严，监督不力，不能及时发现并纠正。该市卫生局知悉市立医院发生重大医疗过失行为后，未按《医疗事故处理条例》及原卫生部《重大医疗过失行为和医疗事故报告制度的规定》上报。

### （三）处理结果

1. 行政责任　该省卫生厅、该市政府及××市卫生局根据调查结果对有关人员做出了处理决定。给予市卫生局局长行政记大过处分，分管副局长行政记过处分；撤销市立医院院长党内外一切职务；给予市立医院副院长党内严重警告、行政记大过处分；给予卫生局医政科科长党内警告、行政警告处分；省卫生厅取消市立医院二级甲等医院的称号，责令该院立即终止合作、停止白内障超声乳化手术，没收非法所得31万余元，并予罚款3万元；该市市立医院眼科3名医师被处停止执业活动9个月，手术室1名护士被处中止执业注册一年；对医院原眼科主任及2名医师给予行政记过处分，对医务科科长等6名相关人员给予相应的行政处罚。对擅自应公司邀请、赴某市市立医院实施手术的××市某医师，所在××市卫生局对其处以吊销《医师执业证书》的处罚。该事件涉及的违法犯罪问题，由当地司法机关调查处理。省卫生厅将该事件通报全省，原卫生部将该事件通报全国。

2. 刑事责任　科技贸易有限公司人员2人非法组织外市医生前往该市立医院，对10名白内障患者进行超声乳化手术。在未取得医师执业资格的情况下，该公司2人参与了手术全过程，并造成10名患者出现严重感染，其中9人单侧眼球被摘除，1人进行了玻璃体切割术。次年11月29日，某区人民法院对该2被告人非法行医罪一案做出判决，以两名被告人犯非法行医罪，分别判处被告人有期徒刑5年和6年并处罚金。一审宣判后，两名被告人不服，向市中级人民法院提起上诉。市中级人民法院认为，一审判决认定事实清楚，定性准确，量刑适当，故驳回上诉，维持原判。

3. 民事责任　由该科技贸易有限公司负责对受害患者进行民事赔偿，具体赔偿数额不详。

## 三、某大学医学院附属医院严重医院感染事件

### （一）事件简况

某年9月，某大学医学院附属医院发生严重医院感染事件，后果严重，影响恶劣。该

院新生儿科9名新生儿自9月3日起相继出现发热、心率加快、肝脾大等临床症状,其中8名新生儿于9月5—15日间发生弥散性血管内凝血而相继死亡,1名新生儿经治疗好转。

**(二)调查确认的事实**

原卫生部于9月23日接到关于该事件的举报信息后,立即组织专家调查组赶赴该院,与某省专家调查组共同开展实地调查。经专家组调查,认为该事件为医院感染所致,是一起严重医院感染事件。调查中发现该院存在以下问题。

1. 医院管理工作松懈,医疗安全意识不强。该院对《医院感染管理办法》及有关医院管理的规定执行不力,医院管理工作松懈,在医疗安全保障方面存在纰漏;医院感染管理的规章制度不健全,没有全面落实诊疗技术规范和医院感染管理的工作制度;部分医务人员工作责任心不强,思想麻痹。

2. 医院忽视医院感染管理,未尽感染防控职责。该院对预防和控制医院感染工作不重视,未按照《医院感染管理办法》的规定建立医院感染管理责任制,尚未建立独立的医院感染管理部门并履行相应的职责。该院的感染控制工作隶属于医务部,削弱了医院感染管理的力度,加之医院感染管理人员配置不足,难以高质量完成预防和控制医院感染的各项管理、业务工作,难以保证对医院感染的重点部门和环节实施监督检测、检查和指导。

3. 缺失医院感染监测,瞒报医院感染事件。该院没有按照《医院感染管理办法》的规定建立有效的医院感染监测制度,不能及时发现医院感染病例和医院感染暴发,更没有分析感染源、感染途径,无法采取有效的处理和控制措施。医院新生儿科在短时间内连续发生多起感染和死亡病例,医院未予报告,存在瞒报重大医院感染事件的事实。

4. 感染防控工作薄弱,诸多环节存在隐患。发生严重医院感染事件的新生儿科在建筑布局、工作流程、消毒隔离等方面存在明显缺陷。新生儿科室建筑布局和工作流程不合理,人流与物流相互交叉;对部分新生儿使用的物品和器具采用了错误的消毒方法;医务人员没有规范地进行手卫生操作;用于新生儿的肝素封管液无使用时间标识等。据对部分医务人员的手、病房物体表面、新生儿使用的奶瓶和奶嘴、新生儿暖箱注水口等进行检测,发现细菌超标严重,有金黄色葡萄球菌、肺炎克雷伯菌的明显污染。

**(三)处理结果**

1. 行政责任  事件发生后,该省省委、省政府高度重视,大学根据调查结果对医院有关责任人做出处理,撤销该大学医学院附属医院院长和主管副院长的职务,免去医院新生儿科主任、护士长的职务,免去医院医务部、护理部等有关职能部门负责人的职务。省卫生厅将该事件通报全省,原卫生部将该事件通报全国。

2. 民事责任  8名死亡婴儿的家长分别获得某大学医学院附属医院给付的赔偿款和退还的全部医疗费用。

## 四、某职工医院、某中心医院透析感染事件

### （一）事件简况

某省卫生厅于某年2月27日接到某职工医院6名患者投诉,反映在该院进行血液透析感染丙型肝炎病毒。该省卫生厅立即责成市卫生局组织进行调查。经调查,有47名患者在该职工医院进行血液透析,上一年的12月至当年1月,医院对47名患者进行检测的结果表明,20名患者丙型肝炎病毒抗体阳性。20名丙型肝炎病毒抗体阳性患者中有14名患者曾在某中心医院进行血液透析。

### （二）调查确认的事实

经对该职工医院和该中心医院的现场检查,两所医院违反了《医院感染管理办法》《血液透析器复用操作规范》,存在血液透析患者感染丙型肝炎病毒的隐患。主要问题包括:

1. 医院缺失有关规章制度。两所医院违反了《医院感染管理办法》的规定,没有针对血液透析感染管理制定并落实相应的规章制度、工作规范和技术规程。特别是该职工医院,血液透析室的管理十分混乱。

2. 医院重复使用一次性血液透析器。两所医院均存在重复使用一次性血液透析器的问题。职工医院不仅重复使用一次性血液透析器,而且重复使用一次性血液透析管路。

3. 医院存在诸多交叉感染的隐患。两所医院违反了《血液透析器复用操作规范》,对血液透析器的处理过程不规范,不进行测漏试验和质量监测,消毒方法不正确。特别是某职工医院,对丙型肝炎病毒抗体阳性患者不能实施专机血液透析和专区处理血液透析器,并使用工业用过氧乙酸对血液透析器进行消毒,存在交叉感染和安全隐患。

### （三）处理结果

省卫生厅、市卫生局对该事件高度重视,责令该职工医院血液透析室停业整顿,对该中心医院下达了整改意见。鉴于职工医院和中心医院对患者感染丙型肝炎病毒负有责任,该职工医院上级主管部门撤销医院主持工作的常务副院长和副院长的职务并给予行政记过处分;该中心医院上级主管部门撤销医院主管副院长的职务并给予警告处分。两所医院血液透析室主任、护士长等相关责任人被免职。省卫生厅将该事件通报全省,原卫生部将该事件通报全国。

两所医院对本案中因医院感染导致不良后果的患者进行了赔偿或者补偿,具体方式和数额不详。

## 五、某市某县医院血液透析室丙型肝炎病毒感染事件

某年3月30日,国家卫生和计划生育委员会办公厅通报某县医院血液透析室丙型肝炎病毒感染事件,该院涉及丙型肝炎病毒可疑暴露的78名血液透析病人中,39名确诊感染丙型肝炎病毒。事件调查结果表明,该医院血液透析室存在未对乙型肝炎、丙型肝炎患者实行

隔离透析,多人共用肝素注射器,部分透析器复用消毒程序不规范等问题,是导致本次感染暴发的主要原因。

## (一)事件简况及处理结果

某年1月9日,某县医院血液透析室在对透析患者进行例行检查时,发现2例患者丙型肝炎病毒抗体(抗HCV)阳性,其中1例患者曾于上一年11月15日在该院内二科住院期间被查出抗HCV阳性,但病房主管医师未按照规定报告医院感染管理控制办公室,也未及时告知血液透析室(该患者2年来一直在该院行血液透析治疗),致使该患者自检出抗HCV阳性后1个多月期间一直作为普通透析患者在该院接受血液透析和血液过滤治疗。在得知2名患者抗HCV阳性结果后,某县医院未采取其他控制措施,而是研究决定一个月后对全部43名接受血液透析患者进行检验复查。2月17日至2月19日,该院又陆续发现6例抗HCV阳性患者。截至3月4日,确认此次医院感染事件导致35名患者感染丙型肝炎病毒。

事件发生后,该省省委、省政府主要领导做出批示,要求原省卫生和计划生育委员会组成专家组第一时间赴现场调查处理,责成地方党委政府成立领导小组立即查清事实,对感染者进行救治,稳定感染者及其家属情绪,并依照有关法律法规严肃处理责任人。对已确诊的感染者逐一制订个体化治疗方案,提供免费丙型肝炎治疗和免费血液透析治疗,对确诊感染者的密切接触者进行免费体检。根据专家调查意见及卫生监督部门执法取证的结果启动问责机制,县卫生计生局和县医院共有20名相关责任人受到党纪、政纪处分,医院院长、主管副院长、科主任、科副主任和护士长等5人被免职,主管医师、护士长2人被暂停执业活动1年,给予2名责任护士留用察看3个月的处理。事件发生后,原省卫生和计划生育委员会安排在全省范围内开展为期1个月的专项整治,对全省血液透析室进行拉网式检查。

## (二)调查确认的事实

事件发生的直接原因是对已经确定为抗HCV阳性的患者进行血液透析治疗时没有严格落实与普通患者分区、分机操作的要求,暴露出在医院管理,特别是医院感染管理方面存在严重缺陷,地方卫生行政部门未能切实履行监管职责,使得此次事件不仅未能避免,也未能在发生早期得到及时、有效的控制。

1. 医院依法执业意识不足,对医院感染防控工作不重视。该县医院在血液透析室设置以及透析机数量发生变化时未按规定向卫生行政部门申请执业登记变更,医院感染管理委员会调整不及时,工作流于形式。医院感染管理制度更新不及时,管理责任不落实,重要设备设施不能满足院感工作需要。血液透析室分区、布局不合理,未能严格执行普通患者与乙型肝炎、丙型肝炎患者分区和分机透析制度。重点部门人力资源配置不合理,培训不到位,医院感染报告与处置工作不规范。

2. 医护人员违法违规操作,血液透析基础知识和医院感染防控知识欠缺,临床医生未履行传染病和医院感染相关疾病报告责任和义务,导致已经确认的抗HCV阳性患者与普通患者共用血液透析机接受治疗。血液透析室护士违反"一人一次一针管"安全注射基本要求。透析器复用设施操作不规范,复用记录缺失。复用使用一次性置换液管路。医护人员手卫生依从性差。所有患者未定期检查相关指标,且存在透析所用药物缺少医生护士签名等严重违反管理制度和操作规程的问题。

3. 地方卫生计生行政部门监管缺失。县卫计局未能按照《医疗机构血液透析室管理规范》的要求对该县医院血液透析室进行定期和不定期检查评估；未按照《医疗机构管理条例》要求对该院进行定期校验，对发生变化的登记事项未进行及时变更，对医院医疗质量和安全管理缺乏日常监管和管理流于形式，对某县医院长期存在的重大医疗质量和安全问题缺少督促、指导并予以纠正，未能履行监管责任。

**（三）工作要求**

1. 增强医院感染管理责任意识，落实医疗机构主体责任。医院感染管理是保证医疗质量和患者安全的重要基础性工作，也是衡量医疗机构管理水平的重要标志。医疗机构是医院感染管理的第一责任主体，院长是第一责任人，医务人员负有医院感染防控的重要职责。各级各类医疗机构要切实增强主体责任意识，建立健全医院感染管理组织，全面落实各项工作制度和要求。要增强法律意识。规范执业行为，对医院感染防控重点部门、重点环节要加强制度建设和岗位培训教育，强化医疗安全管理的自觉性、主动性和工作能力。

2. 加强行业监管，切实履行监管职责。各级卫生行政部门要加强对医疗机构的执业监管，特别要强化对县医院和基层医疗机构医疗服务的监管力度，依托各级医院感染管理质量控制组织定期开展检查、培训和指导。要开展医院感染管理的全员培训和医院感染管理专项督导。

3. 完善医院感染质量控制体系建设，提升医院感染防控能力，使各级质量控制组织成为行政部门管理、指导行业的技术支撑。各级医院感染质量控制组织要切实履行责任，加强对医院感染管理有关法律和技术要求、管理规范的培训，特别要加强对县医院、基层医疗机构和社会办医疗机构的质量控制工作力度，防止这些医疗机构成为质量控制工作盲区，促进本地区医院感染管理工作的规范化、标准化、同质化。

# 六、某省中医院标本提取致 5 名患者感染人类免疫缺陷病毒事件

某年 2 月 13 日，国家卫生和计划生育委员会、国家中医药管理局发布联合督导彻查某省中医院医源性人类免疫缺陷病毒感染事件开展全行业专项整顿活动的通知。

某年 12 月，某省中医院检验科一名主管技师因操作"封闭抗体治疗"服务项目中淋巴细胞的收集、提纯时，严重违反"一人一管一抛弃"的职业操作规范，多次使用同一根吸管交叉吸取、搅拌、提取所操作批次人员的淋巴细胞，致 5 名患者感染人类免疫缺陷病毒，造成重大医疗事故，该名主管技师以医疗事故罪被判处有期徒刑 2 年 6 个月。

国家卫生和计划生育委员会高度重视该医源性人类免疫缺陷病毒感染事件。接报后，国家卫生和计划生育委员会主任立即批示责成当地了解情况，查清原因，对患者迅速进行检测，及时采取应急预防措施，全力进行阻断和诊治，对责任人依法依规严肃处理。国家卫生和计划生育委员会、国家中医药管理局有关司局负责同志多次赶赴该省进行督导调查，了解并指导该省开展事件处置工作，提出督导要求，并两次组织专家进行专题研究，深刻分析事件原因。

专家认为，事件发生的主要原因是个别医疗机构及医务人员医疗安全意识缺失，医院感染防控管理制度不健全、制度规范落实不力，没有严格遵守技术规范和标准化操作规程开展

诊疗工作。应当进一步落实医疗机构主体责任,完善管理机制,加强安全隐患排查,加大全员培训教育力度,切实保障患者健康权益。

国家卫生和计划生育委员会办公厅和国家中医药管理局办公室分别向全国印发了《关于进一步加强医疗安全管理和风险防范工作的通知》,召开由全国各省、市、县三级卫生和计划生育委员会相关工作负责同志和全国二级以上医院院长参加的视频会议进行部署。要求各级卫生行政部门和医疗机构切实提高医疗安全意识,深刻吸取教训,落实医疗安全质量主体责任,加强制度建设,突出管理重点,进一步加强医疗安全管理和风险防范工作。各级卫生行政部门和办医主体要切实履行监管职责,建立医疗安全责任追究机制,加大监管工作力度。同时,开展医疗安全专项整顿活动,针对质量、安全和服务中存在的突出问题和薄弱环节,全面整顿质量安全风险并持续改进,切实保障人民群众健康。

## 七、某市人民医院 69 例血液透析患者感染丙型肝炎病毒事件

某年 6 月 18 日,国家卫生健康委员会就某省某市人民医院发生一起血液净化中心血液透析患者感染丙型肝炎病毒事件做出相关通报。当年 4—5 月,该市人民医院发生一起血液净化中心血液透析患者感染丙型肝炎病毒事件,事件共导致 69 例患者感染丙型肝炎病毒。经调查认定,该事件是一起因感染预防与控制工作制度落实不到位等引起的严重院内感染事件。这次事件性质恶劣,后果严重,已决定对该市人民医院党委书记、院长和分管副院长予以免职,并进一步调查处理;对该市及上级市卫生健康委员会相关负责人和医院相关责任人予以相应处理。

### (一)事件简况

某年 4 月 12 日,某市人民医院血液净化中心 1 名血液透析治疗患者因出现消化道临床症状,分别于 4 月 15 日、19 日送检丙型肝炎病毒抗体和丙型肝炎病毒核酸检测,检测结果均为阳性。该院遂对血液透析患者进行乙型肝炎病毒、丙型肝炎病毒病原学检查,至 5 月 12 日,接受病原学检查的 38 例患者中有 11 例丙型肝炎病毒抗体检测结果阳性。5 月 13 日,该市人民医院向市卫生健康委员会报告该院疑似发生院内感染。经筛查,在该院接受血液透析治疗的全部 161 例患者中,共确诊新增诊断丙型肝炎病毒感染患者 69 例。

### (二)调查确认的事实

此次事件暴露出当事医院"以病人为中心"观念淡薄,盲目追求规模扩张,疏于质量安全管理,重大风险防范意识不强,感染防控措施执行不力,对存在的问题不整改,长期"带病"运行等一系列问题。某市人民医院存在的主要问题包括:

1. 血液净化中心布局流程不合理。普通透析区、乙型肝炎患者透析区、丙型肝炎患者透析区和其他须隔离的患者透析区域之间未建立规范的物理隔离,各隔离透析区共用通道和护士工作站,隔离透析区内物品未专区专用。透析治疗区域内洗手池设置数量少、距离远,有的隔离透析区内无洗手池。

2. 血液净化中心人力配备和能力不足。案发时血液净化中心的透析机由 32 台增加至 49 台,血液透析治疗量显著增加,但医生和护士并未相应增加,且多名护士未经过血液净化

专业培训。仅有兼职工程师 1 名,未达到设置 20 台以上的透析机应当配备 1 名专职技师的要求。

3. 感染防控制度措施执行不力。该院 161 例血液透析患者中,有 31 例未按规定进行每 6 个月一次的例行传染病标志物复查。需隔离透析的传染病患者未按要求在隔离透析治疗区进行专机透析,隔离透析患者和非隔离透析患者在不同透析治疗区之间流动,混用透析机。各透析治疗区之间护士和所用透析机未做到相对固定。肝素使用量与实际透析工作量存在较大差距,存在用药不规范和不安全注射的风险。手卫生制度不落实,存在以使用手套代替洗手的现象。消毒隔离制度执行不力,环境及物表保洁不到位。

4. 医院感染监测与传染病报告制度未执行。医院未按照《医院感染管理办法》的规定规范实施感染监测,未及时发现感染病例和感染隐患,确诊传染病病例未在规定时间内及时上报。

### (三) 处理结果

某省有关部门根据干部管理权限和《医院感染管理办法》等规定,对相关责任人进行了严肃查处。对该市人民医院党委书记、院长和分管副院长予以免职,并进一步调查处理;对该市卫生健康委员会相关负责人和医院相关责任人予以相应处理。上级市卫生健康委员会责令该市人民医院血液净化中心停业整顿,并将透析患者分流至其他医院继续治疗。对涉事 5 名医师、14 名护士分别处以暂停执业 6 个月至 1 年执业活动直至吊销执业证书的处罚。省卫生健康委员会取消该市人民医院三级乙等医院资格,按二级综合医院管理,整改期1 年。

### (四) 工作要求

地方各级卫生行政部门和各级各类医疗机构要站在维护人民群众健康权益的高度,进一步提高政治站位,树立底线意识,强化岗位责任,高度重视医疗质量和医疗安全管理,避免此类事件再次发生。

1. 增强责任意识,压实防控责任。各地要按照《国家卫生健康委办公厅关于进一步加强医疗机构感染预防与控制工作的通知》(国卫办医函〔2019〕480 号)要求,全面落实医疗机构感染预防与控制基本制度,切实履行政治职责,明确工作目标和岗位职责,防控责任落实到具体科室和医务人员,主动践行"人人都是感染防控实践者"的理念,以高度负责任的态度为人民群众提供高质量的医疗服务。

2. 全面开展排查整顿,防范化解风险。全国卫生健康系统要以此为鉴,针对医疗机构感染防控工作,开展一次全面排查整顿。对各级各类医疗机构进行拉网式、不留死角的排查整顿。采取医疗机构自查、卫生行政部门检查的方式,排查感染防控组织建立及管理情况、相关规章制度落实情况、重点科室等情况,特别是开展血液透析治疗落实相关管理规范和基本标准的情况。对排查出的安全隐患建立问题台账,立查立改,实行销号管理。排查整顿的具体安排另行通知。

3. 加强教育培训,强化监管问责。地方各级卫生行政部门和各级各类医疗机构要加强源头管理,全面开展感染防控基础知识、基本理论和基本技能的全员教育培训,不断提升识别风险、化解风险的能力水平。深刻吸取教训,强化内外部监管,严肃执纪问责,将感染防控作为核心考核内容纳入医院评审、评优评先等工作,不断规范执业行为,促进感染防控水平的持续提升。

## 八、某医科大学某医院多名新生儿死亡医院感染暴发事件

某年6月18日,国家卫生健康委员会发出关于某医院多名新生儿死亡的医院感染暴发事件通报:某年4月,某医院发生一起医院感染暴发事件,导致多名新生儿死亡。现已查明,该事件是一起由肠道病毒(埃可病毒11型)引起的医院感染暴发事件,共导致19例感染,其中5例死亡。这次事件性质恶劣,后果严重。

### (一)事件简况

自某年4月1日起,某医院新生儿科陆续出现多例患儿不明原因发热,至4月14日停止接收患儿。在此期间,医院共收治患儿120例,其中27例出现不同程度的发热症状。4月9日起,医院开始分批向外院转送患儿,先后安排37例患儿转至其他医院治疗,但未如实向接收医院告知转诊原因。4月3—20日期间,有5例新生儿相继死亡。此次事件暴露出当地卫生行政部门和部分医疗机构"以病人为中心"的理念淡化,质量安全意识缺失,医德医风教育不足等一系列问题。

### (二)调查确认的事实

1. 某医院存在的问题

(1)医院感染管理制度不健全、落实不到位:医院对医院感染管理工作重视不够,对《医院感染管理办法》及有关管理规定执行不力,存在医疗安全隐患。医院感染控制专职人员配置不足,难以保证工作的连续性。医院感染管理委员会流于形式,未提出具有针对性的问题和解决问题的方案,未真正发挥决策作用。相关培训和医院感染暴发应对演练不到位,一些医务人员对医院感染相关制度不知晓,工作人员对医院感染暴发事件的报告和处置相关规定不熟悉。

(2)医院感染防控意识和敏感性不强:未按照《医院感染管理办法》的规定进行有效的医院感染监测,未及时发现医院感染病例和医院感染隐患。两年来未开展新生儿科目标性监测,未及时发现医院感染的危险因素并进行风险管理。违反规定将患儿分批转院,未如实告知接收医院转诊原因。4月1—14日,该院多例患儿陆续出现不明原因的发热症状,明显高于既往平均水平,但医院感染意识淡薄、敏感性不强、处置措施不力。

(3)医院感染管理不科学不规范:出现疑似医院感染病例后,医院没有按照规定程序及时报告,而是违反规定对"疑似医院感染"患儿采取转送外院的处理措施。省调查组进驻后,仍发现该院部分喉镜、雾化机等医疗用品和设施的清洁消毒不规范,配奶过程存在洁污交叉,日常消毒和感染防护工作不到位等问题。

2. 卫生行政部门存在的问题　区卫生健康局对事件处置不当,调查失实,向上级市卫生健康局未报告患儿死亡及多名患儿转院情况,未充分履行报告及调查处理职责。市卫生健康局对该区报告中提及的"未排除院内感染的可能"有关情况不核实、不上报,事件多个环节的处理都存在漏洞,导致事态恶化。市、区卫生健康局对医院感染的日常检查和监督不力,未能及时发现重点区域、重点人员、重点环节存在的风险隐患。

3. 接收转院医院存在的问题　其他 2 所医院对短期内由同一医院转来多名重症感染患儿没有具备足够的敏感性,对转入患儿没有专业评估,医院感染防控存在漏洞。

### (三) 处理结果

该省根据《中国共产党问责条例》《医院感染管理办法》等规定,对该医院、市卫生健康局、区卫生健康局主要负责人、相关责任人予以处理。省卫生健康委撤销医院三级甲等医院资格、收回证书和标识,责令该医院针对存在的问题限期整改,对 2 所接收转院患儿的医院予以通报批评。

### (四) 工作要求

本次事件是由于医院管理工作松懈,医院感染防控规章制度不健全、不落实,未按规定报告医院感染等造成的一起严重医疗事故。各级卫生行政部门和各级各类医疗机构必须吸取教训,举一反三,引以为戒。要提高政治站位,强化"以病人为中心"的理念,坚守质量安全底线,加强医德医风教育,持续改进医疗服务质量。

1. 切实增强责任意识,加强医院内部管理。医疗机构要站在维护人民群众健康权益的高度,树立底线意识,强化岗位责任,高度重视医疗质量和医疗安全管理。要按照相关法律法规、规章制度等要求,进一步落实医疗质量安全核心制度,采取有力有效措施,消除医疗安全隐患,防范化解风险,以高度负责任的态度为人民群众提供高质量的医疗服务。

2. 高度重视医院感染,最大限度降低感染风险。医疗机构要严格执行《医院感染管理办法》和相关技术规范,建立感染预防与控制责任制。加强感染监测,及时发现感染隐患,严格落实医院感染报告制度。加强对医务人员的教育培训,提高防范医院感染的责任意识和能力水平。切实加强新生儿病房、重症监护病房、手术室等重点科室的感染防控工作,避免再次发生类似事件。

3. 履行监督管理职责,切实保障质量安全。各级卫生行政部门必须认真履行对医疗机构的日常监管职责,加强对医联体的监督、指导,防止托管机构发生"托而不管"问题。要提高业务能力和敏感性,对医院感染事件及时进行调查处置,将医院感染防控作为"一票否决"项纳入医院评审、评优评先等工作。对发现的薄弱环节及风险隐患要督促医疗机构及时采取有效措施处理,造成严重后果的,要依法依规严肃处理。

## 九、某市中心医院 9 名新生儿感染暴发事件

国家卫生健康委员会办公厅于某年 4 月 25 日做出《关于某市中心医院发生新生儿感染暴发事件的通报》。某年 4 月,某市中心医院 D 部新生儿科发生感染暴发事件,导致多名新生儿死亡。现已查明,该事件是一起由肠黏附性致泻大肠埃希菌引起的医疗机构内感染暴发事件,共导致 9 名新生儿感染,其中 3 例死亡。这次事件性质恶劣,后果严重。

### (一) 事件简况

某市中心医院是一家三甲综合医院。某年 4 月 5—12 日,其 D 部新生儿科在院 11 名新生儿中先后有 9 例陆续出现发热、感染性休克等症状,其中 3 例经救治无效死亡。后 1 例转

至外院救治,病情稳定;5 例在本院救治,其中 3 例病情较重但趋于好转。

经专家组调查,本次事件中感染病例均为新生儿,局限于新生儿重症监护治疗病房,存在着时间和空间上的聚集性,并且从环境物体表面样本和患儿肛拭子、血液标本中均检出大肠埃希菌,表明此次事件是由于病原菌在新生儿重症监护治疗病房水平传播导致的医疗机构内感染暴发事件。

### (二) 调查确认的事实

经调查发现,该市中心医院在此次事件中暴露出以下问题。

1. 对感染防控工作重视程度不够。应对新型冠状病毒肺炎疫情对各地医疗机构感染防控工作提出了更高要求。国家卫生健康委员会多次强调要坚守感染防控的底线红线,但市中心医院仍未予以足够重视。对于发生感染风险较高的新生儿科,未落实人员配备要求,护理人员数量严重不足,床护比不达标;清明假期期间,仅安排 1 名卫生员负责重症监护病房的消毒工作,关键岗位人员力量受到削弱;发生感染病例聚集后,缺乏敏感性和警惕性,未及时采取有效措施,从而导致 3 例新生儿死亡的严重事件。

2. 感染防控要求落实不到位。医院对感染防控基本制度落实不到位,突出表现为医疗机构分级感染防控要求、感染风险评估与监测要求、标准预防要求、相关岗位人员更换管理与培训要求等执行不力。新生儿重症病例诊疗重点环节、重点操作的感染防控不到位,尤其是呼吸机辅助呼吸、吸痰、静脉输液,以及静脉营养液配制和输注等。新生儿病房感染防控规章制度、操作规程等不完善,且未及时更新,手卫生和环境物体表面清洁消毒不到位。

3. 感染暴发报告制度执行不力。《医院感染管理办法》对发生感染暴发事件后的报告程序和时限做出了明确规定。该院新生儿科于 4 月 5 日出现第 1 例新生儿感染,7 日出现第 2 例(于 9 日死亡),10 日新增 3 例,11 日再次新增 3 例并死亡 1 例。医院未严格按照规定及时报告当地卫生行政部门,没有及时采取积极有效的隔离防控措施,给后续医疗救治和处置工作带来不利影响。

### (三) 处理结果

按照《医院感染管理办法》等有关规定,当地已经责令该市中心医院关闭 D 部新生儿科并限期整改,对负有领导责任的院党委书记、院长给予行政警告处分,对分管副院长给予撤职处分,对新生儿科主任给予撤职处分,对其他责任人给予降级、撤职、开除的处分。

上级卫生健康委员会责成该市卫生健康委员会做出深刻检查,通报该事件,开展产科、新生儿科、血液透析等重点领域的感染防控大排查,并将感染防控作为“一票否决”项纳入院长考核、聘任和医院绩效考核、评审评价、评优选先等工作。

### (四) 工作要求

各级卫生行政部门和各级各类医疗机构务必吸取教训,举一反三,引以为戒。要进一步提高政治站位,强化“以病人为中心”的理念,全面加强感染防控管理,坚守质量安全底线。

1. 切实增强责任意识,高度重视感控工作。各地卫生行政部门和医疗机构要践行人民至上、生命至上理念,站在维护人民群众健康权益的高度,强化岗位责任,将日常感染防控工作与常态化疫情防控工作同部署、同推进。要落实相关法律法规、规章制度以及疫情防控等要求,同时针对本次事件暴露出的问题,在节假日期间病区管理、医务人员配备、重点科室感染防控管理等方面,查漏补缺、堵塞漏洞,采取有效措施,保障医疗质量和安全。

2. 强化制度措施落实,最大限度降低感染风险。各级各类医疗机构要严格执行感染防控基本制度和相关标准规范,狠抓制度措施的落实。切实加强新生儿病房等重点科室的感染防控工作,常态化开展医务人员教育培训,降低感染风险。进一步落实感染监测及报告制度,发现明显感染隐患或异常情况,医务人员必须履行报告义务,医疗机构及科室要及时进行干预。在临床执业活动中发现感染性病例聚集、发生疑似感染暴发或感染暴发时,必须按照规定及时报告医疗机构负责人及相应卫生行政部门。

3. 加强行业指导监管,持续改进医疗质量。各级卫生行政部门要充分发挥行业指导和监管作用,依托专业组织和专家力量,加强对医疗机构感染防控工作的日常管理。通过建立感染防控定期巡查制度、加大绩效考核力度,将巡查考核内容作为医疗机构等级评审和评优评先重要指标等方式,督促医疗机构有效落实感染防控各项制度和措施。对于因不重视感控工作、有制度不执行、有措施不落实而导致的感染事件,要依纪依法依规严肃追究有关机构和人员责任。

(王凯戎)

──────────────── 参 考 文 献 ────────────────

［1］ 关于深圳市妇幼医院发生严重医院感染事件的通报. 卫医发〔1999〕第 18 号 [A/OL].(2001-11-07) [2022-08-10]. http://www. nhc. gov. cn/yzygj/s3 593/200 804/47d56ece914a4e3 863eacbe09ebd985. shtml.

［2］ 卫生部关于安徽省宿州市市立医院恶性医疗损害事件的通报. 卫医发〔2006〕23 号 [A/OL].(2006-01-26)[2022-8-10]. http://www. nhc. gov. cn/bgt/pw10 602/200 601/a32 324e7f49 147c28b921a90a89efc4c. shtml.

［3］ 卫生部关于西安交通大学医学院第一附属医院发生严重医院感染事件的通报. 卫医发〔2008〕53 号 [A/OL].(2008-10-13)[2022-08-10]. http://www. nhc. gov. cn/cms-search/xxgk/getManuscriptXxgk. htm？id=38 040.

［4］ 卫生部关于山西省太原公交公司职工医院、山西煤炭中心医院血液透析感染事件的通报. 卫医政发〔2009〕27 号 (2009-03-31)[2022-08-10]. http://www. nhc. gov. cn/bgt/s9 507/200 903/297e959 806 254d77 930 c85b7 230 183e5. shtml.

［5］ 国家卫生和计划生育委员会国家中医药管理局联合督导彻查浙江省中医院医源性艾滋病病毒感染事件开展全行业专项整顿活动. 中华人民共和国国家卫生健康委员会网站 [A/OL].(2017-02-13)[2022-08-10]. http://www. nhc. gov. cn/xcs/s3 574/201 702/13cc7 634ed134bd89ff942 694 271a0c9. shtml.

［6］ 国家卫生健康委关于江苏省东台市人民医院发生血液透析患者感染丙肝丙型肝炎事件有关情况的通报. 国卫医函〔2019〕131 号. 中华人民共和国国家卫生健康委员会网站 [A/OL].(2019-06-18)[2022-8-10]. http://www. nhc. gov. cn/yzygj/s3 594/201 906/2d47e45 677fe4ff2b12e5afd3eb04 891. shtml.

［7］ 国家卫生健康委关于南方医科大学顺德医院发生医院感染暴发事件的通报. 国卫医函〔2019〕115 号. 中华人民共和国国家卫生健康委员会网站 [A/OL].(2019-6-18)[2022-08-10]. http://www. nhc. gov. cn/yzygj/s3 594/201 906/23e7 011c79d449 908c234f563cec5 992. shtml.

# 第六章
# 医院感染与风险管理

早在十八世纪,法国管理学家亨利·法约尔正式把风险管理思想引进企业经营领域,但未形成完整的制度和体系。1931 年美国管理协会保险部开始倡导风险管理,才开启了风险管理模式。20 世纪 50 年代以前处理风险评估的方法是基于对风险定性分析的基础上,直到 20 世纪 60 年代,概率论和数量统计的运用使得风险管理从经验走向科学,风险管理的研究逐步趋向系统化、专业化,成为管理学中的一门独立学科。我国对于风险管理的研究开始于 20 世纪 80 年代,且多在工程建设、企业经营、金融投资、信息产业等领域开展。2005 年中国国家标准化管理委员会和中华人民共和国国家质量监督检验检疫总局联合颁发《项目风险管理　应用指南》(GB/T 20032—2005/IEC 62198：2001),首次从国家层面对风险管理的定义、方法等做出阐述,为风险管理提供参考;并于 2009 年、2011 年分别颁发《风险管理　原则与实施指南》(GB/T 24353—2009)、《风险管理　术语》(GB/T 23694—2009) 和《风险管理　风险评估技术》(GB/T 27921—2011)等标准,进一步明确了风险管理的原则及方法,提供了多种不同风险评估技术,为各领域的风险评估提供技术保障和规范。

美国是最早在医院感染管理中应用风险评估的国家,2001 年国际医疗卫生机构认证联合委员会(Joint Commission International, JCI)在其制定的《国际患者安全目标》中要求医疗机构每年进行一次前瞻性的医院感染风险评估,为发现感染防控工作的薄弱环节,及采取相应的控制措施提供依据。近年来,我国卫生管理部门将 JCI 评审标准引入医院等级评审中,在《三级综合医院评审标准实施细则(2011 版)》中开始要求医疗机构对感染较高风险的科室与感染控制情况进行风险评估,并制订针对性的控制措施。2012 年卫生部制定的《突发事件公共卫生风险评估管理办法》和《突发事件公共卫生风险评估技术方案(试行)》中也对医院感染风险评估提出了明确要求,这对于我国医疗机构医院感染管理工作的科学化和精准化具有重大意义。

# 第一节　风险评估概述

## 一、风险与风险管理的基本概念

### (一) 风险相关概念

1. 风险(risk)　是指某种特定的环境下和特定时间段内,发生危险事件(事故或意外事件)的可能性与其产生的后果的严重性。通过风险的定义可以看出,风险是由两个因素共同作用组合而成的,一是该危险发生的可能性,即危险概率;二是该危险事件发生后所产生的后果,即严重性。因此对于存在一定风险的环境里,需要通过管理手段把风险及其可能造成的不良影响减降至最低。

2. 风险因素(hazard) 是指促使损失频率和损失幅度增加的要素,是导致事故发生的潜在原因,是造成损失的直接或间接的原因。根据风险因素的性质,可将其分为三种。第一物理风险因素,系有形因素,并能直接影响某事物的物理作用,如灭菌器的温控系统、压力系统存在质量缺陷等不安全因素,将直接影响灭菌器的安全使用等。第二道德风险因素,系无形因素,与人的修养有关,如重复使用一次性医疗器械等。第三心理风险因素,也是一种无形因素,它与人的心理状态有关,如侥幸心理,进入诊室就诊不佩戴口罩等。

3. 风险事故(peril) 是指风险的可能成为现实,将直接或间接造成人身伤亡或财产损害的偶发事件。火灾、地震、洪水、龙卷风、雷电、爆炸、疾病、死亡等都是风险事故。

4. 损失(loss) 是指非正常的、非预期的经济损耗和生命丧失。损失、风险因素和风险事故三者之间组成一条因果链条(图6-1),即风险因素的产生导致风险事故的发生,进而造成损失。认识这种关系的内在联系是研究风险管理的前提和基础,它展示了风险发生的机制。认识风险的作用链条对预防风险、降低风险损失有重要意义。

5. 医疗风险(medical risk) 是指医患双方在医疗过程中发生的风险,即医患双方在医疗过程中遭受损失的可能性。其中医院感染是最常见的医疗风险之一,它不仅危害患者的健康甚至生命,同时也可以造成医务人员的伤害。所谓的感染风险(infection risk)是指暴露于潜在有害传染源的可能性,暴露后的严重性(潜在严重性)或可能的伤害;医院感染风险(nosocomial infection risk)则主要是指住院患者在医院内获得感染的可能性及严重程度。

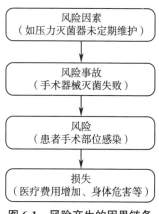

图 6-1　风险产生的因果链条

## (二)风险管理的概念

风险管理较为全面而又确切的定义,最早是由美国学者威廉姆斯和汉斯在1964年提出的。之前的学者一般把风险管理仅仅看成是一种方法、一种管理过程或是一门技术,而没有将其看作一门新兴的管理科学。威廉姆斯和汉斯在《风险管理与保险》中指出:风险管理是通过对风险的识别、衡量和控制,以最小的成本使风险所致损失达到最低程度的管理方法。

风险管理(risk management)是用以降低风险消极结果的决策过程,通过风险识别、风险估测、风险评价,对风险实施有效控制。风险管理是研究风险发生规律和风险控制技术的一门新兴管理学科,包括风险识别、风险分析、风险处置、风险评价、风险报告等步骤(图6-2),并在此基础上优化组合各种风险管理技术,对风险实施针对性的控制和妥善处理风险所致损失的后果,期望达到以最小的成本获得最大安全保障的目标。

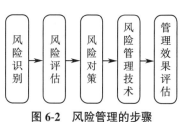

图 6-2　风险管理的步骤

### （三）风险管理的一般过程

风险管理的一般过程是应用基础的管理原则去管理一个组织的资源和活动,整个过程包括对风险的识别、风险的评估和分析,以及风险的处置和报告等内容,并以合理的成本尽可能减小风险损失及其对所处环境的不利影响。

1. 风险识别(risk identification)　又称为风险辨识或危险识别,是指发现、确认和描述风险因素并定义其特征的过程。风险识别包括对风险源、事件及其原因和潜在后果的识别。风险识别涉及历史数据、经验判断、案例比对、归纳推理、情景构建等方法,分析事故发生的可能性、事故形态及其后果。风险识别是风险管理的基础和起点,也是风险管理者重要的,或许是最困难的一项工作。

2. 风险评估(risk assessment)　是指在风险事件发生之前或之后(但还没有结束),该事件给人们的生活、生命、财产等各个方面造成的影响和损失的可能性进行量化评估的工作。其内容包括频率分析(frequency analysis),即特定风险因素发生的频率或概率分析;后果分析(consequence analysis),即分析特定风险因素在环境因素下可能导致的各种事故后果及其可能造成的损失。通过量化将所有风险因素进行排序,先处理最大的风险。即风险评估就是量化测评某一事件或事物带来的影响或损失的可能程度。风险分析(risk analysis)是指理解风险性质、确定风险等级的过程,它是风险评价和风险应对决策的依据。

3. 风险评价(risk evaluation)　是对比风险分析结果和风险准则,以确定风险和 / 或其大小是否可以接受或容忍的过程。风险评价有助于风险应对的决策。

4. 风险决策(risk decision)　也称为风险应对或风险防范,它是一个根据风险评估的结果,以最低成本、最大限度地降低系统风险的动态过程。风险决策是在多种不定因素的作用下,对两个以上的行动方案进行选择。由于有不定因素存在,则行动方案的实施结果其损益值是不能预先确定的。风险决策可分为两类:若自然状态的统计特性(主要指概率分布)是可知的,则称为概率型决策;若自然状态的统计特性是不可知的,则称为不定型决策。

## 二、风险评估的基本方法

### （一）风险评估的原则

1. 全面性原则　对风险的估计应该全面,以反映该风险所有的可能性和可能造成的所有影响。不仅要考虑被评估对象的本身情况,还应研究周边的环境,如宏观经济、行业状况及其产生的影响等,同时还应按程度不同区别对待影响因素。

2. 科学性原则　科学性体现在两个方面:一方面是资料来源的科学性,风险估计所依据的数据不是凭空想象的,而是依据相关统计数据和调查报告分析得来的。另一方面是估计手段的科学性,进行风险估计所采用的方法和模型必须是利用概率和统计学的基本知识发展演进而来的。

3. 动态性原则　在进行风险估计时,不仅应考虑目前的情况是如何的,还应考虑环境发展变化的趋势以及环境发展变化对风险及风险对象的影响。

4. 可操作性原则　风险估计中所用的估计方法必须与现有的风险估计资料相配套,如果某种估计方法非常适合,但所需的数据资料无法获得,也不能采用该方法进行风险估计。

## (二)风险估计的流程

风险估计的具体内容包括三个方面,一是估计风险事件在规定时期内发生的概率;二是估算风险事件发生后将造成多大数量的损失;三是估计风险事件发生时的预防及应对能力。

1. 风险收集数据  首先要充分收集与风险因素相关的数据和资料。这些数据和资料可以从过去的类似风险管理项目的经验总结或记录中取得,可以从相关研究或试验中取得,也可以在风险识别实施过程中取得,还可以从医学发展的历史资料中取得。所收集的资料要求客观真实,具有较好的统计性。

2. 建立风险模型  以取得的相关风险因素的数据资料为基础,对风险事件发生的可能性和可能的结果给出明确的量化描述,即风险模型。该模型又分为事件不确定性模型、损失分析模型和应对机制模型,分别用以表示不确定性因素与风险因素发生概率的关系以及不确定性与可能损失的关系。

3. 风险发生的估计  风险模型建立后,就可以选择适当的方法去估算每一风险因素发生的概率、可能造成的损失以及应对风险的能力。通常用概率表示风险事件发生的可能性,后果是指对人的伤害以及经济损失程度,应对能力则以防范应对力来表示(图 6-3)。

4. 风险因素的影响  风险发生概率、损失程度、应对能力这三个概念往往是有联系的。风险损失大小不同时,其相应发生机会也不同。通常是将风险因素的发生概率、应对能力和可能的后果综合起来进行评价。对于风险损失为连续变量情形,常用概率分布函数来描述损失程度与发生频率、应对能力间的关系。

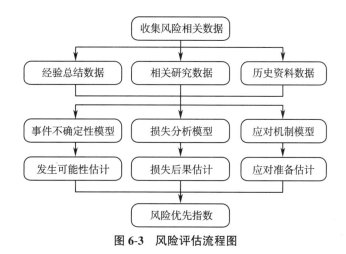

**图 6-3  风险评估流程图**

## (三)风险评价的方法

1. 层次分析法(analytic hierarchy process,AHP)  是一种定性和定量相结合的、系统的、层次化的分析方法。这种方法的特点就是在对复杂决策问题的本质、影响因素及其内在关系等进行深入研究的基础上,利用较少的定量信息使决策的思维过程数学化,从而为多目标、多准则或无结构特性的复杂决策问题提供简便的决策方法。层次分析法是对难以完全定量的复杂系统做出决策的模型和方法。层次分析法的原理是根据问题的性质和要达到的总目标,将问题分解为不同的组成因素,并按照因素间的相互关联影响以及隶属关系将因素按不同的层次聚集组合,形成一个多层次的分析结构模型,从而最终使问题归结为最低层(供决策的方案、措施等)相对于最高层(总目标)的相对重要权值的确定或相对优劣次序的排定。

2. 模糊综合评价法(fuzzy comprehensive evaluation method) 是一种基于模糊数学的综合评价方法。该综合评价法根据模糊数学的隶属度理论把定性评价转化为定量评价,即用模糊数学对受到多种因素制约的事物或对象做出一个总体的评价。它具有结果清晰,系统性强的特点,能较好地解决模糊的、难以量化的问题,适合各种非确定性问题的解决。

3. 蒙特卡罗法(Monte Carlo method) 简称为 M-C 法,又称为随机抽样技巧法。其实质是利用随机数,可以说是把某个未知值取作某种概率分布或者概率过程的未知参量,然后根据无作为标本抽出法对它进行统计、推定的一种方法。这个未知值不一定是概率的值,也可以是推定的值。这种思想方法是一种在某种意义上可知的对策(博弈)观点。随着方差减少方法的开发和大型超高速计算机的出现,它不仅是仿真方法中最重要的一种方法,而且也是系统工程方法中最有效的一种方法。

4. 人工神经网络(artificial neural network) 是人工智能模拟人体内的神经系统的工作原理和工作结构,进行一套快速有效传递信息的网络系统。它的特点是具有自主学习功能、具有联想存储功能、具有高速寻找优化解决能力。

5. 因子分析法(factor analysis) 是一种多变量化简技术,目的是分解原始变量,从中归纳出潜在的“类别”。相关性较强的指标归为一类,不同类变量间的相关性较低,每一类变量代表了一个“共同因子”,即一种内在结构,因子分析就是要寻找该结构。其分析方法有很多种,最常用的有两种:一是主成分分析方法;二是一般因子分析法。通常所说的因子分析指的就是一般因子分析法,它通过原始变量的方差去构造因子,一般情况下,因子的数量总是要少于变量的数量。

6. SWOT 分析法(SWOT analysis) 是指“优势”(strength)、“劣势”(weakness)、“机会”(opportunity)、“威胁”(threat)的第一个英文字母的缩写。SWOT 分析法即基于内外部竞争环境和竞争条件下的态势分析,就是将与研究对象密切相关的各种主要内部优势、劣势和外部的机会和威胁等,通过调查列举出来,并依照矩阵形式排列,然后用系统分析的思想,把各种因素相互匹配起来加以分析,从中得出一系列相应的结论,而结论通常带有一定的决策性。运用这种方法,可以对研究对象所处的情景进行全面、系统、准确地研究,从而根据研究结果确定相应的发展战略、计划以及对策等。

## 三、风险管理决策与风险监控

### (一)风险管理决策概念

风险管理决策是指根据风险管理的目标和宗旨,在科学的风险分析基础上选择风险管理工具,进而制订风险管理总体方案和行动措施。通俗地讲,就是从几个备选风险管理方案中进行比较筛选,选择一个最佳方案,从而制订出处置风险的总体方案。

## （二）风险管理决策的特点

1. 风险管理决策是以风险识别、风险衡量和风险评价为基础的,其目的是为风险管理决策提供信息资料和决策依据;相反,缺乏风险识别、风险衡量和风险评价的风险管理决策,则是盲目的,没有根据的。

2. 风险管理决策是风险管理目标实现的手段,风险管理决策是风险管理中的核心,风险管理要着眼于风险控制,通常采用积极的措施来控制风险。即以最小的成本获得最大的安全保障,没有科学的风险管理决策,无法实现风险管理。

3. 风险管理决策的主观性。风险管理决策的对象是可能发生的风险事故,风险管理决策属于不确定情况下的决策,这种决策是风险管理的主观决策,虽然风险分布的客观性是风险管理决策的依据,但风险是随机的、多变的,使风险管理决策往往出现偏差,风险管理决策的主观性,决定了风险管理部门必须不断地评价风险管理决策的效果,并适时地加以调整。

4. 风险管理决策的贯彻和执行,需要各个风险管理部门的密切配合,执行风险管理措施中的任何失误,都有可能影响风险管理决策的效果,风险管理要学会规避风险。在既定目标不变的情况下,改变方案的实施路径,从根本上消除特定的风险因素。

## （三）风险监控

风险监控是通过对风险规划、识别、估计、评价等全过程的监视和控制,保证风险管理达到预期的目标,并考察各种风险对策与措施的有效性,确定风险减少的程度,监视风险以及残留风险的变化情况,进而考虑是否需要调整风险管理计划以及是否启动相应的应急措施等,以达到风险损失最小的目标。

1. 风险监控时机的确定　一是把接受风险之后得到的直接收益同可能蒙受的直接损失比较,若收益大于损失则项目继续进行,否则将没有必要把项目继续进行下去;二是权衡间接收益和间接损失,比较过程中应该把那些不能量化的方面也考虑在内,如环境影响等。

2. 风险监控的依据和原则　风险监控的依据包括风险管理规划、风险应对计划、环境的变化情况、新识别出的风险、已发生的风险事件和实施的风险应对计划。进行风险监控一般要遵守及时性、持续性、可操作性原则。

3. 风险监控内容　包括风险应对措施是否按计划正在实施,核对这些策略和措施的实际效果是否与预见的相同;对组织未来所处的环境分析,以及对组织整体目标实现可能性的预期分析是否仍然成立;风险的发生情况与预期的状态相比,是否发生了变化,并对风险的发展变化做出分析判断;寻找机会改善和细化风险规避计划,获取反馈信息,以便将来的对策更符合实际;对新出现及预先确定的策略或措施不见效或性质随着时间推移而发生变化的风险进行控制。

4. 风险监控的步骤

(1)建立风险监控体系:这是确立整个项目风险监控的方针、程序和管理体制的工作,主要包括风险责任制、风险信息报告制、风险监控决策制、项目风险监控沟通程序等。

(2)确定监控的风险事件:这是按照项目风险后果严重程度、概率大小、组织风险监控资源等情况确定出对哪些项目风险进行控制、对哪些项目风险容忍并放弃对它们的控制,及时发现和度量新的风险因素征兆。

（3）确定风险监控责任：所有需要监控的风险必须落实到人，并要规定他们所负的具体责任，同时明确岗位职责，每项风险监控工作都要由专人负责而不能多人分担。

（4）确定风险监控的行动时间：是指对风险监控要制订相应的时间计划和安排。提供启动风险应急计划的时机和依据，不仅包括进行监测的时间点和监测持续时间，还应包括计划和规定出解决风险问题的时间限制。

（5）制订具体风险监控方案：根据风险的特性和时间计划制订出各种风险控制方案，找出能够控制风险的各种备选方案，然后要对方案做必要的可行性分析，以验证各风险控制备选方案的效果，最利于选定要采用的风险控制方案或备用方案。

（6）实施具体风险监控方案：这首先要找出能够监控风险的各种备选方案，然后对方案做必要的可行性分析和评价，最终选定要采用的风险监控方案并编制项目风险监控方案文件。

（7）跟踪具体风险的控制结果：这是要收集项目风险监控工作的结果信息并给予反馈，以指导项目风险监控工作。通过跟踪给出风险监控信息，从而根据信息改进项目风险监控工作，来指导项目风险控制方案的具体实施，直到风险监控完结为止。

（8）判断风险是否已经清除：若认定某个风险已经解除，则该风险的控制作业则已完成。若判断该风险仍未解除，就要重新进行风险识别，开展下一步的风险监控作业。

（刘　丁）

# 第二节　医院感染风险评估的方法

医疗服务行业是一种高技术、高风险的行业。医院感染风险既可能来自诊疗服务活动本身，包括技术、诊疗操作、药品、设备设施和医用物品的应用等，也可能来自提供诊疗服务的场所或其所处的内外部环境，还可能来自就诊者自身及其对医疗服务活动的参与度与依从性等方面。当然，从更广的范围来看，这些风险还可能由社区或外部社会传播而来。由于这些风险及诊疗实践的因素众多，成因复杂，存在和显现形式各异，具有很强的独特性、动态性和不确定性，并随着医务人员、患者、陪护、服务人员等，以及诊疗措施、医疗服务范围和医疗机构内外环境等因素的不断改变而不断变化，这极大地增加了我们对各种风险的识别与防控难度，因此无论是大型综合医院还是基层医疗机构，都应将风险管理作为医院感染管理工作的核心。各级医疗机构的医院感染质量管理部门要根据自身实际和具体感染防控工作的特点，开展并实施针对性的感染风险评估，及时查找出医院感染防控关键和重要的薄弱环节，确定感染高风险部门与环节，合理设定优先干预次序并制订针对性、系统性和科学性的措施，从而有效地降低感染风险，控制医院感染的发生。

## 一、医院感染风险评估的流程

医院感染的风险评估是一项谨慎、严密的工作，必须认真考虑已发生的风险或潜在的风险是否会发生，以及风险已经发生，是否会带来严重的恶果；相关部门是否已做好应对这些风险的充分准备,是否有能力减少或消除其带来的不良影响。医院感染风险评估首先应从整体上对风险种类进行划分,然后找出与各项种类相对应的每个风险。经过风险分析之后,先决定哪些风险应纳入医院感染控制计划重点关注的目标对象;再根据优先级排序确定本单位的医院感染控制近期目标、远期目标和管理策略(图6-4)。

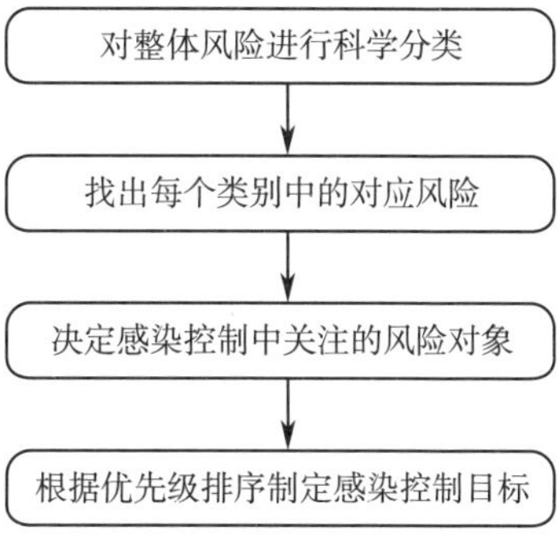

对整体风险进行科学分类

↓

找出每个类别中的对应风险

↓

决定感染控制中关注的风险对象

↓

根据优先级排序制定感染控制目标

图6-4 医院感染风险评估基本流程

## 二、医院感染风险评估的步骤

医院感染风险评估在具体实施过程中的步骤及方法尤为重要,主要包括风险识别、风险评价和风险分析三个步骤。

### (一) 医院感染风险的分类与识别

1. 医院感染风险的分类 医疗服务面临的医院感染风险可分为外部风险和内部风险两大类;外部风险包括与医疗机构所处的地理位置相关的因素(如地震多发带、水灾洪涝区、生物恐怖事件等),也包括其所处社区环境相关因素(如特殊传染病的流行区、医疗救治条件落后、公共卫生资源配置缺乏、社区居民抗菌药物使用管理不当等)。内部风险主要来自医疗服务机构内部,包括患者本身因素如年龄(从早产儿到老年体弱人群),免疫功能严重受损、接受侵入性诊疗措施,以及入住重症监护病房等。同时,还应考虑医务人员对于医院感染预防和控制知识的掌握水平,标准预防与手卫生等医院感染管理因素,常见感染风险分类与相关因素(表6-1)。

表 6-1 常见的医院感染风险种类与相关因素

| 风险种类 | 相关因素 | 风险种类 | 相关因素 |
|---|---|---|---|
| 地理位置 | 自然灾害(龙卷风、水灾、飓风、地震)<br>社区意外事件<br>公共交通(飞机、火车、汽车)<br>伤亡惨重火灾<br>蓄意行为(生物恐怖事件、放射性散布装置、食物和供水污染)<br>与带菌者、温度和其他环境因素相关的疾病流行 | 医务人员 | 疾病传播和预防知识掌握程度<br>对感染防控政策依从性(手卫生、无菌技术等)<br>使用个人防护装备情况、是否采取隔离措施正确性<br>锐器伤害发生频次<br>条件限制未落实感控要求<br>工作责任心问题 |
| 社区 | 社区暴发传染病(流感、流行性脑脊髓膜炎)<br>与食物和水受污染有关疾病(沙门菌感染)<br>易感人群已接种疫苗预防疾病<br>公共卫生结构<br>社会经济水平 | 高危患者 | 接受有创手术<br>入住重症监护病房<br>入住新生儿重症监护病房<br>基础疾病(肿瘤、多重耐药菌感染、糖尿病等)<br>接受特殊治疗(血液透析、移植等)<br>使用特殊药物(抗菌药物、免疫抑制剂、化疗药物等) |

| 风险种类 | 相关因素 | 风险种类 | 相关因素 |
|---|---|---|---|
| 接受特殊服务人群 | 女性和儿童<br>流动人口<br>具有特殊需求的人群<br>需长期护理的人群<br>患有与生活方式有关疾病的人群<br>老年体弱人群<br>存在高危生活方式的人群 | 医疗机构计划与服务 | 心内科医疗服务<br>新生儿医疗服务<br>临终关怀护理<br>骨科医疗服务<br>血液净化（血液透析、腹膜透析）<br>社区服务 |
| 医疗操作 | 手术的有创性<br>各种手术使用的设备<br>手术实施者的知识和专业技能<br>侵袭性诊疗操作<br>患者的术前准备情况<br>使用推荐的感染预防措施 | 医疗机构监测数据 | 医院感染发生率<br>导管相关性血流感染发生率<br>呼吸机相关性肺炎发生率<br>尿管相关性尿路感染发生率<br>手术部位感染发生率<br>抗菌药物使用率 |
| 设备器械 | 医疗设备清洁消毒、运输与储存<br>手术器械、植入物等的灭菌情况<br>器械的安全性（新型安全针头等）<br>医务人员的操作技术和经验<br>一次性器械的使用与管理 | 应急准备 | 医务人员应急技能培训<br>传染病的患者管理<br>传染病的检测能力<br>隔离屏障、个人防护用品的储备<br>公用设施与后勤供应 |
| 环境问题 | 建筑施工、房屋改建<br>公用设施性能<br>环境清洁和安全性 | 资源局限 | 护士配置数量<br>其他临床和辅助人员配置<br>重症监护病房人员配置 |

2. 医院感染风险的识别 医院感染风险的识别是风险管理的第一步，必须遵循完整性、系统性和重要性三个主要原则，既可使用已有的相关信息和资料，也可依据国家颁布实施的有关医院感染控制的法律法规、行业卫生标准、技术操作规范、文件以及监测医院感染基本情况等识别风险。风险识别的内容包括医院感染各个方面，如组织制度、细菌耐药、消毒隔离、准备措施、布局流程、环境清洁、职工健康、收治病种、患者免疫力、年龄特点、侵入操作、手术治疗等。通过有经验的医院感染防控专职人员进行识别与初步筛选感染的风险因素，再提交医院感染风险评估小组共同讨论，细化识别和完善建立清单（表6-2）。

表6-2 重点部门的医院感染主要风险因素

| 部门 | 相关因素 |
|---|---|
| 综合性病区 | 医院感染发生率较高<br>多重耐药菌检出率高<br>侵袭性操作较多<br>患者年龄<1岁或>70岁<br>患者有基础疾病（糖尿病、营养不良等）或使用特殊药物（抗菌药物、免疫抑制剂、化疗药物等）<br>手卫生依从性较低<br>医院感染预防控制措施执行较差 |

| 部门 | 相关因素 |
|---|---|
| 重症监护病区 | 导管相关性血流感染<br>呼吸机相关性肺炎<br>尿管相关性尿路感染 |
| 手术相关病区 | 手术部位感染率较高<br>手术涉及重要脏器<br>手术综合 NNIS 评分较高 |
| 新生儿病区 | 低体重儿比例较高<br>早产儿比例较高 |
| 血液净化科室 | 血液净化操作较多<br>介入操作及介入手术较多 |

在感染风险识别过程中,医院感染风险管理者的风险意识、风险知识和风险洞察力尤为重要,风险识别是一项系统性、连续性、制度性的工作。在医院感染风险识别过程中,常用方法主要有基于证据的安全核查表法,也可利用各种支持性技术来提高风险识别的准确性和完整性,包括德尔菲法、头脑风暴法和风险地图等。

(1)检查表法(check list method):是根据安全检查表,将检查对象按照一定标准(如发现潜在危险、督促各项制度、标准操作实施等较为有效的工具)给出分数,对于重要的项目确定较高的分值,对于次要的项目确定较低的分值,总计 100 分。然后按照每一检查项目的实际情况评定一个分数,每一检查对象必须满足相应的条件时,才能得到这一项目的满分;当条件不满足时,按一定的标准将得到低于满分的评定分,所有项目综合评定分不超过 100 分,由此根据被检查风险单位的得分,评定风险的环节和等级。如某医院重症监护病房检查表就是按这种方法评价的(表 6-3)。

表 6-3　某医院重症监护病房感染控制检查表

| 考评内容 | 分值 | 主要成绩及问题 | 扣分 |
|---|---|---|---|
| 1. 布局流程合理(洁污通道分开、医患通道分开等) | 4 | | |
| 2. 床单位使用面积、床间距,单间病房及其面积达标 | 5 | | |
| 3. 医疗区域内环境管理 | 4 | | |
| 4. 医护数量、护床比、感染性疾病患者数量 | 5 | | |
| 5. 患者分区安置,隔离标识清楚 | 5 | | |
| 6. 多重耐药菌感染管理与防控措施 | 10 | | |
| 7. 手卫生用品与设施 | 8 | | |
| 8. 物体表面、医疗设备表面、地面清洁消毒 | 8 | | |
| 9. 医务人员相关传染病疫苗接种情况 | 3 | | |
| 10. 一次性诊疗器械使用管理 | 5 | | |
| 11. 重复使用的医疗器械清洁灭菌 | 5 | | |

| 考评内容 | 分值 | 主要成绩及问题 | 扣分 |
|---|---|---|---|
| 12. 空气净化系统的维护(如有) | 5 | | |
| 13. 隔帘、枕芯、被褥清洁与更换,便器清洗消毒 | 5 | | |
| 14. 个人防护用品配备与使用 | 5 | | |
| 15. 家属宣教,探视管理 | 3 | | |
| 16. 重症监护病房目标性监测 | 5 | | |
| 17. 重点部位医院感染的防控 | 10 | | |
| 18. 疑似感染的病原检验,早期识别暴发 | 5 | | |
| 合计 | 100 | | |

最简单的安全核查表也可由四个栏目组成,包括序号栏、安全项目检查栏、判断栏(以"是"或"否"来回答)和备注栏(与项目检查有关的需要说明的事项),如某医疗机构发热门诊安全核查表(表6-4)。检查表法的分析弹性较大,既可用于简单的快速分析,也可用于更深层次的分析,主要是基于循证的依据,是识别已知感染危险的有效方法。医院感染日常督查工作中常采用检查表法,较系统全面检查评估医疗过程中可能形成感染风险的环节、最易引发医院感染的诊疗操作,促进医务人员使用正确的方法进行操作,降低医院感染的风险。

表 6-4　某医疗机构发热门诊安全核查表

| 序号 | 安全检查项目 | 检查结果 | 备注 |
|---|---|---|---|
| 1 | 布局流程合理 | □是　□否 | |
| 2 | 人流、物流路线清洁与污染分区 | □是　□否 | |
| 3 | 发热门诊标识醒目(医院门口、门诊大厅) | □是　□否 | |
| 4 | 医护人员个人防护符合要求 | □是　□否 | |
| 5 | 医护人员每日测量体温 | □是　□否 | |
| 6 | 为患者及陪同人员提供口罩并指导其正确佩戴 | □是　□否 | |
| 7 | 污染区、潜在污染区和清洁区,各分区之间有物理隔断,无交叉 | □是　□否 | |
| 8 | 设有备用诊室:工作台、诊查床、流动水洗手设施、独立电话 | □是　□否 | |
| 9 | 洗手设施使用非手触式洗手装置 | □是　□否 | |
| 10 | 终末清洁消毒登记本内容齐全:空气、地面、物体表面及使用过的医疗用品等消毒方式及持续时间、污染衣物处理等 | □是　□否 | |
| 11 | 医疗废物处置:采用双层包装、打结及放置规范、医疗废物交接登记本记录齐全 | □是　□否 | |

(2)德尔菲法(Delphi method):是在一组专家中取得可靠共识的程序,具有代表性、可靠性、匿名性、统计性和收敛性等特点。采用专家独立发表意见的方式,使用统一问卷,进行多轮次专家调查与意见征求,内容包括对医院感染风险评估、评价体系的筛选,以此作为构建医院感染风险评估评价体系的基础。该方法中被调查的专家主要分为两大类,一类是从

事医院感染管理的专职人员；另一类是从事临床医疗工作的医护人员。德尔菲法依据系统的成效，采用匿名发表意见的方式，即专家之间不得相互讨论，不发生横向关系，只能与调查人员直接联系，通过多轮次调查专家对问卷所提问题的看法，经反复循证、归纳、修改，最后汇总成专家基本一致的看法，作为预测的结果。如曹婷婷等选取全国45名专家组建一支团队，之后编制问卷调查表，经过两轮函询，专家的意见趋于一致时结束函询，按照德尔菲法步骤构建了重症监护病房医院感染指标体系。因函询专家覆盖领域广、具备代表性和权威性，且专家意见趋于一致，因此具有一定的可靠性。

该方法的优点是专家意见相对独立，参与评估的专家专业领域较为广泛，所受时空限制较小、结论较可靠。但准备过程较复杂，评估周期较长，所需人力、物力较大。德尔非法已经成为一种成熟的、公认的指标筛选方法，它突破传统数理分析的限制，研究结果的可靠性得到普遍认可，在医院感染指标构建的相关研究中广泛应用。

(3) 头脑风暴法 (brainstorming method)：是指激励广大感染控制专业人员和临床医务人员畅所欲言，以发现与医院感染防控相关的失效模式及相关风险、决策标准或处理办法。医院感染控制实施头脑风暴法的相关人员应不仅包括本领域专家，还应根据研究目的纳入临床微生物学、药学、临床医学、护理学等各领域专家。需定期鼓励相关领域人员进入小组进行激烈讨论，方能集思广益，全面识别医院感染的风险。李六亿等采用专家头脑风暴法对医院感染风险进行识别，将风险识别指标按结构、过程、结果三部分进行分析，取得了明显的效果。

头脑风暴法在实施过程中一般需遵循相互平等、无错无评判、数量优先等原则，其主要优点：激发想象力，有助于发现新的风险和全新的解决方案；让主要的利益相关者参与其中，有助于进行全面沟通；速度较快且易于开展。

(4) 风险地图 (risk map)：是一种用图形技术表示识别出的感染风险信息，以地图为载体，是将关键感染风险信息可视化显示以辅助决策的一种工具，是对感染风险评估结果信息的地图表达，能直观地展现风险的发展趋势，方便风险管理者考虑采取恰当的防控措施。借助于风险管理信息系统的支持，风险地图的最基本形式为横坐标表示风险发生的频率，纵坐标表示风险发生的强度，图中的点来自不同的风险点，代表不同的风险种类。

### （二）医院感染风险的评估方法

风险评估能够进一步增加对医院感染风险的理解，针对医院感染重点环节、重点人群、高危因素清单，对于发生的风险事件，采取风险因素标准的评定。它为下一步的风险评价提供依据，以确定风险是否需要处理以及最优化的处置策略和措施。通常医院感染高风险科室风险评估是由医院感染控制专职人员与相应科室负责人以及兼职感控医生与护士共同进行，可运用定性、半定量和定量的风险评估方法。

1. 定性评估法　是通过对风险进行调查研究，做出逻辑判断的过程，定性分析是评估的基础。一般用于初始筛查，风险级别较低，无足够数据进行定量风险分析的场景，可将后果和可能性两者结合起来，并对照定性的风险准则来评价风险等级的结果，通过"归纳"进行风险评估，这种方法以事件或流程作为起点，利用书面形式的描述来评估风险，作为优先排序依据（图6-5）。定性评估法一般用于对医疗机构重点部门如重症监护病房（表6-5），新生儿病房（表6-6）的风险评估；以及重点感染部位如手术部位的感染（表6-7）风险评估。

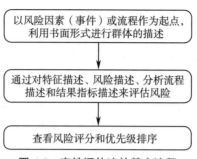

**图 6-5　定性评估法的基本流程**

表 6-5　某医疗机构重症监护病房感染风险定性评估

| 风险群体 | 指标 | 分析方法和目标 | 依据 | 优先级 | | | |
|---|---|---|---|---|---|---|---|
| | | | | 发生风险 | 对患者的影响 | 预防可行性 | 总体优先级 |
| 重症监护病房成人患者：<br>内科重症监护病房<br>冠心病监护病室<br>外科重症监护病房<br>新生儿重症监护治疗病房<br>呼吸重症监护病房 | 结果指标：呼吸机相关性肺炎 | 发生率：同期呼吸机相关性肺炎感染例次数/同期内使用呼吸机总日数。与同类型重症监护病房的全国监测数据进行对比。<br>目标：低于全国平均值的25%~50% | 呼吸机与肺炎风险的升高有关 | 内科重症监护病房/冠心病监护病室<br>中 | 严重感染 | 中等水平 | 中 |
| | | | | 新生儿重症监护治疗病房、外科重症监护病房<br>高 | 严重感染 | 中等水平 | 中 |
| | | | | 呼吸重症监护病房<br>高 | 严重感染 | 有一定程度预防可行性 | 中 |

表 6-6　某妇幼保健院新生儿室感染风险定性评估

| 指标或事件 | 分析方法和目标 | 依据 | 优先级 | | | |
|---|---|---|---|---|---|---|
| | | | 发生风险 | 对患者的影响 | 预防可行性 | 总体优先级 |
| 结果指标1：<br>具有流行病学意义的致病菌（耐甲氧西林金黄色葡萄球菌、多重耐药革兰阴性菌、所有沙雷菌以及源于环境的罕见致病菌）医院相关性感染的发生率 | 计算每1 000患者日的发生率，与历史数据进行对比。监测感染趋势，必要时确定发生率的降低目标 | 为了预防感染蔓延，一旦确定发生率升高或由于罕见致病菌（源于环境）所致的严重感染，应立即采取干预措施 | 患儿被MRSA和机会致病菌感染的风险较高<br>患儿群体感染风险较高（因为接触较多） | 影响情况取决于致病菌的繁殖和感染情况<br>同时隔离条件（心理影响和医疗费用）也应考虑 | 常规感染控制措施与隔离可以阻断传播<br>来源于环境的风险控制可行性低 | 高 |

| 指标或事件 | 分析方法和目标 | 依据 | 优先级 | | | |
|---|---|---|---|---|---|---|
| | | | 发生风险 | 对患者的影响 | 预防可行性 | 总体优先级 |
| 结果指标2:中心静脉导管相关性血流感染发生率 | 计算每1 000中心静脉导管日的发生率,根据新生儿出生体重进行分层,并与全国数据对比。目标:低于全国平均值的50% | 中心静脉导管置入与血流感染的风险升高有关 | 低—中 | 可能较为严重 | 预防可行性呈中等水平 | 高 |

**表 6-7　某骨科医院手术部位感染风险定性评估**

| 指标或事件 | 分析方法和目标 | 依据 | 优先级 | | | |
|---|---|---|---|---|---|---|
| | | | 发生风险 | 对患者的影响 | 预防可行性 | 总体优先级 |
| 结果指标:髋关节置换术、膝关节置换术的手术部位感染率 | 计算每台手术的手术感染部位,根据手术风险分级标准风险指数分层 目标:与手术风险分级标准相比,同层的SSI降低50% | 手术患者是有感染风险,应分析感染因素并制订干预计划以便改善预后 | 取决于手术的方式 | 所有SSI都可能较为严重,并且有可能导致需要进行其他手术 | 中 | 中 |
| 流程指标:抗菌药物预防使用正确性 | 以《抗菌药物临床应用指导原则(2020版)》为基准来选择药物,时间在手术切口之前1小时之内 | 给予抗生素的预防措施是防止SSI的一个重要因素 | 时间安排或超范围以外的选择具有低—中风险 | 可能较为严重 | 高,药物预防是防止发生SSI的一个重要因素 | 高 |

2. 半定量评估法　半定量方法是定量与定性相结合的分析方法,要为定性的描述赋予一定的数值,分配给每一段描述数值,并不一定需要准确地反映出实际的频率或严重程度,数值可按照不同程度进行组合。半定量评估法借助数学公式,简单迅速、费用较低。当定量方法难以对所有风险因素进行估计时,可由具有医院感染管理专业知识和经验的专家对风险进行半定量或定性分析。通常采用风险矩阵分析方法,利用不同的风险矩阵,计算出不同组合的风险优先数(risk priority number,RPN),也被称为危险事件的风险优先级。在大多数风险矩阵中,频率、严重程度、应对能力、当前体系等会被分为3~6个等级,严重程度可以综合健康损失、经济损失等进行综合评价。不同的层级可以使用定量或定性的方法描述。美国感染控制与流行病学专业协会(Association for Professionals in Infection Control and Epidemiology,APIC)提供的感染控制风险评估表格中的横坐标从频率、影响后果及当前应

对体系三大方面进行评价,各自分为5个等级,纵坐标则为危险识别因素。危险事件的风险指数则定义为由事件的频率级别、严重程度及当前体系的数值相加或相乘得到(表6-8)。

表 6-8　APIC 风险评估

| 风险识别因素 | 发生频率 | | | | | 影响后果(健康、经济、法律、法规) | | | | | 应对体系 | | | | | 分值 |
|---|---|---|---|---|---|---|---|---|---|---|---|---|---|---|---|---|
| | 大 | 中 | 小 | 罕见 | 无 | 死亡/肢体/功能丧失 | 暂时性功能丧失 | 住院时间延长 | 轻微症状/经济损失 | 极少症状/经济损失 | 无 | 差 | 一般 | 好 | 完备 | |
| | 4 | 3 | 2 | 1 | 0 | 5 | 4 | 3 | 2 | 1 | 5 | 4 | 3 | 2 | 1 | |
| 防控措施失效 | | | | | | | | | | | | | | | | |
| 缺乏手卫生 | | | | | | | | | | | | | | | | |
| 缺乏呼吸咳嗽礼仪 | | | | | | | | | | | | | | | | |
| 缺乏员工培训 | | | | | | | | | | | | | | | | |
| 缺乏患者宣教 | | | | | | | | | | | | | | | | |
| …… | | | | | | | | | | | | | | | | |

3. 定量评估法　定量评估法一般采用系统论方法,将若干相互作用、相互依赖的风险因素组成一个系统,抽象成理论模型,运用概率论和数理统计等数学工具定量计算出最优风险管理方案的方法。即根据前期实验收集的大量资料进行统计分析得到的一种模型或规律,可估计出风险后果及其发生可能性的实际数值,筛选出最高优先级的风险(图6-6),并产生风险等级的数值,也称为概率风险分析(probabilistic risk analysis,PRA)。定量评估法能使各种感染风险被更加直观地呈现,一般用于对医疗机构感染风险的整体评估,并根据各种风险的发生概率、发生时对医患双方可能产生的影响及其严重程度、医疗机构应对当前风险的响应水平以及所做准备工作等方面进行量化评价。可参见某综合性医院感染风险定量评估表(表6-9)。

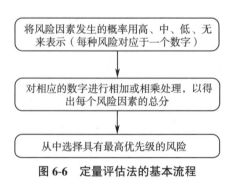

图 6-6　定量评估法的基本流程

表 6-9  某综合性医院感染风险定量评估表的示例

| 风险因素 | 发生概率 | | | | 对患者影响 | | | | 对医护影响 | | | | 准备工作 | | | 评分 |
|---|---|---|---|---|---|---|---|---|---|---|---|---|---|---|---|---|
| | 高 | 中 | 低 | 无 | 危 | 持久 | 暂时 | 无 | 高 | 中 | 低 | 无 | 差 | 中 | 好 | |
| | 3 | 2 | 1 | 0 | 3 | 2 | 1 | 0 | 3 | 2 | 1 | 0 | 3 | 2 | 1 | |
| **地理位置和社区** | | | | | | | | | | | | | | | | |
| 肺结核患者数量增加 | 3 | | | | | 2 | | | | 2 | | | | | 1 | 8 |
| 飓风 | | 2 | | | 3 | | | | 3 | | | | | 2 | | 10 |
| **感染可能性** | | | | | | | | | | | | | | | | |
| 手术部位感染 | | 2 | | | 3 | | | | 3 | | | | | 2 | | 10 |
| 呼吸机相关性肺炎 | | 2 | | | 3 | | | | 3 | | | | | 2 | | 10 |
| 中心静脉导管相关感染 | 3 | | | | 3 | | | | 3 | | | | | 2 | | 11 |
| 耐药鲍曼不动杆菌 | | 2 | | | | 2 | | | | | 1 | | | | 1 | 6 |
| MRSA（医院获得性） | | | 1 | | | | 1 | | | | 1 | | | 2 | | 5 |
| VRE（医院获得性） | | 2 | | | | | 1 | | | | 1 | | | 2 | | 6 |
| **信息交流** | | | | | | | | | | | | | | | | |
| 未发布医院感染监测的反馈 | | 2 | | | | | 1 | | | 2 | | | | 2 | | 7 |
| 未发布医务人员患病信息 | 3 | | | | | | 1 | | | 2 | | | 3 | | | 9 |
| **医务人员** | | | | | | | | | | | | | | | | |
| 手卫生依从性差 | 3 | | | | 3 | | | | 3 | | | | | 2 | | 11 |
| 锐器伤害 | | 2 | | | 3 | | | | | 2 | | | 3 | | | 10 |
| 传染病筛查不充分 | | | 1 | | | | 1 | | | 2 | | | | 2 | | 6 |
| 隔离不当 | 3 | | | | | | 1 | | | 2 | | | | 2 | | 8 |
| **环境** | | | | | | | | | | | | | | | | |
| 医疗废物处置不当 | | 2 | | | 3 | | | | | | 1 | | | 2 | | 8 |
| 建筑施工前无感染控制计划 | 3 | | | | 3 | | | | 3 | | | | 3 | | | 12 |
| 生物危害性物质泄漏 | | | 1 | | 3 | | | | | 2 | | | | 2 | | 8 |
| **物资/设备** | | | | | | | | | | | | | | | | |
| 物资/设备/细小物品的清洁/消毒不当 | | 2 | | | 3 | | | | 3 | | | | | 2 | | 10 |
| 环境清洁/消毒不当 | | 2 | | | | 2 | | | | 2 | | | | 2 | | 8 |
| **应急管理** | | | | | | | | | | | | | | | | |
| 无针对传染病患者流入的完备计划 | | | 1 | | 3 | | | | 3 | | | | | 2 | | 9 |
| 缺乏长期应急物资 | | 2 | | | 3 | | | | 3 | | | | | 2 | | 10 |

由于各种风险相关因素总是在不断地发生改变,因此应开展年度的风险评估或对风险进行重新评估,有助于在医院感染质量管理与控制工作实践中持续敏锐地发现那些能够有效降低医院感染风险的因素并予以重点关注。承担医院感染风险评估任务的人员必须了解临床诊疗技术、操作、手术、药物、疫苗和医用器械、物品应用以及诊疗服务对象、机构所提供的诊疗服务、机构社区特征、医院感染相关事件等,并在评估时加以考虑。同时,在实施评估前,应准确把适用于医院感染管理与防控工作的规范、标准、指南等管理和技术要求,做到评估工作有章可循、有法可依。在评估过程中,评估者应以掌握的事实、调查数据和研究结果为依据,综合使用定性评估方法,准确、完整填写风险评估所对应的各项目指标。然后,根据具体情况确定感染风险优先级排序,以此作为医院感染的关注目标。风险管理除了要有效控制风险以外,还应避免过度控制所导致的负面影响。

### (三) 医院感染风险分析中的管理工具

对医院感染风险的评估不仅仅是简单地依靠定性、半定量或定量的方法,在实际工作中往往需要结合各种风险管理工具来灵活运用。只有这样才能真正找到感染的风险和漏洞,并及时制订有针对性的感染控制措施,有效控制医院感染的发生。临床上常用失效模式与影响分析、根本原因分析法 2 种风险管理工具进行分析,针对医院感染重点环节、重点人群、高危操作等易发生感染的事件,采取风险因素的评定。

1. 失效模式与影响分析(failure mode and effects analysis,FMEA) 是一种基于团队的、系统的及前瞻性的医疗风险管理方法,在医疗领域通常是作为一种风险管理工具。通过系统性、前瞻性地审视医疗服务中可能发生感染风险的流程、潜在的失效模式(潜在问题)、潜在的失效结果进行分析,并优化或重新设计流程,从而降低医院感染发生的可能性或将其造成的损失降到最小。FMEA 目前可运用在医院感染风险控制的各个环节上,它将焦点放在整个流程,强调重点是对潜在感染风险的量化及"事前预防",而不是"事后补救"。FMEA法评估过程中,要求对各因素进行等级评定和赋值。由于 FMEA 法评估存在主观性,加之团队的认知相关性,对结果影响较大。这就要求参与的专家对失效模式的根本原因必须十分了解,最好专家应该来自相关专业的多学科。FMEA 的基本原理是系统地分析某个感染指标中的结构流程,对所有的可能失效原因的发生频率(frequency of occasion,O)、严重程度(severity,S)、被探测度(likelihood of detection,D)3 个方面进行量化赋分。将 3 个因子的得分乘积值作为风险优先数(risk priority number,RPN),最后根据 RPN 值的大小判断是否有必要进行改进及改进的程度,从而将风险消除或降至最低水平。

FMEA 程序一般包括 5 个步骤。

(1)确定要研究的主题。

(2)组建一个多学科综合性的 FMEA 专家团队。

(3)绘制程序流程图。

(4)进行危害分析,按风险优先数(RPN)的优先次序排序。

(5)重新设计流程,制定并执行改善措施,评价实施的效果。

通常将发生频率(O)由低到高分为 5 个等级,可能性评分可参考被评价科室的基线水平进行预测,可以是过去一年的,也可以是前三年的,根据每个医院自身情况进行确定;可按照发生可能性的大小,分为从不发生、罕见发生、或许发生、发生可能较大、发生可能大 5 个等级,并可根据需要进行赋值(分别为0~4分);严重程度(S)可按照"极少、轻微、较轻、严重、重大"划分为5个等级,并可根据需要进行赋值(分别为1~5分);风险的被探测度(D)也可根据需要赋相应分值(分别为1~3分)。根据公式将3个数值相乘,计算得出RPN值。如某医院根据评分标准对每项失效模式的O、S、D值进行打分,得出RPN值(表6-10)。

表6-10　某医院不明原因肺炎医院感染防控流程风险失效模式分析

| 管理环节 | 失效模式 | 潜在失效效果 | 危急值/分 | | | |
|---|---|---|---|---|---|---|
| | | | S | O | D | RPN |
| 传染源 | 隔离病区专用清洁、污物通道不明显 | 不能有效管理传染源,不明原因和其他患者有交叉接触风险 | 3.70 | 2.92 | 2.30 | 24.85 |
| | 发热门诊就诊区流程不规范 | 不能有效管理传染源,疑似或无症状感染者和其他患者交叉就诊检查,存在感染风险 | 3.80 | 3.00 | 2.60 | 29.64 |
| 传播途径 | 环境表面消毒不规范 | 不能切断传播途径,病原杀灭不彻底,存在继续传播风险 | 3.20 | 2.80 | 3.00 | 26.88 |
| | 医疗废物转运及处理不规范 | 不能切断传播途径,增加病原扩散传播风险 | 3.80 | 3.38 | 2.20 | 28.26 |
| | 手卫生执行不规范 | 不能切断传播途径,增加病原传播风险 | 3.84 | 3.25 | 3.00 | 37.44 |
| 易感染人群 | 隔离病区工作人员个人防护装备穿脱不规范 | 不能保护易感人群,防护不当引发感染 | 4.10 | 3.17 | 2.75 | 35.74 |
| | 在院工作人员健康管理不到位 | 不能有效保护易感人群 | 3.67 | 2.75 | 2.25 | 22.71 |

制订干预措施应根据RPN值确定需要干预的失效模式,RPN值越高表示该因素导致的医院感染危险程度越高,越应优先采取措施进行干预,RPN值低表明对整个流程影响小,应列在最后考虑。因此,团队将列出的所有失效模式RPN值从高到低进行排序,重点关注的是RPN得分较高的项目(表6-11)。

表6-11　某医院重症监护病房易发生医院感染的失效模式分析

| 失效模式 | 潜在失效原因 | S | O | D | RPN |
|---|---|---|---|---|---|
| 建筑布局不合理 | 布局分区不清晰,存在洁污交叉 | 2.55 | 1.25 | 1.25 | 3.98 |
| | 床间距不合理 | 2.00 | 1.05 | 1.10 | 2.31 |
| 手卫生执行不规范 | 工作忙,负担较重,时间紧迫 | 3.90 | 3.65 | 2.45 | 34.88 |
| | 培训不到位,忽视培训指南 | 1.70 | 1.20 | 1.15 | 3.32 |
| | 无菌观念弱 | 3.15 | 1.40 | 1.95 | 8.60 |
| | 洗手池数量不足,位置不佳,缺少干手设施 | 1.40 | 2.30 | 0.95 | 3.06 |
| | 皮肤刺激、相信使用手套后无需进行手卫生 | 1.55 | 2.55 | 2.30 | 9.09 |
| | 认为经患者感染的危险性较低 | 2.40 | 2.10 | 2.05 | 10.33 |

| 失效模式 | 潜在失效原因 | S | O | D | RPN |
|---|---|---|---|---|---|
| 消毒隔离管理不当 | 污物管理不规范,无专用通道,不同污物桶未能分开清洗 | 2.05 | 1.30 | 0.95 | 2.53 |
| | 进出病房流程不合理,家属与医务人员同一通道进出,进出病房处未有手卫生设施 | 1.25 | 1.60 | 1.05 | 2.10 |
| | 忙碌时忽略进出重症监护病房的工作人员和探视人员的消毒隔离 | 2.30 | 2.75 | 1.55 | 13.20 |
| | 患者出重症监护病房床单位终末消毒不规范,常遗忘消毒床栏和床脚 | 2.80 | 2.55 | 2.25 | 16.07 |
| 侵入性操作不规范 | 未严格掌握中心静脉导管留置指征,未做每日评估 | 2.45 | 2.65 | 2.75 | 17.85 |
| | 选择股静脉进行中心静脉置管 | 2.85 | 1.30 | 1.25 | 4.63 |
| | 置管操作未采用最大无菌屏障 | 1.90 | 3.60 | 1.60 | 10.94 |
| | 机械通气患者未每日评估呼吸机使用情况,不能很好地把握拔机指征,未及时脱机或拔管 | 2.35 | 2.65 | 2.70 | 16.81 |
| | 缺乏抬高床头的准确角度指标,抬高角度不符合要求 | 2.30 | 2.75 | 1.55 | 9.80 |
| | 吸痰装置的储液瓶未及时倒掉、更换、清洗消毒,导致呼吸机接头污染 | 2.90 | 1.65 | 1.40 | 6.70 |
| | 气管切开处纱布污染,未及时更换 | 3.45 | 2.10 | 1.55 | 11.23 |
| | 导尿管日常维护不到位 | 3.05 | 2.55 | 2.15 | 16.72 |
| | 未保持尿液引流系统的密闭性 | 2.55 | 1.85 | 1.60 | 7.55 |
| | 口腔护理不到位,人工气囊管理不当 | 1.70 | 2.50 | 1.55 | 6.59 |
| | 护士配置太少,常因忙于应付眼前紧要工作而简化流程或无暇顾及规范操作 | 1.75 | 2.60 | 1.20 | 5.46 |
| 人员管理不到位 | 护理多重耐药感染/定植患者时,未做到人员相对固定,操作时未穿隔离衣 | 2.80 | 2.50 | 2.60 | 18.20 |
| | 医务人员未有效执行标准预防 | 1.65 | 2.60 | 1.20 | 5.15 |
| | 医务人员、保洁员相关感控知识培训不足 | 2.50 | 2.65 | 2.40 | 15.90 |
| | 外来会诊及检查医务人员的感控管理不到位 | 2.30 | 2.55 | 1.55 | 9.09 |
| | 未对探视者进行感控宣教 | 2.55 | 2.55 | 1.25 | 8.13 |
| | 探视人员防护不到位 | 2.45 | 2.50 | 2.25 | 13.78 |
| | 探视者进入重症监护病房前后未做手卫生或消毒双手 | 2.55 | 1.25 | 1.25 | 3.98 |
| 环境管理不到位 | 空气的通风效果不佳,空气消毒不及时或未消毒 | 2.00 | 1.05 | 1.10 | 2.31 |
| | 地面与物体表面的清洁消毒未有效执行 | 3.05 | 2.55 | 2.00 | 15.56 |
| | 被血液、体液等污染后的织物、地面、物体表面未消毒 | 2.25 | 1.80 | 1.60 | 6.48 |
| | 不同物体表面或区域的洁具用品混用 | 2.20 | 1.30 | 0.95 | 2.72 |

| 失效模式 | 潜在失效原因 | S | O | D | RPN |
|---|---|---|---|---|---|
| 治疗设备管理不到位 | 听诊器、体温计等低度危险性诊疗器械未专人专用 | 2.05 | 2.35 | 2.70 | 13.01 |
| | 呼吸机、监护仪等医疗设备的高频接触表面未进行每日清洁消毒或频次不足 | 2.30 | 2.75 | 1.55 | 9.80 |
| | 直接接触患者的诊疗器械、设备，未做到一人一用一清洁消毒/灭菌 | 2.90 | 1.65 | 1.40 | 6.70 |
| | 呼吸机及附属品清洁消毒不符合要求 | 3.50 | 2.45 | 1.85 | 15.86 |

2. 根本原因分析法（root cause analysis，RCA） 是一项结构化的问题处理法，用以逐步找出问题的根本原因并加以解决。RCA 属于回顾性分析方法，追溯事件发生根本原因和环节。由此医院感染管理者可得知医院感染事件的真正原因，并能采取补救措施。目前国内 RCA 在预防医疗不良事件中运用较为广泛，也可针对医院感染典型案例进行根本原因分析，找出问题所在从而进行改进。

开展 RCA 的基本步骤包括以下方面：组建团队；确定 RCA 的范围及目标；搜集有关的数据及证据；开展结构化分析，以确定根本原因；找出解决方案并提出建议；执行建议；核实所执行建议的成效。通常将医院感染目标监测与 RCA 结合，以重症监护病房开展目标性监测为例。首先，应组建由医院感染管理专职人员、重症监护病房医疗和护理负责人及感染监控小组成员等组成的 RCA 小组，并集中对小组成员进行 RCA 知识的培训；其次，完善目标性监测数据及相关数据的收集后进行数据统计分析；再次，采用头脑风暴法和鱼骨图等方法找出相关感染因素（人员、机制、材料、方法、环境等）；然后将感染事件相关的各种组织和系统原因分别列出，由 RCA 小组成员详细进行分析，进而在系统因子中找出造成感染因素的根本原因；最后由小组成员针对找出的根本原因制订整改措施并进行落实，评价整改后的结果。该过程是一个系统化的问题处理过程，包括确定和分析问题的原因，找出问题解决办法，并制订问题预防措施。目前运用 RCA 进行医院感染控制的研究较多，如发现通过 RCA 制订住院老年患者医院感染预防措施，可有效降低其感染率，提高医疗质量；通过 RCA 可以降低胃肠手术患者切口感染率，提高感染患者临床治疗的有效率；采用 RCA 精准发现问题，并提供的科学途径，有效地降低中心静脉导管相关性血流感染的发生率等。

（刘 丁）

# 第三节　医院感染风险的管理与控制

当前医院感染管理工作越来越受到社会的关注，随着医疗领域的发展和感染性疾病谱的变迁，医疗机构面临的风险也随之增加，对医院感染管理提出了更高要求。国外一项研究提出，在医院感染管理中主动监测风险相关指标，并采取相应的预防及干预措施，能有效将医院感染风险降低。医疗机构感染控制的目的就在于发现并降低患者、职工及其他人员感染传播的风险。因此,如何降低医院感染的发生率,提高医疗质量,保证医疗安全已成为医院管理者面临的重要课题和研究热点。风险管理作为医院感染管理中的重要措施之一,通过对现有高风险因素进行识别与评价,建立相应预防措施,控制和保证医院服务和工作质量,最大程度地降低医院感染的发生,减少风险事件对患者及医院产生的身心危害和经济损失,对于医院感染防控有着不可替代的功能和作用。

## 一、医院感染风险管理的意义

### (一)提高医院感染防控决策水平

有效的医院感染风险防控管理旨在将感染的风险控制在医院可接受的范围内,可以为医院的决策提供准确的数据支持,有助于判断感染风险应对是否充分有效,并决定行动优先顺序和选择可行的行动方案,从而帮助医院管理层做出合理正确的决策,使医院能够朝着正确的方向发展。风险评估与控制以预防为主、精准防控的理念为理论基础,将医院感染防控的关口前移,变事后补救为事先干预,作为医院管理的有效管理措施,依据风险评估结果确定工作重点,提升管理的计划性和针对性,实现精准防控,从而优化医院感染管理策略,有效减少或避免医院感染的发生,减少医患纠纷,为医院的长久建设与发展提供充足的动力。

### (二)提高医院感染风险控制水平

医疗技术的迅速发展使得医院之间的竞争日益激烈,疾病谱改变与新的传染病不断出现,给医疗安全提出了新的挑战,医院感染风险的威胁越来越大,对感染控制提出更大的挑战。因此,建立医院感染风险评估模型,进行分类预防,将有限的医疗卫生资源利用到关键的医院感染工作当中,做到精准有效。医院在医院感染风险预防与管理工作时,需要有机结合风险管理与内部控制工作,系统化和科学化地对医院感染高风险部门、高危环节进行评估及干预,全面提升风险控制水平,有效的医院感染风险管理机制可以使医院管理朝着规范化、制度化和科学化的方向发展,减少感染风险对医院发展的影响。同时,也有利于提高医院内部感染风险管控意识,使医院全体员工认识到感染风险管理与控制工作的重要意义,从而真正实现感染控制人人有责,大家参与的目的。

### (三)提高医院医疗质量安全水平

无论是大型综合医院还是基层医疗机构,医院感染管理是医疗安全管理的重要组成部分,其实质就是通过风险管理对可能发生的医患损害控制在可接受水平以下的状态。风险管理目标是以最小的风险管理成本获得最大的安全保障,从而实现医疗安全最大化。风险管理可使医院充分了解自己所面临的风险及其性质与严重程度,及时采取措施避免及减少风险损失,或当风险损失发生时能够做到及时补偿,通过实施、评估、干预、再实施,不断循环并持续推进医疗质量的改进,保证医疗工作的安全开展。通过风险管理,增加医院上下的安全感,增强领导层决策的正确性和自信心。通过风险管理不但能降低医院感染对患者的伤害,而且也能保障医务人员的安全,使医院更好地履行"人民至上、生命至上",创造安全稳定的医疗环境。

## 二、医院感染风险管理的组织

### (一)建立医院感染风险管理组织

首先医疗机构领导层要给予真正重视和支持,充分认识到开展医院感染风险管理工作对于保障患者安全、减少医院感染的发生都是非常必要的。仅仅依靠感染发生的事后处理不仅无益于医疗安全的改善,也会增加患者的经济支出。医院感染管理委员会应设立感染风险评估专家小组,由主任委员或副主任委员任组长,落实风险管理工作。

### (二)建立和完善感染风险管理的制度

由于风险管理是基于对各种医院感染不良事件性质和数量的分析,因此要建立一系列感染病例和感染控制相关的不良事件上报制度、激励制度、保密制度。通过对不良事件性质和数量的分析,识别各种感染风险。

### (三)建立完整的感染风险评价体系

完整的感染风险评价体系包括风险发生的频率、严重后果、控制的难易程度、控制的成本以及控制的能力和条件等。如医务人员的技术能力决定是否能够避免感染风险,医院的信息系统完善程度决定医院能够在何种层面对风险进行识别、分析和评价等。

### (四)建立完善医院感染风险预警体系

首先设计或选择能反映医院感染风险程度的敏感指标构成主要指标集,然后将其输入信息处理系统,在信息处理系统中,预先设计出指标的数据处理方法和指标的预警界限值,再对输入的数据进行处理,进而得到风险等级,最后将风险等级用一定的方法表示出来。如1级表示安全,风险极小;2级表示风险小,在可以接受的范围内,静态监控即可;3级表示已经出现了一定的风险,医疗机构应提高监管力度,及时反馈信息,并采取一定的措施尽可能化解风险;4级表示风险已经很大,决策者必须采取强有力的措施,医疗机构应处于警戒状态,以备随时应对出现的重大风险事件。

### (五)建立完善医院感染风险干预机制

这种机制包括系统的重建,如"高风险操作的准入机制""手术医生岗位医院感染培训机制"等,对发生医院感染较高的科室、诊治人员以及相关技术等从系统进行管控,对运行中出现感染风险增加的,可实施暂停机制,从而保证患者安全,减少医院感染的发生。另外还需制度的完善、操作流程的改变、培训项目的加强等。

## 三、医院感染风险评估的形式

在临床工作中,根据各种医院感染防控管理工作和卫生应急的需要,可将医院感染风险评估分为日常风险评估和专题风险评估两种形式。

### (一）日常风险评估

日常风险评估主要是指定期开展对常规收集的各类感染病例相关信息进行分析，重点对照医院感染与传染病防治相关法律法规、政策规定等落实情况，通过专家会谈等方法识别潜在的威胁和风险，并进行初步、快速的风险分析和评价，提出风险管理建议。日常风险通常以月或季度的频率开展，评估结果应整合到日常疫情及医院感染病例监测数据分析报告中。随着风险评估工作的不断推进，应逐步增加评估频次。这种风险评估形式简单，可小范围开展。当评估发现可能有医院感染暴发事件或传染病流行等相关信息时，应立即开展专题风险评估。

### （二）专题风险评估

专题风险评估主要是针对国内外重要医院感染暴发事件、突发公共卫生事件等开展全面、深入的专项医院感染风险评估。专题风险评估可根据相关信息获取及其变化情况、风险持续时间等，于事前、事中、事后不同阶段进行动态开展。每次风险评估根据可利用的时间、可获得的信息和资源以及主要评估目的等因素，选择不同的评估方法。

## 四、医院感染风险管理的策略

风险管理是医院感染预防和控制的基础和前提之一，也是每位医院感染管理工作者必不可少的工具。临床上感染风险评估并非难以实施，在医院感染风险管理的执行过程中，应该遵循以下策略。

### （一）制订适合医院的个体化感染风险评估方案

不同医院、不同科室、不同时期的感染风险评估方案可以是完全不一样的，医院都需要制订满足自身需求的方案。

### （二）通过分析监测活动收集到的数据以评估医院感染风险

感控人员充分使用监测收集的数据，如过去的一年里，监测到一种新的微生物在重症监护病房里引起了医院感染暴发，那么风险评估结果就应该根据该监测数据进行调整，风险评估方案也应该被更新。

### （三）对医院感染危险因素进行优选排序

根据医院感染发生率和严重程度的影响对已经被筛选出来的危险因素进行优先排序，风险优先排序的依据是危险因素对医院感染发生的可能性以及严重程度的影响。

### （四）建立医院感染风险评估系统

每年定期回顾和总结分析的医院感染风险评估系统，可以有效避免因工作疏忽而发生意外事件后被迫采取的回顾性分析工作。

## 五、医院感染风险管理的应用

由于医疗机构临床服务项目、服务患者群、地理位置、患者数量和职工数量等存在差异，不同医疗机构面临的感染风险和相应采取的感染控制措施是不同的。医疗机构应根据自身具体情况，选择合适的风险评估方法，开展感染风险针对性的评估工作。目前在医院感染风险评估研究中，依据评估对象的不同，可采用单种或多种方法联合进行。

### （一）单环节的风险评估

单环节风险评估是指在医院的医疗过程中针对各个环节选择其中某个方面内容进行单一的风险评估，如建筑方面的感染风险评估。为了预防和控制医院建筑项目对患者感染的影响，根据工程结构破坏大小、时间长短、产生的灰尘多少等情况采用定性的评估方法分为低风险、中风险、高风险、最高风险4个等风险级别；再结合医院的实际情况，分别对处于施工前、施工中、施工后的患者群体采用检查表法来识别其感染风险；最后利用矩阵法确定医院感染防控措施等级分为Ⅰ、Ⅱ、Ⅲ、Ⅳ级，并采取对应措施等级进行监管；确保施工周边环境达到感染控制要求，有效降低感染的风险。

### （二）单部位的风险评估

单部位风险评估是针对患者在接受某种诊治过程中发生某个部位医院感染的风险评估。目前单部位的风险评估多运用在对手术部位感染（surgical site infection，SSI）的风险评估与预警研究中，如手术部位感染风险预测模型的研究，可将对建模的SSI病例单因素全部纳入进行logistic回归分析，最终将各个独立风险因素纳入预测模型，再采用逻辑回归法建立手术部位感染风险模型。该预警模式能够发现手术部位感染高危患者、疑似感染病例，对手术部位感染高危患者提前采取防控措施，降低手术部位感染率提供极大帮助。

### （三）单病种的风险评估

单病种风险评估是指对某种疾病的患者群体在诊治过程中发生医院感染风险的评估，常用德尔菲法来构建医院感染风险评估体系。通常对专家采用函询问卷形式，单独、匿名表达各自的观点，问卷权重计算是通过层次分析法软件对所有咨询问卷风险点进行赋值。其特征为专家无须会面、每位参评专家被赋予不同的话语权、无须相互讨论。经过二三轮专家函询，专家的意见趋于一致时结束函询，确定风险评估指标体系，形成患者医院感染评估量表，并通过对照研究验证评估表的效用，能为及时采取干预措施，减少患者发生医院感染提供重要帮助。

### （四）单部门的风险评估

单部门风险评估是指对医院某重点科室的患者在诊治过程中发生医院感染进行的风险评估。单部门医院感染风险评估的大多数可采用失效模式与影响分析法，目前研究报道比较多的为重症监护病房、血液科、口腔科、门诊、内镜与血液透析的医院感染风险评估。方法是首先成立风险评估小组，进行相关知识培训，通过专家咨询、层次分析等方法，根据以往医院感染目标监测情况,识别因规章制度、环境布局、设施设备、人员管理、患者基础状态、防控措施等失效而发生医院感染的可能性、严重程度和可检测度等制成评估表,根据风险优先系数进行风险评价,找出失效的潜在原因,针对高风险因素制订相应措施,进行有目的地预防与控制,使该科室医院感染的发生减少,提高医院管理的质量与医疗安全。

### (五) 全院层面的风险评估

全院层面风险评估是指对医院各个科室整体诊治过程中发生医院感染的风险进行的评估,使医院感染管理人员能精准地找出医院高风险科室,从而及时进行干预。全院层面的风险评估,多数采用头脑风暴法或通过建立医院感染风险评估和预警体系,识别医院感染防控过程中的各种潜在风险因素,结合既往医院相应科室医院感染的相关风险因素和日常医院感染监督检查的实践经验,收集尽可能多的风险因素;经过专家研讨,最终筛选出风险类别与风险点,初步构建出风险评估结构体系。利用医院感染监测信息系统对所有住院患者进行实时监测,实施分组预警机制,达到医院感染风险早发现、早处置的目的,推动感控关口前移,对高危患者采取集束措施提前干预,有效降低医院感染的发生率。

(刘 丁)

───────────── 参 考 文 献 ─────────────

［1］付强, 吴安华. 医院感染防控质量管理与控制实务 [M]. 北京: 人民卫生出版, 2019.

［2］范道津, 陈伟珂. 风险管理理论与工具 [M]. 天津: 天津大学出版社, 2010.

［3］张曾莲. 风险评估方法 [M]. 北京: 机械工业出版社, 2017.

［4］中华人民共和国国家质量监督检验检疫总局, 中国国家标准化委员会. 风险管理 风险评估技术: GB/T 27921—2011 [S]. 北京: 中国标准出版社, 2011.

［5］中华人民共和国国家质量监督检验检疫总局, 中国国家标准化委员会. 风险管理 原则与实施指南: GB/T 24353—2009 [S]. 北京: 中国标准出版社, 2009.

［6］中华人民共和国国家质量监督检验检疫总局, 中国国家标准化委员会. 项目风险管理 应用指南: GB/T 20032—2005 [S]. 北京: 中国标准出版社, 2005.

［7］中华人民共和国国家质量监督检验检疫总局, 中国国家标准化委员会. 风险管理 术语: GB/T 23694—2013 [S]. 北京: 中国标准出版社, 2013.

［8］赵霞, 王力红, 张京利, 等. 综合医院发热门诊医院感染风险评估与控制 [J]. 中华医院感染学杂志, 2021, 31 (16): 2546-2550.

［9］王允琼, 王力红, 赵霞. 门诊医护人员呼吸道感染风险评估体系的构建 [J]. 中国感染控制杂志, 2021, 20 (3): 227-231.

［10］贾会学, 赵艳春, 贾建侠, 等. 医院感染管理风险评估的效果 [J]. 中国感染控制杂志, 2020, 19 (4): 347-352.

［11］丁梦媛, 李文进, 耿苗苗, 等. 耐药菌医院感染风险评估与管理研究进展 [J]. 中国卫生资源, 2020, 23 (4): 378-383.

［12］向钱, 肖亚雄, 张坤, 等. 新冠肺炎疫情期间某驰援武汉医疗队感染风险管理实践 [J]. 中国感染控制杂

志, 2020, 19 (3): 267-270.

［13］徐小东, 李军. 某医院感染风险评估及干预效果评价 [J]. 中国消毒学杂志, 2020, 37 (1): 40-45.

［14］姚尧, 查筑红, 李凌竹, 等. 基于风险矩阵的医院感染管理系统风险评估 [J]. 中华医院感染学杂志, 2020, 30 (24): 3806-3811.

［15］王力红, 魏楠, 赵霞等. 老年患者中央导管相关血流感染风险预测评分模型构建与验证 [J]. 中国感染控制杂志, 2019, 18 (3): 225-231.

［16］王俊, 刘慧萍. 风险评估在预防医院感染管理中的应用 [J]. 河南预防医学杂志, 2019, 30 (10): 811-814.

［17］杨延秀, 徐艳, 杨怀, 等. ICU 系统医院感染风险管理模式的构建及效果研究 [J]. 中华医院感染学杂志, 2019, 29 (20): 3166-3195.

［18］黄勋, 杨坐娥, 黄少君, 等. FMEA 风险评估法在 ICU 多重耐药菌医院感染防控中的应用 [J]. 中国感染控制杂志, 2019, 18 (11): 1079-1083.

［19］陈幼华. 医院感染风险评估的应用进展 [J]. 中国卫生标准管理, 2018, 9 (9): 141-144.

［20］金盈月, 张秀月, 齐月, 等. 以提高风险管理效能为导向的医院感染信息化建设 [J]. 现代医院管理, 2018, 16 (1): 13-16.

［21］赵芙兰. 外科系统医院感染管理的风险评估研究 [J]. 中国卫生标准管理, 2018, 9 (12): 142-144.

［22］欧阳育琪, 向阳. 风险评估在医院感染控制中的应用现状与展望 [J]. 实用预防医学, 2017, 24 (10): 1277-1280.

［23］陈萍、王燕、段晓菲, 等. 风险评估在传染病医院外科医院感染控制中的应用 [J]. 华西医学, 2017, 32 (3): 339-343.

［24］邓琼, 何思云, 余奇等. 综合性医院感染风险评估方法构建 [J]. 中国消毒学杂志, 2017, 34 (12): 1164-1166.

［25］王建元, 刘健, 李冬红. 德尔菲法构建慢性苯中毒患者医院感染风险评估量表及其效用 [J]. 职业卫生与应急救援, 2017, 35 (5): 405-408.

［26］方序, 朱安全, 玄方甲, 等. 医院风险管理体系构建与实践 [J]. 中华医院管理杂志, 2017, 33 (5): 361-362.

［27］徐艳, 杨怀, 张曼, 等. 外科系统医院感染管理的风险评估研究 [J]. 中华医院感染学杂志, 2017, 27 (8): 1890-1892.

［28］谭莉, 谭昆, 熊薇, 等. 风险评估在医院感染管理中的应用研究 [J]. 中华医院感染学杂志, 2017, 27 (18): 4235-4237.

［29］刘小燕, 李寅环, 冼翠尧, 等. 医院感染风险评估模型的建立与应用 [J]. 中华医院感染学杂志, 2017, 27 (17): 4031-4033.

［30］帖鹏, 段万里. 泌尿外科患者尿路感染风险评分系统的建立及验证 [J]. 中国感染控制杂志, 2016, 15 (11): 830-833.

［31］李六亿, 徐艳. 医院感染管理的风险评估 [J]. 中国感染控制杂志, 2016, 15 (7): 441-446.

［32］董卫国, 陈静, 史登平, 等. 建立医院感染风险评估机制预防控制医院感染 [J]. 中华医院感染学杂志, 2015, 25 (12): 2865-2867.

［33］成瑶, 刘丁, 黄庆宁, 等. 医疗失效模式与效应分析在呼吸机相关性肺炎控制中的研究分析 [J]. 中华医院感染学杂志, 2014, 24 (11): 2693-2695.

［34］张琼, 张际. 失效模式与效应分析在我国医院质量管理中的应用 [J]. 重庆医学, 2014, 43 (27): 3665-3671.

［35］成岚, 孙纽云, 王莉, 等. 英美加澳和中国台湾地区医疗风险管理方法与评估工具的比较研究 [J]. 中国循证医学杂志, 2011, 11 (11): 1240-1246.

［36］陆群, 沈毅, 郭芳珍, 等. FMEA 在手术部位感染风险管理中的应用 [J]. 中华医院管理杂志, 2012 (12): 898-901.

［37］RÖNNERHAG M, SEVERINSSON E, HARUNA M, et al. Risk management-Evaluation of healthcare professionals'reasoning about and understanding of maternity care [J]. Journal of Nursing Management, 2019, 27 (6): 1098-1107.

［38］ODONE A, BOSSI E, GAETA M, et al. Risk Management in healthcare: results from a national-level survey and scientometric analysis in Italy [J]. Acta Bio-med, 2019, 90 (9-S): 76-86.

［39］EBRAHIM Z S, ROBERT H, BARTON CD. Health care risk managers'consensus on the management of inappropriate behaviors among hospital staff [J]. Journal of Healthcare Risk Management, 2019, 38 (4): 32-42.

［40］HUR E Y, JIN Y J, JIN T X, et al. Development and evaluation of the automated risk assessment system for multidrug-resistant organisms (autoRAS-MDRO)[J]. Journal of Hospital Infection, 2018, 98 (2): 202-211.

［41］SITEK M, WITCZAK I, KIEDIK D. Risk management of hospital infections as a supporting tool for the improvement of hospital quality-some European examples. Wiadomoci Lekarskie, 2017; 70 (1): 105-111.

［42］UGUEN M, DANIEL L, COSSE M, et al. Influence of risk assessment inspection on the prevention of nosocomial infection [J]. Journal of Hospital Infection, 2016, 93 (3): 315-317.

［43］FU C, XU R. Challenges remain for nosocomial infection control in China [J]. Journal of Hospital Infection, 2019, 103 (2): 233-234.

［44］SUN B. Nosocomial infection in China: Management status and solutions [J]. American Journal of Infection Control, 2016, 44 (7): 851-852.

［45］BABIKER A, AMER Y S, OSMAN M E, et al. Failure Mode and Effect Analysis (FMEA) may enhance implementation of clinical practice guidelines: An experience from the Middle East [J]. Journal of Evaluation in Clinical Practice, 2018, 24 (1): 206-211.

# 第七章
# 医院感染管理卫生经济学分析与评价

医院感染管理的卫生经济学评价是指运用经济学的理论与方法研究医院感染管理过程中投入的成本与所取得的效果、效益、效用之间经济关系的一种方法。医院感染不仅严重影响患者的预后结果，而且会给患者、医院、医保基金以及社会带来巨大的经济负担。世界卫生组织（World Health Organization，WHO）在更新的《患者安全 10 个事实》中提到，每 100 位住院患者中，就有 17 名可能会获得医院相关性感染（healthcare-associated infections，HAIs）。我国每年估计有 500 万人发生医院感染，导致医疗总费用增加约 70%。医院感染管理的效益最大化是感染管理的核心，随着医保支付方式改革推进，促进医院成本的管控，通过降低医院感染可以获得巨大的社会效益和经济效益，并且具有重要的研究价值和现实意义。因此，针对医院感染管理的卫生经济学评价显得尤为关键。

## 第一节　医院感染管理卫生经济学研究

### 一、医院感染管理卫生经济学研究的基本原理及方法

#### （一）基本原理

医院感染管理的卫生经济学研究主要运用经济学分析与评价的基本思想，针对医院感染可能对患者及其家属、医院和社会造成的经济损失进行估算，从而为医院和政府开展感染管理工作以及政策制定提供重要参考依据，最终作用于医院感染管理干预效果的提升。

#### （二）主要分类

医院感染管理的卫生经济学研究主要围绕经济损失的概念展开，从不同角度来看，医院感染损失包括以下几种分类。

1. 从损失归集的方式分类　从测算感染管理所带来的经济损失角度来看，包括直接经济损失和间接经济损失两种，目前相关研究主要针对直接经济损失进行估算。

（1）直接经济损失：是指由于医院感染所致的患者各项住院费用的额外增加以及住院天数的额外延长，主要包括床位费，住重症监护病房（intensive care unit，ICU）费，检验费（如血液、生化、微生物学、放射学等检验），抗菌药物及其他药物费，治疗费，外科费用，输血费，输

氧费,营养支持费用,以及由于医院感染加重基础疾病导致基础疾病医疗费用增加等直接由感染所导致的经济损失支出。

(2)间接经济损失:是指患者因医院感染所造成的误工或劳动力下降甚至丧失的经济损失,患者家属因照顾医院感染患者多留院在陪护、探视、误工等方面的经济损失,以及医院因为患者发生医院感染导致病床周转率下降造成的损失等。

2. 从患者类型、科室类型、感染部位等维度分类

(1)由医院感染所造成的直接经济损失:包括某种疾病医院感染患者与非感染患者人均住院费用的差异和人均住院天数的差异。

(2)由不同科室的医院感染所造成的直接经济损失:由于不同疾病发生医院感染的概率不同,诊疗费用不同,不同疾病所造成的医院感染经济损失不同。据有关资料表明,多数医院内科发生医院感染的经济损失最高,外科和妇科次之。

(3)由不同医院感染部位所造成的直接经济损失:医院感染经济损失最大的部位为下呼吸道、泌尿道,医院可以有针对性地加强医院感染的预防与控制,如加强对泌尿外科、呼吸内科的感染管理。

### (三) 研究方法

目前,在医院感染损失的经济学研究中,针对医院感染直接经济损失的主要研究方法包括回顾性研究、前瞻性研究和混合性调查方法三种,具体介绍如下。

1. 回顾性研究　在医院感染经济损失的调查与分析中,主要是利用流行病学和统计学的原理与方法,这些研究中采用回顾性调查的方法居多,也有一些研究以性别、年龄、职业、经济状况、病种、病情等为配对条件,采用配对病例对照研究方法,配对比较经济消耗的情况。

回顾性流行病学调查,即采用随机抽样的方法在医院中抽取部分医院感染病例,在同一医院中抽选与感染病例同一科室,性别相同,年龄相似,所患疾病与疾病严重程度相同的非感染病例进行 1∶1 配对。其中医院感染者为病例组,非感染者为对照组。统计病例组与对照组的住院费用与住院天数。计算因医院感染而增加的费用与因医院感染而延长的住院天数,其中增加的费用包括因医院感染而造成的直接医疗费用和误工费、伙食费等间接费用,然后检验差异是否具有统计学上的意义。有些回顾性调查研究在上述方法的基础上,进一步从不同的角度和层面(如感染部位、科室、医院等),调查发生医院感染与未发生感染对象的医疗费用,通过对比分析,继而从医院感染造成医疗费用增加或损失的角度进行论证,积极开展医院感染研究及防治工作。

案例一:回顾性研究。某医院开展针对下呼吸道感染直接经济损失的回顾性病例对照研究,分析过程如下。

(1)病例组与对照组选择:病例组选择 2000 年 1 月至 2005 年 12 月某院内科、外科、血液病科、肿瘤科、儿科、重症监护病房等科室患者,通过回顾性调查方法诊断为下呼吸道感染者,对照组为同期住院未发生下呼吸道感染者,根据配对条件按照 1∶1 配比,用计算机进行了选择。

(2)配对条件:病例组与对照组年龄相差 ±5 岁,入院日期、住院科室、性别、出院诊断、疾病严重程度、付费方式等相近。

（3）诊断标准：参照原卫生部《医院感染诊断标准》。

（4）主要结果：出现下呼吸道感染的病例组平均住院费用为827.62元，对照组为428.09元，病例组明显高于对照组（P<0.01）；下呼吸道感染的直接额外费用平均是399.53元。病例组平均住院日是30.59d，对照组为12.70d，两组比较差异有统计学意义（P<0.01）。下呼吸道感染引起的额外住院日平均为17.89d。结果如表7-1所示。

表7-1　病例组和对照组的平均住院费用和住院日（$\bar{x} \pm s$）

| 项目 | 病例组（n=107） | 对照组（n=108） | t 值 | P 值 |
|---|---|---|---|---|
| 平均住院日 /d | 30.59 ± 20.39 | 12.70 ± 11.42 | 7.49 | <0.01 |
| 平均费用 / 元 | 827.62 ± 510.12 | 428.09 ± 326.37 | 6.84 | <0.01 |

2. 前瞻性研究　即从患者入院即被列入调查对象，由病房医生或监控医生（护士）随访观察，发生医院感染后，即填写医院感染个案调查表，同时记录因医院感染所耗费的超额开支，包括因本次感染所引起的全部直接、间接费用。

案例二：前瞻性研究。某医院针对心脏手术后医院感染经济损失开展前瞻性队列研究，分析过程如下。

（1）研究对象：2008年9月至2009年10月某医院收治实施心脏手术且发生医院感染的患者为感染组，同期住院未感染的患者为未感染组。

（2）调查方法：采用前瞻性队列方法，即从患者入院即开始观察患者在住院期间的病情变化，包括是否发生医院感染、手术和治疗情况，记录住院期间的医疗费用、住院时间和原发病转归，然后比较感染组与未感染组患者的医疗费用、住院时间的差异。

（3）研究结果：感染组平均住院日为46.76d，明显高于未感染组的24.35d（P<0.01）（表7-2）。与未感染组相比，感染组患者的平均住院费用、药费、检查费、手术费、化验费、治疗费和输血费均明显增高，差异有统计学意义（P<0.01）（表7-3）。

表7-2　两组患者的平均住院天数比较

| 项目 | 例数 / 例 | 平均住院天数 /d | t 值 | P 值 |
|---|---|---|---|---|
| 未感染组 | 2 238 | 24.35 | — | — |
| 感染组 | 68 | 46.76 | 4.59 | <0.01 |

表7-3　感染组与未感染组的各项平均费用比较

| 项目 | 感染组 / 元（n=68） | 未感染组 / 元（n=2 238） | 差值 / 元 | t 值 | P 值 |
|---|---|---|---|---|---|
| 住院费 | 246 788.83 | 81 073.14 | 165 715.69 | 11.71 | <0.01 |
| 药费 | 79 732.39 | 13 150.75 | 66 581.63 | 9.25 | <0.01 |
| 检查费 | 10 704.31 | 2 760.74 | 7 943.57 | 7.91 | <0.01 |
| 手术费 | 43 973.80 | 28 109.64 | 15 864.15 | 5.51 | <0.01 |

| 项目 | 感染组 / 元<br>（*n*=68） | 未感染组 / 元<br>（*n*=2 238） | 差值 / 元 | *t* 值 | *P* 值 |
|------|------|------|------|------|------|
| 化验费 | 19 906.86 | 4 827.44 | 15 079.42 | 11.00 | <0.01 |
| 治疗费 | 38 299.33 | 5 808.43 | 32 490.91 | 9.22 | <0.01 |
| 输血费 | 14 206.12 | 2 765.12 | 11 440.00 | 8.38 | <0.01 |
| 护理费 | 5 910.85 | 980.29 | 4 930.56 | 6.78 | <0.01 |
| 其他费用 | 24 309.49 | 16 721.22 | 7 588.27 | 6.27 | <0.01 |

3. **混合性调查方法** 是上述前瞻性和回顾性两种方法的结合。在实际操作中,鉴于测算医院感染造成的直接经济损失需要考虑的影响因素较多,包括科室、疾病种类及严重程度、合并症及并发症、手术部位、年龄、性别等个体特征等,因此开展前瞻性研究的可行性不足,主要是由于前瞻性研究对于影响因素需要充分考量,很难有效平衡感染组和对照组的病例。相比而言,回顾性研究与前瞻性研究对比存在优势,在已有样本中考虑相关影响因素之后进行匹配,可操作性更强。然而,回顾性研究也存在缺陷,如果影响因素考虑数量较少,则作用类似于前瞻性研究,但如果将直接经济损失的各类影响因素考虑非常全面,那么在匹配感染患者或对照样本过程中同样面临困难,测算结果存在偏倚。因此,需要综合考虑患者感染的实际情况,择优选择研究方法,尽可能减少所选研究方法带来的误差。

案例三:前瞻性研究和回顾性研究相结合。某医院针对重症监护病房老年患者医院感染经济学损失开展病例对照研究,分析过程如下。

(1)调查对象:2004 年 1 月 1 日至 2010 年 12 月 31 日在某省级医院重症监护病房住院年龄 ≥ 60 岁的患者共 1 152 例。

(2)调查方法:对 2004 年 1 月 1 日至 2006 年 12 月 31 日出院的患者进行回顾性调查,对 2007 年 1 月 1 日至 2010 年 12 月 31 日住院患者采取前瞻性监测方法,由调查者每日到重症监护病房进行资料收集。按要求填写"医院感染经济损失调查表"。两组之间的比较采用配对秩和检验。

(3)研究结果:通过两组平均住院总费用、药费与住院天数比较发现:感染组住院总费用为 91 710.67 元,对照组总费用为 34 021.51 元,差异有统计学意义($P<0.01$);在增加的住院总费用中,药费占据首位,感染组药费为 48 717.45 元,对照组药费为 14 276.88 元,差异有统计学意义($P<0.01$);感染组患者住院天数为 21.00d,对照组患者住院天数为 7.50d,差异有统计学意义($P<0.01$),见表 7-4。

表 7-4 两组平均住院总费用、药费和住院天数比较

| 组别 | 住院总费用 / 元 | 药费 / 元 | 住院天数 /d |
|------|------|------|------|
| 感染组 | 91 710.67 | 48 717.45 | 21.00 |
| 对照组 | 32 021.51 | 14 276.88 | 7.50 |
| *u* 值 | −8.70 | −8.50 | −8.36 |
| *P* 值 | <0.01 | <0.01 | <0.01 |

另外,对医院感染不同部位费用进行比较,可以发现,多部位感染组住院总费用比对照组多支出 191 718.75 元;多部位感染组药费比对照组额外支出药费 102 624.10 元;多部位感染组住院天数比对照组延长住院天数 31d。下呼吸道感染组住院总费用比对照组多支出 72 086.92 元;下呼吸道感染组药费比对照组额外支出 34 544.03 元;下呼吸道感染组住院天数比对照组延长 10.5d,见表 7-5。

表 7-5　医院感染不同部位的平均住院总费用、药费、住院天数比较

| 部位 | 感染组 | | | 对照组 | | |
|---|---|---|---|---|---|---|
| | 住院总费用 / 元 | 药费 / 元 | 住院天数 /d | 住院总费用 / 元 | 药费 / 元 | 住院天数 /d |
| 多部位 | 240 727.70 | 126 737.99 | 39.0 | 49 008.95 | 24 113.89 | 8.0 |
| 下呼吸道 | 106 133.20 | 53 873.55 | 17.0 | 34 046.28 | 19 329.52 | 6.5 |
| 手术切口 | 92 947.89 | 53 286.70 | 16.5 | 39 673.03 | 21 053.04 | 5.5 |
| 血液 | 54 421.90 | 26 414.20 | 17.5 | 26 115.75 | 12 275.65 | 5.0 |
| 泌尿道 | 51 268.70 | 37 166.02 | 18.0 | 28 681.40 | 16 413.82 | 7.5 |
| 消化道 | 40 544.90 | 25 513.20 | 14.0 | 27 417.10 | 8 412.24 | 9.0 |

## 二、医院感染管理卫生经济学分析与评价发展历程

### (一)卫生经济分析与评价方法的产生与发展

卫生经济分析与评价方法是由国外发展起来的,17 世纪中期,英国著名古典经济学家和统计学家威廉·配第(William Petty)试图计量人的生命价值,随后一些经济学家陆续开展了疾病经济成本等研究。20 世纪 50 年代后期,成本效益和成本效果评价的理论和方法逐步形成和发展起来。美国学者于 1958 年在华盛顿出版了《公共卫生报告》一书,书上发表的文章中讨论了健康投资的作用。1967 年美国学者发表了《人类生命的经济价值》,总结了计算疾病经济负担的人力资本计算方法。苏联卫生经济学家发表了《防治疾病经济效益的研究方法》一书。20 世纪 70 年代起,成本 - 效益和成本 - 效果分析的方法被许多国家所接受,并广泛应用到医疗、预防、计划生育、医疗器械和药品等各个方面。

20 世纪 80 年代以来,成本 - 效用方法开始应用于健康效益产出研究,质量调整生命年(quality-adjusted life year,QALY)和失能调整生命年(disability-adjusted life year,DALY)的概念被广泛应用。该方法的出现,使卫生经济学分析与评价的方法体系更加完善,推动了该方法的发展和成熟。80 年代初,卫生经济学分析与评价方法开始应用于我国疾病防治工作中。

### (二)国内医院感染管理卫生经济分析与评价方法经济学评价

相关研究调查表明,我国各科室医院感染情况尤以重症监护病房、神经外科、神经内科、泌尿科较为严重。医院感染以下呼吸道、上呼吸道和泌尿路感染为主,其中下呼吸道感染的发病率最高,居医院感染之首。医院感染不仅会引发患者的痛苦,增加患者的病死率,还会

造成医疗费用的额外增加,导致医保基金的支出增加。2003 年 SARS 疫情暴露了我国医院感染管理方面的缺陷。2020 年新型冠状病毒肺炎疫情的暴发和流行,更突显了医院感染管理的重要性。

近年来,医院感染管理的卫生经济学研究受到广泛关注,但仍存在着一定程度的局限,包括缺乏完整的理论研究体系、研究方法单一、感染后的卫生经济学分析与评价偏多,是滞后的经济监控,无法有效地降低医院感染发生率等。因此,开展医院感染管理的卫生经济学评价越来越得到医院管理者的重视。

(高广颖)

# 第二节 卫生经济学评价基本概念与基本步骤

## 一、医院感染管理卫生经济学评价的基本概念

### (一)成本的定义

成本(cost)在经济分析和评价中,成本是指从事经济活动所消耗的资源或必须支付的代价,通常以货币支出的形式予以计量。

医院感染管理中的成本概念是指预防、控制医院感染过程中所消耗的一系列资源或必须支付的代价,主要是在医院感染管理过程中所投入的卫生资源的总和,包括人力、物力、财力、时间等成本。

### (二)成本的分类

在医院感染管理的分析与评价中,为了便于实际操作和计算,通常来说,根据所研究成本的特性以及成本核算对象将成本进行分类,不同类型的成本概念会有所差异。医院感染管理的卫生经济分析与评价中常见的成本分类如下。

1. 按成本可追踪性(cost traceability)分类 根据成本的可追踪性,成本可划分为直接成本和间接成本。

(1)直接成本(direct cost):是指能够明确地追踪到某一既定成本对象的成本,或者说是直接用于生产某产品或提供某服务的成本。例如,医院感染控制科室专职人员的劳务成本、消毒材料成本、感控设备维护成本、感控设备折旧成本、医疗废物管理成本以及开展某些感控工作所必须投入的药物成本等,都属于医院感染管理的直接成本。

(2)间接成本(indirect cost):是指与提供服务或者管理有关但又不是直接相关的间接投入或者支出,间接成本并非针对某项特定服务本身,无法直接追踪到既定的成本对象,但又是管理过程中离不开的成本,它需要用恰当的方式按一定标准进行分摊。例如,与医院感控科室开展各类医疗服务相关的医院行政管理成本、辅助科室成本、通用设备折旧等。

2. 按成本习性(cost behavior)分类 成本与产出量之间的变化关系即成本习性,根据

成本习性可以将成本划分为变动成本、固定成本、半固定成本和半变动成本。

(1) 变动成本(variable cost)：指随着医疗服务产出数量的变化成比例发生变化的成本。例如，随着患者数量增加，用于感控的消毒材料成本、药物成本等也会成比例增加，而单位产品或服务的成本是固定不变的。

(2) 固定成本(fixed cost)：指在一定时期和一定产出量范围内，不随医疗服务产出量变化而变化的成本。例如，用于业务房屋的折旧、感控设备和通用设备仪器的折旧、感控人员以及行政管理人员的工资等。在一定时间内，这部分成本是固定的，不随患者数量的变化而发生改变。

(3) 半固定成本(semi-fixed cost)：又称为阶梯式变动成本，是指在一定医疗服务产出量之内成本总额是固定的，当超过一定医疗服务产出量范围之后，成本总额会发生跳跃。根据其相对于产量变化而变化的程度，半固定成本可被看作变动成本或固定成本。例如，感控人员工资、感控设备折旧、业务办公成本等。

(4) 半变动成本(semi-variable cost)：是指在某个时间内(月或年)成本一般不变，相当于固定成本，但超过这个成本基数，随着医疗服务量的增加，成本也相应增加，相当于变动成本。比如，医院住院病房中感控设备所产生的用电成本，正常情况下，在每单位时间(如月、年)内是固定的。但是，如果服务量(住院人次数)增加，用电时间增加，成本也会上升。

**(三) 成本的识别及计量原则**

1. 成本的识别原则　成本的识别是医院感染管理分析与评价中成本研究的第一步，如何能够科学、正确地识别成本是准确计量成本的关键，直接影响到后续工作的效率和准确性。

在医院感染管理中，成本是相对于感染管理的目标而言的，是对目标的负贡献。因此，明确医院感染管理各备选方案的目标是识别成本的基础和前提。医院感染管理的服务对象通常是医疗机构，因此，应该从医疗机构的角度出发进行成本的计量。在实际评价过程和操作过程中，主要从医疗机构的角度出发考虑成本的识别问题，通常只包括医院自身提供感染管理的相关医疗成本部分，包括直接医疗成本和间接医疗成本的识别，不包括非医疗成本和其他隐形成本的识别。

2. 成本的计量原则　在计量成本过程中，需要注意以下几点：首先，需要全面考量直接医疗成本和间接医疗成本，避免在测量成本过程中出现成本的遗漏；其次，明确成本各部分的边界，不可出现同一成本部分重复计入不同成本结构中；最后，在医院感染管理中，重点关注医疗成本(直接医疗成本和间接医疗成本)，其他非医疗成本项不应纳入成本计量中。

在医院感染管理的卫生经济分析与评价，成本的计量主要包含以下5个环节：第一，准确识别医院开展感染管理过程中消耗的资源；第二，明确感染管理所消耗资源的单位及对应的单位数量；第三，将单位数量转化为货币价值；第四，进行贴现分析；第五，明确医院感染管理的卫生经济分析与评价研究中存在的不确定性并开展敏感性分析。

**(四) 效果、效益、效用的概念和分类**

1. 效果(effectiveness)　效果是研究医疗干预措施的最终效果，即该措施是否改善了个体或人群的健康结果或临床效果，是有益的结果。广义的效果不仅包括健康结果或临床效果,也包括干预措施对医疗卫生政策的影响。在卫生经济分析与评价中,"效果"更多是指因为疾病防治所带来的各种医疗卫生方面的效果指标,如发病率、死亡率降低,治愈率、好转率的提高,人群期望寿命延长等。而在医院感染管理中,"效果"是研究医院感染防控措施的干预结果,通常采用终点指标,即干预措施是否降低了个体或群体患者的感染率,是否降低了感染例次发病率,是否缩短了平均住院日,是否提升疗效(疗效标准一般包括治愈、好转、死亡、无效四类)等,最后综合决定哪种干预措施效果最好。

2. 效益(benefit) 效益是有用结果的货币表现,具体来说,就是用货币值形式来计量和表示医院感染管理措施的有益或有利结果。与成本类似,效益可以视作是医院感染管理干预方案给患者带来的疾病成本(cost of illness)消耗上的节约,一般分为直接效益(direct benefit)、间接效益(indirect benefit)和无形效益(intangible benefit)三类。

(1)直接效益:是指实行某项干预措施之后,在医疗服务活动中直接产生的收益,有益结果表现为健康的改善、发病率的降低等,有益结果产生的效益主要是由于实施干预后诊断、治疗、住院、手术或药品费用的支出减少,即减少了人力、物力资源的消耗,这部分节省的支出或减少的消耗就是干预措施的直接效益,以货币形式予以计量。具体而言,医院感染管理中的效益是指通过院感防控干预后所获得的有益或有利的结果,通过降低患者感染率、感染例次发病率、提升疗效等,住院天数和住院费用得以降低,最终给患者带来生命延长、健康改善和卫生资源价值上的节约,即是直接效益。例如,某医院实施感染管理干预措施后,干预组较对照组患者平均减少住院天数 5d,如果按每天所产生的价值按 3 000 元进行计算,那么实施感染管理后所产生的直接效益为 15 000 元。

(2)间接效益:指实行某项干预措施后所减少生命、健康和卫生资源之外其他方面的经济损失,如减少的误工成本、恢复劳动力或劳动力时间延长的收益等。在医院感染管理中,间接效益通常是指实行某项医院感染防控干预措施之后,患者通过健康水平的改善,所减少的患者及其陪同家属的工资、奖金等的经济损失。例如,因为感染防控措施有效,某患者住院日比该疾病平均住院日减少了 3d,患者家属少陪护 3d,如果每天按照 500 元工资统计的话,间接效益为 1 500 元。

(3)无形效益:是指实行某项干预措施后减轻或避免了患者及其家属、亲朋好友等人在肉体和精神上的痛苦,以及康复后带来的舒适和愉快等。在医院感染管理中,主要是指实行某项医院感染防控措施之后,通过有效防止和控制医院感染的发生和发展,最终提升健康结果,所避免的肉体和精神层面的损失。由于无形效益难以统计,在开展卫生经济学分析时一般不计入总效益中。

3. 效用(utility) 在医疗卫生领域,效用是指人们在接受医疗干预措施后对不同健康状况改善和提高的满意程度,它反映了人们对一个健康状态的选择和偏好。一般死亡的效用值为 0,完全健康者的效用值为 1。患者的健康状况往往介于 0 到 1 之间,但也有一些患者的健康效用值低于 0,即比死亡的健康状况更差,比如长期卧床并伴有严重疼痛。另外,也可以按残疾和痛苦等级分类后对不同生存期给予质量权重,如世界银行经济发展学院的 Ross 所制的按残疾和痛苦等级分类后的质量调整生命年评价表。在成本-效用分析中,通常综合生命持续时间和生存质量形成效用指标,最为常用的指标是质量调整生命年,少数研究会采用伤残调整生命年、挽救年轻生命当量(saved young life equivalent,SAVEs)和健康当量年(healthy-years equivalent,HYE)等效用指标进行分析。

## 二、医院感染管理卫生经济学评价的基本内容

医院感染管理的经济分析与评价,就是应用经济分析与评价方法,对医院感染管理干预项目或方案的制订、实施过程或产生的结果,从资源的投入(医院感染管理成本)和资源的产出(效果、效益和效用)两个方面,进行测算与分析,为决策部门开展项目决策和实施提出评价和决策的依据,以减少和避免资源浪费,使有限的卫生资源得到合理配置和有效利用。简而言之,即通过分析医院感染管理干预项目或措施的投入与产出的经济效果,对备选方案进行评价和选优。

医院感染管理的卫生经济学研究主要涉及两大方面,第一是分析医院感染管理的经济负担,包含直接、间接、无形的经济负担;第二是对医院感染管理开展卫生经济学分析与评价,即从医院感染防控资源的投入(成本)和产出(效用、效果或效益)两个方面分析医院感染管理中一系列干预措施的制订、实施或结果。在医院感染管理中,卫生经济学评价方法的选择取决于评价所涉及的问题,分为部分评价和全面评价两类。其中,全面评价具有两个特征:第一,评价时既考虑被评价医院感染管理干预措施的投入(成本),又考虑医院感染管理干预措施的结果(产出);第二,同时要在两个或两个以上医院感染管理干预方案之间进行比较。不具备上述两个特征的评价,即只进行医院感染管理的成本评价或结果评价,都是属于卫生经济学的部分评价(表7-6)。

表 7-6　医院感染管理的卫生经济学分析与评价

| | | 是否同时检查各种方案的成本与结果 | | |
| --- | --- | --- | --- | --- |
| | | 否 | | 是 |
| | | 只检查结果 | 只检查成本 | |
| 是否对两个或以上方案进行比较 | 否 | 结果描述 | 成本描述 | 成本、结果描述 |
| | 是 | 效益评价<br>效果评价<br>效用评价 | 成本评价 | 成本最小化分析<br>成本 - 效果分析<br>成本 - 效用分析<br>成本 - 效益分析 |

针对医院感染管理的卫生经济分析与评价要求从成本和结果两个方面,对不同的备选干预方案进行分析比较,其最基本任务就是要确认、衡量、比较和评价各备选方案的成本和结果,解决技术方案的选优问题。测算成本时,要包括直接成本、间接成本;评价结果时,须依据不同目的将不同方案产生的结果划分为效益、效果和效用并分别进行测量(图7-1)。

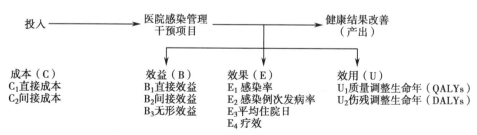

图 7-1　医院感染管理的卫生经济分析与评价示意图

### 三、医院感染管理卫生经济学评价的基本步骤

医院感染管理的卫生经济学评价是当前医疗卫生领域推动医院高质量发展的重要内容之一，科学合理的经济学评价需要遵循一定的步骤来完成，主要包括以下步骤。

#### （一）明确研究问题和评价目标

首先，必须明确医院感染管理所要评价或解决的问题。其次，医院感染管理的研究目的不同，相应采用的评价方法也不同，根据投入和产出的具体情况可选择部分评价或全面评价。医院感染管理的卫生经济学分析与评价通常的服务对象为医疗机构，在成本计量上更多侧重医院的投入，而在产出的分析中需要进一步明确评价立场和观点是医院、患者及其家属方面还是全社会层面等。

#### （二）确定各种备选方案

医院感染防控要实现某一预期目标，通常可以采用不同的干预实施方案及具体措施。有限医疗卫生资源究竟投入哪一种方案更为有效，评价者应该考虑到一切可能的方案并对每个方案有一个全面的认识，提出各方案最佳的实施措施以供比较，这是医院感染管理中卫生经济分析与评价的前提。在多方案选择时，应该遵循以下几条标准：一是在政治上能得到支持或承诺的方案，如医改要求必须实施的某些方案；二是对若干相似方案进行归类，选择有代表性的方案进行评价；三是对具有高度成本效益的方案应该优先予以考虑，反之则予以排除；四是具有严重约束条件，不具有操作性的方案应予以排除。

#### （三）选择适宜的评价方法

医院感染管理的卫生经济分析与评价方法的选择要和具体问题要求相一致。医院感染管理中常用的卫生经济分析与评价方法，包括成本-效益分析、成本-效果分析和成本-效用分析。三种评价方式在成本计算方法基本相同时，主要差异在于结果指标的衡量，当干预方案的效益或者效果相同或基本相当时，一般采用比较哪个干预方案的成本最小。不同方法具有不同的适用条件，选择分析与评价的方法应更多关注结果或效益指标，并结合研究问题和研究目标进行选择。

#### （四）方案收益的识别和测量

所有可预见的效益应当明确，并且尽可能地测量出来。在医院感染管理中，效益的测量优先考虑能否用货币值来表示，大部分医院感染防控干预措施可带来多种效益，包括直接或间接的社会效益和经济效益。效益评价过程中如果很难获取最终指标，可以采用中间指标进行评价。

#### （五）考虑贴现和贴现率

在医院感染管理中，某些干预方案的实施往往不止一年，货币具有时间价值，不同时间的货币价值是不同的。贴现（discount）是将不同时间所发生的成本和效益，采取相同的贴现

率(discount rate)将货币值换算成同一时点上的成本和效益的过程。贴现的目的在于各方案之间的合理比较。

### (六)对成本和收益进行比较

在医院感染管理中,根据实际研究目的和问题所确定的评价指标,运用恰当的计量方法得出指标值(效益、效果或效用),并根据实际情况对所有指标值进行论述和分析,在备选方案中选择经济性好的方案,为医院感染防控策略的科学决策提供参考依据。

### (七)进行不确定性分析

医院感染管理的卫生经济学分析与评价中,一方面采用样本数据,而非总体数据,另一方面研究设计也存在差异,因此在分析和评价过程中存在诸多不确定性。需要审慎地分析这些不确定因素,用决策原则去检验它们对评价结果的影响程度,对主要变量进行重点分析,以判定其对结果的影响。如果最终结论不受不确定因素估计值的影响,那么这个因素就是决策相对自信因素;如果受不确定因素影响很大,那么在推荐这一项目时需要审慎考虑。

(高广颖)

# 第三节　医院感染管理卫生经济学评价基本方法

卫生经济学分析与评价方法在医疗卫生服务的宏观领域和微观领域日益受到重视并被广泛运用。卫生经济学分析与评价的基本方法大致可以分为4种:成本-效果分析、成本-效用分析、成本-效益分析和成本最小化分析。

## 一、成本-效果分析

### (一)基本定义及效果识别

1. 基本定义　成本-效果分析(cost-effectiveness analysis,CEA)通过比较不同干预方案的成本和效果,评价不同干预方案的经济性,体现有限医疗资源发挥相对最大效果的经济学思想的分析方法。成本表现为货币形式,效果以非货币单位表示,通常为健康效果或临床结果的终点指标,如发病率、患病率、治愈率等,也可采用一些中间指标,如临床各类生化结果、疾病进展或严重程度等指标。

2. 效果识别　成本-效果分析是采用相对效果指标,如糖尿病患者发现率、控制率等和绝对效果指标,如发现人数、治疗人数等作为产出或效果的衡量单位。反映效果的指标必须符合有效性、数量化、客观性、灵敏性以及特异性的要求。在实际分析应用中,大多数的文献都采用单位效果的成本作为不同干预措施的比较指标。如发现一例患者的成本、治疗一例患者的成本、控制一例患者感染的成本等。医院感染管理的效果是指医院感染管理目标的实现程度,一般采用终点指标来表示,如感染率、感染例次发病率、平均住院日以及疗效等指标。成本-效果分析既可以用综合效果,也可以用单项效果进行比较分析。只要能以最简捷的方法对不同干预措施进行比较,从而做出选择,就基本达到了成本-效果分析的目的。

### (二)评价指标及判别准则

1. 评价指标　成本-效果分析主要通过两类评价指标进行呈现,分别为成本-效果比(cost-effectiveness ratio,CER)和增量成本-效果比(incremental cost-effectiveness ratio,ICER)。

其中,CER 是将成本(cost,C)作为分子,效果(effectiveness,E)作为分母,两者比值为C/E,是指每单位效果消耗的成本,成本效果比值越小表示越有效。对于两种或两种以上备选方案进行比较,多采用 ICER。ICER 是指两种备选方案之间的增量成本除以增量健康产出,即每获得一个单位的健康产出所消耗的增量成本,ICER 用公式表达:

$$ICER = \frac{C1-C2}{E1-E2} = \frac{\Delta C}{\Delta E}$$

2. 方案类型及判别准则

(1)方案的相互关系:在实际工作中,供选择的备选方案会有多种形式,管理者需要综合分析各种方案间的关系,以确定选用正确的成本-效果分析方法进行方案的评价、决策。方案之间的相互关系一般有三种情况,即独立关系、互斥关系以及相关关系。

1)独立关系:如果对某个备选方案的选择不影响对其他方案的选择,这些方案就是相互独立的方案。相互独立的方案之间无须互相比较和选择,某个方案能否被接受或采纳,只取决于方案自身的经济效益是否满足管理者所提出的标准。

2)互斥关系:是指各备选方案之间互相排斥,当选择其中任何一个方案之后就不能再选择其他方案。这些方案就是互相排斥的方案。

3)相关关系:是指各备选方案中,若选择其中一个备选方案,则可能影响到其他备选方案的成本或收益,或接收(或拒绝)某一个备选方案,会显著影响其他备选方案的接收(或拒绝)。有着相关关系的一组(两个或两个以上)方案被称为相关关系。

(2)判别准则:成本-效果分析评价指标中单一备选方案和多种备选方案的判别准则存在差异。单一备选方案采用 CER 进行判断,主要通过对比 CER 和特定值(即阈值)之间的差值来判定方案的经济性,若 CER 不超过阈值,则经济性较好。多种备选方案分析时需要预先判定备选方案之间的关系,若不同方案之间为独立关系,则分别计算不同方案的 CER 即可。若不同方案为互斥关系,则采用 ICER 并和阈值进行比较来进行经济学判定和方案选择。另外,部分情况无须进行成本-效果分析即可直接判定备选方案之间的相对经济性,当各备选方案的成本基本相同时,比较各方案效果的大小,效果最大的方案为优选方案;当各备选方案的效果基本相同时,比较各方案成本的高低(即成本最小化分析),成本最小的方案为优选方案。

### (三)方法适用条件及指标简化处理

1. 方法适用条件　成本-效果分析一般用于相同目标、同类指标的比较上,如果目标是单一的,则可以采用成本效果法,即把成本与医院管理目标的实现程度进行比较。如果目标不同,效果指标就难以比较,即使比较也没有什么实际意义。例如,某医院感染管理干预措施是为了减低患者医疗费用,某医院感染管理干预措施是为了减低科室成本,两个措施目的不同,无法比较。另外,在成本-效果分析中,阈值的设定是必要的,如果未设置阈值,成本-效果分析方法无法开展。

2. 评价指标简化处理　在目标单一的条件下,预期目标方案的效果指标有时也不止一个,而是有多个,尤其是卫生规划或卫生服务计划方案的效果指标更是不止一个。当效果指标有多个时,不同方案之间的比较就显得困难了。在这种情况下,需要采取适当的办法简化效果指标,使成本-效果分析能够对方案做出确切的评价。

(1)预期方案的目标尽量单一:将某预期方案中实际工作中难以实现的目标去掉;对不能协调的目标权衡之后放弃一个;有从属关系的目标,去掉从属的目标;将方向基本一致的目标进行合并。

(2)精选效果指标:去掉满足效果指标条件较差的指标;将对预期方案重点内容评价的指标作为效果指标;将较次要的指标作为约束条件对待。

(3)综合效果指标:当效果指标较多时,可以采用综合评分法,对各效果指标根据其数值给以一定的分数,根据效果指标对方案评价的重要程度给以一定权重,经过计算使各效果指标换算成一个综合性指标,作为方案总效果的代表值,用于不同方案之间的比较和评价。各方案的成本相同时,比较各方案效果指标的综合得分。当各方案的成本不相同时,可以将成本也看作一个指标即负的效果指标给以评分,然后比较各方案的综合得分。

### (四)方法评价和应用

任何一个医院感染管理的成本-效果分析结果都要考虑评价其研究的规范性和适用性。

1. 目标必须明确　决策者必须有明确的目标,即想要得到的结果。医院感染管控的目标可以是服务水平、行为的改变,或是对费用、健康的影响等,它们经常同时存在。因此,必须确定一个最主要的目标,只有对效果的评价有确切的范围,才能方便评价人员选择合适的效果指标。

2. 备选方案必须明确　成本-效果分析是一种比较技术分析方法,所以至少存在一个明确的备选方案才能进行相互比较,备选方案总数没有上限。

3. 备选方案必须具有可比性　一是确保不同备选方案的目标一致;二是如果某方案有许多目标,确保不同方案对这些目标的实现程度大致相同。

4. 每个备选方案的成本和效果都是可以测量的　成本以货币表现;效果以数量测量,如果不能定量,至少应该定性,如治疗效果以"治愈、好转、死亡、无效"等表示,感染程度以"重度、中度、轻度"等表示。再把定性指标转化为分级定量指标进行比较。

### (五)案例分析

某医院采取三种不同方案进行医院感染管理,实施各方案的总成本和效果(表7-7)。如果医院管理者认为控制一例患者感染的阈值为1 500元,试分析评价三种方案的经济性。

表 7-7　医院感染管理不同干预方案的成本 - 效果

| 方案 | 总成本 C/ 元 | 效果（控制患者感染数）E/ 人 | C/E/（元·人$^{-1}$） |
|---|---|---|---|
| A | 270 000 | 300 | 900 |
| B | 400 000 | 400 | 1 000 |
| C | 495 000 | 450 | 1 100 |

假设上述三种方案是独立方案，在阈值为 1 500 元 / 人的情况下，三种方案的成本效果比 CER 均低于阈值，表明三种方案均经济、可行，相应的选择是三种方案均可取。

假设上述三种方案是互斥方案，从随着方案 A 到方案 C 的成本（C）增加，控制感染患者数（E）依次增加，控制一例患者的成本（C/E）也依次增加。若在原来存在方案 A 的前提下，转而实施 B 或 C 方案时，就应该考虑增量成本 - 效果比。

方案 A 的 C/E=900（元 / 控制一例感染）小于阈值，方案 A 经济；$ICER_{B-A}$=（400 000–270 000）/（400–300）=1 300（元 / 控制一例感染），小于阈值，方案 B 的经济性优于方案 A；$ICER_{C-B}$=（495 000–400 000）/（450–400）=1 900（元 / 控制一例感染）大于阈值，方案 B 的经济性优于方案 C。因此，最终选取方案 B，放弃方案 A 和方案 C。

表 7-8 展示对不同阈值水平的医院感染管理干预方案选择结果，表明阈值的明确对于成本 - 效果分析至关重要，直接决定了方案的选择结果，影响决策的科学性和准确性。

表 7-8　不同阈值水平对应的方案选择结果

单位：元 / 控制一例感染

| 阈值 | 方案选择 |
|---|---|
| <900 | — |
| 900~1 300 | A |
| 1 300~1900 | B |
| >1 900 | C |

## 二、成本 - 效益分析

### （一）基本定义

成本 - 效益分析（cost-benefit analysis，CBA）主要针对两种或两种以上备选方案的成本和收益进行比较，成本和收益均以货币形式予以计量，从而为管理者选择计划方案和决策提供参考依据。

### （二）评价指标及判别准则

1. 评价指标　在介绍成本 - 效用分析的评价指标之前，首先对现值（present value，PV）和贴现率（discount rate）两个指标进行介绍。现值是指未来某一时点的收入、产出的当前价值，是对未来资金以恰当的贴现率进行贴现后的价值，即将资金折算至基准年的数值。贴现率是指未来资金转换为现值时的转换率,通常以年为单位。

成本 - 效益分析主要包括静态分析法和动态分析法两种,在卫生经济学分析与评价中,绝大多数医疗干预方案都采用动态分析方法来进行成本 - 效益分析。因此,本节重点介绍成本 - 效益分析的动态分析法,其中最为常用的评价指标为效益 - 成本比(benefit-cost rate,$B/C$),即效益和成本的比值。效益 - 成本比的计算根据是否考虑贴现分为以下两种情况。

(1)当备选方案的干预持续时间小于一年时,可以不考虑投入资金的时间价值(即不考虑贴现),此时备选方案的效益 - 成本比($B/C$)为:

$$\frac{B}{C} = \frac{\sum_{t=0}^{n} b_t}{\sum_{t=0}^{n} c_t}$$

其中,$b_t$ 为备选方案在第 $t$ 年末的效益;$c_t$ 为备选方案在第 $t$ 年末的成本;$n$ 为干预持续年数。

(2)当备选方案的干预持续时间一年以上时,需要考虑资金的时间价值(即考虑贴现),此时备选方案的效益 - 成本比($B/C$)为:

$$\frac{B}{C} = \frac{\sum_{t=0}^{n} \dfrac{b_t}{(1+i)^t}}{\sum_{t=0}^{n} \dfrac{c_t}{(1+i)^t}}$$

其中,$i$ 为贴现率,其他符号同不考虑贴现的效益 - 成本比公式。

在成本 - 效益分析中,由于方案的成本和效益可能出现正值,也可能出现负值,效益 - 成本比就可能出现四种情况,评价和选择标准见表 7-9。

表 7-9　效益成本比率四种情况的方案选择

| 方案种类 | 效益现值 /$B$ | 成本现值 /$C$ | 选择 |
| --- | --- | --- | --- |
| Ⅰ | + | + | $B/C$ 大者为优 |
| Ⅱ | − | + | 放弃 |
| Ⅲ | + | − | 选用 |
| Ⅳ | − | − | $B/C$ 小者为优 |

在成本 - 效益分析评价指标中,除了最为常用的效益 - 成本比指标之外,还包括其他各种评价指标,其中净现值(net present value,NPV)和内部收益率(internal rate of return,IRR)两个指标也较为常用,需要结合不同的适用情景进行恰当的指标选择。

(3)净现值是根据货币时间价值的原理,消除货币时间因素的影响,计算计划期内方案各年效益的现值总和与成本现值总和之差的一种方法,是反映各方案在计算期内获利能力的动态评价指标。净现值的表达式为:

$$\text{NPV} = B - C = \sum_{t=0}^{n} \frac{b_t}{(1+i)^t} - \sum_{t=0}^{n} \frac{c_t}{(1+i)^t} = \sum_{t=0}^{n} \frac{b_t - c_t}{(1+i)^t}$$

其中,NPV 为净现值,$B$ 为收益总现值,$C$ 为成本总现值,$b_t$ 为第 $t$ 年末的收益,$c_t$ 为第 $t$ 年末的成本,$t$ 为干预持续时间(年),$n$ 为总年限,$i$ 为折现率。

由于不同年份的资金具有不同的价值,不能直接计算比较。为了使不同年份的货币值可以加总或比较,就要选定某一个时点,以此为基准点来计算各年效益和成本的价值。通常把方案第一年年初作为计算现值时间的基准点,不同方案的时间基准点应该是同一年份。对于初始投资相同或相近的几个互斥方案的比较时,以净现值高的方案为优选方案。

但净现值法有一定的局限,它要求不同方案的实施周期和初始投资要求相同或相近,否则,用净现值进行比较时不能准确反映各方面的差别。因为净现值的大小受实施周期和初始投资额的影响,实施周期越长则累计净现值就越大;初始投资额大其相应的净现值也往往较大。

(4)内部收益率是指备选方案在实施周期内使其净现值等于零时的贴现率。其公式如下:

$$NPV = B - C = \sum_{t=0}^{n} \frac{b_t}{(1+i)^t} - \sum_{t=0}^{n} \frac{c_t}{(1+i)^t} = \sum_{t=0}^{n} \frac{b_t - c_t}{(1+i)^t} = 0$$

其中,$i$ 为内部收益率(IRR),若 IRR $\geq i_0$($i_0$ 为基准贴现率),表明备选方案具有经济性,反之,则不具有经济性。

2. 判别准则　成本 - 效益分析在单一备选方案中主要关注 $B/C$ 与1的关系,进行方案经济性的判别,若备选方案 $B/C \geq 1$,则方案具有经济性,反之则表明方案不具备经济性。而在针对多个备选方案的经济学判别中,首先需要对不同备选方案之间的关系进行区分,若为独立关系,常用效益 - 成本比率法并结合净现值法来选择最优的方案组合,若为互斥关系,常采用增量内部收益率[NPV($\Delta$IRR)]或增量效益 - 成本比率($\Delta B/\Delta C$)来评价和决策,以指标值最大的方案为最优。

### (三)方法适用条件及范围

1. 适用条件　与成本 - 效果和成本 - 效用分析不同的是,成本 - 效益分析不仅要求成本投入货币化,而且产出指标也要用货币单位来测量,因此,不仅项目间要用精确的货币单位换算来比较优劣,项目自身也要比较投入与产出收益大小,因此,这种方法在实际操作上很难。一般情况下,能用货币形式衡量的是那些容易确定的效益,如生产的收益或资源的节省。因而,在进行卫生经济分析与评价时,成本 - 效益分析的核心是找到合适的方法将医疗卫生服务的效果能够用货币形式表现出来。

2. 适用范围　成本 - 效益分析的适用范围非常广泛,可以大致分为以下几类:第一,单一备选方案和多个备选方案均适用;第二,单一疾病的不同备选方案和不同疾病的备选方案均适用;第三,对结果指标的差异不敏感,可效益化的指标不区分干预项目类型。

从理论上讲,成本 - 效益分析是将投入与产出用可比的、统一的货币单位来估算,这是卫生项目经济学评价的最高境界,因此成本 - 效益分析在实际中是最有可比性,但同时最难于操作的一种经济学评价方法。

### (四)效益的计量

在卫生经济分析与评价中,效益主要包括直接效益、间接效益和无形效益,在效益的计量上,直接效益比较明确,可以根据干预方案前的情况和医疗机构的服务项目价格进行估算,但间接效益和无形效益,由于没有实际的货币交换发生,缺乏明确的医疗服务价格,因此需要借助一些方法进行测量。其中,无形效益主要采用意愿支付法(willingness-to-pay,WTP),间接效益则采用人力资本法(human capital approach,HCA)、支付意愿法或显示偏好法。目前,在实际应用过程中,间接效益和无形效益常采用人力资本法和意愿支付法来计量。

1. 人力资本法 其基本思想是将人视为资本,维护健康的干预方案投入是一种针对人力资本的健康投资,投资回报则是患者健康或劳动力实际增加在市场上的价格,一般用工资来计量干预方案的健康效益。

2. 意愿支付法 该方法是指运用条件价值评估法,在给定的假设情境下,患者为了避免预期健康损失而愿意支付的最大金额,通常采用现场调查和网上问卷星的方式完成。调查问卷包括开放式问题(open-ended question)或封闭式问题(close-ended question)两种。采用意愿支付法测量健康效益时,需要特别关注问卷设计过程中的研究假设、问题设置、提问方式及语言表达、效益范围等方面。

### (五)案例分析

某医院针对层流床预防初治急性白血病患者医院感染开展成本 - 效益分析,分析过程如下。

1. 临床资料 2006年10月—2009年10月,某医院收治初治急性白血病67例,每例患者住院期间接受2次化疗,根据患者意愿分配入组,其中有34例在出现粒细胞缺乏时入住层流床(观察组),与同期未使用层流床的33例急性白血病患者进行比较。观察组的34例患者中,急性非淋巴细胞白血病21例,急性淋巴细胞白血病13例;男性18例,女性16例;平均年龄34岁。住普通病房(对照组)的33例患者中,急性非淋巴细胞白血病29例,急性淋巴细胞白血病4例;男性17例,女性16例;平均年龄37岁。化疗方案:急性非淋巴细胞白血病选择DA、HAD或HAA等方案;急性淋巴细胞白血病选择VDICP或VDCP方案。

2. 观察内容 患者一般资料,包括病案号、姓名、性别、年龄、入院及出院时间、诊断等;是否住层流床,住层流床的时间;是否发生医院感染,发生医院感染的部位;化疗方案,化疗起止时间,化疗效果;是否用抗菌药物,抗菌药物名称及数量;住院总费用、自购药费等内容。

3. 疾病经济负担 又称为疾病经济损失,是指疾病给社会、患者带来的经济损失,以及为了防治疾病而消耗的经济资源。疾病经济负担包括直接医疗费用、直接非医疗费用、间接经济负担。

(1)直接医疗费用:是指在卫生保健部门所消耗的经济资源。直接医疗费用体现为患者的住院总费用,包括床位费、药费、化验费、放射费、特检费、治疗费、输血费、手术费、护理费及其他相关费用如自购药费等。

(2)直接非医疗费用:指在非卫生保健部门所消耗的经济资源,例如交通费和营养费等。直接非医疗费用 = 人均消费支出 × 患者住院日 / 一年天数(365d)。

(3)间接经济负担:指由于发病、伤残和过早死亡给患者本人和社会所带来的经济损失。间接经济负担 = 人均国民生产总值 × 患者住院日 / 一年天数(365d)。其中人均消费支出和人均国民生产总值2个经济指标来源于国家统计局的统计数据,2008年某医院所在省份人均消费支出15 158元,人均国民生产总值为42 214元。

4. 成本 - 效益分析结果 采用成本 - 效益分析中的效益成本比(benefit cost ratio,BCR)

法和净现值（net present value，NPV）法来比较住不同病床患者的疾病经济负担，由此分析临床实施层流床的经济学价值。

BCR = 对照组疾病经济负担 / 观察组疾病经济负担。

NVP = 对照组疾病经济负担 – 观察组疾病经济负担。

观察组患者住层流床，其床位费高于对照组患者，某院层流床床位费为 175 元 /d，而普通床位费为 25~45 元 /d。直接医疗费用、直接非医疗费用、间接经济负担和总的疾病经济负担，对照组患者的费用均高于观察组患者，住层流床患者的疾病经济负担比对照组患者降低了 1.28 万元，即净现值（NPV）为 1.28 万元，实施层流床的效益 - 成本比（BCR）为 1.24，方案具有经济性。具体见表 7-10。

表 7-10　观察组与对照组的费用（$\bar{x} \pm s$）

| 组别 | 观察组 / 万元（n=34） | 对照组 / 万元（n=33） | t 值 | P 值 |
|---|---|---|---|---|
| 直接医疗费用 | 4.67 ± 2.20 | 5.87 ± 2.21 | −2.22 | 0.030 |
| 直接非医疗费用 | 0.19 ± 0.04 | 0.21 ± 0.03 | −2.51 | 0.015 |
| 间接经济负担 | 0.53 ± 0.12 | 0.59 ± 0.09 | −2.51 | 0.015 |
| 疾病经济负担 | 5.39 ± 2.29 | 6.67 ± 2.27 | −2.31 | 0.024 |

# 三、成本 - 效用分析

## （一）基本定义

成本 - 效用分析（cost-utility analysis，CUA）通过比较同种疾病或不同疾病的不同干预方案的成本和效用，评价不同干预方案的经济性，成本以货币形式计量，产出以效用指标来表示。成本 - 效用分析常被认为是成本 - 效果分析的一种特殊形式，区别在于产出的测量指标引入了效用的概念。相较于成本 - 效果分析，成本 - 效用分析的优点在于只需要采用单一的效用指标（如 QALY），就可以针对不同疾病和项目展开分析。这就使它可以被广泛地用于所有干预措施评价。它的特点在于效用指标是人为制定的，产出指标是通过将利用卫生服务所获得的最终产品：生命数量和生命质量结合到一起，反映出健康效果价值的不同。

## （二）评价指标及判别准则

1. 评价指标　成本 - 效用分析的评价指标为成本 - 效用比（cost-utility ratio，CUR）和增量成本 - 效用比（incremental cost-utility ratio，ICUR）。成本 - 效用比表示每单位效用所消耗的成本，其公式为：

$$CUR = \frac{C}{U}$$

考虑在效用指标上最为常用的是质量调整生命年（QALY），因此 CUR 也可以写成下式，表示每单位的 QALY 所消耗的成本。

$$CUR = \frac{C}{QALY}$$

当比较不同备选方案的时候，多采用 ICUR。ICUR 是指两种备选方案之间的增量成本除以增量效用，即每获得一个单位的效用所消耗的增量成本。

$$ICUR=\frac{C_1-C_2}{U_1-U_2}=\frac{\Delta C}{\Delta U}$$

当采用 QALY 作为综合效用指标时，ICUR 可以表示为：

$$ICUR=\frac{C_1-C_2}{QALY_1-QALY_2}=\frac{\Delta C}{\Delta QALY}$$

2. 判别准则　与成本 - 效果分析类似，成本 - 效用分析评价指标中单一备选方案和多种备选方案的判别准则同样存在差异。单一备选方案的评价指标为成本 - 效用比（CUR），CUR 需要建立经济性判定标准，即成本 - 效用阈值，通过 CUR 与阈值之间的差值，来判定方案的经济性。若干预方案的 CUR 小于或等于阈值，则方案具有经济性。

多种备选方案分析时需要预先判定备选方案之间的关系，若不同方案之间为独立关系，则分别计算不同方案的 CUR 即可。若不同方案为互斥关系，则计算 ICUR 值，并和阈值进行比较来确定卫生经济学判定和方案选择。另外，部分情况无须进行成本 - 效用分析即可直接判定备选方案之间的相对经济性，例如当各备选方案的成本基本相同时，比较各方案效用的大小，效用最大的方案为优选方案；当各备选方案的效用基本相同时，比较各方案成本的高低（即成本最小化分析），成本最小的方案为优选方案。

### （三）方法适用条件

由于成本 - 效用分析在效用的考量上更多涉及生命质量，因此在实际研究中具备更好的适用性。如果 CUA 具备下列条件，则使用成本 - 效用分析更有助于获得可靠结果。第一，当生命质量是最重要的预期结果时。例如，比较治疗糖尿病的不同方案时，预期结果不是治疗对死亡率的影响，而是不同方案对患者的生理功能、心理状态和社会适应能力的改善情况——生命质量的改善；第二，当生命质量是重要的产出结果之一时。例如要对低体重出生婴儿实行监护保健，评价备选方案的效果时，除了婴儿存活率这一重要指标外，对其存活质量的评价也很关键。第三，当备选方案同时影响死亡率和患病率，即生命的数量和质量，而管理者希望将两种效果用同一指标反映时。例如使用雌激素治疗疾病时，可以消除这些症状带来的不舒适感，提高患者的生命质量，同时也会增加一些副作用，这时适合采用效用指标进行分析。第四，备选方案有各种类型的预期结果，需要评价人员用同一指标进行比较时。例如，现有 3 个需要投资的方案，开展低体重出生婴儿监护保健、筛检、治疗高血压和对 Rh 免疫型妊娠妇女进行营养缺乏的预防，要对方案进行卫生经济学分析与评价时，由于三种方案的预期结果各异，如果使用相同的自然单位指标分析，缺乏可比性，此时可以采用成本 - 效用分析。第五，当需要与以往 CUA 研究结果进行比较时。

### （四）效用的识别与测量

计量效用的关键在于确定效用权重或生命质量权重，成本 - 效用分析中常用的确定效用权重的方法有三种。

1. 评价法　类似于专家咨询法，挑选相关专家根据经验进行评价，估计健康效用值或其可能的范围，然后进行敏感性分析以探究评价的可靠性，评价法是最简单方便的方法。

2. 文献法　直接利用现有文献中使用的效用值指标,但要注意文献中使用的效用值是否和自己的研究相匹配,包括其确定的健康状态、评价对象和评价手段的适用性。表 7-11 给出了国际上通过文献研究得出的一些不同健康状况的效用值。

表 7-11　不同文献研究中健康效用值

| 健康状况 | 效用值 | 健康状况 | 效用值 |
|---|---|---|---|
| 完全健康 | 1.00 | 盲、聋、哑 | 0.39 |
| 绝经期综合征 | 0.99 | 长期住院 | 0.23 |
| 轻度心绞痛 | 0.90 | 义肢、失去听力 | 0.31 |
| 中度心绞痛 | 0.70 | 死亡 | 0.00 |
| 严重心绞痛 | 0.50 | 失去知觉 | <0 |
| 焦虑、孤独 | 0.45 | 四肢瘫痪 | <0 |

注:引自 Torrance,1987

3. 抽样调查法　该方法是由研究者自身设计方案,进行调查研究,以获得需要的效用值,是最精确的方法。通常分为直接测量法和间接测量法,其中直接测量法主要包括等级衡量法(rating scale)、标准博弈法(standard gamble)、时间权衡法(time trade-off),间接测量法主要采用健康相关质量量表进行测量,包括欧洲五维生存质量量表(EuroQol five-dimensional instrument,EQ-5D)、六维健康调查短表(short form six-dimensional instrument,SF-6D)、健康效用指数(health utility index,HUI)以及健康指数量表(quality of well-being,QWB)等。

在获得特定健康状态的效用权重值或生命质量权重之后,下一步就是将其与生存年数整合得到一个可用于卫生经济学分析与评价的综合效用指标,在目前研究中,最为常用表示效用的指标是质量调整生命年(QALY)。质量调整生命年(QALY)是指在考虑生存年数和生存质量的前提下,将一个人的实际生存年数换算成在完全健康状态下的生存年数,具体是指实施某干预措施后所获得的生存年数与生存质量权重的乘积。例如,某患者在生存质量权重为 0.4 的条件下,生存年数为 2 年,那么该患者得到 0.8 个 QALY。因此可以看出,干预措施后 QALY 的增加,是由生命质量的提升和生存年数的增加两方面综合作用形成的。图 7-2 表示干预措施所获得的质量调整生命年,个体 A(未接受干预)的 QALY 少于个体 B(接受干预)。

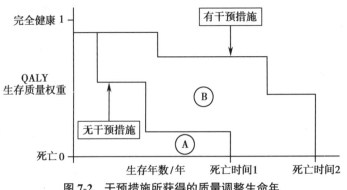

图 7-2　干预措施所获得的质量调整生命年

成本 - 效用分析使用质量调整生命年作为项目健康产出的单位,克服了将项目健康产出简单进行货币价值化带来的问题,也可以比较不同类型的健康产出项目的经济效益,因而其使用范围较为广泛,特别适合于进行卫生保健类项目经济评价,其中包括医院感染管理项目,可以用来评价由于实施了某项感控措施所带来的患者生存质量的改善。

### (五)成本 - 效用阈值的设定

成本 - 效用阈值本质是成本 - 效用分析中的外生评价标准,即 ICUR 的临界值。鉴于卫生资源的有限性,医疗投入需要在已有干预项目中进行决策,界定所能够接受的成本 - 效用水平,所以引入成本 - 效用阈值的概念。

随着医院感染管理在医院高质量发展中的关键作用,设定医院感染管理的成本 - 效用阈值的必要性、紧迫性和重要性也日益凸显。目前,世界各国尚未形成统一的成本 - 效用阈值标准,英国、澳大利亚、美国等部分国家就阈值的设定给出了明确或大致范围。阈值是判断干预项目是否具有经济性的关键标准,而我国目前阈值的确定主要采用人均 GDP 作为判断干预方案经济性的阈值,该方法由世界卫生组织(WHO)提出,具体标准:ICUR<1 倍GDP,表示十分具有经济性;1 倍 GDP ≤ ICUR ≤ 3 倍 GDP 表示具有一定经济性;ICUR>3倍 GDP 表示不具有经济性。该标准目前广泛应用于卫生经济学评价与分析的研究中,但准确性有待讨论,相关学者针对我国的阈值标准的测算研究目前仍处在起步阶段。

### (六)案例分析

针对两种疾病手术后感染管理的干预措施(方案 A:采取某种药物方法,方案 B:采取某种仪器方法)进行经济学评价,用成本分析法测算两种疾病手术后医院感染治疗成本,通过量表计算生命质量得分作为效用指标,进行两种疾病手术后感染管理干预措施的成本 - 效用分析。成本和效用指标结果见表 7-12。

**表 7-12　两种疾病手术后感染管理的干预措施的成本 - 效用分析**

| 分组 | 方案 A | | | 方案 B | | |
|---|---|---|---|---|---|---|
| | 总成本<br>C/ 元 | 效用<br>U/ 分 | 成本 - 效用比<br>(C/U)/(元·分<sup>-1</sup>) | 总成本<br>C/ 元 | 效用<br>U/ 分 | 成本 - 效用比<br>(C/U)/(元·分<sup>-1</sup>) |
| 第一种疾病 | 33 337.2 | 49.37 | 675.25 | 37 112.23 | 62.66 | 592.28 |
| 第二种疾病 | 45 402.24 | 55.81 | 813.51 | 43 237.17 | 68.34 | 632.68 |

从以上结果可以看出方案 B 的成本 - 效用比均低于方案 A,两种疾病之间进行比较,第一种疾病的成本效用比明显低于第二种疾病。如果管理者没有预算约束条件的话,根据成本 - 效用比的结果来看,B 方案的成本 - 效用比值最低,具有更好的经济性,是可选择的方案。

成本 - 效用分析在卫生领域中有着十分广泛的应用前景,但近年来学术界不断对QALY 等指标质疑,许多研究中生命质量权重都是由经验得到,影响其科学性和准确性,因此,开展对成本 - 效用分析方法的深入研究也是十分有必要的。

## 四、最小成本分析

### (一) 基本定义

最小成本分析 (cost-minimization analysis, CMA) 是指备选方案的产出 (效果、效益和效用) 没有差别的情况下，仅比较不同备选方案的成本差异，成本最小的措施即为经济性最优的备选方案，可以优先考虑。最小成本分析可以看作是成本 - 产出分析在产出无差异情况下的一个特例。

最小成本分析与成本 - 效果分析、成本 - 效用分析和成本 - 效益分析相比，其优点在于计算简单易行、分析结果便于理解，尤其是在对互斥方案进行卫生经济性评价时，可以直接进行成本比较，从而对干预方案的经济性进行排序并选择最优方案。

### (二) 适用情况

在传统领域的卫生经济学分析与评价中，最小成本分析的适用性比较有限，但由于医疗卫生领域行业的特殊性质，尤其是医院感染管理中，最小成本分析的适用性比较好，原因在于医院感控措施往往可以达到非常好的产出。

最小成本分析并不仅仅针对单一方案，部分人群通过变换备选方案或形成组合方案也可以达到良好产出，这些新变换或组合的备选方案同样符合最小成本分析的适用条件，具备可比性。

### (三) 案例分析

某医院针对两种疗程预防结节性甲状腺肿手术部位感染开展最小成本分析，分析过程如下。

1. 资料来源　来自某院某年第一诊断为结节性甲状腺肿行甲状腺切除术 (部分、次全、全切) 的病例；手术切口均为 I 类；年龄为 18 岁至 70 岁。

2. 病例纳入及排除标准

(1) 纳入标准：伴有其他疾病诊断在住院期间不需特殊处理，不影响第一诊断的临床路径流程实施时，可以入选；所有患者术前均无发热、白细胞升高等感染迹象，围手术期抗菌药物均为预防性用药。

(2) 排除标准：临床已有感染症状，并进行抗感染治疗；具有甲状腺功能亢进、甲状腺癌变可能等病情复杂的病例；正在接受放疗或化疗；应用皮质激素或免疫抑制剂；粒细胞减少；肝、肾功能异常；对所使用的抗菌药物过敏；术前、术中预防使用抗菌药物不正确。

3. 给药方案

(1) 短程预防组：作为标准对照方案，术前 30min 至 2h 给予头孢硫脒 2g 加生理盐水 100ml 静脉滴注，30min 内滴完。如手术时间 >3h，追加相同剂量的头孢硫脒 1 剂，术后继续用药，2g 2 次 /d 或 3 次 /d，总预防用药时间 <24h。短程预防组共 48 例。

(2) 长程预防组：相同方法静脉滴注头孢硫脒，总预防用药时间 24h 至 72h，共 74 例。

4. 观察项目与疗效判断　观察用药前后切口体温、白细胞计数、肝、肾功能等各种检查结果,手术部位感染(SSI)的诊断标准参照《应用抗菌药物防治外科感染的指导意见(草案)Ⅱ》和美国疾病控制预防中心的标准,观察至拆线或出院。依据是否发生 SSI 分为有效和无效。

5. 成本的确定 只计算与本次预防 SSI 有关的直接成本,包括抗菌药物、与其配套的溶媒、与 SSI 有关的检查、治疗费用。其他费用与预防 SSI 目的无关,假设均相等。药品成本根据 2009 年某院药品零售价,医疗服务价格根据某省医疗服务价格数据库。

6. 两种方案的最小成本分析 两种方案预防实施 SSI 效果差异无统计学意义,故采用最小成本分析法。发生 SSI 的患者增加了治疗用抗菌药物如拉氧头孢、克林霉素和莫西沙星等,并相应增加了溶媒费、材料费、注射费、换药费、检查费等,费用均发生在一年内,无需贴现处理。两组人均费用分别为 549.7 元和 878.2 元,短程预防组人均成本明显低于长程预防组,见表 7-13。

表 7-13 两种方案最小成本比较 单位:元

| 费用 | 短程预防组 | | | 长程预防组 | | |
|---|---|---|---|---|---|---|
| | 有效 | 无效 | 合计 | 有效 | 无效 | 合计 |
| 药费 | 20 883.6 | 3 744.5 | 24 628.1 | 52 125.0 | 8 651.6 | 60 776.6 |
| 溶媒费 | 487.5 | 40.6 | 528.1 | 1 216.8 | 108.4 | 1 325.2 |
| 材料费 | 349.1 | 28.9 | 377.9 | 871.3 | 11.1 | 948.4 |
| 注射费 | 450.0 | 83.0 | 533.0 | 1 210.0 | 196.0 | 1 406.0 |
| 换药费 | 230.0 | 30.0 | 260.0 | 350.0 | 60.0 | 410.0 |
| 检查费 | — | 60.0 | 60.0 | — | 120.0 | 120.0 |
| 合计 | 22 400.1 | 3 987.0 | 26 387.1 | 55 773.0 | 9 213.1 | 64 986.2 |

7. 敏感性分析 按照原卫生部抗菌药物临床管理要求,该院抗菌药物品种数已限定在50 种,在用一代头孢注射剂有头孢唑林和头孢拉定,据此假设预防用抗菌药物变为价格较低的头孢唑林(1.83 元 /g),进行敏感度分析,结果两组人均费用均显著下降,分别为 101.7 元和 143.4 元,短程预防组人均成本仍明显低于长程预防组。随着药费的下降,两组人均费用差距缩小。

## 五、医院感染管理卫生经济学评价方法总结

常用卫生经济学分析与评价方法均可以广泛应用于医院感染管理,三者之间的差异主要体现在收益的计量方面以及产出数据的要求上,不同方法在实际操作过程中的可比性也存在差距,但不同评价方法之间既有联系也有区别,利用表 7-14 总结如下。

以上各种方法具有不同的使用条件。而且,不同研究内容,所采用的方法也不完全相同。例如成本 - 效益分析时,计算直接成本和间接成本,一定要围绕成本核算的单位来归集费用,而成本核算单位的确定,取决于所研究的目标。另外,各种方案都要综合分析来取舍确定最优方案。经过成本 - 效果分析、评价与测算之后,具体选择哪一个方案,不仅要看计算结果,也要看研究的最终目标。例如,针对减低死亡率的方案,如果某方案成本效益好,但是死亡率高,也不是优选的方案,而应该优先选择死亡率低的方案。

表 7-14　主要经济学评价方法的比较

| 项目 | 成本 - 效果分析 | 成本 - 效用分析 | 成本 - 效益分析 |
|------|----------------|----------------|----------------|
| 成本的单位 | 货币值 | 货币值 | 货币值 |
| 结果的单位 | 自然单位 | 以 QALY 为主 | 货币值 |
| 成本结果的比较 | 比值 | 比值 | 比值 |
| 比较的项目数 | 2 个以上 | 2 个以上 | 1 个以上 |
| 评价的目标数 | 1 个以上 | 1 个以上 | 1 个以上 |
| 产出数据的要求 | 健康结果指标 | 使用人工整理的计量单位 | 产出货币化 |
| 可比性 | 差 | 较强 | 较强 |

## 六、医院感染管理相关经济学研究应注意的问题

医院感控工作在医院高质量发展中的重要性日益凸显,医院感染管理工作逐渐得到重视,尤其是在新型冠状病毒感染疫情防控过程中更突出了医院感染管理的重要性。因此医院感染损失的经济学研究工作也需要与时俱进,以更好地适应医院高质量发展的需要。在未来医院感染损失的经济学研究中,亟须在以下几方面得以加强。

### (一)建立健全医院感染管理相关卫生经济学理论体系

卫生经济学的本质就是研究如何进行选择,以决定如何使用稀缺和有限的卫生资源。这个原理同样适用于医院感染管理领域,如何利用有限的卫生资源来达到最小限度的医院感染发生率,是感染管理领域相关卫生经济学研究的根本任务和最终目标。因此,理论研究可以更好地在全国层面进行调查并开展比较研究,形成一套完整、统一、规范的卫生经济学评价体系。同时需要深入研究医院感染的经济学损失与医疗资源的关系,医院感染管理干预的投入 - 产出分析等。

### (二)不断修改、完善提高医院感染管理相关经济学方法

医院感染管理中所用的各种卫生经济学方法灵活多变,在计算过程中,各种费用的收集可能因为数据的原因导致结果不尽相同,这些方法和数据要在实际研究过程中不断充实、修改、完善,才能够不断提高分析方法的准确性。而且,卫生经济评价不应仅限于费用比较、经济损失评估等单一的层面,还可以将多种卫生经济学方法和相关学科的方法互为补充,综合运用到医院感染管理中,才能使医院感染管理更科学、更有效。

### (三)方法灵活、具体问题具体分析

在医院感染管理方法的卫生经济学评价中,要注重卫生经济学理论的活学活用。如在实际工作中,计算医院感染的经济学损失时,间接损失(如误工费、伙食费)因患者经济水平不同很难精确计算,因此通常只计算医院感染的直接经济损失。在选择效果指标的时候,要尽量选择能够反映该疾病特点的指标,如各种感染率、住院天数、抗生素的使用次数、数量等。要结合实际情况选择一种或者多种指标,但指标之间应尽量保持独立。

### （四）明确医院感染管理卫生经济学研究的重点

不同科室、不同部位以及不同疾病感染的卫生经济学研究均存在差异,如不同疾病感染损失的经济学研究中,经济损失较为严重的是下呼吸道感染、尿路感染、胃肠道感染。明确研究关注重点,有利于及时发现问题并加以解决,有效的医院感染损失的卫生经济学研究不仅有利于医院、患者及其家属,同时也对节约医保基金和提高医疗卫生资源使用效率大有帮助。

### （五）将卫生经济学有关理论和方法与医院感染管理实践有机结合起来

在应用卫生经济学方法时,还应考虑感染管理本身所涉及的社会效益,将卫生经济学的方法与感染管理的实践紧密结合起来。例如,如果对医院感染管理的事后控制进行评价和分析,只能计算感染管理效益的大小,而无法控制效益的大小。而医院感染管理很重要的两个环节是事前预防和事中监控,因此,可采用标准成本的方法,对医院感染管理进行全过程的经济监控。只有根据医院感染管理的实际需要,选择应用最适合的卫生经济学原理和方法,才能实现医院感染管理经济效益和社会效益的最大化。

总之,医院感染管理的卫生经济学分析与评价是一个探索性的课题,由于医疗服务的不确定性和差异性,每个患者的治疗方案、生命体征、临床用药等不完全相同,所以规范的卫生经济分析与评价的方法难以统一。在医院感控管理应用过程中,要根据感控管理研究内容和研究目的,在实践中不断摸索,从而进一步完善医院感染管理卫生经济学分析方法理论体系。

（苏 岱）

―――――――――――――――― 参 考 文 献 ――――――――――――――――

[1] 高艳,周泓羽,赵庆华,等.医院感染的卫生经济学研究现状及启示[J].中国卫生资源,2021,24(5):520-524.

[2] 侯新华,张海英,李秀云.下呼吸道感染直接经济损失的病例对照研究[J].中华医院感染学杂志,2010,20(14):2027-2028.

[3] 侯铁英,江飞舟,张友平,等.心脏手术后医院感染经济损失的前瞻性队列研究[J].中华医院感染学杂志,2010,20(10):1401-1404.

[4] 王书会,于子旭,邓钰,等.ICU老年患者医院感染经济学损失病例对照研究[J].中华医院感染学杂志,2012,22(10):2033-2035.

[5] 徐程,卿涛,蔡枫瑜,等.健康经济学评价中的产出结果及其社会价值研究:文献综述[J].中国药物经济学,2017,12(12):154-161.

[6] 王乐,石菊芳,黄慧瑶,等.我国乳腺癌筛查卫生经济学研究的系统评价[J].中华流行病学杂志,2016,37(12):1662-1669.

[7] 周淑娟,马泳泳,孙岚,等.层流床预防初治急性白血病患者医院感染的成本效益分析[J].中华医院感染学杂志,2011,21(1):83-85.

［8］郑斌, 刘茂柏, 王梦依. 两种疗程预防结节性甲状腺肿手术部位感染的最小成本分析 [J]. 中华医院感染学杂志, 2013, 23 (3): 560-562.

［9］刘文清, 李岩, 李彦. 外科系统感染卫生经济学评价 [J]. 解放军医院管理杂志, 2015, 22 (9): 883-885.

［10］ZHOU T, CHEN Z, LI H, et al. Using published health utilities in cost-utility analyses：discrepancies and issues in cardiovascular disease［J］.Medical Decision Making，2021，41（6）：685-692.

［11］NEWMAN-CASEY P A, SALMAN M, LEE P P, et al. Cost-utility analysis of glaucoma medication adherence [J]. Ophthalmology, 2020, 127 (5): 589-598.

［12］DEPREITERE B, TURNER I, VANDOREN C, et al. Cost-utility analysis of surgery and radiotherapy for symptomatic spinal metastases in a belgian specialist center［J］.World Neurosurg，2019，125：e537-e543.

［13］SANDERS, GILLIAN D, MACIEJEWSKI, et al. Overview of cost-effectiveness analysis [J]. JAMA, 2019, 321 (14): 1400-1401.

# 第八章
# 医院感染教学与培训

## 第一节　医院感染教学

医院感染管理属于一个多学科相互渗透的新学科领域。医院感染发生、发展、预防、控制均贯穿于诊断治疗的全过程,其预防方法除提高医务人员操作技能、加强医用器材的消毒灭菌、改善医院环境卫生状况及纠正其不良的生活习惯外,还需要保护和提高患者的免疫功能,严格掌握侵入性操作和抗菌药物应用指征等。因此,医院感染知识培训必须针对卫生行政管理人员、医务工作者、患者、陪护、探视等人员进行,培训种类包括入职、上岗、在职培训和大众宣教/宣传等,医务人员既是培训的接受者,又是培训的输出者。开展医院感染专业知识全员教育,有利于全体动员、共同参与,有效地预防和控制医院感染。

### 一、医院感染教学的必要性

#### (一)医院感染教学有待加强

医学院校学生在学历教育中缺乏医院感染的系统教育,只在部分院校中开始了医院感染专业课程的探索,但存在课程设置时间短,无统一教材,医学生无法接受系统专业的教育。吴安华等对某医学院校的医学生进行医院感染知识的问卷调查,结果有 24.8% 回答错误,46.3% 未回答。何国浓等对 64 名中医住院医师规范化培训学员的医院感染知识的认知调查结果显示,医院感染的传染源、医院消毒灭菌方法、医疗废物如何处理、医院感染三级管理体系等的知晓率不足 50%,医院感染病例报告制度、医院感染的管理规范、医院感染预防控制的基本措施三项的知晓率不足 20%。医院感染专业人员毕业于不同专业(如护理、临床、检验、公共卫生等),或从不同岗位转岗(如护理、医疗、检验、管理等),即使取得硕士或博士学位,仍缺乏医院感染理论知识与技能系统的基本培训。医务人员普遍缺乏系统的医院感染控制知识,说明需要在上岗前及工作期间进行医院感染知识的继续医学教育,补上"这一课"以适应临床工作的需要。

#### (二)医院感染学发展的需要

医院感染学涉及面广,包括基础医学、临床医学、护理、药学、微生物学、流行病学及卫生统计学、管理学等诸多学科,且知识更新速度快,仅 2016 年国家卫生计划生育委员会颁布医院感染相关标准就多达12项。在《医院感染管理办法》第二十三条(各级卫生行政部门和医疗机构应当重视医院感染管理的学科建设,建立专业人才培养制度,充分发挥医院感染专业技术人员在预防和控制医院感染工作中的作用。)、第二十四条(省级人民政府卫生行政部门应当建立医院感染专业人员岗位规范化培训和考核制度,加强继续教育,提高医院感染专业人员的业务技术水平。)、第二十五条(医疗机构应当制定对本机构工作人员的培训计划,对全体工作人员进行医院感染相关法律法规、医院感染管理相关工作规范和标准、专业技术知识的培训。)、第二十六条(医院感染专业人员应当具备医院感染预防与控制工作的专业知识,并能够承担医院感染管理和业务技术工作。)、第二十七条(医务人员应当掌握与本职工作相关的医院感染预防与控制方面的知识,落实医院感染管理规章制度、工作规范和要求。工勤人员应当掌握有关预防和控制医院感染的基础卫生学和消毒隔离知识,并在工作中正确运用。)对医院感染专业人员、兼职人员与医务人员的医院感染培训提出了明确要求,明确指出需要建立医院感染专业人员岗位规范化培训和考核制度,加强继续教育,提高医院感染专业人员的业务技术水平。因此,对医务人员及医院感染管理专职人员的医院感染理论、知识与技能有着较高要求,需要不断"充电",获得新理论、新知识、新技术、新方法的终身医学教育,以加强国家医院感染相关文件、标准、规范的落实,适应医学发展和患者的需求,防止医院感染暴发,降低医院感染发生,节约医疗资源。

## 二、医院感染培训现状

医院感染管理是一门新兴交叉学科,需要的知识面非常广,涉及感染病学、临床微生物学、消毒学、流行病学、统计学等,需要培训的内容很多。自1986年以来,我国医院感染培训历经三十多年的发展,一方面逐渐形成了较为完善的专职人员培训体系,大大提高了专职人员的医院感染管理水平和防控能力;另一方面通过培训,医疗机构医院感染防控意识日益增强,医务人员对相关知识的掌握程度以及部分防控措施的依从性均有明显提高,尤其是在2020年初抗击新型冠状病毒肺炎疫情中对医务人员医院感染防控知识的培训,创造了42 000多名援鄂医务人员新型冠状病毒零感染的奇迹。但因医院感染管理学尚未成为独立学科,且专业性很强,知识量大而广,培训体系仍须完善。

### (一)师资队伍建设有待加强

杨亚红等采用问卷调查法调查全国15所省级医院感染培训机构近三十年的培训现状,以及近5年医院感染管理培训基本情况,结果显示各省培训师资多以本省医院感染防控专家为主(占68.07%),省外医院感染专家占28.86%,国外医院感染专家仅占0.77%。从事医院感染预防与控制授课教师的水平参差不齐,在理解、掌握和运用基本理论、基本技能以及对各种标准规范的解读上存在明显的差异,因此应加强与卫生监督、疾病控制相关部门之间的学术交流与沟通,通过相互邀请参加医院感染管理相关知识与技能岗位培训、专题讲座、学术报告等形式,达成共识和统一标准。

### (二)培训方案有待完善

医院感染防控工作涉及多科室、多环节,需要专业防控管理部门作为支撑。因医院感染管理学尚未成为独立学科,从事相关工作不是在取得相关执照后从事医院感染预防与控制工作,很多人员是转岗从事此方面工作。由于自身背景不同,且知识结构存在一定局限,加之在同等条件下职称晋升时向临床人员倾斜政策等,医院感染监控专职人员稳定性不强、岗位变动较大,导致医院感染管理方面从业人员流动性较大,研究显示我国部分地区医疗机构医院感染管理人员配置及构成有待优化,培训不到位等问题突出。提示在今后的工作中要继续加强医院感染管理专职人员的培训,使其掌握医院感染管理相关的各种理论知识、操作技能,以及其他医院感染相关知识,参照美国、欧洲等要求,所有医院感染监控专职人员须参加感染管理培训考核合格后持证上岗。大多数医院感染培训主要针对护理人员、实习生和保洁人员,而对于临床医生、住培学员、技师以及行政管理人员的培训报道较少,此与我国医院感染管理专职人员大多数是从护理技术岗位转岗而来,专职人员的组织结构以护理人员为主有关。由于对临床医生、住培学员等培训较少,与其相关的感染病例诊断、多重耐药菌防控、抗菌药物合理使用等培训报道也较少。建议将医院感染学列入现代高等医学教育必修的临床课程,编写统一的医院感染学教材对医学生进行医院感染基础教育。建立系统的课程,培训和规范医疗机构带教老师的医院感染知识和技能,并设置定期考核制度,考核合格后方能上岗带教。

在医院感染培训课程设计上应注意:

(1)应考虑接受培训人员的学历与工作经历,因材施教,培训重点在医院感染基本理论、基本知识和基本技能基础,以及分析问题解决问题的能力。

(2)制订培训计划和实施培训时,分阶段培训与个性化培训相结合,循序渐进,温故知新,同时注意适当开设医院感染防控新进展的课程,培养学员的创新能力。

(3)学员学习与教师教学中注意基础与临床相结合,理论与实践相结合,专业与管理相结合。

(黄 勋 文细毛)

# 第二节 医院感染管理知识的培训与考核

各卫生行政管理机构和各医疗单位应根据服务性质、医务人员构成、医院基本情况(包括师资力量)制订一个切实可行的长远医院感染专业知识教育目标和计划,分阶段分层次,先普及后提高。

医院感染专业知识教育可采用外出参加学习班、进修和学术会议或在本单位授课、开办专题讲座、组织看录像和展览、进行会诊咨询、组织考试、自学、举办知识竞赛、发放文献、进行科普宣传等多种形式。

## 一、培训目的

通过对医院感染管理专业人员进行系统的医院感染理论、知识、技能和相关法律、法规、标准、规范等培训,使其具备医院感染预防与控制工作的专业知识,并能够承担医院感染管理工作和业务技术工作。

## 二、培训机构的要求

医院感染培训构应该具备以下基本条件。
1. 有组织机构和管理制度;
2. 具备与培训任务相适应的教师;
3. 具备进行培训所需的场所、设施、设备;
4. 有培训计划、培训大纲和培训教材;
5. 课程设置符合专业人员岗位要求;
6. 由卫生行政部门认定可以为考核合格者颁发岗位培训证书。

## 三、培训对象与内容

### (一) 医院感染管理人员

认真学习和组织讨论卫生行政部门颁发的医院感染相关法律、法规、规章制度,如《医院感染管理办法》《消毒管理办法》《医疗卫生机构医疗废物管理办法》《医院感染暴发报告及处置管理规范》等,切实领会文件精神,参加医院感染学术交流会议,使之具备从事医院感染管理工作所需要的各方面知识,成为医院感染管理的主导者和专家。

### (二) 医院感染专业人员

按《医院感染管理专业人员培训指南》进行培训,针对医院感染管理专业人员在学历教育、工作岗位背景方面的差异,以及目前我国医院感染管理岗位人手较紧、难以一次性进行较长时间脱产培训的实际情况,指南将岗位知识培训分为三个阶段,分别是基础培训、实践培训与提高培训。

第一、第二阶段以集中授课为主,理论培训推荐面授,包含网络培训等多种形式;实践培训推荐在有培训能力的医院培训。第三阶段通过自学和参加对医院感染管理及其他相关学科的继续教育培训班等,以及进行专业性的学术交流。做到①上岗前通过专门的培训(包括进修或参加学习班),全面掌握医院感染预防控制方法,持证上岗;②进行医院感染病例前瞻性、目标性监测,参与临床感染病例讨论和会诊,向专科医生学习专业知识,提高医院感染诊断、鉴别诊断和治疗水平;③阅读国内外文献,参加学术会议,掌握国内外医院感染相关动态,进行知识更新,并创造条件进行相关科学研究。

### (三) 兼职监控人员

由医院感染科专职人员组织学习医院感染预防监控知识及消毒技术规范,每季度或半年或1年进行座谈,互相交流经验。

### （四）消毒员和保洁人员

供应室消毒员应接受消毒灭菌知识技能培训,持证上岗。各科保洁人员由各科兼职监控员或护士长进行消毒隔离技术辅导。

### （五）高年资住院医师

由医务科统一安排,每批安排医院感染专业知识教育 40 学时,由老师系统地讲授医院感染病原学、流行病学、诊断学及抗菌药物应用等主要内容。学习结束进行考试、记学分,作为考评参考。

在任总住院医师或晋升中级职称之前,由质量控制科统一安排 3~5d 的医院感染专业知识培训,重点学习医院感染发生的病因、机制、诊断和合理应用抗菌药物。结束时由医院感染科签署意见,作为晋升参考。

### （六）临床各专科医师

以专题讲座或感染控制医生临床会诊与咨询的形式,根据各个专科的特点,讲授或讨论医院感染的流行病学、病原学特点,特殊宿主和特殊感染的诊断治疗。

### （七）新上岗人员

在新入职员工中普及医院感染防控知识,提高该人群的防护意识和能力,进而提升医院感染防控能力,对每年新分配来院的医务人员(医、护、检及行政人员),进修人员,实习同学建立新员工的医院感染知识岗前培训体系,实施院、科两级培训。即由医院感染管理科专职人员介绍国内外医院感染管理、研究状况、医院感染诊断、医院感染管理规范和医院消毒技术规范的相关内容,以及对新上岗人员进行医院感染管理相关基本技能及应急流程等培训,并考核直至考核通过为止。入科后根据科室特点开展医院感染专项培训,如血管导管相关血流感染的预防措施,导尿管相关感染的预防措施,呼吸机相关肺炎的预防措施,手术部位感染的预防与控制等。

### （八）患者、陪护、探视人员

采用宣传栏、科普书和入院须知等形式进行医院感染专业知识的普及。让他们了解医院感染的概念,什么基础病容易患何种医院感染,改变餐前便后不洗手及串门、借物的习惯,让患者陪护和探视者主动配合并参与医院感染的预防管理工作。

## 四、培训效果评价

进行医院感染专业知识的教育是为了提高各类人员对医院感染的认识,提高预防和控制医院感染的水平和对突发事件的应急能力,因此应对培训效果进行评价。

1. 反应层　是指学员凭借自身的印象和感觉,对培训项目及结果做出的评价性反馈,进行"反应"评估是为了了解学员对培训项目本身(教师、教材、教学方式与方法以及教学组织与管理等方面)的看法和意见。在此层面所采用的方法是问卷调查法和访谈法,由培训机构在培训中期或刚结束时向学员发放培训满意度问卷调查表,采用匿名的形式填写。根据利克特(Likert)五分量表法,分数越高代表满意度越高,共分为五个类别:非常满意(5分)、满意(4分)、一般(3分)、不满意(2分)、非常不满意(1分)。

2. 知识层　是对学员的学习活动进行评估。其核心是评价学员所达到的认知水平和技能,衡量学员培训以后对理论、技能和技术等的掌握程度。主要采取测试、演示操作、讲演等多种方式进行。如培训前后对医院预防控制知识知晓情况的调查,个人防护用品穿脱正确情况等。

3. 行为层　是对学员培训结束回到岗位后,其实际工作行为发生了哪种变化的测量。可采取自我评估、同事评估和上级评估相结合的调查方法。如培训前后手卫生依从及正确执行,导管相关感染防控措施执行等行为改变情况。

4. 结果层　是从组织的高度评价培训在组织业绩方面改进的情况。如医院感染率、漏报漏检率、抗菌药物使用率、环境卫生学监测合格率及医院感染发病率、多重耐药菌检出率等进行前后比较,综合评价,并进行信息反馈。通过对医院感染知识的培训进一步提高医疗质量,保障医疗安全。

(黄　勋　文细毛)

# 第三节　医院感染培训技巧

医院内的医院感染培训是一个系统化、理论化的运用过程,尤其应该考虑到突出医院感染预防与控制的特点与职工专业素质的形成,以及个人对知识的渴求度,采用多种培训方式,以达到更好地推动整体效能发挥的目的。

## 一、医院感染培训中存在的问题

1. 实质内容的缺乏　许多医院目前的培训方式主要是在人力资源的管理模式上,没有形成统一的渠道管理,致使员工培训流于形式,尤其是在内容的设置上,只是一纸空文。既没有专门的培训组织者,也没有固定专人来负责,都是由人力资源管理部门兼任。在人力资源分配及管理上没有时间顾及员工的培训,在培训过程中往往都流于大道理、大知识的培训,没有细化的培训内容,如技术提高、产品更新、人际交往等一些知识内容,只是单纯开会、作报告,没形成专业、具体、可操作的实质内容。

2. 制度管理的空洞　培训是否健全,主要看是否有规范、严厉、具体的教育培训机制,在制度上的健全,就是对教育培训的高度重视。人力资源部重视招募和绩效考核,只要能够维持生产正常运转,就很少会组织或参加培训。这样做的结果便形成了轻培训的企业文化,致使员工培训与否没有什么区别,在员工转岗、晋升时根本不考虑与培训的关系。

## 二、培训过程中需要注意的原则问题

1. 坚持学以致用的原则 医院感染管理科的管理人员应该紧密联系医院感染的特点，尤其是不同科室存在的不同特色，运用所学理论和知识指导实践，不断增加医院感染预防与控制工作的原则性、系统性、预见性和创造性，切实提高广大职工解决实际问题的能力。

2. 注重培训质量的原则 坚持从严治学，加强对培训需求的调研，制订切实可行的教育培训计划，优化培训内容，努力提高师资水平，积极改进教学方法，加强教学管理，建立和完善教育培训考核体系，严格考核制度。

3. 做到按需施教的原则 做到以人为本，因材施教。把握不同类型职工的成长规律和教育培训需求，分级分类地开展职工教育培训，不断激发职工学习的内在动力和潜能，增强职工教育培训的针对性和实效性。实现组织需求、岗位需求和个人需求有机结合。坚持组织需要什么就培训什么，职工干什么就学什么、缺什么就补什么的原则。

4. 坚持改革创新的原则 树立素质教育、终身教育的观念，按照理论创新、体制创新、科技创新和教学创新的要求，遵循职工教育培训规律，改革人才培养的模式和职工教育培训的内容、方法、机制，增强针对性和实效性。实现职工教育培训规模、质量、效益的有机统一。

## 三、培训过程中需要注意的技巧性问题

1. 仪容仪表，彰显自信与精神。成功的服饰就是良好鉴赏品位的体现，以此塑造一个精明、干练、潇洒、典雅的形象。培训师的服饰能够在讲师和学员互不了解的情况下，起着迅速传递给学员有关个人地位、品位、价值取向、个人爱好等重要信息的作用，进而让学员在较短的时间内形成所谓的"第一印象"。留给学员"第一印象"的好坏直接关系到课程进行的效果和学员的响应度。

2. 举手投足，展现素养与能力。表情可以传递出一个人的情感世界。端庄优美或严谨庄重的姿势，会给人以文雅、稳重、自然、大方的美感。面部表情应与演讲内容吻合，不要因为紧张而使其走样，表情不要单一化；避免习惯性地过于严肃。侧身而站和面向黑板而站说明讲师的心理是封闭的，不利于阐述教学内容，站时重心忽左忽右，则被视为信心不足、情绪紧张。学员回答问题时，培训师身体应微微前倾，这表明培训师的注意力都集中在学员身上，增强彼此的亲切感。做手势时注意手臂放在身侧，并要轻松自如；强调想法时，手的动作要尽量放大，不要重复做同一手势或做一个手势的时间过长，不要在做一个手势时中途犹豫。

3. 抑扬顿挫，丰富美感特质。普通话是科学的语言体系，其严谨、丰富、优美，有很强的节奏感与自然和谐的音韵美。普通话的标准包含语音、语汇、语法三大方面。培训时一般注意把重点放在语音上，还需要考虑音色的优美和语调的变化。

注意音量大小应与学员人数相适应。声音过小容易影响信息的传递，声音过大则会成为噪声。语速：对重点内容应使用不同的音调、速度，以引起学员注意，语速适中，不宜过快或过慢。语调：抑扬顿挫，不要用聊天的声调，口齿清晰，表达准确，要让所有学员都能听得

懂。语言上注意：常说"请、对不起、抱歉、很好、继续"，使用谦虚、诚恳、谨慎的措辞；切忌讽刺、斥责与强辩。

4. 课堂互动，激情迸发。课堂互动是达成课程效果的常用方法，也是进一步增进师生情感的有效途径，互动有两种方式，一是教师向学员提问，二是学员向教师提问。这样可以达到使学员集中注意力、激发学员学习动机、帮助记忆与回顾、启发想象力和创造力的目的。除非回答问题的学员自己先笑，作为教师千万不要嘲笑任何答案，并且要从每个人的答案中尽量找出值得肯定的东西；还要防止一些人垄断发言，引导结束某一项议题的讨论：事先考虑学员可能提出的问题，准备好相应的答案；听问题时，与提问者目光接触；回答问题时，注视全体学员；仔细倾听并等问题问完后再作答，急于回答会影响答案的准确性：不要评论问题的好坏，只需对问题直接作出回应即可；回答前应先将问题重复一遍，这样一方面可以和学员核对内容的准确性，另一方面也为自己争取了思考答案的时间。

## 四、培训方法

### （一）基本研讨法

基本研讨法是指由指导教师组织研习人员以团体的方式对工作中的课题或问题进行讨论，得出共同的结论，让研习人员在讨论过程中互相交流启发，以提高研习人员知识和能力的职工教育方法。研讨作为一种培训职工的教育方法，以其显著的培训效果，在实际中有非常重要的地位，与授课法并称为职业培训的两大培训法。一个人的知识总是有限的，虽然提倡通才，但个人力量毕竟有限，赶不上有组织的群体力量。"集思广益"是讨论法的基础，收集众人之智慧，并相互激发，可以达到 1+1＞2 的效果。培训方式有多种，其中最为常见的方式包括以下几种。

1. 课题讨论法　是学员在教师的指导下为解决某个问题而进行探讨、辨明是非真伪以获取知识的方法。该教学法是以培养学员主动学习、独立思考、独立解决问题为教学目的，在进行学习前，由教师要根据教学内容提出一系列的问题，让学员根据问题，通过自行查找资料，进行相关讨论等，表达自己的见解，最后由教师统一进行归纳、总结，并对优秀之处予以肯定，对不足之处予以指出，从而提高学员的思维能力、独立能力。如呼吸机相关肺炎的预防与控制，有很多种情况，不同的情况又有不同的方法，让大家讨论起来兴趣盎然，最后选择比较好的方法推荐给大家，大家取长补短。

2. 对立式讨论法　设置问题的两个对立面让大家来讨论，比如导尿管相关尿路感染的预防使用抗菌药物或不用抗菌药物进行预防。

### （二）头脑风暴法

头脑风暴法是指由美国 BBDO 广告公司的奥斯本首创，该方法主要由价值工程工作小组人员在正常融洽和不受任何限制的气氛中以会议形式进行讨论、座谈，打破常规，积极思考，畅所欲言，充分发表看法，以发现潜在的失效模式及相关危险、风险、决策标准和／或处理办法。经各国创造学研究者的实践和发展，至今已经形成了一个发明技法群，如奥斯本智力激励法、默写式智力激励法、卡片式智力激励法等等。

## （三）参与式培训法

该方法的主要特征：每个培训对象积极主动地参与培训活动，从亲身参与中获得知识、技能和正确的行为方式。其主要方法：

1. 会议　参加会议是一种培训方式。参加会议能使人们相互交流信息，启发思维，了解到某一领域的最新情况，开阔视野。

2. 小组培训　目的是树立参加者的集体观念和协作意识，教会他们自觉地与他人沟通和协作，齐心协力，保证感染预防与控制目标的落实。

3. 案例研究　一般适用于具有一定临床工作经验的医务人员，教师根据培训目的与内容，选取适当的临床案例（如医院感染暴发事件），引导学员对案例进行主动探索与思考，根据现有的资料是否有医院感染暴发流行的存在，复习感染病例记录，确定感染暴发病例，列出并调查潜在危险因素，制订医院感染暴发控制措施，明确控制措施的有效性，形成医院感染暴发调查及处置报告，从而提高学员发现问题和解决问题的能力，提高学员学习兴趣，授课内容清晰易懂，教学效果生动形象，能吸引学生注意力，提高教学质量。

4. 角色扮演法　是以生动形象的场景，激起学员学习和练习的情绪体验。将情景教学法应用于医院感染管理知识的培训，模拟真实的临床工作环境，进行实物演示、工作环境实际情节演示，直观再现医院感染防控的每个环节。教师按照参加者实际工作中应有的权责来担当与其实际工作类似的角色，模拟性地处理工作事务，使其从内心产生真实的感受和情绪体验，从而克服工作中的困难和障碍，将医院感染管理措施落实到实际工作中去，形成医院感染防控意识，将医院感染管理知识切实应用到临床中去。如医务人员职业暴露处置流程的培训，设置一个突发针刺伤的环境（病房或医疗废物处置场所），一个充当受伤者处理伤口，另一个扮演者查看患者检查结果、报告护士长，填报职业暴露卡进行上报，一个充当医院感染管理科专职人员对刺伤进行处置等一系列情景，让学员在此情景中获得职业暴露的处理方法，掌握职业暴露的处理流程。

5. 模拟训练法　利用现代科学技术手段创设出的虚幻情景或在某些特别条件下进行训练的方法，为现代技术的发展提供了良好的条件。模拟训练法与角色扮演类似，但不完全相同。模拟训练法更侧重于对操作技能和反应敏捷性的培训，将参加者置于模拟的现实工作环境中，让参加者反复操作装置，解决实际工作中可能出现的各种问题，为进入实际工作岗位打下基础。

6. 参观访问　有针对性地参观访问可以使人从中得到启发，巩固自己的知识和技能。如不同重症监护病房之间进行参观学习、取长补短，对相关感染预防与控制的措施就有更进一步的认识。

## （四）集体培训

集体培训是改变复杂组织的行为过程。这种方式适用于新的医院感染规范的宣教与落实、新发病原体的预防控制、卫生行政部门下达的必须执行的标准、规范等。

总而言之，医院内的教育培训要摒弃陈旧的、不合时宜的传统观念，树立科学的、与时俱进的教育观念。职工教育培训方法很重要，是增强学习兴趣的重要因素。要改变传统的单向灌输式和只注重理论学习的方法，更好地把读书学习与研讨问题结合起来，把课堂教学与实践锻炼结合起来,把传统教学方法与现代教学手段结合起来,进一步提高教学质量和培训效果。在具体方法上,采取启发式教学、情景模拟、案例分析、对策研究、双向交流、现场教学的方法教学,提高学员的参与程度,创造条件增强学员与教员之间,学员与学员之间的交流与互动,以此活跃学习气氛,提高学习效果。课堂教学与实践锻炼相结合。既要安排学习理论知识,也要适当安排时间去考察。让学员有理论联系实际、实践检验理论的理论感受,增长见识,丰富阅历。

(黄 勋 文细毛)

## 参 考 文 献

［1］姚希, 贾会学, 吴安华, 等. 医院感染管理专业人员培训模式的探索与评价 [J]. 中华医院感染学杂志, 2012, 22 (21): 4844-4846.

［2］杨亚红, 黄勋, 张浩军, 等. 全国省级医院感染培训机构培训现状调查报告 [J]. 中国感染控制杂志, 2016, 15 (9): 659-664.

［3］白雪, 杨又力. 天津市 90 所医疗机构医院感染管理部门现状调查 [J]. 中国感染控制杂志, 2018, 17 (4): 316-319.

［4］叶青, 徐亚青, 雷幼蓉, 等. 中国医院感染培训研究热点与前沿的可视化分析 [J]. 中国感染控制杂志, 2019, 18 (9): 848-853.

［5］吴安华, 李春辉, 黄勋. 医院感染管理专业人员应具备哪些业务知识:《医院感染管理专业人员岗位培训指南》解读 [J]. 中华医院感染学杂志, 2017, 27 (16): 3620-3622.

［6］KIRKPATRICK D L. Evaluation of training. In R. L. Craig (ed.), training and development handbook [M]. New York: McGraw-Hill, 1987.

［7］KIRKPATRICK D L. Techniques for evaluating training programs [J]. Training and Development Journal. 1979 (13): 2-21.

［8］SENGE D. The Learning organization Made Plain and Simple [J]. Training and Development, 1991,(10): 37-44.

# 第九章
# 医院感染管理的信息化建设

## 第一节　医院感染管理的信息化概述

医院感染与医院相依并存,随着现代医学的发展,传染源、传播途径和易感人群都发生了显著变化,使医院感染发生的影响因素复杂化,特别是近年来介入性诊疗方法的开展、放化疗以及滥用抗菌药物,导致细菌变异,耐药菌株增多,以及老年长寿人群增多,慢性疾病患者生存时间延长等均为医院感染发生的重要因素。影响医院感染的突出因素包括致死性的原发疾病、全身广谱抗菌药物的应用、切口引流、免疫抑制剂的应用、机械通气、免疫缺陷、留置导尿、长期住院、高龄等。因此,医院感染管理是现代医学发展中面临的重大难题,也是医疗质量管理的重要组成部分。随着人们对医疗质量和医疗安全的关注,医院感染管理能力与监控手段已成为衡量一所医疗机构管理水平、技术水平、医疗质量和医德医风的一个重要标志,医院应用网络系统、信息化管理方式是医院感染管理工作发展的必然方式。建立一个完善的医院感染监控与管理体系,有利于各方面相互协调、相互支持与合作,可以从根本上降低医院感染的发生率,预防医院感染的暴发流行,缩短患者病程和住院时间,减少患者的医疗费用和国家财政开支。长期的实践证明,建立和完善医院监控与管理体系,切实抓好医院感染监控与管理工作,对于提高医疗质量,增强经济效益和社会效益具有重要意义。

### 一、医院感染管理信息化简述

#### (一)医院感染管理信息化

医院感染管理是现代医院管理的重要组成部分,是医疗安全的重中之重,也是当代临床医学、流行病学、卫生学和医院管理学的一个重要课题。随着现代医学理论和技术的发展,医院感染问题日益突出,它不仅严重影响医疗质量,增加患者的痛苦和负担,还成为了现代医学技术发展的桎梏,变成了突出的公共卫生问题。为提高医院感染管理工作效率与质量,引入的"信息化"先进管理模式,不但加速了医院感染学科的发展,还推动了医院的现代化建设。将计算机技术引入医院感染管理工作中,能解决医院感染统计中数据的复杂逻辑关系问题,简化工作流程,减轻专职人员工作压力,把更多精力和时间用在控制医院感染工作上。利用计算机终端、局域网和互联网技术,建立医院感染监测系统是国内外医院感染专业研究领域内的热点问题之一。在国内已有一些大型医疗机构在医院感染管理工作中纷纷引入计算机管理技术,如湖南湘雅医院、北京协和医院、解放军总医院、解放军304医院、浙江省人民医院等。

### (二)感染管理信息化的目的和意义

医院感染监测包括医院感染病例监测、环境卫生学、消毒灭菌效果监测、手卫生监测以及职业暴露监测。医院感染发病率是医疗机构医疗护理质量和安全的一项重要指标,监测是发现医院感染患者及其危害因素,评价感染控制效果必不可少的首要步骤,监测本身也是降低医院感染的有效过程。其最终目的是减少医院感染及医院感染造成的损失。医院感染监测系统可以掌握医院感染发病率、感染部位分布、感染科室分布、高危因素、病原体特点及耐药性等,为医院感染控制提供科学依据。随着目前微生物和感染疾病种类的逐渐增多,传统的医院感染管理方式已经无法适应当前的感染管理工作,所以必须要进一步应用信息化技术,从而实现对院内所有感染病例的全程监控,同时还能够对即将暴发的感染性疾病做出风险预警,从而提高整体医院医护人员对感染疾病的重视,降低医院感染事件的发生率。

## 二、国外医院感染的信息化管理进展

为了全面地控制医院感染的发生,世界各国,首先是在西方发达国家开始有组织地开展医院感染监测活动。美国于1963年召开医院感染学术会议,建议用流行病学方法建立医院感染监测系统,并强调了对医护人员教育的重要性。20世纪60年代末,美国疾病预防控制中心(美国CDC)组织了8所医院参加的医院感染监测试点。取得基本经验后,美国于1970年召开了第一次医院感染国际会议,重点探讨医院感染监测的重要性。同年,美国开始建立院感监测网络系统。国际上对感控科很重视,为其人员配备也考虑良多。1974年,美国疾病控制预防中心主持开发了国家医院感染监测系统,以监测医院感染的发生及相关的危险因素和病原体。该系统一直致力于应用统一的医院感染病例的收集方法和感染率的计算方法,建立全国医院感染发生率的数据库,用于衡量医院内各专业科室及医院间感染防控水平。国外倾向于将医院感染信息系统与其他学科融合,如利用Twitter和急诊科数据推测哮喘人群数量等。1999年,美国疾病预防与控制中心和国内公共卫生合作伙伴共同推出三个具有时间敏感性的公共卫生疾病监测系统:公共卫生实验室信息系统、国家食源性疾病监测分子分型网络、疫苗不良事件报告系统。2005年,美国疾病预防与控制中心将医院感染监测系统(NNIS系统)与透析监测网(DSN)、国家医务人员监测网(NaSH)3个监测系统进行整合,形成了国家医疗安全网(National Healthcare Safety Network,NHSN),参与医院感染监测的医疗机构也从20世纪70年代的10余所医院增加到2007年的923所。2021年底,约38 000家医疗机构借助国家医疗安全网监测医院感染,目前的参与者包括急症护理医院,长期急性护理医院,精神病医院,康复医院,门诊透析中心,门诊手术中心和疗养院。预计未来几年,其他类型参与设施数量将继续增长。

2018年由美国CDC资助州级计划,以监测、预防、应对和控制医疗保健相关感染(healthcare associated infections,HAI)和抗生素耐药性(Antibiotic resistance,AR)病原体。为了提高其有效性和可持续性,这些计划发展合作伙伴网络,合作伙伴网络通过利用合作伙伴的资源、专业知识和影响力来防止医疗保健相关感染和抗生素耐药性病原体,从而最大限度地提高 HAI/AR 计划的技术和运营能力。在 2018 年 10 月至 2019 年 6 月的例行工作期间,美国 10 个州的多个医疗监测网和实验室网络加入合作伙伴网络,定期提供当地的感染数据。2021 年,美国 CDC 建立国家抗生素耐药性实验室网络(AR 实验室网络),覆盖 50 个州的实验室、七个区域实验室和国家结核病分子监测中心(国家结核病中心),并与超过 38 个国家开展合作,地方社区医院通过 AR 实验室网络提供的监测服务,检测院内的威胁,防止耐药菌的传播。2021 年 12 月,美国 CDC 宣布,它已向全球近 30 个组织拨款 2 200 万美元,通过建立两个新网络——全球医疗行动网络(全球医疗行动网络(Global Action in Healthcare Network,GAIHN)和全球抗菌药物耐药性实验室响应网络来对抗耐药菌和其他公共卫生安全威胁。以上两个新的网络,加上其他的短期研究项目,将连接全球 50 多个国家,建立高效的感控网络以更快地发现和应对抗菌药物耐药性、新型冠状病毒感染等威胁。

20 世纪 90 年代,法国、英国、德国、加拿大、澳大利亚等发达国家分别在美国之后建立了各自的医院感染监测系统,在医院感染的预防与控制工作中发挥了积极、有效的作用。

**(一)监测方法**

为了在不同的医疗机构和区域间实现有意义的医院感染数据比较,必须在监测系统中建立标准化的病例诊断标准和监测方法。只有当各医疗机构采用同样的病例定义和监测方法时,不同医疗机构间医院感染发生和控制的水平才具有可比性。1988 年,美国 CDC 制定并发布了用于 NNIS 系统的医院感染定义和监测标准。由于临床诊断技术的迅速发展和监测经验的逐渐积累,美国 CDC 专家组在 1992 年对其做了进一步的修订。1995 年,德国国家医院感染监测中心,为方便让国内的医院可以使用相同的标准和方法来统计院内感染和多重耐药病原体病例数,并能够计算出可比较的感染率,依照美国国家医院感染监测系统建立医院感染监测系统(Krankenhaus Infektions Surveillance System,KISS)。由于此时在美国 NNIS 非常成功,很多其他欧洲国家都想效仿美国 CDC 建立国家医院感染监测系统。1995 年,加拿大公共卫生署(Public Health Agency of Canada)传染病与感染控制中心和国家微生物实验室(National Microbiology Laboratory,NML)共同建设院内感染监测系统,系统收集医院感染数据、微生物耐药数据和医院抗菌药物利用率,系统使用 NNIS 系统的病例诊断标准,识别医院潜在风险因素并评估具体干预措施,以提高加拿大急症护理医院的患者护理质量。欧洲疾病预防控制中心(European Centre for Disease Prevention and Control,ECDC)在 2008 年建立了欧洲疾病监测系统(healthcare associated infections-Net,HAI-NET),通过整合成员国传染病、抗菌药物消耗及全基因测序等方面的公共卫生数据,实现了欧洲范围内疾病预防相关数据的整合与共享。受 NNIS 影响,法国、英国等国家的医院感染监测系统,均采用了 NNIS 系统对医院感染的定义。国家医疗安全网监测网络建立后,对 NNIS 原有的医院感染定义和监测标准做了修订,并于 2008 年发布了对急性病诊疗机构(acute care setting)医院感染监测的定义和标准。2015 年国家医疗安全网(NHSN)使用 2015 年更新的国家基线和风险调整模型计算的感染特异性标准化感染率(standardized infection rate,SIR)统计了国家医院相关感染率并和历史标准化感染率进行比较,新感染率风险计算方法适用于标准国家医疗安全网定义,用于中心静脉导管相关血流感染(central catheter associated bloodstream infections,CLABSIs)、导管相关尿路感染(catheter related urinary tract infections,CAUTIs)、呼吸机相关性肺炎(ventilator associated pneumonia,VAP)、手术部位感染(surgical site infection,

SSI)、实验室识别(laboratory identification,LabID)和耐甲氧西林金黄色葡萄球菌(methicillin resistant Staphylococcus aureus,MRSA)感染事件。

在医院感染定义和监测方法标准化的前提下,不同医疗机构医院感染的发生率仍会受到疾病严重程度、医疗设备、医院环境等多方面因素的影响。为了提高不同医疗机构间数据比较的价值,NNIS系统按临床科室和解剖部位(新生儿按出生体重)进行分层。在比较某种医院感染的发生率时,以感染病例数作为分子,以某种操作或设备使用天数作为分母,从而最大程度地消除了混杂因素的影响。对于手术切口部位的感染,NNIS用危险指数进行分层分析,以校正手术患者基础疾病、手术切口部位污染程度和手术操作持续时间的影响。

### (二)监测目标

最初,NNIS建立了4个监测模块,即全院综合性监测模块(hospital-wide surveillance component)、成人和儿科重症监护病房监测模块(adult and pediatric intensive care unit surveillance component)、高危新生儿监测模块(high risk nursery surveillance component)和手术患者监测模块(surgical patients surveillance component)。参与NNIS的医疗机构可以选择1个或多个模块的内容,按照NNIS的定义和指导方案进行1个月以上的医院感染监测。

然而,全院医院感染监测在占用大量的时间和资源的同时,却无法对所有影响因素进行危险度分层或调整,不能实现医院、区域或国家间医院感染水平的比较。鉴于此,在已经了解全国医院感染发生率和危险因素的前提下,部分专家于20世纪80年代提出了选择性地进行全院综合性医院感染监测,部分医疗机构由于自身资源限制和监测重点等问题,不再进行全院综合性医院感染监测。1999年,NNIS系统取消了全院医院感染监测模块,将监测的重点转移到重症监护病房和抗菌药物应用与耐药性(antimicrobial use and resistance)监测。Klevens等对1990—2002年美国1 737 125例医院感染病例信息的分析结果显示,尿路感染占32%,手术切口部位感染占22%,肺炎占15%,血流感染占14%,共占医院感染的83%。其中近24.57%的医院感染病例发生在重症监护病房。因此,在NNIS和国家医疗安全网的报道中,导管相关性感染(包括尿管、中心静脉导管和气管插管),手术切口部位感染,高危新生儿感染及抗菌药物使用情况均成为监测的重点。2008—2010年期间,国家医疗安全网新增中心相关血流感染、手术部位感染等监测模块。到2015年,国家医疗安全网基于新的感染率标准在重症监护病房加入了新生儿重症监护治疗病房监测模块,监测的重点模块随国家医疗安全网统计的标准化感染率变化而调整。自2014年起每年国家医疗安全网都会在国家和州HAI进展报告更新中心静脉导管相关血流感染(CLABSIs),导管相关尿路感染(CAUTIs),呼吸机相关性肺炎(VAP),手术部位感染(SSI),耐甲氧西林金黄色葡萄球菌(MRSA)感染事件和艰难梭菌事件的数据。

根据各自的国情,欧洲其他发达国家均在医院感染监测系统中有针对性地开发本国的医院感染监测模块。英国的监测系统创建于1996年,由医院获得性病原体、尿管相关性尿路感染和手术室感染3个子项目组成。成立于2000年的ICNet公司组织研发的医院感染案例管理与监控软件,受到英国国民保健署(National Health Service,NHS)推荐,英国已有>80个医疗机构参与其中。该监控软件包括了患者基本信息、感染控制过程、感染病原体、疫情、感染控制医师信息、感染场所历史记录和手术切口部位监控,共7个模块。德国国家医院感染监测系统(Krankenhaus Infektions Surveillance System,KISS),感染监测模块包括重症监护病房、新生儿重症监护治疗病房、手术患者及骨髓/造血干细胞移植患者4个监测内容,医疗机构自愿参与该系统。加拿大建立的国家医院感染监测系统包含有手术部位感染监测、微生物抗菌药物监测、耐药菌感染监测。澳大利亚医院感染标准化监测系统与医院信息系统建立了良好的连接,直接通过网络收集医院感染的资料,在实现实时监控的同时节省了大量人力资源。

### (三)监测效果

随着医院感染监测的深入开展和大规模应用,医院感染的相关干预措施也被不断应用到实践当中。在参与的NNIS医院中,自1990年以来,血液感染率下降了30%以上。同样,在参与的NNIS医院的高危患者中,手术后的伤口感染减少了60%。为了评价医院感染监测及干预措施对医院感染控制的效果,美国30年前开展了一项针对NNIS系统的"医院感染控制效果研究"(Study of the efficiacy of Nosocomial Infection Control,SENIC)。该研究旨在确认医院感染监测和控制计划是否降低了医院感染的发生率,进而描述医院感染发生的真实情况,探索医院感染监测对医疗机构感染发生率的影响。该研究结果显示,1970—1976年,参与医院感染监测及相关干预措施的实施(包括配备1名经验丰富的感控医师、每250张床配备1名感控护士、定期开展活动、按要求规律上报数据)的医疗机构,医院感染发生率平均降低了32%,而未进行监测的医疗机构医院感染发生率则增加了18%。该研究结果证实了医院感染监测本身就是一个有效的干预过程,不仅是降低医院感染发生率的过程,也是对临床及相关工作人员医院感染知识进行持续培训的过程。对德国参与KISS系统>3年的医院感染监测数据进行分析后发现,与第1年相比,参与监测第3年的呼吸机相关性肺炎感染发生率由11.2每1 000个呼吸机使用日下降为8.0每1 000个呼吸机使用日,而导管相关血流感染发生率则由2.1每1 000个导管使用日下降为1.9每1 000个导管使用日。这些研究结果也说明,医院感染监测本身就是一个有效的干预过程,是对临床及相关工作人员医院感染知识的持续培训过程。

2014年美国国家医疗安全网国家层面报告监测结果显示国内医院几乎所有感染都显著下降,中心静脉导管相关血流感染(CLABSI)和腹部子宫切除术SSI感染率下降最为明显,但导管相关尿路感染(CAUTI)比上一年有所增加,这表明迫切需要进一步的预防工作,持续的感染监测预防工作对于改善患者安全至关重要。2016年,国家医疗安全网对美国国内医院感染率进行了一次调查,旨在通过标准化感染率变化来寻找疾病和细菌的感染趋势,结合了疾病控制和预防中心使用的其他来源的数据,反映了国家多年来在消除医疗保健相关感染(HAI)方面取得的进展。统计报告显示,在美国全国范围内,2008—2016年,CLABSIs下降了约50%,CAUTI在过去几年中稳步下降、手术部位感染率下降25%。国家医疗安全网预测2020年医院整体感染率会再次下降25%。但由于新型冠状病毒感染疫情影响,2020年国家医疗安全网国家感染报告显示几乎所有感染都有不同程度地增加,其中重症监护病房增幅最大,相比去年感染率约增加65%。2020年由于COVID-19大流行,世界经历了前所未有的挑战,影响了医院医疗保健相关感染的监测和发生率报告。世界各地医院的住院率比平常更高,这场疫情暴露出感控和系统设备的短缺,也导致监测活动减少。

比较而言,欧美发达国家的医院感染监测系统走在了前列。医院感染监测系统主要是整合在医院的医院信息系统上,通过监控某个地区,如各个省市、州的医院中发生医院感染患者的医疗情况(疾病进展、医疗费用、治疗方案、预后情况等),对可能发生疫情的区域设立警报系统,并可快速采取控制措施,这主要是依赖于大量临床数据库资料的积累。如美国的监测系统内容丰富、功能强大,包括感染病例识别、临床预警、感染控制、抗菌药物使用、细菌耐药性等诸多方面,数据采集、统计、分析、处理等实现了高度的自动化、实时性。但同时存在操作复杂、价格昂贵等问题。英国的 ICNet 公司系统则体现了操作简便、实用性强、价格低廉等特点,被英国卫生部推荐使用,并且已在英国本土和英联邦多个国家的医院推广,取得了良好应用效果。

## 三、我国医院感染信息化的管理进展

我国医院感染监测起步相对较晚,在 20 世纪 80 年代中后期才有了可喜的开端,随后不少医院相继研制出了自己医院的单机版软件,但标准很难统一。

在原国家卫生部医政司的领导下,1986 年成立了全国医院感染监控网,由原中国预防医学科学院流行病研究所牵头,全国 9 个省市 16 所医院加入了医院感染监控网。1990 年,医院感染监控网扩大到全国 28 个省、自治区、直辖市的 103 所医院,直至 1994 年扩大到134 所医院。尽管全国监控网成员不断增加,但尚未开展监控网的信息化管理。1994 年,浙江大学第二附属医院研制了"医院感染网络管理系统",对全省医院感染管理问题展开调查研究,并建立了全省医院感染监控网。

1998 年 6 月,卫生部委托中南大学湘雅医院负责全国医院感染监控网的业务管理工作。1999 年 2 月,湘雅医院研制了"医院感染管理计算机系统",主要应用于全国医院感染监控网的一些成员医院。经过了不断地摸索与改进,已进行了三次改版。1998 年 10 月,由北京 304 医院研制开发的"医院感染监控管理自动化软件"开始在全军医院推广使用。

2001 年,卫生部为了提高医院感染计算机监测管理水平,将湘雅医院的"医院感染管理计算机系统"在全国医院感染监控网全面推广,推动了医院感染实行计算机管理的工作。随后,监控网各家医院陆续引进了该系统。但是该系统并不是一个网络版管理软件,仅仅是单机版应用软件,医院将监测结果通过电子邮件方式发回培训基地,所以实际上并未真正实现全国计算机联网。

近年来,随着医院信息系统(hospital information system,HIS)在我国医疗机构的广泛应用,在医院的诊疗、检验和收费等环节均实现了信息联通和资料共享。有的医院为了满足自己的需求,将医院感染监测系统与 HIS 整合,自行开发适合自己医院情况的小型局域网管理软件和具有目标监测功能的监测软件,基本功能包括患者基本信息、医院感染信息、环境卫生学监测、手术情况、抗菌药物使用情况、病原学监测、相关危险因素分析、医疗锐器伤监测、流行暴发预警、综合性统计分析和医院感染监测质量评估功能。

在提高了数据的准确性的同时,也减少了感染控制人员的工作量,使医院感染管理人员在及时了解医院感染相关信息并采取有效的处理措施方面得到了增强。多个省市和医疗机构开发了区域性的医院感染监控系统,利用前瞻或回顾性的研究方法监测住院病例医院感染的发生情况。但大部分未能实际自动数据上报,及时性和预警功能比较薄弱,基本上处于半自动化的医院感染区域化监测阶段。国内目前与感染管理相关的信息系统大致可以分为两类,第一类是平台系统,如国家感染暴发报告系统,非国家感染管理质量控制信息系统、国家医院感染监测直报系统、医院感染办公平台等;第二类是院内监测系统,如购买相关公司开发的医院感染管理系统和医院自行开发的医院感染管理系统,可以利用智能手机、IPad 等移动设备和互联网实现部分医院感染管理功能。

2010 年底,由中国人民解放军总医院与杭州杏林信息科技有限公司研发的"医院感染实时监测系统(RT-NISS)"正式面市。此系统是解放军总医院依据《医院感染诊断标准》和《医院感染监测规范》等各种法规、指南,在自身开展了多年回顾性调查的实践经验基础上,总结制定医院感染病例或可疑医院感染病例的筛查策略和医院感染暴发事件预警条件。依托医院 HIS、LIS 和放射信息系统(RIS)等,利用 J2EE、AJAX 技术开发了"基于 HIS 的医院感染实时监测预警干预系统",该系统在 Oracle10.0 数据库和 Tomcat6.0 运行环境上,实时采集医院感染相关临床数据(包括检验结果、临床体征、医嘱、手术记录等),实现对患者从入院到出院的全过程感染信息追踪和实时医院感染监测预警及感染暴发预警。同时,根据设定的感染危险因素组合条件,进行数据比对和分析,自动筛查出医院感染可疑病例供院感专职人员判断,同时,利用系统的交互平台,将院感专职人员确定的疑似病例推送给临床医生,进行感染病例的确诊,从而形成确诊病例。确诊后的病例另行存储和统计分析,同时自动生成医院感染报表。对可疑病例、确诊病例和暴发事件,院感专职人员可通过网络信息提醒临床医师,并采取相应的干预措施。该系统大大节约了院感专职人员筛查病例的时间,既能全面把握全院的感染情况,又有精力对医院感染的重点科室进行感染控制行为干预,不仅提高了医院感染监测效率和准确性,而且从根本上改变了医院感染管理专职人员的工作模式,通过互动平台的构建院感专职人员与临床医生的沟通渠道,使专职人员能够及时与临床医生沟通,了解和判断疑难病例的感染情况,提高了系统的病例诊断灵敏度与准确性。通过给医生针对性的干预控制方案进行实时干预,强化了过程监控,实现了感染预防控制"关口前移",同时,反馈评价系统记录临床医生的感染病例上报(确诊情况),干预措施执行情况,促使医生积极参与到感染防控工作中来。

2016 年,中国医院协会医院感染管理专业委员会组织了专项调查课题,共有 14 个省(含军队)190 家医疗机构参与调查,经统计有 87 家的医疗机构仍使用手工统计上报院内感染病例,其余医疗机构采用信息化手段监测。调研结果显示统计的所有医疗机构中有 70 家不依赖临床上报,2012 年是国内医院感染管理信息化监测的分水岭,共有 93 家医院从 2012 年开始使用信息化主动监测,约占 50%。从 2016 年开始,医院感染信息化监测发展迅速,发展至 2021 年,我国已有半数以上医疗机构可以实现临床感染病例信息化上报,其中部分医院搭建了医院感染实时监测系统,实现 24 小时全天候动态监测。2017 年国家卫生和计划生育委员会发布卫生行业标准《医院感染管理信息系统基本功能规范》,指出医院感染信息化是对医疗机构医院感染管理的最基本要求,必须达标。2019 年国家卫生健康委员会发布国卫办医函〔2019〕480 号文件,对监测和信息化监测提出了更高要求,其中第四项指示国内医院开展主动监测,及时评估,降低潜在感染风险,建立并实施基于风险评估结果开展感染高危人群筛查的工作机制。2021 年国家"十三五"科技创新成就展报告指出,中国应对新发突发传染病能力不断提升,形成 60 小时内对未知病原体有效识别和分析能力,实现 24 小时内对已知 300 余种人类致病性病原体的检测和确认;建立、优化和整合了 10 种分子分型溯源技术,涵盖 55 种重要和新发传染病病原体,实现在 48 小时内完成病原体的分子分型及基因组学溯源分析;构建"国家 - 省 - 市 - 县"四级病原体分子分型监测示范网络,完成 150

多起公共卫生事件的病原学分析和风险研判。2021年11月,中国疾病预防与控制中心全球疫情数据分析和风险评估平台运行上线,平台以新型冠状病毒感染疫情为突破口,实现以"数据智能辅助全球疫情防控决策"为目标,根据全球各国政府、国际组织、非政府组织、大学科研院所等权威机构对外公布的多维度海量新型冠状病毒感染相关数据,进行实时采集、核查、筛选和整合,实现标准化、可视化、关联化和模型化等综合分析利用,为开展常态化全球新型冠状病毒感染疫情监测提供技术支撑,为专家学者开展科学研究提供数据保障。

目前,大多数医院建立了医院感染信息化系统,实现了实时、主动的医院感染信息化监测,借助信息化手段进行了实时高效的监测工作,但国内感染管理信息化建设相比欧美国家仍有不足。新型冠状病毒感染疫情暴露出了医院感染监测的问题,如抗菌药物过度使用、干预措施落实不到位、未能及时预警患者感染多重耐药菌等,从医疗机构的角度看,在我国现有的医疗体制下,患者按照诊疗项目支付住院费用,医院感染的发生不会影响患者选择医疗机构的取向和医疗机构的收入。从卫生行政部门的角度看,由于缺乏专业知识和衡量指标,卫生行政部门难以对医疗机构的医院感染管理水平进行判断和监管。面对突如其来的医院感染暴发事件,要求各级卫生行政部门"加大对医疗机构的监管力度"则显得无的放矢。但未来仍需要医疗机构领导更加重视感控信息化建设、增加监测设备投入,没有信息系统的预警,就不能及时发现感染隐患或风险,无法将防控的关口前移。

## 四、医院感染管理信息化的未来发展趋势

近年来人工智能技术飞速发展,作为近年来科技发展的核心技术之一,它在各领域的应用越来越广泛,在医院感控领域应用的先进性也逐渐凸显。习近平总书记主持召开中央全面深化改革委员会第十二次会议时也强调,要鼓励运用大数据、人工智能、云计算等数字技术,在疫情监测分析、病毒溯源、防控救治、资源调配等方面更好地发挥支撑作用。同时COVID-19疫情防控的实践证明,人工智能及相关技术的效用正加快显现。

人工智能在医疗感染事件应急管理中的应用覆盖面广,基本涵盖预警、监测、应对、防控等多个环节。国卫办医函〔2019〕480号通知提出建立并实施基于风险评估结果开展感染高危人群筛查的工作机制。通过主动监测,及时发现感染散发病例、感染聚集性病例和感染暴发,持续改进感控工作。应用大数据分析技术,构建医院感染风险识别模型是早期预警和精准干预的前提条件,医院感染事件容易造成大规模传播,同时也具有突发性的特点。如果在感染事件暴发后的传播过程中没有采取到位的防护干预措施,还容易造成更严重的聚集性感染。而人工智能技术表现出来的特征和新趋势,包括深度学习用于大数据快速处理与深度挖掘、人机协同辅助人类完成高危重复性工作、复杂系统建模与情景模拟为防控决策提供支撑等,能够满足医疗感染事件应急处理中所需的快速性、及时性以及综合协调等多项要求。基于人工智能的感染防控系统,可以实现在一线医生还没有意识到问题时,提前系统性地看到细菌感染的潜在全局风险,并能自动分析疑似感染者是否来自同一个科室或病房,迅速给出预警和处置建议,预测感染的发展趋势与传播途径,在传播初期进行有效地控制和阻断,降低传染病传播风险,将人工智能融入医院感染管理信息化系统中可有效提升医院感染防控能力,同时也能显著节约医疗卫生服务运行成本。

人工智能+大数据技术为医院感染管理信息化发展带来了新的契机,特别是在感染暴

发事件提前预测和应急处理中,相信人工智能和大数据未来会助力医院感染管理领域的长足进步。

(索继江　刘运喜　邢玉斌　杜明梅　霍　瑞)

# 第二节　医院感染管理信息化建设的基本要求

　　医院感染信息系统是医院电子病例系统建设的组成部分,加快医院感染信息化建设是加强医疗质量管理的重要手段。2018 年 4 月,国家卫生健康委员会印发了《全国医院信息化建设标准与规范(试行)》,对二级、三级医院感染管理信息化提出了要求,此外,医院感染管理是评价医疗安全的重要指标,亦是卫生行政部门各类检查与等级评审内容中的重要学科之一,2020 年《三级医院评审标准(2020 年版)》中就医院感染管理信息系统建设也提出了要求(开展信息化监测工作)。2020 年 9 月国家卫生健康委员会《关于政协十三届全国委员会第三次会议第 5031 号(医疗体育类 726 号)提案答复的函》中提及,要高度重视感控信息化建设,加快推动感控信息平台建设力度,不断完善信息平台功能,中央财政将不断加大公共卫生投入力度,支持疾病预防控制体系建设。

　　卫生标准《医院感染管理信息系统基本功能规范》(WS/T 547—2017)中规定了医院感染管理信息系统基本要求、医院感染监测功能要求,重点部门、重点环节和重点人群监测功能要求,医务人员血源性病原体职业暴露监测功能要求,消毒灭菌效果监测功能要求,消毒供应中心质量控制监测功能要求,为医疗机构中医院感染管理信息系统的设计开发与数据共享提供了统一标准。《医疗机构感染监测基本数据集》(WS 670—2021),规范了医疗机构感染监测过程中基本记录内容,实现住院患者医疗机构感染相关临床数据在提(抽)取、转换、存储、发布、交换等应用中的一致性和可比性,推动现有医疗机构感染数据在不同医疗机构、不同软件系统和不同区域之间进行交换和共享,这种数据集感控模式将使医院感染防控有望真正做到多年来一直追求的防患于未然,进一步促进了感染防控信息化建设。

## 一、医院感染管理质量评价

　　利用医院感染监测数据,既能全面了解医院感染管理控制质量水平的总体状态,也可以了解医院管理改善情况和发现管理的薄弱环节。2015 年国家卫生和计划生育委员会下发《医院感染质量控制指标》,设计因素复杂,人工分析时不同感控专职人员对指标认知、掌握程度不同,统计结果缺乏一定的真实性,是医院感染管理的重点和难点。《2021 年国家医疗服务与质量安全报告:医院感染管理分册》显示,2020 年 45.98% 的医院通过"临床医师上报纸质医院感染病例报告卡 + 手工翻阅病例找漏报"方式进行医院感染病例监测;36.93% 的医院采取"独立医院感染监测系统预警 + 医院感染科和临床医师对疑似病例确认、排除方式";11.24% 的医院通过"临床医师在 HIS 和 EMR 上报电子医院感染病例报告卡 + 使用 HIS/EMR 模块筛查漏报"。《医疗机构感染监测基本数据集》(WS 670—2021)和《医院感染监测基本数据集及质量控制指标集实施指南（2021 年版）》对各项指标的定义、公式、标准、提取方式、逻辑设定等进行了详细说明，使指标填报更明确化和标准化。利用监测数据真正实现"用数据说话"，可以促进精细化管理，如多重耐药菌管理、手卫生、器械相关医院感染等，为医院领导层及临床提供了对视的医院感染动态，为各科室之间的交流和协助共同做好医院感染控制工作提供了最佳的平台。

## 二、医院感染暴发预警

医院暴发不仅增加住院患者的发病和死亡风险，也会额外延长患者住院时间和增加住院费用。一家拥有 853 张床位、41 个病区的三级学术型医院调查显示，每年发生 8~15 起医院感染暴发事件。医院感染暴发危机具有不确定性、应急性、可预防性等特征，医疗机构应对医院感染暴发危机应该是防患于未然，将预防摆在十分重要的位置。通过医院监测能够及时发现医院感染的高危因素及聚集事件，为医院感染的防控提供科学依据。对医院内感染暴发实现早预警、早发现、早报告和早处理，使医疗机构感染工作由被动转主动，减少影响和损失。

## 三、搭建区域共享平台

随着医院感染信息化发展，医院感染质量控制数据监测平台是医疗信息化发展的必然趋势，是我国卫生事业发展的必然趋势。2016 年国家卫生和计划生育委员会开展了医院感染信息化建设试点工作，建立区域或国家级医疗机构感染监测上报系统，通过抓取统一的数据元，组合出同质化的监测数据，对数据进行整理与分析，了解不同地区、不同床位数、不同等级医疗机构医院感染基本情况及特点，为有针对性地指导各地区、各级、各规模医疗机构做好医院感染防控工作提供了科学依据，同时也为当地卫生行政管理部门制定相关政策法规提供及时有效的数据支撑和依据。

（索继江　夏婷婷　施　施）

# 第三节　信息化在医院感染防控中的应用

近年来，医院信息系统（HIS）、数字化医院和大数据分析技术迅速发展。数字化医院，就是运用数字化医疗设备、计算机网络平台和各类应用软件，及时、准确、系统、便捷地对医疗服务和管理信息进行收集、整理、统计、分析和反馈，实现医院各项业务数字化运作和智能化管理，并与医院外部的信息系统进行数据交换和信息共享（随时、随地），具有无纸、无胶片、无线网络的三无特征的医院管理模式。内容包括医院管理数字信息化、医疗服务数字信息化、区域医疗卫生服务信息化。而 HIS 还包括若干子系统，如收费系统、病案系统、医保系统、实验室信息管理系统（LIS）、医学图像存储与传输系统（PACS）、体检信息系统、合理用药监测系统、手术麻醉监护系统等。医院是患者和多种病原菌、耐药菌集中的场所,对于免疫力低下的患者来讲,到医院次数越多,在医院时间越长,受到感染的机会就越多。充分减少利用信息技术优化诊疗过程,减少患者在医院的时间,以达到减少感染的机会。信息技术应用为医疗机构感染防控的高效便利提供了重要工具。充分利用数字化医院和 HIS 的发展成果,做好精准感控和循证感控,是每一位医院感染控制专职人员的责任。

## 一、信息技术在医院感染防控中的应用

### (一)门诊预约挂号系统及流程再造

据调查,大型综合医院的门诊业务量大,候诊时间长,排队检查时间长,取药时间长,患者在门诊科室、医技科室之间往返奔波,由于窗口、挂号大厅、候诊大厅面积的限制,经常人满为患,容易引起交叉感染;以卫生信息技术和医院信息系统为纽带,充分利用先进的卫生信息技术对现行门诊流程进行再造,高起点地优化和整合门诊服务流程,重建面向患者的门诊业务流程。充分利用电子病历的各种优势来组织门诊服务流程,重组方案尽可能通过信息流动,实现患者少跑路、少排队、少等待。医院采用门诊预约挂号系统,患者通过电话、网络等通信工具可享受网上挂号、电话挂号、预约服务,以及门诊楼各楼层安装电脑自助挂号机等方便患者使用。以减少患者在门诊的停留时间或来院次数,从而减少被污染或感染的机会,也可减缓医院中的耐药菌向社区扩散速度和机会。

### (二)无纸化的医院办公系统的应用

越来越多的医疗信息通过电子化进行传输、保存。无纸化将是医院发展的趋势,通过电子处方、电子病历、PACS、LIS 等系统的使用,实现了影像诊断和检验结果数字化,医生在自己的电脑上就可以直接调出患者的影像资料和检验结果对患者进行诊断。从而减少检验申请单、检验报告单、X 线片、CT 片等资料在实验室与门诊或各病区内传递,既减少了由于化验单引起的污染或交叉感染的危险和人员流动,同时减少了化验单消毒这个难题。特别是减少了耐药菌和感染性疾病通过这些媒介在病区传播的机会。同时,电子处方强大的数据统计功能能有效地推进和落实抗菌药物的合理使用。

### (三)视频系统与门禁系统的应用

视频系统不仅满足解决了患者家属探视时与患者相互沟通和了解患者病情的需要,同时,也避免了微生物的相互污染和传播,对防止交叉感染有意义。在病区安装门禁系统,患者出入病区能够自动地反映到护士站,便于管理。从医院感染防控的角度看,限制了探视的人数,维护了病区的正常秩序,保护了机体抵抗力下降的患者,防止了交叉感染的发生,也从某种程度上防止了医院耐药菌向社会的扩散。

### (四)气动物流系统的采用

进行全封闭式的物品传送,将医院内的人流与物流进行有效地分离;所传送的物品放在密闭的载体中,避免了物品受到污染或污染环境,减少了人员的流动,避免各种病原菌的流

动,有效预防传染病与交叉感染的发生,防止院内感染是医院工作的重要一环。如安装智能化真空物流回收系统,全封闭式地将病区内的生活垃圾和污衣织物自动回收到垃圾处理中心和洗衣房,不仅避免了"专职递送队伍＋手推车＋多部电梯"传送组合,人流与物流混在一起的现象,使医院环境更符合卫生学要求,更加清洁,也避免了生活垃圾和污衣在回收过程中对环境的污染和传播疾病方面的危险性。同样,安装气动物流传输系统,减少了标本、化验单及结果、药品和运送人员的人流与物流混合,还缩短了患者就诊等候时间。同时物流系统的使用也与当前的医院数字化方向是一致的,医院物流传输系统是医院后勤保障信息化、智能化的重要体现和保障。

### (五)清洗消毒中的追溯系统

医院消毒供应中心的工作人员虽然不直接面对患者,但他们的工作与医院感染和医源性感染的预防与控制密切相关,直接关系到医疗质量和患者的医疗安全。医院采用无线射频识别技术和条形码技术,结合无线网络、中间件等技术,对消毒供应中心清洗消毒的复用医疗器械处理进行实时的过程追溯管理,不仅使工作更加高效、准确、便捷,也更有效地控制复用器械的质量,达到消毒目的,避免交叉感染,确保医疗安全。

### (六)床单位智能化清洗消毒系统

医院引进整套床单位清洗消毒及管理系统,实现了病区需要床单位消毒进行申请,消毒供应中心人员下送洁净床单位到病区,回收需要消毒的床单位,床单位清洗消毒的全过程管理,病区提示与工作统计均由相关程序管理,使各病区床单位清洗消毒能够及时有序地进行。

### (七)无线移动查房和移动护理

医生可使用手持式平板笔记本电脑(可用手写笔)或专用移动查房车查阅病情及相关资料(电子病历、PACS、LIS 等)录入医嘱,进行合理用药查询,书写上级医生查房记录,改变了传统的查房方式。同时,也可及时了解患者感染信息,做好感染预防和控制。

无线移动护理专用的掌上电脑 EDA,具有键盘输入和专用笔输入,带有无线网卡和条形码扫描头,具备扫描摄影摄像等多种功能,体积小重量轻,可方便地放入护士口袋,可核对住院患者的一次性专用腕带信息,也可对患者感染信息和预防控制措施进行查询。

### (八)物联网手卫生监控系统

基于"云大物移"(云计算、大数据、物联网、移动传输)的物联网——把所有物品通过射频识别等信息传感设备与因特网连接起来,实现智能化识别和管理。物联网是通过人与人、人与物、物与物,以及时间、空间的相联,解决信息化的智能管理和决策控制问题。无需视、闻、听也能获得信息,无需亲自处理信息、亲手操作技术、网络技术和数据分析技术来实现。物联网手卫生监控系统改变了传统手卫生管理模式,改"人防"为"物防＋机防",人性化的智能提醒医务人员养成手卫生执行习惯,充分体现了管理的科学性,不仅能够大幅度提高手卫生依从性、降低院内交叉感染发生率,更重要的是,这是对医院内感染管理模式的一种创新尝试。

### （九）大数据助力新型冠状病毒感染疫情防控

在新型冠状病毒感染疫情防疫工作中，利用大数据的信息化手段分析出人群聚集热点分布、人群跨区域流动等信息，提前预测疫情发展趋势，指导医疗资源的合理调度；同时，通过数据回溯分析，搜寻和定位感染者和密切接触者，有助于及时发现、隔离、切断传染源，此外，能减少线下诊疗压力和交叉感染风险，为未来医学的探索发展提供一条高效可循的道路。

### （十）远程会诊、网络视频会议的使用

伴随着新型冠状病毒感染疫情的影响和公共安全的需要，医疗环境下的密闭空间与二次接触成为医疗机构的痛点。省级定点救治医院在内的各大医院提供远程会诊、防治指导等服务，借助信息技术下沉专家资源，提高基层和社区医疗卫生机构应对处置疫情能力，缓解定点医院诊疗压力，减少人员跨区域传播风险。此外，可使用腾讯、zoom 视频会议等对工作人员进行医院感染防控知识培训，避免参会人员近距离接触，有利于减少人群集聚导致的疫情扩散风险。

## 二、信息技术在医院感染控制人员管理中的应用

### （一）在医院感染知识获取与培训方面

利用各种医院感染管理与防控网站、知识数据库，进行医院感染知识、文献的查询和检索，为进行医院感染科学研究获取前沿信息，为撰写课题申报书、论文、课件提供相关资料。同时，可通过专业网站，及时追踪和收集国内外医院感染信息和传染病疫情，新的预防控制措施，新的标准、规范，用以指导医院感染控制和传染病防控工作。

目前，国内与医院感染有关的专业网站：中华人民共和国国家卫生健康委员会（www.nhc.gov.cn）、上海国际医院感染控制论坛（www.icchina.org.cn）、中国疾病预防控制中心（www.chinacdc.cn）和国外的感染相关网站；国内较受关注的微信公众号：感控新视觉、感控plus、感控新青年等，感控专职人员可及时追踪和收集国内外医院感染信息和传染病疫情，新的预防控制措施，新的标准、规范，用以指导医院感染控制和传染病防控工作。

检索医学文献，为医院感染管理的科研提供有力支持。主要检索的网站有中国生物医学文献数据库、中国生物医学期刊文献数据库、中国生物医学期刊引文数据库和国外的有关网站，如 MEDLINE、EMBASE（荷兰医学文摘）等。重要的在线检索资源有 PubMed，还有BioMed 中心，可直接提供免费浏览文章全文。

### （二）利用信息技术进行感染防控知识宣教

利用远程医学网和院内闭路电视、院内办公网进行网络教育、授课和宣讲。将就诊流程录制成宣传片，在全院有线电视播放，吸引广大临床医务人员和患者参与，提供医院感染防控的信息、知识、案例分析、专家论坛与答疑、学术交流、课件资料和法律法规等资讯。充分利用医院内部网络，定期或不定期发布医院感染监控信息和传染病疫情及防治信息，如《监

测预警信息》和《疫情快报》,为全院人员及时了解医院感染控制、传染病疫情及防控信息,做好预防提供支持。

### (三) 构建医院感染管理专职人员信息数据库

建立专职人员和临床感染控制医师、科室医院感染监控护士的信息数据库,对医院三级医院感染管理组织的组成人员进行分类管理。各地区医院感染管理质量控制中心也需要建立专职人员的信息数据库,对人员岗前教育、资格认证管理、联系方式等信息进行管理。

## 三、信息技术在细菌耐药监控和抗菌药物合理应用中的应用

细菌耐药性已成为全球医疗领域中最受关注的问题,XDR 细菌感染率和死亡率逐年增加,加强抗微生物药物管理显得尤为重要。目前,多重耐药菌感染在全世界范围内具有"更易感染、更难诊治、更广传播、更多危害"的特点。

抗菌药物不合理使用危害很大,临床上很多严重感染者死亡,多是因为耐药菌感染抗菌药物治疗无效引起的。尤其对婴幼儿和老年人、免疫机制低下者的生命构成威胁。比如,结核病在很多年前控制得非常好,但现在耐药结核菌的病例很多,治疗起来很困难。一般来说,科学工作者开发一种新的抗菌药物需要 10 年左右,而产生新一代耐药菌只要 2 年时间,新药的研制速度远远赶不上耐药菌的繁殖速度。此外,抗菌药物在发挥治疗效果的同时会引起不良反应,60%~80% 的致聋原因与使用抗生素有关。为将感染性疾病的发病率和病死率降低,合理使用抗菌药物,延缓耐药性的发生,必须重视和开展细菌耐药性监测工作,提高感染控制措施的执行力是预防多重耐药菌感染最有效的手段。

目前,在欧美等发达国家,抗菌药物的使用量占到所有药品的 10% 左右,而我国最低的医院是占到 30%,基层医院可能高达 50%。究其原因,与医生滥用药、厂家随意生产药以及市民随便购买药都有关系。而医生滥用抗菌药物的主要表现在①用药指征控制不严,抗菌药物使用率较高。2017 年《中国健康事业的发展与人权进步》白皮书中提及,全国住院患者抗菌药物使用率为 37.5%。②围手术期用药术后使用时间过长。③药品选择与联合使用不合理,严重影响了医疗质量,增加了医疗费用,2020 年抗菌药物治疗前指向特定病原体的病原学送检率为 42.08%。

监测的内容:在抗菌药物合理应用方面包括围手术期用药使用比例和使用时间、抗菌药物使用总量、三级抗菌药物使用量。软件的使用为抗菌药物的动态消耗提供及时监控,为及时分析不合理用药提供监控范围,抗菌药物名称、代码、生产厂家、规格、单位、数量等查询信息。同时,自动监测重点多重耐药菌,如万古霉素耐药粪肠球菌(VRE)、耐甲氧西林的金黄色葡萄球菌(MRSA)、万古霉素中介耐药金黄色葡萄球菌(VISA)、万古霉素耐药金黄色葡萄球菌(VRSA)、耐青霉素肺炎链球菌(PRSP)、产超广谱 β- 内酰胺酶(ESBL)的细菌等,自动追踪抗菌药物使用情况、使用人数、预防用药、治疗用药等,自动追踪微生物 - 药物配对使用情况,及时即刻警示医院感染防控专职人员和其他临床人员,为临床医生合理使用抗菌药物提供科学依据,尽早落实各项医院感染防控措施将防控关口前移,切断多重耐药菌院内传播途径。

2020 年,对不同等级医院、不同病区、不同年龄段人群及不同标本来源的临床常见耐药

细菌进行了分层分析,观察了耐甲氧西林的金黄色葡萄球菌(MRSA)、耐甲氧西林的凝固酶阴性葡萄球菌(MRCNS)、耐青霉素肺炎链球菌(PRSP)、红霉素耐药肺炎链球菌(ERSP)、万古霉素耐药粪肠球菌(VREA)及万古霉素耐药屎肠球菌(VREM)、头孢噻肟或头孢曲松耐药大肠埃希菌(CTX/CRO-R ECO)、碳青霉烯类耐药大肠埃希菌(CR-ECO)、喹诺酮类耐药大肠埃希菌(QNR-ECO)、头孢噻肟或头孢曲松耐药肺炎克雷伯菌(CTX/CRO-R KPN)、碳青霉烯类耐药肺炎克雷伯菌(CR-KPN)、碳青霉烯类耐药铜绿假单胞菌(CR-PAE)、碳青霉烯类耐药鲍曼不动杆菌(CR-ABA)的检出率,并进行了对比分析。

### (一)国内细菌耐药性监测网

国家细菌耐药性监测中心成立于 1985 年。国内细菌耐药性监测网始建于 1988 年,由中国药品和生物制品检定所(北京)牵头组织,1997 年在全国范围内开始建立国家级细菌耐药性监测网络,至 2006 年已在全国 12 个省、自治区、直辖市建立了地方监测网,共计 82 家三级甲等医院参加有中心组织的监测工作。

国内其他较早的大型的监测系统包括以上海复旦大学附属华山医院抗生素研究所牵头的中国耐药性监测网 "Chinet" 覆盖国内 29 个省市的 54 家医院,积累了大量的细菌耐药性资料;以北京大学临床药理研究所为首的中国细菌耐药监测研究组的研究涵盖全国 9 个城市 13 家大型医院;以中国医学科学院北京协和医院为首的医院内病原菌耐药性监测网的监测在 10 个城市 32 家医院内进行。

另外,还有一些地区监测系统,如湖北、广州、云南等地成立的细菌耐药性监测网。这些监测工作为药物敏感性试验的标准化和规范化,指导临床医师合理使用抗菌药物,了解我国细菌耐药性的发展趋势和耐药菌的变迁,以及制订抗菌药物研制计划等发挥了重要作用。其目的就是通过不同地区、不同级别的医院细菌耐药性监测数据收集和分析,阐明我国不同层次医院临床细菌分离株耐药性差异。

2005 年,卫生部、国家中医药管理局和总后卫生部建立了全国 "抗菌药物临床应用监测网" 和 "细菌耐药监测网" (两网)。2012 年,卫生部、国家中医药管理局和总后卫生部进一步明确了管理机制,扩大了监测范围,委托卫生部合理用药专家委员会负责全国细菌耐药监测网(China antimicrobial resistance surveillance system,CARSS)的日常运行和管理,2020 年成员单位共 1 435 所医院,监测发现:全国三级医院除 VREM 及 PRSP 的检出率低于全国二级医院,VREA 与二级医院持平,其余常见耐药细菌的检出率均高于全国二级医院;全国重症监护病区除了红霉素耐药肺炎链球菌(ERSP)及万古霉素耐药屎肠球菌(VREM)的检出率略低于其他病区,其他常见耐药菌的检出率均为最高,其中对三代头孢菌素耐药大肠埃希菌和肺炎克雷伯菌、耐甲氧西林金黄色葡萄球菌、碳青霉烯类耐药大肠埃希菌、肺炎克雷伯菌、铜绿假单胞菌及鲍曼不动杆菌检出率远高于其他病区,因此对重症监护病区抗菌药物的合理应用进行严格的管理和培训、医院感染防控的进一步加强势在必行。

与国外相比,我国部分细菌耐药情况高于国外平均水平,个别细菌耐药位居全球前列,如 MRSA、产 ESBL 大肠埃希菌比例普遍高于欧美国家,但低于日本、韩国等周边国家。耐万古霉素肠球菌发生比例仍然较低。

中国药学会全国医药信息网依托各省药学会和药学专家,在全国各地建立了 36 个地区分网,2021 年有网员医院 1 500 余家,为医药政策决策、医药行业趋势分析、医药资源拓展、药品数据分析、掌握医药市场动态、完善医保政策和基本药物制度、加强药品应急体系建设、医院用药评价研究、疾病用药管理、数据处理能力等提供重要的技术支撑。近年来的监测显示,我国各感染性疾病的致病原组成与耐药性发生了变化。

2015年,国家卫生计生委办公厅、国家中医药管理局办公室、解放军总后勤部卫生部药品器材局印发了《抗菌药物临床应用指导原则》,有助于提高我国抗菌药物临床应用水平,促进合理用药。2016年8月,国家卫生和计划生育委员会发布了《遏制细菌耐药国家行动计划(2016—2020年)》,支持抗生素研发,对抗菌药物的生产、流通、使用等各环节加强监管。2020年全国细菌耐药监测结果显示,碳青霉烯类耐药肺炎克雷伯菌(CR-KPN)、头孢噻肟或头孢曲松耐药肺炎克雷伯菌(CTX/CRO-R KPN)、头孢噻肟或头孢曲松耐药大肠埃希菌(CTX/CRO-R ECO)、耐甲氧西林的金黄色葡萄球菌(MRSA)、碳青霉烯类耐药铜绿假单胞菌(CR-PAE)的检出率呈缓慢下降趋势,其原因可能与近年来医疗机构积极落实国家关于抗菌药物临床合理应用政策、加强医院感染控制所取得的成效相关。但2020年全国医院实际开放床位数与多重耐药菌感染检出率相关性分析结果显示,随着实际开放床位数量增加,医院多重耐药菌感染检出率整体呈上升趋势。

### (二)国际细菌耐药性监测网

欧美先进国家的细菌耐药监测开展较早,如有315个医院和400多个实验室分别参加了美国医院感染监测系统和欧洲耐药性监测网。WHO西太平洋地区于1991年建立了多国细菌耐药性监测网络,15个国家和地区参加。1994年起,世界卫生组织总部传染疾病监测控制处负责指导、协调各国的细菌耐药性监测工作。世界卫生组织细菌耐药性监测合作中心原主任Thomas O'Brien教授启动了旨在收集全球细菌耐药性监测数据的WHONET系统。现国内外多数监测网使用的分析软件属该系统。细菌耐药性监测是WHO倡导"控制细菌耐药的全球性策略",关系到国民经济发展、人民的生命安全、人类健康的大计。

(索继江　夏婷婷　杨金燕　施　施　孙　丹　陈元宾)

────────── 参 考 文 献 ──────────

［1］匡季秋, 武迎宏. 国内外医院感染监测系统应用进展与比较 [J]. 中华医院感染学杂志, 2009, 19 (16): 2213-2216.

［2］刘殿荣, 索继江, 邢玉斌, 等. 信息技术在我院医院感染管理中的应用 [J]. 中国医院, 2010, 14 (9): 78-79.

［3］李书章, 府伟灵, 黄庆. 现代医院感染监控与管理的思路与措施 [J]. 中华医院感染学杂志, 2004, 14 (1): 68-70.

［4］任南, 文细毛, 吴安华. 全国医院感染监测与数据直报系统的研制及使用 [J]. 中国感染控制杂志, 2008, 7 (3): 170-172.

［5］白波, 王韬. 医院感染信息预警监测系统的设计与实施 [J]. 中华医院感染学杂志, 2008, 18 (7): 988-990.

［6］朱宏, 孙树梅, 谢新鹏, 等. 医院感染管理信息软件-抗菌药物临床应用管理子系统的研究与应用 [J]. 中华医院感染学杂志, 2009, 19 (2): 181-184.

［7］黄庆, 府伟灵, 薛强, 等. 医院感染监测计算机网络系统的应用 [J]. 中华医院感染学杂志, 2004, 14 (1):

71-73.

［8］冷金昌, 邢玉斌, 蒲卫, 等. 医院感染监控管理软件设计 [J]. 中华医院感染学杂志, 2006, 16 (8): 906-908.

［9］岑智锋, 张贵琛. 国内外医院感染管理信息化建设的进展 [J]. 中国热带医学, 2008, 8 (7): 1273-1274.

［10］GASTMEIER P, GEFFERS C, SOHR D, et al. Five years working with the German nosocomial infection surveillance system (krankenhaus infektions surveillance system)[J]. American Journal of Infection Control, 2003, 31 (5): 316-321.

［11］MCLAWS M L, MURPHY C, WHITBY M. Standardising surveillance of nosocomial infections: the HISS program [J]. Journal of Quality in Clinical Practice, 2000, 20 (1): 6-11.

［12］HALEY R W, QUADE D, FREEMAN H E, et al. The SENIC Project. Study on the efficacy of nosocomial infection control (SENIC Project). Summary of study design [J]. American Journal of Epidemiology, 1980, 111 (5): 472-485.

［13］刘运喜, 邢玉斌, 索继江, 等. 基于区域协同的医院感染实时监测网络信息平台的设计与实现 [J]. 中国医院, 2013, 17 (3): 1-2.

［14］邢玉斌, 杜明梅, 索继江, 等. 利用医院感染实时监控系统开展手术部位感染目标性监测 [J]. 中国医院, 2013, 17 (3): 6-8.

［15］高芳, 赵志耘. 人工智能在应对突发公共卫生事件中的作用机理与实践研究 [J]. 全球科技经济瞭望, 2020, 35 (3): 49-57.

［16］付强, 索继江, 邢玉斌, 等. 医院感染监测基本数据集的建立及作用 [J]. 中华医院感染学杂志, 2016, 26 (11): 2401-2403.

［17］张树敬, 张燕, 蔡黎霞, 等. 基于医院感染监测数据的医院感染管理质量评价 [J]. 中国感染控制杂志, 2021, 20 (12): 1139-1143.

［18］张宇, 刘运喜, 巩玉秀, 等.《医疗机构感染监测基本数据集》解读 [J]. 中华医院感染学杂志, 2021, 31 (21): 3201-3204.

［19］KANAMORI H, WEBER D J, GERGEN M F, et al. Epidemiologic characteristics of health care-associated outbreaks and lessons learned from multiple outbreak investigations with a focus on the usefulness of routine molecular analysis [J]. American Journal of Infection Control, 2018, 46 (8): 893-898.

［20］国家卫生健康委办公厅. 关于进一步加强医疗机构感染预防与控制工作的通知 [R/OL].(2019-05-18) [2023-02-14]. http://www. nhc. gov. cn/yzygj/s7659/201905/d831719a5ebf450f991ce47baf944829. shtml.

［21］国家卫生和计划生育委. 关于印发遏制细菌耐药国家行动计划 (2016—2020 年) 的通知 [R/OL].(2016-08-05)[2023-02-14]. http://www. nhc. gov. cn/yzygj/s3593/201608/f1ed26a0c8774e1c8fc89dd481ec84d7. shtml.

［22］国家卫生健康委. 关于印发遏制微生物耐药国家行动计划 (2022—2025 年) 的通知 [R/OL].(2022-10-25)[2023-02-14]. http://www. nhc. gov. cn/yzygj/s7659/202210/2875ad7e2b2e46a2a672240ed9ee750f. shtml.

［23］国家卫生健康委. 关于发布《医疗机构感染监测基本数据集》等两项卫生行业标准的通告 [R/OL]. (2021-04-19)[2023-02-14]. http://www. nhc. gov. cn/fzs/s7852d/202105/c8565c9cd61540b094a3493c408d 964b. shtml.

［24］付强, 刘运喜, 霍瑞, 等. 医院感染监测基本数据集及质量控制指标集实施指南 (2021 版),[M]. 北京: 人民卫生出版社, 2021.

［25］国家卫生健康委合理用药专家委员会. 2020 年全国细菌耐药监测报告 (简要版)[R/OL].(2021-11-17) [2023-02-14]. http://www. carss. cn/Report/Details？aId=808.

# 第三篇
## 医院感染流行病学

# 第十章
# 医院感染的流行病学特点

医院感染流行病学主要研究医院人群中医院感染的发生频率、分布特点、传播过程、危险因素、控制措施的决策与评价等。

# 第一节　医院感染的三间分布

医院感染的"三间分布"是医院感染在时间、空间和医院不同人群中的分布规律，是将流行病学调查、实验室检查结果等资料按时间、地区、医院人群等不同特征分组，分别计算其感染率、例次发病率、病死率等指标，了解医院感染的"三间分布"规律，为监测医院感染变化趋势，研究医院感染的原因、流行因素等提供重要线索，为医院感染暴发的控制及医院感染控制措施的效果评价提供依据。

## 一、医院感染的时间分布规律

时间是研究疾病分布的重要指标之一。住院时间与医院感染呈正相关，住院时间越长，接触危险因素时间越长，可能接受的侵入性操作越多，发生医院感染的风险越高。掌握医院感染的时间分布可以分析医院感染是短期出现还是长期流行，是季节性发生还是周期性存在，进而针对不同时间分布的医院感染采取相应的防治措施。时间分布分为下列四种类型。

### （一）短期波动

短期波动有时也称为时点流行或暴发。医院感染在一集体或固定人群中，短时间内发病人数突然增多，称为短期波动。常见因医疗器械、食物、空气或水源被污染而发生的医疗器械或环境相关性医院感染、食物中毒、胃肠炎等，多因医院人群在短期接触同一致病因子而引起。发病高峰与疾病的常见潜伏期基本一致，故可从发病高峰推算出暴露时间，从而找出该病短期波动的原因，短期波动若因一次同源暴露而感染，发生比较突然，且危害较大，采取有效措施迅速平息感染，流行曲线通常表现为单峰型。若因同一来源多次暴露则出现多批成簇的感染病例，流行曲线成多峰型。

医院感染短期波动也可以由传染性强的新病原体导致。由于人们对新病原体缺乏认识和了解，对其感染来源、传播途径和易感人群不清楚，人群缺乏特异性免疫力，病原体传播性强,短时间内缺乏防护物资及有效的防控措施、缺乏有效的病原体检测和治疗手段,此时新病原体引起人群感染,就很容易导致医院感染暴发和流行。如2003年非典型性肺炎、2020年初期全球出现新型冠状病毒感染暴发,世界各地短时间内出现大量医务人员及患者感染。传染病传播引起的医院感染暴发有一定规律,发病曲线都是迅速上升,然后下降,形似钟形,呈现对数正态分布,发病到达高峰的速度快慢和流行期的长短与该病的传染性大小、潜伏期长短、流行开始时人群中易感者的比例及人群密度有关。

### (二)季节性

与传染病的较明显季节性表现不同,医院感染发病率的季节性变化不明显,季节性分布主要取决于病原体的特点及传播力,如医院内呼吸道疾病的暴发多在冬春季节。从全国医院感染监控网及国外的历年监测资料分析结果来看,某些月份的医院感染率出现高峰,多数与医院感染的局部流行有关;但某些类型的感染与社区感染性疾病相似,不同月份医院感染有差别,可能存在季节性差异,如下呼吸道感染和皮肤感染,前者集中在1月和12月,后者在8月最多。

某些细菌导致医院感染存在季节性。季节性可能与环境温度影响病原体生长繁殖有关。如某些革兰阴性菌,特别是肺炎克雷伯菌、沙雷菌、铜绿假单胞菌感染,在夏季和早秋较多,不动杆菌以夏季最高。葡萄球菌属和链球菌属感染在医院感染中没有显著的季节性变化;通过季节性研究可探讨流行因素,并为制订医院感染防治对策提供依据。德国医院感染监测系统(KISS)监测数据表明导管相关性血流感染和下呼吸道感染在夏季(6—8月)有着最高的医院感染率,在冬季(12—次年2月)有着最低的医院感染率,在夏季导管相关性血流感染率较冬季高出34%。一项回顾性调查发现在北美、欧洲、中东、澳洲、亚洲等区域,大多数由不动杆菌、大肠埃希菌、阴沟肠杆菌、克雷伯菌、铜绿假单胞菌引起的血流感染在夏季感染率更高,部分原因为高温导致下尿道的感染以及湿度的上升。芬兰的夏季导管相关性血流感染在血液科、骨科、儿科肿瘤、腹膜炎透析高发。在专科医院中特定患者如血液系统恶性肿瘤患者的鼻窦肺毛霉菌感染在夏秋季节升高,似乎与温度和降水有关。重症监护病房(intensive care unit,ICU)肺炎链球菌感染在冬季高发,真菌感染在春秋季节高发,血流感染在温度高的季节升高,6—8月达到顶峰。某些手术切口感染存在季节性。手术类型医院感染存在一定的季节性,胆囊手术切口在春季不容易感染,结肠手术在夏季和秋季感染概率更高。手术切口感染美国地区冬季高发。

某些病毒导致医院感染存在季节性。医院内病毒性感染与社区病毒性感染的季节性特征相同,如流行性感冒(简称为流感)或副流行性感冒病毒、人鼻病毒、呼吸道合胞病毒和轮状病毒感染呈季节性改变,冬季和早春发病较多。呼吸道、胃肠道病毒感染也存在季节性,主要原因为季节性病毒社区暴发后导致医院病毒性社区感染输入性增多,由于医护人员或者患者亲属的原因可能造成病毒在医院内环境中循环传播。

### (三)周期性

某些传染病相隔若干年发生一次流行,并且有规律性的现象,称为疾病的周期性。在医院感染中呈现周期性流行的疾病主要是呼吸道传染病,这与社区感染性疾病类似。例如,流行性感冒从历史上看,一般每隔10~15年流行一次。流行性脑脊髓膜炎7~9年流行一次。

周期性是可以改变和消灭的。例如,麻疹疫苗推广前,在大、中城市几乎每隔 1 年发生一次流行,自 1965 年推广麻疹疫苗接种后,我国的麻疹发病率显著降低,周期性已不存在。因此,在医院对部分高危人群进行有针对性的免疫接种如流感疫苗接种,可减少该类医院感染疾病的发生。

### (四)长期变动

长期变动是指在一个相当长的时间内,通常为几年或几十年,或更长的时间内,疾病的感染类型、病原体种类及宿主随着人类生活条件改变、医疗技术进步和自然条件的变化而发生显著变化。例如,猩红热在 1750—1800 年间,是严重的传染病,以后转为缓和,至 1840 年又变为凶险之病,其死亡率是近年的数百倍。近百余年来,世界各地猩红热的发病率和死亡率均明显下降,临床上轻型和不典型病例所占的比重增多。20 世纪 60 年代初以来,特别是实行计划免疫后,麻疹、白喉、脊髓灰质炎的流行情况发生了很大变化。国内外医院感染发生率总体呈现上升趋势,其高低与医院感染管理的规范化程度、新的诊疗技术的开展、病原体的耐药性增加等因素有关,医院感染包括下呼吸道感染、尿路感染、手术部位感染、血流感染等类型。

医院感染病原体的种类和构成不断变化。主要医院感染类型的病原体也不相同,且多为机会致病菌,20 世纪 40 年代以前,医院感染的病原体以革兰阳性球菌为主,20 世纪 60 年代开始,革兰阴性杆菌取代阳性球菌成为医院感染的主要病原体。20 世纪 90 年代开始,具有耐药性的革兰阳性球菌甚至是有多重耐药性的革兰阳性球菌所占比例有所提高。与美国不同,近年来我国医院感染病原体以革兰阴性需氧杆菌为主,其次为革兰阳性菌和真菌,全国医院感染监横断面调查报告的病原体进行统计分析,医院感染病原体中革兰阴性菌、革兰阳性菌和真菌分别占 74.63%、20.47%、4.93%。与既往监测结果相比,在病原体构成中,革兰阴性菌呈上升趋势,革兰阳性菌呈下降趋势,造成医院感染的病原体有向高度耐药菌集中的趋势。此外,真菌感染在医院感染的病原体分离中所占的比例在上升且有逐年增加的趋势。

耐药菌株尤其是多重耐药菌株感染呈上升趋势。由于农业生产及医疗机构不合理使用抗菌药物以及病原体的变异导致高度耐药和多重耐药的细菌增多,尽管世界各国加强抗菌药物临床合理应用管理,但引起医院感染的耐药菌数量及细菌耐药比例逐年增加,重症医学科、外科、烧伤科发生比例较高,感染部位包括皮肤软组织、手术部位、尿路感染、呼吸机相关性肺炎和菌血症。我国全国细菌耐药监测网 2014—2019 年细菌耐药性监测发现,耐甲氧西林金黄色葡萄球菌(methicillin resistant Staphylococcus aureus,MRSA)的检出率为 30.2%,耐甲氧西林凝固酶阴性葡萄球菌的检出率为 75.4%,耐亚胺培南铜绿假单胞菌的检出率为 21.0%,鲍曼不动杆菌对亚胺培南和美罗培南的耐药率为 59.2% 和 59.8%,大肠埃希菌对头孢曲松和头孢噻肟的耐药率为 58.2% 和 60.4%。

## 二、医院感染的空间分布

医院感染的空间分布差异的原因是很复杂的。除地理、气候条件、物理、化学、生物环境等自然环境因素,医院感染率的高低还受多方面因素的影响,包括人群的风俗习惯和卫生水平等社会生活条件,国家经济、文化、资源和完善的医院感染监测系统等。因此,世界各国不同地区、不同性质的医院,医院感染差异较大。

### (一)高收入与低收入地区医院感染率差异

根据世界卫生组织(World Health Organization,WHO)的报告,医院感染率最高的地区为东地中海和南亚地区,感染率最低的为北美地区和欧洲。2011年WHO关于全球地方性医院感染研究表明高收入国家较低收入国家有着更完善的医院感染监测系统,整体有着更低的医院感染发生率(5.7%~7.5%),中低收入国家由于缺乏足够的医疗资源有着更高的医院感染率(5.7%~19.1%)。在撒哈拉以南的非洲国家由于有工作人员工作量过大、洗手设施缺乏或不规范导致手卫生不足医院感染率高达28%~45.8%。中低收入国家的手术部位医院感染率显著高于高收入国家,引起医院感染的菌株为不动杆菌,高收入国家引起医院感染的病原体为大肠埃希菌。然而,在医院感染率最高的重症医学科中,中低收入国家的医院感染率小于35%,高收入国家的医院感染率反而超过50%。

### (二)不同地区医院感染率差异

据2006—2016年亚洲国家和地区的医院感染患病率系统综述报道,中国的医院感染患病率约为3.12%,新加坡为11.9%,日本为10.1%,中国台湾为3.2%,中国香港为2.7%,泰国为6.5%,马来西亚为14%,印度尼西亚为7.1%,新西兰为12%。国家内不同地区的医院感染率也不一样,2006—2016年中国地区医院感染率系统调查中北京地区医院感染率低于周围省份。不同地区间的医院感染病原体构成方面,亚洲及非洲地区肺结核专科引起医院感染的病原体主要为肺炎克雷伯菌,西方国家的病原体主要为革兰阳性菌、葡萄球菌、肠球菌。美国肠球菌医院感染占20%~30%,澳大利亚微球菌占70%。不同地区感染流行的类型也不一样,儿科医院感染中,欧洲国家血流感染占52.6%,上呼吸道感染占45.6%,北美血流感染占30.6%,亚洲地区血流感染占65.2%。

### (三)医院感染在不同级别和类型医疗机构的分布不同

由于医务人员素质、医院条件、医院管理水平、医院规模、对医院感染的认识以及患者病情构成不同,不同的医疗机构医院感染率差异较大。2014年全国医院感染监测网数据显示随着医院规模增大,医院感染率成上升趋势,1 766家接受调查的医院中,<300张床位的医院感染率为1.61%,300~599张床位的医院感染率为2.1%,600~899张床位的医院感染率为2.89%,≥900张床位的医院感染率为3.36%。教学医院与非教学医院的医院感染率也有差异,非教学医院比教学医院低,感染类型和病原学分布不同,伊朗教学医院分离最多的微生物是不动杆菌(22.75%)和大肠埃希菌(11.03%),在非教学医院分离的微生物是肺炎克雷伯菌(31.4%)、大肠埃希菌(30.9%)、铜绿假单胞菌(26.7%)和葡萄球菌(23.6%)。我国37所大学附属医院医院感染的现患率为6.25%,高于其他类型的医院,与其他国家的情况类似。这主要是由于级别高的医院、教学医院与大医院收治的患者病情重,有较多的危险因素和侵入性操作所致。中国2006—2016年医院感染现患率的系统综述研究表明综合医院为3.02%,儿童医院为4.43%,妇女儿童医院1.88%,肿瘤医院为3.96%,不同医院的医院感染类型分布不同(表10-1)。

表 10-1　2006—2016 年中国大陆地区医院感染类型

| 感染类型 | 综合医院 /%<br>(95% *CI*) | 儿童医院 /%<br>(95% *CI*) | 妇幼保健院 /%<br>(95% *CI*) | 肿瘤医院 /%<br>(95% *CI*) | 总数 /% |
|---|---|---|---|---|---|
| 上呼吸道<br>感染 | 4 590 (9.66)<br>(9.40%~9.93%) | 200 (22.73)<br>(20.00%~25.64%) | 121 (32.35)<br>(27.63%~37.35%) | 283 (11.80)<br>(10.54%~13.16%) | 5 194<br>(10.15) |
| 下呼吸道<br>感染 | 22 784 (47.96)<br>(47.51%~48.41%) | 400 (45.45)<br>(42.13%~48.81%) | 74 (19.79)<br>(15.87%~24.19%) | 927 (38.66)<br>(36.70%~40.64%) | 24 185<br>(47.28) |
| 泌尿系感<br>染 | 5 532 (11.65)<br>(11.36%~11.94%) | 18 (2.05)<br>(1.22%~3.21%) | 21 (5.61)<br>(3.51%~8.46%) | 202 (8.42)<br>(7.34%~9.61%) | 5 773<br>(11.29) |
| 手术部位<br>感染 | 4 692 (9.88)<br>(9.61%~10.15%) | 21 (2.39)<br>(1.48%~3.62%) | 37 (9.89)<br>(7.06%~13.38%) | 294 (12.26)<br>(10.97%~13.64%) | 5 044<br>(9.86) |
| 血流感染 | 1 259 (2.65)<br>(2.51%~2.80%) | 50 (5.68)<br>(4.25%~7.42%) | 34 (9.09)<br>(6.38%~12.47%) | 143 (5.96)<br>(5.05%~6.99%) | 1 486<br>(2.90) |
| 胃肠道感<br>染 | 2 057 (4.33)<br>(4.15%~4.52%) | 113 (12.84)<br>(10.70%~15.23%) | 36 (9.63)<br>(6.83%~13.08%) | 119 (4.96)<br>(4.13%~5.91%) | 2 325<br>(4.55) |
| 腹腔感染 | 1 234 (2.60)<br>(2.46%~2.74%) | 0 | 0 | 95 (3.96)<br>(3.22%~4.82%) | 1 329<br>(2.60) |
| 皮肤软组<br>织感染 | 2 340 (4.93)<br>(4.73%~5.12%) | 35 (3.98)<br>(2.79%~5.49%) | 12 (3.21)<br>(1.67%~5.54%) | 90 (3.75)<br>(3.03%~4.59%) | 2 477<br>(4.84) |
| 其他 | 3 015 (6.35)<br>(6.13%~6.57%) | 43 (4.89)<br>(3.56%~6.53%) | 39 (10.43)<br>(7.52%~13.98%) | 245 (10.22)<br>(9.03%~11.50%) | 3 342<br>(6.53) |
| 总数 | 47 503 (100.00) | 880 (100.00) | 374 (100.00) | 2 398 (100.00) | 51 155<br>(100.00) |

### (四) 医院内科室间医院感染率不同

不同科室间医院感染率的差异是由患者病情严重程度、免疫状态、住院时间长短、侵入性操作执行情况以及科室医务人员手卫生、医院感染防范意识、消毒隔离措施落实情况等不同所引起。针对不同科室间医院感染的报道较多,但体现出的医院感染率的差异基本一致,多数医院感染好发于重症监护病房、神经外科、血液内科等病情危重、免疫缺陷患者较多的科室。2014 年全国医院感染监控网全国医院感染横断面调查结果分析显示,内科组医院感染比例为 39.69%,外科组医院感染比例为 39.86%,综合 ICU 医院感染比例为 8.35%,儿科医院感染比例为 5.11%,其他科室医院感染比例为 3.47%,妇科医院感染比例为 1.48%。2011 年度全国医院感染监控网医院感染监测报告显示,ICU 病房感染中以烧伤科 ICU 医院感染率最高,达 43.33%,其次是产科成人组 11.90%,神经外科 6.72%。2017 年某省对 151 家参与医院感染现患率调查的医院结果分析显示,综合 ICU 医院感染率最高,达 19.20%。内科组中以血液病科、肾病科和神经内科较高,分别达到 7.04%、2.86% 和 2.14%;外科组中以神经外科和烧伤科相对较高,分别达 6.96% 和 4.17%;儿科新生儿组相对较高,为 3.28%。

# 三、医院感染的人群分布

医院感染的人群分布可按其不同特征进行分类研究,如不同年龄、性别、基础疾病以及有无某种危险因素等。通过对不同特征人群医院感染发病率的调查研究,来描述医院感染的人群分布。这些人群特征会影响医院感染率的发生,有时可能在感染调查中影响感染病因假设的形成,若某些人群特征与疾病的关联显著且在调查分析中不控制其对疾病的影响,就会导致该特征对可能危险因素的错误估计。

## (一)医院感染的年龄分布

不同年龄人群医院感染的发生率差别较大,医院感染主要发生于机体抵抗力低下,免疫功能不全或大量使用免疫抑制剂的婴幼儿、低体重儿、高龄老年人等人群,如有调查表明行心脏外科术后患者0~12月龄组的医院感染率是>10岁组的4.7倍,行心瓣膜置换术50岁以上组的医院感染率是20~50岁组的2.4倍,这主要与婴幼儿和老年人抵抗力较低有关。在众多的横断面调查研究报道中,<2岁及>60岁组的医院感染率均高于2~60岁年龄组。医院感染危险因素报道表明医院感染率随着年龄增加而增大,<35岁组的医院感染率为3.2%,35~64岁组的医院感染率为6.4%,64~84岁组的医院感染率为8.3%,≥85岁组的医院感染率为9.8%,导尿管相关感染及肺炎医院感染随着年龄增加而升高。一项巴西调查发现抗菌药物使用不足与新生儿病房中新生儿耐药细菌医院感染率增加之间存在关联。

## (二)医院感染的性别分布

由于性别间行为模式、活动、暴露机会的不同,做决策以及获取资源的能力均影响医院感染的机会,女性在感染脓毒血症的3小时内较男性有更小的机会注射抗菌药物,因此更容易发生医院感染。性别间的差异主要与解剖生理或内分泌有关。研究表明,性别之间的生物学差异影响疾病的易感性,比如处于孕期和泌乳期的女性免疫力降低,是许多感染性疾病的高危人群。以及由于女性尿道解剖学结构,容易导致管道被细菌污染,因此更容易发生导尿管相关的尿路感染,绝经前的妇女更不容易发生脓毒血症,推测主要原因为性激素影响机体的免疫功能,改变基因表达从而改变易感性及对感染的抵抗力。某些手术类型中女性医院感染率更高,一项巴西的研究表明心脏病手术过程中女性发生医院感染的概率是男性的2.23倍。

## (三)不同基础疾病的患者医院感染发病率不同

全国医院感染监控网2009年全面综合性监测资料报告显示,各系统疾病医院感染发病率存在明显差异,病情越重,免疫系统受损越严重的患者,发生医院感染的风险越高。其中以白血病医院感染发病率最高,达23.09%,其次为颅内出血,感染率为10.63%,肝和肝内胆管恶性肿瘤感染率为7.30%,医院感染发病率较低的疾病主要是眼和附属器疾病、耳和乳突疾病、妊娠、分娩和产褥期等,其感染率均在1.0%以下。伊朗报道患者医院感染率最高的为ICU(37.3%),98.96%的患者有基础疾病。患者有较大的烧伤和吸入性损伤会明显提高医院感染发生的概率。

### (四）有无危险因素的患者医院感染发病率不同

研究表明，无论患者是否年轻，住院时长、住院过程中有侵入性操作危险因素存在的患者医院感染发病率较无危险因素者高，如使用泌尿道插管、动静脉插管、呼吸机、血液透析、免疫抑制剂、激素、放射治疗、化学治疗，进行气管切开、手术都与医院感染有关。

对于不同操作有着不同的危险因素，患者置入侵入性设备后医院感染发生率是非置入患者的28.21倍，延长住院时间1.01倍，有无中心静脉置管的感染率分别为25.8%和9.4%。一项外周中心静脉导管（peripherally inserted central venous catheter，PICC）的META分析表明，高龄、导管留置时间长、输注特殊药物、合并基础疾病、反复穿刺、多次化学治疗、白细胞减少、夏冬季节、操作人员年资低、穿刺经验少、多腔导管、换药少及导管移动会增加医院感染发生率。意大利一项研究表明，有无气管插管的感染率分别为14.5%和4.9%，有无导尿管置管的感染率分别为23.6%和6.0%。一项西班牙的下尿路内窥镜手术（Lower Urinary Tract Endoscopic Surgery）医院感染的危险因素研究表明，美国麻醉医师学会（ASA）分级标准的级别提高（OR，2.82）、存在免疫抑制的因素（OR，2.89）、入院留置导尿管（OR，2.6）、术后导尿管留置时间超过2d均是导致患者发生尿路医院感染的独立危险因素。德国的研究表明病房中第三代头孢菌素的使用量是艰难梭菌医院感染的唯一抗菌药物危险因素，平均100个住院床日数增加一个DDD值，医院感染发病密度增加2%。

对于手术部位发生医院感染来说，不同的手术类型不一样，各自的危险因素不一样。总体而言男性、污染或感染类型、手术时间、ASA分级标准评分超过2分的切口均为危险因素，手术术式和术者经验程度能降低医院感染率。腹腔镜手术术式可以降低手术部位感染，在髋关节手术过程中施术者手术经验丰富能显著降低切口感染率。积极有效的医院感染防控措施与抗菌药物合理使用能有效减少医院感染发生率。研究表明儿科心脏手术患儿机械通气大于或等于3d（OR 4.81），使用多巴胺（OR，3.87），存在遗传异常（OR，2.53），存在延迟胸骨闭合（OR，3.78），均是患儿手术后发生医院感染的独立危险因素。

### (五）不同人群的医院感染常见部位存在差异

国别不同，常见的感染部位不一样。欧美等国家常以泌尿系统感染排在医院感染首位，其次是下呼吸道感染、手术部位感染、血液感染或皮肤软组织感染。如美国医院感染部位以泌尿系统、皮肤为主，其次为肺部和血液。全国医院感染监控网报道我国以呼吸道感染最常见，其次是泌尿系统、手术部位、胃肠道、皮肤软组织。成人与儿童医院感染的类型与病原体不同，儿童医院感染类型的分布，欧洲地区主要是血流感染（52.6%），而同期北美地区的血流感染（30.6%）发生率低于前者。成人医院感染类型分布中非洲地区主要是手术部位感染（51.1%）、越南地区主要是呼吸道感染（79.4%）、意大利地区主要是血流感染（50.0%）。儿童在美国感染病原体主要为凝固酶阴性葡萄球菌31.6%，屎肠球菌10.3%，亚洲地区主要为克雷伯菌、铜绿假单胞菌、不动杆菌；成人感染主要革兰阴性病原体如克雷伯菌、铜绿假单胞菌、大肠埃希菌、不动杆菌。德国医院感染监测资料（KISS）表明在新生儿中，体重和妊娠年龄是引发血流感染和肺炎的最主要的危险因素，其次是性别和产道出生方式。不同科室的感染类型不同。白假丝酵母菌病原体占重症医学科中心静脉导管血流医院感染的25%，大肠埃希菌占肿瘤科患者感染的17%，屎肠球菌占长期特护患者感染的12%。不同类型的手术切口感染发生部位不同,58%的腹部切口感染病原体被鉴定为器官(或腔隙)感染,43%的骨科切口感染为深部切口,53%的妇产科切口感染为浅表切口。

据美国国家医疗保健安全网2015—2017年成人医院感染病原体监测报告中,不同类型手术的切口感染类型中,手术部位医院感染中54%为腹部手术,24%为骨科手术,手术感染部位中器官(或腔隙)感染、深部切口感染、表浅切口感染的比例也不相同。在美国,手术部位切口感染每年有157 000患者发生医院感染,占医院感染的22%,肝胆胰的手术发病率为9.9%~23%。胰十二指肠切除术高达28%。

医院感染部位分布还与医院类别有关,专科医院发生医院感染的常见部位与疾病本身的特点存在直接联系。美国一家退伍军人脊髓损伤中心的调查结果显示,该中心医院感染率显著高于既往报道的其他人群,感染部位以泌尿道、血液和骨关节为主,分析原因是该医院只收治脊髓损伤和肢体功能障碍患者,与患者长期卧床、住院时间长、泌尿道插管有关。长期护理医疗机构人群分离出最常见的耐药细菌为肠球菌属,也是导管相关性血流感染最常见的病原体。

### (六) 医务人员医院感染

患者、陪护人员可能携带有各种类型的病原体,通过呼吸道或接触等途径向医院环境中播散,由于医院环境复杂,医务人员防护不足,在近距离接触患者的诊疗操作过程或执行操作过程中容易发生职业暴露,从而导致医务人员感染。

1. **呼吸道疾病感染**  如流感流行期间,肺结核等呼吸道传染病专科医院的医院人员作为病原体的密切接触者之一,是医院感染的高危人群。我国医务人员结核分枝杆菌感染率为1.2%~50%。中低收入国家如巴西、印度、泰国、越南、马拉维结核分枝杆菌感染率在41%~72%之间,结核病年患病率在(558~6 000)/10万。研究表明,工作模式对医务人员呼吸道疾病感染存在一定影响,较非轮班工作制的人员,采取轮班工作制的人员的发生流感样疾病和急性呼吸道感染的风险是前者的1.20倍,发生重度流感样疾病和急性呼吸道感染的风险是前者的1.22倍。

2. **血源性职业暴露及感染**  医务人员在工作环境中有很高的概率通过黏膜暴露的方式(血液暴露和体液飞溅进入眼睛、鼻子、嘴)或接触破损皮肤接触、针刺伤(血液或体液污染的针头等锐器刺破皮肤)感染。研究表明面部是黏膜暴露最主要的部位,职业暴露登记中53%为眼部黏膜暴露,口腔和鼻黏膜暴露分别为11%和5%。乙型肝炎,丙型肝炎,人类免疫缺陷病毒(human immunodeficiency virus,HIV)感染率分别为30%、0.5%、0.3%。WHO报告指出全世界3 500万医护人员,每年有300万的医务人员发生过血源性病原体暴露,医务人员总计有17万人感染艾滋病,200万人感染丙型肝炎,90万人感染丙型肝炎,一项调查指出医务人员丙型肝炎的感染率高于普通人群,Tavoschi学者研究表明欧盟地区各个国家医务人员乙型肝炎和丙型肝炎的感染率较普通人群高出0.4%~11.7%和0.7%~0.9%。在人群血源性疾病患病率较高的撒哈拉以南非洲国家,大约2/3的医务人员在其职业生涯中发生过血液和体液职业暴露,几乎1/2的医务人员每年发生职业暴露。

引起血液体液职业暴露的原因包括抽血过程中患者的突然移动、接生婴儿、处理标本、缺乏防护装备、人员安全意识及培训不足等。护士、低年资、手术、处理医疗废物等是发生血液体液职业暴露的危险因素。使用安全设施(针头和锐器)、防护设备、积极态度或意识、职业暴露处置安全流程的依从性好等是医务人员发生血液体液职业暴露的保护因素。中南大学湘雅医院 2015—2018 年职业暴露调查表明护士占 66.70%,医生占 26.72%。医技占 3.02%,工作年限在 2 年以内的低年资医务人员是发生职业暴露的主要人群占 57.87%,手术室是发生职业暴露最多的部门,其次为急诊、ICU,可能与在这些科室工作的医务人员长期处于高强度、高难度、高负荷的工作环境中有关。研究表明没有接受过血液和体液职业暴露、感染预防培训的医务人员发生职业暴露的风险较接受培训的人员高(RR,1.79)。

(袁雪峰)

# 第二节 医院感染的传播过程

医院感染是由病原体经由一定的传播途径进入易感宿主体内而引起的感染。根据病原体来源可以分为两类,一类是外源性感染,亦称交叉感染,另一类是内源性感染,亦称自身感染。外源性感染和内源性感染因为发病机制的不同而有不同的传播过程,但二者的传播都必须具备 3 个基本环节,即传染源、传播途径和易感人群,三者共同构成一个感染环或感染链,缺少或中断任一环节,将不会发生医院感染。研究医院感染的感染环,对及时采取针对性措施,进行有效干预具有重要意义。

## 一、医院感染的病原体

医院感染的病原体可以是细菌、真菌、病毒或寄生虫。据国内外医院感染监测的资料,医院感染的病原体以细菌为主,约占 90% 以上,其次为真菌,约占 5% 左右,其他为病毒或寄生虫等。但医院感染的病原体种类也因年代、地域、医院规模以及应用抗菌药物的情况不同而有很大差异。

医院感染大多数由毒力较低的机会致病微生物引起,其种类繁多,呈不断增加趋势。目前,医院感染 90% 为机会致病菌引起,主要是大肠埃希菌、铜绿假单胞菌、金黄色葡萄球菌、肠球菌、克雷伯菌和凝固酶阴性葡萄球菌、白念珠菌,其中革兰氏阴性杆菌感染发生率超过 50%。同时,这些病原体大多数具有耐药性,且耐药菌株不断增多。据文献报道,由于抗菌药物使用,特别是广谱、高效抗菌药物在临床上的大量应用,导致许多细菌在短时间内就产生了耐药性。国内近年来的耐药菌监测数据表明,革兰氏阴性杆菌一直是医院获得性感染最常见病原体。中国细菌耐药性监测网(CHINET)2021 年的监测结果显示,临床分离的菌株中,革兰氏阴性杆菌占 71.4%,革兰氏阳性球菌占 28.6%。排名前 5 位的细菌中,除金黄色葡萄球菌外,其余均为革兰氏阴性杆菌,分别为大肠埃希菌、肺炎克雷伯菌、铜绿假单胞菌和鲍曼不动杆菌,与 2016 年全国医院感染监测网手术后下呼吸道感染现患率调查结果报道类似。

病毒作为医院感染的病原体,其致病力强,传染性大,没有获得特异免疫力的人受到侵袭时均能感染发病,通常是从医院外侵入,并非医院所特有,但易在医院内传播。如肝炎病毒可以通过输血、血液透析、静脉注射以及内镜等途径引起医院感染传播;新型冠状病毒可通过接触感染者暴露于环境中的表面或接触感染者使用的物品而感染。

寄生虫引起的医院感染,多数情况下在暴发流行中发现,在常规感染中很少出现,一般无内源性感染。曾有报道,在非疟区的沙特阿拉伯里亚尔市一所儿童医院内发生因输液操作不当引起的恶性疟原虫医院内传播。

## 二、外源性医院感染

外源性医院感染病原体是来自患者以外的地方,如其他患者、陪护、外环境、医疗器械等,这类感染可以通过加强消毒、灭菌、隔离措施和宣传教育工作得到预防和控制。

### (一) 传染源

传染源是指病原微生物自然生存、繁殖并排出的场所或宿主(人或动物)。有些病原微生物兼有腐生菌的特性,能在环境中生存繁殖,这类环境场所称为病原微生物的环境储源或非生物性储源,也就是说医院感染的传染来源包括生物性的传染源及非生物性的传染源两类。已感染的患者、病原携带者、动物传染源等为生物性传染源。非生物性传染源包括患者衣物、食品、医疗器械及有利微生物生存的环境等。

1. 已感染的患者 已感染的各种类型的患者(入院时或入院后发生感染)是医院感染最重要也是最危险的传染来源。感染患者体内的病原体可以在感染部位(伤口、呼吸道、肠道、泌尿道等)大量繁殖并不断排出,其数量多且致病力较强,而且许多是耐药菌或多重耐药菌,很容易在另一易感宿主体内定植或引起感染,甚至造成医院感染暴发。如尿路感染的大肠埃希菌,有报告认为其具有对黏膜的特殊亲和力,容易在黏膜上存活。

2. 病原携带者 病原携带者是指感染有病原体的宿主,由于获得免疫力或部分免疫力,不具有任何临床感染症状,但其体内的病原体并未清除仍可向外排出,有些呈现定植状态。病原携带者常因为其无症状与体征而未被发现、未被隔离,故其是更重要的传染源。在常见传染病方面病原携带者可分为三种:潜伏期病原携带者,恢复期病原携带者,无症状病原携带者。

病原携带者作为传染源的意义大小,不仅取决于携带者的类型、排出病原体的数量、持续时间,而且更重要的是取决于携带者的职业、生活行为、活动范围,以及环境卫生状况、生活条件及卫生防疫措施等。

3. 动物传染源 作为传染源的动物种类繁多,其中以鼠类等啮齿类动物最为重要,与其有关的主要疾病有 20 余种,如鼠疫、钩端螺旋体病、土拉菌病、肾综合征出血热、多种立克次体病等。其次是家畜与家养动物,包括牛、羊、马、骆驼、猪、狗、猫等,与其有关的疾病有布鲁菌病、狂犬病、炭疽、流行性乙型脑炎、结核病、弓形虫病等。鸟类与家禽是鹦鹉热的主要传染源,也可携带多种脑炎病毒、沙门菌、空肠弯曲菌等。鱼类可携带华支睾吸虫。蝙蝠及两栖类动物有时也可成为传染源。

动物作为传染源的危害程度取决于易感者与受感染动物接触的机会和密切程度、受感染动物的种类和数量、是否存在该病传播的适宜条件及人们的卫生知识水平和生活习惯等。

现在医院条件以及人群卫生习惯大幅度改善,动物源性导致的医院感染所占比例较低,其主要来自鼠类。鼠类普遍密度较高,是沙门菌尤其是鼠伤寒沙门菌的重要宿主,也有其可能污染食品导致鼠伤寒沙门菌感染的报道。此外,变形杆菌、梭状芽孢杆菌、淋巴细胞脉络丛脑膜炎病毒、汉坦病毒等均可由鼠传播。此外,有动物实验室的医院还可能存在动物传染人的情况。1932 年美国学者 Sabin 发现首例人感染猕猴 α 疱疹病毒 1 型病例,2021 年北京某研究所也报道了一例由猕猴暴露导致的人感染猕猴 α 疱疹病毒 1 型。

4. 环境储源　医院内各种病原微生物可广泛存在于空气、物品、食品、血液和血制品、生物制品及水系统中,这些都是导致医源性传播的重要传染源。2017 年发表在《柳叶刀》上的一篇有关环境终末消毒的多中心研究表明,污染环境表面是易感患者获得病原微生物的重要来源。但这些表面通常不会直接与感染传播有关,环境表面的微生物绝大部分通过手接触污染的表面传播给患者。

物体表面污染被认为同以下医源性感染传播的关系最为密切:金黄色葡萄球菌(包括 MRSA)、耐万古霉素肠球菌和梭状芽孢杆菌。这些微生物能在环境中存活很长时间,从这些环境表面分离出病原体,流行病学研究将危险增加归因为广泛的环境感染,并且实验也证实清洁和消毒可使病原体的传播能力下降。国外在 20 世纪 70 年代以前,医院感染控制人员对医院物体表面进行常规采样监测,结果显示医院物体表面细菌污染很普遍,病房内地面和其他物体表面普遍受到潜在致病菌如金黄色葡萄球菌、肠球菌和革兰阴性杆菌污染。研究发现,在靠近 MRSA 感染患者区域的医院物体表面污染 MRSA 的比例高于靠近 MRSA 定植患者的区域。对感染患者的病房、护理患者的护士戴的手套、穿的防护服和工作服均能采样并分离到致病菌,而且 42% 不直接接触患者但接触受患者污染的物体表面的工作人员戴的手套也检出致病菌。因此可以认为无生命环境物体表面可能起着 MRSA 的储存库及播种器作用。医务人员在没有直接接触患者的情况下,这些物体表面的致病菌仍会再次污染医务人员的手及工作服,这就为医院物体表面在医院致病菌的水平传播上起作用提供了支撑。所观察到的证据提示,在医院感染暴发期间,环境物体表面对于医院感染致病菌的传播起着很明显的作用。

## (二) 传播途径

传播途径是指病原微生物从传染源排出后,再进入另一个易感者所经历的途径和方式。医院感染传播途径呈多种形式,主要分为空气传播、飞沫传播、接触传播等几种类型。各种疾病或微生物的播散有各自途径,大多数感染菌的传播途径常有 2 种或 2 种以上。在多种途径中,常有主要与次要的区别,控制和预防方法因之不同。

1. 接触传播　病原体通过手、媒介直接或间接接触导致的传播。

(1)直接接触传播:是指病原体在没有外界传播媒介的参与下,直接从传染源传播给易感者。在一个病床拥挤的室内,患者的日常生活及医疗护理中,直接接触经常发生。病室内如有感染者,例如皮肤或伤口化脓性感染、甲型肝炎、感染性腹泻或鼠伤寒沙门菌感染等患者,在患者间常常可经直接接触而引起交叉感染。母婴之间可由直接接触而传播疱疹病毒、沙眼衣原体、淋球菌或链球菌等。

(2)间接接触传播:间接接触传播指病原体从传染源排出后,经过某种或某些感染媒介如医务人员手、医疗仪器设备、病室内的物品等传播给易感者。在间接接触传播中,医务人员的手在传播病原体中起着重要作用。因为手经常接触各种感染性物质及其污染物品,很容易再经接触将病原体传播给其他医务人员、患者或物品。某医院烧伤病房内,医护人员的手携带铜绿假单胞菌者为 25.9%,大肠埃希菌者为 22.2%,金黄色葡萄球菌者为 14.8%。各种常用物品上铜绿假单胞菌的检出率:床上物品为 24.4%,医护用品为 10.5%,洗手槽水龙头为 8.8%,床边水瓶塞为 26%,室内地板为 25.2%,拖把及抹布为 69.2%。这些被病原微生物污染的物品大多是患者、医护人员或者陪护人员经常接触的。研究显示,病床隔帘的污染现象在医疗机构中普遍存在,在隔帘中检出的病原体等会造成医院感染发生风险升高甚至医院感染暴发。

(3)特殊类型接触传播:经媒介传播,医院中血液、血液制品、药物及各种制剂、医疗设备、水、食物等均为患者共用或常用,因其受到病原体污染引起医院感染,这种传播中最常见的类型有以下几种。

1)经水传播:水一直是医疗保健相关感染的传染来源。一项对 1996 年至 2015 年 32 篇关于医院水系统中关于耐碳青霉烯类致病菌的回顾性分析表明,耐碳青霉烯类致病菌(尤其是铜绿假单胞菌)常定植于医院排水渠、水池和水龙头。除此之外,医院重要的水宿主还包括饮用水、淋浴水、透析液、冰和冰箱、洗眼装置和牙科用水等。医院供水系统的水源有可能受粪便及污水的污染,未经严格消毒即供饮用,或用来洗涤食具等,常可引起医院感染的暴发。同水宿主相关最常见的病原体包括革兰阴性杆菌(尤其是铜绿假单胞菌)、军团菌、非结核分枝杆菌等。饮用水被认为是许多感染暴发的传染源,最常见的是,设备用饮用水冲洗,可造成设备污染及随后的医院感染。医院内经水传播而致伤寒、细菌性痢疾、病毒性腹泻等暴发在国内已有多次报告。

2)经食物传播:是由食物的原料、加工、储运等任何环节受污染所致。常见有医院内细菌性食物中毒、细菌性痢疾、沙门菌病和病毒性肝炎等。另外,食物中常可检出多种机会致病菌,如铜绿假单胞菌和大肠埃希菌等。这些细菌随食物进入患者体内,在肠道存活,当机体免疫功能低下时可发生自身感染。2016 年在德国一所大型大学医院暴发了弗氏柠檬酸杆菌的食源性感染,经调查可能由食堂的蔬菜沙拉及布丁样品引发。

3)输液、输血制品:输液、输血制品包括血液、血制品、生物制品、高能营养液、静脉输注药液以及输液器、注射器等,这些产品可在生产过程和使用中受到病原体污染,多数细菌可在溶液中生长繁殖,使用后可致医院感染的暴发或流行。而且这类感染危险度高、发病快,严重者可致患者败血症而死亡,临床上应引起高度重视。常引起感染的病原微生物有肝炎病毒、巨细胞病毒、HIV、真菌、假单胞菌和部分革兰式阴性杆菌,这些病原微生物还可引起患者热原反应。既往我国输血后乙型肝炎感染率约为 10%,近年来由于采取措施,情况有所好转。但输血后发生丙型肝炎事例则屡有发生,应引起注意。国外血液制品的危险性已人所共知,曾多次从进口血液制品中检出人类免疫缺陷病毒抗原。因此,凡未经检验的血液制品不得使用。1976 年美国发生一次由输液制品污染引起的全国性菌血症暴发。另外由于输液制剂消毒不合格,国内也曾发生多起菌血症暴发。

国内已广泛应用静脉营养液。国外曾因白假丝酵母菌污染而有 15% 的使用者发生致命性感染。

4)药品和药液:由于在生产和配制过程中的操作失误而造成污染,或者在使用药品时发生污染,均可导致医院感染的发生。医院中各种口服液及外用药液中常可检出铜绿假单胞菌、克雷伯菌、大肠埃希菌、沙雷菌、不动杆菌等机会致病菌。某些动物性药品可造成医院感染，例如从甲状腺粉剂中曾检出沙门菌，并引起感染。也有人报告泌尿科氯己定冲洗液中有假单胞菌污染，导致患者发生尿路感染。国外有报道一起由腹膜透析液被污染所导致的细菌性腹膜炎的暴发。

5）各种诊疗仪器和设备：随着医学科技的迅速发展，各种侵入性诊疗设备不断增多，如呼吸治疗装置、牙科器械、各种内镜、血液透析装置、麻醉机、各种导管插管和手术植入器材等，随之带来的消毒、灭菌问题也日渐凸显。有的设备因结构复杂或管道细长，不耐热力，管道内的污染物（血液、黏液）不易清除，内镜与诊疗人次不相适应等问题，常常消毒不彻底而存在污染。有的在使用过程中，常被各种液体污染，如冲洗液、雾化液、透析用液、器械浸泡液等，所造成的医院感染报道并不鲜见。据统计由器械装置引起的医院感染事例中，由导尿管引起的占 26%，由血液透析装置引起的占 19%，由呼吸治疗设备引起的占 11%，由各种静脉导管、检测器械或输液装置引起的占 4%。

6）一次性使用的医疗用品：随着一次性医疗卫生用品的增多和广泛使用，对其生产、消毒、灭菌、贮存、运输、使用等也提出了新的要求，但因管理不善或使用不当造成医院感染暴发的事例，国内外均有报道，尤其是进入人体无菌组织或接触有创皮肤和黏膜的一次性灭菌用品，包括人工植入物，如果受到污染，极易导致严重的医院感染，甚至造成治疗的失败、患者的死亡。因此医院感染管理应督导一次性医疗用品的使用、毁形、收集、暂存、登记、转运等情况，发现不合格现象与科室经济收入挂钩，从而更加规范一次性医疗用品的使用，确保医疗安全。

7）生物媒介传播：在医院感染中虽非主要，但在一些虫媒传染病流行区内，医院若无灭虫、灭鼠等措施时，一些疾病也可在病房中传播，如流行性乙型脑炎、疟疾、流行性出血热、流行性斑疹伤寒等。蝇及蟑螂等媒介，属于机械性传播，在医院内的密度很高，传染食品后（主要为革兰氏阴性杆菌）能引起肠道传染病及感染性腹泻的发生，尤其是抵抗力低下的患者易发生感染。此外，苍蝇也能使暴露的伤口、注射器械和药液等受到污染，引起机会致病菌的感染。

2. 空气传播　主要是以空气为媒介，在空气中带有病原微生物的微粒子（直径 ≤5μm）随气流流动而使病原体传播，也称为微生物气溶胶传播，是引起呼吸道感染的主要途径之一。微生物气溶胶种类繁多而构成复杂，但传播医院感染主要由从传染源排出的带菌飞沫水分蒸发，形成脱水蛋白质外壳，内含病原体，粒径多数 <5μm，此微粒能在空气中悬浮较长时间，并可随气流漂浮到较远处，所以可造成多人感染，甚至导致医院感染暴发流行。某些呼吸治疗装置（如湿化器或雾化器）的微生物实验室操作及空调系统使用等也可产生微生物气溶胶，引起感染。空气传播在结核分枝杆菌感染等呼吸道传播疾病和手术切口部位感染中起着重要作用。

3. 飞沫传播　人在咳嗽、打喷嚏或谈笑时，可从口腔、鼻孔喷出很多微小液滴。医护人员在进行诊疗操作（如支气管镜下操作或吸痰操作）时也能产生许多液体微粒，这些液体微粒称为飞沫（>5μm）。因此飞沫传播主要是通过咳嗽、打喷嚏或大声说笑，尤其是患有呼吸道感染性疾病患者产生的飞沫，因其含有呼吸道黏膜分泌物及大量病原微生物，当易感者与其密切接触，通过吸入或黏膜直接接触和/或间接接触（手、衣物的污染），再经由手接触鼻腔或眼结膜等方式引起感染。一次咳嗽或喷嚏可产生飞沫颗粒 $10^5$ 个以上，粒径约

0.1~1 000μm,多数为 15~100μm,由于颗粒大,在空气中悬浮时间不长,很快降落于地面或物体表面,其播散距离一般 <1m。因此,经飞沫传播只能累及传染源周围的密切接触者,专用的空气处理和通风设备不是必须的,也不需要采取空气隔离。但若易感者处于近处,接触到含病原体的飞沫,即可引发感染。许多细菌和病毒可通过飞沫传播,如 2003 年春夏流行的 SARS 病毒、2019 年底暴发流行的新型冠状病毒以及其他一些可引起严重感染的病毒(如乙型流行性感冒病毒、脑膜炎球菌、腺病毒等)。在加拿大多伦多医院由 Norwalk 样病毒飞沫传播引起急性胃肠炎暴发,4d 内有 500 多名工作人员和 49 名患者感染。经调查认为感染的发生很可能是由于患者剧烈的呕吐、腹泻,使病毒粒子污染空气,当被吸入或咽下而引起发病。

4. 医源性气溶胶传播 医院可以产生病原体气溶胶的场所、环节和装置非常多,如呼吸治疗装置的湿化器、雾化器、微生物实验室操作、空调系统、气管插管、人工呼吸、吸痰、支气管镜检查和手术等,这些微生物气溶胶可引起患者感染,称为医源性气溶胶传播,可认为是一种特殊类型的传播途径。也有研究报道,经动物模型证明新型冠状病毒可经气溶胶途径感染,且近距离感染可不受高强通风换气次数的影响。

(1)吸入治疗装置:日常使用的气体湿化器及雾化器(气溶胶发生器)能产生粒径 <5μm(多数为 1~2μm)的雾粒,这种粒子吸入后能穿透至下呼吸道。由于雾化液常受到微生物的污染,主要为某些革兰阴性杆菌,如铜绿假单胞菌及其他假单胞菌、不动杆菌、沙雷菌、克雷伯菌等,这些细菌能在水中长期存活,有的还能繁殖,因此如果吸入治疗装置使用前未经消毒或使用未经灭菌的水而被细菌污染,可造成病室空气污染,甚至导致院内交叉感染暴发。

(2)实验室气溶胶:在医院微生物实验室中,常规的各种操作都可能产生微生物气溶胶,导致工作人员受染。例如,在试剂匀浆、离心、混合和振荡中,可有很多细菌播撒出来,在吸管、针筒的使用中,由于吸入、吹气或推动,也会有气溶胶产生。有人用高速摄影法观察,吸管末端吹出的气泡破裂时可产生粒径 <10μm 的颗粒 1 500 多个,随之蒸发形成感染性飞沫核。实验室感染事件时有发生,最严重的一次实验室气溶胶感染事故是 1961 年在莫斯科的一家研究所发生的。实验人员从流行性出血热疫区捕捉到一些野鼠带回实验室,由于疏忽,这些野鼠被放在室内暴露的场所。不久,实验室相继有 63 人出现发热症状,开始被误诊为流行性感冒,1 周内又增加了 30 人,才开始怀疑是流行性出血热。本次事故被认为是野鼠身上带有的汉坦病毒以气溶胶的形式污染了空气所致。因此,实验室的生物安全管理必须引起高度重视,实验室工作人员也须做好个人防护,以防止气溶胶吸入。

(3)空调系统的传播:1977 年 1 月美国首次报告证明,1976 年 7 月于费城某旅馆退伍军人协会年会中发生的军团菌肺炎暴发,系由于污染的空气经空调系统传播。此后一些医院中,也有类似的病例发生。军团菌广泛存在于自然界的水和土壤中,在自来水中可生存 1 年以上,吸入被污染的水的气溶胶是最重要的传播途径。人们感染军团菌的渠道多种多样,尤其夏季到来后,空调的制冷装置成为军团菌滋生的温床。军团菌经由空调系统播散至室内,浮游在空气中,人们吸入被污染的空气就会引起感染。感染后先是出现发热、四肢无力、肌肉疼痛,头晕等症状,之后引起肺炎、内脏病变,严重的有生命危险。因此要有效预防军团菌引起的医院感染,就应该对医院的中央空调进行定期清洗和消毒,尽量减少军团菌的生长繁殖,并将军团菌检测作为常规监测项目。

### (三) 易感人群

病原体传播到宿主之后,是否引起感染取决于病原体的毒力和宿主的易感性。影响宿主的易感因素,主要是病原体的定植部位和宿主机体防御功能。人群作为一个整体对传染病的易感程度称为人群易感性。人群易感性的高低取决于该人群中易感人口所占的比例,与之相对应的是群体免疫力,即人群对于传染病的侵入和传播的抵抗力。

1. 人体对感染的防御功能　人体对感染的防御功能,可分为特异性的和非特异性两类。特异性防御功能是机体同抗原物质相互作用的结果,具有特异性,有自动免疫和被动免疫两种,对传染病病原体的预防作用具有重要意义。因为大多数机会致病微生物对人的免疫原性较一般病原体低,其刺激机体产生特异性免疫力的程度较差。非特异性防御功能主要为人体的屏障结构、体液中的多种非特异性杀菌或抑菌物质、机体吞噬细胞系统对微生物的吞噬或杀灭,人体皮肤、黏膜上正常菌群对侵入微生物的拮抗作用等。非特异性防御功能对各种机会致病微生物的侵袭或感染的防御具有重要意义。例如完整的皮肤、黏膜是人体防御病原体侵入的重要屏障,大多数机会致病微生物是不会侵入正常皮肤和黏膜的。人体呼吸道也有防御细菌侵袭的屏障结构,如鼻腔弯道及鼻毛可阻挡吸入的大的带菌颗粒;上呼吸道黏膜的纤毛及黏液对吸入带菌颗粒起到捕捉与排菌作用;粒径小的颗粒虽可深透至下呼吸道,但也会受到黏膜分泌物的抑菌及巨噬细胞的吞噬。人体消化道的胃酸,对肠道细菌的侵入起到重要屏障作用。

2. 影响人群易感性主要因素　患者对多数病原微生物或机会致病菌普遍易感。影响人群易感性的主要因素包括既定的社会因素和可改变的个人因素。

(1)社会因素

1)年龄过低或过高:出生后 6 个月以上的婴儿,由于从母体得到的抗体逐渐消失,而获得性免疫尚未形成,缺乏特异性免疫。而老年人的生理防御功能逐渐减退,机体抵抗力下降,因此对许多病原体易感。

2)易感人口数量:流行区的居民因隐性或显性感染而获得免疫力。但一旦大量缺乏相应免疫力的非流行区居民进入,则会使流行区人群的易感性增高。反之,则降低人群易感性。

3)免疫人口减少:当人群的病后免疫或人工免疫水平随时间逐渐消退时,或免疫人口死亡时,人群的易感性升高。

4)病原体变异:病原体变异后,人群将普遍缺乏免疫力,导致人群对变异病原体易感性升高。

(2)个人因素

1)机体免疫功能严重受损:如患有各种造血系统疾病、恶性肿瘤、糖尿病、慢性肾病及肝病等,这些疾病严重影响人体的细胞免疫和体液免疫,使患者对病原微生物易感。

2)接受各种免疫抑制治疗:如抗癌药物、皮质激素以及放疗等。

3)接受各种侵袭性操作:各种侵袭性操作可直接损伤机体皮肤和黏膜屏障,使得某些定植在人体的机会致病菌直接侵入而引起感染。

4)营养不良:会影响皮肤黏膜的防御功能、抗体生成能力以及粒细胞的吞噬能力,从而使患者易发生医院感染。

5）预防接种：根据疫情监测和人群免疫状况，按规定的免疫程序对应免疫人群进行预防接种，可提高特异性免疫力，降低易感性。

传染病流行之后，有相当数量的易感者因发病或隐性感染而获得免疫，从而减少了易感者。但是由于病种不同，这种获得性免疫力的持久性不一，有些可能持续终身，如麻疹，也可以是持续较短时间。

## 三、内源性医院感染

医院感染学中所理解的内源性感染是指引起感染的病原体来自患者自身储菌库（皮肤、口咽部、泌尿生殖系统、肠道）的正常菌群或外来的已定植菌，而不是来自医院内周围环境，不是来自其他患者或医护人员的所谓交叉感染，这类感染虽然经医务人员与患者的不懈努力也不可能消灭，但却可有效减少。目前医院感染病原体来源的特点：由外源性转变到内源性，后者约占医院感染病例的70%。许多研究结果表明，内源性感染在医院感染的研究中占有重要地位，特别是近年来随着肠道细菌移位的研究进展，体内肠源性医院感染正备受关注。

### （一）内源性感染的微生态学原理

传统的生物病因论认为感染是由致病性微生物引起的。而微生态学则认为内源性感染是机体受失血性休克、创伤、免疫功能低下、不合理使用抗菌药物、应激损伤等促使细菌易位的临床因素影响下，正常微生物群定位转移的结果。引起感染的微生物不一定是致病菌或病原体，而是正常微生物群易位或易主的结果。其中的肠道正常菌群易位引起感染已引起了广泛的关注。肠道易位的细菌主要为兼性厌氧菌，其中革兰氏阴性杆菌占了很大一部分。通常易位的细菌与其在肠道中的数量密切相关，细菌数量越多，发生易位的可能性越大，但在正常人群中，肠道内数量上占优势的专性厌氧菌如双歧杆菌并不发生易位。肠道细菌易位的主要原因有肠道内菌群失调，肠黏膜屏障通透性增加和宿主免疫功能下降，比如出血性休克、烧伤、外伤、肠道缺血、急性胰腺炎、严重感染、急性肝衰竭以及肝硬化等均可导致细菌易位。各种原因尤其在抗菌药物治疗期间引起的肠道菌群失调，均可导致细菌易位扩散，如甲硝唑可显著增加肠道大肠埃希菌易位到局部淋巴结的发生率，引起肠道外的感染（脓毒血症、肺部感染、腹腔感染等）。动物实验发现肠道缺血再灌注时经常发生细菌易位，发生肠道易位的细菌数量依次为大肠埃希菌、变形杆菌、凝固酶阴性葡萄球菌和肠球菌。

临床研究发现，许多患者虽有菌血症、脓毒血症、全身炎症反应综合征或多器官功能障碍综合征（multiple organ dysfunction syndrome，MODS）等，但没有明确的感染灶。研究推测，肠道细菌和各种毒素易位可能参与其感染的形成和发展。传统的感染性疾病认知模式是基于病原学的模式来研究人为什么会感染、感染的表现、发展以及预后。但是，实验证明病原体的暴露可能造成感染也可能不导致感染，而感染也不一定导致疾病。微生态学认为人体及动物宿主携带有大量的正常微生物群，在正常情况下，分布在消化道、呼吸道、泌尿生殖道及皮肤这些特定部位的正常微生物群形成机体的生物屏障，对外源性致病性微生物起拮抗作用。

## (二)传染源

患者自身的病原体多为机会致病微生物,在一定条件下,可引起自身感染,即内源性感染。实际上,这种引起感染的微生物,有的是人体正常菌群,如在肠道、上呼吸道等处寄居或定植的细菌,有的是正在身体其他部位引起感染的微生物,而有的是入院后从医院外环境中而来的机会致病菌,可在人体定植,一般并不引起临床症状,一旦机体抵抗力降低或有经由该部位的侵入性操作(如经呼吸道、尿道操作或进行中心静脉导管插管、气管切开或手术等),则可发生感染。一些研究表明大多数患者感染发生前,在感染部位或其邻近部位已有相应的感染菌定植。例如,由铜绿假单胞菌引起的肛门蜂窝组织炎和菌血症,该菌已先后在肛门周围定植;克雷伯菌肺炎发生时,在患者咽部常先有该菌定植;口腔有白念珠菌重度定植者,以后发生念珠菌性咽炎或食管炎的概率也较高。因此对一些重症或免疫功能缺损的患者进行监测性细菌学检查,及时了解其体内定植菌种类及耐药情况,对控制医院感染有一定意义。

## (三)传播途径

内源性医院感染的机制比较复杂,其传播途径尚不十分清晰,但目前存在这样的几种学说。

1. 原位菌群失调　也称为菌群紊乱,即原位菌群失调是指正常菌群虽仍生活在原来部位,亦无外来菌入侵,但发生了数量或种类结构上的变化,即出现了偏离正常生理组合的生态学现象。根据失调程度不同,原位菌群失调可分为三度。

(1)一度失调:在外环境因素、宿主患病或所采取的医疗措施(如使用抗菌药物或化学药物治疗)的作用下,一部分细菌受到了抑制,另一部分细菌却得到了过度生长的机会,造成某些部位正常菌群的结构和数量发生暂时性的变动,即为一度失调。失调的因素被消除后,正常菌群可白然恢复,临床上称这为可逆性失调。

(2)二度失调:二度失调特征为正常菌群的结构、比例失调呈相持状态,菌群内由生理波动转变为病理波动。去除失调因素后菌群仍处于失调状态,不易恢复,即具有不可逆性。二度失调多表现为慢性腹泻(肠炎)、肠功能紊乱及慢性咽喉炎、口腔炎、阴道炎等,临床常称为比例失调。

(3)三度失调:亦称为菌群交替症或二重感染,是较严重的菌群失调症。原正常菌群大部分被抑制,只有少数菌种占决定性优势。发生三度失调的原因常为广谱抗菌药物的大量应用使大部分正常菌群消失,而代之以"过路菌",并大量繁殖而成为该部位的优势菌。三度失调表现为急性重病症状,如艰难梭菌引起的伪膜性肠炎。白假丝酵母菌、铜绿假单胞菌和葡萄球菌等都可能成为三度失调的优势菌。

2. 移位菌群失调　在医院中更严重的是移位菌群失调,也称为定位转移或易位,即正常菌群由原籍生活环境转移到外籍生活环境或在本来无菌的部位定植或定居,如大肠中的大肠埃希菌、铜绿假单胞菌转移到呼吸道或泌尿道定居。其原因多为不适当地使用抗菌药物,即该部位的正常菌群被抗菌药物抑制或消灭,从而为"过路菌"或"外袭菌"提供了生存的空间和定植的条件。移位菌群失调包括横向转移和纵向转移两种形式。

(1)横向转移:如下消化道向上消化道转移,上呼吸道向下呼吸道转移。

（2）纵向转移：正常菌群是分层次的转移，由表浅向纵深转移或由深部向表浅转移。纵向转移又分为 4 个层次。

1）体表部位：微生物在皮肤、口腔、鼻咽、呼吸道、小肠、大肠及阴道黏膜上异常繁殖，发生菌群失调，临床可无症状及体征。

2）上皮细胞：微生物在上述部位的上皮细胞表面异常繁殖，呈现明显的菌群失调，临床可出现卡他症状或炎症。

3）淋巴组织：微生物侵入深部淋巴组织，如胸腺、淋巴结、二次性淋巴发生中心、骨髓、肝及脾等，临床表现为胸腺、淋巴结大，白细胞增多，或肝、脾大。

4）网状内皮系统：微生物侵犯关节、胸膜、心包膜、腹膜、脑膜、血管内皮等，临床表现为关节炎、胸膜炎、心包炎、脑膜炎等。

3. 血行易位　正常菌群在一定诱因条件下，迁移到远隔的组织或脏器，形成病灶而引起的感染。血行易位可分为血管内易位和组织脏器易位。血管内易位是血行易位的一种特殊形式，它可发生在微生物定位转移之前或之后。菌血症是最常见的，多数为一过性，因而常易被忽略。脓毒血症是正常菌群通过血行易位转移到其他部位引起严重感染，然后再由感染部位入血，引起另外部位的感染，如此反复，所以病情一般较为凶险。组织器官易位即远隔脏器转移，是正常菌群通过血行转移到其他脏器或组织，如脑、肝、肾、肺、腹腔、盆腔等处发生的脓肿，多与脓毒血症同时或连续发生。

患者的一些自身感染也可认为是通过自身接触使病原体从已感染的伤口传递至其他部位；粪便中的革兰阴性杆菌可通过手的"自身接种"传递至鼻咽部或伤口等。

内源性医院感染的传播最常见的直接诱因是外科手术、插管、内镜检查、血液透析、各种注射等外部侵入性诊疗操作；间接诱因是使用免疫抑制剂、放射疗法、慢性病、衰老、大面积烧伤及早产等所致免疫力不全或下降；抗菌药物不合理应用使耐药菌株过度生长，造成原位菌群失调也可以使耐药优势菌群得到传播。

### （四）易感部位

内源性医院感染的发生与易感部位的性质和状态有非常密切关系。易感部位分为有菌部位和无菌部位。

1. 有菌部位　一般为人体的正常储菌库，正常微生态环境能够阻挡外来细菌的定植。当这种平衡或定植抵抗力被破坏，依据破坏的程度就会造成外来菌的不同感染。破坏定植抵抗力最危险的因素就是抗菌药物，其次为各种疾病的状态。

2. 无菌部位　主要是指人体内的无菌组织和脏器。一般情况下不易发生感染。但在局部或全身抵抗力低下时，有可能成为易感部位，如局部穿刺、介入治疗、大量使用糖皮质激素、放射治疗和致免疫力低下的疾病，是其常见诱因。

目前，抗菌药物普遍应用、微生态失调、细菌耐药性的产生日益成为全球性的公共卫生问题，要想有效地防治医院感染，必须要掌握医院感染的各类病原微生物特点以及感染传播的过程，从感染发生、发展的多个环节上寻找预防、控制及治疗感染的方法。

（贺丽蓉）

# 第三节　医院感染的危险因素

所谓危险因素,是指增加疾病或死亡发生可能性的因素,是指疾病的发生与该因素有一定的因果关系,但是尚无可靠的证据能够证明该因素的致病效应,但是当消除该因素时,疾病的发生概率也随之下降。在病因学研究中,将这类与疾病发生有关的因素即称为危险因素。而医院感染危险因素是指住院患者、医院工作人员、门(急)诊就诊患者、探视者和患者家属等在医院期间任何可能引起感染可能性增加的因素。医院感染的危险因素有很多,主要有宿主方面的因素、现代诊疗技术和侵入性检查方面的因素、直接损害免疫系统的因素(如放射治疗和化学治疗)及其他因素。医院感染危险因素与医院感染发病率成正相关,暴露的危险因素越多,医院感染发病率就越高。分析医院感染的危险因素,确定高危人群,为制订医院感染监控措施提供依据。引起医院感染的因素有很多,我们应通过调查与监测,发现引起医院感染的主要危险因素,并采取针对性的措施,以提高医院感染预防与控制的效果。

## 一、主要危险因素

### (一) 宿主方面的因素

1. 年龄因素　宿主主要是老年人和婴幼儿,尤其是早产儿和低体重新生儿。

(1)老年人:是医院感染易感人群。老年人随着年龄的增长,各种器官功能衰退,生理防御功能及机体的免疫功能降低,各种慢性疾病不易彻底治愈,易发生医院感染,出现医院感染后临床表现多不典型,而且易与原发病、慢性病互相混淆或被其表现所掩盖。老年患者在入院时大多数患有多种严重疾病,如果同时伴有营养不良、意识丧失等,医院感染的可能性就更高。据相关研究,王江桥等对 2 406 例老年病医院感染流行病学调查显示,老年患者医院感染率为 6.32%,较医院内科系统同期非老年患者感染率 2.7% 明显增高。

(2)婴幼儿、产儿以及低体重新生儿:是医院感染的高危人群。新生儿免疫系统发育不成熟,易于发生感染,早产儿免疫功能更差,而且出生体重越低,医院感染发病率越高。新生儿医院感染与出生胎龄、出生体重呈负相关,即胎龄越小、出生体重低,医院感染发病率越高。

2. 基础疾病　造成机体抵抗力下降的原发病或基础疾病包括恶性肿瘤、各种造血系统疾病、糖尿病、肝病、慢性阻塞性肺疾病、慢性肾病等。基础疾病或原疾病是发生医院感染的危险因素,与医院感染密切相关。

恶性肿瘤患者的医院感染对肿瘤患者是一个很大的威胁。据相关研究,和钢等对 589 例住院恶性肿瘤患者进行医院感染流行病学调查,其中 69 例发生医院感染,感染率为 11.71%,高于同期全院的平均医院感染率(4.98%)。

内分泌代谢疾病患者易发生感染与菌群失调,如糖尿病与慢性肾上腺皮质功能减低者;结缔组织病(如系统性红斑狼疮等)患者有异常的自身免疫反应。据报道血液病患者医院感染率为 34.90%,例次发病率为 37.25%。肝硬化患者的医院感染发病率为 15.36%。

3. 意识状态　昏迷或半昏迷患者易发生误吸而引起吸入性肺炎。昏迷患者进行鼻饲也是引起感染的原因。

### （二）直接损害免疫系统的因素

一些免疫抑制剂如肾上腺皮质激素、放射治疗、化学治疗等损害免疫功能的各种细胞毒性药物在临床应用广泛,对治疗急危重症、结缔组织疾病及过敏性疾病起到了重要作用,但应用不当或时间过长则易引起不良反应。激素的应用掩盖了潜在性感染,改变了宿主的防御状态,抑制了免疫系统功能,增加机体对病原微生物易感性。器官移植技术等现代医疗技术的应用过程中,有些患者必须使用免疫抑制剂;恶性肿瘤患者通过放射治疗、抗肿瘤化学治疗和肾上腺皮质激素的应用,也抑制了患者的免疫功能,特别是长期应用免疫抑制剂可以引起某些机会致病菌,甚至少见的机会致病菌感染。7% 的患者在住院的某段时间接受类固醇或其他免疫抑制剂治疗,患医院感染的可能性是非接受者的 2.6 倍,这些患者菌血症的危险增加 10.3 倍,患肺炎的危险增加 5.3 倍,外科伤口感染危险增加 3 倍,尿路感染危险增加 2.7 倍。

随着化学治疗药物及免疫抑制剂的广泛应用,恶性肿瘤患者的生存期已有明显延长,但医院感染也日趋增高。化学疗法、放射疗法、肿瘤转移是恶性肿瘤患者医院感染的重要危险因素。化学治疗能引起骨髓抑制、白细胞减少,尤其是老年患者化学治疗后骨髓抑制期长,白细胞下降幅度大、持续时间长。有关资料报道显示,单纯化学治疗者,感染发生率为 49.1%,单纯放射治疗者感染发生率为 65.6%;放射治疗 + 化学治疗者感染发生率为 84.6%。放射治疗 + 化学治疗者感染率最高,这与放射治疗患者受照射的面积过大,胸部照射和多处照射有密切的关系,而且化学治疗或放射治疗可造成骨髓抑制、白细胞减少,损伤呼吸道及消化道黏膜屏障引起感染,同时治疗周期长可导致患者抵抗力明显减弱,使一些机会致病菌引发感染。

### （三）侵袭性操作因素

侵袭性操作因素包括各种插管、导管、引流管使用的增加,内镜检查等各种诊疗技术的增多与应用频繁,以及微创外科手术在临床上的广泛应用,破坏皮肤黏膜屏障,给病原体的入侵提供了机会。另外,各种监护仪、导管、插管、内镜等均须插入体内,使用后有的难以清洗、消毒和灭菌,使医院感染率增高。例如,英国、日本、美国等报道肾透析患者乙型肝炎表面抗原阳性率为 13.3%~88.9%。增加了患者发生医院感染的危险性。

1. 留置导尿　这是引起尿路感染的直接原因。国外医院感染中尿路感染占首位的原因,经调查发现与留置导尿有直接关系。尿管留置体内为感染创造了条件,导尿管上可黏附细菌。上皮细胞分泌多糖蛋白与尿盐共同形成导管表面的生物膜,以保护细菌免受尿液冲洗,并阻碍抗菌药物对细菌的作用。改进插管技术、控制使用留置导尿,尿路感染的发生率下降。留置导尿是一种侵入性治疗,不仅可造成尿道、膀胱黏膜损伤,也为细菌的逆行感染打开了门户。英国资料报道,泌尿系统感染是住院期间发生医院感染最多的一种,这种感染患者 41% 有导尿史;日本广岛大学医学院附院报道 561 例医院感染中 83% 是尿路感染,其中 93% 是因为尿管留置引起。使用导尿管可引起尿路感染和菌血症。不导尿的患者尿路感染率为 1.4%,非留置导尿的患者尿路感染率为 3.1%,留置导尿的患者尿路感染率为 9.9%

（且随留置导尿的天数增加呈快速上升）。导尿患者菌血症的发生率是非导尿患者的 5.8 倍，其危险性也随留置导管的天数而增加。

短期导尿患者导管伴随性尿路感染的发生率每天以 8%~10% 的速度递增，长期导尿患者几乎 100% 发生菌尿。牛凤梅等对 108 例留置导尿管的患者进行了分析，发现留置导尿管期间有 87.9% 的患者使用抗菌药物预防感染，但是感染率仍高达 60.19%。Warren 等认为，抗菌药物应用不能阻止菌尿的发生，长期留置导尿管的患者，全身应用抗菌药物发生导管相关性尿路感染仍然难以避免。由此可见行导尿术、留置导尿管的持续时间长、不合理的抗菌药物使用是引发医院内泌尿系感染的危险因素。

2. 气管插管或气管切开、人工机械通气　气管插管或气管切开及机械通气已广泛应用于临床，与气管切开有关的并发症，如吸入性肺炎、导管阻塞、导管误入一侧总支气管、导管脱出、气管黏膜溃疡、皮下纵隔气肿等，不但影响治疗效果，而且有些并发症很严重，可危及生命。

据报道，施行气管切开术者，发生医院感染的感染率为 57.89%。由于气管切开或气管插管可造成气管黏膜损伤，使气管抵御侵入性细菌的能力下降。气管插管或气管切开直接影响下呼吸道的湿化功能，破坏黏液毯，使纤毛运动受影响，大大增加了发生感染的机会。

近年来，随着重症呼吸监护技术和机械通气技术的迅速发展，机械通气患者明显增加。呼吸机相关性肺炎（ventilator-associated pneumonia，VAP）是机械通气过程中常见的并发症之一，易造成病情反复，上机时间延长和撤机困难，其发病率为 9%~70%，病死率可达 50%~69%。

使用呼吸机的患者，心、胸外科手术患者或全身麻醉患者机械通气时因人工气道的建立破坏了呼吸道的正常防御屏障，使口腔及咽部的定植菌、气管导管气囊周围分泌物滞留及下移，侵入下呼吸道，尤其不利于痰液排出，以及留置胃管导致胃内阴性杆菌生长，细菌通过胃的逆蠕动顺着胃管反流进呼吸道，易发生肺部感染。此外，呼吸机管路污染、插管或抽吸时可能造成气管黏膜的损伤、医护人员无菌操作不严格、医护人员接触患者前后未认真执行手卫生，以及患者长期应用或不恰当应用抗生素、机械通气时间过长等都是 VAP 发生的危险因素。

3. 静脉导管　中心静脉导管插管作为一种介入性的诊断与治疗措施已广泛应用于危重医学临床。夏荣等对实施中心静脉导管插管的 127 例进行调查，发生血流感染 22 例（30 例次），同期住院患者 652 例，占 3.37%。调查表明插管后对患者的防御屏障造成了损伤，有助于微生物的直接入侵，从而促使感染的发生，另外机体抵抗力低下、加上广谱抗菌药物的长期使用、留置导管时间过长、插管部位和护理不当等是发生感染的高危因素。

血管内插管是医院感染的常见原因，插管时间长、多部位插管等因素增加医院感染的发生率。与静脉插管有关的静脉炎发生率为 2.3%，菌血症发生率为 0.08%。据相关报道，静脉插管超过 48 小时，真菌败血症的发生率为 1%。静脉导管留置时间较久、输入高营养液等可以引起表皮葡萄球菌与假丝酵母菌等的定植与局部感染或败血症。烧伤患者用硅胶管深部静脉插管 5d 后拔管时，其末端可培养出白假丝酵母菌。

4. 现代诊疗技术方面因素

（1）放射治疗：随着科学的发展，尤其应用计算机技术以后，放射治疗在临床上的应用也较广。放射治疗的目标是针对肿瘤的，但同时也会破坏机体的正常组织。因为恶性肿瘤与正常组织在解剖位置上并不易严格区分开。放射线损害了肿瘤组织及正常组织，也损害了机体的防御功能和免疫系统功能，表现在血象的改变和免疫功能指标的下降。而且这些表现不仅出现在放射治疗期间，还出现在放射治疗后相当长的一段时间内。

（2）化学治疗：抗癌药物，包括烷化剂类、抗代谢类、抗肿瘤抗菌药物，以及其他抗肿瘤药物都是细胞毒性药物，主要作用机制是作用于分裂迅速的细胞，包括肿瘤细胞和正常细胞，因而出现各种不良反应，直接损害和破坏了免疫系统和其他脏器的功能。

（3）器官移植：器官移植手术影响机体防御机制，手术难度大、手术时间和住院时间长，医院感染的危险性极高。

感染是肾移植最常见的并发症，也是造成手术失败、患者死亡的主要原因。肾移植受者术前即有严重肾功能不全、贫血、凝血障碍、低蛋白血症等导致免疫功能低下的基础病变，手术中组织破坏严重，使用各种诊疗性插管和引流管多，术后应用大量免疫抑制剂，都是医院感染的危险因素。肾移植术后可发生尿路感染与肺部感染，远期可有巨细胞病毒感染与肺孢子菌感染等。国外某大学医院肾移植 224 例中约 35% 发生尿路感染。美国斯坦福医学中心报道心脏移植 121 例，其中 56% 发生 1~2 种感染，其他如骨髓移植感染率也高得惊人。

所有实体器官移植受者中发生感染的比例很高，但感染类型、严重性和病死率差别很大。肾移植组中患者感染率最低（0.98%），无一例死于感染；接受心肺联合移植者感染发生率最高（3.19%），其感染相关的病死率也最高（45%）。菌血症的发生率可作为严重感染的指标，在肝移植组最高，最常见的病原体源于腹部和胆道。据报道肝移植受者中大部分严重感染来自腹腔内细菌或真菌感染。发生率为 35%~70%。其中约半数患者的感染发生在移植术后的 2 周内。这与术前患者大量腹水、肾功能异常，术后呼吸机使用时间、进行气管切开、留置胃管时间、发生肺水肿、进行纤维支气管镜检查或治疗有关。

（4）血液透析：血液透析患者是医院感染的高危人群。张兰等对 207 例血液透析患者调查显示，其中 64 例患者发生感染，感染率为 30.9%，这与血液透析后患者体液免疫和细胞免疫功能低下、贫血、营养不良及各种侵入性操作有关。

（5）介入手术：介入手术是一项侵入性操作，有些介入手术操作过程复杂、用时较长、所用器械种类较多。李阳等对 1 038 例介入手术住院患者进行调查显示，介入术后发生医院感染 63 例，发生率为 4.82%，感染部位主要以腹腔内为主，占 47.69%，其次为下呼吸道（26.15%）和导管相关感染（12.31%）。这与介入手术的手术类型、术后保留导管、导管的冲洗、患有恶性肿瘤、抗菌药物合理使用等有关。

**（四）抗感染药物的影响**

抗感染药物如果使用不合理，在某些条件下也会转换成危险因素。目前，滥用抗菌药物的现象比较普遍。普遍存在抗菌药物使用不当的主要方面：使用无指征；用量大；疗程长；种类繁多；联合用药，甚至个别患者一次使用抗菌药物达到三联或四联；忽视病原体的培养和药物敏感试验；使用起点高，一开始使用就选用抗菌谱较广的第三代头孢类抗菌药物等。特别是广谱抗菌药物的大剂量、长期应用或盲目地联合应用，杀死或抑制敏感的病原体，同时又杀死或抑制了正常菌群，破坏了宿主微生态的平衡，引起菌群失调和二重感染，使感染复杂化而更难治疗；滥用抗感染药物造成正常微生态失衡，引起菌群失调和二重感染；多重耐药菌的产生，增加了患者内源性感染和真菌感染的机会。

**（五）清洗、消毒、灭菌因素**

环境的清洁程度，与疾病的感染概率密切相关。感染控制与清洗、消毒、灭菌密不可分。

近年来我国出现的因清洗消毒不规范造成多起医院感染事件。2006年安徽宿州某医院发生10例接受白内障手术患者,因手术器械清洗消毒问题而感染,发生9人单侧眼球被摘除的恶性医疗损害事件。2009年甘肃、江苏、广东、云南、吉林相继发生血液透析患者丙型肝炎的暴发案例。调查发现,存在未能做到对透析机一用一消毒,甚至未能做到每天消毒,使用未经许可的消毒液,未对使用中的消毒液进行浓度监测,重复使用一次性血液透析器,甚至重复使用一次性血液透析管路,对血液透析器的处理过程不规范,不进行测漏试验和质量监测,消毒方法不正确等问题。2009年广东省汕头市潮阳区某卫生院的38名剖宫产患者中,共有18名发生非结核分枝杆菌手术切口感染,经调查,由于手术器械灭菌不合格导致手术切口感染。2010年河北保定市新市区某私人诊所发生44例患者肌内注射部位非结核分枝杆菌感染,原因与注射器消毒灭菌不合格有关。2011年临汾市某眼科医院为15名白内障患者进行手术治疗,其中有7名患者相继发生术后内眼感染,致病菌为铜绿假单胞菌。手术器械清洗灭菌工作管理不规范是造成该事件原因之一。

### (六)其他因素

1. 住院时间  众多研究均得出住院时间长是医院感染的重要危险因素,很可能是由于患者发生医院感染而引起住院时间延长,或两者互为因果。因为在这些研究中均未明确定义其住院时间是全程住院时间还是医院感染前住院时间。但在不同的研究中存在结果不一致的情况,如许能峰等特别将感染前住院天数从全程住院天数中区分出来,分别研究他们各自与医院感染的关系,研究结果表明,感染前住院天数与医院感染无关联。

2. 手术时间  手术时间愈长,手术部位感染的危险性愈高,随着手术时间的延长,手术切口部位受损加重,局部及全身抵抗力下降,切口中污染的微生物数量增加以及术者疲劳手术操作的准确性降低等,使患者对微生物易感。

3. 手术和引流  外科手术患者是医院感染的易感人群,外科手术部位感染是外科手术后最常见的感染之一,随着切口污染程度的升高,切口局部细菌繁殖也增多,引起感染的机会也增大。据报道,非清洁手术切口感染率明显高于清洁手术切口,全身麻醉手术切口感染率高于非全身麻醉手术。这是由于各种外科手术均为侵入性操作,在治疗疾病的同时,也打破了人体免疫屏障,造成失血、失液、创面暴露,术前、术中、术后接受大剂量抗菌药物治疗,更易引起病原体入侵导致切口感染。另外,外科引流术是一种创伤性操作,引流物是异物刺激,有机会将细菌带入伤口而致感染,而有些细菌如凝固酶阴性葡萄球菌,具有产黏液作用,使抗菌药物对其亲和力下降,并容易黏附在物体表面,使感染的概率上升。

## 二、医院感染重点部门的危险因素

医院内有些部门由于患者的特殊性、诊疗操作的多样化,存在较多的危险因素,包括ICU、新生儿室、母婴室、骨髓移植病房、器官移植病房、血液透析病房等,这些部门的住院患者,其医院感染率较普通病房高出许多,是医院感染预防与控制的重点部门。

### (一)重症监护病房

ICU是医院感染发病率较高的科室之一。探讨ICU医院感染的相关危险因素,提出预防、控制 ICU 医院感染的措施及对策具有重要意义。重症监护病房的患者常见医院感染：导管相关性感染（包括导尿管相关性尿路感染、导管相关性血流感染、呼吸机相关性肺炎），尤其是多重耐药菌感染；主要危险因素：建筑布局及工作流程不合理、空气与环境污染、侵入性操作、手卫生依从性差、长期或不合理应用广谱抗菌药物、应用免疫抑制剂、年龄 ≥ 60 岁、基础疾病多、专业护理人员不足、对人员（探视人员、护工、保洁人员）管理不到位等。

### （二）新生儿重症监护治疗病房

新生儿是医院感染的高危人群，新生儿重症监护治疗病房（neonatal intensive care unit, NICU）是发生医院感染的高发区，而医院感染是导致新生儿死亡率增加的主要危险因素。新生儿发生医院感染的主要危险因素：出生低体重基础疾病、长期或不合理应用广谱抗菌药物、住院时间长、空气与环境污染、医源性交叉感染等。

### （三）血液透析室

尿毒症血液透析患者由于尿毒症毒素蓄积、代谢紊乱、免疫功能低下及侵入性治疗等多种原因易发感染。血液透析患者出现医院感染主要危险因素：年龄超过 60 岁，血红蛋白低于 60g/L，血浆白蛋白低于 30g/L，合并左心衰竭或有静脉插管等。

### （四）手术室

手术室工作质量直接影响手术患者的预后及医疗效果，严重的术后感染可危及患者生命。手术室医院感染主要危险因素：手术室布局不合理，环境污染（空气、带入手术室的物品），手术人员外出污染，手术时间长，无菌技术操作不规范，外科手卫生执行不到位、手术皮肤消毒不合格，术前处置不恰当，患者自身疾病，患者体内植入物，一次性使用医疗用品管理混乱，手术物品的清洁度不高，手术中预防感染处置不及时等。

### （五）口腔科门诊

口腔科门诊是集检查、诊断、治疗为一体的场所，工作量大，口腔诊疗器械种类繁多、形状结构复杂、使用频繁且受患者血液、体液污染严重，是医院感染管理的重点和难点部门。其医院感染主要危险因素：口腔器械污染、诊疗环境污染、综合治疗台水道污染、无菌观念不强所致交叉感染。通过对危险因素的分析，从细节入手，严格口腔诊疗器械的清洗消毒灭菌，加强口腔科医院感染各个环节的控制，可有效预防和控制医源性感染，确保医护人员职业安全和患者就医安全。

## 三、常见医院感染的重点环节的危险因素

### （一）导尿管相关性尿路感染危险因素

导尿管相关性尿路感染是医院感染中最常见的感染类型。导尿管相关性尿路感染的危险因素包括患者方面和导尿管置入与维护方面。患者方面的危险因素主要包括患者年龄、性别、基础疾病、免疫力和其他健康状况等。导尿管置入与维护方面的危险因素主要包括导

尿管留置时间、导尿管置入方法、导尿管护理质量和抗菌药物临床使用等。导尿管相关性尿路感染方式主要为逆行性感染。

### （二）导管相关性血流感染危险因素

留置血管内导管是救治危重患者、实施特殊用药和治疗的医疗操作技术。置管后的患者存在发生感染的危险。血管内导管相关性血流感染的危险因素主要包括导管留置的时间、置管部位及细菌定植情况、无菌操作技术、置管技术、患者免疫功能和健康状态等因素。

### （三）手术部位感染危险因素

外科手术部位感染（surgical site infection，SSI）是医院感染的重要组成部分。外科手术必然会带来手术部位皮肤和组织的损伤，当手术切口的微生物污染达到一定程度时，会发生手术部位的感染。SSI 占全部医院感染的 15%，占外科手术患者医院感染的 35%~40%。

手术部位是否发生感染受多种因素影响，手术切口的类型、手术时间的长短、术中污染情况、术前病情评分四个因素是切口感染危险性的预测指标。1999 年，美国疾病预防控制中心（Center for Disease Control and Prevention，CDC）列出了 SSI 的主要危险因素，并于 2002 年对其中的某些项目做了重新评估，补充了机体基础情况及手术操作因素的内容。患者方面的主要因素：年龄、营养状况、免疫功能、健康状况等。手术方面的主要因素：术前住院时间、备皮方式及时间、手术部位皮肤消毒、手术室环境、手术器械的灭菌、手术过程的无菌操作、手术技术、手术持续的时间、预防性抗菌药物使用情况等。手术后的切口护理质量，如手术部位换药的无菌操作，也会影响手术部位感染的发生概率。

### （四）呼吸机相关性肺炎

正常人口咽部菌群常包括不少可引起肺炎的致病菌如肺炎链球菌、流感嗜血杆菌、金黄色葡萄球菌及伏氧菌，但肠杆菌科细菌和假单胞菌等非发酵革兰氏阴性杆菌分离率<5%。住院后患者口咽部菌群常发生变化，最突出的变化是革兰氏阴性杆菌定植比例明显升高。这种定植随住院时间延长而显著增加。口咽部革兰氏阴性杆菌定植增加的相关因素还有早期抗菌药物应用，胃液反流，进行大手术，严重的基础疾病及内环境的紊乱（如糖尿病、乙醇中毒、低血压、缺氧、酸中毒等）。正常胃液呈酸性，当因药物或"胃外分泌衰竭"（如应激）时，胃液 pH 值升至 4 以上，胃内细菌特别是革兰氏阴性杆菌过度生长，经食管、咽部可移行至下呼吸道而导致肺部感染。另外，受污染器械设备表面及被污染呼吸机管道内冷凝水中的病原体均可直接吸入或借气溶胶颗粒吸入下呼吸道，引起呼吸机相关性肺炎。

机械通气患者最可能的吸入方式是沿气管导管外呼吸道分泌物吸入。即使用带低压或高压气囊气管导管，口咽部分泌物的吸入或漏入仍是很常见的。文献报道，用高压气囊气管导管患者中 56%、低压气管导管患者中 20% 有微吸入。气管插管破坏了口咽部与气管间的屏障，损害了对口腔分泌物的有效清除功能，气管局部损伤及干燥使气管黏膜纤毛清除功能降低，加剧了微吸入。昏迷、全身麻醉、鼻饲、支气管镜检查、食管疾病等亦促使微吸入的发生。吸入的口咽部病原体可以来自胃或鼻窦等处。近来研究发现，气管插管患者声门下导管球囊上穹隆区积液是细菌增殖的场所，细菌浓度可达 $10^8$CFU/ml。X 线检查证实 50% 以上的患者存在积液，这种污染积液无疑增加微吸入的机会。目前已证实气管导管内外表面有由一种不定型糖蛋白组成的生物被膜存在,经培养及电镜观察,73% 的生物被膜内含有细菌,浓度达 $10^5$CFU/ml。生物被膜使抗菌药物不易渗入,并中和或破坏抗菌药物,从而保护细菌生长。这些微生物易位或借吸痰导入方式便可进入下呼吸道而引起肺炎。

通过以上途径或经血液,致病微生物进入下呼吸道及肺组织。机体借助于抗体、补体的调理作用,肺泡巨噬细胞和中性粒细胞吞噬、消灭病原体。然而机体在疾病状态下(如休克、外伤等),患者肺内常有过多的炎症介质如肿瘤坏死因子(tumor necrosis factor,TNF)、白细胞介素(interleukin,IL)等,引起炎症性肺损伤,致病微生物可隐藏于局部坏死组织内,逃避正常的清除机制。

呼吸机相关性肺炎与其他医院感染性肺炎的发病危险因素有许多是共同的,如年龄>60 岁、进行患者转运、经鼻胃管喂养等,但呼吸机相关性肺炎也有其独立危险因素(表 10-2),这其中包括宿主和诊疗措施(医源性)两大类。由于诊断和收集资料标准不完全一致、确定危险因素的统计方法不一等原因,对各种危险因素的作用评价不尽相同。

表 10-2　机械通气和非机械通气患者发生医院感染性肺炎的危险因素

| 危险因素 | 机械通气 | 非机械通气 | 两者兼有 |
| --- | :---: | :---: | :---: |
| 机械通气持续时间长 | √ | | |
| 存在慢性肺部疾病 | | | √ |
| 病情严重程度高 | | | √ |
| 上腹或胸部手术 | | | √ |
| 手术持续时间长 | | √ | |
| 年龄过高或过低 | | | √ |
| 营养不良或低蛋白血症 | | √ | |
| 免疫抑制剂治疗 | | √ | |
| 存在意识改变 | | √ | |
| 气道反射减弱或咳痰困难 | | √ | |
| 住院时间延长 | | √ | |
| 严重头部创伤或颅内压监测 | √ | | |
| 大量吸入呼吸道分泌物 | | √ | |
| 鼻饲 | | | √ |
| 神经肌肉疾病 | | √ | |
| 性别 / 男性 | | √ | |
| 头部创伤后巴比妥类药物的应用 | | | |
| 胃酸抑制及应用抑酸药或其他原因导致胃液 pH 值增高 | √ | | |
| 胃内容物大量吸入 | √ | | |
| 重新气管插管或患者自行拔管 | √ | | |
| 呼吸气道管路更换<48h | √ | | |
| 早期抗菌药物治疗 | √ | | |

| 危险因素 | 机械通气 | 非机械通气 | 两者兼有 |
|---|---|---|---|
| 支气管镜检查 | √ | | |
| 休克 | √ | | |
| 创伤后紧急插管 | √ | | |
| 钝器伤 | √ | | |
| 应激性溃疡(肉眼可见出血) | √ | | |

## 四、传染病医院感染的危险因素

在人类历史的长河中,传染病不仅威胁着人类的健康和生命,而且影响着人类文明的进程。人类在与传染病较量过程中,取得了许多重大战果,然而 1981 年的艾滋病、2003 年的严重急性呼吸综合征、2012 年的中东呼吸综合征、2013 年的人感染 H7N9 型禽流感、2014 年的埃博拉出血热、2019 年的新型冠状病毒感染等新的传染病相继出现,不断给人类敲响警钟。传染病,特别是经呼吸道传播的传染病容易在医疗机构中传播,给社会带来巨大影响,新型冠状病毒肺炎的医院感染给予了警示。引起传染病发生医院感染的因素主要分为宿主因素、环境因素及行为因素三个方面。

### (一)宿主因素

1. 婴幼儿及老年人　不同类型的传染病在不同人群中有时存在易感性的差别,这些差别多与特异性免疫和非特异性免疫有关。婴幼儿对很多传染病易感。老年人由于多有基础病,叠加感染传染病后往往病情比较严重。

2. 预防接种不足　预防接种是针对传染病综合性的预防措施之一,可以有效控制甚至消灭某些传染病。有许多患者因种种原因并未接种疫苗,如有脑部疾病或未控制的癫痫的患者不能接种麻疹疫苗,有的地区未普及水痘疫苗,新发传染病疫苗尚未开发出来,某些原因导致疫苗的可及性差。病毒变异后先前接种的疫苗失去效果,如流感疫苗由于流行性感冒病毒的变异快,需要每年都接种流感疫苗。由于缺乏特异性抗体,这些患者极易感染传染病,甚至在他们聚集的病房造成暴发,有报道,某神经康复病房住院的患儿绝大多数未接种过麻疹疫苗。

3. 基础疾病　各种造血系统疾病、恶性肿瘤、糖尿病、慢性肾病及肝病等,造成机体抵抗力下降,使患者对传染病易感。

4. 高风险工作岗位人员　医院内工作人员,特别是感染门诊或病区的工作人员,接触各种传染病患者机会多,也成为医院感染职业暴露的高危人群。

5. 防控知识缺乏　医院内患者的陪护人员一般传染病防控知识欠缺,不能很好地落实个人防控措施,并且由于工作、生活等需要接触人群广、跨地域流动大,容易获得传染病病原体,甚至成为难以控制的传染源。

### (二)环境因素

1. 季节因素　如冬季寒冷,患者多在室内活动,开窗通风时间减少,增加了飞沫传播的机会。

2. 病房布局不合理　病房布局不合理、空气不能交换，或者空气的流向从污染区流向清洁区，是造成院内空气传播的因素之一。

3. 水、食物及各种药品、血液制品污染　医院内各种水系统（如饮用水、水池、透析用水、牙科用水等）的污染以及食物、药品、血液制品等在生产和配制过程中造成的污染，均可导致传染病在医院内传播，有血液制品传播人类免疫缺陷病毒的报道。

4. 各种仪器、设备及一次性使用医疗用品污染　如呼吸治疗装置、内镜、监护仪、各种导管等污染，特别是与人体无菌组织或有创皮肤黏膜直接接触的医疗用品，极易导致传染病医院感染。

5. 中央空调系统　许多医院的中央空调系统会有部分回风与新风混合，之后再将空气输送到各个房间，如果某个房间存在经空气或飞沫传播的传染病病原体，则可能导致污染的空气经空调系统传播到其他房间。

6. 其他环境物体表面污染　研究表明在环境表面，包括消毒后的地毯、电梯按钮、病床扶手和桌面均检测出过诺如病毒，造成诺如病毒的感染流行。一起老年病区诺如病毒医院感染暴发的调查显示，24 例诺如病毒感染患者中，7 名为医务工作者及其家属，考虑可能是由于医务人员在照顾和治疗患者时对诺如病毒气溶胶的高危暴露。新型冠状病毒污染环境和物品表面后，可通过接触传播。

7. 生物媒介　环境中的生物媒介，如鼠类等啮齿类动物可引起鼠疫、流行性出血热等疾病的传播。

### （三）行为因素

1. 接受各种侵入性操作　各种侵袭性操作如插管、内镜检查或治疗、手术等，可直接损伤机体皮肤和黏膜屏障的作用，给病原体的入侵提供了机会。

2. 接受免疫抑制治疗　如接受抗肿瘤药物、皮质激素以及放射治疗等会引起感染。

3. 手卫生、消毒隔离措施不到位　大量研究表明，手卫生、消毒隔离措施不到位是发生医院感染的重要因素。如某医疗机构在操作中重复使用血液标本转移管造成交叉感染，导致 5 名患者感染艾滋病；两名新型冠状病毒感染者在某医疗机构隔离观察期间，因防护、消毒不规范引起 CT 室污染，导致疫情在院内传播。

4. 不良的卫生习惯　如缺乏咳嗽礼仪，在咳嗽或者打喷嚏时不能遮挡口鼻部，可造成经空气和飞沫的传染病的传播。佩戴口罩不够严密，更易于获得感染。

5. 医疗废物分类处理不当　医疗废物未严格分类处理，如部分医疗垃圾混入生活垃圾等，尤其是传染病患者的生活垃圾未按感染性废物处理，可造成"二次污染"威胁人类健康。另外刀片、针头等损伤性废物和其他感染性废物混合，在工作人员处理医疗废物时，极易发生针刺伤引起感染。

## 五、危险因素的研究方法

为更好地控制医院感染的发生率，减少或降低医院感染的危险因素，及时采取有效的处理和控制措施，对于出现的医院感染病例，需要分析其危险因素，这就需要了解一些相关的统计学研究方法及注意的问题。

## （一）注意混杂偏倚的存在

在病因研究中,特别是在对慢性病的病因研究中,如果要确定某个危险因素的影响与某种疾病之间是否存在联系,就必须考虑到其他外界因素的影响,如果某个外界因素其本身为研究中疾病的病因或危险因素,同时又与所要研究的危险因素有联系,则这个外界因素称为混杂因素或混杂变量。由于混杂因素的作用,使研究中的危险因素与疾病的关系发生曲解,称为混杂偏倚。

在医院感染危险因素的研究中,一些研究者往往忽视了混杂偏倚的存在,因此研究的结论常常有失严谨。举例说明,对多名医院感染患者的抗菌药物使用情况及其相互作用进行调查研究,得出医院感染与不合理应用抗菌药物有关的结论,有一定的临床指导意义。但众所周知,损伤免疫系统的细胞毒性药物、免疫抑制剂及放射治疗等方法和药物的广泛采用,肿瘤、糖尿病等造成机体抵抗力低下的疾病,导尿、气管插管等侵入性操作均已成为医院感染的危险因素,这些危险因素可能就是不合理应用抗菌药物与医院感染相关关系中的混杂因素,这些危险因素与不合理应用抗菌药物之间可能存在协同作用而相互促进,导致了医院感染的发生,单独分析不合理应用抗菌药物与医院感染之间的关系,则其联系强度可能被夸大,因此如不排除这些可能的混杂因素的影响,就可能存在混杂偏倚,所推导的结论必然有失严谨性。为了分析或控制混杂偏倚,还需按可能的混杂因素进行分层分析。应对性别、年龄、造成免疫力低下的疾病、侵入性操作等可疑混杂因素进行分层前后对照分析,以判断有无混杂现象,从而慎重地推导不合理应用抗菌药物与医院感染的相关关系。

## （二）控制混杂偏倚的几种主要方法

在医院感染危险因素研究中,混杂偏倚时常存在,因此在推导研究的结论时,我们应当考虑混杂偏倚的影响。偏倚可出现在整个研究过程中,为控制和预防混杂偏倚,应当在各个阶段进行控制,将偏倚的影响减少到最低程度,力求研究结论的真实可靠。

1. 设计阶段控制

(1)限制法:即在选择研究对象时缩小对象的范围以减少其变异的方法。在如前例研究抗菌药物应用与医院感染的关系中,可在研究设计时采用限制的方法来预防混杂因素对结果的影响,即设计时对患者的性别、年龄、疾病、侵袭性操作、免疫抑制剂的使用等可能导致混杂偏倚的因素加以限制,从而前瞻性研究医院感染与不合理应用抗菌药物之间的关系。由于对混杂因素进行限制,研究的结果使得研究者不可能对暴露与混杂因素的交互作用加以分析和度量,只能对暴露和疾病之间的关系进行研究。限制的缺点还在于,在限制混杂因素的同时,对暴露和疾病发生的范围也进行了限制,不能观察到疾病影响的全貌。

(2)配对或匹配法:是选择对照的一种方法。采用配比方法选择对照或对照组可增强可比性,消除混杂因素的影响。如要研究留置导尿与尿路感染的关系,就可选用1∶1配比方法来控制混杂偏倚,即以尿路感染病例为病例组,选择同一性别、同一年龄(或成人<5岁)、同一病种、同一病区等而未发生尿路感染的病例作为对照组,对两研究组的非留置导尿因素进行均衡性检验,增强可比性,采用配比的方法在一定程度上可减少混杂偏倚对研究结果的影响。配对的缺点:配对因素较多会使部分病例找不到对照,致使信息的浪费过度;配对会掩盖暴露的真实作用不能对配对的混杂因素及交互作用做分析。

（3）随机分配法：主要适用于实验研究，即将研究对象随机分配到试验组和对照组。随机分配的目的：使研究对象的非处理因素和混杂因素在各组间趋于均衡，组间基线情况有良好的可比性，而使得处理因素的真实差别得以显示。随机分配法有简单随机分配方法和分层随机分配方法。

2. 测量和结果判断的控制　方法有盲法。盲法是指患者、医生或研究者不知道患者接受的是治疗药或对照药的前提下，进行观察或测量研究对象结果的方法。盲法是避免观察者和被观察对象发生信息偏倚最有效的方法。特别是判断结果是主观的评价指标（头痛、腹痛、乏力）尤为重要。盲法是为了有效地避免和减少研究者和受试者的期望偏倚和主观偏见。

3. 资料分析阶段的控制　其方法有分层分析、标准化分析、多因素分析法，这是在资料处理分析阶段的重要方法。

（1）分层分析法：是资料分析阶段控制混杂因素常用的方法。即将观察对象按照相似性的特点，分成亚组后再进行试验组和对照组的比较。分层分析是揭示偏倚的重要方法，也是对结果是否有偏倚的显示和纠正。分层因素主要为与比较指标有关的因素，如年龄、性别、病情等。按某混杂因素分层后，再用相应的统计方法进行处理。分层方法主要用于样本例数较大，而且控制的混杂因素较少时；当样本例数不大，或混杂因素较多，希望同时考虑暴露因素和控制混杂因素对疾病的影响时，不宜采用分层方法。

（2）标准化法：是分层分析法的补充。主要用于两组率的分析和比较，当比较组间存在混杂因素，而混杂因素的不同水平在比较组的构成分布不均衡时，同时比较组的亚组率比较结果与两组总暴露率的比较结果不一致。标准化的基本思想：采用某影响因素的统一标准构成以消除构成不同对合计率的影响，使通过标准化后的标准化合计率具有可比性。

（3）多因素分析方法：可控制混杂因素后分析暴露因素与疾病的关系。同时可分析因素间的交互作用。常用的多因素分析方法有多元线性回归、多元方差分析、协方差分析、logistic 回归模型、对数线性模型、COX 模型等。

因此，在医院感染危险因素研究的设计、分析及推论过程中，应当注重混杂偏倚对研究结果的影响，特别是在资料处理的分析阶段，应当运用分层分析、多因素分析来控制混杂偏倚，从而严谨科学地推导研究的结论。

## 六、定期监测、分析医院感染的危险因素意义

针对医院感染危险因素的各项工作范围较广，而与医院感染关系较为密切的重要环节主要是侵入性医疗器械的灭菌、无菌技术的操作规程、标准预防以及隔离措施的实施、抗菌药物合理使用情况及医疗机构耐药菌状况、医疗机构的环境卫生学状况等。在医疗机构中，医院感染危险因素较高的临床部门主要是侵入性操作较多以及暴露血液、体液等物质机会较多的部门／科室，如手术室、产房、治疗室、口腔科、重症监护病房、血液透析室等；低免疫力患者较多的科室，如肿瘤病房、血液科病房、新生儿科病房、神经外科病房等；此外，消毒供应室、洗衣房、医疗废物收集暂存部门也是医院感染管理的重点区域。医疗机构应根据收治患者的情况、科室设置的特点和医院感染监测的结果，针对上述易感因素、侵袭性操作、重点部门和主要感染部位采取有效的干预措施，降低医院感染发生的危险。因此，医疗机构应当切实结合本单位实际工作，有重点、有目标地实施医院感染预防与控制措施。

对散发医院感染病例,也要定期分析危险因素。医疗机构应当根据确定或初步确定的传染源和传播途径,及时采取有效的处理和控制措施,一旦采取处理措施,仍应当持续监测,观察措施是否有效,无效或效果不明显时,认真分析原因及修正措施,再通过监测评价。当传染源和传播途径不明确时,可以针对可能的传染源和传播途径,在不停止调查的同时,采取比较广泛的控制措施,并根据调查结果不断修正评价。积极救治患者应当与分析传染源、传播途径,采取有效的处理和控制措施同步进行,不能顾此失彼。

有流行或暴发时更要及时调查分析,并针对导致医院感染的危险因素进行监测,缺一不可,有时甚至整合在一起,没有监测的控制可能会失去方向,不能为制订控制措施服务和评价控制措施效果的监测等于浪费。医院感染监测的目的在于降低医院感染,减少或降低医院感染的危险因素是降低医院感染的重要手段之一。医院感染危险因素很多,减少和降低危险因素的措施也不一样。要通过对不同医院感染及其危险因素的监测,并利用监测资料分析医院感染与危险因素的关系,危险因素的消长,据此采取措施预防和控制医院感染危险因素,达到降低医院感染的目的。如留置导尿管是导尿管相关性尿路感染最重要的危险因素,如能有效减少留置导尿管人数与留置时间,就能减少导尿管相关性尿路感染的发病患者数。再如监测资料的反馈也是控制医院感染手段之一,非常重要。

医院感染的预防与控制是医疗机构及所有工作人员共同的责任,医疗机构的各个部门和全体工作人员都必须为降低患者以及自身发生感染的危险性而通力合作。由于医院感染的预防与控制具有涉及多环节、多领域、多学科的特点,因此,医疗机构必须加强管理,有目标、有组织、有计划地针对导致医院感染的危险因素,科学实施控制活动,以达到减少医院感染和降低医院感染危险性的目的。

(蒋 华)

# 第四节　医院感染流行病学研究展望

当前,医院感染流行病学研究主要集中在综合性医院和部分专科医院的住院患者,随着医院感染研究范围的扩大,门诊、长期护理机构以及基层医疗机构的患者也将逐步纳入研究范畴;医院规模的扩大、侵入性诊疗方法的进一步普及以及社会人口老龄化等因素的增加,将在一定程度上改变医院感染流行病学特点;近年来,新型冠状病毒感染的全球流行,其医院感染是防控的重点内容之一,警示了应重视传染病的医院感染流行病学研究。上述都将扩展医院感染流行病学研究的广度与深度。

## 一、医院感染流行病学监测方法

监测是流行病学研究的重要方法之一,在国内外许多国家和地区都建立了医院感染监测网络,以提高监测质量,加强监测数据的研究与利用,更好地为医院感染控制服务。医院感染监测在经历全面综合性监测和目标性监测两个阶段后,随着新技术的使用和效率的提高,全面综合性监测和目标性监测方法将会同时进行,当前一些医院已有此实践,这样的监测方法既照顾了全面性也照顾了医院感染的重点部分。

## 二、医院感染流行病学分析方法

在医院感染描述流行病学的基础上,开展分析流行病学研究如病例对照研究和队列研究,以探索医院感染的病因及流行因素,检验医院感染的病因假设,推断某一因素在医院感染发生中的作用。引起医院感染的危险因素很多,但各因素导致医院感染的权重并不一致,而且常常有混杂因素。为了分清主次,去伪存真,近年来已有学者应用多因素统计分析方法来分析医院感染的危险因素,以期发现排除混杂因素以外的多种因素导致医院感染发生的联合作用及其对医院感染发生的关联强度,为医院感染控制措施的制订提供科学依据。此法主要应用于外科医院感染和单病种医院感染的危险因素多因素分析。

## 三、医院感染流行病学研究内容扩展

除全面综合性监测对全部住院患者进行监测外,目标性监测更关注重点环节和重点部门的医院感染监测,当前常规开展的目标性监测包括 ICU 的监测、外科手术部位感染监测和新生儿住院患者的监测等。今后,在监测人群方面,将不再限于住院患者,医院职工、门诊患者(如日间手术)、长期护理机构患者、终末期肾病医疗机构患者的医院感染也已成为关注对象,医院感染的概念也向医院相关感染延伸;监测内容上,除关注外科部位感染、导尿管相关性尿路感染、呼吸机相关性肺炎、血管导管相关性血流感染和安全注射等之外,还将关注医务人员疫苗接种情况(如流感疫苗和新型冠状病毒疫苗)、血液透析相关不良事件、MRSA 感染、MRSA 血流感染、艰难梭菌感染、呼吸机相关不良事件(或呼吸机相关事件)等内容。

以 2006 年为界,我国早期的医院感染相关监测中,主要是环境卫生学监测、消毒效果监测、全面综合性监测。随后,立足于将有限的资源用在高风险部门和人群,已取得较高的效益成本比,目标性监测逐步开展。由于多重耐药菌感染日益增多,多重耐药菌监测、手卫生依从性监测和抗菌药物监测的作用逐步提升。在全国医院感染监控网横断面调查工作中,2001 年关注医院感染发生情况以及危险因素,将抗菌药物使用列入了调查内容;2003 年该调查工作除关注医院感染外,特别关注了住院患者中经血液传播疾病及病原体(乙型肝炎病毒、丙型肝炎病毒、人类免疫缺陷病毒)的携带情况,同时关注了静脉输液情况,除此外,特别关注了使用抗菌药物治疗的患者做细菌培养的情况;全国医院感染监控网 2005 年使用用药频度(defined daily dose system,DDDs)评估我国抗菌药物使用强度;2008 年对耐甲氧西林金黄色葡萄球菌(methicillin-resistant Staphylococcus aureus,MRSA)感染情况进行了调查;2010 年关注手术后肺炎以及特殊多重耐药菌感染;2012 年关注呼吸机相关性肺炎、导管相关性血流感染、导尿管相关性尿路感染的评估;2018 年关注手术部位感染以及手术部位感染预防与控制措施落实情况。2010 年组织全国血液透析相关感染的调查,2019 年组织全国医务人员诊疗过程卫生依从性调查。在发展过程中,得到了住院患者静脉输液率、经血传播病原体携带率、抗菌药物使用指数、细菌培养送检率、社区感染现患率、手术后肺炎现患率、特殊多重耐药菌感染率、血液透析患者主要经血传播病原体携带率等数据,其中许多指标被纳入国家医院感染评价指标体系。

在监测内容扩展中,除了医院感染外还有一些内容是与感染相关的其他内容或者是非感染相关内容。在血液透析相关事件监测中,血管穿刺部位感染、血流感染、导管相关性血流感染、血管通路感染等可能是医院感染,也有可能是社区感染,同时监测项目包括全身使用抗菌药物的内容,其中社区感染和全身使用抗菌药物监测的部分超出了医院感染的范畴。机械通气不良事件除包含呼吸机相关性肺炎外,还包含了肺水肿、肺栓塞、气胸和肺不张等。这是由于呼吸机相关性肺炎在临床上难于诊断,现有诊断标准不敏感也不准确,因而造成呼吸机相关性肺炎的监测缺陷。呼吸机相关事件(ventilator-associated event,VAE)包含四种情况,呼吸机相关并发症(ventilator-associated condition,VAC)、与感染有关的呼吸机相关并发症(infection-related ventilator-associated complication,IVAC)、疑诊的呼吸机相关性肺炎和拟诊的呼吸机相关性肺炎,其中 VAC 和 IVAC 的监测依据客观指标,如吸氧浓度、呼气末正压、发热、白细胞计数和抗菌药物使用,容易操作实施,比呼吸机相关性肺炎更易界定。这些变化表明医院感染流行病学研究内容将更为丰富,向能够干预控制且易于界定的其他事件方向发展。

以往难以研究的内镜相关感染也逐步有研究者开始涉猎,新技术的应用将使得这类研究得以常规开展。

对于医院感染病原体、危险因素和高危人群以及抗菌药物的合理应用等也成为监测的内容并越来越受到重视。如美国已建立了革兰氏阳性球菌耐万古霉素的报告与控制系统。

随着监测工作的深入,系统工程理论被应用到该领域中来,使监测更好地为医院感染管理和控制服务,同时对医院感染监测进行成本-效益评价,减少盲目性,如医院感染经济损失的研究,美国的 SENIC 研究,环境微生物监测效益评价等。

## 四、医院感染过程监测日益受到重视

医院感染监测不只限于对医院感染发病率或现患率等结果的监测,还将关注过程监测。过程监测是对临床诊疗中某一个或某一类医院感染控制措施的执行情况及其影响因素进行监测、评价。过程监测可根据监测结果确定风险等级,评估防控措施的科学性与依从性,主要包括各类影响因素监测以及执行依从性监测等。

过程监测的内容包罗万象,除当前已经普遍开展的手卫生依从性外,无菌操作依从性、个人防护用品使用依从性、隔离预防措施依从性、侵入性操作相关感染防控措施依从性,多重耐药菌感染防控措施依从性、手术部位感染防控措施依从性等都可成为其监测内容。全国医院感染监控网 2019 年组织全国 1 883 所医院开展医疗机构医务人员诊疗过程手卫生监测,对不同规模医院(表 10-3)、不同科室(表 10-4)和不同时机(表 10-5)的医生和护士手卫生依从性和正确性进行监测。湖南省医院感染管理质量控制中心在落实新型冠状病毒感染防控措施中,自 2000 年 5 月开始对全省二级及以上医院 574 所进行新型冠状病毒感染防控措施各环节执行情况开展连续监测,这些监测显示出了医院感染监测逐步走向更细致的方向,对防控医院感染起到了极大的促进作用。

表 10-3　不同规模医院手卫生依从及正确执行情况

| 床位数/张 | 医生 | | | | | 护士 | | | | | 合计 | | | | |
|---|---|---|---|---|---|---|---|---|---|---|---|---|---|---|---|
| | 应执行手卫生次数/次 | 执行手卫生数/次 | 依从率/% | 正确执行手卫生次数/次 | 正确率/% | 应执行手卫生次数/次 | 执行手卫生次数/次 | 依从率/% | 正确执行手卫生次数/次 | 正确率/% | 应执行手卫生次数/次 | 执行手卫生次数/次 | 依从率/% | 正确执行手卫生次数/次 | 正确率/% |
| <300 | 70 390 | 55 312 | 78.58 | 45 794 | 82.79 | 83 602 | 69 657 | 83.32 | 58 692 | 84.26 | 153 992 | 124 969 | 81.15 | 104 486 | 83.61 |
| 300~599 | 188 656 | 152 036 | 80.59 | 125 898 | 82.81 | 229 658 | 194 495 | 84.69 | 165 232 | 84.95 | 418 314 | 346 531 | 82.84 | 291 130 | 84.01 |
| 600~899 | 159 659 | 117 785 | 73.77 | 95 550 | 81.12 | 197 724 | 154 741 | 78.26 | 127 695 | 82.52 | 357 383 | 272 526 | 76.26 | 223 245 | 81.92 |
| ≥900 | 188 352 | 141 721 | 75.24 | 113 883 | 80.36 | 235 490 | 190 892 | 81.06 | 158 441 | 83.00 | 423 842 | 332 613 | 78.48 | 272 324 | 81.87 |
| 合计 | 607 057 | 466 854 | 76.90 | 381 125 | 81.64 | 746 474 | 609 785 | 81.69 | 510 060 | 83.65 | 1 353 531 | 1 076 639 | 79.54 | 891 185 | 82.77 |

表 10-4　不同科室手卫生依从及正确执行情况

| 科室 | 医院数/个 | 医生 | | | | | 护士 | | | | | 合计 | | | | |
|---|---|---|---|---|---|---|---|---|---|---|---|---|---|---|---|---|
| | | 应执行次数/次 | 执行次数/次 | 依从率/% | 正确执行次数/次 | 正确率/% | 应执行次数/次 | 执行次数/次 | 依从率/% | 正确执行次数/次 | 正确率/% | 应执行次数/次 | 执行次数/次 | 依从率/% | 正确执行次数/次 | 正确率/% |
| 综合 ICU | 1 109 | 90 591 | 74 765 | 82.53 | 62 110 | 83.07 | 116 471 | 100 077 | 85.92 | 85 282 | 85.22 | 207 062 | 174 842 | 84.44 | 147 392 | 84.30 |
| 呼吸内科 | 1 290 | 124 851 | 95 442 | 76.44 | 77 203 | 80.89 | 150 775 | 120 985 | 80.24 | 100 224 | 82.84 | 275 626 | 216 427 | 78.52 | 177 427 | 81.98 |
| 骨科 | 1 292 | 137 187 | 102 439 | 74.67 | 81 930 | 79.98 | 159 897 | 126 334 | 79.01 | 103 808 | 82.17 | 297 084 | 228 773 | 77.01 | 185 738 | 81.19 |
| 感染科 | 695 | 64 672 | 49 745 | 76.92 | 41 230 | 82.88 | 79 975 | 65 247 | 81.58 | 54 987 | 84.28 | 144 647 | 114 992 | 79.50 | 96 217 | 83.67 |
| 儿科门(急)诊 | 1 121 | 106 861 | 78 182 | 73.16 | 63 078 | 80.68 | 108 824 | 87 454 | 80.36 | 71 793 | 82.09 | 215 685 | 165 636 | 76.80 | 134 871 | 81.43 |
| 血液透析室 | 1 119 | 82 895 | 56 281 | 79.96 | 55 574 | 83.85 | 130 532 | 109 688 | 84.03 | 93 966 | 85.67 | 213 427 | 175 969 | 82.45 | 149 540 | 84.98 |
| 合计 | 1 480 | 607 057 | 466 854 | 76.90 | 381 125 | 81.64 | 746 474 | 609 785 | 81.69 | 510 060 | 83.65 | 1 353 531 | 1 075 639 | 79.54 | 891 185 | 82.77 |

表10-5　不同时机手卫生依从及正确执行情况

| 手卫生时机 | 医生 | | | | | 护士 | | | | | 合计 | | | | |
|---|---|---|---|---|---|---|---|---|---|---|---|---|---|---|---|
| | 应执行次数/次 | 执行次数/次 | 依从率/% | 正确执行次数/次 | 正确率/% | 应执行次数/次 | 执行次数/次 | 依从率/% | 正确执行次数/次 | 正确率/% | 应执行次数/次 | 执行次数/次 | 依从率/% | 正确执行次数/次 | 正确率/% |
| 接触患者前 | 197 831 | 145 486 | 73.54 | 118 416 | 81.39 | 213 742 | 171 341 | 80.16 | 143 165 | 83.56 | 411 573 | 316 827 | 76.98 | 261 581 | 82.56 |
| 接触患者后 | 210 815 | 167 209 | 79.32 | 135 256 | 80.89 | 228 385 | 191 755 | 83.96 | 159 272 | 83.06 | 439 200 | 358 964 | 81.73 | 294 528 | 82.05 |
| 接触患者周围环境后 | 112 752 | 72 513 | 64.31 | 58 391 | 80.52 | 146 799 | 102 923 | 70.11 | 84 614 | 82.21 | 259 551 | 175 436 | 67.59 | 143 005 | 81.51 |
| 无菌/清洁操作前 | 74 447 | 64 364 | 86.46 | 55 782 | 86.67 | 139 891 | 122 194 | 87.35 | 106 067 | 86.80 | 214 338 | 186 558 | 87.04 | 161 849 | 86.76 |
| 接触血液体液后 | 73 413 | 65 918 | 89.79 | 54 838 | 83.19 | 108 114 | 97 173 | 89.88 | 82 567 | 84.97 | 181 527 | 163 091 | 89.84 | 137 405 | 84.25 |
| 合计 | 669 258 | 515 490 | 77.02 | 422 683 | 82.00 | 836 931 | 685 386 | 81.89 | 575 685 | 83.99 | 150 6189 | 1 200 876 | 79.73 | 998 368 | 83.14 |

## 五、医院感染监测信息化手段的应用

在我国医院感染监测中,信息化手段的应用越来越普及,目前三级医院基本上都对医院感染监测实现了信息化。利用计算机终端、局域网和互联网技术,建立的医院感染监测系统(NISS)是国内外医院感染专业研究领域内的热点之一。广义的 NISS 建立包含 3 个层面,即各级医院院内网络信息共享平台、地区级信息网络平台、国家级信息网络平台,其中各级医院内医院感染监测的建立是 NISS 建立的基础。1974 年美国疾病预防控制中心(CDC)主持开发了 NNIS 系统以监测医院感染的发生及相关的危险因素和病原体。NNIS 系统一直致力于应用统一定义下的医院感染资料收集方法和计算方法,建立全国医院感染数据库,用于衡量医院内各专业科室及不同医院间医院感染水平,到 2007 年,网上医院已达 923 所,并且在监测内容上进行扩展。20 世纪 90 年代,法国、英国、德国、加拿大、澳大利亚等发达国家分别继美国之后建立了各自的医院感染监测系统,在医院感染的预防与控制工作中发挥了积极、有效的作用。

我国于 1986 年组织全国 17 所医院组建了第一个医院感染监控系统。在不断发展监测方法,深入细致开展医院感染监测的同时,为了提高监测协作效率,建立了可供比较的医院感染控制指标体系,不断推进医院感染信息化建设。全国医院感染监控网于 1999 年开发了医院感染数据上报系统,建立了利用软盘上报数据的流程。2006 年利用网络数据传输,开发了医院感染监测数据直报系统,可直接通过网络传输数据。2008 年利用互联网建立了全国医院感染办公系统,将横断面调查和部分目标性监测数据利用互联网进行处理,建立数据指标体系,供各医院进行自我评价;2018 年对该系统升级,全面完成医院感染监测和控制数据平台的建设。2017 年利用移动互联网建立医院感染控制措施数据平台,开展控制措施依从性监测,2018 年将该平台的后台部分集成到全国医院感染监测和控制数据平台。通过不断利用新的信息化技术手段,极大地提高了医院感染监测的效率与质量。2016 年中国医院感染监测 30 年回顾与展望项目对 184 所医院调查显示,医院感染监测信息化,促进了医院感染监测工作,使得医院感染监测的效率和质量提升(表 10-6)。当前,基于云计算、大数据、物联网、移动互联网等技术的医院感染信息化实践与探索不断深入。

表 10-6　不同级别医院医院感染信息系统的监测情况

| 医院级别 | 出院人数 / 人 | 感染人数 / 人 | 发病率 /% | 发病例次数 / 次 | 例次发病率 /% |
|---|---|---|---|---|---|
| 二级医院 | 1 660 859 | 12 919 | 0.78 | 13 517 | 0.81 |
| 无信息系统 | 994 955 | 7 445 | 0.75 | 7 575 | 0.76 |
| 有信息系统 | 665 864 | 5 474 | 0.82 | 5 942 | 0.89 |
| 三级医院 | 6 698 474 | 105 762 | 1.58 | 120 830 | 1.80 |
| 无信息系统 | 1 343 494 | 13 145 | 0.98 | 14 124 | 1.05 |
| 有信息系统 | 5 354 980 | 92 617 | 1.73 | 106 706 | 1.99 |
| 合计 | 8 359 293 | 118 681 | 1.42 | 134 347 | 1.61 |

在医院感染监测信息化实践中,建立相关数学模型是重要一环,医院感染高风险人群筛查模型、医院感染病例判别模型、多重耐药菌判别模型、医院感染聚集性事件判别模型已经取得较好效果,今后,利用大数据分析建立更多、更准确的数学模型是医院感染信息化重要的研究方向之一。

利用互联网和移动互联网技术,建立医院感染信息化数据平台,便于数据收集和共享,为区域内医院感染管理提供了良好的手段。

## 六、医院感染病原体的研究

医院感染的病原体种类随着治疗方法、药物种类和诊断技术的发展不断发生变化,需要专业人员对医院感染新病原体及其特殊病原体的流行特征进行研究,除以往报道较多的机会致病菌外,一些传染病的病原体和特殊耐药菌均值得关注,如对埃博拉病毒、人类免疫缺陷病毒、新型冠状病毒病毒和耐万古霉素金黄色葡萄球菌感染的流行因素、传播途径和控制措施开展研究。同时随着免疫抑制剂、广谱抗菌药及侵袭性手段的广泛应用,医院真菌感染日益增多,机会致病性真菌已成为医院感染的重要病原体,特别是慢性病患者,深部真菌感染问题尤为突出,有的甚至成为致死性终末感染,不仅给临床治疗带来困难,也使患者的住院费用和病死率大大增加。医院真菌感染、病毒感染、特殊耐药菌感染的控制与预防将是未来医院感染流行病学研究的重点和热点。

## 七、开展医院感染预防控制措施的研究

探索能够有效控制医院感染的方法和措施,并进行科学的评价。以往只强调了对医护人员进行医院感染知识教育的重要性,忽视了作为医院感染的主要传染源及易感人群患者的健康教育,患者因为医学专业知识的缺乏,往往处于被动和盲目的状态,存在更大的感染的危险性。针对就诊人群开展各种形式的医院感染健康教育,对之普及医院感染的相关知识,进行行之有效的行为指导,使之养成良好的就诊习惯与卫生习惯,从而降低患者的医院感染率。但目前在国内的研究中,针对患者或一般人群的医院感染知识和行为的调查研究还鲜见报道,加强患者的健康教育,能使其树立自我保护意识,使其主动采取自我防护措施,从而有效降低医院感染的危险性。

## 八、疫苗与菌苗的研制和应用

利用疫苗或菌苗使机体产生特异性免疫以预防医院感染的发生。如应用铜绿假单胞菌的脂多糖进行特异性自动免疫,应对铜绿假单胞菌感染,但目前尚不能应用于临床。流感疫苗的使用能降低老年人流感感染的概率,同时可减少老年人肺部感染的发生率。

## 九、分子流行病学在医院感染研究中的应用

医院感染病原体的快速鉴定分型将帮助临床及时有效控制医院感染。基于深入的分

子流行病学菌株分型检测技术,通过菌株分型区别感染菌株是否源于单一亲代菌株的克隆。理想的分子流行病学分型方法应有高分辨力、可重复性、标准化、快速简便、价廉易得、良好的分型性。第二代宏基因测序对于医院感染的诊断有很好的促进作用。

现今较常用的检测技术:

1. 细菌表型分型法　包括生物学分型、药物敏感谱分型、血清学分型、噬菌体分型、蛋白电泳分型、全细胞蛋白、免疫印迹、多位点酶电泳等技术。

2. 基因分型法　包括质粒分析(质粒特征、质粒 DNA 的限制性内切酶分析);染色体分析[脉冲场凝胶电泳(pulsed field gel electrophoresis,PFGE)分型法];PCR 分型技术(凝固酶基因、蛋白 A 基因、AP-PCR、REP-PCR);DNA 序列分析,Southern 杂交(核糖体、插入序列、*mecA*、*Tn554*、二元分型等)。以上分型方法在重复性、分辨力、成本 - 效益方面各有优劣,然而迄今尚无一种方法能完全达到以上理想要求,因而怎样引入先进的分子流行病学方法及其他先进的实验室技术,加强医院感染的监控,是今后努力和研究的方向。

(任　南)

## 参 考 文 献

[1] SCHWAB F, GASTMEIER P, HOFFMANN P, et al. Summer, sun and sepsis: The influence of outside temperature on nosocomial bloodstream infections: A cohort study and review of the literature [J]. PLoS One, 2020, 15 (6): e0234656.

[2] 全国细菌耐药监测网. 全国细菌耐药监测网 2014—2019 年细菌耐药性监测报告 [J]. 中国感染控制杂志, 2021, 20 (1): 15-31.

[3] ALTEN J A, RAHMAN A, ZACCAGNI H J, et al. The epidemiology of healthcare-associated infections in pediatric cardiac Intensive Care Units [J]. Pediatric Infectious Disease Journal, 2018, 37 (8): 768-772.

[4] World Health Organization. Report on the burden of endemic health care-associated infection worldwide [M]. Geneva: WHO Press, 2011.

[5] Saleem Z, Godman B, Hassali M A, et al. Point prevalence surveys of healthcare-associated infections: a systematic review [J]. Pathogens and Global Health, 2019, 113 (4): 191-205.

[6] XIE Z Y, HUANG G F, GAO H, et al. Nosocomial infection surveillance in a tuberculosis specialized hospital in China [J]. Biomedical and Environmental Sciences, 2017, 30 (9): 691-964.

[7] PEZHMAN B, FATEMEH R, AMIR R, et al. Nosocomial infections in an Iranian educational hospital: an evaluation study of the Iranian nosocomial infection surveillance system [J]. BMC Infectious Diseases, 2021, 21 (1): 1256.

[8] SALZO A, RIPABELLI G, SAMMARCO M L, et al. Healthcare-associated infections and antibiotics consumption: a comparison of point prevalence studies and intervention strategies [J]. Hospital Topics, 2021, 99 (1/44): 140-150.

[9] WEINER-LASTINGER L M, ABNER S, EDWARDS J R, et al. Antimicrobial-resistant pathogens associated with adult healthcare-associated infections: summary of data reported to the national healthcare safety network, 2015-2017 [J]. Infection Control and Hospital Epidemiology, 2019, 41 (1): 1-18.

［10］ LOEF B, Baarle D V, VAN D, et al. Shift work and respiratory infections in health-care workers [J]. American Journal of Epidemiology, 2019 (3): 188.

［11］ 汤紫媛, 吴安华, 黄勋, 等. 湘雅医院医务人员感染性职业暴露情况调查 [J]. 中华医院感染学杂志, 2020, 30 (18): 2864-2868.

［12］ SAHILEDENGLE B, TEKALEGN Y, WOLDEYOHANNES D, et al. Occupational exposures to blood and body fluids among healthcare workers in Ethiopia: a systematic review and meta-analysis [J]. Environmental Health and Preventive Medicine, 2020, 25 (1): 58.

［13］ 文细毛, 任南, 吴安华, 等. 2016 年全国医院感染监测网手术后下呼吸道感染现患率调查 [J]. 中国感染控制杂志, 2018, 17 (8): 653-659.

［14］ 沈洪兵, 齐秀英. 流行病学 [M]. 9 版. 北京: 人民卫生出版社, 2018.

［15］ 沈莹, 王小莉, 杨鹏. 职业暴露人群中猕猴 α 疱疹病毒 1 型感染不容忽视 [J]. 国际病毒学杂志, 2021, 28 (4): 268-272.

［16］ 倪晓平. 如何开展高质量的医疗机构环境感染干预研究 [J]. 中华医院感染学杂志, 2018, 28 (12): 1917-1920.

［17］ 董宏亮, 刘佳微, 刘聚源, 等. 医疗机构病房隔帘污染与清洁消毒现状及研究进展 [J]. 中华医院感染学杂志, 2019, 29 (8): 1278-1281.

［18］ PLETZ M W, WOLLNY A, DOBERMANN U H, et al. A nosocomial foodborne outbreak of a VIM carbapenemase-expressing citrobacter freundii [J]. Clinical Infectious Diseases, 2018, 67 (1): 58-64.

［19］ 倪晓平, 倪凯文, 索继江, 等. SARS-CoV-2 经气溶胶传播的新证据 [J]. 中华医院感染学杂志, 2022, 32 (9): 1430-1434.

［20］ 李阳, 张强, 张庆桥, 等. 介入手术患者医院感染特征及相关因素分析 [J]. 中华医院感染学杂志, 2018, 28 (18): 2789-2792.

［21］ 文细毛, 黄勋, 曾烂漫, 等. 2019 年全国医疗机构医务人员诊疗过程手卫生监测报告 [J]. 中国感染控制杂志, 2021, 20 (5): 389-396.

# 第十一章

# 医院感染病例监测

## 第一节  医院感染病例监测的目的和要求

医院感染监测是指长期、系统、连续地收集、分析医院感染在一定人群中的发生、分布及其影响因素,并将监测结果报送和反馈给有关部门和科室,为医院感染的预防、控制和管理提供科学依据。医院感染监测的性质决定了这项工作的长期性,对长期性的工作一定要有明确的目的,并围绕这个目的做出科学的设计,医院感染监测设计的科学与否直接决定了医院感染监测的效果。因而医院感染监测的目的成为了医院感染工作的导向。

### 一、医院感染监测的目的

#### (一) 获得医院感染的本底率

通过长期监测可以准确地反映医院内不同人群的医院感染发病率或患病率,以及不同医院感染类型的发病率、患病率,建立可供比较和评价的医院感染的发病率或患病率基线。通过医院感染罹患率与医院感染本底发病率的比较,可以及时发现医院感染的波动,从而尽早识别医院感染的流行或暴发。如手术部位感染的监测、新生儿医院感染监测等。

#### (二) 发现医院感染的危险因素

监测可以发现不同医院感染的高危因素,通过对监测结果的比对和分析可以明确某些感染的危险因素。如对相同医疗活动的不同操作方法所导致的医院感染的差异进行对比分析,从而发现医院感染的危险因素。

#### (三) 评价医院感染控制措施的效果

只有通过医院感染监测才可以明确医院感染控制措施的效果。通过监测发现问题制订相应的控制措施后,是否有效还得通过持续的监测才能得到证实,因此对各种监测方法和控制措施进行绩效评估是医院感染监测的一项重要内容。很多医院感染控制措施看似有效,但是通过监测发现是无效的并可能是有害的。比如定期更换中心静脉导管来预防导管相关性血流感染,通过监测发现并不能降低感染,反而会增加污染的概率,所以在必要保留中心静脉导管的基础上如无感染症状无须定期更换导管。

### （四）为制订医院感染控制措施提供科学依据

医院感染控制措施的提出是从实践到理论,再指导实践,并不断改进的科学过程。医院感染控制措施源于医院感染监测。通过对监测结果的分析总结,明确医院感染的原因,提出医院感染控制新措施,并进一步观察相应措施实施后的效果,根据实施效果的评价对新措施进行改进,做到 PDCA(Plan、Do、Check 及 Act)循环。比如在重症监护病房实施的一系列防控措施来降低呼吸机相关性肺炎耐药菌感染率,措施的有效性需要不断观察和改进,最终是否执行这些措施,需要根据实施效果的评价(如耐碳青霉烯类肠杆菌感染率是否下降)来确定。

### （五）及时发现和鉴别医院感染暴发

通过与基线感染发病率的对比,可以及时发现医院感染暴发的苗头。医院感染监测结合微生物实验资料可以对医院感染暴发做出早期预警,但是暴发最终的确定还需要分子生物学的支持。同时通过调查分析还可以明确是否为假暴发。

### （六）提高医务人员对医院感染控制措施的依从性

监测医务人员对医院感染控制措施的实施情况,对医务人员医院感染控制实施情况与医院感染结局的相关性进行分析,并反馈给相应的医务人员,通过事实和数据,可以提高医务人员对感染控制措施的依从性。使医务人员在工作中自觉减少医院感染的危险因素,从而降低感染率。

### （七）促进医院内部或医院间感染控制的质量对比提高

感染率的比较有利于减少医院感染的危险因素。通过在医院内部的不同科室医院感染率的对比,可以促进科室间的相互学习;医院间感染率的比较,可以促进医院间的先进经验的交流,从而达到相互促进降低医院感染的目的。但是感染率的比较要注意相互之间的可比性,通常需要按照危险因素对感染率进行校正。

### （八）为医院感染科研工作提供线索

通过监测可以发现工作中存在的问题,需要进行深入的研究,为开展科研工作提供了一个好的切入点。如为明确某种医院感染的危险因素,开展对照研究,以确定发生感染的主要因素,也可对部分难以明确病原体的医院感染开展研究。

### （九）为医院感染相关纠纷提供证据

医院感染监测为医院感染的鉴定提供最直接的证据。据公开资料显示,早在 2008 年10 月 1 日以后,美国联邦保险公司就对血管导管相关性血流感染、导尿管相关性尿路感染、手术切口感染(冠状动脉搭桥术后的纵隔炎)等医院感染拒绝支付相关费用,不再为医疗失误买单,这也将成为医疗保险的趋势。做好医院感染监测即是减少医院感染的有效手段,也将成为保护医院利益不受损害的武器。

## 二、医院感染监测的意义

医院感染 90%~95% 是呈散发的形式,我国绝大部分医院报道的医院感染散发基本上都是来自监测。通过监测收集的资料可以了解本单位医院感染的基本情况,掌握这些信息可以深入地认识医院感染的规律性,从而制订有效的医院感染控制措施,减少医院感染管理工作的盲目性,降低医院感染发病率。

医院感染监测是医院感染管理中一个十分重要的部分,随着现代医疗技术的发展,各种先进医疗器械及抗菌药物的广泛应用、多重耐药菌的出现以及老龄人口增多等因素使医院感染已成为亟待解决的实际问题,需要通过有效的监测来掌握不断变化的医院感染危险因素,从而提高医疗卫生质量和安全性。因此医院感染管理是以监测为基础,控制为目标。没有监测为依据的控制措施是盲目的,只有监测而不采取行动是无意义的。

医院感染监测对规范抗菌药物的使用抵抗细菌耐药性的泛滥具有重大的意义。随着"超级细菌"的出现,细菌耐药在全球范围内愈演愈烈,抵抗细菌耐药刻不容缓。对细菌耐药的监测逐渐成为医院感染监测的工作重点,近年来大力开展的细菌耐药性监测和抗菌药物临床应用监测,使掌握细菌耐药性的变迁成为可能,为临床医生合理选择抗菌药物提供了依据。

医院感染监测是不断发展的,我国医院感染监测工作起步晚但发展快,从 1986 年成立的只有 17 所医院的监控系统到 1998 年全国医院感染监控网络的建立,标志着我国医院感染监测进入了一个新的时代。医院感染监测近年来又有了新的变化:在医院感染监测方法上从全面综合性监测向多样化、目标性监测方法发展;监测范围从单纯住院患者监测扩大到以住院患者为主,并有医务人员、部分门诊患者和陪护等;监测内容从单纯的发病率监测发展到近年来对手术部位监测,呼吸机相关性肺炎、导管相关性血流感染的监测,细菌耐药性监测;先进方法的引进和应用,分子生物学方法的发展可通过多位点序列分析(multilocus sequence typing,MLST)基因测序等先进方法来鉴别医院感染聚集性发生或暴发流行的病原体以判断其传播方式或流行的规模。当前以目标性监测为主,横断面调查为辅,暴发流行调查为补充的医院感染监测模式仍然有效。随着监测工作的开展,必将会不断研究和开发出新的有效的监测方法来。

## 三、医院感染监测的要求

### (一) 医院感染监测的一般要求

1. 各级医疗机构应建立有效的医院感染监测与报告制度,及时诊断医院感染病例,定期分析发生医院感染的危险因素,采取针对性的预防与控制措施。应将医院感染监测的质量控制纳入医疗质量管理考核体系。

2. 医疗机构应培养医院感染管理专职人员和临床医务人员识别医院感染暴发的意识与能力。对医院感染暴发、疑似暴发、聚集应按《医院感染暴发控制指南》(WS/T 524—2016)执行。

3. 医疗机构发生的医院感染和医院感染暴发属于法定传染病的,还应当按照《传染病防治法》和《国家突发公共卫生事件应急预案》的规定进行报告。

4. 医疗机构应根据风险评估结果制订切实可行的医院感染监测计划,如年计划、季度计划等。监测计划内容主要包括人员、方法、对象、时间、总结分析与反馈等。

5. 医疗机构应按以下要求开展医院感染监测。

(1) 新建或未开展过医院感染监测的医院,应先开展全院综合性监测,监测时间应不少于 2 年。其他医院宜充分利用信息化手段开展全院综合性监测。

(2) 已经开展 2 年以上全院综合性监测的医院应开展目标性监测,目标性监测持续时间应连续 12 个月以上。

(3) 医院感染现患率调查应每年至少开展一次。

6. 医疗机构应用漏报率评估医院感染发病率监测的质量。

7. 在院时间超过 48h 的急诊患者(如急诊抢救室、急诊监护病房的患者)以及日间手术患者可参照住院患者进行监测。

**(二) 医院感染监测的人员与设施要求**

1. 人员要求　医疗机构应按每 150~200 张实际使用病床,至少配备 1 名医院感染管理专职人员;专职人员应定期接受监测与感染管理知识、技能的培训并熟练掌握。

2. 设施要求　应在医院信息系统建设中,完善医院感染信息化监测系统以满足监测工作需求。

(李春辉　吴安华)

# 第二节　医院感染监测方法

医院感染监测(nosocomial infection surveillance)是通过系统地观察医院感染的发生、分布及其各种影响因素,对监测资料进行分析并向有关人员反馈,及时采取防治策略和措施,然后对其防治效果和效益进行评价并不断持续改进的过程。

## 一、医院感染监测的工作基础

### (一) 领导重视

医院感染监测是医院感染控制的基础,做好医院感染工作,首先是医院领导要认识医院感染监测的重要性,支持与认可医院感染监测工作,从组织管理、人力物力上保证监测工作的顺利开展。

### (二) 注重宣传

医院感染监测工作的顺利开展还必须得到医务人员的认可与支持。通过宣传监测工作的目的和意义、内容和方法,让医务工作人员转变观念,明确做好监测工作是为保护医务人员和提高医疗质量服务的,医务人员能认真参与监测和积极落实控制措施,是做好医院感染监测工作的基础。

### (三)加强培训

为做好医院感染监测工作,专职人员必须熟悉医院感染诊断标准和医院感染基本知识技能,专职人员要具备一定的流行病学、传染病学和临床微生物学方面的知识,通过细致、反复多次的培训来普及医院感染知识,传授监测方法和熟悉操作程序,从而提高监测数据的准确性。

### (四)充分发挥医院三级网络管理的力量

医院感染的组织机构由医院感染管理委员会、医院感染管理科和临床科室三级网络组成,尤其临床科室一级网络的作用很重要,调动他们的积极性,可以扩大专职人员的视野,取得医院感染第一手资料。充分发挥一级网络的作用,既能使全面监测的资料延续,又能让医院感染专职人员集中精力开展目标性监测,解决临床实际问题;充分发挥临床一线监测的作用,是改变目前医院感染监测方法弊端的切实可行的方法。

### (五)有可操作的程序

医院感染监测工作的顺利开展,必须有明确、方便的操作程序,包括完善的上报系统,设计医院感染病例登记表,在电子病例系统中设置医院感染上报系统,以及发现医院感染病例后有相应的处理流程。对医务人员的医疗行为实施过程控制,针对不同的科室特点确立相应的医院感染控制操作流程,使医务人员所有的操作都有标准规范可依,并根据临床工作的变化不断改进。

## 二、医院感染监测基本流程

### (一)制订计划、确立目标

制订医院感染监测计划是开展医院感染监测的基础和前提。其程序一般先由医院感染管理科拟定,提交医院感染管理委员会讨论后,报医院领导或医疗行政管理部门批准后组织实施。计划内容一般包括确定参与监测的人员并进行相关标准与方法的培训,制订相关表格,明确监测资料收集、统计分析和信息反馈方法等。

### (二)收集资料、汇总分析

充分收集真实、准确的医院感染资料,进行汇总分析并充分利用,是实现医院感染监测的根本目的。医院感染监测资料主要源于科室各种监测报表、医院感染病例报告和医院临床微生物检测报告,以及进行现场调查获得的相关资料,在收集过程中要详尽具体,统计分析方法要科学可行。

### （三）效果评估、结果反馈

根据获得的资料对医院感染管理进行评估，并将结果反馈给院领导和相关科室或个人。引导科室医务人员严格遵守医院感染管理法制规章制度和标准规范，及时发现和鉴别医院感染病例。

### （四）管理干预、持续改进

针对监测中发现的医院感染控制措施存在的薄弱环节或问题，研究制订具有针对性的整改措施，从医院层面进行检查指导，促进医院感染控制措施不断改进。

## 三、医院感染监测的资料来源

医院感染的监测资料来源很多，主要有现场调查资料、病历检查、报告卡等。现在很多医院运用计算机网络技术依托医院信息系统（hospital information system，HIS）建立医院感染实时监测系统，大大提高了临床资料收集的效率和准确性。

### （一）现场调查

通过查房，可以及时发现医院感染新病例。感染控制专职人员应定期（最好每天）到病房巡视，向医生和护士了解是否有新病例发生。尤其应密切注意那些住院时间长、病情重、免疫力低下、接受介入性操作、体温高和使用抗菌药物的患者，如果发现可疑病例应进行直接检查。有时医生和护士提供新病例的线索或者确定的新病例，感染控制专职人员仍然需要进行核实。

### （二）查阅病历

查阅各种医疗、护理记录，注意是否有医院感染的指征（如发热、白细胞增多、使用抗菌药物治疗等），各种血清学资料及 X 线、CT 检查等影像学资料可以作为医院感染的证据。

### （三）微生物学检验报告

微生物学检查能及时检出与医院感染相关的病原体，并提供该细菌对各种抗菌药物的敏感性及耐药资料，对已发生感染及可疑感染患者都应该做临床微生物学检查。需要注意的是仅由微生物学检查结果不能诊断是否发生医院感染，并不是所有的患者都会做微生物学检查，而且标本采集不当或者微生物学检验的水平限制都可能导致假阳性或者假阴性的结果，所以微生物学检查结果应该结合临床表现进行判断。

## 四、医院感染监测的主要方法

医院感染监测分为全院综合性监测和目标性监测两种类型。《医院感染监测标准》（WS/T 312—2023）中明确规定：①新建或未开展过医院感染监测的医院，应先开展全院综合性监测，监测时间应不少于 2 年。②已经开展 2 年以上全院综合性监测的医院应开展目标性监测,且应连续 12 个月以上。③医院感染患病率调查应每年至少开展一次。④加强医院感染信息化监测系统建设。医疗机构应根据自身的特点、医院感染工作开展状况和医院的人力、物力准备情况,循序渐进、以点带面地逐步推行全院综合性监测和目标性监测。

### (一) 全面综合性监测

全面综合性监测是指连续不断地对医院所有单位、所有患者和医务人员的所有感染部位及其有关因素进行综合性监测。通过监测可以看出各科室、病房的感染率,各部位的感染率,各种医院感染的易感因素,病原体的分布及其耐药性。全面综合性监测不仅可以提供一所医院感染总体情况,而且能早期鉴别潜在的医院感染聚集性。但是这种监测存在一定的缺陷,如监测的重点不突出,难以做到深入细致的调查,对人力物力要求较高。全面综合性监测主要有病例调查、发病率调查、现患率调查等方法。

1. 医院感染病例调查　在医院感染监测工作中,收集资料的核心是感染病例的发现,然后再围绕引起感染病例的有关因素进行调查。因此,感染病例资料的调查与收集是最具体、最基础的工作之一,资料收集详细、准确、全面,对于制订相应的医院感染控制措施有着十分重要的意义。医院感染病例调查又可以分为前瞻性调查和回顾性调查。前瞻性调查是一种主动的监测方式,由感染控制专职人员定期、持续地对正在住院的患者或手术后出院的患者的医院感染发生情况进行跟踪观察与记录。回顾性调查是一种被动的调查方式,是由感染控制专职人员或病历档案管理人员定期对出院病历进行查阅来发现医院感染病例的一种方法。

(1)重视医院感染相关线索:①病室医生护士的报告。医务人员对本病室的患者情况非常了解,能在第一时间发现医院感染的苗头。感染控制人员经常定期地深入病房和实验室,与临床工作人员讨论病例或参加查房可促进信息交流,可以及时发现医院感染早期病例。②询问患者获知的信息。询问和检查患者是一种发现感染病例的较好方法,重点关注的对象是那些使用已明确具有感染危险性器械的患者,如使用或操作留置导尿管、血管内导管、机械通气和接受手术的患者。③三测单。发热是医院感染的第一表象,三测单记录有患者的入院日期、手术日期、体温变化情况,通过体温曲线的描述可了解发热的起止时间、热型。大多数全身与局部的急慢性感染都有发热。但应注意排除非感染性发热如血液病、变态反应的风湿热、药物热等。还有些患者由于免疫功能低下,感染时发热不明显,调查时应注意鉴别。④微生物、生化检测及影像学结果。通过患者的血、尿、粪、分泌物、穿刺液的微生物培养及药物敏感试验,可以找到感染线索。感染控制专业人员应与医院微生物室保持良好的合作关系,定期到微生物室了解细菌培养的阳性结果,对新感染病例和可疑者,与临床病例进行对照分析,依据医院感染诊断标准进行诊断,并督促临床医务人员根据病情及时送标本进行检验。⑤抗感染治疗。根据抗菌药物的给药途径、应用种类、联合用药的变化情况可判断有无感染或感染加重。一个患者在入院时没有使用抗感染的药物,住院一段时间应用了抗感染的药物,提示该患者可能出现医院感染,或由低级的抗感染药物改为高级的,由使用一种抗感染药物改为联合用药或给药途径由口服改为静脉用药等,提示有感染或感染加重。⑥侵袭性操作的应用。各种侵袭性操作应用时间越长,感染的概率越大。医嘱单上有详细的侵袭性操作应用起止记录。

(2)要熟练掌握医院感染病例诊断标准:医院感染是指患者在入院时不存在也不处于潜

伏期而在住院期间发生的感染,同时也包括在医院内被感染而在出院后发病的感染。具体诊断标准应参照原卫生部颁布的《医院感染诊断标准(试行)》。医院感染的诊断还需注意内源性医院感染和外源性医院感染的区别,现阶段对外源性医院感染是各医院感染控制工作的重点。

(3)医院感染病例信息的收集:感染病例信息的收集可以根据感染类型以及调查目的进行设计。设计合理、简便、全面的调查表有利于感染资料的准确、快速收集,并且不会遗漏。调查表一般包括以下基本要素,并可以根据实际需要进行组合。

1)管理资料:包括医院编号、感染患者编号。

2)患者一般资料:包括姓名、性别、年龄、住院号。这些资料提供患者的基本特征,为资料的查询及复核提供方便。

3)患者住院资料:包括科别、病室、床号、出入院日期、入院诊断等,为资料分类、分析、比较提供信息。

4)医院感染特征资料:包括感染日期、感染部位、确诊与疑似、预后与归转。

5)引起医院感染的危险因素:包括泌尿道插管、动静脉插管、呼吸机、免疫抑制剂、激素等应用情况。

6)手术情况:包括手术日期、手术名称、手术时间、手术者、切口类型、麻醉方式、麻醉评分(采用 ASA 评分)、术中出血、输血等。

7)病原学检测情况:包括送检日期、标本名称、检测方法、病原体、药物敏感试验结果。

8)抗菌药物应用情况:包括药名、剂量、给药途径、起止时间等。表 11-1 为医院感染病例登记表。

(4)感染病例调查表可以由不同的主体来完成:可以由主管医生完成或由病房感染监控护士填写,由医生和护士完成信息最为及时、全面、准确,但是由于主、客观原因,会有很多漏报病例。如由医院感染专职人员完成,由于人力的限制,往往只能做回顾性病例调查。回顾性病例调查容易产生偏倚,且常因原始病例记载不完整,许多感染病例不能发现,漏诊难以避免。各个医院可以根据自己的实际情况选择恰当的方式。

2. 发病率调查　发病率的调查是指在一定时期内,对特定人群中所有患者进行监测,患者在住院期间甚至在出院后(如出院后手术患者的监测)都是被观察和监测的对象,它是一种持续、纵向调查,需要投入较多人力、时间和经费。定期计算医院感染发病率,可以有效掌握一定范围和一定时期内医院感染的发生情况,及时发现医院感染暴发和流行趋势,为采取有效的预防与控制措施提供依据,指明目的和方向。对病例的监测过程发现医院感染病例时需要做感染病例的个案调查,填写感染病例调查表,因而感染病例的调查是发病率调查的基础,发病率调查包含了感染病例的调查。调查感染病例的方法同样适用于发病率调查。

对一定时期内医院感染的发生情况进行调查,是一个长期、连续的过程,可采用前瞻性调查和回顾性调查两种方式。它可提供本底感染率以及所有感染患者和科室的相关资料,前瞻性调查还能早期辨认医院感染的暴发流行。主要计算指标是发病率。

(1)前瞻性调查:是一种主动监测方式。由医院感染管理专职人员通过调查流行病学史、症状、体征、实验室检查和影像学检查结果等了解感染发生情况,定期、持续地跟踪观察与记录正在住院患者或手术后出院患者的医院感染发生情况,及时发现医院感染预防与控制中存在的问题,并定期对监测资料进行总结与反馈。此调查方法能早期发现医院感染病例的聚集与流行,并能采取积极主动措施加以控制。

**表 11-1　医院感染病例调查表(参照表)**

| 感染患者编号 | 病历号 | |
|---|---|---|
| 入院日期　　年　月　日 | 出院日期　　年　月　日 | 住院天数　　天 |
| 姓名 | 性别　□男　□女 | 年龄　　岁 |
| 诊断　1.＿＿＿＿＿＿＿＿＿＿<br>　　　　2.＿＿＿＿＿＿＿＿＿＿<br>　　　　3.＿＿＿＿＿＿＿＿＿＿ | | |
| 住院费用　　元 | 预后　□治愈　□好转　□无变化　□恶化　□死亡 | |
| 科室 | 床号 | |
| 感染日期　　年　月　日 | 感染部位 | |
| 医院感染与原发病预后的关系　□无影响　□加重病情　□促进死亡　□直接死因 | | |
| 危险因素<br>泌尿道插管　　　　　□是　　□否<br>动静脉插管　　　　　□是　　□否<br>使用呼吸机　　　　　□是　　□否<br>免疫抑制剂、激素　　□是　　□否<br>放射治疗、化学治疗　□是　　□否 | | |
| 手术日期　　年　月　日<br>手术名称<br>手术持续时间　　分钟<br>切口类型　□Ⅰ　□Ⅱ　□Ⅲ　□Ⅳ<br>手术医生<br>麻醉类型　□全身麻醉　□非全身麻醉<br>ASA评分　□Ⅰ　□Ⅱ　□Ⅲ　□Ⅳ　□Ⅴ | | |
| ICU　　　　□是　　　□否<br>ICU科别　□综合　□专科 | | |
| 病原学检查　□是　□否　　　　送检日期　　年　月　日<br>标本名称　　　检查方法　□镜检　□培养　□血清学<br>药物敏感试验　□是　□否<br>病原体　　　　　　敏感药物　　　　　　　耐药药物 | | |
| 抗菌药物应用情况<br>药物名称　　　　　剂量　　　　　　　　给药方式<br>应用时间　　　　　联合用药情况<br>应用目的 | | |

调查者:　　　　　　登记日期:　　年　月　日

（2）回顾性调查：是一种被动调查方式。由医院感染管理专职人员或病历档案管理人员定期对出院病历进行查阅分析，以发现医院感染病例。

3. 漏报率调查　医院感染漏报率是指在一个监测周期内，发现应该报告而没有报告的医院感染病例，占医院感染病例总数的比例。医院感染病例的调查由于调查的方法以及人员的配备常受到各种条件的影响和限制，所登记的医院感染病例常低于实际医院感染发生情况，即产生漏报漏登现象，不能真实反映某医院或某地区的医院感染发生的真实情况，为了适时调整监测方法，提高监测质量、更改不实之处，定期或不定期开展漏报率调查有利于监测质量的提高。根据漏报率和上报的医院感染发病率可以估算一家医院或一个科室的医院感染实际发病率。

《医院感染管理质量控制指标（2015年版）》将医院感染漏报率作为医院感染管理质量控制指标之一。在等级医院评审中，医院感染漏报也是一项重要的评价指标。医院感染漏报率可以在一定程度上反映医疗机构对医院感染病例报告及医院感染监测、管理情况。同时可完善医院感染监测工作，提高医院感染上报资料的准确性，提升医院感染管理质量控制水平。全面真实地了解医院感染状况，及时发现医院感染暴发与流行，是实施医院感染预防与控制策略的重要前提。

医院感染漏报率的督查应以主动筛查为主，一旦发现漏报立即要求补报。并加强报告依从性的管理。医院若有相关信息系统，在院患者中有发热、微生物培养、血常规、胸部X线片等感染预警异常的病例应作为重点督查对象。医院若无相关信息系统，应对微生物检验结果阳性者进行追踪，重点督查住院时间长、有发热的患者，应定期到病案统计室对当日归档的病例进行回顾性调查，应定期对部分重点科室在院患者进行医院感染横断面（现患率）调查。

漏报率调查常见现象：专职人员在进行前瞻性调查已发现登记的医院感染病例，出院病历中找不到相关记录，或在出院病例查询中所得的感染诊断与前瞻性调查时登记的诊断不符。对于出院病历中找不到相关记录的病例仍应计算为医院感染病例，同时应将这些有感染病例而无记录的情况反馈给病室医生，督促临床医生如实客观记录患者情况，以提高医疗质量。对于与原来诊断不符的感染病例，应根据相关的临床体征及实验室结果予以修正。

提高医院感染上报率可以通过以下途径：①健全医院感染三级网络组织管理体系，明确各级人员岗位职责。健全医院感染各项监测管理制度如医院感染监测、报告制度，并注重制度的落实。②根据医院感染上报制度及各医院情况，制订从临床科室到医院感染管理科（部门）的医院感染上报流程。③通过培训、医院感染简报、医院感染管理专职人员深入病区等多种方式提高医生主动上报医院感染的病例意识。④加大监测、监管力度。定期反馈一定时期报告率，可以具体到每一个科室或每一位医生的报告情况，将医院感染病例监测质量纳入医疗质量管理考核体系，定期奖优罚劣。

提升医生对医院感染的判断能力也有助于降低医院感染漏报率：①通过多种形式培训强化医生对医院感染的判断能力。特别是对新进人员、业务知识欠缺的医生进行重点指导，把培训内容与现行工作结合，通过专题培训以及案例分析等形式进行。②督导医生完善病程中医院感染相关病史、体格检查以及辅助检查等。③加强医院感染管理专职人员与临床医生沟通互动，提高医生对医院感染的判断能力。

4. 现患率调查　现患率调查又称为现况调查或横断面调查。它利用普查或抽样调查的方法,收集一个特定的时间内,即在某一时点或时间段内,有关实际处于医院感染状态的病例资料,从而描述医院感染及其影响因素的关系。这种调查可在很短的时间内完成,节省人力、物力和时间。

现患率调查主要是用来摸清基本情况,故调查内容不宜过多过细,更不能企图用它来解决某项深入细致的专题研究。对于缺乏条件开展医院感染长期监测的医院,可以采用定期或不定期的现患率调查来了解医院感染发生的情况;对于开展目标性监测的医院,可通过定期开展现患率调查,了解医院感染情况;反复进行现患率调查,可以看出医院感染的长期趋势,用于医院感染控制效果评价。现患率调查主要计算现患率,可以此估计发病率,由于包括新、老病例,所以总是大于发病率。卫生部全国医院感染监控网自2001年以来每两年在网内医院开展现患率调查。

(1)现患率调查设计:首先书写现患率调查计划书,为了有计划有步骤地开展现患率调查,在进行调查前应进行周密的计划和安排,计划书是对开展现患率调查工作的一个整体安排,内容包括调查目的、调查范围对象、组织形式、调查时间、调查前的准备、调查方法、诊断标准、培训安排、调查表的设计、汇总表的设计等。

(2)调查方法:①调查人员的配备与分工:医院感染管理科负责整个调查的实施工作。调查人员由医院感染控制人员和各病区主治医师及以上职称的医师组成,或通过卫生行政部门从其他医院抽调,邀请其他医院感染控制专职人员协助。调查人员的数量,根据需调查的患者数,至少按每50张床位配备一个调查人员参加调查工作。调查前1~2d参与调查人员集中培训,培训的内容有调查的目的、方法,调查表的填写要求、诊断标准等。②调查人员分组:根据参加培训人员的多少分为若干组,每组3~4人,由感染控制专职人员和临床医生组成,并随机分配好负责调查的区域。③调查对象:为调查日0~24时所有的住院患者,包括当日出院、转科、死亡患者的新老医院感染发生情况。调查日新入院的患者不列为调查对象。④调查步骤:调查人员进入病房后,先到护士站了解调查日所有患者总数,并将患者的姓名、床号登记在床旁调查表上,由一名内科医生或感染控制专职人员逐一对患者进行床旁询问和体格检查,每一名患者至少询问和检查3min,发现有感染者,将感染部位登记在床旁调查表上。其他调查人员根据调查表上的内容逐一翻阅病历,具体查阅方法同发病率调查。每个患者均需填写医院感染现患率个案调查表,调查表上的每项内容均不能遗漏。对床旁调查和病历调查的感染患者的诊断有分歧时,由调查小组成员根据诊断标准讨论后确定。

(3)所有的调查工作尽量在调查日完成,对有疑问或需要追踪的病例可于次日完成,但不得重复。调查表由调查人员填写,医院感染控制专职人员检查每一调查表是否填写完全。调查结束后由医院感染专职人员将资料按要求汇总上报有关部门。实际调查率应≥96%。

(4)调查表的设计:现患率调查表的设计应根据调查的目的和要求而定,每次开展调查应确立明确的调查目标。调查表有个案登记表和床旁调查表两种,见表11-2、表11-3。

**表 11-2 医院感染现患率个案调查表**

2020 年全国医院感染横断面调查个案登记表

---

**一、一般情况**

患者编号_____ 科室_____ 床号_____

病历号_____ 入院日期_____

姓名_____ 性别 □男 □女 年龄_____（ 岁 月 天）

诊断_____

手术 □是 □否

切口类型 □Ⅰ类 □Ⅱ类 □Ⅲ类 □Ⅳ类

---

**二、感染情况（包括医院感染与社区感染）**

感染 □存在 □不存在

感染分类 □医院感染 □社区感染

首次医院感染日期_____

医院感染部位 病原体

(1)_____ (1)_____、_____、_____

(2)_____ (2)_____、_____、_____

(3)_____ (3)_____、_____、_____

手术后肺炎 □存在 □不存在（仅指调查时段内）

社区感染部位 病原体

(1)_____ (1)_____、_____、_____

(2)_____ (2)_____、_____、_____

(3)_____ (3)_____、_____、_____

---

**三、输液（调查日）和经血传播病毒情况（住院期间）**

静脉输液 □是 □否

静脉输液中是否包括抗菌药物 □是 □否

乙型肝炎病毒感染 □存在 □不存在 □未查

丙型肝炎病毒感染 □存在 □不存在 □未查

人类免疫缺陷病毒感染 □存在 □不存在 □未查

梅毒螺旋体感染 □存在 □不存在 □未查

---

**四、基础疾病和危险因素**

实体肿瘤 □是 □否

血液系统恶性肿瘤 □是 □否

糖尿病 □是 □否

呼吸衰竭 □是 □否

肾功能不全 □是 □否

肝硬化 □是 □否

昏迷 □是 □否

使用免疫抑制剂 □是 □否

使用糖皮质激素 □是 □否

---

**五、抗菌药物使用情况（仅指调查日抗菌药物的使用情况）**

抗菌药物使用 □是 □否

目的 □治疗用药 □预防用药 □治疗＋预防

联用 □一联 □二联 □三联 □四联及以上

治疗用药已送细菌培养 □是 □否

其中送培养时机为抗菌药物使用前 □是 □否

---

调查者_____ 调查日期_____年___月___日

## 2020 年全国医院感染横断面调查个案登记表项目填写说明

1. 医院感染的定义　医院感染又称为医院获得性感染，即指患者在入院时既不存在亦不处于潜伏期，而在医院内发生的感染，包括在医院获得而于出院后发病的感染。

社区感染的定义：患者入院时已经存在或处于潜伏期的感染。本次调查社区病毒性肝炎不统计在社区感染中。

手术：患者在手术室接受外科医生至少在其皮肤或黏膜上做一个切口，包括腹腔镜，并在患者离开手术室前缝合切口。

手术后肺炎：患者发生在手术后符合医院感染肺炎诊断标准的肺炎。

2. 编号　由各医院调查负责人员决定，可由系统自动生成或在录入系统前统一编写。

3. 科室　可写入本院科室名，也可写入下列标准科室名。在录入系统时科室的录入请按照网站的帮助文件执行。需特别注意的是标准科室中"肿瘤科"指外科的肿瘤科；如为内科肿瘤科，标准科室归类为"其他内科"；如为放射治疗的肿瘤科，标准科室归类为"其他科"。

标准科室名：呼吸科消化科心血管科内分泌科肾病内科血液科传染科神经内科中医科其他内科(干部内科、风湿免疫科、肿瘤内科、皮肤内科)普外科(乳腺、甲状腺、肝胆胰、胃肠)骨科(脊柱)泌尿外科神经外科胸外科(心外科)烧伤科整形科肿瘤科其他外科(儿外科、血管外科、肛肠外科)妇科产科儿科耳鼻喉科眼科口腔科其他五官科综合 ICU(各专科 ICU 列入各专科统计)其他科(放射治疗科)

4. 诊断　填写患者当前诊断、

5. 手术　调查对象在入院后的手术，都填为是。

6. 切口分类

Ⅰ类切口：即清洁切口。手术未进入感染炎症区，未进入呼吸道、消化道、泌尿生殖道及口咽部位。

Ⅱ类切口：即清洁 - 污染切口。手术进入呼吸道、消化道、泌尿生殖道及口咽部位，但不伴有明显污染。

Ⅲ类切口：即污染切口。手术进入有急性炎症但未化脓区域；开放性创伤手术；胃肠道、尿路、胆道内容物及体液有大量溢出污染；术中有明显污染(如开胸心脏按压)。

Ⅳ类切口：即感染切口。有失活组织的陈旧创伤手术和已有临床感染或脏器穿孔的手术。

7. 感染包括医院感染与社区感染　无论社区感染还是医院感染，包括手术后肺炎，"存在"包括调查日新发生的感染；过去发生的感染，在调查日该感染仍未痊愈的患者或部位。"不存在"是指过去发生的感染，在调查日已经痊愈的患者或部位；没有感染的患者。

如调查分次完成，则"存在"和"不存在"指各科室相应调查日期内是否存在感染的状态(包括医院感染与社区感染)。

首次感染日期指当前存在的医院感染中首次医院感染发生的日期。

8. 感染部位　医院感染部位和社区感染部位都按下列分类标准填写，汇总时归类如下。

上呼吸道，下呼吸道，泌尿道，胃肠道(包括感染性腹泻和食管、胃、大小肠、直肠感染、抗生素相关性腹泻)，腹腔内组织(包括腹膜炎、腹腔积液感染)，表浅切口，深部切口，器官腔隙，血管相关，血液(菌血症、败血症)，皮肤软组织(包括皮肤感染、软组织感染、压疮感染、乳腺脓肿或乳腺感染、脐炎、新生儿脓疱病、烧伤部位感染)，其他部位〔胸膜腔感染，病毒性肝炎(仅指医院感染)，细菌性脑膜炎，输血相关性感染，非手术后颅内脓肿，无脑膜炎的椎管内感染，心血管系统感染，骨、关节感染，生殖道感染，口腔感染及以上未包括的感染〕。

如为下呼吸道感染，需判断是否为手术后肺炎。

9. 病原体　是指感染部位的病原体。一个感染部位若为混合感染则有多个病原体。在感染部位的病原体中特别注意金黄色葡萄球菌、凝固酶阴性葡萄球菌、粪肠球菌、屎肠球菌、肺炎链球菌、大肠埃希菌、肺炎克雷伯菌、铜绿假单胞菌、鲍曼不动杆菌等细菌。

10. 静脉输液情况　调查日有静脉输液即为是。

11. 静脉输液中使用抗菌药物情况　调查日有抗菌药物静脉输液即为是。

12. 乙型肝炎病毒感染　血清 HBsAg 阳性或抗 HBc-IgM 阳性 1∶1 000 以上或检出血清乙型肝炎病毒脱氧核糖核酸。

13. 丙型肝炎病毒感染　血清抗 HCV 阳性或血清丙型肝炎病毒核糖核酸阳性;若抗 HCV 阳性,而血清丙型肝炎病毒核糖核酸阴性,则按阴性计。

14. 人类免疫缺陷病毒感染　HIV 抗体确证试验阳性或血液中分离出 HIV 毒株或不同时间两次 HIV 核酸检测结果均为阳性。

15. 梅毒螺旋体感染　暗视野显微镜检查皮肤黏膜损伤或淋巴结穿刺液查见梅毒螺旋体;非梅毒螺旋体抗原血清学试验阳性;梅毒螺旋体抗原血清学试验阳性。

16. 抗菌药物使用情况　是指相应调查日(分次调查的单位,注意各科相应的调查日是不同的)的抗菌药物的使用情况,调查日之前的不计。抗菌药物不包括抗结核治疗药物;不包括抗菌药物的雾化吸入;不包括抗病毒药物(如阿昔洛韦、利巴韦林等);不包括眼科(抗菌药物滴眼),耳鼻喉科(耳、鼻的滴药),烧伤科(烧伤部位抗菌药物覆盖)等局部用药;不包括抗真菌药物。

17. 目的　单纯用于治疗者归为治疗用药,单纯用于预防者归为预防用药,若两者兼有则归入预防 + 治疗用药。不能确定者,可询问病室主管医生。

18. 联用　调查当日使用不同抗菌药物的数目。

19. 细菌培养　凡治疗用药者(包括"预防 + 治疗"用药者)均必须注明是否送细菌培养。单纯预防用药和未用抗菌药物者不填写。其中明确是否使用抗菌药物前送细菌培养。

20. 调查注意事项

(1)注意调查过的患者是否存在转科情况,已经调查过的患者不要重复调查。

(2)每一调查对象均需填写个案调查表。

(3)细菌培养只须将治疗用药者(包括"预防 + 治疗"用药者)注明是否送细菌培养,单纯预防用药和未用抗菌药物者不得计入其中,即细菌培养做和未做的合计数应等于抗菌药物使用人数减去单纯预防用药人数。

(4)调查日期正确填写,正确录入。

(5)住院患者在 5 000 及以上医院,可进行抽样调查,按分层随机抽样的方法在同类型科室中抽样,但需注意样本的代表性,抽样后的样本含量不能低于 3 000。尽量避免抽样偏倚。

表 11-3　床旁调查表

2020 年全国医院感染横断面调查床旁调查表

病室　　　　　应查患者数　　　　　实查患者数

| 序号 | 患者姓名 | 感染分类 | 感染部位 | 感染症状 |
| --- | --- | --- | --- | --- |
|  |  |  |  |  |
|  |  |  |  |  |
|  |  |  |  |  |
|  |  |  |  |  |
|  |  |  |  |  |
|  |  |  |  |  |

注:应查人数是指调查日该病房的住院人数,包括当日出院人数,不包括当日入院人数,实查人数是指实际调查到的人数。感染分类是指医院感染或社区感染。

## (二)医院感染目标性监测

目标性监测是对监测事件确定明确的目标,然后开展监测工作以达到既定的目标。医院感染目标性监测是医院感染监控工作的一种发展趋势,它能集中有限的资源用于重点部门和重点环节监测,聚焦于已知有控制措施的医院感染监测,能确定有效的标准,易于比较,监测中具有灵活性,并且能结合其他策略进行监控,增加监控效率。

目标性监测是在全面综合性监测的基础上产生的,包括①部门监测。对存在高危险因素的部门进行监测。这些部门如重症监护病房、血液透析室、新生儿病房、肿瘤病房、烧伤病房等,经常有对医院感染非常易感的患者,这种方法将重点放在最危险的部门,对于医院感染控制人员不足的医院特别有用;②轮转式监测。周期性地、有组织地在一个特殊时期监测一个特殊部门,医院的所有区域在连续的周期性时间间隔内被轮流监测,医院中的每个部门一年应被评估一次。这种监测方法有花费较少时间获得较大效果的优点,然而在未进行监测区域的流行,可能难以发现;③优先监测。针对特殊感染部位或因医院感染造成费用的严重损失的监测,如外科手术部位感染、尿路感染、肺炎、血流感染等。这种方法灵活性强,可以有针对性解决一些感染控制问题,缺点是不能提供全院感染的本底率,不便分析全院感染的情况;④暴发监测,见第三章。

1. 成人及儿童重症监护病房的医院感染监测　ICU 是医院感染的高危科室,患者总是频繁地暴露在侵袭性操作及严重的基础疾病状态,其医院感染发病率常较普通病房高出很多,有报道 ICU 患者的医院感染发病率是普通内科病房的 3 倍。普通病房医院感染监测方法同样适用于 ICU,但是由于 ICU 患者的特点又决定了其特殊性,ICU 是危重患者集中治疗的场所,侵袭性器械使用非常普遍,因而器械相关的医院感染成为了 ICU 感染监测的重点。

(1)监测对象:被监测的患者必须是住进满 48h 的患者;感染必须是发生在 ICU,即患者住进 ICU 时,感染不存在也不处于潜伏期;ICU 患者转移到其他病房后,48h 内确定的感染仍属 ICU 感染。

(2)器械相关感染定义

1)呼吸机相关性肺炎(VAP)定义:感染前 48 小时内使用过呼吸机,有呼吸道感染的全身及呼吸道感染症状,并有胸部 X 线及实验室依据。

2)导管相关性血流感染(catheter-related bloodstream infection,CRBSI)定义:患者留置血管导管时或拔除导管 48h 内出现的菌血症或真菌血症,并伴有发热(T>38℃)、寒战或低血压等感染表现。≤1 岁的患者有发热(肛温>38℃)或低体温(肛温<37℃),以及可能出现呼吸暂停、心动过缓。除血管导管外,无其他明确的传染源。除上述临床表现外,诊断成立至少还应具备以下各项中的 1 项:导管半定量细菌培养阳性(>15CFU/ 导管尖段 5cm)或定量培养阳性(>10$^2$CFU/ 管节段),并且与外周静脉血中分离出相同的病原体;同时从中心静脉、外周静脉抽血送细菌定量培养,前者与后者浓度比>3∶1;同时从中心静脉、外周静脉抽血送细菌培养,导管血培养出现阳性时间比外周血液培养至少早 2h。

3)导尿管相关性尿路感染(catheter-associated urinary tract infection,CAUTI)定义:患者在感染前 48h 内使用过导尿管,出现尿路感染的症状和体征;或无症状,且尿培养革兰阳性菌 ≥10$^4$CFU/ml,革兰阴性杆菌数 ≥10$^5$CFU/ml。

器械相关医院感染监测方法见图 11-1 至图 11-3。

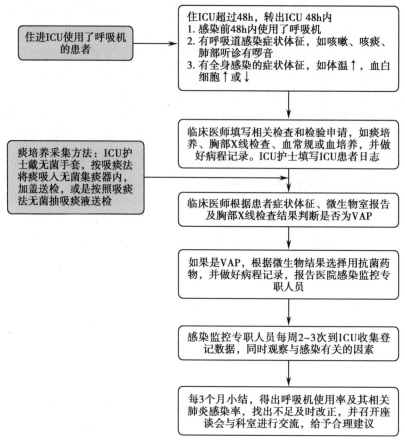

**图 11-1 呼吸机相关性肺炎(VAP)监测流程**

2. 外科手术部位监测　手术部位感染是外科系统患者最常见的感染,主要表现为切口感染。发生手术部位的感染,不仅延迟患者的手术愈合,甚至会诱发全身感染,延长患者住院时间,增加医疗费用,严重威胁患者及生命安全。Allegranzi 等在对发展中国家的医院感染经济负担研究中指出,在发展中国家医院感染中居首位的是手术部位感染(平均累积发病率为 5.6/100 台次手术),显著高于发达国家。因而在医院感染目标性监测中手术部位的感染常作为优先项目来考虑。

目前国家尚无对手术部位感染监测具体手术类型的要求,应参考国内外文献并结合医院自身的情况,选择手术危险因素高、有一定的手术量、感染后果较重且易于采取干预措施的手术类型做监测。根据国际医院管理标准和现行法律法规、指南,开展目标性监测应找出那些与医院感染风险有关的流程环节,并结合患者的资料和信息进行风险评估,确定医院感染预防与控制的重点。如果医院感染风险评估结果证实某类手术是医院感染高风险部位、高风险因素且来自高风险科室,可以通过监测来降低手术部位感染风险,进一步保证患者安全而且有人力、物力、财力去开展这项工作,就可考虑将此类手术纳入监测。当然,手术监测类型不是一成不变的,应结合医院情况每年评估,将病例数少和感染率低的手术排除,根据新的风险评估结果重新确定监测类型。

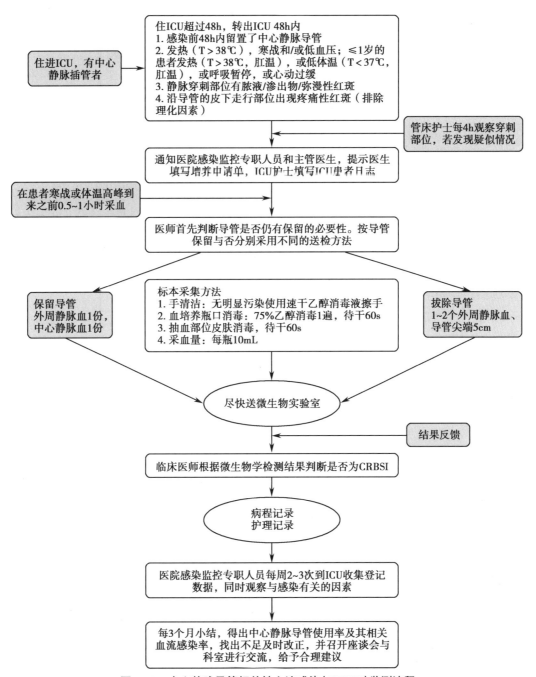

住进ICU，有中心静脉插管者

住ICU超过48h，转出ICU 48h内
1. 感染前48h内留置了中心静脉导管
2. 发热（T＞38℃），寒战和/或低血压；≤1岁的患者发热（T＞38℃，肛温），或低体温（T＜37℃，肛温），或呼吸暂停，或心动过缓
3. 静脉穿刺部位有脓液/渗出物/弥漫性红斑
4. 沿导管的皮下走行部位出现疼痛性红斑（排除理化因素）

管床护士每4h观察穿刺部位，若发现疑似情况

通知医院感染监控专职人员和主管医生，提示医生填写培养申请单，ICU护士填写ICU患者日志

在患者寒战或体温高峰到来之前0.5~1小时采血

医师首先判断导管是否仍有保留的必要性。按导管保留与否分别采用不同的送检方法

标本采集方法
1. 手清洁：无明显污染使用速干乙醇消毒液擦手
2. 血培养瓶口消毒：75%乙醇消毒1遍，待干60s
3. 抽血部位皮肤消毒，待干60s
4. 采血量：每瓶10mL

保留导管
外周静脉血1份，中心静脉血1份

拔除导管
1~2个外周静脉血、导管尖端5cm

尽快送微生物实验室

结果反馈

临床医师根据微生物学检测结果判断是否为CRBSI

病程记录
护理记录

医院感染监控专职人员每周2~3次到ICU收集登记数据，同时观察与感染有关的因素

每3个月小结，得出中心静脉导管使用率及其相关血流感染率，找出不足及时改正，并召开座谈会与科室进行交流，给予合理建议

图11-2 中心静脉导管相关性血流感染（CRBSI）监测流程

外科医生手术部位感染监测是通过对手术后患者感染的监测，发现感染病例，计算出外科手术医生感染专率并反馈给手术医生，使医生们知道他们手术后患者感染的情况，从各方面寻找造成感染的原因，并设法解决，有效地降低手术患者医院感染率。对手术后切口感染的监测不但需要监测在医院住院的患者，而且要对手术后出院的患者进行跟踪观察，了解手术切口的愈合情况。

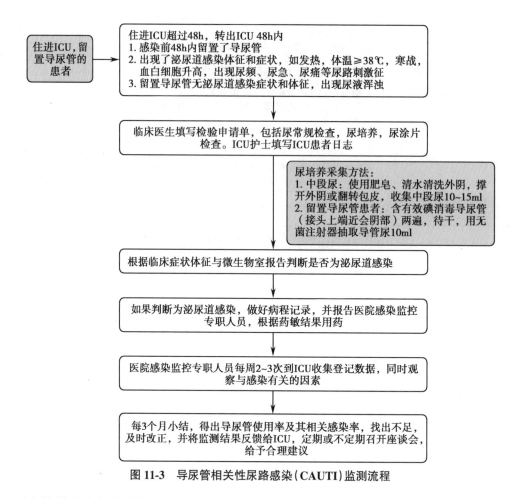

图 11-3　导尿管相关性尿路感染（CAUTI）监测流程

（1）外科手术部位感染监测方法：首先要选定监测的手术类型，手术类型的选定可从各单位的感染控制专职人员配置的多少，哪些手术部位感染所造成的经济损失大及住院时间长，是否为医院感染监测中须重点解决的问题，以及所选定的手术是否可供比较等方面考虑，见手术部位感染监测操作流程见图 11-4。

（2）具体调查步骤：①医院感染专职监控人员每天到病房了解患者实施手术情况，手术患者的信息可根据手术预约单或病室护士交班报告本获取；每个手术患者均须填写"手术部位感染监测登记表"，见表 11-4。登记表填写参照"医院感染病例登记表"的填写要求，手术信息主要根据麻醉记录单和手术记录单，抗菌药物使用情况根据医嘱记录单。②床旁询问手术患者，了解切口愈合情况及医院感染发生的情况，手术部位医院感染病例发现方法同医院感染发病率调查。③调查中要特别注意手术患者发热是否>38℃，伤口外观的改变：发红、有无分泌物、伤口敷料变化，应用抗菌药物的情况，提前拆线以引流时伤口分泌物流出情况及医生已诊断的切口感染。如有上述情况发生由感染控制护士检查以确定感染，同时感染控制护士应及时和病室联络护士联系，每日准确记录伤口情况，特别是当伤口发生变化时，详细描述伤口分泌物的性状、颜色和量。有手术部位感染或疑似感染时做分泌物拭子涂片或培养。④每个手术患者须建立出院后追踪档案，患者出院时，给予患者出院指导，并告知一旦伤口出现异常，及时与感染控制组联系。

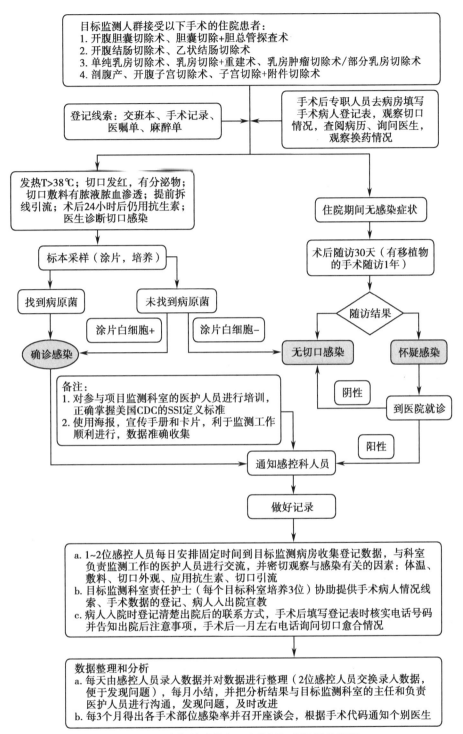

图 11-4  手术部位感染(SSI)监测规范及操作流程

表 11-4　手术部位感染监测登记表

| 手术患者编号 |
| --- |

**一、一般情况**

姓名　　　　　　　　性别　　　　　　年龄

住院号　　　　　　　科别　　　　　　病区　　　　　　　　床号：

入院日期　　　年　　月　　日　　　　出院日期　　　年　　月　　日

联系电话　　　　　　回访日期　　年　　月　　日

**二、手术情况**

手术名称　　　　　　　　　　　　　　手术持续时间　　　分钟

手术日期　　　年　　月　　日　　　　手术医生

ASA 评分　　□ Ⅰ　□ Ⅱ　□ Ⅲ　□ Ⅳ　□ Ⅴ

切口等级　　□ 清洁　□ 清洁 - 污染　□ 污染 / 感染

手术类型　　□ 急诊　□ 择期

麻醉类型　　□ 全身麻醉　□ 非全身麻醉

植入物　　　□ 有　□ 无

腔镜手术　　□ 是　□ 否

**三、抗菌药物使用情况**

1. 手术前使用抗菌药物　□ 是　□ 否

　药物名称：　　　　　　剂量：　　　　　　　方式：

　开始时间：　　　年　　月　　日

　持续时间：□ 术前 1h　□ 术前 2h　□ 术前 1d

　　　　　　□ 术前 2d　□ 术前 3d　□ 术前 4d　□ 术前 4d 以上

2. 围手术期用药　　□ 是　□ 否

　药物名称　　　　　　剂量　　　　　　方式

　围手术期用药时间

　手术中用药次数

3. 术后用药　□ 是　□ 否

　术后用药名称　　　　　剂量：　　　　　　方式

　术后用药天数　□ 1d　□ 2d　□ 3d　□ 4d　□ 4d 以上

**四、医院感染情况　□ 是　□ 否**

　感染日期

　感染部位

　微生物培养　　□ 有　□ 无

　送检日期　　　　　　标本名称　　　　　病原体　　　　药物敏感试验结果

　　　　　　　　　　　　调查者：　　　　　调查日期：　　　年　　月　　日

　　3. 细菌耐药性监测　伴随着抗菌药物的广泛使用甚至是滥用产生了严重的后果,细菌的耐药性越来越强。抗菌药物的不合理使用归根结底是因为对抗菌药使用缺少有效指导,而对细菌耐药性的监测、了解细菌耐药性变迁的规律是延缓细菌耐药性产生的最为有效的手段。正是认识到细菌耐药性监测的重要性,早在 2005 年卫生部就成立细菌耐药监测网,在 2011 年又要求各省建立省级细菌耐药监测网。

细菌耐药性监测包括两方面的内容,一是定期对药物敏感试验结果进行总结、统计分析,并发布到临床,指导临床抗菌药物的选择。药物敏感性结果的统计分析可以按地区、医院级别、科室、标本类型进行统计,统计分类越细指导意义越强。二是对多重耐药菌的监测及其传播的控制,主要内容包括对多重耐药菌感染部位、发生的地点和时间、与医院感染的关系以及传播途径的控制。但是现在对多重耐药菌的概念还没有统一,通常我们认为多重耐药菌是对三类或三类以上抗菌药物同时耐药。在 2010 年美国、瑞典、以色列、希腊、荷兰、瑞士、澳大利亚等国的一些专家共同提出了关于 MDR、XDR(extremely-drug resistant)、PDR(pan-drug resistant)术语国际标准化的建议(草案)。在这个建议中他们介绍了对 MDR、XDR、PDR "新定义"的标准。由于细菌种类的不同,对抗菌药物的耐药性也不一样,因此专家们建议对临床常见耐药菌,采用对不同类别抗菌药物的耐药性来定义。

医院感染控制的专职人员在细菌耐药性监测的主要职责包括对药物敏感信息的定期总结分析发布,设计多重耐药菌的监测流程(图 11-5)、医护人员防控多重耐药菌的标准操作

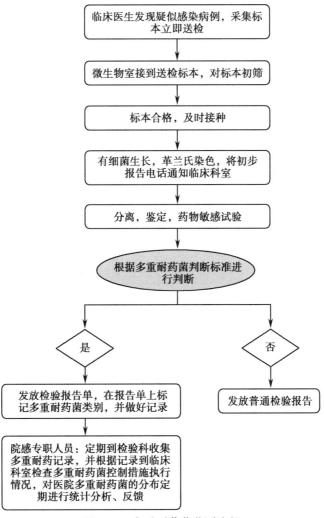

**图 11-5　多重耐药菌监测流程**

规范,对多重耐药菌控制措施实施情况进行评价(表 11-5),以期做到细菌耐药预警,即在细菌耐药性监测中发现细菌耐药达到一定程度之前,或根据以往总结的规律或监测得到的可能引起重大损害之前,向相关部门及医务人员发出信号,报告目前细菌耐药情况,以避免在不知情或准备不足的情况下发生损害,从而最大限度地减轻细菌耐药所造成的损失的行为。

**表 11-5  多重耐药菌控制措施执行情况评价表**

| 报告时间      年   月   日 | 科室标本来源标本编号 | | |
|---|---|---|---|
| 患者姓名 | 住院号 | 病区/床号 | 主管医生 |
| 多重耐药菌种类<br>　□ MRSA(耐甲氧西林金黄色葡萄球菌)<br>　□ VRE(耐万古霉素肠球菌)<br>　□ CRE(耐碳青霉烯肠杆菌科细菌)<br>　□ CRPAE(耐碳青霉烯铜绿假单胞菌)<br>　□ CRABA(耐碳青霉烯鲍曼不动杆菌)<br>　□ 其他 | | | |
| 防控措施落实情况<br>　1. 晨会交班  □ 有  □ 无<br>　2. 隔离  □ 有  □ 无<br>　　　　　　□ 单间隔离  □ 床旁隔离<br>　3. 诊疗或接触患者前后进行手卫生  □ 有  □ 无<br>　4. 在病历卡上贴蓝色接触隔离标签  □ 有  □ 无<br>　5. 在患者一览表贴蓝色接触隔离标签  □ 有  □ 无<br>　6. 可复用的医疗器械专人专用并及时消毒  □ 有  □ 无<br>　7. 患者周围物品、环境和医疗器械每日清洁消毒  □ 有  □ 无<br>　8. 转诊患者之前通知接诊科室  □ 有  □ 无<br>　9. 患者的生活垃圾按照感染性垃圾处理  □ 有  □ 无<br>　10. 抗菌药物的使用是否合理  □ 是  □ 否 | | | |

科室签名:　　督察者:　督查日期:　年　月　日

　　根据《三级综合医院评审标准实施细则(2011 年版)》中要求,各重点部门了解其前五位的医院感染病原微生物名称及耐药率。这里的重点部门为易发生或发现多重耐药菌的科室,如重症监护病房、新生儿病室、神经病区、烧伤病区、呼吸病区、血液病区、感染性疾病科等,可根据各医院监测数据确定。

　　4. 血液净化感染事件监测　据统计,感染是导致终末期肾病透析患者死亡的第二大原因,仅次于心血管疾病。血液净化患者由于常处于免疫功能受损状态,且常须对血管通路进行穿刺或长期留置导管,是感染的高危险人群。血液净化患者最常发生的感染类型有血流感染、透析通路相关感染及经血传播疾病(乙型肝炎、丙型肝炎等)。血液净化感染事件监测流程见图 11-6。近十年来,我国由于血液透析导致的感染暴发事件屡屡发生,影响患者的生理社会功能以及生活质量,严重威胁患者安全,并造成了不良的社会舆论影响。

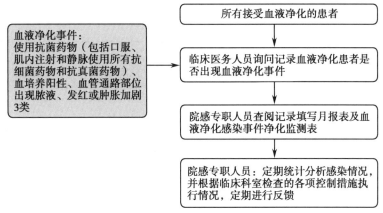

图 11-6　血液净化感染事件监测流程

血液净化患者由于其治疗特点往往高度集中、接触频繁、流动性大,每周 2~3 次往返社区和医疗机构,容易引发医护人员与患者、患者之间、患者家属之间的疾病传播。此次新型冠状病毒感染疫情期间,发生了多起门诊血液净化患者的疫情传播事件,暴露出对门诊血液净化患者的感染监管存在疏忽,也体现了监管的难度。

2010 年,美国感染控制和流行病学专业协会(APIC)制定了血液透析患者感染预防控制指南,提出应监测门诊血液透析患者的感染发病率,通过对血液净化患者监测、追踪感染,能明确哪些是感染的高风险人群,了解其感染流行趋势,有利于采取有效的防控措施。目前我国开展血液净化感染事件的医疗机构少,采用标准、方法和实际不一,但监测内容应包括使用抗菌药物(口服、肌内注射和静脉使用所有抗细菌药物和抗真菌药物),血培养阳性、血管通路部位出现脓液、发红或肿胀加剧 3 类,并采取干预措施以减少其发生。宜采用临床医务人员主动、前瞻、持续监测上报(表 11-6 及表 11-7);也可专职人员监测与临床医务人员报告相结合。监测对象为进行血液净化的门诊患者及住院患者,包括血液透析、血液滤过、血液灌流、血浆置换、血浆吸附等。一个血液透析事件判断准则,可减少与相同的患者问题有

表 11-6　血液净化患者月报表

监测时间:　　年　　月

| 编号 | 姓名 | 就诊号 | 血液净化用血管通路类型 | 血液净化用导管穿刺部位 | 是否发生血液净化事件 | |
|---|---|---|---|---|---|---|
| | | | | | 否 | 是 / 发生日期 |
| 1 | | | | | | |
| 2 | | | | | | |
| 3 | | | | | | |
| …… | | | | | | |
| 本月合计:血管通路类型:内瘘_____　　人工血管_____<br>　　　　　　隧道式中心静脉导管_____　　非隧道式中心静脉导管_____<br>　　　　　　导管穿刺部位:锁骨下静脉_____　　颈内静脉_____,　股静脉_____<br>　　　　　　其他部位_____ | | | | | | |

**表 11-7　血液净化感染事件监测表**

监测时间：_____年____月

基本信息
姓名_____　性别：_____　年龄：_____　就诊/住院号：_____　联系电话：_____

血液净化用血管通路相关信息
血管通路类型　□内瘘　　□人工血管　　□隧道式中心静脉导管
　　　　　　　□非隧道式中心静脉导管
导管穿刺部位　□锁骨下静脉　□股静脉　　□颈内静脉　　□其他
置管日期　_____年____月____日

血液净化感染事件
□ 全身使用抗菌药物
　　抗菌药物名称_____　　开始使用抗菌药物日期_____
　　原因　□穿刺部位感染　□血流感染　□其他感染
□ 血培养阳性
　　送检日期_____　　检出病原体_____
　　来源　□血管通道　　□非血管通道　　□污染　　□不确定
□ 血管通路部位出现脓液、发红或肿胀加剧
　　部位　□穿刺点/隧道口　　□穿刺点/隧道口周围皮肤　　□穿刺点/隧道口皮下组织
　　临床表现　□脓液　　□发红　　□肿胀加剧
　　处理　□局部使用抗菌药物　　□抗菌药物封管　　□全身使用抗菌药物
　　　　　□其他_____

其他部位感染
　　□皮肤/伤口感染（与导管无关）　　□上呼吸道感染　　□肺炎
　　□其他下呼吸道感染　　　　　　　□尿路感染　　　　□其他部位感染

感染结局
　　□通道拔除
　　□重新置管
　　　类型
　　　□内瘘　　□人工血管　　□隧道式中心静脉导管　　□非隧道式中心静脉导管
　　　□其他
　　□住院
　　□死亡

关的事件报告数量。两个相同类型的血液透析事件的发生必须间隔至少21d，第二次血液透析事件才可被报告为独立的事件。如果两个相同类型的血液透析事件发生的时间间隔少于21d，则随后发生的相同类型的事件不被认为是一个新的血液透析事件。21d法则也适用于跨日历月报告。如果患者有多个血管通路类型，只报告患者感染风险最高的血管通路，即使该通路不再用于透析。美国透析监测网络（dialysis surveillance network，DSN）收集的1999—2001年门诊血液透析监测资料显示血管通路类型中人工血管感染发病率最高，其次为动静脉内瘘、非隧道式中心静脉置管、隧道式中心静脉置管。

目前国内开展血液透析事件目标性监测的机构较少，且依托于人工监测，已不能满足当

前感染监测需要及信息化建设需求，迫切需要创新监测方法。

5. 血液净化患者血源性病原体监测　国内外资料均表明血液净化患者感染血源性病原体的危害大、死亡率高，且我国血液透析规范如《血液净化标准操作规程(2021 版)》《医疗机构血液透析室管理规范》等也明确规定血液透析患者必须进行血源性病原体的检查，但我国尚缺乏完善的血液净化患者血源性病原体监测体系。

美国国家血液透析相关疾病监测(national surveillance of dialysis-associated diseases，NSDAD)从 20 世纪 70 年代就已开展针对所有的终末期肾病患者的监测项目，前期主要收集患者总数、多重耐药菌感染患者的治疗情况、医务人员和患者乙型肝炎病毒的患病率和乙型肝炎疫苗的使用情况、血液透析相关感染的预防和控制措施等信息，后期调查还增加了医务人员和患者丙型病毒性肝炎的信息。

血液净化患者血源性病原体感染监测主要是对血液净化患者进行血源性病原体[主要包括乙型肝炎病毒(hepatitis b virus，HBV)、丙型肝炎病毒(hepatitis C virus，HCV)、人类免疫缺陷病毒(human immunodeficiency virus，HIV)、梅毒螺旋体]感染的筛查及复查，统计每年血源性病原体感染率(图 11-7)。第一次开始血液净化治疗的患者或由其他医疗机构转入的患者应在治疗前进行 HBV、HCV、HIV 和梅毒螺旋体检测。长期血液净化患者应定期复查血源性病原体标志物，HBV 和 HCV 应至少每 6 个月复查一次，HIV、梅毒螺旋体至少每年复查一次。

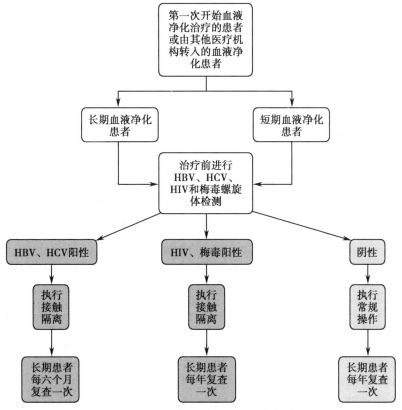

图 11-7　血液净化患者血源性病原体监测流程

监测人员填写血液净化患者血源性病原体监测表(表 11-8)。

**表 11-8　血液净化患者血源性病原体监测表**

| 基本信息 |
|---|
| 姓名　　　　　性别　　　　年龄　　　　就诊／住院号　　　　联系电话 |
| 首次血液净化日期＿＿＿年＿＿月＿＿日 |
| 在当前医院首次血液净化日期＿＿＿年＿＿月＿＿日 |

在本院血液净化期间是否有以下危险因素

□ 文身　□ 静脉切开术　□ 高危性行为　□ 注射毒品　□ 输血

□ 在外院血液净化　透析地点：

□ 住院治疗　住院地点：

血源性病原体筛查

首次血液净化前筛查

检查日期　　　年　　　月　　　日

结果　HBsAg　□ 阳性　□ 阴性　□ 未查　HBsAb　□ 阳性　□ 阴性　□ 未查

　　　HBcAb　□ 阳性　□ 阴性　□ 未查　HBeAg　□ 阳性　□ 阴性　□ 未查

　　　HBeAb　□ 阳性　□ 阴性　□ 未查　HBV-DNA

　　　HCV-Ab　□ 阳性　□ 阴性　□ 未查　HCV-RNA

　　　HIV 初筛　□ 阳性　□ 阴性　□ 未查　HIV 确诊　□ 阳性　□ 阴性　□ 未查

梅毒抗体检测　□ 阳性　□ 阴性　□ 未查

特异性抗体检测：□ TPPA　□ TPHA

抗体滴度＿＿＿＿＿＿＿

非特异性抗体检测：□ RPR　□ TRUST　□ USR

抗体滴度＿＿＿＿＿＿＿

血液净化期间复查：

检查日期　　　年　　　月　　　日

结果　HBsAg　□ 阳性　□ 阴性　□ 未查

　　　HBsAb　□ 阳性　□ 阴性　□ 未查

　　　HBcAb　□ 阳性　□ 阴性　□ 未查

　　　HBeAg　□ 阳性　□ 阴性　□ 未查

　　　HBeAb　□ 阳性　□ 阴性　□ 未查　HBV-DNA

　　　HCV-Ab　□ 阳性　□ 阴性　□ 未查　HCV-RNA

　　　HIV 初筛　□ 阳性　□ 阴性　□ 未查

　　　HIV 确诊　□ 阳性　□ 阴性　□ 未查

　　　梅毒抗体检测　　□ 阳性　　□ 阴性　　□ 未查

　　　特异性抗体检测　□ TPPA　□ TPHA　抗体滴度＿＿＿＿＿＿

　　　非特异性抗体检测　□ RPR　□ TRUST　□ USR　抗体滴度＿＿＿＿＿＿＿

血液净化期间发生血源性病原体感染

□ 无　□ HBV　□ HCV　□ HIV　□ 梅毒

注：HBsAg：乙肝表面抗原（Hepatitis B Surface Antigen）；HBV：乙型肝炎病毒（Hepatitis B Virus）；HBsAb：乙肝表面抗体（Hepatitis B Surface Antibody）；HBcAb：乙肝核心抗体（Hepatitis B Core Antibody）；HBeAg：乙肝 e 抗原（Hepatitis B e Antigen）；HBeAb：乙肝 e 抗体（Hepatitis B e Antibody）；DNA：脱氧核糖核酸（Deoxyribonucleicacid）；HCV-Ab：丙肝抗体（Hepatitis C Virus Antibody）；RNA：核糖核酸（Ribonucleic Acid）；HIV：人类免疫缺陷病毒（Human Immunodeficiency Virus）；HCV：丙型肝炎病毒（Hepatitis C Virus）；HIV：人类免疫缺陷病毒（Human Immunodeficiency Virus）；TPPA：梅毒螺旋体颗粒凝集试验（Treponema Pallidum Particle Assay）；TPHA：梅毒螺旋体血凝试验（Treponema Pallidum Haemagglutination Assay）；RPR：快速血浆反应素环状卡片实验（Rapid Plasma Reagin Test）；TRUST：梅毒甲苯胺红试验（Syphilis Toluidine Red Untreated Serum Test）；USR：不加热血清反应素试验（Unheated Serum Reagin）

6. 医院工作人员感染性疾病职业暴露监测　医院工作人员职业暴露是指医务人员在从事医疗和护理的过程中,由于接触了有毒、有害的物质或传染性病原体从而损害健康或危及生命的一类职业暴露。医院工作人员职业暴露主要分为放射性职业暴露、化学性职业暴露、感染性职业暴露等。放射性职业暴露主要是医务人员从事放射性相关工作以及接触了接受发射型计算机断层扫描(emission computed tomography,ECT)、正电子发射计算机断层/X线计算机体层成像检查(positron emission tomography and computed tomography,PET/CT)以及粒子治疗的患者。化学性职业暴露主要是医务人员使用化学消毒剂对物品进行浸泡及消毒时发生的间接接触以及由于治疗的需要,护理人员频繁接触化学治疗药物也会造成眼部和鼻腔口腔黏膜的损害。而感染性职业暴露主要是指医院工作人员在从事医疗护理相关活动过程中接触传染病病原体,从而损害健康或危及生命的一类职业暴露。

医务人员的感染性职业暴露方式有针刺伤或锐器割伤、黏膜暴露、破损皮肤接触、呼吸道吸入、消化道摄入等,其中血源性职业暴露为主。在一项为期1年的横断面研究中指出医务工作者接触血液和体液后的感染率高达65.3%,同时有研究指出暴露源乙型肝炎病毒占比达46.85%,其次是丙型肝炎病毒(13.99%)、梅毒螺旋体(9.09%)和人类免疫缺陷病毒(4.90%),提示应加强血源性职业暴露的监测和防护。

感染性职业暴露按暴露程度分为一级暴露、二级暴露和三级暴露。一级暴露是指暴露源(体液、血液或者含有体液、血液污染的医疗器械或物品)沾染了有损伤的皮肤或者黏膜,暴露量小且暴露时间较短。二级暴露是指暴露源沾染了有损伤的皮肤或者黏膜,暴露量大且暴露时间较长,或暴露源刺伤或者割伤皮肤,损伤程度较轻,为表皮擦伤或者针刺伤。三级暴露为暴露源刺伤或者割伤皮肤,损伤程度较重,出现深部伤口或者割伤物有明显可见的血液。

感染性职业暴露按病原体暴露源的病毒载量水平分为轻度、重度和暴露源不明三种类型。以艾滋病为例,暴露源——人类免疫缺陷病毒阳性,但滴度低,人类免疫缺陷病毒感染者无临床症状,为轻度暴露;人类免疫缺陷病毒阳性,滴度高,人类免疫缺陷病毒感染者有临床症状,为重度暴露;不能确定暴露源者,为暴露源不明型暴露。

发生感染性职业暴露后要将暴露情况进行登记(表11-9)。登记的内容包括职业暴露发生经过,暴露方式、部位、损伤程度、暴露种类和患者的详细情况。追踪随访暴露源的健康状况,对医护人员受伤情况进行预防性或治疗性用药。

职业暴露后的评估应由医院具备资质与相关经验的专业医生负责,提出暴露后的预防处理建议。首先评价暴露源患者,根据现有信息评估被感染的风险,包括暴露源的液体类型和职业暴露类型。对患者进行乙型肝炎病毒表面抗原、丙型肝炎病毒抗体和人类免疫缺陷病毒检测;对未知源患者,评估暴露者被乙型肝炎病毒、丙型肝炎病毒或人类免疫缺陷病毒感染的风险。然后评价暴露者,通过乙型肝炎疫苗接种史和接种反应评估暴露者乙型肝炎病毒感染的免疫状况。医院工作人员感染性疾病职业暴露监测流程如图11-8所示。

**表 11-9　医院工作人员感染性疾病职业暴露登记表**

| 一、基本情况 | | | | | | |
|---|---|---|---|---|---|---|
| 姓名 | | 性别 | | 年龄/工龄 | | 岗位/职业 | |
| 科室/部门 | | 职称 | | 学历 | | 电话 | |
| 暴露时从事何种医疗活动 | | | 是否接受职业安全培训 | | | |

| 二、暴露方式 | | | | |
|---|---|---|---|---|
| 1. 接触暴露 | 皮肤:□ 破损 □ 未破损 | | 黏膜:□ 鼻 □ 口腔 □ 眼 □ 其他 | |
| 2. 针刺伤或锐器割伤 | 器械类型 | 空心针( )实心针( ), 其他( ) | 手术刀等手术器械( ) | 玻璃类( ) |
| 3. 呼吸道吸入 | 未戴口罩( ) | | 戴口罩但不严密( ) | 口罩类型 |
| | 肺结核( ) | | 其他呼吸道传染病( ) | |
| 4. 经消化道 | 经口误食( ) 其他( ) | | | |
| 5. 污染物来源 | □ 血液 □ 脑脊液 □ 胸腔积液 □ 腹水 □ 呼吸道分泌物 □ 创面分泌物 □ 其他 | | | |

| 三、暴露源情况 | | | |
|---|---|---|---|
| 患者姓名 | | 住院号 | 住院科室 |

□ 无症状 HIV 感染者 □ 艾滋病患者:CD4 细胞计数( )个 /μl

□ 无症状乙型肝炎携带者 □ 乙型肝炎患者: 病毒载量 cps/ml

□ HCV 携带者 □ 丙型肝炎患者: 病毒载量 cps/ml

□ 无症状梅毒携带者 □ 梅毒患者:

□ 肺结核,其他呼吸道传染病( )

□ 甲型肝炎,其他肠道传染病( )

□ 疥疮,其他经接触感染性疾病( )

| 四、暴露后处理情况 | | |
|---|---|---|
| 皮肤 | 清水冲洗:是( ),否( ) | 消毒:是( ),否( ) 使用消毒剂名称:( ) |
| 黏膜 | 正确挤出伤口血液:是( ),否( ) | |
| | 冲洗溶液:生理盐水( ),清水( ),其他溶液( ) | |

五、暴露后预防性治疗方案

| 六、暴露后随访情况 | | |
|---|---|---|
| 时间 | 日期 | 随访结果 |
| 暴露后 1 周内 | | 感染( ) 未感染( ) |
| 暴露后 2 周 | | 感染( ) 未感染( ) |
| 暴露后 4 周 | | 感染( ) 未感染( ) |
| 暴露后 8 周 | | 感染( ) 未感染( ) |
| 暴露后 3 个月 | | 感染( ) 未感染( ) |
| 暴露后 6 个月 | | 感染( ) 未感染( ) |
| 暴露后 12 个月 | | 感染( ) 未感染( ) |

| 七、结论 |
|---|
| 暴露后未感染( ) 暴露后感染( ) |
| 监测报告人: 日期: |

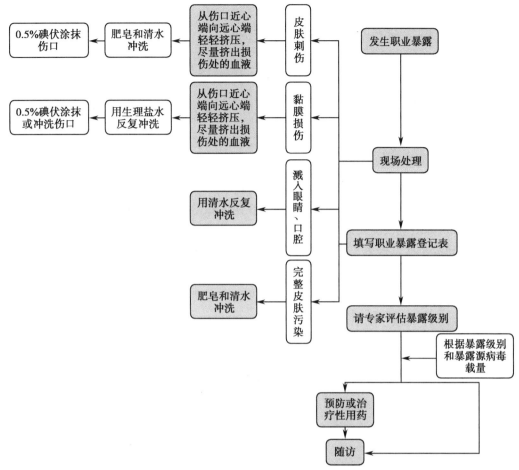

图 11-8　医院工作人员感染性疾病职业暴露监测流程

（曾　翠　李春辉）

# 第三节　医院感染病例监测结果的分析与反馈

　　通过医院感染监测可以获得医院感染的原始资料,但是原始资料只能直观反映医院感染的现时状态。医院感染控制工作的内涵还包括通过流行病学方法、统计学原理、基础学科和医院感染专业知识来动态分析、比较、综合和归纳医院感染原始资料,从而发现医院感染发生发展的规律以及影响医院感染的危险因素,为医院感染控制措施的制订提供依据。长期、系统、连续地收集、分析医院感染在一定人群中的发生、分布及其影响因素,并将监测结果报送和反馈给有关部门和科室,为医院感染的预防、控制和管理提供科学依据。

# 一、医院感染病例监测主要计算指标

## （一）医院感染发病率

医院感染发病率是指住院患者中发生医院感染的频率。计算公式：

$$医院感染发病率 = \frac{新发生医院感染的患者人数}{同期住院患者人数} \times 100\%$$

分子是指确定时段住院患者中同期新发生医院感染的患者人数；分母是指确定时段内曾住院的患者人数，即同期出院人数加上期末在院人数总和。统计时段内同一位住院患者曾 N 次入院，统计全院住院人数时计为 N。

1. 医院感染例次发病率　是指住院患者中新发生医院感染例次的频率。计算公式：

$$医院感染例次发病率 = \frac{新发生医院感染的例次数}{同期住院患者人数} \times 100\%$$

分子是指确定时段住院患者中同期新发生医院感染的例次数；分母是指确定时段内曾住院的患者人数，即同期出院人数加上期末在院人数总和。统计时段内同一位住院患者曾 N 次入院，统计全院住院人数时计为 N。

2. 千日医院感染发病率　是指累计暴露时间内医院感染的发病密度，指单位住院时间内住院患者新发生医院感染的频率。单位住院时间通常用 1 000 个住院患者占用病床的天数来表示。计算公式：

$$千日医院感染发病率 = \frac{新发生医院感染的患者人数}{同期住院患者天数} \times 1\,000‰$$

分子是指确定时段住院患者中同期新发生医院感染的患者人数；分母是指确定时段每日 0 点时全院患者人数之和。

3. 千日医院感染例次发病率　是指累计暴露时间内医院感染的发病密度，指单位住院时间内住院患者新发生医院感染例次的频率。单位住院时间通常用 1 000 个住院患者占用病床的天数来表示。计算公式：

$$千日医院感染例次发病率 = \frac{新发生医院感染的例次数}{同期住院患者天数} \times 1\,000‰$$

分子是指确定时段住院患者中同期新发生医院感染的例次数；分母是指确定时段每日 0 点时全院患者人数之和。

## （二）医院感染现患率

1. 医院感染现患率　是指确定时间段或时点，住院患者中医院感染患者所占的比例。计算公式：

$$医院感染现患率 = \frac{确定时间段或时点医院感染人数}{同期住院患者人数} \times 100\%$$

时点口径：分子是指调查日凌晨 0 点时住院患者中处于医院感染状态（调查日之前发生医院感染且调查日凌晨 0 点未治愈）的人数；分母是指调查日凌晨 0 点时住院患者人数（与以往调查口径一致，以往口径为调查日 0 点至 24 点住院患者，包括当日在院患者、出院及死亡的住院患者，不包括当日新入院的住院患者）。

时段口径：分子是指调查时段住院患者中处于医院感染状态（调查日之前发生医院感染且调查日凌晨 0 点未治愈）的人数；分母是指调查时段住院患者人数，即同期出院人数加上期末在院人数之和。统计时段内同一位住院患者曾 n 次入院，统计全院住院人数时计为 n。

2. 医院感染例次现患率　是指确定时间段或时点住院患者中医院感染例次数所占的比例。计算公式：

$$医院感染例次现患率 = \frac{确定时间段或时点医院感染例次数}{同期住院患者人数} \times 100\%$$

时点口径：分子是指调查日凌晨 0 点时住院患者中处于医院感染状态（调查日之前发生医院感染且调查日凌晨 0 点未治愈）的医院感染例次数；分母是指调查日凌晨 0 点时住院患者人数（与以往调查口径一致，以往口径为调查日 0 点至 24 点住院患者，包括当日在院患者、出院及死亡的住院患者，不包括当日新入院的住院患者）。

时段口径：分子是指调查时段住院患者中处于医院感染状态（调查日之前发生医院感染且调查日凌晨 0 点未治愈）的医院感染例次数；分母是指调查时段住院患者人数，即同期出院人数加上期末在院人数之和。统计时段内同一位住院患者曾 n 次入院，统计全院住院人数时计为 n。

### （三）医院感染聚集事件报告率

医院感染聚集事件报告率是指在规定时段内医疗机构实际报告医疗机构聚集感染事件占应报告事件的比例。计算公式：

$$医院染聚集事件报告率 = \frac{实际报告医院感染聚集次数}{同期应报告医院感染聚集次数} \times 100\%$$

1. 医院感染聚集事件　是指在医疗机构或其病区的住院患者中，短时间内发生同类医院感染病例增多超过历年散发发病率水平的现象。

2. 医院感染暴发　是指在医疗机构或其科室的患者中，短时间内发生 3 例以上同种同源感染病例的现象。

3. 疑似医院感染暴发　是指在医疗机构或其科室的患者中，短时间内发生 3 例以上临床综合征相似、怀疑有共同传染源的感染病例；或者 3 例以上怀疑有共同传染源或传播途径的感染病例现象。

### （四）医院感染病例漏报率

医院感染病例漏报率：是指应当报告而未报告的医院感染病例数占应报告医院感染病例数的比例。计算公式：

$$医院感染病例漏报率 = \frac{应报告而未报告的医院感染病例数}{同期应报告医院感染病例数} \times 100\%$$

医院感染病例报告:临床医师通过主动报送或确认等规定方式,按规定的途径和程序向指定的管理主体告知住院患者发生医院感染的相关信息。

应当报告而未报告的医院感染病例包括临床医师已做出医院感染的诊断但未报告的病例,通过专业监测发现的应做出的医疗机构诊断但临床医师未予诊断的病例。

应报告医院感染病例数指的是医疗机构真实发生医院感染的病例数。

## 二、医院感染资料汇总表达方式

通过对感染监测资料进行汇总分析,采用合适的表达方式可直观明了地反映出整个地区或单位的医院感染总的情况。例如通过比较同一科室不同时期的医院感染发病率,可以发现医院感染发病率的动态变化趋势,还能及时发现医院感染的流行与暴发,如某一时期的医院感染发病率明显高于一般水平,则应认真考虑是否出现医院感染的流行或暴发。

在进行医院感染资料的汇总分析时需将结果进行归类,这时需要用到一些图或者表格,通过图或表格可以简单、直观地分析某些数据之间的联系。通过比较同一时期不同科室医院感染例次发病率发现医院感染高发科室,可以确定医院需要重点监测及管理科室。如图 11-9 中通过对比分析某医院 2012 年不同 ICU 调整日感染例次率的比较,结果发现神经内科 ICU 的调整日感染率最高。

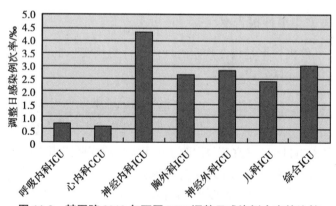

图 11-9 某医院 2012 年不同 ICU 调整日感染例次率的比较

通过对比分析同一科室不同感染部位的构成比,可以发现该科室高发的医院感染部位,从而针对性地采取医院感染防控措施。如图 11-10 中分析某医院 2011 年感染部位构成比,发现下呼吸道是最常见的医院感染发生部位。

通过比较同一个医院不同时期的医院感染发病率,从而发现医院感染发病率的变化趋势,评估是否需要改进医院感染防控策略。如图 11-11 中某医院不同年份医院感染发病率的比较,发现自 2000 年至 2011 年医院感染发病率呈下降趋势。

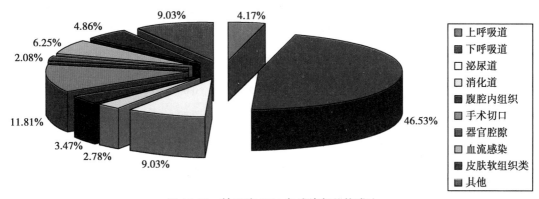

图 11-10　某医院 2011 年感染部位构成比

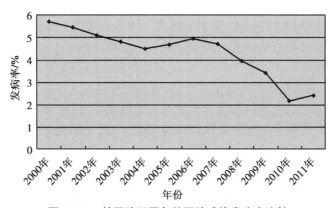

图 11-11　某医院不同年份医院感染发病率比较

## 三、医院感染资料的报告与反馈

将医院感染病例通过医院感染计算机软件将资料录入进行统计,每月底或者选择一个固定的时间对监测资料进行整理分析,从而发现医院感染监测中的一些常见问题,对监测中发现的问题应进行总结写成报告,向有关领导和部门进行反馈。医院感染监测资料一般每月汇总一次,汇总的内容有各科室各部门的医院感染发病率、感染部位构成比、各类切口感染率等,反馈的方式可以选择填写医院感染反馈单、编写医院感染监控信息或汇总医院感染监测分析报告等。若有特殊情况,如医院感染的流行与暴发则应及时向有关部门报告。

医院感染监测结果的对比分析非常重要,本医院的统计资料可以进行自行比较,也可以与其他医院或者与权威的监测结果进行比较。如相同科室在不同时间医院感染情况的比较、不同科室在相同时间的医院感染发病情况的比较,通过比较才能发现医院感染存在的问题。例如各医院可以将本院现患率调查结果与全国调查结果进行比较(表 11-10),通过与全国的调查结果比较可以得出自己医院所处的位置,从而评估本院的医院感染控制工作的情况。

表 11-10　全国 2010 年不同规模医院感染现患率

| 医院床位数 / 张 | 医院数 / 个 | 监测人数 / 人 | 感染人数 / 人 | 感染现患率 /% | 百分位数 /% | | | | |
|---|---|---|---|---|---|---|---|---|---|
| | | | | | $P_{10}$ | $P_{25}$ | $P_{50}$ | $P_{75}$ | $P_{90}$ |
| <300 | 221 | 36 218 | 744 | 2.05 | 0.00 | 0.60 | 1.64 | 2.88 | 4.32 |
| 300~599 | 282 | 110 699 | 3 248 | 2.93 | 0.79 | 1.48 | 2.49 | 3.89 | 5.53 |
| 600~899 | 110 | 82 349 | 3 141 | 3.81 | 1.43 | 2.47 | 3.51 | 4.90 | 6.29 |
| ≥900 | 127 | 177 942 | 7 541 | 4.24 | 2.17 | 2.86 | 3.96 | 5.09 | 6.16 |

## 四、医院人员手卫生监测报告与反馈

医务人员的手是病原体在医生、患者及医疗环境中传播的主要媒介,医务人员手卫生的依从性与医院感染发生率直接相关。通过定期与不定期对医务工作者手卫生依从性进行监测并将监测结果反馈给临床,同时对手卫生依从性与医院感染发生率进行关联分析,将分析结果反馈临床,从而提高医务工作者依从性、降低医院感染发生率。

手卫生监测一般会选择不同岗位工作者进行随机抽查,检查每个手卫生时机的依从性,通过将监测结果汇总发现手卫生依从性存在的问题。每个医院都有手卫生依从性监测的工具,可以将不同医院的结果对比分析,也可以对同一个医院不同科室、不同工作岗位的手卫生依从性结果进行分析,从而了解不同规模医院、不同科室、不同岗位工作者手卫生依从性之间的差异。例如表 11-11 通过分析全国医疗机构中不同工作岗位工作者五个手卫生时机的手卫生依从性发现,接触患者周围环境后手卫生依从率最低,接触血液和体液后手卫生依从率最高。

## 五、医院感染目标性监测报告与反馈

1. 成人与儿童重症监护病房(ICU)医院感染监测报告与反馈　根据国家医院感染监测规范要求,医院应该开展成人及儿童重症监护病房(ICU)医院感染监测,了解医院感染防控工作落实情况,查找关键环节、及时干预采取相应防控措施。目标性监测各项指标的计算包括一般医院感染发病率、患病率的计算,计算方法与普通病房监测指标的计算方法一致。在ICU 的目标性监测中由于 ICU 患者病情较重,患者接受侵袭性操作较多,所以对 ICU 目标性监测中往往更为关注器械相关性感染。

常用反馈指标包括:

(1)感染率

感染率的表达方式有 2 种,即医院感染发病率和医院感染日发病率。

$$医院感染发病(例次)率 = \frac{医院感染新发病例(例次)数}{同期住院患者总数} \times 100\%$$

表 11-11 2019 年 9 月全国医疗机构不同时机手卫生依从及正确执行情况

| 手卫生时机 | 医师 | | | | | 护士 | | | | | 合计 | | | | |
|---|---|---|---|---|---|---|---|---|---|---|---|---|---|---|---|
| | 应执行次数/次 | 执行次数/次 | 依从率/% | 正确执行次数/次 | 正确率/% | 应执行次数/次 | 执行次数/次 | 依从率/% | 正确执行次数/次 | 正确率/% | 应执行次数/次 | 执行次数/次 | 依从率/% | 正确执行次数/次 | 正确率/% |
| 接触患者前 | 197 831 | 145 486 | 73.54 | 118 416 | 81.39 | 213 742 | 171 341 | 80.16 | 143 165 | 83.56 | 411 573 | 316 827 | 76.98 | 261 581 | 82.56 |
| 接触患者后 | 210 815 | 167 209 | 79.32 | 135 256 | 80.89 | 228 385 | 191 755 | 83.96 | 159 272 | 83.06 | 439 200 | 358 964 | 81.73 | 294 528 | 82.05 |
| 接触患者周围环境后 | 112 752 | 72 513 | 64.31 | 58 391 | 80.52 | 146 799 | 102 923 | 70.11 | 84 614 | 82.21 | 259 551 | 175 436 | 67.59 | 143 005 | 81.51 |
| 无菌/清洁操作前 | 74 447 | 64 364 | 86.46 | 55 782 | 86.67 | 139 891 | 122 194 | 87.35 | 106 067 | 86.80 | 214 338 | 185 558 | 87.04 | 161 849 | 86.76 |
| 接触血液、体液后 | 73 413 | 65 918 | 89.79 | 54 838 | 83.19 | 108 114 | 97 173 | 89.88 | 82 567 | 84.97 | 181 527 | 163 091 | 89.84 | 137 405 | 84.25 |
| 合计 | 669 258 | 515 490 | 77.02 | 422 683 | 82.00 | 836 931 | 685 386 | 81.89 | 575 685 | 83.99 | 1 506 189 | 1 200 876 | 79.73 | 998 368 | 83.14 |

$$医院感染日发病（例次）率 = \frac{医院感染新发病例（例次）数}{同期住院患者住院总日数} \times 1\,000‰$$

（2）器械使用率及其相关感染发病率

① 器械使用率

$$导管使用率 = \frac{留置导尿管日数}{患者住院总日数} \times 100\%$$

$$中心静脉导管使用率 = \frac{中心静脉插管日数}{患者住院总日数} \times 100\%$$

$$有创呼吸机使用率 = \frac{经气管插管使用呼吸机日数}{患者住院总日数} \times 100\%$$

② 器械相关感染发病率

$$导尿管相关尿路感染发病率 = \frac{导尿管相关尿路感染人数}{患者留置导尿管总日数} \times 1\,000$$

$$中心静脉导管相关血流感染发病率 = \frac{中心静脉导管相关血流感染人数}{患者留置中心静脉导管总日数} \times 1\,000‰$$

$$有创呼吸机相关肺炎感染发病率 = \frac{经气管插管使用呼吸机相关肺炎人数}{患者经气管插管使用呼吸机总日数} \times 1\,000‰$$

在计算导管使用率和器械相关感染发病率时需要计算 ICU 患者总住院日数和插管或使用呼吸机总日数，需要每日填写 ICU 患者日志。由 ICU 护士填写 ICU 患者日志（表 11-11），每日 8 时或每夜 12 时填写，避免遗漏。每日登记进入 ICU 新住进患者数；每日住在 ICU 患者数；使用呼吸机、中心静脉导管插管、尿道插管患者数，上月末日住 ICU 患者数。上月末日住 ICU 患者数指上月最后一日未移出 ICU 的患者数。新住进患者数指当日新住进 ICU 的患者人数；住在患者数指当日住在 ICU 的患者人数，包括新住进和已住在 ICU 的患者人数；中心静脉导管插管、导尿管插管和使用呼吸机的患者数指当日使用该器械的患者数。

根据 ICU 患者日志形成 ICU 患者月总结，它可提供处在某种危险因素（即 ICU）的人群资料，在计算各种率时使用。由医院感染监控专职人员进行 ICU 月总结。包括：

本月新住进患者数是指在本月新住进 ICU 的患者数，表 11-11 中为 100 人。

本月患者数是指上月末住在 ICU 的人数加上本月每日新住进 ICU 患者人数的总数，为 110 人。

本月住在 ICU 患者日数是指本月患者住在 ICU 总日数，即本月每日住在 ICU 患者人数之和，表 11-12 中为 367 人。

本月呼吸机使用患者日数、本月中心静脉导管插管患者日数、本月导尿管插管患者日数指本月使用该器械的患者住 ICU 日数，本例分别为 105、127、357。

**表 11-12 ICU 患者日志**

上月末日住 ICU 患者数　10 人　　　　　　　　　　　　　　　　2011 年 12 月

| 日期 | 新住进患者数 | 住在患者数 | 使用呼吸机患者数 | 中心静脉导管插管患者数 | 导尿管插管患者数 |
|---|---|---|---|---|---|
| 1 | 3 | 11 | 2 | 2 | 11 |
| 2 | 5 | 13 | 2 | 2 | 13 |
| ⋮ | | | | | |
| 30 | 6 | 12 | 1 | 4 | 15 |
| 31 | 5 | 14 | 3 | 2 | 14 |
| 合计 | 100 | 367 | 105 | 127 | 357 |

注：中心静脉包括颈静脉、锁骨下静脉、股静脉、PICC（经外周穿刺的中心静脉导管），如果患者有 1 个以上中心静脉导管，只记录 1 次。

例：某月对某综合 ICU 监测，共发生医院感染 15 例，其中呼吸机相关性肺炎 5 例，中心静脉导管插管相关血流感染 2 例，导尿管相关性尿路感染 4 例，胃肠道和手术部位感染各 2 例。"新入院患者数" 100 人，"住在 ICU 患者日数" 为 367 日，"使用呼吸机患者日数" 为 105 日，"使用中心静脉导管患者日数" 为 127 日，"使用导尿管患者日数" 为 357 日，见表 3-3。

①病例感染率 =15/(100+10)×100%=13.64%

②患者日感染率 =15/367×1 000‰=40.87‰

③呼吸机使用率 =105/367×100%=28.61%

④中心静脉导管使用率 =127/367×100%=34.60%

⑤导尿管使用率 =357/367×100%=97.28%

⑥呼吸机相关性肺炎感染率 =5/105×1 000‰=47.62‰

⑦中心静脉导管相关性血流感染率 =2/127×1 000‰=15.75‰

⑧导尿管相关性尿路感染率 =4/357×1 000‰=11.20‰

医院感染率的高低与住院患者的病情严重程度是直接相关的，由于各个 ICU 以及相同 ICU 不同时期收治患者的病情均不一致，为了比较各种 ICU 的感染率，必须按照 ICU 的患者病情对感染率进行校正。只有根据病情严重程度进行适当调整后，才能具备相同的基础进行比较。常用的调整方法有 ICU 患者的病情平均严重程度（average severity of illness score，ASIS）调整法。

ASIS 调整法：每周按照 "ICU 监测患者临床病情分类标准及分值" 对患者进行评定，评定结果记在 "ICU 患者各危险等级患者数" 中，见表 11-13、表 11-14，然后计算 ICU 患者的病情平均严重程度。其计算方法如下。

$$平均病情严重程度（分）=\frac{每周根据临床病情分类标准评定的患者总分值}{每周参加评定的 ICU 患者总数}$$

$$调整患者日医院感染率=\frac{ICU 患者日医院感染发病率}{平均病情严重程度}$$

表 11-13　ICU 监测患者临床病情分类标准及分值

| 分类级别 | 分值 | 分类标准 |
|---|---|---|
| A 级 | 1分 | 只需要常规观察,不需要加强护理和治疗(包括手术后只需观察的患者)。这类患者常在 48 小时内从 ICU 转出 |
| B 级 | 2分 | 病情稳定,但需要预防性观察,不需要加强护理和治疗的患者,例如某些患者需要排除心肌炎、心肌梗死以及需要服药而在 ICU 过夜观察 |
| C 级 | 3分 | 病情稳定,但需要加强护理和或监护的患者,如昏迷患者或出现慢性肾衰的患者 |
| D 级 | 4分 | 病情不稳定,需要加强护理和治疗,需要经常评价和调整治疗方案的患者,如心律不齐、糖尿病酮症酸中毒(但尚未出现昏迷、休克、弥散性血管内凝血) |
| E 级 | 5分 | 病情不稳定,且处于昏迷或休克状态,需要心肺复苏或需要加强护理治疗,并需要经常评价护理和治疗效果的患者 |

表 11-14　ICU 患者各危险等级患者数

监测时间　　　年　　月

| 临床病情等级 | 分值 | 第 1 周 | 第 2 周 | 第 3 周 | 第 4 周 |
|---|---|---|---|---|---|
| A | 1 | 4 | 3 | 4 | 2 |
| B | 2 | 2 | 2 | 3 | 3 |
| C | 3 | 2 | 2 | 4 | 2 |
| D | 4 | 2 | 3 | 1 | 1 |
| E | 5 | 2 | 1 | 1 | 1 |

例:上例中,该月 ICU 患者各危险等级人数见表 11-13。

13 个患者为 A 类 =13×1 分 =13 分

10 个患者为 B 类 =10×2 分 =20 分

11 个患者为 C 类 =11×3 分 =33 分

7 个患者为 D 类 =7×4 分 =28 分

5 个患者为 E 类 =5×5 分 =25 分

共计 46 个患者,总分值 119 分,平均病情严重程度(分)=119/46=2.59

调整患者日医院感染率 =40.87‰/2.59=15.78‰

新生儿为特殊人群,新生儿 ICU 病房收治的患儿多是病情危重、体重极低、发育不全、营养不良的新生儿,收治患儿机体抵抗力差。新生儿可根据出生体重(BW)分为四组:≤1 000g,1 001~1 500g,1 501~2 500g,>2 500g。新生儿日志主要按新生儿体重每日记录新住进新生儿数、住院新生儿数、脐或中心静脉导管插管及使用有创呼吸机新生儿数,见表 11-15、表 11-16。

**表 11-15　新生儿病房日志**

监测时间：_____年____月

| 日期 | BW ≤ 1 000g | | | | BW 1 001g~1 500g | | | | BW 1 501~2 500g | | | | BW > 2 500g | | | |
|---|---|---|---|---|---|---|---|---|---|---|---|---|---|---|---|---|
| | 新入院新生儿数 a | 住院新生儿数 b | 脐/中心静脉导管插管人数 c | 使用有创呼吸机人数 d | 新入院新生儿数 a | 已住新生儿数 b | 脐/中心静脉导管插管人数 c | 使用有创呼吸机人数 d | 新入院新生儿数 a | 已住新生儿数 b | 脐/中心静脉导管插管人数 c | 使用有创呼吸机人数 d | 新入院新生儿数 a | 已住新生儿数 b | 脐/中心静脉导管插管人数 c | 使用有创呼吸机人数 d |
| 1 | | | | | | | | | | | | | | | | |
| ...... | | | | | | | | | | | | | | | | |
| 31 | | | | | | | | | | | | | | | | |
| 合计 | | | | | | | | | | | | | | | | |

a—当日新住进新生儿病房或新生儿重症监护病房的新生儿数。
b—当日住在新生儿病房或新生儿重症监护病房的新生儿数,包括新住进和已住进新生儿病房或新生儿重症监护病房的新生儿。
c—当日应用该器械的新生儿数。若患者既置脐导管又置中心静脉导管,只计数一次。
d—当日应用该器械的新生儿数。

**表 11-16　新生儿病房或新生儿重症监护病房月报表**

监测时间：_____年____月

| 体重组别 /g | 新住进新生儿数 / 人 | 住院新生儿数 / 人 | 脐或中心静脉导管使用日数 /d | 使用有创呼吸机日数 /d |
|---|---|---|---|---|
| ≤ 1 000 | | | | |
| 1 001~1 500 | | | | |
| 1 501~2 500 | | | | |
| > 2 500 | | | | |

（1）新生儿医院感染日发病率

$$不同体重组新生儿医院感染日发病率 = \frac{不同体重组新发医院感染新生儿数}{同期不同体重组新生儿住院总日数} \times 1\,000‰$$

侵袭性操作是发生医院感染的高危因素,对使用呼吸机和血管导管的患儿进行感染监测,监测内容包括患儿姓名、性别、年龄、基础疾病、是否留置导管、置管天数、抗菌药物使用、病原体监测、是否发生导管相关性感染或呼吸机相关性肺炎等,然后根据下面的公式计算。

（2）器械使用率及其相关感染发病率

①器械使用率

$$不同体重组新生儿脐及中心静脉导管使用率=\frac{不同体重组新生儿脐及中心静脉导管使用日数}{同期不同体重组新生儿住院总日数}\times100\%$$

$$不同体重组新生儿有创呼吸机使用率=\frac{不同体重组新生儿经气管插管使用呼吸机日数}{同期不同体重组新生儿住院总日数}\times100\%$$

$$不同体重组新生儿总器械使用率=\frac{不同体重组新生儿器械（脐及中心静脉导管置管＋经气管插管使用呼吸机）日数}{同期不同体重组新生儿住院总日数}\times100\%$$

②器械相关感染发病率

$$不同体重组新生儿血管导管相关血流感染发病率=\frac{不同体重组脐及中心静脉导管相关血流感染新生儿数}{同期不同体重组新生儿脐及中心静脉插管总日数}\times1\,000‰$$

$$不同体重组有创呼吸机相关肺炎发病率=\frac{不同体重组经气管插管使用呼吸机新生儿肺炎人数}{同期不同体重组新生儿经气管插管使用呼吸机总日数}\times1\,000‰$$

对新生儿医院感染进行监测，对新生儿感染的发生率、感染部位进行统计，并对造成感染的病原体进行分析，从而分析医院感染的高危因素，从而采取相应的防控措施。通过表格分析某医院连续 5 年导管相关感染率结果（表 11-17），发现 2016 年新生儿医院感染发生率有增高趋势，可以针对 2016 年的医院感染进行深入分析，从而寻找医院感染发病率升高的原因。

表 11-17　某医院 NICU 连续 5 年导管相关感染率调查

| 年份 / 年 | 监测例数 | 感染例数 | 医院感染率 /% |
|---|---|---|---|
| 2014 | 389 | 48 | 12.34 |
| 2015 | 504 | 56 | 11.11 |
| 2016 | 418 | 76 | 18.18 |
| 2017 | 341 | 55 | 16.13 |
| 2018 | 483 | 49 | 10.14 |
| 合计 | 2 135 | 284 | 13.30 |

表 11-18 中显示，通过对不同体重患儿发生呼吸机相关性肺炎和中心静脉导管相关性感染进行监测，分析不同体重患儿的医院感染发生部位是否有差异。从而分析不同体重患儿是否须重点采取的防控措施。

表 11-18　新生儿体重与导管相关感染的关系

| 患儿体重 /g | 监测例数 /例 | 气管插管 | | | 中心静脉置管 | | |
|---|---|---|---|---|---|---|---|
| | | 使用率 /% | 日数 /d | 感染率 /‰ | 使用率 /% | 日数 /d | 感染率 /‰ |
| ≤1 000 | 157 | 92.36 | 3 178 | 25.49 | 98.01 | 3 356 | 14.60 |
| 1 001~1 500 | 486 | 56.67 | 4 985 | 13.84 | 64.20 | 5 378 | 2.05 |
| 1 501~2 500 | 467 | 32.16 | 4 588 | 11.77 | 12.42 | 5 238 | 1.34 |
| >2 500 | 325 | 17.87 | 2 201 | 5.45 | 4.31 | 1 889 | 1.06 |
| 合计 | 1 435 | 43.76 | 14 952 | 14.38 | 37.49 | 15 861 | 4.35 |

2. 外科手术部位监测资料报告与反馈

(1)常用指标计算公式:外科手术部位资料的常见统计指标有外科手术患者医院感染率,其计算方法如医院率。由于手术切口类型很大程度影响到手术切口的感染率,为了使结构具有可比性,常按照手术切口的类型计算手术切口感染专率。在实际应用中为了比较相同手术类型的不同手术医生的感染率的差异,常计算外科手术医生手术部位的感染专率。

外科手术患者医院感染率计算公式:

$$手术部位感染率 = \frac{指定时间内某种手术患者的手术部位感染数}{指定时间内某种手术患者数} \times 100\%$$

不同风险指数手术部位感染率:

$$某风险指数手术部位感染发病率 = \frac{指定手术该风险指数患者的手术部位感染数}{指定手术某风险指数患者的手术台数} \times 100\%$$

外科医生感染发病专率:

$$某外科医师感染发病专率 = \frac{该医师在该时期的手术部位感染病例数}{某医师在某时期进行的手术病例数} \times 100\%$$

(2)危险因素校正

1)外科切口感染相关的危险因素:与手术患者有关的危险因素有年龄、肥胖、病情的严重程度、ASA 计分、鼻腔是否携带金黄色葡萄球菌、手术部位以外的感染、手术前住院时间等;很可能有关的危险因素:营养不良、低蛋白血症、糖尿病等。可能有关的危险因素:恶性肿瘤、免疫抑制剂、乳房大小等。

与手术操作有关的危险因素:手术前的去毛方式、手术类型、抗生素预防用药、手术时间长短等;很可能有关的危险因素:多部位手术、组织损失的程度、异物、输血等;可能有关的危险因素:术前洗澡、急诊手术、术后引流等。

2)危险指数:由于影响外科手术后感染的危险因素多种多样,医生甲与乙之间的外科手术医生感染专率不能直接进行比较,必须进行调正。NNIS 系统的外科手术切口的危险因素的分类方法主要是手术部位的微生物污染程度,即切口的清洁度、手术持续时间、患者状态。

①手术时间：根据不同手术从切开皮肤至缝合所需时间（以分钟计算）的75百分位数来确定。手术时间大于报告的该类手术时间的75百分位数的时间计1分。如单纯阑尾切除手术时间在15~125min不等，60min位于75百分位数。但一个外科医生在一段时间内可能施行各类手术，每类手术时间的75百分位数都不同。

②伤口清洁度：根据手术操作进入组织部位的不同，将手术切口分为清洁切口、清洁-污染切口、污染或脏切口。根据手术切口污染程度，为污染的或脏/感染的手术切口，计1分。

③患者状态：根据美国麻醉医师学会对接受麻醉患者进行手术危险性分级的评分（ASA评分）可见，手术患者手术前的评分为3、4、5分，计1分（表11-19）。

表11-19　ASA病情估计分级表

| 分级 | 分值 | 标准 |
|---|---|---|
| Ⅰ级 | 1 | 患者正常健康。除局部病变外，无周身性疾病。如周身情况良好的腹股沟疝 |
| Ⅱ级 | 2 | 患者有轻度或中度的周身疾病。如轻度糖尿病和贫血，新生儿和80岁以上老年人 |
| Ⅲ级 | 3 | 患者有严重的周身性疾病，日常活动受限，但未丧失工作能力。如重症糖尿病 |
| Ⅳ级 | 4 | 患者有生命危险的严重周身性疾病，已丧失工作能力 |
| Ⅴ级 | 5 | 患者病情危笃，又属于紧急抢救手术，生命难以维持的濒死患者，如主动脉瘤破裂等 |

（3）调正方法：不同的研究得出了许多不同的调正方法。为方便处理，本法只选用有较普遍意义的3项危险因素：手术时间、伤口清洁度、ASA评分。利用打分方法反映这些危险因素所起的综合作用。

1）危险因素评分标准：见表11-20。

表11-20　危险因素的评分标准

| 危险因素 | 分类 | 评分标准 |
|---|---|---|
| 手术时间/h | ≤75百分位数 | 0 |
|  | >75百分位数 | 1 |
| 伤口清洁度 | 清洁、清洁-污染 | 0 |
|  | 污染的或脏/感染 | 1 |
| ASA评分 | Ⅰ、Ⅱ | 0 |
|  | Ⅲ、Ⅳ、Ⅴ | 1 |

将这些分数相加就可计算出每一台手术的危险指数，最低危险指数为0，最高为3，共四个等级。

2）不同危险指数登记的手术后感染情况　见表 11-21。

表 11-21　各不同危险指数登记的手术后感染情况

| 危险指数 | 医生甲<br>（感染例数／手术例数） | 医生乙<br>（感染例数／手术例数） |
|---|---|---|
| 0 | 0/10 | 0/10 |
| 1 | 1/20 | 0/10 |
| 2 | 1/30 | 1/40 |
| 3 | 2/40 | 5/50 |

（4）不同危险指数等级的外科医生感染专率的计算方法

1）医师调整感染发病专率：

$$医师调整感染发病专率 = \frac{某医师的感染专率}{某医师的平均危险指数等级}$$

例：危险指数为 3 的感染专率，医生甲 5.00%（2/40），医生乙 10.00%（5/50）

2）平均风险指数：

$$平均风险指数 = \frac{\sum(危险指数等级 \times 手术例数)}{手术例数总和}$$

$$医生甲平均危险指数等级 = \frac{(0 \times 10)+(1 \times 20)+(2 \times 30)+(3 \times 40)}{10+20+30+40} = \frac{210}{100} = 2.10$$

以同样方法计算得出医生乙的平均危险指数等级。

3）医生调正感染专率

$$某医师不同风险指数感染发病专率 = \frac{该医师不同危险指数等级患者的手术部位感染例数}{某医师不同危险指数等级患者手术例数} \times 100\%$$

$$医生甲的调正感染专率（\%） = \frac{5.00}{2.10} \times 100\% = 2.38\%$$

同法可得出医生乙的调正感染专率。

3. 细菌耐药性监测资料的分析与反馈　计算各部位各标本或所有部位的病原体构成比，了解本单位不同部位的病原体构成，并观测其变迁。每天对培养结果动态细致地观察可以为发现暴发流行提供重要的线索。计算细菌耐药性百分率，通过动态或定期观察，了解本单位医院感染病原体的耐药性及其变化，对医院内不同区域细菌耐药性的细致分析也可以为发现耐药细菌在医院内的流行提供重要信息。了解医院感染病原体的构成和耐药性，对于临床医师也非常重要，让临床医师分享这些信息也是这项监测的目的之一，所有上述监测结果要定期公布，向临床医师反馈。

在结果分析中，常见的分析表有各标本类型病原体的构成比，如表 11-22，图 11-12。ICU 病原体的构成比见表 11-23。细菌对抗菌药物的耐药性可用耐药率表示，如表 11-24、图 11-13，也可以分别计算耐药率、中介率和敏感率。

表 11-22　某省 2012 年 1—2 季度痰标本分离细菌的构成

| 细菌名称 | 株数 | 构成比 /% |
|---|---|---|
| 肺炎克雷伯菌 | 2 625 | 18.23 |
| 金黄色葡萄球菌 | 1 759 | 12.22 |
| 大肠埃希菌 | 1 718 | 11.93 |
| 铜绿假单胞菌 | 1 585 | 11.01 |
| 鲍曼不动杆菌 | 980 | 6.81 |
| 肺炎链球菌 | 890 | 6.18 |
| 凝固酶阴性葡萄球菌 | 549 | 3.81 |
| 阴沟肠杆菌 | 533 | 3.70 |
| 流感嗜血杆菌 | 533 | 3.70 |
| 不动杆菌 | 442 | 3.07 |
| 嗜麦芽窄食单胞菌 | 359 | 2.49 |
| 产气肠杆菌 | 285 | 1.98 |
| 产酸克雷伯菌 | 249 | 1.73 |
| 洋葱伯克霍尔德菌 | 130 | 0.90 |
| 卡他莫拉菌 | 128 | 0.89 |
| 其他细菌 | 1 634 | 11.35 |
| 合计 | 14 399 | 100.00 |

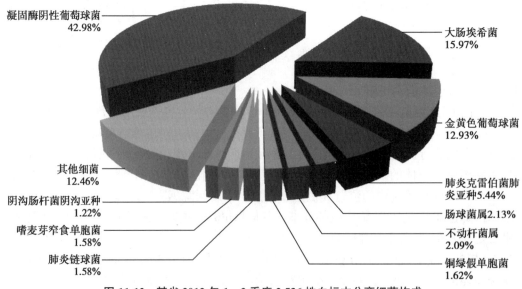

图 11-12　某省 2012 年 1—2 季度 2 536 株血标本分离细菌构成

表 11-23　某省 2012 年 1—2 季度 ICU 标本分离细菌的构成

| 序号 | 细菌名称 | 株数 | 构成比 /% |
|---|---|---|---|
| 1 | 鲍曼不动杆菌 | 328 | 17.20 |
| 2 | 铜绿假单胞菌 | 266 | 13.95 |
| 3 | 大肠埃希菌 | 194 | 10.17 |
| 4 | 金黄色葡萄球菌 | 185 | 9.70 |
| 5 | 肺炎克雷伯菌 | 166 | 8.70 |
| 6 | 凝固酶阴性葡萄球菌 | 147 | 7.71 |
| 7 | 其他不动杆菌 | 109 | 5.72 |
| 8 | 嗜麦芽窄食单胞菌 | 97 | 5.09 |
| 9 | 阴沟肠杆菌 | 48 | 2.52 |
| 10 | 屎肠球菌 | 40 | 2.10 |
| 11 | 洋葱伯克霍尔德菌 | 39 | 2.05 |
| 12 | 产气肠杆菌 | 25 | 1.31 |
| 13 | 产酸克雷伯菌 | 25 | 1.31 |
| 14 | 粪肠球菌 | 25 | 1.31 |
| 15 | 肺炎链球菌 | 23 | 1.21 |
| 16 | 其他细菌 | 190 | 9.96 |
| 合计 | | 1 907 | 100.00 |

表 11-24　某省 2012 年 1—2 季度大肠埃希菌(7 618 株)对抗菌药物敏感性 /%

| 抗菌药物名称 | 折点 | 株数 | R | I | S |
|---|---|---|---|---|---|
| 氨苄西林 | S≤8　R≥32 | 5 112 | 89.5 | 1.6 | 8.9 |
| 氨苄西林 | 14-16 | 455 | 90.1 | 1.1 | 8.8 |
| 小计 | | 5 567 | 89.5 | 1.6 | 8.9 |
| 氨苄西林 / 舒巴坦 | S≤8　R≥32 | 4 938 | 37.9 | 26.2 | 35.9 |
| 氨苄西林 / 舒巴坦 | 12-14 | 718 | 35.9 | 25.1 | 39 |
| 小计 | | 5 656 | 37.6 | 26.1 | 36.3 |
| 哌拉西林 | S≤16　R≥128 | 3 556 | 69.1 | 14.8 | 16.1 |
| 哌拉西林 | 18-20 | 468 | 81.4 | 3.2 | 15.4 |
| 小计 | | 4 024 | 70.5 | 13.5 | 16.0 |
| 哌拉西林 / 他唑巴坦 | S≤16　R≥128 | 5 320 | 7.3 | 8.1 | 84.6 |
| 哌拉西林 / 他唑巴坦 | 18-20 | 958 | 15.9 | 7.1 | 77 |
| 小计 | | 6 278 | 8.6 | 7.9 | 83.4 |

| 抗菌药物名称 | 折点 | 株数 | R | I | S |
|---|---|---|---|---|---|
| 头孢唑啉 | S≤1 R≥4 | 4 396 | 89.5 | 5.4 | 5.1 |
| 头孢唑啉 | 15-17 | 688 | 73.1 | 3.6 | 23.3 |
| 小计 | | 5 084 | 87.3 | 5.2 | 7.6 |
| 头孢呋辛 | S≤8 R≥32 | 4 904 | 55.9 | 16.6 | 27.5 |
| 头孢呋辛 | 15-17 | 804 | 66.5 | 1.8 | 31.7 |
| 小计 | | 5 708 | 57.4 | 14.5 | 28.1 |
| 头孢噻肟 | S≤1 R≥4 | 1 953 | 81.1 | 1.8 | 17.1 |
| 头孢噻肟 | 23-25 | 683 | 60.7 | 2.8 | 36.5 |
| 小计 | | 2 636 | 75.8 | 2.1 | 22.1 |
| 头孢曲松 | S≤1 R≥4 | 4 400 | 71.1 | 1.9 | 27 |
| 头孢曲松 | 20-22 | 280 | 67.8 | 6.8 | 25.4 |
| 小计 | | 4 680 | 70.9 | 2.2 | 26.9 |
| 头孢他啶 | S≤4 R≥16 | 5 953 | 38.6 | 10.8 | 50.6 |
| 头孢他啶 | 18-20 | 844 | 34.1 | 7.6 | 58.3 |
| 小计 | | 6 797 | 38.0 | 10.4 | 51.6 |
| 头孢哌酮 | S≤16 R≥64 | 513 | 75.8 | 2.2 | 22 |
| 头孢哌酮 | 16-20 | 49 | 53.1 | 10.2 | 36.7 |
| 小计 | | 562 | 73.8 | 2.9 | 23.3 |
| 头孢哌酮/舒巴坦 | S≤16 R≥64 | 1 544 | 8.2 | 3.6 | 88.2 |
| 头孢哌酮/舒巴坦 | 16-20 | 831 | 5.4 | 15.5 | 79.1 |
| 小计 | | 2 375 | 7.2 | 7.8 | 85.0 |
| 头孢吡肟 | S≤8 R≥32 | 5 419 | 44.9 | 4.9 | 50.2 |
| 头孢吡肟 | 15-17 | 955 | 29.5 | 9.2 | 61.3 |
| 小计 | | 6 374 | 42.6 | 5.5 | 51.9 |
| 头孢西丁 | S≤8 R≥32 | 3 321 | 16.1 | 13.7 | 70.2 |
| 头孢西丁 | 15-17 | 536 | 19.4 | 3.9 | 76.7 |
| 小计 | | 3 857 | 16.6 | 12.3 | 71.1 |
| 氨曲南 | S≤4 R≥16 | 5 124 | 49.5 | 10.3 | 40.2 |
| 氨曲南 | 18-20 | 635 | 44.4 | 9.5 | 46.1 |
| 小计 | | 5 759 | 48.9 | 10.2 | 40.9 |
| 庆大霉素 | S≤4 R≥16 | 6 010 | 41.6 | 10.7 | 47.7 |
| 庆大霉素 | 13-14 | 870 | 44 | 1.4 | 54.6 |
| 小计 | | 6 880 | 41.9 | 9.5 | 48.6 |

| 抗菌药物名称 | 折点 | 株数 | R | I | S |
|---|---|---|---|---|---|
| 阿米卡星 | S≤16　R≥64 | 5 854 | 4.7 | 4 | 91.3 |
| 阿米卡星 | 15-16 | 856 | 7 | 4.9 | 88.1 |
| 小计 | | 6 710 | 5.0 | 4.1 | 90.9 |
| 亚胺培南 | S≤4　R≥16 | 3 711 | 1.4 | 1.6 | 97 |
| 亚胺培南 | 14-15 | 859 | 0.5 | 0 | 99.5 |
| 小计 | | 4 570 | 1.2 | 1.3 | 97.5 |
| 美罗培南 | S≤4　R≥16 | 2 859 | 0.7 | 0.5 | 98.8 |
| 美罗培南 | 14-15 | 1 034 | 1 | 0.2 | 98.8 |
| 小计 | | 3 893 | 0.8 | 0.4 | 98.8 |
| 环丙沙星 | S≤1　R≥4 | 5 220 | 44.7 | 8.2 | 47.1 |
| 环丙沙星 | 16-20 | 611 | 48.3 | 8.3 | 43.4 |
| 小计 | | 5 831 | 45.1 | 8.2 | 46.7 |
| 左旋氧氟沙星 | S≤2　R≥8 | 4 723 | 30.1 | 14 | 55.9 |
| 左旋氧氟沙星 | 14-16 | 573 | 43.6 | 9.3 | 47.1 |
| 小计 | | 5 296 | 31.6 | 13.5 | 54.9 |
| 复方新诺明 | S≤2　R≥4 | 5 455 | 64.4 | 0.5 | 35.1 |
| 复方新诺明 | 11-15 | 654 | 64.3 | 1.1 | 34.6 |
| 小计 | | 6 109 | 64.4 | 0.6 | 35.0 |

注:药物敏感结果分别采用 MIC 法(上)和 K-B 法(下)

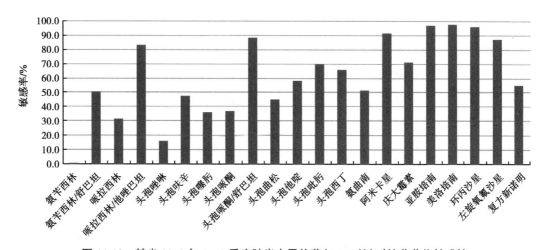

**图 11-13　某省 2012 年 1—2 季度肺炎克雷伯菌(4 975 株)对抗菌药物敏感性**

4. 临床抗菌药物使用监测报告及反馈　通过检查住院患者病历及门诊患者抗菌药物处方,评估抗菌药物使用是否合理,住院患者病历抽查患者包括住院手术患者和门诊患者。手术患者根据切口类型(清洁切口、清洁-污染切口、污染切口)和预防用药选择是否合理,药物使用时间是否合理进行评估。非手术患者主要分析患者是否诊断感染(全身感染、局部感染、无感染),抗感染药物的目的(治疗用药、预防用药、预防+治疗用药),选择药物是否合理,包括单药或联合用药,使用抗菌药物名称,使用日剂量,用药天数,给药途径(口服、肌内注射、静脉注射或静脉滴注、其他)。如考虑感染的患者是否送检病原学,包括发热患者是否同时送了血培养进行监测。

(1)住院患者抗菌药物使用率计算公式:

$$住院患者抗菌药物使用率 = \frac{使用抗菌药物住院患者数}{同期住院患者总数} \times 100\%$$

(2)抗菌药物使用强度计算公式:

$$抗菌药物使用强度 = \frac{\sum 所有抗菌药物\,DDD\,数(累计\,DDD\,数)}{同期收治患者人天数} \times 100$$

(3)Ⅰ类切口手术抗菌药物预防使用率计算公式:

$$Ⅰ类切口手术抗菌药物预防使用率 = \frac{Ⅰ类切口预防性使用抗菌药物患者数}{同期\,Ⅰ类切口手术患者总数} \times 100\%$$

(4)抗菌药物治疗前病原学送检率计算公式:

$$抗菌药物治疗前病原学送检率 = \frac{使用抗菌药物前病原学检验标本送检病例数}{同期使用抗菌药物治疗病例总数} \times 100\%$$

5. 血液净化患者感染监测报告及反馈

通过对血液净化患者监测、追踪感染,能明确感染的高风险人群,了解其感染流行趋势。目前我国开展血液净化感染监测内容应包括使用抗菌药物(包括口服、肌内注射和静脉使用所有抗细菌药物和抗真菌药物),血培养阳性,血管通路部位出现脓液、发红或肿胀加剧3类,并采取干预措施以减少其发生。血液净化患者血源性病原体感染监测主要是对血液净化患者进行血源性病原体(主要包括 HBV、HCV、HIV、梅毒螺旋体)感染的筛查及复查,统计每年血源性病原体感染率。

通过成立专门的医院感染监测小组,确立防控医院感染的年度、季度、月度、每周防控工作计划以及控制制度、监测流程等管理目标,并组织科室成员进行讨论并共同实施。按照环境目标管理方案严格划分清洁区、半清洁区和污染区,对不同区域进行监测。严格按照《透析室消毒隔离制度》进行消毒灭菌,按照《透析液和透析用水质量监测制度》对透析液和透析用水进行监测,对透析设备进行目标管理。发布医护人员手部卫生管理细则,不定时对医护人员手部卫生进行抽检,对医护人员手卫生进行目标管理。

定期对血液透析室环境进行监测并采取目标管理反馈给临床,利用表格来表示目标管理实施前后各样本合格率。例如表 11-25 显示目标管理实施后各样本合格率均高于目标管理实施前,从而评估目标管理的效果。

表 11-25　目标管理实施前后样本合格率的比较

| 采集样本 | 实施后（n=40） | | 实施后（n=40） | | $\chi^2$ 值 | P |
|---|---|---|---|---|---|---|
| | 合格份数 / 份 | 合格率 /% | 合格份数 / 份 | 合格率 /% | | |
| 配液室空气 | 39 | 97.50 | 35 | 87.50 | 5.767 | 0.016 |
| 消毒室空气 | 39 | 97.50 | 34 | 85.00 | 3.914 | 0.048 |
| 消毒液 | 39 | 97.50 | 35 | 87.50 | 4.783 | 0.029 |
| 透析用水 | 40 | 100.00 | 37 | 92.50 | 6.234 | 0.012 |
| 透析原液 | 40 | 100.00 | 38 | 95.00 | 4.103 | 0.043 |
| 透析液 | 40 | 100.00 | 37 | 92.50 | 6.234 | 0.012 |

6. 职业暴露监测报告与反馈　医务人员职业暴露监测内容主要包括职业暴露发生经过,如暴露方式、暴露部位、损伤程度、暴露种类和患者的详细情况,追踪随访暴露源的健康状况对医护人员受伤情况行预防或治疗性用药。通过职业暴露登记系统登记暴露者信息包括一般信息、工作科室、发生时机、暴露方式、暴露部位、暴露时的关联操作、暴露源信息及检验结果等,并对上述事件进行分析、汇总,定期随访观察。通过表格对不同年份的职业暴露情况进行对比分析,发现不同年份发生职业暴露高危人群,例如表 11-26 显示护士为发生职业暴露的高危人群。

表 11-26　职业暴露人群职业分布

| 职业类别 | | 2016 年 | | 2017 年 | | 2018 年 | | 合计 | |
|---|---|---|---|---|---|---|---|---|---|
| | | 例数 / 例 | 构成比 /% | 例数 / 例 | 构成比 /% | 例数 / 例 | 构成比 /% | 例数 / 例 | 构成比 /% |
| 护士 | 本院护士 | 106 | 41.41 | 122 | 34.56 | 105 | 32.92 | 333 | 35.88 |
| | 进修护士 | 16 | 6.25 | 37 | 10.48 | 16 | 5.02 | 69 | 7.44 |
| | 实习护士 | 56 | 21.88 | 84 | 23.80 | 77 | 24.14 | 217 | 23.38 |
| 医生 | 本院医生 | 33 | 12.89 | 36 | 10.20 | 27 | 8.46 | 96 | 10.34 |
| | 进修医生 | 6 | 2.34 | 11 | 3.12 | 13 | 4.08 | 30 | 3.23 |
| | 实习医生 | 2 | 0.78 | 7 | 1.98 | 1 | 0.31 | 10 | 1.08 |
| | 住培医生 | 5 | 1.95 | 14 | 3.97 | 14 | 4.39 | 33 | 3.56 |
| | 研究生 | 15 | 5.86 | 27 | 7.65 | 37 | 11.60 | 79 | 8.51 |
| 医技 | 本院医技 | 3 | 1.17 | 3 | 0.85 | 5 | 1.57 | 11 | 1.19 |
| | 进修医技 | 0 | 0.00 | 0 | 0.00 | 1 | 0.31 | 1 | 0.11 |
| | 实习医技 | 7 | 2.73 | 2 | 0.57 | 7 | 2.19 | 16 | 1.72 |
| 工勤 / 医辅 | | 7 | 2.73 | 10 | 2.83 | 16 | 5.02 | 33 | 3.56 |
| 合计 | | 256 | 100.00 | 353 | 100.00 | 319 | 100.00 | 928 | 100.00 |

（李春辉　曾　翠　孟秀娟　吴安华）

# 参 考 文 献

［1］任南. 实用医院感染监测方法学 [M]. 长沙: 湖南科学技术出版社, 2012.

［2］TOKARS J I, MILLER E R, STEIN G. New national surveillance system for hemodialysis-associated infections: initial results [J]. Am J Infect Control, 2002, 30 (5): 288-295.

［3］ALLEGRANZI B, NEJAD S B, COMBESCURE C, et al. Burden of endemic health-care-associated infection in developing countries: systematic review and meta-analysis [J]. The Lancet, 2011, 377 (9761): 228-241.

［4］ZIMLICHMAN E, HENDERSON D, TAMIR O, et al. Health care-associated infections: a meta-analysis of costs and financial impact on the US health care system [J]. JAMA Intern Med, 2013, 173 (22): 2039-2046.

［5］SERRA-BURRIEL M, KEYS M, CAMPILLO-ARTERO C, et al. Impact of multi-drug resistant bacteria on economic and clinical outcomes of healthcare-associated infections in adults: Systematic review and meta-analysis [J]. PloS one, 2020, 15 (1): e0227139.

［6］文细毛, 黄勋, 曾烂漫, 等. 2019 年全国医疗机构医务人员诊疗过程手卫生监测报告 [J]. 中国感染控制杂志, 2021, 20 (5): 389-396.

［7］王清清, 苏卫东, 黄育丹. 某医院新生儿重症监护病房导管相关感染目标性监测结果分析 [J]. 中国消毒学杂志, 2020, 37 (12): 911-914.

［8］汤紫媛, 吴安华, 黄勋, 等. 湘雅医院医务人员感染性职业暴露情况调查 [J]. 中华医院感染学杂志, 2020, 30 (18): 2864-2868.

［9］付强, 刘运喜, 霍瑞, 等. 医疗机构住院患者感染监测基本数据集及质量控制指标集实施指南 (2021 版) [M]. 北京: 人民卫生出版社, 2021.

# 第十二章
# 医院环境卫生学监测

## 第一节　环境消毒效果染菌监测采样原则

环境消毒效果染菌监测有助于判定清洁和消毒的效果,并可将感染控制计划与监测采样结果结合起来开展医院感染控制工作。特别是当发生医院感染暴发流行时,通过环境微生物检测,可以及时发现传染源和传播途径。另外,环境卫生学染菌监测可作为某些科研的基础。目前,环境消毒效果监测存在一些问题,例如,广泛的、无目的环境采样;环境消毒效果监测工作流于形式;临床人员未经过专业培训;采样时标本被污染;采集后标本未及时送检等。根据国家规范的要求环境消毒效果染菌监测应遵循一些基本原则。

### 一、环境消毒效果染菌监测采样原则

1. 环境监测采样可分常规采样和目标性采样。
(1)常规采样:按相关规范要求进行每月或每季度计划性环境采样。
(2)目标性采样:对既定目标进行针对性采样,包括:
1)对常规采样中各检测项目超标的项目进行复查。
2)医院感染暴发流行时针对在疾病传播中有流行病学意义的宿主等进行采样,并进行相应病原微生物的检测。
3)某些科研的基础研究采样。
4)评估改变感染控制措施取得的效果,确保设施或系统按照规范和预期进行。
5)为了监测潜在的危险因素,确认危险因素的存在,并采样检验危险因素是否正确消除。
2. 一般不对环境进行常规的、广泛的监测,也不作为医院感染监测的重点。
3. 监测人员须经专业培训,采样操作规范;选择合理的采样时间和顺序;掌握相应的消毒知识,遵守无菌操作原则。
4. 选择合理的采样方法,使消毒效果监测更科学。
5. 准确填写化验单,样本标识要清楚,能够追踪并溯源。
6. 保证用合格的采样器材进行检测,所用的培养基和采样液均做无菌试验,正确添加中和剂,结果报告应规范。
7. 采样后应尽快对标本进行处理,送检时间不能超过 4h;若标本保存在 0~4℃,送检时间不能超过 24h。

8. 若是疾病暴发时展开流行病学调查,须做相应病原微生物的鉴定。

9. 当从患者采集的标本分离出的细菌和环境采样分离的菌株须做同源性分析时,实验室应做好菌种保存工作。

10. 医院感染控制科及时对采样监测结果进行汇总、反馈并妥善保管资料,与临床科室一起分析超标原因,立即采取整改措施,整改后进行复查,直至合格。同时提出持续改进措施,以避免类似情况发生。

## 二、空气染菌采样原则

1. 保证监测结果的准确　采样前检查每个培养皿,如发现有破损或污染的应剔除,培养皿应进行对照试验,确保采样培养皿的无菌。布皿前和收皿后均用无菌巾包裹培养皿;打开培养皿从内向外,培养皿盖口斜扣于平板旁,让培养皿尽可能全部暴露于空气中,收培养皿时从外向内,盖培养皿时手不能跨越培养皿暴露部位。

2. 非洁净区域静态空气采样　消毒处理后或通风换气后与从事医疗活动前进行采样。采样前应关好门窗,在无人员走动的情况下静止 10min 后采样。

3. 洁净区域空气采样

(1)化验单上标明洁净手术间测试时所处的状态(静态或动态)、房间号、手术间级别、测试日期及培养皿打开的具体时间、注意化验单编号和手术区与周边区培养皿编号对应。动态监测化验单上应标明手术时间段(手术切皮时、手术 2h 或缝合结束、接台 - 麻醉 - 皮肤消毒时等),记录手术过程中可能影响室内空气质量的相关因素,如:洁净系统自净时间、培养皿放置的回风口位置、手术过程中室内活动人数及岗位,洁净手术间门打开频次等情况。

(2)空气静态采样,洁净系统开启前对物体表面进行常规清洁、消毒,洁净系统自净后与从事医疗活动前进行采样;检测人员不得多于 2 人,采样前在手术间的门上张贴一个醒目的标示,告知其他工作人员手术间正在做检测;严禁进入,以免影响监测结果。

(3)筛孔撞击式空气采样器法采样:采样前消毒采样口、采样管、采样器的顶盖、撞击器圆盘的内外面;在圆盘上放入或拿出培养皿时,注意无菌操作,采样结束,再用消毒剂擦拭采样器内壁和圆盘,采样时间不应超过 30min。

(4)洁净区域投入使用前应由有资质的第三方单位按要求做综合性能的全面评定。

4. 采样准备工作　确定采样工具、标本数、采样时间,确保采样所需的足够设备和用品,确定试验方法可获得病原微生物,当样本不能及时检测时,确保样本可冷藏。

5. 空气采样时结果只代表某个时间点的情况,可受到很多因素的影响,如室内物品数量、室内的人数、相对湿度、温度、微粒等。若进行流行病学调查,则需进行实验设计,针对目标菌做细菌培养。

6. 若微生物气溶胶污染很低,可选择高通量的空气采样仪器。

7. 不要使用沉降法对空气传播的真菌孢子进行定量测定。

## 三、物体表面和医务人员手消毒效果采样原则

1. 采样时棉拭子处于湿润状态,在采样管壁上挤去多余的采样液,禁止用干棉拭子采

样,如果采样的手和物体表面有消毒剂的残留,应在采样液中加入对应的中和剂。

2. 保证使用无菌的棉签,在现场做对照试验,采样时按照要求转动棉拭子进行采样。

3. 可使用经验性的快速检测仪器进行物体表面等的监督筛查。

4. 进行物体表面采样前需注意采样的位置、采集方法、采集的设备、控制组或对照组样本量、结果参数分析方法、采样结果是定性或定量等。

5. 常规监测时物体表面在消毒后采样。

6. 物体表面采样应由近到远,兼顾各个方向。

7. 采样应具有代表性,并注意采集高频接触的物体表面(如输液器按钮、床栏、监护仪按钮)。

8. 医护人员手采样选择在手卫生后并在接触患者或从事医疗活动前采样。

9. 开展卫生手消毒效果监测的同时,应关注洗手依从性、洗手消毒方法。

10. 发生医院感染的暴发流行时,须对未经处理的物体表面进行采样,采样面积不受限制。

(刘珍如)

# 第二节　空气消毒效果染菌监测

医院空气消毒效果染菌监测是指在非洁净区域空气消毒后和在洁净区域空气净化后的微生物监测,分为常规微生物学监测和流行病学调查监测,常规微生物学监测是指定期对感染高风险部门,如手术部(室)、重症监护病房、骨髓移植病房、新生儿室、血液透析中心(室)、烧伤病房等进行定期常规的空气净化与消毒质量的监测,流行病学调查监测是指在疑似医院感染流行或暴发时以及新建设新开放医疗区域时,结合现场调查和科学的实验设计而进行的微生物培养监测。根据医院消毒卫生标准医疗环境分类的不同,监测目标和方法分为洁净区域(Ⅰ类环境)和非洁净区域(Ⅱ、Ⅲ、Ⅳ类环境)的空气监测。

## 一、空气监测频率

### (一)常规监测

医疗机构应对感染高风险部门每季度进行监测,对于洁净手术部(室)及其他洁净场所,根据洁净房间总数,合理安排每次监测的房间数量,保证每个洁净房间每年至少监测一次。

### (二)随时监测

医院感染暴发时,怀疑与空气污染有关时随时进行监测,并进行相应致病微生物的检测,新建与改建验收时以及净化设备检修或更换后应进行监测。

## 二、空气采样的方式

根据采样目的不同可选择沉降法和浮游法两种方法。浮游法测定浮游菌浓度,在空气中用浮游菌采样器随机采样,经培养所得单位空气体积中的菌落形成单位的数量,代表空气中的浮游菌数($CFU/m^3$)。沉降法测定沉降菌浓度,简称为沉降菌浓度,沉降法又称为平板暴露法,用培养皿在空气中暴露采样,盖好培养皿后经过培养得出的菌落形成单位的数量,代表空气中可以沉降下来的细菌数(CFU/皿)。

## 三、非洁净区域空气消毒效果染菌监测

非洁净区域包括Ⅱ、Ⅲ、Ⅳ类环境,采用平皿沉降法。

### (一)采样时间

选择消毒或规定的通风换气后与从事医疗活动前采样,采样前应关闭门窗,在无人员走动的情况下,静止 10min 后进行采样。

### (二)采样方法

根据医疗技术消毒规范,未采用洁净技术净化空气的房间采用沉降法。

1. 布点方法  室内面积>30m²,设四角及中心五点,四角的布点位置距墙壁 1m;室内面积≤30m²,设一条对角线上取 3 点,即中心一点、两端各距墙 1m 处各取一点,平皿放置于距地面 0.8~1.5m 的高度。

2. 采样方法  将直径为 9cm 的普通营养琼脂平皿放置室内各采样点处,每个检测点放置一个采样皿,采样时将平皿盖打开,扣放于平皿旁,暴露规定时间(Ⅱ类环境 15min,Ⅲ、Ⅳ类环境 5min),盖上平皿盖及时送检。

### (三)检测方法

将采样平皿放置$(36 \pm 1)$℃培养箱中培养 24~48h 后计数菌落数。

### (四)结果判断

计算公式:按平均每皿的菌落数报告:CFU/(皿·暴露时间)。

### (五)结果判定

暴露 15min:每个培养皿的菌落数 =nCFU/15minΦ90 皿
平均菌落数(CFU/15minΦ90 皿)=(N1+ N2 + ⋯ + Nn)/N
暴露 5min:每个培养皿的菌落数 =nCFU/5minΦ90 皿
平均菌落数(CFU/5minΦ90 皿)=(N1 + N2 + ⋯ + Nn)/N
N1、N2、Nn 分别为各平皿菌落数,N 为平板个数
Ⅱ类环境空气中的细菌菌落总数≤4CFU/(15min·直径 9cm 平皿)

Ⅲ、Ⅳ类环境空气中的细菌菌落总数 ≤4CFU/(5min·直径 9cm 平皿)

## 四、洁净区域空气净化染菌监测

洁净区域是Ⅰ类环境,分洁净手术部(室)和其他洁净区域。

### (一)洁净手术部(室)空气净化染菌监测

洁净手术部(室)空气净化染菌监测包括静态空气采样和动态空气采样两种,可选择沉降法和浮游法两种方法。浮游法可选择六级撞击式空气采样器或其他经验证的空气采样器。

1. 空气静态采样法

(1)采样时间:洁净系统开启前对物体表面进行常规清洁、消毒,自净时间到达 GB 50333 要求后与从事医疗活动前进行采样

(2)采样方法

1)空气静态采样宜在其他项目检测完毕,对全室表面进行常规消毒之后进行。

2)当送风口集中布置时,应对手术区和周边区分别同时检测;当送风口分散布置时,全室统一布点检测。采样点可布置在地面上或不高于地面 0.8m 的任意高度上,在手术台布点时应高出台面 0.25m。空气采样布点原则见表 12-1。

表 12-1　空气采样布点位置与方法

| 区域 | 最少测点数 | 手术区图示 |
|---|---|---|
| Ⅰ级洁净手术室手术区和洁净辅助用房局部 100 级区 | 5 点 |  |
| Ⅰ级周边区 | 8 点,每边内 2 点 |  |
| Ⅱ级洁净手术室手术区 | 4 点 |  |
| Ⅲ级洁净手术室手术区 | 3 点 |  |
| Ⅱ-Ⅲ级周边区 | 6 点,长边内 2 点,短边内 1 点 |  |
| Ⅳ级洁净手术室及分散布置送风口的洁净室 | 测点数 $= \sqrt{\text{面积平米数}}$ |  |

注:分布在集中送风面正投影区角的采样点距离邻近两边的距离为 0.12m。

3)当采用空气采样器浮游法测定浮游菌浓度时,细菌浓度测点数应和被测区域的含尘浓度检测点点数相同,且宜在同一位置上。采样必须按所用仪器说明书的步骤进行,特别要注意检测之前对仪器消毒灭菌。每次采样应满足表 12-2 规定的最小采样量的要求,每次采样时间不应超过 30min。

表 12-2　浮游菌最小采样量

| 被测区域洁净度级别 | 最小采样量 / [ m³(L)] |
|---|---|
| 5 | 1(1 000) |
| 6 | 0.3(300) |
| 7 | 0.2(200) |
| 8 | 0.1(100) |
| 8.5 | 0.1(100) |

4)当采用平皿沉降法采样时,采样布点数既要不少于表 12-1 中的布点数,又应满足表 12-3 规定的最少培养皿数(不含对照皿)的要求。

表 12-3　平皿沉降法最少培养皿数

| 被测区域洁净度级别 | 每区最少培养皿数( Φ90,以沉降 30min 计) |
|---|---|
| 5 级 | 13 |
| 6 级 | 4 |
| 7 级 | 3 |
| 8 级 | 2 |
| 8.5 级 | 2 |

5)不论用何种方法检测细菌密度,都必须有 2 次空白对照。第 1 次对用于检测的培养皿做对比试验,每批一个对照皿。第 2 次是在采样时,每室或每区 1 个对照皿,对操作过程做对照试验:模拟操作过程,培养皿打开后应立即封盖。两次对照结果均必须为阴性,整个操作应符合无菌操作的要求。

6)采样后的培养皿,应立即置于(36±1)℃温箱培养 24~48h,计数生长的菌落数。菌落数的平均值均四舍五入进位到小数点后 1 位。

7)结果判断:我国洁净手术室的等级标准以及主要洁净辅助用房等级标准分别见表 12-4、表 12-5。

表 12-4　洁净手术部的用房分级及参考手术

| 洁净用房等级 | 沉降法(浮游菌法)细菌最大平均浓度 | | 空气洁净度级别 | | 参考手术 |
|---|---|---|---|---|---|
| | 手术区 | 周边区 | 手术区 | 周边区 | |
| I | 0.2CFU/30min·Φ90 皿 (5CFU/m³) | 0.4CFU/30min·Φ90 皿 (10CFU/m³) | 5 | 6 | 假体植入、某些大型器官移植、手术部位感染可直接危及生命及生活质量等手术 |
| II | 0.75CFU/30min·Φ90 皿 (25CFU/m³) | 1.5CFU/30min·Φ90 皿 (50CFU/m³) | 6 | 7 | 涉及深部组织及生命主要器官的大型手术 |

| 洁净用房等级 | 沉降法（浮游菌法）细菌最大平均浓度 | | 空气洁净度级别 | | 参考手术 |
|---|---|---|---|---|---|
| | 手术区 | 周边区 | 手术区 | 周边区 | |
| Ⅲ | 2CFU/30min·Φ90 皿<br>（75CFU/m³） | 4CFU/30min·Φ90 皿<br>（150CFU/m³） | 7 | 8 | 其他外科手术 |
| Ⅳ | 6CFU/30min·Φ90 皿 | | 8.5 | | 感染和重度污染手术 |

注：①浮游菌法的细菌最大平均密度采用括号内数值。细菌密度是直接所测的结果，不是沉降法和浮游菌法互相换算的结果；②眼科专用手术室周边区洁净度级别比手术区的可低 2 级。

表 12-5　辅助用房的分级标准

| 洁净用房等级 | 沉降法（浮游法）细菌最大平均浓度 | 空气洁净度级别 |
|---|---|---|
| Ⅰ | 局部集中送风区域：0.2 个/30min·Φ90 皿，其他区域：0.4 个/30min·Φ90 皿 | 局部 5 级<br>其他区域 6 级 |
| Ⅱ | 1.5CFU/30min·Φ90 皿 | 7 级 |
| Ⅲ | 4CFU/30min·Φ90 皿 | 8 级 |
| Ⅳ | 6CFU/30min·Φ90 皿 | 8.5 级 |

2. 动态空气染菌采样法　采样方法参照北京市地方标准《医院洁净手术部污染控制规范》DB 11/T 408—2016。动态空气染菌采样法包括回风口空气动态平皿采样法和空气浮游菌法。

（1）动态空气浮游菌法：采样应选择不少于 3 个手术程序（如切皮、缝合、连台之间和手术已 4h 等）进行采样，采样点应距手术床 10cm，见图 12-1。采样时间不超过 30min，（36±1）℃温箱培养 24~48h，计数生长的菌落数。如果怀疑患者术后感染或发生医院感染暴发流行时，建议使用空气采样器采样进行动态监测，并可增加检测频率。

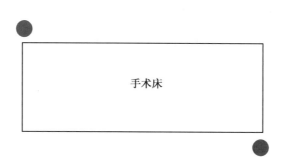

图 12-1　手术室空气动态细菌菌落数采样点示意图

（2）回风口空气动态平皿沉降法：采样应在手术中间进行；其他洁净用房在当天上午 10 时和下午 4 时各测 1 次。每个回风口中部均匀摆放 3 个倾斜 30°角、直径 90mm 培养皿，采样时间 30min，（36±1）℃温箱培养 24~48h，计数生长的菌落数。

（3）结果判断：环境污染控制指标见表 12-6。

表 12-6　环境污染动态控制细菌菌落总数

| 洁净用房级别 | 动态空气细菌菌落总数 | |
| --- | --- | --- |
| | 回风口　采样皿（CFU/Φ90 皿·0.5h） | 采样器采样（CFU/m³） |
| Ⅰ | ≤4 | ≤30 |
| Ⅱ | ≤7 | ≤150 |
| Ⅲ | ≤8 | ≤450 |
| Ⅳ | ≤9 | ≤500 |

### （二）其他洁净区域空气净化微生物监测

其他洁净区域空气净化微生物监测可选择平皿沉降法和空气浮游菌法。

1. 采样时间　在洁净系统自净后与从事医疗活动前采样。

2. 采样方法

（1）平皿沉降法采样方法同上所述静态平皿沉降法。

（2）浮游菌法：采样时将空气采样器置于室内中央 0.8~1.5m 高度，按采样器使用说明书操作，每次采样时间不应超过 30min。房间大于 10m² 者，每增加 10m² 增设一个采样点。将送检平皿置（36±1）℃温箱培养 24~48h，计数菌落数。必要时分离致病性微生物。

3. 结果判定

平皿沉降法：空气平均菌落数 ≤4.0CFU/（30min·皿）。

浮游菌法：空气平均菌落数 ≤150CFU/m³。

（李　洁）

# 第三节　物体表面消毒效果染菌监测

医疗机构物体表面是一个巨大的储菌库，存在多种多样的细菌、真菌等微生物，若不及时、有效地消毒，有些微生物会长期存在，传播感染性疾病。人与人之间的直接传播或通过污染的物体表面间接传播是病原体传播的主要途径之一，因此，物体表面消毒在医院感染预防与控制中发挥重要作用。对物体表面消毒后进行染菌监测，可反映医疗机构物体表面消毒效果，从而提高医疗机构环境消毒质量。医疗机构物体表面的微生物污染为不均匀性污染，采样标本、采样方法或检测方法不当，可影响采样结果的准确性。

## 一、采样时间

根据采样目的选择采样时间。常规物体表面监测在消毒处理后进行采样；疑似医院感染暴发或医院感染暴发时,对未清洁消毒处理的物体表面进行采样,以便进行流行病学调查。

## 二、采样面积

常规物体表面监测时,被监测的表面面积$<100cm^2$,取全部表面采样;被监测的表面面积$\geq 100cm^2$,则取$100cm^2$表面采样。如果出现疑似医院感染暴发或医院感染暴发,则采样面积不受限制。

## 三、采样方法

### (一)棉拭子法

1. 规则物体表面采样 用$5cm \times 5cm$灭菌规格板放在被检物体表面,用浸有无菌0.03mol/L的磷酸盐缓冲液或无菌生理盐水棉拭子1支,在规格板内横竖往返各涂抹5次,并随之转动棉拭子,剪去手接触部分,将棉拭子放入装有10ml无菌检验用洗脱液的试管中送检。

2. 不规则物体表面采样 门把手、水龙头等不规则小型物体表面,用无菌棉拭子按顺序直接涂抹物体表面,随之转动棉拭子,剪去手接触部分,将棉拭子放入装有10ml无菌检验用洗脱液的试管中送检。

### (二)压印法

对规则物体表面采样可采用直接压印法。使用面积约为$25cm^2$的灭菌平皿,将无菌营养琼脂培养基倾注于平皿内,使培养基高出平皿边缘$1\sim2mm$,凝固后置4℃冰箱保存备用,检测时将平皿的营养琼脂培养基表面压印在被检平面物体表面$10\sim20s$,送检。

## 四、检测方法

### (一)使用棉拭子法的检测方法

1. 涂抹法 将送检的采样管在混匀器上振荡20s或用力振打80次,经适当稀释后,取不同稀释倍数的采样液1.0ml待检样品接种于营养琼脂平皿,均匀涂布,置$(36\pm1)$℃培养箱培养48h,计数菌落数。

2. 倾注法 将送检的采样管在混匀器上振荡20s或用力振打80次,经适当稀释后,取不同稀释倍数的采样液1.0ml待检样品放入无菌培养皿,每平皿加入冷至$40\sim45$℃的熔化营养琼脂培养基$15\sim20ml$,边倾注边摇匀,待琼脂凝固,置$(36\pm1)$℃恒温箱培养48h,计数菌落数。

3. 结果计算

(1)规则物体表面细菌菌落总数计算:

$$物体表面细菌菌落数(CFU/cm^2) = \frac{平均每皿菌落数 \times 采样液稀释倍数}{采样面积(cm^2)}$$

(2) 小型物体表面细菌菌落总数计算:

$$物体表面细菌菌落数(CFU/件) = 平均平皿上的菌落数 \times 采样液稀释倍数$$

### (二) 使用压印法的检测方法

1. 将送检的平皿直接置 $(36 \pm 1)℃$ 恒温箱培养 48h,计数菌落数。

2. 结果计算

$$物体表面细菌菌落数(CFU/cm^2) = \frac{平均每皿菌落数}{采样面积(cm^2)}$$

## 五、结果判定

物体表面菌落总数卫生标准见表 12-7。

**表 12-7　物体表面菌落总数卫生标准**

| 环境物体表面类别 | | 合格标准 /(CFU·cm⁻²) |
|---|---|---|
| Ⅰ类环境 [a] 物体表面 | (洁净手术部) | ≤ 5.0 |
| | (其他洁净场所) | ≤ 5.0 |
| Ⅱ类环境 [b] 物体表面 | | ≤ 5.0 |
| Ⅲ类环境 [c] 物体表面 | | ≤ 10.0 |
| Ⅳ类环境 [d] 物体表面 | | ≤ 10.0 |

注:[a] Ⅰ类环境为采用空气洁净技术的诊疗场所,分为洁净手术部和其他洁净场所。
[b] Ⅱ类环境为非洁净手术部(室);产房;导管室;血液病病区、烧伤病区等保护性隔离病区;重症监护病区;新生儿室等。
[c] Ⅲ类环境为母婴同室;消毒供应中心的检查包装灭菌区和无菌物品存放区;血液透析中心(室);其他普通住院病区等。
[d] Ⅳ类环境为普通门(急)诊及其检查、治疗室;感染性疾病科门诊和病区。

## 六、注意事项

1. 若自行配置营养琼脂平皿,注意配置后应尽快使用;若购买营养琼脂平皿成品,使用时注意产品的有效期。

2. 若采样物体表面有消毒剂残留时,采样液应含相应中和剂。常用消毒剂的中和剂及其浓度见第十四章第一节表 14-2。

3. 采取的标本要有足够的样本数量且具有代表性。如洁净手术间,选择具有代表性采样地点,每个房间每类区域(如手术台、桌子、灯等)表面不少于 2 点。

4. 采样时,棉拭子处于湿润状态,如处于饱和状态可将多余的采样液在采样管壁上挤压去除。禁止使用干棉拭子采样。

5. 所有采集的标本应置于防渗漏且相对密封的容器中保存和送检。

6. 采集的标本应尽快送检以及接种,限制在 2~4h 之内。

7. 送检标本的稀释、接种等检测方法应在超净工作台中进行,避免污染标本。

8. 若检测特殊细菌以及真菌等微生物,应根据微生物特点使用相应的培养皿以及培养方法。

(刘思娣　吴红曼　吴安华)

# 第四节　医院感染环境监测结果分析与反馈

最初,人们认为环境污染是引起医院感染的主要原因,试图通过环境卫生学监测,找出传染源,切断传播途径,从而控制医院感染,于是将环境卫生学监测作为医院感染的研究重点。然而,大量的环境监测资料显示,医院环境污染的程度与散发的医院感染的发生率并没有直接联系。目前不主张对环境进行广泛的、常规的监测,也不作为医院感染监测的重点。但是,在某些特殊的情况下,医院环境作为病原微生物的传播媒介和储源,仍存在引起医院感染的风险。特别是当发生医院感染暴发流行时,通过环境微生物检测,可以及时发现传染源及传播途径。因此,开展有目的、有选择的环境监测是必要的,医疗机构应定期按规定对医院的环境进行监测,及时反馈结果,如果结果有异常,及时跟相应部门进行沟通,查找原因,本节主要针对容易超标的项目进行结果的分析和讨论。

## 一、空气微生物质量监测

空气中微生物是引发各种中毒、感染和过敏疾病的主要原因之一,主要引起的疾病有军团病、结核病、呼吸系统疾病等。空气中存在大量微生物,它们通常以气溶胶的形式存在,如微尘、飞沫核等,主要通过呼吸道侵入人体,造成呼吸道感染,有时造成经空气传播的传染病如结核、流感、腺病毒等的暴发流行,一般来说,当空气中病原微生物达到一定量时,往往会引起人类患流感、皮炎、肺炎等急性疾病。

手术室空气中细菌污染被认为是手术部位感染的主要风险因素之一。洁净手术室是通过采用净化空调系统、有效控制室内的温湿度和尘埃含量,大大降低空气中细菌浓度,从而降低感染率,保护患者健康。洁净手术部由洁净手术室、洁净辅助用房和非洁净辅助用房等一部分或全部组成的独立功能区域。洁净手术室是采用空气净化技术把手术环境空气中的微生物粒子及微粒总量降到允许水平,洁净手术室中手术区指须特别保护的手术台及其四周向外推一定距离区域,周边区是洁净手术室内除去手术区以外的其他区域。洁净辅助用房是对空气洁净度有要求的非手术室用房。

洁净手术室须定期维护,且受很多因素影响,为保证洁净手术室运转正常,须定期对其各项参数进行监测,其中空气中细菌浓度就是一项最重要的指标,洁净手术部(室)及其他洁净用房可参照《医院洁净手术部建筑技术规范》(GB 50333—2022)要求进行监测,方法可选择沉降法或浮游法,浮游法可选择六级撞击式空气采样器或其他经验证的空气采样器。Ⅱ、Ⅲ、Ⅳ类环境采用沉降法进行采样。应加强手术区的监测,降低医院感染的风险,评估手术室空气中细菌浓度被认为是医院感染预防中的基本步骤之一。

《医院空气净化管理规范》规定洁净手术部的新风机组粗效滤网宜每 2d 清洁一次;粗效过滤器宜 1~2 个月更换一次;中效过滤器宜每周检查,3 个月更换一次;亚高效过滤器宜每年更换,发现污染和堵塞时要及时更换,末端高效过滤器宜每年检查一次,当阻力超过设计初阻力或已使用 3 年以上时宜更换。排风机组中的中效过滤器宜每年更换,发现污染和堵塞及时更换。定期检查回风口过滤网,宜每周清洁一次,每年更换一次。如遇特殊污染时及时更换,并对回风口内表面进行消毒处理。空气净化方法除了空气洁净技术,还有通风、集中空调通风系统、静电吸附式空气消毒器或循环风紫外线空气消毒器或其他获得原卫生部消毒产品卫生许可批件的空气消毒器、紫外线灯照射消毒、能使消毒后空气中的细菌总数达标且获得卫生部消毒产品卫生许可批件的其他空气消毒产品、化学消毒等,重点科室采用哪种消毒方式可根据科室的环境级别和状态进行确定。

引起洁净手术室细菌浓度超标的因素很多,可考虑以下几个方面:整个采样过程是否有污染,对照平板上有无细菌生长,如果对照平板有菌生长,须重新采样查看平板菌落数超标是否由采样引起;空气洁净手术室的过滤网是否定期更换,如果过滤网使用时间到期,要及时更换;空气洁净手术室的过滤网是否正确安装,安装时过滤网的完整性等是否符合要求;高效过滤器是否有堵塞或污染;洁净手术室在采样前的自净时间是否按照规范严格控制等。如Ⅱ、Ⅲ、Ⅳ类环境的空气沉降法监测数据超标,可检查空气消毒方法是否符合要求,消毒作用的时间及消毒剂消毒效果等是否恰当,机械通风设备是否清洁并消毒到位,若平板上有霉菌生长,检查一下空气湿度或擦拭房间物品表面的抹布是否卫生合格等。

## 二、手卫生微生物污染与消毒效果监测

手卫生是医务人员在从事诊疗操作过程中的洗手、卫生手消毒和外科手消毒的总称。卫生手消毒是指医务人员使用手消毒剂揉搓双手,减少手部暂居菌的过程。外科手消毒指外科手术前医护人员用流动水和洗手液揉搓冲洗双手、前臂至上臂下 1/3,再用手消毒剂清除或杀灭手部、前臂至上臂下 1/3 暂居菌和减少常居菌的过程。医院工作人员的手是病原微生物的重要传播媒介,手污染是导致医院感染重要途径,给患者进行日常诊疗活动如抽血、换药、听诊等,均会导致手污染和医院感染的发生。手卫生消毒是一种有效降低手部暂居菌的重要措施,可以有效预防与控制病原体的传播。医务人员卫生手监测是做好医院感染管理手卫生的重要手段,通过卫生手的监测,能够发现医院手卫生的薄弱环节,促进医院对医护人员手卫生的干预,控制其引起的医院感染发生。

《2019 年全国医疗机构医务人员诊疗过程手卫生监测报告》显示共有 1 480 所医疗机构手卫生调查手卫生依从率为 79.54%,手卫生执行正确率为 82.77%。不同规模医疗机构手卫生正确率为 81.87%~84.01%,以实际开放床位数 ≥ 900 张者手卫生正确率最低,调查科室以骨科手卫生正确率最低。五个手卫生时机中以接触患者周围环境后手卫生执行正确率最低。洗手与卫生手消毒指征有 5 个时刻——"两前三后",即直接接触患者前,进行清洁或无菌操作前,直接接触患者后,接触患者的血液、体液、分泌物等体液风险后,接触患者周围

环境及物品后。

手卫生管理与基本要求包括：

1. 医疗机构应明确医院感染管理、医疗管理、护理管理以及后勤保障等部门在手卫生管理工作中的职责,制定并落实手卫生管理制度,加强对手卫生行为的指导与管理,建立并实施科学规范的手卫生监测、评估、干预和反馈机制,不断提升手卫生的正确率和依从率。

2. 医疗机构应根据不同部门和专业实施手卫生的需要,为其配备设置规范、数量足够、使用方便的手卫生设备设施,包括但不限于流动水洗手设施、洗手池、洗手液、干手设施、速干手消毒液,以及手卫生流程图等。重点部门、区域和部位应当配备非手触式水龙头。

3. 医疗机构应定期开展手卫生的全员培训,医务人员应掌握手卫生知识和正确的手卫生方法。

4. 手消毒剂应符合国家有关规定且在有效期内使用,医务人员对选用的手消毒剂有良好的接受性。

5. 应配备干手用品或设施。

6. 应配备洗手液(肥皂),盛放洗手液的容器宜为一次性使用,重复使用的洗手液容器应定期清洁与消毒,洗手液发生浑浊或变色等变质情况时及时更换,使用的肥皂应保持清洁与干燥。

《医务人员手卫生规范》要求医疗机构应每季度对重点部门工作的医务人员手进行常规消毒效果的监测,但在工作中发现一些医务人员的手表面菌落总数大于标准要求,可根据手卫生管理与基本要求进行分析,判断是由于医务人员手卫生操作不规范不能全面覆盖手部,还是有其他方面的原因,如果医务人员或保洁人员不知道怎么规范洗手,相关科室则须加强手卫生培训,若由于整体手卫生意识淡薄,须加强对手卫生行为的指导与管理,将手卫生纳入医疗质量考核,提高医务人员手卫生的依从性。应该把现有洗手设施改造为符合要求的设施。总之,在分析手表面的菌落超标时根据具体原因采取相应的措施,不断改进医务人员手卫生的正确率。

## 三、医院重点环境物体表面微生物污染与消毒效果监测

医疗机构环境表面是医疗机构建筑物内部表面和医疗器械设备表面,前者如墙面、地面、玻璃窗、门、卫生间台面等,后者如监护仪、呼吸机、透析机、新生儿暖箱的表面等。高频接触表面是患者和医务人员手频繁接触的环境表面,如床栏、床边桌、呼叫按钮、监护仪、微泵、床帘、门把手、键盘等。医院感染常见微生物在物体表面广泛存在,且它们会存活相当长的时间,临床上医院感染常见细菌包括鲍曼不动杆菌、耐甲氧西林金黄色葡萄球菌、艰难梭菌、肠球菌等均可在干燥的物体表面存活 4~5 个月或更长的时间,诺如病毒可存活一周左右。许多文献报道微生物可在物体表面与患者之间传播,特别是多重耐药菌的不断出现及其在医院内的暴发流行,使物体表面消毒在医院感染控制中的作用越来越重要。

多年持续的监测结果也提示在医疗机构的高风险部门的高频接触表面的消毒具有重要意义,消毒后微生物负荷(菌落总数)会显著降低,机会致病菌的检出率会显著降低,但随消毒间隔时间的延长,物体表面菌落总数会持续升高,致病微生物的检出率也相应升高,因此,经常接触的物体表面须定期消毒。

医疗机构须对物体表面进行清洁和消毒,在进行物体表面清洁与消毒时须坚持一些重

要原则。

1. 应遵循先清洁再消毒的原则,采取湿式卫生的清洁方式。

2. 根据风险等级和清洁等级要求确定标准化操作规程,内容应包括清洁与消毒的工作流程、作业时间和频率、使用的清洁剂与消毒剂名称、配制浓度、作用时间以及更换频率等。

3. 应根据环境表面和污染程度选择适宜的清洁剂。

4. 有明确病原体污染的环境表面,应根据病原体选择有效的消毒剂,

5. 清洁病房或诊疗区域时,应有序进行,由上而下,由里到外,由轻度污染到重度污染;有多名患者共同居住的病房,应遵循清洁单元化操作。

6. 对高频接触、易污染、难清洁与消毒的表面,可采取屏障保护措施,用于屏障保护的覆盖物(如塑料薄膜)实行一用一更换。

7. 清洁工具应分区使用,实行颜色标记。

8. 不应将使用后或污染的擦拭布巾及地巾重复浸泡至清洁用水、中清洁剂和消毒剂内。

9. 医疗机构宜按病区或科室的规模设立清洁工具复用处理的房间,房间应具备相应的处理设施和储存条件,并保持环境干燥、通风换气。

10. 清洁工具的数量、复用处理设施应满足病区或科室规模的需要。

11. 清洁工具使用后应及时清洁与消毒,干燥保存,其复用处理方式包括手工清洗和机械清洗。

医疗机构环境清洁卫生审核方法有目测法,化学法(荧光标记法、荧光粉迹法和 ATP 法),微生物法,现在实验室一般直接检测微生物数量来评价医院微生物污染状况和清洁消毒效果。 医疗机构应对清洁与消毒质量进行监测,并将结果及时反馈给相关部门与人员,若物体表面的环境监测不合格,应该对照采样应遵循的原则寻找原因。如果物体表面有较多霉菌生长,检查监测房间的湿度和消毒剂种类、浓度,同时检查一下擦拭布巾是否经干燥处理及保存环境是否干燥等;环境清洁服务人员能否配制正确浓度的消毒剂;环境清洁服务人员是否先清洁后消毒,是否按照由上而下,由里到外,由轻度污染到重度污染的顺序进行;清洁区、半污染区、污染区的清洁工具是否分区正确使用。

医疗机构指定的管理部门负责对环境清洁服务机构的监管,建立完善的环境清洁质量管理体系,对环境清洁服务机构的人员开展业务指导,基于医疗机构的诊疗服务特点和环境污染的风险等级,建立健全质量管理文件、程序性文件和作业指导书,对所有环境清洁服务人员开展上岗培训和定期培训。医疗机构应对清洁与消毒质量进行审核,并将结果及时反馈给相关部门与人员,促进清洁与消毒质量的持续改进。

## 四、医疗用水微生物污染监测

在医院医疗用水被广泛应用于诊疗过程中的清洗、诊疗操作、配液等方面,根据用途或科室医疗用水大致可以分为以下几类:普通清洗用水、口腔科用水、血液透析室用水、湿化水、消毒供应室用水、内镜室用水,医疗机构用水量庞大,管路复杂,极易造成污染。近年来医院医疗用水的水质监测数据显示医疗用水质量较差,尤其是口腔科和血液透析科用水污染严重,其他科室的医疗用水也存在不同程度的污染问题,导致院内交叉感染,严重影响患者及医护人员的健康。

综合分析国内外文献报道发现，口腔科用水存在严重污染的原因主要有以下几方面：自来水水质不合格、储水罐清洗消毒不彻底；手机回吸，把患者口腔内的血液体液等污染物吸入诊疗供水管道造成污染等；因管道污染后细菌繁殖形成生物膜，导致管道清洗消毒不彻底等。国内外透析用水调查资料发现，导致透析用水质量不合格的因素包括设备未及时更换过滤部件，未定期进行反冲洗和消毒，水处理系统的流程不符合标准要求，储水罐未密封，紫外线灯不能正常使用等。

因此须加强医疗用水微生物监测，了解医疗水污染状况，以便及时采取对应措施为医疗用水卫生提供保障。医疗用水系统主要由水处理设备、水分配系统和水使用设备，须定期对这些地方进行消毒，预防细菌增殖。水处理系统的粗滤器滤芯、锰砂、树脂、活性炭、保安滤器滤芯、反渗膜等必须根据原水和产水情况定期进行更换。处理水分配系统的两个主要部分为水管和纯水箱，其可能会成为微生物污染的储藏所，管道内残留液体中的细菌会在潮湿表面迅速繁殖，也可以在非无菌的液体流过的任何表面上增殖形成一层难以去除的生物膜。在流速快的水中，微生物很难在表面附着，不易形成生物膜，在流速慢的水中容易形成生物膜，因此，管道系统始终保持液体流动可以最大限度地减少生物膜形成。

生物膜表面上附着了很多微生物群落，其有机物由一层细胞外聚合物或糖蛋白复合物包裹着，这层糖蛋白复合物将会保护细菌免受消毒剂的作用。生物膜可能在血液透析分配系统的水管和纯水箱中普遍存在，一旦在这些地方形成，将很难去除。通常来说，漂白剂和臭氧可以有效去除生物膜，若管道先经过除垢剂处理，再使用漂白剂和臭氧就能更有效去除生物膜。然而，在某些情况下，分配系统的全部或部分置换可能是去除生物膜的唯一方法。应采用对管道的常规低浓度消毒来控制分配系统的细菌污染，不推荐在透析设备中使用纯水箱，因此，在对使用的设备进行定期消毒的同时须对水分配系统的连接管路进行日常消毒。

在日常的水监测中若出现超标，可以根据水处理设备、水分配系统和水使用设备的各部分的消毒和维护保养等方面查找原因：检查水处理系统的各个过滤装置是否定期更换和正确维护；检查处理水分配系统的水管和纯水箱是否由明显的生物膜定植，若有生物膜定植，且无法通过消毒来解决，可能需要更换管路和纯水箱等；水使用设备是否按照要求定期消毒，若透析液中有霉菌生长，查看透析机内部管路是否需要用含氯消毒剂等进行进一步消毒处理；有储水罐设备的是否彻底清洗消毒。医疗用水出现问题容易造成严重后果，发现问题时及时和使用部门积极沟通，寻找原因，解决安全隐患。

## 五、医院污水消毒效果监测

医院污水是指门诊、手术室、病房、各类检验室、放射科、病理科、洗衣房、太平间等排出的诊疗和生活等污水。医院污水来源比较复杂，富含有机物和多种化学污染物，包括尿液、粪便、检测试剂、消毒剂、药物、洗涤剂、放射性同位素，以及大量的病原体（包括机会致病菌、寄生虫卵、病毒）等理化和生物性危害因子，如果不经过消毒等处理直接排放，会严重污染地表水、土壤，还可通过渗透作用污染地下水，引起疾病传播。我国曾发生过多起医院污水导致疾病暴发流行事件。1990 年湖南邵东县发生一起医院污水污染水源导致的伤寒暴发事件，发病 1 223 例，死亡 7 例，死亡率为 0.57%。2001 年吉林江北地区某水源被医院污水污染，导致伤寒流行，400 多人患病，5 人死亡。因此，含病原体的污水应当经过消毒处理，符合国家有关标准后方可排放。

医院污水处理的工艺必须保证处理过的水达标后才能排放,主要采用三种工艺,分别为加强处理效果的一级处理、二级处理和简易生化处理。加强处理效果的一级处理采用"预处理→一级强化处理→消毒"的工艺,二级处理工艺流程为"调节池→生物氧化→接触消毒",简易生化处理工艺为"沼气净化池→消毒"流程。综合医疗机构污水排放当执行预处理标准时宜采用一级处理或一级强化处理 + 消毒工艺,当执行排放标准时宜采用二级处理 +消毒工艺或深度处理 + 消毒工艺,结核病医疗机构和传染病医疗机构污水处理宜采用二级处理 + 消毒工艺或深度处理 + 消毒工艺。

医院污水消毒是医院污水处理的重要步骤,主要是杀灭医院污水中的各种致病微生物。消毒剂可根据技术和经济等方面选用,通常使用二氧化氯、次氯酸钠、液氯、紫外线和臭氧等。不同的消毒工艺对消毒剂投放量和作用时间有不同要求,若采用含氯消毒剂消毒时要求传染病医院污水接触池出口总余氯为 $(6.5~10)$ mg/L,消毒剂接触时间不宜小于 1.5h,综合医院污水接触时间不宜小于 1h,一级标准接触池出口总余氯 $(3~10)$ mg/L,二级标准接触池出口总余氯 $(2~8)$ mg/L。由于残余消毒剂对环境有不良影响,采用含氯消毒剂进行消毒的污水,若直接排入地表水体和海域,应进行脱氯处理,使总余氯小于 0.5mg/L。

医院污水须定期进行病原微生物的监测,包括粪大肠菌群数、沙门菌、志贺菌,结核病医疗机构根据需要监测结核分枝杆菌,收治了传染病患者的医院应加强对肠道致病菌和肠道病毒的监测。同时收治的感染同一种肠道致病菌或肠道病毒的甲类传染病患者数超过 5人,或乙类传染病患者数超过 10 人,丙类传染病患者数超过 20 人时,应及时监测该种传染病病原体。

医疗机构根据监测结果来评估污水处理效果并判定是否可以排放。如果监测结果显示医院污水相关指标不达标,则应及时告知医院应采取补救措施。如果污水处理系统正常运转,但未检出余氯且粪大肠菌群数超标,说明消毒剂生成和投加系统出现故障,需要联系相关机构进行处理。若余氯不达标,粪大肠菌群数超标,则应加大消毒剂投放量。如果余氯正常,但粪大肠菌群数超标,则可能是消毒剂接触时间不足。特别是某些医疗机构有一些老旧化粪池,随着医院规模的发展,污水量不断增加,超出了化粪池的容量,导致消毒接触时间不足,此时应当建议医院尽快规划污水站的扩建工程。

根据《医疗机构水污染物排放标准》,传染病和结核病医疗机构与综合医疗机构对医院污水排放限值和管理要求有所不同,主要体现在消毒接触池接触时间、接触池出口余氯、粪大肠菌群数三个方面。日常监测时应结合监测点医院的性质及其污水排放去向,选择相应的标准对污水进行评价,合格后才能排入相应区域。

## 六、医用织物消毒效果监测

医用织物是医院内可重复使用的纺织品,包括工作人员使用的工作服、帽、手术衣、手术铺单;患者使用的床单、被罩、枕套、衣物等;环境清洁使用的布巾、地巾、病床隔帘、窗帘等。感染性织物是医院内被隔离的感染性疾病(包括传染病、多重耐药菌感染 / 定植)患者使用后,或者被患者血液、体液、分泌物(不包括汗液)和排泄物等污染,具有潜在生物污染风险的医用织物。脏污织物是医院内除感染性织物以外的其他所有使用后的医用织物。2016 年国家颁布了《医院医用织物洗涤消毒技术规范》，规范中明确了医院管理、洗衣房管理、人员防护、建筑布局要求、分类收集、运送与储存的要求，医用织物卫生是医院感染管理的重要组成部分，当其被其他患者的血液、体液等潜在的感染性物质所污染时，若消毒不彻底，则有引起患者医院感染的风险。

目前我国医用织物外包清洗还处在起步阶段，洗衣公司的清洗质量良莠不齐，而织物清洗、消毒效果监测是评价织物清洗和消毒是否达标唯一方法，加强织物清洗消毒效果监测，对提高医用织物的清洗消毒合格率具有重要意义。洗衣房应建立医用织物洗涤消毒工作流程、分类收集、洗涤消毒、卫生质量监测检查、清洁织物储存管理、安全操作、设备与环境卫生保洁以及从业人员岗位职责、职业防护等制度，同时应对工作人员进行岗前培训，使其熟练掌握洗涤、消毒技能；并了解洗涤和烘干等相关设备、设施及消毒隔离与感染控制基础知识、常用消毒剂使用方法等。规范中要求清洁织物微生物指标标准：细菌菌落总数 ≤ 200CFU/100cm$^2$，不得检出大肠菌群和金黄色葡萄球菌，同时要求相关工作人员的手表面菌落总数应 ≤ 10CFU/cm$^2$、物体表面细菌菌落总数 ≤ 10.CFU/cm$^2$，如果环境监测不合格，可以根据实际情况分析原因，如在清洁区工作人员的手卫生超标，应该加强培训手卫生操作；清洁织物储存发放区（间）环境物体表面如果微生物超标，应该加强表面清洁消毒；若织物表面细菌菌落数超标，或检出了大肠菌群或葡萄球菌，可以检查加入消毒剂的种类、浓度及数量是否合格，机器清洗时的温度和时间是否能达到消毒效果，叠放清洁织物的人员手卫生是否合格，储存区、发放区物体表面是否达到《医院消毒卫生标准》（GB 15982-2012）Ⅲ类环境的规定等。

医疗机构应落实对本机构医用织物洗涤消毒的主体责任，强化责任意识，依法依规开展医用织物洗涤消毒工作，加强医疗机构医用织物洗涤消毒管理，对预防医院感染具有重要意义。

（豆清娅 吴安华）

---

### 参 考 文 献

[1] 中华人民共和国卫生部. 医疗机构消毒技术规范: WS/T 367—2012 [S]. 北京: 中国标准出版社, 2012.

[2] 中华人民共和国国家卫生健康委员会. 医院感染控制标准专业委员会. 医务人员手卫生规范: WS/T 313—2019 [S]. 北京: 中国标准出版社, 2019.

[3] 中华人民共和国国家质量监督检验检疫总局, 中国国家标准化管理委员会. 医院消毒卫生标准: GB 15982—2012 [S]. 北京: 中国标准出版社, 2012.

[4] 中华人民共和国住房和城乡建设部, 中华人民共和国国家质量监督检验检疫总局. 医院洁净手术部建筑技术规范: GB 50333—2013 [S]. 北京: 中国标准出版社, 2013.

[5] 中华人民共和国国家卫生和计划生育委员会. 医疗机构环境表面清洁与消毒管理规范: WS/T 512—2016 [S]. 北京: 中国标准出版社, 2016.

[6] 中华人民共和国国家卫生和计划生育委员会. 重症监护病房医院感染预防与控制规范: WS/T 509—2016 [S]. 北京: 中国标准出版社, 2016.

[7] 中华人民共和国卫生部. 医院空气净化管理规范: WS/T 368—2012 [S]. 北京: 中国标准出版社, 2012.

[8] 范学工, 魏来. 新发感染病学 [M]. 北京: 人民卫生出版社, 2019.

［9］ 班海群. 医院消毒监测技术指南 [M]. 郑州: 郑州大学出版社. 2017.

［10］ 国家环境保护总局, 国家质量监督检验检疫总局. 医疗机构水污染物排放标准: GB 18466—2005 [S]. 北京: 中国标准出版社, 2005.

［11］ 中华人民共和国国家质量监督检验检疫总局, 中国国家标准化管理委员会. 疫源地消毒总则: GB 19193—2015 [S]. 北京: 中国标准出版社, 2015.

［12］ 中华人民共和国国家卫生健康委员会. 农贸 (集贸) 市场新型冠状病毒环境监测技术规范: WS/T 776—2021 [S]. 北京: 中国标准出版社, 2021.

［13］ 国家卫生计生委办公厅. 国家卫生计生委办公厅关于印发基层医疗机构医院感染管理基本要求的通知 [R/OL].(2013-12-31)[2022-06-11]. http://www. nhc. gov. cn/yzygj/s3585/201312/0283f92d9c424a86b2ca6f625503b044. shtml.

［14］ 国家卫生健康委员会办公厅, 国家中医药管理局办公室. 关于印发新型冠状病毒肺炎诊疗方案 (试行第九版) 的通知 [R/OL].(2022-03-14)[2022-06-11]. http://www. gov. cn/zhengce/zhengceku/2022-03/15/content_5679257. htm.

［15］ 国务院应对新型冠状病毒肺炎疫情联防联控机制医疗救治组. 关于印发医疗机构新型冠状病毒核酸检测工作手册 (试行第二版) 的通知 [R/OL].(2020-12-30)[2022-06-11]. http://www. nhc. gov. cn/yzygj/s7659/202012/b89bcd0813da41788688eb14787b3c72. shtml.

［16］ 国务院应对新型冠状病毒肺炎疫情联防联控机制综合组. 关于印发新型冠状病毒肺炎防控方案 (第九版) 的通知 [R/OL].(2022-06-28)[2022-06-11]. http://www. gov. cn/xinwen/2022-06/28/content_5698168. htm.

［17］ 国务院应对新型冠状病毒肺炎疫情联防联控机制综合组. 关于印发重点场所重点单位重点人群新冠肺炎疫情常态化防控相关防护指南 (2021 年 8 月版) 的通知 [R/OL].(2021-08-13)[2022-06-11]. http://www. gov. cn/xinwen/2021-08/13/content_5631094. htm.

［18］ 国务院应对新型冠状病毒肺炎疫情防联控机制综合组. 关于印发医疗机构内新型冠状病毒感染预防与控制技术指南 (第三版) 的通知 [R/OL].(2021-09-14)[2022-06-11]. http://www. gov. cn/xinwen/2021-09/14/content_5637141. htm.

［19］ 刘学军, 宋伟, 张稳. 血液净化临床工程技师日常工作内容和常规操作的指导意见 [J]. 中国血液净化, 2016, 15 (12): 641-655.

［20］ 陆依然, 李伊凡, 林明贵, 等. 新型冠状病毒肺炎疫情下综合医院发热门诊环境监测与感染控制 [J]. 科学通报, 2021 年, 66 (Z1): 475-485.

［21］ 文细毛, 黄勋, 曾烂漫, 等. 2019 年全国医疗机构医务人员诊疗过程手卫生监测报告 [J]. 中国感染控制杂志, 2021, 20 (5): 389-396.

［22］ 陈香美. 血液净化标准操作规程 (2010 版)[M]. 北京: 人民卫生出版社, 2021.

［23］ 中华人民共和国国家卫生和计划生育委员会. 医院医用织物洗涤消毒技术规范: WS/T 508—2016 [S]. 北京: 中国标准出版社, 2016.

［24］ 中华人民共和国国家卫生和计划生育委员会. 口腔器械消毒灭菌技术操作规范: WS 506—2016 [S]. 北京: 中国标准出版社, 2016.

［25］ 国家食品药品监督管理总局. 血液透析和相关治疗用水: YY 0572—2015 [S]. 北京: 中国标准出版社, 2015.

［26］ 国家食品药品监督管理总局. 血液透析及相关治疗用浓缩物: YY 0598—2015 [S]. 北京: 中国标准出版社, 2015.

［27］ 国家食品药品监督管理总局. 血液透析和相关治疗用水处理设备常规控制要求: YY/T 1269—2015 [S]. 北京: 中国标准出版社, 2015.

［28］ 中华人民共和国国家卫生和计划生育委员会. 病区医院感染管理规范: WS/T 510—2016 [S]. 北京: 中国标准出版社, 2016.

# 第十三章
# 消毒灭菌监测

## 第一节　复用医疗器械消毒灭菌效果监测

复用医疗器械是指设计为在不同患者之间重复使用的医疗器械,其在重复使用前必须经过恰当的去污处理流程。长期以来由复用医疗器械消毒、灭菌不合格引发的医院感染暴发事件及医疗纠纷屡见不鲜,对医疗质量和医疗安全造成了极大危害。监测复用医疗器械消毒灭菌效果是保障医疗安全的关键环节,监测内容包括评价消毒设备运转是否正常、消毒药剂是否有效、消毒方法是否合法理、消毒效果是否达标。在进行监测时需遵循以下原则:监测人员需经过专业培训,掌握一定的消毒知识,熟悉消毒设备和消毒剂性能,具备熟练的检验技能;选择合理的采样时间,遵循严格的无菌操作。

### 一、清洗效果监测

复用器械清洗干净是保证消毒灭菌效果的前提。任何残留在器材上的有机物都会妨碍灭菌气体与微生物有效的接触,达不到灭菌保障水平。监测器械清洗的效果能评价器械清洗的程序或方法是否合理。但是,目前国内外尚未有设备和统一的、简单的、广泛接受的、科学的、适用的检测标准来评价医疗器械洁净度,达到有效去除有机物、无机物,降低器材上的微生物负荷,确保灭菌达到灭菌保障水平。一般认为,清洗程度至少应达到:①降低物品上的生物负荷;②去除有机、无机污染物;③灭菌时达到无菌保证水平。目前国内外评价清洗效果的方法除目测方法外,主要还有检测有机污染物方法,如潜血试验、蓝光试验、水合茚三酮法;检测微生物方法,如细菌培养计数法;同时检测出有机污染物和微生物方法,如三磷酸腺苷生物发光法。

#### (一)目测法

目测法是目前医院常用的清洗效果监测方法之一。在检查包装时进行,采用肉眼目测和/或借助带光源放大镜检查。清洗后的器械表面及其关节、齿牙应光洁,无血渍、污渍、水垢等残留物质和锈斑。目测时操作人员需要具有良好的职业素质和慎独精神,并经过专业培训。目测方法操作相对简单,容易施行,但是人为的判断差异较大,也存在许多客观困难:物品内部很多管道无法观察,结构复杂、表面凹凸不平的物体很难观察,少量隐血、污染物、黏液等也很难观察。目测方法主观因素多,不能量化,且精密度比较低,一般只能观察到直径>50μm 的污染物。

## （二）隐血试验

隐血试验原理是利用血红蛋白中的含铁血红蛋白部分有催化过氧化物分解释放新生态氧,氧化色源物质而呈色。呈色的深浅反映了残留血液的多少。目前主要利用其原理制成试纸或快速诊断试剂盒,便于临床试用。使用的试纸对血液或体液中的血清敏感性强,可检测出 5mg/L 以上的血清含量。该方法明显优于目测法,是一种简单易行、科学客观的检查方法,但对锈渍、水垢及其他有机污染物则无检测效果,在临床上应用比较有限。因此有人用细菌内毒素试验与潜血试验结合的方法监测医疗器械清洗的质量,可较全面考核清洗后器械的清洁程度,尤其可指示病原微生物和细菌内毒素残留的情况。

## （三）残留蛋白质法

医院污染物主要是有机物,无机物容易清洗,一般不对其进行清洗效果评价,而有机物的检测主要依据蛋白质去除。蛋白质黏附性强,而且血液中的主要成分为血红蛋白,因而残留蛋白质的测定是评价清洗效果的一个非常好的方法。蛋白质法具有敏感性高,不受人为因素等影响,但较肉眼观察复杂。"Washer-disinfectors-Part 5: Test soils and methods for demonstrating cleaning efficacy"（ISO 15883-5）提供的测试蛋白质的方法有茚三酮法、双缩脲法、OPA 法等。受过消毒剂浸泡的器械,残留血无阳性,但蛋白质检测不受影响。因此,残留蛋白质法远较残留血法科学。

1. 双缩脲法　双缩脲监测原理是在强碱性溶液中,双缩脲与 $CuSO_4$ 形成紫色络合物,紫色深浅与蛋白质浓度成正比,该方法优点是操作简单,重复性较好,受消毒剂、高温的因素干扰较小,缺点是灵敏度较差,检测范围仅为>3μg。在某些情况下,采用双缩脲法用于清洗效果监测准确性高于残留血试纸法。但该法不适合管腔,且有锈时可干扰颜色。

2. 茚三酮试验　水合茚三酮法是一种高灵敏度的蛋白质检测方法,洗涤消毒器·第 1 部分:术语,定义和测试通用要求（ANSI/AAMI ST 15883-1-2009）推荐茚三酮法检测残留蛋白作为自动清洗消毒机清洗效果定期监测的手段。该方法测试原理是茚三酮在弱酸性溶液中与氨基酸共热,引起氨基酸脱氨、脱羧反应,最后与还原茚三酮发生作用,生成紫色物质。通过颜色变化来定性地判断蛋白质残留。

## （四）ATP 生物荧光监测

三磷酸腺苷（adenosine triphosphate,ATP）是一种核苷酸,是细胞新陈代谢所需能量的直接来源。通过测定物体表面残留的 ATP 含量,可以借此反推微生物的残留量。与传统的检验微生物方法平皿计数法相比,不仅时间大幅缩短,而且检测结果与传统的平皿计数法有较好的相关性。其缺陷:目前国内尚无统一 ATP 的"分界值"标准,测试值和不同厂家仪器的灵敏度密切相关;干扰因素也较多,器械表面上的离子、盐度、pH 值、游离态 ATP、酶活性以及环境温度都会影响 ATP 的发光测定;而且三磷酸腺苷生物发光法只能给出器械表面上的总体细菌水平,不能具体检测出残留物中存在何种细菌,也不能检测出非细菌类污染物。

### （五）细菌菌落计数法

细菌菌落计数是常见的活菌总数测定方法之一，是检测待测物体上是否有细菌的金标准。菌落计数法的优点是成本低廉、直观和方便。但是耗时较长，至少需要 2~7d 才能得出结论，且测定结果受培养条件等多因素影响。另外当待测物品中细菌量过少时，并不能代表整个样品的含菌量情况，也不能反映器械表面有机污染物情况。

## 二、消毒效果监测

### （一）湿热消毒

清洗后的器械首选机械湿热消毒。湿热消毒应采用经纯化的水，电导率 ≤15μS/cm（25℃）。应监测、记录每次消毒的温度与时间，结果应符合表 13-1 的要求。消毒后直接使用的诊疗器械、器具和物品，湿热消毒温度应 ≥90℃，时间 ≥5min，或 A0 值 ≥3 000；消毒后继续灭菌处理的，其湿热消毒温度应 ≥90℃，时间 ≥1min，或 A0 值 ≥600。应每年检测清洗消毒器的温度、时间等主要性能参数，结果应符合生产厂家的使用说明或指导手册的要求。

表 13-1　湿热消毒的温度与时间

| 湿热消毒方法 | 温度 /℃ | 最短消毒时间 /min |
| --- | --- | --- |
| 消毒后直接使用 | 93 | 2.5 |
| | 90 | 5 |
| 消毒后继续灭菌处理 | 90 | 1 |
| | 80 | 10 |
| | 75 | 30 |
| | 70 | 100 |

### （二）化学消毒

消毒剂与灭菌剂的作用方式相似，监测内容与方法也一致，在此一并介绍。消毒剂 / 灭菌剂的消毒灭菌效果易受到多因素的影响，如消毒剂 / 灭菌剂种类、配方、浓度，环境温度、酸碱度，有机物，微生物种类及数量等。可根据消毒剂 / 灭菌剂的种类特点，定期监测其浓度、染菌量、有效成分含量、消毒时间和消毒时的温度并记录，结果应符合该消毒剂 / 灭菌剂的规定。

1. 消毒剂 / 灭菌剂浓度监测　应遵循产品使用说明书进行浓度监测。产品说明书未写明浓度监测频率的，一次性使用的消毒剂或灭菌剂应每批次进行浓度监测；重复使用的消毒剂或灭菌剂配制后应测定一次浓度，每次使用前进行监测；消毒内镜数量达到规定数量的一半后，应在每条内镜消毒前进行测定。酸性氧化电位水应在每次使用前，应在使用现场酸性氧化电位水出水口处，分别测定 pH 和有效氯浓度。下面介绍两种常用使用中消毒剂 / 灭菌剂浓度试纸法监测。不同种类消毒剂/灭菌剂试纸法浓度测试应根据厂家推荐使用。

(1)G-1 型消毒剂浓度试纸

1)适用范围：过氧乙酸、二氯异氰尿酸钠、次氯酸钙、次氯酸钠、氯胺 T、二氧化氯，其他含氯消毒剂和含次氯酸钠的清洗消毒剂等。

2)使用方法：将试纸条置于消毒剂溶液中片刻，取出，半分钟内在自然光下与标准色块比较，直接读出溶液所含有效成分浓度值。若时间超过 1min，试纸条颜色逐渐消退。

3)注意事项：当溶液有效成分>1 000mg/L 或对固体消毒剂检测时，得到较准确的结果，可稀释至 20~500mg/L 浓度后再检测；测试纸应置阴凉、避光、防潮处保存且在有效期内使用。

(2)戊二醛浓度测试卡

1)使用方法：从小瓶中取出一条测试卡，并旋紧瓶盖，将指示色块完全浸没于待测消毒剂中，取出后，色块部位沾瓶盖上的纸垫，以去除多余的液体，横置于瓶盖上等候 5~8min（不要将色块面朝下，以免受到污染），观察色块颜色变化，若指示色块变成均匀黄色，表示溶液浓度达到要求；若色块全部或仍有部分白色，表示溶液浓度未达到要求。

2)注意事项：开瓶后在 120d 内用完（或在产品注明的有效期内使用），不同浓度的消毒剂应使用相应浓度的测试卡。

2. 染菌量监测　消毒剂每季度 1 次，其细菌含量必须<100CFU/ml，不得检出致病性微生物。灭菌剂每月检测 1 次，不得检出任何微生物。监测方法应遵循《医疗机构消毒技术规范》（WS/T 367—2012）的规定。

(1)采样时间：采集更换前使用中的消毒剂，采样后 4h 内检测。

(2)材料：无菌吸管（1.0ml、10.0ml）和试管，无菌平皿，含相应中和剂的（浓度为 0.03mol/L、pH 值为 7.2~7.4），营养琼脂培养基。

(3)采样方法：在无菌条件下，用无菌吸管吸取 1ml 被检样液，加入 9ml 含相应中和剂的磷酸盐缓冲液中混匀。

(4)检测方法

1)涂抹法：用无菌吸管吸取中和采样液 0.2ml，涂抹于干燥普通琼脂平板，每份样品同时做 2 个平行样，一个平板置 20℃培养 7d，观察真菌生长情况；另一个平板置 37℃温箱培养 3d，计数菌落数。

$$消毒剂染菌量(CFU/ml)=每个平板上的菌落数 \times 50$$

2)倾注法：用无菌吸管分别吸取中和采样液 0.5ml 放入 2 个无菌平皿内，加入已融化的 45~48℃的普通营养琼脂 15~18ml，边倾注边摇匀，待琼脂凝固后，一个平板置 20℃温箱培养 7d，观察真菌生长情况；另一个平板置 37℃温箱培养 3d，计数菌落数。

$$消毒剂染菌量(CFU/ml)=每个平板上的菌落数 \times 20$$

(5)结果判断：使用中皮肤黏膜消毒液染菌量：≤10CFU/ml，使用中其他消毒剂细菌菌落总数应 ≤100CFU/ml，不得检出致病微生物；灭菌剂必须无菌生长。

(6)常用消毒剂的中和剂及其使用浓度：常用消毒剂的中和剂及其浓度见表 13-2。含有表面活性剂的各种复方消毒剂可在中和剂中加入吐温 -80 至浓度 3%，也可使用该消毒剂消毒效果检测的中和剂鉴定试验确定的中和剂。

表 13-2 常用消毒剂的中和剂及其浓度

| 消毒剂 | 中和剂及其浓度 |
|---|---|
| 过氧化物 | 0.1% 硫代硫酸钠 |
| 含氯消毒剂类 | 0.1% 硫代硫酸钠 |
| 季铵盐类 | 0.3% 吐温 -80 |
| | 0.3% 卵磷脂 |
| 双胍类 | 0.3% 吐温 -80 |
| | 0.3% 卵磷脂 |
| 含碘消毒剂 | 0.1% 硫代硫酸钠 |
| 酚类 | 普通营养肉汤 |
| 醇类 | 普通营养肉汤 |
| 醛类 | 0.3% 甘氨酸 |

3. 常用消毒剂有效成分含量检测 库存消毒剂的有效成分含量依照产品企业标准进行检测。

**(三) 消毒效果监测**

消毒后直接使用物品应每季度进行监测,监测方法及监测结果应符合《医院消毒卫生标准》(GB 15982—2012)的要求。每次检测 3~5 件有代表性的物品。

1. 消毒内镜消毒效果监测 消毒内镜应每季度进行生物学监测。监测采用轮换抽检的方式,每次按 25% 的比例抽检。内镜数量少于等于 5 条的,应每次全部监测;多于 5 条的,每次监测数量应不低于 5 条。监测方法应遵循《医院消毒卫生标准》的规定,消毒合格标准:菌落总数 ≤20CFU/ 件。当怀疑医院感染与内镜诊疗操作相关时,应进行致病性微生物检测,方法应遵循《医院消毒卫生标准》的规定。

(1)软式内镜

1)采样时间:在消毒处理后,存放有效期内采样。

2)采样方法:采用无菌注射器抽取 50ml 含相应中和剂的洗脱液,从活检口注入冲洗内镜管路,并全量收集(可使用蠕动泵)送检。将洗脱液充分混匀,取洗脱液 1.0ml 接种平皿,将冷至 40~45℃的熔化营养琼脂培养基每皿倾注 15~20ml,(36±1)℃恒温箱培养 48h,计数菌落数(CFU/ 件)。将剩余洗脱液在无菌条件下采用滤膜(0.45μm)过滤浓缩,将滤膜接种于凝固的营养琼脂平板上(注意不要产生气泡),置(36±1)℃温箱培养 48h,计数菌落数。

当滤膜法不可计数时:

$$菌落总数(CFU/ 件)=m(CFU/ 平板) \times 50$$

式中:

$m$——两平行平板的平均菌落数。

当滤膜法可计数时:

$$菌落总数(CFU/ 件)=m(CFU/ 平板)+m1(CFU/ 滤膜)$$

式中：

$m$——两平行平板的平均菌落数。

$m1$——滤膜上菌落数。

（2）硬式内镜：应在实验室工作台打开消毒包装，选择涂抹法或冲洗法进行活菌计数。涂抹法用浸有无菌生理盐水采样液的棉拭子在被检硬式内镜及附件的内外表面涂抹，采样取全部表面或不少于 $100cm^2$，然后将除去手接触部分的棉拭子放入 10ml 采样液进行洗脱，取洗脱液 1.0ml 接种平皿，将冷至 40~45℃的熔化营养琼脂培养基每皿倾注 15~20ml，$(36±1)$℃恒温箱培养 48h，计数菌落数（CFU/$cm^2$）。冲洗法用 5~10ml 无菌生理盐水（根据硬式内镜及附件表面积大小）缓慢冲洗被检硬式内镜及附件的内外表面，取 1.0ml 洗脱液接种平皿进行活菌计数。

2. 其他消毒医疗器械消毒效果监测

（1）可整件放入无菌试管的，用洗脱液浸没后震荡 30s 以上，取洗脱液 1.0ml 接种平皿，将冷至 40~45℃的熔化营养琼脂培养基每皿倾注 15~20ml，$(36±1)$℃恒温箱培养 48 小时，计数菌落数（CFU/件），必要时分离致病性微生物。

（2）可用破坏性方法取样的，在 100 级超净工作台称取 1~10g 样品，放入装有 10ml 采样液的试管内进行洗脱，取洗脱液 1.0ml 接种平皿，计数菌落数（CFU/g），必要时分离致病性微生物。对不能用破坏性方法取样的医疗器材，在 100 级超净工作台用浸有无菌生理盐水采样液的棉拭子在被检物体表面涂抹采样，被采表面 <$100cm^2$，取全部表面，被采表面 ≥$100cm^2$，取 $100cm^2$，然后将除去手接触部分的棉拭子进行洗脱，取洗脱液 1.0ml 接种平皿，将冷至 40~45℃的熔化营养琼脂培养基每皿倾注 15~20ml，$(36±1)$℃恒温箱培养 48h，计数菌落数（CFU/$cm^2$），必要时分离致病性微生物。

# 三、灭菌效果监测

## （一）原则

对灭菌质量采用物理监测法、化学监测法和生物监测法进行，监测结果应符合《医院消毒供应中心 第 3 部分：清洗消毒及灭菌效果监测标准》（WS 310.3—2016）的要求，监测不合格的灭菌物品不得发放，并应分析原因进行改进，直至监测结果符合要求。当生物监测不合格时，应尽快召回上次生物监测合格以来所有尚未使用的灭菌物品，重新处理；并应分析不合格的原因，改进后，生物监测连续三次合格后方可使用。

## （二）压力蒸汽灭菌的监测

除日常监测外，灭菌器新安装、移位和大修后也应进行物理监测、化学监测和生物监测。物理监测、化学监测通过后，生物监测应空载连续监测三次，合格后灭菌器方可使用，监测方法应符合《医疗保健产品 - 医疗保健机构湿热的确认和常规控制要求》GB/T 20367—2006 的有关要求。对于小型压力蒸汽灭菌器，生物监测应满载连续监测 3 次，合格后灭菌器方可使用。预真空（包括脉动真空）压力蒸汽灭菌器应进行 B-D 测试并重复 3 次，连续监测合格后，灭菌器方可使用。

1. 物理监测

(1)日常监测：每次灭菌应连续监测并记录灭菌时的温度、压力和时间等灭菌参数。灭菌温度波动范围在±3℃内，时间满足最低灭菌时间的要求，同时应记录所有临界点的时间、温度与压力值，结果应符合灭菌的要求。

(2)定期监测：应每年用温度压力检测仪监测温度、压力和时间等参数，检测仪探头放置于最难灭菌部位。

2. 化学监测

(1)应进行包外、包内化学指示物监测。具体要求为灭菌包包外应有化学指示物，高度危险性物品包内应放置包内化学指示物，置于最难灭菌的部位。如果透过包装材料可直接观察包内化学指示物的颜色变化，则不必放置包外化学指示物。根据化学指示物颜色或形态等变化，判定是否达到灭菌合格要求。

(2)采用快速程序灭菌时，也应进行化学监测。直接将一片包内化学指示物置于待灭菌物品旁边进行化学监测。

3. 生物监测　应至少每周监测一次。紧急情况灭菌植入物时，使用含第5类化学指示物的生物灭菌过程验证装置（PCD，process challenge device）进行监测，化学指示物合格可提前放行，生物监测的结果应及时通报使用部门。采用新的包装材料和方法进行灭菌时应进行生物监测。小型压力蒸汽灭菌器因一般无标准生物监测包，应选择灭菌器常用的、有代表性的灭菌物品制作生物测试包或生物PCD，置于灭菌器最难灭菌的部位，且灭菌器应处于满载状态。生物测试包或生物PCD应侧放，体积大时可平放。采用快速程序灭菌时，应直接将一支生物指示物，置于空载的灭菌器内，经一个灭菌周期后取出，规定条件下培养，观察结果。

(1)标准生物测试包的制作方法：按照《医疗机构消毒技术规范》（WS/T 367—2012）的规定，将嗜热脂肪芽孢杆菌生物指示物置于标准测试包的中心部位，生物指示物应符合国家相关管理要求。标准测试包由16条41cm×66cm的全棉手术巾制成，即每条手术巾的长边先折成3层，短边折成2层，然后叠放，制成23cm×23cm×15cm、1.5kg的标准测试包。

(2)监测方法：按照《医疗机构消毒技术规范》的规定，将标准生物测试包或生物PCD（含一次性标准生物测试包），对满载灭菌器的灭菌质量进行生物监测。标准生物监测包或生物PCD置于灭菌器排气口的上方或生产厂家建议的灭菌器内最难灭菌的部位，经过一个灭菌周期后，自含式生物指示物遵循产品说明书进行培养；如使用芽孢杆菌片，应在无菌条件下将芽孢杆菌片接种到含10ml溴甲酚紫葡萄糖蛋白胨水培养基的无菌试管中，经(56±2)℃培养7d，检测时以培养基作为阴性对照（自含式生物指示物不用设阴性对照），以加入芽孢杆菌片的培养基作为阳性对照，见观察培养结果。如果一天内进行多次生物监测，且生物指示物为同一批号，则只须设一次阳性对照。

(3)结果判定：阳性对照组培养阳性，阴性对照组培养阴性，试验组培养阴性，判定为灭菌合格。阳性对照组培养阳性，阴性对照组培养阴性，试验组培养阳性，则灭菌不合格，同时应进一步鉴定试验组阳性的细菌是否为指示菌或是污染所致。

4. B-D试验　预真空(包括脉动真空)压力蒸汽灭菌器应在每日开始灭菌运行前空载进行B-D测试，B-D测试合格后，灭菌器方可使用。B-D测试失败，应及时查找原因进行改进，监测合格后，灭菌器方可使用。小型压力蒸汽灭菌器的B-D试验应参照《小型压力蒸汽灭菌器灭菌效果监测方法和评价要求》（GB/T 30690—2014）。

### （三）干热灭菌的监测

新安装、移位和大修后应进行物理监测法、化学监测法和生物监测法监测（重复三次），监测合格后，灭菌器方可使用。

1. 物理监测　每一灭菌批次应进行物理监测。监测方法包括记录温度与持续时间。温度在设定时间内均达到预置温度，则物理监测合格。

2. 化学监测　每一灭菌包外应使用包外化学指示物，每一灭菌包内应使用包内化学指示物，并置于最难灭菌的部位。对于未打包的物品，应使用一个或者多个包内化学指示物，放在待灭菌物品附近进行监测。经过一个灭菌周期后取出，据其颜色或形态的改变判断是否达到灭菌要求。

3. 生物监测　应每周监测一次。

（1）标准生物测试管的制作方法：按照《医疗机构消毒技术规范》（WS/T 367—2012）的规定，将枯草杆菌黑色变种芽孢杆菌片装入无菌试管内（1 片 / 管），制成标准生物测试管。生物指示物应符合国家相关管理要求。

（2）监测方法：将标准生物测试管置于灭菌器与每层门把手对角线内、外角处，每个位置放置 2 个标准生物测试管，试管帽置于试管旁，关好柜门，经一个灭菌周期后，待温度降至80℃左右时，加盖试管帽后取出试管。在无菌条件下，每管加入 5ml 胰蛋白胨大豆肉汤培养基（TSB），（36 ± 1）℃培养 48h，观察初步结果，无菌生长管继续培养至第 7 日。检测时以培养基作为阴性对照，以加入芽孢杆菌片的培养基作为阳性对照。

（3）结果判定：阳性对照组培养阳性，阴性对照组培养阴性，若每个测试管的肉汤培养均澄清，判为灭菌合格；若阳性对照组培养阳性，阴性对照组培养阴性，而只要有一个测试管的肉汤培养混浊，判为不合格；对难以判定的测试管肉汤培养结果，取 0.1ml 肉汤培养物接种于营养琼脂平板，用灭菌 L 棒或接种环涂匀，置（36 ± 1）℃培养 48h，观察菌落形态，并做涂片染色镜检，判断是否有指示菌生长，若有指示菌生长，判为灭菌不合格；若无指示菌生长，判为灭菌合格。

### （四）低温灭菌的监测

低温灭菌器新安装、移位、大修、灭菌失败，以及包装材料或被灭菌物品改变时，应对灭菌效果进行重新评价，包括采用物理监测法、化学监测法和生物监测法进行监测（重复三次），监测合格后，灭菌器方可使用。

1. 环氧乙烷灭菌的监测

（1）物理监测法：每次灭菌应监测并记录灭菌时的温度、压力、时间和相对湿度等灭菌参数。灭菌参数应符合灭菌器的使用说明或操作手册的要求。

（2）化学监测法：每个灭菌物品包外应使用包外化学指示物，作为灭菌过程的标志，每包内最难灭菌位置放置包内化学指示物，通过观察其颜色变化，判定其是否达到灭菌合格要求。

（3）生物监测法：每灭菌批次应进行生物监测。

1）常规生物测试包的制备：取一个 20ml 无菌注射器，去掉针头，拔出针栓，将枯草杆菌黑色变种芽孢生物指示物放入针筒内，带孔的塑料帽应朝向针头处，再将注射器的针栓插回针筒(注意不要碰及生物指示物),之后用一条全棉小毛巾两层包裹,置于纸塑包装袋中,封装。生物指示物应符合国家相关管理要求。

2)监测方法:将常规生物测试包置于灭菌器最难灭菌的部位(所有装载灭菌包的中心部位)。灭菌周期完成后应立即将生物测试包从被灭菌物品中取出。自含式生物指示物遵循产品说明书进行培养;如使用芽孢杆菌片的,应在无菌条件下将芽孢杆菌片接种到含 5ml胰蛋白胨大豆肉汤培养基(TSB)的无菌试管中,$(36 \pm 1)℃$培养 48h,观察初步结果,无菌生长管继续培养至第 7 日。检测时以培养基作为阴性对照(自含式生物指示物不用设阴性对照),以加入芽孢杆菌片的培养基作为阳性对照。

3)结果判定:阳性对照组培养阳性,阴性对照组培养阴性,试验组培养阴性,判定为灭菌合格。阳性对照组培养阳性,阴性对照组培养阴性,试验组培养阳性,则灭菌不合格;同时应进一步鉴定试验组阳性的细菌是否为指示菌或是污染所致。

2. 过氧化氢低温等离子灭菌的监测

(1)物理监测法:每次灭菌应连续监测并记录每个灭菌周期的临界参数如舱内压、温度、等离子体电源输出功率和灭菌时间等灭菌参数。灭菌参数应符合灭菌器的使用说明或操作手册的要求。

(2)化学监测法:每个灭菌物品包外应使用包外化学指示物,作为灭菌过程的标志;每包内最难灭菌位置应放置包内化学指示物,通过观察其颜色变化,判定其是否达到灭菌合格要求。可对过氧化氢浓度进行监测。

(3)生物监测法:每天使用时应至少进行一次灭菌循环的生物监测。

1)管腔生物 PCD 或非管腔生物监测包的制作:采用嗜热脂肪芽孢杆菌生物指示物制作管腔生物 PCD 或非管腔生物监测包;生物指示物的载体应对过氧化氢无吸附作用,每一载体上的菌量应达到 $1 \times 10^6$CFU,所用芽孢对过氧化氢气体的抗力应稳定并鉴定合格;所用产品应符合国家相关管理要求。

2)管腔生物 PCD 的监测方法:灭菌管腔器械时,可使用管腔生物 PCD 进行监测,应将管腔生物 PCD 放置于灭菌器内最难灭菌的部位(按照生产厂家说明书建议,远离过氧化氢注入口,如灭菌舱下层器械搁架的后方)。灭菌周期完成后立即将管腔生物 PCD 从灭菌器中取出,生物指示物应放置$(56 \pm 2)℃$培养 7d(或遵循产品说明书),观察培养结果。并设阳性对照和阴性对照(自含式生物指示物不用设阴性对照)。

3)非管腔生物监测包的监测方法:灭菌非管腔器械时,应使用非管腔生物监测包进行监测,应将生物指示物置于特卫强材料的包装袋内,密封式包装后,放置于灭菌器内最难灭菌的部位(按照生产厂家说明书建议,远离过氧化氢注入口,如灭菌舱下层器械搁架的后方)。灭菌周期完成后立即将非管腔生物监测包从灭菌器中取出,生物指示物应放置$(56 \pm 2)℃$培养 7d(或遵循产品说明书),观察培养结果,并设阳性对照和阴性对照(自含式生物指示物不用设阴性对照)。

4)结果判定:阳性对照组培养阳性,阴性对照组培养阴性,实验组培养阴性,判定为灭菌合格。阳性对照组培养阳性,阴性对照组培养阴性,实验组培养阳性,判定为灭菌失败;同时应进一步鉴定实验组阳性的细菌是否为指示菌或是污染所致。

3. 低温蒸汽甲醛灭菌的监测

(1)物理监测法:每灭菌批次应进行物理监测。详细记录灭菌过程的参数,包括灭菌温度、相对湿度、压力与时间。灭菌参数应符合灭菌器的使用说明或操作手册的要求。

(2)化学监测法:每个灭菌物品包外应使用包外化学指示物,作为灭菌过程的标志;每包内最难灭菌位置应放置包内化学指示物,通过观察其颜色变化,判定其是否达到灭菌合格要求。

(3)生物监测法:应每周监测一次。

1)管腔生物 PCD 或非管腔生物监测包的制作:采用嗜热脂肪芽孢杆菌生物指示物制作管腔生物 PCD 或非管腔生物监测包;生物指示物的载体应对甲醛无吸附作用,每一载体上的菌量应达到 $1 \times 10^6$CFU,所用芽孢对甲醛的抗力应稳定并鉴定合格,所用产品应符合国家相关管理要求。

2)管腔生物 PCD 的监测方法:灭菌管腔器械时,可使用管腔生物 PCD 进行监测,应将管腔生物 PCD 放置于灭菌器内最难灭菌的部位(按照生产厂家说明书建议,远离甲醛注入口),灭菌周期完成后立即将管腔生物 PCD 从灭菌器中取出,生物指示物应放置($56 \pm 2$)℃培养 7d(或遵循产品说明书),观察培养结果,并设阳性对照和阴性对照(自含式生物指示物不用设阴性对照)。

3)非管腔生物监测包的监测方法:灭菌非管腔器械时,应使用非管腔生物监测包进行监测,应将生物指示物置于纸塑包装袋内,密封式包装后,放置于灭菌器内最难灭菌的部位(按照生产厂家说明书建议,远离甲醛注入口)。灭菌周期完成后立即将非管腔生物监测包从灭菌器中取出,生物指示物应放置于($56 \pm 2$)℃培养 7d(或遵循产品说明书),观察培养结果。并设阳性对照和阴性对照(自含式生物指示物不用设阴性对照)。

4)结果判定:阳性对照组培养阳性,阴性对照组培养阴性,实验组培养阴性,判定为灭菌合格。阳性对照组培养阳性,阴性对照组培养阴性,实验组培养阳性,判定为灭菌失败;同时应进一步鉴定实验组阳性的细菌是否为指示菌或是污染所致。

### (五)灭菌效果监测

每月进行监测,不得检出任何微生物。

1. 灭菌内镜及附件灭菌效果监测

(1)灭菌硬式内镜:应在 100 级超净工作台或环境洁净度 10 000 级局部洁净度 100 级的单向流空气区域内打开无菌包装,选择涂抹法或冲洗法进行无菌检查。涂抹法用浸有无菌生理盐水采样液的棉拭子在被检硬式内镜及附件的内外表面涂抹,采样取全部表面或不少于 100cm²,然后将除去手接触部分的棉拭子进行无菌检查。

冲洗法用 5~10ml 无菌生理盐水缓慢冲洗被检硬式内镜及附件的内外表面,洗脱液进行无菌检查。灭菌硬式内镜及附件应无菌生长。

(2)灭菌软式内镜:采样及检测方法同消毒软式内镜。

2. 其他灭菌医疗器械灭菌效果监测

(1)可用破坏性方法取样的,如一次性输液(血)器、注射器和注射针等按照《中华人民共和国药典》中"无菌检查法"进行。对不能用破坏性方法取样的医疗器材,应在环境洁净度 10 000 级下的局部洁净度 100 级的单向流空气区域内或隔离系统中,用浸有无菌生理盐水采样液的棉拭子在被检物体表面涂抹,采样取全部表面或不少于 100cm²;然后将除去手接触部分的棉拭子进行无菌检查。

（2）牙科手机：应在环境洁净度 10 000 级下的局部洁净度 100 级的单向流空气区域内或隔离系统中，将每支手机分别置于含 20~25ml 采样液的无菌大试管（内径 25mm）中，液面高度应大于 4.0cm，于漩涡混合器上洗涤震荡 30s 以上，取洗脱液进行无菌检查。

（曾　翠）

# 第二节　使用中消毒液监测

## 一、消毒剂监测的意义

消毒剂用于杀灭传播媒介上病原微生物，切断传染病的传播途径，达到控制传染病的目的，消毒剂广泛用于医院，消毒剂的合理使用有助于预防控制外源性医院感染。消毒剂在使用过程由于各种因素的影响，比如在更换或使用消毒剂过程中没有无菌操作，盛装消毒剂的容器不及时加盖，消毒剂被微生物污染，消毒剂保存不密闭，消毒剂的有效成分挥发从而降低消毒效果，消毒剂不按规定的标准配制，以致浓度不准确而影响消毒效果，消毒剂超期使用和更换不彻底等。消毒剂浓度不达标及消毒剂微生物污染导致的医院感染有报道，所以在医院感染诸多因素中，消毒剂是一个重要问题，通过对使用中消毒剂的采样监测，可以发现消毒剂浓度是否达标以及是否存在微生物污染，应正确安全地使用消毒剂，有效控制医院感染的发生。

为降低和预防由于消毒剂原因导致的医院感染，应采取下列措施，一是不需稀释的消毒剂不能随意稀释，需要稀释的消毒剂，应正确按产品说明正确稀释，达到正确的使用浓度。二是消毒剂溶液应按产品说明书进行储存。三是医院感染管理专业人员应了解导致消毒剂在使用时污染的原因。

使用中消毒剂效果监测包括对消毒剂有效成分的监测及微生物的监测。

## 二、消毒剂有效成分的检测

对消毒剂有效成分的检测，是医院消毒质量监测的主要指标，可评价消毒措施是否有效。

### （一）滴定法

该方法结果精确，但操作烦琐，耗时较长，具体方法见原卫生部《消毒技术规范》。

### （二）浓度试纸测定法

利用浓度试纸对消毒剂有效成分进行快速检测的半定量方法，按说明书要求使用，检测所用消毒剂有效成分浓度必须取得原卫生部消毒产品卫生许可批件或进行卫生安全性评价，并在有效期内使用。

## 三、使用中消毒剂监测微生物污染监测

### （一）采样时间

采集更换前使用中的消毒剂。

### （二）采样材料

无菌刻度吸管（1.0ml、10ml）、无菌平皿、营养琼脂培养皿、含相应中和剂的磷酸盐缓冲液（浓度为 0.03mol/L，pH 值为 7.2~7.4）、营养琼脂培养基。

### （三）采样种方法

用无菌刻度吸管按无菌操作方法吸取 1.0ml 被检消毒液，加至 9ml 含相应中和剂的采样液（磷酸盐缓冲液）中混匀。

### （四）检测方法

1. 涂抹法　在无菌条件下，用无菌刻度吸管吸取上述被检样本 0.5ml，加至普通琼脂营养平皿，涂抹均匀，置于（36±1）℃恒温箱培养 72 小时，计数菌落数。

2. 倾注法　在无菌条件下，用无菌刻度吸管吸取上述被检样本 1.0ml，加至已灭菌的平皿，倾注已熔化并冷却至 40~45℃的营养琼脂培养基，每皿 10~20ml，（36±1）℃恒温箱培养 72 小时，计数菌落数。

3. 怀疑与医院感染暴发有关时，进行目标微生物的检测。

### （五）消毒剂染菌量计算公式

消毒剂染菌量（CFU/ml）＝平皿菌落数×稀释倍数

### （六）结果判断

使用中灭菌用消毒剂应无菌生长；

使用中皮肤黏膜消毒剂染菌量应 ≤ 10CFU/ml；

其他使用中消毒剂染菌量应 ≤ 100CFU/ml。

### （七）中和剂的选用，见表 13-3

表 13-3　常用消毒剂的中和剂及浓度

| 甲醛 | 亚硫酸钠（0.1%~0.5%） |
| | 氨水 |
| 戊二醛 | 甘氨酸（1.0%）；赖氨酸 |
| | 亚硫酸钠（0.1%~0.5%） |

| 过氧乙酸 | 硫代硫酸钠(0.1%~0.5%) |
|---|---|
| 含氯消毒剂 | 硫代硫酸钠(0.1%~1.0%) |
| 季铵盐消毒剂 | 吐温 -80(0.5%~3.0%) |
| | 卵磷脂(0.3%) |
| | 硫代硫酸钠(0.1%~0.5%) |
| | 亚硫酸钠(0.1%~0.5%) |
| 碘(溴)制剂 | 亚硫酸钠(0.1%~0.5%);卵磷脂(0.1%~0.3%) |
| | 硫代硫酸钠(0.1%);半胱氨酸(0.1%) |
| 酚类 | 吐温 -80(1%~10%);卵磷脂(0.1%~0.3%) |
| 氯己定 | 卵磷脂(1.0%~2.0%) |
| 汞类消毒剂 | 硫代硫酸钠;亚硫酸钠;半胱氨酸(0.1%) |
| 醇类 | 吐温 -80 |
| 碱类消毒剂 | 等量酸 |
| 酸类消毒剂 | 等量碱 |

(李 洁)

# 第三节 紫外线强度监测

紫外线消毒是指利用病原微生物吸收波长在 200~280nm 之间（主要为 253.7nm）的紫外线能量后，其遗传物质发生突变导致细胞不再分裂繁殖，达到杀灭病原微生物目的的消毒方式。紫外线消毒适用于室内空气、物体表面和水的消毒。影响紫外线强度的因素较多，主要有电源电压、照射距离、空气中相对湿度和洁净度、温度、有机物等，且紫外线灯具随使用时间的延长其辐射强度在不断衰减，所以进行紫外线强度监测是保证达到相应消毒水平的一种重要的方式。

## 一、定义与分类

### （一）紫外线强度的定义

紫外线强度是指单位时间内与紫外线传播方向垂直的单位面积上接收到的紫外线能量。常用单位为微瓦每平方厘米（$\mu W/cm^2$）或者瓦每平方米（$W/cm^2$）。

## （二）常用紫外线消毒设备的分类

目前常用紫外线消毒设备分为紫外线空气消毒器、紫外线水消毒器、紫外线物表消毒器，分别对空气、水、物表进行消毒。

# 二、监测方法

## （一）紫外线强度计法

1. 测试条件　供电电源电压应稳定在220V，电源频率应稳定在(50±0.5)Hz；应使用基准镇流器(无对应基准镇流器的紫外线灯使用自配镇流器)，电子镇流器和电感镇流器应符合相关国家标准的规定。测试时的环境温度应保持在20~25℃、相对湿度<60%。使用由计量部门检定且在有效期内的紫外线强度计测定。

2. 测量步骤　将待测紫外线灯固定于测量架，根据产品标识峰值波长，选择相应波长的紫外线强度计，将紫外线强度计探头放在灯管下方垂直中心1.0m处；调节紫外线强度计探头的位置，使紫外线强度计探头的接受表面距被测灯管表面的距离为(1 000±1)mm；开启紫外线灯5min后，直接读取紫外线强度计强度值($\mu$W/cm$^2$)。

3. 操作要求　进行紫外线强度测定前，应先用酒精棉球擦除灯管上的灰尘和油垢。在测试过程中，操作人员应采取有效措施防止眼睛和人体裸露部位被紫外线灼伤。

## （二）紫外线强度在线测量系统

1. 原理和组成　紫外线强度在线测量系统是根据紫外辐射通量投射到标准单位面积的功率和紫外线强度计的接受表面距被测灯管表面的距离成反相关关系的原理，使用多探头在近距离测量紫外线强度，经加权平均计算均值，并换算为紫外线强度计的接受表面距被测灯管表面的距离为(1 000±1)mm的强度值($\mu$W/cm$^2$)。紫外线强度在线测量系统由4个紫外线强度探头、实时采集发射装置和接收汇总计算终端组成。

2. 测试条件　电源电压和环境条件应符合设备运行条件要求。消毒器具有将紫外线强度探头固定在被测试灯管表面的空间。

3. 测量步骤　将紫外线强度探头分别卡在被测紫外线灯上，使接受面垂直面对灯管。H型和U型灯管将4只探头分别卡在灯管的1/4、3/4处；直管型灯管使用3只探头分别卡在1/4、1/2、3/4处。开启实时采集发射装置电源后启动消毒器，使消毒器正常工作。开启消毒器5min后，直接在终端读取紫外线强度值($\mu$W/cm$^2$)。

4. 操作要求　测量时确保测量探头和实时采集发射装置不影响风机等器件正常工作，紫外线空气消毒器有静电装置时会对紫外线强度值产生影响。

## （三）紫外线强度照射指示卡

1. 测试条件　供电电源电压应稳定在220V，电源频率应稳定在(50±0.5)Hz；应使用基准镇流器(无对应基准镇流器的紫外线灯使用自配镇流器)，电子镇流器和电感镇流器应符合相关国家标准的规定。测试时的环境温度应保持在20~25℃、相对湿度<60%。指示卡

应获得原卫生部消毒产品卫生许可批件,并在有效期内使用。

2. 测量步骤　开启紫外线灯 5min 后,据产品标识峰值波长,选择相应波长的指示卡,将指示卡置于紫外线灯下垂直距离 1.0m 处,有图案一面朝上,照射 1min,紫外线照射后,观察指示卡色块的颜色,将其与标准色块比较,读出照射强度。

3. 操作要求　进行紫外线强度测定前,应先用酒精棉球擦除灯管上的灰尘和油垢。在测试过程中,操作人员应采取有效措施防止眼睛和人体裸露部位被紫外线灼伤。

## 三、紫外线强度波动范围

### (一)紫外线强度波动范围的检测

设 5 个时间检测点,应包括开灯 5min 和有效消毒时间,分别测定紫外线强度,计算均值及其波动范围。

### (二)紫外线强度波动范围要求

在开启紫外线灯 5min 后,正常工作状态下紫外线强度变化应达到稳定,紫外线强度的波动范围不应大于均值的 5%。

## 四、结果判定

### (一)双端和单端紫外线灯的初始紫外线强度

双端和单端紫外线灯的初始紫外线强度分别应不低表 13-4、表 13-5 中规定值的 93%。

表 13-4　双端紫外线灯的初始紫外线强度规定值

| 标称功率 /W | 4 | 6 | 8 | 13 | 15 | 18 | 30 | 36 | 60 | 75 | 100 | 150 | 250 | 320 | 400 | 550 | 750 | 1 000 |
|---|---|---|---|---|---|---|---|---|---|---|---|---|---|---|---|---|---|---|
| 紫外线强度 /($\mu W \cdot cm^{-2}$) | 9 | 15 | 22 | 35 | 50 | 62 | 100 | 135 | 190 | 250 | 305 | 100 | 650 | 720 | 900 | 1 150 | 1 300 | 1 730 |

表 13-5　单端紫外线灯的初始紫外线强度规定值

| 标称功率 /W | 5 | 7 | 9 | 11 | 18 | 24 | 36 | 55 | 75 | 95 | 150 |
|---|---|---|---|---|---|---|---|---|---|---|---|
| 紫外线强度 /($\mu W \cdot cm^{-2}$) | 9 | 16 | 22 | 33 | 51 | 65 | 110 | 150 | 170 | 304 | 400 |

### (二)其他紫外线灯强度

普通 30W 直管型紫外线灯,新灯管的辐照度应 ≥90$\mu W/cm^2$ 为合格;使用中紫外线灯辐照强度值 ≥70$\mu W/cm^2$ 为合格;30W 高强度紫外线新灯的辐照强度值 ≥180$\mu W/cm^2$ 为合格。

## 五、注意事项

1. 紫外线消毒器视使用时间测定紫外线强度,紫外线灯累积使用时间超过有效寿命时应及时更换灯管。

2. 紫外线物表消毒器工作时不宜打开门,避免紫外线泄漏对人体造成伤害。如需中途打开需关闭电源。被消毒的器具或物品应清洁,不滴水。紫外线物表消毒器不宜用于多孔物体表面的消毒。

3. 采用紫外线消毒物体表面时,应使消毒物品表面充分暴露于紫外线。

4. 采用紫外线消毒纸张、织物等粗糙表面时,应适当延长照射时间,且两面均受到照射。

5. 不应在易燃、易爆的场所使用。

6. 紫外线强度计每年至少标定一次。

(刘思娣　吴安华)

## 参 考 文 献

[1] 中华人民共和国国家质量监督检验检疫总局, 中国国家标准化管理委员会. 医院消毒卫生标准: GB 15982—2012 [S]. 北京: 中国标准出版社, 2012.

[2] 中华人民共和国国家质量监督检验检疫总局, 中国国家标准化管理委员会. 小型压力蒸汽灭菌器灭菌效果监测方法和评价要求: GB/T 30690—2014 [S]. 北京: 中国标准出版社, 2014.

[3] 中华人民共和国国家质量监督检验检疫总局, 中国国家标准化管理委员会. 医疗保健产品灭菌医疗保健机构湿热灭菌的确认和常规控制要求: GB/T 20367—2006 [S]. 北京: 中国标准出版社, 2006.

[4] 中华人民共和国国家卫生和计划生育委员会. 医院消毒供应中心 第2部分: 清洗消毒及灭菌技术操作规范: WS 310. 2—2016 [S]. 北京: 中国标准出版社, 2016.

[5] 中华人民共和国国家卫生和计划生育委员会. 医院消毒供应中心 第3部分: 清洗消毒及灭菌效果监测标准: WS 310. 3—2016 [S]. 北京: 中国标准出版社, 2016.

[6] 中华人民共和国国家卫生和计划生育委员会. 软式内镜清洗消毒技术规范: WS 507—2016 [S]. 北京: 中国标准出版社, 2016.

[7] 任南. 实用医院感染监测方法学 [M]. 长沙: 湖南科学技术出版社, 2012.

[8] 国家市场监督管理总局, 国家标准化管理委员会. 紫外线消毒器卫生要求: GB 28235—2020 [S]. 北京: 中国标准出版社, 2020.

[9] 中华人民共和国卫生部. 医疗机构消毒技术规范: WS/T 367—2012 [S]. 北京: 中国标准出版社, 2012.

# 第十四章

# 医院感染暴发的调查与控制

## 第一节 医院感染暴发的概念

1. 医院感染聚集（cluster of healthcare acquired infection）是指在医疗机构或其科室的患者中，短时间内发生医院感染病例增多，并超过历年散发发病率水平的现象。医院感染聚集性病例可以是同类型也可以是不同类型，强调整体上感染率的上升。

2. 医院感染流行（healthcare acquired infection epidemic）是指某医院、某科室某种医院感染发病率明显超过历年散在发病水平，或者说在某一时间内，医院或科室发生某种医院感染病例超过平常或上一年同期水平，也可称为医院感染流行。医院感染流行强调医院感染病例之间的关联性。

3. 医院感染暴发（healthcare acquired infection outbreak）是指在医疗机构或其科室的患者中，短时间内发生 3 例以上同种同源感染病例的现象。

4. 疑似医院感染暴发（suspected outbreak of healthcare acquired infection）是指在医疗机构或其科室的患者中，短时间内出现 3 例以上临床综合征相似、怀疑有共同传染源的感染病例，或者 3 例以上怀疑有共同传染源或传播途径的感染病例现象。同期或较短时间可以是几天也可以是数月，例如，有静脉药物配置中心的医院，发生微生物污染导致的输液反应，可以在很短的时间内出现较多医院感染暴发病例；诸如病毒、艰难梭菌感染导致的腹泻也可以在短短几天时间内出现医院感染暴发；而手术部位感染则可能是数周或 1 个月内出现连续的医院感染病例；髋关节置换术后医院感染暴发的发现则可能要数月才能观察到。同种同源感染病例：同一种类病原体导致的感染，并且具有同源性（源于同一亲代的克隆病原体），同源性的证实，需通过分子生物方法鉴定，但通过病原学检测结果药物敏感试验的耐药性分析可初步判断是否具有同源性，值得注意的是即使同一种病原体，耐药性不完全一致或相差较大，也要高度怀疑具有同源性的可能。

5. 医院感染假暴发（pseudo-outbreak of healthcare acquired infection）疑似医院感染暴发，但通过调查排除暴发，是由于标本污染、实验室错误、检测方法改变等因素导致的同类感染或非感染病例短时间内增多的现象。

医院感染聚集、流行和暴发是用以描述在医院范围内医院感染的发病强度的术语。医院感染流行强调了某一感染发病的强度高于散发或平均程度，而医院感染暴发强调的是发病的个体之间存在相同的传染源，因而在医院感染的范畴，从广义上来讲医院感染流行包含了暴发,只要在医院感染流行中证实有 3 例以上同种同源感染病例就可以认定为暴发。

(黄 铄)

# 第二节 医院感染暴发的发现与识别

## 一、及早发现医院感染暴发的重要性

1998 年 4 月至 5 月,某市妇儿医院发生了严重的医院感染暴发事件,给患者带来了痛苦和损害,造成重大经济损失,引起社会各界和国内外的强烈反响,某市卫生行政主管部门对有关责任人进行了严肃处理。

该院 1998 年 4 月 3 日至 5 月 27 日,共计手术 292 例,至 8 月 20 日止,发生感染 166 例,切口感染率为 56.85%。此次感染是以龟分枝杆菌为主的混合感染,感染原因是浸泡刀片和剪刀的戊二醛因配制错误未达到灭菌效果。该院长期以来,在医院感染管理和控制方面存在的严重缺陷,是这次感染人数多、后果严重的医院感染暴发事件发生的根本原因。戊二醛用于手术器械灭菌浓度应为 2%,浸泡 10 小时,而该院制剂员将新购进未标明有效浓度的戊二醛(浓度为 1%)当作 20% 的戊二醛溶液稀释 200 倍供有关科室使用,致使浸泡手术器械的戊二醛浓度仅为 0.005%,且长达半年之久未能发现。此外,某公司 JL—强化戊二醛的使用说明书不标有效浓度、消毒与灭菌概念不清等问题,也是导致制剂员错配消毒剂引发严重医院感染暴发事件的重要因素。

无独有偶,近年来,医院感染暴发事件也时有发生。这些医院感染暴发事件不仅增加了患者的痛苦,加重了患者经济负担,甚至使许多患者付出了生命代价,同时也给医院及其管理者个人带来了巨大损失。

因此医院感染暴发是医院感染控制的重中之重。而为了有效控制医院感染暴发事件,最大限度减少损害,及早发现和识别医院感染的暴发显得尤为重要。

## 二、如何发现医院感染暴发

### (一)识别医院感染暴发的表现形式

下面我们来了解一下医院感染暴发的表现形式,一般来说,有以下几种。

1. 同种病原体院内传播所致医院感染暴发 当这种类型的医院感染暴发时,原因是由同种或同型的病原体在院内传播引起的感染。这类感染的类型可有不同的现象,既有呼吸道感染、手术部位的感染,也可以导致其他医院感染。例如,1990 年 9 月 24 日—10 月 2 日某院产科 60 名新生儿中 10 例发生肺炎克雷伯菌(klebsiella pneumoniae,KP)感染,罹患率为 16.67%。平均发病时间在出生后 4.2d,败血症 2 例,脐炎 5 例,眼结膜炎 3 例,死亡 2 例。经过流行病学调查,从感染病患儿标本中分离到肺炎克雷伯菌 14 株;从新生儿使用的爽身粉盒口、体重秤盘和浴巾中分离出肺炎克雷伯菌 3 株;从产妇、工作人员鼻腔、痰、手分离出 8 株肺炎克雷伯菌。对收集 23 株菌进行质粒指纹图谱分析,证实为同源菌株。1993 年 9 月 19 日—10 月 18 日,沈阳某妇婴医院新生儿柯萨奇病毒感染暴发流行,224 名婴儿中有 49 名出生后出现发热、拒乳、黄疸及心、肝、肾多脏器受损症状,并有 15 名婴儿死于弥散性血管内凝血及多器官脏器衰竭。

2. 同一感染部位发病率增加　感染暴发集中发生在患者的相同部位,如手术切口、注射部位等,引起感染的病原体可相同也可不同。例如,在烧伤科病房,患者在病房需要频繁换药,换药过程中由于医务人员无菌操作不严格、手卫生执行不到位或家属在护理过程中未执行手卫生等均可以导致患者烧伤创面感染,如 2011 年 10 月 17 日—12 月 26 日湖南省某县级医院烧伤科出现大量烧伤患者术后发生创面感染,65 位患者中发生感染 24 例,感染率为 36.92%,23 例培养的细菌中,铜绿假单胞菌 10 例,铜绿假单胞菌导致的感染率有 15.38%。

3. 相同器械相关感染发病率增加　感染暴发集中表现为使用了某一相同器械的患者中出现感染显著上升,并可能伴有相同病原体的传播。此种类型常见于呼吸机相关性肺炎、导管相关性血流感染、导尿管相关性尿路感染等器械相关医院感染暴发。比如在 ICU 中使用呼吸机的患者中出现呼吸机相关性肺炎的显著升高,可能是由于呼吸机使用后消毒不严格,或集中处置过程中互相污染导致,也可能是复用的呼吸机螺纹管在集中清洗、消毒过程中被同时污染导致。

4. 同一医疗机构总感染发病率上升　当这种类型的医院感染暴发时,会出现各种不同的感染现象,感染的病原体也可能不相同,但它们都有感染的典型症状,如高热、白细胞增高等。如消毒供应中心压力蒸汽灭菌不合格引起的感染暴发。

医院各病区医务人员或专职人员应定期监测分析医院感染的各项数据,及时了解各项感染的流行趋势。一旦发现某段时间医院感染总发病率、部位发病率、相同病原体检出率、外科手术医生手术部位感染专率等与以往的监测数据相比,明显增高、上升,应第一时间对发生上述情况的原因加以调查核实,必要时报告主管领导,尽早启动暴发应急预案。

**(二)完善监测,获得医院感染暴发信息的途径**

1. 建立完善的医院感染监测信息哨点　加强全体医务人员对医院感染监测报告的重要性与必要性的认识,保持警惕性是医院感染暴发早期发现的前提。故要建立医院感染科、检验科及各临床科室及医院其他部门等多部门协作、运转正常的医院感染监测信息系统。可设计医院感染暴发报告流程、制度及专门的医院感染暴发监测报告表(附表 1)。

(1)专职人员监测:医院感染专职人员通过前瞻性监测工作,主动搜索 ICU、外科手术病房及血液透析室及其他重点部门,掌握全院病区的医院感染病例及动态情况,经常查看感染病例有无异常聚集病例,也可以由院感专职人员通过对某时间段的感染病例进行回顾性调查,发现感染特殊病例或聚集性病例。但一般来说,这种回顾性调查通常情况下只用于对已有暴发信息的病例追溯,便于进一步调查感染暴发的原因,但对一些病情轻微、有自愈倾向、流行时间短的一过性疾病如普通感冒,其"隐性暴发"往往可以通过回顾性调查发现,对了解传播途径,完善预防感染的措施有不可忽视的作用。

## 医院感染暴发报告表

□ 初次　□ 订正

1. 开始时间：　　　　年　月　日　　　　至　　　年　月　日

2. 发生地点：　　　　　　　医院　　　　　病房(病区)

3. 感染初步诊断：　　　　　　　　医院感染诊断：

4. 可能病原体：　　　　　　　　　医院感染病原体：

5. 累计患者数：　　例,感染患者数：　　例

6. 患者感染预后情况:痊愈　　例,正在治疗　　例,病危　　例,死亡　　例

7. 可能传播途径:呼吸道( )、消化道( )、接触传播( )、血液体液( )、医疗器械(侵入性操作)( )、不明( )、其他播途径:_____

8. 可能传染源:患者( )、医务人员( )、医疗器械( )、医院环境( )、食物( )、药物( )、探视者( )、陪护者( )、传染源不明( )、其他传染源:_____

9. 感染患者主要相同临床症状:_____

10. 医院环境卫生学主要监测结果:_____

11. 感染患者主要影像学检查结果(X线、计算机断层成像、磁共振成像、二维超声检查):

12. 感染患者主要病原学检查结果(革兰染色涂片、培养、病毒检测结果、血清学检查结果、同源性检查结果等):

13. 暴发的详细描述(主要包括暴发开始时间、地点、罹患情况、主要临床表现与实验室检查结果、调查处置经过与效果、暴发原因初步分析、需要总结的经验等):

　

(2) 检验科监测微生物与环境微生物:建立与检验科微生物室及临床科室的协作机制,设置检验科病原体阳性结果的异常聚集的危急值。检验科一旦发现临床微生物或环境微生物结果提示可疑暴发感染,及时向医院感染管理科及临床科室反馈,提供医院感染暴发的线索。也可以由医院感染专职人员定期到检验科主动查阅实验室报告结果与记录。

(3) 病区医生、护士报告:医院应畅通医院感染暴发的院内报告的渠道,并对病区医护人员进行医院感染暴发的培训,一旦病区发现医院感染暴发的可疑线索,病区医生、护士能主动向医院感染主管部门报告。

(4) 医院其他职工报告:除了病区的医生、护士之外,医院行政、后勤及其他部门的人员发现医院感染的可疑暴发都应及时向医院感染主管部门报告,以便医院感染管理部门能及早识别。

(5) 其他卫生机构报告:其他卫生机构的医院感染暴发的信息需要及时通报其他医疗卫生机构,这种信息之间的横向交流,便于其他卫生机构引起警惕与重视,及早进行同类感染暴发危险因素的排查与干预,避免同类感染在其他卫生机构引起暴发。

(6) 医院感染实时监测软件搜索:目前,很多条件允许的医院均采用医院感染监测的信息化手段进行前瞻性监测,建立了医院感染实时监测信息平台。通过对临床感染病例及各种检验、检查的感染相关阳性结果"数值"设置,相关信息软件则自动筛查符合条件的监测病例,为医院感染专职人员进一步识别和发现暴发提供线索。在已有的按诊断进行监测的模式调整为一体化临床综合征监测模式,通过信息系统持续收集、分析临床明确诊断前能够指示疾病暴发的相关资料并做出合理解释,及时发现疾病在时间和空间分布上的异常聚集,以期对疾病暴发进行早期探查、预警和快速反应的监测方法。通过监测医院信息系统中存

在的临床症状、药品信息、患者流量等信息,建立数学模型及智能算法,自动预警出疑似医院感染暴发。但应注意一点:采用信息监测的前提是通过综合性监测确定本院各种感染率的基本水准,当感染发病率超出设置的基本水准时方考虑暴发。但感染信息软件监测方法不是万能的,有时单纯依靠软件监测,会延误发现未能事先设置"数值"的监测目标之外的其他暴发。医院感染专职人员不能以信息化手段完全代替其他感染暴发的信息来源,应该说,细菌培养结果的分析,与一线临床医生和护士交流访谈,还有参考器械科的供应记录等多途径信息整合,对专职人员早期识别医院感染的暴发均起到了不容忽视的作用。

临床综合征监测模式:临床综合征监测分数据收集、数据分类与处理、暴发预警、结果报告四个部分(图 14-1):①数据收集可以通过原有的医院感染信息化监测完成。②数据分类处理是利用现有的感染诊断判别中的基于类别区分度的特征选择方法,该方法通过分析电子病历中不同感染症状的组成和分布特点,计算每个特征对于不同感染的代表度,并根据代表度将单词进行排序,选择前 $n$ 个单词作为不同感染对应的特征向量,$n$ 的大小通过实验进行选择。其中,电子病历数据预处理通过对原始病程文本数据进行否定短语过滤、中文分词生成模型训练和输入数据的测试。③对临床监测的各类症状数据进行多水平的统计分析,如三间分布的描述,计算 $OR$ 值等,使用回归模型、时间序列等统计技术,与基线自动进行比较,判断各项数据是否发生异常。④数据分析结果形成报告,并及时提供给相关部门和人员,为科学的医院感染暴发预测提供依据。

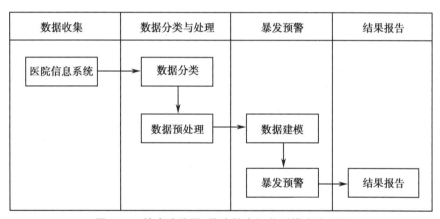

**图 14-1 技术路线图:临床综合征监测模式流程图**

2. 加强对医院感染专职人员基本知识技能培训,提高医院感染专职人员对感染暴发信息的识别能力。

医院感染专职人员通过上述可靠的信息来源发现某部门或特定部位,如手术部位发生感染增加或某种病原体引起数例感染,应怀疑感染暴发的可能。这时,专职人员应根据自己的专业知识对各种途径获得的医院感染暴发事件监测信息进行有效地甄别,排除下面几种可能后才能初步判断为医院感染暴发。

(1)感染病例的增加是否是由于医院感染监测系统监测条件的改变。

(2)感染病例的增加是否是由于实验室方法的改变。

(3)感染病例的增加是否是由于标本被污染。

### （三）医院感染暴发的特点

为了及时有效发现医院感染暴发，需要了解医院感染暴发的个性特点，总体而言，医院感染暴发呈复杂多样性，其特点可概括如下。

1. 医院感染暴发的流行病学特点　医院感染暴发必备三个基本环节，即传染源、传播途径和易感人群。

(1)传染源：可为患者或环境储源。其环境储源，其确定较传染病暴发困难。全球医院感染暴发数据库（worldwide data-base for nosocomial outbreaks）显示：医院感染暴发常见的来源（表 14-1），患者是医院感染暴发病原体传播的主要来源（占所有暴发的 24.6%）。而在 39.7% 的医院感染暴发，原因是不确定的。

表 14-1　医院感染暴发常见的来源

| 暴发来源（n=2 322） | n/% |
| --- | --- |
| 患者 | 572(24.6) |
| 环境 | 271(11.7) |
| 工作人员 | 223(10.0) |
| 医疗设备 | 213(9.2) |
| 药物 | 117(5.0) |
| 食物 | 76(3.3) |
| 护理设备 | 37(1.6) |
| 不明来源 | 921(39.7) |

(2)传播途径：医院感染暴发的传播途径属于水平传播的范畴：病原体在外环境中借助传播因素实现人与人之间的传播，呈现多样化特点。有文献对中国 1980 年 1 月—2009 年 12 月发生的医院感染暴发事件进行回顾性分析，纳入 352 次医院感染暴发事件，统计传播途径：空气传播 28 次、接触传播 156 次、医源性传播 152 次、水与食物传播 6 次、生物媒介传播 10 次（表 14-2）。主要传播途径及特点如下。

1)空气传播：主要以空气为媒介，通常通过产生微生物气溶胶的形式进行传播，是引起呼吸道感染的主要途径。医院可以产生病原体气溶胶的环节众多，如治疗装置的雾化器、湿化器、空调系统，患者打喷嚏、咳嗽，吸痰操作等。传播广泛，发病率高；冬春季高发；少年儿童多见；在未免疫预防人群中，发病率呈周期性升高现象；受居住条件和人口密度的影响。

2)饮用水传播：病例分布与供水范围一致，有饮用同一水源史；除哺乳婴儿外，无职业、年龄及性别的差异；如水源经常受污染，则病例长期不断；停用污染源或采取消毒、净化措施后，暴发或流行即可平息。

3)食物传播：患者有进食某一食物史，不食者不发病；一次大量污染可致暴发，潜伏期较短，流行的持续时间也较短；停止供应污染食物后，暴发可平息。

4)接触传播：包括直接接触传播和间接接触传播，直接传播是指病原体在没有外界传播媒介的参与下直接从传染源传播给易感者，如同病室感染患者与其他患者的接触导致的传播，医务人员通过手直接将自身定植的病原体传播给患者。间接接触传播，主要是通过传播媒介如医疗器械用品、环境物品、医务人员的手将病原体传播给患者。接触传播是医院感染暴发最为常见的传播途径,病例一般呈散发,可在病房或同住者之间传播,流行过程较为缓慢,一般严格病房环境清洁消毒、加强医务人员及患者手卫生可以控制传播。

5)医源性传播:是指在医疗或预防工作中,由于未能严格按规章制度和操作规程而人为地造成某些传染病的传播。医源性传播包括①医疗器械和设备传播:患者使用污染器械、仪器等导致的感染;②血液及血制品传播:经血传播的疾病有艾滋病、乙型肝炎、丙型肝炎、弓形虫病和巨细胞病毒感染等;③药物及各种制剂传播:输入在生产、保存、运输、使用过程污染的药物;④医疗用品传播:使用污染医疗用品导致等。

表 14-2　中国 1980 年 1 月—2009 年 12 月发生的医院感染暴发事件数据统计

| 传播途径 | | 传播来源 | 发生事件 / 起 | 感染人数 / 人 | 病死人数 / 人 |
|---|---|---|---|---|---|
| 空气传播 | 空气污染 | 空调对流不畅 | 5 | 984 | 17 |
| | 防护不严 | 隔离防护不到位 | 23 | 536 | 39 |
| 接触传播 | 直接接触 | 共用婴儿粉扑 | 1 | 18 | 0 |
| | | 共用婴儿擦油纱布 | 1 | 7 | 2 |
| | | 血液透析反渗水污染 | 2 | 16 | 0 |
| | | 血液透析装置污染 | 2 | 8 | 0 |
| | | 共用蒸馏水污染 | 2 | 10 | 1 |
| | | 雾化吸入器中水污染 | 1 | 5 | 0 |
| | | 眼和伤口冲洗液污染 | 2 | 11 | 0 |
| | 间接接触 | 医务人员手交叉感染 | 80 | 1 271 | 102 |
| | | 共用患者衣物与尿布 | 13 | 272 | 3 |
| | | 产妇或患儿带菌 | 33 | 823 | 31 |
| | | 共用奶瓶 | 5 | 124 | 33 |
| | | 病床用物污染 | 5 | 77 | 0 |
| | | 保暖箱污染 | 1 | 5 | 5 |
| | | 肥皂污染 | 4 | 65 | 25 |
| | | 吸引器反流污染 | 1 | 5 | 0 |
| | | 引流管污染 | 1 | 4 | 0 |
| | | 烧伤烤灯架污染 | 1 | 6 | 0 |
| | | 公用暖水瓶污染 | 1 | 2 | 0 |
| 医源性传播 | 血液制品 | 血液筛检不严 | 14 | 650 | 13 |
| | | 未纳入国家政策 | 3 | 77 | 0 |
| | 药品 | 药品配制污染 | 5 | 36 | 1 |
| | | 抗菌药物使用不合理 | 11 | 165 | 1 |
| | | 消毒液使用污染 | 5 | 213 | 1 |

| 传播途径 | | 传播来源 | 发生事件/起 | 感染人数/人 | 病死人数/人 |
|---|---|---|---|---|---|
| 医源性传播 | 器械与设备 | 玻璃注射器消毒不规范 | 12 | 317 | 0 |
| | | 消毒灭菌不规范 | 41 | 842 | 38 |
| | | 无菌操作不规范 | 3 | 32 | 0 |
| | | 血导管留置不规范 | 4 | 51 | 0 |
| | | 呼吸通道装置系统污染 | 37 | 475 | 5 |
| | | 呼吸道纤维支气管镜消毒不规范 | 5 | 54 | 0 |
| | | 一次性医疗用品不合格 | 12 | 166 | 0 |
| 水与食物传播 | 食品 | 牛奶污染 | 1 | 16 | 10 |
| | | 食堂食品污染 | 3 | 77 | 0 |
| | 水 | 水源污染 | 2 | 49 | 14 |
| 生物媒介传播 | 叮咬 | 尘螨 | 1 | 31 | 0 |
| | | 蝉源 | 1 | 9 | 0 |
| | | 疥虫 | 4 | 43 | 0 |
| | | 疟原虫 | 3 | 77 | 0 |
| | | 伊蚊(登革热) | 1 | 27 | 0 |
| 合计 | | | 352 | 7 656 | 341 |

(3)易感人群:在某一具体医院感染暴发中,在特定的范围内,凡是暴露在相关危险因素,且无特定免疫能力的人群均为易感人群。比如在儿科病房内水痘、麻疹的暴发,在同病区内除接种过该疫苗且有抵抗力的患儿皆为易感人群;在某一 ICU 患者碳青霉烯类耐药肺炎克雷伯菌的暴发流行中,所有患者均可成为易感人群。易感者主要包括机体免疫功能低下者、接受各种免疫抑制剂治疗者、长期使用广谱抗菌药物者、接受各种侵入性操作治疗者、婴幼儿及老年人、营养不良者、长期住院者、手术者。

2. 不同传播方式流行曲线的特点　流行曲线是表明病例发病时间的分布曲线图,在暴发的流行病学调查中,制作流行曲线是描述性流行病学分析的重要环节。流行曲线能提供大量有关流行的信息,包括疾病的潜伏期、可疑暴露日期、暴发类型、流行发展趋势等。通过对流行曲线的观察,可以掌握病例发生的时间、判断疾病传播的模式、推断可能的暴露时间、识别特殊病例、评估控制措施的速度和效果等。医院感染暴发后,在实际工作中,为了尽早切断传播途径并查找传染源,实施有效隔离,迅速控制暴发事件,通常需要绘制感染病例流行曲线图,根据曲线图的特点推断可能的传播方式、潜伏期及可能传染源。下面介绍不同传播方式流行曲线的特点。

1)人与人之间传播:病例增加上升慢,然后缓慢下降。最初的发生病例间隔提示为潜伏期的长短,如图 14-2 所示。

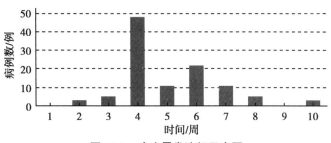

图 14-2　疥疮暴发流行示意图

2) 点传染源：病例上升和下降都很快速。一般情况下是易感人群暴露于共同的传播因素而引起的，点源流行的发病曲线仅出现一个高峰，曲线较为陡峭，如图 14-3 所示；沙门菌病暴发流行即为点传染源的流行，如图 14-4 所示。

3) 先点传染源，后人与人之间传播：其传播示意图见图 14-5。

以甲型肝炎暴发为例，其病例增加上升迅速，经一定间隔后，又出现一个峰值，然后缓慢下降（图 14-6）。

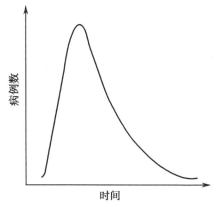

图 14-3　点传染源流行曲线

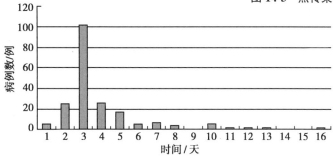

图 14-4　沙门菌暴发流行示意图

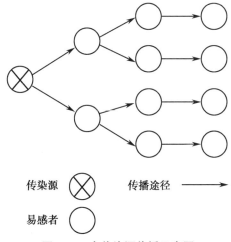

传染源 ⊗　　　传播途径 →

易感者 ○

图 14-5　点传染源传播示意图

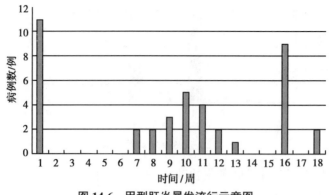

图 14-6　甲型肝炎暴发流行示意图

4)持续共同传染源:持续有病例不断出现。其传播示意图见图 14-7,暴发流行病例图见图 14-8。

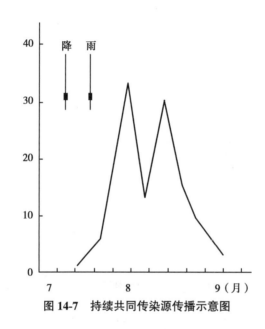

图 14-7　持续共同传染源传播示意图

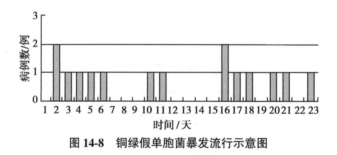

图 14-8　铜绿假单胞菌暴发流行示意图

3. 病例数特点　在医院感染暴发时,一个较为困难的问题是多少病例数才算暴发。按有关定义是同种同源感染 3 例以上即可进行暴发的调研处理,这其实是一个相对概念,在实际工作中,视感染情况有所不同,其暴发定义的数值相差较大。对于某些特殊病原体引起的感染如军团菌肺炎、链球菌切口感染或肠炎沙门菌,或中国少见的超级细菌如耐万古霉素肠球菌等,即使数量少于 3 例,也应考虑医院感染暴发的可能;相反,对于长期住院的患者,即使发生大肠埃希菌尿路感染的病例数较多,可能也不构成感染暴发。

4. 流行过程 流行过程可长可短,视引起感染病原体的致病力、毒力及传染性大小、干预措施的有效性、针对性及疾病本身的病程、潜伏期等多因素综合而定。

5. 波及范围 可局限于某科室、某楼层、病栋,也可以波及整个医院,甚至区域内的医疗机构。

6. 医院感染暴发的感染部位分布 医院感染暴发的常见感染部位见图 14-9。

如图 14-9 所示,血流感染、胃肠道感染和肺炎为最常见的感染类型。

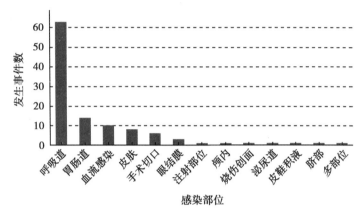

**图 14-9 医院感染暴发的感染部位分布**

7. 病原体特点 多为机会致病菌,可为同一病原体,也可为不同病原体。

国外报告引起医院感染暴发流行的细菌主要有军团菌、嗜血杆菌、霍乱弧菌、肠球菌、金黄色葡萄球菌、凝固酶阴性葡萄球菌、A 群链球菌、肺炎链球菌、结核菌、非结核分枝杆菌。1980—1990 年,美国 CDC 监测调查了 125 起医院感染暴发,其中 77 起(62%)由细菌引起,11 起(9%)由真菌引起,10 起(8%)由病毒引起,5 起(4%)由分枝杆菌引起,22 起(18%)由毒素或其他微生物引起。大部分的真菌感染、分枝杆菌感染暴发发生在 1985 年以后。14 起(11%)与使用的器具相关,16 起(13%)与操作过程有关,28 起(22%)与产品有关(美国 CDC,Jarvis)。

美国于 1984—1995 年发生 555 起医院感染暴发,统计病原体分布:细菌 393 起(71%)、病毒 117 起(21%)、真菌 28 起(5%)、寄生虫 15 起(3%)。

在中国,陈萍等研究者总结近 30 年医院感染暴发事件中的病原体发现,医院感染暴发事件感染的病原体包括细菌、病毒、真菌、立克次体、寄生虫 5 大类。其中细菌感染占首位,以革兰阴性杆菌感染为主,占 71.57(3 643/5 090),依次为鼠伤寒沙门菌、铜绿假单胞菌、肺炎克雷伯菌、大肠埃希菌、鲍曼不动杆菌、阴沟肠杆菌、洋葱伯克霍尔德菌等。

总之,医院感染暴发数据库(publications related to outbreak database)显示目前有 240 种致病性物种(细菌、真菌、病毒、支原体、立克次体、衣原体、螺旋体、放线菌等)可引起医院感染。该数据库统计至目前 1 010 例医院感染暴发事件中,最常见的报告医院感染暴发的五个主要病原体是金黄色葡萄球菌(300 起)、铜绿假单胞菌(162 起)、鲍曼不动杆菌(129 起)、肺炎克雷伯菌(129 起)和黏质沙雷菌(103 起)。

8. 医院感染暴发医源性因素的复杂性特点　医院感染的医源性因素呈复杂多样性,概括如下。

(1)医疗机构违法、违纪、违规:如某市某医院与非医疗机构违规合作,造成 10 名白内障手术患者出现眼球铜绿假单胞菌感染,其中 9 人眼球被摘除。

(2)对医疗法律法规认识不足:如某省某农垦医院在临床应急用血中,明知本单位不具备检测人类免疫缺陷病毒抗体条件,仍纵容采用私自非法不符合国家标准的血液,致使 19 名农场职工因接受输血而感染艾滋病,1 人死亡,患者索赔全额高达 3 000 余万元。2005 年,某省卫生厅向社会公布了某市人民医院发生的一起经输血传染艾滋病的严重医源性感染事件。由于 1 名艾滋病带毒者有偿供血 15 次,造成 25 名受血者感染人类免疫缺陷病毒(其中 8 人死亡)。这是由于采供血期间短间隔采血、漏检,未按试验说明书要求检测,室内质控、工作记录不规范所致。

(3)医院缺少严格的日常监督、检测措施:如某医院对消毒剂的购入、配置、使用,缺少监督,错把 1% 戊二醛溶液当作 20% 的浓度稀释 10 倍,致使 292 例手术患者中,166 例发生龟分枝杆菌感染,切口感染率高达 56.85%。

(4)对外源性带入感染缺少警惕,误诊、漏诊、混合收容,使传染源带入:如 SARS 造成医院感染暴发流行。又如某省某医院误诊,致使鼠伤寒沙门菌感染流行长达 86d,使 68 名患者被感染(感染率为 74.73%),42 人死亡(病死率为 61.77%)。

(5)医院建筑布局不合理或缺少必要的防护措施:有些医院供应室洁污混杂、消毒后物品要经过清洗间、无菌室、污染间和工作人员等交叉逆流。又如许多医院处置室、换药室、治疗室等清洁区与污染区分区不明确、标识不清,内镜诊室和清洗消毒室不分区等。

(6)医院管理不到位,无必要制度或有章不循:卫生部在 2005 年对全国进行检查督导,发现一些医院内镜室、口腔科消毒灭菌流程不规范、消毒剂使用不当。医务人员操作前后不洗手,医疗废弃物未按要求收集处理等。

(7)不严格遵守消毒隔离措施:如云南省某医院由于医生对新生儿使用同一操作台,致使 23 名新生儿感染,10 名死于中毒性菌痢。

(8)抗菌药滥用而造成双重感染、多重耐药菌感染:我国调查各级医院抗菌药物使用中位数为 79%,个别医院高达 90%~99%。抗生素相关性腹泻发生率约为 59%。由于医院内广谱、高效的三代头孢菌素等的使用,导致革兰阴性杆菌产生超广谱 β- 内酰胺酶变异株。某些医院耐甲氧西林金黄色葡萄球菌和表皮葡萄球菌已上升至 77.3% 和 82.2%。如上海地区 1993 年为 5%,1999 年升至 60%~70%。

(9)血源性疾病传播:我国部分地区对献血、输血管理不严格,极易造成乙型肝炎病毒、丙型肝炎病毒、巨细胞病毒甚至艾滋病的传播。

(10)不安全注射和一次性医疗用品使用不规范:据 WHO 报道,全世界每年有约 120 亿次注射,其中不安全注射引起乙型肝炎的人数为 800 万 ~1 600 万,引起丙型肝炎的人数为 230 万 ~470 万,引起 HIV 的人数为 8 万 ~16 万,全球导致直接医疗费用为 5.35 亿美元。一次性医疗用品的重复使用,特别是已废弃的一次性使用注射器、输液(血)器等,不经消毒毁形处理,被一些不法分子回收伪装再次销售。

9. 医院感染暴发的危害及可预防性特点  有学者统计了全世界感染暴发数据库内2 322次暴发显示,医院感染暴发平均涉及人数为27.9例(中位数为12)。724例(31.2%)医院感染暴发,医务人员也成为其中的受害人群。但医院感染暴发大多为外源性感染,有明确的传播方式,多数属于可预防性感染。

综上所述,医院感染的发现主要依赖多途径的医院感染监测信息系统。加强信息监测人员相关知识的培训、采用先进的信息监测软件等方法有助于提高感染暴发信息监测的灵敏性与反应速度,是早发现与早控制医院感染暴发的关键所在。

医院感染暴发的识别则需要专职人员将发现的暴发信息与日常监测的基础情况进行对比分析。结合感染控制知识和医院感染暴发的各种特点进行有效甄别。所有参与感染暴发控制的人员都要充分认识到,尽早行动和尽早实施适当的措施是感染控制成本最小化的两个最重要的钥匙。

(黄 铄)

# 第三节  医院感染暴发的调查分析与上报

医疗机构发现疑似医院感染暴发时,应遵循"边救治、边调查、边控制、妥善处置"的基本原则,分析传染源、传播途径,及时采取有效的控制措施,积极实施医疗救治,控制传染源,切断传播途径,并及时开展或协助相关部门开展现场流行病学调查、环境卫生学检测以及有关标本采集、病原学检测等工作。按照《医院感染管理办法》《医院感染暴发报告及处置管理规范》的要求,按时限上报。报告包括初次报告和订正报告,订正报告应在暴发终止后一周内完成。如果医院感染暴发为突发公共卫生事件,应按照《突发公共卫生事件应急条例》处理。

疾病暴发起初原因不明且进展迅速,欲对其进行有效的控制需要获得及时、真实和足够的资料。全面深入的暴发调查是整个工作的关键,医院感染暴发调查是指针对医院感染暴发或流行等开展的流行病学或卫生学调查。对医院感染的传染源或危害源、传播途径或危害途径、高危人群及主要危险因素进行全面调查了解,并制订有效措施,以控制暴发,消除感染。

医院感染调查包括以下几个具体目的。

1. 查明病因或寻找病因线索及危险(危害)因素,为进一步调查研究提供依据。

2. 制止医院感染及危害的进一步发展,终止疾病暴发或流行。

3. 预测医院感染暴发或流行的发展趋势。

4. 评价控制措施的效果。

5. 进一步加强已有监测系统或为建立新的监测系统提供依据。

医院感染调查首先应考虑其科学性,同时也应考虑现场条件的实际可行性及社会压力、工作责任对调查人员的影响。任何情况下,调查人员必须正确面对各种复杂问题,协调处理各种利益冲突,提出科学、合理的调查设计,得出调查结论,提出控制和预防的建议。

在多数情况下,首先根据经验采取常规初步措施,然后在医院感染暴发调查过程中不断修正,暴发调查中的干预往往是实用性的,因为情况紧急及伦理原因也不太可能设立对照组,所以研究的科学性往往不强。

一旦有资料提示医院感染暴发流行存在的可能,医院感染专职人员应先向发生医院感染暴发事件的相关科室初步了解情况,并初步查看现场,得到第一手材料,探索传染源和传播途径。进行现场调查前,应该拟定一个行动计划,明确调查目的和具体工作任务(表 14-3)。

**表 14-3　感染流行或暴发调查的目标及工作**

| 目标 | 工作 |
| --- | --- |
| 查明感染性质 | 查找病例 |
| | 进行临床检查 |
| | 实验室检查 |
| 确定暴发程度及受害人群 | 描绘流行曲线 |
| | 绘制病例分布图 |
| | 计算不同人群的发病率 |
| | 进行回顾性调查 |
| | 进行前瞻性调查 |
| | 开展病原学研究 |
| 查明传染源及传播途径 | 发现可疑传染源 |
| | 发现可疑传播方式 |
| | 进行患者环境微生物采样检验 |
| | 进行物品来源微生物采样检验 |

现场调查内容主要包括病例调查、查明传染源及传播途径、采集标本、采取应急的治疗与控制措施等。

病例调查时要求调查人员应详细了解感染发生的病例数,首例病例发生的时间、发病情况调查、病例发生的时间顺序、以前有无类似现象的发生;病例的分布,其他病房有无类似病例的发生;病例主要集中发生在哪类患者,其特点包括年龄、基础疾病、发病前有无特殊诊疗操作或处理等。

查明传播途径则要求调查人员调查感染发生的范围、程度和可能原因,易感人群与周围环境调查、个案调查等。

采集标本时要求调查人员做好标本收集、送验和保存。

注意在现场调查开始时,要做好调查人员的安全防护。

医院感染专职人员开展现场调查和处理的步骤主要包括确认暴发存在、组织准备、建立病例定义、病例搜索、证实暴发、描述三间分布、资料分析、验证假设、现场卫生学调查、采取预防和控制措施、总结报告等步骤。

## 一、确认暴发存在

医院感染暴发的信息最初可能源于临床科室、检验科等常规和紧急报告,或来自医院感染实时监控系统预警提示。此时,医院感染专职人员接到报告信息后,必须仔细核查信息的真实性,防止医院感染暴发被人为地夸大和缩小。核实诊断的目的在于排除医务人员的误诊和实验室检验的差错。可以通过检查病例、查阅病史、实验室检验结果来核实诊断,根据其病史、临床表现、实验室检查结果,结合流行病学资料进行综合分析做出判断。此时,调查者要特别注重 3 个方面的问题:第一,尽快从多渠道收集信息,将不同来源信息比较,判断是否有人为的原因导致上报病例数的增多或者减少,比如病区兼职感染控制护士或医生更换,诊断标准的改变,对某类感染重视程度的增加等;第二,病例增加的趋势以及感染率的上升时候达到一定程度,即是否有统计学意义;第三,由经验丰富的医院感染专职人员进行快速的现场初步调查,根据临床特征建立初步病例诊断定义,与病区医生一同迅速进行在院病例的搜索以及近期出院病例的回顾。对已发现病例结合临床、实验室和流行病学资料进行综合分析,做出诊断,尤其是首例或首批病例。掌握了病例发生的第一手资料后,即可根据"流行"或"暴发"的定义予以确认。

同一次暴发的病例,临床表现大同小异,所以可根据部分患者的主要临床表现(症状、体征)、实验室结果,迅速做出正确综合诊断。如果可能,可用实验室的方法确诊一部分患者,其他人可用临床诊断的方法;特别要注意该病表现出来流行病学的特点,要根据流行病学特点推断临床症状与疾病诊断的相符性。

一旦确定暴发属实,接下来就要初步分析暴发的总体形式,分析疾病的性质和严重程度,分析暴发影响的范围、发病人数、受到暴发威胁的人数。根据对形式的初步推断,紧急做好暴发控制准备和深入调查的组织工作。

## 二、调查前准备

医院感染暴发调查时间紧张、任务繁重,但是周密的准备和组织将使现场工作事半功倍。现场调查的组织和准备工作应从以下几个方面入手:①首先,明确调查的范围,如果涉及的区域较大,可以将调查的范围划分为多个区域,并确定重点区域,每个区域安排一个合适的调查队。②现场调查队对暴发做出最为可靠的初步假设,人员一般应包括医院感染专职人员、流行病学专业人员、实验室、临床医生等专业人员,必要时还可增加其他专业和管理人员。③赴现场前,应准备资料和物品,包括调查表、调查器材、采样和检测设备、相关专业资料和数据库、现场联系信息(联系人及电话)等。④准备个人防护用品,如隔离衣或者防护服、手套、口罩、呼吸器等,在不明原因医院感染暴发中,不清楚其传播方式前提下,最好能从严做好个人防护。⑤做好实验室支持,现场调查前应事先通知医院内实验室或者第三检测实验室,取得实验室的支持,安排好标本采集和检测工作。⑥领导组织工作,现场调查指定专人负责,组织、协调整个现场调查工作。调查组成员应各司其职、各负其责,相互协作。

去现场前要做好以下准备。

(1)资料准备:第一时间与临床医务人员取得联系,初步核实暴发,并询问医院感染类型。根据医院感染暴发类型,查阅医院感染监测资料、相关专业书籍、文献。了解类似医院感染暴发案例中,其病原体、传播途径和危险因素是什么。根据初步获得医院感染暴发第一手资料,结合参考文献,设计医院感染暴发调查表,根据现场调查的深入可以逐步修订调查表的内容。一般医院感染暴发调查表包括感染患者的一般情况、患者临床资料、危险因素及暴露情况、患者易感因素、治疗相关情况、疾病转归等。现场调查过程中采用调查表可以避免信息的遗漏,对随后的数据整理、分析有极大的帮助。疑似医院感染暴发个案调查表见表 14-4。

(2)采样物品准备:实验室人员根据感染部位,需要采集的临床标本类型、医疗用品、环境卫生学采样等准备相关采样物品。一般可以由临床微生物检验专业人员负责,充分利用已有实验室材料和设备,必要情况下可以请求第三方实验室支援。规范的标本采集、保存和转运,严格地按照检验操作规程进行实验室检测是产生科学、准确的检测结果的前提。暴发调查采样与日常医院感染控制环境卫生学采样目的不同,主要是找到病原体,所以采样的范围、数量应根据感染类型和感染病例波及的范围来确定,尽可能覆盖可能被病原体污染的物表、空气、水、食物,包括医务人员的手、工作服、诊疗相关器械等。

(3)个人防护用品:个人防护的目的是避免在现场调查过程中调查人员被感染和调查人员污染现场采样的样本。应根据医院感染暴发的可疑传播途径确定个人防护的级别:比如手术部位感染暴发,最可能的传播途径是接触传播,只要按照一级个人防护即可,而像 SARS 和新型冠状病毒感染现场调查和采样需要采用二级个人防护。

(4)取证相关物品:确认现场工作必需的用品,手提电脑、照相机、录音机等。

### 表 14-4 疑似医院感染暴发个案调查表

**A.1 一般情况**

  A.1.1 患者姓名:　　　　　　家长姓名(若是儿童,请填写);_____

  A.1.2 患者 ID:_____

  A.1.3 性别:□ 男　　　□ 女

  A.1.4 年龄:_____岁(月)

**A.2 发现/报告情况**

  A.2.1 发病序号:_____

  A.2.2 发生感染时所在科室:_____

  A.2.3 曾住过科室:_____

  A.2.4 发病日期:_____年____月____日

  A.2.5 发现时间:_____年____月____日

  A.2.6 感染诊断及部位:_____

**A.3 发病与就诊经过**

  A.3.1 入院日期:_____年____月____日

  A.3.2 可能的感染原因:_____

  A.3.3 原发疾病:_____

**A.4 临床表现**

  A.4.1 临床症状:_____

  A.4.2 临床体征:_____

A.4.3 微生物送检结果及日期：_____
## A.5 高危因素及暴露情况
A.5.1 病室环境：□ Ⅰ类　□ Ⅱ类　□ Ⅲ类

A.5.2 医护情况：主管护士____　日常护理护士____　主管医生____
　　　每次接触患者前后洗手或使用快速手消毒剂　□ 是　□ 否

医务人员出勤情况_____

A.5.3 周围患者是否有类似临床症状、体征　□ 是　□ 否

A.5.4 患者接触的相关医疗器械：使用前后　□ 消毒　□ 灭菌

A.5.5 近期环境抽查结果：　　　　空气：_____　物表：_____　工作人员手：_____

A.5.6 有无可疑的使用中消毒液：_____　批号：_____

A.5.7 有无可疑的静脉注射液体：_____　批号：_____

A.5.8 本组共有患者____例，本患者为第____例，患者传染源可能来自：
　　　□ 患者自身　□ 其他患者　□ 医务人员　□ 医疗器械　□ 医院环境　□ 食物　□ 药物
　　　□ 探视者　　□ 陪护者　　□ 传染源不明　□ 其他

A.5.9 患者易感因素的调查见表 A.1。

### 表 A.1　患者易感因素

| 手术名称 | | 急诊：是□　否□ | |
|---|---|---|---|
| 手术日期 | | 参与手术人员 | |
| 手术持续时间 | 小时　　　　分 | 手术植入物：有□　　无□ | |
| 手术切口类型 | 清洁□　清洁-污染□　污染□　感染□ | | |
| 麻醉（ASA）评分 | Ⅰ级□　　Ⅱ级□　　Ⅲ级□　　Ⅳ级□　Ⅴ级□ | 麻醉：全身麻醉□　硬膜外麻醉□　脊椎麻醉□ | |
| 糖尿病□ | 免疫缺陷□ | 泌尿道插管□　时间（　　　　） | |
| 肿瘤□ | 免疫抑制剂□ | 动静脉插管□　时间（　　　　） | |
| 昏迷□ | 低蛋白血症□ | 引流管部位（　　　）时间（　　　　） | |
| 肝硬化□ | WBC$<1.5 \times 10^9$/L □ | 激素及使用方法（　　　　） | |
| 放射治疗□、化学治疗□ | 气管切开　□ 是　□ 否 时间（　　　） | 呼吸机使用　□ 是　□ 否 时间（　　　） | |
| 哮喘□ | 冠心病□ | 肾病□ | |
| 慢性支气管炎□ | 其他慢性肺部疾病□ | 其他慢性疾病□ | |

## A.6 患者生活习惯、既往健康史
A.6.1 饭前洗手：□ 每次均洗手　□ 偶尔洗手　□ 从不洗手　□ 其他

A.6.2 本次感染前是否有其他部位感染　□ 是　□ 否，感染部位：_____

## A.7 患者发病前抗菌药物应用情况
品种：_____　药品名称：____天数／使用起止日期_____

## A.8 实验室检查
A.8.1 感染相关指标：血常规：_____；C反应蛋白：_____；血小板压积：_____　其他：_____

A.8.2 血清学和病原学检测的调查见表 A.2。

表 A.2　血清学和病原学检测

| 标本类型 | 采样时间 | 检测项目 | 检测方法 | 检测单位 | 结果 |
|---|---|---|---|---|---|
| | | | | | |
| | | | | | |
| | | | | | |
| | | | | | |
| | | | | | |

注:标本类型包括咽拭子、痰、血、尿、粪便、分泌物等与该感染相关的临床标本

**A.9 转归与最终诊断情况**

A.9.1 最终诊断:□ 确诊病例　　□ 疑似病例　　□ 临床诊断病例　　□ 排除:

A.9.2 诊断单位:_____

A.9.3 转归:□ 痊愈,出院日期:____月____日　　死亡,死亡日期:____月____日　　死亡原因:_____
　　　　　　□ 其他_____

**A.10 其他须记载事项**

可根据实际情况增加或减少个案表内容,例如,若怀疑与麻醉剂、消毒剂有关,应记录麻醉剂、消毒剂的相关信息,以及封存剩余麻醉剂、消毒剂进行检测的后续情况;若怀疑与植入物有关,应记录植入物以及对同批号植入物进行检测的相关信息;若怀疑与消毒供应中心的处置有关,则应追溯相关信息等。

**A.11 调查单位、人员和时间**

A.11.1 调查单位:_____

A.11.2 调查者签名:_____

A.11.3 调查时间:____月____日——____月____日

# 三、建立病例定义

## (一)建立病例定义的意义

疾病暴发确定之后,应尽快指定病例定义,明确诊断标准,尽可能地搜索和发现所有患者,确定医院感染暴发的病例规模、涉及的范围,以及评估疾病的危害程度,并为查找病因提供线索。恰当、合理的病例定义是成功开展现场调查的前提和基础。病例定义是用来判断个体是否患有所调查疾病的标准。现场调查中应按照统一的病例定义对所有被调查对象进行判定。病例定义应简单、客观、易操作,医院感染暴发的病例定义通常包括流行病学标准(时间、地点和人群的要求)和临床诊断标准(疾病的临床症状、体征和实验室检测结果)。

根据已报告病例的流行病学特征对流行病学标准中的时间、地点和人群加以限定。通常需要从报告的首例病例发病时间再往回追溯 1~2 个疾病最长潜伏期,病原体不明确时,可根据已报告病例的时间分布确定追溯的时间范围。地点和人群可根据已报告病例的地区分布范围和人口学特征加以制订。病例定义是用来区分个体是否患有某种疾病的标准,但是病例定义难以做到 100% 准确分类。一方面,具有轻微症状的病例可能会被遗漏,而另一方面具有相似症状但不是所调查疾病的病例可能会被纳入。因此在应急现场调查中,调查人员制订的病例定义应尽可能包括绝大多数真实病例,尽量减少或不包括非病例。每个病例

定义都有一定的敏感度和特异度,高敏感度的病例定义很少漏掉真正病例,但同时也包括很多非病例;高特异度的病例定义会漏掉很多真正病例,但非病例很少纳入进来。

在应急现场调查中,通常将病例定义分为不同级别,即疑似病例、可能病例(临床病例)和确诊病例(实验室诊断病例)。确诊病例定义中必须要有实验室证据,如血清学检测结果、病毒或细菌培养结果。如果在调查中病原体不明,则此次调查中无确诊病例定义。如果某病例没有实验室阳性结果,但是有典型临床症状,则称为可能病例。而疑似病例是最宽松的病例定义,通常缺乏典型临床症状,只具有多数或全部病例所具有的共同症状。在应急现场调查中可以根据实际需要确定不同级别的病例定义,只确定 1 个级别、2 个级别的病例定义均可,并不是每次暴发调查中都需要确定 3 个级别的病例定义。在应急现场调查中,可以根据调查的不同阶段灵活运用不同级别的病例定义。在现场调查早期,尚未检出实验室阳性结果,可采用宽松或敏感的疑似病例定义收集病例,以便尽可能发现更多的病例,描述疾病的临床特征、确定高危人群,为控制传染源和形成准确的病因假设提供线索。随着调查的进展,需要采用分析流行病学检验假设时,如病例对照研究或回顾性队列研究时,宜采用特异度高的确诊病例和可能病例的病例定义,以减少非病例的纳入,避免造成病例错分偏倚,降低研究效率。

### (二)建立病例定义的流程

1. 建立病例定义 建立病例定义是为了尽可能地搜索和发现所有的患者,确定发病规模、波及范围,以评估疾病危害程度,并为查清发病原因提供线索。病例定义是一套标准,用以确定调查对象是否应该纳入医院感染暴发所涉及病例数统计范围。

一般来说,在暴发调查工作中,病例的定义应简单、明了、灵敏、特异、客观、适用。病例的定义可以简单或复杂,随着细节不断清晰,对病例的定义也从一般发展到特殊。由于在诊断中存在不确定性,病例定义有确诊和可疑两个层次,并可不断被修正。病例定义一般应包括①疾病的名称:在确诊之前,可描述为"类……"。②轻度和重度病例中最常见的和偶然出现的症状和体征。③与病例发生有关的流行病学环境,如病例发生的时间、地点及患者群体等。④具有某项确切的实验室检查,如细菌学或血清学试验等。⑤确定疑似病例、可能病例(临床病例)和确诊病例三个疾病定义的层次。如一次婴儿室的葡萄球菌感染暴发的病例定义:3 个月以内的婴儿,有葡萄球菌性脓疱病的皮肤损伤特征和 / 或从任何部位培养出葡萄球菌。

病例定义之后开展现场调查就有了一个统一的标准,也就有了确定被调查对象是否纳入病例计算的依据和统计发病患者数的流行病学工具。病例的定义可以随着调查了解的深入程度进行修正;病例搜索时,可侧重灵敏性;确定病因时,可侧重特异性。

在调查的初始阶段,病例定义宜松一点,以避免漏诊真正的病例。病例确诊对确定今后的调查方法和处理方法有重要意义。用病原体作为感染暴发病例定义时,仅出现细菌定植的病例也可并入感染病例进行统计分析,尤其在真正的感染病例太少或在研究传播方式时。

2. 定义感染病例对象的范围 确定感染病例对象一般为患者、医院职工、陪客或来访者。根据时间、地点、人群分布特征,流行病学史来确定病例对象的范围。

3. 定义病例的方法

(1)病原体不明确:根据感染患者的临床症状和体征确定病例定义。

（2）病原体明确：根据病原体确定病例的定义。

（3）充分考虑典型病例与非典型病例，以免遗漏。

（4）对感染病例定义可以不断修正。

4. 确定病例定义的要素　现场调查中的病例定义应包括以下 4 项要素：发病的时间、地点、人群的特征以及患者的临床表现和 / 或实验室检测结果。

（1）时间：要特别注意首例病例发病前 1~2 个疾病平均潜伏期。

（2）地点：除暴发涉及的地区外，也要注意周围地区发病有无明显升高。

（3）人群：关注暴发地区的所有人群并归纳是否指向某一特殊人群，也就是具备人群特征。

（4）临床表现和 / 或实验室检测结果：要关注感染病例有无特定临床表现和 / 或实验室检测结果。特别是相关病原检测的结果提示：何种标本、何种方法、何种病原体检测结果阳性。

## 四、核实病例

核实病例的目的在于根据病例定义尽可能发现所有可能的病例，并排除非病例。核实与收集病例的要求是快速、准确和不遗漏。快速即要求动员各方人员参与病例收集过程，准确即要求应用相同的、在前一阶段建立的病例定义进行诊断。但在现场调查中，并不要求所有病例都要经过实验室确诊，一般有 15%~20% 的病例经过实验室确诊就够了。不遗漏有两个方面，第一是不要遗漏病例，这就要求尽可能从多渠道收集所有的病例；第二是不要遗漏信息，即应了解相关病区、环境及每个病例的信息。

病例搜索可以将病例定义清晰解释给临床医生，由临床医生对自己管辖的患者进行诊断，然后再由调查者通过查看微生物学、病理学、影像学、药物、病历和感染控制记录等资料予以确认。一般病例发现可借助监测的资料，但不能完全依靠监测，因监测资料往往不能包括轻型病例、无症状感染及出院后才发病者。为了尽可能发现全部病例，在病例调查时应注意以下几点：①病例的检出：不能限于仍在住院的现症患者，应包括流行前期的可疑病例（3~4 周），即使是已出院或转院者，工作人员或陪护中的感染者亦应包括在内。②同时应该使用血清学和细菌学试验检出无症状感染者。对每一病例及可疑受染者，均需应用经仔细设计的调查表，通过访问、电话调查或查阅病历等方法进行调查。③同时应对处于相同条件下未发生感染的患者进行调查。对所有符合病例定义的患者，均使用"医院感染病例个案调查表"逐一进行调查。

根据病例的特点及疾病发生的时间、地点，收集病例的方法与途径也应相应地有所变化。在对致病因子、传染源、传播途径及暴发原因提出假设并初步检验之后，即可提出继续受威胁的高危人群，在高危人群中发现病例相对较容易。对于未被报告的病例，可利用多种信息渠道进行收集，如利用各种宣传媒体介绍该病的常见症状与体征，可疑传播途径，建议的预防措施，发现可疑症状后应到何处就诊，向何人报告等。同时，除利用登记报告系统对病例进行监测外，还可采用医师询问调查、电话调查、入户调查、病原体分离与培养及血清学调查等方法主动发现病例。在开展主动监测搜索病例时，通常可以先用搜索一览表把有关病例进行登记，再根据病例定义进行分类。搜索一览表的项目包括姓名、性别、年龄、住址、电话、发病时间、病例定义中所需的项目、备注等。

## 五、证实暴发

### （一）计算罹患率

是否发生医院感染暴发,要根据暴发的定义来判断。要想确定暴发的存在,可计算怀疑流行阶段的感染发病率,并与流行前的发病率比较,如果罹患率高于该科室、病房、医院或某一地区历年医院感染一般发病率水平($P<0.05$),则证实确有暴发。这就要求要有该暴发病区一般的发病率的资料。罹患率计算公式:

$$罹患率 =(观察期间新病例数 / 同期暴露人口数) \times 100\%$$

计算之前注意核查准确的病例定义。只有符合定义条件的病例才能纳入暴发病例数来计算(也就是公式中的分子)。

### （二）鉴别是否为"假性暴发流行"

如发现的病例数超过既往平均水平时,应注意分析导致病例数目增加的可能原因,应鉴别是否为"医院感染假暴发"的发生,如疾病报告制度与监测系统是否改变、监测系统是否调整、诊断方法及标准是否改变等,是否有新来的医生或护士和新的感染控制专家、是否采用新的操作规程、新的诊断方法、是否新科室与暴发有关的患者的诊治过程改变等。以最终确定是否确实存在疾病暴发或流行。

### （三）发现全部患者

在一个集体内,凡发现患者的地方都要普查,根据患者分布的情况来确定普查的范围。

### （四）收集有关资料

1. 现实情况
(1)暴发发生的日期。
(2)暴发开始与发展情况:该病区的患者总数;已采取了什么措施;近期病区患者的生活(饮食——吃、喝),诊疗活动(诊疗性质、地点),社会活动情况(探视、陪护、交往);是否有促进本病发生的原因。
2. 既往情况 了解暴发发生前,有无类似的疾病、预防接种情况、过去一般发病情况。
3. 了解可能的传播途径 如果为肠道传染病,途径为水还有食物。
4. 采取相应的防制措施 对传染源采取的措施早诊断、早隔离、早治疗。对接触者进行登记,密切观察,对污染的环境进行消毒。
在收集情况的过程中,个案调查的方法也很重要。
个案研究或调查是从整体上对一个调查对象进行详细考察的方法。它是社会学研究的经典定性方法,主要优点是对研究对象可做深入的定性研究,彻底把握研究对象的全貌。主要缺点是个案研究的资料可能缺乏代表性。
个案调查表的内容应包括:

（1）姓名、年龄、性别、民族、住址、居住年限和职业等。

（2）患者住院和感染情况，痊愈或死亡的日期，诊断依据（疾病症状或体征以及实验室检查结果），疾病目前的结局。

（3）流行病学资料、既往史、接种史、接触史，可能暴露的日期。

（4）处理措施、临床治疗的情况、预防处理情况等。

（5）详细记录调查内容。复习感染病例记录，寻找感染患者的共性。列出潜在的危险因素，如年龄、基础疾病、侵入性操作、外科手术、药液污染、暴露于带菌者情况等，以确定高危人群。

## 六、描述疾病的三间分布

描述疾病三间分布的特征是现场调查最基本和最重要的任务之一，即疾病在时间、地点、人群中的发生频率。理论上，要完成疾病的三间分布的描述与分析，需要等到流行终止以后，然而暴发调查时需要尽快提出假设及相应的预防控制措施，因此，应根据已收集到的资料及时进行分析。描述疾病的三间分布可以达到以下目的：①为探索病因提供线索，并阐明与暴发相关的影响因素；②用通俗易懂的术语描述暴发疫情的详细信息；③明确疫情暴发的高危人群，并提出有关病因、传播方式及其他有关疫情暴发可供检验的假设。

### （一）时间分布

在分析所收集到的流行病学调查资料时，必须始终考虑时间因素，应将特定时间的观察病例数与同期的预期病例数进行比较，以判断是否存在暴发或流行。以适当的时间间隔为横坐标，以发生的病例数为纵坐标，可将病例发生的时间分布绘成直方图或线图，称为流行图或流行曲线。流行曲线是描述疫情时间分布特征的一种方法，常用直方图表示。流行曲线能提供大量的有关流行的信息，包括疾病的潜伏期，可疑暴露日期、暴发类型及流行发展趋势等。另外，流行曲线还可用来预测流行发展的趋势，未来有多少病例发生、何时流行将终止；对非流行病学工作者掌握流行的强度与趋势亦是非常有益的。

### （二）地区分布

描述疾病的地区分布特性可阐明医院感染暴发事件所波及的范围，并有利于建立有关暴露地点的假设。可以根据不同地点计算发病率，根据病例发病地点，绘制标点地图，观察病例是否集中于某地区。

描述疾病的地区分布特征可阐明暴发所波及的范围，并有利于建立有关暴露地点的假设。分析相继发生病例的地点分布及其关系，有时可获得关于病原体来源、传播途径及可能传播媒介的重要线索。

在医院感染暴发调查中，地区资料可以具体为发病患者的床位分布图，包括所住病区的床位分布、诊疗行为发生的场所、就餐地点或其他有关资料。同时还需要收集一些更深入描述在这些地区活动的特殊资料，例如在病房内部或公共区域活动的详细情况，并需了解有关人员在这些地方停留的时间。有时发病的患者可能共同去过医院中一个独特的地方，共同接受了某项诊疗操作，如果能观察到这点，对病原体和暴露特性则可获得大量的线索和证据。如果把病例发病时所处的位置标识在医院的平面图,则可能说明其潜在暴露因素的来源和途径,另外,它可以帮助鉴定传播媒介或途径。

### (三) 人群分布

按人群特征进行流行病学分析的目的,在于全面描述病例特征,并发现病例与非病例的不同。这将有助于提出与危险因素有关的宿主特征,其他潜在危险因素以及传染源、传播方式和传播速度的假设。

分析疾病在不同人群中的分布特征,不但要分析患者的特征,包括年龄、性别、种族、职业及其他相关信息等,而且更重要的是要以人群的观点,分析不同特征人群疾病的罹患率。通过分析不同人群疾病罹患率的差异,可为寻找高危人群、特异的暴露因素提供线索,有些疾病先累及某个年龄组或种族,有些疾病的暴发与职业明显相关。

## 七、分析资料

主要目的是分析和探索引起暴发的原因,根据疾病分布(地区、人群、时间分布)特点,找出暴发的特点,再根据暴发的特点,分析暴发可能的原因,并根据分析的结论及时采取控制措施,防止暴发的进一步蔓延。

### (一) 核对资料

对于不完整的资料应设法补充。

### (二) 整理资料

按地区、人群、时间特点描述疾病的分布。

1. 流行病学资料的分析　包括资料的整理。①计算各种罹患率;②计算人群感染率,计算隐性感染和显性感染所占的比重,评价危险人群的免疫水平;③确定流行类型(一次同源性暴露,病例发病日期常集中在最短潜伏期与最长潜伏期之间;多次暴露,同源多次暴露的发病曲线具有两个以上高峰,而连续性暴露则发病曲线具有两个以上高峰或者持续高峰)。

2. 临床资料的分析　描述疾病过程,根据病例资料,统计本次暴发病例的主要症状、体征出现的频率,计算疾病轻重型的比例,计算后遗症发生率和死亡率;以分析感染暴发的临床类型。

3. 实验室资料的分析　调查者对可疑传染源进行采样培养,如果检出的病原体与暴发菌株相同,则可证实假设,不需进行分析流行病学研究,直接对传染源采取措施可终止感染的暴发。

但在多数情况下,原始资料不足以提示传染源的存在,这时则应进行分析流行病学研究(病例对照研究和定群研究),以便识别可能的传染源和传播途径,然后再对假设的传染源采集标本进行病原学研究,为证实假设提供有力的证据。

对调查工作中获得的所有资料,应及时进行整理分析,为判定暴发的性质提供科学依据。但在资料分析前,应对资料进行有效的审核,保证资料的质量,以免产生误导。

### (三) 绘制流行曲线，推断传播方式（暴发流行的类型）

传播方式的分析判断对于查明传染源和引起暴发的原因以及有效的防治都很重要。暴发时，常见传染病的传播方式如下。

1. 同源暴发　共同传播因子引起的暴发，如图 14-10 所示。

病原体经食物、水、空气、注射而传播造成的暴发或流行。

(1) 单次暴露：病例是同时暴露于某传播因子而发生的，流行曲线是有一个高峰的。

(2) 持续时间：暴露停止或污染来源消除以后再经过一个最长潜伏期，病例即不再出现。

(3) 多次暴露：病例不是同时，而是分次受感染的（也就是共同媒介受污染不止一次），每批病例在流行曲线上都有一个高峰，暴发时间超过两个潜伏期的全距。

2. 非同源暴发　是由连续传播造成的。病原体在受染的人、动物与易感者之间通过直接或间接接触而传播。这种类型的暴发，在潜伏期长的疾病，病例缓慢增长，整个过程持续时间长，下降缓慢。持续时间长于一个潜伏期，结合地区分布，可见辐射以同一点向外蔓延，这与同源性暴发是不同的（图 14-11）。

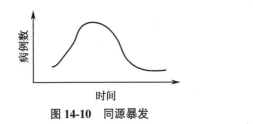

图 14-10　同源暴发

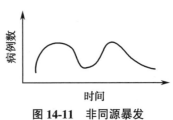

图 14-11　非同源暴发

### (四) 推测潜伏期

潜伏期的推算：如暴发属于同一次暴露于某个传播因子或同一个传染源，而且续发病例少时，可以比较准确地计算最短、最长与平均潜伏期。如一次聚餐引发的食物中毒的暴发，续发病例少，可以从暴露日期至第一个病例发病日期推算出最短潜伏期；暴露日期至最后一个发病日期，可以推算出最长潜伏期。

对于潜伏期较短的疾病，可用算术平均值进行计算。

## 八、建立并验证假设

任何科学研究都是以一定的假设为前提，假设不同，观察的侧重点也就不同，获得的资料也就会存在差异。对疾病暴发进行调查时，应及时提出假设并验证假设。建立假设除了从典型病例中找线索外，最重要的是在初步描述性研究（即上述对病例的三间分布的描述）的基础上，仔细审核资料，结合分析临床、实验室和流行病学特征，建立有关可能致病的暴露因素的假设。有关暴发原因的假设应能解释本次发现的绝大多数流行特征，比如应从患者的既往暴露史中找出假设致病因子的暴露。换句话说，必须根据病例的既往暴露史，找出可能的致病因素。一个暴发调查的假设应包括危险因素来源、传播的方式和载体、高危人群以及与疾病有关的特殊暴露因素等。假设应具备以下特征：①合理性；②被调查中的事实所支持(包括流行病学、实验室和临床特点);③能够解释大多数的病例。

初步调查后提出的假设,经流行病学方法进行分析后,应进一步验证假设。验证假设的根据是事实和实践,常用的验证假设的方法有两种。一种是全面收集与本次暴发有关的临床、实验室和流行病学资料,分析本次暴发在这些方面的特点是否与假设应该有的特点相符。例如,如果假设某次暴发为一次细菌性食物中毒暴发,其原因是该食堂的某种食品被污染,则这些患者的临床表现应与细菌性食物中毒相符,病例集中在该细菌性食物中毒的最长与最短潜伏期之间,所有病例均有进食该食物的历史,从患者呕吐物、排泄物及可疑食物中分离出相应的细菌或毒素等。如果满足这些条件则假设成立。另一种方法是做干预试验,可以是标准的流行病学实验,也可以是类实验。例如在上述例子中,在对可疑食物采取措施后,经过一个疾病的潜伏期,流行即告终止,这就是验证假设的一个很好的事实,但也应注意流行是否自然终止。在暴发调查中,标准的流行病学实验一般难以进行,比如设立一个对可疑危险因素不采取措施的对照组是不允许的。但将在假设提出之前已暴露于危险因素的个体设为对照组是可以的。

一个暴发和流行调查的假设应包括以下几方面:①危险因素来源;②传播方式和载体;③与疾病有关的特殊暴露因素;④高危人群。

建立假设的过程中应做到以下几点:①注意现场的观察;②始终保持开放的思维方式;③请教相关专业领域的专家。

通过调查分析建立假设,难度很大,必须仔细审核资料,综合分析临床、实验室及流行病学特征,提出有关可能致病的暴露因素的假设。如病例和非病例的既往暴露史无明显差异,则需再建立一种新的假设。建立假设应具有想象力、耐力,有时需反复调查多次后才能得到比较准确的结论。

通过分析资料,提出病因假设,并应用分析流行病学进行检验,常用的方法有病例对照研究和队列研究。

1. 病例对照研究　病例对照研究是分析流行病学最基本、最重要的研究类型之一,是一种回顾性的具有对照组的调查研究方法。基本原理是以现在确诊某特定疾病的患者作为病例,以不患有该病但具有可比性的个体作为对照组,收集既往各种可能的危险因素的暴露史,测量并比较病例组与对照组中各因素的暴露比例,经统计学检验,借助病因推断原理,分析因素与疾病之间的关联。

(1)病例选择:一般可选择完全符合病例定义的全部患者或全部患者中的一个有代表性的样本。

(2)对照选择:一般应在所有未发生医院感染的患者中随机选择对照组,但在假设检验的不同阶段,可根据假设的不同应选择不同类型的对照组。如一次假单胞菌属引起的医院内尿路感染,先用病例对照研究做广泛的病因探索,选择未发生医院内尿路感染的其他住院患者为对照组,结果病例组有膀胱镜检查史者明显多于对照组,提示膀胱镜检可能是危险因素。但有些做了膀胱镜检者没有发生感染,应进一步选择有膀胱镜检史但未发生尿路感染的住院患者作为对照组进行研究,结果提示与检查医师有关。进一步调查发现,不同的检查医师所用的器械消毒方法不同。

(3)资料收集:病例对照研究收集的资料主要是疾病发生前的危险因素的暴露信息,重点关注发病前一个潜伏期时间的情况。如发生一次大肠埃希菌性肠炎的医院感染流行,若调查宿主的易感性,应重点关注发病前 2~3d 的宿主特性,而不是入院时的情况。病例对照研究资料收集的方法有直接询问、查阅现成的记录、体格检查和环境调查等。应注意病例组和对照组应采用相同的资料收集方法。

(4)资料分析:病例对照研究的资料分析一般包括效应的估计及统计学检验,依据资料类型的不同有不同的分析方法。

成组资料通常整理成表 14-5。

表 14-5　成组病例对照研究资料整理表

|  | 病例组 | 对照组 | 合计 |
|---|---|---|---|
| 暴露 | $a$ | $b$ | $m_1$ |
| 非暴露 | $c$ | $d$ | $m_0$ |
| 合计 | $n_1$ | $n_0$ | $n$ |

主要计算指标:

比值比(odds ratio, $OR$)$=ad/bc$

$$\chi^2 = \frac{(|ad-bc|-n/2)^2 n}{n_1 n_0 m_1 m_0}$$　　　　　　(式 14-1)

其中 $OR$ 为因果联系的判断指标,$OR=1$ 为没有联系,$OR$ 值为 1.2~1.4(或 $OR$ 值为 0.7~0.8)为弱联系,$OR$ 值为 1.5~1.9(或 0.4~0.6)为中等联系,$OR>3$(或 <0.3 为强联系)。

配比资料通常整理成表 14-6 的形式。

表 14-6　配比病例对照研究资料整理表

| 病例组 | 对照组 | |
|---|---|---|
|  | 暴露 | 非暴露 |
| 暴露 | $a$ | $b$ |
| 非暴露 | $c$ | $d$ |

主要计算指标:

$$比值比(OR)=b/c$$　　　　　　(式 14-2)
$$\chi^2 = (b-c)^2/(b+c)$$　　　　　　(式 14-3)

当 b+c<40 时,用校正公式:

$$\chi^2 = (|b-c|-1)^2/(b+c)$$　　　　　　(式 14-4)

病例对照研究因其所需样本小,出结果快,一次可调查多个可疑危险因素而在医院感染暴发调查中常被首先采用。但因某些偏倚难以避免,故其结果常需用队列研究做进一步的验证。

2. 队列研究　队列研究(cohort study)是将人群按是否暴露于某种可疑因素及其暴露程度分为不同的亚组,追踪其各自的结局,比较不同亚组之间结局的差异,从而判定暴露因子与结局之间有无因果关联及关联大小的一种观察性研究方法。队列研究的基本原理是在一个特定人群中选择所需的研究对象,根据目前或过去某个时期是否暴露于某个待研究的危险因素,或其不同的暴露水平而将研究对象分成不同的组,如暴露组和非暴露组,高剂量暴露组和低剂量暴露组等,随访观察一段时间,检查并登记各组人群待研究的预期结局的发生情况,比较各组结局的发生率,从而评价和检验危险因素与结局的关系。根据研究对象进入队列时间及终止观察的时间不同,可分为前瞻性队列研究、历史性队列研究和双向队列研究。

在对医院感染暴发资料的研究中,选择一组对某一可疑危险因素有暴露,但目前未发生医院感染者为暴露组;选择另一组对该可疑危险因素没有暴露,也未发生医院感染者为对照组,随访调查他们在未来该病的一个潜伏期内是否发病,然后比较两组的发病率,以估计暴露因素的作用。队列研究一次只能研究一个因素,因此选准可疑因素是至关重要的,通常是先通过病例对照研究对研究假设进行初步论证后,再用队列研究进行验证。选择的两组研究对象除所研究的暴露因素不同外,其他方面均应有可比性。

队列研究的资料可整理成表 14-7 形式。

**表 14-7　队列研究资料整理表**

|  | 发病数 | 未发病数 | 合计 | 发病(罹患)率/% |
|---|---|---|---|---|
| 暴露组 | $a$ | $b$ | $n_1$ | $p_1=a/n_1$ |
| 非暴露组 | $c$ | $d$ | $n_0$ | $p_0=c/n_0$ |

队列研究资料分析的目的主要是估计暴露的效应。队列研究的主要效应测量指标为相对危险度,即率比(rate ratio,$RR$),$RR=$ 暴露组的发病率 / 非暴露组的发病率 $=(a/n_1)/(c/n_0)$。$RR$ 是判断因果联系的最重要的指标,其判断标准与 $OR$ 相同,但比 $OR$ 的病因说服力更强。暴露组和非暴露组的发病率差异亦须进行显著性检验,一般可用下式:

$$u=\frac{p_1-p_0}{\sqrt{S_{p_1}^2+S_{p_0}^2}}$$ （式 14-5）

$Sp$ 为率的标准误 $=\sqrt{\dfrac{pq}{n}}$,其中 $q=1-p$。队列研究的结果有很强的病因说服力,但也要注意可能存在的选择偏倚、失访偏倚、信息偏倚和混杂偏倚的可能。

## 九、现场卫生学调查

现场调查的不同阶段,都需要开展卫生学调查,但不同阶段的卫生学调查侧重点不同,内容也不相同。通过卫生学采样寻找病原体,并通过分子生物实验手段确证是否为同种同源对医院感染暴发的定性至关重要。

现场调查早期,根据疾病定义搜索到的病例应立刻查阅病历资料,追踪患者诊疗期间送检到临床微生物检验的标本,医院暴发所发生的感染部位送检的标本是追踪的重点。可以对发生感染患者送检标本的检验结果进行比对,通过该方法可以快速确定导致医院感染暴发的可能病原体,假如为细菌感染导致的医院感染暴发,可以对不同患者标本培养出的细菌类型及抗菌药物敏感试验结果进行比对,初步判断是否为同种同源的病原微生物在病区内的传播导致的暴发。如果医院的临床微生物检验室有建立菌种库,应按照医院生物安全管理流程调用所有感染患者的临床标本培养出的目标菌,以备进行分子生物学实验,确证是否为同种同源。如无菌种库,可以请实验人员对还在院的感染患者的感染部位进行同时采样,寻找可能的病原体。同时应对感染患者所处环境中高频接触的物体表面进行环境微生物采样,寻找目标病原体,比如床栏、呼叫器、床头桌、电灯开关、门把手、水龙头等,通过查找环境中是否有相关病原体的污染,可以为寻找传播途径提供有力的证据。

随着调查的深入,形成传染来源和传播途径的假设,并采用分析流行病学加以检验,此时还需要继续深入开展相关的现场卫生学调查,获取更多具有针对性的支持证据。如分析流行病学研究结果显示医院感染暴发的传播途径为接触传播,还应对病区工作人员(包括医生、护士、保洁、陪护等)的手、工作服、随身带的诊疗设备(听诊器、手电筒、叩诊锤等)采样,对感染患者共用的诊疗设备进行采样(心电图机、呼吸机、内镜等);如分析流行病学研究结果显示医院感染暴发的危险因素可能为同期接受了某项诊疗操作的患者,则采样还应该覆盖到该诊疗操作所涉及的所有医疗耗材和器械以及消毒剂等,同时应该对该项诊疗操作的环境进行采样,包括环境物表、空气等。

## 十、采取预防和控制措施

根据疾病的传染源或危害源、传播或危害途径以及疾病特征,确定应采取的相应的预防控制措施,包括消除传染源或危害源、减少与暴露因素的接触、防止进一步暴露、保护易感或高危人群,最终达到控制、终止暴发或流行的目的。控制措施的采取,在暴发调查中有两大重要意义,其一是迅速控制流行的蔓延,保护受威胁者的生命与健康,其二是通过评价控制措施的效果,可以反过来验证假设的成立。控制措施一般是针对疾病流行的 3 个环节,重点是针对致病因子的措施。对控制措施效果评价的一个最直接、最客观的指标就是日罹患率的下降。然而对该指标的解释要慎重,因为日罹患率的下降可能有多种原因:①控制措施开始发挥作用。②所有易感高危人群均已受感染,易感者人数减少。③诊断标准、发现病例的方法不一致。④某种自然现象减少了病原因子的来源,如气温下降可使蚊虫活动减少等。如果暴发的真正原因没有被消除,稍后阶段将可能出现再次暴发。另外,在评价控制措施效果时,应考虑疾病的潜伏期。如果疾病的潜伏期长,或者病例诊断和病例发现方法得以改进,即使控制措施有效,日罹患率在短期内仍可能持续增加。

需要强调的是,在现场调查过程中,调查与控制处理应同时进行,即在现场调查时不仅要收集和分析资料,探索科学规律,而且应及时采取必要的公共卫生控制措施,尤其在现场调查初期,可根据经验或常规知识先提出简单的预防和控制措施。以上做法主要有两点原因:①如果只顾调查寻找病原体而不采取控制措施,会引起患者及家属的误解甚至引起法律诉讼。②现场调查中采取措施并观察其效果,也是认识疾病传染源、传播机制的重要内容。

## 十一、总结与报告

根据全部调查材料及防治措施的效果观察,对发病原因、传播方式、流行特点、流行趋势、预防控制措施的评价及暴发流行的经验教训做出初步结论,并形成书面报告。现场调查工作的书面报告一般应包括初步报告、进程报告及总结报告。

初步报告是第一次现场调查后的报告,应包括调查方法、初步流行病学调查及实验室检测结果、初步的病因假设以及下一步工作建议等。

随着调查的深入和疫情的进展,还需及时向上级汇报疫情发展趋势、疫情调查处理的进展、调查处理中存在的问题等,应及时撰写书面进程报告。

在调查结束后一定时间内,应及时写出调查总结报告,内容包括暴发或流行的概况描述、引起暴发或流行的主要原因、采取的预防控制措施及其效果评价、应吸取的经验教训以及对今后工作的建议。医院感染暴发调查报告如下。

### 医院感染暴发调查的总结与报告

D.1 报告题目:应简明扼要地表述医院感染暴发事件的发生要素。

D.2 背景材料:医院概况、过去流行史及本次流行概貌等。

D.3 调查方法:格式为采取描述性流行病学方法和/或分析性流行病学方法。

D.4 临床资料:症状和体征、诊断及疾病的自然史等。

D.5 实验室资料:病原因子的分离与鉴定、血清学诊断或分子生物学证据。

D.6 流行病学资料:疾病发生方式及三间分布、流行曲线及暴露日期的推算、传播来源、途径、侵入门户及影响因素等证据。

D.7 环境卫生学调查资料:对可疑传染源、传播媒介等采样结果分析并评估。

D.8 调查结果及结论:医院感染暴发原因的假设与验证分析、控制措施的实施及效果评价,讨论主要结果的总结、应吸取的经验教训及预防类似事件的建议等。

D.9 参考文献及附录、重要数据表格或有关证明材料等。

D.10 调查人员及其单位,调查日期。

医院感染暴发现场调查通常包括上述 11 个步骤,但这并不意味着在每一次现场调查中这些步骤都是必不可少的。开展现场调查的步骤也可以不完全按照上述顺序进行,这些步骤可以同时进行,也可以根据现场实际情况进行适当调整。下面总结一下医院感染暴发调查分析的流程,如图 14-12 所示。

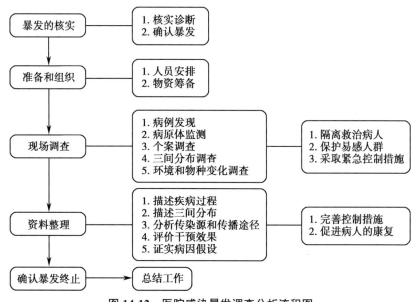

**图 14-12　医院感染暴发调查分析流程图**

总之,医院感染暴发调查需要一个组织有序的、合作的、集体队伍:应包括流行病学家、院感专职人员、统计分析人员等。上述调查程序中的每一步不是按部就班的,一步一步走的,一般是同时几步走的。有时需要不断地反复,提高或更新(病例定义、干预措施等)。因此在开展调查的同时,要通知微生物室保存所有的菌种以备不时之需。

事实上,在多数情况下,调查者可能一时找不出医院感染暴发的原因,不能采取针对性很好的控制措施。即使这样,也不要影响感染控制措施的落实,专职人员可以从整个工作流程与各个已知环节入手,逐一核对流程与环节中与医院感染控制要求不吻合的部分,立即修改所有的标准操作流程,通过落实监控和措施的执行,从而解决问题。

下面为了便于大家理解掌握医院感染暴发的调查过程,现举几个案例加以说明。

### 案例一:某院妇产科术后手术切口愈合不良暴发

2010年10月20日16时许,某地区卫生局报告某医院妇产科9月10日以来连续发生22例手术患者出现术后手术切口愈合不良,其中剖宫产21例,妇科剖腹探查术1例,疑为医院感染,请求上级技术支援,省卫生厅立即将情况报卫生部。10月21日,由省卫生厅带队,组织医院感染、临床、流行病学、实验室等专业技术人员赴现场开展调查。

步骤一:进行调查准备。

专职人员须事先了解的情况包括以下几项:是否真的发生了手术后伤口愈合不良;既往是否发生过类似事件;其他手术科室是否亦发生了类似的手术切口愈合不良的情况;了解手术室的基本情况;了解某县人民医院的基本情况等。

步骤二:核实病例诊断。

调查小组第一时间到赶赴现场,依据原卫生部《医院感染诊断标准》(试行)规定,乙、丙级伤口视为愈合不良。乙级伤口:切口局部红肿,硬结,血肿,渗液;丙级伤口:切口化脓。结合现场住院15例患者伤口愈合情况的床旁查询结果及查阅7份出院病历病情记录中描述的伤口愈合情况、伤口分泌物实验室检查情况,逐一核实全部22例临床医师对切口愈合不良结果的诊断是否符合相关标准。

步骤三:定义病例。

为了确定该医院此次伤口愈合不良情况的发病情况,需要对纳入统计计算的病例给出明确的定义。在本次调查中,病例定义为"9月10日至调查期间内全院外科病房发生的乙、丙级伤口愈合的病例"。以现场病例伤口愈合情况调查结果为准:乙级伤口是指切口局部红肿,硬结,血肿,渗液;丙级伤口是指切口化脓;出院病例以临床医师对切口愈合等级分类进行结果判断。包括所有实验室分泌物送检结果阳性和阴性结果的病例及没有分泌物培养结果的病例。

步骤四:证实暴发。

9月10日至10月20日,妇产科完成妇产科手术86台,发生手术切口愈合不良22例,发生率为25.58%;8月1日至9月9日,完成88台,发生手术切口愈合不良1例,发生率1.14%,9月10日至10月20日手术部位感染率高于8月1日至9月9日月发生率($P<0.001$)。

证实本次伤口愈合不良事件确为一次暴发。

步骤五:现场调查分析。

(1)手术科室切口情况调查:见表14-8。

**表 14-8　某医院手术科室医院感染情况调查**

| 科室名称 | 专业 | 9 月 10 日至 10 月 20 日<br>手术数 / 台 | 发生手术切口延<br>期愈合例数 / 例 | 切口延期<br>愈合率 /% |
|---|---|---|---|---|
| 妇产科 | 产科 | 80 | 21 | 26.3 |
| | 妇科 | 6 | 1 | 16.7 |
| 外一 | 普外科 | 119 | 0 | 0 |
| 外二 | 肝胆、泌尿、烧伤、整形科 | 60 | 0 | 0 |
| 外三 | 骨科 | 110 | 0 | 0 |
| 外四 | 脑外科 | 12 | 0 | 0 |

9 月 10 日至 10 月 20 日,无其他外科术后手术切口愈合不良情况发生。在产科,共进行剖宫产手术 80 台,妇科手术 6 台,妇产科 22 例术后手术切口愈合不良病例中,21 例为剖宫产术,1 例为剖腹探查术,手术切口延迟愈合发生率分别为 26.3% 和 16.7%,两者间无统计学差异。

(2)手术间使用情况调查:9 月 10 日至 10 月 20 日手术间使用情况见表 14-9。

**表 14-9　手术间使用情况调查**

| 手术间名称 | 外科 | | | 妇产科 | | | 合计 | | |
|---|---|---|---|---|---|---|---|---|---|
| | 手术数<br>/ 台 | 发生伤<br>口不愈<br>合数 /<br>例 | 伤口不<br>愈合率<br>/% | 手术数<br>/ 台 | 发生伤<br>口不愈<br>合数 /<br>例 | 伤口不<br>愈合率<br>/% | 手术数<br>/ 台 | 发生伤<br>口不愈<br>合数 /<br>例 | 伤口不<br>愈合率<br>/% |
| 第一手术间 | 47 | 0 | 0.0 | 37 | 9 | 24.3 | 84 | 9 | 10.7 |
| 第二手术间 | 63 | 0 | 0.0 | 24 | 9 | 37.5 | 87 | 9 | 10.3 |
| 第三手术间 | 71 | 0 | 0.0 | 5 | 0 | 0.0 | 76 | 0 | 0.0 |
| 第四手术间 | 43 | 0 | 0.0 | 20 | 4 | 20.0 | 63 | 4 | 6.3 |
| 合计 | 224 | 0 | 0.0 | 86 | 22 | 25.6 | 310 | 22 | 7.1 |

第三手术间主要为骨科所用,在手术间不够用时,其他科室亦可使用。此间,共完成各类手术 310 台,224 台外科手术无手术切口愈合不良情况发生。除第三手术间外,其余手术间手术切口愈合不良发生率无统计学差异(妇产科手术数:$\chi^2=1.97$,$P>0.05$;所有手术数:$\chi^2=0.95$,$P>0.05$)。

(3)妇产科手术医师调查:妇产科有手术医师 3 名,其从业时间多在 5 年以上。在发生术后手术切口愈合不良前后,无手术模式的改变,或其他手术设备的引进、更换。9 月 10 日以来,手术医生无手部感染。她们之间术后手术切口感染的发生率无统计学差异($\chi^2=1.56$,$P>0.05$),见表 14-10。

(4)手术室新进护士调查:2010 年 9 月 1 日,手术室新招进手术护士 5 名,她们参加的外科手术是妇产科手术的 1 倍以上,而外科手术无手术切口愈合不良情况发生,见表 14-11。

表 14-10　妇产科手术医师手术量统计

| 医师名单 | 9 月 10 日以来手术数 / 台 | 发生切口愈合不良数 / 例 | 切口愈合不良率 /% |
|---|---|---|---|
| 医生 a | 24 | 7 | 29.2 |
| 医生 b | 33 | 6 | 18.2 |
| 医生 c | 29 | 9 | 31.0 |
| 合计 | 86 | 22 | 25.6 |

表 14-11　新进护士调查

| 新进护士名单 | 参加本院工作时间 | 参加手术情况 | | 其中手术切口愈合不良数 / 例 |
|---|---|---|---|---|
| | | 外科 | 妇产科 | |
| 护士 a | 2010/9/1 | 14 | 3 | 1 |
| 护士 b | 2010/9/1 | 12 | 13 | 3 |
| 护士 c | 2010/9/1 | 14 | 2 | 0 |
| 护士 d | 2010/9/1 | 18 | 8 | 1 |
| 护士 e | 2010/9/1 | 15 | 5 | 0 |
| 合计 | | 73 | 31 | 5 |

（5）手术切口愈合不良的临床表现：手术至发现手术切口感染的时间最短为 3d，最长为 13d，中位数为 5d；术后首次换药到发现伤口感染的时间最短为 0d，最长为 11d，中位数为 3d。

（6）医疗器械使用情况：妇产科使用的一次性医疗用品为 24 种。妇产科专用的医疗用品有产包、产垫、B 型纱布、1# 带线缝合针；可重复使用的医疗用品有 6 种，妇产科专用有扩宫棒。

1）产包：仅用于阴道分娩。

2）产垫：不接触手术切口。

3）B 型纱布：2 年前开始使用，2010 年 7 月停止使用，仅用于污染的伤口。当手术切口无异常时，使用无菌纱布覆盖手术切口，敷贴固定。

4）1# 带线缝合针（吸收性手术合成缝合线）：生产厂家：上海某医疗用品有限公司，产品批准号：YY 0166—2002。全年共进货 4 批，分别是 2010 年 3 月 23 日，240 包；4 月 23 日，180 包；6 月 29 日，120 包。上述进货批次设备科无批号、生产日期、有效期等描述。2010 年 8 月 30 日，进货 120 包，批号为 18L0311，生产日期为 2010 年 3 月 13 日，失效期为 2013 年 2 月。2010 年 9 月 1 日手术室领取 10 盒 120 片，使用 73 片。

5）手术切口可能接触的物品：备皮刀、手术刀、镊子、止血钳、持针器、缝合针、皮肤缝合线、棉签、棉球、消毒纱布、敷贴等。其他手术科室同时在使用以上物品。

步骤六：三间分布描述。

1. 人群分布　22 例术后手术切口愈合不良患者的最大年龄为 36 岁，最小年龄为 19 岁，平均年龄为 24.3 岁。职业分布：农民 15 例，教师 4 例，无业人员 3 例。

2. 地区分区　绘制妇产科发生感染病例的标点地图(图 14-13)。

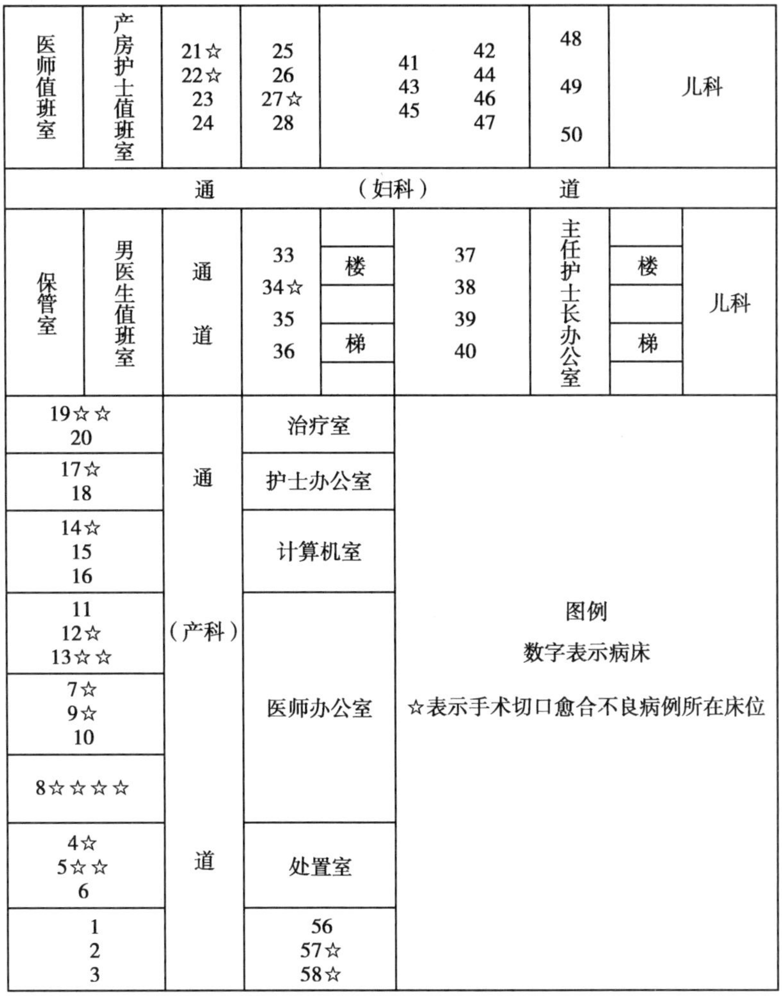

| 医师值班室 | 产房护士值班室 | 21☆ 22☆ 23 24 | 25 26 27☆ 28 | 41 43 45 | 42 44 46 47 | 48 49 50 | 儿科 |
|---|---|---|---|---|---|---|---|

| 通　　　　　　（妇科）　　　　　　道 |
|---|

| 保管室 | 男医生值班室 | 通道 | 33 34☆ 35 36 | 楼梯 | 37 38 39 40 | 主任护士长办公室 | 楼梯 | 儿科 |
|---|---|---|---|---|---|---|---|---|

| 19☆☆ 20 | | 治疗室 | |
|---|---|---|---|
| 17☆ 18 | 通 | 护士办公室 | |
| 14☆ 15 16 | | 计算机室 | |
| 11 12☆ 13☆☆ | （产科） | | 图例<br>数字表示病床<br>☆表示手术切口愈合不良病例所在床位 |
| 7☆ 9☆ 10 | | 医师办公室 | |
| 8☆☆☆☆ | | | |
| 4☆ 5☆☆ 6 | 道 | 处置室 | |
| 1 2 3 | | 56 57☆ 58☆ | |

**图 14-13　手术切口愈合不良病例病房分布示意图**

3. 时间分布　自 2010 年 9 月 10 日以来至 2010 年 10 月 20 日。

步骤七：分析三间分布资料，提出可能的原因假设。

1. 计算流行强度　自 2010 年 9 月 10 日以来，妇产科共完成妇产科手术 86 例，其中剖宫产 80 例，妇科手术 6 例（其中宫外孕 3 例）。发生手术切口愈合不良 22 例，发生率 26.2%。

2. 推算手术感染潜伏期

从手术至发现感染的时间中位数为 5d，而首次换药到发现感染的时间为 3d。非结核分枝杆菌感染的平均潜伏期为 5~7d，可见，感染发生在手术过程中而不是在换药过程中。

3. 术后手术切口愈合不良病例均发生在妇产科，使用相同手术室，且手术数量 3 倍于妇产科的外科无一例类似病例发生，可排除手术室污染导致的本次医院感染的暴发。

4. 病例广泛分布在产科病区，除第 1、2、3 床外，各病房均有病例发生；妇科病区亦有病例发生，病区污染的可能性较小。

5. 对手术医师和手术室新护士的调查显示,经医师和护士污染手术切口的可能性甚微。

6. 与感染相关的术前准备与平时无异。除 1# 带线缝合针外,其余妇产科专用医疗用品在手术切口无异常(如无切口化脓、组织液渗出、不愈合等)的情况下不与其接触。

手术过程中 1# 带线缝合针是可能的病原载体,依据:

(1)它是妇产科专用缝合线。

(2)它与手术切口接触。

(3)本批号领取时间与本次暴发开始的手术时间吻合。

步骤八:采取预防控制措施。

1. 开展进一步调查。

2. 停用 1# 带线缝合针。

3. 不排除其他妇产科专用手术器械导致感染。

步骤九:完善现场调查,评估措施效果。

1. 追踪现场调查采样的的实验室检查结果

2010 年 10 月 22 日,卫生部、省、地联合调查组采集 14 例手术切口愈合不良患者手术切口组织,做抗酸染色,检出抗酸杆菌 11 份。

2010 年 10 月 26 日,将采集 21 份标本,包括 16 例伤口分泌物标本(棉签)和 5 份未使用的带线缝合针(上海某医疗用品有限公司,产品标准号:YY 0166—2002;产品注册号:国食药监械(准)字 2006 第 3 650 666 号;批号 18L0311,生产年月为 2010 年 3 月,失效年月为 2013 年 2 月)送中国疾病预防控制中心国家结核病参比实验室,进行了菌种鉴定。

送检的 5 份未使用的带线缝合针 2 例无信号,2 例结核分枝杆菌阳性,1 例龟分枝杆菌阳性。

根据初步检测结果来看,送检标本中确定存在龟分枝杆菌,由于部分棉签提取标本的有效样本含量较少和标本混合运送等因素限制,检测结果尚不能排除结核分枝杆菌混合存在的可能性。

2. 停用 1# 带线缝合针措施效果评估

停用 1# 带线缝合针一周后,并经过病例发病的最长潜伏期 13d 后,妇产科手术未出现的新发伤口愈合不良事件。控制措施取得初步效果。

步骤十:调查结论及书面报告。

根据全部调查材料及防治措施的效果观察,可以得出如下调查结论。

发病原因:本次某医院妇产科伤口不良事件的发病原因是 1# 带线缝合针进货把关不严,不合格的一次性无菌产品应用于伤口缝合导致的一起暴发事件。传播方式:暴露于共同媒介引起医源性传播,属于点源传播。流行特点:与伤口暴露于污染手术用物有关。对使用特定手术用物的患者有感染风险,不存在人际传播。流行趋势:流行趋势是暴发式增长,病例上升快,下降也快,呈陡峭单峰型。对预防控制措施的评价:停用可能的手术污染物(1# 带线缝合针)一周后,并经过病例发病的最长潜伏期 13d 后,妇产科手术未出现新发伤口愈合不良事件。控制措施取得初步效果。

通过本次暴发案例分析,可以得出如下经验教训。

1. 某医院对一次无菌用品进货渠道把关不严。

2. 医院对无菌物品的管理松懈,监管不到位。

3. 医院医院感染控制未引起足够重视等。

医院将上述内容形成书面报告报卫生行政主管部门,经总结后,举一反三,加强对医院感染控制相关工作的改进。

### 案例二:医院突发聚集性腹泻病例的调查与分析

自 2009 年 3 月 5 日开始,某院陆续接到临床医护人员、患者及陪护人员中"胃肠型感冒""急性胃肠炎"等腹泻病例报告。报告呈增多趋势,至 3 月 7 日,临床科室病例开始出现 3~5 例聚集性病例,至 3 月 8 日,经医院感染专业统计 3d 内全院范围累计发病总人数达到 36 人。大多数病例无发热,表现为突起呕吐、水样腹泻,次数大于等于 3 次。经抗感染、止泻治疗,病情能较快缓解。发病病例有医院住院患者、保洁人员、医院家属区居住人员。经过积极处理,本起突发感染事件于 3 月 14 日迅速被控制,无新发病例出现,所有在院的 44 腹泻病例均痊愈。

调查分析及处理过程:

1. 证实暴发　2009 年 3 月 5—8 日,3d 内初步证实某医院范围累计发病总人数达到 36 人,远远超过历年腹泻发病水平,证实暴发。

2. 核实诊断　临床医生对此次腹泻发病的病例诊断为"胃肠型感冒""急性胃肠炎""腹泻原因待查"等,经专职人员逐一核查病例,统一核实为"感染性腹泻"诊断。

3. 定义病例　通过病例的初步访谈与临床资料汇报将调查病例定义如下:

(1)临床症状:腹泻、大便次数大于每日 3 次,性状异常,为稀便、水样便、黏液便等,可伴有恶心、呕吐、食欲缺乏、发热、腹痛及全身不适等。

(2)实验室检查:检出除霍乱、痢疾、伤寒、副伤寒之外的病原体。

4. 设计调查表格(表 14-12)与流行病学个案调查表。

#### 表 14-12　感染性腹泻病例调查一览表

| 编号 | 姓名 | 性别 | 年龄 | 职业 | 病室 | 发病日期 | 体温 | 腹泻次数 | 呕吐次数 | 恶心 | 头痛 | 头昏 | 腹痛 | 腹胀 | 其他 |
|---|---|---|---|---|---|---|---|---|---|---|---|---|---|---|---|
|  |  |  |  |  |  |  |  |  |  |  |  |  |  |  |  |
|  |  |  |  |  |  |  |  |  |  |  |  |  |  |  |  |

5. 汇总资料,初步分析

(1)临床资料显示,多数患者以发热、腹泻为主要临床症状,经抗感染治疗有效,怀疑为细菌感染性腹泻。又因多数患者首发症状为腹泻、呕吐,感染部位为消化道,考虑感染的途径可能与饮食有关。

(2)地区分布:按医院的分布平面图,绘制了感染病例分布地图。发现病例散发于各病区,无明显的病区聚集。而且家属区健康人群也有感染病例分布。

(3)时间分布:①首例病例发生与继发感染的第二、第三例病例均发生于同一天不同病区。着重调查 3 月 5 日发病的该批发病患者,未发现共同食用同一食物史,初步排除医院食堂某食物引起食物中毒的可能。②对每天的新发病例进行统计,绘制时间流行曲线。病例数仍呈暴发式增长。流行类型不明确。

(4)人群分布：调查显示三十余例感染病例无年龄、病种及诊疗方式的差异。

排除了新来的医生或护士、新的感染控制专家、采用新的操作规程、新的诊断方法、使用新的科室与暴发有关的患者的诊治过程改变等各种可能因素。

为排除春季的特殊气候因素导致的春季流行疾病的可能，走访与医院相隔附近其他医院，看是否有同类的感染病例。得到否定结果后，又排除了气候所致的春季流行疾病。

6. 形成假设

(1)首发症状为消化道症状，可能与食用同一食品有关。

(2)分析三间分布特点：病例局限于医院院区及家属区，与医院二次供水范围一致，不能排除与两区共有的饮水因素有关。遂建立饮水因素假设。

(3)查找医院二次供水水源，发现水井周围卫生状况不佳。3月9日连夜实行水井消毒措施后，3月10日新发病例数目呈下降趋势。

7. 采取控制措施　查找医院二次供水水源，发现水井周围卫生状况不佳。3月9日连夜实行水井消毒。

8. 进一步调查并评价干预措施　进一步进行流行病学环境调查采样。流行病学环境调查采样结果发现，本事件调查过程中，共对食堂、饮水及病例、从业人员等采取了相关样品36份。对送往疾病预防控制中心在3月9日采集的16份标本进行检测中发现2例患者的粪便和1份末梢水样中均检出肠产毒性大肠埃希菌06：K15型。

对同时送医院检验科及区疾病预防控制中心3月9日采集的6份食堂餐具表面涂抹样本进行了金黄色葡萄球菌检测，对9名食堂工作人员的肛拭子进行了志贺菌和沙门菌检测，结果均为阴性。

消毒二次供水水井后，对3月12日采集的送区疾病预防控制中心及市疾病预防控制中心检测的5份水样进行了大肠菌群、肠致病性大肠埃希菌检测，结果均为阴性。

3月9日连夜实行水井应急消毒后，3月10日起新发病例数目开始呈下降趋势。

9. 结论　对本次事件的处理，从分析流行特征入手，在积极查找原因的同时，配合各级疾病预防控制中心，果断采取控制措施，边控制边找原因，在未完全清楚原因之前，运用各种综合措施，7d内快速控制事态，并利用控制措施实施时间与病例下降相"吻合"的共变因素，做出了病因假设，最后经医院实验室验证认定医院供水系统被肠产毒性大肠埃希菌污染是本次疫情发生的直接原因。其间接原因经进一步追溯为2009年春季因雨水较多，造成较大的地表径流，导致二次供水水井10m内一污水排水管破裂，污水外渗至蓄水池导致医院饮用水源污染，因此可以认为此次事件是一起水污染造成的感染性腹泻病例暴发。采取的主要措施包括：

(1)及时向院领导、卫生行政主管部门及属地管理部门县区疾病预防控制中心、区卫生局报告疫情。

(2)启动本院突发公共卫生事件应急预案，成立事件领导小组。

(3)在相关部门的指导下，积极组织对新发患者呕吐物、腹泻物采样及流行病学调查。

(4)在原因未明的情况下，加强现症患者及公共场所、物表、空气、食堂、二次供水的贮水池、病房及办公区的消毒，积极治疗现有患者。加强腹泻患者的隔离与家属的健康教育。

(5)汇总调查资料分析流行特点，积极查找原因。

(6) 做好医务人员的个人防护。

(7) 对医院污水污物加强消毒,及时严格处理排放。

(8) 每日向各级主管部门报告事件进展及工作开展情况。核实病例数目及转归。

(9) 搞好医院内卫生,发动医院卫生大扫除。

### 案例三:某医学中心输尿管镜检查铜绿假单胞菌感染聚集事件调查分析

第一位患者吴先生因诊断为输尿管狭窄扭结,于某年 4 月 19 日入住 C1302-2 病房,4 月 20 日早上 9 点 30 分—11 点 10 分于手术室进行经尿道膀胱肿瘤切除术,吴先生于 4 月 23 日发热 38.4℃,采其尿标本培养铜绿假单胞菌。

第二位患者林先生因诊断为膀胱恶性肿瘤(患者长期洗肾),于 4 月 19 日入住 C1309-1 病房,4 月 20 日早上 11 点 20 分—下午 1 点 25 分于手术室进行 TURBT(RP+URS),林先生于 4 月 22 日发热 38.6℃,采其血标本培养铜绿假单胞菌。

经比对 2 位患者菌株之药物敏感试验仅药物氨曲南敏感性不同,怀疑有共同感染因素,两位患者同日(4 月 2 日)同房间(17 房)行相同手术,且使用同一器械,患者主治医师皆为吴医师,住院医师为谢医师;感染控制科于 4 月 30 日采集泌尿科检查室器械及 5 月 11 日至手术室采集泌尿科相关器械及物品,并与相关人员访谈,及时了解患者至手术室的处理流程及同期检验科同病原体感染其他案例,各感染铜绿假单胞菌个案的药物敏感试验结果见表 14-13。

#### 表 14-13 感染个案药物敏感试验

| | 患者 a | 患者 b | 患者 c | 患者 d | 患者 e | 患者 f | 患者 g | 患者 h | 患者 i | 患者 j | 患者 k |
|---|---|---|---|---|---|---|---|---|---|---|---|
| 左氧氟沙星 | S | S | S | S | S | S | S | S | S | S | S |
| 美罗培南 | S | S | S | S | S | S | S | S | S | S | S |
| 庆大霉素 | S | S | S | S | S | S | S | S | S | S | S |
| 阿米卡星 | S | S | S | S | S | S | R | S | S | S | S |
| 头孢他啶 | S | S | S | S | S | S | R | S | S | S | S |
| 亚胺培南 | S | S | S | S | S | S | S | S | S | S | S |
| 氨曲南 | S | S | S | R | S | I | R | I | I | S | R |
| 哌拉西林 / 他唑巴坦 | S | S | S | S | S | S | S | S | S | S | S |
| 环丙沙星 | S | S | S | S | S | S | S | S | S | S | S |
| 复方磺胺甲噁唑 | R | R | R | R | R | R | R | R | R | R | R |
| 头孢吡肟 | S | S | S | S | S | S | S | S | S | S | S |
| 头孢匹罗 | S | S | S | S | S | S | S | S | S | S | S |

原因分析:3 位泌尿科医师进行尿道手术,在短时间内 11 位带菌者产生 6 次感染,均为铜绿假单胞菌,铜绿假单胞菌为最重要的共同因素。决定由铜绿假单胞菌开始调查。铜绿

假单胞菌存在于自然界的水中及环境中,有可能是泌尿科的器械均在使用前重新清洗,常在不经意中被环境或水污染到,而造成感染。进行地毯式环境采样,包括水龙头水槽、消毒剂、器械、洗手液、手术室周边环境。共执行2次,都没有检出铜绿假单胞菌。

介入措施:医院感染小组进驻手术室与泌尿科医师操作一遍所有的流程,逐步排除可能造成感染的因素。所有流程均予以记录,发现存在的问题:手术器械清洗消毒流程缺失;放置器械桌面铺单面积太小易污染;放置器械的桌子未被无菌布单完全覆盖;换上输尿管镜未注意无菌技术;使用过的内视镜接目镜部分未以无菌巾完全包裹、手术器械清洗环节存在缺陷。一周之内写出新的标准操作规程,并改善所有的缺点。医院感染专职人员连续监测3个月,未再发生感染事件。

医院感染暴发多数情况下找不出暴发原因,可以从流程入手,立即修改标准操作规程,落实监控措施,从而解决问题。

(付陈超)

# 第四节　医院感染暴发的控制

## 一、医院感染暴发的预防

近年来,国内发生了多起严重的医院感染事件,轻者增加患者经济负担,重者使许多患者失去了生命,同时也给医院及其管理者个人都带来了巨大损失。事实上医院感染暴发,与医院感染防控意识和防控措施息息相关,医院感染暴发往往发生在防控意识和防控措施薄弱的环节。

由于医院感染具有其特殊性和复杂性,决定了医院感染预防措施的综合性。医院感染暴发的预防措施包括以下几方面。

1. 加强管理、落实规范、健全制度　要依照各项医院感染管理的法律法规:《传染病防治法》《医院感染管理办法》《医院感染暴发报告及处置管理规范》《医疗废物管理条例》《消毒管理办法》等及各项标准规范,加强医院感染的管理工作,医院领导及各级医护人员均要不断提高预防医院感染发生的意识;制定适合各自医院的规章制度、标准操作规程、预防各种医院感染的发生及医院感染流行和暴发后的处理流程。

2. 加强医务人员的教育培训,强化预防医院感染的意识　由于医学院校尚未开设医院感染专业课程,因此医务人员医院感染专业知识多来自医院。有调查显示,相当一部分医务人员对医院感染知识还是相当匮乏的,特别是新上岗的医务人员,他们对医院感染的知识需求最为迫切。且预防医院感染暴发的关键不仅为医院感染专职人员和各级医护人员,包括医师、护理人员、医技人员、工勤人员等形成了庞大的监控"网络",其防控作用更大。因此加强各级医护人员的医院感染专业知识培训,对于医院感染暴发的预防、识别、控制有着至关重要的作用。

(1)对医师的培训:包括对新上岗人员、进修生、实习生的培训,不仅有助于早期发现、诊断医院感染,而且有利于通过合理使用抗菌药物,及时病原学送检,进行医院感染病例合理治疗和出现暴发后及时治疗,使感染能够得到控制。

(2)对护理人员的培训:提高其手卫生意识、无菌操作观念、消毒隔离技术,从第一层次上阻断医院感染传播,防止医院感染的暴发。

(3)对各类医技人员的培训:掌握各类内镜正确的清洗、灭菌技术,树立无菌操作观念,防止医院感染的流行和暴发。预防因辅助检查和治疗操作不当引起的医院感染发生。

(4)工勤人员:是专业知识最少,但至关重要的一类工作人员,在各级医疗机构的重症监护病房、中心供应室,许多医疗任务已由工勤人员替代,如医疗废物的收集,床单位的消毒,患者被褥的换洗,标本的送检、手术器械的清洗等,因其专业知识和医院感染预防意识不够导致的医院感染,容易忽视,易于传播和流行。加强工勤人员的医院感染知识培训对于防止医院感染的传播至关重要。

3. 加强监测　监测是医院感染暴发预防的重要的常规措施,目的在于早期发现医院感染暴发的苗头或潜在可能性,以便及时采取相应的预防措施,防止暴发的发生。

4. 其他具体措施　①加强对住院患者的管理,严格探视制度;②加强对医院消毒灭菌的质量控制与监督;③加强临床使用一次性无菌医疗用品的购入、使用和销毁的管理;④健全隔离制度,加强细菌耐药性监测;⑤做好医疗废物的管理,⑥加强手术室的管理。

## 二、医院感染暴发的控制

医院感染暴发控制措施包括医院感染暴发预案的制订和医院感染暴发控制措施。

### (一)医院感染暴发应急预案

医院制订医院感染暴发应急预案,可有效预防和控制医院感染暴发事件的发生,指导和规范医院感染暴发事件的应急处置工作,最大限度降低医院感染暴发事件的危害,保障患者和医务人员的安全。

1. 建立应急事件小组　包括领导小组、专家组、后勤保障组。

(1)建立医院感染暴发应急事件领导小组,组织、协调医院感染暴发事件应急处理工作,并根据暴发事件应急处理的实际需要,成立成员结构合理的指挥及信息联络小组,负责组织医院感染暴发事件发生时的紧急处理工作;组织相关人员会诊,提出诊治意见及整改措施;负责向上级卫生行政部门的报告。设应急办公室,其职责主要是及时准确地完成医院感染暴发事件的监测及调查工作;及时准确地传达领导小组的决定和督办事项,做好有关记录;及时完成暴发事件的调查报告;负责上下级和院内的联络及协调工作。

(2)成立医院感染暴发应急事件专家组,负责对医院感染暴发事件级别确定以及采取的防控措施提出建议;对医院感染暴发事件处置进行技术指导;对感染患者及高危患者的医疗救治工作进行指导。

(3)成立医院感染暴发应急事件后勤保障组,提供医院感染暴发事件所需应急物资,包括药品、器械、消毒药械、个人防护物品等,以保障应急工作的顺利进行。

2. 设置医院感染暴发事件的紧急报告程序

(1)当疑有或出现医院暴发流行趋势时,发现医务人员应立即向医院感染管理科报告,医院感染管理科调查核实后向医院感染暴发应急事件领导小组报告,医院感染管理科应于第一时间到达现场进行调查处理,采取有效措施,控制医院感染的暴发。

(2)建立医院感染报告制度,发生下列情况的医院感染暴发,医疗机构应报告所在地县级地方人民政府卫生行政部门。报告包括初次报告和订正报告,订正报告应在暴发终止后一周内完成。报告表见附录Ⅰ。

1)经调查证实发生以下情形时,应于12h内向所在地的县级地方人民政府卫生行政部门报告,并同时向所在地疾病预防控制机构报告:①5例以上的医院感染暴发;②由于医院感染暴发直接导致患者死亡;③由于医院感染暴发导致3人以上人身损害后果。

2)发生以下情形时,应按照《国家突发公共卫生事件相关信息报告管理工作规范(试行)》的要求在2h内进行报告:①10例以上的医院感染暴发事件;②发生特殊病原体或者新发病原体的医院感染;③可能造成重大公共影响或者严重后果的医院感染。

3)发生的医院感染和医院感染暴发属于法定传染病的,还应当按照《传染病防治法》和《国家突发公共卫生事件应急预案》的规定进行报告。

### (二)医院感染暴发控制措施

医院感染暴发一旦发生,立即根据医院感染暴发应急预案,由医院感染暴发应急事件领导小组组织、协调医院感染暴发事件应急处理工作,一方面由医院感染暴发应急事件专家组组织诊断和治疗工作,以减少死亡和控制暴发为目标;另一方面应立即组织医院感染管理的相关人员进行流行病学调查,尽快查清引起医院感染暴发的原因,并及时采样进行病原学检测。同时应积极采取以下措施。

1. 对已发生医院感染的患者须立即进行隔离,隔离方法参照《医院隔离技术标准》,包括隔离的建筑布局,医务人员防护用品的正确使用,不同传播途径疾病的隔离与预防(按照接触传播、飞沫传播、空气传播和其他途径的传播进行隔离)。

2. 已发生医院感染的相关科室应立即停止收容新患者,并做好随时和终末消毒,对接触者进行医学观察,直至超过该病的最长潜伏期为止。有条件的还可对接触者实施被动免疫,以增强其特异或非特异性抵抗力。

3. 了解准确的感染状况,追查传染来源,必须对隐性感染者和病原携带者进行筛查,筛查对象应包括患者、医院工作人员及一些常来医院陪护和探视的人员。尤其在深入的流行病学调查后仍不能找到传染来源时,更应抓紧筛查病原携带者。

4. 根据确定或初步确定的传染源和传播途径,及时采取有效的处理和控制措施,并对处理措施进行持续监测。当传染源和传播途径不明确时,可以针对可能的传染源和感染措施,在不停止调查的同时,采取比较广泛的控制措施,并根据调查结果不断修正评价。

5. 在医院感染暴发控制后,应完善暴发报告的订正,并且总结经验,进行整改,防止类似情况再次发生。

## 三、医院感染暴发应急演练

医院感染暴发演练是指医院感染管理主管部门通过组织工作人员和患者,针对假想的医院感染暴发场景,按照事先制订好的应急预案所设定的职责和程序,在特定的时间和地点,执行应急响应任务的训练活动。医院或科室层面均可以根据风险评估制订合适的医院感染暴发应急预案,并在此基础上撰写医院感染暴发演练的脚本,通过不断地应急演练发现预案中存在的问题,进而完善应急预案,充分认证预案的实用性、可行性、科学性。医院感染暴发应急演练按照组织方式可以分为桌面推演和实地演练,按演练内容可以分为单项演练和综合演练,按照演练的目的可以分为研究性演练、检验性演练、示范性演练。

### (一)医院感染暴发应急演练的目的

1. 锻炼队伍　通过开展应急演练,增强演练组织单位、参与单位和人员等对应急预案的熟悉程度,提高其应急处置能力。

2. 检验预案　通过开展应急演练,查找应急预案中存在的问题,进而完善应急预案,提高应急预案的实用性和可操作性。

3. 完善准备　通过开展应急演练,检查应对突发事件所需应急队伍、物资、装备、技术等方面的准备情况,发现不足及时予以调整补充,做好应急准备工作。

4. 磨合机制　通过开展应急演练,进一步明确相关单位和人员的职责任务,理顺工作关系,完善应急机制。

5. 科普宣教　通过开展应急演练,普及应急知识,提高参与人员的风险防范意识和自救互救等应对能力。

### (二)医院感染暴发应急演练的必要性

医院感染管理部门应该定期在全院范围或者重点科室内举行医院感染暴发应急演练,结合医院规模大小和具体情况制订本院的医院感染暴发报告和处置流程的应急预案,在演练过程中尽可能展现工作中可能存在的风险点和可能导致的严重后果,以及解决问题的补救措施。将演练脚本制订好以后,每年根据不同的重点科室、高风险科室进行一次或两次演练,演习结束后各参与部门应立即将演练过程中存在的问题进行分析、总结,针对发现的问题形成改进方案,并修订到医院感染暴发处置的应急预案中。医院感染管理部门和演练科室应每次将演练资料进行整理、分析,形成一份正式的总结报告。通过演练可提高相关医务人员医院感染暴发的识别、报告、调查、分析和应急处置能力;同时也可以通过医院感染暴发演练发现医院感染控制中的高危环节和医院感染管理的薄弱点,预测在风险失控情况下可能导致的恶劣后果,以及解决该后果需要投入的人力、物力,可能导致的经济损失,促使医务人员从意识上重视医院感染,在日常工作中自觉遵循医院感染管理的各项规章制度,提高依从性。

### (三)医院感染暴发应急演练的组织

应急演练的组织应基于医院已有医院感染管理委员会的组织架构、医院感染暴发报告流程、调查和处置过程中的规章制度、工作程序,结合医院感染暴发应急预案,由院长或分管副院长作为总指挥,由医院感染管理部门牵头,组织多科室、多部门协作的医院感染暴发应急演练。

1. 医院感染暴发应急演练各部门的职责

(1)医院感染管理委员会:及时组织和协调相关部门,提供院内的人力、物力等方面的支持,协调外部力量的支持,比如疾病预防控制中心、医院感染质控中心、其他医院、卫生行政主管部门等。

(2)医院感染管理部门：①负责演练方案的制订；②负责开展现场流行病学调查，进行暴发资料的收集、分析、整理，建立医院感染暴发假设，提出防控措施，并验证假设；③配合检验部门进行环境卫生学检测以及有关的标本采集、病原学检测等工作；④指导医务人员做好职业防护，指导临床执行医院感染暴发控制措施；⑤撰写医院感染暴发总结报告；⑥完成医院感染暴发上报工作。

(3)医务科：负责协助开展医院感染暴发演练调查与控制，负责调配医务人员对医院感染病例实施医疗救治，包括诊断、治疗、患者转运、监护。

(4)护理部：负责演练时调配护理人员对医院感染患者的各项护理工作，落实消毒隔离措施。

(5)演练科室：负责医院感染暴发的病例报告和发生医院感染患者的治疗工作及病原学送检工作，协助医院感染管理部门建立病例定义和病例搜索，同时协助医院感染管理部门进行现场流行病学调查和配合环境卫生学采样。

(6)检验科微生物实验室：①负责演练时提供快速、准确的病原学鉴定和药物敏感试验结果，指导临床科室；②协助医院感染管理部门查找可能的传染源；③配合医院感染管理科部门进行环境微生物检测；④开展分子流行病学研究，对病原体进行同源性分析。

(7)药剂科和设备科：负责演练时药品、设备、器材、病房设施、防护用品、消毒药械储备保障工作等。

(8)保洁部门：负责演练时落实发生医院感染暴发科室的清洁消毒和隔离工作。

(9)后勤部门：负责暴发调查参与人员以及涉及的感染患者的生活物质保障、交通运输保障。

(10)保卫部门：负责现场的封控和人群的疏导工作。

2. 医院感染暴发应急演练的流程　一次完整的医院感染暴发应急演练应该包括以下五个阶段。

(1)计划阶段：主要明确演练的目的和需求，提出演练的基本构想和初步安排。

(2)准备阶段：完成演练的策划，编制演练的方案，撰写演练脚本，必要时开展培训和预演练，并做好各项保障工作安排。

(3)实施阶段：按照演练总体方案完成各项演练活动，记录演练中发现的问题和采取的解决方案。

(4)评估总结阶段：评估总结演练参与的各部门在应急准备、现场处置方面的问题和不足，明确改进的重点，提出改进计划。

(5)改进阶段：按照改进计划，由相关负责部门实施落实，并对改进效果进行监督检查。

3. 医院感染暴发应急演练脚本的撰写　医院感染暴发演练脚本的撰写要点包括：

(1)脚本的设计原则：充分考虑脚本的可操作性、针对性与合理性。

(2)脚本的设计要素：应急演练脚本可包括 5 个要素，即演练目的、演练说明、参与主体、事件和行动。

1)演练目的：清楚应急演练目的，把握脚本编写方向。

2)演练说明：重点介绍事件的发生、发展和处置过程，并模拟场景。

3)参与主体：①指挥者，掌控演练方向；②实施者，具体参与积极配合；③保障者，保障设备资源;④监督者,公平监督;⑤患者,作为被救助对象。

　　4)事件:事件发生背景,事件发生、发展、结束。

　　5)行动:所有参与主体在演练中经历的指令、操作、配合。

　　(3)医院感染暴发演练脚本案例

**医院_____年医院感染暴发应急演练脚本**

制订人:***

审核人:***

制订时间:_____年____月____日

一、目的

提高医务人员对医院感染暴发的重视程度,检阅和提升各部门对医院感染暴发的应急处置能力,核实人员、物资、技术等准备情况,明确各自职责任务,完善应急机制。

二、演练时间

_____年____月____日　　　　　时间_____

三、演练地点

医院_____　　　　科室_____

四、演练组织领导

由副院长任总指挥,医院感染管理委员会监督领导,医院感染管理部门牵头实施,医务部、护理部、后勤保障部、检验科(临床微生物室和分子实验室)、暴发演练科室、保卫科、物业保洁等部门参加。按照医院已制订的医院感染暴发预案要求分为协调调配组、现场流调组、医疗救治组、采样组、后勤保障组。

五、参加部门及科室职责

(1)医院感染管理委员会:及时组织和协调相关部门,提供院内的人力、物力等方面的支持,协调外部力量的支持,比如疾病预防控制中心、医院感染质控中心、其他医院、卫生行政主管部门等。

(2)医院感染管理部门:①负责演练方案的制订;②负责开展现场流行病学调查,进行暴发资料的收集、分析、整理,建立医院感染暴发假设,提出防控措施,并验证假设;③配合检验部门进行环境卫生学检测以及有关的标本采集、病原学检测等工作;④指导医务人员做好职业防护,指导临床执行医院感染暴发控制措施;⑤撰写医院感染暴发总结报告;⑥完成医院感染暴发上报工作。

(3)医务科:负责协助开展医院感染暴发演练调查与控制,负责调配医务人员对医院感染病例实施医疗救治,包括诊断、治疗、患者转运、监护。

(4)护理部:负责演练时调配护理人员对医院感染患者的各项护理工作,落实消毒隔离措施。

(5)演练科室:负责医院感染暴发的病例报告和发生医院感染患者的治疗工作及病原学送检工作,协助医院感染管理部门建立病例定义和病例搜索系统,同时协助医院感染管理部门进行现场流行病学调查和配合环境卫生学采样。

(6)检验科微生物实验室:①负责演练时提供快速、准确的病原学鉴定和药物敏感试验结果,指导临床科室;②协助医院感染管理部门查找可能的传染源;③配合医院感染管理科部门进行环境微生物检测;④开展分子流行病学研究,对病原体进行同源性分析。

(7)药剂科和设备科:负责演练时药品、设备、器材、病房设施、防护用品、消毒药械储备保障工作等。

(8)保洁部门:负责演练时落实发生医院感染暴发科室的清洁消毒和隔离工作。

(9)后勤部门:负责暴发调查参与人员以及涉及的感染患者的生活物质保障、交通运输保障。

(10)保卫部门:负责现场的封控和人群的疏导工作。

六、演练程序及要求

8:00 人员到位,总指挥宣布演练开始。

8:30××科医院感染管理兼职护士电话报告医院感染管理部门,该病房怀疑手术部位感染聚集发生。报告内容包括患者性别、年龄、入院时间、床号、诊断、体温、血常规白细胞、临床微生物检测结果等信息,系

ICU 4 名患者陆续于 × 年 × 月 × 日 ×(时间)至 × 年 × 月 × 日 ×(时间)出现体温 38.5℃以上,均有下呼吸道感染症状和体征,均在科室内使用有创呼吸机,其中 3 名患者的支气管分泌物培养均为耐碳青霉烯肺炎克雷伯菌,耐药谱一致。

8:45 医院感染管理部门工作人员详细记录内容并报告科长,科长指示一名医院感染管理专职人员立即到该科室展开初步调查,确认疑似暴发或假暴发。同时请另外一名医院感染专职人员在医院感染实时监测系统查阅 4 名患者病历,分析病例特点。一名医院感染专职人员查阅该 ICU 监测资料,查询近一年来该 ICU 下呼吸道感染的发病率。

9:15 医院感染科综合各方面信息,发现本月该 ICU 感染率显著上升,4 个患者在时空分析上存在传播的可能性,存在医院感染暴发的可能。医院感染管理科科长立即将情况向分管院长汇报,分管院长同意启动医院感染暴发调查及处置应急预案。

9:20 由医院感染科主任、ICU 副高职称以上医生讨论确定病例定义。

9:25 医院感染专职人员与 ICU 总住院医师、管床医生根据病例定义搜索核实病例。同时由医院感染专职人员根据初步调查、文献回顾,制订暴发调查个案调查表。

9:55 由医院感染管理专职人员进行流行病学调查(做好相关防护),采用现场观察和查表法,逐项收集 ICU 患者房间病床号,出入科时间,诊断信息,临床症状 / 体征,实验室检查结果,机械通气情况,呼吸机及管路清洁消毒及管理情况,口腔及呼吸道管理情况(口腔护理和吸痰情况),呼吸机冷凝水和呼吸道分泌物管理,管床医务人员(医生、护士、护工、保洁人员、进修或实习人员)等相关资料。

10:15 医院感染管理专职人员绘制 ICU 平面图,标识感染患者床位分布及入科时间和感染时间,现场调查发现该 ICU 呼吸机螺纹管使用后采用自行浸泡消毒,消毒剂为含氯消毒剂,现场观察螺纹管未全部浸泡入消毒液中,管路中有大量空气,含氯消毒剂溶度有效氯含量低于 200mg/L。现场调查发现护理人员处置冷凝水,直接将冷凝水导入病床边上的洗手池中。此次发生下呼吸道感染的患者均有使用呼吸机情况。因为 ICU 规模及科室管理等特殊情况,该 ICU 所有患者存在医务人员交叉的情况。根据流行病学调查情况,初步推断可能是呼吸机螺纹管污染导致的呼吸机相关性肺炎的暴发。

10:30 根据初步流行病学调查的结果,医院感染控制中心下达整改意见:①立刻暂停该 ICU 收治新的患者,转出患者需达到临床转出标准并且经过筛查无耐碳青霉烯肺炎克雷伯菌感染或者定值;②立刻将感染患者单间隔离,悬挂隔离标识,所有接触患者的医务人员穿隔离衣,严格执行手卫生,诊疗设备专用;③立刻更换一次性呼吸机螺纹管;④对撤下的呼吸机螺纹管进行采样;⑤对 ICU 已经清洗消毒完成处于备用状态的呼吸机螺纹管进行采样;⑥对水池进行采样;⑦对耐碳青霉烯肺炎克雷伯菌患者床单位高频接触物表采样;⑧对工作人员进行工作中的手、白大褂进行采样;⑨环境采样完成后立即对感染患者床单位进行严格消毒;⑩呼吸机冷凝水禁止导入水池,应采用专门带盖收集容器收集,加入消毒剂消毒后倒入厕所下水道;⑪对病房所有保洁、工人进行消毒剂配置培训,考核通过才能上岗,科室购置配置消毒剂的量具。

10:35 主管院长召开现场紧急会议:该 ICU 副高职称以上医生参加紧急会议,包括医院感染控制中心专职人员、邀请感染科医生、呼吸内科医生。现场紧急会议内容包括①专家组明确病例定义、讨论救治方案和诊疗措施;②严格执行医院感染科整改意见;③对发生感染的患者全力救治,每 12h 汇报一次病情进展。

10:40 ICU 将情况通报全科医务人员,严格执行医院感染科建议。医院感染管理专职人员监督落实并做好记录。

10:50 深入调查:对初步流行病学调查中未收集到的信息进一步收集完善。全程观看撤下的可复用呼吸机螺纹管的清洗消毒过程,发现护士将螺纹管撤下后,直接放在洗手台上,然后由工人收走进洗涤间进行清洗消毒,初洗仅用流动水清洗,无酶洗环节,配置含氯消毒剂无量杯。床单位消毒流程不科学,消毒不彻底。医院感染管理科调查清洗保洁人员培训及上岗情况,发现该科室上月末更换了工人,从事呼吸机螺纹管清洗、消毒的工人未经过严格培训。针对该情况立即下达整改意见:取消科室内自行进行呼吸机螺纹管清洗消毒,下机后的螺纹管初洗后,立刻送消毒供应中心,由消毒供应中心酶洗后上机进行热力清洗。定期对消毒供应中心清洗后呼吸机螺纹管进行采样监测。

11:00 根据全面个案调查资料,进行流行病学研究分析,描述三间分布,进行危险因素的病例对照研究,结果显示此次发生下呼吸道耐碳青霉烯肺炎克雷伯菌感染组与非感染组比较,使用呼吸机的 $OR=3.58$,

$P=0.012$，初步证明此次感染与使用呼吸机相关。

13：20 检验科将环境采样标本送检，寻找目标菌。

第二天 8：00 微生物检验实验室报对培养结果初步质谱鉴定，在两名医生手上、呼吸机螺纹管采样标本中培养出肺炎克雷伯菌，在感染患者床栏，洗手池，洗手池台面均有培养出肺炎克雷伯菌。将菌株分离和纯化，等待同源性分析。

第三天 8：00 检验科将患者分泌物培养细菌以及环境微生物采样标本分离到的肺炎克雷伯菌进行同源性分析。经过同源性分析 4 名患者临床标本分离到肺炎克雷伯菌与呼吸机螺纹管、水池、水池台面培养出来的肺炎克雷伯菌有同源性。

8：30 医院感染控制科召开专职人员与 ICU 医务人员会议，进行传播途径推测：①环境采样及同源性分析结果可以推测，此次暴发应是首发病例使用呼吸后倾倒呼吸机冷凝水，污染了水池及台面，医务人员洗手时污染了手，然后通过医务人员手传播；②呼吸机螺纹管清洗消毒不严格，在清洗、消毒、存放过程中互相污染。

10：00 经过院领导批准，医院感染管理科科长向行政辖区卫生行政管理部门和疾病预防控制中心电话报告。

10：20 医院感染科撰写初步总结报告，提交医院及卫生行政部门。

第十天 8：00 一周内持续监测该 ICU 患者下呼吸感染耐碳青霉烯肺炎克雷伯菌患者无新增，验证医院感染科暴发干预有效。

8：15 将此次暴发完整报告整理上报医院和上级卫生行政部门。

8：30 将此次暴发调查发现问题及整改建议形成 ICU 科室医院感染管理制度。

8：40 参与此次暴发演习所有科室开会，分析此次演习中发现的问题和不足，根据发现的问题，修订医院感染暴发应急预案。

9：00 由医院感染管理科科长通报演练情况，分管副院长进行演练小结并宣告演练结束。

附录 I
### 医院感染暴发报告表

□ 初次 □ 订正

1. 开始时间： 年 月 日 ＊至 年 月 日

2. 发生地点：医院(妇幼保健院) 病房(病区)

3. 感染初步诊断： ＊医院感染诊断：

4. 可能病原体： ＊医院感染病原体：

5. 累计患者数： 例， ＊感染患者数： 例

6. 患者感染预后情况：痊愈 例，正在治疗 例，病危 例，死亡 例

7. 可能传播途径：呼吸道( )、消化道( )、接触传播( )、血液体液( )、医疗器械(侵入性操作)( )、不明( )、＊传播途径：

8. 可能传染源：患者、医务人员、医疗器械、医院环境、食物、药物、探视者、陪护者、传染源不明。＊传染源：

9. 感染患者主要相同临床症状：

10. 医院环境卫生学主要监测结果：

11. 感染患者主要影像学检查结果(X 线、计算机断层成像、磁共振成像、二维超声检查)：

12. 感染患者主要病原学检查结果(革兰染色涂片、培养、病毒检测结果、血清学检查结果、同源性检查结果等)：

13. 暴发的详细描述(主要包括暴发开始时间、地点、罹患情况、主要临床表现与实验室检查结果、调查处置经过与效果、暴发原因初步分析、＊需要总结的经验等)：

报告单位： 填表人： 报告日期： 联系人电话(手机)：

详细通信地址与邮政编码：

填表注意事项：分初次报告和订正报告，请标明并逐项填写，带 ＊ 号的内容供订正报告时填写。暴发事件的详细描述本表不够时可另附纸填写。

附录Ⅱ

## 某院医院感染暴发应急预案

一、报告制度(3~4 例)

1. 临床医师发现医院感染病例及时通过医院信息系统报告,发现有 3~4 例医院感染的聚集性发生时及时通过信息系统或电话报告科室主任和医院感染控制中心(电话:××)。(病房总住院负责)

2. 病室护士和护士长发现医院感染聚集性流行电话报告科室主任和医院感染控制中心(电话:××)。(病室护士长负责)

3. 医院感染监控人员通过信息预警系统和病室监测及时发现医院感染暴发苗头。(医院感染控制中心护士负责)

4. 医院感染科医师进行临床会诊时同时要注意医院感染的聚集性发生。(医院感染控制中心医师负责)

5. 检验科临床微生物室检验人员发现临床标本中某种细菌的检出率增高或在某个病房标本中短期内集中检出某种细菌时,必须电话报告医院感染控制中心(电话:××)。(检验科负责)

6. 以上人员或科室发现原因不明感染或原因不明怀疑有传染性的感染患者时必须电话报告医院感染控制中心(电话:××)和医务部。

7. 医院感染控制中心发现或接到报告,及时电话或短信报告主任(电话:××)。

二、医院感染暴发流行的处理

1. 医院感染控制中心相关片区管理监测人员立即开展病例调查,明确发生医院感染的患者及感染病原体,计算罹患率,尽快确定是否是医院感染暴发流行,医务部组织人员确定是否新发传染病,或原因不明传染病。(医院感染控制中心,医务部)

2. 调查暴发生起始时间、涉及患者、医生管理组或手术医生(手术患者),发生的科室、病房或手术间(手术患者),以及相关危险因素。(医院感染控制中心)

3. 收集病例资料。将需要收集的有关资料列成调查表,逐个调查患者。具体内容应包括以下内容。(医院感染控制中心)

1)一般项目:姓名、年龄、性别、入院日期、病室、床号、入院诊断、发病日期、发病地点、出院(或死亡)日期、出院诊断等。

2)临床资料:本次感染的主要症状、体征及诊断依据等。

3)流行病学资料:感染发生前 1~2 周内的暴露史,相邻患者感染情况,如输液、导尿、尿道冲洗、手术、吸入治疗、输血、特殊器械检查、药物治疗(种类与剂量),与类似患者接触、饮食可疑食品及饮料、水等。

4)实验室资料:鉴定病原体的种类,型别(血清型、噬菌体型或基因型)和耐药谱等。

4. 收集环境资料。根据可能传播的途径对可疑环境或某些器械进行调查,如病区食物及水的供应、病室卫生、各种医疗器械的消毒灭菌、各种治疗用水及药液、医疗操作、日常护理以及陪伴人员的卫生等,并采取标本送检。(医院感染控制中心)

5. 对于确定的医院感染暴发或暴发趋势,及时报告医务办和主管院长或院长。3 例及以上医院感染暴发和 5 例及以上疑似医院感染暴发应报告卫生行政部门。(医院感染控制中心)

6. 不明原因的传染病按照《突发公共卫生事件管理条例》报告。(医务部)

7. 医院感染控制中心协同、指导暴发发生科室应该积极开展调查、治疗和控制。(医院感染控制中心,检验科微生物室,暴发发生科室或发生地)

8. 对于感染病例积极治疗,按照《医院隔离技术规范》执行隔离措施,开展必要的消毒工作。(医院感染控制中心,检验科,医务部,暴发发生科室或发生地)

9. 采取针对性干预措施,并随时对控制效果进行评价,确保控制效果落实。(暴发发生科室,医院感染控制中心,护理部,医务部)

10. 保留暴发相关病原体和相关环境阳性菌进行基因同源性分析。(医院感染控制中心,检验科,必要时医学实验中心提供支持)

11. 暴发流行控制后,及时总结并报告主管院长或院长。(医院感染控制中心)

12. 在医院感染暴发调查控制中遇到的其他问题,如设备、后勤、药剂、消毒药械等问题相关科室应认真配合,积极解决。

13. 遇有本院力量或设备不能解决的问题,经医院领导批准后,可以请有关专家或送有关部门检验调查,协助控制。

14. 协调相关科室对暴发中暴露出来问题进行整改,必要时对相关操作规程和制度进行修改,举一反三,在全院通报,避免类似事件的发生。(医院感染控制中心,医务部,护理部)

×× 医院

× 年 × 月 × 日

附录Ⅲ

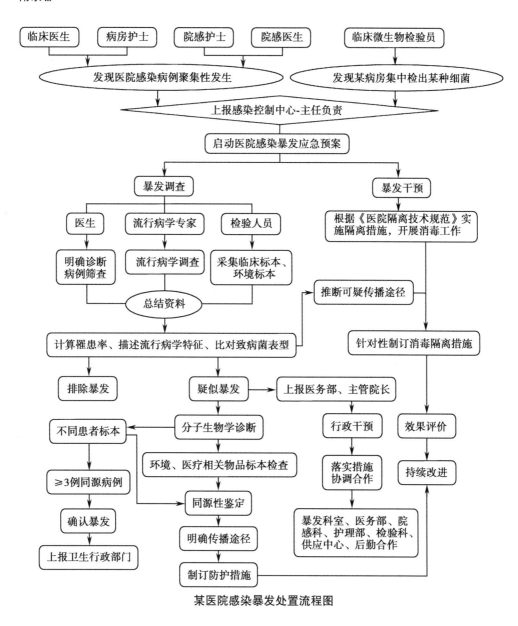

某医院感染暴发处置流程图

(付陈超)

## 参 考 文 献

［1］任南. 实用医院感染监测方法与技术 [M]. 长沙: 湖南科学技术出版社, 2012.

［2］徐秀华. 临床医院感染学 [M]. 长沙: 湖南科学技术出版社, 2005.

［3］VOELZ A, MULLER A, GILLEN J, et al. Outbreaks of Serratia marcescensin neonatal and pediatric intensive care units: clinical aspects, risk factors and management [J]. International Journal of Hygiene and Environmental Health, 2010, 213 (2): 79-87.

［4］李静玫, 李海峰, 马萍, 等. PICC 置管导致医院感染暴发事件流行病学调查 [J]. 中华医院感染学杂志, 2010, 20 (3): 345-347.

［5］国家卫生健康委员会. 医院感染监测标准: WS/T 312—2023 [S]. 北京: 中国标准出版社, 2023.

［6］中华人民共和国卫生部, 国家中医药管理局. 关于印发《医院感染暴发报告及处置管理规范》的通知 [R/OL].(2009-07-20)[2022-06-11]. http://www. nhc. gov. cn/zwgkzt/glgf/201306/86ea40d459cd4d4bb26be 61d7432ecb2. shtml.

［7］国家卫生健康委员会. 医院隔离技术标准: WS/T 311—2023 [S]. 北京: 中国标准出版社, 2023.

［8］陈萍, 刘丁. 中国近 30 年医院感染暴发事件的流行特征与对策 [J]. 中国感染控制杂志, 2010, 9 (6): 387-392.

［9］许国章. 现场流行病学 [M]. 北京: 人民卫生出版社. 2017.

［10］王家良. 王滨有. 临床流行病学 [M]. 3 版. 北京: 人民卫生出版社, 2008.

［11］詹思延. 流行病学 [M]. 8 版. 人民卫生出版社. 2017.

［12］中华人民共和国国家卫生和计划生育委员会. 医院感染暴发控制指南: WS/T 524—2016 [S]. 北京: 中国标准出版社, 2016.

［13］徐世兰, 吴佳玉. 医院评审评价之医院感染管理常见问题解答 [M]. 成都: 四川大学出版社, 2017.

# 第四篇
## 医院感染病原学

# 第十五章
# 概　述

## 第一节　医院感染病原体的相关概念

### 一、感染

感染是指细菌、病毒、真菌、寄生虫等病原体侵入人体所引起的局部组织和全身性炎症反应,是病原体与人体之间相互作用的过程,称为感染(infection)。

感染的发生、发展和结局,是宿主机体同病原体在一定条件下相互作用和较量的过程。根据两者力量的对比,感染类型可以出现隐性感染、显性感染和带菌状态等不同的临床表现。这几种类型可随着两方力量的增减而出现动态变化。

#### (一)隐性感染

当机体抗感染的免疫力较强,或侵入的致病菌数量不多、毒力较弱,感染后对机体损害较轻,不出现或者出现不明显的临床症状和体征,称为隐性感染(inapparent infection),或称为亚临床感染。隐性感染后,机体常可获得足够的特异免疫力,能抵御相同致病菌的再次感染。在传染病流行中,隐性感染一般占人群的90%或更多。结核、白喉、伤寒等常有隐性感染。

#### (二)显性感染

当机体抗感染的免疫力较弱,或侵入的致病菌数量较多、毒力较强,以致机体的组织细胞受到不同程度损害,生理功能也发生变化,并出现一系列的临床症状和体征,称为显性感染(apparent infection),又称为临床感染。由于不同个体抗病能力和致病菌毒力存在差异,因此,显性感染又有轻、重、缓、急等不同模式。

临床上按疾病缓急不同,分为:

1. 急性感染(acute infection)　发作突然,病程较短,一般是数天至数周。病愈后,致病菌从宿主体内消失。

2. 慢性感染(chronic infection)　病原体在体内存在数月甚至终身。

临床上按感染部位的不同分为:

1. 局部感染(local infection)　致病菌侵入机体后,局限在一定部位生长繁殖引起病变的一种感染类型。

2. 全身感染（generalized infection） 由致病菌或其毒性代谢产物向全身播散引起全身性症状的一种感染类型。在全身感染过程中可能出现下列情况。

（1）菌血症（bacteremia）：这是病原体自局部病灶不断地侵入血液中，但由于受到体内细胞免疫和体液免疫的作用，病原体不能在血液中大量生长繁殖。如伤寒早期的菌血症、布鲁菌菌血症。

（2）毒血症（toxemia）：这是病原体在局部生长繁殖过程中，病原体不侵入血液，但其产生的毒素入血，从而引起独特的中毒症状，如白喉、破伤风等。

（3）败血症（septicemia）：这是在机体防御功能减弱的情况下，病原体不断侵入血液，并在血液中大量繁殖，释放毒素，造成机体严重损害，引起全身中毒症状，如不规则高热，有时有皮肤、黏膜出血点，肝、脾大等。

（4）脓毒症（sepsis）：人体对感染反应失调导致的多器官功能障碍综合征，主要表现为寒战、发热（或低体温）、心慌、气促、精神状态改变等症状。根据严重程度可分为脓毒症、严重脓毒症和脓毒症休克。

### （三）带菌状态

有时，致病菌在显性或隐性感染后并未立即消失，会在体内积蓄存留一定时间，与机体免疫力处于相对平衡状态，称为带菌状态（carrier state），该宿主称为带菌者（carrier）。带菌者没有临床症状，但经常会间歇排出病原体，是感染性疾病中重要的传染源。伤寒、白喉等可出现带菌状态。

### （四）潜伏性感染

病原体感染人体后寄生于某些部位，由于机体免疫功能足以将病原体局限化而不引起显性感染，但又不足以清除病原体，病原体可长期潜伏于机体内，待机体免疫功能下降时引起显性感染，称为潜伏性感染（latent infection）。潜伏性感染期间，病原体一般不排出体外。常见的潜伏性感染有单纯疱疹病毒、水痘 - 带状疱疹病毒、疟原虫和结核分枝杆菌等感染。

## 二、感染性疾病

感染性疾病即显性感染。某种病原体克服了人体的防御功能，侵犯或侵入人体的特定部位，在入侵处或其他部位生长繁殖，不仅引起了机体的免疫应答，而且还通过病原体本身的作用或机体变态反应而导致组织损伤、病理变化、生化改变和临床表现，称为感染性疾病（infectious disease）。

## 三、传染病

传染病（communicable disease）是由各种病原体引起的能在人与人、动物与动物或人与动物之间相互传播的一类疾病。病原体中大部分是微生物，小部分为寄生虫，寄生虫引起疾病者又称为寄生虫病。有些传染病，疾病预防控制部门必须及时掌握其发病情况，及时采取对策，发现后应按规定时间及时向当地疾病预防控制部门报告，这些疾病称为法定传染病。中国目前的法定传染病共40种，包括甲类传染病2种，乙类传染病27种，丙类传染病11种。其中，新型冠状病毒肺炎纳入法定传染病乙类管理，采取乙类传染病的预防、控制措施。传染病的传播和流行必须具备3个环节，即传染源（能排出病原体的人或动物）、传播途径（病原体传染他人的途径）及易感人群（对该种传染病无免疫力者）。若能完全切断其中的一个环节，即可防止该种传染病的发生和流行。

## 四、病原体

与人类有关的微生物和寄生虫，统称为寄生物，其中有致病性的寄生物称为病原体（pathogen），正常情况下无致病性者称为正常菌群。狭义的病原体概念不包括机会致病性微生物。通常所说的病原体一般是广义的概念，包含了致病性微生物、机会致病性微生物以及有致病性的原虫和蠕虫。

## 五、致病性微生物

致病性微生物指毒力较强，能够引起免疫力正常的人体发病的病原微生物，称为致病性微生物（pathogenic microorganism）。

## 六、机会致病菌

当正常菌群与宿主间的生态平衡失调时，不致病的正常菌群会成为机会致病菌（opportunistic pathogen）而引起宿主发病，又称为机会致病菌。常见的情况主要有：

1. 正常菌群的寄居部位改变　例如，大肠埃希菌从原寄居的肠道进入泌尿道，或手术时通过切口进入腹腔、血流，可引发尿道炎、肾盂肾炎、腹膜炎等。

2. 宿主免疫功能低下　应用大剂量皮质激素、抗肿瘤药物或放化疗后的患者，可造成患者免疫功能降低，从而使一些正常菌群在原寄居部位能穿透黏膜屏障，引起局部组织或全身感染，严重者可因败血症而死亡。

3. 菌群失调　在应用抗菌药物治疗感染性疾病中，宿主某部位正常菌群中各菌种间的比例发生较大幅度变化而产生的病症。菌群失调时，往往可引起二重感染或重叠感染，即在抗菌药物治疗原感染性疾病过程中，发生了另一种新致病菌引起的感染。原因是长期或大量应用抗菌药物后，大多数正常菌群被抑制或杀灭，而少数原处于劣势的菌群或外来耐药菌趁机大量繁殖而致病。引起二重感染的常见菌有金黄色葡萄球菌、白念珠菌和一些革兰氏阴性杆菌。临床表现有假膜性小肠结肠炎、鹅口疮、肺炎、尿路感染、败血症等。

## 七、正常菌群

自然界中广泛地存在着多种多样的微生物，人类与自然环境接触密切，因而正常人的体表与外界相通的口腔、鼻咽腔、肠道、泌尿生殖道等腔道黏膜都寄居着不同种类和数量的微生物。当人体免疫功能正常时，这些微生物对宿主无害，有些对人还有利，称为正常微生物群,通常称为正常菌群(normal flora)。人体各部位常见的正常菌群见表 15-1。

表 15-1　人体常见的正常菌群

| 部位 | 主要菌类 |
|---|---|
| 皮肤 | 葡萄球菌、链球菌、类白喉棒状杆菌、铜绿假单胞菌、丙酸杆菌、白念珠菌、非致病性分枝杆菌 |
| 口腔 | 葡萄球菌、甲型($\alpha$)溶血链球菌和丙型($\gamma$)链球菌、肺炎链球菌、非致病性奈瑟菌、乳杆菌、类白喉棒状杆菌、放线菌、螺旋体、白念珠菌、梭杆菌 |
| 鼻咽腔 | 葡萄球菌、甲型($\alpha$)溶血链球菌和丙型($\gamma$)链球菌、肺炎链球菌、非致病性链球菌、类杆菌 |
| 外耳道 | 葡萄球菌、类白喉棒状杆菌、铜绿假单胞菌、非致病性分枝杆菌 |
| 眼结膜 | 葡萄球菌、干燥棒状杆菌、非致病性奈瑟菌 |
| 肠道 | 大肠埃希菌、双歧杆菌、产气肠杆菌、变形杆菌、铜绿假单胞菌、葡萄球菌、肠球菌、类杆菌、产气荚膜梭菌、破伤风梭菌、真杆菌、乳杆菌、白念珠菌 |
| 尿道 | 葡萄球菌、类白喉棒状杆菌、非致病性分枝杆菌 |
| 阴道 | 乳杆菌、类白喉棒状杆菌、非致病性分枝杆菌、白念珠菌 |

正常菌群对宿主有以下的生理学作用。

1. 生物拮抗　致病菌侵袭宿主,首先须突破皮肤和黏膜第一道生理屏障防线。而寄居的正常菌群可以发挥生物屏障作用,对抗致病菌的入侵。这种拮抗作用的机制主要是①受体竞争:正常菌群通过其配体与相应上皮细胞表面受体结合而黏附,发挥屏障和占位性保护作用,使外来致病菌不能定植。②产生有害代谢产物:如厌氧菌产生醋酸、丙酸、丁酸及乳酸等脂肪酸降低了环境中的 pH 值与氧化还原电势,使不耐酸的细菌和需氧菌等受到抑制;口腔中的链球菌以及阴道中的乳杆菌等可产生 $H_2O_2$,对其他细菌进行抑制或杀伤。③营养竞争:在含有一定营养物的环境中,正常菌群通过营养争夺,大量繁殖而处于优势地位。

2. 营养作用　正常菌群参与了宿主的物质代谢、营养物质转化和合成。例如,肠道内脆弱拟杆菌和大肠埃希菌可产生维生素 K 和维生素 B 族;乳杆菌和双歧杆菌等可合成烟酸、叶酸及维生素 B 族供人体使用。

3. 免疫作用　正常菌群作为抗原既能促进宿主免疫器官的发育,又能刺激其免疫系统发生免疫应答,产生的免疫物质对具有交叉抗原组分的致病菌有一定程度的抑制或杀灭作用。如双歧杆菌可诱导产生出 sIgA,sIgA 能与含有肠道寄生菌共同抗原的大肠埃希菌等发生反应,以阻断这些肠道菌对肠道黏膜上皮细胞的黏附和穿透作用。

4. 抗衰老作用　肠道正常菌群中双歧杆菌、乳杆菌等许多细菌具有抗衰老作用。其机制之一是与其产生超氧化物歧化酶(superoxide dismutase,SOD)有关。SOD 是一种抗氧化损伤的生物酶,能催化自由基($O_2^-$)歧化,以清除 $O_2^-$ 的毒性,保护组织细胞免受其损伤。

此外,正常菌群可能还有一定的抑瘤作用,其机制是转化某些前致癌物或致癌物质成为非致癌性物质以及激活巨噬细胞等免疫功能等。

## 八、细菌易位

细菌易位（bacterial translocation）是细菌离开原生存环境转移到另一生存环境或栖息地的一种生态现象，也受宿主（如免疫功能低下或长期使用激素、免疫抑制剂、放化疗以及其解剖结构功能变化等）和细菌（致病性、毒力、耐药、遗传性改变等）两方面因素影响。细菌易位特征为定植性、繁殖性、拮抗性和顺序性（又称为多相性）。细菌易位与宿主防御、细菌穿过黏膜的能力和其在不利环境下存活的能力有关。细菌易位的方式：①横向转移：如自下消化道向上消化道转移，上呼吸道向下呼吸道转移；②纵向转移：如皮肤及黏膜表层向深层转移；③肠腔向腹腔转移（突破肠上皮细胞屏障）；④经血液循环或淋巴循环向远处转移。

## 九、细菌定植

细菌定植（bacterial colonization）是指细菌在消化道、上呼吸道、泌尿生殖道等部位黏膜表面持续存在而未出现宿主反应和不利作用，显微镜下见微生物黏附于细胞或在滞留的黏液分泌物中生长。定植可以是细菌和宿主之间建立长期持续的共生关系或是无害关系的第一步，也可转化为感染和疾病的第一步。定植发生的条件细菌必须具有黏附力、适宜的环境和有相当的数量。

定植的条件：①必须具有黏附力：细菌只有牢固地黏附在机体的黏膜上皮细胞上，才不会被分泌物、宿主的运动或其器官的蠕动冲击掉，这是细菌能够在人体定植的关键。定植微生物的黏附机制相当复杂。②必须有适宜的环境：细菌要长期生存必须有一定的环境条件，即定植部位的各种环境因素，如氧化还原电势以及 pH 值和营养物质等要能满足定植细菌的需要。③必须有相当的数量：在定植过程中，有一部分细菌会因黏附不牢固而脱落，即使已初步定植的细菌也会随上皮细胞的代谢活动而被排除。因此，从一开始就必须有大量的菌群，才可能有一定数量的细菌定植成功。

## 十、定植抗力

处于生态平衡的正常微生物群，对外来微生物有明显的生物拮抗作用，这种已定植的微生物具有抑制其他微生物定植的能力，称为定植抗力（colonization resistance）。正常微生物群的数量与其定植抗力的强弱有密切的关系。

## 十一、去污染

去污染（decontamination）就是人为地将机体的正常菌群或已定植的细菌，部分或全部去除的一种防止感染措施，一般可分为全部去污染和选择性去污染两个类型。

1. 全部去污染  为了防止手术后感染，在术前常常先给患者施用各种强效的广谱抗菌药物，试图在"绝对无菌"条件下进行手术，以保证手术成功。有人将全部去污染与选择性去污染的结果进行了比较，发现采用全部去污染的术后感染发生率明显高于选择性去污染。

所以,现代的多数临床医师已逐渐放弃用全部去污染来预防感染的做法。

2. 选择性去污染　选择性去污染就是采用窄谱抗菌药物,有针对性地去除某一类细菌。

## 十二、质粒

质粒(plasmid)是细菌染色体外的遗传物质,是存在于细胞质中的环状闭合的双链DNA。质粒的主要特征:①质粒具有自我复制的能力,一个质粒是一个复制子。与染色体同步复制的质粒称为紧密型质粒,与染色体复制不相关的质粒称为松弛型质粒;②质粒能编码某些特定性状,如致育性、耐药性、致病性等;③质粒可自行丢失与消除,故质粒并非是细菌生命活动不可缺少的遗传物质。随着质粒的丢失与消除,质粒所赋予细菌的性状亦随之消失;④质粒可通过接合、转化或转导等方式在细菌间转移。根据质粒能否通过细菌的接合作用进行传递,将其分为接合性和非接合性两大类。接合型质粒有 tra 等与接合传递相关的基因,一般分子量较大,为 40~100kbp,如 F 质粒、R 质粒;非接合型质粒较小,一般在 15kbp以下。不能通过接合方式进行传递,但可通过接合型质粒的转导而传递;⑤质粒的不相容性与相容性。两种结构相似、密切相关的质粒不能稳定共存于一个宿主菌的现象称为不相容性,反之则为相容性。这与质粒的宿主范围、复制部位等因素相关。

## 十三、微生态学

微生态学(microecology)是一门重点从细胞水平或分子水平上研究微生物与宿主、环境三者之间相互关系的综合性学科。医学微生态学则是微生态学的重要分支学科,主要研究寄居在人体和外界相通腔道黏膜表面的微生物与微生物、微生物与人体,以及微生物和人体与外界环境之间相互依存、相互制约的关系,其研究对象主要是正常微生物群及其在特定机会下引起机会性感染的致病菌。

正常微生物群与宿主之间相互依赖与相互制约的状态,还受到宿主因素的影响。当微生物群、宿主与外部环境处于动态平衡时,称为微生态平衡。在不同年龄、不同发育阶段、不同生态环境的机体内都存在着相对稳定的微生态平衡。当宿主(免疫、营养及代谢等),正常微生物群(种类、数量、位置等)或外界环境(理化和生物环境)因素变化时,又可形成新的平衡,以调节和维持机体正常的生理功能。微生态失调是指正常微生物群之间及正常微生物群与其宿主之间的微生态平衡,在外界环境的影响下,由生理性组合转变为病理性组合的状态,包括了正常微生物的种群发生了定量或定性的异常变化所引起的菌群失调症,以及正常微生物群因寄居部位的改变而发生的病变,如大肠埃希菌转移到肾盂,引起肾盂肾炎。在临床工作中,诱发微生态失调的因素多见于不规范使用抗生素、免疫抑制剂和肿瘤化学治疗药物,以及部分外科手术和插管等侵入性诊疗操作。

## 十四、手卫生

手卫生(hand hygiene)为医务人员洗手、卫生手消毒和外科手消毒的总称。其中洗手是指医务人员用肥皂或者皂液和流动水洗手,去除手部皮肤污垢、碎屑和部分致病菌的过程。卫生手消毒是指医务人员使用速干手消毒剂揉搓双手,以减少手部暂居菌的过程。外科手消毒是指医务人员在外科手术前用肥皂(液)或抗菌皂(液)和流动水洗手,再用手消毒剂清除或杀灭手部暂居菌、常居菌的过程。

(程敬伟　徐英春)

# 第二节　医院感染病原体的特征

## 一、医院感染病原体来源的广泛性

病原体根据其来源可分为两类。

### (一)外源性

引起感染的微生物来自外界环境,特别是来自医疗机构这一特殊的环境、未彻底消毒灭菌或污染的医疗器械、血液、血液制品及生物制品等以及其他患者和患者的探视者、陪护者、医院的工作人员。他们中不仅有感染性疾病患者,也有病原携带者;其中因携带耐药菌株或由耐药菌株引起的感染占有越来越重要的地位。

### (二)内源性

病原体来自患者自身皮肤、口腔、咽部和胃肠道等处寄生的正常菌群及定植菌,住院期间新的定植菌也可作为外源性感染的病原体,主要包括葡萄球菌、链球菌、类白喉棒状杆菌、铜绿假单胞菌、丙酸杆菌、念珠菌、非致病性分枝杆菌等。

## 二、医院感染病原体以机会致病微生物为主

人体皮肤和外界相通的腔道黏膜长期存在着正常微生物群,而皮肤与黏膜在人类进化适应的演化过程中,已具有控制正常微生物群繁殖和侵袭的正常防御机制,甚至还能抵抗外界菌的侵入和定植,因此正常微生物群之间、正常微生物群与宿主之间处于一个动态平衡状态。但是,如果宿主免疫功能低下,或正常解剖的抗感染防御屏障受损,或滥用抗菌药物,微生态平衡被破坏,医院环境中一些致病力弱的正常菌群或非致病菌可能转化为机会致病菌,进入非正常寄居部位。因此,医院感染大多数是由毒力较低的机会致病性微生物引起,其种类繁多,且呈不断增加之势。目前,医院感染 90% 为机会致病菌引起,主要是肺炎克雷伯菌、大肠埃希菌、铜绿假单胞菌、鲍曼不动杆菌、金黄色葡萄球菌及凝固酶阴性葡萄球菌等,革兰氏阴性杆菌感染发生率超过 50%。真菌尤其是念珠菌也在医院感染发生中占有重要比例。

## 三、医院感染病原体的耐药性

由于细菌在医院环境内长期接触各类抗菌药物,医院内耐药菌检出率比社区要高得多,尤其是多重耐药菌株的出现,如耐甲氧西林金黄色葡萄球菌(methicillin resistant Staphylococcus aureus,MRSA)、耐万古霉素肠球菌(vancomycin resistant Enterococcus,VRE)、产超广谱 β- 内酰胺酶(extended spectrum β lactamase,ESBL)细菌等。同一种细菌,在医院外和医院内分离的菌株有不同的耐药性,后者耐药性较强和涉及抗菌药物的种类较广。研究还发现,即使许多医院感染是自身感染,但感染的细菌是患者在住院期间从医院环境中获得的。尽管细菌耐药性产生的原因复杂,但主要是因为广谱抗菌药物的使用常常抑制或杀灭了宿主的一些敏感细菌,而相应地筛出耐药菌株,导致人体菌群失调,使得患者对医院流行的耐药菌株变得更加易感,耐药菌株趁机侵入患者的皮肤、黏膜和肠道中,经大量增殖后,取代了敏感菌株的地位引起感染。可见抗菌药物的使用和滥用是医院感染发生率居高不下的重要原因。在广泛使用抗生素的病房里,细菌更容易产生耐药性。这些细菌在免疫力低下的患者中常替代正常菌群,往往成为以后发生院内感染的病原体。

医院,尤其是重症监护病房(intensive care unit,ICU)是产生和传播耐药菌的重要场所。这是由于使用大量抗生素以及众多患者与医护人员频繁接触使交叉感染的危险性随之增加的结果。耐药菌的产生增加了与感染相关的患病率和病死率,并因住院日期延长和更加昂贵的抗生素的使用而增加医疗费用。

目前,革兰氏阴性菌是引起医院感染的主要病原体,尤其是铜绿假单胞菌、鲍曼不动杆菌、肺炎克雷伯菌及大肠埃希菌等。其中,耐碳青霉烯类肠杆菌(Carbapenem-resistant Enterobacteriaceae,CRE)医院感染的问题较为显著,中国细菌耐药监测网(CHINET)2020 年数据显示,鲍曼不动杆菌、铜绿假单胞菌、肺炎克雷伯菌及大肠埃希菌对碳青霉烯类药物耐药率分别为 53.7%、18.3%、10.9% 及 1.6%,随着抗生素应用管理的加强,鲍曼不动杆菌、铜绿假单胞菌对碳青霉烯耐药率呈逐年下降趋势。

革兰氏阳性球菌中,金黄色葡萄球菌、肠球菌也是医院感染的常见病原体。MRSA 是医院感染的重要耐药菌,我国 CHINET 监测 2020 年数据显示,MRSA 全国平均检出率 29.4%,而我国一项研究则显示在医院感染患者中,32.74% 的金黄色葡萄球菌感染菌株为 MRSA,随着近年来我国抗生素应用管理的逐步严格,MRSA 检出也呈现出逐年下降的趋势。肠球菌为肠道和生殖道的正常菌群,目前也越来越多地成为院内感染的病原体。尽管多数肠球菌为敏感菌株,万古霉素耐药的肠球菌也越来越多地被报道。我国 CHINET 监测 2020 年数据提示粪肠球菌及屎肠球菌对万古霉素的耐药率分别为 0.2% 及 1.0%,总体仍处于较低水平。

耐药真菌的出现也成为近年越来越严峻的威胁。耳念珠菌于 2009 年首次在日本由患者耳道分离并报道。自 2016 年,耳念珠菌感染在美国发病率极速升高,并出现大量院内感染暴发案例,耳念珠菌除对氟康唑高度耐药外,半数以上的菌株对伏立康唑耐药,约 1/3 菌株对两性霉素 B 耐药,少数存在棘白菌素类药物耐药甚至全耐药。2019 年,美国 CDC 将耐药耳念珠菌列为最高级别的"紧急威胁",而耳念珠菌及其耐药菌株感染已波及除南极洲外的六大洲,覆盖三十多个国家,成为全球性威胁。迄今为止,我国耳念珠菌仍以非耐药菌株为主,尚无耳念珠菌感染导致患者死亡报道。然而,我国真菌耐药的形势依然不容乐观。我国中国侵袭性真菌监测网(China Invasive Fungal Surveillance,CHIF-NET)研究显示,热带念珠菌对氟康唑的耐药率已高达 29.7%,且呈现显著的逐年上升趋势。

## 四、细菌耐药性的产生机制

### (一) 细菌产生钝化酶

细菌可分泌具有修饰、破坏抗菌药物结构、功能的钝化酶,以水解或灭活抗生素。

1. β- 内酰胺酶　是细菌最常见耐药表型。β- 内酰胺酶由染色体或质粒编码,可特异性地打开药物分子结构中的 β- 内酰胺环,使其完全失去抗菌活性。根据 Ambler 分类方法可分为 4 类: A 类为超广谱 β- 内酰胺酶(ESBL),能抑制克拉维酸、他唑巴坦及舒巴坦,肺炎克雷伯菌碳青霉烯酶(Klebsiella pneumonia carbapenemase,KPC)也属于 A 类; B 类为金属 β-内酰胺酶(metallo-beta-lactamase,MBL),对碳青霉烯类抗生素具有高水解能力,不能被常见β- 内酰胺酶抑制剂抑制; C 类目前最常见的为头孢菌素酶(AmpC 酶),其基因位于可传递的质粒上,可持续产酶,并与质粒上的其他耐药基因组合在一起形成多重耐药菌株并导致耐药性的传播; D 类为苯唑西林酶(Oxacillin,OXA),为弱至中等 β- 内酰胺酶。在革兰氏阴性杆菌中,对 β- 内酰胺类抗生素的耐药性主要由 ESBL 和 AmpC 酶介导。

2. 氨基糖苷类药物修饰酶(aminoglycoside modifying enzyme,AME)　可通过催化氨基糖苷类药物氨基或羟基的共价修饰,使氨基糖苷类药物与核糖体结合减少而失去活性。AME 包括乙酰转移酶、核苷酸转移酶和磷酸转移酶。这些酶常由质粒和染色体编码,质粒上的基因决定簇可使其即使在没有明显遗传关系的细菌种群间也能传播。

3. 氯霉素乙酰转移酶　可通过将氯霉素的游离氨基乙酰化,而使其失去抗菌活性。由质粒编码,使其可在细菌间转移播散。

### (二) 药物作用靶位的改变

抗菌药物作用靶点发生突变或结构改变会影响其与药物的亲和性。β- 内酰胺类抗生素必须与细菌菌体膜蛋白——青霉素结合蛋白(penicillin binding protein,PBP)结合,才能发挥杀菌作用。PBP 结构发生改变,将影响其与相应抗生素结合的亲和力,就会造成耐药。耐甲氧西林金黄色葡萄球菌(MRSA)主要通过 *mecA* 基因编码合成 PBP2a 而产生 β- 内酰胺类抗生素耐药。喹诺酮类药物作用于靶位 DNA 解旋酶和拓扑异构酶Ⅳ,一方面通过对 DNA解旋酶作用,使 DNA 断裂;另一方面形成喹诺酮类 -DNA- 拓扑异构酶三元复合物,它与复制叉碰撞转化为不可逆状态,启动了菌体的死亡。若细菌 DNA 解旋酶和拓扑异构酶Ⅳ结构发生改变,与喹诺酮类药物不能有效结合,也会造成细菌的耐药。

### (三) 抗菌药物渗透障碍

细菌细胞膜是一种高度选择性的渗透屏障,它控制着细胞内外的物质交流,大多数膜的渗透性屏障具有脂质双层结构,允许亲脂性的药物通过;在脂质双层镶嵌着通道蛋白,它是一种非特异性的、跨越细胞膜的水溶性扩散通道,一些 β- 内酰胺类抗生素很容易通过通道蛋白进入菌体内而发挥作用。已知亚胺培南通过 OprD2 通道蛋白进入菌体内,如果 OprD2 通道蛋白丢失或减少,就会造成细菌对亚胺培南耐药。革兰氏阳性菌细胞壁粗糙的网状结构也可作为渗透屏障阻止药物进入胞内,是革兰氏阳性菌对某些药物天然耐药的机制。

### (四)药物的主动转运系统

主动转运系统又称为外排泵系统,可将细菌胞内的抗菌药物或其他底物主动泵出胞外,在革兰氏阴性菌多重耐药中起到重要作用。原核生物细胞膜上目前发现的外排泵有 5 种:MF(the major facilitator)超家族;RND(the resistance-nodulation-division)超家族;SMR(the small multidrug resistance)超家族;ABC(the ATP-binding cassette)超家族;MATE(the multidrug and toxic-compound efflux)蛋白家族。其中 RND 超家族为革兰氏阴性菌耐药的重要机制。

### (五)细菌生物被膜形成

许多细菌可形成生物被膜,其吸附于生物材料或机体腔道表面,通过分泌多糖基质、纤维蛋白、脂蛋白等,包绕其自身而形成膜样物。生物膜可通过物理屏障作用保护细菌逃逸宿主免疫和抗菌药物的杀伤作用;同时生物膜内特殊的生态环境也使细菌对抗菌药物敏感性降低;此外,在较低抗菌药物浓度下,生物膜内细菌易开启耐药基因,是形成耐药性的原因之一。

## 五、医院感染病原体的适应性

引起医院感染的微生物对外环境具有特殊的适应性也是引起医院感染的重要因素。微生物在医院这个大环境下经过特别的"训练"后,往往具有一些特别的能力。一些细菌在获得耐药性质粒,产生耐药性的同时,也可能获得侵袭力及毒力基因,从而增强其致病性,更容易攻击免疫功能低下的宿主。例如,大肠埃希菌能黏附在泌尿道的黏膜上皮细胞上,引起尿路感染;表皮葡萄球菌具有黏附于塑料表面的能力,如果塑料材质的静脉导管受到该菌的污染,可使心脏手术和留置静脉导管的患者受到该菌的感染;铜绿假单胞菌常侵袭呼吸机治疗的患者,该菌在新鲜蒸馏水中仍能繁殖,经蒸馏水传代后,并对一些常用的消毒剂产生抗性。随着毒力的增长,细菌能攻击抵抗力并未受损的患者,甚至最后能攻击原本健康的宿主。

## 六、医院感染病原体的可变性

患者在住院过程中,引起感染的病原体可发生变化,一种病原体取代另一种病原体或两种病原体同时存在的现象十分常见。

大多数医院感染由单一病原体引起。革兰氏阴性杆菌感染主要发生在免疫功能低下、白细胞增多的患者,而白细胞降低的患者易出现革兰氏阳性球菌感染。这两类患者应用广谱抗菌药物或联合应用抗菌药物 1 周以上,可能出现菌群失调,机会致病性真菌趁机大量繁殖引起感染。出现真菌感染后,抗真菌药物的应用又将加剧体内菌群失调,常出现革兰氏阴性杆菌和革兰氏阳性球菌的混合感染,它们往往呈多重耐药性,或者出现以往较少见的机会致病菌感染,形成难治性局面。

## 七、医院感染微生物的变迁

随着诊断技术、治疗方法和抗菌药物种类的发展变化,医院感染的病原体种类亦发生了变化。20世纪60年代中期以前,以耐青霉素的金黄色葡萄球菌、沙门菌和大肠埃希菌占主导地位;70年代后,头孢菌素类和氨基糖苷类抗菌药物的应用,耐药的革兰氏阴性杆菌如大肠埃希菌、克雷伯菌属、铜绿假单胞菌的检出频率明显上升。80年代后,MRSA、VRE、产ESBL革兰氏阴性杆菌和多重耐药鲍曼不动杆菌感染增多。真菌感染亦逐年增长,主要是白念珠菌。总的趋势是医院感染病原体从毒力相对较强的药物敏感株,向毒力较低的耐药株(尤其是多重耐药菌株)转化。

## 八、医院感染与贮菌源的关系

人体有正常菌群存在的部位都可成为贮菌源。抗生素在身体各部位的分布及清除速度不同,所有耐药性变异常发生在抗生素水平较低的部位。人体最大的贮菌源为肠道,其次为鼻咽。医院环境中适合细菌生长的都可成为非生物性的贮菌源,如水槽、拖布、潮湿的器材或容器等。许多种医院感染的细菌能在体外生长,其中还有些具有耐受消毒剂的能力,在这些贮菌源中,细菌不但能生长繁殖,更重要的是成为基因交换的基地,包括耐药性基因和一些与毒力及侵袭力有关的基因。因此,停留越久的细菌,不但会发展成多重耐药菌株,而且增强了毒力及侵袭力,常成为医院感染的共同来源,或持续长期存在的流行菌株。

近年来还发现,许多种细菌,包括人体正常菌群和腐生菌,在贮菌源的细菌基因交换中起着类似银行贷款和存款的作用,它们能储存所获得的基因,以后又转移给其他细菌,这种细菌可保持着庞大的基因库而不致病,在间接地武装其他细菌而促进医院感染的发生、发展上起着极为重要的作用。

上述几个特点,为诊断、治疗、预防与控制医院感染增加了难度,对此应有充分的认识,切不可低估其危害。

(陆旻雅　徐英春)

# 第三节　人体正常防御机制与医院感染

## 一、微生态与医院感染

正常微生物群与宿主之间相互依赖与相互制约的状态,还受到宿主因素的影响。当微生物群、宿主与外部环境处于动态平衡时,称为微生态平衡。不规范使用抗生素、免疫抑制剂和肿瘤化学治疗药物,以及部分外科手术和插管等侵入性诊疗操作后,这种动态平衡易被打破而诱发医院感染。

### （一）微生态平衡

微生态平衡是在长期历史进程中形成的正常微生物群与其宿主在不同发育阶段的动态的生理性组合。不同年龄、不同发育阶段、不同生态空间都有特定的生态平衡。生态平衡是生物的生理过程，是以宏观环境（物理、化学及生物环境）为条件，微生物与宿主相互作用的结果，因此微生态是否平衡应综合评价，并从以下因素考虑。

1. 微生物因素　微生态平衡的微生物因素包括细菌的定位、定性、定量三方面。

（1）定位：定位是指生态空间的确定。对正常微生物群的检查，首先要确定其检查位置，同一种菌群在原位是原籍菌，在异位就是外籍菌，两者在生物学上是相同的，但在生态学上则不同。细菌在原籍对宿主有利，在外籍可能有害。如定居在肠道的大肠埃希菌为原籍菌，不产生脲酶，当定植到尿道成为外籍菌可引起感染则产生脲酶。

（2）定性：是指微生物群落中各种菌的分离与鉴定，即确定种群的类别。定性检查应包括微生物群落中的所有成员，如原虫、细菌、真菌、支原体、衣原体、病毒等。

（3）定量：是指生态环境内的总菌数和各种群的活菌数的定量检查。这是微生态学的关键技术，如呼吸道少量大肠埃希菌定植不足为奇，若成为优势菌则发生生态失衡，可能致病。大肠埃希菌在肠道内一般每克内容物中不超过 $10^8$ CFU，若超过这个界限，即使在原位也可致病。优势菌是决定生态平衡的核心，在肠道内厌氧菌就是优势菌，优势下降或消失可导致生态平衡的破坏。

2. 宿主因素　宿主的微生态平衡与其发育阶段和生理功能相适应，表现为微生态平衡的生理波动。

（1）年龄：新生儿在出生后的 7 天内菌群有改变；婴儿、青少年、青壮年和老年人的肠道微生物群存在规律的动态变化。

（2）生理功能：在人类的哺乳、断乳、出牙、换牙、妊娠和分娩期都有正常菌群的变化。哺乳期，尤其以母乳喂养的乳儿肠道内双歧杆菌有定性和定量变化；出牙、换牙时口腔链球菌的种类和数量都有变化；怀孕 4~6 个月，孕妇齿龈下产黑素普雷沃菌明显增加；怀孕初期与 7~9 个月口腔厌氧菌显著增加，可能与孕妇雌二醇和孕酮水平有关。

（3）宿主与外环境对正常微生物群的影响：宿主对正常微生物群的影响是直接的、主要的和相互的。环境对其则是间接的、次要的、单方面的影响。正常微生物群在外环境的作用下，受宿主的生理功能与病理变化的影响，如疫苗接种、感染、辐射、手术、慢性病均可导致生态失调。

（4）正常微生物群对宿主的影响：正常微生物群中的原籍对宿主有益，在外籍则有害，两者可以互相转化。以消化道菌群与人体关系为例，只有双歧杆菌与乳杆菌对人体无害，其他则在一定条件下可成为病原体，而在生态稳定时则对人有利。

### （二）微生态失衡

正常微生物群之间、正常微生物群与宿主之间的微生态平衡在外环境的影响下，由生理性组合转变为病理性组合状态则为微生态失衡，可以表现为菌群失调和 / 或定位转移。

1. 菌群失调　生态环境内正常微生物群定量或定性发生异常变化，以量的变化为主，因此也称为菌群比例失调。

(1)一度失调：只从细菌定量检查上有变化，临床无明显表现或轻度反应。在诱因如抗生素、肿瘤化学治疗停止后，不经治疗可自行恢复。这种失调为可逆性，又称为亚临床型或潜伏型。

(2)二度失调：菌群比例失调去除诱因后不可逆。菌群内生理波动转化为病理波动。临床表现多为局限性或定位性感染，以慢性病表现为多，如慢性肠炎、慢性口腔炎或咽峡炎、慢性肾盂肾炎等。

(3)三度失调：原来菌群大部分被抑制，少数非优势菌成为优势菌。出现急性临床表现，甚至病情凶险，如假膜性结肠炎。临床称为菌群失调症或二重感染。

2. 定位转移（易位）

(1)横向转移：正常菌群由原定位向周围转移。肝病时下消化道菌向上消化道转移；上呼吸道菌可转移至下呼吸道；下尿道菌可转移至肾盂。

(2)纵向转移：正常菌群在黏膜与皮肤上的分布是分层的，如口腔黏膜表层是需氧菌，中层是兼性厌氧菌，深层才是厌氧菌。如果发生生态失衡，上层细菌可转向中层、深层，甚至黏膜下层，尽管未发生比例失调也可致病，如口腔黏膜上微生物的异常繁殖一般不引起症状和体征；深入到上皮细胞层，临床上有卡他症状、局部水肿和炎症；转移至淋巴组织可表现淋巴结炎，甚至白细胞升高与肝脾大；转移到单核吞噬细胞系统的浆膜、血管内皮、关节等，可出现胸膜炎、心包炎、关节炎及局部脓肿等。

(3)血流感染：血流感染可作为易位菌传播的一种途径，是一种易位感染。临床表现为菌血症、局部迁徙灶、脓毒症等。

## 二、人体正常免疫与医院感染

病原微生物在侵入人体的过程中，体内会产生抗感染免疫，以抵抗病原微生物及其有害产物，维持生理功能的稳定。人体内存在着较完善的免疫系统，该系统由免疫器官（骨髓、胸腺、脾、淋巴结、扁桃体、小肠集合淋巴结、阑尾和黏膜免疫系统等），免疫细胞（淋巴细胞、单核吞噬细胞、中性粒细胞、嗜碱性粒细胞、嗜酸性粒细胞、肥大细胞、血小板等）以及免疫分子（补体、免疫球蛋白、细胞因子等）组成。在抗感染免疫过程中，病原微生物首先遇到的是非特异性免疫功能的抵御。一般经 7~10d 后，体内又产生了特异性免疫；特异性免疫在发挥效应的同时，又可显著增强非特异性免疫功能，因此机体的抗感染免疫包括了非特异性免疫和特异性免疫两大类，两者协同杀灭致病菌。

### （一）非特异性免疫

非特异性免疫又称为天然免疫，是人类在长期的种系发育和进化过程中，逐渐建立起来的一系列防御病原微生物的功能。参与非特异性免疫的主要有皮肤黏膜上皮细胞、吞噬细胞、NK 细胞以及正常体液和组织的免疫成分等。其特点：①作用范围比较广泛，不是针对某一种病原微生物；②个体出生时就具备，应答迅速，担负"第一道防线"作用。

1. 屏障结构

(1)皮肤和黏膜

1)阻挡和排除作用：健康完整的皮肤和黏膜有阻挡和排除病原微生物的作用。体表上皮细胞的脱落与更新,可清除黏膜上的微生物。呼吸道黏膜上皮的纤毛运动、口腔吞咽和肠蠕动等,使病原体难以定居而被及时排除。当皮肤受损或黏膜屏障削弱时,就易受到病原体的感染。

2)分泌多种杀菌物质:皮肤和黏膜可分泌多种杀菌物质。例如,皮肤汗腺分泌的乳酸使汗液呈酸性,不利于细菌生长。皮脂腺分泌的脂肪酸有杀细菌和真菌的作用。不同部位的黏膜能分泌溶菌酶、抗菌肽、胃酸、蛋白酶等多种杀菌物质。

3)正常菌群的拮抗作用:寄居皮肤和黏膜表面的正常菌群有拮抗作用,构成了微生物屏障。它们可通过与病原体竞争受体和营养物质以及产生抗菌物质等方式,阻止病原体在上皮细胞表面的黏附和生长。

(2)血脑屏障:由软脑膜、脉络膜、脑毛细血管和星形胶质细胞等组成。通过脑毛细血管内皮细胞层的紧密连接和微弱的胞饮作用,阻挡病原体及其毒性产物从血流进入脑组织或脑脊液,从而保护中枢神经系统。婴幼儿因血脑屏障发育不完善,故易产生中枢神经系统感染。

(3)胎盘屏障:由母体子宫内膜的底蜕膜和胎儿绒毛膜共同组成。此屏障可防止母体内的微生物进入胎儿体内,保护胎儿免受感染。在妊娠3个月内,胎盘屏障尚未发育完善,此时若母体发生感染,病原体则可通过胎盘侵犯胎儿,干扰其正常发育,造成畸形甚至死亡。药物也可通过不完善的胎盘影响胎儿。因此,在妊娠期间,尤其是早期,应尽量防止感染并尽可能不用或少用副作用大的药物。

2. 吞噬细胞　病原体突破皮肤或黏膜屏障侵入体内后,首先遭遇吞噬细胞的吞噬作用。吞噬细胞分为两大类,一类是吞噬细胞,主要指血液中的中性粒细胞。另一类是大吞噬细胞,即单核吞噬细胞系统,包括血液中的单核细胞和各种组织器官中的巨噬细胞。它们能够非特异性吞噬、杀伤和消化侵入的病原体。

吞噬和杀菌过程包括以下几个步骤。

(1)趋化:在趋化因子的作用下,吞噬细胞穿过毛细血管壁定向聚集到局部炎症部位。趋化因子的种类很多,主要包括补体活化产物 C5a、C3a、C567;细菌成分或代谢产物;炎症组织分解产物;以及某些细胞因子等。

(2)黏附:即病原体附着到吞噬细胞表面。吞噬细胞主要通过其表面受体与病原体接触。吞噬细胞表面有脂多糖受体、甘露糖受体等,能直接识别并结合病原体。例如,中性粒细胞和单核巨噬细胞可借助 CD14 分子,识别细菌脂多糖(lipopolysaccharide,LPS),从而捕获细菌。血清中脂多糖结合蛋白(lipopolysaccharide binding protein,LBP)存在时能与 LPS 结合,这种 LPS-LBP 复合体通过 CD14 与吞噬细胞相结合,可增强吞噬细胞的吞噬作用。另外,中性粒细胞、单核巨噬细胞表面均可具有抗体 IgG Fc 受体和补体 C3b 受体,借助于抗体和补体的调理作用,吞噬细胞的吞噬和杀伤效力明显增强。

(3)吞入:吞噬细胞在与较大的病原体结合后,接触部位的细胞膜内陷同时伸出伪足将病原体包围并摄入细胞质内,形成由部分包膜包绕成的吞噬体,此过程为吞噬。而对病毒等较小的病原微生物,其附着处的细胞膜向细胞质内陷形成胞饮体,将病毒等包裹在内,称为胞饮。

(4)杀灭与消化:当吞噬体形成后,吞噬细胞质中的溶酶体靠近并融合形成吞噬溶酶体。其杀菌作用主要借助于吞噬溶酶体的依氧和非依氧两大杀伤系统。依氧杀菌系统主要通过氧化酶的作用,使分子氧活化成为多种活性氧中介物和活性氮中介物,直接作用于微生物;或通过髓过氧化物酶和卤化物的协同而杀灭微生物。非依氧杀菌系统不需要分子氧的参与,主要由溶菌酶、酸性环境和杀菌性蛋白构成。杀死的病原体进一步由蛋白酶、核酸酶、酯酶等降解、消化,最后不能消化的残渣排至吞噬细胞外。

吞噬作用的后果包括完全吞噬和不完全吞噬,同时还会造成组织损伤。

1)完全吞噬:病原体在吞噬溶酶体中被杀灭和消化,未消化的残渣排出胞外,此即完全吞噬。如大多数化脓性球菌被中性粒细胞吞噬后,一般在 5~10min 死亡,30~60min 被破坏。

2)不完全吞噬:某些胞内寄生菌或病毒等病原体在免疫力低下的机体中,只被吞噬却不被杀死,称为不完全吞噬。此种吞噬对机体不利,因病原体在吞噬细胞内得到保护,可以免受体液中非特异性抗菌物质、特异性抗体和抗菌药物等的作用。有的病原体甚至能在吞噬细胞内生长繁殖,导致吞噬细胞死亡;或随游走的吞噬细胞经淋巴液或血液扩散到人体的其他部位,引起感染的扩散。

3)组织损伤:吞噬细胞在吞噬过程中,由溶酶体释放的多种蛋白酶也能破坏邻近的正常组织细胞,造成组织损伤和炎症反应。

3. 体液因素　机体正常组织和体液中存在多种抗菌物质,常配合其他杀菌因素发挥作用。

(1)补体(complement):是存在于正常体液中的一组球蛋白,由巨噬细胞、肠上皮细胞、肝和脾细胞等产生。补体系统的激活主要通过经典途径和旁路途径。前者由抗原抗体复合物激活,后者由细菌脂多糖、酵母多糖和凝聚的 IgA、IgG 等激活。补体系统活化后产生多种生物学活性分子,通过不同的机制发挥抗感染免疫作用。例如,补体活化产物 C3a、C5a 具有趋化作用,可吸引吞噬细胞到达炎症部位;C3b、C4b 具有调理作用,促进吞噬细胞的吞噬活性;膜攻击复合物 C3b-9 则能溶解破坏某些革兰氏阴性菌和囊膜病毒等。在感染早期抗体出现前,补体可以通过旁路途径激活而发挥趋化、调理、溶菌、溶细胞等防御作用,故是一种重要的抗感染天然免疫机制。

(2)溶菌酶(lysozyme):为一种碱性蛋白,主要来自吞噬细胞,广泛分布于血清、唾液、泪液、乳汁和黏膜分泌液中。作用于革兰氏阳性菌细胞壁的肽聚糖,使之裂解而溶菌。革兰氏阴性菌对溶菌酶不敏感,但在特异性抗体参与下,溶菌酶也可破坏革兰氏阴性菌。

(3)防御素(defensin):为一类富含精氨酸的小分子多肽,主要存在于中性粒细胞的嗜天青颗粒中,人的肠细胞中也有。防御素主要作用于胞外菌,其杀菌机制主要是破坏细菌细胞膜的完整性,使细菌溶解死亡。

正常体液中尚有乙型溶素、吞噬细胞杀菌素、组蛋白、乳素、正常调理素等杀菌或抑菌物质。

## (二)特异性免疫

特异性免疫又称为获得性免疫,是指个体出生后,在生活过程中与病原体及其产物等抗原分子接触后产生的一系列免疫防御功能。其特点是针对性强,只对引起免疫的相同抗原起作用,对其他类抗原无效;不能经遗传获得,需个体自身接触抗原后形成;具有免疫记忆性,并因再次接受相同的抗原刺激而使免疫效应明显增强。特异性免疫包括体液免疫和细胞免疫两大类,分别由 B 淋巴细胞和 T 淋巴细胞介导。

1. 体液免疫 体液免疫主要由 B 淋巴细胞介导,CD4⁺ Th 细胞起辅助作用。活化的 Th 细胞,主要是 Th2 细胞在促进 B 淋巴细胞介导的免疫应答中起重要作用。Th2 细胞能分泌细胞因子 IL-4、IL-5、IL-6、IL-10,在 IL-2 的参与下诱导 B 淋巴细胞产生特异性抗体,形成体液免疫,抵抗细胞外寄生菌的感染。

体液免疫的效应分子是抗体。效应作用主要表现在以下方面。

(1)抑制病原体的黏附:黏附于上皮细胞是许多病原体感染的第一步。血液中 IgG,尤其是黏膜表面的分泌型 IgA(sIgA),可发挥阻断细菌黏附以及中和细胞外病毒的重要作用。其作用机制可能与特异性抗体对病原体表面黏附分子的封闭作用有关。

(2)调理吞噬作用:抗体和补体增强吞噬细胞吞噬、杀灭病原体的作用称为调理作用。中性粒细胞和单核吞噬细胞上有抗体 IgG 的 Fc 受体和补体 C3b 受体。因而 IgG 抗体可通过其 Fab 段与病原体结合,通过 Fc 段与吞噬细胞结合,这样抗体在病原体和吞噬细胞之间形成桥梁,促使吞噬细胞对病原体的摄取和杀灭。补体活化产物 C3b 等能非特异地覆盖于病原体的表面,与吞噬细胞结合起到调理作用。抗体与补体两者联合作用则效应更强。

(3)中和细菌外毒素:抗毒素能中和细菌外毒素,阻断外毒素与靶细胞上特异性受体结合,或者是封闭了外毒素的活性部位,因而使外毒素失去毒性作用。

(4)抗体和补体的联合溶菌作用:抗体(IgG、IgM)与相应病原体或受病原体感染的细胞结合后,通过经典途径激活补体,最终由补体的膜攻击复合物将某些细菌感染的靶细胞溶解。

(5)抗体依赖性细胞介导的细胞毒作用:IgG 的 Fc 段与自然杀伤细胞(简称为 NK 细胞)上的 Fc 受体结合,促进 NK 细胞的细胞毒作用,裂解微生物寄生的靶细胞。

2. 细胞免疫 细胞免疫的效应细胞包括细胞毒性 T 细胞(cytotoxic T lymphocyte,CTL)和 CD4⁺ Th1 细胞。在抗感染免疫中,尤其是抗细胞内寄生菌、病毒和真菌感染,特异性细胞免疫反应起重要作用。

(1)CTL: CD8⁺ CTL 是细胞免疫的重要效应细胞,可特异性直接杀伤靶细胞。此过程受主要组织相容性复合体(major histocompatibility complex,MHC)限制,即 CD8⁺ CTL 只识别和杀伤有相同 MHC Ⅰ类分子的靶细胞。杀伤机制主要有① CD8⁺ CTL 通过 T 细胞受体(T cell receptor,TCR)特异性识别结合靶细胞表面的抗原肽 MHC Ⅰ类分子复合物,进而释放穿孔素和颗粒酶等毒性分子。穿孔素在靶细胞膜上形成孔道,水分进入导致靶细胞溶解或裂解。② CD8⁺ CTL 活化后膜表面可大量表达 Fas 配体,Fas 配体和靶细胞表面的 Fas 分子结合,导致靶细胞内在的自杀基因活化,引起靶细胞凋亡。CTL 攻击靶细胞后,自身不受损伤,仍可与新的靶细胞结合发挥效应,也可通过非溶细胞机制,如分泌细胞因子 IFN-γ、TNF-α 等发挥抗感染作用。

(2)Th1 细胞:效应 Th1 细胞能分泌 IL-2、IFN-γ、TNF-α 等细胞因子,诱导产生细胞免疫和迟发型超敏反应,参与抗胞内寄生的微生物(细菌和病毒)的感染。IFN-γ 可活化巨噬细胞,增强对胞内微生物的杀灭作用,使对胞内微生物的不完全吞噬,变为完全吞噬而被清除。细胞因子还可增强 NK 细胞的杀伤作用、促进单核细胞向炎症局部浸润及促进 CTL 的分化成熟等,加强非特异性和特异性免疫效应。

3. 黏膜免疫 人体与外界接触的黏膜表面,是病原微生物侵入的主要门户,分布在消化道、呼吸道及其他部位黏膜下的淋巴样组织,构成了机体局部黏膜防御系统,称为黏膜免疫系统(mucosal immune system,MIS)。黏膜免疫是机体整体免疫防御机制的重要组成部分,既与机体整体免疫功能密切相关,也具有一些自身独特的功能或作用。

肠道中的肠道集合淋巴结(或称为派尔集合淋巴结)在诱导黏膜免疫应答中起重要作用。位于黏膜上皮中的微皱褶细胞(microfold cell, M cell)是一种重要的抗原转运细胞,它可将抗原内吞,再将其转运到黏膜上皮下方的派尔集合淋巴结中。转运后的抗原很快被抗原提呈细胞摄取,提呈给定居于派尔集合淋巴结中的T淋巴细胞、B淋巴细胞产生特异性免疫应答。在小肠和结肠黏膜上皮细胞间存在一类T细胞称为上皮内淋巴细胞,其中除$\alpha\beta^+$ T细胞外,$\gamma\delta^+$ T细胞较多,占10%~40%。目前已发现,肠道某些细菌感染或疱疹病毒感染能直接活化$\gamma\delta^+$ T细胞,表现细胞毒作用,杀伤靶细胞。$\gamma\delta^+$ T细胞尚有一些$\alpha\beta^+$ T细胞所不具有的功能,但其详情尚待研究。

MIS的主要功能是产生具有局部免疫作用的保护性免疫分子,即sIgA。肠黏膜的集合淋巴结中的Th2细胞主要产生以IL-5为主的淋巴因子,IL-5是Ig类别转换中唯一产生IgA的淋巴因子,因而产生了大量的IgA,并合成二聚体,再与肠黏膜细胞产生的分泌成分结合,形成sIgA到肠腔中,sIgA能阻止病原体自黏膜侵入。MIS不仅可刺激产生局部黏膜免疫应答,而且也可诱导全身系统免疫应答。

### (三) 机体对抗病原微生物的特异性免疫

机体对抗病原微生物的特异性免疫可分为抗毒素免疫、抗细菌免疫、抗真菌免疫和抗病毒免疫。

1. 抗毒素免疫　抗毒素免疫是一种以体液免疫为主的免疫应答,主要针对外毒素致病的病原体如白喉、破伤风、气性坏疽等感染作用。机体对这些疾病的免疫应答,主要通过产生各种抗毒素中和细菌外毒素的作用。抗毒素和外毒素特异性结合形成的复合物,可被吞噬细胞吞噬、降解和清除。平时若用类毒素进行预防接种,在体内就可以产生抗毒素。用动物免疫制备的抗毒素血清在临床上常用于早期治疗和紧急预防。

2. 抗细菌免疫　抗细菌免疫是指机体的免疫系统对入侵细菌的防御功能。主要包括以下三个作用。

(1)活化免疫细胞、增加对细菌的吞噬作用:一部分入侵的细菌被吞噬细胞吞噬后,经溶酶体酶的作用,细菌的抗原物质被消化、降解。抗原提呈给免疫活性细胞并发生结合。在巨噬细胞的协同配合下,免疫活性细胞被激活而大量增殖分化。

B淋巴细胞依次分化为淋巴母细胞和浆细胞,浆细胞随即产生特异性抗体——有免疫活性的免疫球蛋白。有些特异性抗体有调理吞噬作用,有些能对抗病原体的抗吞噬物质,如链球菌细胞壁中的蛋白M、肺炎链球菌的荚膜多糖;或改变病原体表面的电荷,促进吞噬细胞的吞噬作用。T细胞依次分化为淋巴母细胞及致敏淋巴细胞。对该抗原致敏的淋巴细胞可随血流及淋巴流运行到细菌的入侵部位。当其接触该细菌时就产生淋巴因子,其中趋化因子可招引大小吞噬细胞、巨噬细胞,游走抑制因子可制止巨噬细胞游走,从而把细菌吞噬销毁。

(2)杀菌溶菌作用:对某些革兰氏阳性球菌(葡萄球菌)及革兰氏阴性杆菌(沙门菌及霍乱弧菌等)所产生的抗体,与这些细菌结合后,再与补体结合就可使细菌溶解或死亡。

(3)细胞免疫作用:许多细胞内寄生的细菌(结核分枝杆菌、麻风分枝杆菌、布鲁氏菌等)感染中,可产生细胞免疫作用。通过致敏淋巴细胞释放的各种淋巴因子,激活吞噬细胞,显著地增强其吞噬消化能力,抑制这些细菌在吞噬细胞内生长或提高杀死细菌的能力,同时还加强防御同种细菌再感染的免疫力。

3. 抗真菌免疫　真菌侵入机体,刺激机体的免疫系统,产生特异性免疫应答。其中以细胞免疫为主,同时可诱发迟发型超敏反应。

(1)细胞免疫:真菌性感染与细胞免疫有密切的关系。很多研究证实,Th1 反应占优势的细胞免疫应答在抗深部真菌(如白念珠菌、新型隐球菌)感染中起重要作用。Th1 细胞产生的 INF-γ、IL-2 等激活巨噬细胞,上调呼吸爆发作用,增强对真菌的杀伤力。CD4$^+$ Th1 还可诱发迟发型超敏反应,控制真菌感染的扩散。患获得性免疫缺陷综合征(acquired immunodeficiency syndrome,AIDS)、恶性肿瘤或应用免疫抑制剂的患者,其 T 细胞功能受到抑制,易并发播散性真菌感染,并导致死亡。但细胞免疫对真菌感染者的康复起何作用尚不清楚。真菌感染一般不能形成稳固的病后免疫。

某些真菌性感染后可发生迟发型皮肤超敏反应,如临床常见的癣菌疹即是。对真菌感染者进行皮肤试验,可用于诊断或流行病学调查。

(2)体液免疫:真菌是完全抗原,深部真菌感染可刺激机体产生相应抗体。抗体的抗真菌作用尚有争论。如白念珠菌阴道炎患者的血液及阴道分泌物中,可证明有特异性的 IgG 及 IgA 抗体,但不能抑制阴道中的白念珠菌感染。但也有一些研究证明保护性抗体在深部真菌感染中的作用。如抗白假丝酵母黏附素抗体,能阻止白念珠菌附于宿主细胞。抗新型隐球菌荚膜特异性 IgG 抗体有调理吞噬作用。检测抗体对深部真菌感染的诊断有参考价值。浅部真菌感染诱生抗体的水平很低,并且容易出现交叉反应,无应用价值。

4. 抗病毒免疫　抗病毒免疫是指机体免疫系统对入侵病毒的防御功能,可分为细胞免疫及体液免疫,机体对无囊膜病毒(如腺病毒、脊髓灰质炎病毒、埃可病毒)的抵抗力主要来自抗体;机体对有包膜的病毒(如巨细胞病毒、EB 病毒、单纯疱疹病毒、麻疹病毒、流行性腮腺炎病毒)的抵抗力主要来自细胞免疫,抗体也起辅助作用。

(1)细胞免疫:主要作用是杀灭已侵入细胞内的病毒。在病毒感染的细胞表面上常保留着病毒的一些抗原成分,可作为致敏淋巴细胞的靶标记,通过致敏淋巴细胞能选择性地攻击与杀伤这种被感染的靶细胞及细胞内病毒。致敏淋巴细胞释放出干扰素,可进入邻近的正常细胞,通过诱导宿主细胞产生一种有抗病毒作用的蛋白质,可抑制同种病毒和其他病毒在这种细胞内的繁殖,从而阻止病毒扩散。抗病毒感染的细胞介导的免疫中最重要的成员是 CTL,其次为 NK 细胞,其他还有杀伤细胞(kill cell,K 细胞)及巨噬细胞等。NK- 干扰素系统构成抗病毒防御机制的第一道防线,随着病毒感染后的抗体产生,由 K 细胞参与的抗体依赖细胞介导的细胞毒作用在抗病毒感染中进一步发挥重要作用。NK 细胞可被干扰素、IL-2 及某些细菌活化。

(2)体液免疫:抗体的免疫作用主要是针对游离于细胞外的病毒。抗体能加强组织细胞表面的防御作用,能阻止病毒感染的发生,也能阻止病毒随血流扩散到其易感的组织。抗体对病毒的作用主要包括对病毒的中和作用及增强对病毒的吞噬作用。抗体覆盖了病毒的吸附位点,从而降低其吸附能力(中和作用);病毒由于抗体的作用而凝聚,减少了暴露的有效的吸附位点;针对病毒表面抗原的非中和抗体,能调理吞噬发挥的作用而使病毒丧失其感染性。病毒与特异性抗体 IgG 结合后形成抗原抗体复合物,吞噬细胞通过 Fc 受体而加强吞噬。细胞的酶使病毒颗粒溶解而失去感染性。若补体存在则可增强对病毒的中和反应并使病毒溶解。呼吸道病毒在呼吸道黏膜分泌的局部抗体（sIgA）作用下常被灭活。消化道中也存在着 IgG 抗体，它不像 IgG 及 IgM 那样被蛋白酶分解，也不杀死病毒，但可阻止病毒进入黏膜上皮细胞。肠道病毒与虫媒病毒感染后引起的病毒血症，可受到血清中和抗体（IgM、IgG）的控制，从而阻止病毒经血流到达易感组织。

（丁　锐　徐英春）

# 第四节　医院感染病原体耐药性变迁

目前，随着抗菌药物的大量使用，病原体的耐药现象日益严重，无论是革兰氏阳性菌还是革兰氏阴性菌，多重耐药菌所占比例逐渐增加。

## 一、金黄色葡萄球菌

1940 年，青霉素开始投入临床使用，当时所有金黄色葡萄球菌对其敏感。但在 1942 年，部分菌株就因产生了青霉素酶而导致对青霉素耐药。2019 年全国细菌耐药监测网监测数据显示，在临床分离的金黄色葡萄球菌中，有 92.5% 的菌株对青霉素耐药。甲氧西林作为第一个对青霉素酶稳定的半合成青霉素，因其对产酶的葡萄球菌有很好的抗菌活性而在临床治疗中得到广泛应用。1961 年，英国首次报道了 MRSA，该菌对几乎所有的 β- 内酰胺类药物耐药，并表现为多重耐药表型。*mecA* 基因是介导 MRSA 耐药的主要原因。该基因可编码 PBP2a 这种低亲和力的青霉素结合蛋白（penicillin-binding protein，PBP），因与 β- 内酰胺类药物的亲和力下降，从而导致抗菌药物的药效不能发挥。目前，MRSA 已被全球各地广泛报道，并已成为全球最受关注的耐药菌之一。2020 年 MRSA 全国平均检出率为 29.4%，较 2019 年下降 0.8 个百分点；MRSA 检出率地区间有一定的差别，其中西藏自治区最高，为 46%，山西省最低，为 15.2%。同时，MRSA 在上海、北京等经济条件较好的大城市中的分离率要高于其他城市；全国儿童医院（含妇幼保健院）MRSA 的检出率高于三级医院及二级医院。全国老年人群（>65 岁）MRSA 的检出率高于其他年龄组人群。除金黄色葡萄球菌外，凝固酶阴性葡萄球菌的耐药性也不容忽视，其对甲氧西林的耐药率往往高于前者。全国儿童医院（含妇幼保健院）MRSA 和耐甲氧西林凝固酶阴性葡萄球菌（methicillin-resistant coagulase-negative staphylococcus，MRCNS）的检出率高于三级医院及二级医院，其余均低于三级医院。值得一提的是，MRSA 检出率近年呈现缓慢下降趋势，从 2014 年的 36% 逐步下降至 2020 年至 29.4%。MRSA 的耐药谱型相对较广，对大环内酯类药物、克林霉素、氨基糖苷类、喹诺酮类药物、利福平和甲氧苄啶 - 磺胺甲噁唑有相对较高的耐药性，仅对万古霉素、替考拉宁、利奈唑胺、达托霉素、替加环素等少数几种抗菌药物敏感，故给临床治疗带来巨大负担。2014—2019 年三级医院分离的 MRSA 对阿米卡星、庆大霉素、利福平、左氧氟沙星、克林霉素的耐药率逐年下降，二级医院检出 MRSA 对阿米卡星、庆大霉素、利福平、左氧氟沙星和复方磺胺甲噁唑的耐药率逐年下降。

但在 MRSA 中还存在部分异质性万古霉素中介的菌群,该类菌株体外最低抑菌浓度 (minimum inhibitory concentration,MIC)敏感,但在其子代中含有少量对万古霉素中介耐药的亚群,尤其是在万古霉素 MIC 为 2μg/ml(主要指金黄色葡萄球菌)时,其发生率最高。除异质性万古霉素中介的菌群外,万古霉素中介和耐药的葡萄球菌也已经被发现。关于万古霉素中介的具体机制仍不清楚,但研究表明其与异质性中介菌群具有类似的表型和机制;目前认为金黄色葡萄球菌对万古霉素中介与细胞壁的组成成分显著变化有关,其中细胞壁增厚和自溶性降低是最常见的改变。除此之外,MRSA 还可对替考拉宁、利奈唑胺、达托霉素、奎奴普丁-达福普汀等有效药物耐药,但仅为散发报道,且部分耐药机制仍不清楚。替考拉宁的作用机制与万古霉素相似,故耐药机制也基本相同,很多对万古霉素耐药的菌株同时也对替考拉宁耐药,这主要与携带 van 基因有关。但与万古霉素不同的是,替考拉宁不影响细胞膜的通透性和 RNA 合成,在体外,替考拉宁较万古霉素容易诱导耐药。目前,利奈唑胺耐药葡萄球菌(linezolid-resistant staphylococci,LRS)已在多个国家相继报道,其主要机制包括三种:23S rRNA 突变、核糖体蛋白 L3/L4 突变和携带 cfr 基因。其中,23S rRNA 以 G2576T 位发生突变最常见,该位点位于 23S rRNA 结构域 V 区,是利奈唑胺与之结合的位点之一,一旦该位点发生突变,将导致利奈唑胺不能与之结合;而 cfr 基因编码的核糖体甲基转移酶甲基化的是另一个重要位点 A2503,该基因起初分离自动物,并逐渐传播到人。由于该基因大多位于质粒,或由质粒、转座子转移到基因组,故可在不同菌种间相互传播,所以对其进行感染控制的意义较大,但这种类型的利奈唑胺耐药的流行率很低。目前,随着葡萄球菌对达托霉素耐药性的出现,对其耐药机制的研究也不断增多,有文献报道细胞壁增厚、表面电荷增加、细胞膜流动性改变、细胞膜磷脂合成的改变等表型特征可能与达托霉素耐药相关,但具体机制仍不清楚。在很多对达托霉素非敏感和对万古霉素中介的金黄色葡萄球菌中发现细胞壁增厚,但两者的耐药机制可能并不相同,因为细菌可能只对两种药物中的一种不敏感。奎奴普丁-达福普汀对 MRSA 具有杀菌作用,具有较好的体外抗菌活性。导致葡萄球菌对其耐药由编码链阳霉素 A 乙酰转移酶的基因或编码 ATP 依赖外排泵的基因导致,使之对大环内酯类药物、林可酰胺类药物和奎奴普丁耐药,但它对达福普汀无作用。

## 二、肺炎链球菌

肺炎链球菌是引起医院内、外感染的重要致病菌。在临床分离的肺炎链球菌中,约 60% 的菌株分离自住院患者,40% 分离自门急诊。目前,肺炎链球菌的耐药性也在不断增加,2020 年 CHINET 统计显示 90% 以上的菌株对大环内酯类药物耐药,80% 以上的菌株对克林霉素耐药,50% 以上的菌株对甲氧苄啶-磺胺甲噁唑耐药,未发现万古霉素和利奈唑胺耐药株。

全国细菌耐药监测网监测数据显示,按非脑膜炎(静脉)折点统计,2020 年耐青霉素肺炎链球菌(penicillin resistant Streptococcus pneumoniae,PRSP)全国检出率平均为 0.9%,较 2019 年下降了 0.7 个百分点,近年来呈缓慢下降趋势且一直维持在较低水平,地区间差别较大,其中西藏自治区最高,为 6.0%,内蒙古自治区、黑龙江省及青海省未检出。全国新生儿 (≤28d)PRSP 的检出率高于其他年龄组人群,分离率为 5.9%。

## 三、肠球菌

肠球菌是引起尿路感染、腹腔感染、血流感染、伤口感染的重要致病菌,其在临床的分离率有逐渐增加的趋势。2020年CHINET数据显示,在革兰氏阳性菌中,肠球菌分离率占第二位,且分别是引起尿路感染和血流感染的第二位和第六位病原体。目前,在引起人类感染的肠球菌属中,粪肠球菌和屎肠球菌最常见,后者多于前者,且后者更易耐药。2020年粪肠球菌对万古霉素耐药率全国平均为0.2%,与2019年持平,地区间略有差别,其中内蒙古自治区及吉林省最高,均为0.8%,江西省、西藏自治区及青海省未检出,总体耐药率仍然维持较低水平。屎肠球菌对万古霉素耐药率在全国平均为1.0%,较2019年下降了0.1个百分点,地区间差别较大,其中北京市最高,为8.3%,西藏自治区及青海省未检出。

随着各种抗菌药物在临床的应用,多重耐药肠球菌不断出现,万古霉素作为治疗此类感染的有效药物,在临床得到广泛应用。1988年,Uttley等首次报道了万古霉素耐药的肠球菌。之后不久,就在整个英国、法国、澳大利亚、比利时、加拿大、美国等多个国家分离出此类菌株。现已证实肠球菌可将 *VanA* 基因通过质粒接合传递给金黄色葡萄球菌,而这无疑给临床抗感染治疗带来巨大挑战。肠球菌在院内广泛存在,与其耐药特点有关。肠球菌耐药包括天然耐药和获得性耐药两种,前者指对头孢菌素类药物、耐青霉素酶的青霉素类药物、低浓度氨基糖苷类药物、克林霉素、氟喹诺酮类药物、甲氧苄啶+磺胺甲噁唑天然耐药;后者指通过质粒、转座子或突变株的发生,导致对高浓度 β- 内酰胺类药物、高浓度氨基糖苷类药物、糖肽类药物(万古霉素和替考拉宁)、四环素、红霉素、氟喹诺酮类药物、利福平、氯霉素、夫西地酸、呋喃妥因等获得性耐药。2020年CHINET的数据显示,粪肠球菌对大环内酯类药物的耐药率>60%,对利福平、高浓度庆大霉素和链霉素的耐药率分别为70.4%、35.1%和24.1%,对氟喹诺酮类的耐药率在30%左右,对氨苄西林的耐药率为3%,对万古霉素和替考拉宁的耐药率均为0.1%。除氯霉素和利奈唑胺外,屎肠球菌对其他药物的敏感性均低于粪肠球菌。目前,VRE的耐药表型和基因型均可分为 *VanA*、*VanB*、*VanC*、*VanD*、*VanE* 和 *VanG* 六型,其中 *VanA*、*VanB*、*VanD*、*VanE* 和 *VanG* 属于获得性耐药,而 *VanC* 属于固有耐药。在临床分离的肠球菌中,*VanA* 和 *VanB* 最常见。目前我国VRE仍以 *VanA* 型为主,替加环素、达托霉素和利奈唑胺对VRE仍然具有很好的体外活性,但达托霉素和替加环素MIC值有升高趋势。*VanA* 型主要介导对万古霉素和替考拉宁的高水平耐药,常由质粒介导可转移,多见于屎肠球菌和粪肠球菌;*vanB* 型多介导对万古霉素的高水平耐药而对替考拉宁敏感,编码基因位于染色体或质粒上,耐药性可转移,多见于屎肠球菌和粪肠球菌。目前已明确的肠球菌对利奈唑胺耐药机制主要有4种,包括23S rRNA 的 V 区突变,L3、I4 核糖体蛋白氨基酸突变,多药耐药基因 *cfr* 介导的耐药以及近来研究逐渐增多的 *optrA* 基因。

## 四、肠杆菌科细菌

肠杆菌科细菌是引起院内尿路感染、腹腔感染、血流感染、下呼吸道感染、伤口感染的重要致病菌,同时也是临床分离率最高的一类细菌。目前,从临床的分离率来看,大肠埃希菌的分离率最高,其次是肺炎克雷伯菌、阴沟肠杆菌、弗劳地柠檬酸杆菌、奇异变形杆菌、黏质沙雷菌、产气肠杆菌等。与革兰氏阳性菌相比，肠杆菌科细菌很容易通过获得耐药基因的方式而导致耐药，其中最主要的就是获得编码 β- 内酰胺酶的基因。1983 年，ESBL 首次被发现，该酶可水解青霉素类药物、第一代头孢菌素、第二代头孢菌素、大部分三代头孢菌素、头孢吡肟和氨曲南，不能水解酶抑制剂、头霉素类药物和碳青霉烯类药物。与非产 ESBL 的菌株相比，产 ESBL 株的耐药性明显增加。ESBL 是一群酶的总称，包括 TEM 型、SHV 型、CTX-M 型、OXA 型、PER 型、GES 型、BES 型等。目前，产 ESBL 的肠杆菌科细菌已在全球范围内流行，且存在明显的地区差异。在美国、欧洲等地，产 ESBL 细菌常表现出对头孢他啶的耐药性高于对头孢噻肟。而我国产 ESBL 菌株耐药性主要表现在头孢噻肟的耐药性明显高于头孢他啶，这与主要流行的基因型不同有关。如美国以 TEM-10、12、26 型为主；欧洲国家如英国以 TEM-10、12 型为主，法国以 SHV-3、4 和 TEM-3 型为主；而我国以 CTX-M 型为主。除此之外，产 ESBL 菌株有逐年增长的趋势。近年来肺炎克雷伯菌对碳青霉烯类的耐药率也呈现明显上升趋势。碳青霉烯类耐药肺炎克雷伯菌的检出率全国各地区间有一定差异，2020 年河南省、上海市及北京市碳青霉烯类耐药肺炎克雷伯菌的检出率最高。由于碳青霉烯类耐药肺炎克雷伯菌所致感染可选治疗药物有限，对于该类耐药菌株检出率较高及历年检出率呈持续上升趋势的地区，2021 年上半年 CHINET 统计数据显示肺炎克雷伯菌对亚胺培南和美罗培南的耐药率分别为 25.5% 和 27.1%。医疗机构应高度重视，须进一步加强抗菌药物合理应用的管理，减少碳青霉烯类等广谱抗菌药物的过度使用，并做好耐药菌医院感染控制工作，以遏制其流行播散。

此外，肠杆菌科细菌还可产生 AmpC 酶，该酶既可由染色体介导，又可由质粒介导。其特点是可水解青霉素类、头孢菌素类、头霉素类和单氨类药物，而不能水解碳青霉烯类药物和四代头孢菌素。在肠杆菌属、柠檬酸杆菌属、沙雷菌属、普罗威登斯菌属及摩根菌属中，存在染色体型 AmpC 酶，在 β- 内酰胺类抗生素存在时，后者可诱导这些细菌产酶量大量增加，去除诱导剂时，其产酶量仍可减少至原来水平。近年来，由质粒介导的 AmpC 酶开始出现，并在全球范围内流行，但仍主要以肺炎克雷伯菌为主。目前，由于检测 AmpC 酶方法上的限制，大部分临床实验室不能对其进行常规检测，仅用于流行病学调查或科研。

除 ESBL 和 AmpC 酶外，肠杆菌科细菌还可产生碳青霉烯酶。产碳青霉烯酶是 CRE 的主要耐药机制，碳青霉烯酶是指能水解碳青霉烯类导致其 MIC 值升高的 β- 内酰胺酶，包括 A、B、D 三类。A 类和 D 类活性位点组成含丝氨酸，称为丝氨酸酶。A 类丝氨酸酶（KPC、SME、IMI、NMC-A、SFC、GES 等）主要介导高水平耐药，但可被克拉维酸和他唑巴坦抑制，主要存在于肠杆菌科，少数存在于铜绿假单胞菌（GES-2）。B 类活性位点依靠 $Zn^{2+}$，称为金属 β 内酰胺酶，该类酶水解能力较强但可被乙二胺四乙酸（ethylenediaminetetraacetic acid，EDTA）抑制且不能水解氨曲南。基于结构与 $Zn^{2+}$ 亲和力、水解活性等特点，可把金属 β 内酰胺酶进一步分为 B1、B2、B3 三亚类。B 类金属酶（VIM、IMP、GIM、SPM-1、NDM 等）属于金属 β 内酰胺酶 B1 类。D 类丝氨酸酶（OXA-23~27、OXA-40、OXA-48、OXA-58、OXA-50~51、OXA-62 等）主要存在于鲍曼不动杆菌，通常介导低水平耐药，对碳青霉烯类药物和超广谱头孢菌素类水解能力较弱，但大部分不能被克拉维酸和 EDTA 抑制，其中 OXA-48 水解能力最强。在我国，肠杆菌科细菌中所产生的碳青霉烯酶以 IMP 型、KPC 型和 NDM 型为主。CRE 感染病死率高，抗感染药物选择有限，临床上有时甚至面临"无药可用"的境地。

从目前的药物敏感试验的结果来看，碳青霉烯类仍是治疗肠杆菌科细菌感染的较好药物,对于 CRE 可采用增加给药剂量、给药频次、延长输注时间以及联合其他抗菌药物的方法。一些新的抗菌药物如头孢洛林、替加环素等也有望成为治疗肠杆菌科细菌引起重症感染的重要选择。

多黏菌素对于产 KPC 酶的肺炎克雷伯菌,黏菌素和多利培南的联合在体外具有协同杀菌作用。头孢他啶 - 阿维巴坦于 2015 年 2 月在美国上市,该药属第三代头孢菌素与新型β- 内酰胺酶抑制剂的复合制剂,对 KPC 酶、ESBL、AmpC 酶及 OXA-48 有抑制作用,但对金属酶无效,用于治疗复杂性尿路感染、复杂性腹腔感染及医院获得性肺炎(hospital-acquired pneumonia,HAP)/ 呼吸机相关性肺炎(ventilator-associated pneumonia,VAP),是首个治疗产 KPC 酶细菌感染的药物。

## 五、铜绿假单胞菌

在临床分离的非发酵菌中,铜绿假单胞菌的分离率最高,该菌是引起呼吸机相关性肺炎、尿路感染、术后伤口感染、血流感染、压疮、脓肿、化脓性中耳炎等感染性疾病的重要病原体。

从体外药物敏感试验的结果来看,铜绿假单胞菌的耐药性有逐渐增加的趋势,但相对稳定。2014—2019 年 CARSS 的监测结果显示,铜绿假单胞菌对常用药物美罗培南、亚胺培南、头孢他啶、头孢吡肟、阿米卡星、头孢哌酮 - 舒巴坦、哌拉西林 - 他唑巴坦、环丙沙星的敏感性分别由 2014 年的 77.3%、72.9%、76.6%、76.6%、89.1%、73.6%、73.8% 和 77.2% 升高到了 2019 年的 81.1%、75.3%、77.0%、80.3%、94.0%、81.7%、78.0% 和 81.4%。2020 年 CARSS 的监测结果则表明,铜绿假单胞菌除对头孢哌酮 - 舒巴坦(77.6%)的敏感性稍有下降外,对美罗培南、亚胺培南、头孢他啶、头孢吡肟、阿米卡星、哌拉西林 - 他唑巴坦、环丙沙星的敏感性均稍高于 2019 年的结果,敏感性分别为 81.7%、77.9%、80.5%、82.4%、94.9%、78.6%、82.9%。虽然,在分析的过程中可能存在地域、标本类型等方面的影响,但上述结果应可以说明,近几年来铜绿假单胞菌的耐药性相对稳定。尽管如此,多药耐药(multiple drug resistance,MDR)和泛耐药(polydrug resistant,PDR)铜绿假单胞菌开始出现,并呈逐渐增加的趋势。

目前,通过对铜绿假单胞菌耐药机制的研究发现,铜绿假单胞菌对抗菌药物耐药主要通过外膜通透性降低(如外膜蛋白 OmpF 缺失、OprD2 缺失等)及主动外排机制和产生 β- 内酰胺酶来实现。铜绿假单胞菌中存在着至少 3 种主动外排系统:MexAB-OprM、MexCD-OprJ、MexEF-OprN。其中 MexB、MexD、MexF 是位于内膜上的转运载体蛋白,OprM、OprJ、OprN 为外膜蛋白,MexA、MexC、MexE 为连接两者的辅助蛋白。MexAB-OprM 与 MexCD-OprJ 的底物均相当广泛,两者底物无明显差别,而 MexEF-OprN 底物主要是碳青霉烯类和氟喹诺酮类药物。此外,铜绿假单胞菌还可通过产生碳青霉烯酶,尤其是金属酶的方式导致对包括碳青霉烯类在内的多种药物耐药。

## 六、鲍曼不动杆菌

在临床分离的非发酵菌中,鲍曼不动杆菌的分离率居第二位,仅次于铜绿假单胞菌。该菌是医院感染的重要病原体,主要引起呼吸道感染、败血症、尿路感染、继发性脑膜炎、手术部位感染、呼吸机相关性肺炎等。

从体外药物敏感试验的结果来看,鲍曼不动杆菌的耐药性比较稳定。CRASS 的监测结果显示,鲍曼不动杆菌对常用药物美罗培南、亚胺培南、头孢他啶、阿米卡星、头孢哌酮 - 舒巴坦、哌拉西林 - 他唑巴坦、环丙沙星的敏感性分别由 2014 年的 41.1%、44.0%、38.9%、54.2%、50.0%、42.1% 和 41.1%,变迁为 2019 年的 41.9%、43.7%、40.6%、58.0%、48.4%、39.9% 和 41.3%;2020 年 CARSS 的监测结果又表明,鲍曼不动杆菌对美罗培南、亚胺培南、头孢他啶、阿米卡星、头孢哌酮 - 舒巴坦、哌拉西林 - 他唑巴坦的敏感性分别为 43.8%、46.2%、42.7%、59.1%、49.1%、42%。2020 年碳青霉烯类耐药鲍曼不动杆菌的检出率为 53.7%,较 2019 年的 56% 下降 2.3 个百分点,从 2014 始连续三年上涨的趋势有所遏制。

临床标本分离的鲍曼不动杆菌株对常用抗生素存在多重耐药性,且多数携带耐药基因。通过对鲍曼不动杆菌耐药机制的研究发现,鲍曼不动杆菌通过产生碳青霉烯酶、靶位点改变、外排系统表达升高或孔通道蛋白缺失等介导对多种抗菌药物耐药。其中,不动杆菌产生的碳青霉烯酶最常见的是 OXA-23 型,也可由 OXA-48、IMP 型金属酶等介导耐药;同时,部分耐药株还可伴有膜孔蛋白的缺失。在鲍曼不动杆菌中,有三个主动外排系统最重要,即 AdeABC、AdeIJK 和 AdeFGH。其中,外排泵 AdeABC 基因的过表达是鲍曼不动杆菌对碳青霉烯类耐药的一个机制,是鲍曼不动杆菌中第一个被鉴定的 RND 外排系统,其操纵子编码膜融合蛋白 AdeA、转运蛋白 AdeB 和外膜蛋白 AdeC。AdeABC 操纵子存在于 80%(53%~97%)的鲍曼不动杆菌中,但其在野生株中并不表达,其高表达可引起多重耐药。作用底物包括氨基糖苷类药物、β- 内酰胺类药物、氟喹诺酮类药物、四环素类、替加环素、大环内酯类药物、氯霉素、甲氧苄啶等。AdeIJK 是鲍曼不动杆菌中第二个 RND 外排系统。此系统主要导致天然耐药,其作用底物包括替卡西林、头孢菌素类、氨曲南、氟喹诺酮类、四环素、替加环素、利福平、氯霉素等,但不泵出氨基糖苷类药物。AdeFGH 外排系统不引起鲍曼不动杆菌的天然耐药,但其高表达可导致氟喹诺酮类药物、氯霉素、克林霉素、甲氧苄啶等高水平耐药,并降低四环素、替加环素和磺胺甲噁唑等药物的敏感性,但不影响 β- 内酰胺类药物和氨基糖苷类药物。

近年来医疗机构积极落实国家关于抗菌药物临床合理应用政策、加强医院感染控制,随着医院内抗菌药物应用的规范化管理及合理应用,实验室与临床沟通能力的加强以及耐药菌感染预防控制意识的加强,一定程度上遏制了耐药细菌的流行播散。遏制细菌耐药常态化至关重要。

(李丁丁　徐英春)

# 第五节　常见医院感染临床标本的收集方法与注意事项

感染性疾病的明确诊断和正确治疗需要以正确的病原学检测结果作为指导,而获得正确的病原学检测结果的前提是正确采集和送检合格标本。因此,应规范病原学标本的采集和运送。

# 一、标本采集及转运基本原则

## （一）标本采集基本原则

1. 标本标识及检验申请　样本采集依据检验项目的申请，实验室应建立临床微生物学检验的申请程序。检验申请单提供的信息包括（但不限于）下列内容。

(1) 患者姓名、性别、年龄或出生日期。

(2) 患者唯一性标识，如病历号。

(3) 就诊病区和病房。

(4) 检验申请者姓名。

(5) 检验申请者科室。

(6) 标本类型、采集部位、采集时间和日期。

(7) 检验项目。

(8) 临床诊断和主要临床表现。

(9) 采集标本所用的特殊方法（适用时）。

(10) 特殊培养要求或可疑病原体（适用时）。

2. 采集时机

(1) 在抗微生物药物治疗之前或者在起始治疗后立即采集标本，应当尽快在疾病初发时采集首份标本，治疗中为评估治疗效果或治疗后为评估结局可以进行相关采样。

(2) 在恰当的时机采集标本，如痰标本培养分枝杆菌时应留取晨痰送检。

3. 采集部位、方法及注意事项

(1) 使用正确的采样方法和工具，采集足量标本。

(2) 对于有多种细菌定植的部位，宜选择合适的方法检验特定的病原体，并防止非致病定植菌群的污染。

(3) 无菌体液（例如胸腔积液、滑膜液、心包积液和脑脊液）宜放入无菌管或含抗凝剂（注意某些抗凝剂对一些细菌有抑制作用，如果使用，则须告知临床其中的影响）的无菌管送检，也可注入一定量（最好 10ml）的样品到血培养瓶中进行增菌培养；怀疑细菌或真菌感染时，除了血液标本之外，所有无菌体液标本均宜进行革兰染色镜检。

(4) 采集静脉血时，应首先采集血培养标本，再采集用于其他检验的标本。

(5) 特殊情况下（如怀疑厌氧菌感染时）可以考虑床旁采样。

(6) 真菌培养宜采集深部标本或组织标本。

(7) 做病毒血清学检验时，宜根据不同病毒选择不同的采集时间和抗体类型；发病早期通常检验病毒特异的 IgM 抗体；而对恢复期患者，在疾病急性发作和发作后间隔 2~4 周采集双份血清，检验 IgG 抗体。

(8) 标本采集须符合生物安全规定。

4. 严格无菌操作　应严格执行无菌操作，避免标本被污染。盛放标本的容器须经灭菌处理。采集无菌标本时应注意局部及周围皮肤的消毒。

### （二）标本转运基本原则

1. 转运温度和时限　一般标本应在 2h 内送达实验室。如延迟送检，应根据检测项目要求，选择适当保存条件。脑脊液、生殖道标本、眼部标本及可疑对低温等环境敏感的病原体(如脑膜炎奈瑟球菌、淋病奈瑟球菌、流感嗜血杆菌和肺炎链球菌等)的标本，不可冷藏，应在 30min 内送检。

2. 转运装置及条件

(1)选择适当、防渗漏、无菌容器。

(2)使用适当的运输培养基，如病毒培养应选择病毒运输培养基。

3. 生物安全　可疑含有病原体的标本在院区内转运，应采用双层包装；标本在院区间转运，应采用三层包装。

### （三）实验室质量管理

1. 实验室应拒收质量不合格标本。

2. 为临床提供可随时查阅的标本采集规范手册。

## 二、临床常见病原学标本的采集及转运细则

### （一）血培养标本

血液是来自无菌部位的标本。血液培养对感染性疾病的诊断、治疗和预后有重要临床意义。

1. 血流感染

(1)采集指征

可疑感染患者出现以下任一指征时，可以考虑采集血培养。

1)体温>38℃或<36℃。

2)寒战。

3)外周血白细胞计数增大(计数>$10.0 \times 10^9$/L，特别有"核左移"时) 或减少(计数<$4.0 \times 10^9$/L)。

4)呼吸频率>20 次 /min 或动脉血二氧化碳分压($PaCO_2$)<32mmHg。

5)心率>90 次 /min。

6)皮肤黏膜出血。

7)昏迷。

8)多器官功能障碍。

9)血压降低。

10)炎症反应参数如 C 反应蛋白、降钙素原、1,3-β-D- 葡聚糖升高等。

11)严重的局部感染，如脑膜炎、心内膜炎、肺炎、腹腔感染等。

(2)采集时机：寒战或发热初起时采集，抗菌药物应用前采集最佳。

(3)采集套数：成人每次采集 2~3 套，每套从不同的穿刺点进行采集，2~5d 内无须重复

采集,如怀疑感染性心内膜炎,应重复采集多套。儿童通常仅采集需氧瓶。有以下高危因素时应考虑厌氧瓶培养:孕母产褥期患腹膜炎,或慢性口腔炎或鼻窦炎、蜂窝织炎、有腹腔感染的症状和体征、咬伤、接受类固醇治疗的粒细胞缺乏患儿。考虑肺炎链球菌菌血症时,宜同时做脑脊液培养。

(4)采血量:成人每瓶采血量 8~10ml,或按照说明书采集;婴幼儿及儿童采血量不应超过总血量的 1%,具体采血量参考说明书。若采血量充足,应先注入厌氧瓶,后注入需氧瓶,蝶形针采集血液次之;若采血量不足,优先注入需氧瓶。

(5)采集方法

1)采集静脉血。怀疑导管相关性血流感染(catheter-related bloodstream infection,CRBSI)时采集导管血。血培养宜单独采血,与其他项目同时采集时,应先接种血培养瓶,以避免污染。

2)采集前做好手卫生。静脉穿刺点选定后,去除血培养瓶的塑料瓶帽,切勿打开金属封口环和胶塞,使用 75% 乙醇或 70% 异丙醇消毒,自然干燥 60s。注意采血前检查血培养瓶是否完好无损、是否过期。

3)配戴手套。穿刺前或穿刺期间,为防止静脉滑动,应戴无菌胶乳手套固定静脉。

4)穿刺点皮肤消毒。通过三步法和一步法可进行穿刺点皮肤消毒。

a. 三步法:

第一步:用 75% 乙醇擦拭静脉穿刺部位,待干 30s 以上。

第二步:1%~2% 碘酊作用 30s 或 1% 碘伏作用 60s,从穿刺点向外画圈消毒至消毒区域直径达 3cm 以上。

第三步:75% 乙醇擦拭碘酊或碘伏消毒过的区域,进行脱碘。

对碘过敏的患者,在第一步基础上再用 75% 乙醇消毒 60s,待乙醇挥发干燥后采血。

b. 一步法:

0.5% 葡萄糖酸洗必泰作用 30s(不适用于 2 个月以内的新生儿),或 70% 异丙醇消毒后自然干燥(适用于 2 个月以内的新生儿)。

注意:穿刺点消毒后不可再碰触;用注射器无菌穿刺取血后,勿换针头(如果行第二次穿刺须更换针头),直接注入血培养瓶,不可将抗凝血注入血培养瓶;血液接种到培养瓶后,轻轻颠倒混匀以防血液凝固。

(6)标本运送:血培养瓶应在 2h 内送至实验室并上机培养,如不能及时送检,应室温保存,切勿冷藏或冷冻,不推荐放置超过数小时。应采用密封的塑料袋和硬质防漏的容器运送标本,若外送到其他实验室,应使用符合生物安全规定的包装。

2. 感染性心内膜炎

(1)采集指征:感染性心内膜炎常表现为发热,可伴寒战、食欲减退、消瘦等,其次为心脏杂音,多表现为新出现或较原先发生改变的反流性杂音;其他表现包括脑、肺或脾栓塞等。对于老年患者及免疫抑制患者,可无发热。

(2)采集时机及数量

1)急性心内膜炎:应立即采集血培养标本,宜于抗菌药物治疗前 30min 内不同部位采集 2~3 套血培养标本。

2)亚急性心内膜炎:宜每隔 0.5~1h 采集 1 套血培养标本,从不同穿刺点采集 3 套血培养标本。

### 3. 导管相关性血流感染

(1) 采集指征：导管相关性血流感染主要的危险因素包括导管的类型、导管放置时间和插管部位。怀疑患者可能有导管相关血流感染时，根据患者实际情况选择检测程序。

(2) 采集程序

1) 短期外周导管的血培养：采集 2 套外周静脉血培养。无菌操作拔除导管，采用 Maki 半定量法进行培养，导管尖片段长度应达到 5cm（通常导管的外表面有细菌定植，可以引起感染）。

培养结果解释如下：①如果 1 套或 1 套以上血培养阳性，并且导管片段培养阳性（半定量，菌落计数 ≥15 个），血培养与导管培养菌种相同，提示为 CRBSI。②如果 1 套或 1 套以上血培养阳性，并且导管片段培养阴性，无法判断；但是，如果血培养分离株为金黄色葡萄球菌或白念珠菌，并且没有其他明确的感染源，仍然提示为 CRBSI。③如果 2 套血培养阴性，但导管片段培养阳性，提示为导管定植。④如果 2 套血培养和导管片段培养均为阴性，不考虑 CRBSI。

2) 对于非隧道式和隧道式中心静脉导管及静脉输液港（venous access port, VAP），建议至少采集 1 套静脉外周血培养，同时应尽快采集等量的 1 套导管血培养。

对于保留导管的患者，血培养结果解释如下。

①如果 2 套血培养得到的菌株其鉴定结果和药敏谱均相同，并且没有其他明确感染源，提示 CRBSI。②如果 2 套血培养均阳性并且分离的菌种相同，导管血阳性报警时间比外周血阳性报警时间早 ≥2h，又没有其他明确感染源，则提示为 CRBSI（如果导管血阳性报警时间比外周血阳性报警时间早 <2h，2 套血培养获得鉴定与药敏谱相同的分离株，仍有可能为 CRBSI）。③如果 2 套血培养阳性，导管血中菌量为外周血中菌量的 5 倍以上，并且没有其他明确的感染源，提示为 CRBSI。这种方法要求采用手工定量血培养系统，如裂解离心法。④如果只是导管血培养阳性，不能判断为 CRBSI，提示导管有细菌定植或采血过程有污染。⑤如果只是外周血培养阳性，不能确定为 CRBSI。但是，如果分离到的菌株为金黄色葡萄球菌或念珠菌属，并且没有其他明确的感染源，也可能为 CRBSI。要确定是否为 CRBSI，需要进行导管片段半定量或定量培养，分离到相同菌株，或者另外导管血或外周血分离到相同的菌种，并且没有其他明确的感染源。⑥如果 2 套血培养均为阴性，不太可能为 CRBSI。

对于决定拔除可疑导管的患者，血培养结果解释如下。

①如果 1 套以上血培养和导管片段培养阳性，并且菌种鉴定与药敏谱相同，则可能为 CRBSI。②如果 1 套以上血培养阳性且导管片段培养阴性，若血培养阳性株为金黄色葡萄球菌或念珠菌，则有可能为 CRSBI。如果需要进行确认，要求进一步采集其他外周血培养，获得阳性且为同一菌种，没有其他明确的感染源，即为 CRBSI。③如果血培养阴性，导管片段培养阳性，提示为定植，不是 CRBSI。如果外周血培养和导管片段培养均为阴性，不太可能为 CRBSI。

### （二）尿液标本

尿路感染可分为单纯性尿路感染、复杂性尿路感染及尿脓毒血症，诊断主要通过采集尿液标本进行微生物学检测。

1. 采集指征　当患者出现尿频、尿急、尿痛等膀胱刺激征,可有肉眼脓尿或血尿、耻骨上区不适和腰骶部疼痛、尿道口有脓性分泌物等症状。怀疑存在尿路感染,或尿常规结果提示尿路感染,或不明原因发热、留置导尿管患者出现发热时,以及泌尿系统手术前,应送检尿液标本。送检尿培养的同时应进行尿常规检测,伴发热患者应采集血培养标本。

2. 采集程序　宜采集晨尿,嘱患者睡前少喝水或不喝水,尿液在膀胱内潴留至少4h以上,可降低假阴性率。尿液标本质量的影响因素较多,因此减少污染是保证质量的关键。

(1)耻骨上膀胱尿:消毒脐部至尿道皮肤,对穿刺部位进行局部麻醉。在耻骨联合和脐部中线部位将针头刺入充盈的膀胱,吸取20ml尿液,无菌操作将尿液注入无菌容器内送检。此方法可用于诊断尿道厌氧菌感染,也是小儿患者、脊柱损伤患者和未获得明确培养结果的患者的最常用方法。

(2)导尿管:通过滞留导尿管收集尿液,推荐在取尿样培养前及应用抗菌药物前更换留置的导尿管。常通过专门的采样端口采集,夹住导管口10~20min,用70%或75%乙醇消毒导管的采样端,将注射器针头穿刺至导管中心,抽取5~10ml于无菌容器内标本送检。切不可取尿袋内尿液送检,导尿管尖端尿液也不能用于培养。

(3)清洁中段尿:清晨起床后用肥皂水清洗会阴部,女性应分开大阴唇,男性应上翻包皮,仔细清洗,再用清水冲洗尿道口周围;将前段的尿液丢弃,留取中段尿液约10ml直接排入无菌容器中,立即送检,采集后2h内进行接种。

(4)儿童尿液采集袋:由于儿童不能自主地控制膀胱收缩,易出现假阳性。因此,该方法尿液培养结果阴性更有意义。如果培养结果阳性,必要时可用膀胱导尿或耻骨上穿刺法采集尿液标本来确证有无尿路感染。

(5)其他采集方法:回肠导管导尿采集,间歇性导尿管采集,肾盂造瘘术、输尿管皮肤造口术、膀胱镜检查术采集等方法进行采集。

3. 标本运送　标本采集后应及时送检和接种,2~8℃存放时间不得超过2h。

## (三)脑脊液标本

1. 采集指征　不明原因的头痛、脑膜刺激征、颈部僵直、脑神经征象、发热、体温过低、易受刺激等临床症状。此外,其他实验室检查发现脑脊液白细胞增加、蛋白质增加且葡萄糖减少等。

2. 采集程序

(1)采集时间:怀疑为中枢神经系统感染存在时,应立即采集标本,最好在发病早期,使用抗菌药之前。

(2)采集方法:采集脑脊液一般采用腰椎穿刺,特殊情况可采用小脑延髓池穿刺或脑室穿刺术。以70%乙醇或2%碘酊消毒背部下方,实施局部麻醉,然后以一采集针轻轻由第三腰椎与第四腰椎间的中线部位穿刺进入脊髓蛛网膜,采集5~10ml脑脊液于3~4支无菌试管中,每支试管1~2ml。整个过程须以最严格的无菌操作技术进行。进行脑脊液培养时,建议同时进行血培养。

(3)采集量:各类病原体检测所需标本量一般细菌≥1ml,真菌≥2ml,病毒≥2ml。

3. 标本运送　标本采集后要立即送检。若用于普通细菌培养,室温1h内送至实验室;若可疑脑膜炎球菌等苛养菌,应在30min内室温送至实验室,或进行床旁接种;若用于病毒培养,则须 2~8℃立即送检。

### (四) 无菌体液标本

除血液、骨髓、尿液、脑脊液等无菌体液外,还包括经皮穿刺获得的胸腔积液、腹水、关节液等。各种引流液不能作为无菌体液标本处理。

1. 采集指征

(1)胆汁:存在急性胆囊炎、急性重症胆管炎,伴有腹痛、黄疸,墨菲征阳性,伴有恶心、呕吐和发热,尿少且黄,中毒或休克时采集标本。

(2)胸腔积液:存在结核性胸膜炎、细菌性肺炎引起的胸膜炎,伴有胸痛、发热、胸腔积液混浊、乳糜性、血性或脓性时进行采集。

(3)腹水:存在原发性、继发性腹膜炎伴有腹痛、呕吐、肌紧张、肠鸣音减弱或消失时采集标本。

(4)心包积液:存在结核性、风湿性、化脓性、细菌性心包炎时采集标本。

(5)关节液:存在化脓性关节炎、关节肿胀、关节周围肌肉发生保护性痉挛时采集标本。

2. 采集程序

(1)采集时间:怀疑感染存在,应尽早采集标本,一般在患者使用抗菌药之前或停用药物后 1~2d 采集。

(2)采集方法:用 2% 碘酊消毒穿刺部位的皮肤后,由临床医师穿刺采集标本(2ml 左右),装入无菌密封容器立即送检。

(3)采集量:采集量应至少 1ml。采集容器为无菌试管。

3. 标本运送　标本运送应在室温下,2h 内送检。

### (五) 粪便标本

1. 采集指征　当腹泻患者出现以下任何一种情况时,建议采集粪便标本进行细菌培养:粪便涂片镜检白细胞>5 个 /HP,体温>38.5℃。如重症腹泻,血便或便中有脓液,未经抗菌药治疗的持续性腹泻患者或肠道传染病疫区的患者。

2. 采集程序

(1)采集时间:尽可能在发病早期和使用抗菌药之前。在不同的时间采集 2~3 个标本可以提高致病菌的分离率。肠炎及发热患者建议同时送检血培养;伤寒沙门菌感染时,必要时做骨髓培养。

(2)采集方法

1)自然排便法:采集标本时,取有脓血、黏液、组织碎片部分的粪便 2-3g(液体粪便则取絮状物 1~3ml)。外观无异常的粪便应从粪便的表面不同部位取材。

2)直肠拭子法:如排便困难或婴幼儿患者,可用直肠拭子法采集标本。先以肥皂、水和70% 乙醇将肛门周围洗净,然后用经无菌盐水湿润的棉拭子插入肛门,超越肛门括约肌约2.5cm,与直肠黏膜表面接触,轻轻旋转,必须将棉拭子置于运送培养基中送检。

3. 标本运送

(1)粪便标本:室温 1h 内送检。对住院的腹泻成人患者,应采集住院 3d 内粪便标本送检,标本采集后应尽快送检,有条件的提倡使用运送培养基。怀疑艰难梭菌感染,要进行厌氧培养,并检测艰难梭菌 A/B 毒素。

(2)直肠拭子:室温 1h 内送检。

(3)高度怀疑霍乱弧菌感染的标本应室温 1h 内送检,运送必须符合特殊标本的安全要求。

## (六)下呼吸道标本

1. 采集指征　出现咳嗽、咯血、呼吸困难、发热等呼吸道感染症状时进行采集。

2. 采集程序

(1)采集时间:以清晨为最好,患者痰量多。

(2)采集方法

1)自然咳痰法:以采集晨痰为佳,采集标本前应用清水漱口或用牙刷清洁口腔,有义齿者应取下义齿。尽可能在用抗菌药之前采集标本。用力咳深部的痰,直接吐入无菌、清洁、干燥、不渗漏、不吸水的广口带盖的容器中,标本量应 ≥2ml。咳痰困难者可雾化吸入 45℃ 100g/L NaCl 水溶液,使痰液易于排出。对自然咳痰困难的患者可用无菌吸痰管抽取气管深部分泌物。

2)支气管镜采集法:利用纤维支气管镜向小支气管和肺泡内注入无菌生理盐水灌洗,在 40~80ml 回收的灌洗液中包含约 1ml 支气管末梢和肺泡中的分泌物,弃去前端可能污染的部分,收集其余部分后立即送检。

3)小儿取痰法:用弯压舌板向后压舌,将拭子伸入咽部,小儿经压舌刺激咳痰时,可喷出肺部或气管分泌物粘在拭子上送检。幼儿还可用手指轻叩胸骨柄上方,以诱发患儿咳痰或诱导其喷出哭泣时的气道分泌物。

4)诱导取痰法:刷牙龈和舌头后让患者用水漱口,借助喷雾器使患者吸入 25ml 3%~10% 的无菌盐水诱导排痰。

(3)采集量:≥1ml。采集容器为无菌密封容器。

3. 标本运送　标本应尽快送检,对不能及时送检的标本,室温保存不超过 2h。注意对不能自然咳痰的患者,医师可经抽吸获得标本,经口吐出的痰经涂片镜检判断标本是否合格,合格的痰标本鳞状上皮细胞 ≤10 个 /LPF。对可疑烈性呼吸道传染病(如 SARS、肺炭疽、肺鼠疫等)的患者采集检验标本时必须注意生物安全防护。

## (七)鼻咽部标本

1. 采集指征　存在发热、咽部发红、疼痛、咳嗽、喉部有脓样分泌物等临床症状时进行采集。直接视检、手术中或组织病理检查发现脓肿,或为了检出脑膜炎球菌带菌者而采集鼻咽拭子。

2. 采集程序

(1)采集时间:在发病早期,使用抗菌药物之前采集。

(2)采集方法:采集上呼吸道标本通常采用含转运培养基的无菌棉拭子。

1)鼻:用被无菌盐水湿润的拭子插入鼻孔约 2cm,对鼻黏膜用力旋转。

2)鼻咽:用无菌拭子经鼻轻轻插入鼻咽后部,慢慢旋转拭子 5s 以吸收分泌物,放入无菌管中。咽部检体,采集前患者应用清水反复漱口,由检查者将舌向外拉,使腭垂尽可能向外牵引,将棉拭子通过舌根到咽后壁或腭垂的后侧,涂抹数次,但拭子要避免接触口腔和舌黏膜。

(3)采集量:尽可能多取、转运拭子运送。

3. 标本运送　常温 2h 内送至实验室。注意喉拭子不能用于会厌感染患者培养。

### (八) 脓液和伤口标本

1. 采集指征
(1)皮肤或皮下脓肿受累部位出现红、肿、热、痛,需要手术切开引流时进行采集。
(2)深部脓肿表现为局部疼痛和触痛并伴有全身症状,发热、乏力、食欲减退等情况时进行采集。
(3)创伤或手术部位感染时进行采集。

2. 采集程序　要求深入伤口,紧贴伤口前沿取样。
(1)采集时间:在使用抗菌药之前采集。
(2)采集方法

1)首先用无菌生理盐水清洗脓液及病灶的杂菌,再采集标本,以免影响检验结果。

2)脓性标本使用针和注射器抽吸采集,再移入无菌容器内,立即送往实验室。如果没有得到抽吸物,也可以用拭子在伤口深部采集渗出物。对于皮肤或下表皮的播散性感染,应收集病灶处边缘而非中央处的感染组织送检。

3)脓肿标本以无菌注射器抽取为好,也可由排液法取得,先用 70% 乙醇擦拭病灶部位,待干燥后用无菌刀片切开排脓,以无菌棉拭子采集脓血性标本送检。标本如不能及时送检,应将标本放在冰箱中冷藏,进行厌氧培养的标本只能放于室温下。

4)厌氧菌感染的脓液常有腐臭,感染部位呈黑色,采集和运送标本是否合格,对厌氧培养是否成功至关重要,特别注意避免正常菌群的污染以及由采集至接种前尽量避免接触空气。最好以针筒直接由病灶处抽取脓血标本或伤口周围组织,采集完毕后应进行床边接种或置于厌氧运送培养基内送检。

(3)采集量:尽可能多取、转运拭子运送。

3. 标本运送　常温 2h 内送检。注意组织或液体优于拭子标本,如必须用拭子,采集 2 个拭子,1 个用于培养,另 1 个用于革兰染色。脓肿底部或脓肿壁组织及脓血取样结果最佳。

### (九) 组织标本

1. 采集指征　出现表浅皮肤黏膜感染、深部组织感染等。
2. 采集程序
(1)采集时间:在使用抗菌药之前采集。
(2)采集方法:根据不同的病变部位、炎症或坏死组织部位,采用相应的方法采集组织标本。
(3)采集量:尽可能多取或要求 >1g。无菌容器,需要加一些无菌盐水保持湿润。

3. 标本运送　常温 2h 内送至实验室。注意组织标本的采集量应尽可能多,拭子不要从患处表面简单摩擦取样,最好采集创面深部或患处与正常组织交界处的组织。组织培养的标本不得添加固定液。

### (十) 生殖道标本

1. 采集指征　出现发热、乏力、食欲减退等全身症状,伴有皮肤黏膜损害。男性有尿痛、尿频、尿急、尿道分泌物增多、会阴部疼痛、阴囊疼痛、性功能障碍、泌尿生殖器畸形和缺损;女性有阴道分泌物增多及性状异常、尿道口瘙痒、脓性分泌物流出、下腹疼痛、月经失调、阴道出血、外阴瘙痒、外阴或阴道疼痛、性功能障碍等。

2. 采集程序

(1)采集时间:在疾病早期,使用抗菌药之前采集。

(2)采集方法

1)男性前列腺液:排空膀胱,用肥皂和水清洗尿道口,通过直肠按摩前列腺,用无菌拭子或无菌管收集经尿道排出的前列腺液。

2)男性尿道:用纤维无菌拭子插入尿道腔 2~4cm,旋转拭子,至少停留 2 秒,采集黏液脓性或脓液尿道分泌物。

3)女性阴道:除去陈旧的阴道分泌物,使用无菌拭子置于阴道壁黏膜采样处,顺时针贴近阴道壁旋转 5 次采集标本。若需涂片检查,应再采集一份拭子。

4)女性尿道:患者排尿 1h 后采集,拭去尿道口的渗出物,用拭子通过阴道,靠着耻骨联合,按摩尿道,采集尿道分泌物。

5)疱疹拭子:生理盐水清洗患处,消毒后用针头或解剖刀切开疱疹,在基底部用拭子采集液体和细胞。

(3)采集量:尽可能多取,转运拭子运送。核酸检测标本需置于转运装置,室温 2h 内送检;病毒培养标本,需置于通用转运培养基 / 病毒转运培养基,室温送检。

3. 标本运送　常温 2h 内送检。淋病奈瑟球菌培养需保温及时送检,衣原体、支原体等培养无法及时送检时应 4℃保存。推荐用革兰染色方法确定细菌性阴道病,细菌培养往往因杂菌生长容易被误导。

## (十一) 眼、耳部标本

1. 采集指征　眼、耳部出现各种急慢性炎症。

2. 采集程序

(1)采集时间:在发病早期,使用抗菌药之前采集。

(2)采集方法

1)内耳:接触耳鼓室,先用肥皂水清洗耳道,再用注射器收集液体。对破裂的鼓室,借助耳科诊视器,用拭子收集液体。

2)外耳:用湿拭子拭去耳道的碎屑或痂皮,在外耳道用力旋转拭子取样。

3)眼部:用(无菌盐水预湿)拭子围绕结膜取样,将左右眼部检体分别涂抹在两个玻片上染色。眼部检体建议在床边直接接种或涂片。

(3)采集量:尽可能多取,转运拭子运送。

3. 标本运送　耳部标本常温 2h 内送检。眼部标本应 15min 内送检。对于外耳道应用力取样,表面取样可能采不到病原体。眼部标本采集时注意避免感染蔓延至眼部邻近区域。标本必须标明来自左眼或右眼。

(刘玲莉　徐英春)

# 第六节 临床微生物室在感染控制中的作用

微生物实验室在监测、治疗、控制和预防院内感染中起着重要的作用,是院内感染监测和早期预警系统。以微生物实验室为基础的监测,以患者病房为单位的监测(如重症监护病房、血液病房等)和特定部位的感染监测(如血液和手术部位)都是医院全方位监测的重要组成部分。微生物学家作为医院感染控制部门的重要成员,其作用和职责如下。

1. 增进临床、实验室和感染控制部门的合作,并为感染控制部门成员提供微生物以及其他相关专业培训,例如临床微生物标本的采集、保存、运送的要求和注意事项,标本采集前要求患者做好准备,对采集时机、采集部位、采集频次、采集量以及采样部位消毒等一系列问题进行指导;对人体常见的正常菌群、定植菌、污染菌和感染菌等内容进行培训;对各种细菌耐药酶的检测及在选用抗生素方面的意义与临床进行经常性沟通等。

2. 制定正确收集、运输和处理标本的准则。强调拒收标本标准和加强控制血培养污染率、标本转运时间监控的质量保障有助于优化检测的分析前阶段。实验室检测的结果与临床标本质量有直接关系,不正确的采集和运输标本可能产生错误结果。

(1)及时采集院内感染的患者和工作人员相关的样本,准确快速查明医院感染病原体,最大限度地做出微生物学诊断。

(2)实验室信息系统 可前瞻性检索信息并关联其他电子病例的信息系统帮助感染预防人员进行感染监测、发现患者间病原传播并早期发现感染暴发。因此,选择实验室信息系统(LIS)的人员在为医院选购信息系统前,需向实验室及感染预防人员进行咨询。

(3)用经国际认证的标准和方法(美国临床和实验室标准协会或 EUCAST)进行抗菌药物敏感试验,确定不同病原体需要测试及报告的抗菌药物。

随着新的耐药不断产生、现有耐药频率增加,为防止药物敏感试验报告出微生物 - 抗菌药物组合的明显错误,实验室必须采取其他方法对自动化系统进行补充。药物敏感试验错误最有可能出现异质性耐药、诱导性耐药或新机制的耐药。例如,当葡萄球菌对万古霉素耐药或克雷伯菌对碳青霉烯耐药这些表型刚出现时,自动化系统的检测表现不佳,必须进行补充试验或确证试验。如果实验室采用的检测方法不能准确鉴定微生物或某种耐药模式,感染预防计划将不能发现严重问题,甚至是感染暴发。相反的,感染预防人员也有可能因调查时弄虚作假而分散、浪费宝贵资源。

实验室若发现商品化的自动药物敏感试验或鉴定系统存在问题,应提醒制造商关注,以改进仪器、试剂板条或软件程序,提高准确性。对自动化仪器的持续独立评估及向生产商的反馈十分重要。

1. 在控制临床常见病原体耐药性及制定当地抗菌药物使用相关政策方面起着重要作用。参与抗微生物药物合理使用委员会的活动;监测包括感染控制部门在内的相关科室报告耐药细菌的流行趋势;对于从临床标本分离病原微生物的罕见耐药模式及时通知感染控制部门;对于不同地理位置医院耐药性的差别,微生物实验室应建立临床分离数据库,建议将所有病原体的药敏的数据采用 WHONET 软件保存并分析,为当地制定抗菌药物的使用政策时提供依据。经验用药亦需要循证医学和流行病学资料的支持,定期发布细菌耐药性监测结果,随时统计分析 ICU 等重点科室常见病原体和耐药状况,对临床经验性选择抗生素、提高重症感染的救治成功率有很大帮助。另一方面,常见病原体耐药性水平的变化也可以作为一个医院感染控制质量的标志。

2. 如有重要的临床和 / 或公共卫生健康的指征(如分离出沙门菌、志贺菌或脑膜炎球菌,涂片见到抗酸杆菌,细菌培养分离出多重耐药菌)并应通过电话立即向感染控制部门和该患者的主管医生报告,随后提交一份书面报告。

3. 必要时进行医院感染相关病原微生物的分子生物学分型。微生物实验室与感染控制部门合作监测、调查院内感染暴发事件,采用分子分型方法(如 PFGE、RAPD 等)分析菌株的同源性以确认是否存在医院感染暴发,并确定宿主和带菌者,及时控制病原体流行。国外一些医院的做法是对 VRE、CRE 等不常见的耐药菌一经发现即进行分子分型,根据分型结果判断院内流行的可能性及范围,并采取相应措施控制感染。

4. 加强特殊耐药菌监测。临床微生物室是医院感染控制委员会的重要成员,微生物检验在医院感染的监测中起重要作用。若在临床微生物检验中发现有医院感染的可能,要及时与医院感染控制部门、主管医师和护士联系,并动态追踪。医院感染中的一些特殊耐药菌如 VRE、MRSA、产 ESBL 肠杆菌科细菌等常通过交叉感染传播,曲霉菌、军团菌等常在空调、供水系统、雾化装置中存在并导致感染,对病原体的来源须常规监测并提醒临床注意,该措施可有效预防病原体传播扩散并节省大量抗感染费用。

5. 生物标本库与存储  临床微生物实验室应保存从临床送检标本中分离出来的有意义的菌株,否则就不能为感染预防计划提供分子分型等补充检测。实验室应事先做规划,并确保所有流行病学意义重要菌株的保存。实验室及感染预防人员应决定哪些菌株应保存,并根据其流行病学重要性、可用资源决定存储的时间长短。建议将所有来自正常无菌部位(如血液、脑脊液)菌株,所有部位分离的重要多重耐药菌(如 CRE)及具有其他流行病学意义的重要病原体(如结核分枝杆菌)保留 3~5 年。

6. 监测消毒、灭菌效果,必要时进行环境监测并及时反馈给感染控制部门。正确、科学地实施消毒与隔离技术对预防和控制医院感染非常重要,正确地指导、监察消毒隔离工作也是临床微生物室的工作之一。当发生医院感染暴发流行或特殊耐药细菌感染时,临床微生物专业人员应参与制订消毒隔离措施,对相关的人员管理、废弃物的处理等环节提出微生物专业意见。

(孙宏莉　徐英春)

---

参 考 文 献

[1] 国家卫生健康委合理用药专家委员会, 全国细菌耐药监测网. 2019 年全国细菌耐药监测报告 [J]. 中国合理用药探索, 2021, 18 (3): 1-11.

[2] 全国细菌耐药监测网. 全国细菌耐药监测网 2014—2019 年不同等级医院细菌耐药监测报告 [J]. 中国感染控制杂志, 2021, 20 (2): 95-111.

［3］ CUI J, ZHANG H, MO Z, YU M, et al. Cell wall thickness and the molecular mechanism of heterogeneous vancomycin-intermediate Staphylococcus aureus [J]. Letters in Applied Microbiology, 2021, 72 (5): 604-609.

［4］ 刘彩林, 明亮. 异质性万古霉素中介金黄色葡萄球菌的流行性及 mgrA 基因对万古霉素耐药性影响的研究 [J]. 中国抗生素杂志, 2020, 45 (2): 175-180.

［5］ 约根森, 普法勒, 临床微生物学手册 (第 11 版)[M]. 王辉, 马筱玲, 钱渊, 等译. 北京: 中华医学电子音像出版社, 2017.

［6］ BAKTHAVATCHALAM Y D, BABU P, MUNUSAMY E, et al. Genomic insights on heterogeneous resistance to vancomycin and teicoplanin in Methicillin-resistant Staphylococcus aureus: A first report from South India [J]. PLoS One, 2019, 14 (12): e0227009.

［7］ 刘畅, 孙宏莉. 利奈唑胺耐药肠球菌流行病学及耐药机制研究进展 [J]. 临床检验杂志, 2018, 36 (1): 40-42.

［8］ 徐鹃鹃, 葛瑛. 碳青霉烯类耐药肠杆菌科细菌感染治疗研究进展 [J]. 中国感染与化疗杂志, 2019, 19 (6): 680-686.

［9］ 全国细菌耐药监测网. 全国细菌耐药监测网 2014—2019 年临床分离非发酵革兰氏阴性杆菌耐药性变迁 [J]. 中国感染控制杂志, 2021, 20 (1): 70-76.

［10］ 吴园园. 多重耐药鲍曼不动杆菌耐药性及耐药基因检测研究 [J]. 中外医疗, 2021, 40 (11): 183-185.

［11］ 赵亚运, 王鑫玲, 朱云竹, 等. 鲍曼不动杆菌耐药性与相关外排泵机制的初步研究 [J]. 安徽医科大学学报, 2019, 54 (10): 1574-1579.

［12］ BLAIR J M, RICHMOND G E, PIDDOCK L J. Multidrug efflux pumps in gram-negative bacteria and their role in antibiotic resistance [J]. Future microbiology, 2014, 9 (10): 1165-1177.

［13］ 毕文姿, 周铁丽. 细菌致病性、耐药现状及耐药机制的研究进展 [J]. 浙江医学, 2018, 40 (20): 2203-2206.

［14］ 全国细菌耐药监测网. 2020 年全国细菌耐药监测报告 [EB/OL]. (2021-11-17)[2022-03-25]. http://www.carss. cn/Report/Details/808.

［15］ ZHAO X, WANG L H, WEI N, et al. Epidemiological and clinical characteristics of healthcare-associated infection in elderly patients in a large Chinese tertiary hospital: a 3-year surveillance study [J]. BMC Infectious Diseases, 2020, 20: 121.

［16］ CHEN Y, ZHAO J Y, SHAN X, et al. A point-prevalence survey of healthcare-associated infection in fifty-two Chinese hospitals [J]. Journal of Hospital Infection, 2017, 95 (1): 105-111.

［17］ 刘思娣, 黄勋, 曾翠, 等. 不同类别重症监护病房持续 3 年医院感染前瞻性目标性监测 [J]. 中国感染控制杂志, 2019, 18 (1): 17-21.

# 第十六章
# 医院感染常见病原体

## 第一节　医院感染常见病原体分类

目前,引起医院感染的病原体主要包括细菌、真菌和病毒三大类,其中最常见、研究最多的是细菌。

### 一、细菌

细菌的分类原则上分为传统分类和种系分类两种。传统分类是依其性状的相似程度进行归类(一般种的水平相似度>80%),以此划分种和属。种系分类是基于化学分析和核酸分析方法,比较细菌大分子(核酸、蛋白质)结构的同源程度,揭示细菌进化信息。种(species)是细菌种系分类的基本单位。生物学性状基本相同的细菌群体构成一个菌种;性状相近、关系密切的若干菌种组成一个菌属(genus)。同一菌种的各个细菌,虽然性状基本相同,但在某些方面仍有一定差异,差异较明显的称亚种(subspecies)或变种(variety),差异小的则称为型(type)。

细菌的分类方法有多种,以下为一些常用的表型分类方法。

按照菌体形态,细菌可分为球菌、杆菌、螺形菌等。多数球菌直径 1μm 左右,外观呈圆球形或近似球形,如按排列方式又可将球菌进一步分为双球菌、链球菌、葡萄球菌、四联球菌、八叠球菌等。不同杆菌其大小、长短、粗细差别较大,如按形态进行区分,可将杆菌进一步分为球杆菌、棒状杆菌、梭杆菌、链杆菌、分枝杆菌等。螺形菌菌体弯曲,如菌体只有 1 个弯曲,呈弧形或逗点状称为弧菌,如霍乱弧菌;如菌体有数个弯曲称为螺菌,如鼠咬热螺菌;部分菌株的菌体细长弯曲呈弧形或螺旋形称为螺杆菌,如幽门螺杆菌。

按照革兰染色法可将细菌分为两大类:革兰氏阳性菌和革兰氏阴性菌。常见的革兰氏阳性菌包括金黄色葡萄球菌、肺炎链球菌、粪肠球菌、消化链球菌、白喉棒状杆菌、枯草芽孢杆菌、结核分枝杆菌、破伤风梭菌等;常见的革兰氏阴性菌包括大肠埃希菌、肺炎克雷伯菌、霍乱弧菌、铜绿假单胞菌、鲍曼不动杆菌、脑膜炎奈瑟球菌、卡他莫拉菌、韦荣球菌、产黑色素普雷沃菌等。

按照细菌代谢时对氧分子的需要与否,可分为四类:专性需氧菌、微需氧菌、兼性厌氧菌、专性厌氧菌。专性需氧菌只能在有氧的环境下生长,如结核分枝杆菌、霍乱弧菌;微需氧菌在低氧压(5%~6%)生长最好,氧浓度>10% 对其有抑制作用,如空肠弯曲菌、幽门螺杆菌;

兼性厌氧菌在有氧和无氧条件下均可生长,但在有氧条件下生长较好,大部分细菌属于此类;专性厌氧菌只能在无氧环境下生长,如破伤风梭菌、脆弱拟杆菌。

还可将上述三种分类方法结合起来对细菌进行分类:需氧革兰氏阳性球菌、需氧革兰氏阳性杆菌、需氧革兰氏阴性双球菌、需氧(或兼性厌氧)革兰氏阴性杆菌、厌氧革兰氏阳性球菌、厌氧革兰氏阳性杆菌、厌氧革兰氏阴性球菌、厌氧革兰氏阴性杆菌 8 类。

需氧革兰氏阳性球菌主要包括葡萄球菌属、链球菌属和肠球菌属三类。按照凝固酶活性,葡萄球菌属又分为凝固酶阳性的金黄色葡萄球菌和凝固酶阴性的表皮葡萄球菌、人葡萄球菌、溶血葡萄球菌、腐生葡萄球菌、模仿葡萄球菌、头状葡萄球菌、沃氏葡萄球菌等;链球菌属根据溶血类型的不同可被分为甲型(α)溶血性链球菌(如缓症链球菌)、乙型(β)溶血性链球菌(如化脓性链球菌和无乳链球菌)和丙型(γ)溶血性链球菌(如牛链球菌);如按照链球菌细胞壁中多糖抗原的不同,可分成 A~H、K~T 和 U、V 共 20 群。对人类致病的链球菌菌株 90% 属于 A 群,B、C、D、G 群偶见。同群链球菌间,因表面蛋白抗原结构不同,又分若干型。例如,A 群根据其 M 抗原不同分 100 个型,B 群分 4 个型,C 群分 13 个型等。链球菌的群别与溶血性间无平行关系,但对人类致病的 A 群链球菌多数呈现乙型溶血。目前,肠球菌属包括粪肠球菌、屎肠球菌、鸟肠球菌、铅黄肠球菌、坚忍肠球菌、鸡肠球菌、小肠肠球菌、病臭肠球菌、希拉肠球菌、孤立肠球菌、棉子糖肠球菌、假鸟肠球菌等,其中与人类感染最相关、最重要的是粪肠球菌和屎肠球菌两种。

需氧革兰氏阳性杆菌包括棒状杆菌属(如白喉棒状杆菌、假白喉棒状杆菌、结膜干燥棒状杆菌、化脓棒状杆菌、溃疡棒状杆菌、假结核棒状杆菌、溶血棒状杆菌、杰克群棒状杆菌等),李斯特菌属(如单核细胞增生性李斯特菌),分枝杆菌属(如结核分枝杆菌、非结核分枝杆菌、麻风分枝杆菌),诺卡菌属(如星形诺卡菌、巴西诺卡菌等)和需氧芽孢杆菌属(如炭疽杆菌、蜡样芽孢杆菌、枯草芽孢杆菌等)等。

需氧革兰氏阴性双球菌主要包括奈瑟菌属和莫拉菌属两种,其中前者包括淋病奈瑟菌、脑膜炎奈瑟菌、微黄奈瑟菌、黏膜奈瑟菌、浅黄奈瑟菌、灰色奈瑟菌、干燥奈瑟菌等,而莫拉菌属主要包括卡他莫拉菌一种。

需氧(或兼性厌氧)革兰氏阴性杆菌包括肠杆菌目、非发酵菌和弧菌科等。

肠杆菌目现包含 7 个科:肠杆菌科、欧文菌科、摩根菌科、耶尔森菌科、溶果胶菌科、哈夫尼亚菌科、布杰约维采菌科。肠杆菌科包括埃希菌属、志贺菌属、沙门菌属、克雷伯菌属、拉乌尔菌属、肠杆菌属、柠檬酸杆菌属等。其中,埃希菌属包括 6 个种,即大肠埃希菌、阿尔伯蒂埃希菌、蟑螂埃希菌、弗格森埃希菌、赫尔曼埃希菌和伤口埃希菌,以大肠埃希菌最常见;志贺菌属分为 A、B、C、D 4 个亚群,其中 A 亚群为痢疾志贺菌、B 亚群为福氏志贺菌、C 亚群为鲍氏志贺菌、D 亚群为宋内氏志贺菌,在中国以福氏志贺菌和宋内氏志贺菌较多见;沙门菌属有多种血清型,95% 以上沙门菌都属于 A~F 群,其中较常见的有伤寒沙门菌,甲、乙、丙型副伤寒沙门菌,猪霍乱沙门菌,鼠伤寒沙门菌和肠炎沙门菌等;克雷伯菌属主要包括肺炎克雷伯菌、产酸克雷伯菌、产气克雷伯菌、肉芽肿克雷伯菌、新加坡克雷伯菌、运动克雷伯菌等,其中肺炎克雷伯菌又可分为 3 个亚种:肺炎亚种、臭鼻亚种、鼻硬结亚种;拉乌尔菌属包括解鸟氨酸拉乌尔菌、植生拉乌尔菌和土生拉乌尔菌;肠杆菌属主要包括阴沟肠杆菌、阪崎克罗诺杆菌、中间肠杆菌、霍氏肠杆菌、河生肠杆菌、阿氏肠杆菌、格高菲肠杆菌、科文肠杆菌、生癌肠杆菌、神户肠杆菌、聚团肠杆菌、溶解肠杆菌、梨形肠杆菌和超压肠杆菌,其中以阴沟肠杆菌引起院内感染最常见；柠檬酸杆菌属包括 11 个菌种，即弗劳地柠檬酸杆菌、科斯柠檬酸杆菌、法摩柠檬酸杆菌、杨格柠檬酸杆菌、布拉克柠檬酸杆菌、魏氏柠檬酸杆菌、塞氏柠檬酸杆菌、啮齿柠檬酸杆菌、吉尔柠檬酸杆菌和莫氏柠檬酸杆菌，其中以弗劳地枸柠檬酸杆菌为代表。欧文菌科包括欧文菌属、泛菌属等。摩根菌科包括摩根菌属、变形菌属、普罗威登斯菌属等，其中摩根菌属包括 2 个种和 2 个亚种，即摩氏摩根菌和耐冷摩根菌。摩氏摩根菌包括摩根亚种和西伯利亚亚种 2 个亚种；变形杆菌属包括 4 个种，即普通变形杆菌、奇异变形杆菌、产黏变形杆菌和潘氏变形杆菌，前两者较常见。耶尔森菌科包括耶尔森菌属，有 11 个菌种，其中与人类疾病密切相关的有鼠疫耶尔森菌、小肠结肠炎耶尔森菌和假结核耶尔森菌；普罗威登斯菌属包括 8 个种：产碱普罗威登斯菌、斯氏普罗威登斯菌、雷氏普罗威登斯菌、海氏普罗威登斯菌、害虫普罗威登斯菌、拉氏普罗威登斯菌、*P.sneebia* 和 *P.burhodogranariea*。溶果胶菌科包括溶果胶菌属、*Brenneria*、*Rouxiella* 等。哈夫尼亚菌科包括哈夫尼亚菌属、爱德华菌属和 *Obesumbacterium*。布杰约维采菌科包括布杰约维采菌属、*Leminorella* 和 *Pragia*。

非发酵菌是一群不发酵葡萄糖或仅以氧化形式利用葡萄糖的需氧或兼性厌氧、无芽孢的革兰氏阴性杆菌的统称；在分类学上分别属于不同的科、属和种，但生化特征十分接近，多为机会致病菌，主要引起院内感染。非发酵菌包括的菌种较多，主要有下列菌属：假单胞菌属、不动杆菌属、窄食单胞菌属、产碱杆菌属、伯克霍尔德菌属等。假单胞菌属的细菌已超过 200 多种，其中与人类关系密切的有铜绿假单胞菌、荧光假单胞菌、恶臭假单胞菌、施氏假单胞菌和类鼻疽假单胞菌。根据 DNA-DNA 杂交可将不动杆菌属至少分为 25 个种，但仅有10 种被命名，常见的包括醋酸钙不动杆菌、鲍曼不动杆菌、溶血性不动杆菌、琼氏不动杆菌、约氏不动杆菌和洛菲不动杆菌。窄食单胞菌属只有一个嗜麦芽窄食单胞菌。产碱杆菌属包括粪产碱杆菌和木糖氧化产碱杆菌 2 个种，后者又分为 2 个亚种：木糖氧化产碱杆菌木糖氧化亚种和木糖氧化产碱杆菌脱硝亚种，典型菌种是粪产碱杆菌。伯克霍尔德菌属内部已超过 10 个种，其中较常见包括洋葱伯克霍尔德菌、鼻疽伯克霍尔德菌、类鼻疽伯克霍尔德菌等，以洋葱伯克霍尔德菌为代表菌种。

弧菌科主要包括弧菌属、邻单胞菌属和气单胞菌属。其中，弧菌属共有 90 个种，与人类感染相关的菌种包括引起肠道感染的 O1 群霍乱弧菌、O139 群霍乱弧菌、非 O1 群霍乱弧菌、副溶血弧菌、拟态弧菌、河流弧菌、霍利斯弧菌，引起伤口感染、中耳炎和败血症等肠道外感染的溶藻弧菌、辛辛那提弧菌、创伤弧菌、弗尼斯弧菌、少女弧菌、梅契尼可夫弧菌和鲨鱼弧菌；邻单胞菌属只有类志贺邻单胞菌一个菌种；气单胞菌属包括 23 个种，如嗜水气单胞菌、豚鼠气单胞菌、杀鲑气单胞菌、中间气单胞菌、脆弱气单胞菌、简氏气单胞菌、舒氏气单胞菌、维氏气单胞菌温和生物型、维氏气单胞菌维氏生物型等，其中以嗜水气单胞菌较常见。

在厌氧菌中，根据芽孢有无，又可将其分为有芽孢厌氧菌和无芽孢厌氧菌两类。前者包括比较常见的破伤风梭菌、产气荚膜梭菌、肉毒梭菌和艰难梭菌；后者又可分为革兰氏阴性杆菌、革兰氏阳性杆菌、革兰氏阴性球菌、革兰氏阳性球菌四种。厌氧革兰氏阴性杆菌有 8 个属，如拟杆菌属、普雷沃菌属、梭杆菌属等，其中以脆弱拟杆菌最为重要。厌氧革兰氏阳性杆菌有 7 个属，如丙酸杆菌属、双歧杆菌属、真杆菌属、乳杆菌属。厌氧革兰氏阴性球菌有 3 个属，其中以韦荣球菌属最重要。厌氧革兰氏阳性球菌有 5 个属，如消化链球菌属、消化球菌属等,其中消化链球菌属最重要。

除此之外,在引起医院感染的致病菌中还包括苛养性细菌,因为该类细菌对营养要求比较高,故称为苛养菌。临床常见的苛养菌包括肺炎链球菌、流感嗜血杆菌、卡他莫拉菌、脑膜炎奈瑟菌、淋病奈瑟菌、嗜肺军团菌等。

## 二、真菌

目前真菌界分为7个门,包括子囊菌门和担子菌门,接合菌门由于其多元性而不再被接受,过去归为接合菌门的生物被分到球囊菌门和4个分类位置未定的亚门,毛霉亚门为毛霉目而设,虫霉亚门为虫霉目而设。

毛霉亚门主要包括毛霉目,毛霉目又包括根霉属、毛霉属、横梗霉属、根毛霉属。虫霉亚门主要包括虫霉目,虫霉目包括蛙粪霉属(固孢蛙粪霉)和耳霉属(冠状耳霉),是引起皮下感染的主要病原体。

担子菌门有15个纲,但仅少数成员具有医学重要性。最主要包括无性阶段归属于隐球菌属(如新型隐球菌、格特隐球菌、浅黄隐球菌、浅白隐球菌、罗伦隐球菌),红酵母属(如深红酵母和黏红酵母),毛孢子菌属(如阿萨希毛孢子菌、皮肤毛孢子菌、倒卵状毛孢子菌、皮瘤毛孢子菌)和马拉色菌属(如糠粃马拉色菌、球形马拉色菌、合轴马拉色菌、钝形马拉色菌、斯洛菲马拉色菌、厚皮马拉色菌、限制马拉色菌)。隐球菌的有性型归至丝状黑粉菌属和线状黑粉菌属。丝状担子菌主要指伞菌纲中的伞菌目,但多数为木腐菌和专性植物病原体。其中最常报道的临床重要丝状担子菌为普通裂褶菌。

子囊菌门包括肺孢子菌纲、酵母菌纲、散囊菌纲和粪壳菌纲。肺孢子菌纲主要包括肺孢子菌目,肺孢子菌目主要包括肺孢子菌属(如耶氏肺孢子菌)。酵母菌纲主要包括酵母菌目,酵母菌目主要包括念珠菌属,其中该属包括约200个无性的种,其有性型归于10个不同的属,包括棒孢酵母属、德巴利酵母属、伊萨酵母属、鲁维酵母属、毕赤酵母属。散囊菌纲包括有7个目,其中最为重要的是子囊菌目,包括皮肤癣菌和许多具有双相型系统性疾病(包括荚膜组织胞浆菌和皮炎芽生菌)的有性型。粪壳菌纲包括肉座菌目和小囊菌目。其中肉座菌目主要包括赤霉菌属和丛赤壳菌属(镰刀菌属的有性型),小囊菌目主要包括假霉样真菌属(赛多孢属的有性型)。

## 三、病毒

病毒分类的研究起步较晚,一般多采用一种非系统、多原则、分等级的分类方法,国际病毒分类委员会会定期发布新的病毒分类命名系统。目前认为,病毒的分类主要依据以下几个方面:①核酸的性质与结构(DNA或RNA、单链或双链、分子量、基因数);②病毒粒子的大小、形态;③衣壳对称性和壳粒数目;④有无包膜;⑤对理化因素的敏感性;⑥抗原性;⑦生物学特性(繁殖方式、宿主范围、传播途径和致病性)。

按照上述依据,我们可将临床上较常见的病毒进行如下分类:DNA病毒、RNA病毒、DNA和RNA逆转录病毒。其中DNA病毒又分为双链DNA有包膜、双链DNA无包膜、单链DNA无包膜三种,双链DNA有包膜病毒包括痘病毒科(如天花)和疱疹病毒科(如单纯疱疹病毒），双链 DNA 无包膜病毒包括腺病毒科（如腺病毒）和乳多空病毒科（如乳头状瘤病毒、多型瘤病毒和空泡病毒），单链 DNA 无包膜病毒包括细小病毒科（如人类细小病毒 B19）；RNA 病毒又分为双链 RNA 分节无包膜、单负链 RNA 有包膜不分节、单负链 RNA 有包膜分节、单正链 RNA 无包膜不分节和单正链 RNA 有包膜不分节，双链 RNA 分节无包膜病毒包括呼肠病毒科（如呼肠孤病毒、轮状病毒）和双 RNA 病毒科（如传染性胰坏死病毒），单负链 RNA 有包膜不分节病毒包括副黏病毒科（如麻疹病毒、流行性腮腺炎病毒、副流感病毒、呼吸道合胞病毒）和弹状病毒科（如狂犬病毒）。单负链 RNA 有包膜分节病毒包括正黏病毒科（如流行性感冒病毒）、布尼亚病毒科（如汉坦病毒）和沙粒病毒科（如沙粒病毒）。单正链 RNA 无包膜不分节病毒包括小 RNA 病毒科（如脊髓灰质炎病毒、柯萨奇病毒、埃可病毒、新型肠道病毒 68~71），杯状病毒科（如诺如病毒、札幌病毒）和星状病毒科（如人类星状病毒）。单正链 RNA 有包膜不分节包括冠状病毒科（如 SARS 冠状病毒、新型冠状病毒），黄病毒科（如黄热病毒、登革病毒、丙型肝炎病毒），披膜病毒科（如风疹病毒）。

（刘亚丽　徐英春）

# 第二节　医院感染中常见细菌的特性

## 一、葡萄球菌属

### （一）金黄色葡萄球菌

1. 生物学性状　金黄色葡萄球菌为革兰氏阳性球菌，直径在 0.5~1μm，常呈葡萄串状排列，也可单个或成对排列，无芽孢、无鞭毛。需氧或兼性厌氧，营养要求不高，耐盐性强，可在含 10%~15% NaCl 的培养基上生长。在基础培养基上，金黄色葡萄球菌可形成直径为 1~3mm 不透明光滑菌落，且呈现出金黄色；在血琼脂培养基平板上，该菌可形成完全透明的 β 溶血环。其生化反应为触酶阳性，氧化酶阴性，还原硝酸盐，且能利用葡萄糖、麦芽糖、蔗糖、甘露醇等多种碳水化合物，产酸不产气。

2. 致病性　该菌可产生凝固酶，α、β、γ、δ 溶血素，表皮剥脱毒素、肠毒素、杀白细胞素、毒性休克综合征毒素 -1 等多种毒素，以及葡激酶、耐热核酸酶、透明质酸酶、脂酶等多种酶类。

3. 所致疾病

（1）侵袭性疾病：皮肤及软组织感染、中耳炎、气管炎、肺炎、脓胸、心包炎、心内膜炎、脑膜炎、败血症、脓毒血症等。

（2）食物中毒、假膜性结肠炎、烫伤样皮肤综合征、毒性休克综合征。

4. 微生物学检测

（1）采集标本：采集脓液、渗出液、血液、脑脊液、穿刺液、分泌物；食物中毒可采取残余食物、患者呕吐物、粪便等标本。

（2）直接涂片与镜检：根据细菌染色后颜色、形态、排列，做出初步判断——革兰氏阳性球菌，部分成堆排列。

（3）分离培养与鉴定：将标本接种至血琼脂培养基平板，根据菌落特点、溶血类型、凝固酶试验、生化反应，最终进行鉴定。

### （二）耐甲氧西林金黄色葡萄球菌（MRSA）

1961年，英国首次报道了MRSA，该菌对几乎所有的β-内酰胺类（目前头孢洛林除外）耐药，并表现为多重耐药表型。目前的研究认为，*mecA*基因是介导MRSA耐药的主要原因。该基因可编码一种低亲和力的青霉素结合蛋白（PBP2a），因与β-内酰胺类药物的亲和力下降，从而导致抗菌药物的药效不能发挥。

### （三）凝固酶阴性葡萄球菌

凝固酶阴性葡萄球菌（coagulase-negative staphylococcus，CoNS）是人体皮肤、黏膜的正常菌群，近年来已成为医院感染的常见致病菌。当机体免疫功能低下时，该类菌株也可引起败血症、心内膜炎、尿路感染、手术后感染等。需要指出的是，凝固酶阴性葡萄球菌的耐药性也不容忽视，其对甲氧西林的耐药率往往高于金黄色葡萄球菌。2020年中国CHINET细菌耐药性监测结果显示，金黄色葡萄球菌和表皮葡萄球菌中甲氧西林耐药株分别为31.0%和81.7%。

## 二、链球菌属

### （一）生物学形状

链球菌属为革兰氏阳性球菌，直径在0.6~1μm，常呈链状排列，链的长短与菌种和生长环境有关，在液体培养基中形成的链比固体培养基长。无芽孢、无鞭毛。大多兼性厌氧，营养要求较高，普通培养基生长不良，需要补充血液、血清、葡萄糖等。在血琼脂培养基平板上，不同菌株溶血不一，形成灰白色光滑型的细小菌落。其生化反应为触酶阴性，分解葡萄糖只产酸，一般不分解菊糖，不被胆汁溶解。

### （二）致病性

脂磷壁酸，F蛋白，M蛋白，链球菌溶血素O（A群链球菌菌株和部分C群、G群菌株产生）和链球菌溶血素S（多数A群、C群、G群菌株产生），透明质酸酶，链激酶，链球菌DNA酶，胶原酶。

### （三）所致疾病

1. A群链球菌　致猩红热、淋巴管炎、皮肤及皮下组织感染、中耳炎、扁桃体炎、咽炎、鼻窦炎、乳突炎等疾病。

2. 甲型溶血性链球菌　致亚急性细菌性心内膜炎。

3. B 群链球菌　致新生儿败血症、脑膜炎、肺炎等疾病。

4. D 群链球菌　致尿路感染、化脓性腹部感染、败血症、心内膜炎等疾病。

5. 肺炎链球菌　致大叶性肺炎、中耳炎、乳突炎、鼻旁窦炎、脑膜炎和败血症等疾病。

### (四) 微生物学检测

1. 采集标本　采集脓液、咽拭子、痰液、肺泡灌洗液、支气管吸取物、血液、脑脊液等标本。

2. 直接涂片与镜检　根据细菌染色后颜色、形态、排列，做出初步判断——革兰氏阳性球菌，呈链状排列；肺炎链球菌为典型的有荚膜的双球菌。

3. 分离培养与鉴定　将标本接种至血琼脂培养基平板，根据菌落特点，溶血类型，辅助试验(杆菌肽、CAMP 试验、胆汁溶菌试验、菊糖发酵试验、奥普托欣试验、荚膜膨胀试验等)，最终进行鉴定。也可借助全自动微生物鉴定仪或质谱分析仪进行鉴定。怀疑有败血症的血标本，应先在葡萄糖肉汤中增菌后再在血琼脂培养基平板上分离鉴定。怀疑感染性心内膜炎病例，应延长培养时间至 3 周以上，以检出草绿色链球菌。

### (五) 耐青霉素肺炎链球菌

耐青霉素肺炎链球菌(penicillin resistant streptococcus pneumoniae, PRSP) 对 β- 内酰胺类耐药的主要机制是 *pbp* 基因发生一系列突变，导致 PBP 结构变异，使其与 β- 内酰胺类抗生素的亲和力显著降低。在肺炎链球菌中存在 6 种 PBPs(PBP1a、PBP1b、PBP2a、PBP2b、PBP2x 和 PBP3)，这些 PBPs 与 β- 内酰胺类抗生素有不同的亲和力。目前的研究认为，大多数肺炎链球菌耐药主要由 PBP2x、PBP2b、PBP1a 变异引起。其中，PBP2b 变异引起青霉素 G 的低水平耐药，PBP2x 变异引起头孢噻肟的低水平耐药，而 PBP2x、PBP2b、PBP1a 三者同时变异才可引起高水平耐药。

## 三、肠球菌属

### (一) 生物学形状

链球菌属为革兰氏阳性菌，呈球形或卵圆形，大小为 $(0.6~2.0)\,\mu m \times (0.6~2.5)\,\mu m$，在液体培养基中呈成对或短链状。有时以鞭毛运动，没有明显的荚膜。兼性厌氧，可发酵多种碳水化合物，主要产 L(+)- 乳酸，不产气，触酶阴性。该菌通常在 10~45℃ 能生长(最适 37℃ )，在 pH 值为 9.6 的 6.5% NaCl 溶液中和 40% 胆盐中也能生长。

### (二) 致病性

肠球菌的致病性与多种致病基因有关。目前，国内外研究的主要致病基因包括细胞溶解素激活基因(*cylA*)、明胶酶基因(*gelE*)、肠球菌表面蛋白基因(*esp*)、胶原蛋白黏附素基因(*ace*)、聚集物质基因(*agg*)和粪肠球菌心内膜炎抗原基因(*efaA*)等。且粪肠球菌较屎肠球菌中致病基因的种类多，并容易出现 β 溶血和明胶溶解表型，提示粪肠球菌比屎肠球菌致病性更高，这也是临床标本中粪肠球菌分离率高于屎肠球菌的原因之一。

### （三）所致疾病

1. 尿路感染　多与尿路器械操作、保留导尿管和患者尿路结构异常有关。
2. 腹部和盆腔等部位的创伤和外科术后感染。
3. 老年患者和严重疾病患者的败血症、心内膜炎等。

### （四）微生物学检测

1. 采集标本　采集尿液、脓汁、胆汁、分泌物、血液等标本。
2. 直接涂片与镜检　根据细菌染色后颜色、形态、排列，做出初步判断——卵圆形革兰氏阳性球菌，呈短链状排列。
3. 分离培养与鉴定　将标本接种至血琼脂培养基平板，35~37℃孵育24h后，形成灰白不透明、表面光滑、直径0.5~1mm大小的圆形菌落，血琼脂培养基上为α溶血或不溶血；挑取可疑菌落，进行触酶试验、胆汁七叶苷试验和6.5% NaCl耐受试验，可鉴定到属。

### （五）耐万古霉素肠球菌

耐万古霉素肠球菌（vancomycin resistant enterococcus, VRE）的耐药基因型可分为 *vanA*、*vanB*、*vanC*、*vanD*、*vanE* 和 *vanG* 六型，其中 *vanA*、*vanB*、*vanD*、*vanE* 和 *vanG* 型属于获得性耐药，而 *vanC* 型属于固有耐药。在临床分离的肠球菌中，*vanA* 和 *vanB* 型最常见。*vanA* 型主要介导对万古霉素和替考拉宁的高水平耐药，常由质粒介导可转移，多见于屎肠球菌和粪肠球菌；*vanB* 型多介导对万古霉素的高水平耐药而对替考拉宁敏感，编码基因位于染色体或质粒上，耐药性可转移，多见于屎肠球菌和粪肠球菌。万古霉素的作用位点是肽聚糖前体五肽末端的 D- 丙氨酰 -D- 丙氨酸，通过抑制肽聚糖单体插入细胞壁生长位点，进而抑制肽聚糖交联。而蛋白 VanA、VanB、VanC、VanD 和 VanE 均具有连接酶功能，在其他蛋白（如 VanR、VanS、VanH、VanX、VanZ）的辅助作用下，形成低亲和力的 D- 丙氨酰 -D- 乳糖或 D- 丙氨酰 -D- 丝氨酸与万古霉素结合，进而产生对万古霉素耐药的表型。

## 四、埃希菌属

### （一）生物学性状

埃希菌属中最常见的是大肠埃希菌，该菌为短杆状革兰氏阴性杆菌，无芽孢，大多有鞭毛，有菌毛。营养要求不高，在血琼脂培养基平板和普通平板上生长为圆润、灰白色菌落。在肠道选择培养基上发酵乳糖产酸。伊红 - 亚甲蓝琼脂培养基（eosin-methylene blue agar, EMB agar）上呈扁平、粉红色有金属光泽；麦康凯琼脂培养基上呈粉红色或红色；SS 琼脂培养基（salmonella shigella agar, SS agar）上为红 - 粉红色或中央为粉红色、周围无色的菌落；XLD 琼脂培养基（xylose lysine desoxycholate agar, XLD agar）上呈不透明黄色菌落。

### （二）致病性

大肠埃希菌是人和动物肠道正常菌群，但其中某些菌株能引起轻微腹泻至霍乱样严重腹泻,并能引起致死性并发症,如溶血尿毒症综合征(hemolytic uremic syndrome,HUS)。根据血清型别、毒力和所致临床症状的不同,可将致腹泻的大肠埃希菌分为5类(表16-1)。

**表16-1 大肠埃希菌致病机制及临床症状**

| 菌株 | 致病机制 | 疾病与症状 |
|---|---|---|
| 肠致病性大肠埃希氏菌（EPEC） | 质粒介导黏附和破坏上皮细胞绒毛,导致吸收受损和腹泻 | 婴儿腹泻;水样便,恶心,呕吐,发热 |
| 肠产毒型大肠埃希菌（ETEC） | 质粒介导不耐热肠毒素和／或耐热肠毒素,导致腹泻及中毒症状 | 旅行者腹泻;婴幼儿腹泻;水样便,恶心,呕吐,腹痛,低热 |
| 肠侵袭性大肠埃希氏菌（EIEC） | 质粒介导侵袭和破坏结肠黏膜上皮细胞 | 侵犯较大儿童和成人;志贺样脓血便,里急后重,腹痛,发热 |
| 肠出血性大肠埃希菌（EHEC） | 志贺样毒素即Vero毒素,紧密黏附素介导 | 儿童、老人易感;水样便,继以大量出血,剧烈腹痛,低热或无,可并发HUS、血小板减少性紫癜 |
| 肠集聚性大肠埃希菌（EAEC） | 质粒介导集聚性黏附上皮细胞,阻止液体吸收 | 婴儿腹泻;持续性水样便,呕吐,脱水,低热 |

### （三）所致疾病

大肠埃希菌是埃希菌属最常见的临床分离菌,可引起血流感染、骨髓炎、蜂窝织炎、关节炎、胆囊炎、肺炎、新生儿脑膜炎,以及腹腔脓肿、肠穿孔继发腹膜炎、肠道手术后继发感染或大面积烧伤创面感染等,是腹泻和尿路感染的主要病原体。

### （四）微生物学检测

1. 标本直接涂片染色检查　除血液标本外,其他标本均做涂片染色检查。尿液和其他各种体液以3 000r/min离心10min取沉淀制备涂片。脓、痰、分泌物可直接涂片,革兰染色后镜检,油镜下可见革兰氏阴性短杆菌。

2. 分离培养与鉴定　血标本接种血培养瓶增菌后,转种血琼脂培养基平板和肠道选择培养基。体液标本取离心后沉淀物接种于血琼脂培养基平板和肠道杆菌选择培养基,如中国蓝、伊红-亚甲蓝和麦康凯等琼脂平板。尿液标本同时做菌落计数。脓、痰、分泌物可直接划线分离于血琼脂培养基平板和选择培养基。35℃空气孵育18~24h后观察菌落形态。典型的大肠埃希菌的基本生化反应特征:双糖铁(TSIA)为产酸／产酸＋产气、动力阳性／阴性,脲酶阴性,吲哚试验阳性,柠檬酸盐试验阴性。

致病性大肠埃希菌鉴定:

（1）肠致病性大肠埃希菌(enteropathogenic escherichia coli,EPEC):生化反应加血清分型。采用商品化的多价抗血清检测O抗原和H抗原(O:H分型)。

（2）肠产毒性大肠埃希菌(enterotoxigenic escherichia coli,ETEC):生化反应加血清分型加肠毒素测定。生化反应符合大肠埃希菌,属于一些特定的血清型别,但血清型别与致病没有一定的联系。主要依赖耐热肠毒素和耐热肠毒素的检测。

（3）肠侵袭性大肠埃希菌（enteroinvasive escherichia coli，EIEC）：生化反应加血清分型加肠毒素测定。本菌与志贺菌相似，多数 EIEC 为动力和赖氨酸脱羧酶阴性，乳糖不发酵或迟缓发酵，与志贺菌的主要鉴别试验是醋酸钠、葡萄糖铵利用试验和黏质酸盐产酸试验，EIEC 均阳性，志贺菌均阴性。EIEC 最常见的血清型为 O152 和 O124。对临床分离的疑为 EIEC 的菌落需进行豚鼠眼结膜试验以进行毒力测定。

（4）肠出血性大肠埃希菌（enterohemor-rhagic escherichia coli，EHEC）：肠道正常菌中的大肠埃希菌约 80% 在孵育 <24h 可发酵梨醇，但 O157∶H7 不发酵或缓慢发酵山梨醇。可用山梨醇麦康凯琼脂直接筛选不发酵山梨醇的菌落，经次代培养后可用乳胶凝集试验检测 O157 抗原。凡山梨醇阴性的大肠埃希菌 O157∶II7 分离株无须再做毒素的检测，因为几乎所有这类菌株均产生 Vero 毒素。

（5）肠集聚性大肠埃希菌（enteroaggre-gative escherichia coli，EAEC）：液体培养 - 凝集试验检测细菌对细胞的黏附性或用 DNA 探针技术。

## 五、克雷伯菌属

克雷伯菌属主要致病菌为肺炎克雷伯菌、产酸克雷伯菌，产气肠杆菌目前归为克雷伯菌属，改名为产气克雷伯菌。其中，又以肺炎克雷伯菌最为重要，是引起肝脓肿、肺炎的重要病原体。臭鼻克雷伯菌亚种可分离臭鼻症和鼻黏膜的化脓性感染、血、尿和软组织，可引起慢性萎缩性鼻炎、乳突炎、肾盂肾炎、肺炎和脑膜炎等。鼻硬结亚种可引起呼吸道黏膜、口咽部、鼻和鼻窦感染，导致肉芽肿性病变和硬结形成。

### （一）生物学性状

克雷伯菌为革兰氏阴性球杆菌，荚膜较厚，无鞭毛，无芽孢。营养要求不高，在血琼脂培养基平板或普通平板上呈黏液状大菌落，常相互融合，用接种针可挑出长丝状黏液丝。

### （二）致病性及所致疾病

肺炎克雷伯菌是本属中最重要的致病菌，在鼻咽和肠内携带，粪便是其最重要的感染源。目前是除大肠埃希菌外的医源性感染中最重要的机会致病菌。当人体机体免疫力降低或长期大量使用广谱抗菌药物而导致菌群失调时可引起感染，常见有肺炎、支气管炎、尿路感染和创伤感染，有时引起严重的败血症、脑膜炎、腹膜炎等。

### （三）微生物学检查

1. 镜下形态　该菌呈革兰氏阴性短杆菌，有时可见明显的荚膜。
2. 培养鉴定　在鉴别培养基上挑选可疑菌落，在伊红 - 亚甲蓝琼脂培养基上呈现大、黏稠、红色、易融合成片的菌落；麦康凯琼脂培养基上为粉红色黏稠的菌落；SS 琼脂培养基上红色或粉红色，或具有粉红色中心的无色菌落；XLD 琼脂培养基上呈不透明的黄色菌落，进一步鉴定到属和种。初步鉴定吲哚试验阴性（产酸克雷伯菌和解鸟氨酸克雷伯菌阳性）、动力阴性、柠檬酸盐试验阳性、脲酶阳性。本菌属与类似菌属的鉴别可用特异性抗血清进行荚膜膨胀试验加以确认。

## 六、肠杆菌属

### （一）生物学性状

肠杆菌属为革兰氏阴性粗短杆菌,无芽孢,多数无荚膜,有周鞭毛,运动活泼。营养要求不高,在血琼脂培养基平板上呈圆形、大而湿润、灰白色、不溶血菌落。

### （二）致病性

肠杆菌属细菌广泛存在于水、土壤,是肠道正常菌群的成员,也是主要的医院感染病原体。在临床标本中检出率最高的是阴沟肠杆菌和产气肠杆菌,可引起尿路感染、呼吸道感染、伤口感染以及败血症。阪崎克罗诺杆菌能引起新生儿脑膜炎和败血症,且死亡率较高。

### （三）微生物学检查

1. 标本采集 根据检验需要,采集血液、尿液、痰液、脑脊液、胸腹水及脓液等标本。
2. 染色形态 该菌为革兰氏阴性粗短杆菌。
3. 培养鉴定 该菌为营养要求不高,在血琼脂培养基平板上呈圆形、大而湿润、灰白色、不溶血菌落;在麦康凯琼脂培养基上形成发酵乳糖的红色较大菌落;产酸产气,硫化氢阴性,动力阳性,IMViC(−−++),鸟氨酸脱羧酶阳性。

## 七、变形杆菌属

### （一）生物学性状

该菌为革兰氏阴性杆菌,有周身鞭毛,运动活泼,无芽孢,无荚膜。在血琼脂培养基平板和营养琼脂平板呈迁徙生长。

### （二）致病性

变形杆菌在自然界中广泛分布,在人和动物的肠道也经常存在,在肠道中一般不致病。奇异变形杆菌和普通变形杆菌是仅次于大肠埃希菌,引起尿路感染的主要病原体,常见于留置导尿管和尿道功能异常患者,肾结石和膀胱结石的形成可能与变形杆菌感染有关。有的菌株尚可引起血流感染以及伤口、呼吸道感染、脑膜炎、腹膜炎、败血症和食物中毒等。潘氏变形杆菌偶尔从临床标本中分离到,是引起医院感染的病原体。

### （三）微生物学检查

1. 标本采集 按疾病和检查的目的,分别采集不同的标本,包括血液、尿液、体液、分泌物等。
2. 染色形态 该菌为革兰氏阴性杆菌,鞭毛染色可见周身鞭毛。
3. 培养鉴定 普通培养可见典型的迁徙生长现象,可分解尿素。

## 八、产超广谱 β- 内酰胺酶肠杆菌目细菌

超广谱 β- 内酰胺酶（extended spectrum β lactamase，ESBL）在肠杆菌目菌，尤其是大肠埃希菌和肺炎克雷伯菌中最为流行。虽然美国临床和实验室标准协会推荐的 ESBL 检测方法只适用于大肠埃希菌、肺炎克雷伯菌、产酸克雷伯菌和奇异变形杆菌，但 ESBL 存在于几乎所有肠杆菌目菌中。ESBL 多为丝氨酸酯酶，通过质粒或克隆传播。尤其是 β- 内酰胺类药物的选择压力对其产生具有重要作用。ESBL 多为 Bush 2be 型，Ambler A 类酶，其水解的底物包括青霉素类抗生素，一、二、三代头孢菌素，部分酶可水解四代头孢菌素和单环 β- 内酰胺类抗菌药物，可被酶抑制剂抑制，头孢吡普、头霉素类和碳青霉烯类抗菌药物则不被其水解。ESBL 可分为四大类：TEM、SHV、CTX-M 和 OXA。

TEM 型 ESBL 在大肠埃希菌和肺炎克雷伯菌中均有广泛分布，且在大肠埃希菌中更为流行，目前已经发现了超过 150 种 TEM 型酶。其主要特点为对头孢他啶的水解能力远远高于头孢噻肟。另外还发现了对 β- 内酰胺酶抑制剂耐药的 TEM 型酶（inhibitor-resistant TEM，IRT）和同时具有 ESBL 和 IRT 表型的复合突变型 TEM 酶（complex mutant of TEM，CMT）。

SHV 型 ESBL 在肺炎克雷伯菌中更为流行，其氨基酸序列和三级结构均与 TEM 型酶有较高的一致性，在三代头孢菌素中，以头孢他啶为主要的水解底物。TEM 和 SHV 型 ESBL 均在欧美国家有广泛分布，而在亚洲主要分布于日本、韩国，在中国较为少见。

CTX-M 族酶包括 CTX-M 型酶和 Toho-1、Toho-2 酶，在三代头孢菌素中，其对头孢噻肟和头孢曲松的水解能力远远高于头孢他啶。它与 TEM、SHV 型酶的亲缘关系并不密切，仅有 40% 的同源性，而与产酸克雷伯菌、克氏柠檬酸杆菌、普通变形杆菌、居泉沙雷菌中发现的染色体头孢菌素酶有较高同源性（73%~77%）。CTX-M 酶主要分布于南美洲、亚洲和东欧，是我国最为流行的 ESBL 酶型。CTX-M-14、CTX-M-3 和 CTX-M-2 是目前全球传播最广泛的三种 CTX-M 酶。

OXA 型 ESBL 与其他各类不同，属于 Bush 2d 型、Ambler D 类酶，其特点是能够高效水解苯唑西林和邻氯青霉素，较难被克拉维酸抑制。这类酶在大肠埃希菌和肺炎克雷伯菌也有分布，但数量较少。

另外，还有少数 ESBL 不属于任何家族，如 PER、VEB 等，在大肠埃希菌中也有分布。美国临床和实验室标准协会推荐表型确证试验或初筛试验检测 ESBL。表型确证试验 ESBL 阳性判定标准为头孢噻肟 - 克拉维酸或头孢他啶 - 克拉维酸（30μg/10μg）纸片抑菌圈直径较不加克拉维酸的单药（30μg）纸片抑菌圈的直径大于或等于 5mm，头孢噻肟或头孢他啶单药的最低抑菌浓度比加入克拉维酸后高 3 个对倍稀释浓度。

## 九、假单胞菌属

假单胞菌属实为一类无芽孢、非发酵革兰氏阴性杆菌。铜绿假单胞菌是假单胞菌属的代表菌种，广泛分布于潮湿环境中，例如水、土壤等。因此，在该菌引起的医院感染常与水或溶液的污染有关。它已被发现存在于各种水性溶液中，包括消毒剂、软膏、肥皂水、灌洗液、

眼药水、透析液和医疗诊断器械中。

## （一）生物学性状

铜绿假单胞菌为革兰氏阴性菌,是细长杆菌,为单鞭毛。专性需氧,对营养要求不高。可产生绿色、红色或褐色色素,菌落通常扁平,呈锯齿状边缘,有金属光泽。菌落形态多样,包括光滑型、黏液型和小菌落型,黏液型通常分离自囊性纤维化患者的呼吸道标本。

## （二）致病性

铜绿假单胞菌极少在健康人体定植,不是正常菌群的组成部分,具有完整宿主防御的人群很少感染铜绿假单胞菌,而免疫抑制的患者则是铜绿假单胞菌侵袭性感染的高危人群。烧伤患者由于皮肤屏障破坏,而容易感染铜绿假单胞菌。机械通气患者由于其呼吸道黏膜纤毛清除功能受损,易发生铜绿假单胞菌肺炎。

铜绿假单胞菌的主要致病物质包括结构成分(菌毛和荚膜多糖)、毒素(内毒素和外毒素)和酶(弹性蛋白酶和磷脂酶)等。

## （三）所致疾病

1. 肺部感染　呼吸道是铜绿假单胞菌最常见的感染部位。在呼吸机相关性肺炎患者中,由铜绿假单胞菌引起的感染居所有侵入性病原的首位或者第二位。无特征性的临床表现。近年研究表明,铜绿假单胞菌引起的社区获得性肺炎呈上升趋势,尤其是肺部囊性纤维化(cystic fibrosis,CF)和慢性呼吸道疾病的患者。铜绿假单胞菌引起的肺部感染在 ICU 插管患者中尤为严重,死亡率在 40%~50%。在 CF 患者中,具有特殊"黏液样"表型的铜绿假单胞菌所致的慢性感染占 70%~80%。中性粒细胞减少和免疫功能低下者,可因使用被该菌污染的呼吸性治疗装置而感染。

2. 原发性皮肤感染　铜绿假单胞菌引起的烧伤部位感染,是该菌最易导致的临床感染,病死率高。原发性皮肤感染特征为形成坏死性焦痂,可导致血管损伤和组织坏死,多伴发脓毒血症。

3. 尿路感染　铜绿假单胞菌尿路感染多继发于尿道异物,如结石、尿道支架、留置导尿管等,以及泌尿生殖道梗阻或尿道外科手术。导尿管相关尿路感染可能由铜绿假单胞菌引起。

4. 其他　铜绿假单胞菌还可引起败血症、心内膜炎、脑膜炎、眼和耳等部位的感染。

## （四）微生物学检查

1. 直接镜检　脑脊液、胸腔积液与腹水离心后取沉淀物涂片,脓液、分泌物、气管支气管吸取物直接涂片染色镜检。该菌为革兰氏阴性杆菌,呈直或微弯的形状,菌体细长,长短不一,无芽孢。

2. 分离培养与鉴定　该菌在麦康凯琼脂培养基上生长,不发酵乳糖,大部分菌株能氧化利用葡萄糖,产生绿色色素和荧光,可在 42℃生长,氧化酶阳性,触酶阳性,还原硝酸盐为亚硝酸盐和 / 或氮气,精氨酸双水解酶试验阳性。值得注意的是部分菌株不产生色素。

铜绿假单胞菌可以是定植菌,也可是临床上重要的致病菌,通常临床标本革兰染色的结果对于指导该菌的进一步处理具有非常重要的意义。如果发现小簇的革兰氏阴性杆菌被多形性的物质包围着，提示可能形成了生物膜，与慢性感染相关，应向临床医生报告，并延长培养时间，这样的铜绿假单胞菌通常生长缓慢。在中性粒细胞内发现该菌，具有非常重要的临床意义，应向医生报告。无菌部位分离到铜绿假单胞菌，通常提示感染。

### （五）多药耐药铜绿假单胞菌

多药耐药铜绿假单胞菌（multidrug-resistant Pseudomonas aeruginosa，MDR-PA）指对β-内酰胺/β-内酰胺酶抑制剂（哌拉西林-他唑巴坦）、头孢菌素（头孢他啶或头孢吡肟）、碳青霉烯类抗生素（亚胺培南或美罗培南）、氨基糖苷类抗生素（阿米卡星）、氟喹诺酮类抗生素（环丙沙星或左氧氟沙星）中三类或三类以上抗菌药物耐药的铜绿假单胞菌菌株。

广泛耐药铜绿假单胞菌（extensively drug-resistant Pseudomonas aeruginosa，XDR-PA）指仅对1~2种有抗假单胞菌活性的药物（主要指多黏菌素）敏感的菌株。

铜绿假单胞菌的耐药机制非常复杂，除对多种抗菌药物天然耐药外，还可通过染色体基因突变或获得外源质粒、转座子、整合子上的耐药基因而产生耐药性。

1. 天然耐药　铜绿假单胞菌主要有2种天然耐药机制，一种是可诱导的染色体型AmpC β-内酰胺酶，能够导致对氨苄西林、阿莫西林、阿莫西林克拉维酸、窄谱头孢菌素、头孢噻肟、头孢曲松等耐药；另一种为主动外排泵，但仍有多种抗菌药物可以克服铜绿假单胞菌的天然耐药性，包括哌拉西林、替卡西林、头孢他啶、头孢吡肟、亚胺培南、美罗培南、氨曲南、环丙沙星、左氧氟沙星、庆大霉素、妥布霉素、阿米卡星、多黏菌素等。

2. 获得性耐药　外排泵机制、外膜通透性改变、形成生物膜、产生β-内酰胺酶、携带耐药质粒等多种机制导致铜绿假单胞菌多重耐药。

## 十、不动杆菌属

不动杆菌可分为两大类：氧化葡萄糖类和不氧化葡萄糖类；多数氧化葡萄糖、不溶血的临床株是鲍曼不动杆菌，多数不氧化葡萄糖、不溶血的临床株是洛菲不动杆菌，多数溶血的临床株是溶血性不动杆菌。

鲍曼不动杆菌广泛存在于自然界和医院环境中，可以在潮湿或干燥的物品表面存活，可存在于人体皮肤、呼吸道和泌尿道，为机会致病菌，常导致医院感染。

### （一）生物学性状

鲍曼不动杆菌为革兰氏阴性球杆菌，无芽孢，无动力。严格需氧，可在20~30℃生长，大部分菌株最适生长温度33~45℃。在所有普通培养基上均生长。菌落光滑、不透明、比肠杆菌科肠杆菌目菌的菌落略小。氧化酶阴性，触酶阳性，无动力，硝酸盐阴性，不发酵葡萄糖。

### （二）致病性及致病物质

鲍曼不动杆菌可以获得多重抗菌药物耐药性，且能够长时间在物品表面生存，因而越来越成为医院感染的重要致病菌。医院感染往往涉及呼吸道（常与气管插管或气管造口术相关）、泌尿道和伤口（包括导管部位），有可能进展为败血症。也可引起连续非卧床腹膜透析腹膜炎、心内膜炎、脑膜炎、骨髓炎、关节炎和角膜穿孔。由鲍曼不动杆菌引起的医院获得性肺炎不断增多，尤其是 ICU 患者呼吸机相关性肺炎。其危险因素包括抗菌药物治疗、手术、使用器械、机械通气和入住 ICU。临床分离到的定植菌较感染菌更多。该菌可引起医院内的暴发流行。

### （三）微生物学检查

1. 标本采集　呼吸道、泌尿道及化脓性感染的患者可采集痰液、尿液、脓液等标本。疑为菌血症、脑膜炎的患者可采集血液、脑脊液增菌培养。

2. 染色形态　该菌为革兰氏阴性菌，呈杆状 / 球杆状（镜下似双球菌），大小为（1~1.5）μm ×（1.5~2.5）μm，静止期球形，一般成对排列，可呈链状。在非选择琼脂培养基上稳定生长期时以球杆状为主；在液体培养基或含有作用于细胞壁的抗菌药的平皿上则以杆状为主。

3. 分离培养与鉴定　一般营养要求不高，在所有普通培养基上均生长。菌落光滑、不透明，比肠杆菌科菌的菌落略小。多数菌株在麦康凯琼脂培养基上生长时菌落无色或淡粉色。一些菌株对营养要求高，在血琼脂培养基上呈针尖样菌落，在营养肉汤中不生长。需要注意的是，有时在阳性血培养瓶中的不动杆菌直接涂片看起来似革兰氏阳性球菌；一些氧化葡萄糖的菌株在加葡萄糖血琼脂培养基或脑心浸液酪氨酸琼脂培养基上会呈现独特的褐色（有个例发现鲍曼不动杆菌临床株甚至在麦康凯琼脂或 M-H 琼脂培养基上也有该现象）。氧化酶阴性，触酶阳性，无动力，硝酸盐阴性，不发酵葡萄糖。

### （四）多药耐药鲍曼不动杆菌

多药耐药鲍曼不动杆菌（multidrug-resistant *Acinetobacter baumannii*，MDR-AB）指对β- 内酰胺 /β- 内酰胺酶抑制剂（哌拉西林 - 他唑巴坦）、头孢菌素（头孢他啶或头孢吡肟）、碳青霉烯类（亚胺培南或美罗培南）、氨基糖苷类（阿米卡星）、氟喹诺酮类（环丙沙星或左氧氟沙星）中三类以上抗菌药物耐药的鲍曼不动杆菌菌株。

广泛耐药鲍曼不动杆菌（extensively drug-resistant Acinetobacter baumannii，XDR-AB）指仅对 1~2 种有抗不动杆菌活性的药物（主要指多黏菌素及替加环素）敏感的菌株。

全耐药鲍曼不动杆菌（pan drug resistant Acinetobacter baumannii，PDR-AB）指对目前所能获得的潜在具有抗不动杆菌活性的抗菌药物（包括多黏菌素）均耐药的菌株。

## 十一、耐碳青霉烯类革兰氏阴性杆菌

耐碳青霉烯类革兰氏阴性杆菌耐药的主要机制是产生了能够水解碳青霉烯类药物的酶类——碳青霉烯酶。具体指能明显水解至少亚胺培南或美罗培南等碳青霉烯类抗生素的一类 β- 内酰胺酶，可由染色体、质粒或转座子介导，包括 Ambler 分子分类为 A、B、D 三类酶。其中，B 类为金属酶，属于 Bush 分群中的第 3 组，见于铜绿假单胞菌、不动杆菌、肠杆菌目菌，但近几年报道金属 β- 内酰胺酶在肠杆菌目中的检出率有明显上升的趋势。A 类、D 类为丝氨酸酶，属于 Bush 分群的第 2f 和 2d 亚组，A 类酶见于一些肠杆菌目细菌，D 类酶仅见于不动杆菌。

## （一）分型分类

1. **A 类酶为丝氨酸酶** 其活性部位具有丝氨酸结构，主要包括阴沟肠杆菌中的 IMI21 和 NMC-A 酶、黏质沙雷菌中由染色体介导的 NMC-A、Sme-1、Sme-2、Sme-3、IMI-1 酶，以及肺炎克雷伯菌、铜绿假单胞菌中质粒介导的 KPC-1、GES-2 酶。这类酶对亚胺培南的水解活性强于美罗培南，可以引起青霉素类、氨曲南、碳青霉烯类抗生素耐药，而对第 3 代头孢菌素通常敏感。他唑巴坦、克拉维酸可以抑制此类酶，但不被 EDTA 所抑制。

2. **B 类金属 β- 内酰胺酶（metallo-beta-lactamase，MBL）** 简称为金属酶。MBL 必须依赖少数金属离子（主要是 $Zn^{2+}$）的存在而发挥催化活性。其主要特征是除单氨类抗生素（如氨曲南）以外，可水解碳青霉烯酶类等各种 β- 内酰胺类抗生素，该酶可被金属螯合剂 EDTA 或巯基类化合物所抑制，但不能被常见的 β- 内酰胺酶抑制剂（如克拉维酸）所抑制。MBL 可分为固有 MBL 和获得性 MBL，固有 MBL 由染色体基因编码，获得性 MBL 由水平转移获得异源性基因编码。由于获得性 MBL 基因位于染色体或质粒高度可移动基因片段上，并可被整合子捕获，这使得 MBL 基因具有较高的传播性，尤其是在革兰氏阴性菌中的传播性很强，是临床关注的热点。根据氨基酸序列的不同，MBL 可分为不同的类型，迄今发现有 40 多种。

3. **D 类 β- 内酰胺酶** 即 OXA 酶，其活性部位具有丝氨酸结构，由 blaOXA 等位基因编码，是引起不动杆菌属对碳青霉烯类耐药的主要机制。

临床最常见的 5 种碳青霉烯酶是肺炎克雷伯菌携带的丝氨酸类酶（KPC）、大肠埃希菌及铜绿假单胞菌携带的金属酶（NDM、VIM、IMP）以及鲍曼不动杆菌携带的 D 类酶 OXA-48。

## （二）检测方法

1. 表型检测方法

（1）纸片扩散法初筛：是最简易的筛选方法，但容易造成漏检，需借助其他检测方法进行确认。同时采用不同的碳青霉烯类药物纸片，对不同菌种、不同的耐药机制的敏感性有差异。

（2）Carba NP 试验：Nordmann 等 2012 年首次建立了 Carba NP 试验方法，用于检测碳青霉烯酶，并在 2015 年纳入美国临床和实验室标准协会文件。该方法利用比色法，采用酚红为指示剂，推荐用于肠杆菌目及铜绿假单胞菌中碳青霉烯酶的检测，对常见碳青霉烯酶型检测敏感性均较佳。但需要额外的检测试剂，并对如染色体编码的 OXA 型碳青霉烯酶检测能力有限，同时不能区分碳青霉烯酶型别。

（3）碳青霉烯灭活试验（carbapenem inactivation method，CIM）：2017 年，美国临床和实验室标准协会文件正式引入改良 CIM（modified carbapenem inactivation method，mCIM）试验，用于肠杆菌目细菌产碳青霉烯酶的表型检测与确认。该方法推荐用于肠杆菌目及铜绿假单胞菌，操作方面不需额外的检测试剂，但须过夜孵育。mCIM 减少了由 ESBL 或 AmpC 所致假阳性结果的比例，对 D 类酶敏感性较高，但不能区分碳青霉烯酶型别。2018 年，美国临床和实验室标准协会进一步引入乙二胺四乙酸（EDTA）改良碳青霉烯灭活试验（EDTA-carbapenem inactivation method，eCIM），通过加入 EDTA 抑制金属酶活性，与 mCIM 联合使用,用以判断肠杆菌目细菌产酶情况及区分金属酶和丝氨酸酶。

（4）改良 Hodge 试验：该实验可用于检测 A 类、B 类和 D 类碳青霉烯酶,操作简单,结果易于观察,常规实验室即可开展。但由于测产 ESBL 或 AmpC 酶合并膜孔蛋白缺失的菌株时易出现假阳性结果,检测产 NDM 型金属酶时可出现假阴性结果,美国临床和实验室标准协会已于 2018 年将该方法移除出检测推荐。

（5）显色培养基筛查：显色培养基利用碳青霉烯酶使培养基显色剂发生颜色变化,判断细菌产碳青霉烯酶情况。目前主要为多种商品化的显色培养基,易于实验室使用,对 A、B 类酶检测效果较好,但对 D 类酶检测效果通常不佳。

（6）其他方法：例如较新的 MALDI-TOF MS 检测,将一定浓度碳青霉烯类药物与待检细菌共同孵育后,离心取上清进行检测。通过对比碳青霉烯类药物与其降解产物特征峰的变化来判断产碳青霉烯酶情况。但整体操作较为复杂,无法区分碳青霉烯酶型别,未开展常规应用。

2. 分子生物学方法　利用分子生物学方法对碳青霉烯酶的相应基因进行检测,具有高敏感性优势,同时可有效区分不同酶型。传统聚合酶链反应(polymerase chain reaction,PCR)受限于通量低、耗时长、实验操作烦琐,因此临床应用受限;但近年多个厂商推出了一体化快速检测试剂盒,利用了环介导等温扩增、微流控等新平台与新技术,有效降低了操作难度、缩短了检测时间,更适用于临床实验室的常规检测。

## 十二、窄食单胞菌属

嗜麦芽窄食单胞菌是本属中临床最常见的机会致病菌,广泛地存在于环境和水源中。

### （一）生物学性状

该菌为革兰氏阴性杆菌,有 1~8 根极端鞭毛,有动力。最适生长温度为 35℃,在血平皿上产生淡黄色色素,不溶血,有氨味;菌落较大,表面光滑、有光泽,但边缘不规则。

### （二）致病性

该菌作为机会致病菌,常引起免疫功能低下患者感染,发病率仅次于铜绿假单胞菌、鲍曼不动杆菌,位居第三位。嗜麦芽窄食单胞菌是农业机械导致伤口感染的主要致病菌,也是医院感染的重要病原体,尤其是对重症、免疫抑制患者和 ICU 机械通气患者。细菌定居或感染的危险因素包括机械通气、广谱抗菌药物治疗、化学治疗、导管插入及中性粒细胞减少症,可导致菌血症、肺炎、尿路感染、心内膜炎、软组织和伤口感染、脑膜炎、乳突炎、附睾炎、胆管炎、骨软骨炎、滑囊炎和腹膜炎等。近年来,囊性纤维化患者呼吸道嗜麦芽窄食单胞菌感染也有所增加。值得注意的是,氟喹诺酮类药物,碳青霉烯类抗生素,第三、四代头孢菌素类治疗史是发生嗜麦芽窄食单胞菌血流感染的主要危险因素。

### （三）微生物学检查

1. 标本采集　按疾病和检查的目的,分别采集不同的标本,包括脓液、血液、医疗诊断器械等。

2. 染色形态　该菌为革兰氏阴性杆菌,呈单个或成对排列。

3. 分离培养与鉴定　该菌最适生长温度为 35℃,在血平皿上产生淡黄色色素,不溶血,有氨味;菌落较大,表面光滑、有光泽,但边缘不规则。生化反应:氧化酶阴性、动力阳性、DNA 酶阳性、液化明胶、水解七叶苷、赖氨酸脱羧酶阳性、氧化分解麦芽糖和葡萄糖。其对亚胺培南天然耐药的特性也可帮助鉴定。

## 十三、分枝杆菌属

分枝杆菌属是一类直或微弯曲、有分枝的杆菌,可呈丝状或菌丝样生长。本属细菌的主要特点是细胞壁脂质含量高,主要是分枝菌酸。分枝杆菌属一般不易着色,若经加温或延长染色时间而着色后,能抵抗 3% 盐酸乙醇的脱色作用,故又称为抗酸杆菌。目前,该属主要包括结核分枝杆菌复合群(结核分枝杆菌和牛分枝杆菌)、非结核分枝杆菌和麻风分枝杆菌三类,其中非结核分枝杆菌根据生长速度和产色素又分为 4 群:Ⅰ 群光产色菌(堪萨斯分枝杆菌和海分枝杆菌)、Ⅱ 群暗产色菌(瘰疬分枝杆菌和苏尔加分枝杆菌)、Ⅲ 群不产色菌(鸟分枝杆菌复合群和蟾分枝杆菌)、Ⅳ 群迅速生长菌(偶发分枝杆菌、龟分枝杆菌和脓肿分枝杆菌),其中引起医院感染最常见的是结核分枝杆菌。

### (一) 生物学形状

结核分枝杆菌为革兰氏阳性杆菌,稍有弯曲,多呈散在状,有时呈索状或短链状排列,可见分枝状。衰老及应用抗结核药物时,可出现多形性,如球形、串珠形和丝状等。结核分枝杆菌无芽孢、无鞭毛,电镜可见细胞壁外有一层荚膜,专性需氧,营养要求较高。初次培养培养基常选用罗氏培养基,内含血清、蛋黄、甘油、马铃薯、无机盐类以及孔雀绿等。结核分枝杆菌专嗜甘油,以甘油为碳源。因该菌细胞壁脂质含量较高,影响营养物质吸收,故生长繁殖缓慢,一般繁殖一代需要 18h 左右,接种后 3~4 周才可出现肉眼可见的乳酪色或米黄色、干燥、表面粗糙的呈颗粒状、结节状、菜花样的菌落。在液体培养基中,液体表面可形成菌膜。其生化反应为不发酵糖类、耐热触酶试验阴性、耐热磷酸酶试验阴性、脲酶试验阳性、中性红试验阳性、烟酸试验阳性、硝酸盐还原试验阳性等。

### (二) 致病性

结核分枝杆菌的致病物质包括荚膜、索状因子、磷脂、硫酸脑苷脂、蜡质 D、蛋白质等。

### (三) 所致疾病

肺部感染(肺结核病)和肺外感染(结核性脑膜炎、泌尿生殖系统结核病、骨与关节结核、淋巴结结核病、肠结核病以及结核性腹膜炎)。

### (四) 微生物学检测

1. 采集标本　肺结核采取咳痰(最好取早晨第一次咳痰,挑取带血的脓痰),肾或膀胱结核采用无菌导尿或取中段尿,肠结核取粪便,结核性脑膜炎取脑脊液,脓胸、胸膜炎、腹膜炎或结核性骨髓炎等取穿刺液或分泌物。
2. 直接涂片与镜检　为提高检出率,可采取浓缩集菌后涂片,通过齐 - 内染色法染色;

或应用金胺-罗丹明荧光染色,在荧光显微镜下观察。根据细菌染色后颜色、形态、排列,做出初步判断。

3. 分离培养与鉴定　根据细菌的生长速度、菌落特征、产生色素情况以及抗酸性染色强弱的程度等特征做出判断。

4. 快速诊断　分枝杆菌 DNA 探针技术操作简单、快速,1~2h 即可出结果;PCR 扩增技术快速鉴定结核分枝杆菌 DNA,每毫升仅需几个菌体即可得出阳性结果;DNA 指纹图谱技术可以特异性鉴定结核分枝杆菌,可用于结核病流行病学研究。

## 十四、诺卡菌属

### (一) 生物学形状

形态与放线菌属相似,但菌丝末端不膨大,革兰染色阳性,部分菌株为阴性。菌丝内出现点状阳性颗粒,用 1% 硫酸脱色可呈弱抗酸阳性,但如延长脱色时间则变为阴性,此点能与结核分枝杆菌区别。诺卡菌为严格需氧菌,营养要求不高,在普通培养基上于室温或 37℃ 条件下均可生长。繁殖速度慢,一般需 5~7d 可见菌落,菌落呈干燥、褶皱或颗粒样,颜色黄、白不等。诺卡菌在液体培养基中可形成菌膜,浮于液面,液体澄清。

### (二) 所致疾病

患者可因该菌吸入肺部或侵入伤口引起化脓感染,特别在 T 细胞缺陷(如白血病或艾滋病患者)及器官移植用免疫抑制剂治疗的患者;此菌常侵入肺部,主要引起化脓性炎症与坏死,症状与结核病相似;诺卡菌易引起血行播散,可引起约 1/3 患者的脑膜炎与脑脓肿;在皮肤创伤,特别在刺伤后可引起感染,感染也是以化脓和坏死为特征,可形成结节、脓肿、慢性瘘管,并从瘘管中可流出许多小颗粒。该感染常好发于脚部和腿部,称为足菌肿,主要病原体为巴西诺卡菌。

### (三) 微生物学检测

1. 采集标本　采集痰液、支气管冲洗液、病灶渗出液、脑脊液、脓液、分泌物或其他病理材料。

2. 直接涂片与镜检　标本采集后仔细查找黄色、红色或黑色颗粒,其直径一般小于 1mm。如标本中有色素颗粒,取其用玻片压碎涂片,然后进行革兰染色和弱抗酸染色检查。若发现革兰氏阳性纤细的菌丝体或长杆菌,呈分枝状,且弱抗酸阳性,可初步确定为诺卡菌。若脑脊液或痰中发现抗酸性的长杆菌,必须与结核分枝杆菌相鉴别。

3. 分离培养与鉴定　根据细菌的菌落特征、生化反应等进一步鉴定到种。

## 十五、军团菌属

### (一) 生物学形状

军团菌为革兰氏阴性杆菌,着色浅,专性需氧菌,其在感染组织或分泌物中表现为小球杆状,而在培养基上生长时,表现为长丝状(可长达 20μm)。无芽孢、无荚膜,有极鞭毛(除橡树岭军团菌外)。该菌专性需氧,生长缓慢,营养要求苛刻,初次分离需要 L- 半胱氨酸和铁离子。在活性炭 - 酵母浸液琼脂培养基(BCYE)上 3~5d 可形成直径 1~2mm 的光泽菌落,如不生长须延长到 14d。在 Feeley-Garman 琼脂培养基上 3~5d 可见针尖大小的菌落,在紫外线照射下可产生荧光。军团菌多数液化明胶,不发酵糖类,利用色素产生试验和溴甲酚紫斑点试验可对军团菌属进行初步鉴定,而明胶液化试验、马尿酸盐试验、β- 内酰胺酶、氧化酶试验及 O 抗原血清型等主要用于菌种鉴别。

### (二)致病性

军团菌的致病物质包括微荚膜、菌毛、毒素和多种酶类等。

### (三)所致疾病

军团菌可引起肺部感染,最常见的为嗜肺军团菌引起的军团病。该病主要通过吸入带菌飞沫、气溶胶等方式感染,多流行夏秋季,可引起全身性疾患。军团病临床上可分为三种类型:流感样型(轻型)、肺炎型(重症型)和肺外感染。流感样型可出现发热、不适、头痛和肌肉痛,预后良好;肺炎型军团病起病骤然,出现以肺部感染为主的多器官损害、寒战、高热、咳嗽、胸痛,全身症状明显,最终导致呼吸衰竭,若不及时治疗,死亡率可达 15% 以上;肺外感染多为军团病发生菌血症时,细菌散布于全身多部位,如脑、肠、肾、肝、脾等,出现多脏器感染的症状。

### (四)微生物学检测

1. 采集标本　痰、气管分泌物、胸腔积液、血液等,取材后须及时进行分离培养,使用加抗菌药物的选择培养基。病理组织标本研磨成悬液再涂片和分离培养。

2. 直接涂片与镜检　根据细菌染色后颜色、形态、排列,做出初步判断。

3. 分离培养与鉴定　分离培养是检测军团菌的金标准。血和痰培养检测嗜肺军团菌的特异度为 100%,但敏感度不足 10%;与咳痰标本相比,支气管镜取得的标本阳性率高;其中肺活检组织的阳性率最高,但临床应用较少。

细菌培养的优势可检测所有军团菌属的细菌,且可进一步分型或进行药物敏感试验。但是军团菌分离培养要求高,目前对其检测仍然依赖尿抗原检测或分子生物学检测手段。

4. 尿抗原检测　军团病患者的尿液中有脂多糖抗原,为其细胞壁的组成成分,多在疾病发生后 1 天至数月内检测到。目前,最常用的检测方法包括酶免疫分析法(enzyme immunoassay,EIA)和免疫层析法(immunochromatographic test,ICT),均具有较高的敏感度和特异度。但军团菌尿抗原检测存在一定局限性,仅能检测嗜肺军团菌血清型 1 型,且因抗原可持续数周至数月,故不能用于治疗反应评估。

5. PCR 法检测　PCR 法通过扩增标本中极少量 DNA,可在短时间内得出结果;且在检测下呼吸道标本时,PCR 法比细菌培养的敏感度更高。

### 十六、嗜血杆菌属

#### （一）生物学形状

嗜血杆菌属为革兰氏阴性短小杆菌，常呈多态性。无芽孢、无鞭毛，部分毒力株在营养丰富的培养基生长 16~18h 后有明显荚膜，但在陈旧培养基上荚膜消失。本菌为需氧或兼性厌氧菌，营养要求特殊，在普通培养基上不生长，须提供 X 因子和 / 或 V 因子。以流感嗜血杆菌为例，该菌在生长的过程中需要 X 因子和 V 因子共同存在，当其与金黄色葡萄球菌混合接种于新鲜血琼脂培养基平板上共同培养时，由于金黄色葡萄球菌可合成较多 V 因子，为流感嗜血杆菌生长所需要，故距离金黄色葡萄球菌较近的区域，流感嗜血杆菌生长良好，菌落较大，而在较远区域菌落较小，称为卫星现象。

#### （二）致病性

该菌属致病性物质包括荚膜、菌毛、内毒素等。

#### （三）所致疾病

1. 原发性感染　可引起脑膜炎、鼻咽炎、会厌炎、化脓性关节炎、心包炎等原发性感染。
2. 继发感染　常继发于流行性感冒、麻疹、百日咳、肺结核等，常有鼻窦炎、中耳炎、慢性支气管炎等。

#### （四）微生物学检测

采集脑脊液、鼻咽分泌物、痰液、脓液和血标本，涂片染色镜检，结合临床症状做出初步诊断。脑脊液离心沉淀物发现可疑菌时，可直接用型特异血清进行荚膜膨胀试验，阳性者可快速做出诊断。分离培养时常用巧克力琼脂平板，36℃培养 24~28h，根据菌落培养特性、生化反应，再做血琼脂培养基平板卫星现象试验、荚膜膨胀试验。

（范　欣　徐英春）

# 第三节　医院感染中其他常见病原体

## 一、真菌

### （一）念珠菌属

念珠菌属广泛存在于自然界，通常寄居于人体上呼吸道、肠道及阴道等部位，在正常机体一般不引起疾病，当机体免疫功能下降或菌群失调时，念珠菌大量繁殖并引起人体多种念珠菌感染。常见的念珠菌包括白念珠菌、热带念珠菌、光滑念珠菌、克柔念珠菌、近平滑念珠菌、季也蒙念珠菌等。前4者通过CHROMagar显色培养基很容易区分鉴别，35℃孵育16~18h后，白念珠菌为翠绿色，热带念珠菌为铁蓝色，光滑念珠菌为紫色，克柔念珠菌为粉色。应注意热带念珠菌在显色培养基上35℃孵育16~18h后有时为紫色，易与光滑念珠菌混淆，但略显干燥，继续培养16~18h后可显现铁蓝色；而光滑念珠菌在显色培养基上35℃孵育16~18h后，多为淡紫色菌落，略显湿润，继续培养16~18h后紫色较为明显；克柔念珠菌在显色培养基上35℃孵育16~18h后菌落较为干燥、粗糙、扁平。白念珠菌在血清中35℃孵育2~3h后可见芽管，在吐温80-玉米琼脂培养基上孵育2~3d后可见厚壁孢子。CHROMagar显色培养基不能区分的念珠菌可通过酵母菌鉴定试剂盒（比色法）、全自动微生物鉴定仪、质谱分析技术、rDNA ITS序列分析等方法鉴别。白念珠菌在临床最为常见，应当引起注意的是，近年来非白念珠菌的分离率逐年升高，尤其是近平滑念珠菌多与导管相关性血流感染相关。

念珠菌通常对所有类别的抗真菌药物都敏感，包括两性霉素B、唑类和棘白菌素类药物。氟康唑是治疗念珠菌感染的首选药物，但克柔念珠菌对氟康唑天然耐药，但对伏立康唑和泊沙康唑敏感，而光滑念珠菌通常对氟康唑显示为剂量依赖敏感，光滑念珠菌是尿标本中的常见分离菌，由于其生长缓慢，尿培养至少应培养2d。多数念珠菌体外药物敏感试验显示对两性霉素B敏感，葡萄牙念珠菌可能对两性霉素B有次级耐药性。近平滑念珠菌有时对棘白菌素耐药。近年来念珠菌耐药情况日渐增多，应重视念珠菌的药物敏感试验，有条件的应当进行药物敏感试验，为临床合理使用抗真菌药物提供参考。

### （二）毛孢子菌属

毛孢子菌属在自然界分布广泛，可存在于土壤及腐木等，也可以定植于肠道、皮肤或呼吸道。可引起毛发、指/趾甲、皮肤等浅部感染，也可引起肺炎、泌尿系统、真菌血症等深部感染。毛孢子菌包括38个种，临床常见的种包括阿萨希毛孢子菌、黏液毛孢子菌、星形毛孢子菌、皮毛孢子菌、皮瘤毛孢子菌和卵形毛孢子菌等，尤其以阿萨希毛孢子菌最为常见。菌落多为酵母样，白色至奶油色，中央突起，呈放射状或脑回状，有些质地较硬不易乳化。显微镜下的特点包括关节孢子、芽生孢子和真菌丝。阿萨希毛孢子菌在显色培养基上为绿色，易与白念珠菌混淆，前者菌落小而干燥，表面粗糙，生理盐水压片后可见芽生孢子外，还可见真菌丝及其断裂的关节孢子，有时可呈Z字形排列。皮瘤毛孢子菌和卵形毛孢子菌具有附着胞结构，前者的附着胞多位于菌丝中部，而后者的附着胞多位于菌丝末端。阿萨希毛孢子菌、皮瘤毛孢子菌和黏液毛孢子菌可以通过酵母菌鉴定试剂盒（比色法）或全自动微生物鉴定仪（如Viteck等）鉴定，也可通过rDNA ITS序列分析或质谱分析等分子技术鉴定。

有研究显示毛孢子菌对氟胞嘧啶耐药，对氟康唑的最低抑菌浓度比大多数念珠菌属高，对两性霉素B、伊曲康唑、伏立康唑的药物敏感性差异较大。棘白菌素对毛孢子菌属无效。

### （三）曲霉菌属

曲霉菌属属于丝状真菌，在自然界分布广泛，种类繁多。曲霉可产生大量的分生孢子并可存在于空气中，曲霉孢子经呼吸道进入人体，一般不发病，只有当机体免疫力低下时才会致病。其菌丝有分隔，气生菌丝的一部分形成分生孢子梗，顶端产生烧瓶形或近球形顶囊，表面产生许多小梗,小梗上着生成串的球形分生孢子。分生孢子梗、顶囊、小梗和分生孢子合成孢子头,已知的曲霉菌有170种以上,各个菌种形成的菌落、颜色不一样,可用于菌种的鉴别。最适生长温度为25~30℃。

常见曲霉的鉴定:

1. 烟曲霉　菌落特征:生长快,45℃可生长,呈绒毛状或絮状,表面烟绿色,背面淡黄色。镜下特征:分生孢子头呈短柱状。分生孢子梗壁光滑,呈淡绿色。顶囊呈烧瓶状,小梗单层、分布在顶囊的上半部分。分生孢子为球形、绿色、有小刺。

2. 黄曲霉　菌落特征:生长快,呈羊毛状,表面黄绿色,背面淡黄色。镜下特征:分生孢子呈头放射状。分生孢子梗壁厚粗糙。顶囊呈球形或近球形,小梗单层、双层或同时存在、布满顶囊表面。分生孢子为球形、近球形。

3. 黑曲霉　菌落特征:生长快,呈羊毛状,表面黑色,背面淡黄色。镜下特征:分生孢子头呈放射状。分生孢子梗壁光滑,较厚。顶囊呈球形或近球形,小梗双层、分布于顶囊的全部表面。分生孢子为球形、褐色、粗糙有刺。

4. 土曲霉　菌落特征:生长快,绒毛状,有浅放射状沟纹。表面黄褐色,培养基可呈乌褐色,背面淡黄色。镜下特征:分生孢子头致密,呈圆柱状。分生孢子梗无色光滑。顶囊呈半球形,上1/(2~3)处有双层小梗。分生孢子为球形或近球形、光滑、棕色。

5. 构巢曲霉　菌落特征:生长速度中等,绒毛状。表面为绿色或黄褐色。背面为紫色或橄榄色。镜下特征:分生孢子头呈密短圆柱形。分生孢子梗短,弯曲,光滑无色。顶囊呈半球形或烧瓶形,双层小梗。分生孢子为球形,粗糙,有小刺。壳细胞较多,可见闭囊壳。

侵袭性肺曲霉病在常见的医院获得性真菌感染中仅次于侵袭性念珠菌病,排名第二位。临床样本中培养出曲霉,不一定能诊断为曲霉病。在临床表现相符的情况下,从组织或其他标本中检出菌丝,并且从同一样本中培养出曲霉,或从多个样本中分离出相同的菌种时,往往预示侵袭性肺曲霉病。当怀疑肺部曲霉感染时,至少应连续3d送检合格痰标本进行真菌涂片和真菌培养检查。

半乳甘露聚糖(galactomannan,GM)是曲霉菌细胞壁上主要的多糖成分,血清GM的敏感性和特异性在不同的研究中有较大差异,阳性预测值较低,阴性预测值较高,故建议GM试验更多作为排除曲霉病的筛选指标而不是诊断指标。商品化的GM试验检测标本包括血浆、血清和支气管肺泡灌洗液。使用抗真菌药物可降低患者血清GM试验的敏感性,试验阿莫西林/克拉维酸、哌拉西林/他唑巴坦,新生儿肠道内的双歧杆菌均可使GM试验出现假阳性。

伏立康唑和泊沙康唑等三唑类药物、两性霉素B和棘白菌素类药物常用于治疗侵袭性肺曲霉病。两性霉素B对于土曲霉的治疗效果较差。

## (四) 毛霉目

毛霉属于接合菌门、接合菌纲、毛霉目、毛霉科,毛霉菌广泛存在于自然界中。毛霉目又分为毛霉属、根霉属、根毛霉属、犁头霉属、小克银汉霉属等。其中根霉和毛霉较为常见,前者主要侵犯鼻、鼻窦和大脑等,后者主要侵犯肺部。病变组织直接镜检可见宽大、无分隔菌丝,分枝多呈90°角。最适生长温度为28~30℃,生长迅速,3d左右即可长出典型菌落。特征性的结构为孢子囊,其内为孢子囊孢子。

目前还没有特异性抗原检测用于毛霉病的诊断,1,3-β-D- 葡聚糖不能用于毛霉病的诊断。

两性霉素 B 可作为治疗毛霉目感染的首选药物,口服泊沙康唑可作为二线治疗用药,伏立康唑对于毛霉菌活性较差,棘白菌素体外无活性。

### (五) 镰刀菌

镰刀菌的无性期原属于半知菌,有性期为子囊菌门,已发现有 44 个种和 7 个变种,分布极广,普遍存在于自然界、土壤及动植物有机体上,甚至可存在于北极和沙漠。镰刀菌可侵犯粮食作物、经济作物、药用植物及观赏植物等,引起植物的根腐、茎腐和花腐等多种病害,临床上镰刀菌多引起角膜炎,也可引起皮肤感染及真菌血症等。常见的镰刀菌包括茄病镰刀菌、串珠镰刀菌和尖孢镰刀菌等。鉴别主要根据大分生孢子、小分生孢子和厚壁孢子等的形态、着生方式等。大型分生孢子着生于气生菌丝上或分生孢子座上,形状多样,有披针形、镰刀形、橘瓣形、长筒形、纺锤形等。大孢子顶胞形状有锥形、镂形、鸟嘴形、钝形等。分隔数多为 3~10 分隔,有的分隔数更多。隔膜有的分隔明显,而有的分隔不明显。小分生孢子形态多样,0~1 个分隔,多为单细胞。形状有卵形、椭圆形、肾形、瓜子形等。有的种类只有 1~2 种形状,有的种类具有多种形状,而有的种类缺乏小孢子或小孢子极少。小孢子形成于气生菌丝上,着生方式有单生、串生、假头状着生。厚壁孢子形成于菌丝及分生孢子中,通常为圆形或卵圆形,壁光滑或有突起,绝大多数无色,多生于菌丝的顶端或中间。有的由大孢子部分细胞膨大直接形成。厚垣孢子的有无在镰刀菌分类中具有重要意义,但厚壁孢子的形状、着生方式等性状被认为是次要的。

1. 茄病镰刀菌  在马铃薯葡萄糖琼脂培养基平板上 25℃培养 5d 左右,菌丝呈棉絮状铺满培养皿,菌落正面呈白色或浅黄色,背面呈浅黄色,产孢细胞为简单瓶梗,瓶梗较长,多在 25μm 以上;大分生孢子比较粗壮,有 2~5 个分隔;小分生孢子数量多,呈假头状着生,有卵圆形、椭圆形,有 0~1 个分隔;培养一段时间后,可产生顶生或间生的厚壁孢子。

2. 串珠镰刀菌  在马铃薯葡萄糖琼脂培养基平板上 25℃培养生长较快,气生菌丝呈棉絮状,4d 后平铺平板,菌落正面为浅紫色、浅粉红色或白色,背面为淡黄色,菌落中央可出现绳状结构,产孢细胞为简单瓶梗,大分生孢子较少,呈披针形,小分生孢子较多,为短棒状或椭圆形,呈串状、假头状着生,无厚壁孢子。

3. 尖孢镰刀菌  在马铃薯葡萄糖琼脂培养基平板上 25℃培养 5d 后菌落棉絮状,铺满平皿,菌落正面为白色、淡紫色,背面为淡紫色,产孢细胞为简单瓶梗,瓶梗较短,多在 20μm 以下,大分生孢子比较细长,呈镰刀形,有 3~5 个分隔,顶细胞似喙状,有顶生或间生的厚壁孢子。

镰刀菌通常对多数抗真菌药物表现为耐药,包括伊曲康唑、氟胞嘧啶、氟康唑、棘白菌素如卡泊芬净,部分菌株对两性霉素 B 也耐药。治疗可选择泊沙康唑、伏立康唑、两性霉素 B 或两性霉素 B 脂质体,局部治疗可选择纳他霉素。

### (六) 卡氏肺孢菌

卡氏肺孢菌原名卡氏肺孢子虫,为真核微生物,在真菌培养基中不能生长,主要有两种形态,即包囊与滋养体,滋养体具有类似原虫的伪足结构,包囊呈圆形或椭圆形,直径为

4~6μm,银染色时为棕黑色,包囊是重要的确诊依据,但敏感性较低,可借助聚合酶链式反应技术结合涂片检查以提高敏感性和特异性。临床上可引起艾滋病、红斑狼疮及皮肌炎等免疫力低下患者感染肺孢子菌肺炎,对抗原虫药物敏感。卡氏肺孢菌属先前属于原虫、孢子虫纲,但其超微结构与真菌类似,其16S核糖体RNA以及线粒体DNA序列分析显示其种系发生学上与真菌紧密相关,线粒体DNA核苷酸序列与真菌的同源性(60%)超过与原虫的同源性(仅20%),故目前认为应归属于真菌。

1,3-β-D-葡聚糖在感染肺孢子菌肺炎时可大量产生,故可用于辅助诊断肺孢子菌感染。复方磺胺甲𫫇唑是治疗和预防肺孢子菌肺炎的首选药物。

## 二、病毒

### (一) 流行性感冒病毒

1. 流行病学

(1) 流行性感冒病毒(influenza virus)为RNA病毒,属于正黏病毒科,共分为甲、乙、丙三个型。根据病毒表面两个主要糖蛋白——血凝素(hemagglutinin,HA)和神经氨酸酶(neuraminidase,NA),甲型流行性感冒病毒又可分为多个亚型。迄今甲型流行性感冒病毒共分为16个HA亚型和9个NA亚型。

(2)流行性感冒病毒在全球范围内流行,并引起强度不一的局部暴发。由于流行性感冒的潜伏期较短(一般为1~5d,平均天数为2d)和病程初起阶段的呼吸道分泌物中病毒滴度高,所以流行性感冒具有暴发性和流行性的传播特点。流行性感冒病毒的抗原性在持续地变化,导致其在人类中不断地传播并使人们难以预测即将流行的病毒亚型。此外,动物流行性感冒病毒和人流行性感冒病毒之间可以发生基因重配。

流行性感冒大流行的出现没有明确的规律性,但在各敏感年龄组有着较高的致病率,特别是婴儿、老人和有心肺疾病的人群中死亡率通常会明显升高。大流行一般持续6~9个月,并且不会受季节因素的影响。流行性感冒病毒的流行持续时间一般是3~8周。通常情况下,甲型或乙型流行性感冒病毒的其中一种占流行主导,但是也存在两者共同流行或者两种甲流的亚型同时流行的情况。流行性感冒病毒的全球性暴发流行很少发生,而且只发生过甲型流行性感冒病毒的流行,这是因为带有新生血凝素的甲流病毒很容易在人际间传播。

在温带地区,流行性感冒病毒每年的活动强度都不同,多数出现在冬季和早春。北半球流行性感冒病毒的活动从10月到翌年5月,通常在12月到翌年4月达到高峰。一个限定社区或区域暴发大约有3周的高峰期和较短的持续周期(6~10周)。不同甲型流行性感冒病毒和乙型流行性感冒病毒的连续或者重叠的流行波可以导致流行性感冒病毒活动时间的延长。乙型流行性感冒病毒每3~4年会在世界范围内流行一次,但是也会出现2个或3个流行性感冒病毒同时在单个季节传播的情况。

2. 传播途径　飞沫传播是人际间流行性感冒病毒的主要传播途径,感染者的呼吸道分泌物中常有大量流行性感冒病毒。因此,喷嚏和咳嗽会传播感染;目前认为流行性感冒病毒传播可通过大颗粒飞沫(>5μm)和小颗粒气溶胶。因为大颗粒飞沫不能一直在空气中悬浮,只能短距离传播,所以大颗粒飞沫传播需要密切接触感染者,而小颗粒气溶胶可传播较远距离。动物源型病毒除了上述途径传播,还有极小部分是通过胃肠传播的,流行性感冒病毒在固体、无孔表面、较低的相对湿度和温度下,感染性能维持更长的时间,并且容易在污染物中被检测出。流行性感冒病毒的典型潜伏期为 1~4d(平均为 2d),发病前 24~48h 可以检测到病毒排出,但此时病毒滴度通常远低于症状期。

3. 实验室检测

(1)病毒分离:流行性感冒病毒在疾病早期很容易从各种呼吸道标本中分离到,包括鼻咽拭子、鼻抽吸物或鼻灌洗液、痰和气管抽吸物。鸡胚是一种较为实用的分离系统,但其敏感性较细胞培养差。猴肾细胞对于许多流行性感冒病毒株型敏感,如 MDCK 和 LLC-MK2 常用于流行性感冒病毒分离培养。尽管病毒培养传统上作为实验室诊断的金标准,但要在组织培养中见到病毒的红细胞吸附或致细胞病变作用,可能需要 48~72h 或更长时间。

(2)抗原检测:可识别呼吸道标本中甲型和乙型流行性感冒病毒的核蛋白抗原,可在 1~4h 内完成,主要使用的方法有免疫荧光、酶免疫测定、放射性免疫测定和时间分辨荧光分析。商业化的免疫层析检测试剂对于快速(<30min)的实验室诊断或者即时诊断很有用。与病毒培养相比,其敏感性和特异性分别是 70%~75% 和 90%~95%。该方法的敏感性在儿童(70%~90%)中高于成年人(40%~70%),部分原因是儿童的病毒滴度更高。此外,流行性感冒抗原检测在病程早期病毒排出处于高峰时可能最为可靠。接种流感减毒活疫苗(live attenuated influenza vaccine,LAIV)可使流行性感冒诊断性试验出现假阳性结果,因为这些试验不能区分减毒流行性感冒病毒和野生型流行性感冒病毒。LAIV 疫苗株在接种后长达 7d 都可能检出,极少数情况下在更久后仍可检出。

(3)核酸检测:常规逆转录聚合酶链反应(reverse transcription PCR,RT-PCR)是敏感性和特异性最高的流行性感冒诊断方法,能相对快速地得出结果,并能区分流行性感冒类型及亚型,与细胞培养相比,其敏感性约为 90%,但其检测时间要长于直接抗原检测。现已研发出快速核酸检测,可在 30min 内现场得到结果。其中一种检测采用等温核酸扩增,另一种采用改良的 RT-PCR。快速分子检测可鉴别甲型流行性感冒和乙型流行性感冒,但不能鉴别其亚型。与抗原检测一样,用上呼吸道标本进行核酸检测时,LAIV 可能导致假阳性结果。

(4)血清学试验:血清学研究对于流行性感冒病毒的快速诊断意义有限,因为多数情况下为再感染,需要急性期和恢复期双份血清,常用的方法包括补体结合试验(complement fixation test,CFT)、血凝抑制试验(hemagglutination inhibition test,HIT)、酶联免疫吸附试验(enzyme linked immunosorbent assay,ELISA)。血清学检测主要在研究中使用。

## (二)副流感病毒

1. 流行病学　副流感病毒(parainfluenza virus,PIV)为 RNA 病毒,属于副黏病毒科,共有 PIV1~4 四型。PIV 是婴儿和儿童卜呼吸道疾病的最重要的病原体之一。约 2/3 的婴儿在 1 岁内感染过 PIV3。PIV1 每隔一年引起流行,PIV2 感染通常类似于 PIV1,但较轻微。PIV3 是最难检测的,大多数时候感染会在局部人群中发生,但也会发生暴发,时间通常是在春季。PIV1 和 PIV2 引起 5 岁以下儿童流行常在秋季,PIV3 的暴发倾向于在晚冬或春季。自 1973 年以来,PIV1 和 PIV2 都在奇数年的秋季流行。PIV3 感染发生在晚冬、早春或者 PIV1 和 PIV2 不流行的月份,PIV4 在秋冬季更常见。

2. 传播途径　大多数证据表明 PIV 通过呼吸道分泌物的直接接触和污染或飞沫的播

散来进行传播。同时,PIV3院内感染也是常见的,能波及医护工作者和其他患者。

3. 实验室检测

(1)病毒分离:原代猴肾细胞和连续猴肾细胞(如LLC-MK2)都可以用于PIV分离。尽管细胞培养在检测病毒方面有价值,比如提供亚型分离或者进一步分析,避免误诊,但是由于它昂贵、耗时且敏感性不如其他分子检测手段,病毒分离的应用正在减少。

(2)抗原检测:PIV荧光素标记抗体检测方法已经被应用多年。随着商业化专业试剂的提供,应用直接免疫荧光法或者间接免疫荧光法进行PIV的快速诊断变得更为广泛。

(3)核酸检测:由于利用免疫荧光进行抗原检测的方法更加便宜或者快速,因此在临床机构中应用扩增方法直接检测呼吸道分泌物中的PIV基因并未广泛应用。但在PIV和RSV同时流行时,应用多重PCR进行临床标本的检测是很有用的。PCR测序通过分析PIV F蛋白的部分基因,应用于PIV感染的分子流行病学。

(4)抗体检测:PIV血清学诊断一般需要急性期和恢复期双份血清,间隔至少在2周,更多在3~4周PIV特异性抗体滴度增加4倍或4倍以上也可用于血清学诊断。抗体检测对于流行病学研究和回顾性诊断更为有用。补体结合试验的测定对于PIV和RSV是特异性的,但是缺乏敏感性。

### (三) 呼吸道合胞病毒

1. 流行病学　呼吸道合胞病毒(respiratory syncy-tial virus,RSV)与PIV一样,为RNA病毒,属于副黏病毒科,分为A、B两个型,A和B两种亚型在多数RSV暴发中同时出现,A亚型引起的疾病常更严重。RSV也是婴儿和儿童下呼吸道疾病的最重要的病原体之一,尤其是婴儿毛细支气管炎和肺炎的主要病原,因此RSV感染在婴儿中有较高的致病率和致死率。与PIV3类似,约有2/3的婴儿在1岁内感染过RSV,但RSV常感染下呼吸道,而PIV3感染常局限于上呼吸道。RSV在下呼吸道的感染率随年龄增长而下降,然而老年人的感染率会再次上升。

在温带气候下,RSV每年可引起婴儿毛细支气管炎的流行。A型RSV通常为优势株,但有时B型RSV感染会更普遍,在特定环境下,A、B两型会交替流行。一般RSV在秋冬季节发生流行,特别是在大的城市中心。

2. 传播途径　RSV可以通过呼吸道分泌物的直接接触或污染或飞沫的播散来进行传播,其院内感染也是常见的。RSV的传播可以被严格的洗手和隔离措施所限制。RSV在婴儿中的排毒过程平均要9d,而在免疫正常的成人中一般少于4d。婴儿在发病后可以持续排泄RSV 3周以上,而免疫受损患者可以延迟排泄数周至数月。

3. 实验室检测　RSV很不稳定,需要特殊处理。用作培养的临床标本应在冰上运送并迅速接种在敏感细胞系中。在37℃ 1h后感染性就会减退,反复冻融时病毒活力将完全丧失。标本应在收集后4h内接种到培养细胞上,不能及时处理的标本应用干冰速冻起来。

(1)病毒分离:许多实验室使用异倍体细胞系,如HEp-2或Vero细胞作为RSV的培养,但是其他一些类型的培养细胞类也可以使用,如人胚肺二倍体成纤维细胞、原代猴肾细胞等,发现典型的病毒空斑伴合胞体形成,联合免疫荧光染色能确诊。然而,通过培养确认RSV需要4d至2周的时间。

(2)抗原检测:目前可以用RSV抗原的荧光素标记抗体检测方法检测,包括直接免疫荧光和间接免疫荧光的方法。免疫荧光方法的特点包括直接检测临床标本的上皮细胞、快速出结果、便宜。检测临床标本中的 RSV 抗原的 ELISA 是结合敏感且特异,这提供了一个快速、可靠和低廉的诊断方法。当前可用的间接免疫荧光法和 ELISA 试剂盒对儿科标本 RSV 检测的敏感性和特异性范围为 80%~90%。总的来说,ELISA 试剂盒不需昂贵的设备和专业技术人员,从开始到结束仅需 1.5~2h,适用于检测单个标本或多个标本的批量试验,并且比细胞培养便宜。缺点包括缺乏对临床标本质量的评估,且可能存在用血或黏液检测的潜在假阳性。

(3)核酸检测:RSV 核酸检测可进行 RSV 的分型及某些临床标本如呼吸道分泌物或中耳分泌物中 RSV 的鉴定,并且基于核酸的检测通常包含在可检测多种呼吸道病原体的多重 PCR 检测。

(4)抗体检测:RSV 血清学诊断一般需要急性期和恢复期双份血清。抗体检测对于流行病学研究和回顾性诊断更为有用,幼儿可能不产生对 RSV 的有效抗体,而检出的抗体可能是母源抗体。免疫受损的患者或者有既往感染的老年人抗体滴度没有明显地增高。补体结合试验的测定对 RSV 是特异的,但缺乏敏感性,因此会低估疾病的流行。

### (四) 流行性腮腺炎病毒

1. 流行病学　流行性腮腺炎病毒(mumps virus)为 RNA 病毒,属于副黏病毒科,可引起显著而广泛的良性全身性感染,以发热和腮腺炎为主要临床特征。在未接种疫苗的人群中,腮腺炎常见于儿童,但在对儿童进行广泛免疫的国家,腮腺炎并不常见。

流行性腮腺炎病毒在全世界范围内广泛分布,城市里的学龄儿童是易感人群。超过 50% 的腮腺炎病例集中于 5~9 岁,在未接种疫苗的人群中,92% 的儿童在 15 岁前可产生抗腮腺炎抗体。1 岁以下的婴儿少见患腮腺炎,可能是由于被动从母体获得抗体产生了保护作用。腮腺炎是一种流行性疾病,发病高峰在 1~5 月。感染流行性腮腺炎病毒后可获得终身免疫。

2. 传播途径　流行性腮腺炎病毒具有高度的传染性,人可通过实验性接种流行性腮腺炎病毒至鼻腔和口腔黏膜而感染,这表明易感个体可通过感染患者的呼吸道分泌物而自然感染。腮腺炎患者在发病初期具有高度的传染性。在出现临床症状前 5~6d 至出现临床症状后 4~5d,都可从患者唾液中分离得到流行性腮腺炎病毒,这表明感染者排毒时间大约为 10d。不过,疫苗接种率高有助于限制流行性腮腺炎的感染规模、持续时间和传播。腮腺炎在未接种者中的发病率仍然远高于已接种者。

3. 实验室检测

(1)病毒分离:对于大多数流行性腮腺炎病例来说,临床诊断是准确和可靠的。然而,对于临床表现不典型的病例(如不伴腮腺炎的脑膜脑炎和睾丸炎)需要进行实验室检查以确诊。尽管不常规应用,但病毒培养还是金标准。在腮腺炎症状出现前 5~6d 至后 4~5d,所有急性流行性腮腺炎患者的唾液中均可分离出流行性腮腺炎病毒。大多数诊断性实验室使用原始恒河猴肾细胞和人胚肾细胞分离流行性腮腺炎病毒。临床上流行性腮腺炎病毒的确证试验通常采用红细胞吸附抑制试验,即用腮腺炎特异性抗血清来阻止红细胞黏附到流行性腮腺炎病毒的细胞上。这种方法已经被多克隆或者单克隆流行性腮腺炎病毒抗体免疫荧光法取代,后者被用来确证组织培养中的流行性腮腺炎病毒。

（2）核酸检测：有报道巢式 RT-PCR 可用于脑脊液中流行性腮腺炎病毒 RNA 测定，但是这种方法的临床应用非常有限，不过巢式 RT-PCR 极有可能成为流行性腮腺炎病毒中枢神经系统感染的诊断方法。

（3）血清学实验：针对流行性腮腺炎病毒感染或免疫接种的体液免疫反应可通过多种技术检测。流行性腮腺炎病毒与副黏病毒科固有抗原的交叉反应使得这些技术存在某种程度的局限性。目前 ELISA 方法应用较为广泛，它具有操作简单、可分别测定 IgM 和 IgG 的优点。

### （五）麻疹病毒

1. 流行病学　麻疹病毒（measles virus）为 RNA 病毒，属于副黏病毒科，可引起高传染性疾病，具有咳嗽、鼻炎、结膜炎、科氏斑等特异性前驱症状并伴有全身性斑丘疹。麻疹是一种非常重要的人类传染病，从数千年前至今已导致百万人死亡。麻疹患者会产生长期的免疫抑制，其死亡主要是由于细菌或者病毒的二次感染所致。鉴于人类是麻疹病毒唯一宿主这一有利的生物学特征，消灭已经成为麻疹的防控目标。但由于社会和政治因素以及其传播率较高，目前世界上仅极少地区消除了麻疹。发达国家麻疹患者的死亡率降低与其经济发展、营养水平的提高与关注、使用抗生素治疗等因素有关。由于麻疹疫苗接种覆盖率的提高、提高免疫力所提供的二次免疫机会及 WHO、联合国儿童基金会的努力，一些贫穷国家的麻疹发生率也已经出现明显降低。WHO 及联合国儿童基金会的目标：每个地区有超过90% 的麻疹疫苗接种的覆盖率，并保证所有儿童的二次麻疹免疫接种。麻疹呈全球性发生，大多数麻疹病例发生在撒哈拉以南非洲地区和亚洲。麻疹作为地方性疾病时具有典型的暂时性发生特征，呈季节性流行。在温带，麻疹发病率在冬末早春达到高峰，而在夏末早秋达到最低点。

2. 传播途径　麻疹主要通过近距离的呼吸飞沫传播，少数情况下，通过长期悬浮于空气中的气溶胶颗粒传播，打喷嚏、咳嗽等前驱症状也增加了传播速度。在诸如学校、医院及密闭的公共聚集场所等特定环境中，经空气传播是重要传播途径。感染分泌物的直接接触可传播麻疹，但麻疹不能长时间存活于传染媒介中，可被热及紫外线灭活。

3. 实验室检测

（1）病毒分离：对呼吸道分泌物、咽拭子、外周血单核细胞和尿液进行细胞培养分离出麻疹病毒即可诊断为麻疹，免疫荧光抗体检测麻疹抗原可以增加细胞培养的特异性和敏感性。但是，病毒分离仍然是一项技术难题，在很多临床诊断中心很难实行。

（2）细胞学诊断和抗原检测：对呼吸道分泌物、尿液、易取得的上皮组织（如咽、鼻腔、口腔黏膜、眼结膜）或快速活检取得的组织，直接检测巨细胞是一种快速、可行的诊断方法。采用免疫荧光和免疫酶染色方法可以诊断敏感性和特异性，麻疹发生晚期病毒不能分离时可以上述方法进行诊断。多克隆抗血清和单克隆抗体均可作为诊断依据，但抗麻疹病毒 N 蛋白的抗体诊断最有效，因为此种病毒蛋白含量最高。

（3）抗体检测：ELISA 测定血清中特异性 IgM 和 IgG，敏感性和特异性好，具有早期诊断价值。

（4）核酸检测：以麻疹病毒 N、H 和 F 基因高度保守区域的特异性引物进行 RT-PCR，从临床检验标本和组织中扩增麻疹病毒 RNA。核酸检测技术可以提高诊断的特异性和敏感性,特别是对于感染病毒不能被有效分离的 CNS 感染患者和免疫功能低下、不能产生抗体进行有效免疫应答的患者来说尤其如此。

### (六)冠状病毒

冠状病毒(coronavirus,CoV)是 RNA 病毒,属于冠状病毒科。冠状病毒科可以进一步分为 4 个属:α、β、γ 和 δ 冠状病毒。人冠状病毒(human coronavirus,HCoV)属于其中 2 个属:α 冠状病毒(HCoV-229E 和 HCoV-NL63)和 β 冠状病毒(HCoV-HKU1、HCoV-OC43、MERS-CoV、SARS-CoV 和 SARS-CoV-2)。

1. 流行病学  普通感冒冠状病毒无所不住,在任何地方都能找到。它的季节性部分取决于气候:温带气候条件下,冠状病毒呼吸系统感染主要发生在冬季,但有时可见秋季或春季的发病小高峰,全年任何时候都可能发生感染;亚热带条件下,HCoV 暴发几乎在全年任何时间都有出现,但主要出现在春秋季。所有毒株中以 HCoV-OC43 最常见,其次是 HCoV-NL63,但各种毒株在特定年份的流行情况通常无法预测。

2002—2003 年冬天,中国广东省发现一种罕见并十分致命的肺炎,该疾病后来被称为严重急性呼吸综合征(severe acute respiratory syndrome,SARS),全球多个地方均发现病例,该疾病的病原体后来被称为 SARS 冠状病毒(SARS-CoV)。目前已发现的宿主是人类的冠状病毒,包括 HCoV-229E、HCoV-NL63、HCoV-OC43、HCoV-HKU1、SARS-CoV。用 PCR 的方法调查发现 229E、OC43、NL63 这些冠状病毒分型存在于世界上所有地方,而 SARS 冠状病毒目前只存在于病毒学实验室。2019 年末,一种新型冠状病毒在全球大流行。2020 年2 月,WHO 将该病命名为 COVID-19,全称是 2019 冠状病毒病。导致 COVID-19 的病毒被命名为严重急性呼吸综合征冠状病毒 2 型(severe acute respiratory syndrome coronavirus 2,SARS-CoV-2)。与其他病毒一样,SARS-CoV-2 也会逐渐演变。SARS-CoV-2 基因组的大多数突变对病毒功能没有影响。某些变异在人群中迅速出现,且有发生传播或影响临床的证据,因此已引起广泛关注,即需关注的变异株包括 Alpha、Beta、Gamma、Delta 和 Omicron 株。

冠状病毒不仅可以引起人类呼吸道疾病,还可引起肠道疾病,但是对肠道冠状病毒的认识还不是太多。

患呼吸系统疾病的成年人中,冠状病毒的感染率随着呼吸道疾病高发季节而变化。冠状病毒以及鼻病毒、流行性感冒病毒和呼吸道合胞病毒,是人急性呼吸道疾病的常见病原体。肠道冠状病毒或者冠状病毒样颗粒是新生儿和 12 个月以下婴幼儿中与胃肠道疾病相关的最常见病毒。无症状排毒较常见,而且长时间病毒颗粒排出很明显。

2. 传播途径  尽管传播细节尚未研究,但据推测呼吸道是感染冠状病毒的主要途径。与其他呼吸道病毒一样,冠状病毒也可发生院内感染,最典型的是 SARS,21% 的 SARS 病例是医务人员,这种传播造成的后果是严重的。屏障法(穿个人防护装备和隔离已暴露或有症状的人)是应对致命传染病威胁的主要手段。医院的回顾性研究表明,预防飞沫和接触措施的实施起了极大的保护作用。与其他许多呼吸道病毒感染不同,SARS 传播主要发生在疾病后期,即症状出现 5d 后。这与疾病早期上呼吸道病毒载量低有关,并在有最大传播性之前为病例检出和隔离提供了窗口期,可以采取公共卫生措施以阻断其在社区传播。SARS-CoV-2 感染者可能在出现症状前就具有传染性,病程早期的传染性最高,此后传染风险降低。发病 7~10d 后不太可能传播病毒,特别是对于免疫功能正常的非重症患者。

3. 实验室检测

(1)病毒分离培养:呼吸道冠状病毒在组织细胞中培养是困难的,不仅必须使用特殊的细胞系,还经常要二次传代。最近已经成功用肝癌细胞系 HUH7 从临床样本中分离得到 HKU1、OC43 和 229E。但是,SARS 的分离鉴定必须在 P3 实验室进行,不能作为常规检查。出于安全考虑,不应将疑似或确诊 COVID-19 患者的样本提交给临床实验室进行病毒培养。病毒培养主要用于研究目的。

(2)核酸检测:无论是传统的还是实时逆转录 PCR(RT-PCR)都可以作为检测全部 HCoV 株的诊断方法。由于病毒载量很低,即使使用敏感的 RT-PCR 方法也很难诊断,因此,SARS 病例发病的最初几天,多样本使用(包括粪便和血液标本)可提高诊断率。

通过 RT-PCR 检测上呼吸道 SARS-CoV-2 RNA 是首选的 COVID-19 初始诊断性试验。RT-PCR 检测方法多样,不同方法可扩增并检测 SARS-CoV-2 基因组的不同区域。有些检测靶向 2 个或多个基因,包括核衣壳(N)、包膜(E)、刺突(S)基因以及首个开放读码框架内的区域,包括依赖于 RNA 的 RNA 聚合酶(RNA-dependent RNA polymerase,RdRp)基因。其他较少使用的核酸扩增试验类型包括等温扩增、基于 CRISPR 的检测和下一代测序。快速 RT-PCR 的检测灵敏度与普通 RT-PCR 相当,但快速等温检测的灵敏度偏低。与上呼吸道样本相比,下呼吸道样本的病毒载量可能更高,并且更易得出阳性结果。与口咽拭子的 SARS-CoV-2 RNA 阳性检出率相比,支气管肺泡灌洗液和痰液的 SARS-CoV-2 RNA 阳性检出率最高。

(3)其他:使用商业化试剂或实验室自己开发的多克隆或单克隆试剂,通过呼吸道分泌物的细胞的免疫荧光反应,可以检出细胞中的冠状病毒。利用免疫荧光、ELISA 及免疫胶体金检测等方法可检测血清中的特异性抗体,包括 IgM 和 IgG。

SARS-CoV-2 抗原检测可在床旁快速进行,因此可能比某些 RT-PCR 更易被接受且更快得出结果,但是一般情况下抗原检测比 RT-PCR 的敏感性低。

肠道冠状病毒感染主要依靠电子显微镜寻找被检测粪便标本中的特征颗粒。

### (七)腺病毒

1. 流行病学　腺病毒(adenovirus)是 DNA 病毒,属于腺病毒科。在自然界分布广泛,整个腺病毒可没有共同的抗原决定簇。到目前为止,已发现 7 个组(或亚属)57 个感染人类腺病毒,还有新的腺病毒不断被发现。腺病毒作为地方性、流行性和散发性感染病毒在全世界都有发生。临床上最常见的血清型是 C 组的 1、2、5 型和 B 组的 3、7 型,以及引起胃肠炎的 40 和 41 型。

许多腺病毒临床症状不明显,大约有 50% 的病毒感染者是无症状的。呼吸道感染的腺病毒中,1、2、5 和 6 型主要是地方性的,而 4、7、14、21 型具有流行性。3 型既有地方性又有流行性。导致眼部感染(8、9、37 型)的血清型在发展中国家卫生条件恶劣的地方经常发生,但是在西方国家,这些血清型主要是在医院内流行。引起胃肠炎的 40 和 41 型在全世界各地都有发生。

腺病毒感染最常发生在 6 个月至 5 岁的婴幼儿和儿童,但是伴随一生都有可能发生。世界卫生组织流行病学调查研究表明,血清 1、2 和 5 型主要感染 1 岁儿童;3 和 7 型主要感染小学生;其他类型,如 4、8 和 19 型,主要感染成年人。

腺病毒引起的呼吸系统疾病最常发生在冬季和春季,咽结膜热的发生与游泳池相关,最常发生在夏季。腺病毒引起的胃肠炎没有明显的季节性。

2. 传播途径　腺病毒感染通过直接接触传播,如小滴气溶胶、粪-口途径,有时可通过饮水传播。1、2、5型经呼吸道分泌物或粪便直接接触传播,引起儿童呼吸道感染。手指被感染性分泌物污染而导致的自我接种是疾病传播的最重要途径。对于流行型(特别是4和7型),通过直接接触和呼吸道气溶胶传播是重要的途径。

腺病毒可以引起医院内呼吸道感染的暴发。拥挤的环境和较低社会经济条件会增加腺病毒感染的风险。

3. 实验室检测

(1)病毒分离:腺病毒已经从粪便、咽喉分泌物、鼻咽液、结膜拭子和刮取物、尿液、脑脊液、血液以及各种活检标本中分离出来。标本最好是发病1周内收集。腺病毒最好是在人细胞中培养,除了40和41型外,其他的腺病毒血清型在人上皮细胞内生长良好,并产生细胞病变。

(2)抗原检测:针对组特异性抗原的多克隆或单克隆抗体可用于临床标本中所有腺病毒的直接检测,现在已经有商业化的单克隆抗体可用。

呼吸道和眼部的标本以及感染的细胞均可以通过免疫荧光进行检测。粪便标本中的腺病毒抗原可以通过免疫测定和乳胶凝集进行检测。对于肠道40和41型腺病毒进行抗原检测特别合适,因为它们在细胞培养中生长很差。免疫酶法检测粪便中肠道腺病毒的敏感度已经达到85%~100%。免疫酶法也可以被用来检测眼结膜标本中的腺病毒抗原。

(3)核酸检测:腺病毒DNA可以直接从呼吸道标本、血浆、结膜、粪便、尿液、生殖器标本中进行PCR检测。PCR比病毒培养和病毒抗原检测更加敏感。腺病毒定量检测有助于临床决策,高的病毒DNA载量可能与活动性疾病或更严重的疾病有关。

(4)血清学试验:急性腺病毒感染可通过补体结合试验或者免疫酶法检测特异性抗体,根据抗体滴度的显著增加来诊断。补体结合试验的敏感度为50%~70%,而免疫酶法为70%~90%。低龄儿童的反应比大龄儿童和成人要弱。

### (八) 鼻病毒

1. 流行病学　鼻病毒(rhinovirus,RV)是RNA病毒,属于小RNA病毒科。因为这类病毒特别适应在鼻腔中生长,故被称为"鼻病毒"。在急性呼吸道疾病中,有30%~50%的病例都与鼻病毒感染有关,鼻病毒因而成为普通感冒中最具代表性的病原体。

鼻病毒广泛分布于全世界,大约有1/4的鼻病毒感染是无症状的。在北半球的温带地区,9月是感冒的高峰,这个感冒发病高峰被证实与鼻病毒感染密切相关。鼻病毒活动性增加的第二个高峰是4~5月。而在晚秋、冬季到早春鼻病毒都维持低流行率。

2. 传播途径　鼻病毒的感染在病毒接触鼻黏膜时即已开始。鼻病毒到鼻黏膜的传导可经由飞沫或直接接触传播。打喷嚏和咳嗽会产生大型和小型气溶胶颗粒,但咳嗽和喷嚏的呼吸道分泌物中的鼻病毒含量通常很少。直接接触可能是传播鼻病毒最有效机制。鼻病毒在鼻分泌物中的浓度于病毒接触后的第2~3d达到最高。

3. 实验室检测

(1)病毒分离:用于病毒培养的标本主要是深鼻拭子、抽出液或鼻洗液。用于鼻病毒培养的呼吸道分泌物标本必须置于病毒收集液态培养基中,该培养基中含有能稳定病毒的蛋白质。细胞培养为鼻病毒分离与鉴定的标准方法。大部分使用的是人胚肺细胞,也可以使用双倍体胎儿扁桃体腺细胞及异倍体细胞系,如 Hela 细胞。鼻病毒在 33~34℃的温度及摇动的环境中生长最好。然而,有些鼻病毒无法在细胞培养中生长,但能在气管组织培养中生长。

(2)抗原检测:荧光抗体及免疫过氧化物酶在实验研究中是检测鼻病毒抗原的方法,然而,这些技术通常为血清特异性。由于鼻病毒在细胞培养时不易生长,以及在呼吸道分泌物中的低浓度,这些方法未在临床应用。目前未有检测鼻病毒的商业化分析试剂。

(3)核酸检测:RT-PCR 已经变成临床样本鼻病毒检测的标准诊断工具,比传统的病毒分离和抗原检测方法更为灵敏、快速及容易操作。

(4)血清学实验:病毒中和试验为鼻病毒检测的标准血清学方法。中和试验可鉴别特定的病毒血清型及测量人类血清与鼻分泌物中的抗体含量。使用中和试验来诊断的主要条件在于至少需要有 100 种鼻病毒血清型存在。因此,血清学诊断只在以下状况使用:当感染的病毒血清型是已知或疑似的,如在实验性病毒攻毒的研究中,或在其中一个成员已获取的鼻病毒家族研究中。

### (九) 脊髓灰质炎病毒与柯萨奇病毒

1. 流行病学  脊髓灰质炎病毒和柯萨奇病毒都是 RNA 病毒,属于小 RNA 病毒科的肠道病毒属。脊髓灰质炎病毒与柯萨奇病毒分别是第一与第二个被鉴定的肠道病毒。人类是肠道病毒的唯一宿主,肠道病毒在世界各地都有分布。尽管脊髓灰质炎病毒在发达国家引入疫苗后基本已被控制,但在不发达国家和地区该病毒的发病率和死亡率仍较高。在温带气候地区,肠道病毒感染有明显的夏秋季节性;在热带和亚热带地区,全年发病率都较高,雨季发病率更高。脊髓灰质炎病毒疫苗株和非脊髓灰质炎肠道病毒之间的重组在自然界发生,可能会引起疫苗衍生脊髓灰质炎病毒(vaccine-derived poliovirus, VDPV)。

2. 传播途径  肠道病毒很容易发生粪 - 口途径传播,尤其是在儿童中以及在气候变暖时。除了人与人直接接触传播,与水源有关的肠道病毒暴发已得到证实。

3. 实验室检测

(1)病毒分离:从细胞培养物中分离到肠道病毒仍是大多数临床实验室检测肠道病毒的方法,猴肾细胞系对脊髓灰质炎病毒、柯萨奇病毒 B 组敏感性好,而人二倍体成纤维细胞如 WI38 及人胚肺成纤维细胞则对柯萨奇病毒 A 组敏感性较高。取自人横纹肌肉瘤的 RD 细胞对柯萨奇病毒 A 组最敏感,而对大多数柯萨奇病毒 B 组却不敏感。

(2)核酸扩增:肠道病毒快速直接检测方法中最重要的发展是以 RT-PCR 和核酸序列扩增法(nucleic acid sequence-based amplification, NASBA)为形式的核酸扩增技术的应用。肠道病毒核酸扩增迅速成为了临床有效的检测方法学标准。临床发现,RT-PCR 在检测脑脊液标本的肠道病毒时有着极高的灵敏性。除了传统的 RT-PCR 方法以外,实时 RT-PCR 也应用于肠道病毒感染的临床诊断,也有基于 NASBA 的方法用于临床样本的肠道病毒检测的相关报道。检测下限更低,每个反应可达到 101~102 个 RNA 拷贝。与 RT-PCR 一样,基于 NASBA 的检测系统检测临床样本中肠道病毒比用细胞培养方法更灵敏。但是,NASBA 分析技术商业化发展遇到的问题在于 NASBA 反应的抑制作用可导致无效结果的频繁出现。这种情形在采用粪便、直肠、咽喉和鼻咽部标本时比用脑脊液标本时发生得更为频繁。

（3）血清学试验：应用免疫测定法进行血清学试验在肠道病毒方面受到限制，是因为肠道病毒的血清型别众多而且不能识别单一的肠道病毒共同抗原，以及与小RNA病毒科的非肠道病毒成员有交叉反应，检测缺乏敏感性。采用异型或同型免疫测定诊断肠道病毒感染的敏感性不如RT-PCR技术，对RT-PCR检测证实为肠道病毒脑膜炎的患者进行血清学试验，其检出率为34%~75%，对于RT-PCR法试测肠道病毒阳性的粪便样品进行血清学试验，其检出率则只有46%。

### （十）轮状病毒

轮状病毒（rotavirus，RV）属于呼肠孤病毒科（Reoviridae）、轮状病毒属（rotavirus），直径约为70nm，无包膜，核心为双链RNA，由11个基因节段组成。根据病毒主要结构蛋白VP6的抗原特异性，可将RV分为7个组（A~G），其中A~C组既可感染人类，也可感染动物，以A组感染人类最常见，主要引起婴幼儿急性胃肠炎，B组可引起成人腹泻；而D~G组主要感染动物，引起动物腹泻。

1. 流行病学　在发展中国家，轮状病毒感染是2岁以下婴幼儿死亡的主要原因之一，虽然轮状病毒在发达国家的死亡率低于发展中国家，但感染率仍然较高，在美国每年有接近270万人发生轮状病毒感染性腹泻。轮状病毒感染范围广，遍布世界各地，在温带地区，通常表现出典型的季节性，以冬春季为主，而在热带地区则没有明显的季节性。

2. 传播途径　轮状病毒主要经过粪-口途径传播，接触传播也是一种重要的传播方式。5岁以下的儿童为易感对象，常通过亲密接触处于亚临床感染的亲属而获得病毒。粪便排毒可发生于疾病症状之前，在腹泻停止后仍然可持续排毒。

3. 临床特征　轮状病毒主要引起胃肠炎，表现为水样腹泻、呕吐、腹痛和发热。可表现为轻微的亚临床感染、轻度腹泻，也可表现出急性严重的致死性腹泻等症状。

4. 实验室诊断

（1）显微镜检测：粪便抽出液超速离心后，取沉渣经醋酸钠染色后电镜观察或与特异性抗体孵育后进行免疫电镜观察。电镜下可见的典型形态为直径60~80nm不等的病毒颗粒，有双层衣壳，内层衣壳的壳粒呈放射状排列，犹如车轮排列，也可见到空心或不完整的病毒颗粒。

（2）抗原检测：超免疫或高滴度单克隆抗体的应用大大提高了轮状病毒抗原检测试验的敏感性和特异性，常用方法有ELISA、乳胶凝集试验和免疫层析试验。

（3）核酸检测：从粪便抽出物中提取病毒RNA，进行聚丙烯酰胺凝胶电泳，可根据轮状病毒基因片段的特殊电泳分布图形进行判断。用特异性探针进行核酸杂交技术和PCR扩增技术也可用于轮状病毒的诊断及分型。

（4）病毒分离培养：用于轮状病毒培养的细胞系有MA104、MDBK、PK-15等，培养过程中须加入胰酶以利病毒生长，可配合空斑形成试验和中和试验进行病毒滴度检测和血清学分型。

### （十一）肝炎病毒

1. 甲型肝炎病毒（hepatitis A virus，HAV）　属于小RNA病毒科、肝病毒属，为27~32nm直径的球形颗粒，无包膜，基因组为单股正链RNA。近年来我国报告的甲型肝炎发病人数逐年下降,HAV 主要通过粪 - 口途径传播,水源或食物污染可致暴发流行。HAV 感染者多表现为急性肝炎,年龄越小症状越轻。实验室诊断以血清特异性抗体和 HAV RNA 检测为主。

2. 乙型肝炎病毒(hepatitis B virus,HBV) 属于肝 DNA 病毒科、正嗜肝 DNA 病毒属,完整颗粒直径为 42nm,有包膜,核心为不完全双链环状 DNA。HBV 感染呈世界性流行,但有地区性差异和家庭聚集现象。HBV 通过血液及血制品、性接触及垂直传播等方式传播,多呈慢性感染。实验室诊断以血清抗 HBV 抗体、抗原和 HBV DNA 检测为主。

3. 丙型肝炎病毒(hepatitis C virus,HCV) 属于黄病毒科、丙型肝炎病毒属,为直径 60nm 的球形颗粒,有包膜,核心为单正链 RNA。HCV 主要通过血液、性接触及垂直传播等方式传播,可引起急性或慢性肝炎,且慢性感染与原发性肝癌的发生有一定的关联。实验室诊断以血清抗 HCV 抗体和 HCV RNA 检测为主。

4. 丁型肝炎病毒(hepatitis D virus,HDV) 属于沙粒病毒科、δ 病毒属,基因组由一条单链 RNA 构成,是一种缺陷病毒,直径为 35nm,必须在 HBV 或其他嗜肝 RNA 病毒辅助下才能复制、致肝损害。HDV 多与 HBV 以重叠感染或同时感染的形式存在。目前已有关于 HDV 垂直传播的报道,但这种情况并不常见。旨在预防 HBsAg 阳性母亲所分娩的婴儿发生围生期获得性 HBV 感染的治疗策略,也能有效预防 HDV 传播。由于无 HBV 就无法传播 HDV,所以对所有新生儿常规接种乙肝疫苗也能预防 HDV 感染。实验室诊断主要以 HDV RNA 和抗 HDV 抗体检测为主。

5. 戊型肝炎病毒(hepatitis E virus,HEV) 属于肝炎病毒科、肝炎病毒属,直径为 30~32nm,无包膜,核心为单正链 RNA。主要通过粪 - 口途径传播,可经水源引起暴发流行。感染者表现为急性肝炎,实验室诊断主要以检测抗 HEV 抗体和 HEV RNA 为主。

### (十二) 人类免疫缺陷病毒

人类免疫缺陷病毒(human immunodeficiency virus,HIV)属于逆转录病毒(reverse transcription virus)科、慢病毒(lentivirus)属、灵长类免疫缺陷病毒亚属,是获得性免疫缺陷综合征(acquired immunodeficiency syndrome,AIDS)即艾滋病的病原体,已发现 HIV-1 和 HIV-2 两个型。成熟的病毒颗粒呈球形,直径为 100~150nm,有包膜,核心为双拷贝单股正链 RNA 形成的二聚体。

1. 流行病学 AIDS 在全世界范围内流行。HIV-1 型是引起全球艾滋病流行的病原体,而 HIV-2 型主要局限于非洲西部。2007 年的数据显示,全球 HIV 感染达到一个平稳期,我国卫生部发布的全国法定传染病报告统计表显示,2007—2009 年,我国 AIDS 的发病和死亡人数仍然处于上升趋势,防治压力较大。

2. 传播途径

(1)性接触传播:是主要的传播途径,通过接触含 HIV 的血液、精液或阴道分泌物而感染。

(2)血液传播:通过输入 HIV 感染者的血液制品、组织器官,或使用 HIV 污染的注射针头及介入性治疗器械等。

(3)垂直传播:HIV 可经胎盘感染胎儿,胎儿也可通过在产道接触含 HIV 的阴道分泌物、产后母乳等获得 HIV。

3. 临床特征 从 HIV 感染到艾滋病的终末期，整个过程历时较长，临床表现多样，我国将艾滋病分为急性期、无症状期、艾滋病期。

（1）急性期：40%~80% 的患者初次感染 HIV 后 3~6 周内出现非特异性症状，如发热、斑丘疹、口腔溃疡、乏力、盗汗等，一般持续 7~14d。

（2）无症状期：此期持续时间长短不同，平均为 10 年。在无症状期，感染者体内 CD4⁺ T 淋巴细胞计数逐渐、缓慢下降，病毒持续复制，处于一种相对稳定状态。

（3）艾滋病期：为感染 HIV 的终末阶段，患者 CD4⁺ T 淋巴细胞计数明显下降，血浆病毒载量明显升高。此期主要表现为持续 1 个月以上的发热、盗汗、体重减轻 10% 以上、腹泻等，同时各种机会性感染增加及肿瘤发生率增加。

4. 实验室诊断

（1）HIV 抗体检测：ELISA 或化学发光免疫分析（chemiluminescent immunoassay，CLIA）等检测血清、尿液或唾液等体液的抗 HIV 抗体，主要是抗 p24 和 gp120。阳性标本须经免疫印迹法确认。

（2）HIV 抗原检测：主要检测 HIV-1 型 p24 抗原，适用于窗口期。

（3）HIV 核酸检测：利用逆转录 PCR 和核酸序列扩增法（nucleic acid sequence-based amplification，NASBA）等检测 HIV RNA。

（4）HIV 的分离培养：患者血浆、单核细胞和脑脊液等可分离出 HIV 用于辅助诊断，实验条件及技术要求高，主要用于科研。

### （十三）人类单纯疱疹病毒

单纯疱疹病毒（herpes simplex virus，HSV）属于 α 疱疹病毒亚科、单纯疱疹病毒属，分为两个血清型，即 HSV-1 和 HSV-2。病毒颗粒直径为 120~130nm，有包膜，核心为双链线性 DNA。

1. 流行病学 HSV 感染遍布全世界，无季节性分布。人群中 HSV-1 的感染率从儿童期开始逐渐增加，在成人中达 80% 以上。而 HSV-2 的感染率直至青春期才开始增加，在成人中的血清阳性率远远低于 HSV-1 型。

2. 传播途径

（1）接触传播：通过直接接触感染者分泌的病毒而感染。

（2）性传播：主要是 HSV-2 型传播途径。

3. 临床特征 HSV 感染潜伏期 1~26d，易复发。

（1）HSV-1 的典型症状是唇疱疹、口腔炎，口腔黏膜广泛的水疱样损伤，剧烈疼痛，并且伴随发热及颌下淋巴结炎。

（2）HSV-2 感染者通常表现为生殖器疱疹，在生殖器区域疱疹呈密集、双边分布，并伴随发热、腹股沟炎。

4. 实验室诊断

（1）显微镜检测：从患者的皮损处收集细胞，经处理后可在显微镜下观察到多核巨细胞、胞质气球样变，但无法与其他疱疹病毒区别。

（2）抗原检测：用单克隆抗体对感染组织、细胞进行免疫组化或免疫荧光染色，可明确病因。

(3)血清学检测：目前使用的试剂盒能够分别检测 HSV-1、HSV-2 的 IgM 和 IgG。

(4)核酸检测：可用 PCR 直接检测标本中的 HSV DNA。

(5)病毒分离培养：是 HSV 感染实验室诊断最为可靠的方法，并结合单克隆抗体进行分型。

### （十四）水痘 - 带状疱疹病毒

水痘 - 带状疱疹病毒（varicella-zoster virus，VZV）属于 α 疱疹病毒亚科、水痘疱疹病毒属，人类疱疹病毒 3 型。病毒颗粒直径为 180~200nm，有包膜，核心为双链 DNA。

1. 流行病学　VZV 在世界各地分布广泛，具有高度接触传染性，人类普遍易感。

2. 传播途径

(1)呼吸道传播：原发感染多是通过吸入带毒飞沫获得感染。

(2)直接接触传播：患者皮肤水疱中含有高浓度的病毒颗粒，因此直接接触皮损处渗出的液体也可获得感染。

(3)垂直传播：妊娠期患水痘可通过胎盘感染胎儿，引起胎儿畸形、死胎或发生水痘。

3. 临床特征　VZV 感染的临床症状比较典型，但有水痘和带状疱疹两种不同的临床表现。

(1)水痘（varicella）：水痘是 VZV 原发感染的主要临床表现，主要见于儿童。皮疹出现前 24~48h 常有发热、不安、腹痛等前驱症状，而后迅速出现全身水疱疹和黏膜疱疹。对于儿童，需防范皮损处发生继发性细菌感染；而在健康成人，最常见的并发症是水痘肺炎，发病率为儿童的 25 倍。

(2)带状疱疹（herpes zoster）：是 VZV 复发感染的主要表现，通常见于成人和免疫力低下的人群。疱疹常沿神经成簇分布，串联成带状，伴随皮肤疼痛。最常见并发症是疱疹后神经痛（postherpetic neuralgia）。

4. 实验室诊断

(1)显微镜检测：从新鲜的疱疹基部收集细胞，染色后镜下观察上皮多核巨细胞，但不能与单纯疱疹病毒区别。也可使用电镜直接观察疱疹液。

(2)抗原检测：对皮损部位的组织进行细胞涂片，经冷丙酮固定后用单克隆抗体进行免疫荧光法检测，由于该法快速，特异性高，被临床作为一线诊断实验。

(3)核酸检测：PCR 法检测病毒核酸是一种诊断 VZV 感染的标准工具，标本可以是皮肤拭子、疱疹液、鼻咽分泌物、脑脊液等。

(4)血清学检测：ELISA 法为常规检测方法，皮疹出现 3d 就可检测到特异性的抗体，双份血清 IgG 效价升高 4 倍以上提示体内近期有病毒活动性感染。

(5)病毒分离培养：最常用的样本为早期水疱液，可根据特征性细胞病变初步判定，进一步可用单克隆抗体对所分离的病毒进行免疫荧光法确证。

### （十五）巨细胞病毒

人巨细胞病毒（human cytomegalovirus，HCMV）属于 β 疱疹病毒亚科、巨细胞病毒属，人类疱疹病毒 5 型，人类是其唯一宿主。完整的 CMV 病毒颗粒直径为 120~200nm，有包膜，二十面体衣壳，核心为双链 DNA。

1. 流行病学　CMV 感染呈全球性分布，可感染任何年龄的人群，没有季节性和固定的传播模式。人群中 CMV 血清学阳性率随着年龄的增加而增加,感染率为 40%~100%。

2. 传播途径

(1)接触传播:通过直接接触含 CMV 的各种体液(如唾液、尿液、乳汁、泪液、血液、生殖道分泌物等)而获得病毒感染。

(2)垂直传播:巨细胞病毒可穿过胎盘感染胎儿,即宫内感染,或者产妇自然分娩时新生儿在产道获得 CMV 感染,即产时感染。

(3)输血和器官移植:发生于 CMV 抗体阴性(未感染者)的接受者被动输入了 HCMV 抗体阳性(已感染者)供者的全血/白细胞等有形成分或者组织器官。

3. 临床特征　巨细胞病毒感染的临床特征特异性不明显,常难以与其他病原体感染的症状区分。

(1)孕妇原发感染 CMV 易引起宫内发育迟缓、致畸、死胎、早产等严重后果,而存活的先天性 CMV 感染患儿在成长过程中会逐渐表现出感觉神经损伤,如听力缺失。

(2)大多数免疫功能正常者,后天获得性感染 CMV 时并不会出现临床症状,少数有症状者也较为温和,如轻微上呼吸道感染症状。

(3)对于免疫功能不全的患者,巨细胞病毒病主要表现有两种:巨细胞病毒综合征和组织侵入性疾病,前者以头痛、发热、身体不适、中性粒细胞减少等非特异性病毒感染症状为主,后者 CMV 侵入了肺组织、胃肠道、视网膜、脑组织等部位造成组织器官功能损伤甚至危及患者生命。

4. 实验室诊断

(1)直接显微镜检测:对组织或器官标本染色后镜下可见典型的大细胞(巨细胞)的嗜碱性细胞核内包涵体,形似猫头鹰眼,敏感性较低。

(2)血清学检测:临床上常用 ELISA 法检查血清 CMV 特异的 IgM 和 IgG,IgM 阳性或双份血清效价 IgG 升高 4 倍以上提示体内近期有病毒活动性感染。

(3)抗原检测:临床常用间接免疫荧光法检测外周血白细胞核 CMV 低基质结构磷蛋白抗原(CMV pp65 抗原)诊断为巨细胞病毒抗原血症,可作为 CMV 活动性感染指标。

(4)核酸检测:目前常检测的指标有 CMV DNA、即刻早期 mRNA 和 pp67 mRNA。

(5)病毒培养:人成纤维细胞常用于 CMV 的体外分离培养,离心细胞培养技术和抗 CMV 早期抗原单克隆抗体荧光染色法的联合应用提高了病毒培养的敏感性。

### (十六) EB 病毒

EB 病毒(Epstein-Barr virus)属于 γ 疱疹病毒亚科、淋巴滤泡病毒属,人类疱疹病毒 4 型。EB 病毒形态上与其他疱疹病毒相似,圆形,直径约 120nm,有囊膜,内为核衣壳,核心为 172kb 的双链 DNA。

1. 流行病学　理论上,人类终身都可感染 EB 病毒。在卫生条件差的地区,EB 病毒感染主要发生于出生后的第一年。而在发展中国家,60% 的人群于青春期前发生感染。20 岁的人群大约 90% 的人血清学阳性,到 40 岁,几乎 100% 的人发生血清学转换。

2. 传播途径

(1)唾液传播:EB 病毒感染者的唾液中含有大量病毒。

(2)性传播。

(3)血液传播和组织器官传播：这两种传播方式不常见，对免疫抑制患者的影响比较大。

3. 临床特征　原发性 EB 病毒感染几乎无临床表现，随着年龄的增加，症状性感染也在增加，在成人达 50%。

(1)传染性单核细胞增多症(infectious mononucleosis，IM)：是一种淋巴细胞增殖性疾病，具有自限性。50%~90% 的 IM 患者有 EB 病毒原发感染，以发热、咽炎、颈部淋巴结肿大为主要特征，潜伏期长达 30~50d。

(2)肿瘤：EB 病毒感染与某些肿瘤的发生具有相关性，95% 的伯基特淋巴瘤和鼻咽癌患者的肿瘤细胞中发现有 EB 病毒基因。其他有关的肿瘤有霍奇金淋巴瘤、T/NK 淋巴细胞瘤、淋巴上皮瘤样癌等。

4. 实验室诊断

(1)抗原检测：应用免疫组织化学技术可检测病变组织中多种 EB 病毒抗原。

(2)血清学检测：ELISA 法检测 EBV 特异的抗体是最常用于诊断 EBV 感染及相关疾病的实验室方法，检测的抗体多是针对衣壳抗原、早期抗原、核抗原。

(3)核酸检测：原位杂交和细胞杂交可用于检测肿瘤组织中 EB 病毒，临床常用实时荧光定量 PCR 法监测患者 EB 病毒载量。

(4)病毒分离培养：将无细胞的过滤的唾液或口咽漱液接种于新鲜分离的人脐带血淋巴细胞，连续观察培养 4 周。病毒分离液可通过分子技术进行鉴定或通过免疫印迹法鉴定。

### （十七）人乳头瘤病毒

人乳头瘤病毒(human papilloma virus，HPV)属于乳多空病毒科(Papovaviridae)，乳头瘤病毒属的一种，呈球形，较小，直径约为 55nm，无包膜 DNA 病毒。目前已发现 HPV 有 100 多个型，其中约 40 多个型与人类生殖器皮肤黏膜病变相关。HPV 感染率高低主要取决于人群的年龄和性行为习惯。根据 HPV 感染后的致癌性与否，HPV 亚型又分为高危型和低危型。

1. 流行病学　HPV 具有严格的宿主特异性，人是其唯一宿主。

2. 传播途径

(1)性接触传播：生殖器疣主要通过性接触传播，多发于年轻人，男女均易感。

(2)接触传播：主要通过直接接触感染部位或间接接触被病毒污染的物品传播。

(3)垂直传播：新生儿可在产道感染 HPV，因此感染。

3. 临床特征　不同型的 HPV 侵犯的部位不同，所致疾病也不同，因此临床表现多样。HPV 主要侵犯人的皮肤和黏膜上皮细胞，引起不同程度的增生性病变，表现为良性疣或乳头瘤，某些型别可引起组织癌变。HPV-1 和 HPV-4 可引起跖疣；HPV-2、HPV-4、HPV-26 等可引起寻常疣；HPV-6、HPV-11 等可引起尖锐湿疣；HPV-16、HPV-18 与宫颈上皮内瘤及宫颈癌密切相关。

4. 实验室诊断

(1)抗原检测：采用免疫组化技术检测病变组织中的 HPV 抗原。

(2)血清学检查：用晚期蛋白 L1 和 L2，或者用病毒样颗粒检测患者血清中的 HPV 特异的抗体，但由于 HPV 常停留于黏膜局部并不产生病毒血症，所以血清学检查容易漏掉局部感染或者短时感染。

(3)核酸检测:常用的方法有 PCR 法,该方法速度快,特异性高,还可用于分型。另外,原位杂交、点杂交、DNA 印迹等方法也是较为可靠的诊断方法。

### (十八) 狂犬病毒

狂犬病毒(rabies virus)属于弹状病毒科(Rhabdoviridae)、狂犬病毒属,外形如子弹状,直径约 75nm,长约 180nm,有包膜,核心为单股负链 RNA。

1. **流行病学** 狂犬病是由狂犬病毒引起的一种人兽共患的传染病,该病在全世界的野生动物中广泛流行,带毒的犬、猫则是人和家畜感染的主要传染源。目前,对于狂犬病尚无有效的治疗方法,发病死亡率几乎 100%,全世界每年死于狂犬病的人数估计达 55 000 人。我国原卫生部发布的全国法定传染病报告统计表显示,近年来我国狂犬病发病和死亡人数有下降趋势,2019 年为 276/290 人,2020 年为 101/137,说明我国制订的狂犬病预防措施是有效的。

2. **传播途径**

(1)皮肤黏膜感染:患狂犬病的犬、猫等动物唾液中带有狂犬病毒,人被咬伤或抓伤后,病毒通过破损的皮肤黏膜进入机体。

(2)经呼吸道感染:吸入含高感染浓度狂犬病毒的飞沫而感染,多见于院内感染。

3. **临床特征** 狂犬病毒是一种嗜神经病毒,进入体内后,潜伏期一般为 1~3 个月。典型病例的临床表现分为三期,前驱期类似流感样症状,发热、头痛、乏力、不安等,无特异性。兴奋期表现为狂躁不安、极度恐水、怕光、怕风、痉挛等神经异常兴奋状态。发病 3~5d 后患者转入麻痹期,出现迟缓性麻痹,最后因昏迷、呼吸及循环衰竭而死亡。

4. **实验室诊断**

(1)显微镜观察:取患者的脑组织、唾液等标本经染色后镜下观察异常的组织病变或典型的内氏小体,该法可提供狂犬病毒感染的支持性证据,但敏感性较低。

(2)抗原检测:直接免疫荧光法或直接快速免疫组织化学技术(immunohistochemistry technique,IHC)用于检测组织标本中的病毒抗原,特异性高,敏感性接近 100%。

(3)核酸检测:RT-PCR 技术是检测狂犬病毒最敏感的试验,但在尸解来源的脑组织的应用受限,主要用于非中枢系统组织的检测,如唾液、泪液、角膜印片等。

(4)病毒分离培养:取患者组织标本接种鼠神经母细胞瘤细胞株体外培养或对乳鼠脑内接种进行体内培养,常用于直接荧光抗体技术的确证或者扩增病毒进行疫苗的生产和安全评估。

### (十九) 寨卡病毒

1. **流行病学** 寨卡病毒是一种虫媒黄病毒,通过蚊虫传播。该病毒与包括登革病毒、黄热病毒和西尼罗病毒在内的其他黄病毒相关。首次人类感染病例于 1952 年在乌干达和坦桑尼亚发现。该病毒随后在近赤道的非洲及亚洲地区传播,在这些地区引起的散发性感染在非洲、东南亚、太平洋岛屿、美洲和加勒比海地区,已出现寨卡病毒感染暴发。美洲、加勒比海地区和太平洋岛屿曾于 2015 年和 2016 年出现该病毒暴发。该病毒首次公认的大暴发于 2007 年发生在密克罗尼西亚的雅浦岛,3 岁及以上人群中有超过 70% 发生感染,造成总人口 6 700 人中约有 5 000 例感染。另一次更大的暴发是于 2013—2014 年发生在法属波利尼西亚,约有 2/3 的人口受累,造成约 32 000 例感染。

2. 传播途径

寨卡病毒可通过如下途径传播给人类。

(1)被感染的蚊虫叮咬:这是寨卡病毒主要传播途径。

(2)垂直传播:整个妊娠期有症状和无症状母亲的后代都存在垂直传播的风险,但早期妊娠和中期妊娠感染时发生严重胎儿后遗症的风险似乎最大。

(3)性传播:寨卡病毒在精液和女性生殖道分泌物中可长时间存留。

(4)血液制品传播:在寨卡病毒患者的血清中可检出寨卡病毒。

3. 临床特征

从蚊虫叮咬至出现临床表现的潜伏期通常为 2~14d,疾病表现通常较轻,症状在 2~7d 内缓解。初次感染后个体会产生对再感染的免疫力。需要住院治疗的严重疾病较少见,而且病死率很低。成人感染寨卡病毒的临床表现:

(1)发热:主要是急性发作的低热(37.8~38.5℃)。

(2)瘙痒性皮疹:可见面部、躯干、四肢、手掌和足底的红斑状斑疹和丘疹。

(3)关节痛:尤其是手足小关节。

(4)结膜炎:为非化脓性。

如果存在其中 2 种或 2 种以上症状,则临床符合寨卡病毒病。

先天性寨卡病毒综合征的主要临床特征是其所特有的,在其他先天性感染中很少见,主要包括:

(1)严重小头畸形伴头骨部分塌陷。

(2)大脑皮层变薄,伴皮层下钙化。

(3)黄斑瘢痕和局灶性色素性视网膜斑点。

(4)先天性挛缩(关节弯曲)。

(5)明显的早期张力过高。

4. 实验室检测

(1)核酸检测:通过 RT-PCR 检测血清、尿液或全血中的寨卡病毒 RNA 或通过寨卡病毒的血清学检查可确定寨卡病毒感染的诊断。血清和尿液是主要的诊断样本。任何 RT-PCR 阳性结果均可确诊为寨卡病毒感染,且这类病例不需要进行进一步检查。

(2)血清学检测:包括寨卡病毒 IgM 检测和蚀斑减少中和试验(plaque reduction neutralization test,PRNT)。所有血清学检查结果都需要谨慎解读,因为可能存在与其他黄病毒(如登革病毒)的交叉反应。

### (二十) 多瘤病毒

人类多瘤病毒(HPyVs)是多瘤病毒科 DNA 病毒属的一个成员。已鉴定出 14 种 HPyV。BK 多瘤病毒(BKPyV)和 JC 多瘤病毒(JCPyV)是最常见的与临床疾病相关的 HPyV。BKPyV 首先从肾病肾移植受者的尿液中分离出来;JCPyV 是从霍奇金淋巴瘤和进行性多灶性白质脑病患者的脑组织中分离出来的。其余的多瘤病毒在 2000 年后使用分子技术进行了鉴定。梅克尔细胞多瘤病毒于 2008 年分离出来,已被确定为一种与梅克尔细胞癌相关的致癌病毒。棘状毛发发育不良相关性多瘤病毒(TSPyV)于 2010 年分离,其特征是角蛋白"棘"和最常见的滤泡丘疹。目前还缺乏其他多瘤病毒与临床疾病之间的明确关联。

1. 流行病学　多瘤病毒感染的血清流行率随着年龄的增长而上升。到成年后，50%~90%的成年人有可检测到的BKPyV、JCPyV、梅克尔细胞多瘤病毒（MCPyV）、卡罗林斯卡研究所多瘤病毒（KIPyV）和威斯康星大学多瘤病毒（WUPyV）的抗体。棘状毛发发育不良相关性多瘤病毒（TSPyV）和MCPyV的血清阳性率至少为70%。多瘤病毒亚型的地理分布各不相同，例如，BKPyV亚型Ⅰ是最常被检测到的亚型，（Ⅰ/b-2）亚群主要在欧洲和美国人群中被发现，而Ⅰ/c亚群在亚洲人群中占主导地位。在Ⅳ亚型分离株中，Ⅳ/c-2亚群在美国人和欧洲人中更为普遍，而其他亚群在亚洲人群中更为常见。

JCPyV只有一个主要的血清型，但有8个基因型和几个亚型与特定的地理区域相对应。JCPyV 1型多见于美国；4型在美国和欧洲常见；2型、7型和8型在亚洲和西太平洋常见；非洲主要为3型和6型。

2. 传播途径　尚未确定任何一种HPyV的具体传播途径，且传播途径随病毒种类的不同而有所不同。

（1）呼吸/口腔传播：在扁桃体组织中已检测到BKPyV、JCPyV、WUPyV和MCPyV，表明存在口腔或呼吸系统的传播途径。

（2）皮肤接触：常见于MCPyV、HPyV6、HPyV7和TSPyV感染。

（3）粪-口途径：一些多瘤病毒经常在粪便样本和城市污水中检测到，提示存在粪-口途径。

（4）性传播：在精液中已检测到BKPyV和JCPyV，提示存在性传播途径。

3. 临床表现　大多数免疫功能正常人群的原发性多瘤病毒感染病例被认为是亚临床症状或与轻度非特异性症状相关。然而，在免疫功能低下的个体中，原发性感染和/或重新激活的感染均可导致特定的综合征，并导致大量的发病率。

与多瘤病毒感染有因果关系的临床综合征最好用于BKPyV、JCPyV、梅克尔细胞多瘤病毒（MCPyV）和棘状毛发发育不良相关性多瘤病毒（TSPyV），并主要发生在细胞免疫缺陷的情况下。

（1）进行性多灶性白质脑病：JCPyV是进行性多灶性白质脑病（progressive multifocal leukoencephalopathy，PML）的主要病原体，这是一种脱髓鞘疾病，几乎总是发生在免疫损伤时，表现为进行性局灶性神经缺陷，包括共济失调、偏瘫、视野缺陷和认知障碍。PML在晚期艾滋病毒患者中最常见的报道（特别是在抗逆转录病毒治疗之前），但在恶性血液病患者和接受某些淋巴细胞靶向药物的患者，如那他珠单抗中也有报道。

（2）移植相关性肾病：BKPyV是肾移植受者多瘤病毒相关性肾病的主要原因，表现为进展性肾功能不全，导致无症状血清肌酐急性或缓慢进展，并可进展为同种异体肾移植丢失。JCPyV是发生肾移植受者肾病的一种非常罕见的原因，可能是由于原发性感染。BKPyV相关性肾病在天然肾脏中很罕见，但在非肾器官移植受者中有描述。

（3）出血性膀胱炎：造血干细胞移植受者（特别是异体造血干细胞移植受者）移植后的急性出血性膀胱炎可能与BKPyV感染有关。BKPyV病毒尿是移植后常见的疾病，影响>50%的移植受者。

（4）棘状毛发发育不良：棘状毛发发育不良是一种罕见的皮肤疾病，TSPyV感染导致。

4. 实验室检测

(1)核酸检测：通过实时 PCR 进行血浆 BKPyV DNA 定量检测是首选的 BKPyV 相关性肾病筛查试验，血浆定量 PCR 检测到 BKPyV 病毒血症对 BKPyV 相关性肾病的诊断具有高度的敏感性(100%)和特异性(88%)。尿液中定量 PCR 不适用于筛查，病毒尿的患者需要接受定量血浆 PCR 的确认。脑脊液 PCR 检出 JCV DNA 则可确诊 PML，因此，确诊的首选方法是 PCR。

(2)血清学检查：通过检测 MCPyV 肿瘤蛋白(小肿瘤抗原)抗体滴度的变化，可判断出皮肤梅克尔细胞癌(merkel cell carcinoma，MCC)肿瘤负荷近期的增减。这项检测可作为额外的预后指标，也可用于监测。

### (二十一）细小病毒

1. 流行病学　细小病毒 B19 属于细小病毒科，红细小病毒属。1975 年，在对无症状献血者的血液样本进行乙型肝炎病毒筛查时，首次发现了这种病毒。B 组 19 号样本(因此命名为细小病毒 B19)在对流免疫电泳试验中造成了假阳性结果。细小病毒 B19 是人类感染的主要细小病毒病原体，其在 1981 年首次与临床疾病相关联。其他较为少见、近期报道过感染人类的红病毒包括基因型 2 型(原型株：*LaLi*)和 3 型(原型株：*V9*)。细小病毒 B19 感染在世界范围内都有发生。病例可以是散发性的，也可以是聚集性暴发。细小病毒 B19 感染不仅呈现出季节性，而且有地方性流行周期，病例数每 4~10 年可达到一个高峰。大多数个体在其学龄期获得感染，50%~80% 的成人中可检测出细小病毒 B19 特异性 IgG 抗体。

2. 传播途径

(1)呼吸道传播：细小病毒 B19 容易通过呼吸途径在人与人之间传播，这也是感染该病毒最常见的方式。

(2)接触传播：细小病毒 B19 可通过人与人之间的密切接触、污染物、呼吸道分泌物和 / 或唾液传播。因细小病毒 B19 具有非包膜性病毒衣壳，所以能在环境中稳定存在，从而使污染物成为一种可能的重要传播来源。

(3)垂直传播：若易感女性在妊娠期间感染了细小病毒 B19，则可将该病毒传播给胎儿。

(4)血液传播：细小病毒 B19 可通过含该病毒的血液或血制品传播。

3. 实验室检测

(1)血清学检查：包括检测可识别病毒衣壳抗原(VP1 和 / 或 VP2)的 IgM 和 IgG 抗体。

(2)核酸检测：可检测细小病毒 B19 DNA，其敏感性比基于抗原的检测系统高得多。适用的临床样本包括血清、血浆、骨髓、羊水、胎盘和胎儿组织。

(3)抗原检测：免疫组化技术可用于检测各种组织中的细小病毒 B19 抗原，尤其是胎儿和胎盘组织。

(4)病毒分离：新鲜的骨髓或胎儿脐带血，或几个传代细胞系(如巨核细胞白血病细胞系或红白血病细胞系)可以支持低水平细小病毒 B19 的体外复制。但是，这些体外系统尚未用于临床。

### （二十二）诺如病毒

1. 流行病学　诺如病毒是全球范围内流行性胃肠炎的最常见病毒性病因，也是社区流行性腹泻的常见病因,诺如病毒已成为 5 岁以下儿童胃肠炎最常见的病因。诺如病毒感染随时都可发生;在温带地区,11 月到次年 4 月是发病高峰。人类最常感染 G Ⅱ(主要是 G Ⅱ.4 和 G Ⅱ.17),其次是 G Ⅰ 和 G Ⅳ。G Ⅱ.4 与流行性感染相关,且感染的结局比其他的诺如病毒基因型更严重,包括更高的住院率和死亡率。

2. 传播途径　粪口途径:潜伏期为 24~48h,在起病之后,粪便中排出诺如病毒的平均持续时间为 4 周,并且最初的 24~48h 中排出量最大。与无症状的病毒排泄者相比,诺如病毒传播更常发生于有症状的患者中,并且院内传播常见。

3. 实验室检测

(1)核酸检测:粪便 RT-PCR 法是实验室诊断的主要手段,这种方法很容易检测到诺如病毒和胃肠炎的其他病毒性病因。PCR 技术还广泛用于检测食品和环境样品中的病毒。

(2)抗原检测:抗原的酶免疫试验敏感性和特异性都不如 RT-PCR。

### (二十三) 疱疹病毒 6 型

疱疹病毒 6 型(human herpesvirus 6,HHV-6)最初是从淋巴增殖性疾病患者中分离出来并加以描述的,最初命名为人类嗜 B 淋巴细胞病毒。随着对该病毒亲嗜性的进一步了解,更名为 HHV-6。HHV-6 有两种亚型:HHV-6A 和 HHV-6B,绝大多数原发感染和再激活感染都是由 HHV-6B 引起。HHV-6B 会感染大多数 3 岁以内的儿童,与其他疱疹病毒一样,该病毒在原发感染后进入潜伏期。HHV-6B 可能在免疫功能低下的宿主中再激活。

1. 流行病学　大多数儿童在 2 岁以前发生 HHV-6 感染,但罕见情况下也有人在成人期获得感染。在发达国家,成人的血清阳性率通常超过 70%。

2. 传播途径

(1)唾液传播:HHV-6 可在唾液中分类出来,扁桃体是潜伏感染的一个部位。

(2)围产期传播:先天性 HHV-6 感染发生在 1% 的新生儿中,提示存在围产期传播。

3. 实验室检测

(1)核酸检测:通常采用的是全血、血浆、血清和脑脊液。该检测具有高度敏感性和特异性,并能明确 HHV-6 的种型。全血定量 PCR 可以帮助初步区分感染潜伏期(低水平 HHV-6 DNA)与活动期(中等水平 HHV-6 DNA),定性 PCR 则不能区分。

(2)病毒培养:病毒培养可通过外周血单个核细胞和多种组织进行。病毒培养有助于明确 HHV-6 种型,但敏感性低、技术难度大、结果回报时间长,而且不是所有实验室都能进行。

(3)抗原检测:采用针对 HHV-6A 和 HHV-6B 特异性抗原的单克隆抗体,以及针对 HHV-6 U90 蛋白的多克隆抗体,可以检测血液和组织中的 HHV-6 并明确其种型。然而,抗原检测还未标准化,其敏感性也有限。

(4)血清学:HHV-6 IgG 抗体的血清学检测包括间接免疫荧光法、抗补体免疫荧光法、竞争放射免疫测定以及中和试验和酶免疫测定。这些检测的敏感性有所差异。血清学检测不能区分 HHV-6A 和 HHV-6B 变种以及与其他 β 疱疹病毒的交叉反应(如 HHV-7 和 CMV)。

### (二十四) 疱疹病毒 7 型

人类疱疹病毒 7 型(human herpes virus 7,HHV-7)属于疱疹病毒亚科的轮状病毒属,基因组为约 145kb 的线性双链 DNA,与 HHV-6 和 CMV 具有同源性。

1. 流行病学　HHV-7 无处不在。超过 95% 的成年人为血清阳性。HHV-7 感染通常发生在儿童时期,但高峰发病年龄比感染 HHV-6 要晚,通常在 3 岁左右。

2. 传播途径

(1)唾液传播:健康的成年人可在唾液中分泌 HHV-7,因此唾液是主要的传播途径。

(2)垂直传播:在母乳中检测到 HHV-7 DNA,提示母乳喂养是一种传播途径。

3. 实验室检测

(1)核酸检测:实时荧光定量 PCR 分析方法可以定量区分疱疹病毒。

(2)血清学检测:早期的免疫荧光分析和 ELISA 显示与人类疱疹病毒 HHV-6 有交叉反应性,89kDa HHV-7 蛋白或糖蛋白 B 与 HHV-6 抗体没有发生交叉反应。

### (二十五) 人偏肺病毒

1. 流行病学　人偏肺病毒(human metapneu-movirus,hMPV)归为肺病毒科(Pneumoviridae),该科由有包膜的反义 RNA 病毒构成。hMPV 可在所有年龄段导致上呼吸道和下呼吸道感染,但有症状的感染大多发生于幼儿或老年人。

hMPV 感染有季节性:温带地区多发生在冬末春初,亚热带和热带地区多发生在春末和夏季。

2. 传播途径　hMPV 很可能通过与污染的分泌物直接或密切接触而传播,污染的分泌物可能包括大颗粒气溶胶、飞沫或污染物,而不包括小颗粒气溶胶。

3. 实验室检测

(1)核酸检测:实时 RT-PCR 以检测人类呼吸道分泌物中的病毒 RNA,是诊断 hMPV 感染最敏感的方法,但各实验室之间引物和技术尚未标准化。

(2)直接荧光抗体:直接荧光抗体(direct fluorescent antibody,DFA)技术能够检测鼻咽抽吸物细胞是否存在病毒抗原,2~3h 内就有结果。然而,这对技术人员要求高,故通常仅能在参考实验室完成。

(3)病毒培养:分离 hMPV 需要将鼻咽部标本接种在用于研究型实验室的特殊细胞系上,并需要使用胰蛋白酶处理。使用单克隆抗体进行检测的小瓶离心培养可用于快速诊断 hMPV,大多在研究中使用。该技术最早可在接种后 1~2d 检测到病毒,比常规培养有优势。

(4)血清学:临床上不常规检测 hMPV 反应性抗体,但在流行病学研究和疫苗研究中可能进行该检测。尚在研究阶段的 hMPV 特异性抗体血清学检测使用的技术是 ELISA 或血清病毒中和抗体检测。儿童到 5 岁时,血清学检查几乎都为 hMPV 阳性。血清学确诊需要血清转化或连续样本的滴度至少增至 4 倍。

(窦红涛　伊　洁　徐英春)

──────────── 参 考 文 献 ────────────

[1] 周正任. 医学微生物学 [M]. 6 版. 北京: 人民卫生出版社,2003.

[2] 汪复, 张婴元. 实用抗感染治疗学 [M]. 北京: 人民卫生出版社,2005.

［3］ Xiao YH, Giske CG, Wei ZQ, et al. Epidemiology and characteristics of antimicrobial resistance in China [J]. Drug Resist Updat, 2011, 14: 236-250.

［4］ 倪语星, 尚红. 临床微生物学和检验 [M]. 4 版. 北京: 人民卫生出版社, 2007.

［5］ 陈东科, 孙长贵. 实用临床微生物学检验与图谱 [M]. 北京: 人民卫生出版社, 2011.

［6］ 申正义, 田德英. 医院感染病学 [M]. 北京: 中国医药科技出版社, 2007.

［7］ 王端礼, 李若瑜. 医学真菌学 [M]. 北京: 人民卫生出版社, 2005.

［8］ 巴特利特, 奥威特. ABX 指南: 感染性疾病的诊断与治疗 [M]. 马小军, 徐英春, 刘正印, 译. 北京: 科学技术文献出版社, 2012.

［9］ 约根森, 普法勒, 临床微生物学手册 (第 11 版)[M]. 王辉, 马筱玲, 钱渊, 等译 北京: 中华医学电子音像出版社, 2017.

［10］ 徐英春, 张耀华. 感染性疾病病原学检测标本采集及转运指导原则 [M]. 北京: 中国协和医科大学出版社, 2020.

［11］ 中华预防医学会医院感染控制分会. 临床微生物标本采集和送检指南 [J]. 中华医院感染学杂志, 2018, 28 (20): 3192-3200.

［12］ 中华人民共和国国家卫生健康委员会. 临床微生物学检验标本的采集和转运: WS/T 640—2018 [S]. 北京: 中国标准出版社, 2018.

［13］ 中华人民共和国国家卫生和计划生育委员会. 临床微生物实验室血培养操作规范: WS/T 503—2017 [S]. 北京: 中国标准出版社, 2017.

［14］ 中华人民共和国国家卫生和计划生育委员会. 下呼吸道感染细菌培养操作指南: WS/T 499—2017 [S]. 北京: 中国标准出版社, 2017.

［15］ 中华人民共和国国家卫生和计划生育委员会. 尿路感染临床微生物实验室诊断: WS/T 489—2016 [S]. 北京: 中国标准出版社, 2016.

# 第十七章
# 医院感染的特殊病原体

## 第一节　非结核分枝杆菌感染

### 一、分类及生物学特征

非结核分枝杆菌不是分类学上的名称,而是指结核分枝杆菌和麻风分枝杆菌以外的一大类分枝杆菌总称。因其在染色反应上具有抗酸性,故又称为非典型抗酸杆菌。此类菌广泛分布于外界环境和正常人及动物机体中。目前在已知的180多种非结核分枝杆菌(nontuberculous mycobacterium,NTM)中,大约有90种为慢生长分枝杆菌(slowly growing nontuberculous mycobacteria,SGM)。其中,在临床上具有重要意义的SGM包括鸟分枝杆菌、胞内分枝杆菌、堪萨斯分枝杆菌、海分枝杆菌、蟾蜍分枝杆菌、玛尔摩分枝杆菌、嗜血分枝杆菌和溃疡分枝杆菌。戈登分枝杆菌虽为罕见病原体,却经常出现在人群样本中,通常是自来水污染的结果。鸟分枝杆菌复合群是临床标本中最常分离出的SGM菌种。此复合群由11个菌种组成,前十个分别为鸟分枝杆菌、胞内分枝杆菌、奇美拉分枝杆菌、奥尔胡斯分枝杆菌、哥伦比亚分枝杆菌、伤口分枝杆菌、马赛分枝杆菌、罗讷河口分枝杆菌、提蒙分枝杆菌和连建分枝杆菌。大约89种是快速生长分枝杆菌(rapidly growing mycobacteria,RGM)。超过一半的RGM是自20世纪90年代早期以来发现的,2014年以来,仅4种新被证实的致病菌种:海马分枝杆菌、快生黄色分枝杆菌、安阳分枝杆菌和圣保罗分枝杆菌被加入列表中。弗朗克林分枝杆菌在2011年被发现,直到2015年才被确认。另外,最近将脓肿分枝杆菌种进一步分为3个亚种,之前的脓肿分枝杆菌现在称为脓肿分枝杆菌脓肿亚种,两种既往提到的菌种马赛分枝杆菌和博氏分枝杆菌已合并提议为另一种脓肿分枝杆菌亚种——脓肿分枝杆菌博氏亚种,该亚种已被基因序列数据重新检测并发现代表两个独立的亚种。

### 二、流行病学

#### (一) 地区分布

与结核病(tuberculosis,TB)不同,由于NTM不存在人与人之间的传播,所以其感染的人数并不需要上报到公共卫生机构,因此只能估算NTM感染的发病率。全球大多数国家都发现有 NTM 病,但其患病率常呈明显的地理差别。根据痰培养阳性标本进一步鉴定结果,近年来的 NTM 分离率,各国报道为 1%~10% 不等,多数为 5% 左右。目前,NTM 病有增加趋势。

美国的一项研究显示 NTM 肺病的发病率从 2008 年的 3.13/10 万(95% *CI*: 2.88~3.40)上升到 2015 年的 4.37/10 万(95% *CI*: 4.43~5.05),韩国 NTM 发病率从 2008 年的 6.0/10 万上升到 2016 年的 19/10 万。在加拿大由 NTM 导致的肺部疾病明显升高。一些欧洲国家也报道了 NTM 分离菌株数量日益增多。尽管相关数据还不多,但是在美国也有人以为 NTM 疾病的患病率将会上升。一项有关俄勒冈居民报告的非呼吸性 NTM 分离株的临床和微生物学数据的研究,采用美国胸腔协会(America Thoracic Society, ATS)和美国传染病协会(Infectious Diseases Society of America, IDSA)确定的 NTM 感染的诊断标准,结果发现在全体人群中 NTM 感染的发生率为 8.6/10 万,而在 50 岁以上的人群中,其发病率则为 20.4/10 万。据日本报道,NTM 感染的患病率由 1971 年的 0.82/10 万上升到 1997 年的 3.52/10 万,是 25 年前的 3.8 倍。艾滋病的出现更是加剧了 NTM 的流行,据美国研究表明,HIV 阳性者为 NTM 感染高危人群,尤以鸟 - 胞内分枝杆菌复合群(Mycobacterium avium-intracellular complex, MAC)为甚,其感染所占比例可高达 95% 以上。

1982 年我国 8 省市报道,在 2 537 份阳性标本中 NTM 分离率为 4.4%,致病菌为 2.3%。其中以胞内分枝杆菌、瘰疬分枝杆菌为多。而 1990 年我国第三次全国结核病流行病学调查显示,NTM 总感染率为 15.35%,全国约有 1 亿人受 NTM 感染。感染率提示南方高于北方,沿海高于内地,气候温暖地区高于寒冷地区。1999 年上海肺科医院报道,15 年间 5 592 例痰抗酸杆菌阳性患者中,经鉴定为 NTM 者 173 例。

近十多年来,NTM 引起医院感染暴发流行呈上升趋势。主要通过注射、手术及美容等途径感染人体,引起皮肤软组织和手术切口等感染。医院环境污染以及心脏搭桥手术后奇美拉分枝杆菌获得性感染已经成为一种公共卫生的危机。在欧美的报道中,将此菌种与心肺转流术中用于体外循环的加热 - 冷却装置的污染相关联。虽然装置内被污染的水并不直接接触病人的血液,但是装置内的马达冷却风扇会雾化水中的微生物,从而使微生物从机器中播散至无菌手术区域。自 2013 年以来,已有超过 100 例的奇美拉分枝杆菌感染与受到污染的加热制冷装置相关,典型表现为术后 1~4 年出现的人工瓣膜心内膜炎、血管移植物感染或合并分枝杆菌菌血症的播散性疾病。

### (二)菌种分布

Ⅰ群中以堪萨斯分枝杆菌为代表,多流行于北美和西北欧。Ⅱ群中以瘰疬分枝杆菌为代表,主要流行于美国、加拿大、澳大利亚、日本及罗马尼亚。Ⅲ群中以鸟 - 胞内分枝杆菌为代表,多见于美国东南部、英国、澳洲西部、日本、捷克斯洛伐克,其中溃疡分枝杆菌见于热带地区,如澳大利亚及非洲中部。Ⅳ群分布于世界各地。目前国内报道以鸟 - 胞内分枝杆菌和偶发分枝杆菌、龟分枝杆菌为多。近 30~40 年,NTM 的感染和发病有增无减,而且大多数 NTM 对主要抗结核药耐药。所以,NTM 的感染,尤其是院内感染已成为一个临床上的重要课题。

# 三、传播途径

## (一) 传染源

NTM广泛存在于自然环境中,如土壤、水源、尘埃、饲料、家畜及野生动物等体内,一般认为人是从环境中感染NTM而患病。动物也可能是传染源之一。在家禽饲养者中MAC感染发病较多;在捕鱼及养鱼人中以海分枝杆菌感染发病较多。

## (二) 传播途径

主要从环境中获得NTM而感染,人与人之间传播较少见。

1. 经空气飞沫传播　尘土中可分离出鸟-胞内分枝杆菌复合群,人吸入带有这些细菌的气溶胶而致病,这是人类感染NTM的主要传播途径。在沿海地区胞内分枝杆菌感染率高,可能由于风浪大,悬浮于尘土上的NTM被吸入有关。健康人呼吸道内可有NTM寄生。当全身防御免疫机制遭到破坏时也可发病。

2. 经水源传播　自来水制成的冰块、透析用水、溶剂用的蒸馏水是NTM医院内感染的病原体来源。多种NTM如鸟分枝杆菌复合群、蟾蜍分枝杆菌、龟分枝杆菌等可生存于饮水中,一些NTM对锌有代谢需要,可生存于自来水镀锌管道中。蟾蜍分枝杆菌是一种嗜热菌,生存于供热水的管道中。人可因吸入或饮用这些带菌的水体而受感染。

3. 经皮肤感染　寄生在游泳池、鱼塘等处的NTM可通过皮肤创伤感染人体,引起皮肤及软组织感染。在被鱼或甲壳类水生动物刺伤或钳夹也可引起皮肤NTM感染。溃疡分枝杆菌可引起手术后伤口感染等。

## (三) 易感人群

不同人群对NTM的易感性有差异。堪萨斯分枝杆菌、鸟分枝杆菌复合群可在免疫功能正常人群中感染,而免疫功能低下者如HIV、肿瘤患者和长期应用肾上腺皮质激素、免疫抑制剂者更为易感,并可引起播散性NTM感染。慢性呼吸道疾病如慢性阻塞性肺疾病、肺结核空洞、硅肺、支气管扩张、肺囊性纤维化等更易患呼吸道NTM感染。据日本报道,在肺结核人群中MAC感染发病率为18.7/10万,比一般人群高10倍。

# 四、临床特征

NTM中与医院感染关系密切的是快速生长分枝杆菌,其中又以偶发分枝杆菌、脓肿分枝杆菌和龟分枝杆菌最为常见。这些分枝杆菌引起的感染性疾病主要是皮肤软组织感染,尤其是手术或创伤后容易发生皮肤软组织感染,以及由于注射器、注射药物及消毒液未达到有效浓度而发生注射部位感染或医院感染暴发流行。当然,这些快速生长的分枝杆菌也可引起肺部、骨、关节等部位的感染。

其他可引起人类疾病的NTM主要有①堪萨斯分枝杆菌:引起人类轻度肺结核样病变;②海分枝杆菌:引起四肢皮肤脓肿和游泳池肉芽肿,可被误认为麻风;③猿分枝杆菌:引起人类肺部病变,但很少见;④鸟-胞内分枝杆菌复合菌和蟾分枝杆菌:可引起肺结核样病变。

NTM对人类致病性有如下特点:与结核分枝杆菌比较,非结核分枝杆菌毒力和致病性均较低,通常属于机会性致病菌;NTM引起人体疾病,常为继发性和伴随性的,患者大多有慢性基础疾病或免疫损害;与结核分枝杆菌发生混合感染,主要是鸟-胞内分枝杆菌复合菌;非结核分枝杆菌引起的肺部感染在临床上难以与结核分枝杆菌感染区别,而此类菌多数对常用的抗结核药物耐药,所以区分鉴别NTM具有重要意义。

## 五、实验室诊断

### (一)采集标本

咳痰(留取早晨第一次咳痰,挑取带血的脓痰),肾或膀胱分枝杆菌以无菌导尿或取中段尿,脑膜炎采集脑脊液,脓胸、胸膜炎、腹膜炎或结核性骨髓炎等取穿刺液或分泌物。

### (二)直接涂片与镜检

为提高检出率,浓缩集菌后涂片,通过齐-内染色或金胺-罗丹明荧光染色,镜下观察。根据细菌染色后颜色、形态、排列,做出初步判断。抗酸杆菌正常形态为细长微弯曲、两端钝圆的杆菌,镜下可见集聚成团状,常呈分枝状排列,无芽孢、荚膜及鞭毛。除菌型为杆状菌外,在染色标本上也可见到细长丝状、串珠状、球形及颗粒等。

### (三)分离培养与鉴定

目前采用的快速分离技术是通过测定细菌生长代谢而间接检测分枝杆菌生长情况。BectecTM MGIT 960全自动快速细菌培养系统是将荧光物质包埋在7H9液体培养管的底部,分枝杆菌生长过程中氧被消耗,底物产生荧光,仪器通过测定荧光强度,用生长指数来表示测定结果,培养时间通常需要7~42d。Bect/alert 3D作为全自动快速细菌培养仪,分枝杆菌生长过程中代谢产生$CO_2$,$CO_2$的产生可使其瓶底颜色感受器产生不同的颜色变化。常见分枝杆菌可通过生长条件、生长速度、菌落形态学、脲酶和耐热触酶及硝酸还原等生化反应进行鉴别。

分子生物学技术应用于分枝杆菌菌种的鉴定要依靠一系列限于专业实验室才能完成的表型检测分析,且这些检测一般需要足够的细菌量和数周时间的培养。而现在普遍认为大多数分枝杆菌通过生化和表型检测方法来鉴定并不可靠,最终的鉴定需要应用分子诊断技术。一个种属的不同菌株在某些特征上可能表现出差异性。此外,许多的新菌种尚未通过生化和表型方法进行详细研究。因此,现在用于分枝杆菌菌种鉴定最可靠的方法是对特定基因的分子检测。分子诊断技术的另一优势在于可以对液体培养的分枝杆菌进行检测。

MALDI-TOF MS也正在成为临床实验室所使用的常规快速鉴定NTM的方法。同时全基因组测序的能力也在不断成熟。在许多分枝杆菌的菌种中,全基因组测序已经完成。所有基因组计划的详细信息,无论已经完成还是仍在进展中都可以从网站——https://www.ncbi.nlm.nih.gov/genome/microbes/ 中获得。

## （四）快速诊断

可通过分子生物学方法对分枝杆菌进行种的鉴定,包括应用核酸探针、核酸扩增、核酸序列分析及分子生物学技术与色谱结合分枝杆菌脂肪酸的组成、基质辅助激光解吸离子化时间-飞行质谱技术、基因芯片等技术。对于某些菌种,如鸟分枝杆菌复合群和溃疡分枝杆菌,可通过 PCR 技术直接检测临床标本中的核酸。这些测定通常会对 16S rRNA 基因、16S-23S 的内部转录间隔区(inner transcribed spacer,ITS)或热激蛋白 65 基因(*hsp65*)的内部区域进行扩增。AnyPlex MTB/NTM 实时检测方法是一种商用多重实时 PCR 技术,它是一项可以使用单荧光通道同时筛选和检测多个靶点的专利技术。该技术已被用于区分直接取自临床标本的 NTM 和 MTB。研究表明在检测 NTM 时,该技术与呼吸道临床标本培养结果做对比,其敏感性达到 100%、特异性达到 97%。线性探针法可以从消化痰液标本(decontaminated sputum specimens)中检测 MTB 和 20 种临床相关 NTM 菌种。

## （五）快速生长分枝杆菌敏感试验

推荐的快速生长分枝杆菌药物敏感试验方法适用于偶发分枝杆菌群(包括偶发分枝杆菌、外来分枝杆菌和偶发分枝杆菌生物变异群),龟分枝杆菌,脓肿分枝杆菌,产黏液分枝杆菌,耻垢分枝杆菌群(耻垢分枝杆菌、戈地分枝杆菌和沃林斯基分支杆菌)和临床上重要的产色素快速生长分枝杆菌。所采用的方法为微量肉汤稀释法,针对不同的菌株应该选用不同抗菌药物。进行药物敏感试验前建议将菌株鉴定到属的水平,至少也要区分出偶发分枝杆菌群和龟分枝杆菌-脓肿分枝杆菌群。

所有临床重要标本分离出的快速生长分枝杆菌都应该进行药物敏感试验,包括血液、组织、皮肤和软组织损伤等。这些菌株,尤其是脓肿分枝杆菌,可能导致肺部疾病,但也可能是污染菌株或暂时的定植株,因此并不是所有分离自痰标本的菌株都具有临床意义。但如果多次痰培养阳性,菌量较多,或痰涂片抗酸杆菌阳性,则该菌株极有可能有临床意义。如果菌量少,或只有一次痰培养阳性,所分离菌株可能不是致病菌,不推荐进行药物敏感试验。如果合理使用抗生素治疗 6 个月以上,仍无法清除分离自任何部位(尤其是呼吸道)快速生长的分枝杆菌,建议重复确认菌株的鉴定结果及药物敏感试验结果。

抗菌药物对菌株的 MIC 可提示医师抑制感染部位菌株所需要的抗菌药浓度,但 MIC 并不代表其绝对浓度。菌株"真正"的 MIC 是所读取的 MIC 与其向上一个浓度之间的药物浓度。通常药物敏感试验结果可接受的重复性在一个对倍稀释浓度之内。

美国临床和实验室标准协会推荐的检测药物包括阿米卡星、头孢西丁、环丙沙星、克拉霉素、多西环素、亚胺培南、利奈唑胺、磺胺甲噁唑和妥布霉素。对于脓肿分枝杆菌、如果阿米卡星的 MIC ≥ 64μg/ml,应重复测定,如果重复结果 ≥ 64μg/ml,报告时应注明 "MIC 大于该菌种通常的预期值,如果考虑使用阿米卡星治疗,请通知实验室将菌株送至参考实验室进一步确认"。环丙沙星可代表氧氟沙星和左氧氟沙星,但其体外活性逊于加替沙星和莫西沙星,因此不能代表此类药物的体外敏感性。克拉霉素可代表新大环内酯类药物,如阿奇霉素和罗红霉素,偶发分枝杆菌群如对克拉霉素出现拖尾现象,应判定为耐药,龟分枝杆菌和脓肿分枝杆菌的药物敏感试验结果应在第 3d 读取,最长不可超过 4d。偶发分枝杆菌群、耻垢分枝杆菌群和产黏液分枝杆菌对亚胺培南的 MIC 结果>8μg/ml,应重复检测且培养时间不应超过 3d,如果重复结果仍然>8μg/ml,临床报告中应注明"MIC 大于该菌种通常的预期值,如果考虑使用亚胺培南治疗,请通知实验室将菌株送至参考实验室进一步确认"。不应报告龟分枝杆菌和脓肿分枝杆菌对亚胺培南的 MIC,因为其可重复性较差且没有解释标准。对于磺胺甲噁唑,其 MIC 为 80% 抑制菌株生长。妥布霉素仅适用于龟分枝杆菌,优于环丙沙星,如果其 MIC>4μg/ml,应重复测定,如果重复结果>4μg/ml,报告时应注明"MIC 大于该菌种通常的预期值,如果考虑妥布霉素治疗,请通知实验室将菌株送至参考实验室进一步确认",菌株对妥布霉素耐药,可向临床报告阿米卡星耐药。

### (六) 耐药性与鉴别

抗菌药敏感试验表型药敏谱可有助于快速生长分枝杆菌的鉴别。多黏菌素纸片可以使偶发分枝杆菌群产生 10mm 以上的抑菌环,而对龟分枝杆菌 - 脓肿分枝杆菌群则没有抑制作用。偶发分枝杆菌群通常对多数抗菌药敏感,包括阿米卡星、喹诺酮类药物、磺胺类药物、利奈唑胺和亚胺培南,但大部分菌株能表达可诱导性 *erm* 基因而对红霉素天然耐药。龟分枝杆菌对头孢西丁耐药,而脓肿分枝杆菌则部分或完全敏感。此外,脓肿分枝杆菌对阿米卡星、妥布霉素、利奈唑胺和加替沙星的敏感性也高于龟分枝杆菌。

(孙宏莉　杨　洋　徐英春)

# 第二节　HIV 与医院感染

## 一、分类及生物学特征

人类免疫缺陷病毒(human immunodeficiency virus,HIV)是艾滋病(acquired immunodeficiency syndrome,AIDS)的病原体,1981 年国际上首次在临床上被认识。HIV 属于逆转录病毒科(Retroviridae)、慢病毒(lentivirus)属成员,包括 HIV-1 型和 HIV-2 型,它们分别于 1985 年和 1986 年分离培养成功。HIV 系含包膜的正链 RNA 病毒,成熟病毒颗粒直径为 100~300nm,核心为单链 RNA 基因组,长度 10kb,外层为核衣壳和基质蛋白,核衣壳外层为脂质包膜,包膜上有 gp120/41 糖蛋白突起。根据基因序列差异,HIV-1 可再分为 M、O 和 N 三个基因组,M 基因组含有 9 个亚型,即 A~D、F~H、J 和 K。HIV-1 型具有更强传染性和致病性,是全球 HIV 流行的主要类型;HIV-2 型传染性和致病性弱于 HIV-1 型,流行地理区域局限为西非地区。

HIV 感染过程开始于病毒表面 gp120 糖蛋白突起与宿主靶细胞受体(CD4)结合,继而使得病毒与宿主细胞其他受体结合,最终导致病毒进入靶细胞内并释放 RNA 核酸。HIV 逆转录酶转录 DNA 并整合至宿主靶细胞 DNA 基因组,开始病毒蛋白的合成、病毒颗粒装配,最终通过胞质膜出芽的方式释放成熟病毒颗粒。CD4+ T 细胞一旦受到 HIV 感染后可造成死亡,当每微升血液中 CD4$^+$ T 细胞数量低于 200 时,细胞免疫(cellular immunity)功能几乎完全丧失,进而导致平时不易感染健康人的微生物得以大肆入侵,最后导致严重的各种机会性感染,故称为获得性免疫缺陷综合征。

## 二、流行病学

### (一)HIV/AIDS 感染率

HIV/AIDS 呈现全球范围传播和流行,每天新感染病例超过 7 000 例。HIV-1 型几乎在全球每一个国家均有病例报道。相反,HIV-2 型则局限在西非和欧洲的西非移民。HIV-1 型感染率以 $M$ 基因组的 C 亚型为最高。自 1981 年 6 月 13 日发现首例艾滋病病例以来,AIDS 已夺取超过 3 000 万人生命,使它成为史上最具破坏力的流行病之一,截至 2020 年 12 月 31 日,全球现存活 HIV/AIDS 患者 3 770 万,当年新发 HIV 感染者 150 万,有 2 750 万人正在接受抗病毒治疗。

自 1985 年我国发现首例艾滋病患者以来,国内艾滋病感染人数逐年上升。中国疾病控制中心性病艾滋病预防控制中心数据显示,我国累计报告人类免疫缺陷病毒感染者和患者 43.4 万人,其中死亡 8.8 万人。据联合国艾滋病规划署、世界卫生组织和原卫生部联合专家组评估,截至 2022 年 12 月 31 日,我国存活艾滋病患者估计 125 万;当年新感染 8 万,我国艾滋病疫情总体控制在低流行水平。

### (二)传染源和传播途径

HIV/AIDS 传染源:人是唯一的传染源,无论是患者还是无症状的感染者皆有传染性,而无症状感染者由于不易发现与管理,是更重要的传染源。HIV/AIDS 传播途径包括性传播、血传播和垂直传播。

1. 性传播 HIV/AIDS 通过血液、精液和宫颈分泌物传播,这是 HIV/AIDS 主要的传播途径,其中包括同性恋及异性间的传播。性伴侣越多,感染机会就越大。

2. 血液及血制品传播 近年来,各国都加强了采供血的 HIV 检测,已使这一传播途径得到了有效控制。但由于"窗口期"的问题尚未解决,如果采供血管理检测不严,经输血传播仍可能是艾滋病一个重要传播的途径。HIV 经血液及血制品传播途径包括:

(1)输入污染 HIV 的血液或血液制品。

(2)静脉药瘾者共用受 HIV 污染的、未消毒的针头及注射器。

(3)共用生活用具可经皮肤、黏膜破损处感染,如与感染者共用牙刷、剃刀、美容用具(如文眉和穿耳)、未消毒的浴室修脚刀等。

(4)医疗器械、注射器及针头消毒不彻底或不消毒,特别是儿童预防注射未做到一人一针一管;口腔科器械(如洗牙和补牙)、接生器械、外科手术器械、人体内部的医疗检查(如支气管镜和胃镜)、针刺治疗用针消毒不严密或不消毒。

3. 垂直传播 孕母如为 HIV 感染者或 AIDS 患者,未经干预时 HIV 传播胎儿的可能性大。母婴 HIV 传播包括 3 个部分,即由胎盘传播、分娩过程感染和通过母乳喂养传播。

## 三、临床表现

从初始感染 HIV 至终末期（艾滋病期）的潜伏期由几个月（最快）至 10 年或以上不等，根据病情的发展过程，临床上分为三期。

### （一）急性感染期

当 HIV 进入人体后，病毒快速繁殖，每毫升血液中的病毒含量可达数百万个，同时 CD4$^+$ T 淋巴细胞数量也会显著下降。随后，CD8$^+$ T 淋巴细胞开始动员，杀死被感染的细胞，免疫系统开始产生抗 HIV 的抗体。CD8$^+$ T 淋巴细胞的活动被认为是控制病毒水平的要素之一。如果它们反应强劲，就可以延缓病程，但是并不能清除体内所有的病毒。在这个阶段（通常是感染后的 2~4 周），大多数患者都会具有类似流感样或单核细胞增多症样的症状，被称为急性 HIV 感染。临床表现以发热最为常见，其他症状包括淋巴结肿大、咽炎、皮疹、肌肉疼痛、疲乏、口腔溃疡，还可能包括头痛、恶心、呕吐、肝/脾大、体重下降、口腔溃疡、神经系统病变等。大多数患者症状轻微，具体症状各不相同。上述症状平均持续时间约 28d，通常至少 1 周。因为这些症状没有特异性，所以经常未被认为是 HIV 病毒感染的征兆，甚至患者就诊时被误诊为有相似症状的其他更常见的传染病。此期在血液中可检测到 HIV RNA 和 p24 抗原，CD4$^+$ T 淋巴细胞计数一过性减少，CD4$^+$/CD8$^+$ T 淋巴细胞比值倒置。部分患者可有轻度白细胞和血小板减少或肝生化指标异常。

### （二）无症状期

免疫系统的强烈反应抑制 HIV 病毒活动，并能减少血液中的病毒数量，由此患者可从急性期进入此期，或无明显的急性期症状而直接进入此期。持续时间一般为 4~8 年。其时间长短与感染病毒的数量和型别、感染途径、机体免疫状况的个体差异、营养条件及生活习惯等因素有关。在无症状期，由于 HIV 在感染者体内不断复制，免疫系统受损，CD4$^+$ T 淋巴细胞计数逐渐下降。可出现淋巴结肿大等症状或体征。由于 CD4$^+$ T 淋巴细胞是 HIV 的主要靶细胞之一，同时亦在免疫系统中占有关键地位，因此除了病毒含量，CD4$^+$ T 淋巴细胞数也是监测病程的重要指标。通常一旦外周血 CD4$^+$ T 淋巴细胞数少于 200 个/μl 时，或者 CD4$^+$ T 淋巴细胞在淋巴细胞中所占比例少于 14% 时，机体的细胞免疫功能就难以维持，患者将进入发病期。

### （三）艾滋病期

艾滋病期为感染 HIV 后的终末阶段。患者 CD4$^+$ T 淋巴细胞计数多<200 个/μl。患者出现腹股沟淋巴结以外的两处以上不明原因的淋巴结肿大持续 3 个月以上，并出现全身症状，如无原因的发热、疲劳、食欲减退、消瘦、体重下降、盗汗等，以上至少有 2 种症状及实验室检测确认 HIV 感染后，即可诊断为艾滋病相关综合征。一部分患者可能停留在这种状态，而另一部分患者则发展为严重的艾滋病。AIDS 发病期突出表现为机会性感染，即当免疫力严重受损，CD4$^+$ T 淋巴细胞计数可能少于 200 个/μl 血液时，患者就会开始出现艾滋病并发症，正式进入获得性免疫缺陷综合征，也就是艾滋病期，进入这阶段的患者存活可能少

于9个月。艾滋病期机会性感染包括原虫、细菌(如结核分枝杆菌)、真菌(耶氏肺孢子菌)、病毒(如巨细胞病毒)感染、恶性肿瘤的发生等。

## 四、实验室检测

### (一) p24 抗原检测

p24 抗原是 HIV-1 的核心蛋白,在 HIV 入侵人体后 p24 的水平能够随病毒的复制而发展,能够在早期样本中检测出来,检测时间早于 HIV 抗体,因此将 p24 抗原的检测用于早期感染缩短窗口期。目前,p24 抗原检测应用领域较为局限,包括①不具备 HIV 核酸检测的偏远地区的 HIV 早期诊断;②新生儿 HIV 感染的早期诊断;③抗病毒化学治疗疗效的观察。p24 抗原检测用于 HIV 感染后的早期诊断,当 HIV 抗体产生后,血液中的 p24 抗原与抗体形成免疫复合物不易被检测到。另外,p24 抗原检测可能存在假阳性,需要中和试验确认。近年来,通过加热标本裂解抗原-抗体复合物以及检测信号放大技术的应用,p24 抗原检测敏感性可达到核酸检测的水平。

### (二) RNA 核酸定性检测

RNA 核酸检测可分别早于 HIV 抗体 12d 和 p24 抗原 6d 检测到早期 HIV 感染者,主要应用于以下诊断:①急性期和新生儿 HIV 感染;②免疫印迹法不确定的标本;③反复抗体筛查阳性的标本。

### (三) RNA 核酸载量(定量)检测

定量检测血清或血浆标本 RNA 核酸,应用于①抗病毒治疗疗效观察;②疾病预后指标;③HIV 感染确认。HIV 核酸定量检测的方法学包括实时荧光定量 PCR 技术、支链 DNA 检测法和核酸序列扩增法(nucleic acid sequence based amplification,NASBA)等。

### (四) $CD4^+$ T 淋巴细胞检测

$CD4^+$ T 淋巴细胞是 HIV 感染最主要的靶细胞,HIV 感染人体后,出现 $CD4^+$ T 淋巴细胞进行性减少,$CD4^+$/$CD8^+$ T 淋巴细胞比值倒置,细胞免疫功能受损。目前 $CD4^+$ T 淋巴细胞亚群常用的检测方法为流式细胞术,可直接获得 $CD4^+$ T 淋巴细胞数绝对值,或通过白细胞分类计数后换算为 $CD4^+$ T 淋巴细胞绝对数。$CD4^+$ T 淋巴细胞计数的临床意义:了解机体免疫状态和病程进展、确定疾病分期、判断治疗效果和 HIV 感染者的并发症。$CD4^+$/$CD8^+$ T 淋巴细胞比值倒置可在长期 ART 后出现不同程度地改善,与患者起始治疗的时机和基础 $CD4^+$ T 淋巴细胞计数密切相关,其变化提示患者的治疗效果和免疫炎症状态。

### (五) 血清学检测

1. 筛查试验

(1)标准酶联免疫吸附试验和自动化的酶免检测平台(standard and automated EIAs):自 1983 年 HIV 病毒被成功分离培养以来,HIV 抗体检测试剂经历了 4 代,所使用的抗原从细胞培养裂解物到重组及多肽抗原,检测的敏感性和特异性有了极大提升,并进行 HIV 抗原和抗体联检,从而可筛查更早的 HIV 感染窗口期患者。

(2)快速检测:以免疫层析技术应用最为广泛。快速检测在临床实验室和床旁检测均有广泛的应用,其最大的优势是结果报告的快捷,通常 15~30min。快速检测的缺点是判读具有主观性,弱阳性可能漏检。

(3)唾液和尿标本 HIV 抗体筛查:HIV 抗体筛查试验通常选择血清、血浆或全血作为标本,但是,目前已经可以使用唾液和尿标本进行 HIV 抗体筛查,其优点是标本采集为无痛性,对于一些静脉血标本采集困难的患者较为方便。

(4)HIV 抗体亲和力试验:酶联免疫吸附试验试剂盒检测 HIV 抗体亲和力,以判断 HIV 感染是否为近期。

(5)特殊 HIV 感染血清学:某些试剂盒同时检测 HIV-1 和 HIV-2 型感染,这样可避免 HIV-2 型的漏检。另外,大多数试剂盒筛查 HIV-1 型的 M 基因组感染,但 O 基因组可能漏检,某些试剂盒可检测 O 基因组血清学。

2. 确认试验　初筛阳性标本均需要进行确认试验,最常见的确认试验是免疫印迹和病毒核酸扩增试验。免疫印迹法阳性的标准:p24、gp41、gp120/160 三条带中至少两个条带为阳性免疫印迹。对于血清学不能确定的标本,应选择病毒核酸扩增试验进行确认,如果没有核酸检测技术,应在 4~6 周后重复免疫印迹法。

### (六)抗病毒药物敏感性检测

耐药检测是抗逆转录病毒治疗的一个重要组成部分。对于未接受治疗的感染者,由于存在耐药株传播,根据耐药检测选择处治方案很重要。HIV 耐药检测有两种方法:基因分型试验是检测患者标本中,病毒基因组群体中存在的已知能降低抗逆转录病毒药物敏感度的耐药突变;表型分型试验是在抗病毒药物存在的条件下,检测患者病毒的复制能力。

## 五、医院感染的预防及控制

### (一)院内 HIV 抗体初筛和感染源的控制

1. HIV/AIDS 高危就诊人群,如皮肤性病科高危患者、有卖淫和嫖娼史、男性同性恋、静脉吸毒病史的患者等进行 HIV 抗体初筛,以便及时发现传染源,并针对性进行医疗隔离处理,从而减少 HIV 传染源,降低 HIV 医院感染的风险。

2. 常规、急诊手术、各种内镜检查、介入诊断和治疗等操作,应常规 HIV 抗体初筛,以便对 HIV 阳性和可疑阳性的患者治疗操作时进行选择性隔离,这样既减少普通就诊患者医院内感染的风险,同时也减少了医务人员职业暴露 HIV/AIDS 的风险。

### (二)妊娠妇女 HIV 筛查及垂直传播的预防

妊娠妇女 HIV 筛查,发现妊娠早期 HIV 感染的孕妇,可以选择继续妊娠或者终止妊娠。如果选择继续妊娠,应当使用抗 HIV 病毒药物治疗,降低病毒载量直到分娩。抗病毒治疗将大大降低 HIV 垂直传播的概率,因为病毒载量高的孕妇更易将 HIV 传播给胎儿。HIV 阳性孕妇抗病毒治疗也大大降低分娩过程中胎儿经过已被污染的产道时被感染的机会。因此，孕妇在怀孕期间通过有效的联合治疗完全抑制血浆中 HIV RNA 的复制即可阻断传播，而且更重要的是对新生儿没有毒性作用。接受抗病毒治疗和围产期预防措施的母亲其传播率未超过 1%，HIV 阳性孕妇及所生婴儿应尽量进行人工喂养，避免母乳喂养和混合喂养，同时出生后的婴儿也应避免与母亲密切接触。在婴儿出生后 48h 内、6 周以及 3 个月提供 HIV 核酸检测以进行 HIV 感染早期诊断。HIV 抗体检测在出生后 12 个月和 18 个月进行。核酸检测阴性而 18 个月时抗体阳性的 HIV 暴露儿童需在出生后 24 个月再进行一次 HIV 抗体检测。为了监测服用预防感染药物的安全性，出生后需进行血常规及肝功能检查，作为基线评估的依据，之后监测的时间间隔取决于基线时肝功能和血常规的数值、孕龄、新生儿的临床状况、齐多夫定或奈韦拉平的剂量，以及其他药物的使用情况。

### (三) 血液及血制品 HIV 传播的预防

1. 献血源风险的下降　自 1998 年《中华人民共和国献血法》实施以后，我国献血源来自无偿献血者，极大提高了血源的质量和降低了 HIV 污染的风险。但随着 HIV 的流行自高危人群(如性工作者和吸毒人员等)向普通人群扩散，无偿献血者 HIV 携带的可能性在增加。因此，采供血机构在采血前应当进一步对于无偿献血者进行甄别和筛查，包括①献血者病史的询问，如艾滋病、梅毒、淋病和其他经血传播疾病(如乙型肝炎和丙型肝炎等)病史；②体检措施，包括是否有皮疹和淋巴结肿大、皮肤静脉吸毒针眼和文身等。

2. 血液及血制品 HIV 筛查的加强　各级血站和血制品生产单位 HIV 检测手段硬件和软件(如 ISO 9001 质量管理体系)的提高是预防血液及血制品 HIV 传播的保证，其中包括①各级血站引进先进的检测设备和检测试剂；②实验室质量管理体系的建立，包括室内质控和室间质评等；③严格筛查流程，即对于血源进行双筛查和复检，即不同工作人员使用 2 家制造商试剂进行筛查和复检。

3. HIV 感染窗口期问题　由于献血源风险的下降和血液、血制品 HIV 筛查的加强，使得我国 HIV 经血液及血制品传播占 HIV 总传播的比例下降。但是，由于血液及血制品 HIV 传播"效率"极高，一旦发生传播概率几乎是 100%。因此，预防血液及血制品 HIV 传播不能有丝毫放松。HIV 感染窗口期是目前预防血液及血制品 HIV 传播较为棘手问题，所谓窗口期是指感染 HIV 到可检测到 HIV 感染这一段时间。窗口期包括空白窗口期和感染窗口期两部分，前者指 HIV 感染后到检测指标出现在血中所需要的时间，与检测方法的灵敏度没有关系；后者是检测指标出现在血中到可被检测到的时间。增加血源 HIV 核酸筛查可能是未来的方向，因为核酸筛查使得感染窗口期缩短至 11d，但是，成本 - 效益分析需要进行充分评估。另外，增加血源 HIV 核酸筛查仅部分解决感染窗口期的漏检问题，空白窗口期的漏检问题目前尚无法解决。

### (四) 医疗器械灭菌和医用废物的管理

1. 被污染的医疗器械和物品发生 HIV 传播的风险较大，应当尽可能使用一次性医疗器械和物品。对于非一次性的医疗器械和物品，应当按照 2006 年卫生部《医院感染管理办法》制订相应的医疗器械灭菌和消毒具体措施并严格执行。

2. 严格医用废物的管理措施，其中涉及医用废物收集、运输、储存和处置等流程，包括锐器医用废物,应由专人负责焚烧处理。如无焚烧条件时,应当经灭菌和消毒后再按照一般医用垃圾进行处理。

## 六、医务人员职业暴露处理

### (一) 医务人员职业暴露的定义

HIV 职业暴露是指卫生保健人员、人民警察或其他人员在职业工作中与 HIV 感染者的血液、组织或其他体液等接触而具有感染 HIV 的危险。潜在感染性体液是指脑脊液、胸腔积液、腹水、心包积液、关节液、羊膜腔液、精液和阴道分泌物等。粪便、鼻腔分泌物、唾液、痰、汗、泪液、尿液和呕吐物等不属于潜在感染性物质,接触这些物质获得 HIV 感染的机会非常低,但前提是这些物质不含有血液。

### (二) 医务人员职业暴露感染 HIV 的风险

1. 职业暴露途径与风险　发生职业暴露的途径包括暴露源损伤皮肤(刺伤或割伤等)和暴露源沾染不完整皮肤或黏膜。如暴露源为 HIV 感染者的血液,那么经皮肤损伤暴露感染 HIV 的危险性为 0.3%,经黏膜暴露为 0.09%,经不完整皮肤暴露的危险度尚不明确,一般认为 <0.1%。另外,暴露于 HIV/AIDS 患者非血液体液和组织的风险低于暴露于其血液的风险。

2. 影响职业暴露后受染风险因素　根据危险度将暴露源分级为①低传染性:病毒载量水平低、暴露源接受抗逆转录病毒治疗并有持续病毒学成功;②高传染性:病毒载量高、AIDS 晚期、未接受抗逆转录病毒治疗或不规律服药者;③暴露源情况不明:暴露源所处的病程阶段不明、暴露源是否为 HIV 感染,以及污染的器械或物品所带的病毒载量不明。

### (三) 医务人员职业暴露 HIV 后的处理

1. HIV 职业暴露后处理原则　①用肥皂液和流动的清水清洗被污染局部;②污染眼部等黏膜时,应用大量等渗氯化钠溶液反复对黏膜进行冲洗;③存在伤口时,应轻柔地由近心端向远心端挤压伤处,尽可能挤出损伤处的血液,再用肥皂液和流动的清水冲洗伤口;④用75% 的乙醇或 0.5% 碘伏对伤口局部进行消毒。来自不确定的 HIV 污染源(血液或其他体液等)患者,快速检测试验能够迅速确定是否是 HIV 阳性。由于大多数医务人员职业暴露HIV 后不发生 HIV 受染,因此,医务人员职业暴露 HIV 后预防用抗 HIV 药物的毒副作用应当重视。

2. HIV 职业暴露后预防性用药原则　首选阻断方案:替诺福韦酯(TDF)/ 恩曲他滨(FTC)＋雷特格韦(RAL)(或多替拉韦 DTG);也可考虑选择比克替拉韦(BIC)/FTC/ 富马酸丙酚替诺福韦(TAF)。如果整合酶抑制剂不可及,根据当地资源,可以使用蛋白酶抑制剂(PIs)如洛匹那韦 / 利托纳韦(LPV/r)和达芦那韦 / 考比司他(DRV/c);对合并肾功能下降并排除有 HBV 感染的可以使用齐多夫定(AZT)/ 拉米夫定(3TC)。国内有研究显示含阿巴卡韦(ABT)的 PEP 方案(ABT+DTG,或 ABT+TDF+3TC)具有较高的治疗完成率和依从性以及很好的安全性,但这方面尚需积累更多的研究证据。

3. 开始治疗用药的时间及疗程　在发生 HIV 暴露后尽可能在最短的时间内(尽可能在 2h 内)进行预防性用药,最好在 24h 内,但不超过 72h,连续服用 28d。

4. 医务人员职业暴露 HIV 后登记上报制度　原卫生部《医务人员人类免疫缺陷病毒职业暴露防护工作指导原则(试行)》要求医疗卫生机构应当对人类免疫缺陷病毒职业暴露情况进行登记,登记的内容包括人类免疫缺陷病毒职业暴露发生的时间、地点及经过;暴露方式;暴露的具体部位及损伤程度;暴露源种类和含有人类免疫缺陷病毒的情况;处理方法及处理经过,是否实施预防性用药、首次用药时间、药物毒副作用及用药的依从性情况;定期检测及随访情况。

5. 医务人员职业暴露 HIV 后的随访

(1)职业暴露 HIV 后的实验室监测:医务人员职业暴露 HIV 后应随访监测 HIV 抗体是否阳转,无论是否接受预防性抗 HIV 病毒药物治疗。HIV 抗体监测的方法学为酶联免疫吸附试验(ELISA),随访持续时间为 6 个月。HIV 抗体随访监测具体方案:职业 HIV 暴露后立即检测受暴露者血清 HIV 抗体作为基准线,然后在暴露后第 6 周、第 12 周和第 6 个月再次检测血清 HIV 抗体。不推荐常规使用 HIV 病原学检测,如 p24 抗原检测和 RNA 核酸载量检测,原因是医务人员职业暴露 HIV 后感染 HIV 概率还是较低的。另外,HIV 病原学检测假阳性率高于 HIV 抗体检测,前者可能增加 HIV 职业暴露后的医务人员焦虑心情和不必要的药物治疗。

(2)预防性抗病毒药物治疗毒性监测和处理:医务人员职业暴露 HIV 后进行预防性抗病毒药物治疗,同时检测药物毒性的基准线,然后每 2 周检测一次。药物毒性的监测一般包括全血细胞计数、肝功能和肾功能。如果预防性抗病毒药物治疗方案中含蛋白酶抑制剂,应当针对可能的高血糖症进行检测。如果抗病毒药物毒性明显,应当咨询传染病科临床医生,修改预防性抗病毒药物的治疗方案。药物毒性监测还包括副作用症状的观察,如发热、恶心、腹泻、皮疹、背部和腹部、尿痛或血尿、高血糖症等。大多数医务人员职业 HIV 暴露后预防性抗病毒药物治疗的疗程不能完成的主要原因是严重的药物副作用,通过对症处理只能解决部分被治疗者的问题。

(3)医务人员职业暴露 HIV 后的咨询和教育:医务人员在职业暴露 HIV 后性活动应当使用安全套,尤其是暴露后的第 6~12 周,以防止 HIV 的二次传播;育龄妇女避免怀孕;不献血,不捐献组织、器官和精子等;哺乳期妇女建议停止母乳喂养,以防止 HIV 传播给婴儿。

## 七、医务人员职业防护

各级医疗卫生机构应根据原卫生部《医务人员人类免疫缺陷病毒职业暴露防护工作指导原则(试行)》确立了相应的医务人员职业防护细则。建立普遍预防概念,即把患者的血液、体液、分泌物、排泄物均视为具有传染性的物质。医务人员在从事各种临床医疗、保健以及公共卫生和实验室等活动中应当遵守各自的专业操作规程并进行个人防护措施,同时还应遵守国家与地方传染病防治规定和生物安全防护原则。

(孙宏莉　李懿　徐英春)

# 参 考 文 献

［1］国务院办公厅. 国务院办公厅关于印发中国遏制与防治艾滋病"十二五"行动计划的通知 [R/OL].
(2012-02-29)[2022-06-11]. http://www. gov. cn/zwgk/2012-02/29/content_2079097. htm.

［2］中华人民共和国卫生部. 卫生部关于印发《医务人员人类免疫缺陷病毒职业暴露防护工作指导原则
(试行)》的通知 [R/OL]. (2004-06-07)[2022-06-11]. http://www. nhc. gov. cn/yzygj/s3593/200804/156e55d
f4e4b47f9973d7cb4bb47f76f. shtml.

［3］王羽. 医院感染管理办法: 释义及适用指南 [M]. 北京: 中国法制出版社, 2006.

［4］中华医学会感染病学分会艾滋病丙型肝炎学组, 中国疾病预防控制中心. 中国艾滋病诊疗指南 (2021
年版)[J]. 中华内科杂志, 2021, 60 (12): 1106-1128.

［5］汪复, 张婴元. 实用抗感染治疗学 [M]. 3 版. 北京: 人民卫生出版社, 2022.

［6］倪语星, 尚红. 临床微生物学和检验 [M]. 4 版. 北京: 人民卫生出版社, 2007.

［7］巴特利特, 奥威特. ABX 指南——感染性疾病的诊断与治疗 [M]. 马小军, 徐英春, 刘正印, 译. 北京: 科
学技术文献出版社, 2012.

［8］约根森, 普法勒, 临床微生物学手册 (第 11 版)[M]. 王辉, 马筱玲, 钱渊, 等译. 北京: 中华医学电子音像
出版社, 2017.[9], 中华医学会结核病分会, 非结核分枝杆菌病诊断与治疗指南 (2020 年版)——中华结
核和呼吸杂志, 2020, 43 (11): 918-945.

# 第五篇

## 抗菌药物合理使用与医院感染管理

# 第十八章

# 抗菌药物临床应用原则

抗菌药物(antibacterial)是指具有杀菌或抑菌活性的各种抗生素及化学合成药物,包括对细菌、真菌以及支原体、衣原体、军团菌等非典型病原体。包括天然微生物来源的抗生素如青霉素 G、红霉素、氯霉素、四环素等,半合成抗生素如阿莫西林、阿奇霉素、阿米卡星、大多数头孢菌素等,以及全化学合成药物如磺胺药、氟喹诺酮类药物、呋喃类药物等。

抗菌药物是各类细菌感染治疗和预防的重要手段,挽救了无数的生命、延长寿命并提高生活质量。然而,与应用于人类疾病治疗的其他药物不同,抗菌药物临床使用产生的选择性压力会促使细菌耐药性的产生,并且随着抗菌药物的升级,细菌耐药不断发展。

合理使用抗菌药物对提高临床疗效、降低不良反应发生率以及降低耐药风险、保持现有药物的治疗价值尤为重要。抗菌药物临床应用是否合理,主要基于以下两方面:有无抗菌药物应用适应证,选用的品种及给药方案是否适宜。

## 第一节　抗菌药物的预防性应用

抗菌药物预防性使用包括手术与操作的预防性使用以及非手术预防性使用。围手术期手术与操作预防用药目的是预防手术部位感染,包括浅表切口感染、深部切口感染和手术所涉及的器官/腔隙感染,但不包括与手术无直接关系、术后可能发生的其他部位感染。非手术预防用药目的是针对特定人群或特定状态下预防可能发生的特定微生物感染。

抗菌药物预防性应用适应证见表 18-1。是否应使用抗菌药物预防手术部位感染,需根据手术创伤程度、可能的污染细菌种类、手术持续时间、感染发生机会和感染后果的严重程度、抗菌药物预防效果的循证医学证据、对细菌耐药性的影响和经济学评估等因素,综合考虑决定。只有当感染的风险或严重程度大于抗菌药物使用可能带来的不良后果(包括潜在的耐药选择)时,才有预防性使用抗菌药物的必要性。

围手术期预防使用品种的选择,需针对手术过程中手术部位可能污染的细菌,主要来自患者或手术医护人员皮肤定植的葡萄球菌和/或经过的带菌腔道。如心血管、头颈、胸腹壁、四肢软组织手术和骨科手术等经完整皮肤的手术,通常选择针对金黄色葡萄球菌的抗菌药物。结肠、直肠和盆腔手术,应选用同时覆盖肠道革兰氏阴性杆菌和脆弱拟杆菌等厌氧菌的抗菌方案。

**表 18-1 成人细菌感染的预防**

| 临床情况 | 推荐抗菌药物 | β- 内酰胺类药物过敏者 | 备注 |
|---|---|---|---|
| **手术常规预防使用** | | | |
| 清洁（Ⅰ类切口）手术（甲状腺、乳腺、卵巢、颈动脉内膜等切除术，以及疝修补、大隐静脉剥脱、颅骨修补等） | 头孢唑林，头孢呋辛 | 克林霉素 | 原则上不需要预防使用，仅在有感染高危因素时推荐使用 |
| 清洁（Ⅰ类切口）手术（心脏、大血管、开颅、骨关节、脊椎等手术及乳房整形等） | 头孢唑林，头孢呋辛 | 克林霉素 | 有 MRSA 污染高危患者，方可选用万古霉素 |
| 清洁（Ⅰ类切口）手术（白内障、玻璃体手术） | 局部注射头孢呋辛 ± 局部使用莫西沙星或左氧氟沙星滴眼剂 | 万古霉素（局部注射） | 手术开始时在前房内、球结膜下或玻璃体内注射。全身性使用抗生素没有任何额外益处。滴眼剂在手术前即刻每 5~15min 给药一次，共 5 次 |
| 清洁 - 污染（Ⅱ类切口）手术（经口腔黏膜头颈部手术） | 头孢唑林或头孢呋辛 ± 甲硝唑，阿莫西林克拉维酸，氨苄西林舒巴坦 | 克林霉素 | |
| 清洁 - 污染（Ⅱ类切口）手术（食管、胃、十二指肠、小肠） | 头孢唑林或头孢呋辛 ± 甲硝唑，头孢美唑 | 克林霉素 + 氨基糖苷类、克林霉素 + 氨曲南 | |
| 清洁 - 污染（Ⅱ类切口）手术（肝胆胰、结直肠、阑尾） | 头孢唑林或头孢呋辛或头孢曲松 + 甲硝唑，头孢美唑 | 克林霉素 + 氨基糖苷类、克林霉素 + 氨曲南 | |
| 清洁 - 污染（Ⅱ类切口）手术（泌尿道） | 头孢唑林，头孢呋辛，阿莫西林克拉维酸 | 氨曲南，氟喹诺酮 | 经尿道钬激光碎石、前列腺电切等，建议术前尿培养，大肠埃希菌 ≥ 10$^5$CFU/ml 者，建议术前 24h 开始使用抗菌药物降低尿菌载荷 |
| 清洁 - 污染（Ⅱ类切口）手术（经腹或经阴道了宫手术） | 头孢唑林或头孢呋辛 ± 甲硝唑，头孢西丁 | 克林霉素 + 氨基糖苷类、克林霉素 + 氨曲南 | 剖宫产可在夹脐后立即使用，也可按常规预防使用一剂头孢菌素 |
| 污染（Ⅲ类切口）手术（空腔脏器破裂） | 头孢呋辛或头孢曲松 + 甲硝唑，头孢美唑 | 厄他培南 | 术后视情况可给药 3~5d |
| 污染（Ⅲ类切口）手术（开放性创伤） | 头孢唑林，头孢呋辛 | 克林霉素，氟喹诺酮，氨曲南 | 术后视情况可给药 3~5d |

| 临床情况 | 推荐抗菌药物 | β- 内酰胺类药物过敏者 | 备注 |
|---|---|---|---|
| **特殊情况手术与操作预防使用** | | | |
| 肝动脉化疗栓塞（TACE） | 头孢唑林或头孢呋辛 ± 甲硝唑，头孢美唑 | 氟喹诺酮 | 小范围栓塞不推荐预防使用 |
| 血管内支架植入 | 头孢唑林，头孢呋辛，阿莫西林克拉维酸 | 克林霉素 | 术前一剂 |
| 内镜下黏膜剥离（ESD） | 头孢唑林，头孢呋辛 | 氟喹诺酮，氨曲南 | 仅大面积剥离时推荐使用 |
| 射频消融 | 头孢唑林，头孢呋辛 | 氟喹诺酮 | 仅推荐有胆道手术史的肝脏射频消融预防使用 |
| 高危心脏病患者（人工瓣膜、先天性心脏病、既往心内膜炎史）的牙科、口腔或上呼吸道手术或操作 | 阿莫西林或阿莫西林克拉维酸（口服或静脉注射使用），头孢唑林 | 克林霉素口服或静脉使用 | 口服药物术前 1h 开始，静脉使用术前 30min 开始 |
| **非手术预防使用** | | | |
| 复发性金黄色葡萄球菌皮肤感染预防 | 莫匹罗星 | 同左 | 鼻内涂抹 5d，不推荐常规使用 |
| 复发性淋巴管炎（蜂窝织炎）预防 | 每月 2 次肌内注射苄星青霉素 | 每日 2 次口服红霉素或克林霉素 | 不推荐常规使用 |
| 女性复发性膀胱炎预防 | 呋喃妥因或 TMP-SMX 口服 | 同左 | 性交后或每周 3 次，持续 1 年，不推荐常规使用 |
| 肝硬化患者复发性自发性细菌性腹膜炎预防 | 头孢唑林，头孢呋辛 | 氟喹诺酮口服 | 不推荐常规使用 |
| 肺孢子菌病预防 | TMP-SMX | 同左 | 适用于艾滋病患者 CD4 细胞计数 <200 个 /mm³ 或 CD4⁺ T 细胞百分比 <14% 者、造血干细胞移植及实体器官移植受者、长期使用糖皮质激素者（强的松 >20mg/d，超过 4 周）。其他非艾滋病免疫抑制者尚缺少循证依据，不推荐 |
| 新生儿淋病奈瑟菌或衣原体眼炎 | 四环素或红霉素眼药水滴眼 | 同左 | 产妇生殖道有淋球菌或衣原体感染，其经产道分娩的新生儿为高位者 |
| B 组溶血性链球菌（GBS）定植孕妇分娩前预防 GBS 传播 | 青霉素 G | 红霉素静脉使用 | 产前 GBS 阳性的孕妇，临产前 4h 或见红之后，或者发生胎膜早破后及时使用抗生素预防 GBS 新生儿传播 |

| 临床情况 | 推荐抗菌药物 | β-内酰胺类药物过敏者 | 备注 |
|---|---|---|---|
| 新生儿 B 组溶血性链球菌（GBS）感染 | 青霉素 G,氨苄西林,或阿莫西林克拉维酸静脉使用 | 克林霉素或红霉素静脉使用 | ①孕妇有 GBS 菌尿症;②妊娠 35~37 周阴道和肛拭培养筛查有 GBS 寄殖;③孕妇有以下情况之一:<37 周早产;胎膜早破≥18h;围产期发热,体温 38℃以上者;以往出生的新生儿有该菌感染史者 |
| 胎膜早破孕产妇绒毛膜羊膜炎和/或子宫内膜炎 | (氨苄西林＋红霉素)静滴 48h,随后改(阿莫西林＋红霉素)口服 5d | 红霉素口服 10d | 妊娠≥37 周的胎膜早破孕妇应及早终止妊娠,不需要预防使用。妊娠 34~37 周在权衡母胎利弊情况下可严密观察,尚无足够证据支持常规预防使用。妊娠不足 34 周胎膜早破 12h 以上应适当预防使用抗菌药物 |
| 移植后细菌感染 | 环丙沙星,左氧氟沙,莫西沙星,TMP-SMX | 同左 | 推荐移植前 2~5d 开始预防,移植后 15d 或中性粒细胞绝对值超过 500/μL 停止预防 |
| 咬伤 | 阿莫西林克拉维酸口服 | 克林霉素,多西环素,或环丙沙星口服 | 预防使用 3~5d |
| 霍乱 | 多西环素口服 | 同左 | 与霍乱病人密切接触者,预防使用 3d 足够 |
| 中性粒细胞减少症的高危患者(中性粒细胞绝对值≤100/μl>7d) | 阿莫西林克拉维酸口服 | 左氧氟沙星或环丙沙星口服 | 中性粒细胞开始上升后停止预防。如中性粒细胞绝对值≤100/μL>14d,推荐氟康唑口服 100mg qd 预防真菌感染 |
| 复发性肺炎球菌性脑膜炎 | 青霉素 G,头孢曲松 | TMP-SMX | 脑脊液漏或体液免疫缺陷者,改善后可停止 |
| 脑膜炎奈瑟菌感染 | 利福平,TMP-SMX,环丙沙星 | 同左 | 暴露于流行性脑脊髓膜炎,预防使用 3~5d |

注:1. 我国大肠埃希菌对氟喹诺酮耐药性已经较高,应严格控制氟喹诺酮类药物作为外科围手术期的预防用药,必须权衡选择性耐药风险。

2. 手术切口类别按国际标准分类:Ⅰ类、Ⅱ类、Ⅲ类、Ⅳ类,Ⅳ类手术按治疗性使用选择抗菌药物。

抗菌药物开始使用的时机和持续时间应以达到最大效果和最低暴露量为目标。手术切开前 1h 内给药最有效,通常应在皮肤、黏膜切开前 0.5~1h 内开始给药,在输注完毕后开始手术。万古霉素或氟喹诺酮类药物等由于需输注较长时间,应在手术前 1~2h 开始给药。对于时间较长的手术,在切口缝合之前,可能需要术中追加给药来维持有效的血液和组织药物浓度,如手术时间超过 3h 或超过所用药物半衰期的 2 倍以上,或成人出血量超过 1 500ml,术中应及时追加一次。

抗菌药物的有效覆盖时间应包括整个手术过程。手术时间较短(<2h)的清洁手术术前给药一次即可。手术的预防用药时间一般不超过 24h,心脏手术可视情况延长至 48h,空腔脏器破裂、开放性创伤等严重污染手术的预防用药时间可视术后手术部位情况而定,必要时可延长至 3~5d。对于大多数手术来说,抗菌药物预防使用延长至感染高风险期(如外科手术 24h)之后,并不能进一步提高预防效果,相反还可能增加选择性耐药或艰难梭菌感染的风险。

对于一些特殊病人的手术预防使用,如鼻腔携带金黄色葡萄球菌的患者,术前鼻内给予莫匹罗星去定植可降低金黄色葡萄球菌引起的手术部位感染率,该方案推荐用于心脏和假体植入等高风险手术。在牙科手术或操作中,术前使用抗菌药物主要用来预防一过性的菌血症导致的某些高风险心脏病患者并发症的发生。

预防使用抗菌药物也用于某些患者的非手术情况,这些患者具有复发性感染或有特定情况下暴露特定病原体后可能发生严重感染的风险,如与脑膜炎奈瑟菌脑膜炎患者密切接触者。

(王选锭)

# 第二节　抗菌药物的治疗性应用

抗菌药物治疗方案由宿主因素、感染部位、严重程度和疑似或已知病原体的耐药情况综合决定。抗菌药物的选择取决于对每种药物的作用机制、抗菌谱、PK/PD 特点、耐药机制和不良反应的了解。病原体诊断是最困难也是抗菌治疗最关键的一环。

## 一、经验性抗菌治疗

经验性治疗是指当病原体尚不明确,临床医生基于起病经过、暴露环境、临床症状体征、病情严重程度、患者的医疗条件、先前治疗情况以及流行病学因素等综合分析,评估可能的感染部位和病原体,制订抗菌方案。

### (一)严格掌握抗菌药物使用的适应证

在决定使用抗菌药物前,应先评估感染诊断依据是否足够、感染部位是否明确,避免无适应证使用抗菌药物。比如,病人主诉咳嗽咳痰,很多情况下只是口咽部分泌物并非来自支气管深部的痰液；发热、炎症指标升高不代表存在局部感染和 / 或细菌入血感染，严重创伤、大面积烧伤、手术反应导致发热和炎症指标升高很普遍；无症状患者肺计算机断层扫描（computed tomography，CT）影像学实质或间质改变不代表急性感染灶；囊状支气管扩张患者每天咳嗽、咳大量脓痰，如能充分喝水、勤拍背、体位引流到位、多主动咳嗽，及时将新鲜支气管分泌物咳出，细菌就难以大量繁殖，也不需要使用抗菌药物。此外，压疮、烧伤创面细菌大量繁殖发生创面局部感染是很常见的临床现象，如果无明显炎症指标增高，通常也不需要针对性抗菌治疗，及时彻底地进行外科清创、切痂与换药处理比使用抗菌药物更加有效；只有经反复清创或切痂处理，创面局部感染仍未能控制或出现全身感染迹象者，才有抗菌药物治疗性使用的适应证。

### （二）微生物标本采样送检

对临床诊断为细菌性感染患者，应争取在第一剂抗菌药物医嘱执行前及时采集感染部位合格的微生物标本送病原学检测，以尽早确定病原诊断和药物敏感试验结果。初始抗菌治疗无效或效果不明显的患者，应在改用或加用抗菌药物前再次采样送检，其他情况下反复采样送检无意义。

有全身感染迹象患者，应同时采集血标本进行病原学检测。推荐经完整皮肤的静脉穿刺采集，避免经留置的血管内导管采集血标本培养，以免污染的血培养结果误导临床用药。不建议在凌晨留取创面分泌物、痰、尿、体液等微生物标本，以避免因微生物标本不能及时得到接种导致错误的检测结果，除非医院微生物实验室能做到 24h 接收并及时处理微生物标本。

### （三）微生物耐药监测数据的解读

在经验性选择具体抗菌药物时，除了须考虑抗菌药物本身特点外，更要评估细菌耐药性。虽然医院临床分离菌株统计和各类文献报道耐药菌比例越来越高，但对于社区获得性感染，敏感菌株依然是绝对优势菌株。对于住院期间发生的医院获得性感染，感染责任菌株大多来自病人体内带菌腔道的常驻菌，敏感性依然较好，只因在抗菌药物使用在先的情况下，较难培养检出。

### （四）抗菌治疗方案

未获知细菌培养及药物敏感试验结果前或无法获取合格微生物标本时，或有明确感染征象但病原检测结果为阴性的患者，需根据患者基础疾病情况、本次感染部位、起病经过、感染严重程度、先前抗菌治疗反应等评估最有可能的病原体，并适当结合当地细菌耐药监测数据，及时给予初始经验性抗菌治疗。在获得微生物检测结果时，应根据患者的临床状况、先前抗菌治疗的反应、微生物标本类型以及微生物结果报告的具体信息，进一步评估微生物标本检测结果的可靠性，不宜盲目根据检出细菌及其药物敏感试验结果选用抗菌药物。经过专业评估认为微生物检测结果可靠性较好的情况下，应争取基于药物敏感试验结果及时降阶梯治疗，给予针对性更好的抗菌方案，以减少耐药选择的机会。

临床医生实际工作中虽然有个体化治疗理念，但抗菌治疗多以结果为导向，因此初始抗菌治疗更倾向广谱、多药联合使用，尤其对于感染严重或病情严重患者。如果在初始抗菌治疗前采集不到合格的微生物标本送检、微生物检测结果阴性或不可靠以及不能对微生物检测结果做专业解读，则很容易出现"给药容易停药难"现象。因为缺少可靠的病原诊断依据，很难实现降阶梯，而且无论抗菌治疗是否有效，都难以累积经验、提升感染诊治水平。因此，初始抗菌方案应针对最有可能的一种或几种病原体，不宜随意广覆盖联合使用。

在确定初始经验性抗菌治疗方案时，感染部位是一个非常重要的评估因素。因为相同感染部位常见的病原谱相对稳定，但不同感染部位则差异很大，而且药物在不同组织的分布和达到的药物浓度也有很大差异。比如，社区获得性肺炎仍然以肺炎链球菌、流感嗜血杆菌、肺炎克雷伯菌为主，部分为或合并肺炎支原体、肺炎衣原体或军团菌感染；反流吸入性肺炎以敏感肺炎克雷伯菌、口腔厌氧菌为主；尿路感染 90% 以上为大肠埃希菌，即使检出肠球菌、念珠菌等致病力也很弱，多数情况下只须针对大肠埃希菌即可；复杂性腹腔感染多为肠杆菌科（大肠埃希菌占大多数）、革兰氏阴性厌氧杆菌（拟杆菌为主）混合感染；皮肤软组织感染以金黄色葡萄球菌、A 组溶血性链球菌为主；烧伤创面感染金黄色葡萄球菌和铜绿假单胞菌最常见。

## 二、目标性抗菌治疗

目标治疗使用的抗菌药物比经验性治疗更具有针对性、抗菌谱更窄。前提是已有病原体及其药物敏感试验结果，并且病原体检验结果经充分评估考虑可靠性较高。应结合抗菌药物特点、感染的严重程度，选择合适的抗菌药物进行针对性目标治疗，从而降低细菌的选择性耐药。

### （一）正确解读微生物检测报告

由于人体皮肤和腔道黏膜存在大量常驻微生物、种类繁多，医院环境中尤其 ICU 病区更有各种耐药菌株常驻。因此，各种人体标本检出报告的微生物只能称为临床分离菌株（clinical isolate），不能称为病原体（pathogen），因为病原体是指本次感染的责任菌株。对于任何微生物检验结果，临床医生都应有解读的意识，还需要拥有一定的专业解读能力，否则很容易被微生物检验结果误导使用抗菌药物。

对于微生物标本检验结果的影响，首要因素是抗菌药物使用及其品种。要完全清除感染灶的细菌或达到临床明显改善需要一定疗程的有效抗菌治疗，但要抑制细菌在培养基上生长则很容易，采样前一周内如果使用过抗菌药物，或采样前数小时内仅使用一剂抗菌药物就足以使感染灶中的敏感菌株不能培养检出。医院环境中常驻的多重耐药菌或皮肤黏膜定植菌则较少受抗菌药物使用的影响，比较容易被培养检出。因此，如果是抗菌药物使用后采集的微生物标本培养阳性结果，可靠性差。

不同标本类型的培养结果可靠性差异也很大。血液、脑脊液、穿刺液、组织标本等无菌标本以及中段清洁尿液的培养结果较为可靠，但咽拭子、痰液、肺泡灌洗液、创面分泌物、引流液、粪便等标本则因来自带菌腔道或表皮，不可避免会受常驻定植菌的污染，即使定量或半定量的培养结果，可靠性依然较差。

标本采集方法不规范导致污染是临床常见现象。合格的深部痰标本需要有很好的咳嗽技巧，病人自行留取的痰标本受唾液或口咽部分泌物污染率极高；晨尿标本也多由病人自行留取,如果不能提供清洁中段尿液,也会增加污染。即使血培养标本,如果经导管采集或皮肤消毒不到位,也会发生明显污染。经腰大池引流管、脑室引流管末段甚至引流袋留取脑脊液污染也很明显。

标本运送不及时或因早晨、夜间等非工作时间留取微生物标本,因不能在规定时间内送到实验室及时接种,敏感菌株大量死亡,污染菌株则因耐药菌株多见,由于营养要求低不但不易死亡反而大量生长繁殖,会显著影响培养结果的可靠性,这在错误留取晨痰、晨尿标本送微生物培养中特别明显。

因此,对于培养检出微生物患者,第一步不应是根据药物敏感试验结果找抗菌药物,而应结合采样前是否使用过抗菌药物及抗菌品种、微生物标本采集部位及采样方法、采样至接种的时间长短、感染表现及炎症指标、是否入住过 ICU 及入住时间长短、临床分离菌种类及其生物学特性、药物敏感试验结果及先前抗菌治疗反应等,综合评估临床分离菌株是否为感染责任菌。

### (二) 临床分离菌株致病力评估

不同菌种或同一株细菌在不同部位的致病力差异很大,这是微生物生物进化所致。通常野生菌株营养要求高、环境适应能力弱,一旦离开人体很快死亡,因此不容易发生院内传播,很少有反复接受抗菌药物耐药选择的机会,故敏感性高,但致病基因完整保留、致病性强。而现今越来越常见的耐药菌株,特别是多重耐药革兰氏阴性杆菌,如耐碳青霉烯鲍曼不动杆菌(CRAB)、包括耐碳青霉烯肺炎克雷伯菌(CRKP)在内的耐碳青霉烯肠杆菌科细菌(CRE)、耐碳青霉烯铜绿假单胞菌(CRPA)以及嗜麦芽窄食单胞菌、洋葱伯克霍尔德菌等,由于对营养要求极低,很容易在医疗环境常驻,经常发生交叉传播或污染。又因反复接受抗菌药物的耐药选择,故耐药性越来越高,但致病力就会越来越弱。这也是微生物对环境的自然适应过程,虽然不排除有少数致病力较强的耐药突变菌株。

### (三) 抗菌药物的选用

敏感的临床分离菌株由于较少受污染,可靠性高,因此应结合药物敏感试验结果,尽可能选择窄谱、性价比高的抗菌药物。避免青霉素敏感的链球菌感染性心内膜炎、淋巴管炎等选用万古霉素或利奈唑胺等抗菌治疗;避免 ESBL 阴性大肠埃希菌、肺炎克雷伯菌感染选用哌拉西林他唑巴坦、头孢哌酮舒巴坦甚至碳青霉烯、替加环素等超广谱抗菌药物,如有脓毒症表现,初始抗菌可以选择碳青霉烯等,但感染稳定后应及时降阶梯治疗。

对于广谱抗菌药物使用期间采集的非无菌部位微生物标本(包括创面分泌物,下呼吸道标本如痰、肺泡灌洗液等)检出的耐药菌株,如患者感染征象或炎症指标已有改善,应倾向于非感染责任菌判断,避免不分析随意使用替加环素、多黏菌素等。由于该类临床分离菌株致病力大多较低,即使发生无菌部位感染,症状也相对较轻,因此可以继续观察并再次规范采集合格微生物标本送检复核,次日主动向微生物实验室询问初步培养结果来进一步确定是否为感染责任菌,避免不必要使用抗菌药物。如再次送检标本在 12~24h 内生长(真菌生长时间相对延长),可根据药物敏感试验结果决定进一步抗菌方案。对于感染严重、合并脓毒症血流动力学不稳定患者,即使检出的是耐药菌株,抗菌也可相对积极,在立即规范采集合格微生物标本送检复核后,可依据当时的药物敏感试验结果尽早选用敏感抗菌药物,根据后续病情发展及再次微生物检验结果决定是否需要调整抗菌方案。

## 三、联合用药

抗菌药物联合治疗可以扩大抗菌谱,产生协同抗菌作用,减少耐药菌选择机会。抗菌药物联合治疗也有助于降低安全域较低药物的剂量,适当缩短抗菌疗程。对于重症感染或培养结果比较可靠、药物敏感试验结果接近中介以及抗菌药物不容易达到理想组织浓度的情况下,联合使用抗菌药物是合适的,有望改善临床结果。此外,对于感染性心内膜炎,也建议采用抗菌药物联合治疗,药物组合取决于抗菌药物敏感性试验结果。然而,对于其他大多数感染,目前尚缺乏足够的循证证据支持联合治疗在降低治疗失败率方面是否优于单药治疗,因此不宜过度联合使用。

## 四、其他

影响细菌感染治疗效果因素众多,在抗菌治疗无效情况下,应全面查找非抗菌药物因素和非微生物因素,重新审视患者的感染诊断依据是否充分,警惕非细菌/真菌感染性疾病。在查找感染源、充分有效清除感染源、保障感染灶冲洗引流到位、改善营养和免疫状态、做好反流误吸的综合防控、排除导管相关感染、抗生素相关性肠炎等基础上,再做出抗菌治疗方案的调整,避免随意使用广谱抗菌药物和不必要的联合使用。

此外,对于确诊或高度怀疑导管相关感染患者,除了凝固酶阴性葡萄球菌感染外,均应及早拔除导管。营养和免疫状态也是导致感染迁延、影响抗菌效果的常见原因,免疫功能障碍包括细胞免疫抑制、中性粒细胞减少、体液免疫功能缺陷,会减弱对细菌感染的反应,应及时补充必要的营养,尽可能纠正免疫抑制状态。

(王选锭)

———— 参 考 文 献 ————

[ 1 ] NAULT V, PEPIN J, BEAUDOIN M, et al. Sustained impact of a computerassisted antimicrobial stewardship intervention on antimicrobial use and length of stay [J]. Journal of Antimicrobial Chemotherapy, 2017, 72 (3): 933-940.

[ 2 ] DELLIT T H, OWENS R C, MC`GOWAN J E J R, et al. Infectious diseases society of America and the society for healthcare epidemiology of America guidelines for developing an institutional program to enhance antimicrobial stewardship [J]. Clinical Infectious Diseases, 2007, 44(2): 159-177.

[ 3 ] BARLAM T F, COSGROVE S E, ABBO L M, et al. Implementing an antibiotic stewardship program: guidelines by the infectious diseases society of America and the society for healthcare epidemiology of America [J]. Clinical Infectious Diseases, 2016, 62(10): e51-e77.

[ 4 ] Society for healthcare epidemiology of America and infectious diseases Society of America; Pediatric Infectious Diseases Society. Policy statement on antimicrobial stewardship by the Society for Healthcare

Epidemiology of America (SHEA), the Infectious Diseases Society of America (IDSA), and the Pediatric Infectious Diseases Society (PIDS)[J]. Infect Control Hosp Epidemiol,2012,33（4）: 322-327.

［5］ NORRIS AH, SHRESTHA NK, ALLISON GM, et al. 2018 Infectious diseasessociety of America clinical practice guideline for the management of outpatient parenteral antimicrobial therapy [J]. Clinical Infectious Diseases. 2019, 68 (1): e1-e35.

［6］ PULCINI C. Antibiotic stewardship: update and perspectives [J]. Clinical Microbiology and Infection, 2017, 23 (11): 791-792.

［7］ 吴丹梅, 李雷清, 吴振波, 等. 重症监护病房抗菌药物使用和病原检测调查分析 [J]. 中国感染与化疗杂志, 2015, 15 (6): 533-537.

［8］ 朱榕生, 宋姣姣, 徐领城, 等. 2015—2018 年住院患者治疗性抗菌药物使用前分离菌株及药敏试验情况 [J]. 中国感染控制杂志, 2020, 19 (11): 981-989.

# 第十九章
## 抗菌药物临床应用管理

随着抗菌药物的广泛应用,细菌耐药不断增长。在美国,至少有 50% 的临床抗菌药物使用是不必要的或不合理的,这给细菌耐药选择带来了不必要的压力。然而,细菌耐药性的发生对于临床医生来说并不直观,因此常被忽视。目前,细菌耐药问题已经成为全球公共健康领域的重大挑战,耐药菌引起的感染发病率和死亡率的上升,也导致医疗费用持续增加。

由于研发抗菌新药的巨大困难以及对细菌产生耐药的担忧,越来越多的制药公司已经放弃了抗菌新药的研发,因此抗菌药物已成为世上最宝贵、最稀缺的资源。各国政府、WHO、各种国际性和地区性协会都已将管理这些珍贵的资源列入重要政策,全体医疗机构除了须加强医院感染防控、减少交叉传播,也须通过科学管理促进抗菌药物合理应用,从而遏制细菌耐药发展,避免"抗生素后时代"全面来临。实现有效的抗菌药物管理和其他医疗措施一样能够拯救生命,并降低直接或间接医疗成本。

感染诊治有着"宿主 - 微生物 - 抗菌药物"三者之间非常复杂的三角关系,而且涉及所有临床学科、各级各类临床医生,因此抗菌药物临床应用管理不是单纯的药事管理,而是一项系统工程,是医疗质量的综合管理,是所有医疗机构共同面临的难题,也是一项全球性难题。对于抗菌药物临床应用的管理,1996 年美国埃默里大学医学院 McGowan JE 教授率先提出英文"Antimicrobial Stewardship(AMS)",目前该词仅应用于抗菌药物使用上,因为只有抗菌药物对使用个体和社会都有潜在不良影响。"Stewardship"的确切定义尚未统一,我国虽然将其翻译成"管理",但该处的管理与其他领域的管理有着明显的不同含义。从本质上讲,抗菌药物管理就是要采取一系列措施,促进合理地使用抗菌药物,包括减少不必要的使用、选择合适的抗菌药物品种、优化用药剂量和持续时间,以达到最佳治疗或预防感染的临床效果,同时减少抗菌药物使用相关不良事件(毒副作用、艰难梭菌相关感染等)、降低因抗菌药物使用不当导致的医疗消耗,最大限度地降低耐药选择压力,保护、延长现有抗菌药物的有效性。

## 第一节　国外抗菌药物临床应用管理

世界各国抗菌药物临床应用常用管理策略包括处方集制度(formulary system)、抗菌药物限制(antimicrobial agent restriction)、预授权或事前审批(preauthorization)、处方审核与反馈(prospective audit with feedback)、处方权培训(prescribed education)、降阶梯治疗

（streamlining or de-escalation）、循环使用抗生素（antibiotic cycling）和计算机辅助决策支持（computer-assisted decision support）等。

早在 2007 年，美国传染病学会（Infectious Diseases Society of America，IDSA）和美国医疗保健流行病学协会（Society for Healthcare Epidemiology of America，SHEA）共同发布了抗菌药物临床应用管理指南。很多国家依据该指南将限制与预授权、处方审核与反馈作为抗菌药物管理的核心措施，将培训、巡查指导、制定指南和临床路径、降阶梯治疗、药物浓度监测、计算机临床决策支持系统、选择性药物敏感试验报告、微生物快速检测等，作为补充措施。下面详细介绍核心措施。

## 一、限制和预授权

一项对欧美教学医院的调查显示，80% 以上的医院都会通过各种机制来限制临床医生开立抗菌药物。限制抗菌药物供应是影响抗菌药物使用的最直接方式，也是预授权策略的核心内容。大多数医院，不论是否有专业管理团队，都通过按类别限制抗菌药物品种供应、限制某些品种用量的方式来实行该策略。这种限制策略是被动的干预策略，然而，专业管理团队通过与预授权、处方审核和反馈策略相结合，可将被动干预转化为积极干预。

预授权是指将一些对细菌耐药影响大、副作用明显、价格较高的抗菌药物列入限制使用范围，临床医生在开具列入限制的特定抗菌药物前须先提交医院指定的感染专家、临床药师或管理人员的批准，要么抗菌药物通过审批，要么不通过但会给出可能更合适的用药建议，从而减少不必要的或纠正不合适的抗菌药物使用，有助于降低医疗费用、降低耐药选择压力，还可以提高恰当抗菌治疗的比例和实现更高的治疗成功率，与我国提倡的抗菌药物分级管理是一致的。

抗菌药物限制和预授权通常适用于某些特殊抗菌药物，对于窄谱、低价品种没有必要。荟萃分析表明，它对病人死亡率或住院时间没有影响，但显著减少了抗菌药物使用量、使用时间和抗菌药物成本。与教育策略或事后审核反馈策略相比，抗菌药物限制与预授权对于降低艰难梭菌感染发生率更为有效。为能达到更好的效果，预授权措施还需有其他补充措施共同实施，包括制订抗菌药物合理应用内部制度、提供教育培训、巡查沟通、评估抗菌药物消耗趋势等。无论采用何种方法，保持与一线医生密切的沟通和培训是至关重要的。

它的缺点也很明显。由于失去了开处方的自主权，临床医师会有负面抵触情绪，与审批专家或管理人员之间可能会产生敌对关系，而且很多临床医生为使用列入限制的抗菌药物可能会刻意增加感染诊断或不实病程记录。此外，因为是事前审批，它需要足够的专家人力资源及时处理，即使小型医疗机构也至少需要由感染专科医生和抗感染临床药师各一名组成的抗菌管理团队负责预授权审批，效率和实施效果高度依赖人员的专业能力和熟练程度，可能导致初始抗菌药物使用延迟。

此外，由于实现某些抗菌药物的管理限制，可能导致其他抗菌药物使用增加。有报道，对第三代头孢菌素实施预授权后亚胺培南的使用则增加，导致耐亚胺培南铜绿假单胞菌临床分离率显著升高。另一项研究表明，当医院停止限制和预授权后，抗菌药物使用模式迅速恢复到该计划实施前的模式，提示难以形成长效机制。

## 二、处方审核与反馈

实现处方审核策略,首先需要获取患者正在使用的抗菌药物清单,才能确定干预目标。通常选择使用广谱抗菌药物(如碳青霉烯类、替加环素等)或需高度关注耐药影响的抗菌药物(如利奈唑胺、达托霉素、多黏菌素等)的病例进行审核。该策略需要一定数量经过严格感染诊治专业培训的抗感染专业临床药师和感染医生组成的抗菌药物管理小组来实施,通过该策略评估抗菌使用适应证、品种选择、剂量、给药时间等的适宜性。在没有明确适应证使用或品种选择、用法用量不当的情况下,抗菌药物管理小组就应进行干预,并通过口头或书面的形式对主管医生提出建议方案。如根据临床治疗反应和病原学可靠证据调整抗菌方案、调整药物用量、提出降阶梯治疗方案、静脉转换口服给药方案等。这一策略被证明能提高抗菌药物使用的适宜性,减少广谱抗菌药物的使用,并降低耐药性和不良事件如艰难梭菌感染的发生率。

这一干预策略的益处是保留了医生开立处方的自主权,可以使临床医生与小组成员之间形成良好的互动关系。同时由于抗菌药物已经开具好,从而避免了抗菌治疗不及时的可能性。因为在评估时已有相对更多的临床信息,也可以提出更专业的抗菌方案更改、降级和抗菌疗程等建议。此外,由于可以设置处方审核的范围和时间段,在医疗资源有限的情况下,为了减轻工作负担,由临床药师为主导进行间歇性干预,一般对使用抗菌药物72h前后进行审核反馈,依然可以降低抗菌药物的使用。因此与限制和预授权策略相比,抗菌药物管理小组的负担相对较小,容易执行。

不利的因素是它不能阻断不适当的初始抗菌方案的实施,提出的建议医生可以不采纳,可能会延迟病人接受更合适的抗菌治疗的时间。此外,与限制和预授权相比,处方审核与反馈的干预效果可能需要更长的时间才能显现出来。荟萃分析显示,与限制和预授权相比,处方审核与反馈在干预后1个月的抗菌药物使用量以及干预后6个月的艰难梭菌感染发生率方面不及前者有效。还有一项研究报道,当限制和预授权策略改为处方审核与反馈时,患者的抗菌药物使用量和住院时间显著增加。

限制和预授权、处方审核与反馈并不是相互排斥的方法。相反,它们可以根据医院特点、人力资源与特定的抗菌药物或患者群体进行选择性组合。比如,为了缓解限制和预授权带给临床医生的敌对情绪、提高依从性,可以在抗菌治疗3~5d并获得微生物学结果后,依据临床评估来启动限制措施,代替对初始抗菌方案进行审批的策略。

(王选锭)

# 第二节　我国抗菌药物临床应用管理现状

为加强医疗机构抗菌药物临床应用管理,提高抗菌药物合理使用水平,我国曾于2011—2013年在全国范围开展抗菌药物临床应用专项整治活动,严重滥用情形一度得到扭转。近年先后出台《抗菌药物临床应用管理办法》《抗菌药物临床应用指导原则》等法规、技术指导和深化抗菌药物管理文件，并发布了抗菌药物临床应用管理评价指标，要求抗菌药物使用率和使用强度等指标控制在合理范围内。

然而，抗菌药物临床应用涉及异常复杂的感染诊治，管理的专业性很强，难度极大。抗菌药物依然是我国临床消耗量最大的药物种类之一，无适应证使用、手术预防不规范、过度使用静脉制剂、随意出院带抗菌药物等情况仍然较普遍，基层医疗机构和社会药店随意开立、售卖抗菌药物现象也较严重。此外，单纯从住院患者抗菌药物使用率和使用强度整体下降来评估抗菌药物合理使用改进是不够的，只有人均使用强度持续下降、用药结构同步优化，即超广谱抗菌药物、新贵抗菌药物使用强度持续下降，才能切实遏制细菌耐药发展并减少有限医疗资源的消耗。

但是，随着细菌耐药不断增长，近年我国大型医院碳青霉烯、替加环素、多黏菌素等超广谱抗菌药物以及利奈唑胺、达托霉素、伏立康唑等新贵抗菌药物使用量增长迅速，必将进一步促进细菌耐药的发展。国内主要还是依赖"药师抽样检查或处方点评、偶尔邀请医生讨论、反馈临床、行政处理"的传统管理模式。传统管理模式存在很大局限性，管理人员资源和能力不足、人工管理耗时费力、抽样调查的随机性和片面性大、分析结果以偏概全、事后回顾性管理具有滞后性等，因此管控效果很差。

欧美国家抗菌药物管理模式，主要是指基于专业人员的专业管理和临床指导，核心成员包括感染医生、临床药师，但都需要接受过感染诊治方面的正规专业训练，拥有抗菌药物合理使用及管理的相关知识和技能。但我国医疗机构极其缺乏接受过感染诊治方面的正规训练、能胜任抗菌药物管理的专业人员，即使大型教学医院也一样缺乏。此外，在医疗体制、医疗流程、临床医生的细菌耐药危机意识和合理使用抗菌药物的理念、接受继续教育程度、感染诊治的规范性，以及相关指南的成熟性与适用性、社会公众的合理用药知识与意识、药品行销制度等方面，我国与欧美也存在很大差异。因此，盲目沿用欧美国家的一些管理方法不可取，难以取得切实效果，需要结合我国实际国情，不断探索新模式、创新管理方法。

（王选锭）

# 第三节　抗菌药物临床应用管理核心内容

抗菌药物临床应用管理涉及管理组织架构建立、流程设置、手术流程改造、护理流程优化、专业知识培训、处方权限管理、微生物标本采样、微生物实验室服务流程改造、医院感染综合防控、术后并发症防控、医院信息系统标准化、信息改造和优化、信息技术与医疗专业的有机整合等。

我国不同地区、不同类型及不同等级医疗机构在规模、提供的医疗服务以及抗菌药物临床应用情况上差异大，抗菌药物管理应当相应地采取个性化策略。

## 一、建立完善抗菌药物管理组织架构

抗菌药物临床应用管理是多部门、多学科协同的工作,需要医院内相关行政职能部门和专业支撑部门的通力参与。各部门及相关人员职责要明确,要有具体的分工协作机制和追责机制。

专业化应该是抗菌药物临床应用管理的特色,不应依靠行政强制干预。但医院领导层的重视和支持是必须的,一个有行政支持的抗菌药物管理团队才能把不同部门和专业的资源集中起来,并将责任分配下去。医疗机构主要负责人是本机构抗菌药物临床应用管理的第一责任人,大型医疗机构建议设立由院长任组长的抗菌药物管理领导小组,成员包括主管院长,医务部、医院感染科、护理部、纪检科等行政职能部门负责人。该领导小组是院长第一责任人的体现,应在人力资源的配置、流程重建或改造、支撑学科建设、信息化投入等方面支持抗菌药物管理工作。

医疗机构应当建立由医务、医院感染管理、药学、质量管理、护理、感染性疾病、临床微生物等部门负责人以及其他相关临床科室主任组成的抗菌药物管理工作组或管理小组,大型医疗机构可由业务主管院长担任工作组组长,其他医疗机构由院长担任工作组组长。抗菌药物管理工作组是一种委员会机制,负责制定抗菌药物管理制度、遴选抗菌药物目录、定期对医务人员开展抗菌药物处方权培训考核,并通过例会机制协调解决单一部门不能解决的工作。

医疗机构需要确定一个牵头部门(责任部门)和责任人发挥抗菌药物管理的牵头作用并具体承担主要日常工作,包括计划、部署和具体管理内容的协调和落实。缺乏能切实胜任抗菌药物临床应用管理的责任部门和责任人则很难取得成效,原则上应由具有较强感染诊治能力并具有或被赋予相关行政职权,对合理使用抗菌药物、遏制细菌耐药发展有较强责任感的部门和责任人担任。

抗菌药物管理工作与医院感染管理关联性强,由较深临床医疗背景的医生担任负责人的医院感染管理部门,对于抗菌药物管理工作具有很好的专业性和行政职权,主动性好,非常适合担任责任部门。单一部门不能胜任的医院,应由具有临床医疗背景的行政职能部门(如医务部门)及其相关负责人担任第一责任部门和责任人,药学部门及其相关负责人为第二责任部门和责任人,共同牵头开展日常管理工作,既发挥医务部门的临床专业和对临床医生的行政管理作用,同时也充分发挥药学部门的积极性和药学专业技能。责任人的知识结构、管理思维和责任心以及行政职权,是抗菌药物管理能否取得成效的关键因素。

抗菌药物管理团队还应包括护理、信息工程师、纪检人员、感染专家、临床微生物学专家和流行病学专家。护理在相关流程再造、微生物标本采样、各种医嘱执行、医嘱执行记录等方面发挥不可替代的作用;信息技术的支撑是提升抗菌药物管理质量和管理效率所必需的;医院纪检人员参与抗菌药物生产和经营企业在本机构销售行为的监督和处理,有利于减少抗菌药物滥用。临床感染专家、临床微生物学专家和流行病学专家应在责任部门的组织下,参与疑难感染会诊、帮助解读微生物检测结果、指导抗菌药物临床应用,充分发挥专业支撑作用。

## 二、抗菌药物处方权培训与考核

感染诊治和抗菌药物临床应用涉及所有临床学科、各级各类临床医生，"宿主 - 微生物 - 抗菌药物"之间错综复杂的三角关系决定感染诊治是一门多学科交叉的学科，抗菌药物临床应用是世上最难的用药决策。但是我国的教育体系，一直以来缺少抗菌药物合理使用和细菌耐药方面的相关教育内容，更缺乏系统性教育，即使感染专业研究生，都未曾接受感染诊治及抗菌药物合理使用的系统性培训。因此，临床医生合理使用抗菌药物的理念和能力普遍不足，缺少对细菌耐药危害性的警惕，对抗菌药物管理工作的配合度也较差。

各级医生的感染诊治与抗菌药物合理使用知识与能力需要通过不断的继续教育得以持续提升。为此，我国出台的《抗菌药物临床应用管理办法》明确要求定期开展对全体医生的抗菌药物处方权规范化培训和考核，只有通过规范化培训并考核合格才能授予相应处方权，不得单纯依据医师职称授予处方权限。

缺少课程的系统设计，缺少合格的师资，尤其缺少拥有良好合理用药理念、理论与实践结合的多学科交叉专家，组织困难、培训时间与场地的限制、授课内容固定、次数少，加上部分医院领导重视程度不够、医务人员学习主动性差等因素，导致我国的抗菌药物处方权规范化培训制度很少有医院能切实落地。基层医疗机构更无法实现全体医生抗菌药物处方权的动态管理。因此，开展切实有效的抗菌药物处方权规范化培训确实不容易，其中课程设计与课件质量、培训方式、考试方式是取得培训效果的决定性因素。

### （一）课程设计与课件质量

感染性疾病种类多，临床专业细分化趋势明显，抗菌药物处方权培训应该是一系列课程的综合培训，绝不是一两次授课就够。而且不同专科医生遇到的感染病人和使用抗菌药物的目的不同，接受培训的内容应该具有针对性，不能只介绍抗菌药物基本知识等少量内容。培训内容至少应包括相关法律法规、政策与制度、细菌耐药机制与危害性、抗菌药物基本知识、临床微生物学知识、合理使用抗菌药物的理念、手术预防用药（手术医生）和各类感染的诊治策略等。

此外，对于外科医生，围手术期预防用药和术后感染的防控是共同需要掌握的内容，但骨科、神经外科、泌尿外科、烧伤科等不同专科遇到的感染病人和术后感染情况截然不同。因此，最好能进一步提供各专业个性化培训课程。比如，骨科医生最重要的是骨折相关感染、假体周围感染、骨髓炎等的防控与抗菌治疗，神经外科医生最需要的是术后颅内感染的预防与抗菌治疗、术后吸入性肺炎、化脓性脑膜炎、脑脓肿以及颅内真菌、寄生虫、结核等特殊病原体感染的诊断和治疗。

抗菌药物处方权培训能否有效转变临床医生的合理用药理念，感染诊治策略、能力及合理使用抗菌药物水平是否能切实改进提高，课件质量很关键。培训课件应融合多学科知识（临床、抗菌药物、临床微生物、影像学等），要结合临床实践，从合理用药理念出发，系统性引导医生合理使用抗菌药物，切实帮助解决临床问题；避免检出微生物 - 寻找抗菌药物的二维思维；引导医生重视过程合理性而非结果导向，避免过度依赖抗菌药物；避免带有商业倾向性内容的课件，保证专业性和客观性。

针对感染诊治和抗菌药物临床使用中临床医生普遍存在的认知和行为错误,必须通过不断培训予以纠正,这也是培训的重点。例如普遍存在的微生物标本采样时机、采样方法的错误;对微生物标本检验结果缺乏解读意识和专业解读能力,盲目依据药物敏感试验结果选择抗菌药物;不了解临床微生物监测数据与感染病人实际的巨大差异,细菌耐药数据严重虚高的实际情况,被误导选用超广谱抗菌药物;过度依赖检验检查结果;盲从指南和专家共识以及错误的"降阶梯治疗策略"理论,随意广覆盖使用抗菌药物;抗菌治疗唯结果导向,不关注过程是否合理;缺少对细菌耐药的警惕性、缺乏系统性逻辑分析;忽视导致感染迁延不愈或反复的非微生物因素、非抗菌药物因素,包括感染源的彻底清除、反流误吸的综合防控等。

## (二)培训方式

培训方式可分为线下培训、线上培训。传统线下集中会场培训方式,有利之处是互动交流比较好,授课老师肢体语言丰富利于活跃学习氛围。但不利之处很多,培训时间与医生工作时间冲突以及场地限制,难以做到全员培训;每次授课内容固定、无法随时调整课程、针对性不强,无法满足不同专科医生的需求,导致培训参与率不高、听课不认真以及培训效果不理想;专家资源稀缺、专家时间精力有限,一般仅能安排几个小时或 1~2d,内容少、覆盖面有限;组织难度高并需专人进行会务安排和考勤;管理难度较大,需要组织人员进行学习监管、评卷及统计,代学代考现象普遍;直接和间接的培训费用高。

线上培训越来越成为培训的主流。有利之处是组织方便、专家资源可得到充分利用、听课人数不受限制、惠及面广,可按需选课、课件可反复利用、方便复习。最理想的线上培训方式是利用手机作为培训终端的移动端 APP 或小程序商品化在线培训平台,较普通线上培训更为优越:任何医生可不受时间和场地限制,充分利用碎片时间、随时随地接受培训,基本不需要组织;系统性设置课程、集合各领域权威专家亲自授课,保证授课质量;提前录制课件、精制视频,课件质量得到保证;有限的专家资源得到充分利用;课程数量及形式丰富,实时更新课程也很方便,可覆盖各类专科医生、基层医生、药师、管理人员等的需要,根据专业、职称、岗位灵活选择或自动推送专业课程包,针对性好,提高学习主动性;课程可反复学习,保证学习到位;医院管理员可多维度动态管理学习和考试,掌握医生培训进度,管理方便;所有数据后台保存可查,方便持续改进;绑定手机号和微信号,能杜绝代学代考;培训费用相对低。

## (三)考核方式

考试的目的是通过考试传导压力,从而促进学员认真学习,也是检验培训效果的一种主要方式。固定试题的纸质试卷考试由于试题针对性差且与所学或所需内容的关联度低,较难客观检验培训效果,而且存在现场相互传递答案、提前泄露试题、人工批改费时费力等不足,已逐步淘汰。线上考试越来越普遍被人们采用。线上考试具有很多优势:海量题库、试题类型多样,可固定试题组卷也可随机组卷(千人千卷),不需要固定时间、方便按学员类别实现分类考试,而且可自动阅卷、自动计分,不需要专门组织。因此,线上考试可客观检验学习效果,并做到通过考试促进学习的目的。采用学习与考试及后端管理一体化的移动端培训平台进行培训是目前最为便捷、培训效果最好的模式。

通过考试客观检验培训效果,还需要进一步注意:①试题题库,抗菌药物处方权培训考核目的是提升感染诊治水平、解决实际遇到的临床感染诊治和抗菌药物合理使用问题，试题应避免纯药学知识，应密切结合临床实际情况，以解决临床问题的知识点为考核重点；②试题难度系数要适中，难度过高、过低都不利于促进学习和检验学习效果；③题库数量要大，否则学员很容易摸清全部试题的答案，导致只考不学；④为避免只考不学的现象，线上考试次数应有限制；⑤PC端线上考试依然容易发生代考，尽量采用绑定学员手机号或微信号的移动端平台；⑥应避免只要求通过考试、不要求学习学分的培训模式，因其效果差。

### （四）处方权停止与恢复

对于未按照规定参加规范培训，或虽然参加培训但未达到必需学分或未能通过考核的临床医生，必须严格按照相关制度规定给予暂停抗菌药物处方权处理并进行全院公示。如果有制度但不按制度处理，则会影响今后临床医生对于相关培训的依从性。暂停抗菌药物处方权时间可根据医院实际情况，至少不能低于3个月。3个月后医生可通过自行学习达到相关学分要求，再予单独考核通过后，恢复处方权，但应适当降低其抗菌药物处方权限级别，如根据制度可授予限制使用级抗菌药物处方权限的只授予非限制使用级处方权限。

## 三、门急诊抗菌药物处方管控

门急诊抗菌药物不合理使用或过度使用是普遍现象，包括无适应证使用、品种选择不适宜、用法用量不当、过度依赖静脉使用、不必要的联合使用等，不但不能保证治疗效果、浪费抗菌药物资源，而且是导致病人收住病房后抗菌药物使用进一步高档化、超广谱化的重要原因，也是造成病原学诊断困难的因素之一，各级医疗机构都应加强管控。

各种呼吸道感染（普通感冒、急慢性鼻炎、急性咽炎、急慢性鼻窦炎、急性支气管炎等）通常是呼吸内科门诊和儿童急诊最常见的就诊原因，研究证明大多是病毒性病原体、变应原或物理因素等所致，细菌感染比例很低。但国外调查显示，医生为42%普通感冒的患者和86%支气管炎的患者开具抗菌药物处方，我国情况也不会更好。

门急诊抗菌药物不合理使用或过度使用首先与临床医生感染诊治能力不足有关。针对包括诊所、药店、医院在内的各级医务人员反复开展感染诊治知识培训、诊间信息系统提醒等对改进门急诊抗菌药物合理使用是有必要的。此外，国外已有证据表明，通过大众媒体对社会民众开展知识教育，可提高病人及其家属的合理用药意识，有利于减少不必要的抗菌药物处方。

回顾性处方抽样点评与反馈也是大多数医院不可缺少的事后管理措施，这项点评工作大多由临床药师承担。不幸的是，门急诊抗菌药物处方可用的信息很少，诊断不可靠、主诉不完整、病史记录内容缺少或不能提取，导致单张处方的抽样点评缺乏依据，加之临床药师的临床思维能力不足，点评结果很难说服医生，导致临床接受度低。

因此，全样本处方的系统分析，找出不合理开具门急诊抗菌处方的共性问题并予以全院公示和个人针对性反馈，改进效果会更好，而且更节省人力资源。重点应放在查找无适应证开立抗菌药物处方、使用高级别抗菌药物处方、静脉使用抗菌药物处方以及联合使用抗菌药物处方。推荐每月开展全处方点评与反馈，全处方点评反馈的步骤，建议：①导出包含病人基本信息、诊断、所有药品（包括抗菌药物）、剂型、规格、用法用量等必要字段的某月或某期全处方信息表；②按处方药物种类集中分析，重点是广谱、高价抗菌药物以及联合用药的适宜性；③静脉使用抗菌药物处方集中分析，重点是生物利用度高、口服使用与静脉使用临床基本等效的品种，如左氧氟沙星、莫西沙星等静脉使用处方的适宜性；④按主诊断进行分类分析，重点是无抗菌药物使用适应证的诊断，并通过点评纠正临床医生遗漏感染诊断情况；⑤按科室集中分析，通常一个临床科室的感染种类有限，基本集中于某些诊断，重点点评相同或相近诊断使用抗菌药物的分布和适宜性；⑥按医生分析，易发现医生集中使用某些抗菌药物现象，评估对不同诊断抗菌药物使用的合理性。

## 四、手术预防使用抗菌药物管理

围手术期预防使用抗菌药物的目的是降低手术部位感染（surgical site infection，SSI），涉及五个管理节点：预防用药指征（该不该用）、首剂用药时机（何时开始使用）、品种选择（用什么药）、给药方法（怎么使用）和预防使用疗程（使用多久）。

术前预防使用时机是减低术后手术部位感染最关键的一环，应当保证手术部位组织在手术开始时即达到有效药物浓度，并在整个手术过程中保持足够的药物浓度。除了肠道术前准备为口服使用、眼科手术大多局部使用、剖宫产手术可以在夹脐后使用，其他所有手术都应该在切皮前静脉输注给药（不主张静脉推注或过快滴注），并且静脉使用过程不应中断，确保给药的连续性，在输注完毕后开始手术。由于手术预防常用抗菌药物的半衰期仅1~2h，因此最适当的预防使用时机是术前0.5~1h开始使用。万古霉素、氨基糖苷类或氟喹诺酮类药物等，由于输注时间较长，应在皮肤、黏膜切开前1~2h开始给药。

应通过流程改造保障术前预防使用时机到位。如果把术前预防使用的药物配送到病房使用或边输注边送病人去手术室，则不但难以保证术前预防使用时机到位，尤其是接台手术，还可能在运送途中发生各种风险。为保证术前用药时机恰当，建议在手术室区域建立一间术前准备室，术前预防使用的抗菌药物直接配送到术前准备室，第一台手术也可安排在手术间使用，但接台手术应等待前一台手术主刀医生发出用药指令时开始使用。对于手术台次安排不紧的医院，也可以在手术间使用，但必须保证抗菌药物使用结束后才开始手术。

手术预防常用的抗菌药物品种半衰期较短，手术时间超过3h或超过所用药物半衰期的2倍以上，或出血量成人超过1 500ml，术中应追加一次。但临床医生容易忘记术中追加抗菌药物，因此建议在手术麻醉系统增加信息化提醒，并在术前准备室常备头孢唑林、头孢呋辛、克林霉素等手术预防最常用的抗菌药物，以备随时追加使用。对于手术时间常规超过3h的心脏大血管、实体器官移植等手术，建议在开立术前预防用药医嘱的同时开立好术中追加医嘱。

对于手术预防使用指征、抗菌药物的品种选择、术后预防使用抗菌药物疗程的管理，由于手术名称超过万条、手术路径差异大，如果没有专业智能的信息化管理措施，则只能实现以医院感染管理医师或临床药师为主的处方审核（点评）与反馈的管理策略。这是事后管理，改进效果很大程度上取决于点评人员的专业能力、手术医生相关知识的熟悉程度以及医务等行政职能部门的支持力度。

开展围手术期预防使用抗菌药物医嘱点评时，须把握好原则性和灵活性的平衡。规范手术预防使用抗菌药物的目的除了减少SSI外，更重要的是降低耐药选择压力。应避免为了指标达标而过于教条的管理,因为每个手术病人都是个性化的。对于手术预防品种选择和术中追加必须严格管理和及时纠正,尤其是随意选择广谱抗菌药物或价格较高抗菌药物预防使用、手术超过 3h 等须及时术中追加而未予追加的情况。对于一些原则上不需要预防使用,但存在术后手术部位感染高危因素的情况,虽然有关指标未达标也应适当预防使用。第一代、第二代头孢菌素即使多使用 1~2d 对于细菌耐药的选择作用可以忽略不计,虽然手术预防一般推荐术后 24h 即可,但对于刚开始手术预防用药管理的医院,36h、48h 甚至个别 72h 使用抗菌药物也未尝不可,须结合手术病人基础情况及手术过程中的具体情况,还需要考虑临床医生当前的接受程度,与临床保持和谐有利于获得临床科室主任的继续支持。

## 五、抗菌药物分级管理和专档管理

### (一) 分级管理

分级管理由抗菌药物分级目录和临床应用分级管理措施组成。根据 WHO 建议的抗菌药物分级原则,将循证证据充分,经临床长期应用证明安全、有效,对细菌耐药性影响较小而且价格相对较低的抗菌药物,列入非限制使用级。限制使用级是指与非限制使用级抗菌药物相比较,在疗效、安全性、对细菌耐药性影响、药品价格等方面存在局限性。将具有明显或者严重不良反应,不宜随意使用的抗菌药物,或需要严格控制使用、避免细菌过快产生耐药的抗菌药物,或疗效、安全性方面的临床资料较少,不优于现用药物的抗菌药物,又或新上市药物,在适应证、疗效及安全性方面尚需进一步考证的抗菌药物,以及价格昂贵的抗菌药物,列入特殊使用级加强管理。

分级管理的目的是通过设置门槛和专家的把关,减少不必要的高级别抗菌药物临床使用、提高抗菌治疗效果、降低耐药选择压力、降低药品费用。我国提出的分级管理具体措施与国外预授权策略是一致的,应重点做好以下几点。

1. 确保医生处方权限管理到位  我国《抗菌药物临床应用管理办法》明确规定,经抗菌药物处方权规范化培训并考核合格的前提下,具有高级专业技术职务任职资格的医师可授予特殊使用级抗菌药物处方权,具有中级以上专业技术职务任职资格的医师可授予限制使用级处方权,其他医生仅可授予非限制使用级处方权。这是全国最低要求,各省市及医院可以更严格。

要切实做到没有相应处方权限医生不能开具超越级别的抗菌药物,必须有可操作性的信息化管理流程:维护好本院抗菌药物分级目录和每位医生的抗菌药物处方权限,并与医生工作站做好数据实时接口,对于超出其处方权限的抗菌药物,医生无法直接开立。对于未实现电子化处方的医疗机构,只能依靠发药窗口药师人工识别处方医师级别与处方权限,但很难保障处方权限管理到位。

2. 保证上级医生授权的真实性和及时性  无论在门急诊还是病区,都会遇到拥有相应处方权限的上级医生不在现场,但病人急需使用药物的情况。科学的处方权限管理方案应有获得上级医生及时、真实授权的途径,信息技术的应用必不可少。对于无法做到现场或电子化真实授权的医疗机构,紧急情况下可以允许越级使用,但需要建立 24h 内的回顾性审核补救流程。

3. 特殊使用级抗菌药物的事前审批 临床应用特殊使用级抗菌药物应当严格掌握用药适应证,须经抗菌药物管理工作组指定的专业技术人员会诊同意后由具有相应处方权的医师开具处方。专业技术人员包括具有较好感染诊治能力而且拥有特殊使用级抗菌药物处方权的临床专家,或具有多年工作经验的抗感染专业临床药师。会诊审核的重点是使用适应证。由于临床专家工作繁忙、没有相应职责、主动性差、拒绝其他医生处方的意愿弱等原因,临床专家现场会诊把关的效果很差,形式化走一趟浪费临床专家宝贵的时间精力。由具有相应职责的临床药师审核把关效果反而更好。此外,由行政职能科室如医务部门审批(纸质或电子化)也是一种可行方案,但上述两种管理方案的效果都取决于负责审批人员的专业能力和责任心,而且都容易发生延误抗菌药物使用情况。更理想的管理方案是采用临床药师能胜任的专业化软件线上实时审核,已被证明既有效又高效,是今后特殊使用级抗菌药物管理的方向。无论何种事前审批方式,均需建立恰当的管理流程,并应有相应病程记录。

### (二)专档管理

抗菌药物专档管理是分级管理的升级,通常应用于通过分级管理及其他常规管理措施依然未能取得改进的抗菌药物,特别适用于临床医生很难把握使用适应证的一些超广谱抗菌药物以及高价抗菌药物品种,如替加环素、多黏菌素、头孢他啶阿维巴坦等。目前仍缺乏良好的专档管理模式和具体方法,单纯收集有关抗菌药物使用信息表,如果没有其他强力措施的跟进,很难取得实效。可行的方法包括随机抽查病例多学科讨论、专家审批、用量动态监控、限量供应等以及行政措施的强化。

## 六、微生物标本采样送检管理

规范微生物标本送检,是实现目标性抗菌治疗的基础,也是获得相对贴近临床实际的临床分离菌株监测数据,从而指导经验性抗菌用药的基础。对于门诊甚至急诊,要做到抗菌药物使用前有样必采是不现实的,但对于收住病房的住院患者以及住院期间发生院内感染的患者,第一剂治疗性抗菌药物医嘱执行前以及因抗菌效果不好改用或加用抗菌药物前有样必采送检,理论上应该做到。

虽然指南和我国相关政策性文件对微生物标本采样送检有明确规定甚至提出指标要求,但迄今极少有住院患者首剂治疗性使用抗菌药物前微生物标本采样送检率的大样本数据报道,世界各国皆如此。原因是医院信息系统缺乏医生开立抗菌药物的用药目的管理,作为分母的治疗性使用抗菌药物全样本病例数无法获得,同时因缺乏医嘱执行时间的准确来源无法计算分子值。

从我国近年文献所报道的各类感染临床分离菌株分布以及区域或医院细菌耐药监测数据分析,我国住院患者首剂治疗性抗菌药物使用前采样比例严重偏低,反映出我国医生对感染病人的微生物标本规范采样送检很不重视,医院缺乏有效管理。国内大量有关肺部感染或医院获得性肺炎、呼吸机相关性肺炎的病原学文献数据(该处实际上不能称为病原学数据,应称为临床分离菌株检测数据),是以鲍曼不动杆菌、铜绿假单胞菌甚至嗜麦芽窄食单胞菌、洋葱伯克霍尔德菌等耐药革兰氏阴性非发酵菌为主,而肺炎链球菌、流感嗜血杆菌感染等占比极低,即使检出的肺炎克雷伯菌也是以碳青霉烯耐药菌株为多,敏株菌少。有关腹腔感染的临床分离菌数据报道,除了大肠埃希菌以外,耐碳青霉烯的鲍曼不动杆菌、铜绿假单胞菌、肺炎克雷伯菌等革兰氏阴性杆菌以及肠球菌、念珠菌占比也很高,而大肠埃希菌占比整体上也明显低于欧美报道。究其原因,首先是因为采样前抗菌药物高使用率尤其超广谱抗菌药物过度使用的严重影响,导致真正感染的敏感菌株难以培养检出,而医疗环境定植的耐药菌株由于容易发生接触传播导致在感染灶伴随生长或污染微生物标本,非常容易被检出。此外,微生物标本的构成、错误的晨痰晨尿标本、采样方法不规范导致污染率高、采样后不能在短时内送到实验室得到及时接种,也会严重影响微生物标本的检出结果。加之感染病人入住前已经普遍在院外或门急诊使用过抗菌药物,由此导致我国微生物标本检出的临床分离菌株可靠性差、耐药监测数据严重虚高,对抗菌药物合理使用不但不能发挥期待的指导作用,反而很大程度上误导临床过度或错误使用超广谱化抗菌药物。

要切实规范临床微生物标本的采样送检、提高检测结果的可靠性,除了持续加强对全体临床医生和护理人员针对性培训提升规范采样送检的意识外,还需实施对抗菌药物和微生物检验医嘱开立的全过程管控,包括有样必采的信息化保障、微生物标本采集的医护分工、医嘱执行 PDA 扫描普及、标本运送流程的规范、微生物实验室服务流程和服务质量的改进、实现全天候接收并处理微生物标本等全套闭环管理。为此,需要做好:

1. 明确临床微生物标本和检验项目的定义　提高微生物标本送检率不单为获得细菌真菌感染的证据,更重要的是获取感染菌种类及其药物敏感性结果,才能切实提升感染诊治水平、指导合理选用抗菌药物。合格的微生物标本应当是血液、脑脊液、脓肿穿刺液、组织等无菌部位标本,清洁中段尿液、合格的下呼吸道标本或规范操作获取的肺泡灌洗液等,以及无菌体液和组织标本微生物涂片、无菌标本 PCR 或 mNGS 检测、特异性较好的肺炎链球菌尿抗原、军团菌尿抗原、隐球菌荚膜抗原、特殊微生物血清抗体(如梅毒螺旋体、立克次体、沙门菌、普鲁威登菌)等。痰或创面分泌物等非无菌标本涂片、人体常驻微生物和病毒 PCR 常规检测、常规微生物的血清抗体检测、血清学 G 试验或 GM 试验等不应列入标准的微生物检验项目。只是用于评估是否存在细菌感染、感染严重程度和抗菌效果的血清降钙素原(procalcitonin,PCT)、白介素 -6(interleukin-6,IL-6)等炎症指标绝不等同于病原学检测,更不应列入标准的微生物检验项目。

2. 纠正错误的微生物检验医嘱时间　在入院后第一剂治疗性使用抗菌药物医嘱执行前采样获得的微生物标本最理想,然而医院信息系统中电子病历(electronic medical record,EMR)常把微生物检验医嘱开立时间或执行时间错误默认到次日早晨执行,临床医生如果缺少正确送检知识或不能发现错误,则会导致采样时机的普遍错误,对临床微生物标本检测结果造成全面不利影响。因此,所有微生物检验医嘱都应按急诊处理,医嘱开立后应尽快采样,而不是次日采样。医疗小组主管医生本质上最清楚微生物标本送检的目的、如何获取合格标本,但我国多由护理人员承担采样,医生只负责开立化验单,这种现状亟待纠正。

3. 纠正错误的痰培养医嘱和晨痰晨尿留样　极其错误的晨痰晨尿送微生物检验、痰培养标本每天 1 次连续 3d 送检,在我国大多数医院仍普遍采用。应杜绝晨痰、晨尿标本作为微生物检验。由于入住当天抗菌药物使用、咳痰标本以病人自行留取为主、晨痰晨尿标本送达实验室多已超过 4h,导致苛养菌和敏感的感染责任菌很难培养检出,而营养要求低、环境适应能力强的医疗环境污染菌株以及口咽部定植菌很容易培养阳性。在抗菌药物使用影响和痰标本采集不规范情况下,痰培养标本每天 1 次连续 3d 送检更起误导作用而不是指导抗菌药物合理使用。合格的深部痰标本需要很好的咳嗽技巧,需在医护人员教育示范并直视下留取,应避免不必要的短时间内反复痰标本送检,尤其 ICU 机械通气患者,以免不断被检验结果误导使用抗菌药物。

4. 规范无菌部位微生物标本采样方法 无菌部位标本不规范的采样依然会发生污染。比如,经留置静脉或动脉导管采集血培养标本,特别是经肝素帽消毒采血,会导致严重污染,因此诊断血流感染只需采集外周静脉血,不应经导管采集血标本。经腰大池引流管、脑室引流管末段甚至引流袋留取脑脊液送微生物检验也很普遍,既可能发生标本污染,也可能因脑脊液在体外留置时间过长导致微生物自溶死亡而降低检出率,特别是肺炎链球菌、流感嗜血杆菌、脑膜炎奈瑟菌等苛养菌。除了临床怀疑脑膜炎奈瑟菌或流感嗜血杆菌脑膜炎外,推荐抽取脑脊液直接注入血培养瓶用血培养仪培养,可提高检出率。骨折相关感染、深部软组织感染等须避免在创面或窦道拭子采样,理想的标本是采集术中感染部位组织和术中移除的植入物送检。此外,微生物标本一旦采集应尽快送实验室,脑脊液标本最好在 15~30min 内得到接种,其他标本则应 2h 内得到接种。注入血培养的培养标本如确实不能立即送检,应室温保存但不应超过 12h,切勿冷藏。

5. 普及医嘱执行 PDA 扫描 准确记录每一剂抗菌药物的使用时间和人体标本采样时间,对于正确解读微生物检测结果、管理人员发现微生物标本采样送检过程中存在的问题、实时监控微生物标本采样送检、计算上报微生物标本采样数据都十分重要,而且是必要条件。因此,应创造条件对全院所有药物和操作医嘱的执行采用不留死角的 PDA 扫描,准确记录并在医护人员容易查询的电子病历等有关介质中予以展示。

6. 完善微生物标本检验报告信息 完整的微生物检验报告应包括病人基本信息、微生物标本名称、血标本和组织标本的采集部位、检测结果[微生物名称,定量或半定量的菌量,药物敏感试验方法,药物敏感试验结果(敏感、中介、耐药),最低抑菌浓度或纸片抑菌直径数值及折点判断值]、时间信息[检验医嘱开立时间,采样时间,标本接收时间,接种时间和报告时间]。当报告药物敏感试验结果时,对特定抗菌药物敏感性提供选择性报告比提供所有抗菌药物的敏感性结果更有助于临床医生选择合适的抗菌药物,减少不恰当选用超广谱、新贵抗菌药物。对于血培养报告,还应有阳性生长报警时间(time to positivity, TTP),有利于医生评估培养结果的可靠性。微生物检验报告不能只发结果,还应对结果做必要的解读,切实发挥临床指导作用。

7. 流程改造实现微生物实验室 24h 接收并处理标本 大多数微生物实验室下午 4:30 后及某些节假日不接收微生物标本,即使接收也不能及时接种处理,会造成感染病人错过病原诊断机会,或错过最好的送检时机。因此,通过流程改造实现微生物实验室 24h 接收并处理标本是有必要的。

8. 加强临床微生物实验室能力建设 微生物实验室工作人员应主动下临床采集微生物标本,或指导医护人员规范采集标本。对于接收的痰标本应进行显微镜下湿涂片的规范初筛,合格标本才能接种,不合格标本应尽快退送并及时告知医生。应实现分级报告制度。县级医疗机构是感染病人最主要的首诊医院,如果能在抗菌药物使用前规范微生物标本采样送检,阳性检出率和结果可靠性远比大城市、大型医疗机构来得好,这些医院的临床微生物监测数据因为更加贴近感染病人实际情况,对指导本地区及全国合理使用抗菌药物更有价值。因此,应重点加强县级医院临床微生物标本规范送检的管理和临床微生物实验室的能力建设。

## 七、临床分离菌株统计分析

全国性、区域性及医院的临床分离菌株分布数据与感染病人实际病原体情况有很大差异,细菌耐药监测数据严重虚高,主要原因是上面所述的微生物标本采样送检不规范所致。其次,也与临床微生物工作人员及统计人员不了解临床上微生物标本采样送检所存在的一系列问题,没有对数据进行专业清理、不规范统计分析有很大关系。在这样的统计数据基础上,所谓的细菌耐药预警机制也是无法实施的。因此,对临床分离菌株的规范、分层统计分析,也相当重要。

对于临床分离菌株,规范的统计分析应包括:①收集尽可能完整的病人基本信息,如感染诊断、当前病区、采样前近期抗菌药物使用史及使用品种明细(包括门急诊和住院前后)等。②相同标本类型检出同一种细菌应规范去重,保留入住医院前数天内(如能获取本院门急诊采样标本检测结果)或入住后第一次检出的菌株。③剔除不合格标本检出结果,如果医院未对咳痰标本进行初筛,则所有自然咳痰标本检出结果均应剔除;血培养阳性细菌应剔除48h后阳性报警的菌株(布鲁菌、真菌等生长相对缓慢细菌不应剔除),剔除经导管采样结果;同一次采集的多瓶血培养阳性结果只计一例次。④病区分层,至少分ICU和普通病区。⑤标本类型分层,如按血液、尿液、呼吸道标本、其他标本进行分层分析。⑥感染类型分层,如社区获得性感染或医院获得性感染分层统计分析。⑦抗菌药物使用前、后采样标本分层,这个分层统计最有价值,抗菌药物使用前标本数据更可靠。⑧全国或区域性监测数据,应多纳入县级医疗机构,大型教学医院与县级医院来源菌株应分层统计。

## 八、抗菌药物合理应用目标性考核

抗菌药物临床应用管理还要积极发挥临床科室主任的管理作用,因此,院长或主管院长应每年与临床科室签订抗菌药物合理用药目标责任状,对临床科室主任进行年度考核。

### (一)考核指标的设置

对临床科室应实现多维度抗菌药物临床应用指标考核。常用指标包括门急诊指标、住院使用率、使用强度、微生物标本送检以及抗菌药物有关财务指标,手术科室还需要有手术预防使用核心指标。不同科室的指标应根据临床应用场景实现差异化,对于只有门诊工作的科室,仅考核门诊合理用药指标,只有住院患者的ICU等科室,只考核住院患者相关合理用药指标,但每个指标的分值应根据科室特点做调整。为了避免只考核整体使用强度而导致超广谱抗菌药物使用占比增高,从而加剧耐药发展,应增加用药结构考核指标,如住院科室的碳青霉烯类、替加环素、多黏菌素、利奈唑胺、广谱抗真菌药等各类药物的使用强度指标。

### (二)指标目标值的设定

各临床科室病种结构存在差异,因此各项指标目标值的设置不宜一刀切。既要结合前一年度各科室实际值、目标考核完成情况,也要考虑医院整体目标,还要结合对各科室的日常管理工作中发现的问题、改进空间的大小、病区及收住病人结构可能发生的变动,科学设定各科室各项指标的年度目标值。目标考核的目的是希望临床科室主任主动积极配合、协助管理,通过努力能达到目标值,科室主任就会有主动管理的积极性,而努力仍无法达到目标值就会失去动力,也不会积极配合管理,因此切忌设置指标过高。

### (三) 动态监控、公示

指标目标值设定、签订目标责任书后,应动态监控、公示各科室各项指标的当前状态,至少每季度应公示一次,对于指标完成情况较差的科室,管理部门应及时与临床科室沟通、分析,查找原因,针对性制订进一步改进的措施。

### (四) 考核结果公示

在签订年度目标责任书前,即应确定年度考核的规则,包括总分制、各项指标评分标准、得分排序方式、考核通过标准、奖罚方案等。应及时公布考核结果和排名,在公示的同时应着手准备第二年的目标考核工作。

## 九、非抗菌药物因素的综合管控

对于抗菌治疗无效、感染迁延不愈或反复发生,很多情况下不是因为培养检出的各种耐药菌株所致,也不是之前使用的抗菌药物对感染责任菌耐药无效。比如,住院病人发生肺部感染最常见原因是误吸,口咽部分泌物吸入大多引起轻症肺炎,胃内容物反流误吸则经常导致重症肺部感染。反流误吸所致的吸入性肺炎中,很多是由于错误使用鼻胃管鼻饲导致,我国这种现象极为普遍,须大力提倡幽门后置管鼻饲,可较鼻胃管鼻饲大幅降低反流误吸率。此外,病人体位管理不当、胃肠动力差、肠梗阻、气管套管型号不合适、气囊压力过低、声门下吸引不充分、气管平滑肌弹性差、胸腔积液压迫致肺不张、不适宜的利尿、痰液引流不畅、有效血容量不足等,都是肺部感染的影响因素,需要及时发现并纠正。查找感染源,尤其是空腔脏器穿孔、术后吻合口渗漏、包裹性脓肿等,一旦明确必须及早手术清除感染源,注重感染灶的有效冲洗和持续引流,不应过度依赖抗菌药物。对于确诊或高度怀疑导管相关感染,除了凝固酶阴性葡萄球菌外,均应及早拔除导管。

(王选锭)

## 第四节 信息化在抗菌药物管理中的应用

通过预授权、处方审核与反馈、培训等人工干预策略在短期内改变临床医生处方行为相对容易,但要维持这种改变或持续改进则难度很大。国外有人比较了急性上呼吸道感染的两种干预策略:一种是在全社区医生培训基础上增加对临床医师急性上呼吸道感染诊治的计算机临床决策支持,另一种是单独的全社区医生培训干预。结果表明,培训加上临床决策支持工具,抗菌药物使用率下降更明显且效果持续性更好。迄今计算机临床决策支持在抗菌药物临床应用管理的长期有效性已被证明。

21世纪以来,HIS(Hospital Information System)、电子病历(EMR)等信息系统应用日趋普遍,把人工专业干预措施与信息技术充分结合起来,提升管理质量和管理效率,建立完善长效管理机制已经逐渐成熟。近年国外在医生电子工作站将病人基本信息、诊断与诊治指南进行整合,帮助医生遵循指南开具抗菌药物医嘱,或参照药品说明书,与抗菌药物剂量、给药次数、耐药监测数据整合,以优化抗菌给药方案,提高医生用药决策的质量,是最常见的应用场景。国内更多的是应用信息技术实现医生工作站关联诊治指南或药品说明书、处方权限制、用药疗程控制以及用药数据后台抓取分析、处方点评等。但是,以上基于药品说明书和诊治指南提供诊间提醒等,为医生提供的基本上是基础药学知识帮助,而且个性化程度差,医生接受度较低,帮助有限。也有信息公司开发的基于药品说明书提醒和从HIS抓取用药数据汇总分析的软件在不少医院使用,主要功能还包括帮助药师审方、药学部门事后分析和数据上报,但不能实现帮助医生提高感染诊治能力,难以实施个体化用药方案来保障病人的利益。

目前我国已经设计出依托专业知识库和基于AI算法逻辑规则与医院信息系统深度整合的智能化抗菌药物临床应用决策支持系统,并且已经实现商品化,对感染诊治及抗菌药物临床应用进行了全过程、全天候的专业化与精细化智能管控。主要功能涵盖门急诊和住院患者抗菌用药目的、抗菌用药适应证、手术预防使用各节点、微生物标本采样、抗菌药物的品种选择、抗菌药物的静脉使用、联合用药、用法用量、处方权限、分级管理、出院带药等各个环节的管控,并提供在线专业临床决策支持。临床应用数据表明,该系统的临床应用使抗菌药物使用率、使用强度、手术预防使用、抗菌用药品种结构、微生物标本送检规范性、抗菌药物费用等指标持续改进,而且显著提升了整体医疗质量、保障了患者的利益。由于该系统有效克服了专业管理人员短缺的瓶颈,实现了促进抗菌药物合理使用和临床应用管理的整体解决,已成为建立完善我国抗菌药物临床应用管理长效机制的重要载体。

(王选锭)

---

参 考 文 献

[1] REED E E, STEVENSON K B, WEST J E, et al. Impact of formulary restriction with prior authorization by an antimicrobial stewardship program [J]. Virulence, 2013, 4 (2): 158-162.

[2] NAULT V, PEPIN J, BEAUDOIN M, et al. Sustained impact of a computerassisted antimicrobial stewardship intervention on antimicrobial use and length of stay[J]. Journal of Antimicrobial Chemotherapy, 2017, 72(3): 933-940.

[3] CALÒ F, ONORATO L, MACERA M, et al. Impact of an education based antimicrobial stewardship program on the appropriateness of antibiotic prescribing: results of a multicenter observational study [J]. Antibiotics (Basel), 2021, 10 (3): 314.

［4］ YOON Y K，KWON K T，JEONG S J, et al. Guidelines on implementing antimicrobial stewardship programs in Korea [J]. Journal of Infection and Chemotherapy, 2021, 53(3): 617-659.

［5］ ZHOU J, MA X. A survey on antimicrobial stewardship in 116 tertiaryhospitals in China [J]. Clinical Microbiology and Infection, 2019, 25 (6): 9-14.

［6］ LI L Q，XU L C，ZHU R S，et al.Effect of prior receipt of antibiotics on the pathogen distribution：a retrospective observational study on 27 792 patients [J]. BMC Infectious Diseases，2020，20（1）：8-17.

［7］ 韩国丽, 李雷清, 吴丹梅, 等. 重症监护病房临床病原微生物送检实证分析 [J]. 中华急诊医学杂志, 2015, 24 (4): 363-368.

［8］ 楼颂羔, 徐领城, 李雷清, 等. 451 例复杂性腹腔感染患者抗菌药物临床应用状况分析 [J]. 中华急诊医学杂志, 2019, 28 (5): 609-613.

［9］ 蒋鹏, 李雷清, 许杰, 等. 基于信息化的抗菌药物临床应用管理六年成效分析 [J]. 中华急诊医学杂志, 2022, 31 (4): 464-470.

# 第六篇
## 医院感染的诊治与防控措施

# 第二十章

# 医院感染的判定与治疗原则

## 第一节　医院感染的判定原则

为加强医院感染管理,提高医院感染诊断水平和监测准确率,2001 年卫生部在参考美国疾病预防控制中心(Center for Disease Control and Prevention,CDC)医院感染监测系统(National Nosocomial Infections Surveillance,NNIS)医院感染诊断标准的基础上,结合我国实际情况,正式颁布实施《医院感染诊断标准(试行)》。在文件中对医院感染做了明确而具体的定义,并按人体各系统详细阐明了相关医院感染诊断标准。

医院感染是指住院患者在医院内获得的感染,包括在住院期间发生的感染和在医院内获得而在出院后发生的感染;但不包括入院前已开始或入院时已存在的感染。医院工作人员在医院内获得的感染也属医院感染。

医院感染定义明确规定了感染发生地点必须是在医院内,它排除了在医院外(社区)感染而在住院期间发病的患者,同时包括了在医院内感染而在出院后或转至其他医院后所发病的患者。

### 一、属于医院感染的情况

1. 无明确潜伏期的感染,规定入院 48h 后发生的感染为医院感染;有明确潜伏期的感染,自入院时起超过平均潜伏期后发生的感染为医院感染。

病原体从侵入人体起到开始出现症状为止的时期称为潜伏期。不同的感染潜伏期不同,同一感染潜伏期有一定范围,即最短、最长和平均潜伏期,其潜伏期长短与进入机体的病原体数量、毒力、繁殖能力以及机体抵抗力等因素有关。潜伏期对医院感染有重要意义,不仅能确定某种感染是否发生在院内,而且是医学观察、检疫或接触者留观期限的依据。

感染和发病是发生在不同阶段,其顺序是感染—潜伏期—发病。因此,疾病潜伏期是判定感染发生时间和地点的主要依据。但由于潜伏期变动幅度较大,因此,判定时必须参考其他依据,如病原学和流行病学等资料。

例如,麻疹潜伏期最短 6d,最长 21d,一般平均潜伏期为 10~14d。如果患者在入院时间超过平均潜伏期后,出现发热、咳嗽、流涕、结膜充血、口腔黏膜有科氏斑及皮肤出现斑丘疹等特征,则可以初步诊断为麻疹。

而上呼吸道感染一般没有明确潜伏期,如果患者入院 48h 后,出现发热(≥38.0℃超过

2d),有鼻咽、鼻窦和扁桃体等上呼吸道急性炎症表现,则可以初步诊断为上呼吸道感染。

2. 本次感染直接与上次住院有关,如输血相关性感染、手术部位感染等。例如,某患者,男,19岁,因发现脊柱侧弯1年余,于2020年8月8日收入院。入院后完善辅助检查,于2020年8月12日在全身麻醉下行"脊柱后路脊柱侧弯矫形植骨融合内固定术",手术顺利,于2020年8月22日出院。出院后1周,患者出现发热,体温38.4℃,遂于2020年8月30日再次入院。入院查体发现切口愈合不良,有少许分泌物,行分泌物培养示金黄色葡萄球菌,考虑切口感染,予以局部清创和抗菌药物治疗,切口渐愈合,好转出院。因此,诊断为手术部位感染,该感染虽在第一次出院后发生,但与住院期间手术直接相关,应界定为医院感染。

3. 在原有感染基础上出现其他部位新的感染(除外脓毒血症迁徙灶),或在原感染已知病原体基础上又分离出新的病原体(排除污染和原来的混合感染)的感染。

例1,下呼吸道感染患者发生导管相关性血流感染。如某患者,女,72岁。主诉因咳嗽、喘憋、咳黄色黏痰4d,于2020年9月24日以严重肺炎、呼吸衰竭、心功能不全收治入院。9月26日患者因建立抢救通路,行股静脉穿刺。10月13日患者体温逐渐上升(38.6℃),白细胞计数为$9.1 \times 10^9$/L,中性粒细胞比例为86.5%,血培养为表皮葡萄球菌,考虑导管为常见的感染高危因素,而此时股静脉导管已留置17d,故拔出股静脉导管,留导管尖端培养,行锁骨下静脉置管。股静脉导管尖端培养出表皮葡萄球菌,拔管后经抗感染治疗,情况好转。因此,诊断为导管相关性血流感染。此导管相关性血流感染应界定为医院感染。

例2,肺炎患者使用抗菌药物后发生真菌感染。如某患者,男,67岁。主诉因呼吸困难5d,于2020年10月12日以肺炎收入院,入院时体格检查示肺部听诊双肺呼吸音粗,可闻及痰鸣音,肺部计算机断层扫描(computed tomography,CT)示双肺纹理增粗,痰培养示肺炎克雷伯菌,给予亚胺培南等药物抗感染治疗;10月31日患者病情加重,体温高达39.2℃,双肺哮鸣音明显,右肺底可闻及湿啰音,11月3日痰培养示白念珠菌,停用亚胺培南,改用利奈唑胺及氟康唑治疗,患者11月4日因呼吸衰竭死亡。

患者入院时为肺炎,痰培养示肺炎克雷伯菌,给予广谱抗菌药亚胺培南治疗,22d后患者病情加重,痰培养出现白念珠菌,综合分析病情认为,患者发生了真菌肺炎。此真菌肺炎应界定为医院感染。

4. 新生儿在分娩过程中和产后获得的感染 新生儿宫内感染诊断,主要依据羊水污染,新生儿的耳孔、鼻孔吸出液涂片大量脓球或有细菌;出生即有感染征象或Apgar评分低;脐血IgM≥200mg/L或脐血IgA>50mg/L;脐带、胎盘、绒毛膜、羊膜病理检查证实有炎症存在。

新生儿吸入性肺炎必须对吸入物性质、吸入后自然吸收情况及是否发生感染性肺炎进行分析,排除宫内窒息窘迫等因素造成的宫内肺炎。若为急产、窒息、助产士未及时清理呼吸道前,以物理方法、化学方法刺激呼吸所致吸入性肺炎多为医院感染。但是,吸入乳汁、羊水6~8h后,症状能缓解的不列为医院感染,若持续加重,继发感染则应列入医院感染。

5. 医务人员在医院工作期间获得的感染 医务人员在工作过程中发生锐器伤,从而意外感染经血传播性疾病最常见。如某外科医生在给丙型肝炎患者手术过程中,不慎被手术刀片划破手指,发生锐器伤。该医生在发生此锐器伤前肝功能正常,抗-HCV(-)。3个月后,检查发现该手术医生肝功能异常,抗-HCV(+),证实该外科医生感染丙型肝炎。此例丙型肝炎应归为医院感染。

## 二、不属于医院感染的情况

1. 皮肤黏膜开放性伤口只有细菌定植而无炎症表现　细菌定植是指各种细菌经常从不同环境落到人体,并能在一定部位定居和不断生长、繁殖后代,但患者没有感染的相应临床症状及体征,一般不需要抗菌药物治疗。细菌感染是指细菌侵入人体后进行生长繁殖、释放毒性物质,并引起机体病理反应的过程,即患者同时有感染的相应临床症状和体征,需要抗菌药物治疗。细菌定植,在一定的条件下会发展成细菌感染。临床标本微生物培养结果,以及临床危险因素、感染相关临床症状和体征是区分定植和感染的关键。我们在判断时需要根据细菌病原体来源,分离方法,涂片结果,细菌特点,患者临床症状和体征,感染部位(不同部位标本培养出的细菌意义不同),其他实验室检查(血常规、尿常规、C反应蛋白、血小板压积、病理切片等)及高危因素等进行综合判断。

2. 由于创伤或非生物因子刺激而产生的炎症表现　在创伤早期,局部有不同程度组织坏死和血管断裂出血,数小时内便会出现炎症反应,表现为充血、浆液渗出及白细胞聚集,故局部红肿。白细胞以中性粒细胞为主,3d后转为以巨噬细胞为主。炎症和感染不同,微生物感染只是引起炎症的一种原因。非生物因子主要指除生物因子以外的所有致病因子,包括物理因素和化学因素,最常见的如热灼伤、化学性灼伤等。

3. 新生儿经胎盘获得(出生后48h内发病)的感染,如单纯疱疹、弓形体病、水痘等。母亲分娩前患过感染性疾病,病原体可以经血行转移通过胎盘屏障使胎儿感染,往往在分娩前发生胎膜早破、羊水被污染、胎儿吸入污染羊水或分娩时吸入产道污染的分泌物而发生感染,临床表现差异很大,多在生后24h内发病,出生时常有窒息史。

4. 患者原有的慢性感染在医院内急性发作,如慢性支气管炎患者急性发作。

## 三、医院感染的临床特征

### (一) 临床表现的非典型性

与社区获得性感染相比,医院感染常常呈现非典型而复杂的表现,其原因主要有:

1. 医院感染容易被患者原发病和基础病所掩盖,如红斑狼疮发热与狼疮性肺炎、尿毒症并发肺水肿等均可掩盖医院感染肺炎或其他感染性发热。

2. 患者反应性有差异,如老年患者发生感染尤其是肺炎体温可以增高不明显;器官移植受体发生脓毒血症,可以表现为体温正常且全身中毒症状不明显;新生儿柯萨奇病毒感染和细菌性痢疾等可呈现为严重的菌血症表现等。

3. 患者免疫功能严重低下,吞噬细胞的吞噬和趋化功能受到抑制,使得胸部X线上没有提示肺部明显渗出性病变,但是在肺活体组织检查时,则可以发现大量病原体。另外,恶性肿瘤化学治疗患者,可能出现血中白细胞缺乏、炎症反应性增强的表现。

4. 住院过程中曾接受抗菌药物治疗,使炎症表现减轻或表现不典型,如神经外科术后脑膜炎,除发热之外,颅内高压和脑膜刺激征可不明显,甚至脑脊液改变也只是白细胞轻度升高。

5. 医院感染易为多种混合菌感染,由于广谱抗菌药物的广泛使用,容易出现二重感染,因此,临床表现更为复杂。

### (二) 医院感染诊断的复杂性

病原学检查和影像学检查对于明确医院感染诊断具有重要意义。临床医生往往因侵入性操作对患者带来的感染危险而倾向于预防使用抗菌药物,这掩盖了患者医院感染症状,加之临床医生对医院感染的非典型性认识不足,导致医院感染诊断常常被延误。尤其是对免疫功能极度低下者,即使没有出现症状体征,也应该定期做咽、血、尿、大便的各项培养和影像学检查,必要时可进行活体组织检查。

1. 病原学检查的多面性　不仅要进行需氧菌和厌氧菌培养、真菌和 L 型细菌培养,而且可采用检测病原体抗原、抗体等血清学方法检测病原体,这对于潜在病毒激活的预测尤为重要。

2. 病原体致病性的鉴定　医院感染病原体多为自身或他人的机会致病菌,对其培养结果必须排除自身携带菌和操作中的污染菌,因此对标本的培养结果要进行进一步分析评价,可采用荚膜染色、定量培养、宿主血清凝集试验和毒力测定等方法进行鉴定。

3. 炎性反应物质的检测　这类物质可以提供对感染的预测,如 C 反应蛋白、粒细胞集落刺激因子(colony stimulating factor,CSF)、肿瘤坏死因子 α(tumor necrosis factor-α,TNF-α)等。血中白细胞计数、分类与核左移检查是临床中常用且易行的方法,可进行动态观察。

### (三) 治疗与预防并重

1. 医院感染的难治性　医院感染病原体常为多重耐药菌株,病毒感染也占有一定比例。疱疹病毒类感染目前药物以控制症状为主,不易根治;加之宿主免疫功能低下等原因,治疗效果往往不佳,反而会出现菌群失衡、症状加重,并出现药物毒性反应。因此,治疗上除合理应用抗菌药物外,还须加上免疫治疗,如白细胞输注、粒细胞集落刺激因子、丙种球蛋白和干扰素等治疗。近年来,部分学者提出可应用抗内毒素和抗细胞因子疗法减轻病情、改善预后。

2. 预防性治疗　针对抗菌药物的副作用,给予患者口服活菌制剂(双歧杆菌、乳酸杆菌等)以稳定患者体内微生态环境,防止二重感染。对重危症患者为防止其肠道菌群易位而引起感染,可以采用选择性肠道局部去污染措施。

(李卫光　徐　华　顾安曼)

# 第二节　医院感染的治疗原则

医院是多重耐药菌定植和感染高发地,主要有以下三个原因:第一,在治疗危重症患者时医院常常采用抗菌谱较广的抗菌药物,而这种"抗菌药物压力"容易筛选出耐药菌或促使病原体产生获得性耐药;第二,住院患者往往有严重的基础疾病和免疫功能低下,而这正是发生细菌定植或感染的高危因素;第三,医院还是一个耐药病原微生物容易相互传播的场所,如患者之间交叉感染、接触污染环境、共用设备或通过医护人员等传播。因此,医院感染病原体虽然以机会致病菌为主,毒力低,致病性不强,但不可忽视其多重耐药特性,在治疗时须采取预防与治疗相结合的原则。

## 一、早期预防

针对感染性疾病传播的三个环节,即传染源、传播途径和易感人群,采取隔离传染源、切断传播途径和保护易感者三种措施,在预防感染性疾病传播方面发挥着非常重要的作用。

控制传染源,主要是将传染病患者与普通患者严格分开安置;感染患者与非感染患者分区或分室安置;感染患者与高度易感患者分别安置;同种病原体感染患者可同室安置;可疑特殊病原体应单间隔离;成人与婴幼儿感染患者分别安置。

切断传播途径,病原微生物可经多种途径传播,不同微生物传播方式不同,须采取不同的隔离措施。如果患者确诊或可疑感染了经空气传播疾病,如结核、水痘、麻疹等,应在标准预防的基础上,采取空气传播的隔离预防措施。如果患者确诊或可疑感染了经接触传播的病原微生物,如胃肠道感染、多重耐药菌感染、皮肤和伤口感染等疾病,则应在标准预防的基础上,采取接触传播的隔离预防措施。

保护易感者,主要措施包括对易感宿主实施特殊保护性隔离;必要时对易感宿主实施预防性免疫注射,如流感疫苗等;免疫功能低下和危重患者与感染患者分开安置;必要时根据不同的感染病原体进行分组护理等。

## 二、支持疗法

改善患者整体状况,提高抗感染能力,如术前鼓励患者锻炼肺功能、及时纠正电解质代谢紊乱、加强营养支持、控制血糖等,尽可能保持血糖 < 10mmol/L。对无肠道功能患者用全胃肠外营养,而早期肠内营养不仅满足机体对营养的需求,并能维持肠道完整性、保护肠道黏膜、促进肠道功能恢复,从而能够预防肠道菌群易位,减少肠源性感染机会。

## 三、免疫调节治疗

医院感染大多是免疫功能低下宿主的感染,必须提高机体免疫功能,才能减少医院感染发生。目前,国内学者提出免疫三联疗法概念,即将抗体诱导剂(疫苗)、免疫调节剂和病毒抑制剂三者有机结合起来,既可有效提高疗效,又不易产生耐药性。临床常用的调节剂主要有 α 干扰素和胸腺肽等。α 干扰素主要通过直接抗病毒和免疫调节作用产生功效,临床常用的 α 干扰素有 α-1b 干扰素、α-2b 干扰素和 α-3a 干扰素 3 种亚型。胸腺肽 $\alpha_1$ 是一种非干扰素类免疫增强剂,可能与增强 T 细胞和自然杀伤细胞应答功能及增强白细胞介素 -2 和干扰素的产生有关。

## 四、抗感染治疗

在早期正确诊断的基础上，及时使用抗菌药物进行抗感染治疗是治疗医院感染的关键。合理使用抗菌药物的目的是既要有效地治疗和控制感染，又要防止宿主体内菌群失调、毒副反应和细菌耐药性的产生。研究显示，在群体水平上抗菌药物使用与耐药有关，然而在个体水平，抗菌药物使用前与后续的耐药或定植之间的关系复杂并且是非线性的。同时，一种抗菌药物限制使用，可能与另外一种抗菌药物耐药性降低有关。无论如何，抗菌药物使用促进了多重耐药菌的出现和传播。医疗机构应根据实际情况制订长远的抗菌药物控制方案，促进抗菌药物管理，如限制整体抗菌药物使用，适当增加或减少抗菌治疗。关于减少抗菌药物使用，应集中在以下三点：①确定感染性质，治疗真正的感染患者。②适当减少抗菌药物使用。③只治疗须治疗的感染。加强抗菌药物临床应用管理，促进合理使用、安全使用，对于提高医疗质量、保障医疗安全具有十分重要的意义。

### （一）一般治疗

抗感染治疗是医院感染治疗的最主要手段。抗菌药物应用必须具有明确适应证。由细菌、真菌、结核分枝杆菌、非结核分枝杆菌、支原体、衣原体、螺旋体、立克次体及部分原虫等所致感染，具备适应证时可使用抗菌药物，病毒性感染不能使用抗菌药物。有条件的医疗机构，住院患者必须在开始抗菌治疗前，先留取相应标本，立即送细菌培养，依据病原种类及药物敏感试验结果选用抗菌药物。

抗菌药物治疗方案应综合病原体、感染部位、感染严重程度和患者的生理、病理情况等，根据患者病情、病原体种类及抗菌药物特点制订抗菌药物治疗方案，包括品种选择、给药剂量、给药途径、给药次数、疗程和联合用药等。

抗菌药物的联合应用要有明确适应证：①病原体尚未查明的严重感染，包括免疫缺陷者的严重感染；②单一抗菌药物不能控制的需氧菌及厌氧菌混合感染，2种或2种以上病原体感染；③单一抗菌药物不能有效控制的感染性心内膜炎或败血症等重症感染；④须长程治疗，但病原体易对某些抗菌药物产生耐药性的感染，如结核、深部真菌病等；⑤由于药物协同抗菌作用，联合用药时应将毒性大的抗菌药物剂量减少，从而减少其毒性反应。

### （二）常见多重耐药菌感染的治疗

近年来，多重耐药菌已经成为医院感染重要的病原体。临床上常见多重耐药菌包括耐甲氧西林金黄色葡萄球菌（methicillin resistant staphylococcus aureus，MRSA）、耐万古霉素肠球菌（vancomycin resistant enterococcus，VRE）、超广谱β- 内酰胺酶（extended spectrum β lactamase，ESBL）细菌、耐碳青霉烯类抗菌药物肠杆菌科细菌（carbapenem-resistant enterobacteriaceae，CRE）［如新德里金属 -β- 内酰胺酶 1（new delhimetallol-β-lactamase 1，NDM-1）或产碳青霉烯酶（klebsiella pneumoniae carbapenemase，KPC）的肠杆菌科细菌］、耐碳青霉烯类抗菌药物鲍曼不动杆菌（carbapenem-resistant acinetobacter baumannii，CR-AB）、多重耐药 / 泛耐药铜绿假单胞菌和多重耐药结核分枝杆菌等。由多重耐药菌引起的感染呈现复杂性、难治性等特点，主要感染类型包括尿路感染、手术部位感染、医院获得性肺炎、导管相关性血流感染等。因此,医疗机构应高度重视多重耐药菌医院感染的预防和控制,针对多重耐药菌医院感染的诊断、监测、预防和控制等各个环节,确立并落实多重耐药菌感染管理的规章制度和防控措施。

1. 耐甲氧西林金黄色葡萄球菌(MRSA)的治疗 耐甲氧西林金黄色葡萄球菌(MRSA)是引起医院感染中最常见的耐药病原体,一线治疗药物主要包括糖肽类抗菌药物万古霉素和替考拉宁、噁唑烷酮类抗菌药物利奈唑胺等以及目前对MRSA活性最强的氨基糖苷类抗菌药物阿贝卡星。万古霉素是一种糖肽类抗菌药物,主要发挥时间依赖性杀菌作用,仍是目前临床治疗MRSA感染最有效的常用药物,是治疗MRSA感染的最后防线。目前,耐万古霉素金黄色葡萄球菌非常少见,并且存在自限性,没有患者与患者之间传播的报道。替考拉宁是另一种糖肽类抗菌药物,与万古霉素相比有一些潜在优势,可肌内注射,半衰期长,对耐万古霉素细菌有抑菌作用。利奈唑胺是一种全新类别的噁唑烷酮类抗菌药物,自2008年在MRSA感染患者用万古霉素无效时开始使用利奈唑胺,可用于严重MRSA感染。有研究显示利奈唑胺对MRSA的有效率和治愈率均高于万古霉素组,且不良反应少。确诊为重度MRSA感染患者,首选万古霉素、利奈唑胺等一线药物治疗,必要时还可与其他药物联用。肺部MRSA感染时利奈唑胺为治疗首选用药(万古霉素不能在肺组织达到有效的治疗浓度,而利奈唑胺可以)。肺部MRSA感染也可以使用糖肽类联合利福平治疗,可以避免单药治疗出现的选择性耐药问题。

2. 耐万古霉素肠球菌(VRE)的治疗 肠球菌是具有高毒素的生物,其主要的感染对象是免疫力低下患者。自20世纪80年代以来,肠球菌已成为重要的医院感染病原体,抗菌药物的使用是患者感染VRE的重要危险因素。研究显示,早期使用头孢菌素类抗菌药物和抗厌氧菌类抗菌药物与VRE的定植有着密切的关系。相比之下,对于普遍存在的VRE来说,万古霉素并不是最重要的危险因素。利奈唑胺为细菌蛋白质合成抑制剂,作用于细菌蛋白质合成的核糖体阶段,即作用于翻译的起始阶段,不易与其他抑制蛋白质合成的抗菌药物发生交叉耐药,在体外也不易诱导产生耐药性。因此,治疗耐万古霉素肠球菌应根据药物敏感试验结果选用替考拉宁或利奈唑胺。

3. 产超广谱β-内酰胺酶(ESBL)细菌的治疗 根据ESBL的耐药性特点,推荐使用碳青霉烯类抗菌药物,首选亚胺培南,但亚胺培南偶有肌颤、惊厥等中枢毒性反应,对此类患者可选用美罗培南或帕尼培南;β-内酰胺酶类抗菌药物/酶抑制剂复合制剂如头孢哌酮/舒巴坦、哌拉西林/三唑巴坦在ESBL菌株引起的尿路感染中有肯定疗效,其他部位尚须临床进一步证实;产ESBL菌株常同时携带对氨基糖苷类抗菌药物、喹诺酮类抗菌药物的耐药基因,但阿米卡星、环丙沙星对敏感菌的作用是稳定的,可根据药物敏感试验结果选用。

4. 新德里金属-β-内酰胺酶1(NDM-1)肠杆菌科细菌的治疗 产NDM-1细菌几乎对所有β-内酰胺抗菌药物耐药,同时由于细菌具有其他耐药机制,对氨基糖苷类抗菌药物、喹诺酮类抗菌药物等也多耐药,对多黏菌素和替加环素具有较高体外敏感性。主要依据临床微生物检测结果,合理选择抗菌药物。替加环素属四环素类衍生物,超广谱抗菌药物,对产NDM-1细菌$MIC_{90}$值为2~8mg/L,敏感率为56%~67%。临床研究单用或联合用药治疗产碳青霉烯酶细菌感染有一定疗效。多黏菌素属多肽类抗菌药物,包括多黏菌素B和黏菌素两种。黏菌素对产NDM-1细菌$MIC_{90}$为2~32mg/L,敏感率为89%~100%。小样本研究提示单用黏菌素治疗效果差,需要和其他药物联合用药。口服不吸收,需要静脉注射给药,肾毒性明显。碳青霉烯类药物:产 NDM-1 细菌对碳青霉烯类耐药,但体外 MIC 值差异较大,个别研究发现,对 MIC 值低(<4mg/L)的菌株感染有一定疗效,需要和其他药物联合使用。氨基糖苷类药物:不同药物间呈部分交叉耐药,我国临床分离的产金属 β- 内酰胺酶肠杆菌科细菌对阿米卡星、异帕米星具有一定敏感性。对轻、中度感染可以单用,重度感染需要与其他药物联合应用。氟喹诺酮类药物:肠杆菌科细菌对喹诺酮类药物耐药突出,需要根据药物敏感试验结果选择药物。磷霉素:体外研究表明磷霉素对部分耐药菌有效,但缺乏临床研究数据。

5. 耐碳青霉烯类抗菌药物鲍曼不动杆菌(CR-AB)的治疗  鲍曼不动杆菌已成为我国医院感染主要致病菌之一,主要存在于宿主防御受损患者中,可引起医院获得性肺炎、血流感染、腹腔感染、中枢神经系统感染、尿路感染、皮肤软组织感染等。鲍曼不动杆菌感染的抗菌治疗原则应综合考虑感染病原体敏感性、感染部位及严重程度、患者病理生理状况和抗菌药物的作用特点。治疗鲍曼不动杆菌感染的常用抗菌药物:①舒巴坦及含舒巴坦的 β- 内酰胺类抗菌药物复合制剂;②碳青霉烯类抗菌药物:临床应用品种包括亚胺培南、美罗培南、帕尼培南及比阿培南;③多黏菌素类抗菌药物,分为多黏菌素 B 及多黏菌素 E,临床多用多黏菌素 E;④替加环素;⑤四环素类抗菌药物;⑥氨基糖苷类抗菌药物;⑦其他:对鲍曼不动杆菌具有抗菌活性的其他抗菌药物,尚有喹诺酮类抗菌药物如环丙沙星、左氧氟沙星、莫西沙星,第三代及第四代头孢菌素如头孢他啶、头孢吡肟,其他 β- 内酰胺酶抑制剂的复合制剂如哌拉西林 / 他唑巴坦,但耐药率高,应根据药物敏感试验结果选用。

6. 多重耐药 / 泛耐药铜绿假单胞菌的治疗  铜绿假单胞菌是一种非发酵葡萄糖革兰氏阴性杆菌,可通过产酶、泵出机制、膜孔蛋白缺失、青霉素结合蛋白结构改造、生物被膜形成等机制获得耐药性,易导致住院患者感染。它能够在不同的环境中生存,可在医院内有生命和无生命的储液槽中繁殖,成为难以控制的有机体。研究显示,近年来随着碳青霉烯类抗菌药物的广泛应用,铜绿假单胞菌对其耐药性越加明显,耐碳青霉烯类铜绿假单胞菌(carbapenem-resistant Pseudomonas aeruginosa,CRPA)检出率不断上升。在 CRPA 感染的经验性治疗中,单药治疗往往不能达到满意的抗感染治疗效果,应考虑联合用药。而且由于细菌耐药性的地区差异,在临床实践中,应结合本地区耐药监测结果,选择恰当的抗菌药物和初始给药方案,以获得最大疗效。多重耐药铜绿假单胞菌对多黏菌素多呈现敏感,多黏菌素能与细菌细胞壁脂多糖成分结合,导致细菌重要物质外泄,从而起到杀菌作用。但是多黏菌素有明显肾毒性和神经毒性,使用该药时应严格掌握适应证,并应尽量避免合并使用其他肾毒性药物。

7. 多重耐药结核分枝杆菌(multidrug-resistant tuberculosis,MDR-TB)的治疗  由于结核病是一种慢性疾病,结核菌又易产生耐药性,所以抗结核治疗时间比较长。MDR-TB 治疗方案包括标准化治疗方案、经验治疗方案和个体化治疗方案,我国以标准化治疗方案为主,不宜采用标准化治疗方案的,应根据药物敏感试验和既往史制订方案或个体化治疗方案,在治疗过程中提高患者治疗依从性,及时发现和处理药物不良反应。抗结核的治疗原则:①早期治疗。早期病灶内结核菌生长旺盛,对药物敏感,同时病灶部位血液供应丰富,药物易渗入病灶内,达到较高浓度,可获得良好疗效,且病变组织容易修复,不留后遗症。②足够剂量。剂量足够可最大限度地发挥杀菌或抑菌作用。③规律用药。不给已被抑制或减少的结核菌再度繁殖活跃的机会,且可防止耐药菌产生。④足够疗程。坚持足够长的疗程才能消灭顽固菌,防止恶化或复发。⑤联合用药。可提高疗效、降低毒性、减少耐药结核菌的产生,并可交叉消灭对其他药物耐药的菌株,以免形成优势菌造成治疗失败或复发。二联、三联或是四联的联合用药取决于疾病严重程度,以往用药情况以及结核分枝杆菌对药物的敏感性。

(李卫光　徐　华　顾安曼)

---

## 参 考 文 献

[1] 中华人民共和国卫生部办公厅. 关于印发医院感染诊断标准 (试行) 的通知 [EB/OL].(2001-01-03) [2022-12-02]. http://www. http://www. nhc. gov. cn/wjw/gfxwj/201304/37cad8d95582456d8907ad04a5f3 bd4c. shtml.

[2] 李六亿, 刘玉村. 医院感染管理学 [M]. 北京: 北京大学医学出版社, 2010.

[3] 徐秀华. 临床医院感染学 [M]. 长沙: 湖南科学技术出版社, 2005.

[4] 贾维斯. Bennett & Brachman 医院感染 [M]. 胡必杰, 陈文森, 高晓东, 等译. 上海: 上海科学技术出版社, 2016.

[5] 中华人民共和国卫生部, 国家中医药管理局, 中国人民解放军总后勤部卫生部. 关于施行《抗菌药物临床应用指导原则》的通知 [EB/OL].(2004-08-22)[2022-12-02]. http://www. http://www. nhc. gov. cn/wjw/ gfxwj/201304/2c850f3dc54244ca846d8a17baf3613d. shtml.

[6] 余建洪, 张肃川, 徐雪梅, 等. 2015—2017 年耐甲氧西林金黄色葡萄球菌的耐药性及临床特征分析 [J]. 中国抗菌药物杂志, 2019, 44 (1): 135-138.

[7] 武杰, 赵建平. MRSA 的检测、耐药、流行及抗菌药物选择的研究进展 [J]. 中国抗菌药物杂志, 2021, 46 (9): 837-844.

[8] 姚美竹, 孙旭, 卢旭亚, 等. 耐甲氧西林金黄色葡萄球菌的感染机制及治疗研究进展 [J]. 山东医药, 2020, 60 (8): 94-97.

[9] GRAYSON M L. The treatment triangle for staphylococcal infections [J]. New England Journal of Medicine, 2006, 355 (7): 724-727.

[10] 王佳齐, 顾增辉, 姜慧慧, 等. 黏液型铜绿假单胞菌致病和耐药机制研究进展 [J]. 医学检验与临床, 2019, 30 (5): 43-47.

[11] 刘峰, 邓贵新, 李雪芹, 等. PK/PD 模型结合蒙特卡洛模拟评价和优化耐碳青霉烯类铜绿假单胞菌抗菌药物给药方案 [J]. 中国医院药学杂志, 2020, 40 (20): 2126-2131.

[12] 李小菊, 许飞, 刘洋. 亚胺培南耐药铜绿假单胞菌产碳青霉烯酶耐药机制及其分子流行病学特征研究 [J]. 抗感染药学, 2019, 16 (2): 190-195.

[13] 何义菊, 叶慧, 罗云婷, 等. 耐碳青霉烯类鲍曼不动杆菌血流感染的不同治疗策略与预后影响因素分析 [J]. 中华传染病杂志, 2020, 38 (9): 544-550.

[14] 陈佰义, 何礼贤, 胡必杰, 等. 中国鲍曼不动杆菌感染诊治与防控专家共识 [J]. 中国医药科学, 2012, 2 (8): 3-8.

[15] RAFFAELE Z, MARIA G, FEDERICA T, et al. Carbapenem resistance in Acinetobacter baumannii: the molecular epidemic features of an emerging problem in health care facilities [J]. Journal of Infection in

Developing Countries, 2009, 3 (5): 335-341.

［16］韩秀兰. 浅述耐多药结核病的防治 [J]. 中国城乡企业卫生, 2015, 30 (4): 32-34.

［17］LIPIN M Y, STEPANSHINA V N, SHEMYAKIN I G, et al. Association of specific mutations in kat G, rpoB, rpsL and rrs genes with spoligotypes of multidrug-resistant Mycobacterium tuberculosis isolates in Russia [J]. Clinical Microbiology and Infection, 2007, 6: 620-626.

# 第二十一章
# 常见医院感染的诊断与防治

## 第一节　下呼吸道医院感染

### 一、概述

根据卫生部 2001 年下发的《医院感染诊断标准(试行)》,呼吸道医院感染包括上呼吸道和下呼吸道感染。上呼吸道感染主要指喉及喉以上的呼吸道感染;下呼吸道感染主要是指气管、支气管和肺的感染。近年来,随着医学技术飞速发展,各种侵入性操作、广谱抗菌药物、免疫抑制剂、糖皮质激素的广泛使用,在有效控制感染的同时,也诱发了由多重耐药菌引起的下呼吸道感染,而这种病情更加严重、治疗更加困难,尤其是呼吸机相关性肺炎(ventilator-associated pneumonia,VAP)。

下呼吸道感染的发病率居于我国医院感染的首位。2017 年,151 所医院的医院感染横断面调查显示,下呼吸道感染占全部医院感染部位构成比的 46.96%,发病率约为 2.33%。2016 年,内蒙古自治区医院感染经济损失研究结果显示,下呼吸道感染导致平均住院日延长 7d,每例增加直接医疗费用 1.7 万元以上。医院下呼吸感染病死率为 20%~50%,重症病死率高达 70%。美国每年 VAP 发病人数超过 25 万人,造成的经济损失近 25 亿美元。据2018 年美国国家医疗保健安全网报道,下呼吸道感染占所有医院感染的 15%,约占重症监护病房所有感染的 25%,但在过去 10 年内,随着预防措施的改进,下呼吸道感染包括 VAP发病率有所下降。

### 二、病因

引起下呼吸道感染的病原微生物多种多样,包括需氧革兰氏阴性菌、革兰氏阳性菌、厌氧菌、分枝杆菌、军团菌、真菌、衣原体、病毒和寄生虫等。临床上最常见病原体仍然是细菌,其次为真菌和病毒。病原体因罹患地点不同而存在差异,宿主因素、疾病严重程度与地域因素对病原体分布和抗菌药物耐药率也有影响。

根据国内外多项研究,引起下呼吸道感染的细菌有不同的来源,包括患者内源性口咽部或胃部菌落、其他患者、医务人员、污染设备或环境等。革兰氏阴性杆菌与大多数下呼吸道感染有关,20%~40% 的感染可能与金黄色葡萄球菌有关,多重耐药菌病原体感染的总发病率近年来正在逐渐升高。

在住院后前 5d 出现的下呼吸道感染多为抗菌药物敏感细菌引起,如肺炎链球菌、卡他莫拉菌、流感嗜血杆菌、甲氧西林敏感金黄色葡萄球菌(methicillin sensitive staphylococcus aureus,MSSA)或厌氧菌。2017 年,一项针对重症监护病房(intensive care unit,ICU)住院患者发生下呼吸道感染的多国研究显示,金黄色葡萄球菌作为致病菌,在欧洲占 5.5%,在拉丁美洲占 11.1%。且其中 MSSA 分别占 63% 和 55%,但耐甲氧西林金黄色葡萄球菌(MRSA)感染死亡率更高。此外,金黄色葡萄球菌导致 VAP 的发病率要低于普通下呼吸道感染。

相比较而言,住院 5d 后出现的下呼吸道感染更多由多重耐药菌引起,包括 MRSA、大肠埃希菌、肺炎克雷伯菌、鲍曼不动杆菌或铜绿假单胞菌等。美国胸科协会(American Thoracic Society,ATS)/ 美国感染病协会(Infectious Diseases Society of America,IDSA)指南总结认为,曾接受抗菌药物治疗、过去 90d 住过院、有严重基础疾病或并发症等,均是多重耐药菌感染的高危因素。呼吸机相关性肺炎感染病原体耐药现象非常严重,随着多重耐药铜绿假单胞菌、泛耐药鲍曼不动杆菌不断增加,给临床治疗带来很大困难。

铜绿假单胞菌,是下呼吸道感染尤其是 VAP 最常见的多重耐药革兰氏阴性病原体,对许多抗菌药物固有耐药。这种耐药由多种外排泵介导,可持续表达或因突变而上调。研究显示铜绿假单胞菌对哌拉西林、头孢他啶、头孢吡肟、其他 β- 内酰胺类、亚胺培南和美罗培南、氨基糖苷类药物和氟喹诺酮类药物等的耐药性正在上升。一篇系统文献综述报道了铜绿假单胞菌对亚胺培南耐药性从 VAP 初始治疗时的 15% 可上升到治疗期间的 54%。同时最近研究报道,耐碳青霉烯类大肠埃希菌和肺炎克雷伯菌有增多趋势,应根据药物敏感试验结果治疗相关感染。

此外,虽然鲍曼不动杆菌毒力弱于铜绿假单胞菌,但是因其对常用抗菌药物日益增长的耐药性,它已成为 VAP 最常见的病原体。报道显示至少 40% 分离株通过 IMP 型金属酶或 OXA 型碳青霉烯酶对碳青霉烯类抗菌药物产生耐药。除了多黏菌素和静脉或吸入氨基糖苷类抗菌药物作为辅助手段外,可选治疗药物还包括舒巴坦。舒巴坦通常作为酶抑制剂,但对不动杆菌有直接的抗菌活性。嗜麦芽窄食单胞菌和洋葱伯克霍尔德菌一样,在下呼吸道定植多于引起侵袭性疾病。因普遍存在金属 β- 内酰胺酶,嗜麦芽窄食单胞菌通常对碳青霉烯类抗菌药物耐药。嗜麦芽窄食单胞菌和洋葱伯克霍尔德菌通常对磺胺甲噁唑、替卡西林 / 克拉维酸或氟喹诺酮类抗菌药物敏感,洋葱伯克霍尔德菌还对头孢他啶和碳青霉烯类抗菌药物敏感。

MRSA 与下呼吸道感染引起的发病率、死亡率和医疗费用增加明显相关,已成为目前感染控制面临的一个挑战。万古霉素和利奈唑胺是 MRSA 肺炎的首选药物,使用万古霉素还是利奈唑胺治疗 MRSA 肺炎,应参考患者具体指标、微生物数据,还要结合考虑万古霉素潜在的肾毒性或利奈唑胺引起的 5- 羟色胺综合征。

呼吸机相关性肺炎常见的病原体以机会致病菌为主,革兰氏阴性杆菌占主要地位。近年来,革兰氏阳性菌的比例已有所上升,其中耐甲氧西林金黄色葡萄球菌(MRSA)和耐甲氧西林表皮葡萄球菌(methicillin resistant staphylococus epidermidis,MRSE)不断增多。多种病原体导致的混合感染在呼吸机相关性肺炎中占相当比例。研究显示呼吸机相关性肺炎病原体的分布在区域和医院之间也存在差异。由于广谱抗菌药物的广泛应用,真菌感染在呼吸机相关性肺炎中所占的比例也增多,故不应忽视。如果患者发生了坏死性肺炎、肺脓肿、胸膜及肺的同时感染,应考虑厌氧菌感染可能。但在一般情况下,厌氧菌并不是呼吸机相关性肺炎首先考虑的主要感染病原体。

## 三、危险因素与发病机制

### （一）危险因素

1. 原发病、住院时间、年龄与下呼吸道感染　由于原发病的影响，抵抗力低下或在治疗期间用了免疫抑制剂、糖皮质激素造成免疫功能受损，极易被细菌侵袭而发生感染。颅脑病变或损伤患者，常处于昏迷状态，无咳嗽反射，排痰不畅，容易导致坠积性肺炎。重型颅脑损伤、脑出血等严重中枢神经系统损伤病史患者，大部分曾给予大剂量皮质激素，绝大多数患者接受气管插管麻醉，这些均被认为是下呼吸道感染的易感因素。若脑血管意外病变在脑干延髓，损伤舌咽、迷走神经，出现右神经性延髓麻痹，患者吞咽、呛咳，食物易吸入气管引起吸入性肺炎。另外，由于慢性病患者住院时间长，尤其是老年人和婴幼儿、免疫功能低下患者，而病房内的空气致病菌也可以引起呼吸道感染。老年患者是医院感染的易感人群，这一方面与老年人各器官功能衰退、免疫力降低有关；另一方面，老年人的多种基础疾病进一步降低了老年人抵抗力；住院后各种侵入性操作的使用，增加了医院感染机会；且随着年龄增加，老年人肺泡弹性及支气管纤毛上皮运动减弱，对异物的黏附和清除功能降低，造成分泌物淤积，换气功能差，以及老年人呼吸道分泌型 IgA 下降，易发生呼吸道感染。

2. 呼吸道侵入操作与下呼吸道感染　有报道证明，患者接受呼吸机辅助呼吸，易并发呼吸机相关性肺炎。通常机械通气持续时间越长越容易发生呼吸机相关性肺炎。大量文献证实，呼吸机相关性肺炎的发生与气管插管、机械通气时间成正比。有研究表明，VAP 发病率随机械通气时间延长而增加，预计机械通气前 5d 每日约上升 3%，第 6~10d 每日上升 2%，超过 10d，每日上升 1%。

3. 抗菌药物不合理应用与下呼吸道感染　抗菌药物使用时间长或大量使用，频繁更换并使用多种抗菌药物后使耐药菌大量繁殖，外来菌也乘虚侵入，损坏机体免疫功能，为病原体入侵后继发感染创造有利条件，导致菌群失调。

4. 其他　另外，气管导管的气囊压力较低、一些镇静剂和肌肉松弛药的使用、脱机失败后再次气管插管、留置鼻胃管、支气管镜检查、长期全胃肠外营养、长期处于仰卧位等都是呼吸机相关性肺炎发生的危险因素。

### （二）发病机制

下呼吸道感染的发病与入侵病原体、危险因素、宿主、宿主抵抗力等之间的相互作用直接相关。对于非机械通气的患者而言，微量吸入是细菌进入下呼吸道引起感染的主要途径，镇静、术后或吞咽功能异常的患者均存在吸入高风险。被证实较少的感染途径有直接接种、菌血症播散和胃肠道细菌移位。

口咽部定植细菌是并发肺部感染细菌的主要来源，接受机械通气的患者，极易发生口咽部细菌定植。研究表明，口腔定植菌是呼吸机相关性肺炎的独立危险因素，在呼吸机相关性肺炎发病机制中起关键作用。相比健康人群，危重症患者口咽部细菌定植发生率较高。研究数据显示，约有 10% 健康人群口腔中有革兰氏阴性杆菌定居，而住院或应激状态可显著增加细菌的定居。30%~40% 普通患者入院后 48h 内即有细菌定植,而危重患者则达 70%~75%,ICU 有细菌定植的患者下呼吸道感染发病率可上升 6 倍。宿主因素、咽部定植的细菌类型和抗菌药物使用,可能会改变细菌的定植和黏附。富含纤维粘连蛋白的口腔上皮细胞更容易与革兰氏阳性细菌结合,如链球菌、金黄色葡萄球菌。相反,缺乏纤维粘连蛋白的则会优先与革兰氏阴性杆菌结合,如铜绿假单胞菌。因此,口咽部定植菌与下呼吸道感染的发生密切相关。

应用呼吸机患者的下呼吸道细菌定植主要发生在插管期间,如气管内导管气囊周围漏气时,或直接通过气管内导管。另外,气管内导管可造成局部创伤和炎症,后者会增加气管内定植,妨碍了病原体和下呼吸道分泌物的清除。生物膜包裹的细菌在气管内导管内腔随着时间推移不断繁殖,可导致细菌栓子在吸痰或气管镜检查时堵塞细支气管和肺泡。

同时,VAP 患者往往需要留置胃管行肠内营养,留置胃管可减弱食管下端括约肌的功能,且使口咽部分泌物淤积,同时增加了胃食管反流及误吸的机会。为预防应激性溃疡发生,临床常使用制酸剂、$H_2$ 受体拮抗剂或质子泵抑制剂,使患者胃酸的 pH 明显升高。当胃液 pH>4 时,胃内革兰氏阴性杆菌增殖迅速,为 $10^7$~$10^9$CFU/ml,有临床研究显示,当胃液 pH<4 时,肺炎发生率为 14%;当胃液 pH>4 时,有 59% 的患者胃内有革兰氏阴性杆菌生长。当患者处于仰卧位时,细菌可能从胃反流到口咽部和肺,进而导致肺部感染机会增加。因此,胃、十二指肠定植菌的误吸也与呼吸机相关性肺炎的发生密切相关。

按感染来源可分为外源性感染和内源性感染。外源性感染以接触传播居多,包括医患间或患者间接触所致传播以及医疗器械等被污染、消毒灭菌不严格或共用器械所致的间接接触传播。经此途径传播的病原体主要为铜绿假单胞菌、金黄色葡萄球菌和其他革兰氏阴性杆菌。经空气传播引起的下呼吸道感染较少,可见于结核分枝杆菌、曲霉菌和病毒感染。内源性感染分为原发性和继发性两类。原发性感染是存在于患者口咽部分泌物或气管插管等操作而误吸入下呼吸道,引起肺炎。常见病原体为肺炎链球菌、金黄色葡萄球菌、流感嗜血杆菌和肠道革兰氏阴性杆菌。继发内源性感染是患者住院期间继发性定植于口咽部或胃肠道的细菌,快速过度生长,进而误吸下呼吸道所致。大多为革兰氏阴性杆菌,其最初来源系外源性交叉感染。

进入下呼吸道细菌的数量和毒力同宿主免疫防御机制的相互作用是下呼吸感染发病的决定性环节。凡是削弱宿主免疫防御机制和促使细菌入侵与移位的因素均易导致下呼吸道感染的发生。这些危险因素主要包括年龄 ≥60 岁、慢性肺部疾病、免疫功能障碍、神经肌肉疾病、长期住院或重症监护病房、气管插管或再插管、使用制酸剂或 $H_2$ 受体拮抗剂、频繁更换呼吸机管路以及平卧体位等。

## 四、流行病学

在我国,下呼吸道医院感染一直居于医院感染前列,多个医院感染现患率调查结果提示,下呼吸道医院感染约占全部医院感染的 50%。2014 年,我国的全国医院感染监控网开展的现患率调查报告显示,1 766 所医院共调查患者 1 008 584 例,发生医院感染 26 972 例,医院感染部位主要为下呼吸道(47.53%)、泌尿道(11.56%)和手术部位(10.41%),共分离病原体 13 784 株,居前 5 位的病原体为铜绿假单胞菌、大肠埃希菌、肺炎克雷伯菌、鲍曼不动杆菌和金黄色葡萄球菌。2016年,我国的全国医院感染监控网开展的现患率调查报告显示,1 588所医院共调查住院患者1 057 361例,发生医院感染24 948例(26 508例次),其中下呼吸道医院感染12 827例次,占全部医院感染例次的48.39%。

呼吸机相关性肺炎在不同研究中差异较大,2005—2007年德国医院感染监测系统对德国471个ICU进行监测,呼吸机相关性肺炎发生率为33.4%~64.9%,发病密度为1.7~8.6例/1 000机械通气日;2008年,Arabi发表综述提示发展中国家呼吸机相关性肺炎发病密度为10.0~41.7例/1 000机械通气日;2010年,美国国家医疗保健安全网监测报道,美国各类医疗机构ICU的呼吸机相关性肺炎发病密度为0.0~6.0例/1 000机械通气日;目前国内系统且规模较大的流行病学研究较少,2007年,李卫光对山东省12家三级医院ICU呼吸机相关性肺炎的流行病学调查结果显示:呼吸机相关性肺炎发生率为7.09%,发病密度为32.2例/1 000机械通气日。而2010年宁海晶对我国33家三级医院ICU呼吸机相关性肺炎的流行病学调查结果显示:呼吸机相关性肺炎发生率为39.81%,发病密度为50.36例/1 000机械通气日。2016年研究显示,我国HAP总发病率为1.4%,在普通病房为0.9%,在ICU为15.3%,HAP病死率为22.3%,VAP病死率为34.5%。住院时间较同期所有住院患者延长10天左右,总住院费用高于同期呼吸科住院患者平均费用5倍左右。长期以来,国内HAP/VAP感染病原体以革兰氏阴性菌为主,特别是鲍曼不动杆菌已取代铜绿假单胞菌成为最主要的病原体,与国外金黄色葡萄球菌感染居首位的情况不同。而且,近年来我国HAP/VAP中真菌感染较为常见,一项回顾性分析提示真菌在HAP/VAP感染病原体中比例达14.3%。

呼吸机相关性肺炎是ICU医院感染暴发最常见的形式之一,Archibald等统计分析了美国疾病预防控制中心1946—2005年美国和其他国家发生的531起医院感染暴发事件。结果显示1946—1979年、1980—1989年、1990—1999年、2000—2005年,肺炎占医院感染暴发事件的比例分别为11%、12%、15%、13%,其中,引起暴发的环节主要包括被污染的呼吸机、吸痰设备和呼吸机管路等。

从以上数据可以看出,我国医院感染部位中呼吸道感染一直居首位,尤其是下呼吸道感染;另外下呼吸道感染后果严重,且容易发生多重耐药菌感染,给临床治疗带来很大困难,病死率较高。

# 五、临床特征与诊断

## (一) 临床特征

作为医院内肺炎的一种特殊重症类型,呼吸机相关性肺炎仍是ICU内主要的致死原因,且有其自身临床表现特点:发热多为不规则热型,可伴有畏寒、寒战,免疫力低下和老年患者可无发热或体温降低。气道分泌物明显增多,多呈黄绿色黏痰,肺部广泛的湿啰音。胸部X线显示肺部斑片状或片状阴影,双下肺多见。周围血白细胞增高或降低,中性粒细胞核左移。并发症多见,主要为呼吸衰竭和上消化道出血。大部分病原体为多重耐药细菌,疗效差,疗程长。反复发作,气管插管和机械通气的持续应用,使宿主防御机制受损和病原侵袭机会增多。

### （二）下呼吸道医院感染诊断

1. 临床诊断　符合下述两条之一即可诊断。

（1）患者出现咳嗽,黏稠痰,肺部出现湿啰音,并有下列情况之一者：发热;白细胞总数和/或中性粒细胞比例增高;胸部 X 线显示肺部有炎性浸润性病变。

（2）慢性气道疾患患者稳定期（慢性支气管炎伴或不伴阻塞性肺气肿、哮喘、支气管扩张症）继发急性感染,并伴有病原学改变或胸部 X 线显示与入院时比较有明显改变或新病变。

2. 病原学诊断　在临床诊断基础上,符合下述条件之一即可诊断。

（1）经筛选的痰液,连续两次分离出相同的病原体。

（2）痰细菌定量培养分离病原体数 ≥ $10^6$CFU/ml。

（3）血培养或并发胸腔积液者的胸腔积液分离到病原体。

（4）经支气管镜或人工气道吸引采集的下呼吸道病原体数 ≥ $10^5$CFU/ml;经支气管肺泡灌洗分离到病原体数 ≥ $10^4$CFU/ml;或经防污染标本刷、防污染支气管肺泡灌洗采集的下呼吸道分泌物分离到病原体,而原有慢性阻塞性肺疾病包括支气管扩张者的病原体数必须 ≥ $10^3$CFU/ml。

（5）痰或下呼吸道采样标本中分离到通常非呼吸道定植的细菌或其他特殊病原体。

（6）具有免疫血清学、组织病理学的病原学的诊断证据。

3. 鉴别诊断　应排除非感染性原因如肺栓塞、心力衰竭、肺水肿、肺癌等所致下呼吸道胸部 X 线的改变。

4. 注意事项　痰或下呼吸道标本采集方法非常重要,直接关系到培养结果的准确性。由于下呼吸道定植菌群的干扰,在选择痰培养检查时应该同时进行痰涂片检查。若痰涂片结果为每低倍视野白细胞>25 个且上皮细胞<10 个,提示这是一份合格痰标本;若每低倍镜视野<10 个且上皮细胞>25 个,则表明标本被唾液污染严重,应重新留取标本。

## 六、预防

下呼吸道医院感染发病率高,病死率居高不下,治疗困难。因此,采取有效措施预防呼吸机相关性肺炎发生,对于降低病死率,减少住院时间和医疗费用,节约医疗资源具有重要的意义。

### （一）教育与培训

对医务人员加强下呼吸道医院感染预防与控制知识培训,使其掌握相关技术,增强医院感染控制意识,严格遵循相应的干预措施,以更有效地预防与控制下呼吸道医院感染发生。Zack 等最初报道了在 5 个 ICU 实施了成功的 VAP 教育预防项目。该项目由多学科团队发展而来,目标是为呼吸道治疗提供者和 ICU 护士完成关于 VAP 危险因素的自学项目,并评估项目干预前基线和干预后情况。通过在职教育项目和 ICU 员工会议、ICU 和呼吸道照护部门内放置的情况说明和海报等相配合。VAP 的发病率减少近 58%,达到 5.7/1 000 机械通气日,节约费用 425 606~4 000 000 美元。Babcock 等在涉及 4 个医院的完整卫生保健系统中推广应用该项目,实施 18 个月后 VAP 减少了 46%。Kim 等调查显示重症监护病房的护理人员对呼吸机相关性肺炎预防知识的知晓率仅为43%；Joiner 等研究发现经过 4 个月培训干预后，呼吸机相关性肺炎发病率从 26 例 /1 000 机械通气日降至 21 例 /1 000 机械通气日，减少了将近 1/4；Babcock 等 1999 年 1 月 1 日—2002 年 7 月 30 日开展为期 3.5 年干预措施，研究结果提示，呼吸机相关性肺炎发病率从 8.75 例 /1 000 机械通气日降至 4.74 例 /1 000 机械通气日，减少了 46%。因此，加强培训对于减少呼吸机相关性肺炎的发生非常有必要。

## （二）监测

要加强 ICU 患者呼吸机相关性肺炎的监测，了解发病趋势，明确危险因素，预防流行或暴发。医院感染监测系统应及时准确地反映医院感染发生率、病原微生物耐药状况和流行病学的基本资料，以早期识别医院感染和暴发趋势，从而有效指导预防呼吸机相关性肺炎以及其他潜在医院感染。

完善的呼吸机相关性肺炎监测计划应包括以下几个方面：①选择合适的监测方法，全面综合性监测、目标性监测或者是两者的结合；②确定呼吸机相关性肺炎的定义和诊断标准；③制定统一的呼吸机相关性肺炎监测标准；④资料收集方法；⑤确定资料分析方法；⑥进行资料分析和书写监测结果总结报告等。

美国 2008 年国家医疗保健安全网监测数据提示，在持续开展监测后，烧伤科、心内科和心胸外科病房的呼吸机相关性肺炎发病率分别从 2006 年的 12.3 例 /1 000 机械通气日、2.8 例 /1 000 机械通气日、5.7 例 /1 000 机械通气日下降到 2006 年期间的 10.7 例 /1 000 机械通气日、2.1 例 /1 000 机械通气日、3.9 例 /1 000 机械通气日和 2010 年期间的 5.8 例 /1 000 机械通气日、1.3 例 /1 000 机械通气日、1.6 例 /1 000 机械通气日，呼吸机相关性肺炎的发病率呈现明显下降趋势。

## （三）降低口咽部和上消化道定植、减少误吸

机械通气患者多伴有胃动力障碍，同时鼻胃管本身也削弱了食管下端括约肌的功能，使得易于发生胃内容物的反流和误吸。理论上增加胃动力，可以减少误吸，预防呼吸机相关性肺炎发生。研究者对 18 例机械通气患者口服西沙必利，同时连续 2d 经胃管注入 99ml 锝溶液，继之连续 5h 从支气管内采样，分析 1ml 标本的放射活性，结果发现西沙必利组和安慰剂组支气管分泌物的放射活性均增加，但西沙必利组患者放射活性增加程度低于安慰剂组，且西沙必利组支气管分泌物的累积活性也明显低于安慰剂组，两者有统计学意义。但有人通过前瞻性随机对照试验研究甲氧氯普胺对院内感染的影响，结果发现甲氧氯普胺组较安慰剂组并发医院感染的时间延迟，但并未降低呼吸机相关性肺炎的发病率和死亡率。

鼻胃管可增加口咽部细菌定植和分泌物滞留，降低食管下端括约肌功能，增加反流和误吸。选用小型鼻胃管或应用小孔径导管进行肠道喂养，同时在经鼻胃管营养时，最好检测残留胃容积，防止胃过度膨胀，可能对呼吸机相关性肺炎的发生有一定预防作用。胃容积一次增加>150ml 宜终止胃肠外营养，残留胃容积被广泛用来评价患者对完全胃肠营养的耐受性。

1986 年，Pingleton 等第一次提出胃肠营养与呼吸机相关性肺炎的关系，继之开始了关

于胃肠营养预防呼吸机相关性肺炎的研究。肠道营养可能增加胃液 pH 和胃内细菌定植,增加呼吸机相关性肺炎发生的危险性,但最初的研究并未发现间断胃内给予营养制剂或空肠营养可减少呼吸机相关性肺炎的发生。有人应用酸性制剂进行胃肠营养,结果发现患者胃内定植菌减少,但气管内定植菌和呼吸机相关性肺炎发生率并未降低。

机械通气患者口咽部分泌物易于积聚在声门下区气囊上,成为细菌积聚定植场所,该处细菌浓度可达 $10^8$~$10^{10}$CFU/ml,当气囊内压力低于 20cmH$_2$O 时,积聚于声门下的分泌物可漏入或误吸入下呼吸道,导致呼吸机相关性肺炎发生。多数研究认为应用持续或间歇性声门下分泌物引流可减少主要由流感嗜血杆菌和革兰氏阳性球菌引起的早发性呼吸机相关性肺炎发生,但并不改变由假单胞菌和肠球菌引起的肺炎,但这些研究结果多显示声门下分泌物引流(subglottic secretion drainage,SSD)组与对照组差异无统计学意义,且未能证明其成本效益问题。新近 CDC 在关于预防医院获得性肺炎的指南中也对其成本效益问题提出质疑。Valles 等对内外科 190 例气管插管机械通气>3d 的患者进行为期 3 年的随机对照研究,结果显示呼吸机相关性肺炎发生率 SSD 组低于对照组,无统计学意义。进一步的研究发现,声门下分泌物引流减少了流感嗜血杆菌或革兰氏阳性球菌引起的呼吸机相关性肺炎。然而 Smulders 等对 150 例插管>72h 的患者采用间歇性声门下分泌物引流方法进行前瞻性临床随机对照试验研究,结果表明 SSD 组患者呼吸机相关性肺炎发生率虽然较普通气管导管组明显减低,但两组患者的机械通气时间、ICU 内住院天数、总住院日和死亡率无统计学差异。另外,Rello 等还发现气囊压力不足和声门下分泌物引流失败是呼吸机相关性肺炎发生的危险因素之一,而抗菌药物治疗对上述危险因素所增加的呼吸机相关性肺炎有保护性作用。

### (四)患者体位管理

误吸和胃内细菌逆向定植是目前公认的呼吸机相关性肺炎发病机制,但具体是胃内细菌逆向定植还是误吸,仍然是一个争议性的问题。国内外大多数学者认为呼吸机相关性肺炎是口咽部及胃肠道定植的细菌误吸入下呼吸道引起,而仰卧位增加了患者细菌吸入和胃内细菌逆向定植。

机械通气患者体位对误吸和呼吸机相关性肺炎的发生也会产生影响,尤其是有镇静药物、神经肌肉阻滞剂、头部创伤、肠内营养、手术后等情况。多数研究认为平卧位进行胃肠营养的患者较半卧位患者胃液反流增加;30°~45° 半卧位可使胃液反流、口咽部细菌定植和误吸的发生减少,降低呼吸机相关性肺炎发生危险性。Metheny 等采用放射性元素标记机械通气患者胃内容物,发现半卧位较平卧位患者胃液反流减少和误吸减少。Drakulovic 等对呼吸 ICU 的 86 例插管行机械通气的患者进行前瞻性随机对照研究,发现临床诊断院内感染率半卧位组低于平卧位组,微生物学证实在肺炎发生率上,半卧位组亦明显低于平卧位组,接受肠道营养患者的平卧位组呼吸机相关性肺炎的发生率更高。一项随机对照试验显示,与仰卧位组相比,ICU 获得性 VAP 发病率在半卧位组减少了 2/3,接受肠内营养时仰卧位患者 VAP 发病率达 50%。这些数据支持患者保持半卧位,尤其是肠内营养时。一项纳入 7 项随机对照临床试验 Meta 分析显示,临床诊断呼吸机相关性肺炎发病率,半卧位 45° 组明显低于平卧位组。与旋转床和俯卧位相比,半卧位是更易于实施干预措施的体位,且更具可操作性、费用低、患者也容易耐受。

## （五）预防应激性溃疡药物的选用

关于机械通气患者预防应激性溃疡药物的选用尚有争议。胃液 pH 和胃内细菌有着直接的关系：当 pH<2 时,65% 的患者胃内保持无菌状态；当 pH>4 时,则至少有 60% 的患者胃内有革兰氏阴性杆菌存在,多种因素可使机械通气患者的胃液 pH 升高,胃内定植菌和呼吸机相关性肺炎发生危险性亦相应增加。多数研究认为应用不改变胃液 pH 的药物如胃黏膜保护剂硫糖铝,可减少胃内定植菌群和呼吸机相关性肺炎发生,主要是指减少晚发性呼吸机相关性肺炎的发生；对于胃液 pH 相同的危重患者,应用碱性制剂较硫糖铝有更高的革兰氏阴性杆菌定植率；推测硫糖铝有直接抗细菌活性。但 Cook 等关于比较硫糖铝和雷尼替丁预防机械通气患者应激性溃疡出血的多中心随机试验研究发现,两者呼吸机相关性肺炎发病率、死亡率和 ICU 住院时间并无显著性差异,但在并发应激性溃疡出血方面雷尼替丁组较硫糖铝组显著降低；硫糖铝组患者和不使用这两种药物治疗的机械通气患者呼吸机相关性肺炎发生率相似。而最近一项研究对 8 个观察硫糖铝和雷尼替丁对呼吸机相关性肺炎影响的前瞻性随机试验进行了 Meta 分析,结果显示硫糖铝和雷尼替丁组并发呼吸机相关性肺炎发生率分别为 18% 和 22%。根据目前的研究证据认为不推荐用硫糖铝预防应激性溃疡,当存在发生应激性溃疡先兆时,应首先考虑选用 $H_2$ 受体拮抗剂。

## （六）减少外源性感染

1. 合格的手卫生　洗手是预防医院感染最简单有效的方法,特别强调工作人员的有效洗手和诊疗前、后必须洗手或手消毒,戴一次性手套不能代替洗手。研究显示通过手卫生可降低 ICU 患者呼吸机相关性肺炎发生率。Koff 等连续 12 个月通过对多模式系统干预后,医务人员手卫生依从性从 53% 提高到 75%,呼吸机相关性肺炎发病率从 6.9 例 /1 000 机械通气日降至 3.7 例 /1 000 机械通气日,但呼吸机相关性肺炎患者平均住院时间和病死率无显著变化。Rosenthal 等通过对 5 个发展中国家的 8 个儿童重症监护病房通过一系列干预措施后,监测结果显示,医务人员手卫生依从性从 48.9% 提高到 67.1%,呼吸机相关性肺炎发病率从 11.7 例 /1 000 机械通气日降至 8.1 例 /1 000 机械通气日。但是,Barrera 等通过实施干预,开展为期 6 个月的前瞻性队列研究发现,医务人员及患者快速手消毒剂消耗量明显增加,中央导管相关性血流感染和尿管相关尿路感染显著降低,但是,呼吸机相关性肺炎发病率无显著变化。总之,提高医务人员手卫生依从性可在一定程度上减少呼吸机相关性肺炎的发生。

2. 密闭气管腔内吸引系统　呼吸机吸引管道系统主要有两类：一次性开放式导管系统和封闭式多次用导管系统,前者需要断开呼吸机以后插入气管导管,后者不需要断开呼吸机,直接通过呼吸机螺纹管即可插入气管导管。目前已有不少相关研究,Siempos 等对 2007 年 9 月以前的随机对照试验进行了 Meta 分析,该分析纳入了 9 项随机对照试验,结果显示使用封闭式多次使用的导管系统与一次性开放式导管系统的患者在呼吸机相关性肺炎的发病率上亦没有明显区别。但是,David 等于 2007 年 6 月—2008 年 3 月开展的前瞻性开放随机对照研究结果提示,使用密闭式吸痰管有减少呼吸机相关性肺炎发病率的趋势。

综上所述,关于使用开放式和密闭式吸痰管对于呼吸机相关性肺炎发病率的影响还没有达成共识,尚没有足够理由推荐机械通气患者常规使用密闭式吸痰管。但是,当患者气道分泌物对环境污染风险较高时,如多重耐药菌感染,或者患有呼吸道传染病,对医务人员健康造成严重威胁时,可推荐使用密闭式吸痰管。

3. 使用气体湿化器 湿化器是一种气体加温、加湿装置,可以分为主动湿化器和被动湿化器。主动湿化器将无菌水加热,产生水蒸气,与吸入气体混合,使吸入气体加温、加湿。被动湿化器又称人工鼻,将呼出气中的水分和热量吸收,使吸入气体加温、加热。国外已有大量研究对主动湿化器和被动湿化器进行预防呼吸机相关性肺炎的效果进行比较,Branson、Kirton、Kollef 等多个随机对照研究显示被动湿化器能减少呼吸机相关性肺炎的发生。然而,近年来 Lacherade、Boots 研究表明使用被动湿化器对于降低呼吸机相关性肺炎发病率无显著性意义。最具权威性的一项研究为 Kelly 于 2010 年发表的一项系统综述,系统评价了主动湿化器和被动湿化器对人工气道阻塞、死亡率及呼吸机相关性肺炎发病率的整体效果,提示使用主动湿化器和被动湿化器对人工气道阻塞、死亡率及呼吸机相关性肺炎发病率等三方面没有差别。因此,目前普遍的观点是使用主动湿化器和被动湿化器对于减少呼吸机相关性肺炎的发生无显著作用。

4. 使用镀银气管内导管 银具有抗菌性能。镀银气管导管(endotracheal tube,ETT)的设计用于减少细菌定植和生物膜形成,尤其是 ETT 的管腔内。一个涵盖北美 54 个医疗中心 2 003 位患者的大型前瞻性随机单盲对照试验显示,镀银 ETT 可减少插管大于或等于 24 小时患者的 VAP 发病率。病原学证实的 VAP 的发病率,镀银 ETT 组为 4.8%,对照组为 7.5%,前者 VAP 的发病率下降了 36%。此外,镀银 ETT 还能延缓 VAP 发生,但是插管时间、ICU 或住院时间、病死率在两组并无统计学差异。后续的研究表明,VAP 的高成本可抵消镀银 ETT 的费用,预估有 37 例患者需要使用镀银 ETT 来预防 VAP 发生。成本效益分析显示,每预防一例 VAP 可节约 12 800 美元。但是,如何在插管时有效识别高风险患者仍较为困难。

5. 减少呼吸管道的更换频率 呼吸机管道的更换频率目前尚无定论,美国 CDC《医疗相关肺炎预防指南》(2003)建议在可见管道污染以及管道工作性能障碍的情况下更换管道即可。中华医学会重症医学会分会于 2006 年发布的《机械通气临床应用指南》明确推荐,呼吸机管路不必频繁更换,一旦污染则应及时更换。目前,我国大多数医疗机构呼吸机管路常规每周更换一次,污染或出现故障时立即更换。

### (七) 营养支持

营养不良可增加细菌对支气管的依附性和院内肺炎发生的危险性,多数研究发现早期进行肠道营养可减少呼吸机相关性肺炎发生。动物实验提示胃肠营养可提高呼吸道和胃肠道免疫功能,改善动物脓毒血症的生存率。经空肠造口行持续胃肠营养较完全肠外营养的创伤和术后患者感染并发症降低,但完全肠外营养患者的住院时间和死亡率并不降低。对这些研究结果的应用价值尚存在争议。1995 年美国胸科学会对院内肺炎认识达成的一致意见中指出尚无确切证据说明营养支持可降低院内肺炎发生的危险性。1998 年,Heyland指出对胃肠道健全的危重患者不提倡应用全肠外静脉营养,创伤和危重患者一般优先选用胃肠道营养。尚无充足证据支持危重患者须常规补充含有免疫增强成分的食物,如谷氨酰胺、精氨酸、支链氨基酸、ω-3 脂肪酸或 RNA 等。

总之,关于呼吸机相关性肺炎诸多预防策略的有效性存在一定争议,尚需要对目前的呼吸机相关性肺炎预防措施进行临床多中心前瞻性随机双盲对照试验验证和评价,探讨呼吸机相关性肺炎的发病机制,并制订出一套规范化合理的预防方案,指导临床实践。

## 七、治疗措施

最初经验性应用抗菌药物是影响呼吸机相关性肺炎预后最重要的因素。因此,在高度怀疑呼吸机相关性肺炎时,其抗感染治疗原则是早期、合理、足量、足疗程。Kollef 等证实呼吸机相关性肺炎初始治疗所选择的抗菌药物应足以确保覆盖所有的可能致病菌,包括革兰氏阴性杆菌(包括产超广谱 β- 内酰胺酶细菌)和 MRSA 等革兰氏阳性球菌,避免传统的由低到高的阶梯治疗方案。当初始抗菌药物广谱到足够覆盖所有可疑病原体时,根据患者临床反应和病原学结果开始降阶梯治疗,以此来减少抗菌药物不必要的暴露和长时间使用带来的诱导耐药性,这对于改善患者预后至关重要。

初始抗菌药物选择应基于是否可能感染多重耐药的革兰氏阴性杆菌或 MRSA 来考虑。感染多重耐药革兰氏阴性杆菌的危险因素包括既往住院史、迟发性感染、曾使用抗菌药物、慢性透析以及免疫抑制状态等。美国胸科学会和美国感染病学会指南推荐,存在上述任何一种危险因素时都应考虑多重耐药菌感染,同时出现两个危险因素则可增加多重耐药菌感染的可能性。严重疾病患者如休克、急性呼吸窘迫综合征和呼吸衰竭等也应考虑采用初始广谱抗菌药物治疗,直到获得病原学结果。研究表明对早发型呼吸机相关性肺炎应用单一抗菌药物治疗成功率与联合用药相似。但晚发型呼吸机相关性肺炎的病原体大多是革兰氏阴性菌,以铜绿假单胞菌、不动杆菌为主。铜绿假单胞菌耐药率高且耐药机制复杂,后者主要包括产碳青霉烯酶、膜通透性的改变及主动外排系统;不动杆菌 β- 内酰胺类抗菌药物耐药率高,对氨基糖苷类抗菌药物耐药 ≥ 70%,对氟喹诺酮类抗菌药物 ≥ 97%,故最好用碳青霉烯类抗菌药物、含 β- 内酰胺酶抑制剂的混合制剂或者联合用药。机械通气 > 6d、用糖皮质激素、年龄 > 25 岁、原有结构性肺病或已用多种抗菌药物等是 MRSA 导致呼吸机相关性肺炎的高危因素,应使用万古霉素。念珠菌属菌种是机会致病菌,在危重患者中尤其是已用抗菌药物者的呼吸道标本中经常可见,使用支气管镜取样时发现,只要患者不存在免疫抑制状态,即应认为是污染。中性粒细胞减少的患者,要考虑念珠菌感染所致呼吸机相关性肺炎。呼吸机相关性肺炎患者的标本可培养出厌氧菌,但是否给予抗厌氧菌治疗尚有争议。

(李卫光　徐 华　顾安曼)

# 第二节　泌尿系统医院感染

## 一、概述

泌尿系统感染又称为尿路感染(urinary tract infection),是肾脏、输尿管、膀胱和尿道等泌尿系统各个部位感染的总称。

1. 尿路感染分类

（1）根据感染的部位分为上尿路感染和下尿路感染。感染仅累及肾、肾盂及输尿管时称为上尿路感染。累及膀胱和尿道时称为下尿路感染。

（2）按感染发生时的尿路状态分类：单纯性尿路感染、复杂性尿路感染（包括导管相关的感染等）、尿脓毒血症。单纯性尿路感染是指急性、散发性或复发性下尿路（无并发膀胱炎）和/或上尿路感染（无并发肾盂肾炎），仅限于在泌尿系统内没有已知相关解剖和功能异常或合并症的非孕妇。复杂性尿路感染是指所有未被定义为简单的尿路感染。狭义上的复杂性尿路感染发生在复杂病程可能性增加的患者中：即所有男性、孕妇和具有相关泌尿系统解剖异常或功能异常的患者、留置导尿管、肾脏疾病和/或其他伴随疾病、免疫功能低下的患者。尿脓毒症是指危及生命的器官功能障碍，由宿主对源自泌尿系统和/或男性生殖器官的感染的失调反应引起。

2. 导管相关性尿路感染　导管相关性尿路感染（catheter-associated urinary tract infection，CAUTI）属于复杂性尿路感染，是常见的医院感染，是指尿路当前已插入导管或在过去 48 小时内已放置导管的人发生的尿路感染。

## 二、流行病学

尿路感染较为常见，有 50% 的女性一生中有至少一次尿路感染，有接近 30% 的女性因患尿路感染须接受抗菌药物治疗。因为尿道生理结构特点，女性尿路感染的发病率明显高于男性，尤其是在新婚期、生育期的青年女性以及老年女性中发生率高。

同时尿路感染也是医院感染的常见部位，根据我国 2014 年一项横断面调查显示，尿路感染占医院感染的 11.56%，仅次于下呼吸道感染，位居第二。有研究显示超过一半的医院内获得性尿路感染都继发于留置导尿管。重症监护病房导管相关性尿路感染发生率为 4.67%。留置导尿管的持续时间是发生导管相关尿路感染的最重要的风险因素。导管相关性尿路感染不仅增加患者的费用，且影响患者的预后，严重时增加患者的死亡。

医院内尿路感染可以散发，也可以暴发流行，但以散发为主，2010 年我国学者总结近 30 年我国医院感染暴发事件，泌尿系统的感染暴发占医院感染暴发的 0.29%。

## 三、病原学

### （一）病原学特点

大多数的尿路感染的病原体来自肠道菌群，也可以来自阴道或会阴部皮肤，如表皮葡萄球菌和白念珠菌。大肠杆菌是常见的导致尿路感染的病原体，占泌尿系统医院感染的 50%，导管相关性尿路感染的病原体仍为大肠杆菌最常见，占 30% 左右，引起导管相关性尿路感染的微生物谱比单纯性尿路感染大得多，并且细菌比单纯性尿路感染中分离出的细菌更可能具有耐药性，此外细菌谱可能会随着时间、地域甚至医疗机构不同而有所不同。病原体亦受患者的年龄等因素影响。

近年来多药耐药菌导致的泌尿系统医院感染越来越引起重视，我国研究数据显示泌尿系统大肠埃希菌对氨苄西林、头孢唑林和头孢噻肟耐药性强,耐药率均在 75% 以上,随着碳青霉烯类抗菌药物的广泛应用,肠杆菌对亚胺培南、美罗培南的耐药率也在逐年上升,粪肠球菌对庆大霉素、红霉素、克林霉素耐药性强,耐药率均 70% 以上,对万古霉素、呋喃妥因、氨苄西林、替考拉宁敏感性高,敏感度均在 85% 以上。革兰阴性病原体对其他抗菌药物如第三代头孢和碳青霉烯类抗菌药物的耐药性也很高,多药耐药菌中铜绿假单胞菌占 4%,肺炎克雷伯菌占 9%,鲍曼不动杆菌达 21%。

### (二) 常见病原体

常见的病原体包括大肠埃希菌、鲍曼不动杆菌、克雷伯菌、肠杆菌、变形杆菌以及假单胞菌、柠檬酸杆菌、黏质沙雷菌、铜绿假单胞菌、粪肠球菌和表皮葡萄球菌等均可引起泌尿系统医院感染,还有部分病原体为正常菌群。导管相关性尿路感染最常见的病原体为大肠埃希菌,其次为肠球菌属、铜绿假单胞菌、肺炎克雷伯菌、肠杆菌属和假丝酵母菌属,少数由其他革兰阴性杆菌和葡萄球菌属引起。

## 四、发病机制

### (一) 正常防御机制

正常情况下泌尿系统自身具有一系列防御机制。尿液对尿道和膀胱有保护作用:尿液 pH 偏酸性,不利于细菌生长,尿液中所含的尿氨、溶菌酶、尿素、有机酸和免疫球蛋白等抗菌活性物质对泌尿系统也有保护作用。膀胱黏膜局部和全身的抗感染机制也在发挥作用。即使有细菌进入尿道甚至膀胱,排尿也可以将 99.9% 细菌排出,并且尿液和多糖在泌尿系统黏膜形成一层膜,不利于细菌附着。所以说尿路在正常生理状态下应是无菌的。部分出现在尿液中的细菌如乳酸杆菌、甲型溶血性链球菌或厌氧菌等因其难以在尿液中繁殖,一般判定为污染所致。

### (二) 尿路感染的发病机制

只有当尿液中检出的菌株可以在泌尿道中生长繁殖并引起感染时才可确定为尿路感染的病原体。大多数进入尿路的肠道细菌是通过尿道逆行进入膀胱的,尽管膀胱炎通常局限于膀胱,但仍有可能蔓延到上尿路。尿路感染亦可经血源途径造成肾感染,但在正常人中并不多见,在尿路梗阻时感染机会增加。罕见情况下,如严重的肠道感染时,来自邻近器官的细菌可以通过淋巴管蔓延引起尿路感染。

产脲酶的细菌(主要是变形杆菌、雷氏普鲁威登菌和摩氏摩根菌)水解尿素,将其分解为二氧化碳和氨,导致尿液 pH 升高,可促进了磷酸镁铵和碳酸磷灰石形成感染性结石。代谢性结石(含钙结石或非含钙结石)亦可同时合并细菌侵袭出现尿路感染。与泌尿系统结石相关的尿路感染的临床表现多样,可以从单纯的脓尿、尿急、尿频、腰痛、肋脊角压痛、耻骨上疼痛和发热到严重的梗阻性急性肾盂肾炎及严重的尿源性脓毒血症。复杂尿路感染可伴发全身炎症反应综合征(systemic inflammatory response syndrome,SIRS)即尿源性脓毒血症,通常发生在结石相关手术术后 6h 之内。在进行手术操作时,感染性结石和非感染性结石内高水平的细菌内毒素(脂多糖)被释放入循环系统,随后触发系统炎症应答反应。如患者同时存在尿路梗阻,可因肾盂淋巴和静脉的通路开放而促进全身炎症反应综合征的发生。

对大肠埃希菌感染的发病机制研究得最为充分。引起尿路感染的大肠埃希菌属于一些特定的血清型,拥有黏附作用的鞭毛。鞭毛可特异性地介导大肠埃希菌与尿路上皮的连接。因此具有鞭毛的大肠埃希菌常常是急性肾盂肾炎的致病菌(90%)。然而无症状性细菌尿的患者则较少(30%)。

### (三)尿路操作与感染

在临床上由于各种原因进行的导尿和尿路器械操作均可能破坏正常的生理屏障。留置导尿管是最常见的尿路侵入性操作,导尿管可对尿路上皮造成机械性的损伤进而削弱宿主的防御机制,促进病原体的定植。导管相关性尿路感染可经过导管腔外和/或腔内途径发生,导管腔外感染比导管腔内感染更常见。

1. 导管腔外感染的原因是致病细菌沿形成于尿道导管周围的生物膜进入膀胱。生物膜是包括细菌、宿主细胞及分泌物在内的复杂结构,是导致一些侵入性操作致病的结构基础。此外,侵入性操作损坏膀胱表面黏膜层,会促使更多生物膜形成。

2. 腔内感染途径为当集尿系统的密闭性被打破,细菌乘虚而入;或因引流失败致尿潴留,微生物随尿液由集尿袋逆行至膀胱内。

### (四)危险因素

泌尿系统医院感染的危险因素主要有尿路梗阻、膀胱输尿管反流;有创性操作;妊娠;糖尿病及高龄。尿路感染患病率因尿道解剖结构特殊,女性显著高于男性,尤其是绝经后妇女,感染原因多与绝经前频繁性交、口服避孕药、使用避孕环等行为习惯有关,这些因素会增加大肠埃希菌在阴道和尿道的定植概率;绝经后尿路感染除与高残余尿量、尿路感染史及阴道正常菌群减少有关,还可能与雌激素减少有关。糖尿病会使尿路感染的风险增加,但具体机制还不是很明确,可能与以下因素有关:分解代谢加速导致抵抗力降低;中性粒细胞趋化、吞噬及杀菌能力差;肾小血管功能减退,周围组织血流速度减慢,组织灌注不足致缺氧,使厌氧菌易繁殖生长;此外,高血糖、糖尿也为细菌生长创造了良好的条件。其他疾病如脊髓损伤、多发性硬化症、艾滋病以及行肾移植术等也属于尿路感染的危险因素。

导管相关性尿路感染的高危因素包括导尿管留置时间、年龄、糖尿病、意识障碍、置管次数等。复杂性尿路感染的高危因素主要是尿路本身病变导致的尿路梗阻,其次还包括存在异物、尿潴留、免疫抑制等。

## 五、临床特征

### (一)临床表现

1. 医院内尿路感染 在临床上以轻症患者为主,大部分患者无明显临床症状。尿路感染的症状包括尿痛、尿频、尿液混浊,有时有血尿。单纯性膀胱炎不引起发热,急性肾盂肾炎可有高热和腰肋部疼痛。膀胱炎可有耻骨上区压痛。肾周脓肿时可有腰肋区肿块。如果尿路感染细菌入侵循环系统,便出现菌血症或败血症,出现了全身感染症状。临床表现为寒战、高热(体温在 39℃以上)、恶心、呕吐、腹泻或虚脱。病情严重者可出现败血症,甚至脓毒症。

2. 导管相关性尿路感染　症状多样化且不一定涉及泌尿道。发热是最常见的症状。定位症状可能包括侧腰或耻骨上不适、脊肋角压痛和导管阻塞。非特异性表现包括新发谵妄或提示可能存在感染的其他全身性表现。脊髓损伤的患者可能存在极不典型和不具特异性的症状,包括痉挛加重、不适/嗜睡和自主神经反射异常。拔除尿管不久后发生尿路感染的个体或许更有可能出现典型的尿路症状,如排尿困难、尿频和尿急。

### (二)辅助检查

1. 尿常规检查　包括尿液物理学检查、尿生化检查和尿沉渣检查。应用最普遍的是尿液的干化学分析仪检查和尿沉渣人工镜检。

(1)尿生化检查:其中与尿路感染相关的常用指标包括亚硝酸盐(nitrite,NIT),阳性见于大肠埃希菌等革兰氏阴性杆菌引起的尿路感染,尿液中细菌数 $10^5$ CFU/ml 时多数呈阳性反应,阳性反应程度与尿液中细菌数成正比。白细胞酯酶(leukocyte esterase,LEU):正常时为阴性,尿路感染时为阳性。

(2)尿沉渣显微镜检:尿检白细胞男性 ≥ 5 个/高倍视野,女性 ≥ 10 个/高倍视野为阳性,插导尿管患者应结合尿培养结果判定。有症状的女性患者尿沉渣显微镜检诊断细菌感染的敏感性为 60%~100%,特异性为 49%~100%。应注意尿检没有白细胞不能排除上尿路感染,同时尿白细胞也可见于非感染性肾疾病。

2. 尿培养　治疗前的中段尿标本培养是诊断尿路感染最可靠的指标。

(1)尿标本收集:可以自行排尿的患者应清洁会阴后留取中段尿标本。如患者留置导尿管,理想的尿液培养样本应在收集培养用尿样之前更换导管,以免培养出的细菌是来自导管生物膜而不是膀胱。若要在不拔除导管的情况下收集样本,则应从引流系统标本留取接头或近患者端收集尿液。应注意引流袋中尿液的培养结果对治疗是没有指导意义的。尿液标本应及时接种。若尿液标本在室温下放置超过 2h,即使其接种的培养结果细菌菌数 ≥ $10^4$ CFU/ml 或 $10^5$ CFU/ml,亦不应作为诊断依据,应予重新留取标本送检。

(2)尿细菌培养:包括尿沉渣细菌检查、尿细菌定性培养、尿细菌定量培养,目前临床较常应用尿细菌定量培养用于尿路感染的确诊,通常建立在尿细菌培养的基础上,为避免假阳性,中段尿标本的收集必须严格按照操作规程。目前按普遍采用的方法:简易式稀释倾碟法、浸片法、定量环划线法、滤纸法和吸管法等。这些方法均具有简便、可靠性高等优点。

3. 血液生化检查　包括钾、钠、氯、钙、磷、尿素氮、肌酐、尿酸等物质,可以初步了解肾功能,对于尿路感染的严重程度和鉴别诊断有重要的意义,同时血常规、C 反应蛋白及降钙素原检查有助于评估患者感染状态。

4. 影像学和尿动力学检查　包括尿路平片、静脉尿路造影、膀胱造影、B 超、计算机断层扫描(即 CT)、放射性核素检查等,必要时还可进行尿动力学方面的检查。

# 六、诊断

## (一)医院内尿路感染的诊断

医院内尿路感染可依据临床症状、体征和辅助检查结果做出临床诊断,如果有病原学的证据,可在此基础上做出病原学诊断。同时患者在入院时不存在也不处于感染的潜伏期。

1. 临床诊断　患者出现尿频、尿急、尿痛等尿路刺激症状,或有下腹触痛、肾区叩痛,伴或不伴发热,并具有下列情况之一:①男性尿检示白细胞 ≥5 个 / 高倍视野,女性白细胞 ≥10 个 / 高倍视野,插导尿管患者应结合尿培养;②临床已诊断为尿路感染,或抗菌药物治疗有效而认定的尿路感染。

入院前患者尿常规及尿培养正常,入院后出现尿路感染的症状与体征,但缺乏实验室检查的资料。临床上可诊断为疑似医院内尿路感染。

2. 病原学诊断　本病的诊断不能单凭临床症状和体征,应结合实验室检查,总的原则是凡有真性细菌尿,且患者以往无尿路感染症状或入院前尿培养阴性者,可诊断为医院内尿路感染。若患者入院时已有尿路感染,入院后培养新的细菌,菌落计数 ≥10$^5$CFU/ml,也应定为医院内尿路感染。

临床诊断基础上,符合下述三条之一即可做出病原学诊断:①清洁中段尿或导尿留取尿液(非留置导尿)培养革兰阳性球菌菌数 ≥10$^4$CFU/ml、革兰阴性杆菌菌数 ≥10$^5$CFU/ml;②耻骨联合上膀胱穿刺留取尿液培养细菌菌数 ≥10$^3$CFU/ml;③新鲜尿液标本经离心,应用相差显微镜检查(放大倍数为 1×400 倍),在 30 个视野中有半数视野见到细菌。

实验室检查中有些情况应视为假阳性:①非导尿或穿刺尿液标本细菌培养结果为两种或两种以上细菌,须考虑污染的可能,建议重新留取标本送检。②尿液标本接种前在室温下放置超过 2h,即使其接种培养结果细菌菌数方面,革兰阳性球菌 ≥10$^4$CFU/ml 或革兰阴性杆菌 ≥10$^5$CFU/ml,亦不应作为诊断依据,应予重新留取标本送检。

## (二)导管相关尿路感染的诊断标准

1. 导管相关性尿路感染　指尿路当前已插入导管或在过去 48h 内已放置导管的人发生的尿路感染。留置尿导管、留置耻骨上导管或进行间歇性导尿的患者出现符合尿路感染的症状或体征,且无其他明确感染源,同时培养结果显示尿路致病性细菌 ≥10$^3$CFU/ml 时,考虑导管相关尿路感染。

2. 无症状性细菌尿　该诊断无需临床诊断基础,仅通过病原学证据即可诊断:患者虽然无症状,但在近期有尿路内镜检查或留置导尿史,尿液培养革兰阳性球菌浓度 ≥10$^4$CFU/ml 或革兰阴性杆菌浓度 ≥10$^5$CFU/ml,应视为尿路感染。

## (三)医院内尿路感染的鉴别诊断

1. 全身感染性疾病　当尿路感染以全身急性感染症为突出表现,而膀胱刺激症状不明显时,应注意与流行性感冒、疟疾、伤寒、败血症等疾病鉴别。院内尿路感染多有留置导尿管或者尿路器械操作史,加之尿路感染的局部症状,结合尿细菌学检查,一般不难鉴别。

2. 肾结核　如果尿路感染以血尿为主,加之膀胱刺激征明显者,易误诊为肾结核。一般来说肾结核膀胱刺激征更为突出,尿沉渣检查可找到抗酸杆菌,静脉肾盂造影可发现肾结核 X 线征象,部分患者可有肺、生殖器等肾外结核病灶以及抗结核治疗有效等可资鉴别。

3. 尿道综合征　又称为无菌性尿频 - 排尿综合征。本病常见于妇女,临床上往往有尿频、尿急和排尿不适等症状,但多次(3 次以上)中段尿细菌定量培养无真性细菌尿,又排除各种假阴性的可能,可诊断为尿道综合征。该综合征临床上有两种类型:①感染性尿道综合征,通常由衣原体、支原体感染所致;②非感染性尿道综合征,病因未明,可能是一种焦虑精神状态,与心理因素有关。

# 七、治疗

## (一)一般治疗

部分导管相关性尿路感染是无症状的,无须抗菌药物治疗。尿路感染的一般治疗包括对症治疗、多饮水及生活方式的调整等。例如绝经后女性急性单纯性膀胱炎在对症治疗的同时,可在妇科医师的指导下应用雌激素替代疗法。复杂性尿路感染治疗包括去除并发因素,如结石的去除,留置导管的拔除等。如果因病情原因导尿管不能移除,除定期更换导管外,还可推荐耻骨上引流(男性)和间歇导尿。此外积极手术治疗引起或加重尿路感染的尿路梗阻性疾病,包括结石、肿瘤、尿道狭窄、先天性尿道畸形或神经源性膀胱等。但应在施行手术前要控制好感染以免手术时继发尿源性脓毒血症。

## (二)抗菌药物治疗

1. 抗菌药物使用的原则　应该根据患者尿培养和药物敏感试验结果选择敏感抗菌药物。对于有症状复杂尿路感染可以根据可能的病原体谱、当地病原体的耐药情况以及基础泌尿系统疾病的严重程度(包括肾功能)经验性选择抗菌药物,还要对抗菌药物的使用进行评估。抗菌药物的经验性治疗须根据临床反应和尿培养结果及时进行修正,一旦培养结果及药物敏感试验结果回报,应尽可能改为窄谱敏感抗菌药物。

2. 单纯性尿路感染或初始经验治疗抗菌药物　可选用氟喹诺酮类抗菌药物、头孢菌素(2 代或 3a 代)或磷霉素氨丁三醇。氟喹诺酮类抗菌药物具有高尿液浓度的特点,抗菌谱可以广泛覆盖尿路感染常见病原体,对铜绿假单胞菌有很强的杀菌效果,同时对于部分 ESBL 阳性大肠埃希菌、粪肠球菌也有一定的杀菌效果。2 代头孢菌素(如头孢呋辛、头孢替安)对革兰氏阴性菌的杀菌活性显著增加,同时保持了对葡萄球菌属较高的杀菌活性。而 3a 代头孢菌素对革兰氏阴性菌有很高的杀菌活性,对葡萄球菌杀菌活性较弱,药代动力学特征与二代头孢菌素相比区别不大。磷霉素氨丁三醇对复杂性尿路感染的大肠埃希菌、粪肠球菌、肺炎克雷伯菌等均有很好的抗菌活性,可用于非发热性尿路感染的经验性治疗。

3. 复杂性尿路感染或初始经验性治疗失败　这类患者可选用氟喹诺酮类抗菌药物、脲基青霉素(哌拉西林)+β- 内酰胺酶抑制剂、头孢菌素(3b 代)或碳青霉烯类抗菌药物,其中脲基青霉素(哌拉西林)+β- 内酰胺酶抑制剂有广谱抗菌活性,包括大多数铜绿假单胞菌、肠杆菌科细菌、肠球菌,因为同时带有 β- 内酰胺酶抑制剂,对产 ESBL 的肠杆菌有很好的抗菌作用。头孢菌素（3b代）增加了对假单胞菌的抗菌活性。碳青霉烯类抗菌药物可用于敏感菌所致的各类感染，亚胺培南的剂量为0.5g，静脉滴注。如果患者病情严重且尿培养提示革兰氏阳性球菌，可经验性选择万古霉素。

### （三）导管相关性尿路感染治疗

1. 抗菌药物治疗　导管相关性尿路感染患者的经验性抗菌治疗方法部分取决于其临床如患者因出现发热、腰痛、肋脊角压痛或感染的全身性体征或症状，同时并发现脓尿和细菌尿，此类患者符合急性复杂性尿路感染并照此进行处理。如患者仅表现为膀胱炎的症状（如尿痛、尿频或尿急），并无发热或上行感染或前列腺炎表现，尤其是近期拔除导管者。此类患者可按照急性单纯性膀胱炎进行治疗。抗菌治疗之前应先留取尿培养标本。对于症状迅速消退的导管相关性尿路感染患者，推荐的抗菌药物治疗持续时间为7d，对于反应延迟的患者，无论患者是否保持导管插入，建议持续治疗14d。

2. 导管处理　尿路感染患者的最佳导管处理方法尚不确定，不过可能的话应尽量少用留置导管。一般而言，不再需要置管的患者应拔除导管并接受适当的抗菌治疗。如有必要继续应用导管引流，可考虑更换新导管或采用其他方式，如阴茎套引流、耻骨上引流等。

## 八、预防与控制

### （一）管理与监测

大多数医院内尿路感染的发生与导尿或尿路器械操作密切相关，因此预防导管相关性的尿路感染是预防工作的重点。针对可能诱发医院内尿路感染的各种因素，采取行之有效的预防控制措施，确保医院的执行力和领导力，可使尿路感染率降低至最低程度。医疗机构应该明确制定并定期更新导管相关尿路感染的制度，并确保制度可执行性，同时还应定期对医务人员和参与导尿管置入、维护及拔除的技术和操作的医务人员开展在职培训。同时还应该通过医疗机构风险评估，根据使用导尿管的频率和发生感染的潜在风险，开展导管相关尿路感染监测，监测的内容应包括导管使用率、每1000个置管日发生导管相关尿路感染的例次数以及每1000个插管日继发于导管相关尿路感染的血流感染的例次数。同时还应对具体部门的相关医务人员反馈导管相关尿路感染感染率。

### （二）具体预防措施

1. 医院感染预防措施　严格执行标准预防措施，特别是手卫生是预防所有类型医院感染包括尿路感染的一项重要措施，对于长期留置导尿管的患者，反复使用抗菌药物是导致多重耐药菌株定植的显著风险，因此减少抗菌药物的应用也是预防导管相关尿路感染的重要举措。

2. 降低导管使用率　降低导管相关尿路感染的主要措施之一便是尽量避免使用导尿管，医疗机构应确立导尿管留置及拔除的评估流程，明确评估的责任人、评估的项目并记录，对所有患者尽量减少导尿管的使用和缩短留置时间。对有留置导尿管适应证的手术患者，除必要情况应最好在24h内拔除。留置导尿管适应证包括①患者有急性尿潴留或者膀胱出口梗阻；②对危重患者尿量的精确测量的需要；③接受泌尿系统手术或其他生殖道毗邻结构手术的患者；④预期手术时间很长（因这一原因进行的导管插管必须在麻醉后复苏室中拔除）；⑤患者在手术过程中预计将进行大容量灌注或使用利尿剂；⑥手术过程中需要进行尿量监测；⑦辅助治疗有开放骶骨或会阴伤口的尿失禁患者；⑧患者需要长期固定卧床（例如潜在的不稳定胸椎或腰椎，骨盆骨折等多重外伤）；⑨临终关怀需要提高患者生活质量。不建议留置导尿管的情况包括①尿失禁患者或护理院患者；②患者能够自主排尿时使用导尿管收集尿液用来培养或者进行诊断性检测；③无适应证而延长手术后导尿管插管持续时间（如尿道或邻近结构的结构性修补，硬膜外麻醉延时效果等），避免尿失禁的患者常规使用导尿管。

3. 规范导尿管置管及维护技术

(1)导尿管的选择：除非有特殊临床适应证，导尿管最好选择孔径最小的导管，此外有证据表明导尿管材质的选择，亲水导尿管有助于预防尿路感染，但是银合金浸渍导管在预防感染的效果尚不明确，此外也不建议使用含杀菌剂的润滑剂。

(2)置管及维护技术：标准预防特别是手卫生仍是操作过程中防控感染的重要措施，在进行导尿管置入及维护时，在操作前后应进行手卫生。在医疗机构内，特别是重症病区应由正确掌握无菌导管置入和维护的专业技术人员负责导尿管置管及维护。置管动作应轻柔，最大程度降低膀胱颈及尿道损伤。在非重症病区中，长期间歇性导尿的患者，可采用清洁的间歇性导尿技术代替无菌技术。但须关注清洁间歇性导尿用导管的最佳清洁及储存方法。

(3)密闭的引流系统：无菌置入导尿管后，应保持密闭的引流系统，如果引流系统被污染、导管连接断开或者有渗漏发生，应使用无菌技术替换原来的导管及尿液收集系统。导尿管置管后应妥善维护，防止移动和尿道牵引。保持导管及收集管通畅，防止扭曲。保持尿液收集袋始终低于膀胱水平且不能将收集袋放在地板上。定期清空尿液收集袋，每个患者使用单独的、清洁的收集容器，避免飞溅，防止非无菌收集容器与引流接口接触。

(4)尿道口清洁：对于留置导尿管的患者，有必要常规清洁外阴表面及尿道口，保持尿道口清洁。但是不同的指南对于是否使用具有消毒作用的冲洗液对尿道口进行消毒尚没有统一意见。

(5)导管的更换：更换导管的时间不应长于生产商推荐的时限。如出现有症状感染、导管破损、导管结壳或引流不畅等情况均应及时更换；当患者发热，不能排除来自泌尿道的有症状感染时，应更换导管并进行尿培养等相关检查。有研究认为常规更换导管或引流袋并不能预防导管相关性尿路感染的发生，因此不建议频繁更换导尿管。

4. 长期留置导尿管的替代方法　对配合治疗的无尿潴留或膀胱出口梗阻的男性患者可考虑使用外置导尿管作为内置导尿管的替代方法。对长期使用内置导尿管的脊髓损伤患者、因膀胱排空功能障碍而使用内置导尿管或耻骨上导尿管的患者及对脊髓膨出症或神经源性膀胱的儿童可以考虑使用间歇性导尿。

5. 导尿管堵塞的处理　如果导尿管发生阻塞，而且可能是导管的材料导致的阻塞，建议更换导管。除非预计会发生阻塞（例如前列腺或膀胱手术后出血导致），不建议进行膀胱冲洗。

6. 其他措施　不建议使用预防性抗菌药物来预防导管相关性尿路感染。拔除导尿管后，不建议常规使用抗菌药物预防泌尿系统感染。不要在导管或尿道上使用局部防腐剂或抗菌剂。同时不建议常规使用抗菌药物进行膀胱冲洗,也不建议常规使用消毒剂或抗菌药物灌注。

医院内尿路感染是常见的医院感染类型,在增加医疗费用的同时影响患者的预后,医院内尿路感染的防控应以预防为主。

(胡美华　李六亿)

# 第三节　手术部位医院感染

## 一、概述

手术部位感染(surgical site infection,SSI)是指发生在表浅切口、深部切口和器官(或者腔隙)的感染,是指无植入物的手术于手术后 30d 内,有植入物(如人工心脏瓣膜、人造血管、机械心脏、人工关节等)的手术于手术后 90d 内,患者发生的与手术有关的感染。SSI 是中低收入国家最多见、最高发的卫生保健相关感染(healthcare-associated infection,HAI),总体发生率达 11.8%(1.2%~23.6%),在高收入国家,SSI 发生率也在 1.2%~5.2% 之间,是第二常见的 HAI;我国的 SSI 发生率也高居 HAI 的第三位,仅次于呼吸道感染和尿路感染,占住院患者感染的 14%~16%,是外科患者最常见的感染之一,不仅直接影响患者的预后,增加患者的痛苦,甚至危及患者的生命安全,还会延长住院天数,增加患者个人、家庭以及社会的经济负担,是医疗机构外科水平的标志之一。有很多研究证明大部分 SSI 是可以预防的,因此加强SSI 的预防与控制是医院感染管理的工作重点,医疗机构和医务人员应针对危险因素,加强外科手术部位感染的预防与控制工作。

手术部位感染的危险因素包括患者方面和手术方面。患者方面的主要因素是年龄、营养状况、免疫功能、健康状况等。手术方面的主要因素是术前住院时间、备皮方式及备皮时机、手术部位皮肤消毒、手术室环境、手术器械的灭菌、手术过程的无菌操作、手术技术、手术持续的时间、预防性抗菌药物使用情况等。因此预防 SSI 需要在术前、术中和术后采取一系列措施降低 SSI 发生的危险性。

## 二、病因与发病机制

### (一) 病原学

因手术直接破坏了患者的皮肤或黏膜的自然屏障作用,微生物可能会经过切开的皮肤或黏膜进入伤口,并在温暖、潮湿、营养丰富的伤口内生长繁殖。引起 SSI 的病原体多为位于患者皮肤、黏膜或空腔脏器的内源性微生物,这些细菌常为金黄色葡萄球菌、铜绿假单胞菌、大肠埃希菌、粪肠球菌等。病原体的种类与手术部位相关,可能存在手术部位或邻近部位微生物侵入造成感染,如果切口靠近会阴或腹股沟,病原体可能包括粪便菌群(如厌氧菌和革兰氏阴性杆菌);手术切开消化器官后,造成 SSI 的典型病原体为革兰氏阴性杆菌(如大肠埃希菌),革兰氏阳性球菌(如肠球菌),有时也包括厌氧菌(如脆弱拟杆菌);病原体也有可能从远处感染灶播散至手术部位。仅有小部分 SSI 为外源性感染,病原体可能来自医务人员(特别是手术组成员)、手术室环境(包括空气)以及在手术期间进入无菌区域的全部手术器械、器具和材料,外源性菌群主要为需氧菌,特别是革兰氏阳性球菌(如葡萄球菌和链球菌)。近年来受广泛使用广谱抗菌药物的影响,越来越多的 SSI 由耐甲氧西林金黄色葡萄球菌等耐药病原体造成。当然不常见的病原体,如分枝杆菌也可以引起 SSI 的流行甚至暴发。

由于使用抗菌药物的影响或某些微生物(如厌氧菌、分枝杆菌、支原体、军团菌等)需要特殊的生长条件或者生长缓慢可能导致 10%~30% 的 SSI 标本培养的结果为未见细菌生长。所以在怀疑 SSI 使用抗菌药物治疗之前应及时采集手术部位标本以消除抗菌药物对病原体生长的影响,如怀疑厌氧菌、分枝杆菌、支原体、军团菌等需要特殊培养条件或者更长的培养时间时应与检验科沟通进行特殊处理或等待更长时间,有条件的机构可以选择基因测序等更精准的病原学检测方法。

SSI 的病原学在不同的国家、不同的地区和不同的医疗机构存在较大的差异,即使在同一个医疗机构也会随着时间的变化有所改变。医疗机构应加强 SSI 的监测及数据共享,了解本机构及本地区 SSI 的病原学特点和国际趋势将有利于 SSI 的预防与控制。

### (二) 发病机制

微生物污染手术部位是 SSI 的前提。SSI 发生的风险取决于病原体的毒力和手术部位病原体的数量与患者自身抵抗力之间的相互作用。

$$SSI 发生率 = (病原体毒力 \times 病原体污染数量) / 患者自身抵抗力$$

如果手术部位污染的病原体适宜在手术部位提供的环境内生长,当病原体数量和毒力足以攻破患者的机体防御能力,发生 SSI 的危险会显著增加。如果手术部位有异物存在(如缝合线、植入物),这些异物为细菌黏附提供了场所,且容易形成生物膜,为细菌的生长繁殖提供了保护作用,增加了清除的难度,导致感染所需的微生物污染剂量将会大大减少。微生物还可能会含有及产生毒素或存在其他物质增加侵入宿主的能力,在宿主体内进行破坏或在宿主组织中存活。例如,许多革兰氏阴性细菌可以产生内毒素,这些内毒素能够刺激细胞因子的生成,细胞因子可以导致全身炎症反应综合征,有时会造成多器官功能衰竭。一些细菌表面成分,主要为多糖外壳,可以抑制细胞的吞噬作用,减少机体细胞对细菌污染最重要的早期宿主反应。某些梭状芽孢杆菌和链球菌菌株可以产生强烈的内毒素,破坏细胞膜或改变细胞代谢。多种微生物,包括凝固酶阴性的葡萄球菌等革兰氏阳性细菌可以产生多糖 - 蛋白质复合物以及与之有关的黏液成分,这些物质可以保护细菌不被巨噬细胞吞噬或可以抑制抗菌药物与细胞结合。

## 三、危险因素

SSI 的危险因素包括患者方面和手术方面。患者方面的主要因素是年龄、营养状况、免疫功能、健康状况等。手术方面的主要因素是术前住院时间、备皮方式及备皮时机、手术部位皮肤消毒、手术室环境、手术器械的灭菌、手术过程的无菌操作、手术技术、手术持续时间、预防性抗菌药物使用情况等。

### (一) 患者因素

在特定类型的手术中,患者因素可能与SSI发生的危险增加有关,这些因素包括年龄太小或太大、肥胖(>20%理想体重)、营养不良、免疫功能低下、合并糖尿病等基础疾病、吸烟、全身应用激素、同时存在远处感染灶或菌群定植病灶等。

1. 年龄　婴幼儿因免疫系统尚未发育成熟,免疫力低下;高龄患者因各组织器官生理功能退化,免疫能力下降,同时并存的急性或慢性疾病也会对机体的抵抗力造成一定的影响。年龄太小或太大的患者均为SSI的高危人群。

2. 肥胖或营养不良　肥胖已经成为了世界性的健康问题。随着人们生活水平的不断提高,我国肥胖症患者日益增多。文献报告肥胖是患者术后发生SSI的高危因素,特别是体重指数(body mass index,BMI)>30的患者手术后SSI的风险更高。肥胖患者往往因皮下脂肪层较厚,切口关闭过程中易形成无效腔,加上术中电凝的使用可引起脂肪坏死、液化,易导致SSI。

营养不良也可能增加SSI的风险。研究中经常将血清白蛋白低于35g/L或血清总蛋白低于60g/L定义为营养不良。严重的术前营养不良会增加SSI的发生危险。对某些类型的手术来说,严重的营养不良与患者术后发生医院感染、伤口愈合不良或死亡都有直接关系。

3. 糖尿病　大量研究表明,伴随糖尿病的患者术后发生SSI的概率增加,围手术期的高血糖是SSI的独立危险因素。由于手术的应激,患者在术中和术后均会出现血糖的升高,而高血糖可增加糖尿病和非糖尿病患者发生SSI的风险。高血糖症可使患者的多种防御机制受损,微循环异常、促炎性细胞因子和趋化因子水平升高、补体功能抑制、吞噬作用和细胞内杀灭作用降低和活性氧异常等。还可以增加儿茶酚胺、生长激素和皮质激素的水平,降低T细胞和B细胞反应,增加淋巴细胞的凋亡及氧化应激,从而降低手术伤口的含氧量。

4. 吸烟　大量研究表明,吸烟可导致SSI的发生率增高,是SSI的独立危险因素。吸烟者术后SSI的发生率与吸烟量呈剂量相关效应,吸烟量超过每年20包的患者术后SSI发生率显著上升。烟草中的尼古丁可引起血管收缩,降低局部组织中的血流量,引起局部组织缺氧,使伤口局部组织愈合速度减慢,增加SSI的发生危险。尼古丁还可以刺激成纤维细胞产生应激反应,降低细胞迁移,增加细胞黏附,导致细胞骨架成分改变,引起伤口内结缔组织聚集,延缓伤口愈合。有研究表明术前戒烟四周可以有效降低SSI的发生率。

5. 全身应用激素　术前正在使用激素或其他免疫抑制剂的患者可能更容易发生SSI,有研究发现术前服用激素的患者中发生SSI的机会明显高于术前未使用激素的患者。

6. 同时存在远处感染灶或菌群定植病灶　金黄色葡萄球菌是最常见的导致SSI发生的细菌,在20%~30%的健康人类的鼻孔中也可能有这种病原体存在,有证据表明金黄色葡萄球菌造成的SSI与术前患者鼻孔内存在的细菌有关,同时存在远处感染灶的病原体也可能移行至手术部位造成SSI。

### (二) 手术因素

1. 手术类型　SSI的发生与手术野所受污染的程度相关。手术部位不同,其SSI发生率存在一定的差异。根据外科手术切口微生物污染情况,传统的手术切口分类将外科手术切口分为清洁切口、清洁 - 污染切口、污染切口、感染切口四类。

(1)清洁切口（Ⅰ类切口）：手术未进入感染炎症区，未进入呼吸道、消化道、尿道、生殖道及口咽部位。

(2)清洁 - 污染切口（Ⅱ类切口）：手术进入呼吸道、消化道、尿道、生殖道及口咽部位，但不伴有明显污染。

(3)污染切口（Ⅲ类切口）：手术进入急性炎症但未化脓区域；开放性创伤手术；胃肠道、尿路、胆道内容物及体液有大量溢出污染；术中有明显污染（如开胸心脏按压）。

(4)感染切口（Ⅳ类切口）：有失活组织的陈旧创伤手术；已有临床感染或脏器穿孔的手术。

该手术的分类仅仅考虑了伤口的细菌污染程度。1991 年 NNIS 系统纳入了传统的手术切口类型、麻醉分级及手术持续时间。NNIS 分级包括了 0~3 分 4 个等级。具体计算方法是将手术切口清洁程度、麻醉分级和手术持续时间的分值相加，总分 0 分为 NNIS-0 级，1 分为 NNIS-1 级，2 分为 NNIS-2 级，3 分为 NNIS-3 级。得分越高，患者发生 SSI 的风险也就越高。NNIS 分级不仅考虑了手术切口本身的微生物污染程度，以手术时间的长短表现了手术的复杂程度，而且考虑了患者自身的特殊情况（麻醉分级）。分值分配见表 21-1，计算举例见表 21-2。

表 21-1　分值分配

| 分值 | 手术切口 | 麻醉分级 [a] | 手术持续时间 |
|---|---|---|---|
| 0 分 | Ⅰ类切口、Ⅱ类切口 | P1、P2 | 未超出 75% 分位数 [b] |
| 1 分 | Ⅲ类切口、Ⅳ类切口 | P3、P4、P5 | 超出 75% 分位数 [b] |

注：[a] 根据患者的临床症状将麻醉分为六级，即 P1—正常的患者；P2—患者有轻微的临床症状；P3—患者有明显的系统临床症状；P4—患者有明显的系统临床症状，且危及生命；P5—如果不手术患者将不能存活；P6—脑死亡的患者。

[b] 该类手术一般需用时间的 75% 分位数。

表 21-2　手术风险分级计算举例

| 项目 | 患者甲 | | 患者乙 | | 患者丙 | |
|---|---|---|---|---|---|---|
| | 类型 | 评分 | 类型 | 评分 | 类型 | 评分 |
| 麻醉分级 | P3 | 1 | P2 | 0 | P5 | 1 |
| 切口类型 | Ⅰ类 | 0 | Ⅲ类 | 1 | Ⅳ类 | 1 |
| 手术时间 | 否 | 0 | 是 | 1 | 是 | 1 |
| NNIS 手术风险分级 | 1 级 | | 2 级 | | 3 级 | |

2. 手术前住院时间　手术前住院等候手术时间的长短与 SSI 存在一定关联。有报道显示，手术前住院等候手术时间越长，发生 SSI 的风险越高。但术前住院时间的长短可能与术前需要入院检查和 / 或治疗本次疾病或基础疾病的严重程度有关。SSI 发生率的增高可能与患者的疾病严重程度有关，也可能与患者在住院期间获得了医院环境中毒力较强、耐药性

较强的菌群有关。

3. 皮肤准备　手术区的皮肤准备是预防 SSI 的重要环节。完整的皮肤具有一定的屏障保护功能,起着阻挡微生物通过皮肤入侵人体的作用。去除毛发是传统皮肤准备不可缺少的部分,去除毛发的方法主要有剃刀剃毛、剪刀剪毛和脱毛剂脱毛,无论采用何种方式去除毛发,都有可能造成皮肤不同程度的擦伤或破损,为局部细菌的滋生提供来源,继而增加 SSI 发生的风险。许多循证依据证明术前应用任何方法清除毛发都将导致 SSI 发生率增加,建议术前不常规清除毛发。若毛发影响手术视野必须要去除,其皮肤准备的时间越接近手术开始的时间越好,建议手术前即时在手术室中使用电动剪毛机去毛。

手术前皮肤准备更重要的是手术部位皮肤的清洁与消毒,在患者进入手术室前,有多种清洁方法可以降低患者皮肤上定植的细菌。手术前一晚和手术当日晨沐浴两次可以有效减少手术切口部位的微生物数量,有研究表明术前用氯己定沐浴效果更好;不能沐浴的患者可以采用 2% 氯己定溶液擦浴。患者进入手术室后可选择使用多种消毒剂进行术前切口部位准备。碘伏、乙醇制剂、氯己定等都是常用的消毒剂。乙醇消毒剂易于制备、便宜,是最有效的快速皮肤消毒剂。氯己定和碘伏都具有广谱抗菌活性。有研究表明氯己定减少皮肤菌群的能力要强于碘伏,且其单次应用后的残留活性也较强。

4. 手术器械和植入物　手术器械灭菌不合格可能会导致 SSI 的暴发。手术器械可用压力蒸汽、干热、环氧乙烷或其他批准的方法进行灭菌,耐热耐湿的器械灭菌首选压力蒸汽灭菌。有效的清洁是消毒灭菌的前提,应严格按照相关规范进行手术器械的清洗、消毒和灭菌。快速灭菌是对应急状态下必需的医疗物品的灭菌方法,仅适用于灭菌后立即使用的物品,在消毒后无保护性包裹,在送至手术间的过程中有再次污染的可能,以及应用最低的消毒周期参数(如时间、温度、压力)等原因,不推荐作为常规的灭菌方法。快速灭菌不应用于植入物的灭菌。

手术过程中使用的手术敷料、铺单等应满足规范的要求,达到隔湿、阻菌、不落絮的要求,不仅需要考虑微生物的污染,还应考虑作为异物的微粒污染可能带来的感染风险。

任何异物,包括缝合材料、假体或引流管都可能加重手术部位的炎症反应,为细菌黏附提供了场所,增加 SSI 的风险。有研究证明植入物植入会导致术后 SSI 发生率上升,特别是迟发性 SSI。有研究证明有器械植入的手术发生 SSI 的风险是无器械植入手术的 2~3 倍。

5. 抗菌药物的应用　正确预防性使用抗菌药物可以降低 SSI 发生的风险。根据本地区或医疗机构特点正确选择抗菌药物的种类,并于术前 30min~1h 开始预防性地使用抗菌药物,或根据抗菌药物的半衰期调整用药时间,确保手术期间手术部位的血药浓度能够有效发挥作用,当手术时间大于 3h 或者术中出血量超过 1 500ml 追加一剂可以有效地降低 SSI 的发生率。手术后抗菌药物使用的时间长短与术后切口感染无直接关系,一般推荐术后 24h 内停用预防性使用抗菌药物。同时抗菌药物使用过量,还会增加医院内微生物生态压力,加大细菌对抗菌药物耐药的危险性。

6. 手术室环境　手术室中的空气可能含有携带细菌的粉尘、皮屑或呼吸飞沫。手术室中的细菌水平与室内活动的人数直接相关。有研究证明,手术室空气中的含菌量与手术切口感染率呈正相关关系,浮游菌总量达 700~1 800CFU/m³ 时,感染率显著增加,若降至 180CFU/m³ 以下,则感染的危险性大为降低。手术室空气中细菌主要来自工作人员和患者。手术室内人数增加、活动量加大及开门进出时,都会使室内的微粒数迅速增长;其次手术室来自室外的尘埃携带的细菌,可以经过洁净空调的逐级过滤系统有效阻挡室外尘埃微粒的进入,但洁净空调需要规范维护保养,及时清洁或更换空气过滤网、热交换器、加湿器、表冷器等装置,确保洁净空调系统运行满足规范要求。维护保养不当,洁净空调系统可能成为尘埃、细菌的聚集地,甚至成为细菌繁殖的场所,直接增加 SSI 的风险;手术室环境表面和室内物品、设备、仪器等物体的表面清洁度也可能影响 SSI 的发生率,在每次手术后都应该常规清洁这些表面。所有接触或可能接触了患者血液、体液等的设备和环境表面都应进行清洁和消毒;手术室内过低的温度和可能由麻醉引起的体温调节受损都可能导致患者术中和术后的低体温。非预期的低体温与心血管并发症增加、凝血功能受损、伤口愈合减缓、免疫功能下降有关,增加了 SSI 感染的风险。

7. 无菌技术与医护人员的手卫生 手术人员手部的微生物可以通过手直接或间接传播疾病,比空气传播更具有危险性。手术相关人员严格遵守无菌原则是预防 SSI 的基础。直接上台的手术人员在外科手卫生前应取下戒指、手表、手镯等手部饰物,修剪指甲至指尖肉际,使用皂液和流动水按六步洗手法洗手,特别注意去除指甲下、指缝等手部的污物,然后可选择外科洗手液按照生产厂商提供的产品说明书要求进行外科手卫生,一般为 2~6min,揉搓完毕后使用无菌巾擦干双手及手臂,如冲洗水不能满足规范要求时须再次使用免洗手消毒液进行外科手消毒;也可使用皂液和流动水预先清洗双手和前臂,彻底干燥后直接使用免洗的外科手卫生制剂进行外科手消毒,不论哪种外科手卫生的方式都应等待手部皮肤完全干透再佩戴无菌手套;其他手术区域的人员,如麻醉医师和护士在进行侵袭性操作时,如放置血管内设备、气管内插管,以及注射静脉药物和液体等,也应严格执行手卫生并遵守无菌原则,特别是中心静脉置管应满足最大化无菌屏障。如果在这些操作中不遵守无菌原则,有可能导致患者术后感染的发生,包括 SSI。

8. 手术持续时间 持续时间长的手术术后发生切口感染可能性相对较大。手术时间长于 75% 分位数的 SSI 风险明显增加。时间短于 2h 的手术组 SSI 发生率明显低于手术时间 2~5h 手术组,而后者又低于手术时间长于 5h 手术组。其主要原因是手术时间的延长必然增加组织的暴露时间和受牵拉时间,长时间的暴露和牵拉可能造成局部组织缺血、干燥、坏死,同时暴露时间的延长也增加了手术部位受污染的机会。

9. 外科技术 良好的外科技术可以降低 SSI 的发生危险,如有效止血的同时保持组织适当的血液供应、手术中防止患者体温过低、温柔地处理组织(避免粗暴操作)、避免破损空腔脏器、清除无活性的组织、消灭无效腔、合理使用引流以及术后适当处理伤口。通过手术切口放置开放引流管会增加 SSI 的发生风险,必须放置引流管时应在手术切口旁再单独做一引流口放置闭合负压引流装置。闭合负压引流装置可以有效排出术后血肿或脓肿,但应及时拔除引流管。因为原本无菌的引流管随着留置时间的延长可能会发生细菌的定植,增加 SSI 的发生风险。

## 四、感染途径

SSI 途径主要通过接触传播造成,少数可能通过飞沫传播或空气传播实现。接触传播可以是患者自身的菌群直接进入手术野,或手术人员手部细菌通过手套破裂进入手术野,最严重的情况是手术器械尤其是植入物未达到灭菌水平,或使用中被污染直接将细菌带入手术部位。飞沫传播和空气传播可能会因人员、设备管理不善,如有呼吸道疾病的医务人员进入手术室未进行安全防护,手术中频繁人员出入,洁净空调未得到有效的维护保养造成手术时环境中大量飞沫或尘埃的存在,落入手术部位引起 SSI。

## 五、诊断

SSI 的诊断需要结合患者的临床特征和实验室检查结果进行分析。一般根据感染累及的解剖结构分为表浅切口感染、深部切口感染和器官(或腔隙)感染(图 21-1)。

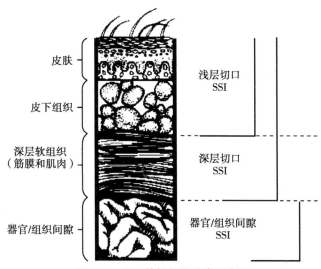

图 21-1　SSI 的解剖及分类示意图

### (一) 表浅切口感染

患者表浅切口感染发生于手术后 30d 内,仅限于切口的皮肤或者皮下组织的感染,并符合下列条件之一。

1. 切口浅部组织有化脓性液体。

2. 从切口浅部组织的液体或者组织中培养出病原体。

3. 具有感染的症状或者体征,包括局部发红、肿胀、发热、疼痛和触痛,外科医师开放的切口浅层组织。

下列情形不属于切口浅部组织感染。

1. 针眼处脓点(仅限于缝线通过处的轻微炎症和少许分泌物)。

2. 外阴切开术或包皮环切术部位或肛门周围 SSI。

3. 感染的烧伤创面及溶痂的 Ⅱ 度、Ⅲ 度烧伤创面。

### (二) 深部切口感染

无植入物的手术于手术后 30d 内,有植入物(如人工心脏瓣膜、人造血管、机械心脏、人工关节等)的手术于手术后 90d 内,患者发生深部切口感染。患者发生的与手术有关并涉及切口深部软组织(深筋膜和肌肉)的感染,并符合下列条件之一。

1. 从切口深部引流或穿刺出脓液,但脓液不是来自器官/腔隙部分。

2. 切口深部组织自行裂开或者由外科医师开放的切口。同时,患者具有感染的症状或者体征,包括局部发热、肿胀及疼痛。

3. 经直接检查、再次手术探查、病理学或者影像学检查,发现切口深部组织脓肿或者其他感染证据。

同时累及切口浅部组织和深部组织的感染归为切口深部组织感染;经切口引流所致器官/腔隙感染,无须再次手术归为深部组织感染。

### (三) 器官(或腔隙)感染

无植入物的手术于手术后 30d 内,有植入物(如人工心脏瓣膜、人造血管、机械心脏、人工关节等)的手术于手术后 90d 内,患者发生的与手术有关(除皮肤、皮下、深筋膜和肌肉以外)的器官或腔隙的感染,并符合下列条件之一。

1. 器官或者腔隙穿刺引流或穿刺出脓液。

2. 从器官或者腔隙的分泌物或组织中培养分离出致病菌。

3. 经直接检查、再次手术、病理学或者影像学检查,发现器官或者腔隙脓肿或者其他器官或者腔隙感染的证据。

## 六、预防

### (一) 手术前

1. 尽量缩短患者术前住院时间。择期手术患者应待手术部位以外感染治愈后再行手术。

2. 重视术前患者的抵抗力,纠正水和电解质代谢紊乱、贫血、低蛋白血症、血糖水平等,建议接受大手术的低体重患者口服或鼻饲富含多种营养素配方的营养液以预防 SSI;有效控制糖尿病患者的血糖水平,血糖控制的目标可设定为 6.1~8.3mmol/L,特殊人群的控制目标应综合判定。

3. 正确准备手术部位皮肤,彻底清除手术切口部位和周围皮肤的污染。患者在手术日前一晚(或更早时候)应使用抗菌/非抗菌制剂进行淋浴或全身沐浴;不建议术前常规清除毛发,若毛发影响手术视野,确须去除时,应在手术当日尽可能接近手术开始时间使用不损伤皮肤的方法,如电动剪毛,避免使用刀片刮除毛发。

4. 手术间应保持适宜的温湿度,或使用手术床局部温度调控装置保持患者的正常体温。

5. 皮肤消毒前要彻底清除手术切口和周围皮肤的污染,采用卫生行政部门批准的消毒剂以适当的方式消毒手术部位皮肤,皮肤消毒范围应符合手术要求,如须延长切口、做新切口或放置引流时,应扩大消毒范围。

6. 如须预防性使用抗菌药物,应在患者皮肤切开前 30min~1h 内或麻醉诱导期给予合理种类和合理剂量的抗菌药物,同时应考虑抗菌药物的半衰期,以保证术中抗菌药物在手术部位维持在有效的血药浓度；建议接受择期结直肠手术的成年患者术前口服抗菌药物联合机械性肠道准备以降低发生 SSI 的风险。

7. 有明显皮肤感染或患感冒、流行性感冒等呼吸道疾病，以及携带或感染多重耐药菌的医务人员，在未治愈前不应参加手术。参加手术的医务人员应严格进行外科手消毒，在戴无菌手套之前严格进行外科手消毒。

### （二）手术中

1. 保证手术室门关闭，如使用洁净手术室应尽量保持手术室正压通气，环境表面清洁，最大限度减少人员数量和流动。

2. 保证使用的手术器械、器具及物品等高度危险物品达到灭菌水平。

3. 手术中医务人员要严格遵循无菌原则和手卫生规范。

4. 若手术时间超过 3h，或者手术时间长于所用抗菌药物半衰期的，或者失血量大于 1 500ml 的，手术中应追加合理剂量的抗菌药物。

5. 手术人员尽量轻柔地接触组织，保持有效地止血，最大限度地减少组织损伤，彻底去除手术部位的坏死组织，避免形成无效腔。在腹部清洁 - 污染切口、污染切口和污秽或感染切口可考虑使用切口保护套，有效绝缘切口与周围组织，防止血液、体液、冲洗液渗透，从而减少手术切口污染机会，并能减少手术对切口组织过分牵拉及破坏，从而降低 SSI 发生的风险。

6. 术中确保术前使用的保温措施持续有效，保持患者体温正常，防止低体温。需要局部降温的特殊手术执行具体专业要求。

7. 冲洗手术部位时，应使用接近体温（37℃）的无菌生理盐水等液体。可考虑在关闭切口前使用聚维酮碘溶液冲洗切口，特别是清洁切口和清洁 - 污染切口。但不应以预防 SSI 为目的，在关闭切口前使用抗菌药物溶液冲洗切口。

8. 对于需要引流的手术切口，术中应当首选密闭负压引流，并尽量选择远离手术切口、位置合适的部位进行置管引流，确保引流充分，根据临床实际情况拔除引流。对高风险的一期缝合切口，建议预防性使用伤口负压治疗。

9. 具有抗菌性能的缝线可减少缝线材料上细菌的定植。建议在各类手术中使用抗菌涂层缝线以预防 SSI。

### （三）手术后

1. 医务人员接触患者手术部位或者更换手术切口敷料前后应进行手卫生。

2. 为患者更换切口敷料时，要严格遵守无菌原则及换药流程。

3. 术后保持引流通畅，根据临床情况尽早为患者拔除引流管。

4. 外科医师、护士要定时观察患者手术部位切口情况，出现分泌物时应进行微生物培养，结合微生物报告及患者手术情况，及时进行 SSI 的诊断、治疗和监测。

## 七、治疗

即便采取了所有可以采取的预防策略，SSI 仍然可能发生并需要治疗。每个感染的伤口都有患者情况的特点、所接受手术的特征和可能存在的细菌学特征。SSI 情况的多样性导致了治疗感染手段的多样性。外科治疗 SSI 的基本原则：敞开、引流伤口，必要时取出植入物等异物、清除残留的纤维和坏死组织，合理的伤口换药，按需使用抗菌治疗和全身支持治疗。

### (一) 伤口管理

去除皮肤缝线或皮钉，敞开感染区域的切口，排空所有脓液和炎症性渗出液。有的伤口脓肿局限只需要取出部分缝线或皮钉，伤口周围伴有广泛皮肤红斑和硬结的需要彻底敞开伤口。机械地排空脓液的同时，可以辅助局部冲洗或负压吸引。

手术部位的感染导致局部炎症反应纤维蛋白层的沉积。伤口中的纤维蛋白层使抗菌药物不能穿透发挥治疗作用，还为细菌提供逃脱机体免疫系统吞噬作用的避风港。感染的侵袭作用导致不同程度的微循环血栓，从而导致手术部位软组织的坏死。因此，清除伤口中的纤维蛋白层和坏死组织有利于伤口的愈合。

异物相关的 SSI，取出异物是基本原则。但有时取出异物，特别是植入物将导致局部主要组织结构的改变，如补片、血管移植、整形材料、内固定材料等。因此取出异物的时机应该由外科医生及感染专家一起权衡利弊后决定。

敞开的伤口应保持对炎症渗出液的引流，用盐水纱条蓬松填塞，覆盖伤口宜使用半干的敷料，避免干燥敷料使渗出液变干结痂而且增加脂肪坏死，不应包扎过紧，这样才有利于伤口闭合。在处置敞开伤口中，负压辅助闭合（vacuum-assisted closure，VAC）已经成为的一项重要的技术，可以为创面引流提供闭合负压，有助于改善局部血流、减轻组织水肿、促进肉芽组织生长、促进伤口愈合并可以预防二次污染。

### (二) 抗菌药物治疗

抗菌药物治疗不是处置大多数 SSI 必需的方法。具备红斑、硬结和软组织坏死才是支持全身使用抗菌药物的依据。免疫功能有缺陷和有人工植入物（如血管移植、全关节置换）的患者，也有使用抗菌药物治疗的适应证。使用抗菌药物应根据感染部位及感染发生、发展规律，致病菌种类及药物敏感试验选择药物品种及剂量，足量、全程用药，必要时可联合用药。应在发现 SSI 时使用抗菌药物治疗前正确采集手术部位标本进行微生物学检查，在本地区、本医疗机构或本病区的流行病学指引下先进行经验性抗菌药物治疗，参照微生物检查结果进一步调整抗菌药物进行治疗。厌氧菌一般是合并存在的感染，但有时也出现在像结肠或妇科生殖道手术的感染中，所以在治疗这类手术后的感染中根据需要覆盖厌氧菌。值得注意的是怀疑厌氧菌或其他需要特殊培养条件的病原体应及时与微生物室联系进行个体化处理。

## 八、监测

医院感染监测可以针对高危人群、重点部位、重点环节开展，针对性地监测某医院所发生的感染及其危险因素，实时、动态地掌握监测对象的感染发生情况，探索其发生的危险因素，并针对危险因素制订预防控制措施，采取有效干预，评价干预后的医院感染预防控制效果，探讨持续改进的计划。实施 SSI 监测可以降低 SSI 的发生率，是一个有效的预防和控制

SSI 的措施。SSI 的监测需要将系统性、主动性和预防性相结合,自手术开始就对 SSI 进行监测,直到患者术后 30d(有植入物患者随访 90d)为止。

整个监测过程需要准确的数据,应基于标准化的定义和监测系统。因此,医院应采用所在地区或国家 / 国际通用的监测定义进行 SSI 的监测,同时建立院内监测系统以确保能准确筛选特定手术类别中所有符合要求的患者,并且跟踪全程。因为监测人员及经费的限制,SSI 的监测可以主要针对经常性的手术和 / 或感染可能性大的手术进行。进行监测的人员应统一进行培训,保持与临床医务人员联系,定期查阅医疗护理记录,查阅微生物检测报告,寻找研究人群手术部位的任何阳性培养菌。对查阅所得信息进行评估,确定是否符合 SSI 的标准。微生物检测报告应与临床信息相结合,对结果有疑问时应寻求医学微生物学家的帮助。

监测应满足最小数据量的要求,但应包括 SSI 的危险因素。如性别、年龄、身高和体重、入院时间、出院时间、手术开始时间、手术类型(择期手术、急诊手术)、植入物、预防性抗菌药物治疗、ASA 评分、伤口污染等级、手术持续时间(单位为分钟)、再次手术、主刀医生代码、第一助手代码、主刀医生级别、监测终止的原因、监测终止日期、是否发生 SSI,如果患者发生了符合定义的 SSI,应完整填写 SSI 数据,应包括 SSI 日期(第一次发现 SSI 的体征或症状的日期,如无法获得或不清楚,应采用采集微生物标本的时间作为 SSI 确诊的日期)、SSI 的类型、致病微生物等。

随着日间手术越来越多、术后住院天数缩短的趋势也越来越明显,这意味着仅在患者住院时进行监测会低估 SSI 发生率。因此,监测的范围将不再局限于在院患者的监测,而是采用标准化的监测定义与流程,并统一培训监测人员,通过标准化方法(如门诊复查、电话、微信、短信、电子邮件、术后随访等)对患者数据进行采集、分析和说明,完成患者术后 30~90d 的追踪监测,提供高质量、可比较的数据来提高监测的价值。

(袁晓宁)

# 第四节　消化系统与腹部医院感染

消化系统医院感染广义是指患者在住院期间获得的胃肠道及相邻的消化器官如胆道、胰腺、肝脏以及腹腔或腹膜等的感染,主要包括感染性腹泻、胃肠道感染、抗菌药物相关性腹泻、病毒性肝炎、腹(盆)腔内组织感染、腹水感染等,本节主要介绍感染性腹泻、胃肠道感染和抗菌药物相关性腹泻。

消化系统医院感染不仅影响医疗质量,延长住院时间,增加住院花费,甚至增加死亡率。随着临床诊疗技术特别是消化内镜微创手术在临床的广泛应用、病原学检测技术迅速发展、抗菌药物应用管理进一步加强,临床及感控人员对消化系统医院感染也日益重视。在我国感染性腹泻成为前 5 位的医院感染之一。重症监护病房、老年病房、新生儿病房等多为高发部门,已将其监测、预防与传播控制列为感染控制的重点工作之一。

# 一、感染性腹泻

腹泻是指每日排便 3 次或以上,且粪便性状异常,如稀便、水样便、黏液便、脓血便或血便等。感染性腹泻是指患者在住院期间出现急性腹泻症状并伴有肠道感染的客观证据,包括粪便培养、排泄物或血液的抗原抗体分析、粪便常规或电子显微镜检测或毒素分析。患者的入院时间与腹泻发生之间的时间差应大于该病原体感染的平均潜伏期,可根据症状出现前患者住院的总时间以及不同感染性腹泻潜伏期的长短与社区获得性感染相鉴别。

## (一)诊断标准

感染性腹泻诊断具备下述两项之一。

1. 住院患者出现急性腹泻,特征是水样便超过 12h,伴或不伴呕吐和 / 或发热(体温超过 38℃ )。

2. 无其他原因可解释的恶心、呕吐、腹痛或头痛。

这些症状的出现必须同时伴有肠道感染的客观证据,包括粪便培养、排泄物或血液的抗原抗体分析、粪便常规、组织病理变化或毒素分析检测判定系肠道病原体所致。

## (二)病因

感染性腹泻可由多种病原体引起,常见病原体包括细菌、病毒、原虫以及真菌等,见表 21-3。总体上发病率居首位的是细菌性痢疾及轮状病毒感染;第二位是肠致病性大肠埃希菌感染;第三位是空肠弯曲菌及沙门菌属感染;第四位是非 O1 群、非 O2 群霍乱弧菌感染及小肠结肠炎耶尔森菌等。细菌性食物中毒也可引起腹泻,常见的有沙门菌食物中毒,还有葡萄球菌食物中毒、致病性大肠埃希菌食物中毒等。对于沙门菌属、志贺菌属等一般医院的实验室可以鉴定,但其他很多病原特别是病毒学检查须在有条件的实验室进行,因实验室病原学检测技术所限,仅有少数散发病例能明确病原诊断。近年随着临床微生物检验技术的进步,对艰难梭菌引起的医院感染性腹泻报道日益增多,特别在 ICU 及老年病房报告的艰难梭菌引起的医院感染性腹泻病例数急速增加。此外,在近年国内报告的多起医院感染胃肠炎暴发事件中检测到诺如病毒感染。

表 21-3　感染性腹泻的常见病原体

| 类别 | 名称 |
| --- | --- |
| 细菌 | 大肠埃希菌(致病性大肠埃希菌、肠产毒性大肠埃希菌、肠侵袭性大肠埃希菌、肠出血性大肠埃希菌)志贺菌属、沙门菌属、霍乱弧菌、小肠结肠炎耶尔森菌、空肠弯曲菌、气单胞菌属、李斯特单孢杆菌、金黄色葡萄球菌、艰难梭菌、产气荚膜梭菌、肉毒梭菌、铜绿假单胞菌 |
| 病毒 | 轮状病毒、腺病毒、杯状病毒、星状病毒、柯萨奇病毒、冠状病毒、诺如病毒(诺瓦克病毒) |
| 原虫 | 溶组织内阿米巴、蓝氏贾弟鞭毛虫、隐孢子虫、滴虫 |
| 真菌 | 白念珠菌、曲霉菌、毛霉菌 |

## （三）危险因素

医院感染性腹泻的危险因素涉及宿主防御机制与暴露在医院环境中的病原体之间错综复杂的关系。

环境因素包括外环境与机体内环境因素。

（1）外环境因素

1）餐饮卫生：医院内食物中毒最常见的病原体是沙门菌属、金黄色葡萄球菌和产气荚膜梭菌，多与肉、蛋等食品烹制、加工以及存储不当有关。如食品加工工人的操作不规范、设备污染、烹调不完全以及使用已被污染的食物。预防源自食物的医院感染必须注意正确的食品准备、保存和分发以及食品加工人员的健康与卫生。

2）饮水卫生及污水处理：医院供水系统的水源有可能受到含粪便污水的污染，未经严格消毒即供饮用或用来洗涤餐具等，常可引起医院感染的暴发。拥挤的就医环境、高接触物体表面的污染也可通过直接或间接接触导致交叉感染造成医院感染性腹泻的播散。

（2）机体内环境因素

1）基础疾病及机体抵抗力：宿主的免疫功能状态直接影响对感染的防御能力，重症、年老、长期卧床、接受免疫抑制治疗等都可降低机体的免疫功能，易发生医院感染。

2）抗菌药物的应用：先前应用的抗菌药物可能造成机体肠道内正常菌群的破坏，导致医院感染风险增加。

3）诊疗、护理操作：插鼻胃管和肠道内营养，可经过此途径将细菌导入胃肠道。此外，使用尿垫可使医院感染性腹泻的危险增加 5 倍。内镜和呼吸机等设备的污染与肠道感染特别是艰难梭菌、沙门菌属和幽门螺杆菌的医院内感染有关。

## （四）发病机制

决定发病的因素有宿主抵抗力、感染菌的多少、细菌的毒力。毒力因子包括毒素、黏附力、溶血素、质粒、菌毛、酶以及形成生物膜。

1. 细菌性腹泻主要有两种不同的发病机制，即细菌毒素介导分泌性腹泻和细菌直接侵袭性腹泻。

（1）毒素介导分泌性腹泻：病原进入肠道后，并不侵入肠上皮细胞，仅在小肠内繁殖，并黏附于黏膜，释放致病性肠毒素。肠毒素是外毒素，能在肠道中与小肠和十二指肠黏膜表面的受体结合，刺激肠黏膜分泌过多的水和钠离子到肠腔。当分泌量超过吸收能力时可导致腹泻，故又称为分泌性腹泻。此类细菌包括肠产毒性大肠埃希菌、金黄色葡萄球菌、变形杆菌、蜡样芽孢杆菌、气单胞菌、A 型产气荚膜梭菌和不凝集弧菌等。各种细菌产生的肠毒素不尽相同，其活化细胞膜核苷酸环化酶的机制也有所不同，如大肠埃希菌的不耐热肠毒素（LT）、沙门菌属、亲水气单胞菌的肠毒素等，先与肠上皮细胞刷状缘上的受体结合，激活腺苷酸环化酶，促使细胞内 ATP 转为 cAMP，并过量积聚于细胞内，刺激隐窝细胞大量分泌，抑制绒毛细胞吸收，从而导致腹泻。而大肠埃希菌的耐热肠毒素（ST）、小肠结肠炎耶尔森菌的肠毒素等，则激活鸟苷酸环化酶，促使细胞内 cGMP 浓度增高，同样引起分泌性腹泻。艰难梭菌则是通过钙离子增加而引起分泌性腹泻。

（2）侵袭性腹泻：细菌通过其侵袭力，直接侵入肠上皮细胞，并在其内生长繁殖，分泌外毒素使细胞内蛋白合成障碍,造成细胞的功能障碍和黏膜坏死、溃疡形成以及炎性渗出,引起肠黏膜广泛炎症,肠内渗透压增高,而电解质、溶质和水的吸收发生障碍,并产生前列腺素,进而刺激分泌,增加肠的动力,引起腹泻。脓血便为其特征表现,故称之为渗出性腹泻。沙门菌属、空肠弯曲菌、耶尔森菌、肠侵袭性大肠埃希菌等均可引起此类腹泻。值得注意的是有些细菌在致病过程中,既可直接侵袭肠黏膜而引起侵袭性腹泻,又可释放肠毒素而引起分泌性腹泻,如耶尔森菌肠炎。

2. 病毒引起小肠功能的改变　有关病毒引起胃肠炎的发病机制目前尚不十分清楚,主要病变见于小肠近端,以十二指肠和空肠最为严重,小肠绒毛主要改变表现为绒毛变短、数量减少、排列不整齐和不规则,可导致小肠功能改变:①绒毛萎缩,数量减少,上皮细胞成熟障碍,使小肠对水、电解质和营养物质的吸收功能降低;②绒毛顶部细胞合成酶的功能损害使麦芽糖酶、蔗糖酶、碱性磷酸酶活性降低,从而影响葡萄糖的运送,减低了葡萄糖促进钠、水吸收的功能;③绒毛顶部成熟细胞被不成熟的基底细胞所取代,不成熟细胞还保留分泌功能,因此可能伴有分泌功能增加而加剧腹泻。

3. 艰难梭菌引起的抗菌药物相关性腹泻　抗菌药物相关性腹泻的主要机制是使用抗菌药物后,肠道的正常菌群及生态平衡遭到破坏,致使艰难梭菌过度生长并产生毒素,其中以肠毒素和细胞毒素的致病作用尤为重要。

## (五) 流行病学

1. 传染源　主要是患者,其次为患者家属、探视者和医务人员中的带菌者。

2. 传播途径　主要为粪 - 口传播。进食污染的食物,接触被污染的环境和物品,如被污染的被服、医疗用具、水龙头、门把手、餐具等。陪护者和医护人员受到污染的手在传播中的作用值得重视。病毒性腹泻还可能通过呼吸道传播。暴发性流行多因摄入污染食物以及通过呼吸道传播的病毒(如诺如病毒)感染所致,也有肠内营养制剂被污染造成暴发流行的报道。医院供水系统的水源有可能受到含粪便污水的污染,未经严格消毒即供饮用或用来洗涤餐具等,常可引起医院感染的暴发。医院内经水传播导致的伤寒、细菌性痢疾、病毒性腹泻等暴发在国内已有多次报道。表 21-4 列出了医院感染性腹泻常见病原体的潜伏期和传播方式。

表 21-4　医院感染性胃肠炎的病原体特点

| 病原体 | 潜伏期 | 传播方式 | 病程[*] |
|---|---|---|---|
| 大肠埃希菌 | | | |
| 　ETEC | 16~72h | 食物 / 水摄入 | 3~5d |
| 　EPEC | 16~48h | 食物 / 水摄入,直接和间接接触 | 5~15d |
| 　EIEC | 16~48h | 食物 / 水摄入 | 2~7d |
| 　EHEC | 1~9d(平均为 3~4d) | 食物 / 水摄入,直接和间接接触 | 2~12d |
| 沙门菌属 | 16~72h | 食物摄入,直接和间接接触 | 2~7d |
| 志贺菌属 | 16~72h | 食物 / 水摄入,直接和间接接触 | 2~7d |
| 小肠结肠炎耶尔森菌 | 3~7d | 食物摄入,直接接触 | 1~3 周 |
| 空肠弯曲杆菌 | 3~5d | 食物摄入,直接接触 | 2~10d |

| 病原体 | 潜伏期 | 传播方式 | 病程* |
|---|---|---|---|
| 气单孢菌属 | 不详 | 食物摄入 | 1~7d |
| 李斯特单孢杆菌属 | 3~70d | 食物摄入,直接和间接接触 | 不定 |
| 金黄色葡萄球菌 | 1~6h | 食物摄入 | <24h |
| 艰难梭菌 | 不详 | 直接/间接接触 | 5d~10周** |
| 产气荚膜梭菌 | 8~16h | 食物摄入 | 24~72h |
| 肉毒梭菌 | 18~36h | 食物摄入 | 数周到数月 |
| 蜡样芽孢杆菌 | 1~6h(短) | 食物摄入 | <24小时 |
| | 8~16h(长) | | |
| 腺病毒 | 8~10d | 不详 | 8d |
| 轮状病毒 | 24~72h | 直接和间接接触,气溶胶 | 4~6d |
| 诺如病毒(诺瓦克病毒) | 24~48h | 食物/水摄入,直接和间接接触,气溶胶 | 24~48h |
| 隐孢子虫 | 2~14d | 食物/水摄入,直接和间接接触 | 数周到数月 |
| 溶组织内阿米巴 | 7~14d | 食物/水摄入,直接和间接接触 | 不定 |
| 蓝氏贾弟鞭毛虫 | 7~14d | 食物/水摄入,直接和间接接触 | 数周到数月 |

注:* 未使用抗菌药物的病程。

** 停用抗菌药物后。

3. 易感人群　人群普遍易感,特别是免疫缺陷的宿主,如营养不良的儿童、有严重基础疾病者、老年患者以及胃酸缺乏者。长期应用抗菌药物治疗、应用糖皮质激素药物、接受放射治疗和化学治疗的肿瘤患者以及重症监护病房患者因免疫功能降低更易感染。

4. 流行特征　感染性腹泻是医院感染性疾病的前五位之一,在我国医院感染性腹泻暴发并不少见。近年来有多起在老年病房诺如病毒感染性腹泻暴发的报告,经调查认为感染的发生很可能是由于感染患者剧烈呕吐、腹泻,使病毒粒子污染空气,被其他人吸入或咽下后而引起发病。另外医护人员与感染患者接触也可发病并在医疗护理过程中因手被污染或医疗器具污染而造成医源性传播。报道的诺如病毒感染腹泻暴发事件中均有医护人员被感染。

典型的集体食物中毒性胃肠道感染表现为两阶段的流行病学模式:第一阶段是最初污染源→污染食物→快速感染很多患者;接着进入第二阶段,特征是有更多的不典型病例,然后在患者和医护人员之间发生交叉传播。

感染性腹泻全年均可发病,但夏季多为细菌感染,秋冬季则以病毒感染多见。

### (六) 临床特征与诊断

1. 临床表现　根据感染病原体的不同,潜伏期从数小时至2周,但大多数为1~2d。主要症状是腹泻,病情轻重差别较大,多数为轻型自限性疾病,重者可出现脱水,严重水、电解质代谢紊乱,严重毒血症,周围循环衰竭等,甚至死亡。特别是对于原有基础疾病或处于免疫抑制的住院患者,感染性腹泻还可能导致原有疾病的加重甚至恶化。

根据腹泻发生机制的不同,临床表现又可分为以下两个类型。

(1)渗出性腹泻(侵袭性腹泻):常见的感染病原体有志贺菌属、沙门菌属、弯曲菌属、小肠结肠耶尔森菌、肠侵袭性大肠埃希菌、艰难梭菌。此型系由于侵袭性的病原体侵入肠黏膜引起广泛炎症所致,患者的粪便为含有渗出的血和黏液。若病损发生在结肠,则可引起肉眼可见的黏液及血液,此种情况尤以病损发生在左半结肠为著,典型的如细菌性痢疾。当病变发生在小肠时黏液血便经常不明显,但仍可借助显微镜发现。渗出性腹泻多伴有明显的腹痛,有里急后重,大便多为黏液脓血便,次数多而每次量少,镜检有较多脓细胞、白细胞和红细胞。患者全身中毒症状较显著。

(2)分泌性腹泻(非侵袭性腹泻):常见的感染病原体有霍乱弧菌(包括 O139 群)、产肠毒素性大肠埃希菌、产气荚膜梭菌、变形杆菌属、蜡样芽孢杆菌、病毒。此类型系肠毒素所致,粪便的特征是肠毒素导致空回肠分泌大量的液体。虽毒素对结肠并没有直接作用,但由于结肠再吸收液体的能力受到抑制,故可出现大量的水样泻。全身中毒症状不明显,轻微腹痛或无腹痛,无里急后重,大便为水样、量多,容易导致水、电解质丢失和酸碱平衡失调,大便镜检无炎性细胞,病程一般较短。

2. 诊断　医院感染性腹泻的诊断须依据流行病学资料、临床表现和粪便常规及病原学检查来综合诊断,应在排除慢性腹泻和非感染性腹泻基础上进行诊断。

(1)流行病学资料:流行病学资料包括年龄、季节、不洁饮食(水)史、集体发病史、与腹泻患者或污染物接触史、手术或抗菌药物应用情况等。在应用抗菌药物后出现的腹泻,应考虑抗菌药物相关腹泻的可能。

(2)临床表现:根据起病急缓、全身中毒症状、腹泻特点和伴随症状等进行诊断。

(3)实验室检查:行粪便常规检查,粪便可为稀便、水样便、黏液便、血便或脓血便。镜检可有多量红细胞、白细胞,亦可有少量或无细胞。

1)病原学检查:病原体的检出是确诊感染性腹泻的根本依据。检查方法包括粪便实验、细菌培养;血清学检查、电镜和免疫电镜检查、肠毒素测定以及分子生物学技术检测特异性核酸等。

2)粪便培养:采集新鲜的粪便进行培养并对可疑菌落做进一步生化鉴定,可检出致霍乱、痢疾、伤寒、副伤寒的病原体以外的致病微生物,如肠致泻性大肠埃希菌、沙门菌、小肠结肠炎耶尔森菌等;针对培养出的不同细菌还须行血清学鉴定以判定菌型。

轮状病毒的检验可通过收集患者早期腹泻粪便,约 10g 或 10ml,置无菌试管内,冰壶冷藏运送至实验室,−20℃保存,标本可采用 ELISA 方法或轮状病毒 RNA 聚丙烯酰胺凝胶电泳检测,依据电泳图型判定结果。

蓝氏贾第鞭毛虫的检验:腹泻患者的粪便和十二指肠液用生理盐水直接涂片,光学显微镜检查可检测到滋养体;成形粪便或十二指肠液可用碘液染色法、甲醛乙醚沉淀法和硫酸锌离心浮聚法检查包囊。使用间接血凝试验,间接荧光抗体试验或 ELISA 等方法可检测血清中蓝氏贾第鞭毛虫的特异性抗体作为血清学诊断。近年 PCR 技术也应用到蓝氏贾第鞭毛虫及其基因型的检测中。

(4)诊断标准

1)临床诊断:急性腹泻 ≥3 次 /24h,或粪便检查白细胞 ≥10 个 / 高倍视野,或伴恶心、呕吐、腹痛、发热,排除非感染性因素(如诊断治疗原因使用导泻剂、基础疾病、心理紧张等)所致的慢性胃肠炎急性发作。

2)病原学诊断:初步诊断基础上,符合下列情形之一者:①粪便或肛拭子标本培养出肠道病原体;②常规镜检或电镜直接检出肠道病原体;③从血液或粪便中检出病原体的抗原或抗体,达到诊断标准;④从组织培养细胞病理变化(如毒素测定)判定系肠道病原体所致。

### (七) 预防与控制

预防住院患者感染性腹泻的关键在于了解这些疾病的主要传播途径是粪 - 口途径。这些疾病可通过直接接触或间接接触通过医护人员的手或接触物体表面播散到其他人。被污染的食物、水、药品或仪器设备是常见的传播媒介。预防感染的发生需要做好以下几方面的工作。

1. 手卫生 有效地洗手是最简单、最重要的预防措施,既包括患者的手卫生,也更要强调医护人员的手卫生。患者在饭前、便后洗手非常重要;医护人员在接触患者后要洗手、在接触不同患者时要洗手或更换手套。

2. 加强食品卫生 预防集体食物中毒的重点在于保证食品保存和生产过程的卫生。厨具表面和设备应保持非常干净。食物的来源可靠,不要使用未消毒的产品。必须在适当的温度下保存食品,即60℃以上或7℃以下。冷冻食品在烹饪前必须完全融化。应该特别强调对食品加工人员进行培训,因为他们在预防食物中毒性疾病的传播中起着重要作用。

3. 饮水卫生 妥善处理患者的排泄物非常重要,严格按照医院污水处理的规范要求操作,避免携带感染病原体的粪便污染水源。

4. 加强医疗器械的消毒管理 如体温计容易受到污染,应进行严格消毒。文献报道与直肠电子体温计相关的艰难梭菌暴发流行在改用一次性体温计后得到成功控制。内镜的清洗和消毒非常重要,必须严格按照内镜清洗消毒规范的要求完成每一个步骤。

5. 加强环境卫生 环境和物体表面的清洁与消毒对预防医院感染性胃肠炎的院内播散也很重要。

6. 加强医院职工个人卫生宣教,必须对有胃肠炎的工作人员进行监测,在症状消失前不能直接接触患者或食物。应注意患者从急性期恢复后仍有很长一段时间可能排泄病原体,对于感染非伤寒沙门菌属的沙门菌或志贺菌的无症状工作人员至少两次大便培养阴性才能重新开始工作。还应注意所收集的粪便标本必须间隔24h,并且至少停用抗菌药物48h后。对于多数病原引起的疾病,医护人员可在症状消失后恢复工作,并且要明确建议他们进行常规的预防措施和洗手。

7. 以患者为中心,降低医院感染性腹泻的危险因素。合理应用抗菌药物,尽量减少抑酸剂预防溃疡而选用黏膜保护剂如硫糖铝。限制使用灌肠剂以及减少鼻胃管的使用时间。

### (八) 主要治疗措施

由于感染性腹泻的多病因性(病毒、细菌、真菌及寄生虫等),临床针对病原体的治疗最为重要和理想。病毒感染多具有自限性,主要是支持、改善肠道动力的药物治疗,同时纠正水、电解质代谢紊乱。真菌性腹泻由于多发生在接受广谱抗菌药物、激素、抗肿瘤药或其他免疫抑制剂时的机会感染,只要提高警惕,及时发现,采取措施,唑类药物多可使疾病获得有效控制。寄生虫所致腹泻多为慢性,可针对不同的寄生虫病原采取相应的驱虫治疗。

1. 一般及对症治疗  尤其注意改善中毒症状及纠正水、电解质代谢紊乱,轻症病例可给予口服补液盐(ORS);病情严重者应静脉给药,病情好转后并能口服时改为口服。

2. 病原治疗  针对引起腹泻的常见病原体必要时给予相应的病原治疗。首先留取粪便做常规检查与细菌培养,结合临床情况确定是否需抗菌药物治疗,给予经验性抗菌药物治疗,常用氟喹诺酮类抗菌药物、复方磺胺甲唑、氨苄西林、小檗碱等;病毒及细菌毒素(如食物中毒等)引起的腹泻一般不须用抗菌药物。明确病原体后进行药物敏感试验,临床疗效不满意者可根据药物敏感试验结果调整用药。

对于细菌性痢疾的病原治疗应充分认识到其病程多具有自限性,抗菌药物的治疗作用是有限的,所以不适当的抗菌药物治疗不但无益,反而会导致耐药株的增加。而常见的沙门菌胃肠炎,通常不须给予抗菌药物治疗。有人认为抗菌药物可能改变患者的病程,应用抗菌药物反而可使急性期后粪便排菌时间延长,容易诱发肠腔中耐药菌株的产生,可导致肠腔内菌群失调。所以,主张重症者给予抗菌药物治疗。可选用复方磺胺甲噁唑、庆大霉素、氨苄西林等,疗程3~5d。

3. 微生态治疗  目的在于恢复肠道正常菌群的生态平衡,抵御病原体定植侵袭,有利于控制腹泻,可应用乳酸杆菌或双歧杆菌等微生态制剂。

### (九)诺如病毒感染性腹泻的诊治与防控

诺如病毒感染性腹泻是由诺如病毒感染引起的急性肠道传染病,以腹泻、呕吐、腹痛、恶心等为主要症状,可伴有发热、脱水等临床表现。根据我国突发公共卫生事件信息管理系统的报告,2015—2019年共计上报其他感染性腹泻疫情共计1 345起,其中诺如病毒1 207起,占比为89.74%。诺如病毒本身变异速度快、环境抵抗能力强,人群的感染剂量低,同时发病潜伏期短、病毒排毒时间长、感染后免疫保护时间短,且传播途径多,这些特点导致全人群普遍易感。诺如病毒感染病例的病程通常较短,症状持续时间平均为2~3d,但高龄人群和伴有基础性疾病患者恢复较慢。研究结果显示,40%的85岁以上老年人在发病4d后仍有症状,免疫抑制患者平均病程为7d。

1. 流行病学

(1)传染源:诺如病毒原名为诺瓦克病毒,由Kapikian等科学家于1972年从美国患者粪便中最先发现,是单股正链表面无包膜的RNA病毒,病毒颗粒直径约27nm,属杯状病毒科诺如病毒属。诺如病毒有多个基因型。根据基因结构特征,分为10个基因组(genogroup),其中GⅠ、GⅡ和GⅣ感染人,GⅠ和GⅡ是引起人类感染性腹泻的两个主要基因组,又进一步分成30个以上的基因型。诺如病毒变异快、免疫保护时间短。同一个人可重复感染同一毒株或不同型别的诺如病毒,不同基因型之间无交叉免疫。

(2)传播途径:诺如病毒的传播途径主要包括三种,人传人、经食物传播和经水传播。人传人可通过粪口途径(如摄入粪便或呕吐物产生的气溶胶)或间接接触被排泄物污染的环境而导致传播。经食物传播是由于食用被诺如病毒污染的食物而导致的,或者餐饮从业人员感染诺如病毒后,在备餐和供餐环节污染了食物,或者在食物生产、运输和分发过程中被含有诺如病毒的人类排泄物或其他物质(如水等)所污染。贝类产品如牡蛎等,或者生食的蔬果也是引起诺如病毒疫情暴发常见的食物。经水传播则可由桶装水、市政供水、井水或其他饮用水源被污染导致疫情发生。一起疫情暴发中也可能存在多种传播途径。

美国和欧洲50%以上的急性胃肠炎暴发由诺如病毒所致(范围为36%~59%)。2012年以来,诺如病毒已成为我国其他感染性腹泻病暴发的优势病原体(60%~96%),尤其自2014年冬季起,诺如病毒感染暴发疫情大幅增加。根据我国突发公共卫生事件信息管理系统的数据报导,2015—2019年共报告其他感染性腹泻疫情1 345起,其中诺如病毒1 207起,百分比为89.74%。诺如病毒已成为我国其他感染性腹泻疫情的最主要病原体。我国诺如病毒疫情报告一般有两个高峰时段,主要集中在每年2~3月和11~12月,其中90%的疫情报告都集中在学校和幼托机构,医院也是诺如病毒感染聚集性疫情发生的重要场所。

(3)易感人群:诺如病毒具有传染性强,感染剂量低、排毒时间长、免疫保护时间短和全人群普遍易感等特点,主要通过患者的粪便和呕吐物排出,隐性感染者也可排毒。患者在潜伏期即可排出诺如病毒,排毒高峰在发病后2~5d,持续2~3周,最长排毒期有报道超过56d。诺如病毒感染剂量为18~2 800个病毒粒子。

(4)潜伏期:诺如病毒的潜伏期相对较短,潜伏期中位数为34h(范围:2~61h)。另一篇文献综述整理总结了不同基因群的诺如病毒G I 和G II 型的潜伏期,其中位数分别为1.1d(95% $CI$:1.1~1.2d)和1.2d(95% $CI$:1.1~1.2d)显示,不同基因群的潜伏期并没有显著差异。

2. 临床特征与诊断

(1)临床表现

诺如病毒潜伏期一般为24~48h,最短12h,最长可达72h。感染者一般发病突然,主要临床症状为恶心、呕吐、发热、腹痛和腹泻,部分病例也有头痛、寒战、肌肉疼痛等症状。呕吐在儿童患者中比较普遍,而成人患者多以腹泻为主。婴幼儿或有基础疾病的老年人发生诺如病毒感染的风险较高,发生严重并发症的概率也较大,因此须特别关注。

轻症病例临床表现:诺如病毒感染病例的发病主要以轻症为主,最常见症状是腹泻和呕吐,其次为恶心、腹痛、头痛、发热、畏寒和肌肉酸痛等。研究发现在诺如病毒感染病例中成人腹泻常见,而儿童则更易出现呕吐。

重症病例临床表现和相关危险因素:诺如病毒感染性腹泻多为自限性疾病,但仍有少数病例会发展成重症,甚至死亡。2012年 Clinical Infectious Diseases 的一篇系统综述中对843起诺如病毒暴发数据进行分析,其中住院病例和死亡病例的占比分别为0.54%和0.06%,并通过泊松回归模型,对住院病例、死亡病例与疫情暴发环境(医疗机构或社区)、病毒毒株和传播途径的相关性分析研究发现G II .4基因型诺如病毒引起的暴发中住院和死亡比例更高,而医疗机构暴发出现死亡的风险更高。

婴幼儿或有基础疾病的老年人发生诺如病毒感染的风险较高,发生严重并发症的概率也更大。根据美国 The Journal of Infectious Diseases 2012年的一篇研究标明,在1999—2007年期间,荷兰诺如病毒感染暴发与其85岁以上老年人超额死亡呈显著相关性,而在此期间荷兰出现了诺如病毒的新型变异株,在85岁以上的年龄组中,因诺如病毒相关死亡人数占全死因人数的0.5%。而2001—2006年期间,在英格兰和威尔士≥65岁的人群中,因诺如病毒感染而导致的死亡占感染性肠道疾病所致死亡的20%(95% $CI$:13.3%~26.8%)。2008—2009年,北欧地区82例社区获得性诺如病毒感染病例(年龄中位数77岁)在一个月内死亡的比例高达7%。而新生儿感染诺如病毒后,除出现与其他年龄组儿童同样的症状和体征外,还可能发生坏死性小肠结肠炎等严重并发症。

（2）辅助检查

大便检查：便常规很少发现红细胞、白细胞。

病原学检测：粪便标本或呕吐物中检测出诺如病毒即可确诊。常用检测方法有酶联免疫吸附试验、放射免疫法检测粪便诺如病毒、血清抗体检测、病毒分离，反转录聚合酶链反应（reverse transcription polymerase chain reaction，PT-PCR）或荧光定量 PCR 检测病毒核酸。

（3）诊断

诺如病毒感染性肠炎的患者的诊断主要依赖于流行季节、地区、发病年龄、接触史等流行病学资料，结合相应的临床表现和实验室检测结果。

疑似病例：即急性胃肠炎病例，定义为 24h 内出现排便 ≥3 次且有性状改变（呈稀水样便）和/或 24h 内出现呕吐 ≥2 次者。

临床诊断病例：在诺如病毒感染引起的聚集性或暴发疫情中，满足疑似病例定义，且与实验室诊断病例有流行病学关联的病例。

实验室诊断病例：疑似病例或临床诊断病例中，粪便、肛拭子或呕吐物标本经诺如病毒核酸检测阳性，或 ELISA 抗原检测阳性者。

3. 预防

（1）隔离管理：鉴于诺如病毒的高度传染性，根据 2015 年国家疾病预防控制中心发布的《诺如病毒感染暴发调查和预防控制技术指南》的要求，对诺如病毒感染人员进行规范管理是阻断传播和减少环境污染的有效控制手段。

1）病例隔离：应对诺如病毒感染病例进行隔离处置，隔离时间应为感染急性期至症状完全消失后 72h。轻症病例可居家或在疫情发生场所就地隔离；重症病例应送至医疗机构按肠道传染病进行隔离治疗，医疗机构应做好相应措施，避免院内感染和传播。

2）隐性感染者隔离：针对无症状的诺如病毒隐性感染病例，应建议其在诺如病毒核酸检测阳性后 72h 内进行居家隔离。

3）特殊从业人员隔离：鉴于诺如病毒排毒时间较长，诺如病毒感染人员在症状出现 72h 后或隐性感染者核酸检测阳性 72h 后病毒排出载量虽明显下降，但仍存在传播的风险。因此为慎重起见，建议针对特殊从业人员，如食品行业全流程的工人等，应采取更为严格的病例管理措施，须连续 2d 进行粪便或肛拭子诺如病毒核酸检测，结果为阴性后方可上岗。

（2）清洁消毒

1）卫生：保持良好的手卫生是预防诺如病毒感染和控制传播最重要最有效的措施。应采用肥皂和流动水至少洗 20s。需要注意的是，消毒纸巾和免冲洗的手消毒液不能代替标准洗手程序，医疗机构应配置足够数量的洗手设施（肥皂、水龙头等），要求相关人员勤洗手。此外，还须注意不要徒手直接接触即食食品。

2）环境消毒：医疗机构应建立日常环境清洁消毒制度。化学消毒剂是阻断诺如病毒通过被污染的环境或物品表面进行传播的主要方法之一，最常用的是含氯消毒剂，按产品说明书现用现配。

对诺如病毒污染的环境和物品需要使用含氯消毒剂进行消毒，酒精为主要成分的消毒剂消毒效果不佳。在消毒、清理受到呕吐物污染的物品时，尽量戴塑胶手套和口罩，清除过程中避免直接接触污染物。处理患者呕吐物时，须用含有效氯 5 000mg/L 的消毒剂溶液浸泡消毒 30min 后处理，用于消毒地面、墙壁及物体表面的消毒液，应含有效氯 1 000mg/L。收拾被污染的衣物、被褥等织物时应避免产生气溶胶,先将固体污秽物移除后浸在有效氯为1 000mg/L 的含氯消毒剂溶液内 30min,然后清洗。

发生诺如病毒感染聚集性或暴发疫情时,应做好消毒工作,重点对患者呕吐物、排泄物等污染物污染的环境物体表面、生活用品、食品加工工具、生活饮用水等进行消毒。患者尽量使用专用厕所或者专用便器。

(3)健康教育:注意个人卫生,饭前便后、加工食物之前要洗手,生吃瓜果要洗净,牡蛎等贝类海产品必须充分加热煮熟后再吃,要选用卫生合格的桶装水,喝开水。

4. 主要治疗措施　目前国内外尚无特效的抗病毒药物,针对诺如病毒感染性肠炎的病例主要以对症治疗或支持性治疗为主,其病程一般为自限性,多为 2~3d,恢复后无后遗症,愈后良好。

诺如病毒目前尚无有效的特异性疫苗,且疫苗研发面临着很多的技术挑战,但美国和中国已有多个诺如病毒疫苗研发新进展的报道,2019 年美国的双价疫苗(GⅠ.1、GⅡ.4)和单价 GⅠ.1 口服疫苗已进入临床试验阶段,中国的双价疫苗(GⅠ.1、GⅡ.4)和四价疫苗(GⅠ.1、GⅡ.3、GⅡ.4 和 GⅡ.17)也获得国家药品监督管理局临床试验许可。早在 2016 年 6 月世界卫生组织疫苗开发咨询委员会就已将诺如病毒的疫苗研发确定为优先方向,因此我们期待诺如病毒疫苗正式上市后,可以显著降低诺如病毒感染性胃肠炎的疾病负担,降低诺如病毒感染疫情的暴发。

## 二、抗菌药物相关性腹泻

抗菌药物相关性肠炎是由于接受抗菌药物治疗而引起的一系列严重程度不同、以腹泻为主要症状的肠道菌群失调症的总称,按病情程度的不同,包括抗菌药物相关性腹泻(antibiotics associated diarrhea,AAD)、抗菌药物相关肠炎(antibiotics associated colitis,AAC)和假膜性结肠炎(pseudomembranous colitis,PMC),为抗菌药物治疗的较为常见的副作用,其发生率视不同抗菌药物而异,为 5%~30%。

### (一)病因、危险因素及发病机制

1977 年,Lowson 等首先从假膜性结肠炎患者的粪便中分离出艰难梭菌(clostridium difficile,C.difficile),并将 C.difficile 无菌培养滤液投给动物导致发生假膜性结肠炎,从而证实 C.difficile 为 PMC 的病原体。目前认为艰难梭菌是抗菌药物相关肠炎和腹泻的主要病因,绝大部分假膜性结肠炎为艰难梭菌所致,抗菌药物相关性肠炎中 10%~25% 由艰难梭菌引起。此外,部分抗菌药物相关性肠炎与金黄色葡萄球菌、产气荚膜芽孢杆菌、产酸克雷伯菌和沙门菌属有关。

艰难梭菌是一种专性厌氧革兰氏阳性芽孢杆菌,其致病主要通过毒素介导。艰难梭菌能产生两种毒素,肠毒素(毒素 A)及细胞毒素(毒素 B)。毒素 A 是主要的毒力因子,具有很强的肠毒素活性。通过黏膜上皮细胞的 cAMP 系统使水和盐分泌增加导致分泌性腹泻,甚至引起黏膜出血。毒素 B 为细胞毒素,可直接损伤肠壁细胞,引起炎症;金黄色葡萄球菌通过肠毒素 A 和双组分白细胞毒素 Luk-Luk D 导致炎症的产生;迄今为止,尚未证实克雷伯菌可产生毒素。

艰难梭菌广泛存在于自然界的土壤、水、各种动物粪便及人类肠道、阴道及尿道中。AAC 是由于肠道正常微生物遭到破坏，致病微生物增殖所致。广谱抗菌药物对肠道菌群有强大的杀伤作用，使用后破坏了患者肠道的正常微生态平衡，而导致 AAC 的致病菌如艰难梭菌等对这类抗菌药物耐药，以致其在肠道内大量繁殖从而导致肠道炎症的产生。

几乎所有的抗菌药物均可诱发 AAC，以林可霉素、克林霉素最易并发本病，其次为人工合成青霉素、头孢菌素类抗菌药物，近年第二代、第三代头孢菌素，特别是头孢噻肟、头孢曲松、头孢呋辛、头孢他啶已在美国成为导致抗菌药物相关性肠炎的最常见抗菌药物。氨基糖苷类抗菌药物较少发生，近年来随着喹诺酮类抗菌药物的应用增多，应用喹诺酮类抗菌药物后发生 AAC 的病例也不少见。广谱抗菌药物较窄谱抗菌药物并发 AAC 的风险高 10~70 倍。肠道内浓度高的抗菌药物也容易发生 AAC。抗菌药物联合应用、长期应用均会增加 AAC 的发病风险。

本病的发生也与患者的年龄、住院的时间、基础疾病的严重程度及免疫反应、采用医疗干预措施等危险因素有关。接受抗菌药物治疗、高龄、长期住院和免疫缺陷、胃肠手术后、应用抗肿瘤药物的患者是 AAC 的易感人群。接受机械通气、透析、肠内营养等治疗的患者发生 AAC 的风险增高；另外抗肠蠕动药物、抑酸剂也可能增加 AAC 的风险。

住院患者有机会接触艰难梭菌孢子，这些孢子可污染医疗机构的环境，如医疗设备和医务人员的手。当易感个体摄入产毒艰难梭菌孢子，这些孢子经受胃酸和其他上消化道防御机制作用后仍能生存，孢子发芽并在下消化道定植。除了毒素 A 和 B 的肠毒性和细胞毒性反应，毒素还可促进炎症反应的发生。随着住院时间的延长，感染的风险也随之增加。

### （二）流行病学

艰难梭菌感染的发病率各家医院报道不一，从低于 1/1 000 出院患者到高于 25/1 000 出院患者均存在。由于风险人群仅限于接受抗菌药物治疗的患者，实际以风险人群为基数的发病率至少要高 1 倍，因为只有约 50% 的住院患者接受抗菌药物治疗。

1. 传染源 患者及接受抗菌药物治疗的患者中 20%~30% 是无症状的带菌者。有些患者在入院时已带菌，在接受抗菌药物治疗或患者免疫功能低下时易发病，为艰难梭菌内源性感染方式。但患者也可以从医院环境中获得该菌或因交叉感染导致感染，此乃外源性感染方式。文献报道医务人员粪便艰难梭菌培养阳性者可达 10%~15%，在医院感染中具有重要意义。

2. 传播途径 艰难梭菌可通过大便污染环境，在环境泥土中可存活 7~10 周。已知医务人员的手及很多环境部位都有可能被艰难梭菌的孢子污染。环境中艰难梭菌污染与患者所处病室的状态有关。如患者所在的房间有活动性艰难梭菌感染并伴有腹泻的患者，则环境被污染的可能性最高；如所在病房有患者携带艰难梭菌但无症状，则对环境污染的可能性居中；如患者粪便中无艰难梭菌，则环境被污染的可能性最低。医院用具、便盆、食具、婴儿浴盆、电子体温计等是最容易发生艰难梭菌污染的部位。

3. 易感人群 包括使用广谱抗菌药物的住院患者、有原发病致免疫功能下降的患者、老年患者以及肿瘤化学治疗患者、肠内营养、长期住院的患者等。

研究显示正常人粪便中艰难梭菌的定植率为 1%~3%，但婴儿例外。50% 的婴儿在 1 岁左右携带有艰难梭菌及其毒素但没有任何胃肠道症状。约 20% 的住院患者同时在粪便中检测到产毒性和非产毒性艰难梭菌但无症状。

借助基因检测技术发现有些医院内的艰难梭菌感染主要是由单一菌株感染所致,提示大多数艰难梭菌感染在医疗机构内传播。但在某些医院的研究中也发现有不同的艰难梭菌菌株引起同时发病,并且发现其中一些患者在入院时粪便中即存在艰难梭菌,特别是近期住过医院的患者。在一些高发病医院,未定植艰难梭菌的患者,随着住院时间的延长,获得艰难梭菌感染的概率每周增加 8%,但即使获得产毒性艰难梭菌感染,大多数患者依然保持无症状。有证据表明,如果患者成为无症状的带艰难梭菌者,则发生艰难梭菌感染的风险会降低。约 40% 的医院内艰难梭菌缺乏产毒素 A 和 B 的基因,通常认为这种非产毒性艰难梭菌对患者是无害的,如果患者获得这样一个菌株,则会免除感染艰难梭菌的风险。

### (三)临床特征与诊断

患者在应用抗菌药物治疗期间或用药后 3 周内,突然出现腹泻,尤其是老年、病情危重、恶性肿瘤、外科大手术后者,应怀疑抗菌药物相关腹泻的可能性。症状常在抗菌药物治疗的 4~9d 开始出现,但也可能在停用抗菌药物后 3~4 周发生。

1. 临床表现　主要症状为腹泻,每日 2~20 次,大多数呈黄绿色水样便,少有脓血样便。常伴有腹胀、腹痛、发热,可伴有里急后重。患者可有厌食、精神不振等表现。可伴有发热、恶心呕吐;重症患者可出现脱水、脓毒症休克或中毒性巨结肠、腹水、麻痹性肠梗阻,甚至死亡。

抗菌药物相关腹泻根据临床表现及预后分为单纯腹泻型、结肠炎型、出血性结肠炎型、假膜性结肠炎型及暴发性结肠炎型;或根据临床病情的轻重分为轻、中、重型和暴发型。

假膜性结肠炎是 AAC 较为严重的表现形式。其特点为肠黏膜上有渗出性假膜形成。病变主要位于结肠,全结肠均可受累,以直肠和乙状结肠为主,亦可累及远端小肠,多与林可霉素、克林霉素、头孢菌素、氨苄西林的应用有关。起病较后者稍缓慢,症状主要以腹泻为主,腹痛较后者轻,病程稍长,为 3~4 周;急性出血性肠炎主要与应用广谱青霉素,特别是氨苄西林有关,肠黏膜以出血性病变为主,病变一般呈区域性分布,主要累及横结肠,可累及近段结肠,直肠多不受累。严重者可波及全结肠。起病急,腹痛较前者重,便血明显。病程短,为 1 周左右。

2. 辅助检查

(1)便常规:可见白细胞,多数无肉眼血便或黏液便,有时便潜血可呈阳性。

(2)便培养:敏感性为 89%~100%;便培养分离出艰难梭菌即可确诊,但对 AAC 的诊断缺乏特异性,因为非产毒株也被分离出来,因此培养阴性者也不能排除 AAC 的诊断。粪便厌氧培养出艰难梭菌后,还应进行毒素鉴定。

(3)艰难梭菌毒素测定:粪便滤液艰难梭菌毒素测定有相当重要的诊断意义,只要粪便中存在毒素,即使培养阴性也可确立诊断。检测艰难梭菌毒素有不同的方法。细胞培养毒素实验最具诊断特异性(85%~100%),敏感性不如便培养;酶免疫测定法检测速度快,检测特异性可超过 95%,但敏感性也不如便培养和细胞培养毒素实验。

(4)血常规及生化检查:血常规可见白细胞计数升高,甚至出现类白血病反应。血生化检查:可有电解质代谢紊乱、酸碱平衡失调、低蛋白血症。

(5)艰难梭菌抗原乳胶凝集实验敏感性和特异性均不如其他检查,PCR 毒素基因检测兼具快速、准确的特点,临床应用渐趋广泛。

(6)内镜检查:是诊断假膜性结肠炎快速而可靠的方法。如病变轻、肠镜检查过早或治疗及时,内镜检查可无典型表现,肠黏膜可正常或仅有弥漫或斑片状充血、水肿。严重者可见黏膜表面覆以黄白或黄绿色假膜。艰难梭菌便培养和毒素检测呈阳性的腹泻患者中,约50%的患者可以通过内镜发现假膜。假膜多局限于直肠或乙状结肠,也可位于结肠的其他部分。早期假膜呈斑点状跳跃分布,进一步扩大,隆起,周围红晕,红晕周边黏膜正常或水肿。假膜可呈黄白色、灰色、灰黄色或黄褐色,隆起于黏膜,周围绕以红晕,重症病例假膜可相互融合成片,甚至可形成假膜管型。假膜紧密附着在炎症的黏膜上,强行剥脱后可见其下黏膜凹陷、充血、出血。对可疑病变进行活体组织检查和组织学检查有助于明确诊断。假膜由多形核白细胞、纤维素、慢性炎症细胞、核坏死脱落的上皮碎片组成,假膜下的黏膜呈火山口样损害。

因为有穿孔风险,故暴发性重度腹泻患者行结肠镜检查属相对禁忌。

(7)影像学检查:X线腹部平片可显示麻痹性肠梗阻或轻至中度肠管扩张。钡灌肠检查对怀疑 AAC 的患者无助于明确诊断,且有可能使病情加重的危险。CT 扫描可发现肠壁水肿或炎症表现,对暴发性重度肠炎诊断有帮助。

3. 诊断　应用抗菌药物后出现上述典型临床表现者即应考虑本病。

(1)2001 年医院感染诊断标准(试行)如下。

1)临床诊断:近期曾应用或正在应用抗菌药物,出现腹泻,可伴大便性状改变(如水样便、血便、黏液脓血便或见斑块条索状假膜),可合并下列情况之一:①发热 ≥38℃;②腹痛或腹部压痛、反跳痛;③周围血白细胞升高。

2)病原学诊断:临床诊断基础上,符合下述三条之一即可诊断:①大便涂片有菌群失调或培养发现有意义的优势菌群;②如情况许可时进行纤维结肠镜检查,可见肠壁充血、水肿、出血,或见到 2~20mm 灰黄(白)色斑块假膜;③细菌毒素测定证实。

说明:①急性腹泻次数 ≥3 次 /24h;②应排除慢性肠炎急性发作或急性胃肠道感染及非感染性原因所致的腹泻。

(2)美国卫生保健流行病学学会诊断标准(1995)如下所示。

1)临床标准

腹泻:≥6 次 /36h,水样便或不成形便。

≥3 次 /24h,不成形便,至少持续 2d。

≥8 次 /48h 不成形便。

无其他已知原因的腹泻。

2)实验室诊断:①观察到结肠假膜;②粪便中检测到毒素 A 或 B;③粪便培养产毒性艰难梭菌阳性。

3)过去 8 周应用抗菌药物史,但非必需条件。

4)口服甲硝唑或万古霉素治疗有效支持艰难梭菌相关性腹泻诊断。

### (四)主要治疗措施

1. 停用相关抗菌药物　一旦临床高度怀疑或已确诊 AAC,应及早停用有关抗菌药物,对于原发病必须继续使用者,可给予针对性强的窄谱抗菌药物。轻症者停药后可自行缓解而不须进一步治疗,但由于潜在的高死亡率,目前对大多数患者采取针对病原体的抗菌治疗。应避免使用止泻药或抗胃肠蠕动药。

2. 抗艰难梭菌治疗　对有严重腹泻或肠炎的患者、老年患者、伴发多种疾病的患者以及不能停用原用抗菌药物的患者应给予针对艰难梭菌的抗菌药物治疗。临床常用甲硝唑、万古霉素、杆菌肽、替考拉宁、微生态制剂等。①甲硝唑:250~500mg,每日3次,7~14d,重症者静脉滴注500mg,每6h1次;②万古霉素:适用于中度至重度患者,一般125~500mg,每日4次,用7~14d;③杆菌肽:25 000U,每日4次,7~14d,多用于上述药无效或复发者;④褐霉素(furidic acid):文献报道用褐霉素治疗PMC,每天0.5~1.5g,症状缓解作用与万古霉素相近。

3. 吸附艰难梭菌毒素　考来烯胺4~5g,每日3~4次,7~14d,适用于中度病情或复发者。应注意不能与万古霉素合用;污泥状梭状芽孢杆菌抗毒素50 000U静脉滴注,每日2次。

4. 扶植肠道正常菌群　目前临床应用的主要有双歧杆菌制剂、地衣芽孢杆菌制剂等。

5. 抗休克与全身治疗　补充液体、纠正电解质代谢紊乱和酸中毒,必要时使用肾上腺皮质激素、血管活性药物及输全血。

6. 对重症或暴发型PMC患者,治疗开始即应选用万古霉素口服治疗。当患者病情严重伴有麻痹性肠梗阻或中毒性巨结肠时,应加用甲硝唑静脉滴注,剂量为250~500mg,每6~8h1次。对甲硝唑静脉滴注治疗无效者,可通过鼻胃管或灌肠应用万古霉素。

7. 对治疗无效的重症患者以及并发中毒性巨结肠、结肠穿孔等急腹症者应予外科手术治疗。

8. 对多次复发者,在应用万古霉素或甲硝唑口服7~14d控制症状后,在随后的3周内再予下述的一种药物进行治疗:考来烯胺4mg,每日4次口服;乳酸杆菌1g,每日4次口服;万古霉素125mg,隔日1次口服;用药均为3周。

### (五) 预防

艰难梭菌感染的控制方法主要包括两个方面:阻断艰难梭菌的水平传播;尽可能降低患者临床发生艰难梭菌感染的风险。主要措施有以下。

阻断艰难梭菌的水平传播:①床旁隔离。AAD患者的粪便可以污染周围环境,引起医院内感染,因此对患者应给予床旁隔离,有条件的将活动性感染患者置于单间或将同类感染患者分组管理。医护人员接触患者前后要正确洗手或戴手套。②环境清洁和消毒或应用一次性使用物品。环境清洁可采用能够杀灭孢子的清洁剂(1:10含氯消毒液用于艰难梭菌感染患者房间的消毒。有文献报道在艰难梭菌感染高发的医院或病区,使用一次性手套和一次性电子体温计有助于降低艰难梭菌感染的发生率)。

发生传播时疾病的预防:①合理应用抗菌药物,规范使用抗菌药物,必要时在某些高发病医院限制某些抗菌药物的使用如克林霉素,控制广谱头孢类抗菌药物的使用。②对某些接受抗菌药物治疗的高危患者进行预防性治疗:包括布拉酵母菌、乳酸杆菌、无毒性艰难梭菌等。

控制医院内艰难梭菌感染须采取综合措施,规范抗菌药物的使用至关重要。

## 三、胃肠道感染

医院获得性胃肠道感染目前尚无确切清晰的定义,通常是指在住院期间与医疗相关的检查、治疗操作及治疗药物相关的、无其他原因可解释的胃肠道炎症症状并检测出相应的病原体。

### (一) 病因

1. 治疗药物引起机体免疫功能损伤或直接导致胃肠道黏膜损伤,引起胃肠道黏膜屏障功能受损,导致机会性感染,相关药物包括各种免疫抑制剂、生物制剂、抗肿瘤药物、非甾体抗炎药等,也包括原有胃肠道疾病如炎症性肠病患者在住院治疗期间因使用免疫抑制药物引起的巨细胞病毒(ytomegalovirus,CMV)、EB病毒(Epstein Barr virus,EBV)及艰难梭菌感染等。

2. 内镜或介入性操作　随着胃肠镜检查普遍开展及内镜下治疗及经内镜胃肠道手术入路的日益拓展,内镜相关的胃肠道感染日益得到关注和重视,包括胃镜操作相关的幽门螺杆菌感染、内镜下黏膜切除、内镜黏膜下剥离术、经口内镜食管下括约肌切开术(POEM)、内镜逆行胰胆管造影(endoscopic retrograde cholangiopancreatography,ERCP)等术后的胃肠道局部、相邻胸腔、腹腔脏器甚至血流感染。

### (二) 诊断

1. 临床诊断　患者出现发热(体温≥38℃)、恶心、呕吐和/或腹痛、腹泻症状,无其他原因可解释。

2. 病原学诊断　临床诊断基础上,符合下述三条之一即可诊断。

(1)从外科手术或内镜取得组织标本或外科引流液培养出病原体。

(2)上述标本革兰氏染色或氢氧化钾浮载片可见病原体、多核巨细胞。

(3)手术或内镜标本显示感染的组织病理学证据。

### (三) 治疗原则

1. 针对感染病原的治疗　如针对巨细胞病毒、EB病毒、EBV、艰难梭菌感染、幽门螺杆菌或其他检测出的致病微生物,根据相关专业指南或共识选择药物治疗方案。

2. 对原发疾病的治疗　免疫调节药物、抗肿瘤药物相关的胃肠道感染是否可以停用相关的药物还需要综合评估停药对原发疾病的影响及其风险,有些情况下需要在抗感染治疗的同时继续维持原有的治疗药物。

3. 支持治疗　胃肠道感染患者的支持治疗尤为重要,特别是在有些严重情况下,不能实现经胃肠道的进食或肠内营养,更需要肠道外营养支持。

### (四) 预防与控制

1. 评估风险　对于接受免疫抑制药物、生物制剂、抗肿瘤药物等治疗的患者要全面筛查潜在的感染病原体,包括病毒、结核等感染,在治疗期间密切监测相关的胃肠道症状并及时采集相关病原学样本送检。

2. 规范内镜清洗消毒灭菌　近年来有多起报道内镜逆行胰胆管造影(endoscopic retrograde cholangiopancreatography,ERCP)术后患者发生铜绿假单胞菌胆管炎和菌血症,患者血液和内镜的菌株或血清型相同,分析感染来自内镜未充分去污染或清洁、去污染后的内镜被有菌水冲洗后污染,或者内镜未充分干燥,提示随着内镜微创诊疗技术的应用,消化内镜器械的清洗消毒及相关的胃肠道感染需要予以关注,同时也要规范各种辅助器械、耗材的使用。

3. 规范手术操作路径,正确处理手术创面。遵循外科无菌手术基本原则,术前禁食、良好的肠道准备、黏膜切除创面的充分止血、控制操作时间、经人体自然腔道内镜手术(Natural orifice translumenal endoscopic surgery,NOTES)手术路径的防感染措施及围手术期的管理。

4. 对于无痛内镜镇静状态下,特别是老年患者、基础疾病患者在接受较长时间的内镜治疗操作时,需要特别注意患者的体温保持。

5. 严格遵守医务人员手卫生。注意环境、物体表面、地面的清洁消毒以及医疗废物的处理。

(杨雪松　王　馨)

# 第五节　血液系统医院感染

血液系统感染属于全身性感染,由于感染病原体和感染途径较多,血液系统感染的预防与控制涉及感染控制的各个环节,本节重点讨论血管内导管相关性血流感染、脓毒症和输血相关性感染。

## 一、血管内导管相关性血流感染

### (一)概述

血管内导管相关性血流感染是侵入性设备相关感染的一种类型,具有较高的疾病负担,不仅增加患者的住院时间,而且增加了成本。国外研究认为血管内导管相关性血流感染是一种可以预防控制的医院感染,美国医疗保险系统从2008年10月起不再支付因导管相关性血流感染而增加的医疗费。美国和英国每年因血管内导管相关性血流感染造成的经济损失分别为23亿美元和5 300万欧元。在我国,血管内导管相关性血流感染已经被列为国家需要重点监控的护理专业医疗质量控制指标之一和《2021年国家医疗质量安全改进目标》的十大目标之一。

1. 血管内导管类型　根据置入血管类型分为外周静脉导管、中心静脉导管、动脉导管;根据穿刺部位分为锁骨下静脉导管、股静脉导管、颈内动脉导管、外周静脉导管、经外周静脉穿刺的中心静脉导管(peripherally inserted central venous catheter,PICC);根据导管长度分为长导管、中长导管和短导管等。

2. 血管内导管相关性感染的概念　血管内导管相关性感染（vessel catheter associated infection，VCAI）是指留置血管导管期间及拔除血管导管后 48h 内发生的原发性的且与其他部位感染无关的感染，包括血管导管相关局部感染和血流感染。

（1）血管导管相关局部感染

1）出口部位感染（exit-site infection）：指出口部位 2cm 内的红斑、硬结和 / 或触痛；或在导管出口部位的渗出物培养出微生物，可伴有其他感染征象和症状，伴或不伴有血流感染。

2）隧道感染（tunnel infection）：指导管出口部位，沿导管隧道的触痛、红斑和 / 或 >2cm 的硬结，伴或不伴有血流感染。

3）皮下囊感染（pocket infection）：指完全植入血管内装置皮下囊内有感染性积液；常有表面皮肤组织触痛、红斑和 / 或硬结；自发的破裂或引流，或表面皮肤的坏死。可伴或不伴有血流感染。

（2）血管内导管相关性血流感染

1）导管相关性血流感染（catheter-related bloodstream infection，CRBSI）是指带有血管内导管或者拔除血管内导管 48h 内的患者出现菌血症或真菌血症，并伴有发热（体温 >38℃）、寒战或低血压等感染表现，除血管导管外没有其他明确的感染源。实验室微生物学检查显示外周静脉血培养细菌或真菌阳性，或者从导管段和外周血培养出相同种类、相同药物敏感试验结果的致病菌。此定义为导管相关性血流感染的临床定义，需要特定的实验室检测结果来确定导管为血流感染的感染源，如导管尖端培养或血培养阳性报警时间等，在实际工作中此定义的可操作性差，2008 年美国已经停止作为监测定义使用，我国部分地区仍使用该定义监测。

2）中央导管相关性血流感染（central line-associated bloodstream infection，血管内导管相关性血流感染）：中心导管或脐带导管（儿童）留置 2d 以后（开始留置日为第一天）出现的实验室确诊的血流感染，且导管在感染日当天或前一天仍在使用。美国疾病预防控制中心从 2008 年启用此定义作为监测定义。2012 年胡必杰等在《中央导管相关血流感染预防与控制最佳实践》一书中重点介绍了该定义。目前，国内多地已采用此定义作为监测定义，其中 2014 年 4 月北京市医院感染质控中心启用血管内导管相关性血流感染作为北京地区医疗机构的监测定义。该定义的诊断标准中将导管相关性血流感染分为临床诊断和实验室诊断两类。本文将重点介绍血管内导管相关性血流感染的诊断、预防。

**（二）病因、危险因素与发病机制**

血管内导管相关性血流感染发生的危险因素很多，有时外源性因素和内源性因素可能同时存在。如置管部位：其感染的危险性由低到高依次为锁骨下静脉、颈内静脉、股静脉；导管留置时间：导管留置时间长于 7d 者感染概率高，CVC 留置时间越长，感染的危险性越大；医护人员的操作技能：置管及日常导管护理时无菌技术缺陷或无菌操作的依从性差均可导致高血管内导管相关性血流感染的发病率升高；伴有严重的基础疾病及免疫力低下的危重患者感染的发病率高。另外的危险因素还包括锁骨下静脉插管时患者所处位置（门诊、住院部或 ICU）、插管类型、插管数量、患者每日接受操作的次数、使用肠外营养插管等。

目前,导管的污染途径有 4 种:①置管部位的皮肤微生物侵入皮下,并沿导管表面定植于导管尖端,这是短期置管最常见的感染路径。②通过接触手、污染的液体或设备导致导管或导管接口直接被污染。③某些较少见的情况下,其他部位的感染可能经血液播散至导管。④极罕见情况下,由于输入污染的液体导致感染。

血管内导管相关性血流感染的重要危险因素:①设备的制作材料。②包括黏附蛋白的宿主因素,例如纤维蛋白和纤维粘连蛋白可在导管周围形成鞘。③感染生物的内在毒性因素,包括由附着生物产生的胞外聚合物(extracellular polymeric substance,EPS)。某些导管材料的表面不规则,这也增加了某类微生物的附着(例如表皮葡萄球菌和白念珠菌)。由此类材料制成的导管常容易引发微生物定植与感染。由于能够形成纤维蛋白鞘,硅胶管与聚氨酯导管相比具有更高的感染风险。另一方面,与聚氨酯导管相比,弹性硅胶管表面更容易产生由白念珠菌生成的生物膜。因此,改变生物材料的表面特性可以影响白念珠菌生物膜的形成。此外,某些导管材料与其他材料相比更易形成血栓,这一特点也同样使该类导管容易出现细菌定植和感染。

某些微生物的黏附特性与宿主因素也是感染的重要致病因素。例如,通过传递黏附蛋白的黏附素(ClfA 和 ClfB),金黄色葡萄球菌可黏附于导管表面常见的宿主蛋白(如纤维蛋白、纤维粘连蛋白)。此外,微生物的生成物可增加上述黏附,例如凝固酶阴性的金黄色葡萄球菌、铜绿假单胞菌以及念珠菌属的胞外聚合物(EPS)包含大量可形成微生物膜层的胞外多糖。二价金属离子促进了此类生物膜聚合物的生成,例如钙、镁和铁,可以加固聚合物,使微生物有机体在其内定植。这样的生物膜使细菌通过了宿主的防御系统,减弱了对抗菌药物的易感性,从而增加了细菌的致病性。出现在含葡萄糖液体内的某些念珠菌属,可产生类似黏液样的物质,对于那些接受肠外营养治疗的患者,增加了由真菌引发的血流感染的比例。

### (三)流行病学

各种类型导管的血管内导管相关性血流感染发病率不同,美国国家医疗安全网络 2011—2017 年的一份报告显示,136 264 例血管内导管相关性血流感染相关的病原体趋势发生了一些变化;在英国、德国、法国和意大利的血管内导管相关性血流感染发生率为每千导管日 1.23~4.20 例。国内对近 10 年前瞻性研究的文献进行分析,发现我国血管内导管相关性血流感染发生率为每千导管日 0.62~16.96 例。

革兰氏阳性菌是最主要的病原体,占血管内导管相关性血流感染的 16%~31%。最常见的分离生物包括大肠杆菌、肺炎克雷伯菌、假单胞菌属、肠杆菌属、沙雷氏菌属和不动杆菌属。随着广谱抗菌药物应用日趋广泛,真菌在院内血流感染中的比例越来越高,白念珠菌是常见的病原体,在骨髓移植患者中可达 11%。免疫功能低下的患者,尤其是器官移植后接受免疫抑制治疗者,还可发生曲霉菌感染。

### (四)血管内导管相关性血流感染诊断标准

1. 临床特征　主要表现为发热、畏寒或寒战和 / 或血压降低,可以表现为高热甚至超高热,以弛张热多见,部分患者表现为畏寒、寒战、高热、大汗,少数感染严重者伴随血压下降或休克等脓毒症的临床表现。如果患者为老年人、体质衰弱者也可以表现为不发热,仅表现为低血压或休克症状。导管相关性血流感染还须排除身体其他部位感染出现上述表现,如手术部位感染、尿路感染、肺部感染等,以及其他部位感染所致的继发性菌血症。

2. 诊断

(1)临床诊断标准:中心导管或脐带导管(儿童)留置 2d 以后,且至少满足以下一类诊断标准。

1)临床诊断标准 1:以下条件必须同时满足。①患者出现下列症状至少一种:发热(>38℃),寒战,低血压,或少尿,且与身体其他部位的感染无关。②未做血培养或血培养阴性。③医生使用抗菌药物治疗相关感染症状。

2)临床诊断标准 2:以下条件必须同时满足。①≤1 岁的患者出现下列症状至少一种:发热(中心体温>38℃),中心体温过低(<36℃),窒息,或心动过缓,且与身体其他部位的感染无关。②未做血培养或血培养阴性。③医生使用抗菌药物治疗相关感染症状。

(2)实验室诊断:

中心导管或脐带导管(儿童)留置 2d 以后,且至少满足以下一类诊断标准。

1)实验室诊断标准 1:1 个或多个血培养检出确认的病原体,且与其他部位的感染无关。

注意:"1 个或多个血培养"指 1 次抽血所做的 1 瓶或多瓶血培养中,至少有 1 瓶血液标本由实验室培养出病原体。确认的病原体,如金黄色葡萄球菌、肠球菌属、大肠埃希菌、假单胞菌属、克雷伯菌属、假丝酵母菌属、不动杆菌等。

2)实验室诊断标准 2:以下条件必须同时满足。①患者出现下列症状至少一种:发热(>38℃),寒战,低血压。②实验室阳性结果与身体其他部位的感染无关。③在不同时刻采集的两个或多个血培养中检出常见共生菌(如白喉杆菌、丙酸杆菌、凝固酶阴性葡萄球菌、链球菌、气球菌、微球菌等)。④所有要素出现的时间不超过 1d。

3)实验室诊断标准 3:以下条件必须同时满足。①≤1 岁的患者出现下列症状至少一种:发热(中心体温>38℃),中心体温过低(<36℃),寒战,窒息,或心动过缓。②实验室阳性结果与身体其他部位感染无关。③在不同时段采集的 2 个或多个血培养检出常见共生菌(如白喉杆菌、丙酸杆菌、凝固酶阴性葡萄球菌、链球菌、气球菌、微球菌等)。④所有要素出现的时间不超过 1d。

注意:"不同时刻采集的两个或多个血培养"指的是所收集的血液至少有 2 次抽血是在 2d 内进行。比如两次抽血分别在星期一和星期二,或星期二和星期三是允许的。但是 2 次抽血分别在星期一和星期四,就超过了间隔时间,不符合诊断标准。并且每次抽血至少各有 1 瓶血培养出相同的皮肤常见共生菌。

### (五)预防

为进一步加强医疗机构血管导管相关感染防控工作,国家卫生健康委员会组织修订完成了《血管导管相关感染预防与控制指南(2021 年版)》,提出了导管相关感染的预防控制的各项措施。

1. 管理要求

(1)医疗机构应当健全预防血管导管相关感染的规章制度,制定并落实预防与控制血管导管相关感染的工作规范和操作规程,明确相关责任部门和人员职责。

(2)应当由取得医师、护士执业资格,并经过相应技术培训的医师、护士执行血管导管留置、维护与使用。

(3)相关医务人员应当接受各类血管导管使用指征、置管方法、使用与维护、血管导管相关感染预防与控制措施的培训和教育,熟练掌握相关操作规程,并对患者及家属进行相关知识的宣教。

(4)医务人员应当评估患者发生血管导管相关感染的风险因素,实施预防和控制血管导管相关感染的工作措施。

(5)中心导管置管环境应当符合《医院消毒卫生标准》中医疗机构Ⅱ类环境要求。

(6)医疗机构应当建立血管导管相关感染的主动监测和报告体系,开展血管导管相关感染的监测,定期进行分析反馈,持续质量改进,预防感染,有效降低感染率。

2. 感染预防要点

(1)置管前预防措施。

1)严格掌握置管指征,减少不必要的置管。

2)对患者置管部位和全身状况进行评估。

选择能够满足病情和诊疗需要的管腔最少,管径最小的导管。

选择合适的留置部位,中心静脉置管成人建议首选锁骨下静脉,其次选颈内静脉,不建议选择股静脉;连续肾脏替代治疗时建议首选颈内静脉。

3)置管使用的医疗器械、器具、各种敷料等医疗用品应当符合医疗器械管理相关规定的要求,必须无菌。

4)患痈肿、湿疹等皮肤病或呼吸道疾病(如感冒、流行性感冒等)的医务人员,在未治愈前不应进行置管操作。

5)如为血管条件较差的患者进行中心静脉置管或经外周静脉置入中心静脉导管有困难时,有条件的医院可使用超声引导穿刺。

(2)置管中预防措施。

1)严格执行无菌技术操作规程。置入中心静脉导管、PICC、中线导管、置入全植入式血管通路(输液港)时,必须遵守最大无菌屏障要求,戴工作圆帽、医用外科口罩,按《医务人员手卫生规范》有关要求执行手卫生并戴无菌手套、穿无菌手术衣或无菌隔离衣、铺覆盖患者全身的大无菌单。置管过程中手套污染或破损时应立即更换。置管操作辅助人员应戴工作圆帽、医用外科口罩、执行手卫生。完全植入式导管(输液港)的植入与取出应在手术室进行。

2)采用符合国家相关规定的皮肤消毒剂消毒穿刺部位。建议采用含洗必泰醇浓度>0.5%的消毒液进行皮肤局部消毒。

3)中心静脉导管置管后应当记录置管日期、时间、部位、置管长度,导管名称和类型、尖端位置等,并签名。

(3)置管后预防措施。

1)应当尽量使用无菌透明、透气性好的敷料覆盖穿刺点,对高热、出汗、穿刺点出血、渗出的患者可使用无菌纱布覆盖。

2)应当定期更换置管穿刺点覆盖的敷料。更换间隔时间:无菌纱布至少1次/2d,无菌透明敷料至少1次/w,敷料出现潮湿、松动、可见污染时应当及时更换。

3）医务人员接触置管穿刺点或更换敷料前,应当严格按照《医务人员手卫生规范》有关要求执行手卫生。

4）中心静脉导管及PICC,尽量减少三通等附加装置的使用。保持导管连接端口的清洁,每次连接及注射药物前,应当用符合国家相关规定的消毒剂,按照消毒剂使用说明对端口周边进行消毒,待干后方可注射药物;如端口内有血迹等污染时,应当立即更换。

5）应当告知置管患者在沐浴或擦身时注意保护导管,避免导管淋湿或浸入水中。

6）输液1d或者停止输液后,应当及时更换输液管路。输血时,应在完成每个单位输血或每隔4h更换给药装置和过滤器;单独输注静脉内脂肪剂(IVFE)时,应每隔12h更换输液装置。外周及中心静脉置管后,应当用不含防腐剂的生理盐水或肝素盐水进行常规冲封管,预防导管堵塞。

7）严格保证输注液体的无菌。

8）紧急状态下的置管,若不能保证有效的无菌原则,应当在2d内尽快拔除导管,病情需要时更换穿刺部位重新置管。

9）应当每天观察患者导管穿刺点及全身有无感染征象。当患者穿刺部位出现局部炎症表现,或全身感染表现的,怀疑发生血管导管相关感染时,建议综合评估决定是否需要拔管。如怀疑发生中心静脉导管相关血流感染,拔管时建议进行导管尖端培养、经导管取血培养及经对侧静脉穿刺取血培养。

10）医务人员应当每天对保留导管的必要性进行评估,不需要时应当尽早拔除导管。

11）若无感染征象时,血管导管不宜常规更换,不应当为预防感染而定期更换中心静脉导管、肺动脉导管和脐带血管导管。成人外周静脉导管3~4d更换一次;儿童及婴幼儿使用前评估导管功能正常且无感染时可不更换。外周动脉导管的压力转换器及系统内其他组件(包括管理系统、持续冲洗装置和冲洗溶液)应当每4d更换一次。不宜在血管导管局部使用抗菌软膏或乳剂。

12）长期置管患者多次发生血管导管相关血流感染时,可预防性使用抗菌药物溶液封管。

## （六）主要治疗措施

根据美国感染病学会(IDSA)颁布的血管内导管相关性感染诊断和处理的临床指南(2009),导管相关感染处理一般原则要点包括:

1. 计算抗感染药物治疗的疗程时,从血培养转阴时的那天起开始计算。

2. MRSA高发医疗机构,经验治疗建议应用万古霉素。如万古霉素对MRSA的MIC>2mg/L,可考虑替换治疗,如达托霉素。

3. 不推荐利奈唑胺用于疑似或确诊病例的经验治疗。

4. 根据当地抗菌药物敏感性和疾病严重程度,决定经验治疗是否覆盖革兰氏阴性杆菌。

5. 中性粒细胞缺乏患者/重症患者伴发脓毒症或多重耐药菌(MDR)定植患者为疑似病例时,经验治疗应联合用药以覆盖MDR革兰氏阴性菌,如铜绿假单胞菌,而后根据培养及药物敏感试验结果实施降阶梯治疗。

6. 股静脉留置导管的重症患者为疑似病例时,经验治疗除覆盖革兰氏阳性菌外,尚需覆盖革兰氏阴性杆菌和念珠菌属。

7. 有下列危险因素的患者,导管相关感染经验治疗应覆盖念珠菌:全胃肠外营养、长期使用广谱抗菌药物、恶性血液病、骨髓移植或器官移植受者、股静脉导管或多部位念珠菌定植。

8. 疑似导管相关念珠菌血症患者,经验治疗选用棘白菌素类,但部分患者可选用氟康唑。氟康唑可用于过去 3 个月内无吡咯类药物应用史,并且克柔念珠菌或光滑念珠菌感染危险性较低的患者。

9. 如果血管内导管必须要保留,可以考虑使用抗菌药物封管。此时如果封管不可行,可通过已经定植致病菌的导管给予全身抗菌药物。

10. 导管移除 72h 后持续真菌血症、菌血症、感染性心内膜炎、化脓性血栓性静脉炎及骨髓炎患儿,抗菌药物疗程为 4~6 周。骨髓炎成人患者,疗程 6~8 周。

11. 长程导管确诊病例,有下列情况应移除导管:严重脓毒症、化脓性血栓性静脉炎、心内膜炎、抗菌药物治疗>72h、血流感染持续或为金黄色葡萄球菌、铜绿假单胞菌、真菌、分枝杆菌感染。短程导管确诊病例如为革兰氏阴性杆菌、金黄色葡萄球菌、肠球菌属、真菌或分枝杆菌感染应移除导管。

12. 确诊患者如须保留导管,应加做血培养。如果血培养在规范抗菌药物治疗 72h 后仍为阳性,应移除导管。

13. 由低毒但难以清除的微生物(例如枯草杆菌、微球菌、丙酸杆菌)所致的病例,在多次血培养(至少 1 份血标本留自外周静脉)阳性并排除污染后,通常应移除导管。

14. 需要长期置管患者,除金黄色葡萄球菌、铜绿假单胞菌、杆菌属、微球菌属、分枝杆菌、丙酸杆菌和真菌等所致者外,多数患者由于可以放置导管的部位有限,需要长期保留导管以维持生命者(例如血液透析、短肠综合征患者),应尝试保留导管,使用抗菌药物全身治疗和导管内放置抗菌药物治疗。

15. 如血培养结果阳性诊断为 CRBSI,可参考 IDSA 指南中的方案用药,以改善对指南的依从性。

16. 不推荐应用尿激酶和其他溶血栓药物进行辅助治疗。

17. 如果留置导管患者单次血培养凝固酶阴性葡萄球菌阳性,应在开始抗菌药物治疗和 / 或移除导管前,自怀疑感染的导管和外周静脉再次取血培养,以证实患者存在血流感染,并且导管很可能为感染灶。

有关下列问题的特殊处理推荐参见 IDSA 指南原文:针对性病原体治疗、短程导管相关性感染的治疗、非隧道和长程中心静脉导管、植入导管相关性感染、小儿患者导管相关性感染和血液透析导管相关性感染的治疗。


## 二、脓毒症

### (一) 概述

脓毒症(sepsis)是创伤、烧伤、休克、感染等临床急危重患者的严重并发症之一,也是诱发脓毒症休克、多器官功能障碍综合征(multiple organ dysfunction syndrome,MODS)的重要原因。由于脓毒症来势凶猛,病情进展迅速,病死率高,给临床救治工作带来极大困难。如何早期识别、及时诊断、有效防治脓毒症的形成与发展,是提高急危重症救治成功率的关键所在。

1991年,美国胸科医师学会和美国危重病医学学会提出了"全身炎症反应综合征(systemic inflammatory response syndrome,SIRS)""脓毒症(sepsis)"和"多器官功能障碍综合征(MODS)"等名词的定义。2001年国际脓毒症定义会议对这些名词的定义做了修正,将器官功能损伤、血流动力学变化、免疫与生化等指标加入到脓毒症的诊断标准中。经过近些年的研究和应用,其相关概念及标准已逐渐被临床医师所接受。

1. 感染(infection) 指病原微生物入侵机体组织,在其中生长繁殖并引起从局部到全身不同范围和程度的炎症反应,这一概念强调了疾病是由病原微生物的入侵所引起。

2. 菌血症(bacteremia) 指循环血液中存在活体细菌,诊断依据是细菌培养阳性,同样也适用于病毒血症、真菌血症和寄生虫血症等。

3. 败血症(septicemia) 既往泛指血液中存在微生物和其毒素并引起明显的临床症状,由于此含义规定血中细菌不断繁殖,但往往有明显感染症状者血培养不全是阳性,因此,此含义造成的歧义太多,容易导致概念混乱。故建议不再使用此定义。

4. 全身炎症反应综合征(SIRS) 指任何致病因素作用于机体所引起的全身炎症反应,认为具备了以下各项中的两项或两项以上 SIRS 即可成立:体温>38℃或<36℃;心率>90 次/min;呼吸频率>20 次/min 或动脉血二氧化碳分压<32mmHg;外周血白细胞计数>12×10$^9$/L 或<4×10$^9$/L 或未成熟粒细胞>10%。

5. 脓毒症(sepsis) 指的是由感染引起的全身炎症反应。脓毒症的概念能更准确、更全面地反映感染和炎症反应的病理生理本质。

6. 严重脓毒症(severe sepsis) 又称为全身性严重感染,表现为脓毒症伴有器官功能障碍、组织灌注不良或低血压。

7. 脓毒症休克(septic shock) 指脓毒症患者经足量液体复苏仍持续低血压(收缩压<90mmHg)或血压下降幅度超过 40mmHg,伴有低灌流状态(乳酸酸中毒,少尿或急性意识改变)或器官功能障碍。当应用血管活性药物后收缩压不低,但还存在低灌流和器官功能障碍,亦应视为脓毒症休克。

8. 多器官功能障碍综合征(MODS) 指机体遭受严重创伤、休克、感染及外科大手术等急性损害 24h 后,同时或序贯出现两个或两个以上的系统或器官功能障碍或衰竭,即急性损伤患者多个器官功能改变不能维持内环境稳定的一种临床综合征。

### (二)病因、危险因素与发病机制

1. 脓毒症的常见病因 脓毒症可以由任何部位的感染引起,临床上常见于肺炎、腹膜炎、胆管炎、尿路感染、蜂窝织炎、脑膜炎、脓肿等。严重创伤(包括烧伤、骨折、疼痛、恐惧等)可在局部造成损害,也可导致全身各脏器应激反应,即心脑以外的器官和组织缺血、缺氧以致坏死,重要内脏之一的肠黏膜应激反应使 IgA 分泌减少,抗定植能力下降。饥饿、低蛋白饮食和静脉高营养也是因素之一。其他如胆管和肠梗阻、免疫功能低下患者也易发生脓毒症。脓毒症的发生与内毒素有密切关系。内毒素具有广泛的生物学作用,包括损伤宿主免疫功能,增加肠黏膜和血管通透性,损伤细胞新陈代谢和氧的利用,促使弥散性血管内凝血

（disseminated inravascular coagulation，DIC）发生和严重血流动力学改变等。临床上任何导致血液内或肠道内毒素增加的情况都有发生脓毒症的可能。

2. 脓毒症的危险因素　包括人口老龄化；严重烧伤、多发伤、外科手术、接受器官移植、人工假体植入、介入等治疗；有创性、微创性检查及监护；滥用抗菌药物，耐药菌增多及医院内感染等；糖尿病、结核病；肿瘤放射治疗、化学治疗及有关疾病免疫抑制药的应用；激素的不合理应用。如 65 岁以上人群和年轻人群相比，其脓毒血症的发生要高 13 倍，其因脓毒血症致死的危险性高 2~3 倍。另有统计报道恶性肿瘤患者发生脓毒血症的概率大约是非恶性肿瘤患者的 5 倍，而且他们的死亡率比非肿瘤患者高 55%。

3. 发病机制　脓毒症发病机制非常复杂，近年来，有关于脓毒症的基础研究取得了较大进展，但其发病机制还远未澄清。

（1）细菌内毒素：研究表明细菌的内毒素可以诱发脓毒症，脓毒症病理生理过程中出现的失控的炎性反应、免疫功能紊乱、高代谢状态及多器官功能损害均可由内毒素直接或间接触发。

（2）炎症介质：脓毒症中感染因素激活机体单核巨噬细胞系统及其他炎症反应细胞，产生并释放大量炎症介质所致。脓毒症时，内源性炎症介质，包括血管活性物质、细胞因子、趋化因子、氧自由基、急性期反应物质、生物活性脂质、血浆酶系统产物及血纤维蛋白溶解途径等相互作用形成网络效应并引起全身各系统、器官的广泛损伤。同时某些细胞因子，如肿瘤坏死因子（TNF-$\alpha$ 等）可能在脓毒症的发生、发展中起到重要作用。

（3）免疫功能紊乱：脓毒症免疫障碍特征主要为丧失迟发性过敏反应、不能清除病原体、易发生医源性感染。脓毒症免疫功能紊乱的机制，一方面是作为免疫系统的重要调节细胞——T 细胞功能失调，炎症介质向抗炎反应漂移，致炎因子减少，抗炎因子增多；另一方面则表现为免疫麻痹，即细胞凋亡与免疫无反应性，T 细胞对特异性抗原刺激不发生反应性增殖或分泌细胞因子。

（4）肠道细菌/内毒素移位：20 世纪 80 年代以来，人们注意到应激发生时导致的机体最大的细菌及内毒素储存库——肠道发生功能失调，进而引起的肠道细菌/内毒素移位所致感染与随后发生的脓毒症及多器官功能不全密切相关。研究表明，严重损伤后的应激反应可造成肠黏膜屏障破坏，肠道菌群生态失调及机体免疫功能下降，从而发生肠道细菌/内毒素移位，触发机体过度炎症反应与器官功能损害。

（5）凝血功能紊乱：凝血系统在脓毒症的发病过程中起着重要作用，它与炎症反应相互促进、共同构成脓毒症发生和发展中的关键因素。内毒素和 TNF 通过诱发巨噬细胞和内皮细胞释放组织因子，可激活外源性凝血途径，被内毒素激活的凝血因子Ⅻ也可进一步激活内源性凝血途径，最终导致弥散性血管内凝血（DIC）。

（6）基因多态性：临床上常见受到同一致病菌感染的不同个体的临床表现和预后截然不同，提示基因多态性等遗传因素也是影响人体对应激打击易感性与耐受性、临床表现多样性及药物治疗反应差异性的重要因素。

## （三）流行病学

一项国际数据库的回顾性分析报道称，1995—2015 年间，脓毒症的全球发病率为 437 例/100 000 人年，不过这没有反映中低收入国家（low-and middle-income countries，LMIC）的情况。据全球疾病负担研究显示,2017 年估计有 4 890 万例新发脓毒症,虽然不同地区的发病率和死亡率有差异,但在 1990—2017 年间,总体死亡率降低了将近 53%。

在很多脓毒症的病例中,常常无法明确病原体。病原体因年龄、性别、感染部位、基础疾病、院内或社区获得性感染、机体免疫力不同而不同。近年来病原体不断变迁。20 世纪 70 年代至 20 世纪 80 年代,以革兰氏阴性杆菌感染为主;自 20 世纪 80 年代以来,革兰氏阳性菌感染发生率逐渐回升并超过革兰氏阴性杆菌。据报道,革兰氏阳性菌致脓毒症的发病率逐年上升,至 20 世纪 90 年代末已达脓毒症发病率的 50% 以上,并仍有升高趋势。此外,由于广谱抗菌药物的广泛使用、器官移植患者免疫抑制剂的普遍应用,真菌的感染不容乐观,也呈现逐渐上升的态势。

### (四)临床特征与诊断

1. 全身性症状或体征　包括情绪突然改变,如兴奋、烦躁、易怒、淡漠、嗜睡、幻觉、幻视等;食欲突然改变,厌食或贪食;体温突然改变,体温升高超过 39℃或降低到 35.5℃以下;呼吸浅促、窘迫;脉搏增快,与体温变化不成比例;无其他原因的少尿或多尿;过度通气、皮肤潮红;局部肌肉震颤;明显腹胀,难以控制的不明原因的腹泻。

2. 脓毒症诊断标准　2003 年国际脓毒症定义讨论会公报将脓毒症定义为已证明或疑似的感染,同时含有下列某些征象。

(1)一般指标:发热(中心体温>38.3℃);低温(中心体温<36.0℃);心率>90 次/min 或大于不同年龄的正常心率的 2 个标准差;气促>30 次/min;意识状态改变;明显水肿或液体正平衡>20ml/kg 超过 24 小时;高血糖(血糖>6.1mmol/L)而无糖尿病史。

(2)炎症参数:白细胞增多症(白细胞计数>12×10$^9$/L);白细胞减少症(白细胞计数<4×10$^9$/L);白细胞计数正常,但未成熟白细胞>0.1%;C 反应蛋白>正常水平 2 个标准差;前降钙素>正常水平 2 个标准差。

(3)血流动力学参数:低血压(收缩压<90mmHg;平均动脉压<70mmHg,或成人收缩压下降>40mmHg,或按年龄下降>2 个标准差);混合静脉血氧饱和度>70%;心排血指数>3.5L/(min·m$^2$)。

(4)器官功能障碍参数:低氧血症(PaO$_2$/FiO$_2$<300);急性少尿[尿量<0.5ml/(kg·h)至少 2h];肌酐增加≥38μmol/L;凝血异常(国际标准化比值>1.5 或活化部分凝血活酶时间>60s);腹胀(无肠鸣音);血小板减少症(血小板计数<100×10$^9$/L);高胆红素血症(总胆红素>70mmol/L)。

(5)组织灌注参数:高乳酸血症(>3mmol/L);毛细血管再充盈时间延长或皮肤出现花斑。

注:①脓毒症定义为一个由微生物所引发的病理学过程。②在儿童,混合静脉血氧饱和度>70% 是正常的(正常值为 75%~80%)。因此,在新生儿和儿童不应被视为脓毒症的高危人群。③在儿童,心排血指数 3.5~5.5L/(min·m)是正常的。因此,在新生儿和儿童不应被视为脓毒症的高危人群。④在婴幼儿,脓毒症的诊断标准是炎症反应的体征和症状再加上感染,并且伴有发热或低温(直肠温度>38.5℃或<35℃)、心动过速(在低温时可以缺乏)以及至少下列一项器官功能改变的提示:意识变化、低氧血症、高乳酸血症和洪脉(bounding pulses)。

## （五）预防

脓毒症病死率高,关键在于预防和早期治疗。预防和控制感染是降低脓毒症病死率的关键。预防措施的要点包括:

1. 加强对基础疾病的治疗,预防感染或者早期积极抗感染治疗。对于患有既往疾病的患者,如糖尿病、慢性肝、肾、心功能不全、长期服用免疫抑制剂的患者,注意其体温、血象、红细胞沉降率等的变化,警惕感染的发生;积极控制既往疾病及伴随症状。积极防治急性脏器功能不全的发生,如监测尿量等,并及时有针对性地采取适当治疗措施,这样对于患者的长期预后会有明显改善。

2. 外科手术部位感染的预防　外科手术导致手术部位感染和全身其他系统感染是增加外科手术患者脓毒症发病率的主要原因。预防与控制感染防止脓毒症的发生,要求细致全面地评估患者的病情及手术适应证,正确地进行围手术期处理,使患者身体达到最佳状态。加强围手术期的处理,强调外科无菌观念与外科手术原则均十分重要。

3. 侵入性诊疗相关感染的预防　侵入性诊疗相关感染包括静脉导管感染、输血相关性感染、导尿相关感染、透析相关感染、呼吸机相关感染等。因此要减少脓毒症的发生,应严格掌握侵入性操作的适应证,尽量减少有创性操作,按病情许可尽早撤除各种导管,积极防范上述侵入性操作相关感染。

4. 免疫功能低下宿主感染的预防　长期免疫抑制剂治疗患者、肿瘤患者、器官移植术患者、造血干细胞移植等自身免疫功能低下患者,脓毒症发生率较免疫状态正常人群会显著增加。针对这些患者感染的预防较困难,主要措施包括:

(1)加强护理,做好患者口腔、皮肤、会阴及各种穿刺部位的护理。

(2)对于免疫缺陷者尤其是中性粒细胞严重减少者($<1.0 \times 10^9/L$)应予保护性隔离措施。

(3)预防性抗菌药物的应用。

(4)提高机体防御功能。

5. 合理使用抗菌药物　严格掌握抗菌药物使用原则,尽量减少广谱抗菌药物的应用,减少耐药株的产生。及早进行病原体的培养及药物敏感试验,对正确指导临床用药具有积极意义,可以明显提高生存率。

6. 加强医院感染监测　当有感染流行或暴发时及时进行流行病学调查,切断传播途径,控制高危因素,保护易感者。

## （六）主要治疗措施

2008年,拯救脓毒症运动(surviving sepsis campaign,SSC)和医疗质量改进研究所(Institute for Healthcare Improvement,IHI)联合公布了最新的脓毒症诊断和治疗指南。根据2008年严重脓毒症和脓毒症休克治疗指南,脓毒症治疗原则主要包括:

1. 早期复苏　对低血压或血乳酸升高>4mmol/L的脓毒症患者应立即复苏,而不是延迟至ICU收住后才进行。6h内达到复苏目标:中心静脉压(central venous pressure,CVP)8~12mmHg;平均动脉压≥65mmHg;尿量≥0.5ml/(kg·h);中心静脉(或上腔静脉)氧饱和度≥70%,或混合静脉血氧饱和度≥65%。

2. 诊断　在不耽搁抗菌药物应用的前提下,应用抗菌药物前进行微生物培养;至少要做 2 次血培养：至少有 1 次血培养经皮肤取标本；>48h 的静脉输液导管部位取 1 次血培养；临床提示可能存在感染的其他部位的培养。在确保患者安全的情况下应及时行影像学检查。

3. 抗菌药物应用　在确认脓毒症休克或严重脓毒症尚未出现脓毒症休克时，在 1h 内尽早静脉使用抗菌药物治疗。在应用抗菌药物之前留取合适的标本，但不能为留取标本而延误抗菌药物的使用。最初的经验性抗感染治疗包括对抗所有可疑病原微生物（细菌和 / 或真菌）的一种或多种药物，并且渗透到导致脓毒症的感染病灶中的药物浓度足够高。每天评价抗菌药物治疗方案以达到理想的临床治疗效果，防止细菌耐药产生，减少毒性及降低费用。如确定是非感染性病因，应停止使用抗菌药物。

4. 控制感染源　尽早确定特异性的感染解剖部位，在就诊 6h 之内明确感染部位。应对所有严重脓毒症患者进行评估，确定是否有可控制的感染源存在。控制手段包括引流脓肿或局部感染灶、感染后坏死组织清创、去除可引起感染的医疗器具或对仍存在微生物感染的源头进行控制。当感染源需要处理时，推荐采用对生理损伤最小的有效干预措施，例如对脓肿进行经皮引流而不是外科引流。在建立其他血管通路后，应立即去除那些可能成为严重脓毒症或脓毒症休克感染灶的血管内导管。

5. 液体治疗　用晶体液或胶体液进行液体复苏。使中心静脉压 ≥ 8mmHg（在机械通气时 ≥ 12mmHg）。应用补液试验，改善血流动力学状态。

6. 升压药的应用　维持平均动脉压 ≥ 65mmHg。中心静脉给予去甲肾上腺素和多巴胺是首选升压药。不使用小剂量多巴胺保护肾功能。对需要升压药患者，情况允许时应置入动脉导管。

7. 正性肌力药物治疗　对心功能障碍患者使用多巴胺，可提高心脏充盈压和降低心排出量。不推荐应用药物把心脏指数增加到高于正常值的预设水平。

8. 糖皮质激素　对于成人脓毒症休克，当充分补液和应用升压药后血压仍不稳定时，考虑静脉给予氢化可的松。不推荐使用 ATCH 刺激试验筛选成人脓毒症休克中应接受氢化可的松治疗的患者亚组。氢化可的松优于地塞米松。当不需要应用血管加压药物时，应停用类固醇药物治疗。氢化可的松剂量应 ≤ 300mg/d。除非患者有内分泌疾病或皮质类固醇缺乏病史，不使用皮质类固醇治疗没有休克的脓毒症。

9. 重组人类活化蛋白 C（recombinant human activated protein C，rhAPC）的应用　对脓毒症导致器官功能不全、经临床评估为高死亡危险（大多数急性生理学与慢性健康状况评分系统（APACHE Ⅱ）评分 ≥ 25 分或有多器官功能衰竭）的成年患者，如果没有禁忌证，建议接受 rhAPC 治疗。

10. 血液制品使用　血红蛋白低于 70g/L 时输注红细胞，使血红蛋白维持在 70~90g/L。不推荐促红细胞生成素作为严重脓毒症贫血的特定治疗，但有其他可接受的原因如肾衰竭诱导的红细胞生成障碍时可用。在临床无出血、也不计划进行有创性操作时，不建议用新鲜冷冻血浆纠正实验室凝血异常。在治疗严重脓毒症和脓毒症休克时，不推荐抗凝血酶。严重脓毒症患者，当血小板计数<5 × 10⁹/L，无论是否有出血，都建议输注血小板。当血小板计数（5~30）× 10⁹/L 且有明显出血危险时，可考虑输注血小板。须进行外科手术或有创性操作时，血小板计数应 ≥ 50 × 10⁹/L。

11. 严重脓毒症支持治疗　根据病情进行机械通气，必要时进行镇静、麻醉和使用肌肉松弛药,血糖控制,肾脏替代治疗,碳酸氢盐治疗,预防深静脉血栓形成,预防应激性溃疡等。

## 三、输血相关性感染

### (一) 概述

输血相关性感染是指因输入含有病原体的血液(包括输全血、成分输血、血液制品和血浆制品等)所致的感染。病原体以病毒多见,也可以有原虫和细菌等病原体。虽然随着人们自愿无偿献血观念的增强,新的更高效的病原体检测和灭活技术的推广以及临床正规、合理用血的开展,输血安全性在不断提高。但是一些已发现并证实的血液传播病原体还未能完全检出和清除;而一些新的经血传播的病原体又不断被发现,输血或血液制品都有传播疾病的危险,这无疑都对输血安全造成了威胁。

### (二) 病因、危险因素与发病机制

1. 献血者的血液(浆)带有病原体,病原体直接从输入的血和血制品由供血者进入受血者,受血者获得病原体感染。如 2006 年吉林省某医院发生的一起经输血传播艾滋病的严重医源性感染事件情况。

2. 因各个操作环节中消毒不严将微生物带入受体。如采血时献血者带有细菌,如果皮肤消毒不严,或消毒液不合格,皮肤细菌很容易污染采集的血液。血液分离、制备、运输、发放、输注过程中如不严格按操作规程进行操作,极易导致细菌污染血液。一次性注射器、输血器材、环境及工作人员手的污染可导致血液被微生物污染,此类污染多为毒力低的机会致病菌。

3. 输血操作中造成的交叉感染　多见于单采血浆和检验人员采血和血液透析过程中的交叉感染,危害性大。如某地区非法单采血浆使 3 万 ~5 万献血者发生 HIV 感染,造成了局部地区的流行。

4. 输血的免疫抑制作用　有研究表明输血特别是输全血有免疫抑制作用,是导致创伤术后感染的重要因素之一。

由于输血引起感染的原因很多,除上述的各个环节可能造成输血感染外,血液自身中还附带许多目前检测手段不能识别的病原体和致病因素,而且还存在窗口期的问题,所以不能100% 保证血源的质量,血液的安全问题无论在我国还是在全球都是一个尚未完全解决的难题。

### (三) 流行病学

可通过输血传播的病原体主要是病毒、细菌和寄生虫等,其中又以肝炎病毒(乙型肝炎病毒、丙型肝炎病毒)和人类免疫缺陷病毒(human immunodeficiency virus,HIV)的危害性最大。

在众多输血传播性疾病中,输血后肝炎(post-transfusion hepatitis,PTH)最为多见,发生率为 7.6%~19.7%。输血后肝炎几乎都是由病毒引起的,已经明确的肝炎病毒病原体包括甲型肝炎病毒(hepatitis A virus,HAV),乙型肝炎病毒(hepatitis B virus,HBV),丙型肝炎病毒

(hepatitis C virus, HCV)、丁型肝炎病毒 (hepatitis D virus, HDV) 和戊型肝炎肝病毒 (hepatitis E virus, HEV)。HAV 和 HEV 主要通过消化系统传播，虽然文献报道可通过血液制品传播，但其毒血症期短、没有慢性携带阶段以及有明显病史等特点，经输血发生感染的概率很低。HDV 是复制缺陷的 RNA 病毒，其复制需要 HBV 辅助，乙型肝炎表面抗原 (hepatitis B surface antigen, HBsAg) 和乙型肝炎核心抗体 (抗 -HBc) 阴性献血者感染 HDV 的可能性非常低。

HBV 在国人中感染率高，经血传播是其主要的感染途径。通过筛查献血员 HBsAg，大大降低了输血后乙型肝炎的发生率，但由于 HBV 感染的窗口期较长，故仍存在输血感染 HBV 的风险。

HCV 主要经血液传播，HCV 感染占输血后肝炎的 80%~90%。HCV 感染后，在急性期症状轻微或不明显，但 70%~80% 转为慢性，并发展成肝纤维化、肝硬化、终末期肝病和肝细胞癌。HCV 抗体阳性的血液具有传染性。由于存在抗 -HCV 出现较晚、检测试剂的局限性及少数感染者不产生抗 -HCV 等因素，抗 -HCV 漏检事件时有发生。

临床上有 80%~90% 的病毒性肝炎病例可明确其致病因子，而其余 10%~20% 的病例，患者虽有典型的症状，却无法明确相关病原体，称之为非甲型非戊型肝炎。近年来在此类肝炎患者血液中先后发现了一些新的病毒，如庚型肝炎 (hepatitis G virus, HGV)、输血传播病毒 (transfusion transmitted virus, TTV) 和 SEN 病毒等，认为可能与之有关，需要进一步研究。

输血后艾滋病，所有血液及其血液成分包括全血、红细胞、白细胞、血小板、血浆、凝血因子等均可传播 HIV。献血者有 HIV 感染，受血者必然发生感染。有些血液制品如清蛋白、球蛋白、血源性乙型肝炎疫苗由于经过了病毒灭活处理，故不易传播 HIV。输血感染 HIV 的危险性与输血量、输血次数呈正相关，大量输入抗 HIV 阳性的血液，HIV 感染率达 100%；浓缩Ⅷ因子制剂、凝血酶原复合物是从大量混合血浆中制备的，血友病患者大多需要定期输注这些制品，因此感染 HIV 的危险性最大。文献报道，目前全球在超过 4 000 万的 HIV 感染者中，5%~10%（200 万 ~400 万人）是输血所致。我国 HIV 感染者和患者分别约有 84 万和 8 万，献血员中 HIV 的检出率也在增加。医务人员是 HIV 的高危易感人群，特别是直接参加实验、手术、血液透析、治疗性血液成分单采与置换等直接接触病原体工作的人员尤应注意自身防护。

其他还包括巨细胞病毒 (cytomegalovirus, CMV)、输血传播病毒 (TTV)、人类嗜 T 淋巴细胞病毒 (human T-cell lymphotropic virus, HTLV)、细小病毒 B19、朊病毒 (prion)、西尼罗病毒 (West Nile virus, WNV)、人类疱疹病毒等亦可经血液传播，在临床实践中应予以关注。

血液的细菌（包括螺旋体）污染在输血医学当中是一个仍未解决的问题。随着输血医学的发展，改善了采血条件（如密闭的三联采血袋的应用），加强了献血者的筛选，库存血的细菌污染逐渐减少。随着成分输血的发展，特别是血小板制品的广泛应用（在发达国家已经超过 40%），细菌污染血液的问题又引起了广泛关注。血小板要求在 (22±2)℃保存，这种条件适合细菌生长繁殖，而悬浮血小板的血浆又是细菌繁殖良好的培养基。绝大多数细菌污染血液的问题是由血液的不适当采集和储存引起，少数情况下可由未被发现的菌血症导致。污染血液的细菌有致病菌或非致病菌之分。前者常造成患者死亡，后者的毒性较低，可能只引起发热反应。革兰氏阴性杆菌污染最常见最危险，如铜绿假单胞菌属、大肠埃希菌和无色杆菌属等。

梅毒是由梅毒螺旋体引起的慢性传染病,属于性传播疾病。当献血者患有梅毒,又处于梅毒螺旋体血症期,献出的血液被输用后可以传播梅毒。

疟原虫是可经输血传播的。无症状携带疟原虫的献血者是输血传播疟疾的来源,输注任何一种血液成分都有传播疟疾的危险。国内有文献报道,无锡市的 12 所医疗机构,在 1988—1990 年 3 年期间有 69 例住院患者发生了输血后疟疾。其他的可经输血传播的寄生虫还有锥虫、弓形虫、利什曼原虫以及丝虫等。

### (四)临床特征与诊断

输血后感染的临床表现依据感染病原体的不同而异,基本类似于同种病原体感染的临床表现。如输血后引起的传染性肝炎的临床表现:乏力、不适、食欲减退、恶心、黄疸、肝大、肝区压痛、肝功能损害、血清学特异性标志物检测阳性。艾滋病临床表现:发热、体重减轻、持续性腹泻、疲乏、盗汗、淋巴结肿大,严重者可出现机会性感染和少见的肿瘤病(如肺孢子菌肺炎、卡波西肉瘤);全身消瘦;肺部、神经系统、胃肠道、皮肤黏膜可受到病毒侵犯,出现相关临床症状。$T_4/T_8$ 比例倒置,抗 HIV 阳性。细菌污染血液临床表现:与输入的血液污染细菌种类、毒力、数量不同有关。如含大量细菌的血液,即使输入 10~20ml,也可导致休克。

1. 临床诊断,必须同时符合下述三种情况才可诊断。

(1)从输血至发病,或从输血至血液中出现病原免疫学标志物的时间超过该病原体感染的平均潜伏期。

(2)受血者受血前从未有过该种感染,免疫学标志物阴性。

(3)证实供血员血液存在感染性物质,如血中查到病原体、免疫学标志物阳性、病原 DNA 或 RNA 阳性等。

2. 病原学诊断,临床诊断基础上,符合下述四条之一即可诊断。

(1)血液中找到病原体。

(2)血液特异性病原体抗原检测阳性,或其血清在 IgM 抗体效价达到诊断水平,或双份血清 IgG 呈 4 倍升高。

(3)组织或体液涂片找到包涵体。

(4)病理活体组织检查证实。

说明:①患者可有症状、体征,也可仅有免疫学改变;②艾滋病潜伏期长,受血者在受血后 6 个月内可出现 HIV 抗体阳性,后者可作为初步诊断依据,但须进一步进行确证试验。

### (五)预防

引起临床上输血感染的相关环节很多,原因也比较复杂,有效预防和控制输血感染首先要从血源(采血环节)开始严格把关;其次是血液的运输、储存环节;最后是血液的输注环节。

1. 严格遵守相关法律法规和规范  重视质量规范化培训工作,严格执行《中华人民共和国献血法》《血站管理办法》《血站质量管理规范》《血站技术操作规程(2012 版)》《血站实验室质量管理规范》和《临床输血技术规范》等技术规范和标准,建立和实施覆盖全过程的质量管理体系,对血液实施系统全面质量管理。

2. 提倡无偿献血,严格筛选献血者  相对于职业卖血者和替代献血员,自愿无偿献血者的血液质量好、血源性疾病感染率低,是最理想的血液来源。严格按照献血者健康检查要求对献血者进行筛选和血液采集,对不符合献血标准的人群进行有效屏蔽,有效保障血液来源。

3. 提高血液检测水平 血液常规检测对于预防输血传播性疾病、提高输血安全性有重要意义。新检测技术可提高检测灵敏度和特异性。在输血发展史中,每次引进新的检测方法,就会显著提高输血的安全性。如 20 世纪 70 年代的血液 HBsAg 检测,显著减少了 HBV 经血传播。20 世纪 80 年代的抗 -HIV 检测使 HIV 对输血安全的威胁大大降低。20 世纪 90 年代的抗 -HCV 检测使输血后非甲型非乙型肝炎发生率降低了 80% 以上。我国目前对献血员的血液筛查项目:ABO 血型、Hb、ALT、HBsAg、抗 -HCV、抗 -HIV、梅毒抗体。为进一步提高病毒检出率,缩短检测的窗口期,欧美一些国家目前正在或考虑应用病原体核酸扩增试验(nucleic acid amplification test,NAAT)进行血液筛查。随着技术和设备的推广,检测成本的进一步降低,NAAT 将会逐渐被包括我国在内的广大发展中国家采用。

4. 血液制品病毒的去除和灭活 要从根本上控制和杜绝血源性传染病,除加强筛查以外,还必须对血液进行去除和灭活病毒处理。常用的方法有巴斯德液态湿热灭活法、有机溶剂 / 洗涤剂(S/D)法、膜过滤法以及我国普遍采用的亚甲蓝光化学灭活法等。虽然目前还没有一种适合所有血液成分的病毒灭活技术,但能针对各个不同的血液成分建立适合的病毒灭活方法,这样既灭活其中的病毒,又保持血液成分的功能。

5. 临床合理用血 合理用血包括合理输血、成分输血和自身输血。合理输血是指只给确实需要输血的患者输血,并输注足够量的血。病毒在污染血液中的分布是不均匀的,在白细胞、血浆中分布多;在红细胞分布相对较少。当患者只需要某种血液成分,特别是只需要某种病毒危险性相对较小的血液成分,如红细胞时,就应该只给患者输这种成分;而输全血或其他血液成分,不但浪费而且增加了患者感染病毒的危险。自身输血,就是输注患者自己的血液,因此不存在通过自身输血感染外源病毒的危险。

6. 严格落实消毒和无菌操作制度 在输血感染的相关环节,包括在血液透析、手术、输血等治疗过程中,应严格消毒灭菌和无菌操作,按操作规程进行操作,防止发生医源性交叉感染。

7. 认真监测输血相关性感染 建立从献血者动员开始到患者输血后追踪全过程的质量体系。对于受血者进行输血前相关检查,对于输血后发生输血相关性感染者,及时进行相关检查,输血相关性感染要报告有关部门并积极治疗感染者,及时采取措施和开展调查,确认或排除输血相关性感染,寻找原因,制订对策。

### (六) 主要治疗措施

1. 隔离与休息 根据感染病原体采取适当的隔离措施,主要是血液体液隔离,部分可能需要虫媒隔离等。患者按病情需要休息。

2. 对症支持治疗 如护肝等保护机体重要器官功能的治疗,补充液体和电解质等。

3. 抗病原治疗 依照感染病原体的不同采取相应的抗病原治疗,如抗病毒治疗、抗细菌治疗、抗原虫治疗等。部分输血相关性感染的有效病原体治疗方法仍在研究中。

(周春莲)

# 第六节　中枢神经系统医院感染

## 一、概述

中枢神经系统感染（central nervous system infection, CNSI）是指由于细菌、病毒、真菌、寄生虫等病原体所导致的脑膜炎、脑室炎、脑脓肿、椎管感染等。中枢神经系统医院感染常指神经外科中枢神经系统感染（neurosurgical central nervous system infection, NCNSI），是继发于神经外科疾病或需要由神经外科处理的颅内和椎管内的感染，包括神经外科术后硬膜外脓肿、硬膜下积脓、脑膜炎、脑室炎及脑脓肿，颅脑创伤导致的颅内感染，脑室和腰大池外引流术、分流及植入物相关的脑膜炎或脑室炎等，其中细菌性感染是 CNSI 的主要类型，神经外科术后的 CNSI 感染率为 4.6%~25%。发生于神经外科手术后的中枢神经系统感染是手术部位感染之一，它占据了中枢神经系统医院感染的绝大部分，治疗困难、影响生活质量、病死率高，是神经外科手术后的严重并发症。

## 二、病因和发病机制

1. 血脑屏障的作用　1885 年，德国学者 Ehrlich 在试验中观察到，从静脉注入酸性染料甲酚蓝（cresol blue）后，除颅脑外，全身各器官均出现染色。他首次描述了血脑屏障的现象，但直至 1913 年 Goldman 才提出血脑屏障的概念。1993 年，Walter 等根据溴化物或其他药物在血液、脑脊液及脑组织中分布不均等，推断出在血液和脑组织之间存在三种不同通透性的屏障：①血脑屏障，由脑毛细血管内皮和基膜构成，是整个脑屏障中最重要的结构基础。②血 - 脑脊液屏障，由脉络丛毛细血管内皮、基膜和脉络丛上皮构成，电镜观察发现脉络丛毛细血管内皮细胞不同于脑毛细血管内皮细胞，它具有窗孔，基膜也不连续。并且脉络丛上皮细胞顶部形成紧密连接，是血 - 脑脊液屏障的主要形态学基础。③脑脊液 - 脑屏障，由脑室的室管膜上皮、软脑膜和胶质膜构成。室管膜上皮没有紧密连接，软脑膜和胶质膜的屏障效能也很低，因此脑脊液 - 脑屏障作用并不十分重要。

正常生理状态下，血脑屏障有效地阻挡了病原体经血行向脑组织的扩散，使得来自外界病原体侵入所致的中枢神经系统感染的发病率明显低于其他器官组织。但同时血脑屏障也限制了药物进入脑内。当血脑屏障受到破坏时，脑组织受到感染的风险就会大大增高。大鼠实验性感染显示 $10^4$ 个金黄色葡萄球菌或大肠埃希菌不能对大鼠皮肤造成感染，而 100 个金黄色葡萄球菌或大肠埃希菌即可引起脑组织的感染。

2. 特异性抗体和补体系统　中枢神经系统是人体免疫防御功能相对薄弱的区域。因脑组织中缺少淋巴系统，导致脑组织识别外界病原体的能力以及刺激机体产生细胞免疫的能力受限。

机体抗原 - 细菌复合物相互作用引发溶解反应，最后调理素与细菌或细菌成分相结合，被多形核细胞吞噬。脑脊液中补体含量不足以达到调理和溶菌水平，因而吞噬作用弱。当细菌感染发生时,很快将调理素消耗殆尽,虽然活跃的炎症反应可以通过增加调理素和多形核细胞的渗出以对抗感染,但仍然难以对抗细菌的大量繁殖。

脑脊液中的主要调理素和特异性抗体处于较低水平,IgG水平仅为血液中含量的1/800。因此,脑组织受到外界病原体的感染后,细菌常呈对数性增殖,而多数抗菌药物通过血脑屏障后,难以达到脑脊液中的有效杀菌浓度,造成中枢神经系统感染难以得到及时控制。

## 三、危险因素

1. 易感人群  虽然住院患者均可能发生中枢神经系统感染,但大多数中枢神经系统感染发生于接受神经外科手术和神经系统侵入性操作的患者,特别是在住院期间经历多次神经外科手术或检查操作的患者。其他还包括耳鼻喉科患者、新生儿、老年人、免疫力低下患者以及有远隔部位感染继发中枢神经感染的患者。

2. 危险因素

(1)患者自身的因素:低龄和高龄(>70岁)的患者术后颅内感染率均高于正常年龄组。低龄患者主要是由于免疫系统未完全建立,机体抵抗力差,造成术后感染率高。高龄患者由于机能老化、免疫系统功能退化、抵抗力下降,术后恢复缓慢,容易发生颅内感染。合并糖尿病或血糖水平控制不良、免疫功能低下,格拉斯哥昏迷评分(glasgow coma scale,GCS)<9分,以及原发性损伤严重,特别是开放性颅脑损伤。

(2)手术方式:研究表明,幕下开颅手术颅内感染的发生率是幕上开颅手术的6倍。后颅窝手术的感染率可达16.1%,主要与该部位解剖结构复杂、暴露困难、脂肪肥厚、手术时间长、容易发生脑脊液漏有关。择期开颅手术多属于清洁切口手术,但经口咽部、鼻腔和筛蝶窦手术均属于可能感染的手术,也有术中打开窦腔把清洁手术改变为可能感染的手术,外界的定植菌是此类手术术后感染的主要致病菌。

脑室-腹腔分流术术后导致的颅内感染,主要原因为术中无菌操作不严格,医生在手套破损后直接接触分流管等。文献报道,住院医师组术后感染率为11.5%,而专家组术后的感染率仅为2.2%,具有显著性差异。术中的无菌操作和手术熟练程度是减少术后感染率的关键。术后的感染主要是由于脑室端分流管阻塞、切口局部感染和腹腔局部粘连感染。

(3)手术时间:手术时间长(>4h)会增加颅内感染的发生率。造成手术时间长的原因主要和肿瘤的大小、部位,也就是手术的难度有关,手术时间越长,术中的出血量越大,手术暴露时间越长,与空气和术者的手以及各种物品的接触也随之增加,而且手术时间的延长也和手术医师的手术技巧有关,这些都是造成术后感染的因素。

(4)放置植入物和引流管:与内置的脑室导管相关的脑膜炎发生率为4%~17%,这种导管通常被用于治疗脑积水。最重要的致病因素是手术时导管上有细菌定植,因为大多数感染病例在术后1个月内出现症状。一项前瞻性、观察性研究发现,手术手套上的孔洞加上手术者直接处理分流导管,是一种可能的危险因素。戴双层手套操作可使导管感染发生率较历史对照者中的发生率有所下降。另一项研究表明,在术中处置导管材料之前更换外层手套,有可能进一步降低感染的发生率。

外置的脑室导管被用来监测颅内压,或暂时将脑脊液从阻塞的脑室系统中分流出来,或者作为已发生感染的内置导管处理方法的一部分。行脑室外引流时如果不严格消毒头皮和不认真遵守无菌操作原则等均可造成术后感染。与外置导管相关的感染率大约为8%。据报道,感染的危险随引流持续时间的延长而增加,但每单位时间的增加程度还不确定。虽然一项研究显示,在外部引流5d天后感染的危险急剧升高,但一项前瞻性、随机试验显示,在5d内撤除外置导管没有必要,而且导管可被留在原处更长时间而不明显增加每天的感染危险。由于感染可在插入新导管后通过引入细菌而获得,因此更换未感染的导管或许实际上增加了感染危险。其他的感染危险因素包括常规脑脊液取样、脑脊液漏(插管部位)、引流受阻以及脑室内出血。此外,留置引流管过程中频繁留取脑脊液标本也可能导致感染风险增加。

有研究认为,预防性使用抗菌药物并不能降低颅内感染的发生率,反而会增加患者的经济负担,尤其是不合理的应用还会导致耐药菌株的增加。但目前普遍的观点认为,针对脑室外引流应该合理使用预防性抗菌药物。

(5)术后切口积液和引流:有文献报道,手术切口出现皮下积液可增加颅内感染的发生率。原因可能是局部脑脊液循环减慢,局部脑脊液中的蛋白质含量增加,为细菌生长创造了条件;局部脑脊液中的致热成分增加,使化学性脑膜炎发生的可能性增加;发生皮下积液后,往往需要局部多次穿刺,增加了细菌进入颅内的机会,使感染机会增加。

术后切口引流是指通过在术后于手术野放置的引流管进行引流渗血和残留积血,一般引流管在24h左右拔除。引流管为颅内异物,经切口处可以造成细菌的逆行感染,如果置管时间过长,会增加感染的风险。在拔管过程中如果无菌操作不严格,也会增加感染的风险。有研究表明,术后未放置引流管组和放置引流管组的感染率分别为6.34%和12.97%。

(6)颅脑肿瘤:肿瘤浸润导致机体或局部免疫力下降,肿瘤的毒性反应或异物刺激使肿瘤发生广泛的脑水肿造成血脑屏障的破坏等因素造成肿瘤患者的颅内感染明显高于其他患者。

(7)二次手术:术后血肿、复发性肿瘤、计划性分次手术等由于手术中出血量的增加,手术难度的提高,手术时间的延长,均可能造成感染的发生率提高。文献报道重复开颅者比一次开颅者感染率高11倍。

(8)术后脑脊液漏:主要表现为脑脊液耳漏、鼻漏和切口漏,是术后颅内感染的高危因素,可极大地增加术后感染率。术后脑脊液漏为外界细菌逆行进入颅内开放了通路,尤其是脑脊液鼻漏,使鼻腔的定植菌可以直接进入颅内,造成感染。国外的研究报道脑脊液漏患者术后感染发生率为40%,而未发生脑脊液漏的患者术后感染的发生率仅为5.3%。国内有报道,后颅窝手术后发生脑脊液漏患者的感染率为15.9%~22.45%。形成脑脊液漏的原因主要为术中缝合不严密,使脑脊液由颅内渗出至颅外,脑室外引流拔除后缝合不严。要减少脑脊液漏的发生,手术中应严密缝合硬膜,若缝合困难应做修补手术,肌层缝合不留无效腔,肌腱处缝合牢固,引流管于24~48h拔除,消除颅内感染的通道,不宜放置时间过长,以免影响切口愈合或形成窦道。

(9)颅脑损伤和急诊手术:颅脑损伤往往伴有头皮损伤或是开放性损伤,手术为污染手术。术前抗菌药物的使用不合理,脑组织的挫伤水肿、可能存在的异物,重度损伤早期的免疫缺陷等均可造成颅内感染的增加。有文献报道,重型颅脑损伤医院感染发生率可达23%,其中构成比中最主要的是肺部感染,中枢神经系统感染占3.37%。还有研究显示,开放性颅脑损伤术后感染率为闭合性颅脑损伤的 2 倍。

（10）其他因素：相关文献报道，近期接受化学治疗和免疫抑制剂治疗、术后长期使用呼吸机及合并全身多器官感染、术后长时间接受全肠外营养及合并严重低蛋白血症、术后长时间使用大剂量糖皮质激素、在监护室接受神经外科操作、伤口护理不当等都可能增加 CNSI 的发生率。

## 四、流行病学

1. 一百多年来，神经外科取得了举世瞩目的成就，一个个手术禁区被突破，但术后并发症却使神经外科医生的功绩遭到了沉重的打击。这其中尤为重要的一个并发症，或者更准确地说是一类医院感染，就是中枢神经系统感染。19 世纪，感染几乎抵消了外科学的进步，即使在现代，感染仍然是阻碍现代外科学发展的一个重要因素。

2. 20 世纪初期神经外科术后颅内感染率为 12%~15%。1938 年 Gandin 等首先将抗菌药物的预防性应用引入外科临床研究，术后颅内感染率有了明显下降。20 世纪 30 年代、40 年代，术后颅内感染率为 1%~2%。1961 年 Burke 肯定了抗菌药物能预防外科术后感染，并开始广泛使用。20 世纪 60 年代、70 年代，术后颅内感染率为 2%~6%。随着抗菌药物的大量不合理应用以及院内耐药菌株不断出现，术后感染率又有所上升，20 世纪 80 年代为 8%，20 世纪 90 年代为 9%。

1994—2004 年，我国报道神经外科手术后中枢神经系统感染的发生率在 0.2%~27.5%，平均为 2.6%，死亡率为 21.02%。2005 年全国医院感染调查显示，颅内感染平均延长住院时间 19.11d，平均增加医疗费用 1.7 万元。

近年来的文献报道数据显示，依据不同的手术类型，术后脑膜炎的发生率为 1.5%~8.6%，脑室外引流（external ventricular drainage，EVD）相关感染的发生率达 8%~22%，颅脑创伤、腰大池外引流术引发 CNSI 的发生率分别为 1.4%、5%。神经外科术后脑膜炎和/或脑室炎的病死率为 3%~33%，即使 CNSI 得以治愈，患者一般会遗留不同程度的神经功能障碍。

3. 病原学　中枢神经系统医院感染约 3/4 是由革兰氏阴性杆菌及葡萄球菌引起，包括大肠埃希菌、克雷伯菌、沙门菌、弯曲菌、金黄色葡萄球菌、凝固酶阴性葡萄球菌等。肺炎球菌及脑膜炎球菌是社区性细菌性脑膜炎最常见的致病菌，在医院感染所占比例不足 1%。

文献报道，神经外科手术后中枢神经系统感染中 69% 是由革兰氏阴性杆菌引起，其中大肠埃希菌和肺炎克雷伯菌占 70%。另有 19% 由葡萄球菌引起。脑室分流术后感染主要由葡萄球菌导致，少数为革兰氏阴性杆菌感染。

有研究对 388 例神经外科手术后中枢神经系统感染的脑脊液培养进行分析，其中革兰氏阳性球菌为 243 例，主要包括表皮葡萄球菌、溶血性葡萄球菌、金黄色葡萄球菌和耳葡萄球菌。革兰氏阴性杆菌为 145 例，包括鲍曼不动杆菌、洛菲不动杆菌、铜绿假单胞菌和肺炎克雷伯菌等。

根据 2021 年中国细菌耐药监测网（http://www.chinets.com/Data/AntibioticDrug-Fast）的数据，3 163 株脑脊液标本分离的主要革兰氏阴性菌为鲍曼不动杆菌、肺炎克雷伯菌、大肠埃希菌及铜绿假单胞菌等;主要革兰氏阳性菌为表皮葡萄球菌、人葡萄球菌、头状葡萄球菌、屎肠球菌、溶血葡萄球菌、金黄色葡萄球菌及肺炎链球菌等。革兰氏阳性菌与阴性菌的感染率各约 50%,近年革兰氏阴性菌所致的 CNSI 呈现上升趋势。

## 五、临床特征与诊断

1. 症状和体征  中枢神经系统医院感染的临床表现和社区性中枢神经系统感染基本相同,但由于发生于医院内感染的患者存在不同的原发病,尤其是在颅脑手术以后,其临床表现可能出现不同的特点。

感染出现最早的全身表现是发热,但是要和手术导致的反应性发热相鉴别。其次可以不同程度出现头痛、喷射性呕吐等颅内压增高的表现。出现较晚者可以表现为视盘水肿,甚至发生脑疝。查体可以出现颈强直等脑膜刺激征。重者可以出现意识障碍甚至昏迷。伴有切口感染的患者可以出现切口红肿、疼痛,甚至出现脓性分泌物。

感染发生的时间也不固定。神经外科手术后的中枢神经系统感染有 1/3 发生于术后第一周,1/3 发生于术后第二周,1/3 发生于术后第二周以后,个别病例可以发生在初次手术后数年。

2. 实验室检查

(1)血常规检查:周围血白细胞计数增多,中性粒细胞比例升高,红细胞沉降率加快,C反应蛋白升高。对于术后的血象升高,不能单纯以绝对值作为诊断的标准,而要结合临床症状综合考虑。术后患者可能会出现白细胞反应性升高,伴随体温的轻度升高,但患者并未出现感染的临床表现,尤其是在手术后的 24~48h,随着手术应激反应的减轻,白细胞和体温会逐渐降低,并恢复正常,应予以鉴别。

(2)脑脊液常规检查:多数 CNSI 患者腰椎穿刺开放压>200mmH$_2$O,急性期脑脊液外观可呈现黄色、乳白色或淡绿色,混浊,米汤样表现;压力增高;总细胞数和白细胞数增多,以多核细胞为主。生化检查结果显示蛋白含量增加、葡萄糖和氯化物降低,以葡萄糖降低更具代表性,但目前还没有明确的诊断标准。

(3)脑脊液培养:培养出致病菌是诊断感染的金标准。选择适当的培养基,脑脊液离心后做需氧菌、厌氧菌和真菌的培养。在送检前已经接受了抗菌药物治疗的患者标本,其结果可为阴性。其他患者在确定为阴性结果前需要延长培养时间至 72~96h,如果已经使用过抗菌药物,必须培养 5~7d,厌氧菌要培养 7~10d,以提高培养的阳性率。在脑脊液中,典型真菌细胞较少,需要至少留取 5ml 脑脊液并反复多次送检,以提高培养的阳性率。

使用正确的方法,留取脑脊液标本,对中枢神经系统感染的诊断极为重要。留取脑脊液的正确方法如下。

1)脑脊液穿刺:严格无菌操作原则,穿刺后抽取足量脑脊液至无菌瓶内,立即送检。

2)通过引流管留取标本:不能通过引流管末端直接留取,应选择引流管中段。严格消毒后无菌注射抽取足量脑脊液注射入无菌培养瓶内,及时送微生物室进行接种。

此外,应注意手术后脑膜炎和脑膜反应的鉴别。

1)血清 C 反应蛋白:C 反应蛋白参与机体的抗炎反应,减少组织损伤,其浓度可在数小时内明显升高,且不受年龄和性别的影响。对某些疾病的早期诊断有重要意义。但由于其是一种急性时相蛋白,特异性不高,当机体存在其他部位感染、风湿病及肿瘤时,也可以增高。细菌性脑膜炎可以导致C反应蛋白升高,但经治疗后在一周内下降,反复升高者可能有并发症的发生。其敏感性可达100%,特异性达94%。

2)脑脊液乳酸浓度测定:发生脑膜炎时可以升高,脑脊液乳酸浓度>4mmol/L时诊断细菌性脑膜炎的敏感性为88%,特异性为98%。但对于分流术后感染的患者使用上述标准,可能半数感染会被遗漏。

3)脑脊液乳酸脱氢酶(lactate dehydrogenas,LDH)及其同工酶测定:正常脑脊液中既有少量$LDH_4$和微量$LDH_5$,发生脑膜炎时LDH明显升高,或者LDH不升高但$LDH_4$和$LDH_5$升高,也可以考虑感染。

(4)其他脑脊液感染标志物的检查:脑脊液降钙素原(procalcitonin,PCT)在脑膜炎发作后4h开始升高,6h达高峰,并持续24h以上,是感染早期诊断的重要标志物,但其阶段值目前仍有争议。

(5)分子生物学检测方法:目前已在临床开展的检测方法主要为病原体宏基因组学检测技术,又称为宏基因组二代测序技术(metagenomic next-generation sequence,mNGS),该技术对一些病因不明或已使用抗感染药物治疗后的感染,仍有一定的检测阳性率。

3. 影像学表现 X线检查、头颅CT和MRI检查有助于明确颅内感染的部位和范围。当感染涉及颅骨或椎体时,X线片上可显示死骨及骨瓣密度不均。头颅CT检查可以显示脑膜的高密度及颅内环形增强病灶,脓肿形成时可见局灶性液性暗区。增强头颅MRI检查可见脑膜增厚的高信号以及颅内环形病灶的增强改变。

4. 诊断标准 神经外科手术后中枢神经系统感染包括细菌性脑膜炎、脑室炎,颅内脓肿(包括脑脓肿、硬膜下脓肿和硬膜外脓肿等)和椎管内感染。它的诊断标准尚未完全统一,目前可以参照的是2001年卫生部《医院感染诊断标准(试行)》中的诊断标准。

一项涉及1 143个患者、1 517次开颅手术的大规模回顾性研究结果显示,以体温升高、颈强直、脑脊液白细胞升高(>$10 \times 10^6$/L)作为诊断标准,术后颅内感染率为7%,同时伴有2.9%的无菌性脑膜炎。

CNSI的诊断分为临床诊断和病原学确诊。符合下列1~4条为临床诊断,符合1~5条为病原学确诊。

1. 临床表现 ①全身炎症反应:出现发热(体温>38℃)或低体温(<36℃),心率(>90次/min)和呼吸频率(>20次/min)增快等全身感染表现;②意识和精神状态的改变;③颅内压增高的症状和体征;④脑膜刺激征;⑤伴发症状或体征。

2. 血液相关检查 血常规白细胞>$10.0 \times 10^9$/L,中性粒细胞比例>80%。

3. 颅内压和脑脊液相关检查 ①颅内压:多数颅内感染患者腰椎穿刺开放压>200mmH$_2$O;②脑脊液性状:急性期脑脊液多为浑浊、黄色或呈脓性;③脑脊液白细胞数及比例:白细胞总数>$100 \times 10^6$/L,中性粒细胞比例>70%;④脑脊液生化:脑脊液中葡萄糖含量降低(<2.2mmol/L),脑脊液葡萄糖含量/血清葡萄糖含量<0.4。

4. 影像学表现 脑膜炎的头颅CT或MRI不具有特异性,常提示弥漫性脑水肿、硬膜增厚强化;脑室炎可显示脑室系统扩张,或脑室内有液平面;典型脑脓肿的CT和MRI增强可显示脑内出现典型的环形强化。

5. 脑脊液、切口分泌物、引流管、植入物及手术标本的微生物培养阳性,是诊断的金标准,但须排除污染和定植。mNGS 技术、脑脊液 PCT 和乳酸的检测能协助诊断。

推荐意见:①患者出现发热,颅内压增高症状,脑脊液浑浊或呈脓性、白细胞增多、葡萄糖<2.2mmol/L 及脑脊液葡萄糖含量 / 血清葡萄糖含量 ≤0.4,CNSI 临床诊断成立(高等级,强推荐);②在临床诊断的基础上,出现标本涂片、引流管头、植入物及脑脊液微生物培养阳性(排除污染和定植),CNSI 病原学诊断成立(高等级,强推荐)。

## 六、预防

1. 中枢神经系统医院感染的相关危险因素

(1)手术相关环境因素:手术室的温湿度、回风口的监测结果、手术室静压差、手术参观人数和器械消毒等。

(2)与手术相关的因素:术野消毒、术中无菌技术、手术时间、手术部位和关颅技术、放置植入物和引流管、术后切口引流、颅脑肿瘤及二次手术、术后脑脊液漏、颅脑损伤和急诊手术等。

(3)其他因素:患者年龄、术前大量使用激素、术前血糖控制不良等。

2. 针对中枢神经系统感染危险因素采取积极的干预措施 术后中枢神经系统感染重在预防,降低感染的发生率可以提高医疗质量,减轻患者的痛苦和社会经济负担。因此,感染的预防需要从术前、术中和术后三个技术环节开展工作。

(1)术前

1)冲洗头皮和头发,清除污物和碎屑、用推子修剪头发、使用氯己定或碘制剂进行备皮、用粘贴性手术巾或透明胶带覆盖手术部位、采用细致的无菌技术来保护无菌区、在切开之前给予预防性抗菌药物。

2)执行严格的消毒隔离和无菌操作技术:革兰氏阳性菌感染是颅脑手术后中枢神经系统感染最常见和最主要的致病菌,其感染来源主要是术中皮肤病原体直接污染手术野。因此,手术室的空气净化、患者皮肤的严格消毒、手术器械的无菌消毒,更重要的是手术者的无菌操作技术是降低术后感染的首要环节。一般认为大多数幕上颅脑外科手术为无菌手术,我们按照常规的消毒措施进行。但对于颅脑的清洁 - 污染手术而言,感染的发生率为 6.8%~15%,因此我们需要更加严格的术前消毒措施,特别是对于经鼻的内镜手术。面部的皮肤性质决定了我们使用的消毒剂浓度要小于体部,且鼻孔内部的消毒容易留下无效腔,这就为局部细菌进入颅内创造了条件。因此,认真仔细地术前消毒是不容忽视的重要措施。

3)加强对手术室环境的监测:定期开展手术室的环境监测,尤其是对于层流手术室的管理,控制手术期间手术室人员的管理,对于进修医生和研究生建立相应的手术观摩室,指定专门医生进行讲解,避免无关人员反复进入手术室和在手术室内的走动。术前准备充足的物品,术中需要取送物品,经过传递窗进行,做到关门手术。

(2)术中

1)手术时间长短与术后感染成正比,神经外科平均手术时间较长,长时间手术对于消毒隔离和无菌技术有更高的要求。手术中的污染来源主要是手术室的空气污染和接触污染。空气中的细菌沉降,随着手术时间的延长,有更多的机会进入暴露的脑组织,造成术后的感染。细菌通过术者的手套、使用吸引器、脑室镜等器械污染手术野,造成患者的感染。必要时更换手术人员的口罩;及时更换破损的手套;注意对手术器械的保护等。

2)使失血和组织创伤减至/降至最低,清除失活的和肉眼可见的被污染的组织以及骨碎片,处理可置入装置时使用双层手套,使用温生理盐水冲洗手术野,仔细放置脑脊液引流装置,仔细关闭皮肤。

3)放置植入物和引流管以及手术野冲洗和关颅:肿瘤切除后要认真止血,反复冲洗手术野。对于脑室-腹腔分流术或巨大瘤腔需要放置引流管的患者,要在置管前更换手套或戴第二层手套以避免引流管造成的感染。切口引流装置的放置要注意无菌操作,逐层缝合,避免残留无效腔。

不能因长时间手术的疲劳而忽视手术的最后一个环节——关颅,关颅是一个看似简单的工作,虽然许多高年资医生甚至住院医生都不屑一顾,但它对防止切口感染甚至进一步发展成为深部感染都有着非常重要的意义。

(3)术后

1)术后引流管的护理是防止经引流管逆行感染的重要环节,在留取脑脊液、更换引流袋过程中要严格无菌操作。切口引流一般应在 24h 左右拔除。

2)当我们怀疑中枢神经系统感染时,首先会想到抽取脑脊液进行化验。但在抽取脑脊液过程中发现颜色改变或浑浊时,应第一时间采取持续引流,将感染的脑脊液引流出体外。充分的引流是尽早控制感染的首要措施。拔除引流装置的适应证不能仅仅满足于肉眼对脑脊液的观察,应该在反复检查细胞数和生化指标正常、培养阴性的基础上才能拔除引流装置。

3)防止脑脊液漏的发生:脑脊液漏是中枢神经系统感染的重要危险因素。经鼻的内镜手术为外界与颅内的沟通打开了一个通道,因此术后可能会发生脑脊液鼻漏。即使术中采用了必要的措施,如术中采用免缝人工硬膜覆盖等多种方法,可能仍然不能完全避免脑脊液鼻漏的发生。进一步的工作就是我们要及时发现脑脊液漏。对鼻漏的护理要求是保持鼻腔的清洁,接触鼻腔的各种器械、纱布、药品等必须保持无菌。要尽早进行手术修补,以减少感染的发生。

3. 术前预防性抗菌药物的使用　神经外科术前抗菌药物预防性使用主要针对手术中最有可能引发感染的细菌,而不是将组织中的细菌全部杀灭。根据《抗菌药物临床应用指导原则(2015 年版)》选择第二代头孢菌素作为预防用药。正确的给药方式为在手术切开皮肤前 30~60min 给药,30min 内静脉滴注完毕,如手术延长至 3h 以上,或失血量>1 500ml,可术中增加 1 次给药,以保持有效的血药浓度。

对于脑室-腹腔分流术或需要外引流的神经外科手术而言,常规使用抗菌药物已经被循证医学中等同于大规模、大样本量、多中心的随机对照试验(randomized controlled trial,RCT)的 Cochrane 系统评价所证实。Ratial 等学者综合 17 个试验、2 134 名受试者的试验结果,经过 Cochrane 系统评价后,发现静脉应用预防性抗菌药物及抗菌药物灌注的引流管均能显著降低引流管感染率,因此建议术后 24h 内应该使用抗菌药物。24h 后是否还须应用,目前尚不能明确。

对于清洁手术切口的神经外科手术而言,多项研究表明术前应用不同种类的预防性抗菌药物均能降低手术后中枢神经系统感染的发生率,同时可以减少抗菌药物的使用量,降低平均住院日。但也有部分研究认为术前是否使用预防性抗菌药物对术后感染的发生没有显著性差异。

结合多个国家开展的相关研究,虽然绝大多数持肯定的态度,但也有部分研究提出了质疑。因此,还需要针对神经外科手术是否预防性使用抗菌药物开展更大样本、多中心的随机对照试验。

## 七、主要治疗措施

1. 对症及支持治疗 颅内压增高的患者,可以给予甘露醇等药物降低颅内压,也可以通过持续体外引流降低颅内压,以缓解症状,预防脑水肿和脑疝的形成。同时可给予对症抗惊厥、调整水和电解质平衡、营养支持等治疗,以促进感染的控制。

2. 外科干预治疗 对感染的伤口及时进行清创。分流术后导致的感染,如果药物控制不佳,应及时取出被污染的脑室分流装置,待感染控制后重新进行分流手术。已经形成脑脓肿者,出现下列情况时,则须考虑脓肿穿刺引流或开颅脓肿切除术:①脓肿直径>2cm,有占位效应甚至脑疝;②有破入脑室风险;③药物治疗无效;④真菌感染;⑤神经功能缺损;⑥多房脓肿时。对有骨窗患者可在超声引导下行脓肿穿刺治疗。

3. 抗感染治疗 抗菌药物的应用是治疗神经系统细菌性感染的重要措施之一。涉及对病原体敏感的抗菌药选择、最佳给药途径及准确的剂量和给药方式。

抗菌药物的选用要根据细菌培养及药物敏感试验的结果选用。在没有明确病原体的情况下,颅内感染的抗菌药物经验性选择应考虑致病菌的流行病学、抗菌药物耐药情况以及血脑屏障透过度。头孢菌素中第三代头孢菌素如头孢他啶、头孢曲松、美罗培南、万古霉素等药物透过度较高,针对革兰氏阳性菌和革兰氏阴性菌的作用可达最低杀菌浓度(minimum bactericidal concentration,MBC)的 20 倍以上,可以作为预防和治疗用药的选择。

在肿瘤和感染时,可能由于血/脑脊液 pH 梯度的变化,也可能是病变脑组织血管的小泡运输增加,造成血脑屏障的通透性增加,有利于抗菌药物通过血脑屏障。因此对于脑肿瘤术后中枢神经系统感染,可以选择透过血脑屏障相对高的药物。

中枢神经系统感染最多见的病原体是革兰氏阳性球菌,但往往合并有其他阳性或阴性细菌,偶尔还会混合真菌的感染。反复多次的脑脊液培养可以让我们发现感染的复杂因素,在治疗时采取更加全面的措施,防止治疗上的疏漏和感染的反复发作。在治疗感染的过程中,下列因素要予以特别重视。

1. 早期腰椎穿刺持续引流,动态监测脑脊液变化。

2. 反复多次的脑脊液培养,可以及时发现多种病原体的混合感染。

3. 不能满足于一次培养结果为阴性,阴性后再培养是十分必要的。

4. 及时发现和修补脑脊液漏,早期拔除引流管。

5. 早期有针对性地联合使用抗菌药物,且使用时间足够长。

6. 必要时可以采用鞘内注射。

7. 并发症的处理 中枢神经系统感染的并发症包括癫痫发作、缺血性卒中、脑积水、硬膜下积脓、脑脓肿及静脉窦血栓形成等，应予以关注。

（赵 梦 张越巍）

# 第七节 皮肤与软组织医院感染

## 一、概述

皮肤及软组织感染（skin and soft tissue infection, SSTI）临床上十分常见，但也十分复杂，涉及众多学科，在疾病名称上即有较多不同的分类和定义，在本节中，皮肤及软组织感染的诊断多参考自国内专家近年来达成的共识。

皮肤是人体最大、最重要的器官之一，它包裹全身表面，在眼睑、口唇、鼻腔、肛门、尿道以及生殖器等外口周边移行为各部位的黏膜，借皮下组织与深部组织相连，皮下组织多数为脂肪组织，也有的为疏松结缔组织，它们共同构成体表的浅层部分。皮肤是人体最重要的天然屏障，是人体的保护膜，能够抵御外界各种物理或化学性的刺激和微生物的侵入，也能防止体内有用资源的外流损失，比如组织液等，皮肤也是温度调节器，在体温中枢的调控下，通过体表面积以及皮肤血管的舒张或收缩完成体温调控过程，皮肤还有呼吸功能、解毒和排泄作用，有感觉作用等。

皮肤及软组织感染的种类很多，多由化脓性致病菌侵犯表皮、真皮和皮下组织引起的炎症性疾病。临床上十分常见，涉及范围也十分广泛，从浅表的局限性感染，到深部的皮下组织感染，甚至更为严重的皮肤、皮下组织坏死性感染，严重后果的可能会出现截肢、危及生命。在不同的文献中，诊断及分类较多，有的按照感染波及的皮肤层次和严重性，分为疖、痈、蜂窝织炎、丹毒、软组织脓肿、坏疽等，有的按照形成感染的原因分为压疮、糖尿病性溃疡、动物咬伤等，有的按照感染的组织结构或解剖部位分为毛囊炎、化脓性汗腺炎、淋巴管炎或淋巴结炎、化脓性指头炎、乳腺脓肿或乳腺炎、脐炎、坏死性筋膜炎等，有的根据疾病的临床特点进行分类，如婴儿脓疱病、复发性疖疮、气性坏疽、新生儿皮下坏疽、糖尿病足、进展性细菌协同性坏疽等，有的根据感染的微生物种类而定义，如非结核分枝杆菌感染等。总体来说，各种微生物侵入皮肤及软组织形成寄居的同时，造成皮肤及软组织局部不同程度的损伤，机体在局部甚至全身出现对这种损伤的反应，均属于皮肤及软组织感染，临床较常见的感染主要表现为局部感染，但当伴有免疫力低下、营养不良、糖尿病、皮肤及软组织血液循环不佳、粒细胞减少等状况时，这些局部感染容易扩散或发展，严重者导致败血症等全身感染，甚至死亡。

皮肤及软组织感染按照院内外来源，可以分为社区获得性和医院获得性皮肤及软组织感染两大类，后者即为皮肤及软组织医院感染，这类感染也是常见的医院感染发生部位，根据我国 2005 年医院感染现患率调查数据显示，皮肤及软组织医院感染率为 0.30%。皮肤接触外界的特性决定了病原体可以通过接触轻松传播，这也说明了皮肤及软组织感染在医院感染中的重要地位,因为皮肤及软组织感染的患者或医务人员是医院感染的传染源,手卫生的执行力度不够会直接导致病原体的播散,而且很多其他部位的医院感染最初的传染源都是皮肤。

## 二、病因

皮肤作为天然屏障,有防止病原体入侵的自然条件。皮肤呈酸性(pH 为 5.5),因此不利于病原体的生长和繁殖,表皮细胞不断地新陈代谢,大约 2 周为一个周期,随细胞的角化、脱落,病原体也被消除,真皮层及皮下丰富的毛细血管网能够使中性粒细胞、各种抗体、补体等人体的防御体系物质快速到达皮肤表层,及时清除入侵微生物,皮肤还具有柔韧性,可以承受相当的外力冲击、牵拉和摩擦的性质。皮肤表面存在多种细菌,很多为非致病性细菌或机会致病菌,当皮肤屏障功能破坏或机体抵抗力下降时,这些细菌会入侵皮肤,发挥致病能力,形成感染。

常见引起皮肤及软组织感染的病原体有葡萄球菌、链球菌、铜绿假单胞菌、肠球菌、不动杆菌及大肠埃希菌等。在院内获得的皮肤及软组织感染中,主要致病菌为金黄色葡萄球菌,而且耐甲氧西林金黄色葡萄球菌(MRSA)比例较高。临床中常见的浅表或局限性的皮肤及软组织感染,其致病菌多集中在金黄色葡萄球菌和化脓性链球菌。在一些特殊条件下,致病菌的成分变得非常复杂,比如免疫功能下降(中性粒细胞减少、艾滋病患者)、糖尿病患者、吸毒人员、动物咬伤、长时间未能愈合的感染伤口等,这些人群往往缺乏正常的机体免疫保护机制,或者在致伤皮肤及软组织的过程中定植多种微生物,也或在长期的治疗过程中由于医源性定植而导致多种病原体的存在,这些感染中,往往条件性或少见的致病菌成为主要的病原体,甚至存在多种致病菌混合感染。

近些年来,需要密切关注的是多重耐药菌的感染或定植问题,虽然全社会都在关注和改良抗菌药物滥用的状况,但是在人类和细菌长期的斗争过程中,耐药菌已经成为了人类抗感染事业中无法回避的一个重要方面。人口老龄化社会的到来使慢性创面大量增加,以慢性创面为载体的耐药菌容易在社区形成传播。在诸多疾病指南中,都将社区获得性感染和医院感染的原因作为患者感染可能的致病菌种类和特性的判定依据,比如,肺部感染中,社区获得的细菌种类和医院获得的并非一样,因此在抗菌药物的选择上有完全不同的取向,致病菌种类和特性甚至成为了较多抗菌药物应用的决定依据。慢性创面的处理逐渐成了很多医疗机构新开业务的增长点,后文将对其有所叙述。

## 三、危险因素与发病机制

在正常生理情况下,皮肤表面有众多的正常寄居菌群,多为金黄色葡萄球菌和凝固酶阴性葡萄球菌,但由于健康的皮肤有一定的屏障功能,所以它们并不一定形成皮肤及软组织的感染,不过,在一些发病诱因的存在下,感染成为可能。常见的诱因如下。

### (一)生理性皮肤屏障功能下降

新生儿或婴儿皮肤较为薄嫩,其屏障功能并不健全,致病菌可以直接侵入正常皮肤形成感染,如婴儿脓疱病。老年人由于皮脂腺功能减退,皮肤干燥,新陈代谢较慢,清除皮肤表面有害物质的能力下降,也容易导致皮肤及软组织感染。

### (二) 皮肤性疾病导致皮肤屏障功能被破坏

正常的皮肤有自我修复的能力,通过其自身的新陈代谢来完成脱胎换骨,大部分区域的皮肤表皮层更替周期大约为两周,而皮肤附属器提供的分泌产物,也是维持了皮肤的正常屏障功能,很多皮肤性疾病除了具有原发疾病的表现外,还会破坏正常皮肤的结构或其生理功能,从而使皮肤的屏障功能受损,例如特应性皮炎、接触性皮炎、手癣、足癣、大疱性类天疱疮、剥脱性皮炎等。

### (三) 外伤引起的皮肤屏障功能破坏

各种创伤、临床通过皮肤进行的侵袭性操作、理化因素导致的皮肤损伤、动物或人咬伤等导致皮肤屏障受损,可使病原体有机可乘,形成皮肤及软组织感染。包括刀砍伤、皮肤擦伤、针刺伤、手术切口、热烧伤、化学烧伤等。另外,各种外伤后形成的皮肤瘢痕,由于瘢痕皮肤结构不同于正常皮肤,表皮与真皮的连接并没有正常皮肤那样紧密,并且表皮薄嫩,所以瘢痕皮肤的耐磨性和耐压性均不如正常皮肤,容易出现表皮水疱和破溃,这也是皮肤及软组织感染的易发因素之一;另外,瘢痕皮肤缺乏正常的皮肤附属器,也缺乏正常的新陈代谢能力,因此其屏障功能不如正常皮肤,这也是瘢痕皮肤容易出现损伤的原因,瘢痕溃疡是一种特殊的皮肤软组织疾病,长期的瘢痕溃疡存在恶变的可能。

### (四) 机体抵抗力下降

如肿瘤、糖尿病、艾滋病等患者,疾病本身使患者机体抵抗力下降,另外,一些长期使用激素、免疫抑制剂等治疗的患者,也是皮肤及软组织感染的易发人群。这类人群往往也因为原发疾病的治疗和疾病本身的特性导致皮肤功能不如正常皮肤,这也成为此类人群容易出现皮肤及软组织感染的原因。

### (五) 皮肤及软组织微循环障碍导致屏障功能受损

长期卧床的患者,比如年老体弱、截瘫、长期昏迷、偏瘫等人群,这些患者骨突起部位的皮肤在长期受压下容易出现微循环障碍,甚至出现皮肤的破损,产生压疮,皮肤的正常屏障受损,病原体可乘虚而入,并发感染。

医院是多种致病菌的聚集场所,尤其在重症监护病区、老年病区、慢性病区、肿瘤病区等,当患者的皮肤得不到及时有效的定期清洁和保护时,致病菌容易通过皮肤屏障的缺口侵入机体,形成局部的炎症和感染灶,严重者感染会向深部组织和全身扩散。皮肤及软组织感染是十分常见的感染性疾病,在医院感染中也是较为重要的组成部分。

皮肤及软组织感染最多见的来源是皮肤表面,另外血源性的来源也不可忽视。皮肤无时无刻不在承受着大量病原体的附着或定植,自身的屏障功能会消除这些病原体的危害,防止损害机体,在某种程度上,可以称为一种平衡,如果病原体毒力增强或皮肤和机体抵抗力下降,导致平衡被打破,就会造成病原体入侵,形成感染。当血液中存在致病菌时,病原体可随血液到达所有流经的部位,在条件合适的地方,比如血流速度慢或形成乱流、涡流的部位,病原体会停留并附着到组织,如果机体的防御机制不足以抵抗或消除这些病原体,那么它们就会定植并繁殖,产生毒素并侵害机体,导致该部位感染,较为容易感染的部位有肺、肝、肾等,皮肤及软组织也是一个容易被侵犯的部位。

## 四、流行病学

皮肤及软组织感染在医院感染构成比中占有较高的比例,全国医院感染监测网报告,皮肤及软组织感染占医院感染总数的 5.3%~10.9%,发病率为 0.75%,居第五位。1993—1994年,英国报告皮肤感染率达 9.6%,居医院感染第四位。

皮肤及软组织感染可以发生于任何年龄组,但婴幼儿和老人、体弱者更易发。美国疾病预防控制中心监测资料表明,儿科皮肤感染中 5%~8% 属于医院感染,有研究表明,皮肤感染的病原体 90% 以上为葡萄球菌,老年机构中,35% 的老人患压疮。

皮肤及软组织感染的特点很突出。第一,由于皮肤在身体的表层,感染是微生物定植于机体并对机体造成明显损害的表现,大多数皮肤及软组织感染会有明显的皮肤表现,比如局部红、肿、热、痛等,所以先期提示诊断的证据较为直观,容易早期发现。第二,常见的皮肤及软组织感染的种类中,局部表现明显,全身症状往往较轻,并且非常常见,例如疖和痈,所以临床医生难以意识到它是医院感染的范畴,出现漏报。第三,目前绝大多数皮肤及软组织感染的疾病认识较为透彻,在治疗上有十分成熟的方案,在诊治及时的情况下,病情容易得到控制,临床医疗人员及患者都缺乏足够的重视程度。由于多种原因,我国流行病学上数据不充分,比如疾病的医院感染发病率、易感因素、高危人群等;从上述发生率看,国外报道的皮肤感染率明显高于国内,这与我国医院感染监测水平与国外发达国家有差距的现状有一定关系。近些年来,对慢性创面的重视成为医学界与社会老年化现状之间比较直接的交汇点,慢性创面的诊疗效果直接关系到患者的生存能力和质量,也直接体现社会的进步性,原来慢性创面多由患者自身或基层医疗机构承受,现在越来越多的大型医疗机构对其增加关注度和实际的诊疗水平提升,甚至直接以各种组织的形式提升学术能力,成体系地解决慢性创面问题,这使得我国有望在近期内形成医学界甚至全社会对皮肤及软组织感染的重视程度,也许监测较为准确的大数据不再是奢望。

## 五、临床特征与诊断

### (一) 感染诊断的判定原则

笔者认为,感染诊断的金标准需要同时符合如下三项内容,分述如下。

1. 通过感染灶处获得可靠性良好的微生物学样本,并通过该样本获得了微生物学的证据。曾有微生物学专家根据数据提示,大多数微生物学样本在检查之前便是不合格的标本,比如,在样本种类的选择上,原本无菌的材料比存在天然或获得性定植菌的样本价值要高,血液、体液、深部组织等样本原本无菌,一旦获得阳性结果,如果排除污染,则给临床提供的价值非常大且直接,而痰液、粪便、创面分泌物等样本,原本就存在定植菌,而且沾染其他细菌的可能性十分大,当出现阴性结果时,首先我们会怀疑样本采集的规范性,如果结果为阳性,我们依然无法确认其是否为真的致病菌,还需要结合其他依据进行综合判定;从样本的采集时机来说,尽可能在使用抗菌药物前采集;从采集皮肤及软组织感染标本的方式来说,很多采集者习惯采集创面的脓液,其实脓液的成分是坏死组织、大量已经死亡的细菌、大量炎性组织和液体,往往并不容易获得阳性结果,同时也容易存在被其他定植菌污染的可能,除非是封闭的脓腔,因此,在采集前先用无菌生理盐水清洗表面,采用活体组织检查或针头抽吸的方式较拭子采集的方式更好;从样本运送的环节来说,采集后尽快常温送检,一般不超过15~20min,在临床中,皮肤及软组织样本的采集往往在创面换药处理的同时完成,但是由于采集者往往醉心于创面的处理,采集的标本经常会在创面处理之后才被送走,此时往往超过了运送的最佳时机,可能会影响标本的阳性率。

2. 证明皮肤及软组织感染的存在,即有微生物侵入并损害正常皮肤及软组织的证据。因为皮肤的外在表现,使得绝大多数皮肤及软组织感染的临床特征较为明显,诊断并不困难,但是在伴有明显皮肤或表皮破损的情况下,判断皮肤及软组织感染就不是十分容易的事情了。在本节需要说明致病菌定植和感染的区别。

定植包含两个概念,一个是定植菌,另一个是细菌定植。

定植菌是长期生长在人体某个部位的细菌,正常人体的体表、上呼吸道、下消化道等部位都有一些正常的寄居菌,它们都属于定植菌,如乳酸菌、大肠埃希菌等。已在特定部位定植的正常菌群一般都具有通过营养竞争、占位保护等作用抑制其他细菌再定植的能力,即定植抵抗力。但如果菌群失调,或是部位转移,由于细菌的毒力和宿主的抵抗力发生变化,就有可能导致感染。对于皮肤及软组织感染的创面来说,往往也会有优势菌株的存在,但各种细菌之间的竞争或占位保护关系需要更多的研究来证实。

细菌定植更着重于细菌黏附于组织的能力,各种微生物经常从不同环境落到人体,并能在一定部位附着和不断增殖,然后形成定植。定植的微生物必须依靠人体不断供给营养物质才能生长和繁殖,所以细菌定植需要满足几个条件:①必须具有一定的黏附力,宿主不同部位的上皮细胞都有一定的保护功能,通过定期增殖脱落、排泄、分泌或者纤毛运动等能力清除外来的微生物,有些器官通过运动或蠕动的方式排除这些微生物,细菌只有牢固地黏附在机体的黏膜上皮细胞上,才不会被清除掉,这是细菌能够在人体定植的关键。有专家认为这与特定细菌表面的特殊蛋白质——黏附素以及特定组织细胞膜上的黏附素受体有关。②必须有适宜的环境,细菌要长期生存必须有一定的环境要求,如酸碱度、营养物质的供应等。③必须有足够数量的细菌,在定植过程中,有一部分细菌会因黏附不牢固而脱落,或者随上皮细胞的代谢活动而被排除。因此,必须有足够数量的菌群,才可能有一定数量的细菌定植成功。

定植是感染的前提。如何区分定植和感染呢?感染需要有致病菌侵入正常皮肤或软组织并导致该处组织出现炎症反应的证据,从临床上来看,往往在局部出现明显的红、肿、热、痛等炎性反应,重者会伴随全身感染的表现,比如体温升高等;从微生物采样送检涂片上来看,可以见到一定数量的中性粒细胞吞噬或伴行潜在致病菌的现象;从病理和微生物学来看,如果取一部分病灶周围的相邻正常皮肤或软组织送检培养,可以获得阳性结果等。在皮肤及软组织感染的判断上,尤其在一些创面是否感染的问题上,临床相关人员容易倾向于做出感染的判断,这是不严谨的,因为这直接跟其治疗相关,在相关章节亦有介绍。

通俗来说,在怀疑皮肤及软组织感染的部位获得了微生物证据,如能排除感染的存在,只能称为定植,如果同时获得由该微生物侵入周围正常组织的证据,可以诊断为该微生物导致的感染。

3. 证明该微生物是导致该处感染灶的真正致病菌。一些病情复杂、病程较长的皮肤及软组织感染往往获得不止一种微生物证据,如何判断哪种微生物是真的致病菌,而不是定植菌呢? 笔者十分提倡,在获取皮肤及软组织培养标本的同时进行涂片镜检,对于痰液标本来说,涂片往往可以用来评价样本的可靠性,而对于皮肤及软组织标本的涂片来说,如能见到大量的中性粒细胞吞噬或伴行潜在的细菌,则该菌为致病菌的可能性大。另外,如果患者同时伴有全身性感染的表现,比如体温高,则可以同时采集血标本,血标本阳性结果提示的细菌往往就是致病菌。当然,临床还有试验性治疗的方法,那就是使用敏感抗菌药物能够有效地控制感染,则证明该细菌为致病菌。

笔者提出的这些标准可能过于理想化,在临床实际操作过程中有一定的难度。其实,真正的诊断金标准应该是临床相关人员的综合判断,其中包含了皮肤及软组织感染疾病的规律和临床相关人员在长期诊疗过程中的经验,而不是机械地遵从客观标准的指标,因为并不是所有的感染都能得到微生物学的客观结果,而且即使有结果,对结果的解释也并非是唯一。不过,当临床诊断出现困难时,上述三项证据的规范收集有利于做出判断。

### (二)常见皮肤及软组织感染的临床特征及诊断

1. 疖和痈  致病菌主要是金黄色葡萄球菌,其次为白色葡萄球菌,都是毛囊及其所属皮脂腺发生的急性化脓性感染,不过,疖表现为单个毛囊,痈表现为多个毛囊和皮脂腺。病理特点为早期表现为毛囊炎及毛囊周围炎,毛囊周围有密集的中性粒细胞和少数淋巴细胞浸润,以后形成脓肿,毛囊及皮脂腺均被破坏。可发生于全身,但以毛囊和皮脂腺发达的部位多见,例如头、面、颈、腋窝、腹股沟、会阴等,如果在皮肤坚韧的部位,比如背部或颈部,由于炎症不容易突破坚韧的皮肤,只能沿深部阻力较小的脂肪组织柱蔓延至皮下深筋膜,再沿深筋膜向四周扩散,累及邻近的许多脂肪组织柱,然后向上传入毛囊群而形成多个脓头,即形成痈。初期局部表现为皮肤红肿和疼痛小结或肿块,随后出现中心部位皮肤坏死、破溃,脓液流出,单个疖肿较少引起全身症状,而痈会出现多个破溃中心,由于痈的炎症范围大,全身症状较疖明显加重,可伴有不同程度发热、畏寒、头痛、食欲差和全身乏力等,严重者会出现脓毒症。常规应检查血常规、尿常规和血糖及营养指标,因为这两种疾病多发于抵抗力低下人群,以痈更甚,糖尿病、营养不良、应用免疫抑制剂者常见,感染重者血常规中白细胞计数增高,中性粒细胞增多。

疖和痈的诊断并不困难,具有局部毛囊结节、化脓坏死、形成脓栓、局部疼痛,一个或多个毛囊出现,以上是较为典型的临床表现和经过,伴有或不伴有全身发热等症状,对于医院感染的诊断来说,需要考证是否为入院48h后发生的感染,如果为入院48h后出现的感染,可以诊断为医院感染。但在实际操作过程中,由于疖的症状轻微,出现的人群较广,比如,几乎每个人在一生中都会出现多次的疖肿,医务人员似乎更容易出现,往往被我们忽视它的存在,也忽视按医院感染的上报流程处理,这样就导致这种疾病真正的医院感染率难以获得数据,所以对于疖和痈来说,困难的不是临床诊断,而是能否意识到它是医院感染,能否意识到应该按医院感染的流程处理。

2. 蜂窝织炎  致病菌最常见的是乙型溶血性链球菌,有时也为金黄色葡萄球菌。蜂窝织炎是皮下、筋膜下或深部疏松结缔组织的播散性感染,细菌会从皮肤或黏膜破损处进入皮下形成感染,有时也可由局部化脓性感染灶直接扩散或经过淋巴、血流传播而发生。乙型溶血性链球菌能产生链激酶、胶原酶和透明质酸酶,这些物质能促进感染在疏松组织间扩散,呈现弥漫性,与正常组织无明确界限。临床上表现为皮肤局部红、肿、热、痛,红色较暗,边界不清,中央部位的颜色较周围深,皮肤指压后能退色,范围大时会出现中央区坏死,蜂窝织炎一般都伴有不同程度的全身症状,如发热、畏寒等,病变部位较浅、皮肤弹性较好或松弛的部位肿胀明显,但疼痛较轻;病变部位组织致密且深在,则肿胀不显,但疼痛剧烈。一些特殊部位的感染需要警惕,比如颌下蜂窝织炎,不管是口腔还是颈部来源,会有因肿胀和疼痛而导致进食、呼吸不畅的表现,颌下肿胀明显,而皮肤表现轻微,如果不能及时控制,感染波及范围扩大至咽喉有导致窒息的可能。患者多伴有外周血白细胞升高。蜂窝织炎的诊断不困难,临床有典型的表现,如果入院 48h 后出现,考虑院内产生,则可以诊断为医院感染。

3. 丹毒　致病菌最常见的也是乙型溶血性链球菌,是皮肤及其网状淋巴管的急性炎症,细菌往往从皮肤破损处侵入皮内网状淋巴管,一般局限于皮肤层,很少侵及真皮层以下,也少出现脓肿和皮肤坏死。临床表现为起病急,皮肤呈片状红疹,色鲜艳,边界清楚,指压能退色,皮肤略红肿,有时伴有表皮水疱,附近淋巴结容易出现肿大和疼痛,常伴有全身症状,比如发热、畏寒、头痛等。患者往往有足癣、溃疡、大面积瘢痕、皮肤反复破损等基础状况,导致皮肤网状淋巴管不通畅。如果下肢反复发作丹毒,需要考虑有丝虫感染。丹毒的诊断同样不困难,临床有典型的表现,如果入院 48h 后出现,考虑院内产生,则可以诊断为医院感染。

4. 淋巴管炎和淋巴结炎　多数继发于其他化脓性感染病灶,常伴有蜂窝织炎,多数由乙型溶血性链球菌引起。淋巴管炎特征是皮肤表面形成红肿的线条,局部伴有热、痛的感觉,区域淋巴结几乎都有不同程度的肿大和疼痛。淋巴结炎是由致病菌沿淋巴管侵入淋巴结而导致,常见于颈、腋窝、腹股沟等处,早期多个淋巴结肿痛,可以推动,后期容易淋巴结与周围组织粘连,不易推动。

5. 软组织脓肿　是上述皮肤及软组织感染急性期未能及时控制而容易形成的结果。常见的致病菌为毒力强且有凝固血浆能力的金黄色葡萄球菌。感染会造成组织的坏死与液化,形成脓液,脓肿壁由大量白细胞浸润的纤维层构成。当脓腔内压力增大到一定程度时,脓液会从阻力最小的部位破出,排出皮肤体外或进入体内腔隙,脓液引流后脓腔即被肉芽组织填充,如果感染得到控制,能够二期愈合,有的在愈合后会出现病情反复的现象。

6. 压疮(又称为"褥疮")　是临床较为常见的并发症,压疮是由于身体局部的皮肤及软组织持续受压导致组织缺血、缺氧、营养不良,直至皮肤组织溃烂坏死。压疮的易发因素包括两个方面,一是全身基础状况,营养不良是内因,常见于年老体弱、瘫痪、昏迷等行动不便的患者;二是除了压力外还伴有其他损伤因素,比如皮肤经常摩擦、潮湿、液体浸渍(常见大小便和汗渍等)等。容易出现压疮的部位主要是皮下组织(包括脂肪、肌肉等)较少的骨突起部位,比如枕骨粗隆、肩胛部、脊柱棘突、髋部、骶尾部、膝关节内外侧、内外踝、足跟部、髂前上棘等。在压疮的早期,皮肤表现红肿,颜色紫红或深暗,有时表皮有水疱,皮下出现水肿变硬,甚至结节,更重时,局部血液回流完全受阻,出现局部组织缺血性坏死,表现为干痂,如果没有感染,可以长期如此表现,一旦感染或时间过长,容易出现溶痂,组织液化,溃疡形成,坏死组织和感染互为因果又促进压疮的发展,重者溃疡深达骨质,并在皮下或筋膜下向周边扩散,甚至导致脓毒败血症。

压疮的诊断主要有以下要点:①患处有持续受压或压疮易发因素存在的病史。②患处表现为皮肤缺血、缺氧,如皮肤局部红肿、颜色暗紫、表皮水疱、破溃、干痂等,重者表现为溃疡或窦道、骨外露等。③对于诊断为医院感染来说,还要强调为入院48h后出现的压疮,并且有感染的表现。并非所有的压疮一定属于感染,比如:皮肤尚未破溃的早期压疮;表现为干痂并且创缘正常,皮肤无红肿表现的压疮;呈现肉芽组织表现、创缘无感染迹象的晚期压疮等。

7. 糖尿病性溃疡　顾名思义,存在有糖尿病的基础,往往在长时间未能良好控制血糖的情况下容易出现肢体远端皮肤的变性、坏死、破溃甚至坏疽。糖尿病者容易出现周围神经病变和周围血管病变,最终导致肢体末端感觉与微循环障碍,皮肤及软组织营养不良,皮肤屏障功能下降。美国疾病预防控制中心在手术部位感染预防指南中明确指出,围手术期血糖高于11mmol/L,会显著增加手术部位感染的机会,但机制不明,有学者认为血液中高血糖会降低中性粒细胞的趋化能力,从而影响机体清除致病菌的能力。肢体末端感觉不良导致对温度和疼痛不敏感,人体对危险刺激的天然避让行为部分丧失,比如不会主动躲避过烫的洗脚水、不会感觉到足底鞋中异物的长时间挤压等,这样皮肤出现破损的机会明显增加。在皮肤出现破溃的初期,由于感觉不到过分的不适或疼痛,患者容易轻视溃疡的早期处理,使致病菌定植和感染的机会增加。糖尿病性溃疡的名称并无定论,有的文献称为糖尿病足或糖尿病足溃疡等,作者一并称为糖尿病性溃疡。其诊断依据临床的特征并无困难。近年来,随着血管外科介入技术的发展,临床发现越来越多的糖尿病性溃疡患者同时伴随下肢主要血管的狭窄甚至堵塞,从而伴随足部远端疼痛明显,通过介入的技术能使血管的通畅性得到一定程度的改善,对溃疡的愈合有一定的好处。

### (三) 皮肤及软组织感染的医院感染诊断标准

参考国内外标准和指南、共识等,作者总结如下。

1. 皮肤感染　皮肤感染必须符合下述两条之一即可诊断。

(1)皮肤有脓性分泌物、脓疱、疖肿等。

(2)患者有如下症状或体征中的至少2种,并且无其他原因解释者:疼痛或压痛,局部肿胀,发红或发热。同时,满足如下情况之一。

1)从病灶的分泌物或脓液中培养出病原体,如果这个病原体是正常皮肤菌群,如白喉(棒状杆菌属)、芽孢杆菌属(非炭疽杆菌)、丙酸杆菌、凝固酶阴性葡萄球菌(包括表皮葡萄球菌)、草绿色链球菌、气球菌属、微球菌属,它们必须是一个纯培养。

2)血培养阳性。

3)血液或感染组织特异性病原体抗原检测阳性(如单纯疱疹病毒、带状疱疹病毒、流感嗜血杆菌、脑膜炎奈瑟菌)。

4)在感染组织中镜检看到多核巨细胞。

5)病原体血清IgM抗体效价达到诊断水平,或双份血清IgG呈4倍升高。

2. 软组织感染　软组织感染包括坏死性筋膜炎、感染性坏疽、坏疽性蜂窝织炎、感染性肌炎、淋巴结炎及淋巴管炎。

软组织感染必须符合下述条件之一。

(1)从感染部位的组织或者引流液中培养出病原体。

(2)在感染部位有脓性引流液。

(3)用外科手术或病理组织学检查可见脓肿或其他感染的证据。

(4)患者有如下症状或体征中的至少2种,并且无其他原因解释者:局部疼痛或压痛,局部肿胀,发红或发热。同时,满足如下情况之一。

1)血液培养阳性。

2)血液或尿液抗原检测阳性(例如流感嗜血杆菌、肺炎链球菌、脑膜炎奈瑟菌、乙型溶血性链球菌、念珠菌)。

3)病原体血清IgM抗体效价达到诊断水平,或双份血清IgG呈4倍升高。

3. 压疮感染

压疮感染包括压疮浅表部和深部组织感染。

压疮感染诊断需要满足如下条件。

(1)排除其他原因解释。

(2)满足如下情况之一:压疮伤口边缘发红,压痛,或肿胀。

(3)同时满足如下中的至少1条。

1)合格的标本培养阳性(说明:压疮表面及分泌物培养阳性并不足以证明感染,正确采集的标本应该是通过针抽吸或溃疡边缘组织活体组织检查。)

2)血培养阳性。

在确诊皮肤及软组织感染的基础上,再依据该感染与住院行为之间的时间及相关性来判断是否为医院感染。需要着重说明的是,在皮肤及软组织感染的诊断上,要重视临床相关人员的综合判断。

# 六、预防

皮肤及软组织感染的表现大多数并非重症,但皮肤是各种细菌的贮存所,每一处的感染都有致病菌侵入机体正常组织的行为,借由该行为,致病菌得以通过血流、淋巴、组织间隙、生理腔隙等传播到其他部位导致更为严重的感染,或者传播给其他人。因此,皮肤及软组织的感染必须严格控制,如果能保护好正常皮肤的屏障功能,将能起到良好的预防作用。在医疗机构中,皮肤及软组织感染的易感人群比例很高,较之正常人,需要有更多的预防和保护措施。

在皮肤及软组织医院感染的控制中,需要注意以下几点。

## (一)保持正常皮肤清洁

个人皮肤的清洁是非常重要的一个环节,用肥皂、清水仔细清洗皮肤可能是预防皮肤感染的最重要的措施之一,在一定程度上,它能减少皮肤表面的致病菌的定植数量,并保持皮肤通畅的分泌和排泄功能,有利于上皮细胞的新陈代谢,从而维持正常皮肤的健康生理功能。当患者不能自理进行这项工作时,专门的皮肤护理是十分必要的。气候的干燥容易导致皮肤表面干燥刺痒,尤其在冬季时的小腿部位,必要时予以一定的护肤保湿,防止皲裂。

### （二）避免正常皮肤出现破损

避免或减少皮肤破损的因素，维持皮肤完整的屏障体系。比如，避免皮肤摩擦，防止被汗液、大小便污渍等浸润皮肤，床单保持平整，少有皱褶，术前皮肤准备中不使用刮毛的方式，而是不备皮或术前即刻备皮的方式，有时根据手术视野的需要仅做毛发的修剪等。

### （三）避免皮肤及软组织长时间缺血缺氧的状态

减少皮肤及软组织长期受压的措施有以下三方面措施。

1. 鼓励和协助患者定时改变体位，使骨性突起部位交替受压，翻身间隔要依据病情和局部受压状况而定，一般 2h 一次，必要时 1h 翻身一次，对于患者完全没有活动能力或体质瘦弱者，可以使用防压疮床垫，比如，气垫床、沙床等，还可以使用大面积烧伤患者专用的翻身床。

2. 保护骨突起部位，在患者长期体位过程中，骨突起部位由于皮下组织少，耐受压力的能力差，可以用一些防压疮垫圈进行局部的支撑，分散骨突起部位的压力。

3. 加强皮肤的观察和评估，监测皮肤受压状况本身也可以提醒措施的落实。

### （四）积极处理潜在感染的皮肤软组织受损病灶

有一些感染前的皮肤变化，比如压疮早期，皮肤红肿，颜色暗，皮肤已有坏死或破损迹象，这时需要加强局部的抗感染措施，可以加强局部清洁消毒，使用一些抗感染的药膏等。

### （五）医务人员及患者的手卫生是重点预防措施

皮肤及软组织感染的致病菌几乎都是接触传播的病原体，存在于人体和生活环境中，但是一些有特殊毒力的病原体或者耐药菌就不是患者正常皮肤固有的定植菌了，它们随医疗机构内人群的流动而到处传播或传染，承载生活和工作最大职能的手是它们传播的最佳工具。有文献表明，通过良好的手卫生可以减少大约 1/3 的医院感染，其中也包括皮肤及软组织感染。

### （六）控制好基础疾病，保持机体免疫功能

对于糖尿病、肿瘤、艾滋病及使用糖皮质激素和免疫抑制剂的患者来说，控制好这些基础疾病，保持良好的机体抵抗力，对皮肤及软组织感染的预防也十分重要。另外，一些皮肤病需要积极控制，比如，各种皮肤癣、银屑病等，其皮肤角质层的异常使皮肤容易出现破损。

## 七、主要治疗措施

对于皮肤及软组织感染的治疗措施，遵从一定的原则：以局部表现为主的小范围感染，同样以局部治疗为主，争取在早期促使炎症消散，局部化脓时及早排出脓液，并发全身炎症反应或者存在有潜在扩散风险的局部（如面部危险三角区等）时，需要及时消除全身性炎症反应，包括使用敏感抗菌药物进行全身治疗。

对于疖的治疗,主要是局部处理,在脓头并未形成前,可以使用热敷等方法加速炎症的消散,利于感染的局限和吸收,在脓栓形成后,可以用碘酊点涂,或用针直接刺破脓头,剔除脓栓,局部使用莫匹罗星软膏。对于面部疖肿,尤其是上唇、鼻周围区域,也称"危险三角",切忌挤压,因为面部血管和淋巴管都较丰富,过分的挤压会使细菌沿内眦血管等进入颅内,造成颅内感染。如果疖肿伴有明显的全身症状,需要配合全身抗菌药物的治疗,如果存在基础疾病,需要一并调整。

对于痈来说,除了局部的类似处理外,往往需要全身的抗菌药物治疗和支持治疗,首选青霉素类的抗菌药物,如果有药物敏感试验结果,则尽量选择用敏感药物。局部脓肿感染不易控制时,要尽早切开引流,切口探至最深部,引流要充分彻底,操作过程中尽量锐性分离,减少挤压动作,防止感染播散,也减轻皮肤和皮下组织损伤程度,如果范围较大,出现切口难以愈合或皮肤坏死,需要时可以采用植皮的方式修复。

对于蜂窝织炎、淋巴管炎、淋巴结炎、软组织脓肿等,均需要遵从外科引流通畅的原则,加强局部炎症消散和抗感染的处理,同时对伴发的全身炎症反应予以相应处理。

压疮需要进行系统治疗。首先要做好平时的预防工作,比如保持容易出现压疮的部位(都是骨突起的部位)尽量不受压或不长时间受压,比如使用压疮垫圈,将骨突起部位空出,定期翻身改变体位,防止某些部位长时间受压。其次,对于伤口的处理,保持引流通畅,定期清洁伤口,可以使用一些抗感染的药膏,定期更换敷料。注意上述这些,压疮可以好转和控制,对于身体状况良好的患者,积极的手术治疗也许是加速愈合的不错的选择。但很多患有压疮的患者病情复杂,基础疾病严重,往往没有手术的条件。

对于糖尿病性溃疡,在治疗全程需要控制好血糖,对于轻度的皮肤及软组织感染病灶,促进局部炎症的消退,比如抬高患肢,外用穿透力较强的抗感染药物(如磺胺嘧啶锌、磺胺嘧啶银等),定期清洁溃疡及其周边正常皮肤等,如果有窦道,需要进行良好的引流,必要时采用手术的方式加强引流,对于严重的局部感染病灶,甚至伴有全身明显感染中毒症状时,需要使用敏感的抗菌药物。糖尿病性溃疡严重者可以导致截肢,目前有学者主张采用改善溃疡周边皮肤及软组织微循环的方法降低截肢率,例如介入疗法、理疗等,取得一定成效。作者认为糖尿病性溃疡属于全身性疾病,单纯的内科治疗或者单纯的外科处理都难以达到良好的效果,需要内外兼修、标本兼治,方有明显的效果。

对于皮肤及软组织医院感染,既往指南或共识多认为,与社区获得的皮肤及软组织感染在致病菌的组成上有所不同,在处理上也需要调整,社区获得性皮肤及软组织感染的致病菌有较为规律和稳定的特点,而且耐药菌少见,按照原则常规治疗容易见效,但是院内获得的皮肤及软组织感染不排除耐药菌和特殊菌种多见的可能,需要根据微生物学结果,针对性地使用敏感抗菌药物。近年来,随着对我国老龄化社会的认识加深,并结合临床疾病特征的变化,医学界已经并不十分强调社区获得性感染的特征了,或者说已经认为,社区获得性感染或医院感染的原因并不一定能推断出皮肤及软组织感染致病菌的种类及特征了,而较多的慢性创面甚至用"难治性"的定语概括,往往存在多种致病菌的混合感染,因此一些指南也提示抗菌谱的广泛性。需要强调,在处理这类患者时,需要严格进行无菌操作,并注意良好的消毒隔离工作,防止致病菌的传播。

(陈 辉)

# 第八节　骨与关节医院感染

由于骨关节解剖生理的特殊性,骨与关节感染具有治愈困难,病程长,致残率高的特点。近些年,随着交通事故和自然灾害等引起的开放性骨折日益增多,细菌耐药性和骨科植入物数量的增加,由此导致的各种类型的骨关节感染越发增加,给骨科医生和院内感染控制带来巨大挑战。

骨关节感染分类包括以下几种。

1. 创伤性感染　如开放性骨折或关节的各种开放性损伤,病原体直接由伤口侵入骨组织或关节腔,引起骨和关节感染。现代工业、交通运输业的高速发展及火器伤、地震等自然灾害频发,由此引起的创伤性骨关节感染已居各类骨关节感染之首。

2. 血源性感染　由血源性感染途径而发生的骨关节感染,多见于小儿,其发病部位,多在长管骨干骺端,尤其以下肢骨多见。一般由于身体其他部位的化脓性病灶,如脓肿、痈疖、中耳炎或败血症等,其细菌播散入血,通过血液循环被带到骨组织或关节而发生骨关节感染。自20世纪80年代以来,以往多见的血源性骨关节感染日渐减少。

3. 医源性感染　由于各种医疗行为引起的骨关节感染,如人工关节置换手术、关节镜检查、心脏手术等引起的植入假体感染、胸骨骨髓炎等。

本节选取感染率高的开放性骨折术后创伤性骨髓炎和感染后果严重的人工关节置换术后关节感染两类骨关节感染,同时也是通过医院感染防控措施可降低感染的两类临床上常见的骨关节感染,分别予以阐述。

## 一、创伤性骨髓炎

### （一）概述

交通事故等意外损伤、地震等自然灾害日渐多见,常引起高能开放性骨折,伴有严重软组织损伤,易发生骨折感染,临床上属于创伤性骨髓炎。据国际内固定研究学会报道,开放性骨折感染率为30%~40%,如使用内固定则增加感染率,感染率在30%以上。美国每年因开放性骨折导致骨感染,不仅消耗高达1 100亿美元财富,还导致细菌耐药性增加、肢体畸形、截肢甚至死亡等严重后果,给患者和社会带来巨大灾难。

### （二）病因

导致开放性骨折术后发生骨感染的因素是多方面的,包括创伤的严重程度、伤口的污染程度、清创手术的时机与技巧、骨折固定的方式及稳妥程度、伤口的闭合及引流等。

1. 直接原因为高能量损伤导致高能量骨折,高能量骨折的特点是高速运动的物体(如汽车等)快速撞击、挤压肢体直接损伤肢体的同时,肢体又能吸收致伤物的能量,并传导至骨骼,吸收的能量再次爆发,在骨骼和软组织中产生巨大震动波,产生高能量骨折;同时产生瞬间真空,能将邻近组织的异物(包括致病菌)吸入骨髓深处,造成感染。临床上高能量骨折类型复杂,多为开放性骨折及粉碎性骨折,伴有骨膜剥脱和严重软组织损伤。此时开放性骨折感染率可为 30%~40%。

2. 对开放性创伤的早期处理有时重视不够,处理欠规范,有时因为客观条件无法及时清创,或即使进行了及时规范的清创术,因致病菌已侵入机体深部,骨感染在所难免。

3. 医源性原因  清创后无视创口软组织条件,强行一期缝合伤口,致术后缺血坏死,继发感染。因开放性或粉碎性骨折的复杂性与机体的特异性,手术失误、选材不当、不适当地扩大内固定术及伤口闭合引流不畅等均会造成术后继发骨感染。

4. 院内感染耐药菌株的出现,增加了骨折术后感染的概率,并给骨感染的治疗带来很大挑战。

### (三)发病机制

1. 致病菌的毒力  致病菌包括细菌、真菌、寄生虫等。一旦侵入骨骼,获得生存条件,即滋生繁殖,造成骨感染。统计资料显示,创伤性骨感染多数为混合感染。致病菌中 80%以上为金黄色葡萄球菌、铜绿假单胞菌、溶血性链球菌、大肠埃希菌、鲍曼不动杆菌、产气肠杆菌等。其中最常见的是金黄色葡萄球菌,其次为铜绿假单胞菌。近年来,学者报道革兰氏阴性菌感染逐年增多,同时厌氧菌所致骨感染也日渐增多,应引起高度重视;若暴露于特殊环境中,将会增加特异性感染(如气性坏疽)的可能性。

2. 宿主的生理状态  即宿主全身状态及克服或控制感染的能力、骨愈合的能力等,包括营养状态、机体抵抗力、有无低蛋白血症、是否合并心脏及肝肾方面的基础疾病等。

3. 创伤的严重程度和局部状态  主要指创伤严重程度分级,创伤局部解剖稳定性和良好血液的循环,对是否引发骨感染至关重要。血供良好而稳定的骨骼,可以阻止骨髓炎的发生与发展。若骨骼稳定性丧失,异常的应力刺激,易引起骨骼及周围软组织炎症的发生与发展,局部损伤感染面积逐渐扩大,感染逐渐加重,最终发展成骨髓炎。若骨折伴有软组织撕裂伤、骨膜剥离甚至皮肤肌肉缺失,使失去血供的骨折端暴露于空气中,干燥坏死,此类骨感染往往伴有感染性骨不连或骨缺损。

### (四)诊断和治疗

创伤性骨髓炎根据病情进展变化,一般分为急性期和慢性期。创伤后,早期处理不当或未能及时处理,或严重创伤虽进行认真清创,但致病菌已潜入组织深层和骨骼内,均会导致创伤性骨髓炎的发生。此时多数患者除发热,贫血,局部肿胀、疼痛,常无其他明显症状。若为严重的骨髓炎,毒性物质可以直接进入血液循环,常在骨折术后 3~5d,患者突然出现高热、寒战等明显脓毒血症表现。急性期到慢性期常常是一个逐渐演变过程,时间难以准确界定。一般认为起病 4 周之内,死骨形成以前,为急性期。死骨形成是慢性期的特征,慢性创伤性骨髓炎,往往病情复杂、病程长,常可历时数月、数年、十余年或更长,反复发作,迁延不愈。临床表现为骨无效腔与窦道形成,关节畸形与僵直。X 线片对诊断和随访有重要意义,MRI 和 CT 检查对早期病灶和活动性病变,显示更加清楚。细菌培养与药物敏感试验结果可以指导临床抗菌药物选择。

创伤性骨髓炎急性期感染刚刚开始,炎症仅限于骨髓腔,治愈率高。若感染已形成软组织脓肿,累及整个骨折断端,几乎毫无例外转变成慢性期。因此,骨折早期规范治疗显得尤为重要,应做到早发现、早诊断、早期彻底处理,尽量避免发展为慢性骨髓炎,治疗方法包括:彻底清创;局部切开引流;持续冲洗和负压引流;局部应用抗菌药物冲洗;大剂量、广谱抗菌药物的全身应用等。创伤性骨髓炎慢性期的治疗必然是非常复杂困难的。需要在考虑患者生理状况,抵抗力强弱,骨骼稳定性和致病菌种类、毒力的基础上,对每个患者制订个体化治疗方案。治疗方法包括:全身抗菌药物应用,清创术,外固定器维持骨的稳定性,持续冲洗,负压引流,介入治疗,高压氧治疗等。

**（五）预防**

创伤性骨髓炎的治疗复杂困难,感染后果严重,致畸致残概率高。因此采取有效的预防控制措施,尽量防止或减少创伤性骨髓炎,其重要性不言而喻。

1. 认真规范的清创 彻底清创是治疗开放性骨折、防止感染的重要措施之一。力争黄金期(6~8h)进行清创,如早期应用抗菌药物,伤口又无感染征象者,清创时间可延迟至24~48h。如果对清创不重视,误认为是小手术,以致清创不认真、不彻底,则可能导致术后感染,为后续治疗造成更大困难,甚至对患者造成灾难性后果。清创术应在骨科专用手术室内进行,以防止院内耐药致病菌污染伤口。

2. 冲洗、引流 冲洗和引流是预防感染的重要措施,清创术后放置负压引流,可防止血肿形成;如伤口已有感染征象,及时冲洗和引流,可减少感染扩散,促进愈合。

3. 抗菌药物的应用 全身或局部应用抗菌药物,能有效地预防感染的发生。骨感染的治疗常须行手术控制原发病灶,清除坏死组织和引流脓液,这是抗菌药物治疗不能替代的。有效的抗菌药物治疗建立在彻底清创基础之上,才能彻底治愈感染。

4. 骨折固定 四肢骨折要妥善固定,在众多方法中,外固定器和微创治疗技术可作为首选,因骨折断端的生物学稳定,利于防止骨感染。

## 二、人工关节置换术后感染

人工关节感染的定义须考虑以下 3 个方面:关节假体失功能;假体表面或周围组织检出病原体;假体失功能是由于病原体引起的。到目前为止,对于人工关节感染的诊断尚无明确的定义。因为大部分感染患者仅表现出关节疼痛、假体松动,假体周围组织未检出病原体。关节置换术后感染是人工关节置换的最严重并发症之一。尽管伴随外科手术技术不断提高、手术室环境持续改进、围手术期预防性抗菌药物应用等因素,使人工关节置换术后感染的发生率大大下降,但随着人工关节置换手术数目增加,感染的病例并不少见。当前在中国,人工髋、膝关节置换数量呈现暴发式增长,1995 年 2 万 ~3 万例 / 年,至2014 年约 40 万例 / 年,并且以 25%~30% 的速度增长。同时一旦发生关节置换术后假体感染,意味着较高的复发率和较长的治疗周期,假体感染给患者带来巨大身心创伤,也使医疗机构医疗质量安全面临极大挑战。在美国关节置换感染治疗费用从 2001 年 3.2亿美元增至 2020 年 16.2 亿美元。因此明确人工关节置换术后感染的危险因素,采取有效的术前、术中、术后预防控制措施,达到有效降低或避免关节置换术后感染的发生,显得尤为重要。

## (一)流行病学及病原学

人工关节置换术后感染可分为早期感染(术后 3 个月以内)、延迟感染(术后 3~24 个月)和晚期感染(术后 24 个月后),临床上以延迟感染最常见。Eric Fulkerson 2006 年报道 146 例患者全髋和全膝感染翻修 194 个关节(110 例髋,84 例膝)进行感染分类,其中急性早期感染17%,慢性延迟感染 70%,晚期感染 13%。美国 Pulido 等报道 9 245 例首次髋关节或膝关节置换术后感染发生在最初 30d 内占比为 27%,65% 的感染发生在术后 1 年内。不同的国家和地区的研究得到普遍的结论是大部分关节置换术后感染 1 年内即被发现,绝大部分感染会在 2 年内得到诊断。

人工关节置换术后感染的发生率,不同疾病患者,不同部位关节置换的感染率不相同。Lidwell 报道了 6 年中在 19 家医院进行的 8 000 余例髋关节、膝关节置换感染的前瞻性调查,研究显示 4 133 例在常规手术室中进行的髋关节、膝关节置换感染率为 1.5%,而在超净手术室中进行的 3 922 例关节置换的感染率为 0.6%。英国的数据显示 2004—2007年 63 208 例髋关节置换手术的术后感染率为 0.92%,63 858 例膝关节置换手术的术后感染率为 0.51%。美国疾病预防控制中心 2006—2008 年数据表明髋关节置换术感染率约1.27%,膝关节置换术 0.89%。张明学报道解放军总医院人工髋关节置换术 943 例,术后感染率为 0.3%。

总体来说最常见的导致关节置换术后感染的细菌是凝固酶阴性葡萄球菌和金黄色葡萄球菌,占所有感染致病菌的 50%~60%。而对于关节置换术后 1 个月内发生的围手术期相关获得性感染而言,金黄色葡萄球菌和肠杆菌是最常见的致病菌。Meta 分析国内近 5 年人工关节置换术后假体周围感染的细菌学显示,革兰氏阳性菌占 80.5%,革兰氏阴性菌占 17.7%,真菌占 1.8%。早期感染多为革兰氏阳性菌所致,以金黄色葡萄球菌最为多见,占总菌株数的 34.6%,其次为链球菌、大肠埃希菌以及厌氧菌等。晚期感染的则常为低毒力的机会致病菌,例如表皮葡萄球菌、白色葡萄球菌等。

## (二)发病机制

人工关节置换术后感染的原因较多,发生条件较复杂;感染发生涉及三个方面:感染源(皮肤及其他部位的寄居菌、术中的污染菌、血源性播散菌等),细菌的生长环境和机体抵抗力的下降。

手术中环境消毒不合格,污染空气中细菌直接落入伤口,手术切口感染率约为 30%,是由于手术室空气污染所致。应用现代化层流手术室大大降低手术感染率,也证实手术空气洁净的重要性。其中人员是手术室空气污染的主要来源,人员数目及活动情况、衣物上污染的微生物数、手术持续时间及室内新风更换情况均会影响关节置换术后感染。手术中使用的医疗器械、植入物均应严格无菌,一旦有细菌带入,将引起术后感染。手术操作者无菌技术不严格,也可以将细菌污染到关节腔内。

5%~15% 的手术感染是由于患者皮肤污染所致,这主要是因为术前皮肤消毒不彻底,或者术前备皮损伤皮肤,使手术切口局部细菌生长繁殖而术后发生感染。手术后局部伤口换药,消毒、无菌操作不严格,也可以使得局部皮肤的寄居菌逆行进入伤口内,引起关节感染的发生。手术创伤使关节局部抵抗力下降,假体异物植入也会损害机体吞噬细胞防卫机制,这些因素有利于关节局部的细菌在关节液培养基中生长繁殖。

以上落入关节腔内的细菌,与机体免疫系统抗争,并逐渐生长繁殖。同时假体或生物材料可充当基体材料,细菌在其表面黏附和增殖,同时与宿主细胞竞争分泌蛋白或糖类,与生物材料表面整合或结合,导致感染难以治愈,这种现象称为"生物材料表面聚集竞争",如果细菌获胜,就能黏附在假体表面并形成生物被膜,生物被膜内的细胞外基质或多糖-蛋白质复合物进一步保护细菌免受抗菌药物或宿主的攻击,导致感染迁延不愈。研究表明,金黄色葡萄球菌、表皮葡萄球菌等具有一些与其毒力相关的细胞因子。第一类是促使细菌黏附的细菌表面配体,如纤维蛋白原、弹性蛋白等。细菌黏附能力对于细菌早期着床于宿主组织和植入物表面非常关键。第二类是可逃避宿主防御机制的细菌表面配休,如葡萄球菌 A 蛋白、荚膜多糖等。第三类是可提高细菌侵入和组织渗透能力的细菌表面配体。

### (三)感染诊断与治疗

关节置换术后感染的诊断应结合患者的病史,临床症状与查体结果,实验室检查,影像学资料及局部活体组织检查结果得出。最重要的是分离出侵入的微生物,这样才能明确诊断并选择合适的抗菌药物进行治疗。虽然金黄色葡萄球菌是关节置换术后感染中最常见的病原体,但由于疾病类型和流行病学因素的不同,许多其他微生物也可被分离出来。抽取关节液或手术中进行骨活体组织检查做细菌培养对诊断感染是非常有意义的。但由于细菌培养阳性率不高,因此细菌培养阴性不能排除感染。

早期感染的典型表现是手术部位出现急性疼痛、红肿、局部皮温较高并可出现渗液,甚至破溃流脓和窦道形成,同时伴有发热、寒战等全身感染中毒症状,临床上较易明确诊断。关节置换术后中晚期感染大多由低毒性致病菌引起,多慢性隐匿起病,缺乏特异的临床症状与体征。临床最常见的是假体植入术后无法解释的疼痛,有时难以与无菌性松动鉴别开来,因此关节置换术后中晚期延迟感染诊断很难有统一的标准。这主要是因为感染的临床表现因手术后感染时间、感染机制、致病菌毒力和宿主免疫应答的不同而完全不同。

延迟感染患者血象中白细胞计数很少升高,诊断意义不大。由于延迟感染的临床症状和体征不明显,病原体诊断金标准的阳性率很低,早期影像学诊断缺乏特异性,外周血白细胞一般处于正常范围,临床上早期诊断较困难,容易造成误诊、漏诊。血清 C 反应蛋白(C reactive protein,CRP)、红细胞沉降率(erythrocyte sedimentation rate,ESR)诊断敏感性高,仍然是假体周围感染的临床一线筛查指标,也是目前临床上应用较多的对术后疼痛的患者进行诊断假体感染筛选的重要参考指标。CRP 和 ESR 在关节置换手术前后的一般变化规律,为及早诊断感染提供理论依据显得尤为重要。Bauer W 报道 CRP 升高诊断感染的敏感性为 96%,特异性 92%,阳性预测值 74%,阴性预测值 99%。延迟感染患者 CRP、ESR 均升高。如果两者均正常,感染通常不存在。关节穿刺液的白细胞计数及分类检查具有重要的临床意义。关于两项检查诊断延迟感染的最佳临界值研究较多,2014 版费城共识将白细胞计数大于 3 000/μl,中性粒细胞比例超过 80% 定义为诊断次要标准。

人工关节感染的治疗目的是消除感染、解除疼痛、改善功能,治疗的基本原则是应用手术治疗与抗菌药物相结合。具体治疗方案取决于致病菌的种类、毒力、对抗菌药物的敏感性,感染持续时间和严重程度,患者的年龄和健康状况,患者意愿、对手术承受能力及医师的经验和技术水平。根据上述条件不同,治疗可分为手术治疗和药物治疗,手术治疗包括:

清创保留关节假体;一期置换(同一次手术取出感染的关节假体并植入新的假体);二期置换(首次手术取出感染的关节假体,彻底清创,一定时间间隔后,第二次手术植入新的关节假体);为控制感染的其他手术,包括关节融合手术、关节成形手术、截肢手术。临床医生应严格把握适应证,抱有侥幸心理或过于保守将无法根治感染,达不到预期效果甚至导致感染恶化。

### (四)危险因素分析

人工关节置换术后发生早中期感染,细菌的来源多为术中或术后外源污染进入,其原因很复杂,危险因素主要有以下几方面。

1. 术前因素　皮肤准备问题:如皮肤消毒不彻底,或术前备皮造成皮肤划伤,致皮肤表面细菌繁殖,这都可能给术后感染留有隐患。患者年龄大、体质差、有基础疾病病史、术前住院时间较长,都是关节置换术后感染的易感因素。

2. 术中因素　①手术室环境:层流手术室采用空气滤过垂直层流方法,将关节置换术后感染率从 10% 左右降至 1%~2%,但空气净化效果受多种因素的影响,如手术过程中人员较多,可能会导致手术过程中空气净化达不到要求。②应准确把握预防性使用抗菌药物的给药时机,保证手术过程中达到有效血药浓度,起到杀灭可能进入手术野中的细菌。给药时间过早,如在病房中输注半衰期短的头孢类抗菌药物后进入手术室进行手术,手术过程中药物浓度已不足,不能起到很好的预防感染作用;手术时间长,或手术出血量大,未做到及时追加抗菌药物。③用止血带会降低手术部位抗菌药物浓度。如果绑止血带前驱血,同时也驱除了肢体血中未被组织摄取的预防性抗菌药物。④手术操作:手术操作不熟练,手术技巧不佳,导致软组织损伤严重或手术时间过长。⑤手术过程中,操作者无菌观念不严格,可能会将细菌带入患者伤口中。

3. 术后因素　术后手术切口局部换药无菌操作不严格,细菌从切口局部污染进入。长期使用广谱抗菌药物,导致细菌出现多重耐药现象。

4. 患者自身高危因素　肥胖、糖尿病、低蛋白血症、低钾血症、贫血、接受过关节手术病史、关节置换手术时间延长、类风湿关节炎接受免疫抑制剂及激素治疗,是关节置换手术术后感染的高危因素。

### (五)防控措施

由于大多关节置换术后感染患者缺乏特异性症状与体征,早期诊断困难,进行治疗时大多感染比较严重,大多数患者须清创,将假体取出,关节置换术后感染成为患者和医生面临的灾难。因此避免或降低关节置换术后感染至关重要,最佳的预防措施是在术前、术中及术后及时评估各种危险因素并及时将其改善。

1. 术前预防措施

(1)优化患者一般健康状态:接受人工关节置换术的患者多为严重的类风湿性关节炎和骨关节炎患者,往往都有长期服用非甾体类抗炎镇痛药物甚至激素和免疫抑制药物史,大大增加了手术后的感染风险。研究表明以前接受过开放手术、免疫抑制治疗、低钾血症、营养不良、糖尿病、肥胖和吸烟等,每种因素对增加关节置换术后感染率均具有独立的统计学意义。因此术前对患者全身状况进行评估,对以上基础疾病进行治疗,予以积极纠正和控制,使患者以尽可能好的状态接受手术。入院时还应排除患者是否患有入院前感染及可能的潜伏感染病灶，如龋齿、扁桃体炎等应在治愈后再手术。

(2) 术前皮肤准备：研究表明 5%~15% 的手术感染是由于患者皮肤污染所致。术前备皮的关键是术前必须清洁，减少暂居细菌，清除常驻细菌以降低术后感染率。术前手术区域皮肤消毒彻底，避免术前备皮时损伤皮肤。在彻底清洁皮肤及不影响手术操作的情况下，尽量不剃除毛发。若须备皮，最佳的备皮方法是剪除毛发，而非刮除毛发；并选择尽可能接近手术的时间进行备皮。

2. 术中预防措施

(1) 手术室要求：手术室层流于 1964 年首次在美国引入，凭借垂直层流使得定向气流变成高效的微粒空气，在术野产生空气正压，有助于减少关节置换感染的发生。手术区沉降菌浓度随手术人数的增加和活动频度而升高。应尽量减少进入手术室内人数和走动、避免快速大幅度的动作、不必要的物品搬移，避免消毒后空气再污染。

(2) 穿戴手套：对于人工关节置换术后假体周围感染，费城国际会议共识工作组建议术者佩戴双层手套，以降低术中遇到尖锐边缘造成手套破损的风险。建议每隔 90 分钟或更短时间更换手套。一旦发现手套有破裂，应及时更换手套。

(3) 预防性应用抗菌药物：抗菌药物应用于细菌感染发生之前，使血液、组织药量达到杀菌浓度，当术中细菌污染术野尚未繁殖时即被杀灭。为使手术开始时手术部位就达到有效抗菌浓度，则最佳给药时间应为术前 0.5~1h，通过静脉给药。行双侧关节置换术时，在第 2 侧手术扎止血带前追加 1 次有效剂量。预防性使用抗菌药物目前推荐的是第一代或第二代头孢菌素，有循证医学证据的第一代头孢菌素主要是头孢唑林，第二代头孢菌素主要是头孢呋辛。医院内耐甲氧西林金黄色葡萄球菌(MRSA)流行率较高或者患者术前有 MRSA 定植时，可以采用万古霉素或去甲万古霉素作为术前预防性使用抗菌药物。

研究已证实术前预防性全身使用抗菌药物，可以有效降低术后感染的发生。Hill 采用术前用头孢类抗菌药物与用安慰剂的患者关节置换术后感染的发生率分别为 0.9% 和 3.3%。研究表明与术后感染有相关性的不是预防性使用抗菌药物的类型和使用天数，而是开始使用抗菌药物的时间(术前 30min 开始使用)、手术当天使用的次数(手术当天使用 2 次抗菌药物)及是否使用抗菌药物骨水泥。术前预防性使用抗菌药物的效果优于术后使用。Kasteren 等对荷兰 11 家医院进行的 1 922 例髋关节置换术使用抗菌药物情况研究，发现术后感染高发的患者是在切皮后使用抗菌药物组，而在术后延长抗菌药物使用时间不能减少术后感染的发生。如果手术时间超过 3h 或失血量超过 1 500ml，应追加一剂抗菌药物。

(4) 减少出血缩短手术时间：手术损伤较大，关节腔内渗血渗液较多，为内源性感染提供了条件。用弹性绷带加大棉垫进行加压包扎后松止血带，减少出血。手术时间过长是引起感染发生的原因之一，手术时间超过 2.5h，感染的发生率明显升高。手术配以熟练的器械和经验丰富的巡回护士，同时医生应提高手术技能，尽量缩短手术持续时间应是非常重要的目标。

3. 术后预防措施　术后每日更换引流袋，观察并记录引流液性质、数量，保持伤口敷料干燥；同时规范术后切口的无菌换药操作。加强病情观察，尤其注意体温及血象变化。

感染发生的原因是多方面的，手术前应严格适应证、提高手术技术的同时进行手术室及手术设备的更新、完善及改造；同时不断增强手术者的无菌理念及操作技术，术后手术切口的无菌换药，均与术后感染的发生密切相关。临床结果表明，只要对手术感染引起高度认识和重视,严格术前准备和术中、术后规范操作,加强对感染相关因素的控制,合理使用抗菌药物,可有效预防术后感染。人工置换术后应密切观察患者的局部及全身情况,一旦发生感染,及时鉴别诊断术后感染,为患者能够进行保留假体的治疗赢得时间,使感染所导致的危害降至最小。

（杜明梅）

# 第九节　烧伤医院感染

## 一、概述

烧伤感染是一个很复杂的感染,涵盖了从皮肤及软组织到深部脏器,甚至全身的感染,但最初的起因是由于皮肤屏障的缺失、微生物的定植和侵入以及创面处理的不规范,最开始的表现也是在皮肤及软组织,因而有些书籍会将烧伤感染归入"皮肤及软组织医院感染"章节中一并讲解。

烧伤属于灾难医学的范畴,疾病的诊疗过程涉及医学中的许多门类,难以单纯用外科或内科的范畴统归之,以典型的大面积深度烧伤患者为例,患者会依次经历伤后48h内的休克期、48h之后的烧伤水肿回吸收期(同时也进入感染期)、感染期、创面修复期(伴随感染期)、康复期等多个阶段,涉及抗休克补液治疗、电解质平衡的维持、深度创面的手术修复、预防和控制各个系统可能出现的感染等多种医疗手段。在整个疗程中,容易出现感染的环节很多,比如烧伤创面、吸入性损伤可能伴随气管切开的护理、吸入性损伤伴随成人呼吸窘迫综合征、呼吸机的应用、深静脉长期置管、导尿管的持续、肠道菌群失调、长期静脉高营养等,预防和控制感染始终是治疗烧伤疾病中非常重要的一个组成部分,而且感染是导致烧伤患者死亡的最主要原因之一,国内外研究报道,在烧伤死亡病例中,50%~75%的患者死于感染。烧伤患者可能出现的感染种类很多,包括:创面感染,肺部感染,血流感染[包括原发血流感染(比如导管相关性血流感染)和继发血流感染],尿路感染等,其中一些感染的诊断比较成熟,对于是否为医院感染的判定标准也相对明确,但从我国原卫生部和美国疾病预防控制中心对烧伤感染的诊断定义来看,基本将烧伤感染定位为创面的感染,因此本章节重点也以烧伤创面的感染为主,烧伤患者涉及的其他部位或类型的感染可以参照本书中的相关章节。

## 二、病因

烧伤感染的产生主要有以下几个方面的原因。

### （一）皮肤屏障功能的缺失

在皮肤及软组织感染章节中,对于正常皮肤的屏障功能有了详细的介绍,如此,对于烧伤患者大范围的皮肤损伤来说,病原体容易侵入机体形成局部的感染灶就不难理解了。另外,烧伤的深度不同也对病原体的侵入难易程度造成不同的影响,Ⅰ度或Ⅱ度较浅的创面,因为部分皮肤微循环系统保留,皮肤能抵抗一定程度的外界病原体,但是,当面积较大时,却也容易因为微循环加速致病菌和毒素的扩散,可能更容易导致早期败血症的产生;对于Ⅲ度及以上的深度时,早期容易形成的干痂有可能是临时的屏障,阻止致病菌早期侵入,但是如果出现早期的溶痂,则感染会变得尤为深重。

### (二) 皮肤及皮下软组织微循环障碍

烧伤患者在伤后早期往往存在创面周围部位甚至全身的毛细血管通透性改变,大量体液渗出到组织间隙,形成组织水肿,局部的组织间压力升高,微循环功能下降,局部组织容易缺氧,同时,如果烧伤面积较大,比如成年人超过15%(小儿超过5%)的体表面积,通过创面渗出和组织间隙水肿而丢失的体液会进一步减少微循环灌注,加重微循环障碍,如此,创面局部组织清除病原体的能力下降。

### (三) 机体免疫力下降

早期的低血容量性休克、创面大量渗出造成的蛋白丢失、大量炎症物质对粒细胞的消耗、长时间的病程对营养支持的极大需求等,都会使机体形成免疫能力的下降。

### (四) 血流感染播散形成皮肤及软组织病灶

烧伤疗程中形成血流感染的原因较多,比如局部烧伤创面的感染、导管相关的血流感染、肺部感染、菌群移位导致病原体从肠道入血、尿路感染等,均可通过血流将病原体播散到其他部位的皮肤及软组织形成感染灶。

### (五) 深度创面的长期存在

对于大面积深度烧伤患者来说,创面的自行愈合能力十分有限,往往需要手术植皮的方式进行修复,但是由于大面积烧伤患者正常皮肤的皮源十分有限,每次手术仅能供应和修复很有限的创面,往往需要等到供皮区愈合后再次成为供皮源,才能进行下次手术,因此修复创面的时间延长,常规需要2个月左右的时间,如此长时间创面的暴露,无疑为病原体定植于创面并侵入机体提供了足够的时间。

### (六) 创面长时间受压

大面积深度烧伤患者无论处于哪种体位,都会存在创面受压的情况,为此,医务人员为患者提供了翻身床,为了尽量减少创面的长时间受压,实行定期翻身的措施,但是由于身体后侧的创面总体来说被压的机会还是要大一些,因此后侧的创面容易出现过早的潮湿、溶痂等状况,在这种状况下,病原体也更容易定植和侵入机体,形成感染灶。除了翻身床,还有沙床、气垫床、悬浮床等方式,部分可以解决创面受压和过早溶痂的问题,但是,翻身床的俯卧位通气能降低肺部感染的概率,则是其他床方式不具备的优势。根据临床每一个患者实际创面的部位和深度,选择合适的翻身或防压疮方式才能达到精准防治的目标。

## 三、危险因素与发病机制

烧伤创面的存在伴随了皮肤屏障功能的部分缺失,皮肤的正常寄居菌群导致该创面容易被污染,同时如果病区内环境清洁和相关人员手卫生程度不到位,还会有外来细菌的污染和定植。病原体附着在创面上,并不一定都会侵入机体形成感染,因为创面渗出的组织液中含有大量的中性粒细胞和炎症介质、修复相关的因子等,这些渗出液能够稀释或者冲刷掉病原体,渗出液中的一些物质能消灭病原体,从而减少创面表面病原体的数量,减少了病原体进一步入侵深部机体组织的机会。当创面较深,坏死的皮肤及软组织较多时,局部组织微循环较差,甚至没有血液供应,此时,坏死组织成为病原体的良好培养基,病原体会大量生长和繁殖,病原体所产生的一些蛋白酶和水解酶会使坏死组织溶解,大量的病原体和毒素会随着坏死组织的消融逐步接近正常组织,如果机体组织不能抵抗高数量或高毒力的致病菌冲击,就会形成局部创面感染,严重者导致全身感染。

烧伤创面经过3~4周后,如果没有愈合,往往会形成肉芽组织,肉芽组织由大量成纤维细胞、巨噬细胞等组成,具有良好的屏障功能,可以抵抗致病菌的侵入,该创面表现出细菌的定植,但是并不能判定为感染,起码不能作为抗菌药物全身应用的依据,而应该结合临床表现综合评估,这个问题在皮肤及软组织感染章节中有详尽说明。当然,如果肉芽创面存在引流不通畅的状况,比如电接触烧伤导致的深度创面,往往伴随深部组织的坏死和暴露,比如骨骼、肌腱等,一些深部的组织间隙或含有大量坏死组织的深部腔隙容易出现引流不畅的状况,该处的组织压力增加,促使病原体有侵入周边正常组织的机会,可能导致感染。

如果烧伤创面大量致病菌入侵,导致不可控的菌血症或脓毒血症,致病菌可以通过血流感染定植到其他部位皮肤或器官,形成新的医院感染病灶。当然,所有血流感染都有形成新感染病灶的可能,所以,能够导致血流感染的一些疾病都值得重视和管理。对于烧伤患者来说,导致血流感染的病原体的入侵途径除了创面以外,还有另外的一些途径,例如侵袭性操作、肠道菌群失调、肺部感染等。侵袭性操作包括中心静脉置管、气管切开术或气管插管、导尿管留置等,这些侵袭性操作导致体内无菌腔道同外界连接,使外界的微生物有机会侵入该处并定植和感染,另外,如果中心静脉置管长时间进行高营养液体的输入,还有产生真菌性导管相关性血流感染的可能;对于气管切开术或气管插管,如果开放性气道的管理或护理不到位,或者不规范,可能导致下呼吸道定植病区常见的致病菌;如果导尿管留置后出现不正规的操作,比如常规进行膀胱冲洗、尿液逆流等,会增加泌尿系逆行感染的风险。烧伤患者创面修复所需时间长,抗感染的疗程较长,广谱抗菌药物的长时间使用容易导致肠道菌群失调,从而使肠道的黏膜功能受损,机会致病菌可能发生菌群移位并成为致病菌,进入血液,形成感染,这其中包括真菌。

综上所述,烧伤感染的病原体来源一般有三个方面。第一,院内人员,包括医务人员、陪住人员、探视人员等,这些人员的外表物品和身体表面,尤其是手上,带有种类繁多的病原体,通过手的接触和传播,病原体可以定植到几乎所有手能触及的区域,有证据表明,院内人员的鼻咽部携带菌可以造成烧伤感染的暴发,通过控制医院感染的措施,进行标准防护,可以明显降低院内人员作为感染源的作用。第二,环境物体表面,医院的所有环境,包括床单位、仪器表面、床头柜、地面、排风口、垃圾贮存袋等都可能成为病原体的据点,大部分病原体能存活于温热潮湿的环境中,铜绿假单胞菌是典型代表,北京积水潭医院烧伤病区的病原体统计显示,最多见的细菌为金黄色葡萄球菌和铜绿假单胞菌。第三,患者自身,这是烧伤病区微生物最大的据点,感染的病原体来源又分为两种,一是创面的定植微生物,事实上所有的烧伤创面都有微生物定植,但不一定造成感染,要视机体抵抗力、细菌毒力、细菌数量、皮肤损伤程度、创面处理情况等而定;另一种来自胃肠道的正常菌群,严重烧伤后胃肠道黏膜出现通透性增高的状况,形成细菌移位的现象,细菌入血或淋巴系统,可以异位定植于烧伤创面形成感染。

从烧伤感染的致病机制来看,其危险因素主要在于以下几个方面,一是患者本身皮肤屏障的缺失,定植于皮肤的致病菌易于入侵;二是患者治疗过程中侵袭性操作较多,而且疗程长,微生物的侵入门户较多,易于形成感染;三是烧伤患者属于全身性疾患,机体免疫力下降,各个器官容易出现功能不全的状况,容易出现菌群移位,机会致病菌形成感染的风险增加;四是手卫生的不到位对烧伤创面感染的直接影响较其他疾病明显,因为一般医疗机构常见的医院感染病原体传播途径绝大多数为接触传播,而烧伤患者皮肤的缺损使接触传播后定植的致病菌造成感染的风险增加。

## 四、流行病学

据盛志勇、孙永华教授等介绍,1983 年以来,中国烧伤专业得到很大的发展,专业队伍不断壮大,临床经验日益成熟,已经形成了中国特色。在烧伤休克、感染、吸入性损伤、创面修复、康复锻炼等方面的研究与应用均达到国际先进水平,救治水平保持国际领先。全国整体烧伤治愈率达到 90%,部分单位治愈率达到 99%,Ⅲ度烧伤 LA50(半数治愈面积)达到 86%,远远高于世界其他国家。对于烧伤医院感染率来说,国内报道较多,但数值并不集中,如 6.1%,20.63%,23.67%,52.2%,45.56% 等,差异相当大,主要原因有两方面,一是烧伤医院感染的诊断标准掌握不一致,目前国内参考较多的是我国原卫生部于 2001 年 1 月 2 日颁布的《医院感染诊断标准(试行)》,虽然有标准,但是在对标准内容的解读和掌握上,尤其在遇到临床实际问题时,可操作性并不令人满意,因而在诊断上容易出现偏差;二是医院感染报告依从性上有差异,国内医院感染的漏报率在前几年一直是医院感染管理人员较为关注的指标,曾经一度以将漏报率控制在 10% 以内作为医疗机构在医院感染控制方面达标的指标之一,这些说明医院感染的报告依从性会有较明显的差异。在烧伤医院感染中,部位最多见的为烧伤创面,占 60%~65%,其次是呼吸道感染,占 10%~25%。但从以往我国医院感染监控网获得的数据同国外数据对比来看,有一些医院感染类型是我国相关人员容易漏报的部分,比如尿路感染、血流感染等,在烧伤患者的救治过程中,这两个类型的感染同样容易被忽视和漏报。

美国疾病预防控制中心的医院感染诊断标准为我国较多的医务人员所接受和推崇,其在长时间的监控过程中逐渐完善的监控系统和数据一直为众多的医学专家所参考。但是最新的美国疾病预防控制中心关于医院感染的统计结果更重视烧伤病区关于导管相关性血流感染、导尿管相关性感染和呼吸机相关性肺炎等器械相关性医院感染的数据,笔者认为可能与烧伤创面感染的诊断标准在临床操作中有一定难度有关,另外,器械相关性医院感染后果较为严重,其干预的效果较好,也是重要的一方面。

烧伤感染的致病菌种类多年来有了明显的变迁,自 20 世纪 90 年代后,机会致病菌明显增加,但是总体来说,革兰氏阴性杆菌仍然多于革兰氏阳性球菌,部分医疗机构的数据提示,由于我国抗菌药物临床合理应用的整改,其中对微生物样本送检率有严格的要求,因此临床送检标本的泛化导致表皮葡萄球菌等皮肤常驻菌的比例升高,有可能导致在烧伤感染的致病菌中革兰氏阳性菌比例超过阴性菌,这在近年来的文献中得到了证实。在单株菌种的检出率中,金黄色葡萄球菌的检出率是最高的,国内几家大型烧伤中心的数据较为一致。

在阴性菌中,铜绿假单胞菌的检出率较高。这些致病菌的耐药性逐年变化,以耐药性上升为主,近年来,有不少文献报道了泛耐药或全耐药的致病菌,如何对付这些致病菌成为时下医学界抗感染的主流话题。近年来,耐碳青霉烯类抗菌药物的肠杆菌在烧伤感染中也逐渐增多,增加了烧伤感染的治疗难度,尤其是在烧伤 ICU。当然,对于烧伤治疗中的细菌变迁,很难以感染和定植的分布来解读,在较多的文献中,对于烧伤感染细菌分布的解读往往并没有明确辨别是否为感染,尤其是采用创面分泌物作为样本时,不过,对于感染的预防来说,即便是定植菌也是有价值的。

## 五、临床特征与诊断

烧伤感染是烧伤疾病的整体表现之一,贯穿于烧伤整体治疗的始末,其临床特征混杂于烧伤其他的病症之中,有时难以辨析出来,为了充分理解其特征,需要充分了解烧伤疾病的整体规律,尤以大面积深度烧伤最为典型。

大面积深度烧伤的治疗分为几个阶段,第一个阶段为休克期,一般指受伤后 48 小时之内,该期容易形成低血容量性休克,低血容量休克的原因有以下几个:①烧伤导致机体微循环的通透性增加,大量循环内液体透过微循环的管壁流入组织间隙,形成较大部分组织的水肿,有效循环容量下降,这是主要因素。②烧伤导致大量皮肤组织的缺损,体表失去防止水分过度挥发的屏障,从而水分从体表丢失明显。③气管切开后,失去鼻咽腔的生理湿化功能,通过呼吸气体丢失的水分增加,也造成水分的丧失。④损伤的毛细血管会导致大量红细胞破损,血液携氧能力下降,造成微循环缺氧的状态。治疗上主要是抗休克补液疗法。第二个阶段为创面修复期和感染期,失去皮肤屏障的创面是病原体的良好定植点和繁殖场所,大面积深度烧伤创面发生局部的感染往往不容易避免,有时创面大范围严重的感染可以引起脓毒血症,病原体甚至播散到机体其他器官或组织,出现感染性休克甚至死亡。

烧伤感染定位于创面的感染,如果出现全身感染的症状和体征,比如体温升高、外周血中性粒细胞异常升高、心率增快明显等,甚至出现感染性休克等表现,这时做出感染的诊断并不困难,但是要定位感染病灶为创面时,需要有创面局部感染的表现,同时排除其他可作为解释的感染病灶的存在。目前适用较为广泛的烧伤诊断标准有两个,一个国家原卫生部于 2001 年 1 月 2 日颁布的《医院感染诊断标准(试行)》,另一个就是美国疾病预防控制中心于 2008 年修订的医院感染的诊断标准,分别列举如下。

根据国家原卫生部《医院感染诊断标准(试行)》,对于烧伤感染的诊断如下。

### (一)临床诊断

烧伤表面的形态或特点发生变化,如焦痂迅速分离,焦痂变成棕黑、黑或紫罗兰色,烧伤边缘水肿。同时具有下面两条之一即可诊断。

1. 创面有脓性分泌物。

2. 患者出现发热>38℃或低体温<36℃,合并低血压。

### (二) 病原学诊断

临床诊断基础上,符合下面两条标准之一即可诊断。

1. 血液培养阳性并除外有其他部位感染。

2. 烧伤组织活检显示微生物向邻近组织浸润。

说明:

1. 单纯发热不能诊断为烧伤感染,因为发热可能是组织损伤的结果或患者在其他部位有感染。

2. 移植的皮肤发生排斥反应并伴有感染临床证据(炎症或脓液),视为医院感染。

3. 供皮区感染属烧伤感染。

美国疾病预防控制中心的烧伤感染诊断如下。

烧伤感染,必须至少符合下列条件之一。

1. 在烧伤创面的外观和特性上有所改变,如焦痂迅速分离,或痂呈现深褐色、黑色或紫红色变化,伤口边缘水肿等。同时烧伤创面边缘组织活体组织检查病理显示病原体侵入邻近组织。

2. 在烧伤创面的外观和特性上有所改变,如焦痂迅速分离,或痂呈现深褐色、黑色或紫红色变化,伤口边缘水肿等。同时,至少满足如下 1 条。

(1)没有其他感染解释的情况下血培养阳性。

(2)分离出单纯疱疹病毒,通过光或电子显微镜对包涵体进行组织学鉴定,或通过电子显微镜在活体组织检查及刮取病灶中见到病毒颗粒。

3. 烧伤患者至少伴有下列症状或体征中的两条,而没有其他可解释的原因:发热(≥38℃)或低温(≤36℃),低血压,少尿(≤20ml/h),以前能够耐受的膳食碳水化合物下出现的高血糖或精神错乱。同时至少满足如下条件之一。

(1)烧伤创面边缘组织活体组织检查病理显示病原体侵入邻近组织。

(2)血培养阳性。

(3)分离出单纯疱疹病毒,通过光或电子显微镜对包涵体进行组织学鉴定,或通过电子显微镜在活体组织检查及刮取病灶中见到病毒颗粒。

补充说明:

(1)烧伤伤口的脓液并不足以为烧伤感染的诊断,它有可能反映出不完善的伤口护理。

(2)单纯发热是不足以作为烧伤感染的诊断依据的,因为发热可能是组织创伤或患者有其他感染病灶的表现。

从这两个诊断标准来看,我国原卫生部的《医院感染诊断标准(试行)》在实际操作过程中由于主观的判断可以作为直接依据,所以容易出现假阳性病例,这也能解释有一些文献中统计出来非常高的烧伤感染发生率。

目前,我国原卫生部和美国疾病预防控制中心在烧伤感染的诊断上都直接定位于创面感染,但对于如何分辨是否为医院感染,则没有明确表示,所以需要强调在做出院内获得烧伤感染的诊断前,还需要排除入院时即伴有烧伤感染的情况。对于选择何种标准,需要充分了解本书"皮肤及软组织医院感染"章节中对皮肤表面病原体定植和感染的区别,在明确烧伤创面存在感染的情况下,要先诊断为烧伤感染,然后再确定其是否为院内获得。在长时间治疗的过程中,对于烧伤感染确认为医院感染还有一种情况,那就是如果出现感染创面致病菌株的改变,也属于医院感染的范畴。

## 六、预防

感染性疾病由于有致病菌的存在,所以存在致病菌(病灶)、播散途径和易感人群(部位)几个关键的环节,对于预防烧伤感染,也是从这几个环节加以控制,主要表现在以下几个方面。

### (一)积极处理创面、消灭易感部位

创面上的坏死组织是致病菌附着和繁殖的温床,创面是烧伤感染中病原体最主要的入侵门户。在烧伤治疗中,积极消灭创面是预防烧伤感染最重要的手段。较浅的烧伤创面能够自行愈合,比如,深度为Ⅰ度和Ⅱ度的创面,如果没有感染、外伤等继发损伤因素,经过系统而正确地处理,能够在2~3周内愈合,往往不需要手术治疗,对于这种创面的换药处理,要坚持无菌操作、引流通畅和定期清洁的原则;对于深度为Ⅲ度或Ⅲ度以上的创面,由于创面几乎没有残存的皮肤细胞,甚至连皮肤附属器深部的皮肤细胞也难以存留,所以通过皮肤再生修复创面的可能性较小,而且自行愈合后的瘢痕导致外观和功能的问题较为严重,所以,往往采用手术的方式修复,在治疗过程中,只要条件允许,就尽快采用手术的方式进行积极修复。对于大范围皮肤缺损,自体皮肤移植往往是修复的最常规手段,但是大面积烧伤患者自体皮源极其紧张,所以短时间内往往无法获取足够的自体皮肤进行修复创面的手术,因此,在积极去除坏死或感染的皮肤及软组织之后,需要采用一些敷料对创面进行临时覆盖,原始的一些天然材料形成的敷料并不理想,比如纱布等,随着组织工程皮肤的进步,有较多的仿生敷料可以应用于烧伤创面,良好的仿生皮肤可以临时覆盖创面,形成临时屏障,减少感染的风险,这类皮肤中,包括异体皮、异种皮、合成真皮等,这些仿生皮肤往往最终会被排斥脱落,但是其覆盖保护创面给我们自体皮源的修复赢得了更多的时间。当然,近些年,一些生物敷料也暴露出制作、保存和应用工艺中的一些问题,比如无菌情况不理想,甚至形成真菌暴发等问题。

### (二)控制病原体外源性播散的途径

烧伤患者皮肤屏障的缺失和多种侵袭性操作的存在,给医护人员提出了很高的无菌操作要求。医院,尤其是医院的重症监护病房,是各种致病菌甚至多重耐药致病菌聚集的场所,在环境的物体表面、各类人员的体表和衣物、生活用水、空气中的微尘等,无处不在,但它们绝大多数以接触传播方式为主,如果没有传播媒介,它们也难以到处播散,在这些传播媒介中,患者周边的相关人员没有做好手卫生的手是最主要的罪魁祸首,其中医护人员和陪护人员尤为突出,所以需要加强环境卫生和手卫生的监测。无菌操作对于器械相关性的行为护理十分重要,比如开放性气道护理中的吸痰操作、中心静脉置管的每日观察与评估及处

理、留置导尿管尿道口的处理等,每个操作都有严格的规范和流程,但是正是这些非常常见的常规操作,由于操作频度高、临床实际人力不充足等,如果缺乏责任心和有效的监管,那么,操作者对标准操作流程的依从性会下降,不到位甚至缺失的手卫生和无菌操作会将致病菌带给患者。

### (三) 增强易感者的抵抗力、减少内源性的感染源

内源性的感染致病菌大多来自肠道,对于烧伤患者来说,出现肠道致病菌异常行为常见原因有两个。

1. 肠道菌群移位　肠道内有正常的菌群,正常情况下,这些细菌并不会侵入机体造成危害,但当肠道黏膜通透性发生改变时,比如肠道黏膜水肿、充血、破损等状况存在时,这些细菌可以侵入肠道黏膜,出现在肠系膜淋巴结或门脉系统的血液中,从而转移到身体其他部位形成感染,称为"肠道菌群移位",有证据表明,相当一部分创面感染的病原体与肠道内菌群一致。保持胃肠道良好的功能,保持良好的全身状态对抑制菌群移位十分重要。在大面积烧伤早期患者,尤其是处于休克期的患者,早年主张以禁食来应对应激状态,甚至认为隐形存在的休克也会导致肠黏膜缺血,从而损伤黏膜屏障,但是,后来的大量研究和临床实际案例证明,早期少量进食反而对患者是有利的,由于肠上皮 70% 的营养供应来自肠腔内的直接吸收,在经过禁食及长期的肠外营养后,肠黏膜细胞会出现萎缩,细胞间的紧密连接部分发生分离和增宽,细菌有可乘之机。有动物实验显示,禁食 48h 以上,肠黏膜屏障会受损。对于烧伤治疗来说,早期少量进食能够有效地促进胃肠道功能的恢复,同时也能补充一部分营养。另外,采用各种手段调整全身状况,比如,营养支持,各种脏器功能的保护等,都有利于防止烧伤感染的发生。

2. 肠道菌群失调　肠道微生物占人体微生物总量的 78%,数量大,种类多,这些正常菌群参与宿主的代谢、免疫、生化和生物拮抗等多种功能。肠道正常菌群按一定数量和比例分布于胃肠道的不同节段和部位。如果肠道中菌群的数量和比例或定位发生改变,会出现菌群失调,那么肠黏膜屏障功能受损机会增加,异常数量和种类的菌群侵入肠黏膜的机会明显加大。在烧伤治疗中,抗菌药物的大量使用,能够抑制肠道内正常菌群的数量,在抗菌药物的压力选择下,肠道内会出现异常的优势菌群,甚至会出现所有的正常菌群数量极度下降,从而发生肠道菌群失调的可能性增加,因此,规范抗菌药物在临床的合理应用也是预防烧伤感染重要的措施之一。

### (四) 控制耐药菌的蔓延

目前,在医疗机构中,耐药菌成为医院感染的重要病原体,在烧伤病区和各个重症监护病房,容易成为耐药菌的重灾区,需要多种有效的控制手段,例如抗菌药物的合理规范应用,手卫生和环境卫生的落实,耐药菌株的监测,无菌操作的规范,复用器械的消毒灭菌,院内人员的培训等。

## 七、主要治疗措施

烧伤医院感染按照感染部位来分,包括创面感染、呼吸道感染、尿路感染、脓毒症等,本

章节烧伤感染的治疗依然以创面感染为主。

烧伤感染的诊断标准已经在前述章节中明确,创面有一些临床特征和表现,比如感染的局部表现分泌物增多,呈脓性,如果痂或痂皮尚存,则痂与正常皮肤间出现液化分离,痂下出现脓液,不同的病原体感染,脓液的表现也不一样,常见的病原体为金黄色葡萄球菌、铜绿假单胞菌,金黄色葡萄球菌感染时脓液为淡黄色黏稠状;铜绿假单胞菌感染时脓液为绿色,带有特殊的甜腥味;厌氧菌的感染,则有粪臭味;真菌感染时,创面或痂颜色暗,有的出现灰白色斑点,脓液黏稠,清除时可形成拉丝状,严重的感染痂下组织可表现为豆腐渣样。创面周缘正常皮肤红肿。

在确诊创面感染时,需要分辨创面的细菌定植和感染,因为两者都能从创面获得微生物学证据,重要的区别是,病原体侵入了创面周边或深部的正常组织,并造成正常组织的炎症反应,才能提示感染。所以最佳确证手段是对与创面毗邻的组织进行活体组织检查,至少2份,一份送病理,可以看活体组织炎性反应状况,另一份送检做微生物检查,可以定量测定活组织中的细菌含量。当然,多取几份可以提高敏感性。McManus 等发现,组织标本细菌含量少于 $10^5$cfu/g,不发生感染的可能性约 96.6%,大于 $10^5$CFU/g,36% 的标本病理组织学检查有感染证据。说明,微生物定量检查敏感性好,但特异性差。有些学者认为,细菌学定量检查与组织学检查结果往往不一致,局部菌量很多时,相当一部分组织切片并未见到细菌侵入深层组织,所以更强调了组织活体组织检查的重要性。用侵袭正常组织病理学检查来诊断烧伤创面感染较为适宜。对于定植和感染的判别还可以参考"皮肤及软组织医院感染"章节中的相关内容。

感染是烧伤治疗中的重点内容,特别是大面积烧伤,广泛的创面成为细菌的良好培养基,皮肤外层屏障功能破坏,患者各种免疫功能失调,抗感染能力低下,容易发生感染。烧伤疗程长,也为医院感染增加了机会。感染是烧伤患者死亡的主要原因之一,控制烧伤感染是治疗烧伤的中心环节之一,主要包含以下几个方面。

**(一) 清除感染病灶、积极修复创面**

烧伤创面的尽快修复是缩短病程和减少感染的最有效手段。烧伤创面的积极处理可以分为几个部分。

1. 对于可以自行愈合的浅度创面,需要定期清创处理,不让病原体有长时间增殖并侵犯正常组织的机会,通过良好的无菌换药操作和创面的保护能够达到防止感染的目的,同时能够使创面正常愈合,这个过程中需要注意引流通畅的原则。

2. 对于难以自行愈合的深度创面,尽可能采用手术的方式积极处理,例如切除创面坏死皮肤组织或削痂的方式,减少细菌培养基的同时,能有效减少细菌含量,往往能够迅速控制感染状况,清除坏死皮肤组织的创面需要得到有效的覆盖,否则,长时间不能良好覆盖的创面还有继发感染的风险,所以,自体皮或异体皮移植往往是适宜的,近年来,生物工程敷料的进展使皮肤替代物有了更多的选择。

3. 有的创面坏死组织不多,或不适合于手术,这时需要用更为专业的烧伤手段和药物来控制创面的感染,比如保持创面的干燥,尤其是大面积深度烧伤患者,干燥的成痂创面能够保证引流通畅,同时,因为绝大部分细菌并不喜欢干燥的环境,所以干痂上的细菌定植量也会大大下降。为了保持成痂干燥,除了使用烤灯或红外线照射等方式外,创面外用药也十分重要,药物种类很多,如磺胺嘧啶银、磺胺米隆、磺胺嘧啶锌等,这些药物的使用历史很悠久,1968 年 Fox 首先发现并介绍了磺胺嘧啶银,至今已有 50 余年历史了,但近年来药物敏感试验结果证明,这些药物对烧伤创面常见的细菌比如金黄色葡萄球菌、铜绿假单胞菌、大肠埃希菌等,仍有良好的效果。这些磺胺类制剂对痂皮还有良好的穿透力,能够作用到痂下组织,使溶痂或接近溶痂的创面也得到良好的抗感染效果。莫匹罗星软膏由于对 MRSA 有较好的作用,现在也广泛应用于临床。复方多黏菌素 B 软膏、硫酸新霉素、杆菌肽和盐酸利多卡因组成的复方制剂,对革兰氏阳性菌和阴性菌均有较好的覆盖。创面需要定期清洁换药,不同的清洁消毒剂适用性也不一样。乙醇或碘酊被认为对创面刺激性大,而且有可能会损伤活体细胞,从而临床不主张用它们进行创面消毒,但是在深度创面成痂时,碘酊有一定的收敛干燥作用。碘伏是络合碘的一种,有较好的杀菌能力,对黏膜及创面的刺激性小,患者接受性好,较为常规使用。生理盐水也可以作为清洁剂,其主要作用是机械清除创面的细菌,达到减菌的效果。聚维酮碘是一类新型的络合碘制剂,效果较碘伏更好,目前也开始在临床广泛应用。

### (二)全身的抗感染治疗

并非所有烧伤创面的感染都需要应用全身抗菌药物的治疗,对于没有全身症状的轻度烧伤创面感染来说,局部加强处理就可以控制感染,如果需要,也是有针对性地预防性使用抗菌药物,如果患者表现有全身感染的症状,则需要使用全身抗菌药物治疗,无论是预防性还是治疗性使用抗菌药物,在种类和使用时限上都要严格遵从合理应用的原则。北京积水潭医院统计烧伤病区的病原体分布中,金黄色葡萄球菌和铜绿假单胞菌为最多见,在感染的微生物学证据未明确之前,抗菌药物的种类选择应该以能针对这两类细菌为宜,当然,创面分泌物的性状有时能提醒致病菌的种类,也值得参考,为了能判别创面的微生物中致病的种类,进行创面基底或边缘的组织刮取涂片值得推荐,涂片中能够见到被中性粒细胞吞噬或伴行潜在的细菌为致病菌的可能性大。如果一旦有了微生物学证据和药物敏感试验结果,就应该选用敏感的抗菌药物。

### (三)全身状况的支持

严重感染可以导致血红蛋白和白蛋白的减少,导致营养不良,也会严重影响机体的免疫状态,所以全身的支持十分重要。最主要的是营养支持,包括肠内营养和肠外营养,优先选择肠内营养。

(陈 辉)

---

参 考 文 献

---

[1] 刘卫平, 海云婷, 贾红杰, 等. 内蒙古 151 所医院医院感染横断面调查 [J]. 中华医院感染学杂志, 2019 (5): 780-783.

[2] 刘卫平, 海云婷, 邢慧敏, 等. 内蒙古自治区 24 家三级综合医院的医院感染经济损失研究 [J]. 中国消毒

学杂志, 2020, 37 (9): 674-678.

[3] 王黎一, 史利克, 王悦. ICU 是多重耐药鲍曼不动杆菌下呼吸道医院感染的高危场所 [J]. 中国感染控制杂志, 2019, 18 (8): 725-731.

[4] 谢剑锋, 邱海波. ICU 内呼吸机相关性肺炎的临床流行病学 [J]. 中华内科杂志, 2019, 58 (5): 388.

[5] MARTIN-LOECHES I, RODRIGUEZ A H, TORRES A. New guidelines for hospital-acquired pneumonia/ventilator-associated pneumonia: USA vs. Europe [J]. Current Opinion in Critical Care, 2018, 24 (5): 347-352.

[6] 万娜, 张春艳, 王淑芹. 声门下分泌物引流预防呼吸机相关性肺炎研究进展 [J]. 检验医学与临床, 2018, 15 (16): 2514-2517.

[7] 朱熠, 赵霞, 庄建文, 等. 重症监护病房连续 11 年器械相关医院感染目标性监测 [J]. 中国感染控制杂志, 2021, 20 (9): 807-812.

[8] SU M, JIA Y, LI Y, et al. Probiotics for the prevention of ventilator-associated pneumonia: a meta-analysis of randomized controlled trials [J]. Respiratory Care, 2020, 65 (5): 673-685.

[9] 王卫青, 黄伟, 昌震, 等. ICU 老年患者发生呼吸机相关性肺炎的影响因素及预防 [J]. 中华医院感染学杂志, 2019 (4): 527-530.

[10] FINCO G, MUSU M, LANDONI G, et al. Healthcare-associated respiratory infections in intensive care unit can be reduced by a hand hygiene program：A multicenter study［J］.Australian Critical Care，2018，31（6）: 340-346.

[11] DE NEEF M, BAKKER L, DIJKSTRA S, et al. Effectiveness of a ventilator care bundle to prevent ventilator-associated pneumonia at the PICU: asystematic review and meta-analysis [J]. Pediatric Critical Care Medicine，2019，20（5）: 474-480.

[12] 刘卫平, 赵宇平, 杨永芳, 等. 内蒙古地区医院感染现患率调查分析 [J]. 中国感染控制杂志, 2019, 18 (6): 531-537.

[13] 文细毛, 任南, 吴安华, 等. 2016 年全国医院感染监测网手术后下呼吸道感染现患率调查 [J]. 中国感染控制杂志, 2018, 17 (8): 653-659.

[14] ANGER J, LEE U, ACKERMAN R A L, et al. Recurrent Uncomplicated Urinary Tract Infections In Women: Aua/Cua/Sufu Guideline [J]. The Journal of Urology, 2019, 202 (3): 282-289.

[15] CHUANG L, TAMBYAH P A. Catheter-associated urinary tract infection [J]. Journal of Infection and Chemotherapy, 2021, 27 (10): 1400-1406.

[16] 郑海涛, 冯光日, 孙世宏, 等. 泌尿系感染住院患者的尿培养病原菌分布及耐药性分析 [J]. 中外医学研究, 2019, 17 (19): 160-162.

[17] 李飞, 邓波, 朱世琴, 等. 住院患者导尿管相关尿路感染危险因素的 Meta 分析 [J]. 中国感染控制杂志, 2018, 17 (9): 770-776.

[18] 文丰, 李洋, 付晓, 等. 不同检验方法在尿路感染诊断中的临床价值 [J]. 中国微生态学杂志, 2019, 31 (2): 225-228.

[19] JENNIFER K, STEFANIE S, FLORIAN W, et al. Catheter-associated urinary tract infections in adult patients: preventive strategies and treatme-nt options [J]. Deutsches Rzteblatt International, 2020, 117 (6): 83-88.

[20] 中华医学会外科学分会外科感染与重症医学学组, 中国医师协会外科医师分会肠瘘外科医师专业委员会. 中国手术部位感染预防指南 [J]. 中华胃肠外科杂志, 2019, 22 (4): 301-314.

[21] 刘白薇, 高志勇, 贾蕾, 等. 北京市 2014—2018 年诺如病毒急性胃肠炎暴发的影响因素分析 [J]. 中华流行病学杂志, 2019, 40 (10): 1274-1278.

［22］ 轩妍, 韦伟, 张薇, 等. 诺如病毒感染急性胃肠炎的流行病学及临床特征分析 [J]. 中国病原生物学杂志, 2018, 13 (6): 637-640.

［23］ 郭利涛, 孙婧婧, 张蕾, 等. 重症患者抗菌药物相关性腹泻影响因素分析 [J]. 中华医院感染学杂志, 2019, 29 (5): 661-664.

［24］ ORTIZ H, HELENA O, GARCIA G, et al. Development of a prediction rule for diagnosing postoperative meningitis: a cross-sectional study [J]. Journal of neurosurgery, 2018, 128 (1): 262-271.

［25］ 于兰冰, 邓宇轩, 初君盛, 等. 开颅术后切口愈合不良的治疗及预后观察 [J]. 中华神经外科杂志, 2022, 38 (1): 80-83.

［26］ 中国医师协会神经外科医师分会神经重症专家委员会, 北京医学会神经外科学分会神经外科危重症学组. 神经外科中枢神经系统感染诊治中国专家共识 (2021 版)[J]. 中华神经外科杂志, 2021, 37 (1): 2-15.

［27］ SARTELLI M, GUIRAO X, HARDCASTLE T C, et al. 2018 WSES/SIS-E cons-ensus conference: recommendations for the management of skin and soft-tissue infections [J]. World Journal of Emergency Surgery, 2018, 13: 58.

［28］ 郑书辉. 糖尿病患者泌尿系感染 68 例临床分析 [J]. 全科口腔医学电子杂志, 2020, 7 (1): 188.

［29］ CHEN H, YANG L, CHENG L, et al. Distribution and drug resistance of pathogens in burn patients in China from 2006 to 2019 [J]. World Journal of Clinical Cases, 2021, 9 (10): 2228-2237.

［30］ 杨锡文, 胡艳芳, 戴丹. 基层医院烧伤科住院患者医院感染的发生情况和病原菌的特点 [J]. 中国消毒学杂志, 2020, 37 (5): 362-364.

［31］ 周美玲. 烧伤患者发生医院感染的危险因素分析 [J]. 中国医院统计, 2018, 25 (6): 414-416.

［32］ 过云, 赵朋, 施静. 烧伤创面感染病原学特点及影响因素分析 [J]. 中华医院感染学杂志, 2019, 29 (17): 2683-2686.

# 第二十二章
# 常见新生儿医院感染

## 一、呼吸道感染

### （一）概述

呼吸道感染（respiratory tract infection）分为上呼吸道感染与下呼吸道感染。上呼吸道感染（upper respiratory tract infection，URTI）是小儿时期常见的疾病，其中包括鼻、咽、喉感染，临床一般统称为"上感"。下呼吸道感染（lower respiratory tract infection，LRTI）是最常见的感染性疾病，包括急性气管、支气管和肺部感染。治疗时应明确引起感染的病原体以选择有效的抗菌药物。

据有关资料表明，在儿科门诊患者中，约三分之二患呼吸道感染；在住院病儿中，有三分之一患呼吸道疾病；在婴幼儿死亡原因中，有三分之一是由于呼吸道疾病。可见呼吸道疾病是小儿发病率高和危害性大的常见病、多发病。

新生儿的呼吸道医院感染，在不同地区、不同季节、不同级别的医院有很大差异。徐丹慧等对不同地区 6 所医院进行了新生儿医院感染的研究，共调查 6 955 例新生儿，总住院天数 48 040 天，发生医院感染 73 例，医院感染率为 1.05%，日感染率为 1.52‰；发生医院感染 77 例次，例次医院感染率为 1.11%，日例次医院感染率为 1.60‰。医院感染部位构成比为下呼吸道 22.08%，上呼吸道 15.58%，血液 14.29%，皮肤 10.39%，胃肠道 9.09%，口腔 9.09%。

另外，不同病原体所致的上呼吸道感染，临床表现也各有其特点。扁桃体有渗出，同时伴有眼结膜和咽部充血，临床常常提示腺病毒感染所致，称之为咽结膜炎；而咽峡和软腭出现疱疹，常提示柯萨奇病毒所致的疱疹性咽峡炎。

上呼吸道感染常可出现并发症，累及邻近器官如气管、肺、口腔、颈淋巴结、鼻窦、中耳等，故应积极诊断早期治疗。

### （二）病因

1. 病原体　呼吸道感染的病原体种类繁多，如病毒、细菌、真菌、原虫等。上呼吸道感染大多由病毒引起，占上呼吸道感染病原体的 80%~90% 或更多。

（1）病毒：各种病毒均可引起呼吸道感染，约占发病原因的 90%，主要有鼻病毒、呼吸道合胞病毒、流行性感冒病毒、副流感病毒、腺病毒、柯萨奇病毒、埃可病毒、冠状病毒、人偏肺病毒等。

（2）细菌：细菌仅占上呼吸道感染的 10% 左右，细菌感染多为病毒感染后继发。因为病毒感染损害了上呼吸道局部防御功能,致使上呼吸道潜伏菌趁机侵入。最常见为金黄色葡萄球菌、大肠埃希菌、肺炎克雷伯菌、鲍曼不动杆菌、阴沟肠杆菌等。肺炎支原体、衣原体亦可引起感染。

(3)某些定植在孕母产道的病原体和孕妇晚期患感染性疾病等亦可致新生儿感染。

2. 流行病学　新生儿病房是医院感染高发区。胎龄越小或出生体重越低,感染的发生率越高。据统计,国内医院感染暴发病例中新生儿病房的病例占60.7%,感染的病原体各不相同。

(1)传染源:产妇、宫内感染的新生儿、探视者、产科和新生儿科的医务人员、保洁员等均可作为传染源,其中轻型及隐性感染者为主要传染源。

新生儿室医用液体可以成为储菌所,如冲洗用溶液、洗手液、消毒液等。

被污染的血制品、母乳等也是新生儿感染常见的传播来源。

(2)传播途径

1)空气传播:新生儿医院感染的主要病原体,多为自然环境中常见菌群。病室不开窗通风、空调新风量不足等造成病室内空气质量差,有效含氧量降低。工作人员、陪护、探视人员流动频繁,致使新生儿室内致病菌浓度增加,容易引发医院感染。

2)医疗护理缺陷:新生儿感染主要通过医务人员污染的手,无菌操作不规范,环境、医疗设备器械、生活用品污染等造成直接或间接传播。

(3)易感因素

小儿鼻腔中没有鼻毛,鼻腔小而短,鼻道窄,血管丰富,当发生感染时,容易发生鼻道堵塞。鼻和耳可通过耳咽管相通,而婴幼儿的耳咽管宽、直而短,呈水平位,当患鼻咽部炎症时,细菌易通过耳咽管引起小儿中耳炎。由于气管、支气管壁的黏液分泌不充分、黏膜干燥,影响了气管黏膜的纤毛运动,削弱了纤毛清除进入气管的灰尘、细菌的功能,容易诱发细菌感染。

人体血液中免疫物质 IgA 是呼吸道抵抗感染的重要因素。但新生儿血中缺乏 IgA,生后 3 个月才开始逐渐合成,1 岁时血中 IgA 约为成人量的 13%,12 岁时才达到成人水平。新生儿出生时可从母亲血中得到抗感染的物质 IgG,但出生后母体供给停止,多在半岁后全部消失,以后随环境中各项刺激因素才会逐渐产生,至 7 岁时血中 IgG 达到成人水平。所以婴幼儿血中抵抗感染的免疫物质不足,也是婴幼儿易患呼吸道感染的重要原因。

(4)诱发因素:疾病影响

1)先天性疾病:常见的如唇裂、腭裂、先天性心脏病及免疫缺陷病等。

2)急性传染病:如麻疹、水痘、猩红热以及流行性腮腺炎等。

3)营养性疾病:如营养不良、贫血、佝偻病以及小儿腹泻等。因身体防御能力降低,容易发生上呼吸道感染,有原发性免疫缺陷病或后天获得性免疫功能低下的患儿,并发这类感染时,往往出现严重症状。

4)卫生习惯及空气污染:如居住拥挤、大气污染、被动吸烟或间接吸入烟雾,均可降低呼吸道局部防御能力,促使病原体生长繁殖。气候骤变,如寒冷易引起鼻部黏膜舒缩功能紊乱,会导致上呼吸道感染的发生。

(5)危险因素

目前,对新生儿医院感染危险因素的单因素分析分别与胎龄、出生体重、住院天数、原发疾病、侵入性操作、抗菌药物和激素的使用情况有关。

1）胎龄<37周的新生儿医院感染率（9.03%）明显高于胎龄≥37周的新生儿医院感染率（4.79%），出生体重<2.5kg的新生儿医院感染率（9.01%）明显高于出生体重≥2.5kg的新生儿医院感染（4.36%），这说明胎龄和出生体重与医院感染之间有相关性，胎龄越小、出生体重越低，医院感染率越高。

2）新生儿医院感染率有随住院时间延长而增加的趋势：住院时间越长，与医院患者及医护人员接触机会增多，导致微生物在机体内定植或发生医院内交叉感染。

3）原发疾病本身就有呼吸道疾患的患儿，更易引起呼吸道感染。这是由于小儿呼吸器官发育不成熟，对环境变化适应能力差，自我保护功能处于低级阶段。病情危重的患儿也可以间接导致呼吸道感染。

4）侵袭性操作（如插管、各种导管的使用）易损伤患儿呼吸道、消化道、尿路黏膜，破坏皮肤屏障等导致易感性增加。

5）长期使用抗菌药物，机体防御屏障的正常菌群遭到破坏，会增加感染机会。

### （三）诊断

1. 上呼吸道感染

（1）临床诊断：发热（体温≥38.0℃超过2d）；有鼻咽、鼻旁窦和扁桃体等上呼吸道急性炎症表现。

（2）病原学诊断：临床诊断基础上，咽分泌物涂片或培养发现有意义的病原微生物。

注意：①必须排除普通感冒和非感染性病因所致的上呼吸道急性炎症；②普通感冒：主要是鼻病毒引起，与着凉、季节有关，卡他症状为主，很少持续发热；③流行性感冒：流感病毒引起，可累及全呼吸道。

2. 下呼吸道感染

（1）临床诊断：有咳嗽、咳黏痰，肺部出现湿啰音；发热、白细胞计数升高和／或中性粒细胞升高；X线显示肺部有炎性浸润性病变。

（2）病原学诊断：痰培养连续两次分离出相同病原体；血培养或胸腔积液分离到病原体。免疫血清学、组织病理学的病原学诊断证据。

注意：①慢性气道疾病患儿稳定期继发急性感染，稳定期必须在半个月以上，胸部X线或病原体与入院时比较有明显改变，方属于医院感染。感染复发、复燃均不属于医院感染。②胸部肿瘤接受放射治疗的患者发生放射性肺炎，不属于医院感染。③系统性红斑狼疮患者累及呼吸系统，不属于医院感染。但经激素等治疗控制后再出现肺炎表现，应列为医院感染。④患者同时有上、下呼吸道感染，仅报告下呼吸道感染。

3. 诊断注意

（1）婴幼儿患者可因鼻塞而拒奶或呼吸急促。

（2）注意观察病情演变，排除急性传染病前驱症状。

（3）注意与变应性鼻炎鉴别。

（4）结合血常规检查以鉴别。白细胞数较低时，应考虑常见的急性病毒性上呼吸道感染，白细胞数持续性增高时，应考虑细菌感染，但在病毒感染早期也可增高，此时中性粒细胞比例很少超过75%。急性咽炎伴有皮疹、全身淋巴结肿大及肝脾肿大时，应检查异常淋巴细胞以排除传染性单核细胞增多症。

### （四）主要治疗措施

1. 对症治疗降温及镇静　高热可给予物理降温，如头部冷敷，酒精擦浴或温水擦浴，高热烦躁者给退热剂的同时应给予苯巴比妥以防止惊厥的发生。鼻塞时，可在进食前或睡前用 0.5% 麻黄碱滴鼻。

2. 注意口、眼、鼻的清洁，以保持呼吸道湿润，保持口腔卫生，给孩子翻身拍背，帮助呼吸道分泌物排出。

3. 控制细菌感染　细菌性上呼吸道感染或病毒性上呼吸道感染继发细菌感染者可选用抗菌药物治疗，常用青霉素类、大环内酯类抗菌药物。

4. 抗病毒治疗　近年来，随着病毒研究的发展，对于不同病毒感染的治疗取得了进展。更昔洛韦、奥司他韦、干扰素、帕利珠单抗等在临床的应用，取得了较好的治疗效果。

5. 免疫治疗　适用于病毒感染及难治性细菌感染，可明显缩短病程。如使用呼吸道合胞病毒免疫球蛋白、胸腺肽、转移因子等。

6. 改善通气、防止并发症。解除支气管痉挛、氧疗、祛痰和适当应用肾上腺皮质激素等。

### （五）预防

1. 空气传播是新生儿呼吸道感染的重要途径　保持病房空气流通、定时通风，并保持一定的温度和湿度（室温 18~22℃，湿度 55%~60%）。如有条件，可用空气消毒机、紫外线照射病室进行消毒，以免病原体播散。

2. 分组护理　有呼吸道感染的新生儿集中护理，采取保护性隔离措施。加强空气、物体表面、暖箱、消毒液和湿化瓶等的消毒和进行细菌监测。如听诊器、血压计、体温计、哺乳用具一婴一用一消毒，被服、衣物、尿布和浴巾必须经消毒处理，新生儿用物如眼药水、粉扑和沐浴液等一婴一用。

3. 重视手卫生和手消毒　医护人员要严格执行《医务人员手卫生规范》的相关要求。采用非手触式水龙头，配备一次性纸手纸巾，备有快速手消毒液。落实每次检查、治疗、护理前后，出入隔离室，接触具有传染性的血液、体液和分泌物以及被传染性致病微生物污染的物品时均要洗手及手消毒。

4. 提高医护人员的医院感染防控意识　严格执行无菌操作，必要时穿隔离衣，合理使用抗菌药物。

5. 做好终末消毒　做好出院患者的床单元消毒，常备清洁空床以便随时接收新患者。

6. 加强新生儿病室的规范化管理　定时探视，控制探视陪伴人员，有呼吸道感染者不能接触新生儿。做好环境控制，必要时对环境、物体表面进行消毒。

## 二、呼吸机相关肺炎

### （一）概述

呼吸机相关肺炎（ventilator-associated pneumonia，VAP）是机械通气患者常见的并发症之一,是指原无肺部感染的患者,经机械通气治疗≥48h发生肺部感染,或原有肺部感染,机械通气治疗≥48h发生新的肺部感染。如果原本已患HAP,病情加重需要接受气管内插管者不属于VAP范畴。

一项国内多中心新生儿VAP流行病学调查中发现,2 154例出生胎龄<34周的早产儿接受有创机械通气后,VAP发生率为4.41%,各大医院呼吸机千日感染率为0~34.4/1 000个呼吸机使用日,平均为7.0/1 000个呼吸机使用日。在国际上,基本采用"呼吸机千日感染率"来代替传统的VAP发生率,其更好地反映该医院新生儿VAP预防管理水平。国际医院感染控制委员会曾报道全球36个国家新生儿VAP发生率平均为9.0/1 000个呼吸机使用日。

国外报道导致气管插管相关性感染的病原体最常见为铜绿假单胞菌、肠杆菌属、肺炎克雷伯菌、大肠埃希菌等。我国报道最常见病原体为铜绿假单胞菌、肺炎克雷伯菌、大肠埃希菌和阴沟肠杆菌等。近年来不断有各种机会致病菌的报道,如鲍曼不动杆菌、嗜麦芽窄食单胞菌等,部分患者为多种病原微生物混合感染。

### (二)发病机制

1. 外源性感染 即呼吸机管道污染。对上机24h的呼吸机管道和管内凝聚液细菌定植情况进行调查发现,致病菌在机械通气后迅速在导管内定植,患儿口咽寄居微生物是导管污染的原始来源。

2. 内源性感染 即由自身定植的机会致病菌异位所致。即当气管插管或气切开插管后,呼吸道自身防御功能受损,微生物更易从口咽部下行到下呼吸道。

### (三)危险因素

新生儿VAP的危险因素众多,发病机制复杂,是外部环境与患者内部环境综合作用的结果。目前相关的研究基本上为回顾性文献报道,低胎龄、低出生体重、再插管、机械通气时间长、使用中枢抑制剂、频繁气管内吸引等是新生儿VAP发生的危险因素。

1. 口腔、咽部定植细菌的吸入。

2. 呼吸机回路雾化器的污染、冷凝水的反流均可形成气溶胶而直接进入终末细支气管和肺泡。

3. 机械通气影响了上呼吸道的屏障功能,刺激上呼吸道产生的分泌物有利于细菌的生长繁殖。同时胃肠内细菌通过呕吐和误吸逆行进入下呼吸道,引起细菌定植和感染。

4. 无菌操作不严,如吸痰时操作者经过污染的手、导管把细菌带入外,还因操作不当使气管黏膜损伤而使细菌侵入。

5. ICU是一个特殊的环境,危重患者集中,基础疾病严重,空间相对比较小,其发生感染的机会比普通病房高2~10倍。

6. 长期使用广谱高效抗菌药物。抗菌药物是引起口咽部菌群失调,病原体(特别是革兰氏阴性杆菌和真菌)在口咽部定植增加的重要原因。耐药菌的检出在ICU住院患儿中也较高。

### (四)VAP诊断

VAP诊断的金标准是肺组织活体组织检查或尸检,临床常规应用显然困难。

1. 临床诊断 VAP 可依据以下 4 点。

(1)气管插管机械通气 48h 以上,直至撤机拔管后 48h 以内发病者。

(2)临床表现。

(3)微生物检测。

(4)胸部 X 线检查。

不同年龄和特殊病原的患儿,诊断标准有一定差别。

2. VAP 临床诊断线索如下。

(1)持续发热,多为不规则热型。可伴有畏寒甚至寒战。注意免疫功能低下者或年幼儿可无发热或呈体温不升。

(2)气管插管内分泌物明显增多,多呈黄绿色黏痰。

(3)肺部广泛湿啰音。

(4)胸 X 线片显示肺部斑片状或片状阴影,有新发灶或加重,双下肺多见。

(5)外周血白细胞明显增高或降低,中性粒细胞核左移。

(6)出现并发症,主要为呼吸衰竭和上消化道出血。

(7)临床表现为难治性肺炎,提示病原体为多重耐药菌。

(8)反复发作性肺炎,呼吸机撤离困难者。

### (五) 治疗

1. 一般治疗和对症治疗。

2. 抗病原微生物治疗　应遵循"不延迟、广覆盖"原则。初始经验选择的抗菌药物应覆盖临床常见细菌,治疗并观察至第 3d,再根据治疗反应判断是否应续用或更换,一旦明确病原体就应立即改用敏感、针对性强的窄谱抗菌药物。

(1)早发性 VAP:对未接受过抗菌药物治疗且无其他危险因素者,可选用阿莫西林、阿莫西林克拉维酸钾、氨苄西林/舒巴坦或头孢呋辛;对于应用过抗菌药物和/或有其他危险因素的早发性 VAP,可选用头孢曲松、头孢噻肟、哌拉西林/三唑巴坦、厄他培南、头孢曲松/头孢噻肟联合大环内酯类抗菌药物。

(2)晚发性 VAP:晚发性 VAP 病死率极高、致病菌多重耐药,联合治疗应该是晚发性 VAP 的标准治疗。选择碳青霉烯类抗菌药物、哌拉西林/三唑巴坦、头孢哌酮/舒巴坦或氨苄西林/舒巴坦,联合氟喹诺酮或氨基糖苷类抗菌药物,糖肽类抗菌药物或利奈唑胺,也可以选用氟喹诺酮联合氨基糖苷类抗菌药物再联合糖肽类抗菌药物或利奈唑胺。

保证疗效前提下,应尽量缩短疗程,不恰当地延长疗程会增加抗菌药物暴露时间,造成耐药菌被选择的危险。抗菌药物治疗 48~72h 后要对治疗做出首次评估,疗程中则应及时多次评估。

### (六) 预防

1. 手卫生　医护人员的手是传播 VAP 病原体的重要途径。严格执行手卫生规范是预防 VAP 的基本措施。每次接触到呼吸道分泌物、处理完冷凝水后均应有效地洗手;戴手套操作也要养成洗手的习惯,防止交叉感染。

2. 器械的消毒灭菌　呼吸机管道的污染是 VAP 病原体的重要来源。呼吸器设备专人管理,定期对湿化瓶、简易呼吸器、面罩等进行灭菌;定时更换和消毒呼吸机气路导管,注意更换呼吸管道时间间隔>7d,有明显污染时随时更换。过于频繁更换,会增加肺炎的危险;气道通路中的冷凝水及时清除,防止倒流及误吸;定期更换消毒呼吸机的空气过滤器、传感器和气体滤过管道等。

3. 病室管理　患者气管插管或气管切开后,下呼吸道与外界直接相通,丧失了上呼吸道的湿化、温化、过滤作用。外界环境中的菌群易侵入下呼吸道而并发感染。患者安置在监护病房,病室内温湿度适宜,保持室内温度在22~26℃,相对湿度在55%左右。医护人员进入病房应衣帽穿戴整齐;严格控制探视,家属应穿隔离衣、戴口罩、帽子、换拖鞋,避免交叉感染;保持ICU环境清洁,地面、物体表面使用500mg/L的含氯消毒液擦拭2次。特殊感染患者要严格床边隔离,并应用密闭式气管内吸痰技术。做好死亡、出院及转科后的终末消毒。

4. 气道管理　重视人工气道管理和无菌操作技术的培训,特别是吸痰技能的训练。其中较深部位的分泌物抽吸,是降低VAP发生的首要措施,做到抽吸无菌化,定时、有效地抽尽气道内分泌物,保证气道通畅;同时也要加强气道湿化和局部抗菌药物的雾化吸入。有助于加强局部抗菌消炎、解痉和稀释痰液的作用,对预防感染有一定的作用。

5. 口咽部管理　每日口腔护理2次,及时清理口腔分泌物。气管切开者切口周围每日换药。

6. 控制胃内容物反流　胃腔病原体是引起气管插管患者发生VAP的病原体重要来源。在机械通气患者中,胃内容物反流很常见。采取半卧位,是减少胃内容物反流进入下呼吸道的简单有效方法。

7. 提高机体免疫防御功能与生物制剂　全身或局部免疫防御功能受损是住院患者易发生肺炎的原因之一。加强重症患者营养支持、积极维持内环境平衡、合理使用糖皮质激素及细胞毒性药物。

8. 加强病原体监测,针对性地选用抗菌药物　根据药物敏感试验结果合理地选择抗菌药物,多种抗菌药物联合用药时,超过一周,特别容易并发真菌感染,应加强对痰液及大小便的真菌监测,防止全身真菌感染。

9. 加强感染控制教育　科室医院感染防控小组发挥主观能动性,加强责任心,经常督促检查制度落实情况,对存在的问题及时提出整改措施。

近年来国外开始用选择性消化道去污染(selective digestive decontamination,SDD)或选择性口咽去污染(Selective oral and pharyngeal decontamination,SOD)来预防气管导管相关性感染的发生,即采用抗菌药物(如多黏菌素E、两性霉素B等)进行口咽清洗及肠道给药,结果证实可有效防止这些部位来源微生物所致的呼吸道感染。但SDD或SOD的应用仍存在很大争议。

在预防新生儿VAP的措施中抬高床头10°~13°、口腔护理、呼吸机管路评估、撤机评估等集束化的干预措施取得了很好的效果。

## 三、败血症

### (一) 概述

新生儿败血症(neonatal septicemia)指新生儿期细菌侵入血液循环,并在其中繁殖和产生毒素所造成的全身性感染,有时还在体内产生迁移病灶。仍是目前新生儿期很重要的疾病,其发生率占活产婴儿的 1‰~10‰,早产婴儿中发病率更高。菌血症(bacteremia)指细菌侵入人体循环后迅速被清除,无毒血症,不发生任何症状。

文献报道,患儿发生败血症的时间为入院后 4~39d,平均(14.2±10.1)d。新生儿院内感染败血症发生率为 1.19%,占新生儿败血症的 18.86%。

病原体中革兰氏阴性菌占 42.4%,以肺炎克雷伯菌为主;革兰氏阳性菌占 21.2%;真菌占 36.4%,以念珠菌为主。表皮葡萄球菌,不动杆菌,铜绿假单胞菌,大肠埃希菌也是引起败血症的常见病原体。

近年来医院感染的病原体谱型变化较大,革兰氏阳性球菌逐渐减少,革兰氏阴性杆菌不断增加,尤以机会致病菌增加幅度较大。

### (二)危险因素

早产儿、低出生体重儿、留置 PICC 导管、气管插管、长时间应用广谱抗菌药物尤其是第三代头孢菌素、应用激素、住院时间长和病原体原始定植等是院内感染败血症发生的高危因素。

### (三)临床表现

新生儿院内感染败血症临床表现多样化,主要为反应差、拒乳、体重减轻或不增、黄疸、发热腹胀皮肤硬肿、肝脾肿大、呼吸窘迫或呼吸暂停、气促、皮肤瘀点瘀斑、体温不升、休克、皮疹等。

### (四)诊断

新生儿院内感染败血症诊断标准参考中华医学会儿科学分会新生儿学组制定的新生儿败血症确诊标准和中华人民共和国原卫生部制定的医院感染诊断标准,同时符合以下 3 项。

1. 产科转入的新生儿在分娩过程中和产后获得的感染或新生儿在入院 48 小时后发生的感染,考虑院内感染。

2. 临床出现体温改变、黄疸、反应差、拒乳等,以及实验室检查示白细胞改变($>20\times10^9/L$ 或 $<5\times10^9/L$)或者杆状核细胞比值升高($\geqslant0.2$)或者 CRP 增高($\geqslant3.0\mu g/ml$)等非特异性感染指标改变,临床考虑败血症。

3. 血液培养分离出致病菌,或者连续 2 次培养分离出同一机会致病菌,确诊为新生儿败血症。

### (五)治疗

确诊败血症后,根据病情给予静脉营养,静脉注射丙种球蛋白,红细胞、血小板输注等支持治疗,低血压者予扩容及血管活性药物多巴胺、多巴酚丁胺治疗,同时予抗真菌治疗 10~29d。

### (六)预防

1. 患儿置暖箱后,新生儿室工作人员每天使用清水对内表面进行擦拭、外壁可使用消毒湿巾或 250~500mg/L 含氯消毒液擦拭,每天用无菌水更换暖箱用水。

2. 留置 PICC 管时严格按照无菌操作规范进行操作,置管后由专业护士进行护理。出现医院感染时,因感染源未明,评估感染与导管的相关性,必要时予拔除 PICC 导管,并进行导管尖端及血培养检测了解病原体情况。

3. 有气管插管的患儿由于操作易损伤患儿呼吸道黏膜,增加患儿的免疫负担,也增加了医院感染的机会。

4. 合理使用抗菌药物,目前广谱抗菌药物的应用已成为临床常规,而且多为两种抗菌药物联用,可致正常菌群失调,易使机会致病菌迅速繁殖而致病。

5. 医务人员加强手卫生、严格掌握侵入性操作的适应证及无菌操作规程。

## 四、鹅口疮

### (一)概述

新生儿鹅口疮(neonatal thrush)又称为急性假膜型念珠菌性口炎(acute pseudomembranous candidiasis)或雪口病,是新生儿期口腔白念珠菌感染所致的口腔黏膜炎症,多见于新生儿,2%~5% 的新生儿会发病。营养不良、腹泻、长期使用广谱抗菌药物或糖皮质激素的患儿也易发生此病。本病大都通过不洁食具、乳具、乳头、乳母手指等感染,新生儿也可由产道感染。在新生儿室中可引起流行。

### (二)危险因素

1. 新生儿鹅口疮胎龄越小、体重越小,患病率越高。研究表明,胎龄小于 28 周的新生儿发生鹅口疮的危险性是胎龄大于 37 周的 4.1 倍;体重小于 2kg 的新生儿鹅口疮发生的危险性是体重大于等于 4kg 的 4.1 倍,证实了不同胎龄、体重组新生儿鹅口疮发生率有极显著性差异。因此,对早产儿、低体重儿喂养要制订合理科学的方法,使得体重尽快达到正常范围。

2. 住院时间越长,鹅口疮的发生率越高。住院小于 7 天鹅口疮发生率为 39.7%,住院大于等于 7 天鹅口疮发生率为 60.2%。

3. 与侵入性操作和医源性交叉感染有关。呼吸机的应用、气管插管、反复吸痰、各种留置管路都增加了皮肤、黏膜损伤的机会,改变了呼吸道的环境,增加了感染机会。

4. 医务人员手的污染。洗手制度不严格,洗手、手卫生的依从性差,尤其在患儿多、工作人员少、工作量大的情况下问题更为突出。

5. 忽视对喂奶用具的清洁消毒、配奶卫生以及忽视对尿布、包被、毛巾等护理用具的管理都是医源性交叉感染的因素。

6. 新生儿喂养方式有关。本研究表明,母乳喂养的鹅口疮发生率(29.4%)低于人工喂养(70.5%)。

### (三)临床表现

在口腔黏膜上出现白色凝乳块样物,常见于颊黏膜、齿龈、舌、上腭等处,有时可波及咽部。初起时,呈点状或小片状,而后融合成大片状乳白色膜,略凸起,边缘不充血。此白膜不易拭去,强力擦去后,表面渗血,黏膜潮红,白膜又迅速生成,一般不影响吮奶,不流涎,无全身症状。如果病变蔓延至咽后壁、食管、肠道或喉头、气管,则患儿可出现呕吐、呛奶、音嘶、呼吸困难等,如无继发细菌感染则无发热,白念珠菌偶可侵入血液导致败血症或脑膜炎等严重并发症。

### (四)诊断

1. 诊断依据

(1)在口腔黏膜上出现点状或小片状白色乳凝块样物,可融合成片,不易擦去,强行剥离后局部黏膜潮红、粗糙、可有溢血,以颊黏膜多见,齿龈、舌面、上腭亦可受累。

(2)取上述白膜少许,放在玻片上,加 10% 氢氧化钠溶液 1 滴,在显微镜下可见真菌菌丝和孢子。

具有上述第(1)项,排除溃疡性口炎等其他口炎,可临床诊断为鹅口疮;如同时具有第(2)项可做病原学确诊。

2. 鉴别诊断 本病须与溃疡性口腔炎区别,后者为细菌感染所致,患儿口腔黏膜充血水肿明显,有多个溃疡,表面有渗透性假膜覆盖,呈灰白色,易拭去。患处疼痛明显,伴流涎、拒食,常有发热,局部淋巴结肿大,血白细胞增多。分泌物涂片培养可发现细菌。

### (五)治疗

用 2%~3% 碳酸氢钠溶液清洗口腔后,局部涂 1% 甲紫溶液,每日 2 次。病变面积较大者,用新配制的制霉菌素溶液(10 万 ~20 万 U/ml),涂口腔,每日 3 次,或口服制霉菌素 25 万 ~50 万 U/d,并同时服用维生素 $B_2$ 和维生素 C。

除了上述常用的治疗方法外,近年来还有许多方法用于临床,例如度米芬含片联合 2% 的碳酸氢钠液;克霉唑混合鱼肝油;微生态活菌双歧杆菌片;伊曲康唑加蒙脱石散;生物溶菌酶加特比萘芬;0.5% 酮康唑联合蒙脱石散治疗鹅口疮等,都有很好的疗效,可根据具体情况选用。

### (六)预防

鹅口疮多见于腹泻、使用广谱抗菌药物或肾上腺皮质激素的患儿,其发病原因主要为乳具消毒不严、乳母乳头不洁或喂奶者手指污染所致,所以鹅口疮的预防应做到以下几点。

1. 接触婴儿前后应洗手,食具严格消毒,乳母奶头保持清洁。

2. 喂奶前洗手,做好一切消毒措施,切断传染途径,防止感染传播和交叉感染。

3. 尽量避免使用广谱抗菌药物和激素,或缩短疗程,加强全身支持疗法,提高机体抗病力,防止正常菌群生态环境改变而造成的真菌增生和感染。

4. 加强口腔护理。传统式口腔护理可用生理盐水达到清洁口腔的目的。但有研究表明新生儿应用碳酸氢钠盐水进行口腔护理,能有效地预防鹅口疮的发生。碳酸氢钠盐水不仅有清洁口腔和杀菌作用,同时因碳酸氢钠是碱性液体,所以可改变微生物的酸性环境而抑制细菌的生长,使口腔酸碱度维持在正常范围。

# 五、轮状病毒性腹泻

## （一）概述

轮状病毒性腹泻（rotavirus diarrhea）是人轮状病毒（human rotavirus）感染引起新生儿流行性腹泻的最常见病原之一，2岁以下婴幼儿普遍易感。因其多发生在秋冬寒冷季节，故亦称为秋季腹泻。轮状病毒在环境中较稳定，不易自然灭活。如新生儿病房收入已感染了轮状病毒的新生儿，很容易造成暴发流行。但大便中找到轮状病毒，不可即认为是腹泻的病原体，因正常大便中也可找到该病毒。在流行中如大部分患儿大便中轮状病毒的核苷酸或基因构形相同，方可认为是流行的病因。

## （二）传染源

1. 带有病原的产妇。
2. 已感染的新生儿。
3. 携带病原的医护人员。
4. 被污染的新生儿生活用品。
5. 被污染的医疗用品。

## （三）传播途径

1. 胎盘传播　轮状病毒可以在多种细胞中复制，包括子宫颈和卵巢的组织细胞，轮状病毒通过血-胎盘屏障感染胎儿，可能是导致新生儿感染的原因之一。
2. 母乳传播　母亲携带轮状病毒可能通过乳汁将轮状病毒传染给婴幼儿。
3. 医源性传播　医护人员通过诊疗、护理行为，以及使用污染的医疗器械，忽视手卫生，住院环境拥挤，抗菌药物使用不合理，均可使患儿的易感性升高。
4. 粪-口途径传播　是轮状病毒最主要的传播途径。病毒可通过污染的奶具、生活用品传播。
5. 呼吸道传播　临床和流行病学特征均表明轮状病毒感染可累及呼吸道。许多轮状病毒感染的患儿有上呼吸道感染症状。但呼吸道传播途径在轮状病毒感染中的地位以及与消化系统感染之间的关系，尚待进一步研究。

## （四）发病机制

轮状病毒肠炎的发病机制目前认为，位于小肠绒毛最表面的乳糖酶是该病毒的靶酶，病毒侵犯绒毛远端刷状缘的肠上皮细胞，并在细胞内繁殖。致上皮细胞微绒毛发生断裂、融合、消失等，致局部参与黏膜消化的各种酶，尤其乳糖酶活性下降，引起吸收功能障碍导致腹泻。

## （五）临床表现

新生儿轮状病毒感染潜伏期1~3d。早期的主要病症为呕吐，多数出现体温升高，体温在 37.5~38.5℃,少数可有呼吸道症状如咳嗽、流涕等。随后伴有腹泻,每天大便的次数增多,有的新生儿可以达到 20 次 /d 左右。在早期的粪便形状呈烂便或稀米汤的样子,无脓血,并且量较多。由于大便的次数比较多,患儿较早出现脱水的症状,表现为精神萎靡、表情淡漠、嗜睡、皮肤松弛、尿少、口干喜饮等,若不及时地采取治疗措施,常常会导致死亡。

### (六) 诊断标准

1. 患儿入院时都无腹泻症状,也不处于腹泻潜伏期,而出现腹泻、呕吐等情况。

2. 实验室检查　粪便大多呈水样,16%~30% 有白细胞,50% 有黏液,免疫电镜检查亦可检出轮状病毒颗粒,敏感性较高。酶联免疫吸附测定是目前多数实验室选用的方法,有高度敏感性和特异性。感染后 5d,血清出现 IgM 抗体,感染后 2~4 周出现 IgG 或 IgA。

### (七) 治疗

目前尚无治疗轮状病毒性腹泻的特效药物,一般都是对症治疗,纠正患儿的脱水、酸中毒。对于腹泻症状轻的孩子可用口服补液的方法进行纠正。症状重一些的患儿可用静脉输液的方法纠正脱水和酸中毒,近年来,干扰素(interferon,IFN)也被用来治疗轮状病毒感染,这种药可以抑制病毒在人体内的繁殖,从而减轻症状,缩短病程。

### (八) 预防

1. 切断感染源　新生儿轮状病毒性腹泻主要是消毒隔离和治疗患者,以切断感染源。

(1)如发现流行已难避免,立即将直接或间接接触过的婴儿集中在一个病房,每天做大便培养,严密观察腹泻的发生。对大便培养阳性者再另外集中隔离。

(2)一旦发现新生儿腹泻就应立即隔离患儿和其父母,并积极治疗患者。

(3)将已康复的婴儿集中在一起,大便培养阴性 3 次后出院,未发生腹泻的新生儿也另集中在一间,经过潜伏期(1~3d)后大便培养阴性 3 次后方可出院。

(4)疫苗预防:预防轮状病毒性腹泻最理想的措施是服用轮状病毒疫苗,刺激机体产生局部和血清两方面的抗体。从早期单价口服活疫苗到近年多价口服活疫苗,对有效防治轮状病毒性腹泻,取得了显著成绩。但是,疫苗的研制仍在继续,目前还没有一个世界公认最理想的轮状病毒疫苗,发展新一代更高效、更廉价、肠道外接种的疫苗是将来的方向。我国兰州生物制品研究所开发研制的口服轮状病毒活疫苗,2000 年已获国家正式生产批号,这种疫苗的有效保护率是 73.72%,通过预防接种遏制轮状病毒性腹泻。

2. 清洁消毒

(1)工作人员应特别注意手的清洗,每接触一患儿后应再洗手,方可接触另一婴儿。定期进行手采样、鼻腔拭子和大便培养,阳性者暂脱离病室或婴儿室。喂奶前须戴消毒手套然后装奶头。对有粪便污染床单须集中在一起,消毒后才可送出病室。

(2)腹泻流行的新生儿室都应检疫,不收新患者。病室在流行期间应每天消毒,地板湿拖,家具湿揩,避免灰尘飞扬,定时做空气、环境细菌培养。病儿出院后,其床位上的用品(如被褥、被单、枕头)及病床都应消毒。

## 六、新生儿脐炎

### （一）概述

新生儿脐炎（neonatal omphalitis）是指细菌入侵脐残端，并且在其繁殖所引起的急性软组织炎症，是新生儿感染、败血症、破伤风的主要感染途径。世界卫生组织统计，每年有46万新生儿死于严重细菌感染，而脐炎是其中重要的原因之一。

有文献报道，回顾性调查了7年住院新生儿2 354例，新生儿脐炎院内感染98例，发病率达4.16%。出生后2~3d发生感染的13例（占13.26%），出生后4~5d发生感染的55例（占56.12%），出生后6~7d发生感染的30例（占30.62%）。从中可以看出出生后4~5d感染者最多，占所有感染发病者一半以上。

新生儿脐炎春季出生606例，发生感染的18例（占2.9%），夏季出生713例发生感染的52例（占7.3%），秋季出生590例，发生感染的22例（占3.7%），冬季出生445例，发生感染的6例（占1.35%），从中可以看出夏季发生感染者居多。

常见的病原体：金黄色葡萄球菌，大肠杆菌，其次为溶血性链球菌、铜绿假单胞菌或混合细菌感染等。

### （二）病因

新生儿的脐带中含二条动脉及一条静脉血管外，包有华通胶，内含大量水分。当胎儿娩出，脐带剪断后，由于脐血管本身的收缩和重力作用，大量水分逸出，脐带迅速干瘪。脐带开始自然坏死、脱落，在这一过程中，常伴有炎性分泌物产生，有的呈血性。脐带脱落的机制是脐带残端干燥及收缩后，与腹壁表皮相连接处出现裂口，最后脱落，愈合后形成脐。正常情况下，脐带于出生后4~6d干燥脱落。脐带在脱落过程中分泌胶质，它相当于创面上的异物，若分泌增多，则可为细菌繁殖创造了良好的条件。新生儿脐炎是新生儿最常见、最易患的脐部炎症的总称，是常见的新生儿院内感染之一。

在断脐时，或断脐后，消毒处理不严，护理不当就很容易造成细菌污染，引起脐部发炎。医院感染新生儿脐炎大多与医务人员手带细菌，执行无菌技术操作不严格有关。

### （三）临床表现

初起时脐带根部发红，脐窝湿润、流水，随后很快脐周围皮肤出现红肿，脐窝流出带臭味的浆液脓性分泌物。如不及时治疗，脐周皮肤红肿加重，或形成局部脓肿，细菌及其毒素极易从脐血管的断口处进入血液循环引起菌血症，并很快由菌血症发展为败血症甚至脓毒血症，抢救不及时可危及生命。患儿还可出现发热、不吃奶、精神不好、烦躁不安等全身中毒症状。在临床上，有30%~50%的败血症患儿并发化脓性脑膜炎，这是因为新生儿血脑屏障功能不完善，细菌会随血液长驱直入进入脑部，从而引发化脓性脑膜炎，病势凶险，死亡率高，幸存者也常有合并硬脑膜下积液、低盐综合征、失明、失聪、癫痫或痴呆等。有的患儿会变成慢性脐炎，局部形成像小樱桃样肿物的脐部肉芽肿，常常流黏性分泌物，经久不愈。少数病儿脐部感染沿残留的血管（后来萎缩，医学上称为"镰状韧带"）上行，形成镰状韧带处有脓肿或肝脓肿,亦属于病情较重的一类。

### (四)诊断

脐炎的诊断并不困难。可根据脐部红肿、有分泌物,有时可见肉芽肿,长期有分泌物即可确诊。外周血白细胞总数及中性粒细胞增高,或者查 C 反应蛋白明显增高,则有助于诊断。如怀疑脐炎引起败血症时,可辅以血培养检查。

### (五)治疗

1. 保持局部干燥,以减少细菌繁殖。勤换尿布,防止尿液污染。

2. 局部换药　用 3% 过氧化氢溶液冲洗局部 2~3 次后用络合碘消毒,或用甲紫溶液每日涂 2~3 次。

3. 如果形成脓肿者,须及时切开引流换药。若变为慢性肉芽肿者,使用局部烧灼,肉芽较大应手术切除。

4. 抗菌药物治疗　一般首选青霉素加氨苄青霉素治疗。一旦孩子发生菌血症或败血症,则须尽快住院治疗,选准抗菌药物,足程足量,以控制病情发展,及早治愈。

### (六)预防

1. 断脐时严格执行无菌操作,做好断脐后的护理,保持局部清洁卫生。

2. 新生儿所用的床上物品、内裤、毛巾及婴儿尿布等,以抗菌织物制成的为好。

3. 医护人员在接触每个婴儿前后特别是接触破损皮肤及各种分泌物前后都应严格按要求洗手,给婴儿脐部换药时要戴无菌手套,换下的敷料严格按感染性医疗废物进行处理。

4. 尽量减少探视人员,注意环境控制,减少新生儿的感染机会。

## 七、经外周静脉穿刺的中心静脉导管相关性血流感染

### (一)概述

经外周静脉穿刺的中心静脉导管(peripherally inserted central venous catheter,PICC)自 1986 年在美国生产并运用以来,因其有效、安全、方便等优点,为危重新生儿提供了良好的静脉通道。国内早在 1996 年就已将 PICC 应用于危重新生儿。尽管如此,PICC 在使用过程中由于使用和管理不当可能出现各种相关并发症,而导管相关性感染是置管后最常见、最严重的并发症。

PICC 相关性感染因素:新生儿 PICC 相关性感染的发病率与医院规模、科室设备及中心静脉导管类型相关。患儿自身免疫状态、疾病的严重程度、置管时机、部位等均是影响感染率的重要因素。

### (二)流行病学

Lorente 等研究表明中心静脉导管相关局部感染的发生率为 4.74/1 000d,动脉导管相关的局部感染率为 0.97/1 000d,经股静脉、颈静脉置入中心静脉导管的导管相关局部感染发生

率高于经锁骨下静脉置入中心静脉导管者。Chien 等对加拿大 17 个 NICU 中 19 507 例新生儿进行队列对照研究表明,使用 PICC 者 CRBSI 发生率高于脐静脉置管者,且出生体重越低,其 CRBSI 发生率越高。此外,研究发现年龄、性别、置管部位与感染发生率无关,而置管时间与感染发生率呈正相关,患儿体重与感染发生率成负相关。而导管产品规格型号对 PICC 相关性感染的影响目前尚没有明确的报道,曾经有报道在 PICC 应用中,有阀导管比无阀导管所引起并发症的发生率低,但两者感染率无显著差异。

1. 病原 PICC 相关性感染常见的病原体为凝固酶阴性的葡萄球菌(coagulase negative staphylococcus,CONS),其次为革兰氏阴性杆菌和真菌。革兰氏阴性杆菌以超广谱 B- 内酰胺酶大肠杆菌、肺炎克雷伯菌为主。PICC 相关性 CONS 感染患儿预后较好,但革兰氏阴性杆菌和真菌败血症患儿的死亡率较高。Chien 等报道了 322 例 PICC 相关性感染新生儿,病原体中 CONS 占 79.8%,其他革兰氏阳性菌占 9.6%,革兰氏阴性菌占 3.4%,真菌占 6.2%。近年来,真菌引起的 PICC 相关性感染发病呈上升趋势,其后果往往更为严重。闫钢风等研究新生儿重症监护病房(newborn intensive care unit,NICU)72 例新生儿 PICC 置管病例 83 例次的临床资料,结果发现导管相关性感染发生 15 例次(18.1%),导管相关性感染率 10.2/1 000 置管日。共分离菌株 11 株,其中凝固酶阴性葡萄球菌 4 株,鲍曼不动杆菌 3 株,肺炎克雷伯菌 2 株。屎肠球菌 1 株,近平滑念珠菌 1 株。结论留置 PICC 新生儿发生的导管相关性血流感染多由机会致病菌引起,耐药严重;加强感染防治措施能减少 PICC 相关感染发生。

2. 感染途径

(1)外源性感染:细菌通过穿刺点沿导管爬行进入体内。临床表现为沿静脉走向出现红肿热痛。

1)操作技术:静脉炎是 PICC 置管最常见的并发症,Agllea 认为,75% 静脉炎的发生与护士穿刺技巧有关,穿刺次数与静脉炎的发生呈正相关,因此,在静脉炎的预防中,提高护士穿刺技巧和成功率势在必行。许璧瑜等认为 PICC 置管后发生机械性静脉炎的原因与所选择导管的型号和导管材料有关,所以应尽量选择型号最小、最细的导管穿刺。置管时导管应避免与尖锐器材接触,推注压力不可大于 10ml 注射器压力,以免导管破损。此外,PICC 置管后少数患者上肢静脉对导管发生异物反应,加之患者紧张致使血管收缩痉挛,也可造成上肢肿胀、疼痛、静脉炎的发生,影响治疗。

2)无菌技术:由于 PICC 插管为侵入性操作,如无菌操作不严,易将细菌在操作过程中带入血液循环,且由于长期留置,易成为细菌感染的通道。皮下隧道转移是造成血管内感染的主要方式。故有学者提出消毒前先用肥皂水彻底清洁穿刺点皮肤 2 次,面积>20cm×20cm,用碘伏消毒穿刺部位,范围为 10cm×10cm,略大于敷贴面积。此外,穿刺所造成的静脉壁损伤等,也可造成局部炎症。尤其在危重症患者,临床常反复从导管取血标本或加入药物,这些操作会增加患者被感染的机会。所以,导管相关的操作应严格执行无菌原则。

3)维护技术:如肝素帽和输液接头使用后保护不当而被污染,或连接输液器时消毒不严格、不彻底,均可将细菌带入管腔而引起感染。SIRGE-SERRA 等研究表明,污染的接头最有可能引起导管相关性感染及脓毒症,因而提出"接头学说"理论。Salzman 等研究表明 50% 以上的中心静脉导管相关性感染在发生前或同时导管接头培养呈阳性,且接头培养阳性时,中心静脉导管相关性感染也十分严重。Bozzetti 认为附加连接装置可导致 0.4% 的污染发生,增加一个装置,污染的发生率几乎加倍(0.78%)。长期留置导管者,其导管使用频率高,同时增加了导管接头污染的机会。导管作为一种异物长时间留置在血管内,它可随着患者头颈部活动,有可能发生导管尖端对血管侵蚀,损伤血管内膜引起静脉炎,产生血栓,引起导管感染。故有学者提出:最好选用无菌透明胶带敷贴,以增加穿刺部位的可视性,以便及早发现并发症,并能减少导管移动和外来污染,肝素帽 3~5d 更换 1 次,输液接头 7~10d 更换 1 次,输液时用消毒剂严格消毒,范围包括肝素帽和输液接头的顶端及周边,然后再连接输液器,液体输完封管后,用无菌纱布包扎并固定。

(2)内源性感染:导管内节段菌落移生。患儿输液时出现发热、寒战,但外周及穿刺点无异常,或临床无症状,但血培养及导管培养阳性。

1)年龄、出生体重:新生儿尤其是出生体重 ≤ 1 500g 的患儿,血管管腔较细,所以导管对血管内膜损伤刺激较大,故发生静脉炎的概率较高。

2)免疫功能:根据文献报道,静脉置管的感染与免疫功能呈负相关。即免疫功能越低,感染率越高。慢性淋巴细胞白血病患者置管后由于血小板数量少,凝血机制差,针眼处常有少量渗血,这是细菌繁殖很好的培养基,且白血病患者本身免疫力低下,极易发生感染,所以置管 10d 便出现感染症状。对于肿瘤化学治疗患者,由于免疫功能低下和白细胞减少,更增加了感染的机会。如化学治疗后中性粒细胞减少时,可引起感染。肝病患者本身抵抗力下降是容易引起感染的主要因素。肝硬化因长期营养不良,机体抵抗力下降,加之脾功能亢进,红细胞、白细胞、血小板均减少,因而干扰和削弱了免疫功能,同时由于肝功能障碍,白蛋白均有不同程度下降,白蛋白低,组织修复缓慢,隧道形成较慢,细菌可沿皮肤导管壁进入血液循环并寄存在管壁从而引起局部感染,甚至出现体温升高。此外,过敏体质的患者,容易对导管材料及敷料过敏引发静脉炎及皮肤感染,所以应用 PICC 要慎重。

3)血管选择:穿刺部位红、肿、痛的出现与穿刺血管的粗细有关,血管越细,发生率越高,主要由于穿刺针太粗,对血管壁的刺激性大,为机械性静脉炎。所以,穿刺时要选择粗大、弹性好的血管。PICC 置管一般选择肘部的头静脉、贵要静脉、正中静脉,其中贵要静脉管径粗、直、静脉瓣少,且在置管体位下是导管头部到位最直、最短的途径,故作为首选血管。另外,血管瓣膜或分叉的解剖变异,亦可导致导管抵着瓣膜或血管分叉处,而不能插到位,当输注化学治疗药物后刺激血管内膜可导致静脉炎的发生。

脐带是胎儿与母亲的天然连接通道,脐动静脉具有管壁厚、管径粗等特点,可作为经外周静脉穿刺的中心静脉导管的优良通道。脐动静脉置管导管保留时间长,能够保证患儿病情监测及治疗顺利进行,减少了外周动静脉穿刺不易保留、反复穿刺增加患儿痛苦及容易感染的风险。

### (三)危险因素

1. 胎龄、体重　多项研究表明,胎龄 ≤ 32 周、出生体重 ≤ 1 500g 与感染明显相关。

2. 留置时间　导管留置时间是导管相关性感染的主要危险因素之一,置管留置时间越长,感染发生率越高。其中 1~7d 发生率最低,8d 以上发生率增高。

3. 穿刺部位的选择　128 例应用 PICC 患儿,发生感染 12 例,感染率为 9.4%。不同穿刺部位的感染率分别为贵要静脉 2.86%,肘正中静脉 9.76%,头静脉 10.0%,大隐静脉

29.41%,颈外静脉、股静脉和颞浅静脉为 0。85 例危重新生儿做脐动静脉联合置管,感染率为 2.22%。

4. 特殊药物的应用药物因素　葡萄糖、氨基酸、脂肪乳等是细菌的良好培养基,若将受污染的药液经 PICC 导管输入,细菌就会停留于导管内生长繁殖。且由于导管这个异物的存在,细菌不会被机体的免疫系统完全清除,很难被抗菌药物所杀灭,所以引起导管相关性感染。此外,病情危重患者输液种类多,如抗菌药物、胃肠高营养液、激素、化学治疗药物的反复长期使用,容易引起静脉炎的发生。

5. 操作经验　操作者技术不够熟练,反复穿刺会造成对血管内壁及皮下组织损伤,局部组织修复时间延长,细菌侵入机会增加。操作过程中无菌操作不规范、置管熟练程度欠佳及无菌物品保存应用不当,都会增加感染风险。

6. 环境影响微粒污染　输液、药物配置过程中多次加药及穿刺均会带入微粒,输液环境中的细小微粒也可能进入药液。因而,微粒污染是输液中普遍存在的并发症。有关病理学研究证实,皮下组织、毛发样杂物、表皮及表皮下组织进入血液循环后滞留在毛细血管内,经机化、钙化形成异物肉芽肿或炎性包块引发感染,尤其是深静脉置管,针头型号大,多次穿刺,其滞留物较多。

### (四) 发病机制

插管处皮肤细菌移行并定植于导管末端是短期经外周置入导管发生感染最常见途径,导管连接处的污染并于管内定植是长期导管感染的主要原因。导致导管相关性感染的重要发病机制来自血管内装置的材料和导致感染的病原体内在毒力。一些导管材料不平,增加某些种类微生物的黏附性,这些材料制成的导管特别利于微生物定植及感染。另外,有些材料易导致血栓形成,增加了微生物定植和导管相关性感染发生的机会。微生物黏附性也是导管相关性感染发生的重要发病机制。如金黄色葡萄球菌和 CONS 比其他病原体更易黏附在聚合物表面,且 CONS 可产生细胞外多糖,可增强细菌抵御宿主防御机制。

### (五) 诊断及治疗

1. PICC 相关性感染的定义:依据 2001 年美国感染病学会和美国危重病医学学会、美国医院流行病学学会共同制定的《血管内导管相关性感染处理指南》,PICC 相关性感染包括:①穿刺点局部感染:导管出口部位出现硬结或红斑,发热、疼痛或触痛,有脓性分泌物。②导管相关性血流感染(catheter-related bloodstream infection,CRBSI):PICC 留置的患者有菌血症或败血症,从导管头端和外周血培养中分离出相同的微生物。

2. PICC 相关性感染的诊断和治疗

(1)目前国际上公认的 PICC 相关性感染的确诊依据:

1)穿刺点局部感染:导管出口部位出现硬结或红斑,发热、疼痛或触痛,有脓性分泌物,此类感染多见于夏季。

2)PICC 相关性血源性感染:导管前端细菌培养结果与末梢血一致;定量血培养结果表明导管样本培养的菌落数明显多于周围血培养;临床与培养确诊的败血症往往对抗菌药物治疗不敏感,但拔管后即缓解。

(2)治疗:对于新生儿 PICC 穿刺点局部感染,可先清除局部脓性分泌物,予抗菌药物软膏涂擦,无菌纱布覆盖后敷贴固定,每天换药1次,至局部感染症状得到控制。对于新生儿PICC相关性血源性感染,要有选择性地应用抗菌药物。在未获得血培养结果之前即要选用抗菌药物治疗,以后根据血培养结果及细菌药物敏感试验并在对患儿全面衡量的基础上选用合适的抗菌药物。抗菌药物的应用对新生儿PICC相关性感染的控制具有重要意义,它具有避免菌群定植,控制局部和/或系统性感染的蔓延发展等保护作用。此外,按照通常新生儿血源性感染进行一般的对症、支持治疗,并可根据患儿情况适当应用免疫球蛋白等治疗。

### (六)预防

集束化管理在预防新生儿PICC导管相关性血流感染(CRBSI)中发挥了重要作用。可以降低新生儿CRBSI发生率,提高医护人员手卫生依从性,提高抗菌药物和PICC导管的应用效率,从而保障了新生儿治疗的顺利开展。

(1)环境要求:在行PICC治疗时,环境要整洁,避免不必要人员走动,防止尘埃飞扬,监测和保护操作环境。

(2)团队培训:加强护理人员教育培训,成立PICC质控小组。强化无菌技术,严格执行操作流程。

(3)评估与监测:做到早发现早干预,每天至少评估PICC导管1次,建立登记跟踪报告制度,并在PICC记录单上做好详细记录。

(4)手部卫生:PICC置管接触导管部位前后、重置和护理导管以及更换敷料前后均严格执行手卫生,置管处消毒后禁止触碰。在操作时必须戴无菌手套,更换敷料须戴无菌手套,使用手套不能减少手部消毒的必要性。

(5)无菌技术:在放入或更换PICC时,须保证最大的无菌屏障,注意无菌圆帽、无菌手套、口罩、无菌手术衣及覆盖全身的无菌巾等是否符合要求。

(6)置管部位的选择:因贵要静脉直径较粗且走行较直,静脉瓣少,穿刺后静脉炎和导管异位的风险小,因而较常用;此外包括肘正中静脉、头静脉,再次为颞浅静脉、耳后静脉等。右侧静脉距离上腔静脉相比左侧较短,故首选右侧贵要静脉穿刺。

(7)导管部位护理:以碘伏或70%乙醇消毒皮肤,插导管前应让消毒剂留在插管部位皮肤至少2min。

(8)插管部位敷料管理:使用符合规定的合格医疗用品。选择通透性好的敷贴可减少患儿局部皮肤因敷贴造成的过敏、湿疹和炎症。有出血、渗血者应用无菌纱布覆盖,置管后24h更换敷贴,以后每7d更换1次,当敷贴出现潮湿、松动、污染等情况时需要及时更换。

(秦小平)

### 参 考 文 献

[1] 中华人民共和国卫生部. 医院感染诊断标准(试行)[J]. 中华医学杂志, 2001, 81 (5): 314-320.

[2] 《中华儿科杂志》编辑委员会, 中华医学会儿科学分会呼吸学组, 中华医学会儿科学分会急救学组, 等. 儿童医院获得性肺炎管理方案(2010版)[J]. 中华儿科杂志, 2011, 49 (2): 106-115.

［3］ 郭美艳, 王红云. 新生儿败血症管理的重点 [J]. 中国妇幼健康研究, 2020, 31 (11): 1557-1560.

［4］ 田小银, 罗征秀. 儿童呼吸道病毒感染的治疗进展 [J]. 中国实用儿科杂志, 2019, 34 (2): 116-119.

［5］ 严信朝, 吴军华. 新生儿呼吸机相关肺炎研究进展 [J]. 现代实用医学, 2020, 32 (5): 597-600.

［6］ 宋秀敏, 巩俊英, 韩娜娜, 等. 新生儿重症监护病房患儿并发呼吸机相关性肺炎的危险因素 [J]. 中华医院感染学杂志, 2021, 31 (5): 778-781.

［7］ 刘玄玄, 张传玲. 儿科重症监护室机械通气管路细菌定植分析及呼吸机相关肺炎的预防 [J]. 儿科药学杂志, 2021, 27 (1): 17-20.

［8］ MANNAN M, NAHAR N, AHMED F, et al. Neonatal pneumonia in NICU of a tertiary care center [J]. Bangladesh Journal of Child Health, 2018, 42 (3): 112-117.

［9］ 吴菠, 张瑞, 徐虹, 等. 198 例新生儿败血症病原学与耐药性分析 [J]. 中华医院感染学杂志, 2017, 27 (14): 3299-3302.

［10］ 陈静, 范俊杰, 朱雪萍. 新生儿真菌性败血症 30 例临床特点分析 [J]. 中国儿童保健杂志, 2018, 26 (11): 1247-1250.

［11］ 王春艳. 氟康唑治疗新生儿念珠菌败血症临床观察 [J]. 北方药学, 2018, 15 (1): 130-131.

［12］ 胡晓明, 李铁耕. 新生儿诺如病毒感染 46 例临床分析 [J]. 中国妇幼保健, 2018, 33 (7): 1558-1560.

［13］ 蔡莎, 朱庆雄. 轮状病毒感染的研究进展 [J]. 中国临床研究, 2019, 32 (8): 1132-1134.

［14］ 杨玉兰. 新生儿念珠菌定植的研究现状 [J]. 国际儿科学杂志, 2017, 44 (7): 447-450.

［15］ 谢朝云, 李文华, 杨忠玲. 新生儿混合性念珠菌/细菌血流感染相关因素分析 [J]. 中国真菌学杂志, 2021, 16 (6): 392-396.

［16］ 郭云云, 王晶, 范玲. 不同脐部护理方式对新生儿脐炎发生率与脐带脱落时间影响的网状 Meta 分析 [J]. 护理学杂志, 2021, 36 (10): 95-98.

［17］ 吕倩, 陈茜, 徐敏, 等. 新生儿 PICC 相关血流感染的危险因素 [J]. 中国感染控制杂志, 2019, 18 (6): 587-589.

［18］ 赵利秋. 脐动静脉联合置管术在危重早产儿抢救中的应用 [J]. 现代临床医学, 2019, 45 (1): 23-24.

［19］ 闫晶, 李兴霞, 王秀美. 集束化护理管理在预防新生儿 PICC 导管相关性血流感染中的应用 [J]. 齐鲁护理杂志, 2019, 25 (5): 50-52.

［20］ 胡晓静, 朱晓婷, 郑如意, 等. 基于证据的预防呼吸机相关性肺炎集束化策略在新生儿的临床应用 [J]. 中华新生儿科杂志 (中英文), 2018, 33 (5): 334-338.

# 第七篇
## 医院各科室医院感染预防与控制

# 第二十三章
# 门急诊系统医院感染预防与控制

## 第一节　门急诊医院感染预防与控制

### 一、概述

据国家卫生健康委员会统计,除 2020 年受新型冠状病毒感染疫情影响较大外,自 2017 年起,我国医疗机构年门诊量就已经超 80 亿人次,且呈现逐年上涨趋势。这就意味着医疗机构在满足患者医疗服务需求的同时,也要更重视医院感染防控,以降低医院感染事件的发生风险。而在快速、密集的门急诊诊疗中,医院感染防控更是一项重大挑战。门急诊作为医院提供医疗服务的窗口和应对突发公共卫生事件的第一线,人员及医疗操作密度大、患者基础情况复杂、交叉感染风险高,需要建立一套完善的医院感染防控办法,指导医务工作者的实际操作。

按现行《医院感染管理办法》中医院感染的定义:医院感染是指住院患者在医院内获得的感染,包括在住院期间发生的感染和在医院内获得出院后发生的感染,但不包括入院前已开始或者入院时已处于潜伏期的感染。医院工作人员在医院内获得的感染也属于医院感染。该定义并未包括门急诊患者,但门急诊有医务人员。而且,医院感染管理是"各级卫生行政部门、医疗机构及医务人员针对诊疗活动中存在的医院感染、医源性感染及相关的危险因素进行的预防、诊断和控制活动"。因此,门急诊有医院感染管理。现行医院感染定义中未包括门急诊患者,可能的因素是门急诊患者在医疗机构内停留时间短、接受的侵入性操作少,发生感染风险低。然而,近年来随着医学发展、医疗模式转变,越来越多的医疗行为包括侵入性操作转移到门诊,如经外周静脉穿刺的中心静脉导管置管、门诊手术、伤口管理等,因此门诊的医院感染风险逐渐增大。急诊也正在经历全速而深刻的改变,部分医疗机构的急诊为救治型而非转运型,也就是患者要在急诊停留较长时间,接受较多治疗手段,而不是在快速维持住生命体征后转运到病房救治。一些医疗机构的急诊还设有重症监护病房(intensive care unit, ICU)、手术室,而且大型教学医疗机构的床位通常较为紧张,急诊患者常需要在急诊留观数日后方能入院。以上种种情形都提示急诊所面临的医院感染风险很可能较原来预期的大。因此,将来在修订医院感染定义时,建议将门急诊患者也考虑在内,而非仅针对住院患者。

## 二、管理要求

### （一）组织体系

按照《医疗机构门急诊医院感染管理规范》要求,医疗机构门急诊应成立由门急诊负责人为第一责任人的医院感染管理小组,小组成员应包括医生和护士,并至少有一名医院感染管理兼职人员,小组成员应相对固定。门急诊医院感染管理小组依据医院感染特点和门急诊医疗工作实际,制定相应的管理制度,并组织实施。此外,门急诊医院感染管理小组还应接受医疗机构对医院感染管理工作的监督、检查与指导,落实医院感染管理相关改进措施,评价改进效果,做好相应记录;负责组织工作人员开展医院感染管理知识和技能的培训,提高医务人员感染防控能力,对于部分具有感染风险或感染风险未知的患者及陪护,应组织工作人员对其展开感染防控相关宣传教育,降低院内感染的发生风险。

### （二）制度管理

有序的管理需要完善的制度作保障,门急诊医院感染管理小组根据《中华人民共和国传染病防治法》《医院感染管理办法》和《医疗机构门急诊医院感染管理规范》等相关法律法规制度等要求,制定门急诊医院感染管理制度(明确各类人员在门急诊医院感染管理工作中的职责)、门急诊预检分诊制度、医院感染病例监测与报告制度、职业暴露报告处置制度、无菌操作技术规范、清洁消毒制度、医疗废物管理制度、门急诊各类人员职业卫生防护制度、手卫生制度、医务人员培训制度,以及在发生重大抢救或是突发公共卫生事件时执行的医院感染应急处置制度等,以提高医院感染的防控水平和质量,保障患者与医务人员的安全。

### （三）建筑布局

1. 门诊　普通门诊应设置问询、预检分诊、挂号、候诊、诊断、检查、治疗、收费、取药、采血、检验、办公区域以及为患者服务的公共设施,各区域流程清晰。为提高医院智能化水平、降低人力成本、减少门诊的传染病院内传播风险,部分医院已启用线上预约挂号、在线缴费、自动发药等流程替代或补充传统人工挂号、收费、取药等过程。呼吸道、消化道等感染性疾病门诊应符合卫生学标准的要求,设置独立的出入口,其中发热门诊要设立在医疗机构独立区域的独立建筑内,与普通门急诊及医院其他区域间设置严密的硬隔离设施,不共用通道。门诊用房应与医技用房邻近。

2. 急诊　医疗机构急诊的设置应与医院级别、功能和任务相适应,一级医院设置急诊室,二级、三级医院独立设置急诊科。急诊用房设置时应考虑与门诊、医技、手术用房间的快速连接通道。急诊科应设置单独出入口,便于急救车、担架车、轮椅车的停放,应设置预检分诊、检查室、抢救室、治疗室、观察室、隔离室、办公室、更衣室、值班室等,根据医院情况,还可增设独立的挂号、收费、取药、检验、手术、重症监护病房等。急诊应在急诊观察室设置观察床,收治需要留院观察的患者,观察床数量根据医院承担的医疗任务和急诊病人量确定,观察床间净距不小于1.2m。儿科急诊应根据儿童的特点,提供适合患儿的就诊环境。

### （四）预检分诊

根据《中华人民共和国传染病防治法》和《医疗机构传染病预检分诊管理办法》，二级以上综合医院由感染性疾病科负责本医疗机构传染病的分诊工作，并对本医疗机构的传染病预检、分诊工作进行组织管理。没有设立感染性疾病科的医疗机构须设立传染病分诊点来承担传染病预检分诊的工作。医疗机构各科室的医师在接诊过程中，应当注意询问病人有关的流行病学史、职业史，结合病人的主诉、病史、症状和体征等对来诊的病人进行传染病的预检。经预检为传染病病人或者疑似传染病病人的，应当将病人分诊至感染性疾病科或者分诊点就诊，同时对接诊处采取必要的消毒措施。当医疗机构不具备传染病救治能力时，应及时将患者转诊到具备救治能力的医疗机构诊疗。

虽然《医疗机构传染病预检分诊管理办法》中规定了医疗机构应针对传染病建立预检分诊体系，并要求在出现特定传染病时加强相应的预检分诊工作，但对于重大传染病的预检分诊方面，还未有涉及。经过新型冠状病毒感染疫情的考验，传统的一级预检分诊模式已不能满足重大突发传染病的预检分诊需求，传染病三级预检分诊制度应运而生。三级预检分诊制度要求在医疗机构入口处或者门急诊入口处（一级）、门急诊就诊区（二级）和诊室内（三级）分别安排专人对就诊人员流行病学史、症状体征、职业史、患者主诉、病史等进行综合判断，通过层层筛选、层层把关，将疑似传染病患者分诊至相应的感染性疾病门诊（诊室）。不同医疗机构根据其建筑布局、学科设置和人员配备等不同，对三级预检分诊操作模式有不同程度的整合或细化，使其更贴合医疗机构工作实际，但最终目的都是实现预检分诊和感染性疾病门诊（诊室）工作一体化闭环管理，做到确诊患者的早发现、早报告、早治疗、早隔离。

## 三、医院感染的预防与控制措施

### （一）培训与健康教育

教育与培训是宣贯医院感染防控政策和流程的基本方法，对工作人员、患者及其家属理解、掌握、执行医院感染防控相关措施至关重要。对于工作人员，应根据其岗位特征定期展开针对性培训，并做好考核与培训记录。健康教育与培训内容包含工作人员安全和患者安全两部分，对工作人员，培训重点为医院感染相关制度、基本的感染防控措施、医院感染监测内容与方法等，强调工作的具体需求与落实；对患者及家属的培训重点为健康宣教，例如向在门诊被诊断为艾滋病的患者提供关于预防感染传播的基本原则和做法的教育，可通过折页、海报、宣传片等多种形式对患者及家属进行健康教育。而对工作人员的培训，可考虑根据多元化的培训对象（例如行政后勤人员、医务人员、外包人员等），多元化的培训形式（理论教学、PBL教学、应用考试系统等）和多层次的培训范围（全院性质或部门/科室性质）制订培训内容。部分医疗机构还开展了感染防控周等创意宣传活动，强化医疗机构内的医院感染防控文化建设。

### （二）职业防护

各类门急诊工作人员应根据岗位风险大小及接触患者情况选择相应的标准预防措施，防护用品的使用应符合《医院隔离技术标准》要求。在与患者接触、进行诊疗或是护理操作前，工作人员应评估被血液、体液、分泌物、排泄物或感染性物质暴露的风险，根据评估结果选择适宜的个人防护用品。防护用品的放置应方便易获得。

在进行一般诊疗活动，或是进行可能产生血液、体液喷溅的操作时，应佩戴医用外科口罩，比如门急诊预检分诊、在门急诊检查室进行体腔穿刺等；防喷溅或飞沫时，还可加戴护目镜或防护面屏；一旦接触经空气传播或近距离接触经飞沫传播的呼吸道传染病患者时，医用外科口罩须升级为医用防护口罩，比如对呼吸道传染病风险患者进行呼吸道检查治疗和消化内镜检查操作时。手套的选用应根据操作需要，选择对应的种类和规格。在接触患者的体液、血液或接触感染多重耐药菌的患者时，可选用清洁手套，而在进行无菌操作时，应选用无菌手套。隔离衣与防护服都具有防止患者血液、体液、分泌物等喷溅的作用，用于接触隔离。防护服用于工作人员在接触甲类或按甲类管理的传染病患者的诊疗服务中，而隔离衣更多用于保护性隔离或经接触传播的其他传染病患者的医疗服务中，比如进行肠道传染病患者的诊疗操作。

在防护用品的使用中，不仅需要根据选用原则选择恰当的防护用品穿戴以达到防护的目的，在使用完防护用品后，也应按照规范要求正确脱卸防护用品，摘除防护用品时，应避免污染工作服和皮肤。此外，防护用品的穿戴应符合使用时长限制，不得超时佩戴，以免降低防护效果。

### （三）手卫生

手卫生是预防和控制医院感染、保护患者及医务人员安全最经济、有效的措施。世界卫生组织研究表明，严格执行手卫生措施可降低 30% 的医院感染。门急诊患者流动性较大且工作人员须高频接触患者，手卫生就显得尤为重要，因此在门急诊区域应设立足够的手卫生设施，比如每间诊室均应设置包括流动水洗手设施、洗手液、干手设施或速干手消毒剂等手卫生设施。而对于可能高频接触患者血液、体液分泌物的诊疗室，如换药室、皮肤科、烧伤科、耳鼻喉科、妇科、口腔科、感染性疾病科等应设置流动水洗手设施和干手设施。此外，门急诊工作人员应熟练掌握手卫生指征和手卫生方法，在接触患者前、清洁／无菌操作前、接触患者后、接触患者血液体液后和接触患者环境后均应该进行手卫生。

基于此，可定期对门急诊医务人员手卫生执行情况进行监测，建议至少每季度进行一次手卫生依从性监测。门急诊由于其操作的分散性，手卫生监测相较于病房而言执行起来较困难，但可选取特定的诊疗服务，例如穿刺、换药等操作监测医务人员手卫生执行情况。医务人员手卫生监测有依从性和正确性两类指标，计算过程分别为：

$$手卫生依从性 = \frac{手卫生实际执行时机数}{观察期应执行手卫生时机数} \times 100\%$$

$$手卫生正确性 = \frac{手卫生正确执行时机数}{观察期手卫生实际执行时机数} \times 100\%$$

此外，还可以使用手卫生产品消耗量除以使用次数来估计某些区域的手卫生执行情况。手卫生监测结果可纳入个人或科室考核结果，以促进工作人员手卫生依从性。除手卫生监测外，医疗机构还可根据门急诊业务开展情况增加导管相关血流感染、手术部位感染、多重耐药菌感染等医院感染目标性监测。

### （四）清洁消毒和灭菌

根据《医疗机构门急诊医院感染管理规范》对门急诊不同区域按照污染程度划分为以

下区域：轻度环境污染风险区域，包括门急诊办公室、门急诊药房内部、挂号室内部等区域；中度环境污染风险区域，包括门急诊大厅、挂号和缴费窗口、候诊区、普通诊室、心电图室、超声科和其他功能检查室等区域；高度环境污染风险区域，包括采血室、换药室、穿刺室、注射室、耳鼻喉科诊室、妇科诊室、感染性疾病诊室、肠道门诊、发热门(急)诊、门急诊手术室、口腔科、血透室、内镜室等区域。参照《医疗机构环境表面清洁与消毒管理规范》，对于中、低度风险区域，须保持清洁卫生，而对高度风险区域，须达到《医院消毒卫生标准》中所规定的消毒效果。急诊科由于患者平均年龄较大、基础疾病较多、留置导管等原因，感染多重耐药菌的风险较高，当医院感染暴发或是环境表面检出多重耐药菌时，须强化清洁与消毒，此外，遇污染时应进行及时清洁消毒。工作人员在对门急诊卫生间环境及物体表面进行清洁消毒前，应穿戴好必要的个人防护用品。

对于空气净化消毒，门急诊普通诊室首选自然通风，自然通风不良可采用机械通风、集中空调通风系统、循环风紫外线空气消毒器或其他合格的空气消毒器对空气进行净化消毒。在诊治或检查经空气或飞沫传播疾病的患者时，其诊室或检查室宜使用空气净化消毒设备。

此外，与患者接触的诊疗、护理物品也应按照相应的标准进行清洁、消毒和灭菌。对于接触完整皮肤、黏膜的诊疗器械、器具和物品应进行消毒；对于进入人体无菌组织、器官、腔隙，或接触人体破损皮肤和黏膜的诊疗器械等应进行灭菌。具体清洁消毒或灭菌方法应以产品说明书和《医疗机构消毒技术规范》为依据进行选择。

### (五) 医疗废物处置

门急诊医疗废物管理应符合《医疗废物管理条例》和《医疗卫生机构医疗废物管理办法》的要求，做好医疗废物的分类收集、登记、密闭运送、暂存等工作，相关登记记录应至少保存 3 年。门急诊不同区域就诊需求不同，产生的废物种类不同，门急诊公共区域主要产生生活垃圾，应放置装有黑色垃圾袋的生活垃圾桶；但在特殊区域如采血室、注射室、检验室等患者可能产生医疗废物的区域应该放置装有黄色废物袋的医疗废物桶；此外，部分诊室或检查室，例如门急诊换药室、耳鼻喉科诊室、妇科诊室、感染性疾病科诊室、肛肠科诊室、泌尿外科诊室等可能进行诊疗操作的房间应放置医疗废物桶，而在普通诊室，放置生活垃圾桶即可。对于一些特殊患者，如隔离的传染病患者或者疑似传染病患者，其产生的医疗废物应使用双层黄色垃圾袋封装，其产生的生活垃圾，也按照医疗废物处理。

## 四、其他

### (一) 救护车的医院感染防控

救护车用于转移、接送须救治的危急重症患者，应由专人负责，专车专用。救护车在每次接送完患者后，应对车内进行终末消毒。当救护车用于转移传染病患者或疑似传染病患者时，护送人员(含救护车司机)应根据传染病传播特性选用不同防护用品，结束运送后，按照《医院隔离技术标准》要求正确脱卸防护用品，避免工作服被污染。在转运患者途中所使用的一次性物品、器械及脱卸的防护用品都应装入黄色垃圾袋中，待到达目的地后作为医疗废物装入医疗废物桶，不得中途乱扔。

### (二)体检中心的医院感染防控

随着社会经济的发展与人民生活水平的提高,健康保健逐渐受到人们重视,健康体检需求逐年上涨。与门急诊类似的是,体检中心人流量较大,短时间内聚集大量人群,且体检中心普遍空间较小,室内通风不畅,清洁区、污染区分区不明显,医务人员医院感染意识可能相对薄弱,医院感染防控形势较为严峻。研究显示,体检中心医院感染率为1%~6%,常见医院感染危险因素包括重视程度不够、手卫生依从性差、工作环境污染、医疗废物处理不规范等。因此,对于体检中心,特别是独立于医院存在的健康体检中心,可参照以上门诊的管理,应首先建立完善的医院感染管理体系,针对性地提高工作人员的医院感染防控认知,再从医院感染防控的各重点环节进行突破,严格执行手卫生和无菌操作,加强清洁消毒,完善医疗废物管理等,进而做好体检中心的医院感染防控工作。

(陶思源　宗志勇)

# 第二节　感染性疾病科(门诊)医院感染预防与控制

## 一、科室设立及管理

经济全球化和社会人员流动的增多加快了传染性疾病的全球性传播和蔓延。近年来,我国面临着新老传染病的双重威胁,原先已被控制的传染病死灰复燃,卷土重来,新的传染病不断陆续出现,发生了多起重大传染性疾病的暴发流行,如2003年的严重急性呼吸综合征(severe acute respiratory syndrome,SARS)、2009年的甲型$H_1N_1$流感、2019年的新型冠状病毒感染(coronavirusdisease 2019,COVID-19)等,严重威胁人民群众的生命和健康。为提高各级各类医疗机构感染性疾病诊治与防控的能力,尤其是传染病的筛查、预警、预防和控制能力及各类传染性疾病的诊疗水平,实现对传染病的早发现、早报告、早隔离、早诊断和早治疗,及时控制传染病的传播,有效救治感染性疾病,保护人民健康和生命安全,早在2004年卫生部就下发文件,要求二级以上综合医院在2004年10月底前必须建立感染性疾病科(门诊),没有设立感染性疾病科(门诊)的医疗机构应设立传染病预检分诊点,不断加强对传染性疾病的诊治与防控。感染性疾病科(门诊)承担着传染病患者的诊断、治疗、防控等多重任务,主要包括发热门诊和肠道门诊,是抵御传染性疾病的第一道防线,也的确在传染病疫情防控中扮演了重要的角色,尤其是发热门诊在近年来的呼吸道传染病疫情防控发挥了中流砥柱的作用。但是感染性疾病科(门诊)在为传染病诊治与防控提供关键的环节管理和技术支撑时,也面临非常高的交叉感染和疫情传播风险,是医疗机构中的高风险部门,医务人员也面临着很高的职业暴露风险。为了进一步规范感染性疾病科(门诊)的设置管理,2021年国务院下发文件,要求全国各医疗机构要采取网格化的方式规划发热门诊区域设置,二级及以上综合医院、所有儿童专科医院都要在医院独立区域规范设置发热门诊和留观室,有条件的乡镇卫生院和社区卫生服务中心可在医疗机构独立区域设置发热门诊(或诊室)和留观室。感染性腹泻高发季节,卫生行政部门也要求医疗机构开设肠道门诊。而我国作为病毒性肝炎大国,病毒性肝炎的诊治和防控也面临巨大的压力,有些医疗机构还专门设置了肝炎门诊。

感染性疾病科(门诊)是传染病尤其是呼吸道传染病患者集中的场所,属于医疗机构的高风险部门,应重视医院感染预防与控制工作,积极落实传染病防控及医院感染预防与控制要求,做好分区管理、人员管理,落实消毒隔离措施,降低院内交叉感染的风险。首先,感染性疾病科(门诊)应根据国家和医疗机构相关制度,制定本部门医院感染预防与控制制度流程并严格落实,严格落实首诊负责制,做好预检分诊工作,对所有就诊患者进行流行病学史调查、体温测量、症状体征问询、传染病筛查以及必要的行程查验。做好患者的分诊分流,指导患者及其陪同人员规范佩戴口罩,做好手卫生,保持1m安全距离,对就诊患者进行必要的传染病筛查及相关检测。考虑因呼吸道传染病出现发热或相关症状体征的,应当采取全封闭式的就诊过程管理,原则上从挂号、就诊、交费、检验、标本采集、辅助检查、取药、输液等所有诊疗活动全部在该区域内独立完成。发现疑似或确诊传染病病例须向医院主管部门报告,按相关要求进行患者登记、报告、隔离及转运等。医疗设备设施、环境物体表面、医用织物、地面、空气及空调通风系统的清洁消毒,医疗废物和污水的处置,应符合《医疗机构消毒技术规范》《医疗废物管理条例》《医疗卫生机构医疗废物管理办法》《医疗机构环境表面清洁与消毒管理规范》《医院消毒卫生标准》等相关规定,并有相应工作记录。

感染性疾病科(门诊)应设立医院感染管理小组,科主任和护士长作为医院感染管理工作小组的组长,同时设立感控护士和感染防控医生,具体负责医院感染预防与控制相关制度流程的执行落实与日常督导。医疗机构医院感染管理部门应将感染性疾病科(门诊)列为重点部门,加强对医院感染预防与控制工作的指导与监督。保洁、保安、配送等后勤服务人员的主管部门也应重点对感染性疾病科(门诊)的后勤服务人员进行监督管理。各地卫生健康行政部门要加强对本地医疗机构感染性疾病科(门诊)的管理与督查。

## 二、建筑布局与分区

感染性疾病科(门诊)应设置于医疗机构相对独立的区域,与普通门急诊相隔离,标识醒目,具备独立出入口。医疗机构门口、门诊大厅和院区内相关区域要设立醒目的指示标识,包括感染性疾病科(门诊)方位、行走线路、接诊范围及注意事项等,方便发热患者根据标识指引抵达感染性疾病科(门诊)。感染性疾病科(门诊)应布局合理,分区明确,人流、物流、空气流要严格与其他区域实现隔离,符合传染病防控和医院感染预防与控制要求。感染性疾病科(门诊)应当设置独立的挂号收费室、候诊区域、诊室、治疗室、隔离观察室、检验室、放射检查室、药房(或药柜)、患者专用卫生间、抢救室及必要的设备设施等,有条件的医疗机构应将发热门诊、肠道门诊、肝炎门诊分区域设置,单独设置出入口,对于发热门诊、肠道门诊、肝炎门诊在同一建筑区域的医疗机构,呼吸道疾病(发热)、肠道疾病和肝炎患者的候诊和检查治疗室等区域应分区设置,应根据具体情况设置分诊、接诊、挂号、收费、药房、检验、诊查、隔离观察、治疗、医护人员更衣、缓冲、专用卫生间等功能用房。要强化对不同区域的分区管理,避免各个分区的交叉污染。

### （一）感染性疾病科门诊的要求

感染性疾病科门诊内应按照"三区两通道"进行设置，明确划分污染区和清洁区，污染区和清洁区之间应设立缓冲间（半污染区），三区应相互无交叉，各区之间有严密的物理隔断，各区和通道出入口应设有醒目标识。

患者通道和医务人员通道分开，患者专用通道的出入口设在污染区一端，医务人员专用通道的出入口设在清洁区一端。发热门诊、肠道门诊、肝炎门诊应设置在不同的建筑区域，无条件设置在不同建筑区域的医疗机构，发热门诊患者通道应与肠道门诊、肝炎门诊患者通道分开，同时要做好肠道患者的消化道隔离、肝炎患者的消化道及血源性隔离防护。

1. 清洁区　进行呼吸道传染病诊治的病区中不易受到患者血液、体液和病原微生物等物质污染及传染病患者不应进入的区域。清洁区主要包括办公室、值班室、休息室、示教室、防护用品的穿戴区域、清洁库房、更衣室、浴室、卫生间及医务人员专用通道。

2. 缓冲间（半污染区）　进行呼吸道传染病诊治的病区中位于清洁区和污染区之间，有可能被患者血液、体液和病原微生物等物质污染的区域，主要为医护人员个人防护装备脱卸区。应至少设置2个缓冲间，分别为个人防护用品第一脱卸间和第二脱卸间。缓冲间的门应密闭性好且彼此错开，不宜正面相对，开启方向应由清洁区开向污染区。

3. 污染区　进行呼吸道传染病诊治的病区中传染病患者和疑似传染病患者接受诊疗的区域，包括被其血液、体液、分泌物、排泄物污染物品暂存和处理的场所，主要包括患者专用通道、预检分诊区（台）、候诊区、诊室（包含备用的诊室）、留观室、污物间、患者卫生间、挂号收费室、药房、护士站、治疗室、抢救室、输液观察室、隔离室、检验及影像检查室、辅助功能检查室、标本采集室（区）、医疗废物暂存间等。

感染性疾病科门诊实行挂号、诊疗、收费、配药、化验与隔离观察等"闭环"服务模式。空间布局限制，暂不能实现"闭环"服务模式的医疗机构，可配备专人为患者送标本、配药、交费等。

发热门诊、肠道门诊均应设立疑似或确诊传染病的专用单人隔离观察室，有条件的医疗机构发热门诊应设立负压隔离病室，用于呼吸道传染病疑似或确诊患者的暂时安置与隔离观察。

医务人员进出隔离病区流线布局流程参考图23-1和图23-2。发热患者隔离观察室及有条件的医疗机构的肠道门诊隔离室外建议设立缓冲间，为进出人员提供穿脱个人防护用品的场地与手卫生设施，同时阻隔与其他区域的空气直接对流。工作人员出入呼吸道传染病患者隔离室要随手关门，防止病室中微生物污染其他病室或区域。

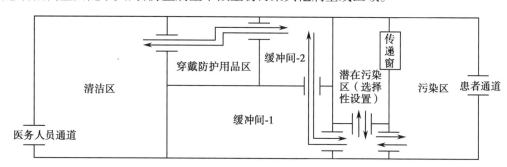

**图 23-1　同一通道进出流线布局流程示意图**

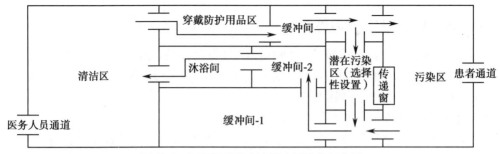

**图 23-2　不同通道进出流线布局流程示意图**

对于发热门诊、肠道门诊和肝炎门诊设置在同一建筑区域内的医疗机构应将发热、肠道疾病和肝炎就诊患者相对分区管理,专区达到"四固定、六分开",四固定包括"人员固定、诊室固定、医疗器械设备固定、门诊时间固定"。六分开包括"挂号分开、候诊分开、检验分开、收费分开、取药分开、厕所分开"。肠道门诊、肝炎门诊空气气流必须与发热门诊完全分隔,互不相通,具有通风、排风设施。各门诊应独立设立患者专用卫生间,污水排入医院污水处理系统。

### (二)感染性疾病病区的要求

感染性疾病病区应设在医院相对独立的区域,远离儿科病房、重症监护病房和生活区,设置单独入口、出口。

中小型医院可在建筑物的一端设立感染性疾病病区。应布局分区明确,标识清楚。不同种类的感染性疾病患者应分室安置,病床间距不应少于1m。病房应通风良好,可采取自然通风或安装独立通风设施。应配备非手触式开关的流动水洗手设施以及速干手消毒剂。

## 三、人员管理

感染性疾病科(门诊)应严格做好医务人员和患者的管理,避免医务人员职业暴露的发生,避免患者之间的交叉感染,从各个方面保障医务人员和患者安全。

### (一)人员配备和职责

1. 实行24h值班制度,合理安排医务人员轮换班次,配备具有呼吸道传染病和感染性疾病诊疗护理经验的医务人员,根据诊疗量、病种等因素合理配备医师,根据患者数量及隔离床位数量配备相应数量的护士。根据工作需要配备专职保洁、配送、保安等后勤服务人员,不交叉,不串岗。

2. 工作人员职责

(1)医师职责

1)认真履行医师的义务,在诊疗工作中规范执业。尊重患者的知情权和选择权,注意保护患者的隐私。

2)遵守医院各项规章制度,熟练掌握传染病防治的法律、法规、规章和规定,并能在工作中遵照执行。

3）应熟练掌握感染性疾病的流行病学特点、诊断标准、鉴别诊断要点、治疗原则，认真落实手卫生、消毒隔离、个人防护等医院感染防控要点以及传染病报告要求等，及时筛查传染病患者，正确诊疗和转诊传染病患者。

4）认真填写传染病报告卡，并按规定的时限和内容及时、准确报告传染病。发现疑似或确诊传染病病例应及时向医院主管部门报告，并配合做好传染病疫情防控和应急处置。

5）严格执行消毒隔离制度，在做好自身防护工作的同时，配合护士做好消毒隔离工作。

6）对就诊患者进行感染性疾病诊治、传染病防控的健康教育。

（2）护士职责

1）认真履行护士的义务，在护理工作中规范执业。尊重患者的知情权和选择权，注意保护患者的隐私。

2）遵守医院各项规章制度，熟练掌握感染性疾病护理知识、技能，传染病防治的法律、法规以及传染病分诊，手卫生、消毒隔离、个人防护等医院感染防控要求并认真执行。

3）负责就诊患者的预检分诊和登记工作，配合做好传染病患者的筛查隔离等应急处置工作。

4）帮助、指导发热患者戴口罩等正确防护，引导患者到指定地点候诊。

5）认真做好消毒隔离工作，熟练掌握常用消毒液的配制、使用方法和注意事项，并监督消毒隔离措施落实到位。

6）按《医疗废物管理条例》做好医疗废物管理和污水排放工作。

7）对就诊患者进行感染性疾病防控和卫生宣传教育。

（3）后勤服务人员职责

1）遵守感染性疾病科（门诊）各项规章制度，并认真落实各主管部门的相关要求，做好健康管理。

2）在护士指导下，认真完成本岗位工作并做好相关记录，严格落实分区管理，不交叉，不逆行。

3）不得由医务人员或其他病区后勤人员兼职发热门诊相关工作。

4）保洁人员在清洁区、缓冲间、污染区使用的清洁工具不能混用。

### （二）人员教育培训

1. 定期对工作人员开展传染病防治、医院感染防控、个人防护等知识和技能的培训，内容包括传染病防治的法律、法规及专业知识，传染性疾病的流行病学特点、筛查隔离、报告要求、诊断标准与鉴别诊断、治疗原则、应急处置等以及个人防护、手卫生、消毒隔离、职业暴露的预防和处理等医院感染防控要点。同时定期对科室工作人员进行相关知识和技能的考核，合格后方可上岗。

2. 对保洁、配送、保安等后勤服务人员，针对性地开展医院感染防控的定期培训及考核，后勤服务人员主管部门应加强对其人员的培训和监督，体现持续质量改进。

### （三）健康监测和管理

1. 做好健康状况监测，出现发热、咳嗽、腹泻等传染病相关症状，及时向医疗机构主管部门报告,避免带病上岗。保洁、配送、保安等后勤人员也应按照以上要求做好健康监测和自我管理。

2. 所有工作人员均应优先进行疫苗预防接种,在工作过程中正确进行个人防护,尽量避免职业暴露,一旦发生职业暴露,应立即采取补救措施,必要时进行隔离观察管理和传染病筛查。

3. 传染病疫情流行期间,感染性疾病科(门诊)工作人员要相对固定,定期轮值,避免不同科室之间共用工作人员。上岗前、岗位中、换岗时均要开展健康监测、必要的传染病筛查检测和隔离管理。接诊国内外中高风险地区以及集中隔离点发热患者等高风险人群的感染性疾病科门诊,所有工作人员要严格实行闭环管理,工作期间安排单人单间集中居住,所有工作人员按照居住地与发热门诊两点一线出行,并做好安排交通车等后勤保障工作。

## 四、个人防护

工作人员在工作区域应按照隔离技术规范和传染病疫情防控的要求,在采取标准预防措施的基础上,根据传播途径采取相应的隔离措施。

1. 应配备符合国家相关标准、数量充足(至少可供 2 周使用)、方便可及的个人防护用品。

2. 工作人员进出感染性疾病科(门诊),要正确穿脱个人防护用品。医务人员穿、脱防护用品的区域要分开。

进入污染区域工作,必须更换工作服、鞋袜,除去手表、戒指、耳环等,剪短指甲,在清洁区穿戴好个人防护用品,穿戴后检查着装方可进入污染区。从污染区返回清洁区前,须先在缓冲区脱去隔离衣,摘下工作帽、口罩等防护用品,脱除防护用品时在第一缓冲区脱除鞋套、手套、防护服 / 隔离衣、防护面屏 / 护目镜,手卫生后进入第二缓冲区脱除口罩和帽子,立即进行手卫生,更换新的医用外科口罩,进入清洁区。

工作人员从医务人员专用通道、正确个人防护后按照规范流程进出感染性疾病科(门诊),养成良好的卫生习惯,不得留长指甲、不佩戴首饰,私人物品不得带入污染区。禁止在污染区域内吸烟、进食。严禁穿戴医用防护口罩、隔离衣等个人防护用品逆行进入清洁区。

3. 呼吸道传染病常态化疫情防控期间,工作人员须戴医用防护口罩,戴一次性工作帽,穿工作服和隔离衣,戴防护面屏或护目镜,每次进入发热门诊前要进行医用防护口罩密合性测试,合格后方可进入。医务人员接诊疑似或确诊呼吸道传染病患者时,以及在采集患者咽拭子标本、吸痰、气管插管等可能发生气溶胶和引起分泌物喷溅操作时,穿医用防护服、佩戴医用防护口罩,戴工作帽,加戴一次性使用医用乳胶或橡胶手套,戴护目镜或防护面屏,必要时穿鞋套等,必要时可选用正压头套或全面防护型呼吸防护器。手部皮肤有损伤者,接触患者时应戴双层手套。

4. 医务人员在诊疗活动中遵循《医务人员手卫生规范》的要求,两前三后严格执行手卫生。如有可见污物,应使用流动水和洗手液清洗双手,使用一次性纸巾擦干;手部无可见污染时可应用快速手消毒剂搓擦消毒双手;接触传染病患者的血液、体液和分泌物以及被传染性致病微生物污染的物品后或直接为传染病患者进行检查、治疗、护理及处理传染患者的物品后,应先洗手,然后进行卫生手消毒;进行高风险操作或无菌操作时应戴手套,从污染部位到清洁部位应更换手套,脱除手套后立即进行手卫生。诊疗护理过程中手部可能被污染时及时进行手卫生,戴手套不能替代手卫生。

5. 指导患者及其陪同人员就诊期间,在健康条件允许的情况下,规范佩戴口罩,正确进行手卫生,注意咳嗽礼仪和呼吸道卫生。

## 五、消毒隔离措施

### (一) 基本要求

1. 严格按照《医院感染管理办法》《医院消毒卫生标准》《医疗机构消毒技术规范》和《医疗机构环境表面清洁与消毒管理规范》等医院感染防控相关标准对感染性疾病科(门诊)的空气、设施、设备、医用物品等进行清洁消毒。

2. 按规范要求定期对感染性疾病科(门诊)的清洁消毒效果进行监测,必要时随时监测。呼吸道传染病流行期间,应根据相关要求对感染性疾病科(门诊)外环境进行呼吸道感染病原学检测。

### (二) 日常清洁消毒

1. 空气消毒首选自然通风,加强各病室及公共区域通风,至少4次/d,每次时间不少于30min。无窗户区域可在无人状态下使用紫外线照射消毒,每次至少30min,可适当延长至1h。日常空气消毒也可选用合适的空气消毒机或机械通风系统。如使用机械通风,应控制气流方向,由清洁侧流向污染侧。发热门诊空调通风系统应当独立运行,规范设置管理通风口。

2. 物体表面清洁消毒应使用1 000mg/L含氯消毒剂进行擦拭消毒,也可选用含有效成分的消毒湿巾擦拭消毒,尤其是加强对门把手、卫生间、公共区域地面等重点区域的清洁消毒。每日至少4次,被患者血液、体液污染后应随时进行清洁消毒处理。少量污染物(患者的血液、分泌物、呕吐物和排泄物)可用一次性吸水材料(如纱布、抹布等)蘸取5 000mg/L含氯消毒剂吸附,移除,并对局部进行擦拭消毒。大量污染物应使用漂白粉完全覆盖,将簸箕和扫帚分别套黄色医疗废物袋,小心清除干净,并用5 000mg/L含氯消毒剂对局部进行擦拭消毒。清除过程中避免接触污染物,清理的污染物按医疗废物集中处置。患者使用卫生间时,宜采用一次性纸巾进行屏障保护隔离。

3. 医疗器材首选一次性医疗器材。用过的可复用诊疗器械可使用有效氯1 000mg/L的含氯消毒液浸泡消毒或采用其他适宜的消毒方法消毒(灭菌)。与患者皮肤直接接触的诊查床(罩)、垫(巾)要一人一用一抛弃或清洁消毒。

### (三) 终末消毒

1. 呼吸道传染患者的终末消毒清理患者个人物品→医用织物收集→污染物处理→废物收集→空气消毒、密闭1h后开窗通风→设备、仪器处理→环境物体表面消毒→通风口及过滤网消毒→由本科室人员核查消毒效果并签字确认。

(1)实施终末消毒人员防护：工作服、一次性工作帽、一次性手套、医用防护口罩（N95）、防护服、防护面屏／护目镜、鞋套／靴套等。

(2)清理患者个人物品：根据"呼吸道传染病防控"的相关要求，在上级疾病预防控制中心相关部门的指导下由专业人员进行终末消毒及评估。

(3)医用织物处理：采用专用塑料袋双层包装，用鹅颈式封口，黄色胶带密闭封口，使用1 000mg/L含氯消毒剂喷洒消毒，注意喷洒均匀，表面做好标识，密封后禁止打开。收集时应避免抖动产生气溶胶，建议按医疗废物集中处理。无肉眼可见污染物时，若须重复使用，可先煮沸30min或用500mg/L含氯消毒液浸泡30min消毒，然后按常规清洗；或采用水溶性包装袋盛装后直接投入洗衣机中，同时进行洗涤消毒30min，并保持500mg/L的有效氯含量。怕湿的衣物可选用环氧乙烷或干热方法进行消毒处理。

(4)污染物处理：少量污染物（患者血液、分泌物、呕吐物和排泄物）可用一次性吸水材料（如纱布、抹布等）蘸取5 000mg/L含氯消毒剂吸附、移除，并对局部进行擦拭消毒。大量污染物应使用漂白粉完全覆盖，将簸箕和扫帚分别套黄色医疗废物袋，小心清除干净，并用5 000mg/L含氯消毒剂对局部进行擦拭消毒。清除过程中避免接触污染物，清理的污染物按医疗废物集中处置。

(5)废物处理：在污染区内用黄色医疗废物袋密闭封口，外套一层黄色医疗废物袋，鹅颈式封口，表面使用1 000mg/L含氯消毒剂喷洒消毒和标识，密封后禁止打开，按照规范流程进行转运和处置。

(6)空气消毒，二选一进行：①房间密闭，采用3%过氧化氢溶液按照30ml/m³进行喷雾消毒，作用时间1h后开门窗通风；②房间密闭，采用5 000mg/L过氧乙酸溶液按照30ml/m³进行喷雾消毒，作用时间1h后开门窗通风。

(7)设备、仪器处理：尽量使用一次性诊疗用品，使用后按照医疗废物或特殊废物规范处理，非一次性诊疗用品可使用1 000mg/L含氯消毒液浸泡30min后或75%乙醇溶液擦拭消毒后再根据物品性质进行规范清洁消毒灭菌，首选高压蒸汽灭菌，不耐热物品可选择化学消毒剂或低温灭菌设备进行消毒或灭菌。

(8)环境物体表面消毒：环境表面及诊疗设施设备表面有肉眼可见污染物时先清除污染物再消毒。无肉眼可见污染物时，用1 000mg/L含氯消毒剂喷洒、擦拭或浸泡消毒，作用30min后用清水擦拭干净。

(9)通风口及过滤网消毒：拆卸空调通风口及过滤网，放入密闭塑料袋中，使用1 000mg/L含氯消毒剂浸泡30min，再进行清洗，清洗后再喷洒1 000mg/L含氯消毒剂浸泡30min，干燥后安装。处理过程中避免对环境的污染。

(10)通知护士已完成消毒，由护士检查消毒质量并签字确认。

2. 接诊感染性腹泻患者后的终末消毒

(1)医疗器材：首选一次性医疗器材，可复用医疗器材使用后单独包装并标记特殊感染，送消毒供应中心规范处理，可使用含氯消毒剂浸泡30min后按常规流程处置。

(2)医用织物：收集时应避免抖动产生气溶胶，收集后用红色专用塑料袋包装，密闭封口。无肉眼可见污染物时，可先煮沸30min或用500mg/L含氯消毒液浸泡30min消毒，然后按常规清洗；或采用水溶性包装袋盛装后直接投入洗衣机中，同时进行洗涤消毒30min，并保持500mg/L的有效氯含量。

（3）医疗废物：所有废物均按医疗废物处理，双层黄色专用袋包装，标注感染性废物，按医疗废物集中收集处置。

（4）患者呕吐物、粪便：一次性吸水材料（如纱布、抹布等）蘸取 5 000~10 000mg/L 含氯消毒液完全覆盖污染物，小心清除干净。清除过程中避免接触污染物，清理的污染物按医疗废物集中处置，或用 5 000mg/L 含氯消毒液浸泡消毒 30min 后处理。

厕所马桶或容器内的污染物，倒入足量 5 000~10 000mg/L 含氯消毒液，作用 30min 以上，排入厕所或下水道。

清洁中使用的拖把、抹布等工具，盛放污染物的容器用 5 000mg/L 含氯消毒液浸泡消毒 30min 后彻底冲洗，才可再次使用。厕所、卫生间的拖把应专用。

（5）食品用具：专人专用，重复使用须清除食物残渣后煮沸消毒 30min，也可用 500mg/L 含氯消毒液浸泡或擦拭，作用 30min 后用清水洗净。

3. 接诊疑似或确诊霍乱患者后的终末消毒应立即更换隔离衣和床单，被污染的物品置于有效氯 500mg/L 的含氯消毒液浸泡 1h。如医院安装了统一的污水处理系统且检测合格，患者呕吐物及排泄物可直接倒入下水道处理；如无统一的污水处理系统，可加含氯消毒液或漂白粉混合静置 2h 后倒入下水道。可复用便器、痰盂等用有效氯 500mg/L 的含氯消毒液浸泡 2h。留观的肠道传染病患者转诊后，应进行终末消毒，必要时进行空气消毒；医用织物和器械密闭包装做好标识后送洗衣房或消毒供应中心统一处理。

4. 接诊疑似或确诊病毒性肝炎患者后的终末消毒首先对被患者血液、体液污染的区域进行处理，使用含 2 000mg/L 含氯消毒剂的纱布或吸湿材料清除，按照医疗废物处置。再使用 2 000mg/L 含氯消毒剂对各物体表面进行擦拭消毒，作用至少 30min 后再用清水擦拭。患者产生的生活垃圾和医疗废物均按照医疗废物处置，双层黄色专用包装袋包装，换洗被服用专用袋包装，并做好相应标记。可复用医疗器械密闭包装做好标识后送消毒供应中心统一处理，有条件的应设置病毒性肝炎患者使用医疗器械的专用清洗槽。

## 六、物资与设备配备

感染性疾病科（门诊）应配备必要的医疗设备、空调和通风设备、消毒隔离设备，并做好物资与设备的及时补充工作。

### （一）医疗设备

1. 基础类设备病床、转运平车、护理车、仪器车、治疗车、抢救车、输液车、污物车、氧气设备、负压吸引设备等。肠道门诊须配备有 2 张以上孔床、3 张以上观察床；发热门诊至少设置 2 间诊室。

2. 抢救及生命支持类设备输液泵、注射泵、电子血压计、电子体温计、血糖仪、手持脉搏血氧饱和度测定仪、心电监护仪、心电图机、除颤仪、无创呼吸机、心肺复苏仪等。有条件的发热门诊配置气管插管设备、有创呼吸机、雾化泵、负压担架等，对需要抢救的发热患者开展抢救。

3. 检验类设备必要的快速检测设备、化学发光免疫分析仪、全自动生化分析仪、全自动血细胞分析仪、全自动尿液分析仪、全自动尿沉渣分析仪、全自动粪便分析仪、血气分析仪、生物安全柜等。可配置全自动血凝分析仪、特定蛋白分析仪。感染性疾病科内的化验室应严格按照实验室生物安全进行管理,配备普通冰箱、温箱、暗视野显微镜等必需设备。

4. 放射类设备应配置独立的计算机断层扫描设备。发热患者的计算机断层扫描检测应与其他患者分开。

5. 药房设备有条件的应配置24h自动化药房。

6. 辅助设备电脑、监控、电话通信设备、无线传输设备、自动挂号缴费机、口罩售卖机等。

### (二) 通风排风及空调

1. 空调系统应独立设置,设新风系统。当空调通风系统为全空气系统时,应当关闭回风阀,采用全新风方式运行。循环回风的空气空调系统,水—空气空调系统,绝热加湿装置空调系统,以及其他既不能开窗、又无新风和排风系统的空调系统禁止使用。

2. 设中央空调系统的,各区应独立设置。每周应对空调回风滤网清洗消毒1~2次,对空调冷凝水集中收集,消毒后排放。如发现呼吸道传染病病例,应在病例转出后,及时对空调进行彻底消毒。

3. 所有医疗用房窗户应可开启,保持室内空气流通。候诊区和诊室要保持良好通风,必要时可加装机械通风装置。通风不良的,可通过不同方向的排风扇组织气流方向从清洁区→缓冲间→污染区。

4. 如使用机械通风,应当控制气流方向,由清洁侧流向污染侧。

### (三) 消毒隔离设备

所有功能空间均应设手卫生设施,洗手设施应使用非手触式洗手装置。应配置空气或气溶胶消毒设施和其他有效的清洁消毒措施,以及符合消毒产品卫生安全评价标准的消毒器械。

感染性疾病科(门诊)内应为医护人员、患者和陪同就医者提供方便、有效的手卫生设施与相关用品,如流动水、非手接触式水龙头、洗手液、速干手消毒剂、干手设施等。

感染性疾病科(门诊)内必须配备足够的个人防护设备,如外科口罩、医用防护口罩、医用防护服、隔离衣、手套、防护面屏或护目镜等。感染性疾病科门诊内必须配备消毒药品和器械,如含氯消毒剂、漂白粉、喷雾器、消毒湿巾等。

## 七、医疗废物管理

1. 感染性疾病科(门诊)患者产生的所有废物(包含生活垃圾)均应按医疗废物规范收集处理。

2. 严格执行《医疗废物管理条例》的规定和要求,认真做好感染性疾病科(门诊)医疗废物的分类、收集、暂存、登记、转运、处理等工作。

3. 诊疗区域内的医疗废物集中暂存场所应有明显标志,每天至少清运一次,必要时随时清理;保持场所的清洁卫生,无污物遗撒、液体污物溢出现象。

4. 疑似或确诊传染病患者产生的医疗废物遵循相关标准的要求执行,规范进行处置。

用双层黄色医疗废物专用袋密闭封口,鹅颈式封口,必要时耐压硬质纸箱密封,表面使用1 000mg/L 含氯消毒剂喷洒消毒和标识,密封后禁止打开。

（陈美恋  高 燕）

# 第三节  口腔门诊医院感染预防与控制

口腔门诊在医院感染管理中一直是感染防控的重点部门,是由于口腔医学本身的特点和部分传染性疾病的传播途径。2020 年我国(不含香港、澳门特别行政地区和台湾地区)法定报告传染病数量 5806 728 例,全国传染病上报病毒性肝炎 1372 344 例、艾滋病 20 450例,我国经血传播疾病发病率仍然很高,鉴于新的或重新出现的传染病以及耐药菌感染等,都给口腔医疗机构在感染管理方面提出了更为严格的要求。为了保证医务人员和患者的安全,我国在 2016 年 12 月正式颁布了 WS 506—2016《口腔器械消毒灭菌技术操作规范》。全球很多国家都有针对牙科感染防控相关指南或措施,美国路易斯·德保拉博士等人在 2020 年首次编辑出版的《牙科诊所医院感染防控全球视角》一书中回顾了多个国家在牙科诊所的感染防控原则以及指南和标准,并在实际工作中进行了讨论,其目的是让口腔医务人员能够确保为每一位患者接触采取适当的措施,从而最大限度地降低感染传播的风险。口腔门诊医院感染管理工作涉及面多,为了给管理实践者更好的参考,本次编写增加管理部分,以方便管理者具体实施管理工作。

## 一、口腔门诊医院感染防控概述

任何一个组织机构都离不开管理,要想达到组织既定的目标,管理者就必须实施有效的管理。

### （一）医院感染管理的重要性

医疗机构最重要的目标是患者安全,而医院感染管理是达到“患者安全”不可或缺的管理项目之一。社会经济的发展,越来越多的人开始重视口腔卫生,口腔诊疗服务需求不断增长,提供口腔诊疗服务的医疗机构数量也在逐年增加,但医院感染管理工作并没有得到充分的重视和理解。而且门诊从事医院感染管理工作的多为兼职人员或口腔专业医生和护士,对感染管理相关法规、标准以及相关知识了解不多,这势必会导致管理不到位,进而影响医疗质量与安全。

### （二）医院感染管理制度建设

医疗安全与质量是医疗机构工作的重中之重。如何保障医疗安全,提高医疗质量是开展口腔诊疗服务医疗机构管理者必须思考和落实的重点工作。中国有句古话,“没有规矩,不成方圆”,做好口腔门诊的医院感染防控工作的前提是要建章立制。

1. 口腔门诊基本医院感染管理制度

(1) 医院感染管理制度：依据 2006 年发布的《医院感染管理办法》(中华人民共和国卫健委令第 48 号)。撰写提纲包含：①组织管理，明确谁管谁，哪层管哪层，人员分工与具体职责，避免出现责任不到人，落实不到位的局面；②预防与控制医院感染的原则，哪些是不能逾越的底线等。

(2) 传染病管理制度：依据是 2013 年《中华人民共和国传染病防治法》。撰写提纲包括：①传染病管理，谁管理谁上报等；②传染病种类，包括甲类、乙类和丙类，口腔专业中常见传染病要写多一些；③传染病的预防与控制要求，如日常工作中如何预防传染病的传播，发现传染病如何进行隔离等；④传染病的上报，发现传染病防治法中明确的传染病如何上报、上报时限等。

(3) 口腔器械消毒灭菌管理制度：依据是中华人民共和国卫生行业标准 WS 506—2016《口腔器械消毒灭菌技术操作规范》。撰写提纲包括：①管理要求；②设备配置与采购要求；③口腔器械处理基本原则；④口腔器械操作流程，清洗、干燥、包装、消毒灭菌方法选择、清洗消毒灭菌的质量监控、消毒灭菌后物品储存要求等，为了便于工作的开展可以制作相关流程图。

(4) 口腔门诊医院感染管理制度：依据是中华人民共和国卫生行业标准《口腔门诊医院感染管理规范》。撰写提纲包括：①管理要求，涉及口腔诊所的人、机、料、法、环方方面面；②医务人员要求；③诊疗用品、材料和设备要求；④预防与控制措施，诊疗环境与物体表面清洁消毒要求、诊疗设备储存要求、诊疗操作要求、诊疗用品和材料准备、治疗前准备等；⑤诊疗用水要求；⑥口腔修复与技工要求；⑦口腔放射设施、设备要求等。

(5) 医务人员职业暴露预防与处置制度：依据是中华人民共和国国家标准 GBZ/T 213—2008《血源性病原体职业接触防护导则》。撰写提纲包括：职业暴露伤预防措施、个人防护物品配备、职业暴露后紧急处理与医学观察等。

(6) 医疗废物管理制度：依据是《中华人民共和国医疗废物管理条例》。撰写提纲包括医疗废物的收集、处理、包装和暂存处等具体要求以及整体处理流程等。

(7) 消毒管理制度：主要依据是《消毒管理办法》(中华人民共和国国家卫生健康委员会令第 18 号)，撰写提纲包括消毒卫生要求；消毒产品和一次性卫生医疗用品进货检查、验收、入库、出库管理；医疗污水、污物管理等。

口腔门诊医院感染管理工作至少要制定这 7 项医院感染管理相关制度，并认真组织落实。如果在工作中还涉及其他方面，可以参考国家相关标准与规范或相关资料制定，符合口腔门诊运行要求。

### (三) 制度落实

制度制定完成后首先要开展的工作就是制度培训，让每个口腔门诊的医务人员了解自己机构的主要管理制度，并熟悉、掌握自己所承担的工作职责、流程和要求等。其次，根据制度制定检查表并设立相应可达到的目标。最后，由口腔门诊管理者对日常工作的质量进行检查并记录，发现问题要及时分析并解决，对已定制度中未涵盖的项目，要在修订时进行补充。特别是出现重大问题后，要由管理团队开会研究，并提出具体解决方案，以便于本科室医疗质量的持续改进。

## 二、口腔器械管理

口腔诊疗器械是用于预防、诊断、治疗口腔疾患，可重复使用的器械、用具和物品，不包含一次性使用的器械与物品，口腔器械的正确处理是保障医疗安全的基础。需要提出和注意的是一些常用的拔髓针、成型片、结构复杂的牙科锉等虽然属于口腔器械，但是由于其不宜清洗干净和容易变形等特点，这类器械不建议重复使用，国外许多国家对这类器械均使用一次即丢弃。口腔器械的清洗、消毒、灭菌是一系列烦琐的过程，需要有专门的设备、适当的操作空间与经过培训的专业人员。

### （一）口腔器械处理基本原则

按照器械可能导致感染的危险程度，将口腔诊疗器械分为三个等级，即高、中、低三个级别。工作当中我们可以按照给出的定义对所用器械进行分类。

1. 口腔器械分级

（1）高度危险口腔器械：是指穿透软组织、接触骨、进入或接触血液或其他无菌组织的口腔器械。

（2）中度危险口腔器械：是指接触黏膜或破损皮肤，不穿透软组织、不接触骨、不进入或接触血液及其他无菌组织的器械。

（3）低度危险口腔器械：是指不接触患者口腔或间接接触患者口腔，参与口腔诊疗服务，虽有微生物污染，但在一般情况下无害，只有受到一定量的病原微生物污染时才造成有危害的口腔器械，表 23-1 所列器械分类供大家参考。

**表 23-1　口腔器械危险程度分类**

| 危险级别 | 口腔器械名称 |
| --- | --- |
| 高度危险器械 | 拔牙器械：拔牙钳、牙挺、牙龈分离器、牙根分离器、牙齿分离器、牙凿等 |
| | 牙周器械：牙洁治器、刮治器、牙周探针、超声工作尖等 |
| | 根管器具：根管扩大器、各类根管锉、各类根管扩孔钻、根管充填器等 |
| | 手术器械：包括种植牙、牙周手术、牙槽外科手术用器械、种植牙用和拔牙用牙科手机等 |
| | 其他器械：牙科车针、排龈器、刮匙、挖匙、电刀头等 |
| 中度危险器械 | 检查器械：口镜、镊子、器械盘等 |
| | 正畸用器械：正畸钳、带环推子、取带环钳子、金冠剪等 |
| | 修复用器械：去冠器、拆冠钳、印模托盘、垂直距离测量尺等 |
| | 各类充填器：银汞合金输送器 |
| 低度危险器械 | 其他器械：牙科手机 *，卡局式注射器，研光器，吸唾器，用于舌、唇、颊的牵引器，三用枪头，成形器，开口器，金属反光板，拉钩，挂钩，橡皮障夹，橡皮障夹钳等 |
| | 调刀：模型雕刻刀、钢调刀、蜡刀等 |
| | 其他用具：橡皮调拌碗、橡皮障架、打孔器、牙锤、聚醚枪、卡尺、抛光布轮、技工钳等 |

注：* 牙科手机灭菌后可清洁保存。

2. 口腔器械处理要求

(1)口腔器械应达到一人一用一消毒/灭菌。

(2)高度危险口腔器械应达到灭菌水平。

(3)中度危险口腔器械应达到灭菌水平或高水平消毒。

(4)低度危险口腔器械应达到中或低水平消毒。

3. 口腔器械储存 消毒灭菌后的器械可以根据其危险程度、使用频率等选择合适的外包装或储存区域。对于储存器械的外环境应保持清洁、干燥。高度危险的器械应无菌保存，可以选择表 23-2 所列材料包装及储存期限。门诊量较大，器械使用频繁的部分高危口腔器械，如拔牙钳、牙挺、洁治器、牙周探针等可以裸露灭菌，灭菌后使用带盖的不锈钢容器盛装，但应立即使用，最长不超过 4 小时。清洁区应配备物品存放柜(架)或存放车，并应每周对其进行清洁消毒。目前国内外尚无关于中、低度危险器械消毒/灭菌后储存方式和储存时间的研究，这类器械传播疾病的危险程度低，欧洲一些国家对于这类器械一般不包装，消毒/灭菌后直接置于清洁干燥的容器内或器械车内保存，每周对储存的区域和器械进行彻底清洁消毒。为避免工作中出现拿错或过期使用等问题，诊室内器械车储存的器械按照危险程度与包装材料的不同分开放置，并标有便于区分的标识。

表 23-2 包装材料无菌有效期

| 包装类型 | 纺织材料和牙科器械盒 | 一次性纸袋 | 一次性皱纹纸和医用无纺布 | 一次性纸塑袋 |
|---|---|---|---|---|
| 有效期/d | 7 | 30 | 180 | 180 |

## (二) 口腔器械处理区

口腔器械的集中处理有利于消毒、灭菌质量的保证。器械处理区应有独立的房间，在房间内根据工作流程划分出功能区域，如回收清洗区、保养包装区与灭菌区、物品存放区等(布局示意见图 23-3)。需要注意的一点是回收清洗区与保养包装区间应有物理屏障，如在两区间设防水喷溅的隔水板，以避免污染包装材料。

1. 设备配备 根据口腔诊疗服务开展的具体情况配备一定数量的灭菌器、超声清洗机、热清洗消毒机和自动注油养护机等。设备的配备可以减少人力资源的配置和职业暴露伤的发生。

2. 回收清洗 口腔的器械种类多，结构复杂，为保证清洗质量，建议选择机械设备进行清洗。器械在使用后，如不能及时转运到器械处理区，应浸泡在含酶清洁剂或清洁水内，保持器械上污染物不干燥，特别是牙科小器械使用后即刻进行预浸保湿，便于后期污染物的去除。牙科小器械一般比较锐利，而且体积较小，极易划伤手，临床工作中应首选超声清洗机进行清洗，清洗时使用牙科小器械清洗网篮盛装牙科小器械(图 23-4)，超声清洗后提出网篮用清水进行冲洗，冲洗后悬挂在挂杆进行干燥备用，如确须手工清洗时，须借助长柄的工具进行刷洗，尽量避免职业暴露。中、低度危险的口腔器械，除牙科手机外，使用后可直接放入热清洗消毒机内进行清洗消毒，清洗消毒后放入清洁干燥的容器内备用。

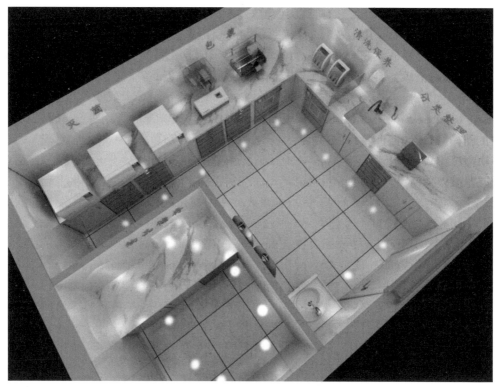

图 23-3　口腔器械处理区布局示意图

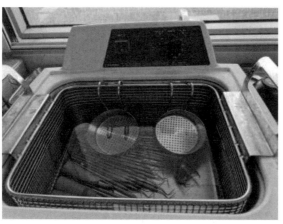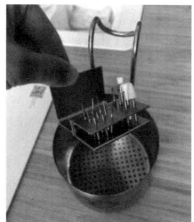

图 23-4　牙科小器械超声清洗网篮

3. 超声清洗机清洗时注意事项

（1）选择医用超声清洗机：医用超声频率一般在 40Hz 左右，超声清洗机原理是由超声波发生器发出高频振荡讯号，通过换能器转换成高频机械振荡而传播到介质 - 清洗液中，超声波在清洗液中，使液体流动产生微小气泡，形成空化效应，作用于被清洗的物体表面，使物体表面以及缝隙中的污垢迅速剥落，如选择非医用超声清洗机，由于频率不够，很难去除口腔器械上的污染物。

（2）选择专用清洗网篮：目前口腔医疗机构常用的超声清洗设备中并没有专门盛装牙科小器械的清洗网篮，而是采用塑料盒、一次性喝水纸杯、盛装炖肉调料的不锈钢网等代替，但因其塑料盒、纸质材质在超声波清洗槽内水中漂浮，不能够充分接触超声波，其清洗效果不能达到要求，用于盛装炖肉调料的不锈钢网虽能接触到水，但其网状结构导致超声波能量被吸收，故清洗效果较差。

4. 检查保养　清洗干燥后的器械可通过目测或使用带光源放大镜进行检查，对清洗不合格的器械应重新处理。损坏或变形的器械应及时更换，特别是对一些小钻针、扩大针、牙科手机夹持部位进行检查，以避免发生治疗过程中器械折断与车针飞出等危险。牙科手机需要在每次使用后进行清洁润滑，根据使用的牙科手机品牌选择适宜的清洁润滑油，牙科手机除轴承需要注油外，夹持车针的部位（卡盘或称三瓣簧）须至少每日注油1次，以保证夹持车针的牢固性。

5. 灭菌　口腔诊疗器械的灭菌首选高压蒸汽灭菌，不建议选用化学制剂浸泡或化学蒸汽灭菌。EN—13060明确定义容积小于60L的为小型灭菌器，小型高压灭菌器在国内外口腔领域应用广泛，因更适用于口腔器械包装小、周转快等的特点。但是它的缺点是对于口腔的一些碳钢、钨钢等材质的器械有腐蚀，这部分器械更适合干热灭菌。口腔常用金属小器械、各类牙科调拌刀、正畸用钳子等也适合干热灭菌，牙科手机不宜选用干热灭菌。灭菌过程中需要注意的是无论我们选择何种类型的灭菌器，首先要仔细阅读使用说明书，根据说明书来撰写一个便于操作的流程，并培训操作人员。这个流程中包括开关机、灭菌设备的基本维护、灭菌程序的选择、灭菌参数的观察、灭菌物品的正确装载等。

### （三）口腔器械灭菌质量控制

口腔器械灭菌效果受许多因素影响，如清洗质量、灭菌的装载、灭菌程序选择等，灭菌质量直接影响医疗质量安全。国内外已经有很多案例均由于口腔器械灭菌不符合要求而获得处罚的案例。2019年某直辖市口腔诊所灭菌器抽查合格率仅为42%。不合格的原因是小型预真空灭菌器灭菌温度、压力和时间等灭菌参数不符合国家标准要求，使用者对灭菌器的灭菌程序、灭菌监测方法以及灭菌装载方面都存在了解和掌握不够等问题。灭菌器自动打印的物理参数又不能真实反映实际灭菌器内部灭菌参数，当灭菌器的真空泵，密封圈等发生故障，灭菌用水电导率不合格时不能够被及时发现，加上灭菌器灭菌日常监测记录项目不全等诸多问题，医疗机构在器械灭菌效果上存在一定的安全隐患。

1. 灭菌装载要求

（1）灭菌物品不能超过该灭菌器最大装载量，这个在所有符合上市的灭菌器说明书中均有说明。

（2）灭菌器均配有灭菌架或托盘，托盘均有足够的孔隙使蒸汽穿透，在摆放待灭菌物品时需要根据待灭菌物品规格选择灭菌架或托盘（图23-5）。

（3）使用灭菌架摆放包装类灭菌物品，物品间应留有一定的间隙，利于蒸汽的穿透（图23-6、图23-7）。

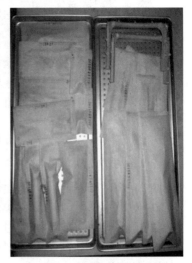

**图 23-5　灭菌物品托盘摆放**

（4）使用托盘摆放纸塑包装器械和无包装器械应单层摆放,不可重叠。

（5）可拆卸的器械应拆开后灭菌,如牙科手机与车针、电动牙洁治器手柄与工作尖等。

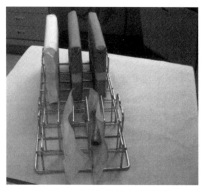

图 23-6　灭菌物品架子摆放

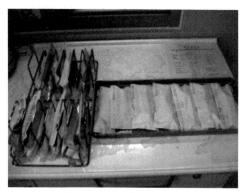

图 23-7　灭菌物品摆放

2. 灭菌程序选择　根据我们待灭菌器械的包装、器械类型来选择灭菌周期,一般我们临床上常选用 B 类灭菌周期,B 类灭菌周期灭菌负载范围广,可以灭菌口腔临床常用的大部分口腔器械,包含牙科手机,牙科手机属于 A 类空腔负载。详见表 23-3 小型灭菌器灭菌周期与灭菌负载范围。

表 23-3　小型灭菌器灭菌周期与负载范围

| 灭菌器周期 | 灭菌负载范围 |
| --- | --- |
| B 类灭菌周期 | 用于所有包装的和无包装的实心负载、A 类空腔负载和多孔渗透负载的灭菌 |
| N 类灭菌周期 | 用于无包装的实心负载的灭菌 |
| S 类灭菌周期 | 用于制造商规定的特殊灭菌物品,包括无包装实心负载和至少以下一种情况:多孔渗透性物品、小量多孔渗透性条状物、A 类空腔负载、B 类空腔负载、单层包装物品和多层包装物品 |

3. 灭菌监测要求　口腔门诊常用<60L 的小型高压蒸汽灭菌器,其监测方法和频次按照国家卫生行业标准 WS 506—2016《口腔器械消毒灭菌技术操作规范》执行,≥60L 灭菌器具监测方法和频次按照 WS 310.3—2016《医院消毒供应中心　第 3 部分:清洗消毒及灭菌效果监测标准》执行。以下是小型高压蒸汽灭菌器监测方法。

（1）物理监测:每个灭菌周期均应记录物理监测结果,灭菌参数符合表 23-4。物理监测是由灭菌器内温度压力感受器和电脑信息系统自动打印,打印出来的灭菌温度、灭菌时间、灭菌压力数值或工艺变量曲线作为灭菌物品放行条件之一。

（2）化学监测:每个灭菌周期均应进行化学监测,并记录监测结果。

化学监测方法:使用能够代表最常用的口腔器械灭菌包或化学灭菌过程验证装置,内装牙科专用化学五类卡或符合要求的灭菌放行卡(图 23-8),置于灭菌器最难灭菌的部位(灭菌器排气口上方),经过一个灭菌周期,通过其颜色变化判定是否达到灭菌要求。

（3）生物学监测:使用能够代表最常用的口腔器械灭菌包或生物灭菌过程验证装置,内装生物指示物(图 23-9),置于灭菌器最难灭菌的部位(灭菌器排气口上方)经过一个灭菌周期,按照其培养要求,经过 24h 或 48h 观察生物指示物是否被灭活。

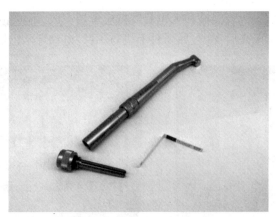

图 23-8　牙科化学 PCD

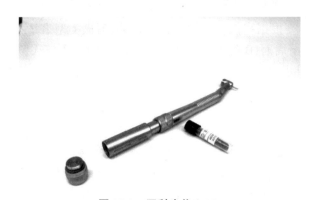

图 23-9　牙科生物 PCD

4. 灭菌物品放行要求

(1) 观察核实灭菌器自动打印记录,灭菌程序符合表 23-4 要求。

(2) 灭菌参数是否达到表 23-4 要求。

(3) 本锅次化学监测结果是否合格。

(4) 本锅次灭菌物品有无湿包、松散等。

(5) 每月生物监测结果是否合格。

(6) 灭菌数据记录,确认所有数据符合要求后,签字放行。任何一项不合格均不能发给临床使用。

表 23-4　小型灭菌器灭菌参数

| 温度 /℃ | 灭菌时间 /min | 相对压力 /kPa |
| --- | --- | --- |
| 121 | 15 | 103.6 |
| 132 | 4 | 185.4 |
| 134 | 3 | 202.8 |

## 三、口腔诊疗环境管理

口腔是个有菌的环境,自婴儿出生起,就开始有各种微生物定植,目前已鉴定的微生物多达400多种,数量也大得惊人,约有120亿个微生物。这些微生物寄居在口腔的各个部位,一般情况下并不致病,与机体处于正常平衡状态。只有细菌数量、寄居部位或机体免疫应答发生改变时,这些细菌才会成为机会致病菌引起疾病。鉴于口腔的这些特点,口腔的诊疗操作与其他专业有很大的区别,几乎所有的操作均是在有菌的环境下进行,即便是口腔内的手术也不是绝对的无菌操作。所以,我们的感染防控重点在于避免患者间、医患间的交义感染和医务人员的职业暴露。口腔诊疗的各个环节均需要所有从事诊疗服务人员(口腔科医生、护士、技工、管理人员等)的共同参与,才能将措施切实有效落实到位。

环境因素的影响是决定感染发生、发展与转归的重要条件。口腔的诊疗环境在医疗过程中会受到不同程度的污染,而成为一些微生物的寄居地,虽然没有确切的研究证明疾病的传播与其有直接的联系,但是物体表面上的细菌会通过医务人员手或其他交叉接触而传播到清洁的物体表面或器械上,增加了患者和医务人员罹患疾病的概率。口腔诊疗环境包括诊室空气环境、环境物体表面。环境物体表面又分为临床接触面和非临床接触面。临床接触面即诊疗操作过程中常触及和容易被污染的物体表面(如牙科综合治疗台),非临床接触面(如地板、墙壁、洗手池、办公桌等)很少传播疾病,所以不像临床接触面那样要求严格。

### (一)口腔诊室空气

口腔诊室在诊疗过程中通过牙齿预备、超声洁治、义齿打磨等操作产生大量的气溶胶及粉尘,污染了诊室内的空气,而微生物气溶胶根据其粒子直径大小可进入呼吸道的不同部位,比如接诊一位流行性腮腺炎患者,病毒可以通过唾液或飞沫传播给在诊室内的人员。另外,诊疗过程中产生的粉尘与刺激性气体等能够损害呼吸道黏膜,降低屏障作用,进而导致疾病。口腔诊室的空气流通在呼吸道疾病的传播中有重要意义。目前,大部分口腔诊室采用紫外线灯作为空气消毒的主要方法,实际上紫外线只适用于无人状态下的室内空气消毒,不适合持续污染的口腔诊疗环境。口腔诊室可以通过在中央空调送风系统中加装空气消毒过滤装置、无中央空调通风系统的可以使用静电吸附式空气净化消毒器或其他方式(能够在有人状态下使用的消毒净化设备)来解决诊室内持续的空气污染问题。

### (二)环境物体表面

我们对环境的物体表面清洁消毒策略应考虑以下因素:①直接接触患者的可能性;②手接触的频率;③受环境微生物(如污物、灰尘、水)等污染的可能性。任何物体表面在消毒前的清洁都是必要的,清洁是减少微生物负荷,增强消毒剂杀菌效果的保障。临床接触面与患者接触多、污染程度高,除需要彻底地清洁外,还须进行有效地消毒。非临床接触面在没有明显的血液、唾液污染的情况下使用清洁剂对物体表面进行清洁就可以,如有明显的污染可以选用中低水平的消毒剂进行消毒。国外口腔诊所常采用经过美国食品药品管理局(Food and Drug Administration,FDA)认证的清洁消毒剂,这种消毒剂是表面活性剂、消毒剂和抑菌剂的复合制剂,它既可以去污,又能够对微生物起到很好的杀灭效果,而且对牙科综合治疗台表面相容性较好。国内目前也有合成的清洁消毒制剂,但是含氯制剂对牙科综合治疗台表面、椅位表面等有腐蚀和漂白作用,所以在选择表面消毒剂时要详细阅读使用说明或参考生产厂推荐使用的消毒剂。

1. 临床接触面 口腔操作过程中产生的喷雾、飞沫及医务人员戴手套接触患者唾液、血液后直接触摸治疗台的操作台面、灯的开关、调灯把手以及牙科手机、吸唾器、三用枪、洁治器等的连接部位,以上部位会被不同的带菌者污染,这些物体表面应在每个患者间进行清洁消毒,对于不能充分清洁消毒的表面,可选用防水材质的屏障进行防护。需要强调的是使用隔离膜也不能完全代替清洁消毒,因隔离膜有时会被尖锐的器械刺破而污染到物体表面,所以使用隔离膜也应对物体表面进行清洁消毒(图 23-10)。

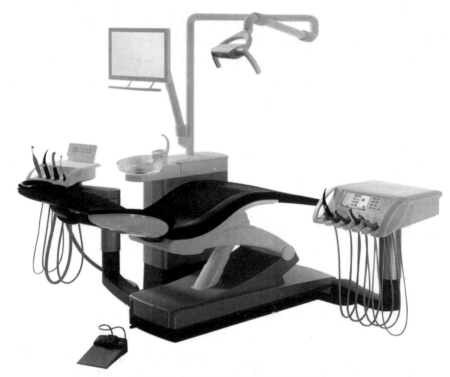

图 23-10 牙科综合治疗台临床接触面

2. 非临床接触面 如地面、周围台面、牙椅(患者/医生)、墙壁等使用一般清洁剂进行清洁即可。当如这些表面有明显的血液、唾液等污染物时,再选择中低水平消毒剂进行清洁消毒。

3. 口腔诊室治疗区域内不应放有非必须的设备和材料。口腔辅助材料应使用带盖的容器盛装,摆放时应尽量远离治疗区,避免治疗过程中被污染。

## 四、口腔设备感染防控

口腔医学的发展使得口腔设备的品种不断增多,这些设备在使用中会直接或间接地接触患者口腔,设备及连接的导线等在诊疗环境下也容易受到污染。建议医生在本次治疗中不涉及的设备应尽量存放于清洁干燥的器械柜内,以减少其被污染的机会。

1. 光固化机(光敏固化灯) 用于聚合光固化复合树脂修复材料的卤素光装置。光固化机前端使用时可能碰到口腔黏膜或被唾液污染,使用后应使用75%乙醇或生产厂家推荐的清洁消毒剂对其表面进行擦拭消毒,也可以使用透明的隔离膜来避免交叉污染。另外光敏固化灯产生的卤素光对眼睛有损伤,在使用过程中医务人员应戴防护目镜,同时注意保护患者的眼睛。

2. 牙髓活力测试仪 口腔诊疗中用于判断牙髓活力的仪器,测试仪的探测棒尖端进入口腔,容易被污染,进入口腔的电极应采取中水平的消毒处理,须注意不能采取浸泡消毒,以免损坏电路。

3. 根管长度测定仪 用于测定根管长度的仪器,可高温灭菌后清洁保存,或采用中水平消毒剂消毒,仪器表面使用中性的清洁剂进行擦拭。

4. 超声洁牙机 利用频率为20kHz以上的超声波振动进行洁治和刮治牙石、牙菌斑的口腔医疗仪器。超声洁牙机、电源线等在每个患者使用后进行清洁,如有明显血液、唾液污染时可使用中水平消毒剂进行消毒,洁牙手柄和工作尖为可卸部分,并且多为金属材质,可选择高温高压灭菌。

## 五、口腔治疗用水的感染防控

口腔诊疗用水根据使用途分为冷却高速转动牙科机头用水、超声洁牙用水、漱口水、三用枪用水,种植牙用水等。根据使用中的危险程度可将口腔诊疗用水分为无菌水和非无菌水两个等级,无菌水主要用于种植牙、使用机器设备辅助拔牙以及免疫缺陷人群接受牙齿治疗等,无菌水中的内毒素应低于0.25EU/ml。非无菌水主要用于牙科综合治疗台,如牙体预备、牙科手机的冷却降温等,非无菌水源水卫生要求细菌总数≤100CFU/ml,符合生活饮用水标准。

微生物的生命离不开水,因为水是细胞的重要组成部分,还是一种起着溶剂和运输介质作用的物质,参与细胞内水解、缩合、氧化和还原等反应。在有些情况下,由于水与溶质或其他分子结合而不能被微生物所利用的水称为结合水,而可以被微生物利用的水称为游离水。游离水的多少可用水活度aw来表示。纯水的活度是1.00,微生物能在aw值0.63~0.99之间的培养基中生长。水活度低会降低微生物的生长。牙科综合治疗台供水可以选择软化水加消毒装置,降低水活度或使用冷却沸水,减少牙科水系统的生物膜形成。

### (一)牙科综合治疗台水系统去污措施

牙科综合治疗台水系统污染,一是因为系统中的水静止而造成原水的细菌繁殖,还有治疗过程中患者血液或唾液回吸到管路系统中。下列减少污染的措施可根据具体配备情况选择单独使用或相结合使用:①仔细阅读生产厂商给出的使用说明,并检查重要参数;②可以使用消毒设备对水系统进行消毒,但此消毒设备必须经过卫生部门批复,对牙科设备无腐蚀作用,并能够有效低水中的微生物;③如果消毒设备是后安装的,就要消除已经生成的细菌性生物膜,以便能够保持低微生物的初始状态;④向牙科综合治疗台输送水的设备必须安装防回吸阀,并加强防回吸阀的日常维护,以保证其工作的有效性;⑤每天工作前(不带有传动装置)对所有出水点放水冲洗1~2分钟,这样可以减少水静止时产生的微生物聚集繁殖的数量;⑥治疗患者前(带有传动装置)应排水、气数秒,以排除器械多余的油,避免治疗过程中将多余的油注入患者口腔;⑦每个患者治疗结束后,需要冲洗 20~30s,以便能够将回吸的污物充分排出;⑧选用自动清洗消毒的牙科综合治疗台;⑨独立储水罐供水的要定期更换储水罐内水,并对储水罐进行清洁和消毒。

目前市场上已有多种针对牙科综合治疗台水处理的产品,不仅限于化学消毒剂,还有物理和化学复合处理装置等。其中有一种物理加化学的"灌装溴代聚苯乙烯海因装置"(图 23-11、图 23-12),这个产品是通过水流经树脂颗粒,树脂中次溴酸分子键断裂,次溴酸被释放,溶于水中,次溴酸具有氧化性,氧化杀灭水中细菌微生物,当水中次溴酸浓度过高时,分子键断裂受到阻碍,减缓了次溴酸向水中释放,当水中次溴酸浓度低时,重新开启向水中释放次溴酸,水中次溴酸的浓度缓慢上升,长期维持次溴酸浓度动态稳定,以起到持续杀菌和抑制生物膜形成。大家在选择产品时要注意的是对牙椅内部管路腐蚀和对补牙材料的影响等问题。

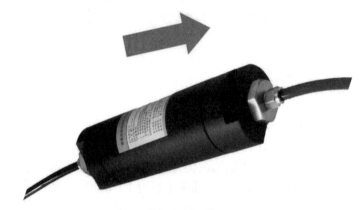

图 23-11　灌装溴代聚苯乙烯海因装置

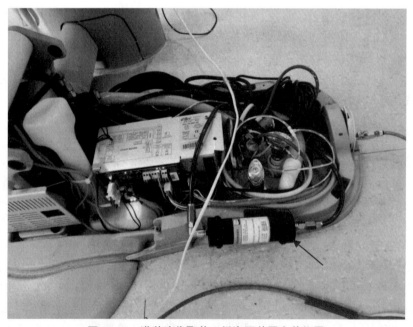

图 23-12　灌装溴代聚苯乙烯海因装置安装位置

### （二）牙科综合治疗台水系统监测

美国疾病预防控制中心（Center for Disease Control and Prevention,CDC）和美国牙医协会（American Dental Association,ADA）要求牙科综合治疗台水符合 EPA 饮用水标准，即 ≤500CFU/ml，美国牙医协会（ADA）的要求更为严格，要求达到 ≤200CFU/ml，其他全球各个国家均和美国 CDC 要求一致。我们国家由于各种因素生活饮用水标准更高，即 ≤100CFU/ml。德国每隔 12 个月进行 1 次微生物采样，但是考虑到我国各地水质与温度等的变化较大，建议每隔半年或每季度对供水系统进行 1 次微生物检测。如在治疗过程中怀疑感染病例因水污染引起，应立即取水样进行微生物检测。检测指标水源水细菌菌落总数应 ≤100CFU/ml，出水口不得检出致病菌。德国微生物监测指标中除总细菌数外，军团菌不应超过 1CFU/ml。

牙科综合治疗台水路输送系统是口腔治疗中的重要组成部分，管道水路内环境是一个易于各种微生物生长、形成生物膜的环境，并且不容易控制。这些微生物向人体的转移可能导致的危害程度、要用哪些方法将微生物控制到什么水平安全等，还需要大量的研究数据来支持，今后我国的行业标准或指南的制定也需要更多研究数据，这些需要我们进一步去研究证实。

## 六、口腔诊疗中须注意的其他感染防控问题

### （一）印模消毒

印模消毒一直是许多口腔医务人员比较困惑的问题，因为有些印模为"藻酸盐材料"吸水性强，在采用浸泡消毒后会膨胀影响后期义齿制作的精度。印模取出后的继续制作环节与口腔技工联系紧密，而不存在对其他患者造成交叉感染的危险。我们控制的环节可以关口后移，放到职业防护上。从患者口腔取出的印模即刻使用流动水冲洗，冲洗可以去除大量的唾液和细菌，然后直接制作石膏模型，在此期间操作人员应戴手套和口罩，如需要对石膏模型进行打磨，操作人员应戴防尘口罩，避免粉尘的吸入。

### （二）口腔吸唾器使用中须注意的问题

临床操作中常出现吸唾器吸到软组织（如口腔内壁或舌体），这样导致吸引器的负压突然封闭，移开后压力迅速变化会将已吸走的冷却水、血液和唾液反流到患者口腔内，这样会造成患者口腔内的污染，还有可能导致污物吸入气管等危险。有研究表明如果吸引装置高于患者口腔吸唾部位，污物在重力的作用下也会回流到患者口腔内。因此治疗过程中要特别注意吸引器的放置位置。

### （三）放射感染防控

口腔放射包括口内 X 线片和口外 X 线片照射。口内拍片时是将胶片直接放于患者口内或使用持片夹固定后放于口腔内被照射部位，照射完成后从患者口腔内取出胶片送暗室冲洗，这一过程涉及患者的手和唾液，操作者的手、公用持片夹和胶片冲洗等环节的污染。

每个患者使用的持片夹应进行中水平以上消毒、对患者进行口内操作和传送口内牙片的口腔放射工作人员应戴隔离手套，并于每个患者间更换；口外X线片照射主要注意的是患者颌面部接触的物体表面和口腔放射定位装置，患者口含放射装置部位应使用隔离套，避免患者间唾液的交叉污染，物体表面可进行清洁消毒。

## 七、口腔门诊职业暴露伤的预防

国内外有许多关于职业暴露的例子及研究。口腔医务人员在执业中血源性暴露风险更高，由于传染病的潜伏期问题，传染病感染者从外表无法辨别，却具有传染性，医务人员在临床工作中面对更多的是潜在的传染源。为减低职业暴露的危险，口腔医务人员应在操作过程中采取标准防护，对接触的任何污物、使用后的器械等均视为传染源。进行乙型肝炎疫苗、流感疫苗等注射来预防传染性疾病，还要了解职业感染危险（如高危险环节）、学会如何预防、如何正确紧急处理，配合医学随访和专业处置。

### （一）口腔职业暴露的传播途径

1. 直接接触有病原体的血液、唾液。
2. 结膜、鼻腔及口腔黏膜接触到已感染患者近距离喷出的含有病原体的飞沫。
3. 吸入悬浮于空气中长期存活的病原体。
4. 被污染的口腔器械刺伤等。

### （二）职业暴露源

人类免疫缺陷病毒、乙型肝炎病毒、丙型肝炎病毒、流行性感冒病毒、麻疹病毒、流行性腮腺炎病毒、风疹病毒、疱疹病毒、结核分枝杆菌、其他呼吸道病毒和细菌等均是口腔医务人员职业过程中常见的暴露源。

### （三）口腔医务人员的职业暴露的发生环节

1. 被患者的牙齿刮伤或咬伤。
2. 医生在给患者做口腔治疗时支点不稳，如牙周手工洁治/刮治时被器械划伤。
3. 治疗过程中被放置不当的污染器械划伤。
4. 进行飞沫操作时，患者血液唾液喷溅到眼睛里。
5. 回收处理污染的口腔器械被扎伤、划伤。
6. 同事间配合操作，传递器械时被划伤、刺伤。
7. 特殊设备导致的刺伤，如口腔无痛注射仪（single tooth anesthesia，STA）由于麻醉剂与注射针之间传送药液的距离大，针的放置位置固定在仪器旁，这种结构经常被医务人员忽视，在使用后回针、卸针时极易造成误伤。

### （四）口腔医务人员在职业暴露预防中的注意事项

1. 采用标准防护，根据治疗过程中产生的污染情况佩戴合适的口罩、帽子、防护眼镜/面罩、手套等。

2. 落实手卫生,摘除手套后也应洗手。

3. 非急诊口腔呼吸道传染病患者可延期治疗,如新型冠状病毒感染、结核等患者的洁牙、正畸操作等。

4. 治疗前嘱患者刷牙漱口或使用 0.5% 过氧化氢溶液对口腔黏膜消毒,减少飞沫与喷溅的微生物含量。

5. 进行侵袭性操作时,保证有足够的光线。

6. 借助工具处理污染的锐利器械。

7. 采用间接传递锐利器械的方式,如放在台面,由需要者自取。

8. 使用容易导致职业暴露的仪器设备时要详细阅读使用说明。职业暴露后的处理请参考本书第十三篇相关内容。

(刘翠梅)

# 第四节　血液透析中心(室)医院感染预防与控制

血液净化是指利用专用仪器和设备,将患者血液引至体外或者体内某部位,经过技术处理清除体内某些代谢废物或有毒物质,再将血液引回体内的过程。血液净化技术包括:血液透析、血液滤过、腹膜透析等;其中血液透析开展最为广泛。血液透析(hemodialysis,HD)通过透析机及透析器采用弥散和对流原理清除血液中代谢废物、有害物质和过多水分,是终末期肾脏病患者最常用的肾脏替代治疗方法,也可用于治疗药物或毒物中毒等,是一种较安全、易行、应用广泛的血液净化方法。

随着血液透析技术疗法广泛应用,越来越多终末期肾病患者得到治疗以延续生命,相关感染也成为全球性难题。由于血液透析患者免疫力受损,且长期反复接受侵入性操作,相关感染风险高。血液透析患者一直被美国疾病预防控制中心(CDC)列为医院感染高危险人群。我国也高度重视血液净化感染管理工作,陆续出台血液透析中心相关规范及操作规程,但即便如此,近年来血液透析患者暴发丙型病毒性肝炎或乙型病毒性肝炎事件仍有发生,进一步加强血液透析中心(室)医院感染预防控制显得十分重要。

## 一、血液透析中心(室)建筑布局

医院在新建或改建血液透析中心(室)前应先进行建筑布局合理性论证。血液透析中心(室)在建筑布局方面有其自身特点,除了诊疗区域布局,还应关注水处理系统选择和管路铺设等。血液透析中心按照功能可分透析工作区域和透析辅助区域。由于血液透析感染防控重点是穿刺部位感染、导管相关血流感染及经血液传播疾病,以接触隔离为主;不推荐将血液透析中心按照呼吸道传播疾病收治环境要求做三区(清洁区、潜在污染区及污染区)两通道(工作人员通道及患者通道)划分布局;应做到洁污分开。

## （一）透析工作区域

透析工作区域包括患者接诊区(室)、治疗准备室以及透析区域等,透析区域分普通透析区和隔离透析区,隔离透析区相对独立;可以设专用手术室。

透析工作区域应达到 GB 15982—2012《医院消毒卫生标准》中Ⅲ类环境及设施要求。

1. 患者接诊区(室)　应相对宽敞,设置在血液透析中心入口处,主要用于测量患者体重、血压及脉搏等,同时,确定患者此次透析方案以及开具药品处方等。上述测量信息及诊疗方案等宜通过信息系统直接传输,血液透析中心宜配备相应信息管理系统。

2. 治疗准备室　用于配制透析过程中需要使用药品,如促红细胞生成素、肝素盐水等;储存无菌包如缝合包、静脉切开包等。大于 50 个透析单元的大型透析中心,可设两个治疗准备室;不推荐常规设置传染病专用治疗准备室;所有患者(不论其是否具有传染性)治疗准备要求应一致;应强调进入各透析区域的消耗品即使未被使用也不得返回到治疗准备室。

推荐在治疗准备室内设置洗手池,位置宜靠近门,应避免将洗手池设置在操作台中间;洗手池也可以设置在治疗准备室门外。

3. 透析治疗区域包括普通透析区和隔离透析区。

(1)普通透析区:每个透析区域以 10 个透析单元为宜,不应超过 20 个透析单元。一个透析单元包括一台透析机、一张透析床(或透析椅)、供氧装置、中心负压接口或配备可移动负压抽吸装置、强弱电和进排水系统。血液透析床(或透析椅)间距应不少于 1.0m;过道宜满足推床进出及医疗救治需要,不得小于 1.1m。

透析区域应通风良好及光线充足;通过自然或机械通风、空气消毒等空气净化方式来保证空气清洁度达到 4CFU/(5min·直径 9cm 平皿)。不推荐使用空气洁净技术。建议预设强排风区域,一旦有呼吸道传播疾病流行,将有呼吸道感染症状患者安置在该区域,尽可能减少整个透析区域的交叉感染机会。

每个透析区域应配置洗手池,建议每区域(10~20 个透析单元)配备一套非接触式水龙头洗手池,宜设置在区域内相对中心位置;同时,在床边配备免洗手消毒剂以满足手卫生需要;洗手池并非越多越好,洗手池周围 1m 内常潮湿,且易有霉菌滋生。

(2)隔离透析区:隔离透析区应设置在相对独立区域,除了满足普通透析治疗区要求外,还须满足下列要求。

经血源性传播疾病患者血液透析区域,可按病种实施专机专区透析治疗。患有乙型病毒性肝炎、丙型病毒性肝炎、梅毒螺旋体感染及艾滋病等经血传播疾病患者,应在隔离透析区进行专机血液透析,也可以进行居家透析治疗。

经呼吸道传播传染病(如肺结核、新型冠状病毒感染等)患者宜由传染病定点医院集中透析治疗。应设单间或相同病种呼吸道传染病患者在同一间透析,宜设缓冲前室,宜设置强排风装置;有条件的,设呼吸道传播疾病患者专用通道;应要求该类患者戴外科口罩进入血液透析中心。

各传染病种透析区域宜设护士站、工作台或工作车,以便于对患者实施技术操作及病情观察。

宜设急诊透析专机或急诊透析区域用于无辅助检查结果患者应急透析,宜设强排风装置。

4. 专用手术室　用于血液透析患者自体动静脉内瘘形成手术或移植物内瘘成形手术,同时,用于中心静脉导管置管、拔管、换药、拆线等操作;如果医院手术部能够满足手术时间需要,不推荐常规设置专用手术室。专用手术室要求同医院普通手术室;专用手术室应设缓冲前室用于外科洗手、更换洗手衣裤,同时,在急救等应急保障用品上应做好充分准备;血液透析中心专用手术室不必按照三区两通道设计。

### (二) 透析辅助区域

透析辅助区域包括工作辅助和生活辅助。

1. 工作辅助　水处理间、库房、医护办公室、工程师办公室以及维修室、污物处理间等,若须配制血液透析液,应设置透析液配制间;复用透析器应设复用间。

(1)水处理间:水处理间面积应为水处理装置占地面积 1.5 倍以上,以方便树脂、活性炭等消耗材料更换;地面应进行防水处理,并设地漏;水处理间应避免阳光直接照射,具备通风条件;宜有良好隔音或远离透析区;水处理自来水供给量应满足要求,入水处安装压力表,压力表应符合设备要求;对于自来水供应不足地区,可以考虑在水处理系统前端设置储水罐;不应在水处理后端设置储水罐。管路铺设时应注意水路循环,避免出现盲端导致水流缓慢造成细菌繁殖或形成生物被膜。

对于医院集中供水,推荐在血液净化中心设置二次水处理系统,以满足血液净化用水差异化需要。

(2)库房:血液净化中心物品储备较多,可分设干性物品库房和湿性物品库房。干性物品库房存放物品包含无菌物品(如透析器、管路、注射器等耗材、穿刺包等),清洁物品(如药品类、被服类、办公用品类、保洁用品等);湿性物品库房或透析液配制间用于存放透析液。至于各类物品进入通道可以根据实际情况而定,有条件的,设物品通道,用于各类物品进入且不干扰透析治疗区域;无法设置物品通道,物品转运应错开患者上下机时间从工作人员通道或者患者通道进入。

(3)透析液配制间:面积及配液容器大小宜根据透析单元数决定,应预留空间用于透析液盛装容器清洗消毒及存放,须设上下水。

(4)污物处理间:污物间用于分类收集、中转存放辖区污染物品,包括使用后医用织物、医疗废物、生活垃圾等以及清洗保存保洁用品。推荐配备污染布收集柜/车或保洁车以及保洁用品清洗池;污物处理间可分为干性存放中转区和湿性处理清洗区;有条件的,可将上述两区分别设置污物间及保洁间。

污物间可设对外直接出口,避免垃圾清运对透析中心环境造成影响,建筑布局无法完成独立出口,在透析清场时段将污物就地密闭包装,从患者通道运出。

保洁间可存放保洁车,用于抹布及拖布清洁消毒与存放。每透析单元应使用一个抹布;拖布分区使用,用后集中清洗消毒,不必按照收治病种设置多个拖把清洗池;推荐医院集中管理模式清洗抹布及拖布,消毒干燥备用。

(5)复用间:用于透析器清洗消毒,应采用透析器专用复用机器来处理复用透析器,应设专柜存放消毒透析器,应有透析用水接入。宜选择通风良好的房间作为复用间以减少消毒剂对整个环境的影响。

（6）办公室：应靠近透析治疗区域设置医护办公室。信息系统应覆盖到办公室。宜设工程师办公室及维修室，用于透析机器日常维修。

2. 生活辅助　生活辅助区域包括患者候诊区、工作人员更衣室和卫生间、多功能室等。

患者候诊区：患者候诊区大小可根据透析单元数量决定，邻近接诊区；条件允许，可设置等待区、更衣区（室）、配餐区。基于乙型肝炎、丙型肝炎是通过血液接触传播而非直接接触传播，不推荐分别设置阳性患者更衣室和阴性患者更衣室。

工作人员更衣室和卫生间等应根据工作人员数量而定，应设多功能室以满足学习、会议、就餐等需要。

### （三）通道

应分开设置血液透析中心工作人员通道和患者通道，不必设置肝炎等传染病患者专用通道；对于常规收治呼吸道传染病患者血液净化中心宜设专用通道用于患有结核等呼吸道传播疾病患者进出；有条件的，可设污物通道。污物通道是指污物间对外直接出口，将垃圾由此出口运出，并非所有透析单元都必须通向污物通道；没有污物通道，清场时将透析单元产生医疗废物放入黄色垃圾袋，密闭包装后集中从患者通道运出；环境清洁消毒在垃圾处理后进行。

## 二、血液透析中心（室）工作人员配备及管理

### （一）工作人员配备

血液透析中心配备足够数量工作人员是诊疗质量基本保障条件。血液透析中心应至少配备两名专职（已取得执业医师证并且执业地点为该中心）的执业医师，专职是指全部工作时间及地点均在血液净化中心；应避免采用肾科医师轮班代管，易出现代而不管，不利于对患者病情掌握和透析方案及时调整。护士应为本机构固定人员数量与透析单元比1∶2，同时，应满足每班每位护士同时负责不超过五位患者。

血液透析中心应至少配备一名专职临床工程师或技师，超过50个透析单元应酌情增加临床工程师数量。其应具备机械和电子学知识以及一定的医学知识，熟悉透析机和水处理设备性能、工作原理和维护技术。新入职临床工程师应经过至少3个月专业培训。

透析从业人员均应经过专业培训/进修，培训时间上，专职医师为6个月、护士为3个月、工程技术人员为3个月。

工勤人员也应接受培训，培训重点是工作区域划分及保洁要求、职业安全防护要求、消毒剂配比及使用等，经过考核方可上岗，同时，也应定期接受培训和考核。

### （二）工作人员管理

1. 定期体检及疫苗接种　应定期对医务人员进行乙型肝炎病毒（hepatitis B virus，HBV）HBV 和丙型肝炎病毒（hepatitis C virus，HCV）标志物监测。HBV 血清标志物阴性医务人员应进行乙型肝炎疫苗接种，具体接种方法遵循疫苗使用说明。

2. 标准预防及防护用品使用　医务人员应在工作中遵循标准预防原则,重点做好经血传播疾病的预防与控制工作。日常工作应佩戴医用外科口罩,推荐穿着分体式圆领工作服,必要时(如遇血管张力高患者)佩戴防护面屏或护目镜;接触患者血液时应戴手套。在新型冠状病毒感染等传染病流行期间,可佩戴医用防护口罩,穿隔离衣;同时,所有透析患者佩戴医用外科口罩,有流行病学史患者应安排在单间透析或者强排风区域透析。

3. 隔离透析区护理人员固定　隔离透析区护理人员不同时护理非隔离透析区患者。隔离区患者使用设备和物品如透析机、血压计、听诊器、治疗车及耗材等应专区使用。

4. 手卫生执行　在血液透析中心有频繁接触不同患者及其流动血液的操作,同时,一名护士每班负责 5 名患者透析操作,在集中上下机操作时容易忽略手卫生。有的医院感染事件暴发跟手卫生直接相关。可以用两个"必须"和三个"努力"差异化要求来推进手卫生执行(患者进行穿刺操作前、拔穿刺针按压出血点后必须进行手卫生;接触患者前、接触患者后、接触患者环境后努力做到手卫生)。让重点更加突出,确保穿刺及拔针等直接接触患者血液时的操作安全性。

5. 继续教育　应建立医务人员继续教育制度,医务人员每年应参加相关专业培训及交流,至少掌握以下知识和技能:血液透析医院感染特点及预防与控制相关知识;无菌技术操作和消毒隔离的基本原则与技能;仪器设备(水处理、血液透析机、透析器复用及相关物品等)、环境消毒知识和技能;职业防护原则和方法。

# 三、血液透析中心(室)患者管理

## (一)初次透析前

初次透析前应开展健康教育,内容包括血液透析常识、透析注意事项、经血液传播疾病感染防控要点;应介绍透析工作流程及注意事项,尤其是清场清洁消毒必要性等,做好普及教育;提醒患者注意个人卫生、养成良好手卫生习惯。透析前应完成经血传播传染病相关检测。

## (二)透析期间

在新型冠状病毒感染等呼吸道传染病流行期间,所有患者均应佩戴外科口罩,以减少交叉感染机会。间断透析或外出透析应事先说明原因并征得同意。必要时,按照初次透析处理,进行传染病病原检测。对于有手术史或输血史患者应加以关注,并在病程记录里注明。

## (三)传染病检测阳性患者管理

各种传染病检测阳性患者应在各自的隔离透析区。病情紧急尚无检测结果患者应在急诊透析机透析或做床边血液透析。阳转阴患者,建议继续在隔离透析区透析 6 个月,复查无误后可转入阴性区透析。

1. 应进入乙型肝炎患者隔离区 / 机位: HBsAg(+)或 HBV-DNA(+)。

2. 应进入丙型肝炎病毒患者透析区/机位：HCV-RNA（+）。HCV-RNA（+）定义为采用高灵敏度检测方法HCV-RNA≥15IU/ml。建议有条件的单位检测HCV抗原，有助于减少HCV感染窗口期的漏诊，HCV抗原（+）应隔离。

3. 接受血液透析治疗期间，HCV-RNA转阴的急、慢性丙型肝炎患者管理。

（1）自患者HCV-RNA检测结果转阴首次报告之日起至6个月内，患者继续在隔离透析室/区透析，相对固定透析机位。透析前严格按照透析机使用说明对透析机进行消毒，对透析床单位严格按照医疗机构相关感染管理要求进行清洁、消毒，更换相应物品，并做好记录（备注：在我国《血液净化标准操作规程》中规定，将转阴患者放在第一个班次做透析，机器本身并不引发感染，每班次都应严格做好环境及物表清洁与消毒，不必强调第一班次透析）。其间，应每月1次监测HCV-RNA。

（2）HCV-RNA持续阴性达到6个月以上患者，可安置于普通透析室/区进行透析，相对固定透析机位（注明：在我国血液净化标准操作规程中规定将转阴患者在阴性区最后一个班次做，但机器本身并不引发感染，只要严格做好环境及物表的清洁与消毒，不必强调最后一班次透析）。由隔离透析治疗室/区转入普通透析治疗室/区患者应当在1、3、6个月各检测1次HCV-RNA。

（3）新转入HCV抗体（+）且HCV-RNA（-）患者：临床资料证实HCV-RNA（-）持续6个月以上，不必隔离透析，但需要在普通透析治疗室/区相对固定透析机位6个月，每月1次监测HCV-RNA。

（4）乙型肝炎病毒重叠丙型肝炎病毒感染患者：应在隔离透析治疗室/区进行专机血液透析。若该透析中心其他丙型肝炎患者全部接种过乙型肝炎疫苗，在丙型肝炎透析区透析；否则，在乙型肝炎透析区透析，但相对固定透析机位。

4. 应进入梅毒隔离区/机位：快速血浆反应素试验（rapid plasma reagin test，RPR test）高滴度（+）、甲苯胺红不加热血清学试验（tolulized red unheated serum test，TRUST）高滴度（+）、梅毒螺旋体IgM抗体（+）或暗视野显微镜下见到可活动梅毒螺旋体。

5. 应进入人类免疫缺陷病毒（HIV）隔离区/机位：HIV抗体（+）或HIV-RNA（+）。

## 四、血液透析中心（室）医院感染相关监测及要求

### （一）医院感染病例监测

1. 应开展经血传播疾病感染病例监测，应首次及其后每6个月一次监测每位患者乙型肝炎病毒、丙型肝炎病毒、梅毒螺旋体以及人类免疫缺陷病毒感染标记物检查结果。血液透析患者出现不能解释的肝脏转氨酶异常升高时，或怀疑可能感染HBV、HCV或有高危因素患者（如输血等）应随时进行HBV、HCV等感染相关检测。

建议有计划安排透析患者每6个月一次感染标志物检查，每个月都有不同区域不同机位患者在检查感染标注物，这样一旦有新阳性患者可以及时发现，便于迅速解决问题，而不是半年统一检查一次。对于由阴性转为阳性患者，应对其是否新发感染加以判别，如果考虑为血透相关感染，应启动原因调查程序，分析透析所有环节寻找发生感染高危因素和隐患，并针对具体情况进行改进。

2. 应开展血管通路感染如导管相关感染、自体动静脉内瘘感染、人造血管内瘘感染等监测。可通过患者体温、使用抗菌药物情况、血培养结果以及穿刺部位周围是否出现脓液红肿或肿胀加剧来判断血管通路感染。

3. 出现血液透析相关医院感染暴发时，应根据《医院感染管理办法》和《医院感染暴发报告及处置管理规范》相关规定进行处置、上报。

### (二) 透析用水及透析液监测

1. 透析用水监测　透析用水监测目的是观察水处理机器及管路微生物滋生情况。监测频率应每月1次，采样部位为反渗水供水管路末端，细菌数<100CFU/ml。内毒素监测应每3个月1次，采样部位为反渗水供水管路末端，内毒素<0.25EU/ml。干预值是最大允许值50%，达到干预值应查找原因，并增加采样点，从不同位置采样来评价水处理机器及管路微生物含量。

2. 透析液监测　透析液监测目的是观察透析液生产、配制等过程微生物滋生情况。应每月进行透析液微生物监测，在透析液进或出透析器位置收集标本，细菌数<100CFU/ml。应每3个月进行透析液内毒素监测，留取标本方法同细菌培养，内毒素<2EU/ml。干预值是最大允许值50%，达到干预值应查找原因，并增加采样点，从不同位置采样来评价透析液产生过程。透析液细菌和内毒素监测每年应覆盖所有透析机。

3. 透析用水及透析液微生物监测方法

(1) 倾注法：取3~5ml采样液充分混匀，用无菌吸管吸取1.0ml待检样品接种于灭菌平皿，每一样本接种2个平行平皿，平皿内加入已熔化45~48℃培养基琼脂15~18ml，边倾注边摇匀，待琼脂冷却凝固后，翻转平皿，使底面向上，置17~23℃培养168h(7d)，计数菌落总数。

(2) 涂布法：取3~5ml采样液充分混匀，用无菌吸管吸取0.1~0.3ml待检样品接种于固体培养基，每一样本接种2个平行平皿，用无菌L型棒或刮铲将菌液涂抹均匀，静置至平皿表面无液体后，翻转平皿，使底面向上，置17~23℃培养168h(7d)，计数菌落总数。

(3) 薄膜过滤法：取10~100ml采样液充分混匀，分别取1.0ml接种两个平行平皿；将剩余采样液在无菌条件下采用滤膜(0.45μm)过滤浓缩，将滤膜接种于凝固培养基上(注意不要产生气泡)，置17~23℃培养168h(7d)，计数菌落总数。

试样在收集后4h内进行检测，不接受接种环法。

培养基宜选用胰化蛋白胨葡萄糖培养基、R2A营养琼脂培养基(R2A)或其他能提供相同结果的培养基，不能使用血琼脂培养基及巧克力琼脂培养基。

(4) 内毒素检测：采用鲎试剂法测定内毒素。

### (三) 环境卫生学监测

每季度应对空气、物体表面进行消毒效果监测，登记并保留原始资料。空气监测细菌菌落总数应≤4CFU/(5min·9cm直径平皿)，透析机器表面等物体表面监测细菌菌落总数应≤10CFU/cm²。

### （四）手卫生监测

每季度对工作人员手消毒效果进行监测,监测细菌菌落总数应≤10CFU/cm²;同时,应开展手卫生依从性调查,促进手卫生依从性不断提高。建议对每个洗手适应证分开统计,应着力推进无菌操作前、接触患者血液、体液后洗手依从性达到100%。

## 五、清洁与消毒

所有使用消毒剂应符合国家法律法规要求。

### （一）透析机器清洁与消毒

每班次透析结束,应对所有透析机表面进行清洁与消毒,采用500mg/L含氯消毒剂或中效消毒湿纸巾擦拭消毒。机器内部管路应在每次透析后冲洗,每天做机器内部管路消毒,消毒方法应遵循透析机使用说明。透析时如发生透析器破膜,应及时对透析机内部及外表面进行彻底消毒,方可再次使用。传感器保护罩渗漏时应立即对透析机被污染表面进行清洁与消毒并更换保护罩。透析机排液管不应直接接入排水管,应有一定气隔。

### （二）空气净化

空气净化可选用自然通风,集中空调通风系统,循环风紫外线空气消毒器或静电吸附式空气消毒器等动态空气消毒器,紫外线灯照射消毒,能使消毒后空气中细菌总数≤4CFU/(5min·9cm 直径平皿)的其他符合规范要求空气消毒产品。

### （三）环境与物体表面

环境与物体表面应保持清洁、干燥,透析结束后进行消毒,有明显污染随时清洁与消毒。地面和物体表面消毒可采用有效氯500mg/L含氯消毒液或者其他消毒剂擦拭消毒,如消毒湿巾等。当地面和物体表面有大量血液、体液或分泌物污染时,先用吸湿材料除去可见污染物,再进行清洁与消毒。

### （四）床单位

每位患者透析结束更换床单、被套及枕套。

### （五）水处理等清洁与消毒

1. 水处理系统消毒　应遵循厂家使用说明,监测细菌总数及内毒素,应在消毒前采样,并根据监测结果确定消毒频率。若透析用水监测指标达到干预值应采取干预措施。消毒后应测定消毒剂残余浓度,消毒剂残留量应达到过氧乙酸 $<1\times10^{-7}$ mg/L、游离氯 $<0.5$ mg/L。

2. 透析液配制容器　每次使用前用透析用水将容器内外冲洗干净,并标明日期,使用时间不应超过24h。每周至少消毒1次,消毒后用透析用水冲净。

3. 采用成品透析液　应注意不得将多份剩余透析液收集混合再使用。

## 六、血液透析中心(室)血液透析器复用管理

血液透析器复用首先是由于经济原因,后来发现血液透析器复用可降低透析器首次使用综合征,改善透析膜生物相容性,透析效果好、过敏反应发生率降低。目前,在美国至少75%患者存在血液透析器复用。但血液透析器复用处理不当,可出现很多问题,如血液透析器复用消毒不充分造成患者医院感染。所以应加强血液透析器复用管理,而不是一刀切不再复用。

应设血液透析器复用间,采用全自动复用机器。透析器复用仅用于同一患者;血液传播感染性疾病患者透析器不得复用。复用透析器下机后应及时处理,其具体操作程序应遵循原卫生部《血液透析器复用操作规范》。血液透析器血室和透析液室应无菌,血液透析器应注满消毒液,消毒液浓度至少应达到规定浓度90%。血液透析器血液出入口和透析液出入口均应消毒。血液透析器外壳应使用与血液透析器外部材料相适应的消毒液浸泡消毒。

常用消毒剂及贮存条件应遵循表23-5。

表 23-5　常用消毒剂及储存条件

| 消毒剂名称 | 浓度 /% | 20℃室温最短消毒时间 /h | 消毒后有效期 /d |
| --- | --- | --- | --- |
| 过氧乙酸 | 0.3~0.5 | 6 | 3 |
| 芮纳林(Renalin)等复合灭菌剂 | 3.5 | 11 | 14~30 |

## 七、血管通路感染预防

### (一)穿刺部位感染预防

1. 日常应保持穿刺部位清洁。

2. 穿刺前应尽可能大面积消毒穿刺部位;皮肤消毒推荐采用消毒起效快、作用持续时间长的消毒剂,如氯己定 - 乙醇消毒剂等。

3. 医务人员在穿刺前应洗手并且戴上清洁手套,戴手套后不应随意触碰其他物品,如被污染,应立即更换。

4. 在皮肤消毒前应确定穿刺位置,穿刺成功后固定穿刺针并及时将无菌敷料覆盖穿刺部位。

5. 动静脉管路与动静脉穿刺针连接时应遵循无菌操作。

### (二)导管相关血流感染的预防

1. 血液透析导管置入与护理,宜相对固定导管置入操作人员。操作人员应受过相关培训。

2. 置管操作时应评估环境是否符合要求;置管时应设最大无菌屏障。

3. 透析治疗前,应评估导管出口处有无感染、脱出症状,评估导管端口有无裂痕,并进行换药。

4. 接触导管时应洗手或进行卫生手消毒。

5. 导管帽或导管接头在打开前应使用消毒剂用力摩擦消毒。

6. 打开导管接头应避免长时间暴露于空气中,可将无菌肝素帽或注射器接在导管末端,导管腔应保持无菌。

7. 在打开导管帽前时,患者应戴外科口罩,头应偏向另一侧,医护人员应戴手套及外科口罩。

8. 使用导管进行透析治疗全过程中,相关操作均应遵循无菌技术操作原则。

## 八、腹膜透析

腹膜透析的基本原理是利用腹膜作为透析膜,把灌入腹腔透析液与血液分开,腹膜有半透膜性质,并且具有面积大、毛细血管丰富等特点,浸泡在透析液中的腹膜毛细血管腔内血液与透析液进行广泛的物质交换,以达到清除体内代谢产物和毒物,纠正水、电解质代谢紊乱、酸碱平衡失调的目的。

腹膜透析优点是操作简单,疗效确切,患者可以自行在家治疗。近年来,患者使用连续性可动性腹膜透析和连续循环腹膜透析,使腹膜透析接受度不断提高,采用腹膜透析患者人数在不断增加。腹膜透析虽然可以在家进行,但如果操作不当容易引发感染,以腹膜炎为最常见。因此,对患者操作指导显得非常重要。

腹膜透析感染防控的重点是透析软管植入以及透析液接入和放出无菌操作。应注意以下细节。

1. 腹膜透析软管植入前,患者应进行沐浴。

2. 透析软管植入应在手术室进行,手术者按照手术要求铺单及消毒。皮肤消毒推荐采用消毒起效快作用持续时间长的消毒剂,如氯己定 - 乙醇消毒剂等。置管过程应严格无菌操作。

3. 患者平日应注意个人卫生,保持皮肤清洁。

4. 透析液接入前和拔管前应洗手。

5. 应对管路进行消毒后连接。

6. 有位移管路应做好消毒。

(姜亦虹)

# 第五节 中医相关诊疗科室医院感染防控

中医诞生于原始社会,春秋战国时期中医理论已基本形成,之后历代均有总结发展。中医承载着中国古代人民同疾病作斗争的经验和理论知识,是在古代朴素的唯物论和自发的辩证法思想指导下,通过长期医疗实践逐步形成并发展的医学理论体系。中医学以辨证论治原则,使用中药、针灸、推拿、按摩、拔罐、气功、食疗等多种治疗手段,使人体达到阴阳调和而康复。2018年10月1日,世界卫生组织首次将中医纳入其具有全球影响力的医学纲要中。

在新型冠状病毒感染疫情防控工作中,中医药方面在这次疫情中取得的成绩有目共睹,除中医药之外,中医针灸、推拿、拔罐等诊疗手段,在医院感染防控上也面临着新挑战,特别是有创操作发生医院感染的高度危险性环节,应加强管理,强化科室对医院感染质量控制的责任心,规范操作流程,关注可复用器械的清洁、消毒、灭菌,重视医务人员手卫生,从而有效避免医院感染的发生。

## 一、中医科室的医院感染管理要求

1. 按照《医院感染管理办法》要求,健全科室医院感染管理小组及相关规章制度,制定并落实预防与控制诊疗操作相关感染的规程,明确人员的职责。

2. 职能部门及科室医院感染管理小组应对医务人员开展预防与控制中医诊疗技术相关性感染的知识及技能培训,并承担相关业务技术咨询、指导工作。

3. 医务人员必须熟练掌握中医诊疗技术相关操作规程,掌握中医诊疗技术相关性感染的预防要点,落实中医诊疗技术相关性感染的防控措施。

4. 医务人员有明显皮肤感染或者患感冒、流行性感冒等呼吸道疾病,以及携带或感染多重耐药菌的医务人员,在未治愈前不应当参加有创治疗。有创手术参观人员应戴帽子、口罩,人数不应超过5人。

5. 患者宣教,应教育患者注意个人清洁卫生,建议其有创治疗前沐浴。施治有创操作的部位存在皮肤感染及出血倾向等,不应进行中医相关诊疗操作。患呼吸道感染时建议其佩戴口罩。

6. 医疗机构必须定期督查中医诊疗尤其是有创技术相关性感染防控措施的落实情况,持续改进,有效降低感染。

## 二、中医治疗技术的感染防控

### (一)有创治疗技术的感染防控

有创治疗主要包括微创技术、针刺技术和针罐或刺络拔罐技术。微创技术包括针刀技术、带刃针技术、铍针技术、水针刀技术、刃针技术、钩针技术、长圆针技术、拨针技术、银质针技术及穴位埋线技术等;针刺技术包括毫针技术、耳针技术、三棱针技术、芒针技术、皮内针技术、火针技术、皮肤针技术、鍉针技术及浮针技术等。

1. 微创治疗室的布局流程及管理要求  微创治疗应参照门诊手术管理,有条件的医疗机构应在门诊手术室进行治疗并符合门诊手术室的管理要求。没有门诊手术室的医疗机构应设置独立的微创治疗室,不应与换药室等其他治疗室共用,面积应与诊疗活动相适宜,应划分无菌准备区、治疗区,区域之间要有实际隔断,非医务人员不得进入或穿行无菌准备区。无菌准备区应配置手卫生设施及用品、更衣柜、帽子、口罩、无菌手术衣、无菌手套、外科手消毒剂等。治疗区有诊疗床、治疗车、无菌物品存放柜等。

2. 有创操作治疗的其他环境要求

(1) 空气通风与消毒：微创治疗室应具备良好的通风、采光条件。采用自然通风和／或机械通风，保证诊疗场所的空气流通和换气次数。每日诊疗活动前后或接诊呼吸道传染病患者后应进行空气消毒，遵循《医院空气净化管理规范》的要求，可采用下列方法之一，并符合相应的要求：①空气消毒器；②紫外线灯照射；③其他合法达标的空气消毒产品。不宜常规采用化学喷雾进行空气消毒。

(2) 物体表面清洁与消毒：依据 WS/T 512—2016《医疗机构环境表面清洁与消毒管理规范》的要求，遵循先清洁、再消毒的原则，采取湿式卫生的方法，抹布等清洁工具使用后应及时清洁与消毒，干燥保存。或采用清洁、消毒"一步法"完成的产品，如消毒湿巾。环境要求达到干净、干燥、无尘、无污垢、无碎屑、无异味。微创治疗室的桌、椅、床、地面等无明显污染时，采用清水清洁为主，每天 ≥2 次。全天诊疗活动结束后，在清洁的基础上实施消毒。发生血液、体液、排泄物、分泌物等污染时应先采用可吸附的材料将其清除，再采用有效氯 400~700mg/L 的含氯消毒液擦拭，作用 30min。

(3) 手卫生设施：每间诊室应配备至少一套洗手设施、充足的手卫生及干手物品，包括流动水、非手触式水龙头、洗手液、免洗手消毒剂等，宜使用一次性包装的洗手液，重复灌装的洗手液容器，应每周清洁与消毒。应配备洗手流程图及说明图，干手用品宜使用一次性干手纸巾。医务人员洗手与卫生手消毒，以及手卫生用品应符合 WS/T 313—2019《医务人员手卫生规范》的要求。治疗车配备快速手消毒剂。

3. 有创治疗技术的无菌操作要求

(1) 严格执行无菌操作规程：行微创类治疗的医务人员应当戴帽子、外科口罩、无菌手套，穿无菌手术衣。严格实施洗手及手消毒。针刺类技术操作前应先遵照六步洗手法洗手，再用 75% 乙醇溶液或快速手消毒剂消毒双手，为不同患者操作时应洗手或手消毒；接触患者血液、体液、分泌物或有感染性的物质时，应戴手套；接触患者黏膜、破损皮肤时，应戴无菌手套。

(2) 接收微创治疗的患者施治部位应铺大小适宜的无菌单。

4. 检查诊疗器械、针具、埋线器具包装等物品的包装，确保完整无破损，在有效限期内。无菌包装不应过早打开以防污染，开包超过 4h 不应继续使用。

5. 皮肤消毒可选用下列方法之一，消毒范围是以穿刺部位为中心，由内向外缓慢旋转，逐步涂擦，共 2 次，微创技术皮肤消毒范围直径应 ≥15cm。针刺技术、针罐或刺络拔罐技术皮肤消毒面积应 ≥5cm×5cm，消毒棉球应一穴一换，不得使用同一个消毒棉球擦拭两个以上部位。

(1) 浸有碘伏消毒液原液的无菌棉球擦拭 2 遍。

(2) 碘伏原液擦拭 2 遍，作用 1~3min 稍干后使用 70%~80% 乙醇脱碘。

(3) 有效含量 ≥2g/L 氯己定 -70% 乙醇溶液擦拭 2 遍。

(4) 针刺类技术及刺络拔罐技术还可选用 75% 乙醇溶液擦拭 2 遍，作用 3~5min。

(5) 其他合法、有效的皮肤消毒产品，遵循说明书使用。

6. 遵循微创、针刺诊疗操作规范，尽量减少创伤及出血。微创治疗结束后清理创口的血渍，按压数分钟止血，应使用无菌敷料覆盖，并且叮嘱患者避免沾水等预防感染措施。针刺完毕，应用无菌棉球起针，按压止血；火针、三棱针、皮肤针等治疗后，嘱患者 24h 内局部皮肤避免沾水。

7. 有创操作职业暴露的预防与处理

(1)医务人员应遵循标准预防的原则,微创诊疗中正确使用防护用品,熟知职业暴露事件处理报告流程等。

(2)操作过程中职业暴露的预防:微创针在清洗、修针、整理过程中易发生液体喷溅、针刺伤害等,应注意防范职业暴露风险,穿戴防水围裙、护目镜、手套等防护用品。清洗过程中应持器械操作,整筐拿取,严禁徒手抓取针具。修针应先持镊物钳将针尖方向整理一致,并使针具充分散开,避免拿取时刺伤。整理针具插入衬垫时,应整齐排列,方向一致。

(3)针刺伤处理及报告:在微创诊疗或针具清洗消毒过程中一旦发生针刺伤害,尽可能挤出伤口处的血液,立即使用肥皂液和流动清水反复冲洗伤口,用75%乙醇溶液或0.5%碘伏溶液对伤口进行消毒处理。按照本机构内医务人员职业暴露处理流程报告有关部门。

**(二)无创类中医技术感染防控要求**

无创类中医技术包括刮痧类技术(刮痧技术、撮痧技术及砭石技术)、拔罐类技术(留罐技术、闪罐技术、走罐技术、药罐技术)、敷熨熏浴类技术(穴位敷贴技术、中药热熨敷技术、中药冷敷技术、中药湿热敷技术、中药熏蒸技术、中药泡洗技术及中药淋洗技术)、灌肠类技术、灸类技术(麦粒灸技术、隔物灸技术、悬灸技术、热敏灸技术、雷火灸技术)和推拿类技术。

1. 无创类中医技术的环境要求

(1)各类无创治疗技术(如刮痧、拔罐、敷熨熏浴、灸类技术)有条件应分室进行,如无条件可共用一室,但灌肠治疗室应独立设置,不应与换药室等共用,面积应与诊疗活动相适宜,应有地面排水口,方便地面清洁卫生工作。应划分准备区及操作区。应配备卫生间或设置邻近的卫生间以方便患者。

(2)空气通风与消毒:诊室应具备良好的通风、采光条件。应根据季节、室内外风力和气温,适时进行自然通风和/或机械通风保证诊疗场所的空气流通和换气次数。参照WS/T 368—2012《医院空气净化管理规范》的要求执行。接诊呼吸道传染病患者后应进行空气消毒,遵循《医院空气净化管理规范》的要求,可采用下列方法之一,并符合相应的要求:①空气消毒器;②紫外线灯照射;③其他合法达标的空气消毒产品。不宜常规采用化学喷雾进行空气消毒。

(3)物体表面清洁与消毒:遵循先清洁、再消毒的原则,采取湿式卫生的方法,抹布、地巾等清洁工具使用后应及时清洁与消毒,干燥保存。有条件的医疗机构采取清洁工具集中处置的方法,或采用清洁、消毒"一步法"完成的产品,如消毒湿巾。物体表面的清洁与消毒要求达到干净、干燥、无尘、无污垢、无碎屑、无异味。诊桌、诊椅、诊床、地面等无明显污染时清洁为主,每天2次。发生血液、体液、排泄物、分泌物等污染时应先用可吸附的材料将其清除,再采用有效氯400~700mg/L的含氯消毒液擦拭,作用30min。

(4)手卫生设施:每间诊室应配备至少一套洗手设施及充足的手卫生用品,包括流动水、非手触式水龙头、洗手液、肥皂、免洗手消毒剂等,宜使用一次性包装的洗手液,如果使用肥皂,应保持肥皂干燥。应张贴洗手流程图及说明图,干手用品宜使用一次性干手纸巾。医务人员洗手与卫生手消毒,以及手卫生用品应符合 WS/T 313—2019《医务人员手卫生规范》的要求。治疗车配备快速手消毒剂。

2. 无创类中医诊疗技术感染防控操作要求

(1)医务人员应当按标准预防原则,穿工作服、必要时戴帽子、口罩、手套等。

(2)操作前、操作后应分别按照六步洗手法洗手或手消毒。接触患者血液、体液、分泌物或有感染性的物质时,应戴手套;接触患者黏膜、破损皮肤时,应戴无菌手套。

(3)患者的施治部位皮肤应完整没有破溃,刮痧前操作部位可使用热毛巾或一次性纸巾或生理盐水棉球或含有 75% 乙醇溶液的棉球,进行清洁或消毒;刮痧后应用清洁的纸巾、毛巾或棉球将操作部位的介质擦拭干净。推拿使用的治疗巾应一人一用一更换,头面部、下肢及足部应区分使用。

(4)操作前检查清洁、无菌物品,确保包装完整,无污迹,且在有效限期内使用。包装不应过早打开以防污染,走罐所使用的润滑剂应保持清洁。

(5)遵守各类技术诊疗操作规程,尽量减少皮肤损伤及出血,拔罐后如有皮肤破损应用无菌敷料覆盖。如因施灸不慎灼伤皮肤,局部出现小水疱,可嘱患者衣着宽松避免摩擦,防止破损,任其吸收,一般 2~5d 即可愈合。如水疱较大,可用消毒毫针刺破水疱,放出水疱液,再适当外涂烫伤油或覆盖无菌纱布等,保持疮面清洁。如有皮肤破损应用无菌敷料覆盖。

## 三、中医诊疗器械和物品的消毒灭菌

### (一)针刺器具、微创器具的清洗、消毒与灭菌

1. 处理原则　针刺器具包括毫针、耳针、三棱针、皮内针(揿钉式、颗粒式)、火针、皮肤针(梅花针、七星针、罗汉针、丛针)、芒针、鍉针(电鍉针)、浮针及刺络拔罐、针罐所用针具等。微创器具包括特殊针具如针刀、带刃针、铍针、水针刀、刃针、钩针、长圆针、拨针、松解针、银质针、一次性埋线针等(以下统称微创针具)和羊肠线、生物蛋白线等埋线器具。针刺类器具、微创器具必须达到灭菌水平。一次性针具和微创器具等应使用符合相关标准要求的产品,必须一人一用一废弃,遵照《医疗废物管理条例》规定,按损伤性医疗废物处理,直接放入耐刺、防渗漏的专用利器盒中,集中处置,严禁重复使用。可重复使用的针具及微创器具,遵照 WS/T 367—2012《医疗机构消毒技术规范》要求,严格一人一用一灭菌,并应放在防刺的容器内密闭运输,遵照"清洗—修针—整理—灭菌—无菌保存"程序处理。

2. 可重复使用针具及微创器具的处理流程

(1)清洗

1)超声波清洗器清洗:将针具、微创器具放置篮筐内,于流动水下冲洗,初步去除污染物。清洗器内注入洗涤用水,根据污染程度使用医用清洁剂(或含酶洗液),水温应 <45℃,将针具篮筐放置清洗器内浸没在水面下。超声清洗时间宜 3~5min,可根据污染情况适当延长清洗时间,不宜超过 10min。将针具、微创器具篮筐整体端出用流动水冲洗,滤干水分。超声清洗操作应遵循生产厂家的使用说明或指导手册。

2)手工清洗:将针具、微创器具放置篮筐内,于流动水下冲洗,初步去除污染物。将针

具、微创器具篮筐完全浸没于医用清洁剂中,水温宜为15~30℃,浸泡时间和医用清洁剂使用液浓度参考生产厂家使用说明书,浸泡后再用长把毛刷反复刷洗或擦洗针体,达到洗涤目的。用流动水冲洗干净,滤干水分。

(2)修针并消毒:用含有75%乙醇溶液棉球包裹针具沿针柄至针尖方向单向反复擦拭,去除残存的污渍,将轻微弯曲的针具捋直。严重弯曲变形、针尖有倒钩或毛刺的针具应废弃不再使用,作为损伤性医疗废物直接放入利器盒。

(3)包装整理:将修针后的针具按照规格大小分类,整齐置入硬质容器中的纱布棉垫上、塑封包装或有封口的玻璃针管中,玻璃针管内置棉垫保护针尖。

(4)灭菌:将整理包装后的针具、微创器具遵照 WS 310.2 2016《医院消毒供应中心 第2部分:清洗消毒及灭菌技术操作规范》进行高压蒸汽灭菌后无菌保存备用。针具盛放容器应选择有侧孔的不锈钢盒加外层包布包装,应符合《医院消毒供应中心 第2部分:清洗消毒及灭菌技术操作规范》灭菌包装要求;不得使用普通不锈钢或铝制饭盒替代。包装容器及内衬纱布棉垫一用一清洗,衬垫发黄变硬有色斑等及时更换不得再用。

(5)灭菌后的针具有效期:塑封包装为180d;封口玻璃管、有侧孔的不锈钢容器外层布巾包装为7d;开包使用后4h内有效;开包后未用完或未开包过期者应重新灭菌后使用。

### (二) 刮痧类器具的清洗、消毒

1. 处理原则　刮痧类器具有刮痧板(砭石、水牛角、玉石、陶瓷等材质)、刮痧介质(刮痧油、刮痧乳、精油)等。刮痧类诊疗操作中使用的医疗器械、器具、介质等应保持清洁,重复使用的刮痧器具应一人一用一清洁一消毒,宜专人专用。遇到污染应及时先清洁,后消毒。消毒方法和消毒剂选用应符合国家标准。

2. 重复使用的刮痧器具处理流程

(1)清洗:重复使用的刮痧器使用后应先用流动水刷洗,必要时使用清洁剂去除油渍等附着物,做到清洁。

(2)消毒:依据刮痧器具不同的材质,选择适宜的方式进行清洗消毒处理,达到高水平消毒。消毒方法和消毒剂选用要符合国家标准。可采用含有效氯 500~1 000mg/L 的溶液浸泡,大于30min;也可用热力消毒,应符合 $A_0$ 值 3 000(温度 90℃ /5min,或 93℃ /2.5min)。砭石等圆钝用于按压操作的器具,达到中水平消毒即可,可使用75%乙醇溶液、碘类消毒剂、氯己定、季铵盐类消毒剂等擦拭消毒。遇有污染应及时去除污染物,再清洁消毒。刮痧器具如被血液、体液污染时应及时去除污染物,再用含有效氯 2 000~5 000mg/L 消毒液浸泡消毒大于30min,清水冲洗,干燥保存。有条件的机构可交由消毒供应中心清洗消毒灭菌。

(3)贮存:清洁消毒后的刮痧器具,放于清洁容器内干燥保存,容器每周清洁消毒一次,遇有污染随时清洁消毒。

(4)刮痧润滑油应专人专用,保持清洁干净,按照使用说明书使用。

### (三) 拔罐类器具的清洗、消毒

1. 处理原则　拔罐常用器具包括玻璃罐、竹罐、陶罐和抽气罐等。罐具直接接触患者皮肤,应一人一用一清洗一消毒,鼓励有条件的医疗机构由消毒供应中心集中处置。方法首选机械清洗、湿热消毒。

2. 清洗、消毒方法及流程

(1) 机械清洗与消毒：机械清洗湿热消毒，应符合 $A_0$ 值 3 000（相当于 90℃/5min，或 93℃/2.5min）的要求。干燥后保存备用。

(2) 手工清洗、消毒

1) 手工清洗条件：应使用专用水池，不得与洗手池共用。有条件应与诊疗区域分开，在独立的区域清洗。应配备洗罐工具，如刷子、医用多酶清洗液、滤水篮筐、浸泡桶等。配备防水围裙、手套、护目镜等防护用品。

2) 手工清洗流程：如有明显可见污染，应先去除污染（有污水处理设施并排放达标的医疗机构可直接将罐内血液、体液、分泌物等倒入污水处理系统，无污水处理设施的医疗机构，应先用吸湿材料吸附去除可见污染），再将罐具置于流动水下冲洗后，用医用酶洗液浸泡刷洗、清水冲洗。手工清洗时水温宜为 15~30℃。

3) 消毒：将清洗后的罐具完全浸泡于有效氯 500mg/L 的含氯消毒液，浸泡时间＞30min，再用清水冲洗干净，干燥保存备用。

### （四）敷熨熏浴类器具的清洗、消毒

1. 处理原则　敷熨熏浴类器具包括纱布、胶布、毛巾、木桶或水桶、塑料袋等。器具等应保持清洁，遇到污染应及时先清洁，后采用中、低效的消毒剂进行消毒。消毒方法和消毒剂选用应符合国家标准。

2. 清洗消毒方法

(1) 穴位敷贴使用的胶布、纱布应一人一用一丢弃，一次性使用。

(2) 干热熨法使用的布套或毛巾应一人一用一更换，使用后清洗和消毒，可采用湿热消毒，$A_0$ 值至少达到 600，相当于 80℃/10min，90℃/1min，或 93℃/30s。湿热熨法使用的毛巾、纱布应一人一用一更换，使用后清洗和消毒，若患处皮肤有破损，上述用品应一人一用一丢弃，如复用应达到灭菌水平。

(3) 中药冷敷直接接触皮肤的纱布、毛巾应一人一用一更换，使用后清洗和消毒，可采用湿热消毒，$A_0$ 值至少达到 600，相当于 80℃/10min，90℃/1min，或 93℃/30s。若患处皮肤有破损，上述用品应一人一用一丢弃，如复用应达到灭菌水平。

(4) 中药湿热敷技术使用的湿敷垫应一人一用一更换，使用后清洗和消毒，可采用湿热消毒，$A_0$ 值至少达到 600，相当于 80℃/10min，90℃/1min，或 93℃/30s。盛装药液的容器一人一用一清洁一消毒。

(5) 中药熏蒸技术患者每次使用过的熏蒸床以 500mg/L 含氯消毒溶液擦拭，与患者直接接触的熏蒸锅定时用 500mg/L 含氯消毒溶液浸泡消毒，熏蒸室每晚紫外线照射 1h，紫外线灯应按国家相关规范安装和使用，定期进行辐照强度监测。

(6) 中药泡洗技术使用的药浴容器内应套一次性清洁塑料套，盛装药浴液供患者浸泡药浴。药浴液及内置一次性塑料袋应一人一用一更换，不可重复使用。药浴容器一人一用一清洁，使用后清洗和消毒。使用后将一次性清洁塑料套连同药浴液一并去除，避免药浴液遗撒容器内。清水冲刷容器，去除残留的液体污渍。药浴容器污染后用含有效氯 500mg/L 的消毒剂消毒刷洗药浴容器。消毒后的药浴容器应清洗后干燥保存。

### (五)灌肠器具的使用及处理

1. 一次性器具应使用符合相关标准要求的产品,一人一用一废弃,按医疗废物处理,直接放入黄色垃圾袋,严禁重复使用。肛门、直肠、结肠局部有感染病灶者,必须使用一次性灌肠器具,按感染性医疗废物处置,严禁重复使用。

2. 可重复使用的器具,遵照"清洗—高水平消毒—清洁保存"程序处理,严格一人一用一消毒。机械清洗湿热消毒,应符合 $A_0$ 值 3 000(相当于 90℃/5min,或 93℃/2.5min)的要求。手工清洗参照拔罐类物品的清洗消毒方法,将清洗后的罐具完全浸泡于有效氯 500mg/L 的含氯消毒液,浸泡时间>30min,再用清水冲洗干净,干燥保存备用。

### (六)医用织物的清洗、消毒

1. 床单(罩)、被套、枕套等直接接触患者的用品应每人次更换,亦可选择使用一次性床单。被血液、体液、分泌物、排泄物等污染时立即更换。

2. 被芯、枕芯、褥子、床垫等间接接触患者的床上用品,应定期清洗与消毒;被污染时应及时更换、清洗与消毒。

(茅一萍)

---

## 参 考 文 献

[1] 中华人民共和国卫生部. 医院感染管理办法 [EB/OL].(2006-07-06)[2022-01-01]. http://www. nhc. gov. cn/wjw/c100022/202201/22d85ce0b5f441d094538aff835c1aca. shtml.

[2] 中华人民共和国国家卫生健康委员会. 医疗机构门急诊医院感染管理规范 [EB/OL].(2018-05-10) [2022-01-01]. http://www. nhc. gov. cn/wjw/s9496/201805/fa830cbf8b5a4ef3a1f6615a46a350a0. shtml.

[3] 中华人民共和国住房和城乡建设部, 中华人民共和国国家质量监督检验检疫总局. 综合医院建筑设计规范: GB 51039—2014 [S]. 北京: 中国计划出版社, 2014: 12.

[4] 中华人民共和国卫生部. 医疗机构传染病预检分诊管理办法 [EB/OL].(2005-02-28)[2022-01-01]. http:// www. nhc. gov. cn/fzs/s3576/201808/8851566b12454d5e9c6dd41d782b1c37. shtml.

[5] 国务院应对新冠肺炎疫情联防联控机制医疗救治组. 关于疫情常态化防控下规范医疗机构诊疗流程的通知 [EB/OL].(2020-07-18)[2022-01-01]. http://www. gov. cn/xinwen/2020-07/18/content_5528037. htm.

[6] CHEN W S, QIAO F, YANG Y, et al. Interpretation and clinical practice of regulation for prevention and control of healthcare associated infection in outpatient and emergency department in healthcare facilities [J]. Annals of Translational Medicine, 2019, 7 (1): 1-11.

[7] 中华人民共和国卫生部. 医院隔离技术规范 [EB/OL].(2009-04-01)[2022-01-01]. http://www. nhc. gov. cn/wjw/s9496/200904/40116. shtml.

[8] 中华人民共和国国家卫生和计划生育委员会. 医疗机构环境表面清洁与消毒管理规范 [EB/OL].(2016-12-27)[2022-01-01]. http://www. nhc. gov. cn/wjw/s9496/201701/0a2cf2f4e7d749aa920a907a56ed6890. shtml.

[9] 中华人民共和国国家质量监督检验检疫总局, 中国国家标准化管理委员会. 医院消毒卫生标准 [EB/

OL].(2012-06-29)[2022-01-01]. http://www. nhc. gov. cn/wjw/s9488/201410/0e39d3b287e347ccb317a16ae 2a4899f. shtml.

［10］ 中华人民共和国卫生部. 医疗机构消毒技术规范 [EB/OL].(2012-04-05)[2022-01-01]. http://www. nhc. gov. cn/cms-search/xxgk/getManuscriptXxgk. htm？ id=54510.

［11］ 中华人民共和国卫生部. 医疗卫生机构医疗废物管理办法 [EB/OL].(2003-10-15)[2022-01-01]. http:// www. nhc. gov. cn/fzs/s3576/201808/fb4c9e59b0cf45c3843ad585b30b0c6d. shtml.

［12］ 方惠霞, 黎瑞莲, 陈祖辉, 等. 体检中心医院感染的特点分析 [J]. 中华医院感染学杂志, 2014, 24 (10): 2579-2583.

［13］ 杨晖, 李延兰, 罗冰芝, 等. 医院体检中心医院感染的预防与控制 [J]. 中华医院感染学杂志, 2013, 23 (2): 420-422.

［14］ 国务院应对新型冠状病毒肺炎疫情联防联控机制综合组. 关于印发医疗机构内新型冠状病毒感染预防与控制技术指南 (第三版) 的通知 [EB/OL].(2021-09-08)[2022-01-01]. http://www. gov. cn/ xinwen/2021-09/14/content_5637141. htm.

［15］ 中华人民共和国国家卫生和计划生育委员会. 口腔器械消毒灭菌技术操作规范: WS 506—2016 [S]. 北京: 中国标准出版社, 2017: 2.

［16］ LOUIS GD, LESLIE EG. Infection control in the dental office: aglobal perspective [M]. Bern: Springer Nature Switzerland AG, 2020.

［17］ 刘翠梅.《口腔器械消毒灭菌技术操作规范》释义 [J]. 中华医院感染学杂志, 2017, 27 (15): 3382-3384.

［18］ 刘翠梅. 牙科小器械超声清洗用网篮: CN201920045516. 6 [P]. 2020-02-28.

［19］ 杨翠, 艾颖, 雷虹, 等. 一起口腔器械消毒灭菌处罚案引发的讨论 [J]. 中国卫生法制, 2020, 28 (2): 71-74.

［20］ 苏璇, 徐丹慧, 刘翠梅, 等. 基层医疗机构小型高压蒸汽灭菌器灭菌性能调查 [J]. 中华医院感染学杂志, 2020, 30 (22): 3516-3520.

［21］ 刘翠梅, 张剑, 邹辰明. 一种牙科手机专用生物灭菌过程验证装置: CN201921557069. 9 [P]. 2020- 09-22.

［22］ 刘正. 口腔生物学 [M]. 3 版. 北京: 人民卫生出版社, 2007.

［23］ 布莱克. 微生物学: 原理与探索 [M]. 北京: 化学工业出版社, 2008.

［24］ 刘翠梅, 胡凯, 班海群, 等. 牙科综合治疗台公共接触面的消毒效果观察 [J]. 中华医院感染学杂志, 2012, 22 (33): 5313-5315.

［25］ 诸葛健. 微生物学 [M]. 2 版. 北京: 科学出版社, 2010.

［26］ 姜亦虹. 医院感染相关监测实用手册 [M]. 南京: 东南大学出版社. 2019.

［27］ 贾维斯. 医院感染 [M]. 胡必杰, 陈文森, 高晓东, 等译. 上海: 上海科学技术出版社, 2016.

［28］ 江苏省卫生健康委员会办公室. 关于印发《江苏省血液净化中心 (室) 建设管理规范 (2019 版)》《江苏省血液净化技术管理规范 (2019 版)》的通知 [EB/OL].(2019-09-26)[2022-01-01]. http://wjw. jiangsu. gov. cn/art/2019/9/26/art_55461_8722076. html.

［29］ 国家中医药管理局办公室, 国家卫生和计划生育委员会办公厅. 关于印发中医医疗技术相关性感染预防与控制指南 (试行) 的通知 [EB/OL].(2017-07-06)[2022-01-01]. http://www. natcm. gov. cn/ bangongshi/zhengcewenjian/2018-03-24/838. html.

［30］ 中华人民共和国国家卫生健康委员会. 医务人员手卫生规范: WS/T 313—2019 [S]. 北京: 中国标准出版社, 2019.

［31］ 中华人民共和国国家卫生和计划生育委员会. 医院消毒供应中心 第 2 部分: 清洗消毒及灭菌技术操作规范: WS 310. 2—2016 [S]. 北京: 中国标准出版社, 2016.

［32］中华人民共和国卫生部. 医院空气净化管理规范: WS/T 368—2012 [S]. 北京: 中国标准出版社, 2012.

［33］中华人民共和国国家卫生和计划生育委员会. 病区医院感染管理规范: WS/T 510—2016 [S]. 北京: 中国标准出版社, 2016.

［34］中华人民共和国国家卫生和计划生育委员会. 医疗机构环境表面清洁与消毒管理规范: WS/T 512—2016 [S]. 北京: 中国标准出版社, 2016.

［35］中华人民共和国国家卫生和计划生育委员会. 医院医用织物洗涤消毒技术规范; WS/T 508—2016 [S]. 北京: 中国标准出版社, 2016.

［36］中华人民共和国卫生部. 血源性病原体职业接触防护导则: GBZ/T 213—2008 [S]. 北京: 中国标准出版社, 2008.

# 第二十四章
# 住院系统医院感染预防与控制

## 第一节　普通病区（房）医院感染预防与控制

　　建立健全医院感染管理组织是防控医院感染的前提,普通病房应成立医院感染管理小组,成员包括科主任、护士长、兼职感染防控医生、兼职感控护士。医院感染管理小组主要职责是在医院感染管理委员会的领导下,负责科室医院感染管理的各项工作,认真执行《医院感染管理办法》《医院消毒技术规范》等法律法规及技术规范。根据本科室医院感染的特点,制定管理制度及防控措施并组织实施,使科室医院感染管理做到管理科学化、行动规范化、工作制度化;定期开会总结近期本科室医院感染发生情况;监督本科室人员执行无菌技术操作规程及消毒隔离制度;组织本科室防控医院感染知识培训;做好对卫生员、配膳员、陪住者、探视者的卫生学管理;对医院感染病例及感染环节进行监测,采取有效措施,降低本科室医院感染发生率;发现有医院感染流行趋势时,及时报告医院感染管理科,并积极协助调查;一旦发生医院感染暴发事件,应按照《医院感染管理办法》规定,逐级上报。建立相关工作制度及流程,病区（房）内发现新型冠状病毒感染者时,即刻启动相关应急预案,按规范要求实施及时有效的隔离、救治和转诊。

　　在建章立制的基础上,普通病房医院感染管理主要体现在对环境、人员、医用物品以及医疗废物管理以及消毒隔离措施执行等几个方面。

### 一、环境管理

#### （一）建筑布局及设施配备

　　普通病房一般包括病室（房）、护士站、医生办公室、医务人员值班室、治疗准备室、治疗室、处置室、污物间等。布局合理,洁污分开,区域划分明确,标志清楚,尽可能避免洁污交叉。

　　病房（室）宜设置独立卫生间,多人病室病床间距应大于 0.8m。病室床位数单排不应超过 3 床,双排不应超过 6 床。在病区的末端,应设一间或多间适用于隔离病室,用于特殊感染患者临时隔离,隔离病室应设置独立卫生间。受条件限制的医院,同种感染性疾病、同种病原体感染患者可安置于一室。

　　诊疗区域应安装方便医务人员使用的非手触式流动水洗手设施和卫生手消毒设施。应配备洗手皂液或者肥皂,盛放皂液的容器应为一次性使用,肥皂应保持清洁与干燥,应配备干手物品或者设施,避免二次污染。应配备合格的速干手消毒剂,手消毒剂宜使用一次性包装。

地面湿式清洁,保持无肉眼可见污迹及尘埃。

### (二)消毒卫生要求

1. 空气　普通病房采用自然通风法保持室内空气清新洁净。温度适宜时,每天开窗2次,每次30min。空气平均菌落数卫生标准为 ≤ 4CFU/(5min·皿)。

2. 物体表面　病房各种物体表面湿式清洁,可采用清洁剂辅助清洁,保持无肉眼可见污迹及尘埃。物体表面平均菌落数卫生标准为 ≤ 10CFU/(5min)。

3. 医务人员手卫生　手消毒后医务人员手表面的菌落的总数应 ≤ 10CFU/cm$^2$。

## 二、功能区域管理

1. 病房　病房门应直接开向走廊,不应通过其他用房进入病房。应急隔离病室宜设置独立卫生间,通风良好,标识明确,应有防护用品穿脱空间。

2. 治疗室　非工作人员严禁进入治疗室。进入治疗室人员必须戴口罩。治疗室不得存放用后的污染物品及私人物品。每日用500mg/L含氯消毒液擦拭桌面、台面、盒盖等物体表面1次。每日用紫外线照射消毒30min。治疗室的抹布、拖把应专用。

3. 换药室的管理　无菌伤口与感染伤口必须分室换药,无菌换药室由专人负责,室内物品专用。各种治疗、护理及换药操作应按清洁伤口、感染伤口、隔离伤口依次进行。特殊感染伤口,如炭疽、气性坏疽、破伤风等伤口应在隔离病房内就地换药,不得将患者移入换药室换药。

4. 卫生间的管理　卫生间、浴室每天清扫,保持清洁无异味。

5. 处置室的管理　室内地面及各种物体表面每天用500mg/L含氯消毒液擦拭2次。

6. 污物间　医疗废物分类放置。

## 三、人员管理

### (一)工作人员

医务人员应积极参加医院感染管理相关知识和技能培训。应遵循标准预防的原则,落实标准预防的具体措施。应遵循医院及本病区医院感染相关制度。应开展医院感染监测,按照要求报告。应了解本病区、本专业相关医院感染特点,包括感染率、感染部位、感染病原体及多重耐药菌感染的情况。在从事无菌技术诊疗操作,如注射、治疗、换药等时,应遵守无菌技术操作规程。应遵循国家抗菌药物合理使用的管理原则,合理使用抗菌药物。

保洁员、配膳员、护理员等应掌握与本职工作相关清洁、消毒、手卫生等知识和技能。

### (二)患者

对患者的入院教育应包括医院感染防控的内容,包括手卫生等。

### （三）家属

对家属的探视及陪护教育应包括医院感染防控的内容,包括手卫生等。

### （四）其他

其他包括对护工和卫生员等人员的培训,应涵盖医院感染防控的内容。

## 四、物品管理

### （一）诊疗用品管理

一次性使用无菌医疗用品应建立采购、验收、保管、发放等制度,严格执行并做好记录。一次性使用无菌医疗用品,以最小包装存放于无菌物品柜内;用后处理按照《医疗卫生机构医疗废物管理办法》中的有关规定执行。一次性使用无菌医疗用品不得重复灭菌使用。

重复使用的器械、器具和物品如弯盘等,应进行清洗、消毒或灭菌;接触完整皮肤的医疗器械、器具及物品,如听诊器、监护仪导联、血压计袖带等应保持清洁,被污染时应及时清洁与消毒。治疗车上物品应摆放有序,上层放置清洁与无菌物品,下层放置使用后物品;治疗车应配备速干手消毒剂,每天进行清洁与消毒,遇污染随时进行清洁与消毒。

重复灭菌物品须存放于无菌物品柜内,按灭菌时间先后顺序放置,左拿右放、上拿下放、外拿里放,严格执行先灭菌先使用原则。使用前须仔细检查灭菌有效期及包装的完整性,包装破损、包装潮湿、超过灭菌有效期的物品严禁使用。打开无菌包前须检查包外标识:灭菌失效期及指示胶带变色是否合格,不合格者严禁使用;包内放置化学指示卡者打开包后须检查化学指示卡变色是否合格,不合格者严禁使用。无菌包一经打开应在 24h 内使用。严防操作过程中的污染,遇有污染随时更换。无菌干燥镊子罐每 4h 更换,使用中如遇污染随时更换。

### （二）防护用品的管理

各病房应根据临床专业操作需要,配备口罩、手套、隔离衣、护目镜 / 防护面屏等防护用具,方便医务人员取用。

### （三）消毒药剂的管理

使用不稳定消毒剂如含氯消毒剂等时,应现配现用,并在每次配制后进行浓度监测,符合要求后方可使用。

## 五、消毒隔离措施的实施

### （一）床单位的清洁与消毒

应进行定期清洁和 / 或消毒,遇污染应及时清洁与消毒;患者出院时应进行终末消毒。床单、被套、枕套等直接接触患者的床上用品,应一人一更换;患者住院时间超过一周时,应每周更换;被污染时应及时更换。更换后的用品应及时清洗与消毒。被芯、枕芯、褥子、病床隔帘、床垫等间接接触患者的床上用品,应定期清洗与消毒;被污染时应及时更换、清洗与消毒。甲类传染病及按甲类传染病管理的乙类传染病患者、不明原因病原体感染的患者,使用后的床上用品及患者尸体等应按照 GB 19193—2015 相关要求处理。

### (二) 物体表面、地面的清洁与消毒

物体表面(包括仪器、设备等的表面)应每天湿式清洁,保持清洁、干燥;遇污染时应及时清洁与消毒。擦拭物体表面的布巾,不同患者之间和洁污区域之间应更换,擦拭地面的地巾不同病房及区域之间应更换,用后集中清洗、消毒,干燥保存。应保持通风良好,发生呼吸道传染病(麻疹除外)时应进行空气消毒。

### (三) 隔离

应根据疾病传播途径的不同,采取接触隔离、飞沫隔离或空气隔离措施,标识正确、醒目。隔离的确诊或疑似传染病患者或隔离的非传染病感染患者,除确诊为同种病原体感染之外,应安置在单人隔离房间。隔离患者的物品应专人专用,定期清洁与消毒,患者出院或转院、死亡后应进行终末消毒。接触隔离患者的工作人员,应按照隔离要求,穿戴相应的隔离防护用品,如穿隔离衣、戴医用外科口罩、手套等,并进行手卫生。

## 六、手卫生

各种诊疗、护理操作都离不开医务人员的双手,患者之间、医务人员之间、医务人员与患者之间,都可能通过手的直接接触而导致病原体的传播,而医务人员的手由于经常接触各种感染性物质及其污染品,在医院感染的接触传播中的作用不能低估。而这些手上的病原体又通过接触患者、各种医疗器械、病房内的物品等传播给易感者,从而导致医院感染的发生。据报道,医务人员洗手前手污染严重,手部平均带菌量为 $(161.21 \pm 8.98)$ CFU/cm$^2$,经洗手后,手部带菌量明显减少,平均带菌量降至 $(15.87 \pm 6.96)$ CFU/cm$^2$,说明了洗手的重要性。在防控医院感染的诸多措施中,手卫生是预防和控制医院感染、保障患者和医务人员安全最重要、最简单、最有效、最经济的措施。

病房、护理站及相关辅助用房等处均须安装流动水洗手设施或者是配备速干手消毒剂,有条件者安装非手触式流动水洗手设施及防止交叉污染的干手设施。

当手部有血液或其他体液等可见污染时,应用肥皂或皂液和流动水洗手。手部没有可见污染,宜使用速干手消毒剂消毒双手代替洗手。

洗手要使用流动水,采用"六步"洗手法:①掌心擦掌心;②手指交错,掌心擦掌心;③手指交错,掌心擦手背,两手互换;④两手互握,互擦指背;⑤指尖摩擦掌心,两手互换;⑥拇指在掌中转动,两手互换。

使用速干手消毒剂消毒双手应取适量的速干手消毒剂于掌心,按照六步洗手法揉搓的步骤进行揉搓。揉搓时保证手消毒剂完全覆盖手部皮肤,直至手部干燥。

## 七、合理使用抗菌药物

应遵照《抗菌药物临床应用管理办法》进行抗菌药物使用的管理。应对感染患者及时采集标本送检，并参考临床微生物标本检测结果，结合患者的临床表现等，合理选用抗菌药物。应对抗菌药物临床应用实行分级管理。使用特殊使用级抗菌药物应掌握用药适应证，经抗菌药物管理工作组指定的专业技术人员会诊后，由具有相应处方权的医师开具处方。手术预防使用抗菌药物时间应控制在术前 30 分钟~2 小时（剖宫产手术除外），抗菌药物品种选择和使用疗程应合理。

## 八、临床标本的采集及运送

在各类临床标本的采集过程中，要采取标准预防的原则，规范操作，避免环境的污染及医务人员的暴露，做到标本采集后及时送检。在标本送检过程中，做好保护，避免遗撒。

## 九、医疗废物的管理（临时存储、交接、运送）

做好医疗废物的分类收集，在存放期间避免遗撒，避免相关操作人员的再次暴露。及时收集运送到医院的医疗废物暂存处，以便医院集中运送处理。

## 十、加强各类人员培训，树立防控医院感染的理念

实现有效的医院感染防控，重要的是提升各类人员防控医院感染的理念。科室发现特殊感染或传染病患者，要按有关规定实行隔离，并采取相应消毒及职业防护措施，及时上报相关部门。各级医疗机构可以针对本机构的不同特点开展专项培训和人员分层培训。专项培训包括手卫生、抗菌药物合理使用、加强耐药菌监测、标准预防、职业防护等；人员分层培训包括医师的培训、护理人员的培训、护工的培训以及患者及家属的培训等。

医师的培训重点在严格无菌操作、规范侵入性操作、合理诊治患者、合理使用抗菌药物，提高患者自身抵抗力等方面。医师在进行各项诊疗操作中均应严格遵守无菌操作原则。自身患有感染性疾病的应积极治疗并采取适宜措施，防止将感染传播至患者或同事。侵入性操作极易破坏人体的正常屏障作用，可能将某些机会致病菌带入机体内或导致正常菌群异位定植。因此要求医生在进行各项诊疗操作时均须严格遵循无菌技术操作原则，减少有创性检查治疗的频度，尽量减少各种导管的留置时间，根据病情及时拔除。

预防感染的措施首先涉及护理人员，要做好任何护理操作，都离不开消毒、灭菌和隔离技术。正确应用隔离技术和严格执行护理管理制度是预防外源性感染的前提，而运用现代护理和管理手段则是降低医院感染发生率的重要途径。护理人员在进行护理操作中均应严格遵守无菌操作原则，如导尿、抽血、注射、输血等。规范操作，减少污染利器伤等感染性职业伤害。我国大量流行病学调查资料分析证明，哪里护理管理工作做得好，哪里的医院感染发生就少。要加强护理人员相关知识培训，如手卫生、标准预防、职业防护等。在进行护理

工作时,要严格执行消毒灭菌原则和无菌操作技术规范。

目前很多综合医院使用护工进行患者日常的护理,对护工上岗前的培训非常重要。培训内容应包括生活护理、消毒隔离知识,其中应重点培训正确洗手及手消毒的时机及方法。

对患者及家属进行预防感染知识宣教,做到个别教育与集中宣传相结合,文字宣传与口头宣传相结合。利用查房、定期召开工作座谈会、召集探视亲属宣传等多种形式,介绍有关预防医院感染的方法,使患者及家属懂得感染的危害性及预防方法,主动配合医疗护理工作,减少感染机会。加强病区管理、减少探视人次等,也是防控医院感染的重要措施。

# 第二节　重症监护病房医院感染预防与控制

重症医学(criticalcare medicine,CCM)是研究危及生命疾病状态的发生、发展规律及其诊治方法的临床医学学科。重症监护病房(intensivecare unit,ICU)是重症医学学科的临床基地,它为因各种原因导致一个或多个器官与系统功能障碍、危及生命或具有潜在高危因素的患者,及时提供系统的、高质量的医学监护和救治技术,是医院集中监护和救治重症患者的专业科室。1953 年,世界上首个重症监护病房在丹麦的哥本哈根建成,"重症监护"的概念也由此逐渐被医学界广泛接受。2009 年 1 月,我国原卫生部发文通知在《医疗机构诊疗科目名录》中增加"重症医学科"诊疗科目,同年印发了《重症医学科建设与管理指南(试行)》,由此中国重症医学的发展进入了正规化的快车道。经过十多年的发展,越来越多的新技术、新理念被运用于 ICU 的诊疗和管理。ICU 已经发挥了挽救危重患者生命,提高预后生活质量的重要作用,成为了展现医疗机构综合救治能力和整体实力的重要标志之一。

ICU 的出现是医学发展史上的一次飞跃,伴随着其在学科合作和诊疗方法上的日渐丰富,新的问题也接踵而至,其中 ICU 的医院感染尤为引人关注。研究显示,我国三级综合医院的医院感染现患率为 2.67%,欧洲 ICU 住院患者的医院感染率为 8.3%,我国 ICU 医院感染现患率则达到了 27.76%。医院感染防控已成为影响 ICU 诊疗和管理质量的重要因素。

ICU 医院感染既可以增加危重患者的治疗难度和死亡率,同时也可以显著地增加疾病负担,降低医疗资源的使用效率。2017 年欧洲疾病预防控制中心 ICU 医院感染年度报告显示,在 ICU 接受至少 2d 治疗的患者中,有 6% 的患者感染了肺炎,4% 的患者出现血流感染,2% 的患者出现尿路感染。ICU 医院感染可造成每年约 150 000 例患者的死亡,增加约 1 600 万日的额外住院时长。ICU 住院患者发生医院感染的危险因素众多,可分为内源性因素和外源性因素两大方面。内源性因素主要包括:患者基础疾病、免疫水平、各器官系统功能障碍等;外源性危险因素则主要涉及各项侵入性操作、抗菌药物不合理使用、器械消毒/灭菌不彻底等问题。近年来随着重症医学的发展和最新医疗技术的运用,ICU 患者的抢救成功率以及对患者器官和系统功能的保护率均有了显著提高,但同时也凸显了外源性危险因素对 ICU 医院感染的影响,需要引起我们足够的重视。

医院感染严重影响临床救治质量,加重疾病负担,威胁患者诊疗安全,是 ICU 面临的重要挑战。另一方面,科学有效的措施和管理方法已被证明能够获得可观的医院感染防控收益,这对于提高医疗机构 ICU 管理能力和管理质量则是一次难得的机遇。

# 一、ICU 医院感染管理体系建设

## （一）组织与职责

1. 医院感染管理小组的成员组成　临床科室的医院感染管理组织是医疗机构医院感染管理组织体系中的一线力量，ICU 应建立由 ICU 负责人、护士长与兼职感控人员等组成的医院感染管理小组，由 ICU 负责人全面领导和管理 ICU 病区的医院感染管理工作。

2. 医院感染管理小组的职责

（1）根据所在 ICU 医院感染的特点，制定并不断完善相关规章制度，组织并监督规章制度在诊疗护理实践中的落实。

（2）开展 ICU 医院感染监测工作，做好包括医院感染发病率、感染部位构成比、病原微生物构成比等在内的常规监测，以及包括呼吸机相关性肺炎（ventilator-associated pneumonia，VAP）、血管导管相关感染（vessel catheter associated infection，VCAI）、导尿管相关尿路感染（catheter-associated urinarytract infection，CAUTI）和多重耐药菌感染等在内的目标性监测。

（3）不断强化和提高识别医院感染病例聚集和暴发的能力，在发现医院感染病例聚集时及时报告，并积极协助流行病学调查和感染防控。

（4）定期对 ICU 医院感染管理的相关环节进行自查，分析研究 ICU 在医院感染防控工作中存在的问题并制订改进方案，推动防控质量的持续改进。

（5）定期对 ICU 医务人员和其他相关人员开展医院感染防控相关知识与技能的培训与考核。

## （二）制度建设

ICU 医院感染防控相关制度涉及众多领域和范畴，其中，标准预防、医院感染风险评估与管理、医院感染监测与报告、医院感染暴发报告及应急处置、多重耐药菌医院感染的预防与控制、传染病及特异性感染的隔离预防、医院感染管理知识培训与考核、医务人员预防医院感染职业防护等是 ICU 防控医院感染的基本制度。这些基本制度的完善与落实对于降低医院感染发病率和控制医院感染暴发至关重要。

急危重症的疾病特点决定了 ICU 患者会接受更多的诊疗操作，也更易于发生各类医院感染。ICU 医院感染防控的重点环节主要包括器械和各类侵入性操作相关医院感染防控、手术部位医院感染防控和多重耐药菌医院感染防控等。导管留置和各类侵入性操作可以破坏人体的防御机制，同时各类管腔壁又可成为微生物定植和繁殖的载体，是 ICU 医院感染的高危因素。针对这些高危因素，经实践验证的防控措施正不断形成专家共识并组成集束化的防控策略。同时，体外膜氧合（extracorporeal membrane oxygenation，ECMO）等新型侵入性技术的成熟与应用也必将持续地给我们带来新的挑战。因此，ICU 的医院感染管理制度必须在充分掌握各类专家共识和防控策略的基础上，既坚持因地制宜，从 ICU 的实际出发，也要坚持与时俱进，紧跟行业最新标准和要求，形成与 ICU 临床诊疗和实际需要相契合的医院感染防控管理制度体系。

我们还应注意到，医院感染防控制度与 ICU 诊疗要求并不是相互独立的，而是相辅相成的。只有将医院感染防控的措施和理念融入日常的诊疗过程和临床实践中,利用查对清单、评估量表等管理工具,将各项防控措施最大限度地细化和具体化,才会发挥出制度的最大作用。

**(三) 基本要求**

1. 医院感染防控措施的执行 措施的执行是落实医院感染防控相关制度的基本保障,也是实现医院感染防控理念的重要抓手。现以手卫生管理和患者的隔离为例做简要阐述。

医务人员的手卫生对于控制医院感染具有非常重要的意义,是防控感染的重要措施。医护人员提高手卫生的依从性和正确性是落实 ICU 医院感染管理制度的重要内容,2019年一项覆盖全国 1 480 所医疗机构的调查研究显示,综合 ICU 医务人员手卫生依从率为82.53%,正确率为 83.07%。2019 年修订的 WS/T 313—2019《医务人员手卫生规范》对医务人员洗手和手消毒的原则、适应证和方法进行了详细阐述。ICU 医院感染管理小组应依照规范建立手卫生管理和监测制度,开展强化培训,特别要重视新员工和会诊人员的手卫生管理,提高医务人员手卫生的依从性和规范性。

为避免交叉感染,ICU 应将感染、疑似感染与非感染患者分区安置。对传染病、特异性感染和多重耐药感染者应在标准预防的基础上,根据疾病的传播途径,采取相应的隔离与预防措施。对于呼吸道感染性疾病患者,可安排患者靠近排风口处安置,且患者头部宜靠近排风口以促进感染性病原体的排出。对于在 ICU 发现的甲类传染病患者或疑似患者,应立即单间隔离,或必要时启用负压隔离病室并采取相应的防控措施。对于多重耐药菌定植或感染者要实施接触隔离,在有条件的情况下应实施单间隔离;如隔离房间不足,可将同类耐药菌感染或定植患者集中安置,并设醒目的标识。为减少护理过程造成的医源性交叉感染,宜对隔离患者施行相对固定的分组护理。

2. 医院感染防控知识培训 涉及 ICU 医院感染防控的相关工作人员种类较多,知识背景与知识层级差异较大,培训内容和方法应具有差异性。同时,进修人员和实习学生导致的ICU 人员流动性的增加也提高了医院感染防控知识培训的复杂度。因此,相关的培训应以覆盖全人群、纳入全流程为原则,针对 ICU 医院感染的特点建立人员岗位培训和继续教育制度,对新入职员工和流动医护人员在上岗前进行医院感染防控要求的培训,对 ICU 专职医护人员定期进行医院感染防控基本要求和新技术培训。对 ICU 相关的医务人员定期开展基于岗位工作内容的针对性培训,确保在 ICU 工作的人员切实掌握医院感染防控知识与防控措施。

3. ICU 医院感染风险评估 风险评估的概念从 1983 年开始进入我国经济、环境和医疗等领域,原卫生部在《三级综合医院评审标准实施细则(2011 版)》中明确要求对高风险医院感染科室及其感染防控情况进行风险评估。ICU 因诊疗操作复杂,患者病情普遍危重等因素,对风险评估及其相关管理工具有较大的需求,也已有较多的应用和实践。风险评估的方法可根据 GB/T 27921—2011《风险管理 风险评估技术》等相关标准进行选择,目前头脑风暴法、德尔菲专家咨询法、失效模式与影响分析法(failure mode and effect analysis)等方法已获得了较高的认可度。风险评估参与 ICU 医院感染防控实践主要以风险量表评分的方式开展质量的评价和改进,量表所涉及的风险点应包括患者自身及外部因素。外部因素主要集中于 ICU 的建筑布局、诊疗操作、环境清洁与消毒、人员管理等因素上。

4. 合理使用抗菌药物　ICU 患者常发生各部位感染,是耐药菌感染和定植的高风险区域。耐药菌特别是多重耐药菌是 ICU 的医院感染防控的一大挑战,碳青霉烯类药物耐药菌、鲍曼不动杆菌和流感嗜血杆菌等致病菌的耐药问题应引起足够的重视。多学科专家组成的抗菌药物使用管理小组,以及由临床医师、感控医师、临床药师、检验医师组成的"四师"联动机制将会是一种有效的管理模式。同时,我们还可以借助信息化的管理手段,提高抗菌药物使用管理的准确性和时效性。

5. 正确处置医疗废物　随着 ICU 诊疗操作在数量上的不断增加和在种类上的不断丰富,医疗废物的管理和处置难度亦随之增加。感染性医疗废物在对医务人员形成职业暴露风险的同时,也会增加因环境污染而造成的医院感染风险。ICU 医疗废物的处置应遵循《医疗废物管理条例》《医疗卫生机构医疗废物管理办法》和《医疗废物分类目录》的有关规定,正确处置医疗废物,同时结合 ICU 诊疗特点,强化医疗废物分类和处置的相关知识培训。对隔离的传染病患者或者疑似传染病患者产生的医疗废物应当使用双层包装并及时密封,其生活垃圾也应按医疗废物处理。

6. 患者及家属的宣教　ICU 管理者应明确对患者及家属进行医院感染防控知识宣教的时机、方式与内容,强调探视、物品交接等方面的要求,使其配合各项防控措施的落实。

## 二、建筑和设施管理

### (一) 设计运行总原则

ICU 建筑布局的设计应遵循两大原则,一是静态区分原则,即洁污分开,功能分区。二是动态分流原则,即对人员和物品的流动方向实施严格的管理要求,既避免污物逆向流入洁净区域,也避免洁净的物品进入污染区,有条件的医院也可设置不同的进出通道对人员与物品的流动进行区分。

在这两大原则的基础上,ICU 建筑布局还应考虑"平急转换"的设计。经过 SARS 和 COVID-19 的考验,我们应当清楚地认识到,在大规模传染性疾病流行期间或在突发公共卫生事件应急处置期间,ICU 对功能布局、患者识别、设备物资等方面均有特殊需求,在建筑布局设计上要特别注意缓冲区、隔离病室等方面的设计与考量。

ICU 的设计运行还应坚持感染防控部门审核的原则。ICU 的建筑和设计是做好医院感染防控的重要保障。ICU 在新建和改扩建前,应由医院感染管理部门对 ICU 的建筑布局图纸进行审查,在建筑布局符合医院感染防控要求后才能开展实地的施工建设。

### (二) 建筑布局

ICU 的建设应符合 WS/T 509—2016《重症监护病房医院感染预防与控制规范》、GB 54849—2014《传染病医院建筑设计规范》和 GB/T 35728—2017《医院负压隔离病房环境控制要求》等相关标准。ICU 建设时应自成一体,并邻近主要的医疗服务区域,应尽可能接近手术室、急诊科、介入治疗中心、医学影像学科、检验科和输血科(血库)等科室,以方便重症患者的检查和治疗,减少因过度的转运或外出而导致的医院感染。

ICU 应至少划分医疗区、污物处理区、办公区和生活辅助区等区域,各区域相对独立。

医疗区除 ICU 病室外,还应包括中央工作站(护士站)、配药室、处置室、仪器室、实验室、家属接待室等;污物处理区设置污(废)物处理室。ICU 多人间病室的床单位使用面积应不少于 15m²,床间距应大于 1m;单人间病室的使用面积应不少于 18m²。

目前,有些医院的 ICU 病区采用了大开间的布局设计,这样的设计虽然方便了患者的救治,节省了人力资源,但同时也存在一定的弊端,例如,开放性 ICU 不利于阻断呼吸道传染病病原体的播散,不利于隔离患者防控措施的落实,发生医院感染暴发后难以实现终末消毒等问题。因此,建议在设计 ICU 建筑布局时,宜考虑单间病室、2 人间、3~4 人间病室相结合的设置,以便于重症患者的诊疗和医院感染防控。

### (三) 设施设备

ICU 设施设备的配置应既满足重症救治的要求,又满足医院感染防控的要求。既要在诊疗功能上满足要求,也要在设备材质、摆放位置、使用时机等方面适应感染防控的各项措施。

ICU 医疗区应具备良好的通风、采光条件;温度应维持在 (24±1.5)℃左右,湿度应维持在 30%~60% 为宜。采用集中空调送风系统的 ICU,其医疗区域送风量宜为 6~10 次 /h。ICU 空气消毒可选择具有空气净化消毒装置的集中空调通风系统、空气洁净技术通风系统、空气消毒器等设备,或者其他能够使空气达到 GB 15982—2012 要求的合法有效的空气消毒产品。非手触式洗手设施应与诊疗需求相匹配,速干手消毒剂应每床配备。ICU 内的装饰用品应遵循不产尘、不积尘、耐腐蚀、防潮防霉、防静电、易清洁和易消毒的原则,根本目的就是防止病原体在装饰用品表面产生定植或污染。不应在室内摆放干花、鲜花或盆栽植物。不应在室内及走廊铺设地毯,不应在 ICU 入口处放置脚垫,或在门把手上缠绕织物。

### (四) 负压隔离病室

负压隔离病室主要用于甲类呼吸道传染病或不明原因呼吸道传染病患者的隔离。各医疗机构应根据实际工作需要设置 ICU 负压隔离病室。

ICU 负压隔离病室应设置在 ICU 的顶端,靠近污染电梯并相对独立。应采用单间设计并配有独立的卫生间。负压隔离病室前应设置缓冲间,且缓冲间内有足够的空间以满足穿脱防护用品的要求。应设置互锁门并确保缓冲间 - 污染区的门关闭 1 分钟后才允许开启缓冲间 - 清洁区的门。应设置与负压隔离病室连通的双门传递窗以便于物品的传递。负压隔离病房送风口与排风口的布置应符合定向气流组织的原则,送风口应设置在房间上部,排风口应设置在病床床头附近,以利于污染空气就近尽快排出,污染区排风应经过高效过滤器过滤后排放。负压隔离病室内环境表面应平整、光滑、耐腐蚀,便于清洁和消毒。接口和缝隙均应密封,以利于空气压差的维持。病室内除必要的诊疗和生活设施外,还应设置视频监控和通话系统,以减少医务人员进入负压隔离病室的次数。对有空气压差的区域应设置压差仪表以利于观察与监测。宜设置门禁系统,实现对负压隔离病室人员出入的管控。

ICU 负压隔离病室的气流与气压管理是防控呼吸道医院感染的关键性要素,因此,负压隔离病室宜采用全新风直流式空调系统,换气次数宜为清洁区 6~10 次 /h,污染区和潜在污染区 10~15 次 /h。不同污染等级的区域应符合空气梯度压力和气流组织原则,保证气流按照清洁区—潜在污染区—污染区的方向流动,相邻的不同污染等级的区域间,应保持不小于 5Pa 的空气压差,应设置卫生间为最低气压。患者离开负压隔离病室后,应进行终末消毒且符合标准后方可收治新患者或转入备用状态。

## 三、ICU 的人员管理

### (一)医护人员的管理

1. 人员配置　ICU 专职医务人员应数量足够,受过专门训练,掌握重症医学基本理论、基础知识和基本操作技术,掌握医院感染预防与控制的知识和技能,具备独立工作能力等。最新的我国卫生资源配置情况的调查显示,综合性 ICU 目前普遍存在医护人力资源不足的困境。这些资源的短缺将直接造成医护人员的工作量大、心理压力大等问题,特别应指出的是护理人力资源短缺是造成医院感染的重要危险因素。为满足诊疗需要,保障医院感染防控质量,ICU 医师人数与床位数之比应达到 0.8∶1 以上,护士人数与床位数之比应不低于 3∶1。

2. 人员防护　ICU 医务人员应坚持"双向防控"的原则,既要防止病原体从医护人员传播给患者,也要防止病原体从患者传播给医护人员,或使医护人员成为传播媒介,造成病原体的播散和交叉感染。

(1)日常防护方面,医务人员进入 ICU 时可不更衣、不换鞋。工作人员须保持工作服和工作鞋的清洁。医护人员在日常医疗工作中应采取标准预防措施。要根据操作特点和患者状况进行预判,根据潜在的感染风险选择适宜的防护用品开展诊疗操作以及对污染物品和医疗器械的处置。在 ICU 中还应注意各类防护用品的及时更换,避免防护用品成为污染 ICU 环境的媒介和载体。

为增加医护人员主动防护的依从性,ICU 应配备足量的、方便取用的个人防护用品,如口罩、帽子、手套、护目镜、防护面罩、隔离衣等。管理人员应对所配备的防护用品定期检查,保证所配备的防护用品符合国家 / 行业标准且在有效期内,以免因使用不合格的防护用品而降低防护效果。

2004 年我国卫生部出台了《医务人员艾滋病病毒职业暴露防护工作指导原则(试行)》,对艾滋病职业暴露前的防护、暴露后的处理措施,以及上报登记等问题做了具体要求,是血源性职业暴露防控的重要指导文件,2021 年国家卫生健康委员会印发了《医疗机构内新型冠状病毒感染预防与控制技术指南(第二版)》,其中对医务人员呼吸道职业暴露后的处置流程做出了明确要求。ICU 应据此制定医务人员职业暴露预防和处置制度,提高防护知识知晓率,增强职业防护意识的敏感性。

(2)疫苗接种方面,接种疫苗是预防和控制医院感染的重要手段,为有效落实 ICU 医院感染双向防控原则,ICU 医务人员应规范接种疫苗。我国是乙型肝炎的高发区,乙型肝炎病毒携带率处于较高水平。ICU 作为利器伤等职业暴露的高发区域,应对工作人员开展岗前乙型肝炎表面标志物检测,推荐对乙型肝炎表面抗体阴性者接种乙型肝炎疫苗。ICU 医务人员还应规范接种流行性感冒、水痘、新型冠状病毒感染等呼吸道传染病疫苗,降低 ICU 医院感染风险。

### （二）探视者的管理

ICU 患者的探视是造成医院感染的潜在风险点。ICU 管理者应明确向家属介绍探视期间的医院感染防控要求。明示探视时间，限制探视者人数，对患有呼吸道感染性疾病的探视者应谢绝探视。探视者进入 ICU 宜穿专用探视服或一次性隔离衣并专床专用。探视者可不换鞋，污染明显时可穿鞋套或更换专用鞋。探视者进入病室前后应洗手或使用速干手消毒剂消毒双手。ICU 管理者还可探索患者在接受隔离或存在传染病流行等特殊情况下的探视模式，如使用视频探视等方法，在防控医院感染的同时彰显 ICU 管理的人文情怀。

## 四、环境卫生学要求

ICU 环境病原微生物载量高，是医院感染的危险因素。同时 ICU 住院患者病情危重，免疫力弱，是感染的高危险人群。因此，ICU 的环境卫生学管理对于预防与控制医院感染具有重要意义。

GB 15982—2012《医院消毒卫生标准》对 ICU 的环境卫生学做出了明确规定。ICU 属于 Ⅱ类环境，空气中的细菌菌落数应 ≤4CFU/(15min·皿)，物体表面细菌菌落数应 ≤5CFU/cm$^2$，且不应检出乙型溶血性链球菌、金黄色葡萄球菌及其他致病微生物。ICU 应严格落实消毒隔离制度，医院感染管理小组应定期自查，医院感染管理部门应履行监管职责，共同促进防控制度的落实和环境卫生达标，为患者提供安全的医疗环境。

### （一）空气消毒的方法和要求

ICU 的空气消毒方法应符合 WS/T 367—2012《医疗机构消毒技术规范》中的要求。采用空气洁净技术的 ICU 必须按照 GB 50365—2019《空调通风系统运行管理标准》做好通风管道、冷却塔、空气处理等设备以及冷却水和冷凝水的维护与检测，保持洁净设备的有效性。使用空气消毒机进行空气消毒时应符合相关的要求，正确使用并定期维护。使用紫外线照射消毒时必须在无人的情况下进行。

### （二）环境物体表面的消毒方法和要求

ICU 所有物体表面应保持清洁，无可见污染。应根据《医疗机构消毒技术规范》选用适宜的消毒剂对各类环境和物体表面进行消毒。消毒频次和管理要求可遵循《重症监护病房医院感染预防与控制规范》中的相应要求。环境物体消毒和管理的原则包括"一用一消毒""专人专用""每日消毒"和"定期消毒"等要求。ICU 管理者应根据不同的污染可能性制定分级的环境物体表面消毒制度。

对多重耐药菌感染或定植患者、接受免疫抑制治疗患者、疑似传染病感染的隔离患者应强化环境物体表面的消毒。应关注空调通风系统出风口、回风口，以及洗手池周边等部位，及时清除霉菌等微生物污染，应关注电脑、键盘、显示屏等电子产品的积尘问题，防止引发医院感染。

## 五、器械相关感染的防控

医疗干预措施是医院感染发生的危险因素之一，也是ICU医院感染特有的传播方式，它既可将环境中的病原体带入人体内，引起外源性感染，也可将自体病原体引入其他部位而引起内源性感染。一项大型国际医院感染调查研究显示，2013—2018年ICU血管导管相关医院感染、呼吸机相关性医院感染和导尿管相关尿路感染的发病率分别为5.3‰、11.47‰和3.16‰。器械相关医院感染已经引起了世界各国ICU管理者的重视，成为了医院感染预防与控制工作的重点之一。

器械相关感染与操作人员的技术水平、熟练程度、消毒效果等因素密切相关。防控原则一方面是要通过各种临床和管理手段预防ICU患者罹患器械相关医院感染；另一方面则是要阻断器械相关医院感染在ICU内的传播，防止器械相关医院感染的暴发。主要的一般性防控措施包括：操作技能培训、无菌操作技术培训、管路消毒维护技术标准化等。

ICU常见的器械相关感染的预防要点如下。

### （一）血管导管相关感染的预防和控制措施

1. 血管导管相关感染（vessel catheter associated infection，VCAI）是指留置血管导管期间及拔除血管导管后48h内发生的原发性且与其他部位感染无关的感染，包括血管导管相关局部感染和血流感染。血管导管相关局部感染的防控可参照手术部位医院感染防控措施，本部分重点介绍导管相关血流感染的防控要点。

2. 导管相关血流感染的发生危险与留置时长密切相关，应严格掌握中央静脉导管的留置适应证，选择合适的置管位置和满足诊疗需要的最小管径的导管。成人的中心静脉置管建议首选锁骨下静脉，其次可选颈内静脉，不建议选择股静脉；连续肾脏替代治疗时建议首选颈内静脉。置管位置的选择一方面基于股静脉置管感染率显著高于锁骨下静脉和颈内静脉置管感染率的事实；另一方面也需要考虑临床诊疗需求、可能的并发症、患者的长远获益等问题。置管相关医务人员应接受血管导管感染相关防控培训，熟练掌握各类血管导管使用适应证、置管方法、使用与维护、血管导管相关感染预防与控制措施的知识和技能。医务人员在罹患疖肿、湿疹等皮肤病或呼吸道疾病，且未治愈前不进行置管操作。

3. 置管操作应严格遵循无菌操作技术，采用最大无菌屏障。穿刺部位可用有效含量≥2g/L氯己定-乙醇溶液擦拭消毒。置管环境应当符合《医院消毒卫生标准》中医疗机构Ⅱ类环境要求。

4. 医务人员应关注患者置管局部感染时出现的红、肿、热、痛、渗出等炎症表现，发热（>38℃）、寒战或低血压等全身感染表现，以及外周血和导管尖端的阳性培养结果，及时发现感染并予以鉴别。无感染征象时，不宜常规更换导管，不宜定期对穿刺点涂抹送培养。应当每日评估留置导管的必要性，患者病情允许的情况下，尽早拔除导管。穿刺点敷料为无菌纱布时至少每2d更换一次，使用无菌透明敷料时每周更换一次，如敷料出现潮湿、松动及可见污染时应当及时更换。当存在疑似的导管相关血流感染时，如无禁忌证，应立即拔管，导管尖端送检做培养，同时送血培养。

### （二）导尿管相关尿路感染的预防和控制措施

1. 导尿管相关尿路感染（catheter-associated urinarytract infection，CAUTI）是指患者留置导尿管期间或拔除导尿管 48h 内发生的泌尿系统感染。主要危险因素包括导尿管留置时长、导尿管置入方法、导尿管护理质量和抗菌药物临床使用等方面，其发生机制主要为导管表面病原微生物的逆行性感染。

2. 医务人员应当接受导尿管相关尿路感染的预防控制培训，培训内容应包括无菌技术、导尿操作、留置导尿管的维护及其他引发感染的危险因素。应严格掌握留置导尿适应证，避免不必要的导尿管留置。置管前应检查无菌导尿包的有效性，禁止使用过期、潮湿和破损的置管用具和耗材，结合诊疗需要选择适宜大小的导尿管，避免尿道损伤。

3. 置管操作应严格遵循无菌操作技术原则，置管后应妥善固定导尿管，保持引流通畅，防止滑脱。

4. 应对留置导尿管的患者做好外阴及尿道口的清洁消毒护理，减少细菌定植。保持尿液引流系统的密闭性，保持集尿袋低于膀胱水平，防止反流而造成逆行感染。长期留置普通导尿管的更换时间，建议遵循相关指南执行，特殊类型导尿管应按说明书更换。更换时应将导尿管、集尿袋同时更换。应每日评估留置导尿管的必要性，尽早拔除导尿管。

5. 应根据护理操作规程和相关诊疗规范，正确采集和运送尿液培养样本，避免样本采集和运送中造成的污染。

### （三）呼吸机相关性肺炎的预防和控制措施

1. 呼吸机相关性肺炎（ventilator-associated pneumonia，VAP）是指患者建立人工气道（气管插管或气管切开）并接受机械通气时发生的肺炎，包括 48h 内曾经使用人工气道进行机械通气患者发生的肺炎。

2. 呼吸机相关性肺炎的主要发病机制是口咽部定植菌被误吸入下呼吸道和肠道病原菌的纵向移位，消化道细菌的逆向定植是机械通气患者口咽部定植菌的主要来源。引起呼吸机相关性肺炎的危险因素包括：机械通气时长、患者体位、年龄、抗菌药物使用强度等。

3. 应严格掌握气管插管适应证，对于需要辅助通气的患者，宜采用无创正压通气，对须进行气管插管的患者应选择适宜管径的气管导管型号。对两周内不能撤除人工气道的患者，宜尽早选择气管切开。应制订和开展呼吸机相关性肺炎防控知识技能培训，培训内容应包括无菌操作技术、标准预防、气道管理、气道分泌物清理等内容。

4. 气道相关操作应严格遵守无菌技术操作规程。如进行气管切开，应保持最大无菌屏障，充分消毒切口及周围皮肤，切开部位应保持清洁干燥。

5. 使用呼吸机的患者应每天评估呼吸机及气管插管的必要性，尽早脱机或拔管。无禁忌证者应将患者头胸部抬高 30°~45°，并协助患者翻身拍背及震动排痰。每 6~8 小时进行口腔护理。呼吸机外管路应一人一用一消毒，湿化瓶在使用状态中应每日消毒。呼吸机管路湿化液应使用无菌水。冷凝水收集瓶应处于整个管路系统的最低位置以防止返流。

## 六、医院感染监测

ICU应常规开展医院感染病例监测,定期对医院感染发生率、感染部位构成比以及病原微生物的构成进行统计分析,及时调查和分析异常监测数据,根据危险因素和存在的问题,及时采取防控措施。应开展细菌耐药性和多重耐药菌监测,对耐甲氧西林金黄色葡萄球菌、耐万古霉素肠球菌、产超广谱β-内酰胺酶细菌、耐碳青霉烯类抗菌药物肠杆菌科细菌、耐碳青霉烯类抗菌药物鲍曼不动杆菌、多重耐药/泛耐药铜绿假单胞菌和多重耐药结核分枝杆菌等ICU常见多重耐药菌进行监测,定期对监测结果进行统计分析。发现聚集性感染、阶段性流行或疑似暴发时应立即实施有效控制措施,将其控制在早发阶段,避免造成严重的多重耐药菌医院感染暴发事件。

ICU应积极开展目标性监测,对血管导管相关感染、呼吸机相关性肺炎、导尿管相关尿路感染等ICU重点感染进行监测,定期分析其发生率及危险因素,针对危险因素和现实问题,改进防控措施,树立"零容忍"的理念,促进防控质量持续改进。

ICU应每季度对物体表面和医务人员手进行环境卫生学消毒效果监测。当环境布局发生新建或改建,ICU病室环境的消毒方法发生改变以及怀疑医院感染暴发与环境因素相关时应随时进行监测,及时采取措施,控制感染源,切断传播途径。

临床医生应了解本病区医院感染监测数据,了解引发本病区医院感染的常见病原微生物及对各类抗菌药物的耐药率,作为指导其经验用药的重要依据。提高抗菌药物使用前病原学检测送检率,根据药物敏感试验结果有针对性地选择抗菌药物进行治疗。

随着信息化与医疗机构管理的全方面深度融合,医院信息系统在医院感染管理中的作用越来越突出。可鼓励ICU运用信息化手段建立医院感染监测信息系统,积极开展对医院感染的预警和报警机制的研究,将医院感染预防和控制关口前移,特别是利用较新的信息化管理手段将医院感染防控措施融入ICU诊疗日常,促进防控的整体化、流程化,降低医院感染发病率,提高ICU诊疗质量。

## 七、医院感染暴发处置

ICU医院感染暴发因患者病情危重、机体防御能力弱和诊疗活动频繁等方面的因素,能够对医疗机构和患者安全形成更为严重的威胁。研究显示,我国ICU医院感染暴发更多以耐甲氧西林金黄色葡萄球菌、鲍曼不动杆菌和铜绿假单胞菌为主要致病菌,以接触传播为主要传播途径,具有感染溯源困难、监测手段落后、暴发风险点多的特点。

ICU医务人员应具备对医院感染暴发的早期识别的能力,特别是对呼吸道传染性疾病应具有较高的敏感性。ICU管理者应结合WS/T 524—2016《医院感染暴发控制指南》制定ICU医院感染暴发处置及上报制度。

医院感染暴发的控制应遵循"边救治、边调查、边控制、妥善处置"的基本原则,及时准确地完成流行病学调查、环境卫生学检测、病原学检测等前期工作,并根据所获得的一切信息分析推断可能的感染源和感染途径,及时有效控制医院感染暴发。

医院感染暴发的终末消毒及其消毒方法和标准应满足 WS/T 367—2012《医疗机构消毒技术规范》中的相关要求。

（王力红　王允琮）

# 第三节　产房医院感染预防与控制

产房是孕产妇阴道分娩时进行医疗观察和处理的区域。按照各区域的使用功能,产房可以划分为工作区域和辅助区域。工作区域包括孕产妇接收区、待产室、分娩室、办公室、治疗室、无菌物品存放室、刷手区等。辅助区域包括更衣室、值班室、浴室等。产房一般情况下位于产科内,归产科进行统一管理;产房独立成科的情况较少,主要集中于妇产专科医院。产房在我国部分医院,与国外某些国家如德国等的叫法相同,又称为分娩室或分娩中心(birthing center)。虽然命名不同,但两者的实际区域划分和功能没有区别。妊娠期妇女由于激素分泌等多种原因,造成细胞免疫功能减弱,然而分娩过程中产生大量的血液、体液,容易成为细菌的繁殖地,则极易引起孕产妇感染,医务人员频繁接触孕产妇体液、血液,同时也增加了医务人员职业暴露及发生潜在感染的危险性。感染目前已成为孕产妇患病的重要原因,甚至成为孕产妇院内死亡的根本原因,而其他原因导致的死亡中也约有三分之一存在感染。2017 年由世界卫生组织牵头的全球孕产妇败血症研究项目对 52 个国家的 2 800 多名孕产妇进行的一项前瞻性队列研究结果显示,每 10 000 例活产中有 704 例疑似或确诊孕产妇感染。因此,产房属于医院的高危科室,属于医院感染重点监测与管理的部门之一。产房医院感染管理工作质量的好坏,直接影响到产妇及新生儿的健康。

## 一、环境管理

### (一)建筑布局

产房内主要涉及孕产妇和新生儿,考虑到可能发生的不同风险,产房最好能与产科病房、新生儿科和产科手术室的区域邻近,产房或新生儿一旦发生危险,可以及时转运至有条件的产科手术室或新生儿科进行救治。分娩室的面积每间应不小于 25m²,宜放置单张产床。面积过小,不利于医务人员操作和必要设备设施的放置。如果在分娩室内放置多张产床时,每张产床使用面积应不小于 20m²,两张产床之间的距离至少相差 1m,并设置隔挡,隔挡高度至少应为 1.8m,隔挡的材质应便于擦拭和清洁与消毒。分娩过程中孕产妇有部分身体暴露,分娩室的温湿度要适宜,使医务人员、孕产妇和新生儿既不感觉寒冷,又不会感觉燥热,因此温度宜维持在 24~28℃之间,相对湿度在 30%~60% 之间。产房内无菌物品的存放室温度应低于 24℃,相对湿度低于 70%,不利于细菌生长,避免污染物品。待产室、分娩室和办公室等工作区域设计,宜有窗户,可以自然通风,自然采光良好。建筑受限,无法自然通风时,工作区域还可安装空气净化消毒装置的集中空调通风系统、空气洁净技术、空气消毒器、紫外线灯等。无法自然通风的分娩室建议安装可全新风运行的空调系统；待产室和淋浴室的相关房间也应配置空调系统。

产房内用于空气传播的隔离房间应满足洁污分明的要求,在清洁区和污染区之间设置缓冲区；空气净化最好采用负压技术,并且为独立的新风空调系统,以防止空气扩散感染。隔离待产和隔离分娩用房可兼用。房间内还应配备独立的卫生间,卫生间也宜处于负压状态,这样不会产生空气逆流,有效避免交叉污染。

### (二) 设备设施

产房中配置的医疗设备应满足基本医疗观察和处理的需求,包括但不限于胎心监护仪、治疗车、婴儿电子体重秤、婴儿复苏装置、新生儿辐射抢救台和心电监护仪等。医疗设备应一人一用一清洁消毒后备用。助产设施也应一人一用一清洁消毒。待产室和分娩室中的床单位应保持清洁,定期消毒。产房中的洗手与卫生手消毒设施设置位置应方便医务人员使用；采用非手触式水龙头开关；应配备干手用品或设施；手消毒剂应采用一次性包装。产房内设置的刷手区,刷手区位置应邻近分娩室,刷手区的水龙头应为非手触式水龙头开关。配备的洗手液的容器宜为一次性使用；重复使用的洗手液容器应定期清洁与消毒；洗手液发生浑浊或变色等变质情况时及时更换,并清洁、消毒容器。使用的肥皂应保持清洁与干燥。外科手消毒设施还应符合2019年国家卫生行业标准 WS/T 313—2019《医务人员手卫生规范》的要求。待产室和分娩室最好采用自动门,分娩室内不设地漏。产房内的墙壁、天花板、地面无裂隙,表面光滑、易清洗、耐腐蚀、抗撞击,墙面和地面的转角全部处理成圆弧过渡,有利于清洁和消毒。

## 二、人员管理

### (一) 工作人员

产房内的所有工作人员应掌握与自己岗位相适应的感染防控知识和技能,根据操作风险正确选择并使用个人防护用品,包括医用外科口罩、防水围裙、隔离衣、护目镜或防护面罩、防护服等,树立严格的无菌观念,认真执行各项技术操作规程和质量标准,落实感染防控措施。产房还应根据当地防控要求,做好工作人员的健康监测属地化管理。工作人员应及时报告自己的异常健康状况,患有呼吸道感染、腹泻等感染性疾病的工作人员应暂停临床工作,避免直接接触孕产妇和新生儿,待症状缓解并排除传染性疾病或传染病治愈后,工作人员方可恢复临床工作。护理多重耐药菌感染或定植等隔离的孕产妇时,工作人员应相对固定。医务人员应严格执行陪产管理制度,向孕产妇和陪产者宣讲医院感染预防和控制的相关规定。对孕产妇应开展传染病症状监测和传染病(艾滋病、梅毒、乙型肝炎及其他重点传染病)的筛查,对筛查出现异常结果时,及时启动应急预案。在标准预防的基础上,根据孕产妇感染性疾病的特点和操作风险工作人员采取规范防护。一旦发生医务人员职业暴露,应立即按规定处理和上报。

### (二) 陪产人员

产房应根据当地防控要求,对孕产妇陪产人员做好健康监测属地化管理,一旦发现异常,应及时终止陪产。正常的陪产人员应严格遵守产房的陪产管理制度。患有呼吸道感染、腹泻等感染性疾病的人员不应陪产孕产妇。患有甲类传染病或按甲类传染病管理的孕产妇不应安排陪产人员。

## 三、物品管理

产房应配置数量充足、方便取用的医疗、卫生用品。物品的使用应符合 WS/T 367—2012《医疗机构消毒技术规范》和 WS 310.2—2016《医院消毒供应中心 第 2 部分：清洗消毒及灭菌技术操作规范》的要求。对于一次性使用的医疗、卫生用品应在有效期内一次性使用，不得重复使用。对于重复使用的诊疗器械、器具或物品应遵循 WS 310.1—2016《医院消毒供应中心 第 1 部分：管理规范》、WS 310.2—2016《医院消毒供应中心 第 2 部分：清洗消毒及灭菌技术操作规范》、WS 310.3—2016《医院消毒供应中心 第 3 部分：清洗消毒及灭菌效果监测标准》的要求进行清洗、消毒或灭菌。产房应配置专门的储物柜或储物架放置清洗消毒或灭菌后的诊疗器械、器具或物品。对于清洁的物品、消毒后的物品与灭菌后的物品应相对分开放置，分柜、分架或分层放置。消毒产品包括消毒剂或消毒装置的选择和使用应遵循消毒产品使用说明书，并符合国家的相关规定。孕产妇、新生儿的个人生活用品应专人专用，治疗和护理用品应一人一用一消毒或灭菌。

## 四、医院感染预防与控制

### （一）基本要求

产房空气净化的管理应遵循国家卫生行业标准 WS/T 368—2012《医院空气净化管理规范》的要求，空气中的细菌菌落总数小于等于 4CFU/（15min·直径 9cm 平皿）。工作区域的环境物体表面应保持清洁、干净、干燥，遇污染应及时进行清洁与消毒。清洁与消毒的方法应遵循先清洁再消毒的原则，符合 WS/T 512—2016《医疗机构环境表面清洁与消毒管理规范》和 WS/T 367—2012《医疗机构消毒技术规范》的要求。产床应一人一用一清洁消毒，直接接触母婴的用品（包括瑜伽球）均应一人一用一清洁消毒。隔挡要定期进行清洁消毒，遇可见污染时应及时清洁消毒。产房工作人员手卫生应严格执行 WS/T 313—2019《医务人员手卫生规范》的要求，并应定期进行工作人员手卫生依从性的监测与反馈。产房工作人员刷手服宜一天一换一清洗，遇污染时及时更换。产房专用鞋应能遮盖足面，保持清洁干燥；每天应清洁或消毒，遇污染及时更换。产房中实施的麻醉操作，如硬膜外麻醉应严格遵循无菌操作原则。对新生儿进行脐静脉插管等血管导管相关操作时应符合国家《血管导管相关感染预防与控制指南（2021 版）》的要求，脐动脉导管放置时间不宜超过 5d，脐静脉导管放置时间不宜超过 14d，不需要时应当及时拔除；插管前应当清洁、消毒脐部；不宜在脐血管导管局部使用抗菌软膏或乳剂；在发生血管导管相关血流感染、血管关闭不全、血栓时，应当拔除导管，不应当更换导管。只有导管发生故障时才更换导管。使用低剂量肝素持续输入脐动脉导管以维持其通畅。疑似或确诊多重耐药菌感染的孕产妇，母乳喂养前产妇应严格进行手卫生和相应的隔离措施。产房的工作人员应告知新生儿接收单位。可疑新生儿因为在子宫内感染时,应对产妇进行病原学检测。

**（二）阴道检查与宫腔操作的要求**

医务人员对孕产妇进行阴道检查前应洗手或执行卫生手消毒,戴无菌手套。对孕产妇采取人工破膜及宫腔填塞、接产、手取胎盘、产后刮宫等宫腔操作前,医务人员应严格执行外科手消毒,穿无菌手术衣,戴无菌手套;无菌手术衣应一人一用一换,摘手套,进行手卫生;宜使用防渗透无菌手术衣,手术衣不能防水时宜在外科手消毒前穿防水围裙。无菌手术衣和防水围裙应一人一用一换。

**（三）新生儿医院感染预防与控制**

产房中新生儿使用的被服、衣物等应保持清洁,污染后应及时更换。断脐用器械应仅用于断脐,不可混用于其他操作。对于接触新生儿皮肤、黏膜的器械、器具及物品应一人一用一清洁消毒或灭菌。用于新生儿的吸耳球、吸痰管、气管插管导管等应一次性使用。新生儿辐射台、吸引器、吸引瓶及吸引管等可重复使用的设备,每次使用后均应清洁后消毒或灭菌。

**（四）隔离待产和隔离分娩的要求**

对疑似或确诊的传染性疾病以及多重耐药菌感染或定植的孕产妇应根据其传播途径,在标准预防的基础上,做好隔离待产和隔离分娩。产房内设置的隔离标识应清晰明显。用于隔离待产的房间,应配置医用外科口罩、医用防护口罩、清洁手套、无菌手套、隔离衣等个人防护用品。用于隔离分娩的房间,应配置医用外科口罩、医用防护口罩、无菌手套、隔离衣、一次性防水围裙、护目镜/防护面屏、防水鞋套、防护服等个人防护用品。用于隔离房间内的设备设施应仅用于本房间,不可交叉在其他房间使用。孕产妇的隔离及医护人员的防护措施应根据传播途径执行国家卫生行业标准 WS/T 311—2023《医院隔离技术标准》和 WS/T 511—2016《经空气传播疾病医院感染预防与控制规范》的要求。所用物品做好标识单独处理。孕产妇离开房间后,应对房间严格进行终末消毒。

## 五、医疗废物的管理与处置

产房对医疗废物的管理应遵循《医疗废物管理条例》和相关配套文件的要求。隔离管理的孕产妇产生的医疗废物应当使用双层包装物,采用鹅颈结式封口,分层封扎并及时密封。甲类传染病或按甲类传染病管理的孕产妇产生的所有废物均属于医疗废物。包装袋外做好标识并做好交接登记。分娩的 16 周胎龄以下或重量不足 500g 的胚胎组织等应按病理性医疗废物管理。产妇正常分娩的胎盘应归产妇所有。确诊、疑似传染病产妇或携带传染病病原体的产妇的胎盘应使用双层医疗废物包装袋盛装,按照病理性废物处置。

## 六、家庭式产房

随着人们生活水平的提高,对就医环境的需求也在不断提高,家庭式产房的出现,越来越受到大众群体的欢迎。为保障医疗质量,保证患者安全,家庭式产房的医院感染预防与控制工作也不容忽视。家庭式产房医院感染防控的具体要求主要包括：家庭式产房宜设于产房的一侧。房间内的分区应相对独立，宜划分为临床诊疗区、临床辅助区和家庭区，可以采用彩色线条贴地面进行划分，或放置设备设施相对分区。临床诊疗区应至少放置多功能病床，即可转换为产床的病床。便捷的非手触式洗手装置宜设置在临床诊疗区或临床辅助区。家庭式产房内的面积宜不小于 28m²，内设独立的卫生间（含沐浴房）。多功能产床床尾距墙的距离应不小于 1.2m，床两侧预留的空间应不少于 1.5m。家庭式产房内温度宜维持在 24~28℃之间，相对湿度在 30%~60% 之间。房间内应配备方便取用的速干手消毒剂。生活设施、装饰装修应便于清洁消毒。新生儿沐浴用品应新生儿专用。重复使用的被服和衣物应清洁消毒后使用，处置应符合国家卫生行业标准 WS/T 508—2016《医院医用织物洗涤消毒技术规范》的要求，新生儿的医用织物应专机洗涤、消毒，不应与其他医用织物混洗。家庭式产房应增设家属卫生通过，并应与其他区域分隔。孕产妇离开后应对家庭式产房的房间进行终末消毒。

（张 宇）

# 第四节　母婴同室医院感染预防与控制

20 世纪 90 年代初，世界卫生组织和联合国儿童基金会提出改革传统母婴分室制度，母婴同室在我国大部分医院得到实施。母婴同室不仅有利于母亲身体健康，也有利于婴儿生长发育，但由母亲陪伴新出生婴儿，母婴 24h 同住一室，家长缺乏观察、护理经验，且新生儿病情变化快，无任何行为和语言能力，不可预见性不安全因素多；且由于产妇及婴儿此时处于特殊生理阶段，机体抵抗力低下，人员流动等诸多因素易造成室内环境污染及病原微生物传播，医院感染发生风险高。因此，母婴同室是医院感染管理重点科室，加强母婴同室医院感染预防与控制极为重要。

近年来，我国政府对计划生育政策进行调整，2022 年 4 月 27 日国务院办公厅印发《"十四五"国民健康规划》，提出优化生育服务与保障，实施三孩生育政策，完善相关配套支持措施。随着政策实施，各级助产机构分娩量增加，高危孕产妇数量随之增多，母婴管理压力增大。因此如何加强协作，规范管理母婴同室，有效预防和控制母婴同室医院感染发生愈发重要。

## 一、母婴同室医院感染风险识别

医院感染风险是指患者在医疗机构获得感染的可能性及严重性。2019 年国家卫生健康委员会发布《关于进一步加强医疗机构感染预防与控制工作的通知》（国卫办医函〔2019〕480 号），要求各级各类医疗机构履行主体责任，认真学习贯彻《医疗机构感染预防与控制基本制度（试行）》，基本制度第四项是"感控风险评估制度"，要求医疗机构及其科室和部门应当根据所开展诊疗活动特点，定期开展感染防控风险评估。风险评估包括风险识别、风险分析和风险评价的全过程,风险评估的第一个环节就是风险识别,即发现、确认和描述风险的过程。2022年国家卫生健康委员会印发《三级医院评审标准(2022年版)》,要求医疗机构加强重点部门、重点环节、重点人群与高危险因素监测,控制并降低医院感染风险;定期开展风险评估并持续改进诊疗流程。

为降低母婴同室医院感染管理分析,根据全面质量管理理论,从"人""机""料""法""环""测"六个方面分析识别母婴同室医院感染风险因素。

## (一) 人

1. 产妇

(1)皮肤黏膜完整性受损:会阴侧切、剖宫产等有创操作或手术导致皮肤黏膜损伤。

(2)皮肤清洁程度:"坐月子"等传统习惯可能导致皮肤清洁状况欠佳。

(3)特殊生理时期生理、心理变化可能导致免疫力下降。

(4)是否留置尿管等侵入性操作。

(5)是否合并基础疾病。

2. 新生儿

(1)器官发育不完善,体温调节功能、消化道功能弱。

(2)自身免疫系统发育、皮肤及其他天然屏障功能不完善。

3. 医护人员

(1)人员资质、工作经验、专业水平。

(2)对手卫生、无菌操作、清洁消毒、隔离、防护等基本感染防控措施的认知和落实。

4. 保洁等第三方人员

(1)文化程度、培训学习情况。

(2)责任心。

(3)清洁消毒、手卫生、隔离防护等基本感染防控措施的认知和落实。

5. 职能管理人员

(1)专业素养、工作经验和态度。

(2)监督指导频次与管理力度。

(3)相关问题沟通和协调能力。

## (二) 机

1. 注射泵、输液泵、暖箱、监护仪等诊疗设备。

2. 喉镜、简易呼吸器、除颤仪等抢救设备。

3. 婴儿秤、新生儿洗浴设施等新生儿专用设备。

4. 会阴冲洗设施。

5. 负压吸引装置。

6. 听诊器、血压计、体温计等一般诊疗用品。

7. 空调通风设施。

8. 空气消毒或净化设备。

9. 手卫生设施。

## （三）料

1. 会阴护理包、脐带护理包、换药包、吸痰管、吸氧管、气管插管等无菌物品。

2. 消毒剂。

3. 速干手消毒剂、洗手液、干手纸等手卫生用品。

4. 封管液、静脉治疗药物。

5. 新生儿洗浴用品。

6. 卫生湿巾、抹布、地巾等清洁工具。

7. 个人防护用品如口罩、工作帽、隔离衣、护目镜或防护面屏等。

## （四）法

1. 科室医院感染管理组织及职责。

2. 岗位职责。

3. 母婴同室医院感染管理制度：结合本科室诊疗特点及实际情况制定。

(1) 清洁消毒制度。

(2) 多重耐药菌监测与防控制度。

(3) 抗菌药物使用及病原学送检制度等。

4. 操作流程。

(1) 清洁消毒流程。

(2) 清洁/消毒效果监测流程。

(3) 手卫生流程。

(4) 防护用品穿、脱流程。

(5) 进出隔离病室流程。

(6) 发现传染病相关风险人员时应急处置流程。

## （五）环

1. 病区布局　不同区域设置，如工作区、生活区、清洁区、污染区等。

2. 病室设置　设置普通病室、隔离病室。

3. 空气与通风　采取何种通风方式，通风系统能否正常工作，空气卫生学检测是否达标。

4. 环境卫生要求　符合 GB 15982—2012《医院消毒卫生标准》中 Ⅲ 类环境的卫生要求。

5. 不同设施用品卫生状况。

6. 新生儿洗浴间。

## （六）测

1. 医院感染监测。

2. 多重耐药菌监测。

3. 手术部位感染监测。

4. 器械相关感染监测。

5. 抗菌药物使用监测。

6. 病原学监测。

7. 环境卫生学监测。

8. 手卫生监测。

## 二、母婴同室医院感染管理

### （一）医院感染风险评估

母婴同室应定期开展医院感染风险评估,至少每年一次;如发生重大改变应及时评估。2021年国家卫生健康委妇幼司印发《妇幼保健机构医院感染预防与控制评估量表(试行)》(国卫妇幼妇卫便函〔2021〕29号),可参照此量表内容并结合本机构母婴同室实际情况开展感染防控风险评估,评估内容可包括科室医院感染管理架构、医院感染制度流程、感控措施落实、预检分诊、住院病区管理、医院感染预防与控制知识培训与考核、应急预案演练、医务人员职业安全防护、疫苗注射、健康监测等。

### （二）医院感染管理组织体系

1. 建立健全科室医院感染管理体系,成立科室医院感染管理小组,明确职责并实际开展工作。

组成以科室负责人、护士长、兼职感染防控医生、兼职感控护士及其他相关骨干为成员的医院感染管理小组,明确小组职责并有效开展工作;根据职业类别、工作特点及承担主要工作内容,明确各岗位人员在医院感染防控中应承担职责和应具备的核心能力。

2. 根据诊疗特点制定本机构母婴同室医院感染管理制度并落实。

3. 根据实际情况制定标准化操作流程,培训到位并有效执行。

### （三）母婴同室环境与设施要求

1. GB 51039—2014《综合医院建筑设计规范》要求,母婴同室应增设家属卫生通过,并应与其他区域分隔。洗婴池水龙头离地面高度宜为1.2m,并应有防止蒸汽窜入其他房间的措施。

2. 母婴同室病房内每张产妇床位使用面积不应少于$6m^2$,每名婴儿应有一张床位,占地面积不应少于$2m^2$。每个房间一般不超过3组母婴床位。

3. 根据收治患者不同情况分别安置于普通病室或隔离病室,明确收治原则。母婴同室期间,母亲或新生儿患传染病需要隔离时,应将母婴共同进行隔离治疗。

4. 配备空调通风设施,必要时配备空气消毒设备。

5. 配备新生儿洗浴设施,具备良好的保温、通风条件。

6. 配备便捷的手卫生设施。

7. 根据临床工作需要设置新生儿暖箱等。

### (四) 母婴同室医院感染防控具体措施

1. 母婴同室各项操作,包括预防接种、抽血、置管、新生儿疾病筛查等,均应严格遵守无菌操作原则,认真落实手卫生措施;皮肤化脓及有其他传染性风险疾病的工作人员,应暂时停止与婴儿接触;遇有医院感染流行时,应严格执行隔离制度,采取分组护理等措施。

2. 保持环境清洁,空气清新,室内定时通风换气,必要时进行空气消毒;病室整洁,无肉眼可见污渍、灰尘;地面湿式清扫,遇污染立即消毒。卫生洁具分室使用,用后清洗消毒后干燥备用。

3. 病床湿式清扫,一床一巾;床头柜等物体表面至少每天清洁一次,一桌一抹布,用后消毒;暖箱、室内用品、母婴床、家具等物体表面每日用清水擦拭,遇污染随时消毒。

4. 产妇哺乳前应洗手、清洁乳头;哺乳用具一婴一用一消毒;隔离婴儿用具应单独使用,使用后采取适宜的方法规范消毒。

5. 婴儿生活及治疗用品等应一婴一用,避免交叉使用;新生儿被服等物品应消毒或灭菌处理。

6. 严格探视和陪住管理。确需陪护者宜安排1名固定陪护人员。严格管理进入母婴同室的人员,确无异常者方可进入。

7. 母婴出院后,其床单位、暖箱等,应彻底清洁消毒。

### (五) 新生儿沐浴管理

1. 新生儿身体情况允许时每日沐浴;制定新生儿沐浴操作流程,流程应符合医院感染管理的要求。

2. 室温保持 24~28℃,相对湿度 50%~60%,保持空气清新,注意通风。

3. 加强沐浴室环境清洁,无肉眼可见污渍、霉斑等;每日洗澡结束后及时整理用物,清洁地面、水池,必要时可行空气消毒。

4. 护理人员给婴儿洗澡前,应洗手、戴防水围裙。

5. 新生儿沐浴水温以 38~40℃为宜。沐浴时先洗脸部、头部、上半身、再洗下半身,并注意观察全身情况。注意保护眼睛、耳朵,勿将水灌入耳鼻及口腔内,防止发生中耳炎及吸入性肺炎。

6. 新生儿沐浴用品应一用一消毒,或使用一次性用品,禁止交叉使用。

7. 新生儿沐浴时使用的防水围裙及防水袖套至少每日消毒;拆褓及包褓要严格分台,台布一用一换;磅秤上铺垫巾一婴一用一换;重复使用的垫巾等物品使用后清洗消毒。

### (六) 注意事项

1. 认真落实感染防控措施,加强病区管理、人员管理、健康监测等。根据孕产妇情况及相关文件要求进行病原学检测,根据疾病传播途径采取相应的隔离预防措施,必要时在具有隔离条件的分娩室、手术室诊疗或进行抗微生物用药及预防性治疗。

2. 环境表面不宜采用高水平消毒剂进行日常消毒。使用中的新生儿床和暖箱内表面日常清洁应以清水为主,不应使用任何消毒剂。

3. 有人的情况下不应使用紫外线照射、臭氧消毒器和化学消毒剂喷雾消毒。

4. 所有医疗仪器设备、器械、护理用品等应是一婴一用一消毒或灭菌。体温表母婴分开使用;止血带一人一用一消毒;使用中的氧气湿化瓶每日消毒,湿化用水应用无菌水,每日更换;吸痰管一婴一用一灭菌。

5. 新生儿使用的被服、衣物、尿布(最好使用纸尿裤)和浴巾等物品,须经过消毒处理。

6. 新生儿使用的眼药水、扑粉、油膏、沐浴液、浴巾、治疗用品等应专用,不得混用。如患有眼疾,左、右眼使用的滴眼液应分开,防止交叉感染。

7. 配奶间应保持清洁,设施、物体表面可擦拭消毒,每周彻底清洁、消毒,如使用化学消毒剂,需要等达到作用时间再用清水擦拭,消除消毒剂残留。奶瓶、奶嘴等一用一消毒。

8. 母婴一方患有感染性疾病时,均应及时与其他正常母婴隔离。如产妇发生急性呼吸道感染、病毒性肝炎、单纯疱疹、肺结核、水痘、风疹、化脓性感染、沙门菌感染等,与其他母婴隔离并暂停哺乳,以防感染扩散。工作人员进入母婴隔离室,应穿戴隔离衣、工作帽、医用外科口罩,必要时可穿戴医用防护服、医用防护口罩。

9. 产妇及新生儿出院后,床单位或病室应彻底清洁消毒后方可收治其他人员。

(刘 坤)

# 第五节　新生儿病房医院感染预防与控制

## 一、概述

新生儿(newborn)是指从出生脐带结扎至生后 28d 内的婴儿。根据胎龄、体重等的不同可分为以下几类。

### (一) 根据胎龄分类

1. 早产儿　胎龄不满 37 周。
2. 足月儿　胎龄 37 周到不满 42 周,为正常儿。
3. 过期儿　胎龄满 42 周及以上。

### (二) 根据体重分类

1. 低出生体重儿出生体重<2 500g。
　极低出生体重儿出生体重<1 500g。
　超低出生体重儿出生体重<1 000g。
2. 正常体重儿　出生体重 2 500~3 999g。
3. 巨大儿　出生体重≥4 000g。

### (三) 根据体重与胎龄关系分类

1. 小于胎龄儿　出生体重在同胎龄体重第 10 个百分位数以下。

2. 适于胎龄儿 出生体重在同胎龄体重第 10~90 个百分位数之间。

3. 大于胎龄儿 出生体重在同胎龄体重第 90 个百分位数以上。

### （四）根据出生后周龄分类

1. 早期新生儿 指生后 7d 以内的新生儿。

2. 晚期新生儿 指生后第二周至第四周末的新生儿。

新生儿出生后足月,体重正常,适于胎龄,无异常情况为正常儿。否则,有各种异常,如低体重儿、早产儿或有疾病等均为高危儿。

### （五）高危新生儿

高危新生儿(highrisk infant)是指已发生或有可能发生危重疾病而需要特殊监护的新生儿。

## 二、新生儿病房医院感染的特点

新生儿病房收治的多是病情危重、体重极低、发育不全和营养不良的新生儿,对外界环境的适应能力差,容易受病原菌侵袭,是医院感染的高危人群。近年来,我国不同省市、不同级别的医院,发生了多起新生儿医院感染暴发事件,造成了新生儿的死亡。新生儿病房医院感染不但给医院造成了恶劣的社会影响,而且还造成了家庭的悲剧。因此,要加强新生儿病房的管理,通过有效实施感染防控措施,避免医院感染暴发事件的发生。

### （一）新生儿医院感染现状

近年来,医院感染管理越来越受到重视。各级医疗机构在做好全面监测的同时,针对新生儿病房的特点,普遍开展了目标性监测,不断加强了意识,提高了管理水平,国内医院感染发生率在 4.5%~11.4%。不同级别的医院,不同的地区,收治新生儿来源的不同,其医院感染率差异也较大。

根据首都儿科研究所 2017—2019 年的监测,共收治新生儿 5 408 例,其中有 125 例发生医院感染,感染率为 2.31%。主要感染部位:呼吸道感染占 33.07%,其中上呼吸道感染占 3.15%,下呼吸道感染占 29.92%。血液感染占 22.05%,胃肠道感染占 13.39%,VAP 占 4.72%,静脉导管感染占 3.94%,皮肤感染占 3.15%,口腔感染占 3.15%,其他感染占 13.6%。

引起新生儿医院感染的细菌以革兰氏阴性杆菌为主,如大肠埃希菌、肺炎克雷伯菌、变形杆菌、铜绿假单胞菌、不动杆菌属,其中多重耐药的鲍曼不动杆菌检出率逐年增加,应引起高度重视。鼠伤寒沙门菌及志贺菌属感染的暴发流行在新生儿病房也偶有发生。金黄色葡萄球菌、表皮葡萄球菌、凝固酶阴性葡萄球菌和肠球菌是医院内感染常见的革兰氏阳性球菌。真菌感染如念珠菌、曲霉菌和某些其他机会致病性真菌为二重感染的常见致病菌,多发生于应用抗菌药物和皮质激素的患者以及粒细胞减少患者。严重的侵袭性真菌病给临床治疗造成困难,使患儿死亡率增加。病毒也是新生儿医院内感染的重要病原体。常见的病毒性院内感染有呼吸道合胞病毒和副流感病毒所致的呼吸道感染、流行性感冒、风疹等。新生儿对鼻病毒最易感,柯萨奇病毒 B 组可引起新生儿感染并形成流行。由轮状病毒和诺如病毒所致的腹泻多发生于新生儿和儿童。单纯疱疹病毒、巨细胞病毒和水痘 - 带状疱疹病毒皆可在医院内形成流行。

### （二）新生儿感染的主要因素

1. 新生儿本身的因素　新生儿普遍易感，尤其是早产儿及低出生体重儿，其对感染的高度易感性主要是因为免疫功能发育不全。新生儿特别是早产儿，未成熟的皮肤屏障是细菌进入体内导致感染的一个重要途径。另外，吞噬细胞功能不足，所以其细胞内的杀毒作用减弱。免疫球蛋白系统不能通过胎盘，特别是分泌型 IgA 缺乏。新生儿易患呼吸道和肠道感染性疾病。

2. 医护人员因素　通过医务人员污染的手直接或间接接触传播是新生儿感染另一个重要途径。医务人员手上革兰氏阴性杆菌携带率为 20%~30%。由于空气很少传播革兰氏阴性菌。通过接触传播是很重要的途径。医护人员手卫生的依从性低、不严格执行洗手制度、缺乏合适的洗手设备、工作紧张没有时间洗手和对生物安全性的随意态度、共用擦手巾等均是院内感染的人为因素。

3. 侵入性操作因素　医院感染的发生与侵入性操作有很大关系。由于新生儿免疫功能相对低下。患病新生儿常常需要侵入性器械的使用，如气管插管、静脉插管、导尿、气管内插管，这些器械为微生物侵入机体提供了途径，增加了医院感染的危险性。

4. 医疗用品污染　使用的医疗器械和某些固定装置，如导管、插管、雾化器、暖箱、蓝光箱、治疗车、婴儿床、空调机，以及生活用品（如奶具、沐浴用具、包裹婴儿用物）等的污染均是发生感染的途径。

5. 抗菌药物的长期应用　对于新生儿出现的病症，医师们为了尽快控制疾病，往往在药物敏感试验结果出来之前就使用广谱抗菌药物，且疗程长、剂量大，容易造成正常菌群紊乱、耐药菌株增多、细菌变异和发生二重感染等，导致医院感染率上升。

6. 隔离措施不到位　由于病种不同，如肺炎、腹泻、败血症等，新生儿不能分室居住，不能做到分组护理。各种病原体高度集中，医源性交叉感染的机会增加，造成患儿病程迁延。如腹泻入院的新生患儿数天后出现呼吸道感染症状等，在临床上时有发生，甚至一个病室数人被交叉感染。

7. 环境因素　新生儿病房建筑布局建筑不合理，不符合医院感染的要求，没有形成相对独立的区域。由于医院条件所限，在患病高峰季节病室内加床，致使床距过小，室内人员过多。

8. 空气不洁净　空气污染是造成新生儿呼吸道感染的主要原因。新生儿病房的人员密集，尤其是秋冬季节，不能保证通风和足够的新风量，空气消毒设备配备不到位，造成空气污浊，给清洁消毒工作带来了一定困难。致使许多附着在尘埃和飞沫中的病原微生物随空气流动飞扬，而造成空气污染。

9. 医院感染措施落实不到位　医院感染防控是一个系统工程，医院感染防控的理念和思路是贯穿日常工作的各个环节。各级医疗机构按照各种规范的要求，都制定了许多相关的制度，但关键是落实不到位，尤其是在院感控制的细节上和隐患上，落实规章制度的依从性上，还有所差距。完全凭借医护人员的责任心和职业道德的约束是不够的，还要加强督促检查，促进各项制度的落实。

# 三、新生儿病房医院感染防控措施

## （一）布局流程

1. 新生儿病室的建筑布局应当符合医院感染预防与控制的有关规定，做到洁污区域分开，功能流程合理。新生儿病房应当设置在相对独立的区域，接近新生儿重症监护病房。分区明确设立非感染病室、感染新生儿室、治疗室、配奶室、沐浴室、处置室、工作人员更衣室、办公室和接待室等，流程合理。

2. 新生儿无陪护病室每床净使用面积不少于 $3m^2$，床间距不小于1m。有陪护病室应当一患一房，净使用面积不低于 $12m^2$。

## （二）加强管理

1. 建立科室感染管理小组　由科室主任、医院感染监控医师和护士长负责落实医院感染防控的各项要求。根据科室的具体情况确定相关制度，督促、培训、指导、实施有效的措施，控制医院感染的发生，保证医院感染监控网络的运行。开展感染管理质量定期与随机检查相结合，达到持续改进的目的。

2. 建立和完善各项规章制度如新生儿病房消毒隔离制度、新生儿室医院感染监测报告制度、目标监测制度、风险评估制度、探视制度、清洁消毒制度、医疗废物处理制度等。

3. 提高医务人员的自身素质　医务人员应本着对工作高度负责的态度，自觉遵守和执行医院的各项规章制度，各科室要认真落实医院感染管理措施，加强医院感染知识和管理制度的学习，并定期抽查考核，使医务人员自觉遵守各种无菌操作及消毒制度。一旦发现医院感染病例要及时组织医务人员研究和讨论。

4. 合理配备医务人员　新生儿病室应当根据床位设置配备足够数量的医师和护士，人员梯队结构合理。其中医师人数与床位数之比应当为0.3∶1以上，护士人数与床位数之比应当为0.6∶1以上。

5. 加强人员管理　工作人员出入新生儿病房必须着工作服，按要求佩戴口罩、帽子，根据工作需要合理使用防护用品。新生儿病室应当严格限制非工作人员进入，患感染性疾病者严禁入室。医务人员在诊疗过程中应当实施标准预防，并严格执行无菌操作技术。

6. 医疗用品的管理

(1)手术使用的医疗器械、器具及物品必须达到灭菌标准。

(2)一次性使用的医疗器械、器具应当符合国家有关规定，不得重复使用。

(3)呼吸机湿化瓶、氧气湿化瓶、吸痰瓶应当每日更换清洗消毒，呼吸机管路消毒按照有关规定执行。

(4)蓝光箱和暖箱应当每日清洁并更换湿化液。同一患儿长期连续使用暖箱和蓝光箱时，应当每周消毒一次，用后终末消毒。

(5)接触患儿皮肤、黏膜的器械、器具及物品应当一人一用一消毒。如雾化吸入器、面罩、氧气管、体温表、吸痰管等。

(6)患儿复用的奶瓶、奶嘴应一用一消毒或灭菌，一次性奶瓶、奶嘴不应重复使用。盛放奶瓶的容器每日必须清洁消毒；保存奶制品的冰箱要定期清洁与消毒。配奶间用具专用,应用后煮沸消毒或灭菌。

(7)新生儿使用的被服、衣物等应当保持清洁。新生儿一人一床,被单、床单、浴巾、小毛巾、枕套按规定换洗,污染后及时更换。患儿出院后床单位要进行终末消毒。

7. 手卫生管理　新生儿病室房间内至少设置1套洗手设施、干手设施或干手物品,洗手设施应当为非手触式。每位患儿床单位旁放手消毒剂,提高医务人员对洗手的依从性。医务人员在接触患儿前后均应当认真实施手卫生。诊疗和护理操作应当以先早产儿后足月儿、先非感染性患儿后感染性患儿的原则进行。接触血液、体液、分泌物、排泄物等操作时应当戴手套,操作结束后应当立即脱掉手套并洗手。手卫生检测菌落数 ≤10CFU/cm$^2$,无沙门菌检出。

8. 加强医疗废物的管理　按规定进行医疗废物的分类、收集标识醒目,由专人运送到指定地点,进行终末处理,避免环境污染。

### (三) 控制措施

1. 定时空气消毒,运用通风、紫外线消毒(应在无人状态下使用)、空气过滤技术、空气消毒机等。

2. 新生儿室应保持病房整洁,适宜温度为 24~26℃,相对湿度为 50%~55%。应当保持空气清新与流通,每日通风不少于 2 次,每次 15~30min。有条件者可使用空气净化设施、设备。每日用人机共处的空气消毒机消毒两次(应使用人机共处的空气消毒机),做好记录。

3. 医疗环境,室内的地面、家具、医疗器械(各种暖箱、新生儿床、监护仪、呼吸机等)、各种台面、治疗车、门把手、水龙头等每天清洁消毒 ≥2 次,高频接触的物体(如监护仪、呼吸机、输液泵等)表面根据污染情况增加消毒频次。被新生儿血液、体液、排泄物、分泌物等污染时,应随时清洁并消毒。做到一桌一巾,拖布专用,标识明确、分类清洗消毒。生活垃圾和医用垃圾分开放置。加强对陪护及探视工作的管理。

4. 感染患者和非感染患者应分室放置,同类感染相对集中。感染和有多重耐药菌感染的新生儿应当采取隔离措施并做标识。特殊感染患者应单独安置,传染病和可疑传染病要按传染病常规隔离,感染患儿的各类污染物品和排泄物严格按先消毒后排放的原则处理。发现特殊或不明原因感染患儿,要按照传染病管理有关规定实施单间隔离、专人护理,并采取相应消毒措施。所用物品优先选择一次性物品,非一次性物品必须一人一用一消毒或灭菌,不得交叉使用。

5. 严格执行各项无菌技术操作、规范使用诊疗物品及医疗器械。严格执行各项无菌操作规程,尤其是在护理使用呼吸机、静脉导管、尿路置管的患儿时,必须具有严格的无菌观念。

6. 合理使用抗菌药物。抗菌药物的不合理应用已成为医院管理部门和临床医师共同关注的问题。新生儿病房抗菌药物的使用率较高,因此尽量保持患儿体内正常的生态平衡,合理使用抗菌药物就显得尤为重要。在使用过程中一般不建议采用三联用药,尽可能不使用广谱抗菌药物,应结合临床治疗效果和药物敏感试验选用抗菌药物。长期使用抗菌药物,机体防御屏障的正常菌群遭到破坏,增加革兰氏阴性杆菌和真菌感染机会,故易发生肠炎、鹅口疮和尿布皮炎等。加强新生儿眼部、脐、臀、口腔等皮肤黏膜护理,有利于防止病原菌的生长繁殖和感染的发生。同时要加强细菌耐药的监测,及时向临床反馈监测结果,指导临床合理使用抗菌药物。

7. 做好生物监测。按要求监测物体表面(暖箱消毒前后、奶具、监护仪等)、工作人员的手、一次性物品,进行空气培养等,如发现不合格者,找出原因重新进行消毒处理,再次进行监测,直到合格为止。工作人员每年进行健康体检。患儿入院时建议对直肠、咽拭子细菌定植监测,住院过程中应每周监测直肠、咽拭子细菌定植情况,及时发现问题并采取有效措施。

综上所述,做好医院综合消毒管理工作是控制医院感染的重要措施,发现问题采取有效措施,积极解决,通过规范化、制度化和常规化等综合管理,才能有效地控制医院感染的发生。

(秦小平)

# 第六节　骨髓移植病房医院感染预防与控制

造血干细胞移植术越来越多地应用于临床,成为治疗恶性血液病、再生障碍性贫血以及某些实体瘤的有效方法之一。治疗过程中需要为患者进行根治剂量的放射治疗和/或化学治疗,最大限度地清除体内的异常细胞,同时抑制或摧毁整个免疫系统,再输入正常的造血干细胞并植活,以达到免疫系统重建和恢复。在患者的造血和免疫功能重建之前,患者处于极度免疫缺陷的状态,极易发生感染。并且患者通常需要进行各种侵入性操作、广泛应用抗菌药物,大多合并全身多脏器疾病,极易发生严重感染,尤其是器械相关感染和耐药菌感染。患者黏膜屏障极易受损,尤其是肠道黏膜和口腔黏膜受损引起正常菌群入血而发生内源性感染。因此,做好感染预防与控制是骨髓移植成功的关键因素之一,需要加强医院感染管理,骨髓移植病房是医院感染管理的重点部门之一。研究显示,手卫生依从性、口腔感染、肠道感染以及中心静脉血流感染和多重耐药菌感染是血液专科护理质量指标关注的重要三级指标,充分体现了医院感染管理在血液科并发症防控中的关键作用。

造血干细胞移植的患者有赖于全环境保护(total environmental protection,TEP)。TEP是指采取必要的措施,达到体内外环境的高度净化,从而预防和减少感染的发生,包括空间环境和人体环境的净化两个方面。空间环境指患者所处的整个外部生活空间,要求空间环境达到最佳净化。层流生物洁净病房(laminal air flow bio-clean room)的使用,能满足患者对空间环境净化的要求,对于减少和避免外源性微生物引起的感染,提高造血干细胞移植的成功率起到非常重要的作用。空气层流洁净病房一般分为百级(洁净度为 5 级)、千级(洁净度为 6 级)和万级(洁净度为 7 级)等。原国家卫生和计划生育委员会发布的《造血干细胞移植技术管理规范(2017 年版)》明确要求,开展造血干细胞移植治疗技术的科室要有 4 张以上百级层流病房床位,并配备相应仪器设备,即要求达到洁净度 5 级。同时,造血干细胞移植病房的工作人员、患者及患者所需物品的消毒应极为严格,才能维护层流洁净病房的净化环境。人体环境包括患者的体表环境与体内环境:凡是能够与空气直接接触的人体部位,如全身皮肤、指/趾、甲缝、毛发、眼、耳、鼻腔、口腔、咽部、呼吸道、肛周以及会阴部均属体表环境,是外源性微生物侵入机体的途径。体内环境包括消化系统、循环系统、各组织器官及浆膜腔等,是内源性感染的主要场所。因此要加强体表和体内相关病原体微生物的筛查、隔离,采取必要的黏膜和皮肤屏障保护,防止交叉感染的发生。文献报道 TEP 包括:①层流生物洁净病房应用;②患者体表的无菌化护理;③患者肠道净化;④医护人员自身净化;⑤系统的微生物监测。已有研究显示,对患者采取全环境保护措施,能够降低骨髓移植患者的感染率,缩短感染日数和住院时间。

# 一、空气层流洁净病房

空气层流洁净系统是环境保护的主要装置,其基本结构为高效过滤器(high efficiency particulate aerosol filter)。它能清除 99.97% 以上的大于 0.3μm 的尘粒和细菌,从而使空气中浮游的微生物控制在一定范围内,使患者处于基本无菌的生活空间。根据洁净手术部建筑技术规范的要求,洁净病房应自成一区,与其他血液科病房分开,完备的层流生物洁净病房应为单人间,仅供一位患者使用,分区包括 1 室、2 室、3 室和 4 室,采取上送下回的气流组织方式,不同室之间要做好分区保护。由于各医院移植病室的条件不同,其作用可以不同。4 室为百级层流洁净室,装有高效过滤器,作为患者居住,应配备独立的卫生间,应在包括病床在内的患者活动区域上方设置垂直单向流,送风面积不应小于 6m²,并采用两侧下回风的气流组织,使用水平单向流,患者活动区域应布置在气流上游,床头应在送风侧;3 室、2 室为过渡缓冲区域,可放置无菌物品、口服药超净台以及作为医护的工作区等;1 室为工作人员更衣区域,入口处应设置包括换鞋、更衣、卫生间和淋浴的医护人员通道。患者由专用通道进入,同时应设观察窗,并设置家属探视窗及对讲设备。各病房洁净系统采用独立双风机并联,互为备用,24 小时运行。送风采用调速装置,至少设两挡风速。患者活动或进行治疗时,工作区截面风速不低于 0.20m/s,患者休息时不低于 0.12m/s;冬季时的室内温度不宜低于 22℃,相对湿度不宜低于 45%,夏季室内温度不宜高于 27℃,相对湿度不宜高于 60%;噪声应小于 45dB(A);与相邻并相通房间保持 5Pa 的正压。层流生物洁净病房竣工后,应进行洁净度测试,且细菌培养合格才可使用。

## (一)层流生物洁净病房环境的日常维护

1. 人员管理 工作人员进入洁净室流程:工作人员在 1 室更换 2 室拖鞋,洗手后更换分身隔离服、戴口罩、帽子进入 2 室,更换 3 室拖鞋并用快速手消毒液消毒双手进入 3 室,进入 3 室后消毒双手,更换 4 室拖鞋、穿无菌隔离衣、戴无菌手套进入 4 室进行各项治疗和操作。

空气中的微生物大多附着在 0.5μm 灰尘粒子上,绝大多数细菌一般直径为 0.5~5μm,在空气中几乎全部黏附于尘埃上,形成 5~10μm 直径的生物性粒子而悬浮着;病毒颗粒极其微小,能穿过高效过滤器,黏附在尘埃粒子上从而在空气中传播。有研究报道,护理人员在室内走动、换衣、操作以及人员的增多,较大幅度的动作均可增加空气中微生物的含量,空气中的微生物灰尘增多,直接影响层流室的空间环境,而且造成气流紊乱,使层流生物洁净病房的洁净度下降。因此无特殊情况,应限制进入的工作人员人数,工作人员进入层流室操作动作要轻柔、幅度要小。

2. 空气管理

(1)定期检测室内风速度是否符合要求。每周对通风口及过滤网进行清洁消毒,可选用500mg/L 含氯消毒剂或 75% 乙醇溶液擦拭消毒。定期进行静态或动态空气检测。

(2)初效过滤器的消毒:可复用型初效过滤器,患者转出层流洁净室后,用 500mg/L 含氯消毒剂浸泡 30min,洗净晾干后以备下次使用。不可复用型初效过滤器,每位患者转出层流洁净室后重新更换。

(3)高效过滤器的检测:按 GB/T6165—1985《高效空气过滤器性能试验方法透过率和阻力》规定的方法检验,其透过率 ≤ 0.1%(即效率 ≥ 99.9%)或对粒径 ≥ 0.1μm 微粒的计数透过率 ≤ 0.001%(即效率 ≥ 99.999%)的过滤器为高效空气过滤器。高效过滤器使用粒子计数器检测,气流速度为 0.15~0.3m/s,当气流速度衰减后要同时检测层流室洁净度,影响洁净度等级时立即更换,未影响洁净度等级,则根据使用说明定期更换。

3. 环境管理 层流室内的高效过滤器能有效地洁净空气,但不能去除物体表面的微生物污染。所以层流生物洁净病房内要加强对墙面、地面、物品表面的清洁消毒,并随时清除室内的医疗废物及生活垃圾。

日常可选用 0.5% 氯己定溶液、500mg/L 含氯消毒剂或含有效成分的消毒湿巾擦拭消毒,不能耐受物品或区域可使用 75% 乙醇溶液擦拭消毒,针对不同病原体选择消毒剂种类并调整消毒剂浓度。洁净室内清洁消毒顺序为 4 室—3 室—2 室—1 室,4 室每日擦拭墙面、地面及物体表面至少 2 遍,3 室每日擦拭地面、医疗设备表面至少 2 遍,并随时保持环境整洁,医疗废物及生活垃圾及时规范处置。2 室及 1 室每日擦拭地面及各物体表面至少 2 次。

每日更换床单、被套、枕套、病员服,平时一旦污染及时更换。每个病室或区域有专用的擦拭毛巾、地巾和水桶等清洁工具,标记明确,不交叉使用,使用后的毛巾打包统一送高温灭菌处理。

4. 患者所用物品

(1)生活用物:所有物品须经过消毒灭菌后才能送进层流洁净室内。患者所有衣物、书籍、帽子、口罩等能耐受高温的物品均用高压蒸汽灭菌消毒。不能耐受高温的物品用 0.5% 氯己定溶液浸泡 30min 或环氧乙烷灭菌后方可进入 4 室。患者的饮食烹饪完毕后送入病房内,护士再使用微波炉高火加热 5min 后,给患者食用。水果类应清洗干净后去皮,煮熟后送入病房,微波炉高火加热 3min 即可食用。

(2)污染物品:医疗废物和生活垃圾随时更换,以确保洁净室内空气的清洁。

**(二)患者出洁净室后的终末消毒**

1. 物体表面清洁消毒 各室擦拭顺序依次为 4 室—3 室—2 室—1 室,室内擦拭顺序依次为屋顶—室内墙壁—室内摆放的物品及家具—地面。根据 WS/T 367—2012 的要求选用恰当的消毒剂和消毒方法。室内家具的柜门及抽屉均应打开,使消毒能够更充分。注意通风口及过滤网的清洗消毒。

2. 空气消毒 层流病房的空气消毒应遵循 GB 50333—2013、GB/T 35428—2017、GB 51039—2014 和 WS/T 368—2012 的要求,进行规范空气消毒后方可转入其他患者。

3. 呼吸道传染病患者出院、转院、转科或死亡后病室的终末消毒,遵循 GB 19193—2015 和 WS/T 397—2012 及相关要求。

## 二、患者的准备

### （一）患者进入洁净室前准备

患者进入无菌层流室前应进行药浴，脱掉全部衣物进入药浴室，护士检查患者皮肤和肛周情况，留取口腔、鼻腔、腋下皮肤、肛周等拭子标本，进行必要的耐药菌和相关病原体筛查。药浴的流程是从上到下、从前到后，用纱布蘸取皮肤消毒剂清洁皮肤一遍，淋浴至少 20min，淋浴时着重清洗脐周、外耳道、外阴及肛周。穿无菌病号服（先上衣后下衣），坐在用无菌单全部覆盖的轮椅上，穿无菌鞋套，双脚置于轮椅踏板，无菌单覆盖在患者身上，推进 3 室，然后褪去无菌单及鞋套，更换 4 室拖鞋，进入无菌层流室。入 4 室后再次更换无菌病号服。

### （二）患者入洁净室后护理

1. 口腔护理　应做好患者的口腔护理，降低口腔黏膜炎发生风险。对于轻度风险患者，应指导做好基础口腔护理，进食后和睡前使用软毛牙刷刷牙，宜用含氟牙膏，至少 2 次 /d。牙刷刷头向上放置储存，每月至少更换 1 次牙刷，使用不含乙醇的溶液漱口，如生理盐水或 3%~5% 碳酸氢钠溶液，至少 2 次 /d；使用漱口液（复方氯己定含漱液或碳酸氢钠液）时应先含漱，再鼓漱（腮帮子一鼓一缩，利用水拍击的力量使液体充分接触口腔黏膜），时间至少 1min，治疗期间禁用牙线和牙签。中度及高度风险患者的口腔黏膜炎防控，应在轻度风险预防措施的基础上进一步加强，具体可参考 T/CNAS 15 — 2020《放化疗相关口腔黏膜炎预防及护理》。

2. 眼睛护理　每日用左氧氟沙星滴眼液滴眼，以预防结膜炎、角膜炎。告知患者不得揉眼，防止将细菌带入眼内引起感染。

3. 鼻腔护理　每日两次使用氯霉素滴鼻液滴鼻，指导患者勿用手抠鼻子。

4. 肛周护理　由于肛周皮肤皱褶较多，容易藏污纳垢，因此应特别注意肛周皮肤的清洁。每日两次使用 0.005% 碘伏溶液坐浴 15~20min 后擦干；每次大便后上述碘伏溶液坐浴，使用专用盆，将开水凉成温水，水温为 39~41℃。

5. 皮肤护理　保持皮肤清洁干燥，注意观察有无瘀点瘀斑情况，每日用 0.5‰ 氯己定溶液全身擦浴（包括洗脸、洗手、擦身、泡脚）以防止皮肤感染，更换干净柔软的纯棉内衣裤，松紧适宜。每周更换一次无菌床单位，必要时随时更换。

6. 外阴护理　注意清洗外阴，男患者清洗时注意洗净包皮及冠状沟处分泌物。女患者清洗时注意洗净大小阴唇处分泌物。患者中性粒细胞绝对值 ≤ 0.5×10⁹/L，每日使用 0.5‰ 碘伏溶液冲洗外阴一次，女性月经期每日会阴冲洗两次。

7. 重视侵入性操作、多重耐药菌等感染防控措施的落实。传染病患者及其用物管理按照传染病管理的有关规定执行，采取相应的消毒隔离和处理。

### （三）药品的消毒

患者口服药及静脉输注药应在超净台内配制。

1. 超净台的日常维护　超净台内空气经过高效过滤器过滤，可除去 99.97% 直径 0.3μm

以上的微粒。每天在操作开始前,提前启动超净台和紫外线灯,30min后关闭紫外线灯,再用75%乙醇溶液擦拭层流洁净台顶部、两侧及台面,顺序为从上到下,从里向外;然后打开照明灯后方可进行摆药或配制药液。超净台内的操作台上尽量避免摆放过多的物品。避免液体物质溅入高效过滤器,高效过滤器一旦被弄湿,很容易产生破损及滋生霉菌。

2. **药品处理**  带有外包装的药品使用0.5%氯己定溶液浸泡消毒30min,也可使用含有效成分的消毒湿巾或75%乙醇溶液擦拭消毒,无法浸泡或擦拭的使用紫外线照射消毒30min,摆放到超净台。除去外包装,口服药放入提前浸泡在使用0.5%氯己定溶液消毒30min的药杯中备用。静脉输注药在超净台内规范配制,过程中注意无菌操作。

## 三、层流室内微生物的监测

《医院消毒卫生标准》规定医院Ⅰ、Ⅱ、Ⅲ级洁净用房(分别对应洁净度5级、洁净度6级和洁净度7级)的动态空气平均菌落数依次为 ≤30CFU/m³、≤150CFU/m³、≤450CFU/m³为合格标准。骨髓移植病房等Ⅰ类环境的静态空气平均菌落数应 ≤4CFU/(30min·皿)。

### (一)采样方法

目前国内医院大多使用平板暴露法(沉降法)进行静态空气环境的细菌学监测,但有研究表明真正造成医院感染的是日常操作过程中人员的活动、仪器的移动和运转等因素对病房的空气造成不同程度污染。因此我们可通过空气采样器法监测动态空气以进一步了解层流洁净病房的空气质量情况。

1. 平板暴露法

(1)布点方法:室内面积≤30m²,设内、中、外对角线3点,内、外点布点部位距墙壁1m处,室内面积>30m²,设4角及中央5点,4角的布点部位距墙壁1m处。

(2)采样方法:将普通营养琼脂平板(直径9cm)放在室内各采样点处,采样高度距离地面0.8~1.5m,采样时将平板盖打开,扣放于平板旁,暴露5min后盖上平皿盖及时送检。

2. 空气采样器法可选择六级撞击式空气采样器或其他经验证的空气采样器(内装营养琼脂采样平皿)进行采样,检测时将采样器置于室内中央0.8~1.5m高度,按采样器说明书操作,每次采样时间不应超过30min,房间>10m²的,每增加10m²增设一个采样点。

### (二)检测方法

将送检的平皿置于(36±1)℃温箱,培养48h,计数菌落数,必要时分离致病性微生物。

### (三)检测时间

洁净系统自净后、从事医疗活动前。

### (四)检测频次

每季度至少1次。新建与改建验收、更换高效过滤器后或怀疑医院感染暴发与空气污染有关时随时监测,并进行相应致病微生物检测。

**（五）结果判定**

空气采样器法的Ⅰ、Ⅱ、Ⅲ级洁净用房动态空气平均菌落数依次为 ≤30CFU/m³、≤150CFU/m³、≤450CFU/m³，平板暴露法的静态空气平均菌落数 ≤4CFU/（30min·皿），未检出致病菌为合格。

（高　燕）

# 第七节　器官移植病房医院感染预防与控制

人体器官移植手术本身、免疫抑制剂的应用、各种有创操作、导管留置、抗生素应用等可以导致一系列感染相关并发症的发生，有时甚至发生威胁患者生命的严重感染，移植后感染已成为导致患者死亡的重要因素，而这些感染可能是耐药细菌感染，具有一定的难治性，其诊断、治疗过程中浪费大量的医疗资源。近年来我国器官捐献与移植事业快速发展，器官捐献和大器官移植数量均位居全世界第2位，根据国内外已有的研究，大部分移植相关医院感染是可以预防的，如何控制和预防移植术后医院感染的发生很重要，它是移植手术成功的关键，直接关系到患者的疗效和生存率，对减少患者痛苦、经济损失及提高生存质量和存活率有重要意义，因此，做好器官移植病区医院感染预防与控制非常重要。

## 一、术语与定义

1. 器官移植（organ transplantation）　获取人体器官捐献人具有特定功能的心脏、肺脏、肝脏、肾脏、胰腺或小肠等器官的全部或者部分，将其植入接受人身体以代替其病损器官的过程。不包括人工合成的高分子材料在体内的应用。

2. 器官移植感染　高风险患者处于移植排斥反应期、移植物抗宿主病、强免疫抑制期、中性粒细胞数小于 $0.5 \times 10^9/L$ 的移植受体。

3. 机会性感染（opportunistic infection）　正常菌群在患者机体免疫功能低下、定植部位改变或菌群失调等特定条件下引起的感染。

4. 供者来源性感染（donor-derived infection，DDI）　器官捐献后，捐献者体内存在的病原体通过器官移植过程使受者罹患相同的感染。

5. 肝移植术后耐药菌感染发生率　肝移植手术后发生耐药菌感染的手术人数占同期肝移植手术总人数的比例。

6. 肺移植术后3个月内感染发生率　肺移植术后3个月内发生感染的人数占同期肺移植总人数的比例。

7. 肾移植术后100d内感染发生率　肾移植术后100d内发生感染的受者人数占同期肾移植总人数的比例。

8. 心脏移植术后并发症发病率　单位时间内，心脏移植手术受者术后（自手术开始至出院)发生的手术相关并发症人数占同期心脏移植总人数的比例。

## 二、管理要求

1. 建立医院感染管理小组 医院感染管理小组应配合医院感染管理部门进行医院感染监测、监督、检查与指导,落实医院感染管理相关改进措施,小组人员职责明确,并落实到位,注意持续质量改进,每季度开展院科两级督查和自查。针对发现的问题有记录、反馈、总结、分析、整改、评价。

2. 建立和健全各种规章制度并严格落实 应根据本病区主要医院感染特点,确立医院感染暴发及出现不明原因传染病或特殊病原体感染病例等事件的感染预防与控制预案等,应结合移植受体常见的机会性感染、感染高风险患者及该地可以获得的医疗资源,制订详细的机会性感染预防方案并持续评估及改进。

3. 人员管理

(1)医务人员管理

1)医务人员相对固定,并接受医院感染预防与控制相关知识和技能的培训。

2)医务人员采取标准预防,防护措施应符合 WS/T 311—2023《医院隔离技术标准》的要求。医务人员认真遵守手卫生规范要求,做好手卫生。

3)病房配备符合防护要求的、足量的、方便取用的个人防护用品,如医用口罩、帽子、手套、隔离衣等。

4)医务人员应掌握防护用品的正确使用方法,保持工作服清洁。接触器官移植术后早期患者时,应穿戴相应的防护用品。

5)患有呼吸道感染、腹泻等感染性疾病的医务人员,避免直接接触患者。

6)医务人员向患者及家属宣讲医院感染预防和控制的相关规定。

(2)患者管理

1)宜将感染患者、疑似感染和非感染患者分室安置。

2)宜将手术前患者和手术后患者分室安置,同批移植患者可安置同一病室,病床间距应保持 0.8~1.0m,病房门保持常闭;患者病情允许时应戴医用外科口罩;手术后感染高风险患者原则上单间安置,物品应专人专用,实施保护性隔离。

3)移植术后患者病情稳定可转入普通区,患者宜根据隔离目的常规佩戴口罩,并符合WS/T 311—2023 要求。

(3)探视者管理

1)应建立探视管理制度,固定探视时间,限制探视者人数。移植术后早期患者或隔离患者,原则上不予探视。

2)探视者进入移植病房应根据需要穿探视服(一人一衣一探视),戴口罩、帽子,执行手卫生等。

3)探视者如患有感染性疾病,宜谢绝探视。

(4)环境管理

1)做好日常和终末清洁与消毒,遵循清洁单元化操作,避免交叉污染。每天进行至少 2次的清洁与消毒;空气、物体表面细菌菌落总数应符合 GB 15982—2012 Ⅱ类环境要求。

2）使用中央空调系统,通风系统运行管理应符合 WS 488—2016 的相关要求。当空调通风系统中有微生物污染物时,应在空调通风系统停止运行的状态下对其进行消毒。

3）采用洁净技术的器官移植病区新建与改建验收、更换高效过滤器后及日常监测时空气中的细菌最大平均浓度应符合 GB 50333—2013 的要求。同时应注意温度、湿度、新风量、换气次数、压差、空气中微粒数等指标。

4）怀疑医院感染暴发和空气、物体表面、医务人员手、消毒剂等污染相关时,应进行空气、物体表面、医务人员手、消毒剂等监测,并针对目标微生物进行监测。

（5）使用中的消毒剂管理

1）使用含氯消毒剂、过氧乙酸消毒剂等不稳定消毒剂时,应现配现用,并在每次配制后进行浓度监测,用 G-1 型消毒剂浓度试纸测定,符合要求后方可使用。

2）使用中灭菌剂菌落总数应为 0；皮肤黏膜消毒液菌落总数应符合相应的标准要求（完整皮肤消毒剂菌落总数<10CFU/ml,不得检出致病菌；破损皮肤的消毒剂应无菌）；其他使用中消毒液的菌落总数应<100CFU/ml,不得检出致病性微生物。

（6）器官移植病区不应种植及摆放花草等植物。

## 三、建筑布局、设施

1. 器官移植病区应注意布局合理,洁污分明,通风采光良好,应符合 GB 51039—2014《综合医院建筑设计规范》的要求。

2. 器官移植病区相对独立成区；宜分为医疗区域、辅助区域、污物处理等区域。医疗区域分保护区和普通区,各区应有明确的分区标识和管理细则,如遇突发公共卫生事件,宜在保护区和普通区分别设置过渡病房。

3. 保护区设有适于隔离的房间和按 WS/T 313—2019 要求的手卫生设施。

4. 器官移植病区医疗区域地漏应按 GB/T 27710—2020 选择,应采用密闭式地漏或机械密封式地漏。

## 四、做好医院感染监测

1. 应遵循 WS/T 312—2023《医院感染监测标准》的要求,进行医院感染综合性和目标性监测。了解肝移植术后（1 周内、1 月内、6 月内、1 年内）耐药菌感染发生率、心脏移植术后并发症发病率中涉及的术后感染,包括细菌、真菌、病毒感染、肺移植术后 3 个月内（细菌、真菌、病毒）感染发生率、肾移植术后 100d 内感染发生率（术后无症状的下尿路感染不在统计之列）；了解感染部位构成比、导管相关血流感染、导尿管相关尿路感染、呼吸机相关性肺炎、手术部位感染等。通过了解感染率可以反映术后并发症发生情况,可以评价移植技术的安全性,通过同级别医疗机构横向比较,以及不同时间的纵向比较及时发现术后并发症的现状、趋势及危险因素,为预防、控制和制定质量改进目标提供科学依据,以提升医疗机构移植技术水平和术后管理质量。

2. 应建立供者来源性感染（DDI）病例报告及监测系统。目前,欧美等多个国家已建立了 DDI 监测系统,但 DDI 的真实发病率很难确定,文献报道发病率低于 1%。虽然 DDI 的发病率不高,但移植受者并发症发生率和死亡率明显升高。2005—2011年美国器官获取和移植网(organ procurement and transplantation network,OPTN)报道的DDI病原体中病毒比例最高,占33.1%,其他依次为细菌(23.4%)、真菌(21.4%)、寄生虫(15.2%)和分枝杆菌(6.9%)。145例确诊的DDI病例中,病死率高达55.7%。由于不同地区感染的流行病学以及供者感染传播风险不同,DDI的病原体也不尽相同。我国尚未建立DDI监测系统,目前只有各移植中心零散的DDI病例报道。推荐对目前多重耐药细菌,特别是耐碳青霉烯肠杆菌科细菌进行常规监测,其次为真菌,病毒的监测。同时应该注意到DDI防控重在源头,必须从供者筛查和后勤人员着手,通过重症医学、微生物学、感染病学等多学科密切协作才能达到良好效果。

3. 做好早发现、早诊断、早治疗。早期识别感染暴发、疑似暴发或感染聚集,及时报告,并采取有效的干预措施。器官移植病区患者中,短时间内出现3例以上临床表现相似、怀疑有共同感染源的感染病例的现象;或者3例以上怀疑有共同感染源或共同感染途径的感染病例的现象,应按WS/T 524—2016要求进行上报和处置。

## 五、医院感染预防与控制

1. 移植供体感染筛查

(1) 询问移植供体病史:对移植供体应询问本人和/或亲属现病史、既往史、个人史、手术史和外伤史。对昏迷患者应明确其病因,询问病史时应特别关注是否有感染性疾病、血制品的应用、疫苗接种及感染性疾病职业暴露情况等。注意供体旅游史,尤其应关注地方性感染(如组织胞浆菌、芽生菌、球孢子菌、南美锥虫、线虫等)暴露的风险。如果有明确的地方性感染暴露史,应额外增加筛查手段或移植受体预防措施。近期有狗、猫、蝙蝠及啮齿动物咬伤或抓伤史应排除狂犬病等相关疾病。

(2) 移植供体应常规监测血常规、降钙素原等,应常规留取供者的外周血、尿液、痰液或气道分泌物,有条件的医疗机构应采集组织、脑脊液、引流液、胸腔积液、腹水、器官保存液等标本进行病原微生物检查,可考虑开展病原宏基因组测序,尽快明确病原微生物,为后续治疗提供指导。

(3) 有症状的移植供体应监测结核分枝杆菌和真菌学等相关检查。

(4) 移植供体应常规进行的血清学筛查:HIV抗体(抗-HIV)、乙型肝炎表面抗原(HBsAg)、乙型肝炎表面抗体(HBsAb)、乙型肝炎核心抗体(HBcAb)、乙型肝炎e抗原(HBeAg)、乙型肝炎e抗体(HBeAb)、丙型肝炎抗体(抗-HCV)、巨细胞病毒的IgG及IgM抗体、EB病毒IgG及IgM抗体、梅毒螺旋体和非梅毒螺旋体检测(TPHA试验、TPPA试验、FTA-ABS试验、快速血浆反应素试验)、新型冠状病毒抗体及核酸检测。移植供体如HBsAg阳性者应检测HBV DNA,抗-HCV阳性者应检测HCV RNA,巨细胞病毒IgM抗体阳性者应检测巨细胞病毒DNA,EB病毒IgM抗体阳性者应检测血EB病毒DNA。

(5) 移植供体宜进行的血清学筛查:临床医生应依据流行病学史及临床资料进行的血清学筛查,单纯疱疹病毒抗体、水痘-带状疱疹病毒抗体、人类细小病毒B19抗体、BK病毒抗体、西尼罗病毒抗体、人T细胞白血病病毒抗体、狂犬病病毒血清学,弓形虫抗体、球孢子虫血清学、类圆线虫血清学和克氏锥虫血清学等相关检测。

（6）遇紧急移植情况，应对移植供体术前完成抗 -HIV、HBsAg、HBsAb、HBcAb、HBeAb、抗 -HCV、快速血浆反应素试验、新型冠状病毒核酸检测等相关检查。

（7）不应接受人类免疫缺陷病毒感染者或艾滋病患者等患有经血液传播疾病者、狂犬病患者、人 T 细胞白血病病毒感染者等作为供体器官。

（8）对死亡原因不明移植供体，宜采用宏基因组测序筛查病原体，指导移植受体的抗感染治疗。

2. 移植受体感染预防

（1）移植受体的免疫接种：应了解移植受体免疫预防接种史。移植后疫苗接种应在免疫功能恢复后按国家计划免疫项目接种灭活、蛋白等非活菌株 / 病毒株疫苗。

（2）移植受体术后机会性感染预防：器官移植术后受体常见机会性感染主要包括细菌感染、真菌感染及病毒感染。应评估移植受体机会性感染与定植的风险，并考虑是否进行用药。移植受体常见机会性感染病原体预防用药应根据受体免疫抑制情况，评估移植受体机会性感染与定植的风险，并考虑是否进行预防性用药。做好保护性隔离预防移植受体术后机会性感染。

（3）围手术期感染预防：为防止移植受者发生导管相关血流感染，建议各类导管留置时间不宜过长，病情允许时，应尽早拔除各种侵入性导管，应每日仔细评估插管部位、插管长度，加强对感染的监测，早期发现感染征象。如发现局部皮肤红肿、压痛、导管穿刺点有脓性分泌物或出现静脉炎时，应立即拔除导管。

3. 出院患者感染的预防　进行感染自我监测。由于移植患者具有独特的易感因素以及长期使用免疫抑制剂，其感染的风险可从院内延续至院外（表 24-1）。自我监测有利于识别移植感染并发症的早期迹象，进而有助于移植感染的早期诊断，使患者更有可能得到及时治疗。器官移植病区提供互联网的远程感染教育资源，便于共享和传播，可以重复学习，减少移植护理人员花在教学上的时间。

表 24-1　出院移植受者减少暴露风险的主要措施

| 感染类型 | 措施 |
| --- | --- |
| 直接接触传播感染 | 做好手卫生，处理严重污染的物品时应戴手套；避免光脚外出；避免文身或共用针头；避免在被人或动物排泄物污染的水中游泳 |
| 呼吸道感染 | 避免与呼吸道疾病患者密切接触；避免去拥挤区域，特别是在病毒感染和免疫抑制增强时；避免吸烟 |
| 食物相关感染 | 不饮用未经过滤或未经处理的井水；不食用未经高温消毒的乳制品、水果或蔬菜汁或果汁；不食用生的种子芽、生的或未煮熟的鸡蛋、肉、家禽或海鲜；不吃生的蔬菜、肉酱、冷切肉和烟熏海鲜；在准备食物时避免交叉污染（如要将熟食和生食分开，并使用干净的砧板） |
| 动物接触相关感染 | 免疫抑制期间避免与动物接触；权衡养宠物的好处和传染病的潜在风险；如养有宠物，应定期带宠物去兽医院；避免清洁鸟笼、喂食器和垃圾箱，以及处理动物粪便；避免接触腹泻的动物；避免动物咬伤和抓伤 |
| 职业相关感染 | 尽可能避免其他职业风险，包括在动物护理机构、建筑工地上班或从事园艺、园林绿化、农业等方面工作 |

（黄 勋　刘珍如）

［1］中华医学会重症医学分会. 中国重症加强治疗病房 (ICU) 建设与管理指南 (2006)[J]. 中国危重病急救医学, 2006 (7): 387-388.

［2］任南, 文细毛, 吴安华. 2014 年全国医院感染横断面调查报告 [J]. 中国感染控制杂志, 2016, 15 (2): 83-87.

［3］European Centre for Disease Prevention and Control. Healthcare-asso-ciated infections in intensive care units-Annual Epidemiological Re-port for 2017 [A/OL].(2019-10-10)[2022-01-01]. https://www. ecdc. europa. eu/en/publications-data/healthcare-associated-infections-intensive-care-units-annual-epidemiological-1.

［4］文细毛, 任南, 吴安华, 等. 全国医院感染监测网 2012 年综合 ICU 医院感染现患率调查监测报告 [J]. 中国感染控制杂志, 2014, 13 (8): 458-462.

［5］DEREK H, VON MAJA C, KLAUSK, et al. Predicting potential prevention effects on hospital burden of nosocomial infections: amultistate modeling approach [J]. Value in Health: the Journal of the International Society for Pharmacoeconomics and Outcomes Research, 2021, 24 (6): 830-838.

［6］潘灵巧, 郑红. ICU 住院患者医院感染及危险因素分析 [J]. 医院管理论坛, 2021, 38 (1): 64-66.

［7］王金荣, 高攀, 郭淑芬, 等. ICU 患者医院感染的死亡危险因素分析: 2009 年至 2015 年 864 例病例回顾 [J]. 中华危重病急救医学, 2016, 28 (8): 704-708.

［8］STEWART S, ROBERTSONC, KENNEDYS, et al. Personalized infection prevention and control: identifying patients at risk of healthcare-associated infection [J]. The Journal of Hospital Infection, 2021, 114: 32-42.

［9］MOSALLI R, ALQARNI S, KHAYYAT W, et al. Respiratory syncytial virus nosocomial outbreak in neonatal intensive care: a review of the incidence, management, and outcomes [J]. American Journal of Infection Control, 2022, 50 (7): 801-808.

［10］蔡虹, 王霞, 孙超, 等. 导管相关感染防控最佳护理实践: 从常规到循证 [J]. 中华现代护理杂志, 2020, 26 (13): 1681-1687.

［11］BOYCEJ M, PITTET D. Guideline for hand hygiene in health-care settings: recommendations of the healthcare infection control practices advisory committee and the HICPAC/SHEA/APIC/IDSA hand hygiene task force [J]. Infection Control and Hospital Epidemiology, 2002, 23 (S12): S3-S40.

［12］文细毛, 黄勋, 曾烂漫, 等. 2019 年全国医疗机构医务人员诊疗过程手卫生监测报告 [J]. 中国感染控制杂志, 2021, 20 (5): 389-396.

［13］贾会学, 赵艳春, 贾建侠, 等. 医院感染管理风险评估的效果 [J]. 中国感染控制杂志, 2020, 19 (4): 347-352.

［14］郭龙飞, 胡逢静, 蔡玲, 等. 重症医学科医院感染现状及其风险评估研究进展 [J]. 中华医院感染学杂志, 2019, 29 (8): 1262-1265.

［15］全国细菌耐药监测网. 全国细菌耐药监测网 2014—2019 年细菌耐药性监测报 [J]. 中国感染控制杂志, 2021, 20 (1): 15-30.

［16］冯娅婷, 陈长英. 河南省三级甲等医院 ICU 护理人力资源配置对护理质量和患者结局的影响 [J]. 中华护理杂志, 2021, 56 (4): 490-495.

［17］ 陈立萍, 滕锦楠, 朱文, 等. 重症监护室探视制度的现状调查 [J]. 解放军医院管理杂志, 2021, 28 (1): 49-52.

［18］ ROSENTHAL V D, DUSZYNSKA W, IDER B E, et al. International Nosocomial Infection Control Consortium (INICC) report, data summary of 45 countries for 2013-2018, adult and pediatric units, device-associated module [J]. American Journal of Infection Control, 2021, 49 (10): 1267-1274.

［19］ PITIRIGA V, KANELLOPOULOS P, BAKALIS I, et al. Central venous catheter-related bloodstream infection and colonization: the impact of insertion site and distribution of multidrug-resistant pathogens [J]. AntimicrobialResistance and Infection Control, 2020, 9 (1): 189-193.

［20］ 顾申申, 李杰, 张键, 等. 基于全球医院感染暴发数据库和 CNKI 数据库的 ICU 医院感染暴发案例分析 [J]. 中国感染控制杂志, 2021, 20 (11): 1035-1040.

［21］ 李雪, 程相红, 王一博. 产褥期病原菌感染分布、耐药性及相关因素分析 [J]. 齐鲁护理杂志, 2020, 26 (22): 39-42.

［22］ 黄宝琴, 钱夏柳, 兰叶, 等. 产房消毒隔离对产妇医院感染的影响分析 [J]. 中华医院感染学杂志, 2016, 26 (20): 4766-4768.

［23］ 叶全富. 医院感染管理文件汇编 (2015—2021)[M]. 北京: 中国标准出版社, 2021.

［24］ LAURA C, SUSANNAH W, HALEEMA S S, et al. Secondary analysis of the WOMAN trial to explore the risk of sepsis after invasive treatments for postpartum hemorrhage [J]. Int J Gynaecol Obstet, 2019 (2): 231-237.

［25］ MILLAR M. Infection Control Risks [J]. The Journal of Hospital Infection, 2009, 71 (2): 103-107.

［26］ 中华人民共和国国家质量监督检验检疫总局, 中国国家标准化管理委员会. 风险管理术语: GB/T 23694—2013 [S]. 北京: 中国标准出版社, 2014.

［27］ 中华人民共和国国家卫生和计划生育委员会. 国家卫生计生委办公厅关于印发三级和二级妇幼保健院评审标准实施细则 (2016 年版) 的通知 [EB/OL].(2016-09-19)[2022-01-01]. http://www. nhc. gov. cn/fys/s3581/201609/0846109576ae4ebe9b176ccd57e9cd1e. shtml.

［28］ 中国妇幼保健协会新生儿保健专业委员会, 中国医师协会新生儿科医师分会. 产科母婴同室新生儿管理建议 [J]. 中华新生儿科杂志 ( 中英文), 2017, 32 (2): 81-85.

［29］ 中华人民共和国国家卫生和计划生育委员会. 医疗机构环境表面清洁与消毒管理规范: WS/T 512—2016 [S]. 北京: 中国标准出版社, 2016.

［30］ 中华人民共和国卫生部. 卫生部关于印发《新生儿病室建设与管理指南 ( 试行 )》的通知 [EB/OL].(2010-01-13)[2022-01-01]. http://www. nhc. gov. cn/cms-search/xxgk/getManuscriptXxgk. htm？id=45486.

［31］ 徐丹慧, 贾会学, 任军红, 等. 新生儿病房医院感染危险因素分析 [J]. 中华医院感染学杂志, 2016, 26 (11): 2577-2580.

［32］ 秦小平. 儿童医院感染管理 [M]. 北京: 人民军医出版社, 2015.

［33］ 王舜钦, 吴停停, 张敏, 等. 新生儿医院感染特点与相关因素的分类树分析 [J]. 中华医院感染学杂志, 2019, 29 (8): 1209-1213.

［34］ 吴金凤, 余一峰, 程桂娥. 新生儿重症监护病房医院感染危险因素与预防对策 [J]. 中国消毒学杂志, 2016, 33 (4): 367-368.

［35］ 刘树佳, 江华, 李魁星, 等. 血液专科护理质量指标的构建 [J]. 中华护理杂志, 2020, 55 (4): 574-578.

［36］ 中华人民共和国住房和城乡建设部, 中华人民共和国国家质量监督检验检疫总局. 综合医院建筑设计规范: GB 51039—2014 [S]. 北京: 中国计划出版社, 2014.

［37］ 中华人民共和国国家质量监督检验检疫总局, 中国国家标准化管理委员会. 医院消毒卫生标准: GB

15982—2012 [S]. 北京: 中国标准出版社, 2012.

［38］中华人民共和国国家卫生和计划生育委员会. 国家卫生计生委办公厅关于印发造血干细胞移植技术管理规范 (2017 年版) 等 15 个 "限制临床应用" 医疗技术管理规范和质量控制指标的通知 [EB/OL].(2017-02-17)[2022-01-01]. http://www. nhc. gov. cn/yzygj/s3585/201702/e1b8e0c9b7c841d49c-1895ecd475d957. shtml.

［39］中华人民共和国国家质量监督检验检疫总局, 中国国家标准化管理委员会. 医院消毒卫生标准: GB 15982—2012 [S]. 北京: 中国标准出版社, 2012.

［40］中华人民共和国住房和城乡建设部, 中华人民共和国国家质量监督检验检疫总局. 医院洁净手术部建筑技术规范: GB 50333—2013 [S]. 北京: 中国标准出版社, 2013.

［41］国家卫生健康委员会. 医院隔离技术标准: WS/T 311—2023 [S]. 北京: 中国标准出版社, 2023.

［42］国家卫生健康委员会. 医院感染监测标准: WS/T 312—2023 [S]. 北京: 中国标准出版社, 2023.

［43］中华人民共和国国家卫生健康委员会. 医务人员手卫生规范: WS/T 313—2019 [S]. 北京: 中国标准出版社, 2019.

［44］中华人民共和国卫生部. 医疗机构消毒技术规范: WS/T 367—2012 [S]. 北京: 中国标准出版社, 2012.

［45］中华人民共和国卫生部. 医院空气净化管理规范: WS/T 368—2012 [S]. 2012.

［46］中华人民共和国国家卫生和计划生育委员会. 病区医院感染管理规范: WS/T 510—2016 [S]. 北京: 中国标准出版社, 2016.

［47］中华人民共和国国家卫生和计划生育委员会. 医疗机构环境表面清洁与消毒管理规范: WS/T 512—2016 [S]. 北京: 中国标准出版社, 2016.

［48］中华人民共和国国家卫生和计划生育委员会. 医院感染暴发控制指南: WS/T 524—2016 [S]. 北京: 中国标准出版社, 2016.

［49］中华人民共和国国家卫生和计划生育委员会. 医院中央空调系统运行管理: WS 488—2016 [S]. 北京: 中国标准出版社, 2016.

［50］中华人民共和国国家卫生健康委员会. 国家卫生健康委办公厅关于印发人体器官移植技术临床应用管理规范 (2020 年版) 的通知 [EB/OL].(2020-08-26)[2021-06-30]. https://zwfw. nhc. gov. cn/kzx/zcfg/yljgrtqgyzzyzgddsp_240/202101/t20210115_2017. html.

［51］方春华, 王丽萍, 聂曼华, 等. 2019 冠状病毒病疫情期间肾移植应急管理策略 [J]. 中南大学学报 ( 医学版), 2020, 45 (5): 495-500.

［52］胡树菁, 孙菁, 郭雪洁, 等. 肺移植受者感染的危险因素及护理研究进展 [J]. 护理学杂志, 2020, 35 (22): 109-112.

# 第二十五章
# 医技科室医院感染预防与控制

## 第一节　放射科医院感染预防与控制

放射科是医院一个集检查、诊断、治疗于一体的重要医技科室,一般包括普通放射(X线)检查室、计算机断层扫描(computer tomography,CT)检查室、磁共振成像(magnetic resonance imaging,MRI)检查室等,承担着门急诊、住院患者的各种影像诊疗工作,通过放射设备检查满足临床需求,达到辅助诊断和评估疗效的目的。放射科日常检查人流量大,感染性疾病患者与非感染性疾病患者混合就诊,患者与患者之间、患者与医护人员之间、患者与健康体检人员之间均存在交叉感染的机会。COVID-19出现以来,CT等影像学检查已成为新型冠状病毒感染患者筛查、诊断和疗效评价的重要手段之一,这势必增加了放射科医院感染的风险。

### 一、放射科医院感染相关概述

#### (一) 特点

放射科作为医院一个重要的医技检查科室,由于特殊的环境以及工作特性,已成为院内感染的高发科室之一。放射科人员流动性大,所检查的患者疾病类型复杂多样,且患者携带病原菌各不相同,使得院内感染的发生原因多样且途径复杂。文献报道,放射科检查室患者滞留时间≥40min、检查者未正确进行手卫生、空气中细菌清除率<90%等为放射科院内感染发生的独立危险因素。分析放射科所致院内感染的相关因素,并提出针对性的防控措施,对于降低放射科院内感染的发生具有重要的意义。

#### (二) 放射科医院感染相关因素

1. 环境因素　由于检查室需要对放射线进行防护措施以及保护各类仪器,检查室需要长期门窗紧闭,室内空气流通性差,空气中细菌清除率低,因此引发院内感染的风险较高。研究发现,新型冠状病毒感染在环境中存留时间可长达57d,因此,检查室高频接触的环境物体表面也是新型冠状病毒医院感染防控的重点。

2. 医务人员手卫生　由于放射科检查工作量大,医务人员手卫生依从性差等原因而导致院内感染的发生。相关文献研究显示,因为医务人员手传播造成的放射科院内感染高达

30%。因此,医务人员手卫生也是影响放射科院内感染发生的重要因素之一。

3. 患者因素　患者自身因素对放射科院内感染也具有较大的影响。老年患者由于其基础疾病多、机体功能减退及免疫能力降低等因素,导致患者感染发生的风险增加,是院内感染的高危人群。住院患者病情复杂,常常接受各种有创治疗,与院内病原菌接触较多,因此,住院患者较门诊患者发生院内感染的风险更高。

4. 仪器设备因素　2020 年,青岛某医院发生因 CT 设备消毒不彻底导致医院感染暴发案例,提示医疗机构在患者进行检查后的 CT 设备及环境物表消毒至关重要。CT 设备作为新型冠状病毒感染筛查的重要检查设备,存在一定的传染风险。国外文献研究报道,CT 设备利用强大的空气冷却系统来完成 X 射线管热量控制。CT 机架下方靠近地板的空间吸入大量空气,并将其从机架上方排出,由于检查室空气及环境物体表面消毒不彻底往往会导致病毒微粒散布在 CT 设备内部和 CT 所在房间。相关文献研究报道,新型冠状病毒感染的适应能力相当强,在 CT 设备表面存活长达 9d,由于 CT 机架内部无法进行常规消毒,在 CT 内向气流过滤器中发现了新型冠状病毒感染,因此 CT 机内部过滤器可能是新型冠状病毒感染传播的媒介。通过文献研究结果提示:① CT 所在房间的环境表面有散布的病毒微粒,患者检查结束后应随时加强 CT 设备及检查室环境物体表面的清洁消毒;② CT 设备维护人员在维护 CT 设备内部时存在着感染的风险,所以应按要求进行防护。

因此,应针对放射科医院感染的相关因素制订针对性的防控方案,从而降低由放射检查而导致的医院感染的发生。

## 二、放射科医院感染管理小组及职责

医院感染的预防与控制是一项系统工程,需要全科整体协调和管理。领导重视、全员参与是做好本科室医院感染管理的重要前提,科室工作人员的医院感染防控知识水平及技能决定本科室医院感染防控的成效。因此,科室建立完善的医院感染管理小组对于开展本科室院感防控工作至关重要。科室医院感染管理小组成员应包括科主任、护士长及感染防控兼职人员。科室医院感染管理小组应按照其职责认真落实本科室医院感染管理的各项工作。科室医院感染管理小组职责包括制定本科室医院感染管理制度及相关流程并组织实施;针对本科室医院感染危险环节制定具体防控措施并实施;组织本科室人员定期进行医院感染防控知识及技能培训和考核;定期监督检查本科室医院感染防控工作的落实情况,发现问题及时整改等。

## 三、放射科医院感染管理制度的建立

制度是科室的顶层设计也是科室管理的基础与保证。科室医院感染管理制度建设是有效开展医院感染管理工作的有效保证。科室医院感染管理小组应依据院级制度制定符合本科室特点可行的医院感染管理制度并定期修订。制度的制定是基础,制度的落实是关键,工作人员应贯彻执行有效落实。科室制度应包括放射科医院感染管理制度、人员培训及考核制度、医院感染防控应急预案、消毒隔离制度等。

## 四、放射科工作人员院感防控知识培训与考核管理

为有效开展医院感染防控工作,首先是提高工作人员医院感染防控的理念,强化"人人都是感控实践者"的意识,落实全员感染防控培训及考核制度。培训对象应覆盖全科全体医务人员(包括第三方人员),培训内容应针对不同岗位特点设定,定期培训考核,使全体医务人员熟练掌握医院感染防控知识及技能。科室应履行对第三方人员的属地管理职能。科室对工作人员的培训考核成绩应纳入个人绩效考核指标体系。

## 五、放射科建筑布局及流程管理

依据 GB 51039—2014《综合医院建筑设计规范》中要求:放射科应自成一区,与门急诊、住院部邻近。宜将患者通道与工作人员通道分开设置。放射科应设置登记室、检查室、控制室、读片室 / 诊断室、患者更衣室及候诊区等。进行有创操作(静脉穿刺等)时应在符合无菌操作的环境中进行。

门诊患者、住院患者、急诊患者及发热患者放射检查应分区设置,不能满足分区设置的医疗机构应分时段检查,做到各类患者检查不交叉。根据分区、时段的不同做好环境清洁消毒工作。

作为新型冠状病毒感染患者检查的 CT 室应划分相对污染区(检查室)、半污染区(控制室)和清洁区(读片室 / 诊断室)。

新建医院放射科布局流程应具备良好的灵活性和可扩展性,考虑到平疫结合的实际需要设置与建设,在满足疫情救治功能的同时,应提高平时的利用效率。

## 六、放射科的医院感染防控要求

放射科手卫生设施应健全,能够满足日常工作手卫生需求。在不具备流动水洗手设施的操作间,应放置充足的速干手消毒剂。应在检查室患者入口处及检查室、控制室放置快速手消毒剂,工作人员应按照手卫生时刻正确实施手卫生。

### (一)人员防护要求

工作人员日常实施标准预防。穿工作服、戴医用外科口罩,进行无菌操作时戴工作帽。

### (二)环境物品管理

1. 空气净化管理

(1)采用集中空调通风系统的检查室,应符合 GB 51039—2014、WS 394—2012、WS 488—2016、WS 696—2020 的要求。应保持新风口及其周围环境清洁,确保新风不被污染。集中空调通风系统卫生学评价、清洗消毒应符合 WS/T 395—2012 和 WS/T 396—2012 的要求。

(2)采用自然通风的检查室,应保持室内空气清新洁净,自然通风效果不佳时,可使用空气消毒机持续空气消毒。空气消毒机应定期维护。科室应建立空气消毒器使用维护台账,

做好维护记录。

（3）紫外线灯消毒室内空气时,应每日 2 次,每次 1h。紫外线灯消毒应在无人状态下进行。应保持紫外线灯表面清洁,每周用 70%~80%(体积比)乙醇棉球 / 纱布擦拭一次。发现灯管表面有灰尘、油污时,应及时擦拭。应记录紫外线累计使用时长,安装后使用前及至少每半年进行辐射强度测试,30W 紫外线灯,在 1.0m 处的强度应＞70μW/cm²。低于照射强度正常值或照射时间累计达 1 000h,应及时更换。

2. 环境物表清洁消毒　日常采用湿式清洁,保持无肉眼可见污物。检查室及控制室物体表面每日使用 500mg/L 含氯消毒剂擦拭消毒 2 次,遇污染随时清洁消毒。

3. 仪器设备表面消毒管理　按照仪器设备使用说明书进行清洁和消毒。宜使用一次性消毒湿巾或 75% 医用乙醇溶液进行擦拭消毒,对于高频接触物体表面的擦拭消毒应适当增加频次。一次性消毒湿巾擦拭时应注意湿巾的擦拭消毒面积、擦拭的力度等。

4. 地面消毒管理　日常采用湿式清洁,保持无肉眼可见污物,每日使用 500mg/L 含氯消毒剂擦拭消毒 2 次。遇污染随时清洁消毒。

5. 铅衣管理　铅衣又称为射线防护服,用来遮挡拍片时的杂散射线,是保护患者的必备物品,铅衣是放射科特有的防护物品。由于铅衣没有相应的规范标准,铅衣在清洁、消毒、存放使用过程中常常存在一些问题,做好铅衣的管理是放射科控制医院感染管理的重要环节之一。科室应建立规范的铅衣使用和管理制度,加强人员培训,增强规范意识。科室工作人员应对每位患者使用后的铅衣按照产品使用说明书进行清洁消毒,或使用时用一次性中单与患者身体、衣物相隔离。确立专人负责铅衣的清洁、消毒、登记、维护和管理。

### (三) 医疗废物管理

放射科产生的医疗废物按照医疗废物分类正确放置。传染病患者或疑似传染病患者产生的医疗废物应使用双层包装物并及时密封。按照《医疗废物分类目录(2021 年版)》放射科产生的密封药瓶进行豁免管理,可使用防渗漏、防刺破的容器盛装,容器外有医疗废物标识或者外加一层医疗废物包装袋。

### (四) 磁共振成像(MRI)医院感染防控措施特殊管理

MRI 也是临床检查的重要检查设备之一,MRI 检查期间医院感染防控特殊措施也是医院感染防控的重要组成部分。

1. 空气消毒　MRI 设备产生强磁场,只有无磁设备才能进入检查室,一般的空气消毒机、汽化过氧化氢消毒机、紫外线灯等均为金属电子设备,存在强磁性,严禁进入检查室,这也是 MRI 与放射科其他检查设备不同之处。随着无磁消毒设备的上市,可采用无磁消毒设备对 MRI 检查室进行空气及物体表面消毒。例如无磁紫外线消毒灯可用于核磁检查室的空气消毒,它是采用特殊无磁铝合金材料制成,使紫外线消毒灯在强磁场环境中不会被磁场力吸引,可以在磁共振室等强磁场环境进行消毒作业。灯管可靠近磁体孔,可对磁体孔表面进行杀毒。无磁紫外线灯的使用方法及监测可按照产品说明书进行。

2. 检查床及降噪耳罩的清洁消毒　MRI 检查时会产生振动并发出噪声,因此,患者在检查时须戴降噪耳罩,主要为降低检查过程中核磁机器振动产生的噪声,保护患者听力及减少患者不适。患者每次在耳罩使用后应进行清洁消毒,可以使用一次性湿巾 /75% 医用乙醇溶液擦拭消毒。

3. 磁体孔内消毒 MRI 患者检查时间较长,难免会接触磁体孔腔内表面,因此磁体孔内也须消毒。每次患者检查后应使用一次性消毒湿巾 /75% 医用乙醇溶液进行擦拭消毒。每日使用无磁紫外线照射消毒。

4. 表面线圈 表面线圈等可移动部件可将其移出磁体间,每次患者检查后使用一次性消毒湿巾 /75% 医用乙醇溶液进行擦拭消毒。每日用无磁紫外线进行消毒,紫外线应尽量完全覆盖需要消毒的线圈和附件。对于线圈插头和接头,依据设备生产厂家推荐方法进行清洁消毒。

## 七、发热门诊 CT 室医院感染防控管理

### (一)工作人员岗位及防护要求

1. 工作人员岗位要求 发热门诊 CT 室工作人员相对固定,工作人员宜由影像技术业务骨干组成,宜设置一名感染防控兼职人员作为本小组组长。感染防控兼职人员对本专业及院感防控知识及技能熟练掌握,及时了解新型冠状病毒感染防控最新策略并对工作人员进行培训考核,实行专职专责管理。进入发热门诊的工作人员应经过院感防控理论知识及穿脱防护用品技能培训考核,考核合格后才能上岗。

2. 工作人员防护要求 工作人员防护要求同发热门诊人员防护水平保持一致。穿脱防护用品的注意事项如下。

(1)在清洁区时,佩戴医用防护口罩应做密合性检测,确保医用防护口罩佩戴严密;选择型号适合的隔离衣 / 防护服;一次性橡胶检查手套佩戴前进行测漏试验并覆盖隔离衣袖口;穿好防护用品进污染区之前一定检查穿戴规范性。

(2)在一脱区脱除隔离衣 / 防护服等防护用品,脱除时动作轻柔,避免产生气溶胶;在二脱区摘除医用防护口罩及帽子,更换一次性医用外科口罩后进入清洁区。

### (二)手卫生管理

1. 患者及陪同人员应进行卫生手消毒后方能进入 CT 检查室。卫生手消毒可以降低家属及患者双手携带细菌及病毒对环境物表的污染程度。

2. 工作人员应严格按照医院《医务人员手卫生制度》要求实施手卫生。

### (三)患者管理

1. 医务人员应指导患者及其陪同人员在健康条件允许的情况下,规范佩戴医用外科口罩 / 医用防护口罩(无呼气阀)、做好手卫生。

2. 患者进行 CT 检查时应使用一次性床单,且覆盖整个检查床,每位患者使用后进行更换。检查床面、床体及各操作按键等表面,每次患者使用后清洁消毒。

### (四)环境表面清洁消毒

1. CT 机操作按钮及 CT 检查床表面使用一次性消毒湿巾 /75% 医用乙醇溶液擦拭消

毒,一患一消毒。特殊患者不能佩戴口罩行 CT 检查后患者呼吸带上方扫描架表面均应使用一次性消毒湿巾 /75% 医用乙醇溶液擦拭消毒。如有污物或肉眼可见污渍,先使用一次性吸水材料完全清除污渍后,再行消毒。

2. 检查室及操作间环境物体表面及地面使用 1 000mg/L 含氯消毒液擦拭消毒,4 次 /d,遇污染随时消毒。

3. 新型冠状病毒感染患者进行 CT 检查后,物体表面使用 1 000mg/L 含氯消毒剂擦拭消毒,不耐腐蚀的仪器设备使用一次性消毒湿巾 /75% 医用乙醇溶液擦拭消毒。

### (五)空气消毒

1. 发热门诊　CT 室通风排风及空调系统管理应遵循发热门诊设置管理规范中的要求。

2. 检查室及操作间　每日在无人状态下使用紫外线辐照消毒,辐照量 $\geqslant 1.5W/m^3$,消毒 30min, $\geqslant 4$ 次 /d。

3. 新型冠状病毒进行 CT 检查后,检查室及操作间应在无人状态下使用紫外线辐照消毒 30min。

### (六)医疗废物管理

所有的废弃物均按照传染病患者医疗废物处置。

### (七)终末消毒

新型冠状病毒感染患者 CT 检查结束后对 CT 检查室进行终末消毒。

1. 终末消毒人员在工作前应在清洁区按要求穿戴防护用品,按照先空气消毒,再进行环境物表消毒,最后处理医疗废物等顺序进行终末消毒。

2. 具备通风系统时,持续开启通风系统进行空气消毒 30min。不具备通风系统时,使用紫外线辐照消毒 30min。

3. 空调内外表面及内置过滤网应清洁消毒。过滤网使用 1 000~2 000mg/L 的含氯消毒剂浸泡消毒 30min,用清水冲洗后重新安装。

4. 物体表面、地面、墙壁有肉眼可见污染物时,应先完全清除污染物再消毒。无肉眼可见污染物时,可用 1 000~2 000mg/L 的含氯消毒剂擦拭。地面消毒先由外向内消毒;待室内整体消毒完毕后,消毒作用时间应不少于 30min,达到消毒作用时间后再用清水擦拭。

5. 医用织物按照感染性织物处理,采用水溶性 "感染性织物" 包装袋盛装,收集时应轻装轻放,避免产生气溶胶。

6. 新型冠状病毒感染患者产生的医疗废物按传染病患者医疗废物处置,双层医疗废物包装袋密闭包装,包装袋 3/4 时,采用鹅颈结式封口后粘贴标识。

7. 终末消毒后完善终末消毒记录。

### (八)各种消毒记录管理

1. 按规定做好紫外线消毒的相关记录。

2. 人机共处空气消毒机定期维护,维护记录单存档备案。

3. 日常消毒及终末消毒后均应及时完成消毒记录。

## 八、放射科院感防控绩效考核指标管理

医疗机构将医院感染管理纳入医疗质量管理,建立相应的管理考核指标,使管理工作落到实处,因此构建科学、规范的医院感染绩效考核指标体系是提高医疗质量、医院感染管理效率的一个重要环节。为提高放射科感染医院感染管理工作效率,及时掌握放射科医院感染管理质量,评价感染管理质量控制工作,并对放射科高风险、共性的院感防控问题进行预警和干预,医院感染管理部门应对科室建立一套客观、系统、科学的感染管理质量考核评价指标体系,对科室感染防控工作进行风险评估、风险识别,筛选出高风险环节,实施风险管控措施,实现精准感染防控,降低医院感染的发生。

医技科室医院感染绩效考核指标敏感度难以统一标化。由于放射科的工作性质有很强的特殊性,相对于临床科室而言其服务项目繁杂,工作方式、方法有自身特点等各不同,放射科建立考核指标体系时应考虑科室的特殊性,宜建立共性指标和个性指标相结合的指标体系,个性指标体系能够具体体现放射科绩效考核特点。放射科医院感染绩效指标体系参考表 25-1。

**表 25-1 放射科医院感染防控绩效指标体系**

| 一级指标 | 二级指标 | 三级指标 |
|---|---|---|
| 防控质量 | 消毒效果监测 | 环境消毒效果监测合格率 |
| | | 医务人员手消毒效果监测合格率 |
| | 紫外线强度监测 | 紫外线强度监测合格率 |
| 过程质控 | 手卫生 | 手卫生依从率 |
| | | 手卫生正确率 |
| | 隔离预防 | 隔离患者检查防护措施正确率 |
| | 清洁、消毒与灭菌 | 使用中的消毒剂浓度准确 |
| | | 无菌物品效期管理规范 |
| | 职业防护 | 正确选择及穿戴防护用品 |
| | | 锐器伤处置正确率 |
| | 医疗废物管理 | 正确分类与处置医疗废物 |
| 持续发展 | 持续改进 | 问题整改有效 |
| | 培训与考核 | 培训参与率 |
| | | 考核合格率 |
| 个性指标 | 直接接触者皮肤的设备效果监测 | 直接接触患者皮肤的设备消毒后的合格率 |
| | 铅衣管理 | 铅衣使用后清洁正确率 |
| | 无菌操作 | 遵循无菌技术操作规程 |

依据放射科医院感染绩效考核评价指标体系为基础框架,制订放射科绩效考核查检表,查检表满分100分,每项检查项目分值以风险高低赋值或科室绩效考核指标执行率低的项目给予较高权重赋值,以《医疗机构住院患者感染监测基本数据集及质量控制指标集实施指南(2021版)》中指标评价方法为标准并结合医院实际情况进行评分,达标得分,未达标不得分。

(赵会杰)

# 第二节　检验科(实验室)医院感染预防与控制

## 一、检验科(实验室)的医院感染预防

### (一)检验科(实验室)医院感染管理制度

1. 严格贯彻落实国家相关的法律法规　加强医院感染管理培训,建立生物安全培训制度,定期组织检验人员学习《中华人民共和国生物安全法》《医院感染管理办法》《生物安全实验室建筑技术规范》《实验室生物安全通用要求》《医院隔离技术标准》《消毒技术规范》《病原微生物实验室生物安全管理条例》以及《医院感染监测标准》等相关法律法规。

2. 专业技能培训　规范检验人员对无菌操作技术、个人防护要求、消毒隔离技术等专业技能的培训并考核,合格后方能上岗;不断强化检验人员对感染预防的认知与学习,更新医院感染新知识,提高检验人员感染防控技能,减少医院感染的发生。

3. 提高防护意识　检验人员每天都在接触各类患者血液、体液、分泌物和排泄物等大量具有感染性的样本,必须增强自我防护意识,严格按照标准检验操作规程操作,防止对自身和工作环境的污染;检验人员还应高度认识环境污染的危害性,严格按法规要求落实医院感染防控的相关要求。

4. 成立医院感染管理小组　检验科应建立医院感染管理小组,成员由科室负责人、检验医师和检验技师组成,主要负责监督和执行检验工作中个人防护、消毒隔离、医疗废物管理、职业暴露以及特殊病原菌监测等相关医院感染监测和报告;感染防控环节专人负责,积极有效预防医院感染的发生。

### (二)检验科(实验室)感染管理中的常见问题

1. 功能区域分界不清　检验科用房面积紧张,易存在布局不合理,清洁区、半污染区与污染区划分不清等现象。

2. 规章制度不健全　控制医源性感染的个人防护、医疗废物无害化处理、消毒隔离措施等规章制度不健全,没有引起足够重视。

3. 缺乏自我防护意识　隔离衣、防护眼镜、消毒、通风设备等使用不规范,如工作时不戴防护口罩、帽子、手套,穿污染区工作服进休息间等;重检验轻防护的思想严重,对医院感

染管理措施未按规范执行。

4. 消毒及医疗废物处理不规范　未按要求使用消毒剂,选择浓度或配制方法错误,消毒方法等掌握不准确;产生的废液、废物和使用过的各类废弃检验用品管理不当。

## 二、实验室生物安全防护

根据中华人民共和国国家质量监督检验检疫总局、中国国家标准化管理委员会制定的GB 19489—2019《实验室生物安全通用要求》,临床实验室所用设施、设备和材料(含防护屏障)等均应符合国家相关的标准和要求。主要生物安全防护措施如下。

### (一) 实验室内布局设计合理

1. 区域合理布局　工作区与生活区分开,设置专门的清洗消毒间并有明显的标识;每个工作区设有流动水和非手触式洗手设备、手消毒用品,操作后及时进行手的清洁与消毒;严格区分清洁区、半污染区、污染区,各区洁具专用,抹布、拖布分区放置,严禁清洁区和污染区混用;控制非本室操作人员进入。

2. 设备配置病原微生物实验室、分子生物学实验室等须配备生物安全柜、高压灭菌器;生物安全柜安放位置应符合规范要求,设置门禁开关,入口处有生物危险标识,限制与实验无关人员进入;应在实验室工作区配备洗眼装置;离心机、振荡器严格放在有气流外排、便于操作的实验台上,防止气溶胶污染;科学的安装排气扇、空调等电器,减少因空气流通不畅造成的对实验室内的污染,同时对空调、排气扇等设施要定期消毒。

### (二) 标本管理流程

1. 收集运送　检验科每天接收和处理大量带有病原体的临床标本,所有临床送检标本均应由经过医院感染专业培训的人员负责收集运送,配置专用器具及防护用品,按规定时间、路线到各临床科室收集,对盛装标本的器具严格定位放置,并按要求及时清洗、消毒。

2. 安全防护　各实验室应制订对标本检验前、中、后的安全防护流程表,并张贴在实验室醒目位置;对标本外溢、泼洒或器皿打破造成的污染,应立即采用400~700mg/L有效氯溶液喷洒并覆盖污染表面30~60min后再进行清洁处理。

### (三) 医疗废物的无害化处置

1. 规范化区分医疗废物　医疗废物必须与生活垃圾分开存放;各种污物、废弃物应分类收集、处理;医疗废物应弃置于专门设计、专用和有标识的用于处置医疗废物的容器内,装量不能超过建议的装载容量;由专人负责送往医疗废物处理站;盛装医疗废物的桶具应安排专职人员定期消毒。

2. 明确医疗废物分类　按照《医疗废物管理条例》《医疗卫生机构医疗废物管理办法》要求,医疗废物分5类,即感染性、病理性、化学性、损伤性和药物性;对于胸腔积液、腹水、穿刺液、分泌物等感染性废弃物应放在专用消毒容器内,贴上废物警示标识;损伤性废物包括针头、小刀、金属和玻璃等锐器应直接弃置于耐扎的锐器盒内,锐器投放口保证只进不出,有一定厚度且不易摔破,盒外有醒目的医疗废物警示标识。

3. 过程管理　医疗废物管理应由经过培训的人员专人负责,并应穿戴适当的个体防护装备,定期收集、定点处理;高压灭菌整体过程中,所有步骤和所用材料均须完整有效地记录,而且灭菌过程中的每个步骤操作均由符合操作资质的人员完成。

### (四) 检验报告单发放

可设置电子检验报告单,如需纸质检验报告单应尽量采用电子设备自主领取,不具备条件须直接到实验室领取的报告单应先消毒再发放。消毒方法有紫外线照射(双面均要照射)、臭氧熏蒸法等。可用便携式紫外线消毒器,距检验报告单表面小于 3cm,缓慢移动照射大于 1s,报告单双面均要照射到。

### (五) 菌种保存和使用

设立菌种专管人员,实行专人负责制,菌种保存应专室专柜、双锁,双人管理,确保菌种安全;如发生被盗等意外事故,立即报告医院保卫科、生物安全委员会、实验室负责人、必要时拨打 110 电话报警;建立菌种保管及发放登记册,包括细菌名称、分离日期等信息。凡科研、临床新药试验需要转移菌种,须填写使用申请,行政部门领导和生物安全委员会批准后方可在菌种专管人员处签名领取。

### (六) 职业暴露后的处理

当皮肤污染或针刺伤、切割伤时,应立即用皂液和大量流水冲洗,尽可能挤出损伤处的血液,再用 75% 乙醇溶液或其他皮肤消毒剂进行消毒处理,并在第一时间报告感染管理科,评估感染的危险性,实施科学的预防和控制。

### (七) 实验室消毒规范

实验室内消毒可采取紫外线灯照射;桌面、地面用含氯(一般为 500mg/L)消毒液擦拭,每天工作前后各擦拭消毒一次;无菌间和超净工作台必须保持清洁,每天清洁、消毒 2 次;无菌间应配备空气消毒设备、超净台的紫外线消毒灯应每 3~6 个月监测有效强度 1 次,并按要求记录。超净工作台和生物安全柜均应定期维护保养,每年按需要更换紫外线灯和日光灯,每年至少按《实验室生物安全通用要求》等规范要求认证一次。

## 三、检验人员生物安全防护

检验人员每天不仅与众多患者直接接触,而且还要接触大量的临床标本,如血液、尿液、粪便、体液、分泌物等,部分标本可能含有各种致病的微生物,有着较强的传染性,其本身就具有发生医院感染的许多潜在危险因素,因此是医院感染发生的高危人群,应当高度重视个人生物安全防护。个人生物安全防护要点如下。

### (一) 个人防护

根据《实验室生物安全通用要求》,实验室所用任何个人防护装备在危害评估的基础上,按不同级别的防护要求选择适当的个人防护装备。实验室对个人防护的选择、使用、维护应有明确的书面规定、程序和使用指导。

1. 实验室防护服　实验室应确保具备足够的、有适当防护水平的清洁防护服可供使用,置于专用存放处;污染的防护服应由明显标记的医疗用防漏袋封闭放置并搬运;每隔适当的时间应更换防护服以确保清洁,如防护服被危险材料污染应立即更换;离开实验室区域之前应脱去防护服;当具潜在危险的物质极有可能溅到工作人员衣服上时,应使用塑料围裙或防液体的长罩服。

2. 生物安全柜　处理样本的过程中,如可产生含生物因子的气溶胶,应在生物安全柜中操作;在处理危险材料时应与护目镜、面部防护罩或其他的眼部面部保护装置同时使用。

3. 手套　手套应按所从事操作的性质适当选用,符合舒适、合适、灵活、可握牢、耐磨、耐扎和耐撕的要求,并应对所涉及的危险提供足够的防护;应对检验人员进行正确佩戴手套的培训。

4. 鞋　鞋应舒适、鞋底防滑,推荐使用皮制或合成材料的不渗液体的鞋类;在从事可能出现漏出的操作时可穿一次性防水鞋套;在实验室的特殊区域(例如有防静电要求的区域)按规范要求使用专用鞋(例如一次性或橡胶靴子)。

### (二)严格执行临床实验室操作规程

1. 强调双向防护　在实验过程中应严格遵守《医院隔离技术标准》中相应的操作规程,既要防止病原体从患者传至医务人员,又要防止从医务人员传至患者;在采集血液标本时,采血者必须穿工作服,戴口罩、帽子、手套,严格执行静脉采血操作规程;严格按照《消毒技术规范》等标准进行手卫生的相关操作,使用专用的快速手消毒剂,改进完善洗手设施,执行六步洗手法。

2. 避免锐器伤　实验过程中使用针头、小刀等锐器时,应避免针刺和锐器伤,若被锐器刺破时,应立即脱下手套,尽量挤压伤处,使血流出,然后用碘伏、乙醇等消毒剂消毒,必要时进行预防补救措施(如 HBV DNA 阳性时可及时注射高效价的 HBV 特异性免疫球蛋白);对装有污染针具、利器的容器丢弃之前必须消毒;一旦发生针刺或锐器伤时,须按照职业暴露相关法规进行有效处理,实施局部处理措施后,及时上报医院感染管理科登记并进行相关检测、疫苗接种或治疗。

3. 气溶胶的防护　按照《实验室生物安全通用要求》,在能产生气溶胶的大型分析设备上应适时局部通风;在操作小型仪器时使用定制的排气罩;在可能出现有害气体和生物气溶胶的地方应采取局部排风措施;所有进行涡流搅拌的样本应置于有盖容器内。

### (三)常见的事故及其处理原则

1. 培养物渗漏或容器破损及其处理　盛有传染性标本的容器渗漏或培养物溅落在工作台上以及污染地面时,应以 0.5% 次氯酸钠或过氧乙酸溶液浸泡的抹布覆盖至少 1 小时,再用抹布擦去渗漏物,并将抹布放在污染物容器内进行高压蒸汽灭菌;如果皮肤被微生物污染,可用碘伏洗涤消毒;受污染的工作服应立即更换。假如发生大量烈性传染病的致病菌污染,除采取以上应急措施外,必须立即封闭现场,并报主管防疫部门,请专职防疫人员参加研讨和采取相应的处理方法。若发生盛有培养物的器皿破碎,要用消毒液浸泡的布覆盖,至少半小时后才能将破碎物和用过的布放在容器中压力消毒。然后,用消毒液浸泡的布擦拭污染的台面或地面,抹布使用后也必须进行压力灭菌。

2. 事故性刺伤、划伤或擦伤及其处理　经常使用注射器做实验动物接种等操作,可能无意中刺伤皮肤,造成有传染性液体的事故性注入,尤其对于毒性较强的病原菌,如炭疽杆菌、鼠疫耶尔森菌和乙型肝炎病毒等,可引起严重的实验室感染。一旦发生事故,须立即报告有关部门,按不同病原体采取相应的应急措施,包括预防接种和抗菌药物治疗等,事故过程必须详细登记;其他事故,如被刀剪或破碎玻璃等划伤或刺伤时,均应先清洗伤口,并给予必要的预防注射和相应的抗菌药物治疗。

3. 装有病原体离心管破碎后的处理

(1)如果离心沉淀过程中发生离心破碎,应立即停机,并于30min后打开;假如停机后发现离心管破碎,要重新盖好盖子,30min后打开。

(2)戴上厚橡胶手套,必要时双层手套,用镊子捡出离心碎片。

(3)全部碎管和套管等应放入消毒液中浸泡24h,或采用压力灭菌。

(4)离心机转筒应采用无腐蚀性的消毒液擦拭干净,将抹布进行压力灭菌处理。

4. 气溶胶污染室内空气的处理　实验室内因操作不慎,含有传染性液体大量喷出而形成气溶胶并污染室内空气时,室内所有人员应马上撤离污染区域,并应报告主管部门;至少在1h内任何人员均不能进入污染区;待气溶胶排出和较重的传染性微粒沉淀下来,1h后再进行消毒;遭气溶胶感染的人员应做相应的预防注射和抗菌药物治疗。

# 四、核酸检测(PCR)实验室医院感染预防与控制

PCR(polymerase chain reaction)即临床基因扩增试验(聚合酶链反应),可检测患者的呼吸道标本、血液或粪便等样本中是否存在病毒的核酸,是专门用来检验艾滋病、乙型肝炎、禽疫病、新型冠状病毒感染等病毒感染性疾病的一种检测手段。核酸检测具有灵敏度高、特异性高、快捷、对样品要求低等优点,因此被广泛应用于医院的临床诊断。但因所检测病毒多数具有极高的传染性,所以对实验室的感染防控就极为重要,要确保试验安全须合理配置、规范管理。

## (一)实验室分区设置

1. 实验室建设依据　核酸检测PCR室建设应依据《新型冠状病毒实验室生物安全指南(第二版)》、GB 19489—2019《实验室生物安全通用要求》、GB 50346—2011《生物安全实验室建筑技术规范》、WS 233—2017《病原微生物实验室生物安全通用准则》、《临床基因扩增检验试验室管理暂行办法》、《医疗机构临床基因扩增检验实验室管理办法》、《医疗机构临床基因扩增检验实验室工作导则》等规范内容的相关要求。

2. PCR室布局　严格按照生物安全二级实验室(BSL-2)规范要求;需要标准的四区分离和气流控制,四区包括试剂贮存和准备区、样品制备区、PCR扩增检测区和扩增产物分析区,每个独立的实验区均须有独立的缓冲区;每个区域均采用气压调节,使试剂和样品在整个PCR过程中不受气溶胶污染,减少扩增产物对人和环境的污染;应设洁净空调系统;排风系统采用高效过滤器净化;气流组织应采用上送下排形式;空气流向必须严格遵循单一方向进行,即流向只能为试剂贮存和准备区→样本制备区→PCR扩增检测区→扩增产物分析

区;各功能用房内空气不能掺混,混合式 PCR 室应采用新风直流空调系统。

### (二)生物安全防护程序

1. 人员要求 进入 PCR 室的检验人员,需要接受基础理论、实验原理、标准操作、质量保证、注意事项等方面的标准培训,并取得 PCR 工作证。

2. 个人防护 在检测过程中,由于样品盖的打开、核酸提取的振动和离心作用等可能产生气溶胶,存在较高的感染风险,应根据检测微生物的感染风险选择相应的个体防护,在开展高致病性微生物检测时必须按照 GB 19489—2019《实验室生物安全通用要求》和《WHO 实验室生物安全手册》中生物安全三级实验室(BSL-3)的个人防护要求,在风险评估的基础上佩戴一次性工作帽、医用防护口罩、医用防护服、乳胶手套、一次性防水鞋套、一次性防渗漏隔离衣和防水靴、全面型呼吸防护器或正压式头套等。涉及新型冠状病毒核酸检测的实验室应遵循国家卫生健康委员会《医疗机构内新型冠状病毒感染预防与控制技术指南》以及《新型冠状病毒实验室生物安全指南》的相关要求。

3. 生物安全 应设置非接触式设施,如感应式水龙头、感应式自动门等;门和传递窗均应具有互锁功能,确保试剂和样品在转移过程中不受污染;样品制备区设置洗眼装置,必要时应有应急喷淋装置;实现人物分流,有人流和物流标识;排风系统应使用高效空气过滤器,排风先于送风开启,后于送风关闭;核酸检测操作均应在生物安全柜内进行。

### (三)废弃物处理程序

实验室所有医疗废弃物,均须装入专用有醒目标识的污物袋内;污染的标本容器、使用过的一次性消耗品(如试管、吸头、离心管等),置于盛 2 000mg/L 有效氯消毒液的密闭容器内浸泡 24 小时后再进行污物处理;确保废弃物得到恰当的处理,预防工作人员在实验过程中被感染或污染,保证实验室、实验人员和外部环境的安全。

### (四)有效降低 PCR 污染的可能性

1. PCR 常见的污染
(1)样本间交叉污染:收集样本的容器被污染或样本密封不严导致外溢;不同样本移液时忘记更换枪头或未使用带滤芯枪头;移液器等实验器具及耗材未及时消毒灭菌;不同样本同时开盖或样本剧烈震荡、反复吹吸导致气溶胶形成扩散,相互交叉污染。
(2)实验试剂污染:在 PCR 组分试剂加样过程中,由于移液器、容器、阴性对照及其他试剂被核酸模板或阳性对照污染;加样过程中,因 PCR 试剂对温度较为敏感,需要通过冰浴使得 PCR 试剂和 PCR 板 / 管处于 0℃,但这个过程极易发生污染。
(3)扩增产物污染:大量拷贝的产物泄漏或扩增后的 PCR 反应管意外开盖,这是 PCR 反应中最主要、最常见的污染问题,因为 PCR 产物拷贝量大,远远高于 PCR 检测数个拷贝的极限,所以极微量的 PCR 产物污染,就可形成假阳性。
(4)克隆质粒污染:作为阳性质控品的克隆质粒外溢。
2. PCR 室污染预防措施
(1)正确佩戴手套:双层手套,佩戴时应紧密贴合拇指、示指和中指,在进行开盖操作时避免交叉污染。

（2）正确使用生物安全柜：操作前后使用紫外线照射；使用前检查安全柜各项指标是否正常。

（3）核酸提取仪去污染：多批次检测时，在每一批次检测完以后必须用专用消毒剂和核酸去除剂对仪器进行去污染。

（4）PCR 扩增区去污染：PCR 反应管必须盖紧，避免扩增后的核酸对环境的污染。

（5）规范进行手卫生：在接触样本和每一步操作前后均应用快速手消毒剂进行手卫生。

操作人员在操作时严格按照操作规程，执行生物安全要求，做好个人防护，正确处理废弃物，可最大程度降低或杜绝污染可能，减少医院感染发生。

## 五、检验科在医院感染管理中的作用

### （一）快速感染学诊断在医院感染管理中的作用

1. CRP（C 反应蛋白）　CRP 作为急性时相蛋白在各种急性炎症、组织损伤、心肌梗死、手术创伤、放射性损伤等疾病发作后数小时迅速升高，并有成倍增长之势；病变好转时，又迅速降至正常，其升高幅度与感染的程度呈正相关。CRP 可用于细菌和病毒感染的鉴别诊断，一旦发生炎症，CRP 水平即升高，而病毒性感染 CRP 不升高；发生脓毒血症 CRP 迅速升高，而依赖血培养则至少需要 48h，且其阳性率不高，可使医院感染诊断缩短时间。

2. β-D- 葡聚糖试验（G 试验）和半乳甘露聚糖抗原试验（GM 试验）　1,3-β-D- 葡聚糖（BG）广泛存在于除接合菌、隐球菌之外的真菌细胞壁中，占真菌细胞壁成分的 50% 以上，在酵母菌中含量最高，其他微生物如细菌、病毒，以及动物、人体细胞均无此成分。G 试验阳性提示可能为曲霉菌或念珠菌感染，但通常在临床症状和影像学出现变化数天前即可表达阳性，因此 G 试验可为侵袭性真菌感染（IFI）的诊断提供更早更准确的依据。

### （二）微生物实验室在医院感染管理中的作用

1. 有效预防医院感染暴发　临床微生物室担负着各种病原微生物的分离鉴定工作，可根据《医院感染防控指南》进行病原学监测，及时发现可能发生的院内感染，遏制医院感染的暴发。

2. 加强多重耐药菌监测　临床微生物室可随时监测医院常见的病原菌及其耐药特征，定期反馈实验室资料，总结细菌药敏试验，指导临床合理使用抗菌药物；若检出多重耐药菌时须进行重点监测，如出现聚集或暴发现象应及时报告医院感染管理科，早期预防医院感染的发生。

3. 传染病监测　传染性病原体可存在于患者、医护人员及医院的环境中，是重要的传染源，医疗器械污染、空气污染、环境污染和医护人员携带病原体都可能导致传染病流行，微生物室若检出高度传染性病原体，应及时报告医院感染管理科，避免传染性疾病的暴发流行。

### （三）分子生物学在医院感染管理中的作用

1. 传染性病毒监测　核酸是由核苷酸或脱氧核苷酸通过 3',5'- 磷酸二酯键连接而成的一类生物大分子,核酸具有非常重要的生物功能,主要是贮存遗传信息和传递遗传信息,可分为脱氧核糖核酸(DNA)和核糖核酸(RNA)。目前主要应用的方法有核酸序列扩增法、转录介导的扩增技术、连接酶链式反应、聚合酶链式反应(PCR)、实时荧光定量PCR技术和支链DNA检测法。聚合酶链式反应(PCR)的基本原理类似于DNA的天然复制过程,其特异性依赖于与靶序列两端互补的寡核苷酸引物。PCR由变性—退火—延伸三个基本反应步骤构成。实时荧光定量PCR技术,是指在PCR反应体系中加入荧光基团,利用荧光信号实时监测整个PCR进程,最后通过标准曲线对未知模板进行定量分析的方法。可用来检验艾滋病、乙型肝炎、禽疫病、新型冠状病毒感染等传染性病毒疾病。核酸检测具有灵敏度高、特异性高、快捷、对样品要求低等优点,因此被广泛应用于医院的临床诊断。

2. 同源性分析　医院感染病原体分布和亲缘关系,对于明确医院感染的流行病学和建立合理的感染防控措施至关重要,病原体的分型包括传统分型法和现代分型法。传统分型法工作量大耗时长,不利于医院感染的监控。现代分型技术包括蛋白质检测方法和DNA检测方法,这些技术应用范围广,可分型细菌、真菌及各类病毒,使细菌鉴定、耐药基因检测、分子流行病学调查更加准确、快速,在判定感染的暴发、鉴定感染病原菌、寻找感染源等方面起到重要推进作用。

(曹晋桂　马文杰)

# 第三节　病理科医院感染预防与控制

## 一、病理科相关医院感染风险概述

### (一) 病理科业务范围

病理科是疾病诊断的重要医技科室,负责对取自人体的各种器官、组织、细胞、体液及分泌物等标本,通过大体和显微镜观察,运用组织化学、免疫组织化学、分子生物学、特殊染色以及电子显微镜等技术进行分析,结合患者的临床资料,做出疾病的病理诊断。具备条件的病理科还会开展尸体病理检查工作。

### (二) 病理科人员及区域

病理科有病理诊断医师、技师和其他工作人员。诊断医师主要负责各种手术、活体组织检查标本、细胞学标本的大体描述、观察、取材,组织切片和细胞学涂片的病理诊断。技师主要负责病理组织的脱水、浸蜡、包埋、HE切片制作、免疫组织化学检测的制片、细胞学制片和染色、分子病理学技术操作等相关病理技术的操作。其他工作人员主要从事病理标本签收、登记、记账、发放病理报告、病理切片和组织蜡块的保管和登记;保洁人员负责办公区域的清洁工作。

病理科的工作区域一般分为清洁区、半污染区、污染区,值班室、医生办公室设在清洁区,诊断阅片室、库房等设在半清洁区,标本取材室、切片室、细胞学技术室、组织技术室、分子室、细胞学穿刺室设在污染区。

### (三) 病理科设施设备

病理科有冰冻切片机、组织切片机、自动染色机、全自动封片机、组织脱水机、组织包埋机、摊片机、烘片机、全自动免疫组化和原位杂交染色机、实时荧光定量 PCR 系统、多功能液态悬浮芯片系统、台式高速冷冻离心机 / 高速离心机、HPV/DNA 核酸分型检测仪、显色原位杂交仪、超薄细胞检测仪、显微镜、免疫荧光显微镜等设备,以及细胞 DNA 自动扫描系统、病理远程会诊系统、病理质量控制计算机技术网络系统等。工作区域内还有空调、排风设备、标本存放柜、洗眼器、冰箱、通风橱等设施。部分设备配件有锋利的锐器,部分设备的按键为高频接触物体表面。

### (四) 存在的医院感染风险

1. 取材来源广泛,标本类型多样,工作人员可能接触有感染性的标本。组织学检查一般为新鲜组织,细胞学检查标本有来自口腔、食管、鼻咽部以及女性生殖道等病变部位直接采集的脱落细胞,有痰、乳腺溢出液、前列腺液等自然分泌物和胸腹水、心包积液、脑脊液等体液及尿液等排泄物;也有通过细针穿刺获及的病变部位细胞。尸检是对死者体表及内部器官、组织、细胞进行的病理学检查,一般为死亡原因不明,可能涉及新发传染病、地方病或原因不明的感染性疾病。因标本存在感染性标本,在取样、预处理、制片、废弃标本处置等环节均存在感染风险,病理科感染性标本的医院感染风险未引起应有的关注。

2. 取材方法多样,使用多种锐器,操作过程中存在锐器暴露可能。病理学诊断方法有活体组织检查、细胞学检查和尸检,活体组织检查标本一般是使用手术刀局部切取、组织剪钳取、粗针穿刺或搔刮等手术方法获取;细胞学通过细针或其他标本采集器采集病变处细胞,涂片染色后进行诊断;尸检中全程使用手术器械。除取材环节外,制片及读片等过程中会接触玻璃载玻片。因此,在取材环节、制片、读片等工作环节均存在职业暴露可能,同时,人员职业暴露风险也因岗位不同有一定差异。

3. 制片工艺复杂,使用多种化学试剂,工作环境中存在有毒有害化学物质。标本固定和组织、切片透明脱蜡需要使用甲醛、二甲苯。甲醛俗称为福尔马林,甲醛溶液为无色液体,在室温下有较强挥发性,挥发气体对人眼、鼻等有较强的刺激作用。甲醛为 WHO 国际癌症研究机构公布的一类致癌物,也是有毒有害水污染物;二甲苯为三类致癌物,对眼及上呼吸道有刺激作用,高浓度时,对中枢系统有麻醉作用。急性中毒:短期内吸入较高浓度可出现眼及上呼吸道明显的刺激病症、眼结膜及咽充血、头晕、头痛、恶心、呕吐、胸闷、四肢无力、意识模糊、步态蹒跚等。慢性影响:长期接触有可能导致神经衰弱综合征,女性有可能导致月经异常。皮肤接触常发生皮肤干燥、皲裂、皮炎。以上两种化学试剂易挥发,可引起经常接触或体质敏感的病理科工作人员产生相应的健康损害。因此,如何有效控制工作区域内空气中有毒有害化学物质的浓度及其保存管理尤为重要。

4. 医疗废物多样,管理存在盲区,有一定的暴露风险。在五类医疗废物中,病理科涉及感染性医疗废物、损伤性医疗废物、病理性医疗废物和化学类医疗废物。其中化学性废物和病理性废物是目前医疗机构医疗废物分类与处置相对薄弱环节,尤其在分类收集和回收处置等方面还有许多问题,各医疗机构面临无机构规范收集处置的困难,存在排放进入市政污水系统的情况,同时生态环境保护管理部门对医疗废物处置单位监管也有限,处置机构不能全覆盖规范收集病理科化学性医疗废物,存在可能造成水体、土壤等自然环境产生污染风险。

5. 其他风险。如未配备甲醛、二甲苯等有害气体浓度动态监测报警设备;病理科工作用房分区不规范,洁污区域交叉;洗手池、洗眼器等设施缺失;建筑设计中存在相应区域机械排风设备缺失,或排风管路设计缺陷,常见情形有排风管路与建筑物内其他新风系统交叉、排风口与常年风向相对、排风口直接排入建筑物内等。

## 二、病理科管理

### (一)人员培训和教育管理

按照风险开展培训教育,病理科全体工作人员(包括该区域工作的保洁人员)应当接受标准预防等基本医院感染防控知识培训,包括手卫生、正确佩戴防护用品等。从事病理标本接收、预处理、制备的技师和开展穿刺的医务人员应接受标准预防原则、WS/T 311—2023《医院隔离技术标准》、职业暴露预防与处置、医疗废物分类等相关医院感染管理知识培训。

### (二)建筑布局分区

病理科的工作区域一般分为清洁区、半污染区、污染区,分区应符合生物安全要求,有明确分区,有相应的缓冲区;病理取材室内应进行相对分区,区分污染区和相对清洁区。存在生物安全的实验室应规范张贴实验室生物安全等级标识。在建筑设计、改造、修缮中,不得将制片室内通风橱排风管路与建筑物内其他新风系统交叉、排风口与常年风向相对、排风口直接排入建筑物内。

### (三)人员职业防护

严格遵循标准预防原则和 WS/T 311—2023《医院隔离技术标准》的要求,做好个人防护。工作人员在接触感染性标本时,应穿戴必要的防护用品,如口罩、护目镜、面罩、帽子、手套等,在尸检中更应严格遵守,如遇传染病或不明原因病原体感染尸体的病理解剖时,应在以上防护的基础上采取额外防护,包括医用防护口罩、防护头套、防护服等。在病理科日常工作分区的基础上,进一步对不同来源标本的走向途径进行分区、标识,便于工作人员采取相应等级防护措施。细胞学检查室、冷冻快速制样、常规组织取材、分子病理核酸检测、前台接待及报告发放的工作人员,应穿戴工作服、一次性工作帽、医用防护口罩等防护用品;如进行存在液体喷溅可能操作时,可加戴护目镜/防护面屏,一旦受到污染应及时更换。其他人员应穿戴工作服、一次性工作帽、医用外科口罩等防护用品。

科室应每日自检洗眼器是否正常,无条件配备洗眼器的实验室,应配备简易应急包(含注射器、纯净水或灭菌水)。进入切片室时,应确保通风设施处于正常运行,遇浓度监测报警装置报警时,应及时采取开窗通风等紧急措施,并离开该工作区域,第一时间向科室负责人及医院报告。

发生职业暴露时,首先应就地进行紧急处置,再向科室负责人报告,按流程报告医院职业暴露管理部门,配合医院完成评估、干预、随访工作。

### (四) 标本管理

标本转运过程应预防控制医院感染,可疑感染性疾病标本应放入专用标本袋,标本袋放置在带有生物安全警告标识的密封转运箱内进行转运。病理科标本接收人员应对存在感染风险可能的特殊标本做好管理和交接。标本正确处理是预防医院感染的关键。

### (五) 清洁消毒工作

病理科空气消毒及环境物表清洁消毒工作应遵循分区域分类实施,清洁区空气主要以开窗通风为主,物体表面可采取清洁擦拭,遇特殊情况可使用消毒湿巾或其他含有消毒剂的载体湿巾进行擦拭消毒;污染区内可使用空气消毒机进行空气消毒,物体表面采取先清洁后消毒的流程进行日常管理,频次根据实际工作情况确定。应加强生物安全柜的清洁消毒,生物安全柜内可使用 75% 乙醇溶液或其他有效消毒剂擦拭消毒。

### (六) 医疗废物管理

病理科应按照所在机构医疗废物管理制度,严格执行分类打包,与转运人员做好交接登记工作。医院感染管理科和后勤部门应联合制定甲醛和二甲苯废弃有害化学品的统一回收管理程序,使用专用容器收集后移交有资质机构处置,或使用专用设备进行无害化处理,严禁倾倒至下水道内。医院后勤管理部门应与医疗废物处置单位在处置协议中约定废弃或过期有害化学品统一回收处置条款,明确责任义务。医疗机构所在地区医疗废物处置单位如果拒绝收运处置有害化学品,需要逐级按程序上报当地生态环境保护管理部门协调。

### (七) 化学危险品管理

应建立化学危险品管理制度、职业暴露应急预案等制度,安排专人负责甲醛、二甲苯管理工作,建立清单台账,做好领用、存储、保管及处置全过程管理。2003 年 3 月 1 日实施的 GB/T 18883—2002《室内空气质量标准》为保护人体健康,预防和控制室内空气污染而制定。其中对甲醛浓度规定限值为 1h 均值应 ≤ 0.10mg/m³。因此,应定期对取材室、切片室等进行甲醛和二甲苯浓度检测,有条件的应安装浓度监测报警装置,确保有害气体浓度在规定许可范围。除院内日常监测外,应每年至少由第三方检测机构做一次检测,检测报告中各项指标应符合要求,如有不符合项时,应由医院组织相关科室进行问题分析排查,整改后再次开展检测,直至各项标准均符合要求。有害气体浓度检测报告应由分管职能科室存档管理,病理科也可留存复印备查。

(张永栋)

# 第四节 手术部(室)医院感染预防与控制

## 一、手术部(室)通用管理要求

手术部(室)为医院承担手术操作的独立部门,是医院感染预防与控制的重中之重。在医疗服务过程中,手术操作中的感染风险显而易见。从专业视角看,手术相关感染成因复杂,通常涉及患者因素、疾病本身因素、技术操作因素、设备材料因素、人员因素、环境因素等多个环节。从医院感染管理的角度分析,这些环节大部分具有可控性,通过建筑布局、规章制度、人员管理、器械管理、物品管理、环境控制、感染监测、培训教育等 8 个方面的科学管控,可以有效控制由手术操作不当造成的医院感染。

### (一)管理要求

根据 2021 年《关于进一步完善医疗机构感染预防与控制工作机制的通知》(联防联控机制医疗发〔2021〕71 号)和《关于进一步加强医疗机构感控人员配备管理相关工作的通知》(联防联控机制综发〔2021〕88 号)要求,医院主要负责人是医疗机构感控工作的第一责任人,建立健全一把手负责制、专业团队年度评估机制及月度主题研究分析机制,是有效控制医院感染的关键。手术科室应当至少指定 1 名医务人员,作为本部门的兼职感控人员,鼓励同时配备兼职感控医师和护士,负责本部门医院感染的管理。手术科室应制定并不断完善本部门医院感染防控工作制度及应急处置预案,并组织实施,确保手术过程的无菌操作、环境的污染控制、器械及设备的管理符合规范,同时做好监测,不断优化,保证患者安全。

### (二)规章制度

手术部(室)预防与控制医院感染制度,是规范涉及手术操作全过程的医疗行为、保障手术安全的重要基础。近 30 年来,我国各地区各级医疗机构在手术部(室)的管理方面积累了很多好的经验。鉴于我国地域辽阔,发展不平衡,不同地区存在较大差异,为了便于对基层医院的指导和学习,根据手术感染的风险特点,本教材参考了专家们的意见与医院管理评审要求,从系统管理的角度,按优先顺序列出以下制度作为框架,医院可在此基础上结合本医院的实际情况进行拓展。

1. 手术部(室)预防与控制医院感染的基本原则 手术部(室)建筑布局应符合国家的相关标准,有条件的医院可设隔离或负压手术间,满足手术部(室)环境污染控制的要求,应成立医院感染管理小组,确定本部门预防医院感染管理制度与工作流程,根据手术部(室)洁净等级与手术感染的风险合理安排手术的区域与台次,针对手术量及不同专科手术细化手术流程,制定手术部(室)人员管理、物品管理、设备管理、环境管理等规范,定期进行总结分析并持续改进,最大限度降低手术相关感染的发生。

2. 手术部(室)无菌技术操作制度 该制度应依据外科学、基础护理等教材,包括但不限于手术操作诊疗规范,根据无菌操作基本原理,基于手术全过程的无菌操作而制定,其中应包括不同专科手术的术前准备和术中控制,如无菌器械台的铺设、医护上台前的准备、无菌手术衣的穿着、手术区域的皮肤消毒、手术器械的传递、术中意外的处理等。

3. 手术人员手卫生制度　外科手卫生是手术操作的基本功,也是有效降低手术感染的基本和重要措施。在手术过程感染防控中,外科洗手和消毒剂的选择是至关重要的。为此各级医院还应参考国家相关规定,结合自己医院的实际,对手术部(室)人员的手卫生进行规定,这也是手术安全的关键环节。

4. 手术部(室)感染防控培训制度　在医院感染预防与控制中,医务人员感染防控意识是至关重要的。医院手术部(室)流动人员较多,通常包括四类人员,一为手术室的护士与麻醉师;二为手术科室的医生;三为进修医师、实习医师,教学医院还会有实习护士及观摩手术的人员;四为辅助人员如保洁人员、维修工程人员、物品耗材运送人员、药品运送人员等。因此应针对这些人员的特点制定感染防控知识的培训制度。培训应包括两部分,其一是岗前培训,即针对临时、短期进入手术部(室)前人员的培训,其二是长期在手术部(室)工作人员的继续教育、培训或考核。

5. 手术部(室)预防与控制医院感染的其他相关制度　手术部(室)感控制度涉及手术部(室)全过程管理,其中包括人员的管理制度,如参观与外来人员管理制度、骨科外来人员管理制度、更衣制度、医护人员职业安全管理制度、特殊感染手术个人防护要求等;过程的管理制度,如清洁消毒与隔离制度、仪器设备管理制度、外来器械管理制度、感染手术的管理制度、负压手术间的日常维护管理制度、麻醉恢复室的感控管理制度、日间手术室的感控管理制度、日常清洁制度、手术器械管理制度、精密仪器及腔镜管理制度、手术敷料管理制度、接送手术患者制度、无菌物品管理制度、一次性物品管理制度、病理标本送检制度、医疗废物管理制度、手术间空调净化系统清洁维护制度、麻醉机内呼吸回路消毒制度;管控措施效果监督的管理制度,如环境清洁消毒效果监测制度、手术部位感染监测制度、感染相关事件应急处置预案等。

6. 环境管理制度　这部分制度应针对手术部(室)环境而制定,以环境污染控制为目的,以日常监控为手段,其中应包括环境清洁的基本要求、清洁范围、清洁方法、清洁频度、工作流程,空调通风系统日常清洁与管理,空调净化设备过滤器阻力和空调器积水盘清洁度的日常监测记录制度等,还应包括手术部(室)环境局部维护、环境改造时的管理要求以及医疗废物的管理等。

## 二、手术部(室)感染防控管理专业技术要求

### (一) 建筑布局

关于手术部(室)的建筑布局,我国出台了 GB 50333—2002《医院洁净手术部建筑技术规范》等,北京市针对洁净手术部的管理出台了 DB 11/408—2007《医院洁净手术部污染控制规范》等,对我国手术室的规模及基本建设要求有了具体的明确和规定。

1. 关于手术部(室)的通道　在医院建设中,手术部(室)建筑布局的合理性与科学性是医院品质的体现,手术部(室)是现代医学诊疗技术高度集中应用的区域,也是现代外科技术展现的窗口,手术部(室)的所有建筑与布局均应围绕着降低手术风险、保障患者安全的总目标。考虑到维持手术顺利进行的需求,原则上要求手术部(室)应该做到医患分开、洁污分开。

手术部(室)人员包括医护人员、患者、保洁人员、物品运送人员等,物品与器械分为无菌物品/器械、清洁物品/器械和污染物品/器械。手术部(室)通常应包含四条通道,即医护人员进出通道、患者进出通道、无菌物品通道与污染物品通道。新建或改扩建的手术部(室)应充分考虑污染控制的原则,至少建立两条通道,将人、物,洁、污,医、患分开,提高工作效率,保证环境污染控制。对于短期没有改扩建计划的单通道手术部,应采取有效的管理措施,控制污染源,减少医院感染的发生。

2. 关于手术间的大小  我国目前关于手术间面积的具体要求尚未找到明确规定,但手术间面积过于狭小,不利于无菌操作。《医院手术室建设标准》中规定了洁净手术间的面积,即"洁净手术室的面积分四级(小、中、大、特大),其中小型手术室净面积为 20~25m²"。

美国建筑家协会保健设施分会出版的《医院及医疗设施建筑设计指南》中对手术室的最小面积做了规定:①一般手术室 37.16m²;②心血管、脑外科手术室 55.74m²;③骨科手术室 55.8m²;④内镜下手术室 32.6m²。日本的千叶县的千叶大学医学部附属医院的无菌手术室的面积是 75m²(9.5m×7.9m)。日本医科大学附属千叶北总医院的心脏血管外科手术室的面积是 88.7m²(10.2m×8.7m)。英国 Facilities for surgical procedures:Volume 1 中关于手术间规定,"所有的住院患者手术间的推荐标准大小是 55m²",主要考虑了清洁或维修以及开展微创手术的需求。

鉴于以上依据及我国国情,《手术部(室)感染防控规范》中提出"一个手术间只能有一张手术床,净使用面积不应少于 30m²",这对于规范我国综合医院手术部(室)建设、保障手术操作安全是非常重要的。

3. 关于手术间的保温设备  目前国内外很多证据证明,患者围手术期的体温维持是降低手术感染的重要措施之一,患者体温维持的基本设施,可以在建筑上体现,如手术间的温度维持和保温箱等,也可以通过一般设备,如保温床、保温毯等设施实现。

4. 关于感染手术间的安全设置与使用管理  在医院手术部(室)的建设中,感染手术间的设置始终是困扰我们的问题。将感染手术间设在手术部(室)的初端或末端各有利弊。基于目前我国大多数医院仍以通道式布局为主,所以前者设置感染患者出入的流线是最短的,利于手术部内的污染控制,但又是手术部(室)人流出入的必经之路,不利于整体污染的控制。而后者设置,患者又将穿过整个手术部(室),似乎也不利于整体的污染控制。国外手术部(室)的管理,通常是不设感染手术间的,这主要是基于标准预防的理念。无论手术切口的等级以及病人的情况如何,手术过程中均会有血液与体液暴露,如果为控制血源性传播性疾病而单纯设置感染手术间,意义并不显著。感染手术间主要应针对呼吸道传播性疾病或其他不明原因的传染病或感染性疾病而设置。为此,基于医院的情况,有条件的医院应将感染手术间置于手术部(室)的盲端,自成区域,除了有独立的通风系统外,还在设计中考虑留出前室,有独立的出入口,也可与急诊手术共用通道。暂时不具备独立设置感染手术间条件的医院,应根据标准预防的原则采取普遍预防的措施,通过管理制度和流程,将呼吸道传播性疾病或其他不明原因的传染病或感染性疾病的手术感染暴露风险降到最低。

在日常工作中遇到最普遍的问题是感染手术间手术后的处理原则与流程。首先我们应当明确感染手术的定义和范畴,按照美国国家医疗安全网络将手术切口分为四个等级,即清洁、清洁-污染、污染与感染,有专家认为处于感染的手术应在感染手术间进行,但实际上行业传统是将患有血源性传播和传染性疾病的患者视为感染手术间的使用对象。近年来伴随着医院感染管理学科的进展与学术交流,很多管理者已经认识到标准预防的理念在手术部(室)的医院感染管理中的重要意义,因此人们已不再单纯地依靠感染手术间来预防控制手术相关的感染,更多的情景下,是通过感染手术间来防控呼吸道传播性疾病或其他不明原因的传染病及感染性疾病的手术对环境和医务人员的影响。

因此,对于择期手术的法定传染性疾病患者,应建议其先治疗处理感染期的传染病,待传染期过后再行手术。对于病情严重必须手术治疗的患者,则首先考虑在感染手术间进行手术,手术前应通知参与手术的所有医务人员采取基本的防护措施,手术后,无论是否存在血液、体液暴露污染,均应对手术间内所有物体表面进行彻底的清洁与消毒。

关于感染手术间空气消毒,应视患者的感染源而定,如果患者为血源性感染性疾病,主要通过接触传播,清洁消毒的重点应在物体表面与污染物的处理上,辅以洁净手术部常规处理,不同手术室可以采取自然通风、紫外线照射或空气消毒器等方法。如果患者为呼吸道传播感染性疾病,建议手术尽量安排在隔离手术间或负压手术间进行,术中做好医护人员的呼吸道防护,术后则应对净化设备进行清洁、消毒或更换。

5. 关于刷手区的设置　国内关于手术部(室)刷手区的设置要求多局限于区域的设置和基本设施要求,但针对刷手池的面积与数量的规定鲜有涉及,本文参考了英国国家医疗服务体系(NHS,National Health Service))关于手术部(室)建筑规范中的要求,予以借鉴。

刷手间应足够大,能容纳医务人员同时刷手和来回走动,而不出现互相触碰或被周围设施污染的风险。还应有空间安放壁挂式的手卫生用品等装置,以及固定于地面的垃圾桶。

每个术间最少应有一个够 3 人同时使用的嵌入式刷手洁净区(最小面积 7m²)。水槽和家具应安置在便于手部、手臂清洁的高度。设计排水系统应能确保在术前无菌准备的过程中地板不会变得湿滑。此外,地板也应是防滑的。

需要非触摸式水龙头。感应式水龙头应可以提供为完成刷手所需的充足时间。水龙头的推荐长度为 250mm,感应距离为 200~250mm,最短运转时间为 20s。在刷手池侧面除了设置壁挂式纸巾架外,还应设置检修门,以便于恒温阀和水龙头的检修和维护。

6. 关于刷手池的设置　刷手池边缘距地面高度应至少 1m。考虑到刷手过程中会有污染的水从肘部向后流入水池,存在感染风险,刷手池边应设有内缘,必要时可设防溅挡板,装修时与墙釉进行密封处理。

## (二) 人员管理

手术部(室)的人员通常可分三类,一类是在手术部(室)工作的人员,如手术室的护士、麻醉师、保洁人员等;另一类是临床科室进入手术部(室)的进行手术操作的医务人员,第三类为临时进入人员,如各手术科室的医师、见习学生、进修人员、设备维修人员以及其他辅助人员等。从医院感染管理的角度出发,针对不同人员应制定包括但不限于以下的管理要求。

1. 手术部(室)人员的基本要求　进入手术部(室)的人员均应接受医院感染预防与控制的培训,可通过岗前培训和继续教育的方式实现。岗前培训应具有准入性质,要求医务人员掌握本部门的医院感染防控的基本知识,如外科手卫生、标准预防的基本原则、手术服的应用范围、环境管理的基本要点、锐器伤的防范等。继续教育应每年进行,主要是对原有知识的巩固与新知识的更新,如当前传染病的流行趋势、医院手术感染的特点、手术切口感染的现状等。

2. 出入手术室的管理规定　包括但不限于手术部(室)更衣制度、物品配送要求、患者出入要求等,对于参观学习人员、设备维修人员活动范围的限制等。

3. 其他管理规定　如疫情流行期的健康监测和中高风险地区旅行史的报备等。

### (三) 设备管理

现代诊疗技术的发展,可在手术部(室)得到充分展现。由于手术相关设备构造复杂、功能各异、使用场景和适用范围差异较大,给感染控制带来了较大的难度。

1. 设备分类　按使用功能可划分为以下 6 类。

(1)建筑设施:手卫生装置、光源、电源、气源计时器、冰箱、温箱、观片灯、多功能吊塔、对讲机和影像传输系统、强电弱电装置等。

(2)空气净化设备:洁净天花、初中高效滤过器、加压风机、空气加湿器、回风与送风装置;静压差仪、温湿度显示仪;非净化手术间还包括空气消毒机、紫外线灯等。

(3)手术设备:手术床、手术灯、电刀、手术器械、器械车、平车、参观台、脚凳、体位装置等。

(4)麻醉、抢救设备:麻醉机、监护仪、血液回收机、输液装置、加温仪、血气分析仪、除颤器等。

(5)专科手术仪器:C 型臂机、显微镜、氩气刀、氦气刀、超声刀、电子气压止血器、血管闭合系统、动力设备、各科内镜、胆道镜、导航仪、达芬奇手术系统、体外循环机等。

(6)清洗、消毒、灭菌设备:高压蒸汽灭菌器、低温灭菌器、器械清洗机、超声清洗机、快速灭菌器等。

2. 设备感染控制管理要求

(1)手术部(室)应制定完善的各类设备管理制度;包括但不限于职责分工、维护保养流程、巡检要求、报修程序及应急预案等涉及设备全生命周期的管理。

(2)按类别设专人负责设备的接收、安置、使用、清洁、维修、保养的跟踪和反馈记录,提交增添、维保、报废计划并建立设备档案。

(3)对于当天涉及手术的设备,手术开始前,设备应维持在清洁消毒合格并良好运转的状态,精密设备术前应套好保护套。手术结束后应对设备进行彻底清洁与消毒。可冲洗设备部分,应按生产厂商的说明书进行冲洗与消毒;不可冲洗部分应用擦拭清洁,有些设备表面还须用 75% 乙醇溶液擦拭。对于术中可能污染的设备应有相应的处置预案,对于特殊器械应遵守厂商的清洁指导手册规定。

(4)手术中临时进入手术室的设备,应做到清洁消毒灭菌合格。

(5)手术用显微镜应相对固定放置在手术间,术中用无菌显微镜套罩住显微镜臂及手术操作区,保留手术镜、第一助手镜。手术结束后清洁擦拭,用镜头纸擦拭目镜。

(6)手术中定位设备 C 型臂机可放置手术间或专用房间,手术中用 C 型臂机定位时,须使用无菌套包裹近手术野端,手术切口上方也应铺设无菌屏障。术中 C 型臂机主机及显示器均应置于手术间内,不得将 C 型臂机显示器放在手术间外。

(7)麻醉机和其他呼吸设备的管理:麻醉机在使用过程中直接与患者呼吸道相通,机器内部管道容易受到污染,因此,每天应对麻醉机和呼吸设备进行清洁与消毒,方法参照厂家说明书。

(8)麻醉机外表面:每台手术结束后用清水擦拭(1 次 /d),污染严重时可用 75% 乙醇溶液擦拭或采用厂家推荐的表面消毒方法。

(9)麻醉机外置回路：包括麻醉机呼吸管路、螺纹管、湿化器、麻醉面罩、呼吸袋等。麻醉面罩和外部通气管道可使用一次性产品，一人一用。麻醉面罩、管道、接头、湿化器、呼吸袋等可参照 WS310.2—2016 的要求进行清洗消毒。

如果采用机械清洗消毒，应将麻醉机外置回路的部件完全拆卸，各部件按清洗消毒机厂商操作说明方法放置，若外置回路上有血渍、痰痂等污物，应预先加酶浸泡，再放入清洗消毒机内清洗，按照清洗消毒机厂商的说明选择适宜的程序进行清洗消毒。清洗温度应达到85~90℃。清洗、消毒、烘干自动完成后，装入清洁袋内干燥保存备用。手工清洗消毒时应注意麻醉机外置回路的各处连接是否彻底地拆除，检查管道内有无痰痂、血渍及其他污物残留。管路消毒前应按要求清洗干净。浸泡消毒时应全部浸泡在消毒液中，管路不应有死弯，中空物品腔内不应有气泡存在。如采用环氧乙烷消毒，管路应干燥并采用独立包装。有条件的医院应将复用装置交由消毒供应中心统一处理。

(10)手术灯的消毒：手术灯应避免用刺激性的化学消毒剂擦拭，可用75%乙醇溶液或清水擦拭。

(11)手术动力设备的清洁消毒：手术动力设备包括气动式和电动式两种，电动设备又可分电池供电骨组织手术设备和电源供电微型骨组织手术设备两类。动力手术器械使用完毕后应遵循 WS 310.2—2016 及生产厂商提供的说明书进行清洗、消毒或灭菌。通常没有电路的机械部分拆卸后可用清水洗；带有电路的部件应拆卸至最小部件，可水洗部件应用流动水冲洗，不可水洗部件可用湿布擦拭，各孔隙可喷入专用清洗剂，用布擦干。

1)主机：断开电源，用75%乙醇溶液或清水擦拭。

2)脚踏开关：用75%乙醇溶液或清水擦拭，避免用水浸泡。建议用塑料保护套保护脚踏开关，避免血液和液体污染。

3)电池：用干布擦干，避免水浸泡。

4)手柄：用专用清洁剂清洗，宜使用尼龙软毛刷或细毛毛刷刷洗手柄的细小缝隙以及附件内部管腔和连接处。清洗后应使用无绒软布擦干或用医用压缩空气处理，电池应使用压力低于138kPa 的医用压缩空气或干燥箱处理。

5)器械组件：拆开各组件，如钻头、锯片、磨头等用流动水清洗，必要时可加酶液清洗，再用流动水冲洗、擦干。不应将操作柄或附件浸泡于清洗液中。

6)动力工具：参照产品的使用说明书，采用高压蒸汽灭菌、环氧乙烷或过氧化氢等离子低温灭菌等方法灭菌，不建议随意更改灭菌方式。电池宜使用75%乙醇溶液擦拭消毒，或遵循生产厂商说明书，操作手柄与电池分开灭菌，不应随意更改灭菌方式。电池组应在充电后，冷却 1h 再进行灭菌。快速压力蒸气灭菌程序不应作为常规灭菌，仅在紧急情况下使用。

7)其他设备：加温输液器、充气升温机和手术间的温箱均可用75%乙醇溶液或清水擦拭，一用一清洁消毒。

**（四）器械物品管理**

手术部(室)的器械和物品按使用特点，通常可分为一次性使用与循环复用两大类。

1. 一次性使用的无菌手术器械　手术部(室)有大量的一次性使用无菌医疗器械，如一次性吻合器、缝合器、引流瓶和吸引器头等，无论是否直接接触患者，均应为取得卫生行政主管部门批准的产品，并一次性使用。一次性无菌物品使用前应检查外包装质量、消毒灭菌日期，以无菌方式打开后用无菌持物钳夹取放入无菌区内,不得将物品倾倒或翻扣在无菌台上。

2. 循环复用的无菌手术器械 手术部(室)使用的所有循环复用物品应确保为经过彻底清洁、经反复消毒灭菌仍安全可靠的物品。物品反复使用应确保消毒、灭菌后的质量,并应根据循环复用物品的材质,选择匹配的包装材料、适宜的消毒灭菌方式、安全的有效期限、正确的保存环境。

(1)手术器械循环复用应严格按照 WS 310.2—2016 的规定清洗、消毒、打包、灭菌。

(2)外来医疗器械应由专人接收、清点,遵守 WS 310.2—2016 标准清洗,消毒灭菌后方可使用。使用后按 WS 310.2—2016 规定清洗消毒后方可送出。

(3)精密手术器械和不耐热手术器械的处理应遵循生产厂家提供的使用说明或指导手册,具体要求如下。

1)遵循清洗、酶泡、蒸馏水充分冲洗的清洗消毒原则。

2)配备相应的清洗消毒设备:超声清洗器、干燥设备、无孔纱布或软布、专用清洗刷、低温灭菌设备等。

3)手术器械使用后应及时进行回收清洗,如不能及时回收清洗,应做保湿处理,防止器械上的沾染物干燥、附着。

4)手术器械清洗后应进行检查,保证器械清洁和功能完好(带铰链或锁扣的器械如显微剪刀,确认剪口的排列和齿纹互相咬合;棘齿类器械,确认能夹紧第一个齿)。

5)打开器械包时在器械的尖锐部位应使用保护套。

6)精密器械的清洗消毒灭菌宜根据器械厂商的建议执行,能耐受高温、高压的器械首选高压蒸汽灭菌,不能耐受高温高压的可采用低温灭菌方法。

7)用于特殊感染患者的器械应单独清洗、消毒灭菌。

8)精密仪器人工清洗应动作轻柔,避免相互碰撞。清洗时,关节部位应用软毛刷仔细刷洗。角膜接触镜应采用蒸馏水擦洗,建议采用低温甲醛蒸汽灭菌方法进行消毒灭菌。

9)超声清洗适用于精密贵重、锐利器械,如内眼剥膜器械:显微内眼剪、显微内眼镊、显微内眼钩等,应采用加酶超声清洗方法,采用低温灭菌处理。

10)眼内异物器械应先手工清洗,再用蒸馏水加酶超声清洗。超声清洗时保证器械全部没于液面之下并独立放置,避免器械互相接触。清洗后干燥、加防护套,低温灭菌。

3. 达芬奇手术系统的机械臂 达芬奇手术系统又称为直观外科内镜仪器控制系统,已成功应用于临床,适用于包括心脏、泌尿外科、妇科、儿科和普通外科在内的各种专科疾病手术。手术部位感染(surgical site infection,SSI)在世界范围内呈不断增加现象,也是手术患者最常见的感染类型。然而,关于手术方法(开放手术与微创手术)对 SSI 风险影响的证据很少。无论如何,达芬奇手术系统机械臂与其他开放手术器械一样,应进行规范的清洗消毒灭菌,这对于控制手术感染至关重要。

(1)手术结束后,机械臂应置于器械篮内,目镜置于镜盒内,尽快安全运送至消毒供应中心进行处理。

(2)清洗(手工)

1)预清洗(灌注 - 浸泡):用注射器向机械臂上的主冲洗口灌注清洗液、完全浸泡于清洗剂中 30min;用柔软的尼龙毛刷刷洗机械臂外部、器械头端、器械轴节部;用压力水枪冲洗主冲洗口和其他冲洗口;再进行灌注 + 超声(功率 ≥13W/L,频率 ≥38kHz)清洗 15min;超声清洗后还应再刷洗、冲洗,直至流出的水清澈为止。

2) 干燥:目镜、各类连接导线等用清洁软布沾酶液抹洗,用纯水反复擦洗,再用75%乙醇溶液擦拭消毒;附件物品用清洗剂浸泡后,在流动水下持续刷洗,再用高压气枪吹干;机械臂置于真空干燥柜中抽干。

3) 灭菌:耐高温高压的机器人手术器械采用无纺布或特卫强灭菌袋包装,采用高压蒸汽灭菌;装载灭菌时保证不受压、不碰撞、摆放整齐、不重叠;不耐高温高压的目镜、附件物品、各种连接导线等,采用无纺布或灭菌袋包装,采用低温蒸汽甲醛或过氧化氢低温灭菌,装载灭菌时保证不受压、不碰撞、不重叠。

4) 特别说明:由于达芬奇机器人手术器械结构复杂,若清洗不干净,机械臂会自动识别不予安装;若因器械包装不当或管理不善,将致器械损耗增加、医院感染率增加。为此,达芬奇机器人手术器械的再处理需要专人进行专业知识及专业技能培训,在处理流程方面应严格遵循生产企业的手术器械再处理手册,参考企业认证的清洗消毒灭菌设备厂家说明书,选择适宜的清洗消毒方式及灭菌设备,从而保证处理流程安全高效。

4. 消毒液的种类　手术部(室)常使用的消毒液分为手术区域皮肤和伤口消毒液、医务人员手卫生消毒液、器械清洗消毒液、环境消毒液、标本浸泡液等。

(1) 手术区域皮肤或黏膜消毒液,如2%~3%碘酊、75%乙醇溶液脱碘或用0.5%~1%的碘伏等;创伤伤口消毒液可用3%过氧化氢消毒液等;采用葡萄酸氯己定消毒等。

(2) 所有外用消毒液应设专人管理、领取、摆放,并应与静脉输液等体内使用液体分开放置。消毒液的保存应根据厂家说明书要求,选择适宜的位置、环境、温度,避光保存。

(3) 所有类型消毒液都应按厂家说明书正确使用、监测及保存。

(4) 由专人负责对配制后的消毒液随时进行有效浓度的监测并记录,重复使用的消毒液存放容器应一用一清洁一消毒。

### (五) 环境控制

手术部(室)的环境控制主要包括空气净化、人员控制、物流控制、保洁流程,污染后清洁,卫生学监测等。

为维持手术部(室)空气能满足一定的卫生学指标,无论是否有空气净化装置,人员控制、物流管理、有效清洁都是三大重要控制措施。除此之外,净化手术间还需要按相关要求,定期对净化设备进行保养和维护,否则净化设备本身将成为新的污染源。

关于手术部(室)环境卫生学监测,近年来伴随着我国医院感染管理学科的发展,已有了突飞猛进的发展,特别是对净化手术部(室)的动态监测。严格过程管理已是专家们的普遍共识。2007年北京市曾组织感控专家与中国建筑科学研究院空调所合作,针对洁净手术室的管理与动态监测在充分调研、文献分析、现场数据收集的基础上,制定了北京市地方标准——《医院洁净手术部污染控制规范》,标准出台后在北京地区取得了较好的成效,也得到了医院手术室管理者的好评。

北京市地方标准——DB 11/408—2007《医院洁净手术部污染控制规范》出台多年来积累了很好的经验。对一般手术部(室)和洁净手术部(室)环境监测、卫生学监测、消毒剂使用效果监测、医务人员手卫生效果监测,尤其是对净化手术部(室)的动态监测是发现环境污染的有效手段之一,也是洁净手术部(室)环境管理的重要措施。

### (六) 感染监测

手术部(室)医院感染防控监测是为了早期发现手术感染风险,通常可分为常规监测和专项监测两种。

1. 一般手术部(室)环境常规监测　每日早晨由专人监测手术部(室)温度和相对湿度并记录。术前(包括接台手术)由专人检查(目测)限制区内(手术间、辅助间、内走廊)环境,包括地面、台面、墙壁是否清洁有序。每周由专人监测手术部(室)空调装置进风口、回风口的清洁状态并记录。每季度对空气卫生学效果按25%进行抽测,有问题随时监测,监测方法遵照《消毒技术规范》。定期对空气消毒设备的现场消毒效果进行检测。

2. 一般手术部(室)环境专项监测　如果怀疑术后患者感染与手术室环境相关,宜使用浮游菌撞击法进行手术部(室)空气细菌菌落总数监测。空气消毒设备与空调设备检修或更换后,应按照GB 159122的要求进行手术部(室)静态空气细菌菌落总数监测。

3. 洁净手术部(室)环境常规监测　洁净手术部(室)在建设完工后应按照GB 50333—2013标准进行工程验收。洁净手术部(室)的空气净化系统,宜开展日常监测,至少每1~2年进行环境污染控制指标的综合性能评价。在综合性能检测时,应对过滤器及其安装边框的泄漏及密闭性,按GB 50591—2010的要求进行检测。空气净化器卫生学指标监测应在物体表面擦拭消毒后,室内空气消毒前进行。宜定期对手术部(室)进行沉降菌或浮游菌的动态抽测,至少在一年内抽测完毕。每日晨由专人监测手术部(室)温度、相对湿度、静压差并记录。每日术前(包括接台手术)由专人监测(目测)限制区内(手术间、辅助间、洁净走廊)环境,包括地面、台面、墙壁是否清洁有序。每周由专人监测手术部(室)空气净化装置的回风口栅栏、网面、管道内壁的清洁度并记录。每月对非洁净区局部空气净化装置送风口、回风口设备进行清洁状况的检查。每年由有资质的工程质检部门对洁净手术部(室)的空气净化系统进行综合性能检测。

4. 洁净手术部(室)环境专项监测　如果怀疑术后患者感染与手术室环境相关,应使用浮游菌撞击法进行手术部(室)动态空气细菌菌落总数监测。使用动态浮游菌撞击法进行细菌菌落总数采样,应选择不少于3个手术进程进行采样。净化设备检修或更换后,应按GB 50333—2013附录E使用沉降法进行手术部(室)静态空气细菌菌落总数监测,标准参照GB 50333—2013中表3.0.3,采样方法参照GB 159122。如果怀疑术后患者感染与手术室环境相关时,应按照GB 159122方法对手术部(室)的物体表面进行监测。

5. 医务人员手卫生监测　每月应对手术医护人员进行手卫生效果的抽测,抽测人数应不少于日平均手术量医护人员总数的1/10。监测方法应按照WS/T 313—2019的标准进行。

6. 手术部位感染监测　手术部位感染(SSI)监测是医院感染监测的重要内容之一,由医院感染管理部门负责。通过手术部位感染目标监测,可掌握医院手术能力、手术部(室)管理及医疗质量。通常医院可结合自身手术特点,选择常见手术、感染风险大的手术进行系统的感染监测。建立定期信息通报制度,怀疑手术切口感染与手术环境相关时,可及时分析监测数据,查找原因,果断采取控制措施,保证患者安全。

(武迎宏　孙育红)

# 第五节　介入中心医院感染预防与控制

介入放射学由 Margulis 于 1967 年首次提出,是一门将影像设备与诊断治疗相结合的新兴学科。因其具有微创性、定位准确、疗效高、可重复性强和并发症发生率低等优点而被广泛应用。目前,在国际上介入放射学已成为与内科、外科鼎立的三大治疗手段之一;而在我国,介入放射学从 20 世纪 80 年代初被引入以来发展势头迅猛,是医学领域发展速度最快的学科之一。在介入放射学的发展过程中,许多技术取自外科手术,放射学家采用后逐步改良以适应介入放射学的应用并将一些仅用于诊断的手段发展成为介入治疗方法,开创了微创治疗的新时代。但介入手术是一项侵入性操作,且器械种类繁多、栓塞物质各不相同、使用的药物多种多样,存在许多院内感染的高危环节。诸多学者的研究成果表明,侵入性操作与感染的发生紧密相关。目前,国内外学者对介入手术相关感染的关注较少,我国尚未出台国家层面的介入中心建筑设计规范及医院感染预防与控制规范,仅 2012 年出台的《医院空气净化管理规范》中提及导管室空气净化方法,其余如 GB 50333—2013《医院洁净手术部建筑技术规范》等标准及规范中均未提及介入中心建筑布局及感控规范。本章节将对介入中心医院感染管理要求、介入手术围手术期感染管理要求、介入诊疗器械的消毒灭菌管理、医疗废弃物的处置等环节进行介绍。

## 一、介入中心的医院感染管理要求

### (一)总体要求

1. 成立介入中心医院感染管理小组　建立健全各项规章制度加强规章制度的贯彻、落实是控制医院感染的关键。成立介入中心医院感染管理小组,实行主任/护士长负责制,并选取一名感控信息员,协助主任/护士长负责本科室各项规章制度的制定和落实。根据医院感染管理的相关法律法规,如《医院感染管理办法》《消毒管理办法》《消毒技术规范》《医疗卫生机构医疗废物管理办法》《医疗废物管理条例》《一次性使用无菌医疗器械监督管理办法》等,结合介入中心实际情况建立健全本科室各项具体的规章制度细则,如介入中心工作制度、消毒灭菌制度、清洁卫生制度、无菌操作规范、一次性医疗用品使用管理制度、参观制度、机器维修保养制度、职业暴露及防护制度等。全体医护人员应熟知各项规章制度,从思想上高度重视,并付诸行动。医院感染管理科加强对介入中心医院感染防控的管理力度,定期进行督查、考核,发现问题及时制订改进措施并落实。

2. 科室自查　科室感染管理小组每月在医院感染管理科指导下进行质量自查,根据查找的问题进行整改并进行动态监测。

3. 加强全员培训　定期组织医护人员认真学习科室各项规章制度,结合介入中心的实际情况,科室的感染管理小组带领科室成员定期组织培训,医院感染管理科定期组织医护人员认真学习医院感染的相关知识及制度。医院选派人员到上级医院的介入中心进修学习,学习先进的理念,规范介入中心的相关感染制度,不断提高医务人员的感染观念及意识,避免感染的发生。

**(二) 规范介入中心的建筑与布局**

1. 介入中心位置与平面布置　由于缺乏专业的规范或标准,目前国内无论是新建或改建介入手术室可以参照的是 GB 50333—2013《医院洁净手术部建筑技术规范》GB 51039—2014《综合医院建筑设计规范》,介入中心应合理规范布局,自成一区,且应与急诊部、手术部、心血管监护病房有便捷联系;三区划分合理,洁净区、非洁净区应分设置;介入中心应设有工作人员出入通道、患者出入通道,物流做到洁污分开,流向合理。

2. 用房设置要求　应设心血管造影机房、控制间、机械间、洗手准备、无菌物品、治疗、更衣和卫生间等用房;可设置办公、会诊、值班、护理和资料等用房。

3. 防护　应根据设备要求遵从 GBZ 130—2013《医用 X 射线诊断放射防护要求》,并符合 CB 18871—2002《电离辐射防护与辐射源安全基本标准》。在现有建筑设计中,除手术间墙面、房顶、地面、观察窗、防护门等采用规范防护外,影像归档和通信系统设备、实时监控系统等硬件设备使用双屏监护,通过加设控制室以满足放射防护管理原则,这是与外科手术室最大区别点。室内只允许放置必需的器材物品,以减少 X 线的散射,避免影像设备的运转和减少细菌、尘埃的附着。

4. 其他要求　介入中心内部设施、温控、湿控要求应当符合环境卫生学管理和医院感染防控的基本要求。隔断机房直接与外界相通,尤其是介入中心诊室内不能装对外窗户,应依靠空调、空气净化装置进行室内空气交换及温度调节。

**(三) 人员的管理**

1. 工作人员管理　进入介入中心的人员必须按规定着装,戴口罩帽子,换室内拖鞋。实习生在带教老师的带领下方可进入,严格限制进入手术室的人员数量,一般 ≤5 人,严格无菌操作,接触患者前后要洗手、消毒,定期监测,降低医院感染发生的风险。

2. 清洁人员管理　清洁人员定期接受感染防控的培训,掌握专业防护知识以提高自身防护意识。严格按照污物的处理程序处理手术后的污物,防止二次污染。

3. 手部的感染防控措施　有研究报道,医务人员手被污染造成的医院感染约占 30%,比空气传播更具危险性。因此医务人员在接触患者血液、体液和分泌物前必须做到标准预防。严格执行六步洗手法,规范洗手以减少病原菌通过手部直接或间接地传播,医疗机构应每季度对医护人员进行手卫生消毒效果的监测,当怀疑医院感染暴发与医务人员手卫生有关时,应及时进行监测,并进行相应病原微生物的检测,采样时机为工作中随机采样,采样方法遵循 GB 15982—2012 的要求进行。

4. X 线防护　进入介入手术室的医务人员注意做好 X 线的防护,穿铅衣、戴铅帽等,工作人员遵守放射防护的规章制度,给患者做好非手术部位的放射防护,减少患者的照射剂量。在不影响手术的情况下,尽量缩短 X 线照射时间。

**(四) 一次性物品的管理要求**

1. 一次性物品要求　一次性无菌物品要专柜存放,离地面 ≥20cm,离墙壁 ≥5cm,离屋顶≥50cm。无菌物品柜设专人每日清点、登记,检查外包装情况及有效期。

2. 一次性物品查对　使用一次性无菌物品前应严格检查型号、规格、有效期、包装密封性等情况,如遇有过期、不合格、被污染、潮湿、破裂等情况决不允许使用,以预防感染的发生。一次性导管放于专用无菌导管柜内,专人保管,做好登记。

## 二、介入手术围手术期感染管理要求

### (一)介入手术过程中的感染管理

1. 患者准备　术前对患者进行卫生知识和预防感染的宣教,以缓解患者术前的紧张情绪,以免术中紧张,将手触及无菌区域。术前注意预防感冒,以免延误手术。患者病情允许的情况下,术前1d进行沐浴,对介入手术可能的穿刺部位,如双侧腹股沟区、手腕部等仔细清洗干净,并保持清洁卫生。护理人员按手术要求对手术区域如双侧腹股沟区进行备皮,备皮范围要超过手术范围的2~5cm。对进行介入治疗、手术时间长的患者留置导尿,防止污染无菌区。

2. 医务人员　对穿刺部位进行严格消毒,手术中的各项操作完全按无菌操作执行,术中所用物品准备充足,以减少人员走动,医护相互配合,尽量缩短介入手术时间,减少术后感染的机会。术中对污染或疑有污染的物品均应立即采取有效措施,杜绝感染隐患的发生。连台手术之间空气净化需30min。每天术后用有效氯500mg/L含氯消毒剂擦拭物品表面及地面。

### (二)介入手术后的感染管理

1. 患者一般管理　介入手术完毕后,对穿刺部位严格消毒,用无菌纱布加压包扎;非血管介入或须留置管鞘者局部严格消毒,牢固固定留置物品,并覆盖无菌膜,送回病房。叮嘱患者及家属注意穿刺部位的情况和正确放置留置物、保持局部卫生清洁,有异常改变及时与医护人员联系。根据情况及时或定期进行换药、冲洗留置物。

2. 常见介入手术感染并发症的预防　介入手术种类繁多,其术后感染并发症表现也各不相同。目前,感染发生率较高的手术类型为经皮肝穿刺胆管引流术(percutaneous transhepatic cholangial drainage,PTCD),肝动脉化疗栓塞术(transcatheter arterial chemoembolization,TACE)、热消融术等,根据感染部位主要有胆道感染、肝内感染、腹腔感染、败血症、肝脓肿等。支架、移植物术后感染较少见,但确是严重的感染并发症。

(1)PTCD术后感染预防措施:相关指南建议预防应用抗菌药物,如头孢唑林1g或氨苄西林2g加万古霉素、克林霉素加氨基糖苷类抗菌药物静脉用药。而对于留置引流管的患者,应定期经引流管进行胆道冲洗,避免引流物堵塞,加强基础护理,防止引流管扭曲、打折,患者翻身时注意引流管的牵拉等,如发生堵塞,尽早更换。

(2)TACE术后感染预防措施:目前普遍认为TACE术前、术后常规应用抗菌药物对无高风险因素的患者术后感染率无明显影响,但对高危患者,如Ⅱ型胆道异常者,美国介入放射学会在肝癌TACE、经导管动脉栓塞术和灌注化疗的质量改进指南中建议术后预防性应用抗菌药物14d。此外,术前应改善危险因素(如提高蛋白含量、控制腹水等),减少术后感染发生。

（3）热消融术术后感染预防措施：有明确危险因素的患者密切监测，改善患者术前基础情况（如加强营养、控制血糖等），并密切观察出现消融综合征的患者，及时对症处理，防止延误对感染并发症的诊断。指南推荐氨苄西林/舒巴坦1.5g静脉用药，并采取生物标本送检，根据检测结果采用敏感抗菌药物。对脓肿形成者应及时引流并加外科干预，有效控制感染症状。

（4）血管内支架、移植物置入术后感染预防措施：研究指出，支架、移植物置入术后最常见的病原菌是金黄色葡萄球菌。细菌黏附在支架上，在置入过程中可增加感染的风险。目前尚无可靠指南支持支架置入术后应常规应用抗菌药物，但对于1周内重复进行介入手术、重复穿刺局部或者术后保留导管鞘超过24h等高危患者应预防性应用抗菌药物，指南推荐使用头孢唑林1g静脉给药。

## 三、介入诊疗器械的消毒灭菌管理

1. 空气消毒

（1）常态化消毒：每日术前、术后对手术间空气常规消毒，洁净手术间严格遵循洁净系统产品说明运行程序，按《医院空气净化管理规范》相关要求做好洁净系统的日常维护；若无洁净手术间，使用动态空气消毒机每日消毒，动态空气消毒机应做好定期维护。无人条件下可用紫外线消毒，紫外线灯采取悬吊式或移动式直接照射，30W紫外线灯应 $\geq 1.5\text{W/cm}^3$（在1.0m处强度 $\geq 70\mu\text{W/cm}^2$），照射时间 $\geq 0.5\text{h}$，每年检测紫外线强度须 $\geq 70\mu\text{W/cm}^2$。保持室内空气清新、环境清洁，定期进行空气细菌学培养，手术间空气微生物含量应符合WS/T 368—2012《医院空气净化管理规范》的要求。

（2）疑似或不能排除新型冠状病毒感染及其他呼吸道传播的传染病患者的介入手术室：操作人员按要求做好防护，手术结束后采用超低容量喷雾器，3%过氧化氢按20ml/m³用量，对手术间、缓冲间、患者进出通道进行喷雾消毒或紫外线照射消毒1h以上。若使用负压手术间，则手术完成后由工程技术人员在做好个人防护条件下，先更换排（回）风口过滤网，再用1 000mg/L含氯消毒剂或75%乙醇溶液消毒剂擦拭消毒排（回）风口表面，换下的过滤网按新型冠状病毒感染及其他隔离的传染病患者或者疑似传染病患者产生的医疗废物处置。必要时手术间消毒处理完毕后对空气采样环境卫生学检测，评价消毒效果。

2. 物体表面、地面及墙面消毒

（1）常态化消毒：手术前应做好手术间环境物体表面及地面的清洁，每台手术结束后，均应对手术台及周边至少1~1.5m范围内的高频接触物体表面清洁、消毒；可采用消毒湿巾或500mg/L含氯消毒液规范浸泡后的抹布擦拭物体表面。有血液、体液、分泌物、排泄物等可见污染物时，应先使用一次性吸水材料清除污染物，再用1 000mg/L含氯消毒剂进行擦拭消毒。全天手术结束后，对所有环境物体表面、地面及墙面进行终末清洁、消毒，每季度开展环境卫生学监测，物体表面微生物应 $\leq 5\text{CFU/cm}^2$。

（2）疑似或不能排除新型冠状病毒感染及其他呼吸道传播的传染病患者的介入手术室：手术结束，空气消毒完成后，其环境物体表面的清洁消毒处理应合理增加消毒剂浓度和消毒频次，如使用含氯消毒剂，消毒剂浓度应调整为1 000mg/L。

3. 设备与诊疗器具消毒

(1) 常态化消毒：根据诊疗器械、设备等物品特性和材质，选择合适的消毒或灭菌方法。每日设备表面使用 500mg/L 含氯消毒剂擦拭消毒两次；使用后的诊疗器械、器具与物品预处理后及时送消毒供应中心集中处理。一次性诊疗物品使用后按医疗废物处置。

(2) 疑似或不能排除新型冠状病毒感染及其他呼吸道传播的传染病患者：使用的可重复使用器械，用后须先消毒，可以用 1 000mg/L 含氯消毒剂浸泡 30min，然后再规范清洗消毒或灭菌。灭菌首选高压蒸汽灭菌，不耐热物品可选择化学消毒剂或低温灭菌设备进行消毒或灭菌。

4. 防护辐射用品的维护与消毒

(1) 常态化消毒：辐射防护用品应避免与尖锐物体接触，以免划伤影响防护效果。每次使用后常规使用消毒剂单向擦拭。铅衣、铅围裙、铅帽、铅颈套、介入防护手套等挂在专门区域，不可折叠或挤压。对体液、血液污染过的防护辐射用品应用一次性吸水材料去污后，再用 500mg/L 含氯消毒液或 75% 乙醇溶液擦拭消毒。每周彻底保养消毒一次，有污染时随时消毒。

(2) 疑似或不能排除新型冠状病毒感染及其他呼吸道传播的传染病患者：此类患者手术间使用的防护辐射用品，用 1 000mg/L 含氯消毒液擦拭，作用 30min，再用清水擦拭，晾干备用。若被体液、血液等污染时先用一次性吸水材料去污，再消毒。

## 四、医疗废弃物的处置

1. 医疗废物的分类医务人员在医疗活动中应严格执行"医疗废物在产生地点严格分类管理"的要求。将临床医疗活动中所产生的医疗废物由操作人员分类置于符合《医疗废物专用包装袋、容器和警示标志标准》的包装物或者容器内。

保洁公司工人在盛装医疗废物前，应当对医疗废物包装物或者容器进行认真检查，确保无破损、渗漏和其他缺陷。感染性废物、病理性废物、损伤性废物、药物性废物及化学性废物不能混合收集，少量的药物性废物可以混入感染性废物，但应当在标签上注明。

废弃的麻醉、精神、放射性等药品及其相关的废物的管理，依照有关法律、行政法规和国家有关规定、标准执行。化学性废物中批量的废化学试剂、废消毒剂应当交由专门机构处置；批量的含有汞的体温计、血压计等医疗器具报废时，交由院内设备科修理组统一处置。

一旦出现体温表、血压计水银泄漏，在做好个人防护的前提下，将可回收的汞立即回收交至院内回收部门；少量泄漏水银用硫磺粉覆盖半小时后再按照感染性废物处理。

隔离的传染病患者或者疑似传染病患者所产生的具有传染性的排泄物，应当按照国家规定严格消毒，达到国家规定的排放标准后方可排入污水处理系统。

2. 医疗废物收集及封口

(1) 放入包装物或者容器内的医疗废物不得取出。

(2) 感染性废物达到包装物的 3/4 时，使用扎线带采用鹅颈式有效封口。

锐器盒 3/4 满时应及时封口，单独放置于黄色垃圾袋内并使用扎线带鹅颈式有效封口，不能与感染性废物混放。

(3) 包装物或者容器的外表面被感染性废物污染时，应当对被污染处进行消毒处理或者增加一层包装。

(4)盛装医疗废物的每个包装物、容器外表面应当有警示标识,在每个包装物、容器上应当贴中文标签,中文标签的内容应当包括:医疗废物产生单位、产生日期、类别及需要的特别说明等。

(5)新型冠状病毒感染及其他的传染病患者或者疑似传染病患者产生的医疗废物应当使用双层包装物,并及时鹅颈式扎带密封。转运前对外包装袋采用1 000mg/L含氯消毒剂喷洒消毒。

3. 医疗废物院内交接介入中心与医疗废物转运工人交接要求:收集时应核对科室医疗废弃物收集运送登记的数量与实物是否一致、是否密封、有无粘贴警示标识等并在交接记录单上双方签名。如不符合要求不得转运。

随着介入放射学的不断创新,各种介入手术将会日益增多,制订有效的介入中心感染防控措施,是介入中心医院感染管理工作之重。合理的布局,完善的制度,严格执行无菌操作规程、消毒隔离制度和医院感染监测与管理制度的落实,是顺利开展各种介入手术和预防院内感染的重要保障。总之,只有所有这些环节都做好,才能最大限度地降低手术室感染的发生率。

(茅一萍)

# 第六节　消毒供应中心的医院感染预防与控制

我国医疗机构消毒供应服务主要由医院消毒供应中心和医疗消毒供应中心提供。消毒供应中心(central sterilized supply department,CSSD)是承担医院内各科室所有重复使用诊疗器械、器具和物品清洗、消毒、灭菌以及无菌物品供应的部门,是医疗机构感染预防与控制的重点部门之一。同时国家鼓励符合要求并有条件的医院CSSD为附近医疗机构提供消毒供应服务,解决基层医疗机构消毒供应服务需求,提高质量安全。医疗CSSD是由省级卫生健康行政部门审批,依法独立承担民事责任,独立设置的医疗机构。医疗CSSD主要承担医疗机构可重复使用的诊疗器械、器具、洁净手术衣、手术盖单等物品的清洗、消毒、灭菌及无菌物品供应。医院CSSD与医疗CSSD对重复使用诊疗器械、器具和物品的处理流程和质量控制要求具有一致和统一性,其清洗消毒灭菌工作质量直接关系到医院医疗质量安全和患者安全,因此,医院CSSD和医疗CSSD都必须纳入医疗机构感染预防与控制的管理、指导、监督范畴。

早在20世纪80年代以前,我国消毒供应中心称为供应室或消毒供应室,设置于医疗机构内,供应室或消毒供应室的主要任务是满足科室对玻璃注射器、针头、输液(血)器以及共用的导尿包、腰穿包等的需要;专科器械种类和数量较少,手术器械、妇产科、五官科、口腔等科室的诊疗护理器械以及急诊科的开胸包等,由手术室和各临床科室自行负责清洗包装,部分供应室或消毒供应室仅承担灭菌工作,输液热原反应及注射部位感染时有发生,有时甚至对患者生命造成威胁。1988年,我国卫生部从行政管理角度颁布了《消毒供应室验收标准

（试行）》，重点规范了注射器、输血和输液器的清洗消毒和管理。但伴随社会经济、科技的快速发展，医院诊疗技术发生了显著变化，大量介入性诊断、微创手术、器官移植等诊疗技术普遍应用，在提高医疗服务水平的同时增加了患者发生医院感染／医源性感染的风险。为此，经学习和借鉴发达国家管理的成功经验，结合我国国情，2009年4月1日，原国家卫生部首次以卫生行业标准的形式正式颁布了WS 310.1—2009《医院消毒供应中心 第1部分：管理规范》、WS 310.2—2009《医院消毒供应中心 第2部分：清洗消毒及灭菌技术操作规范》和WS 310.3—2009《医院消毒供应中心 第3部分：清洗消毒及灭菌效果监测标准》3项强制性卫生行业标准（以下简称"3项标准"），并于2009年12月1日正式实施。3项标准的颁布正式开启我国消毒供应的标准化序幕，通过建立医院消毒供应中心的集中管理，促进各地消毒供应中心硬件和软件的配置与提升的同时，促进我国消毒供应的专业化发展进程，在保障医疗质量，预防与控制因器械引起的医院感染方面发挥了重要作用，使消毒供应管理水平与国际齐平。

3项标准颁布后，根据追踪评价实施情况和相关专业技术更新内容，对3项标准进行了修订。2016年12月27日，国家卫生和计划生育委员会发布了修订后的WS 310.1—2016《医院消毒供应中心 第1部分：管理规范》、WS 310.2—2016《医院消毒供应中心 第2部分：清洗消毒及灭菌技术操作规范》和WS 310.3—2016《医院消毒供应中心 第3部分：清洗消毒及灭菌效果监测标准》，同时2009年版作废。

2016版的3项标准适应医院管理发展的需求，更具可操作性，利于推进CSSD整体管理与质量体系的建设。重要的修订内容包括：进一步明确了医院消毒供应中心集中管理与建设的管理责任要求；增加并调整了基本设施与条件要求（如蒸汽、清洗用水、医用纺织品等）；增加了对采用其他医院或医疗CSSD提供消毒服务的管理及质量控制要求；增加了CSSD信息系统建设要求；增加了外来器械管理及技术操作要求；增加了精密贵重器械清洗、检查及保养要求；增加了全过程质量监测，以及设备维护、年检等要求。随着我国医疗卫生行业不断发展，为加快推进医疗领域"放管服"改革，鼓励社会力量提供多层次多样化的医疗服务，2017年8月10日，国家卫生和计划生育委员会宣布将独立设置的第三方消毒供应中心纳入医疗机构管理范畴，且国家卫生健康委员会于2018年印发了《医疗消毒供应中心基本标准（试行）》和《医疗消毒供应中心管理规范（试行）》。我国医疗CSSD依据2个文件建设和审批。同时文件要求医疗消毒供应中心在管理和操作方面执行3项标准。

国外为保证CSSD的消毒灭菌质量，预防医院感染的发生，采用了不同的标准和措施。在美国，医院CSSD执行美国医疗器械促进协会标准，除了控制过程质量外，十分强调对工作效果的监测，如清洗效果及灭菌效果。标准强调通过物理监测、化学监测和生物监测确定灭菌物品是否合格，这与我国医院消毒供应工作的质量管理比较相似。在欧洲，医院CSSD执行工业行业标准，主张通过第三方的质量认证予以保证最终的质量，质量认证是从工作起始环节开始，认证指标包括CSSD的资质、工作人员及管理人员的资质、各阶段清洗（初洗、漂洗、终末漂洗）及灭菌蒸汽用水标准、各种设备与器械的标准等。工作人员操作必须严格遵循规范、标准的流程，并有记录证明执行的正确性。灭菌过程的监测，在医院从灭菌器的安装质量确认开始，贯穿于操作过程及灭菌结束整个过程。在我国香港地区，在香港医院管理局统一管理下，多数医院采取集中消毒供应的工作方式。

CSSD医院感染防控最主要的对象为通过诊疗器械、器具及用品导致的医院感染和医源性感染。诊疗器械从以往单一的金属材质发展为集光学、电子等技术,由混合材质(金属、塑胶等)构成的复合型产品,形状、结构复杂,管腔类器械增加,向传统的清洗、消毒/灭菌技术提出挑战,医院感染防控对其用后的处置要求提高,难度加大。器械的清洗消毒和/或灭菌效果与手术切口或各种侵袭性诊疗之后患者的感染密切相关。某些发达国家研究证实,手术切口感染在住院患者医院感染总数中占有重要比例,有的排第三位,有的为第二位,约占 14%~16%,感染原因约 20% 与器械相关,说明手术切口和侵袭性诊疗部位感染的预防,除加强手术部及医务人员无菌技术操作、相关环境等管理外,加强器械与用品清洗、消毒灭菌工作的管理是极其重要的环节。我国一些医疗机构以缩短平均住院日、降低医疗支出而逐步深化的医院改革,手术台次同期相比大幅增长,部分医院根据"以患者为中心"的宗旨不断调整着各部门的职责,医院消毒供应工作承担的任务和内容都在发生改变,从玻璃注射器、输液瓶变为手术器械与复杂、精密的器械等,消毒供应中心已成为医院感染防控的心脏。

# 一、医院及相关部门在医院 CSSD 管理中的责任

## (一)医院

1. 医院应采取集中管理的方式,对所有需要消毒或灭菌后重复使用的诊疗器械、器具和物品由 CSSD 回收,集中清洗、消毒、灭菌和供应,以保障专业人做专业事,从而保证最终的处置质量,降低医院感染。实现集中管理的方式:第一,CSSD 面积能够满足处置需求的,医院内所有的重复使用的诊疗器械、器具和物品全部回收到 CSSD,由 CSSD 统一进行清洗、消毒、灭菌和供应;第二,因院区分散、CSSD 分别设置,或现有 CSSD 的面积受限无法满足工作的需要,或原已在手术室设置清洗消毒区域的医院,其清洗、消毒或灭菌工作集中由 CSSD 统一管理,依据 3 项标准进行规范处置的也属于集中管理。内镜、口腔器械的清洗消毒,可以依据国家相关标准进行处理,也可集中由 CSSD 统一清洗、消毒和/或灭菌。

2. 医院应理顺 CSSD 的管理体制,使其在院长或相关职能部门的直接领导下开展工作。CSSD 是全院可复用的诊疗器械和物品的处置及供给中心,服务范围涉及手术室、临床科室、门诊或本机构以外的一些医疗机构,职责涉及清洗消毒的相关技术、感染防控、环境卫生、设备管理、建筑等方面,工作过程中,需要与多部门多专业的人员沟通、联系与协调,而这些沟通与协调的顺畅与否的首要条件是要有一个合适的管理体制,需要从医院整体的角度上去协调。另外 CSSD 工作内容的复杂性,决定了它在与其他部门或相关专业沟通过程中,需要掌握和了解相关的国家法律、法规、技术标准等,才能做出专业的判断,而这些专业的横向沟通与协调,更需要垂直的领导体制。

3. 应将 CSSD 纳入本机构的建设规划,使之与本机构的规模、任务和发展规划相适应。CSSD 的建设是医院的一项重要的基础性建设,与医院规模、任务包括未来发展应协调一致,否则将影响或制约医院的发展。如某些医院扩大临床科室包括手术室建设的同时,未将 CSSD 的建设同步建设,则造成 CSSD 与医院的规模不相符合,无法满足医院发展工作量递增的需要,更无法适应医院诊疗技术进步及医院感染防控的需求。

4. 医院应将 CSSD 清洗消毒灭菌工作纳入医院医疗质量管理。CSSD 工作质量关系临床各科室的医疗质量和医疗安全,关系住院患者的医院感染和门诊患者的医源性感染,与患

者安全乃至生命息息相关,为此,医院应依据3项标准的要求对CSSD进行监督管理,定期考核,提出干预和改进要求,促进其持续改进。

5. 应加强医院CSSD信息化的建设　通过信息系统获得监测数据和信息,可以评价医院CSSD的工作质量,及时发现各个科室灭菌包的储存时限,提前预警,促进医院CSSD质量标准的落实和质量的持续改进,并将CSSD的医院感染预防和控制关口前移,可以有效预防医院感染的发生。建议医院将CSSD纳入本机构信息化建设规划,采用数字化信息系统对医院CSSD进行管理。医院CSSD信息系统基本功能包括但不限于管理功能和质量追溯功能。

其中管理功能可包括:

(1)人员管理功能,至少包括人员权限设置、人员培训等。

(2)物资管理功能,至少包括无菌物品预订、储存、发放管理、设备管理、手术器械管理、外来医疗器械与植入物管理等。

(3)医院CSSD分析统计功能,至少包括成本核算、人员绩效统计等;医院CSSD质量控制功能,至少包括预警功能等。质量追溯功能包括:记录复用无菌物品处理各环节的关键参数,包括回收、清洗、消毒、检查包装、灭菌、储存发放等信息,实现可追溯;追溯功能通过记录监测过程和结果(监测内容参照WS 310.3—2016),对结果进行判断,提示预警或干预后续相关处理流程。

医院CSSD信息系统的技术要求,主要包括:

(1)对追溯的复用无菌用品设置唯一性编码。

(2)在各追溯流程点(工作操作岗位)设置数据采集终端,进行数据采集形成闭环记录。

(3)追溯记录应客观、真实、及时,错误录入更正须有权限并留有痕迹。

(4)记录关键信息内容:操作人、操作流程、操作时间、操作内容等。

(5)手术器械包的标识随可追溯物品回到医院CSSD。

(6)追溯信息至少能保留3年。

(7)系统具有和医院相关信息系统对接的功能。

(8)系统记录清洗、消毒、灭菌关键设备运行参数和系统具有备份防灾机制。

6. 医院应加强对植入物与外来医疗器械的管理,标准实施追踪评价发现,医院植入物与外来医疗器械的管理混乱,未建立准入制度、相关管理部门与职责不明、处置不规范等,存在诸多隐患,为此,标准要求医院对植入物与外来医疗器械的处置及管理应符合以下要求。

(1)应以制度明确相关职能部门、临床科室、手术室、医院CSSD在植入物与外来医疗器械的管理、交接和清洗、消毒、灭菌及提前放行过程中的责任。

(2)使用前应由本院CSSD或与本院签约的医疗CSSD遵照WS 310.2—2016《医院消毒供应中心　第2部分:清洗消毒及灭菌技术操作规范》、WS 310.3—2016《医院消毒供应中心　第3部分:清洗消毒及灭菌效果监测标准》的规定清洗、消毒、灭菌与监测;使用后应经CSSD清洗消毒方可交还。

(3)应与器械供应商签订协议,要求其做到:

1)提供植入物与外来医疗器械的说明书(内容应包括清洗、消毒、包装、灭菌方法与参数)。

2)应保证足够的处置时间,择期手术最晚应于术前日15时前将器械送达CSSD,急诊手术应及时送达。

3)应加强对医院 CSSD 人员关于植入物与外来医疗器械处置的培训。

7. 鼓励符合要求并有条件医院的 CSSD 为附近医疗机构提供消毒供应服务。鉴于我国基层医疗机构基数大,遍布于城乡,其性质和任务与医院有所差别,需要处置的器械、器具与物品量不大,如都建立符合 3 项标准的 CSSD 势必增加国家财力负担,并造成卫生资源浪费。为合理使用卫生资源,保障基层医疗服务的质量与安全,标准鼓励符合 3 项标准要求、其设备及人力在完成自身任务后仍有余力的医院 CSSD 为附近医疗机构提供消毒供应服务。开展对外服务的医院应加强消毒供应服务的管理,符合行业标准的各项规定和要求,规范清洗、消毒、灭菌工作流程及控制,建立并采用信息化技术进行全过程的质量追溯,确保质量及安全。

### (二) 相关职能部门

1. 医院 CSSD 工作的顺利开展,医院感染防控措施的落实均须相关职能部门给予支持、指导和监督。应在主管院长领导下,在各自职权范围内,履行对 CSSD 的相应管理职责。

2. 主管部门应履行以下职责:

(1)会同相关部门,制订落实医院 CSSD 集中管理的方案与计划,研究、解决实施中的问题。

(2)会同人事管理部门,根据医院 CSSD 的工作量合理调配工作人员。

(3)负责医院 CSSD 清洗、消毒、包装、灭菌等工作的质量管理,制定质量指标,并进行检查与评价。

(4)建立并落实对医院 CSSD 人员的岗位培训制度;将消毒供应专业知识,医院感染相关预防与控制知识及相关的法律、法规、规章纳入 CSSD 人员的继续教育计划,并为其学习、交流创造条件。

3. 医院感染管理应履行以下职责:

(1)对 CSSD 清洗、消毒、灭菌工作和质量监测进行指导和监督,定期进行检查与评价。

(2)发生可疑医疗器械所致的医源性感染时,组织、协调 CSSD 和相关部门进行调查分析,提出改进措施。

(3)对 CSSD 新建、改建与扩建的设计方案进行卫生学审议;对清洗消毒与灭菌设备的配置与性能要求提出意见。

4. 设备及后勤管理等部门应履行以下职责:

(1)负责设备购置的审核(合格证、技术参数);建立对厂家设备安装、检修的质量审核、验收制度;专人负责 CSSD 设备的维护和定期检修,并建立设备档案。

(2)保证 CSSD 的水、电、压缩空气及蒸汽的供给和质量,定期进行设施、管道的维护和检修。

(3)定期对 CSSD 所使用的各类数字仪表如压力表、温度表等进行校验,并记录备查。

5. 物资供应、教育及科研等其他部门,应在 CSSD 主管院长或职能部门的协调下履行相关职责,保障 CSSD 的工作需要。

### (三) 医院 CSSD

1. 应建立健全岗位职责、操作规程、消毒隔离、质量管理、监测、设备管理、器械管理及职业安全防护等管理制度和突发事件的应急预案。

2. 应建立植入物与外来医疗器械专岗负责制,人员应相对固定。

3. 应建立质量管理追溯制度,完善质量控制过程的相关记录。

4. 应定期对工作质量进行分析,落实持续改进。

5. 应建立与相关科室的联系制度,并主要做好以下工作:

(1)主动了解各科室专业特点、常见的医院感染及原因,掌握专用器械、用品的结构、材质特点和处理要点。

(2)对科室关于灭菌物品的意见有调查、反馈、落实,并有记录。

### (四) 医疗 CSSD

1. 应当建立质量安全管理体系,制定并落实各项规章管理制度,执行国家制定或者认可的技术规范、标准和操作规程,明确工作人员岗位职责,落实医院感染预防和控制措施,保障复用医疗器械、器具和物品清洗消毒灭菌工作安全有效地开展。

2. 应当设置独立的质量安全管理部门并配备具有中级以上专业技术职务任职资格,具备相关专业知识和工作经验的质量安全管理专职人员,负责质量安全管理与控制工作,履行以下职责:

(1)对规章制度、技术规范、操作规程落实情况进行检查。

(2)对医疗消毒供应中心工作质量、医院感染管理、器械和设备管理等方面进行检查。

(3)对重点环节以及影响复用医疗器械、器具、物品清洗消毒灭菌质量和医疗安全的高危因素进行监测、分析和反馈,提出预防和控制措施。

(4)对工作人员的职业安全防护和健康管理提供指导。

(5)预防控制医疗消毒供应中心的污染物外泄及医院感染。

(6)对医疗消毒供应中心的监测和检测报告书写、保存、信息记录等进行督查指导,并保障记录数据的真实性和及时性。

(7)对清洗剂、仪器耗材、辅助设备进行检查,对清洗消毒灭菌供应部门进行质量验收和审核,并提出质量控制改进意见和措施。

3. 财务部门要规范机构财务管理工作,加强财务监督,开展财务分析。

4. 后勤管理部门保障水、电、压缩空气、蒸汽供应质量及日常维护,定期进行设施、管道的检修维护,对设备的各类数字仪表如压力表、温度表进行校验,并记录备查。还应当负责防火、防盗等安全工作。

5. 应由有《特种设备作业人员证》等资质的专业人员对高压蒸汽灭菌器及供电设施设备进行日常性维护保养和定期检查,并记录。按照安全技术规范的要求,在检验合格有效期届满前 1 个月向特种设备检验机构提出定期检验要求,并将定期检验合格标志置于该特种设备的显著位置。

## 二、CSSD 医院感染管理的基本要求

### (一) 管理方式

1. 医院 CSSD  医院 CSSD 的管理模式决定了医院感染防控的区域。医院 CSSD 管理

模式目前存在分散式和集中式。分散式管理的特点是器械、器具或物品的处理部分在消毒供应中心,部分在手术部。手术部安排人员或轮岗对手术部内复用的器材实行管理,它的优点是循环器材的数量少,可省去传递过程,便于手术室器具的专门管理。也有的医院采用在手术室清洗、打包后送消毒供应中心灭菌,使用物品由各个使用部门分别进行管理,消毒供应中心处于从属地位。分散式的缺点是限于各部门条件(如处置环境、设备及水等)和人员的配备,而影响清洗质量,灭菌效果有可能受影响,同时占用科室空间,护理人员除负责本科室护理任务外,还须承担清洗消毒的工作,增加工作量。集中式管理是指重复使用的器械、器具或物品回收、清洗、消毒、干燥、检查、装配、包装、灭菌、检测、储存、运送和发放等过程均由有经验和经过培训的专业人员来完成,形成有效、规范的循环流程,减少污染扩散,简化作业程序,减少设备投入和人员编制。这种形式同时便于管理和质量控制,有利于操作上的安全性、专业性、科学性和质量的一致性及经济上的合理性,节省了空间,减少了设备重复投入及维修成本,有效运用人力资源,提高人员的专业水平,达到提高质量、提高效率和预防医院感染发生的目的。

因此,为适应诊疗技术发展和医院感染防控的需求,并借鉴国际消毒供应管理经验,3 项标准要求医院 CSSD 采取集中管理的方式,对所有需要消毒或灭菌后重复使用的诊疗器械、器具和物品由医院 CSSD 回收,集中清洗、消毒、灭菌和供应,便于医院对人员、场地、设备、设施的集中配置,提高其使用效能,利于医院感染管理部门的重点管理。

2. 医疗 CSSD  我国医疗 CSSD 目前存在独立的、连锁化或集团化的经营模式。连锁或集团的经营理念,促进标准统一的服务与管理模式的形成。为保障基层医疗机构的医疗安全,我国卫生健康行政部门建立了医疗 CSSD 的准入制度,即须经省级卫生健康行政部门审批,取得医疗机构执业许可证方可开展消毒供应服务。这类机构硬件建设比较迅速并容易达标,但需要在建立质量保障体系、人员培养、规范操作、保障应急需求,最终保证质量等方面加大力度,不断探索和总结,开创一条发展途径。

### (二)管理制度建设

1. 医院 CSSD

(1)医院感染防控的常规制度:医院 CSSD 应根据自身工作特点建立健全岗位职责、操作规程、消毒隔离、质量管理、监测、设备管理、器械管理(包括外来医疗器械)及职业安全防护等管理制度和突发事件的应急预案,从而加强医院 CSSD 内部管理。

(2)与相关科室的联系制度:医院 CSSD 工作涉及临床各科室,并随着诊疗技术的发展,专科器械越来越多,这就需要医院 CSSD 主动了解各科室专业特点、常见的医院感染及原因,掌握专用器械、用品的结构、材质特点和处理要点,并对科室关于灭菌物品的意见有调查、有反馈,落实持续改进,并有记录。

(3)质量管理追溯制度:实现集中管理后的医院 CSSD,集器械、物品处置和供应于一身,每个工作过程、环节都有可能出现质量问题,在出现质量问题后,应该能及时召回有质量问题的器械或物品,把对患者的损害降到最低程度。追溯是了解原因帮助找出有可能出现质量问题的器械或物品的基础,是防止发生重大感染事件的保障措施,也是医院 CSSD 科学管理的重要体现。做到"源头可追溯,流向可跟踪,产品可召回",从医院 CSSD 的处置以及患者使用的全过程进行控制。目前我国许多医院开发了 CSSD 信息系统,利用信息系统提高了工作效率和质量,较以前的手工记录和书写更加快捷、准确,减少了漏填和错填的发生。

(4)培训制度:诊疗技术与应用器械的快速发展与变化,对消毒供应人员的专业要求日益提高。消毒供应中心的员工是一个特殊的群体,除护士外还有工人,德国 CSSD 的人员须通过专业机构培训认证后持证上岗,但我国在这方面还没有相关规定。因此为保证所有工作人员胜任 CSSD 岗位要求,了解医院感染防控的相关知识,应建立与岗位职责相应的岗位培训和继续教育制度,包括各类诊疗器械、器具和物品的清洗、消毒、灭菌的知识与技能,相关清洗、消毒、灭菌设备的操作规程,职业安全防护原则和方法,医院感染预防与控制的相关知识。

2. 医疗 CSSD

(1)常规制度:应建立设施与设备管理制度、质量管理制度、记录追溯和文档管理制度、消防安全管理制度、信息管理制度、生物安全管理制度、危险品管理与危险化学品使用管理制度、职业安全防护管理制度、环境卫生质量控制制度、消毒隔离制度、清洗消毒灭菌监测、报告发放制度等制度。

(2)定期联系制度:医疗 CSSD 应建立与被服务医疗机构的定期联系制度,对被服务医疗机构提出的意见和建议要有反馈和改进措施。

(3)安全风险评估制度:医疗 CSSD 在与其他类别医疗机构等建立长期合作时,其他类别医疗机构应当对诊疗器械回收、运输、清洗、消毒、灭菌操作流程等进行安全风险评估。医疗 CSSD 定期对可能出现的危险因素和安全风险进行评估,确保医疗 CSSD 安全。定期举行医疗 CSSD 安全和消防安全演练并保存记录。

(4)质量管理追溯制度:应建立突发事件应急预案和追溯跟踪制度、保留时限制度、无菌物品缺陷召回制度等,保证出现危急突发事件时能够提供及时、安全的无菌物品服务以及保证质量,满足医疗需要并持续改进。

(5)培训制度:应制订并落实工作人员培训和考核的计划,使工作人员具备与本岗位工作相关的专业知识和技能,建立工作人员的专业知识更新、专业技能维持与长期培养等相关管理制度。

**(三)器械处置基本原则**

诊疗器械、器具和物品使用后应及时清洗、消毒、灭菌,再处理应符合以下要求。

1. 进入人体无菌组织、器官、腔隙或接触人体破损的皮肤和黏膜的诊疗器械、器具和物品应进行灭菌。

2. 接触完整皮肤、黏膜的诊疗器械、器具和物品应进行消毒。

3. 被朊病毒、气性坏疽及突发原因不明的传染病病原体污染的诊疗器械、器具和物品,应执行 WS/T 367—2012 的规定。

# 三、建筑布局的管理

## (一)建筑布局的管理要求

1. 医院 CSSD

(1)医院 CSSD 的建筑布局应分为工作区域和辅助区域。工作区域包括去污区,检查、包装及灭菌区(含独立的敷料制备或包装间)和无菌物品存放区。工作区域的划分应遵循物品流程由污染区到清洁区,无交叉且无逆流的现象;空气流向由相对清洁的区域到污染的区域;采用机械通风的,去污区保持相对负压,检查包装及灭菌区保持相对正压的基本原则。辅助区域包括工作人员更衣室、值班室、办公室、休息室、卫生间等。

(2)医院 CSSD 建筑布局一旦不符合医院感染的基本原则,重新改建将很困难,不仅造成浪费,甚至可能无法改变。因此,在新建、扩建和改建医院 CSSD 时,应组织有经验的专家进行充分论证,广泛听取医院感染管理、机械设备、空调等相关专家和使用部门 CSSD 人员的意见和建议。避免医院 CSSD 建成后不符合国家规定,不能满足医院的需求,从而影响医院的整体管理。

2. 医疗 CSSD　医疗 CSSD 至少应当设置消毒供应室及医院感染管理、质量与安全管理、工程技术管理、信息管理等职能部门,按工作职责划分为工作区、辅助工作区和管理区,其建筑布局应当遵循环境卫生学和医院感染管理的原则,符合要求,做到布局合理、分区明确、标识清楚、洁污分流、不交叉、不逆流。各工作区域换气次数应当符合国家相关规定。

## (二) 建筑布局

1. 医院 CSSD

(1)医院 CSSD 的位置建议接近手术室、产房和临床科室或与手术室有物品直接传递的专用通道,方便医院 CSSD 及时回收或运送,提高工作效率,节约成本,最大限度地减少运送途中对环境的污染等,不宜建在地下室或半地下室,但我国北部气候干燥地区如果通过技术处理,环境可以达到要求的,也可建在地下室或半地下室。

(2)为保证医院 CSSD 的工作环境要求,避免受到污染,医院 CSSD 周围的环境应清洁、无污染源(包括垃圾站、医疗废物暂存处等),区域相对的独立。医院 CSSD 的内部通风良好,便于空气流通,微生物的扩散;采光良好,防止眼睛疲劳,避免造成工作失误,如刺伤工作人员或检查质量难以保证。

(3)建筑面积应符合医院建设方面的有关规定,并与医院的规模、性质、任务相适应,兼顾未来发展规划的需要。

(4)因为医院 CSSD 三区的性质、任务、管理重点各不相同,如去污区主要负责彻底去污,防止污染被带出来,检查、包装及灭菌区是防止污染被带入,对器械造成二次污染。因此去污区、检查包装及灭菌区和无菌物品存放区之间应设实际屏障,实际屏障可以为设备或墙体。去污区与检查、包装及灭菌区之间应设洁污物品传递窗;同时分别设置人员出入缓冲间(带),缓冲间(带)应设洗手设施,采用非手触式水龙头开关,便于工作人员实施手卫生。无菌物品存放区内不可以设洗手池,潮湿的环境利于细菌的繁殖。

(5)检查包装及灭菌区的专用洁具间必须采用封闭式设计,避免污染外部环境。

(6)医院 CSSD 工作区域的天花板、墙壁应无裂隙,不落尘,地面与墙面踢脚及所有阴角均应采用弧形设计,以便于清洁和消毒。电源插座应采用防水安全型,防止漏电。地面应进行防滑处理,并且耐腐蚀和便于清洁。地漏应该采用防返溢式。污水则应集中排放到医院污水处理系统进行处理。

(7)采用其他医院或医疗 CSSD 提供消毒灭菌服务的医院,应分别设污染器械收集暂存间及灭菌物品交接发放间。两房间应互不交叉、相对独立。

2. 医疗 CSSD

(1)医疗 CSSD 的工作区域包括主要功能区、辅助功能区和管理区。主要功能区内含去污区、检查、折叠、包装及灭菌区,无菌物品存放区及配送物流专区等;辅助功能区内含集中供电、供水、供应蒸汽和清洁剂分配器、医疗废物暂存处、污水处理场所、集中供应医用压缩空气、办公及更衣、休息生活区等;管理区内含质量和安全控制(包括检验室)、医院感染控制、器械设备、物流、信息等管理部门。

(2)业务用房使用面积不少于总面积 85%。应当具备双路供电或应急发电设施、应急供水储备、蒸汽发生器备用设备、压缩空气备用设备等,重要医疗设备和网络应有不间断电源,保证医疗消毒供应中心正常运营。

(3)设置 1 个器械(金属、橡胶、塑胶、高分子材料及其他硬质材料制造的手术器械、硬式内镜等)清洗、消毒、干燥、检查、包装、灭菌、储存、发放流水线的,建筑面积不少于 2 000m²。设置 1 个灭菌织物(手术衣、手术盖单等可阻水、阻菌、透气,可穿戴、可折叠的具有双向防护功能的织物)清洗、消毒、干燥、检查、折叠、包装、灭菌、储存、发放流水线的,建筑面积不少于 2 000m²;设置 1 个软式内镜清洗、消毒(灭菌)、干燥、储存、发放流水线的,建筑面积不少于 800m²。

(4)应当设置污水处理场所及净水处理设施,建筑面积不少于 300m²。同时按照《中华人民共和国传染病防治法》《医疗废物管理条例》《消毒管理办法》和 GB 18466—2005《医疗机构水污染物排放标准》,对产生的污水进行严格无害化处理。

(5)应当设配送物流专业区域,建筑面积不少于 300m²。

(6)应当设办公及更衣、休息生活,占总面积的 10%~15%。此外还应当设置医疗废物暂存处,实行医疗废物分类管理;开展微生物或热原等检测,应设置检验室。相应的工作区域流程应当符合国家相关规定。

# 四、人员管理

## (一) 人员配置

1. 医院 CSSD  人员是正常开展工作和医院感染防控措施的实施者。医院 CSSD 人员数量的配备应充分考虑医院的规模、性质和开展的业务,因为即使相同规模的医院,开展的业务不同,医院 CSSD 工作量也会不同。医院 CSSD 管理者应学会测量本院 CSSD 的工作量,为医院根据 CSSD 的实际工作量及各岗位的需求,科学、合理地配置具有职业资格的护士、消毒员和其他工作人员提供依据。

2. 医疗 CSSD  应配备至少 1 名具有消毒供应管理经验的副高级及以上专业技术职务任职资格的护士和至少 1 名具有 5 年以上医院感染管理经验和至少 3 名具有 3 年以上消毒供应工作经验的护士,其中 1 名具有中级及以上专业技术职务任职资格。此外应至少有 2 名按规定取得相应上岗证的消毒员以及至少 2 名专职的具备相应专业知识及 5 年以上相关工作经验的工程技术人员。此外还应根据具体需要,配备具有与开展业务相适应的其他技术人员及其他工作人员。

### （二）人员防护

1. 医院 CSSD  工作人员应严格遵守清洗、消毒、灭菌操作规程和消毒与隔离制度,参加预防医院感染相关法律、法规培训,掌握安全防护知识及措施、方法及报告程序,严格执行标准预防。根据工作岗位的不同需要,应配备相应的个人防护用品,包括圆帽、口罩、隔离衣或防水围裙、手套、专用鞋、护目镜、面罩等。病房污物回收人员应戴圆帽和手套,可以戴口罩;去污区人员主要负责彻底去除器械、器具或物品上的污染,并防止污染被带出去污区,因此除戴圆帽、手套和口罩外,还应穿隔离服/防水围裙,根据操作要求戴护目镜或面罩;检查、包装及灭菌区人员防护的目的是防止将污染物带入,对器械造成二次污染,因此工作人员应戴圆帽,穿专用鞋,根据操作要求戴口罩或手套(或具有防烫功能的手套);无菌物品存放区人员应戴圆帽,穿专业鞋。

2. 医疗 CSSD  应当按照标准预防配备必要的安全设备和个人防护用品,如:圆顶工作帽、口罩、面罩、防水的隔离衣、专用鞋、防刺伤的手套、洗眼器、防噪声耳塞,防止有毒气体环氧乙烷、过氧化氢、甲醛等泄漏的应急防毒面具和报警系统等,加强培训,保证工作人员能够正确使用。当工作人员在工作中发生职业暴露事件时,应当采取相应的处理措施,并及时报告机构内的相关部门,做好记录存档,实现可追溯。

### （三）人员培训

1. 医院 CSSD  医院 CSSD 工作人员应当接受与其岗位职责相应的岗位培训,正确掌握以下知识与技能。

(1)各类诊疗器械、器具和物品的清洗、消毒、灭菌的知识与技能。

(2)相关清洗消毒、灭菌设备的操作规程。

(3)职业安全防护原则和方法。

(4)医院感染预防与控制的相关知识。

(5)相关的法律、法规、规章、标准、规范。

医院也应建立 CSSD 工作人员的继续教育制度,根据专业进展,开展培训,更新知识。

2. 医疗 CSSD  医疗 CSSD 的工作人员应根据岗位设置进行针对性培训,培训内容与医院 CSSD 要求一致。

## 五、环境卫生学及管理要求

### （一）医院 CSSD

1. 去污区的要求  去污区是进行回收、分类、清洗、消毒(包括运送器具的清洗消毒等)的区域,为污染区域,温度维持在 16~21℃,相对湿度为 30%~60%,换气次数 ≥10 次/h。专设并固定使用分类操作台、清洗水池、洗手池、洁具清洗池等。地面、台面被血液、体液等污染后,随时进行清洁和消毒处理。每班次应进行环境清洁或消毒并清除废弃物。此区域内的物品及设备未经清洗或消毒处理,不得进入检查、包装及灭菌区。

2. 检查、包装及灭菌区的要求  检查、包装及灭菌区是进行器械检查、装配、包装辅料整理、包装以及灭菌区域,有器械检查与包装间、辅料包装间、灭菌间等,温度维持在20~23℃,相对湿度30%~60%,换气次数≥10次/h。检查、包装及灭菌区,操作区域面积大、操作人员多,物品流动量大,容易增加空气中的微粒(包括灰尘、棉絮、皮屑、毛发等),造成环境的污染。微粒是微生物传播载体,可以随着气流而流动,也可以因摩擦使微粒表面带有静电吸附在器械和物体表面,一些大的微粒自由落体沉降在器械表面。微粒污染直接影响器械的清洁、消毒和灭菌质量,影响无菌物品储存的环境。据有关调查显示,每分钟操作人员产生0.3μm以上微粒,站立不动产生的微粒为10万个,手、前腕、颈、头部动作微粒可达50万个。如果4~5人集中于一处,之前的动作产生的微粒可增加1.5~3倍。因此,加强人员、环境卫生的管理是控制污染的重点。同时消毒后的物品,尤其是待包装的物品,避免随意接触,减少污染的概率。

3. 无菌物品存放区的要求　无菌物品存放区是放置复用物品及使用去除外包装一次性无菌物品的区域,负责灭菌物品交接与发放的任务。温度应低于24℃,相对湿度低于70%,换气次数4~10次/h。此区应减少非工作人员进入,遵守灭菌物品储存原则。灭菌后的物品避免随意接触,减少污染的概率。一次性使用无菌物品应在辅助区拆除外包装后再送到无菌物品存放区。

### (二) 医疗 CSSD

由于医疗 CSSD 为独立的医疗机构,因此环境卫生学要求与医院 CSSD 一致的基础上,还应当设置医疗废物暂存处,实行医疗废物分类管理;设置检验室开展微生物或热原等检测;设置污水处理场所,符合我国污水排放要求。

## 六、设备设施及耗材的管理

### (一) 设备设施的管理

1. 医院 CSSD　必要的专业设备、设施是保障 CSSD 工作正常开展的基础条件。医院可以根据实际情况,如 CSSD 的规模、工作量、任务等,配置相应数量和比例设备和配套设施。去污区应配有污物回收器具、分类台、手工清洗池、压力水枪、压力气枪、超声清洗装置、干燥设备及相应清洗用品等以及机械清洗消毒设备。检查、包装设备应配有器械检查台、包装台、器械柜、敷料柜、包装材料切割机、医用热封机、清洁物品装载设备及带光源放大镜、压力气枪、绝缘检测仪等。灭菌设备及设施应配有高压蒸汽灭菌器、无菌物品装、卸载设备等。根据需要配备灭菌蒸汽发生器、干热灭菌和低温灭菌装置及相应的监测设备。各类灭菌设备应符合国家相关标准,并设有配套的辅助设备,同时应配有水处理设备。储存、发放设施应配备无菌物品存放设施及运送器具等。宜在环氧乙烷、过氧化氢低温等离子、低温甲醛蒸汽灭菌等工作区域配置相应环境有害气体浓度超标报警器。去污区应配置洗眼装置。

2. 医疗 CSSD

(1)清洗手术器械(金属、橡胶、塑胶、高分子材料及其他硬质材料制造的手术器械、硬式内镜等)应当配置以下设备设施。

1)污物回收器具、分拣台、手工清洗池、压力水枪、压力气枪、无油空气压缩机(装有

0.01μm 的过滤网)、干燥设备及相应清洗用品、扫码设备等。

2)机械清洗消毒设备:隔离式(双扉)清洗消毒机、根据业务量选用单机或隧道(长龙)清洗消毒机、超声喷淋清洗消毒机、不同频率的变频式超声清洗消毒机(30~40kHz 和 80~100kHz)、清洁剂自动分配器、车辆及运输容器的消洗消毒设备等。

3)检查、包装设备:应当配有带光源放大镜的器械检查台、绝缘性能检测仪、包装台、器械柜、敷料柜、包装材料切割机、医用热封机及清洁物品装载设备等。

4)灭菌设备及设施:应当配有高压蒸汽灭菌器、洁净蒸汽发生器、无菌物品装卸载设备和低温灭菌装置。

5)储存、发放设施:应当配备无菌物品存放设施及运送器具等。

6)专用密闭洁污分明的运输车辆。

(2)清洗灭菌织物(可阻水、阻菌、透气的手术衣、手术盖单等,不含普通医用纺织品)应当配置以下设备设施。

1)污物分类回收器具、检针器、扫码设备等。

2)机械清洗消毒设备:隔离式(双扉)洗衣机、根据业务量选用单机或隧道(长龙)洗衣机、清洁剂自动分配器、车辆及运输容器的消洗消毒设备等。

3)干燥机:洁净干衣机(带空气过滤装置)、隧道式整烫机等。

4)检查折叠包装设备:手术衣立体光检机、带光源的敷料检查光桌、手术衣自动折叠机、打包台、追溯系统、打捆机、封口机、转运工具等。

5)灭菌设备:高压蒸汽灭菌器、洁净蒸汽发生器等基本灭菌设备。

6)储存、发放设施:应当配备无菌物品存放设施及洁净密闭运送车及器具等。

7)专用密闭洁污分明的运输车辆。

(3)清洗软式内镜应配置以下设备设施。

1)污镜回收器具(车)、内镜手工清洗池、测漏装置、压力水枪、压力气枪、干燥设备及相应清洗用品、扫码设备等。

2)机械清洗消毒设备:隔离式(双扉)内镜清洗消毒机、超声喷淋清洗消毒机、不同频率的变频式超声清洗消毒机(30~40kHz 和 80~100kHz)、清洁剂自动分配器、车辆及运输容器的消洗消毒设备等。

3)检查、包装灭菌设备:包装台、器械柜、敷料柜、包装材料切割机、医用热封机及清洁物品装载设备等。

4)灭菌设备及设施:应当配有高压蒸汽灭菌器、洁净蒸汽发生器、无菌物品装卸载设备和低温灭菌装置。

5)储存、发放设施:应当配备洁净内镜干燥储存柜(洁净干燥空气及温湿度可控等功能)无菌内镜、活检钳等手术器械无菌存放设施及运送器具等。

6)专用密闭洁污分明的运输车辆。

(4)质量检测设备:温度压力检测仪、热原检测装置、水质检测、有害气体浓度检测装置、消毒灭菌效果检测设备等装置。

(5)信息化设备:具备信息报送和传输功能的网络计算机等设备,追溯管理系统、报告管理系统等信息管理系统。

### (二) 耗材的管理

医院 CSSD 和医疗 CSSD 对耗材的管理一致，要求如下。

1. CSSD 涉及许多耗材，正确地选择和使用耗材，可以保证清洗、消毒和灭菌的质量。医用清洗剂应符合国家相关标准和规定。根据器械的材质、污染物种类，选择适宜的清洗剂，使用遵循厂家产品说明书。碱性清洗剂的 pH>7.5，对各种有机物有较好的去除作用，对金属腐蚀性小，不会加快返锈的现象。中性清洗剂的 pH 为 6.5~7.5，对金属无腐蚀；酸性清洗剂的 pH<6.5，对无机固体粒子有较好的溶解去除作用，对金属物品的腐蚀性小；含酶的清洗剂，有较强的去污能力，能快速分解蛋白质等多种有机污染物；消毒剂应符合国家相关标准和规定，并对器械腐蚀性较低。医用润滑剂应为水溶性，与人体组织有较好的相容性；不应影响灭菌介质的穿透性和器械的机械性能。

2. 水的质量是影响器械清洗效果的重要条件，无论是手工清洗还是机械清洗，都离不开对水的需求。由于不同种类的水，所含的成分不同，对器械洗涤后的效果影响也不同。医院应解决 CSSD 冷热自来水、软水、纯化水或蒸馏水供应问题，便于对器械进行清洗，减少水垢的产生。

灭菌蒸汽供给水的质量指标包括蒸发残留 ≤10mg/L；氧化硅 $(SiO_2)$ ≤1mg/L；铁 ≤0.2mg/L；镉 ≤0.005mg/L；铅 ≤0.05mg/L；除铁、镉、铅以外的其他重金属 ≤0.1mg/L；氯离子 $(Cl^-)$ ≤2mg/L；磷酸盐 $(P_2O_5)$ ≤0.5mg/L；电导率 (25℃时) ≤5μS/cm；pH=5.0~7.5；外观无色、洁净、无沉淀；硬度 (碱性金属离子的总量) ≤0.02mmol/L。

蒸汽冷凝物用于反映高压蒸汽灭菌器蒸汽的质量，主要指标包括氧化硅 $(SiO_2)$≤0.1mg/L；铁 ≤0.1mg/L；镉 ≤0.005mg/L；铅 ≤0.05mg/L；除铁、镉、铅以外的其他重金属 ≤0.1mg/L；氯离子 $(Cl^-)$ ≤0.1mg/L；磷酸盐 $(P_2O_5)$ ≤0.1mg/L；电导率 (25℃时) ≤3μS/cm；pH=5.0~7.0；外观无色、洁净、无沉淀；硬度 (碱性金属离子的总量) ≤0.02mmol/L。

3. 最终灭菌医疗器械包装材料应符合 GB/T 19633—2005 的要求。皱纹纸、无纺布、纺织品还应符合 YY/T 0698.2—2009 的要求；纸袋还应符合 YY/T 0698.4—2009 的要求；纸塑袋还应符合 YY/T 0698.5—2009 的要求；硬质容器还应符合 YY/T 0698.8—2009 的要求。普通棉布应为非漂白织物，除四边外不应有缝线，不应缝补；初次使用前应高温洗涤，脱脂去浆。开放式储槽不应用作无菌物品的最终灭菌包装材料。

4. 消毒灭菌监测材料应符合国家相关标准和规定，在有效期内使用。自制测试标准包应符合 WS/T 367—2012 的相关要求。

## 七、器械清洗、消毒及灭菌操作流程的要求

医院 CSSD 和医疗 CSSD 均须遵循本节"二、(三)器械处置基本原则"的规定，即诊疗器械、器具和物品使用后应及时清洗、消毒、灭菌，再处理应符合：①进入人体无菌组织、器官、腔隙或接触人体破损的皮肤和黏膜的诊疗器械、器具和物品应进行灭菌。②接触完整皮肤、黏膜的诊疗器械、器具和物品应进行消毒。③被朊病毒、气性坏疽及突发原因不明的传染病病原体污染的诊疗器械、器具和物品，应执行 WS/T 367—2012 的规定。具体操作流程的要求如下。

### （一）清洗流程的要求

1. **影响因素** 清洗是指去除医疗器械、器具和物品上污物的全过程,包括冲洗、洗涤、漂洗和终末漂洗。影响清洗质量的重要因素有清洁剂、清洗用水及设备。清洁剂应选择符合国家相关标准和规定,低泡,与器械的材质(如高分子、不锈钢等)、污染物种类相适宜。清洗用水应有自来水、热水、软水、经纯化的水供应。自来水水质应符合 GB 5749—2022 的规定;终末漂洗用水的电导率应 ≤ 15μS/cm(25℃)。

2. **清洗方法** 清洗不彻底,残留的污染物会形成生物膜,影响消毒质量,造成灭菌失败,并且还可造成器械锈蚀、腐蚀和损坏,缩短器械的使用寿命。因此应根据器械材质和精密程度选择有效的清洗方法。耐湿耐热的器械采用机械清洗方法;精密、复杂器械采用手工清洗方法;污染量较重的器械应进行预处理清洗后再进行常规清洗;精密器械的清洗,应遵循生产厂家提供的使用说明或指导手册。手工清洗可以针对性地去除器械上的湿性、干性血渍和污渍、锈迹、水垢、化学药剂残留、医用胶残留等。手工清洗时水温最好在 15~30℃;去除干固的污渍应先用医用清洗剂浸泡,再刷洗或擦洗;有锈迹,应除锈;刷洗操作应在水面下进行,防止产生气溶胶;器械可拆卸部分应拆开后清洗;管腔器械宜先选用合适的清洗刷清洗内腔,再用压力水枪冲洗;应选用相匹配的刷洗用具、用品,不应使用研磨型清洗材料和用具用于器械处理,避免器械磨损。手工清洗后的器械应及时进行消毒处理后传送到检查、包装与灭菌区,避免二次污染。清洗池、清洗用具等应每天清洁与消毒。使用超声波清洗器时,清洗器内注入清洗用水,并添加医用清洗剂,水温应控制在<45℃;先于流动水下冲洗器械,初步去除污染物;再将器械放在清洗设备专用篮筐中,浸没在水面下,管腔内注满水;遵循器械和设备生产厂家的使用说明或指导手册进行超声清洗操作。超声清洗可作为手工清洗或机械清洗的预清洗手段;清洗时应盖好超声清洗机盖子,防止产生气溶胶;应根据器械的不同材质选择相匹配的超声频率设定清洗时间,最好为 3~5min,可根据器械污染情况适当延长清洗时间,但不宜超过 10min。清洗消毒器清洗的器械、器具和物品应充分接触水流;器械轴节应充分打开;可拆卸的零部件应拆卸后清洗;容器应开口朝下或倾斜摆放;根据器械类型使用专用清洗架和配件;精细器械和锐利器械应固定放置。冲洗、洗涤、漂洗时应使用软水,冲洗阶段水温应 ≤45℃;终末漂洗、消毒用水电导率应 ≤15μS/cm(25℃);终末漂洗程序中宜对需要润滑的器械使用医用润滑剂;应根据清洗需要选择适宜的医用清洗剂,定期检查清洗剂用量是否准确;每日清洗结束时,应清理舱内杂物,并做清洁处理。应定期做好清洗消毒器的保养。清洗的环境即去污区应保持清洁,及时去除台面污染物和杂物,防止微粒污染产生。

### （二）消毒流程的要求

1. **消毒处理**特指污染器械清洗后,进行消毒的过程,可使用化学或物理的方法杀灭或清除传播媒介上的病原微生物。消毒方法首选机械湿热消毒,如自动化清洗消毒机;少量精密器械可采用75% 乙醇溶液消毒;大量手工清洗器械可采用酸性氧化电位水流动冲洗浸泡消毒,或取得国家卫生行政部门卫生许可批件(新研发、对器械没有腐蚀性)的其他消毒剂进行消毒。

2. **消毒后的干燥**目的是去除消毒后器械上的残留水,以防止细菌的生长和锈蚀。根据器械的材质选择适宜的干燥温度,金属类干燥温度 70~90℃;塑胶类干燥温度为 65~75℃。不耐热器械、器具和物品可使用消毒的低纤维絮擦布、压力气枪或 ≥95% 乙醇溶液进行干燥处理。穿刺针、手术吸引头等管腔类器械,可用压力气枪等进行干燥处理。不应使用自然干燥方法进行干燥。

### (三)灭菌流程的要求

1. 灭菌是指杀灭或清除传播媒介上一切微生物,包括细菌芽孢和非致病微生物的处理。灭菌的影响因素包括灭菌设备的效能、灭菌方法及程序的选择、操作人员技能水平、灭菌前的清洗去污、制作包装等。因此,灭菌操作人员需要全面了解和掌握质量要求,严格执行灭菌操作规程和进行全面的灭菌过程质量监测和质量追溯,以保证灭菌成功。

2. 常规灭菌方法包括热力灭菌和低温灭菌方法。热力灭菌方法包括湿热灭菌法和干热灭菌法。湿热可使菌体蛋白凝固、变性;干热可使菌体蛋白氧化、变性、碳化和使电解质浓缩引起细胞的死亡。湿热灭菌方法中的高压蒸汽灭菌方便、效果好、无毒,因此,是目前医院消毒供应中心使用主要的灭菌方法。医院消毒供应中心常用灭菌设备还有干热灭菌器、低温环氧乙烷灭菌器、过氧化氢等离子低温灭菌器等。

## 八、清洗、消毒及灭菌质量监测

医院 CSSD 和医疗 CSSD 对清洗、消毒及灭菌质量监测的要求如下。

### (一)清洗质量监测

1. **器械、器具或物品清洗质量监测**　日常监测应以目测为主,每件清洗后的器械、器具和物品都应检查。目测是目前全世界公认的一种清洗效果监测方法,操作简单,效果明显。材质表面光滑的器械如盆、盘、碗等,可通过肉眼直接目测检查;复杂器械、器械关节或缝隙处等,使用带光源放大镜(4~6 倍)检查,以提高检查效果;管腔器械可以采用专用探条进行探查。对每件器械均应进行清洗消毒质量检查,并且重点检查齿牙、咬合面、关节等复杂部位。清洗后的器械表面及其关节、齿牙应光洁,无血渍、污渍、水垢等残留物质和锈斑,功能完好,无损毁视为合格。清洗质量不合格器械应视污染性质进行再处理;器械功能损毁或锈蚀严重的,应及时维修或报废。肉眼可观测到的血渍、污渍应返回污染区重新进行清洗;放大镜下观测到的微量污渍可直接使用 75%~80% 的乙醇溶液擦拭去污,乙醇仅适用于不锈钢材质或金属、玻璃等类材质。其他材质慎用,应将器械返回污染区重新清洗或去污处理。目前国内外对清洗效果的评价方法很多,但没有一个被医院广泛接受且公认的标准方法。除目测外,监测方法还有蛋白残留量测定、潜血测试、标准污染物测试和 ATP 三磷酸腺苷监测等。带电源器械还应进行绝缘性能等安全性检查。

2. **清洗消毒设备清洗质量监测**　清洗消毒设备的清洗质量应根据设备运行中显示的参数、器械清洗质量的目测检查、清洗测试物监测结果、清洗用水监测等指标综合起来分析。在设备每次运行中还应观测喷淋壁的旋转、喷水口有无堵塞等运行情况。每批次清洗的物理参数符合清洗设备厂商的技术标准,并在误差范围内视为合格;不符合标准的清洗循环,视为清洗失败,应重新进行清洗工作,清洗设备停止使用,进行检修;对清洗不合格的物品,应分析原因,并采取相应的措施。设备循环参数符合标准,而测试物监测结果不符合标准,查找原因予以纠正。

### (二) 消毒质量监测

1. 湿热消毒监测 消毒供应中心在物品检查包装前应对其进行消毒,以保障检查包装灭菌区环境和操作人员的安全。一些物品经过消毒后会直接用于患者,因此,为保证消毒效果和质量应进行消毒质量监测。每次消毒设备运行时,通过设备自动测试打印记录,观测消毒维持的时间和温度或 $A_0$ 值是否符合消毒质量标准,监测结果应符合 WS 310.2—2016 的要求。监测不合格,应及时查找原因或修正参数;消毒后直接使用的物品应重新消毒处理。应每年检测清洗消毒器的温度、时间等主要性能参数。结果应符合生产厂家的使用说明或指导手册的要求。

2. 化学消毒剂消毒监测 化学消毒剂必须以足够浓度在适当温度下,保持达到与器械、器具或物品的表面接触的特定时间,才能达到消毒的要求。不同种类的消毒剂所需的浓度、温度及暴露时间不同,必须严格按照消毒产品卫生许可批件中的规定使用,包括使用中的注意事项。应根据消毒剂的种类特点,定期监测消毒剂的浓度、消毒时间和消毒时的温度,并记录消毒剂监测日期、消毒剂名称、具体监测的浓度等项目、监测结果、监测人签名等,结果应符合该消毒剂的规定;监测记录留存 ≥ 6 个月;监测不合格应立即纠正后使用。

3. 器械消毒监测 经过消毒后可直接供应临床部门使用的器械物品应定期进行消毒效果测试,如呼吸机管路及其配件。应每季度进行消毒效果的监测,由检验室进行细菌培养。直接使用的消毒物品的抽样,则根据消毒后直接使用物品的种类而定,原则上是选取有代表性的和难于消毒的物品 3~5 件进行监测。监测方法及监测结果应符合 GB 15982—2012 的要求;监测结果不合格,应从清洗、消毒方面查找原因并改进,不合格的物品重新清洗消毒。

### (三) 灭菌质量监测

1. 物理监测 由于灭菌过程的特殊性,无法用肉眼或其他直接的方法进行监测,只能通过间接的手段对其过程进行监控,物理监测指通过灭菌器自带的探头对关键物理参数进行监测和记录的方法。物理监测能马上显示监测结果,及时发现灭菌失败,对部分灭菌失败较敏感;其局限性是灭菌器温度探头一般位于排气口上方,无法监测包裹中心部位温度,监测结果只能反映灭菌器炉腔温度,如局部灭菌物品装载过密,则该部位的实际温度可能比显示的温度低。另外,物理监测的缺陷也包括了探头等需要定期校验。物理监测很重要,但不能代替化学监测和生物监测。

2. 化学监测 化学监测是指利用某些化学物质对某一杀菌因子的敏感性,使其发生颜色或形体改变,以指示杀菌因子的强度(或浓度)和 / 或作用时间是否符合消毒或灭菌处理要求的制品。化学监测能帮助发现因不正确的包裹、不正确的装载和灭菌器故障等引起的灭菌失败。其局限性是化学监测"合格"并不能证明该监测物品无菌。化学监测仅是整个灭菌质量考核体系中的一部分,应同时结合物理监测、生物监测来综合评价灭菌过程的有效性。

3. 生物监测　生物监测是唯一含有活的微生物（芽孢）对该灭菌过程进行监测和挑战的监测技术。它能够直接反映该灭菌过程对微生物的杀灭能力和效果，是最重要的监测手段。因为灭菌过程的目的就是要杀灭微生物，而对灭菌过程最大的挑战来自对该灭菌过程有最大抗力的芽孢。灭菌器和灭菌循环参数的设定都是基于对特定芽孢的杀灭，生物指示剂是灭菌器和灭菌循环设计的基础和出发点，所以在实际灭菌的工作中生物指示剂的地位不可替代，生物监测是最重要的监测方法。但生物监测也不能代替物理监测和化学监测。

4. B-D 试验　适用于高压蒸汽灭菌的监测。预真空（包括脉动真空）压力蒸汽灭菌器应每日开始灭菌运行前空载进行 B-D 试验，B-D 试验合格后，灭菌器方可使用。B-D 试验失败，应及时查找原因进行改进，监测合格后，灭菌器方可使用。小型高压蒸汽灭菌器的 B-D 试验应参照 GB/T 30690—2014。

5. 灭菌器新安装、移位和大修后的监测　应进行物理监测、化学监测和生物监测。物理监测、化学监测通过后，生物监测应空载连续监测三次，合格后灭菌器方可使用，监测方法应符合 GB/T 20367—2006 的有关要求。对于小型高压蒸汽灭菌器，生物监测应满载连续监测 3 次，合格后灭菌器方可使用。预真空（包括脉动真空）高压蒸汽灭菌器应进行 B-D 试验并重复 3 次，连续监测合格后，灭菌器方可使用。

6. 灭菌设备年检　应每年进行年检测试，包括物理参数、生物灭菌过程验证装置（process challenge device，PCD）监测、B-D 试验（若该灭菌器为预真空或脉动真空式灭菌器）。并应使用温度压力检测仪的方法，监测温度、压力和时间等参数，检测仪探头放置于最难灭菌部位。年检测试由有资质的机构和工程技术人员实施，并与 CSSD 共同制订测试方案。测试方法应符合 WS 310.3—2016、符合产品说明书、符合国家相关测试标准。应记录测试方法、参数、测试结果等，必要时应附有照片，应有参与测试部门、单位授权人的签名盖章。测试结果及文件在医院相关职能部门、CSSD、测试机构分别存档。

7. 首次使用外来医疗器械、植入物、硬质容器、超大超重包，以及改变操作方法时的测试　应有厂商提供的说明书以及再处理方法和参数，并应与医院相关部门技术人员、厂商共同制订测试方案。依据常规监测方法对首次使用方法、灭菌参数和灭菌有效性进行测试，包括物理、化学和生物测试方法，硬质容器内和较大、较重的包内宜多点放置包内指示卡和生物测试卡，通常放在包裹靠角、靠边处，或器械较大等较难灭菌处，如果包内器械网篮为两层，应每层放置。应记录全部操作过程及方法、参数、测试结果等；必要时应附有照片。应有参与测试部门、单位授权人的签名、盖章。测试结果及文件应在医院相关职能部门、CSSD、厂商分别存档。

8. 湿包检查　湿包是指无菌物品包裹表面或包裹内出现潮湿、水滴和水迹等现象。湿包，不能进行无菌储存。因为水分子能够成为微生物的载体，破坏无菌包装的生物屏障作用，造成无菌器械污染。湿包测试采用目测的方法，灭菌后的物品放置于远离空调或冷空气入口的地方，待冷却 30 分钟后，从搁架上取下进行湿包检查。发现湿包问题应分析原因并改进，器械应重新处理后灭菌。

**（巩玉秀　张　宇　任伍爱）**

# 第七节 内镜室医院感染预防与控制

## 一、内镜相关医院感染概述

### （一）特点

内镜作为一种侵入人体腔内的仪器，因其材料特殊，构造精细，存在许多管腔、窦道，许多部件不耐高温、高压，怕腐蚀，只能采用低温消毒或消毒剂浸泡，又因其造价高，医院内镜数量少，使用频率高等原因，给内镜消毒带来许多困难，成为造成医院感染交叉传播的重要原因。文献报道较多的是内镜被细菌污染后再感染患者，尤其是那些免疫功能低下的患者。最常见的感染细菌为假单胞菌属，容易定植于内镜或内镜清洗消毒机中。Raymard 对 294 所内镜中心调查发现 22 例因检查引起的感染病例（7 例铜绿假单胞菌感染，3 例大肠埃希菌感染，3 例隐孢子虫感染，1 例丙型肝炎病毒感染，8 例其他感染）。Spaek 报道 377 例内镜引起的感染中，铜绿假单胞菌感染为 200 例，沙门菌感染为 84 例，分枝杆菌感染 80 例，乙型肝炎病毒感染 1 例，其他感染 12 例。由于病毒感染潜伏期较长，明确病毒感染与内镜操作之间的关系，即对病毒感染的确定非常困难。因此关于内镜诊疗导致肝炎等病毒感染的文献报道较少。

### （二）导致内镜相关感染的常见原因

1. 内镜内腔狭窄，结构复杂，污染微生物不易除去。
2. 未刷洗或未完全灌注内镜的内腔道，过夜前内腔未干燥。
3. 使用消毒剂不当，浓度或作用时间不足。
4. 内镜附件未经灭菌处理。
5. 受污染的水瓶或清洗消毒机未定期清洗消毒或监测。

因此严格执行内镜消毒技术规范，防止因内镜检查导致交叉感染，是值得临床重视的问题。

### （三）内镜的分类

内镜可分为硬式内镜及软式内镜。凡是进入人体无菌组织、器官或经外科切口进入人体无菌腔室的内镜及附件，如腹腔镜、脑室镜、关节镜、宫腔镜、膀胱镜、鼻窦镜等大部分为硬式内镜，必须灭菌。因硬式内镜在疾病诊疗中应用范围较广、使用率较高，所以医院才对硬式内镜的清洗和消毒流程提出更为严格的要求。硬式内镜的诊疗应当在达到标准的手术区域内进行，并按照手术室的要求进行管理，因此此类内镜的灭菌在消毒供应室进行并应当遵循消毒供应室的相关要求。

软式内镜是用于疾病诊断、治疗的可弯曲的内镜，如胃肠镜、支气管纤维镜、十二指肠镜、喉镜等。

## 二、软式内镜诊疗中心(室)的管理

### (一)人员管理

从事内镜诊疗和内镜清洗消毒工作的医务人员,应当具备内镜清洗消毒方面的知识,接受相关的医院感染管理知识培训,严格遵守有关规章制度。工作人员进行内镜诊疗或清洗消毒时,应遵循标准预防原则和 WS 507—2016《软式内镜清洗消毒技术规范》的要求做好个人防护,穿戴必要的防护用品,如防水围裙、口罩、护目镜或防护面罩、帽子、手套、专用鞋等,不同区域人员防护着装要求见表 25-2。应有相对固定的专人从事内镜清洗消毒工作,其数量与本单位的工作量相匹配,应指定专人负责质量监测工作。

表 25-2 内镜诊疗中心(室)不同区域人员防护着装要求

| 区域 | 防护着装 | | | | | | |
|---|---|---|---|---|---|---|---|
| | 工作服 | 手术帽 | 口罩 | 手套 | 护目镜或面罩 | 防水围裙或防水隔离衣 | 专用鞋 |
| 诊疗室 | √ | √ | √ | √ | △ | | |
| 清洗消毒室 | √ | √ | √ | √ | √ | √ | √ |

注:√表示应使用,△表示宜使用。

### (二)建筑布局及设施、设备要求

内镜诊疗中心(室)应设立办公区、患者候诊室(区)、诊疗室(区)、清洗消毒室(区)、内镜与附件储存库(柜)等,其面积应与工作需要相匹配。应根据开展的内镜诊疗项目设置相应的诊疗室。不同系统(如呼吸、消化系统)软式内镜的诊疗工作应分室进行。

内镜诊疗室每个诊疗单位应当包括:诊疗床 1 张、主机(含显示器)、吸引器、治疗车等。应配备手卫生装置,采用非手触式水龙头;应配备口罩、帽子、手套、护目镜或防护面罩等防护用品。软式内镜及附件数量应与诊疗工作量相匹配,灭菌内镜的诊疗环境至少应达到非洁净手术室的要求。宜采用全浸泡式内镜及一次性吸引管,注水瓶内的用水应为无菌水,每天更换。

内镜清洗消毒室应独立设置,与内镜的诊疗工作分开进行,应保持通风良好。如采用机械通风,宜采取"上送下排"方式,换气次数宜 ≥ 10 次 /h,最小新风量宜达到 2 次 /h。清洗消毒流程应做到由污到洁,应将操作规程以文字或图片方式在清洗消毒室适当的位置张贴。不同系统(如呼吸、消化系统)软式内镜的清洗槽、内镜自动清洗消毒机应分开设置和使用。因为大多数化学消毒剂均具有刺激性气味,对操作人员存在不同程度的伤害,因此人员做好职业防护是一项重要措施,应配备防水围裙或防水隔离衣、医用外科口罩、护目镜或防护面罩、帽子、手套、专用鞋等。清洗消毒室应设施、设备齐全,清洗消毒室的各类耗材应满足 WS 507—2016《软式内镜清洗消毒技术规范》的要求。

### (三)内镜清洗消毒基本原则

1. 所有软式内镜每次使用后均应进行彻底清洗和高水平消毒或灭菌。

2. 软式内镜及重复使用的附件、诊疗用品应遵循以下原则进行分类处理。

(1)进入人体无菌组织、器官，或接触破损皮肤、破损黏膜的软式内镜及附件应进行灭菌。

(2)与完整黏膜相接触，而不进入人体无菌组织、器官，也不接触破损皮肤、破损黏膜的软式内镜及附属物品、器具，应进行高水平消毒。

(3)与完整皮肤接触而不与黏膜接触的用品宜低水平消毒或清洁。

### （四）内镜清洗消毒机与手工清洗

调查显示，欧美国家使用内镜清洗消毒机的比例较高，占 80%~100%。中国各医院使用自动清洗消毒机的比例正在快速增长。内镜清洗消毒机与手工清洗各有优势，其中自动清洗消毒机具有降低人工、减少工作人员消毒剂暴露时间、清洗消毒过程标准化的特点；缺点是费用高、小孔道不能消毒、所需时间长。但自动清洗机也不能替代预处理和第一步的手工清洗与漂洗。软式内镜及附件数量应与诊疗工作量相适应，这是保证充足的清洗消毒周转时间的基础。有条件的医院宜配备内镜清洗消毒机，其要求应符合 GB 30689—2014 的规定，具备清洗、消毒、漂洗、自身消毒功能，宜具备测漏、水过滤、干燥、数据打印等功能。手工清洗消毒应配备基本清洗消毒设备与物品，包括清洗槽、漂洗槽、消毒槽、终末漂洗槽；全管道灌流器；各种内镜专用刷；压力水枪；压力气枪；测漏仪器；计时器；内镜及附件运送容器；低纤维絮且质地柔软的擦拭布、垫巾；手卫生装置，采用非手触式水龙头。宜配备动力泵（与全管道灌流器配合使用）、超声波清洗器等。

1. 内镜清洗消毒流程 不管是内镜清洗消毒机或手工清洗，内镜清洗消毒都应遵循以下流程（图 25-1）。

2. 内镜的清洗消毒注意事项如下。

1）内镜使用后应按以下要求测漏：宜每次清洗前测漏；条件不允许时，应至少每天测漏 1 次。

2）内镜消毒或灭菌前应进行彻底清洗。

3）清洗剂和消毒剂的作用时间应遵循产品说明书。确诊或疑似分枝杆菌感染患者使用过的内镜及附件，其消毒时间应遵循产品的使用说明。

4）消毒后的内镜应采用纯化水或无菌水进行终末漂洗，采用浸泡灭菌的内镜应使用无菌水进行终末漂洗。

5）内镜应储存于清洁、干燥的环境中。

6）每日诊疗工作开始前，应对当日拟使用的消毒类内镜进行再次消毒、终末漂洗、干燥后，方可用于患者诊疗。

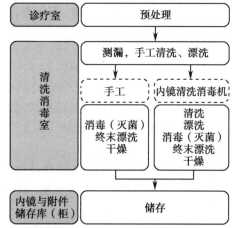

**图 25-1 软式内镜清洗消毒流程**

3. 内镜清洗消毒手工操作流程

(1)预处理：内镜从患者体内取出后，在与光源和视频处理器拆离之前，应立即用含有清洗液的湿巾或湿纱布擦去外表面污物，擦拭用品应一次性使用；反复送气与送水至少 10s；将内镜的先端置入装有清洗液的容器中，启动吸引功能，抽吸清洗液直至其流入吸引管。软式内镜使用后的污染物成分主要包括血液、糖类、脂肪类、蛋白类物质，尤其是以蛋白质为主的黏多糖，极容易干涸造成清洗的困难，以内腔壁污染更为严重。近年来发展起来的鼻胃镜、软式带腔喉镜等管腔极细的内镜,此问题尤其突出。因此内镜检查结束离开患者身体后,清洗越早效果越好;而最快又最具有针对性的,就是床旁预处理。预处理完毕盖好内镜防水盖;放入运送容器,送至清洗消毒室。

(2)测漏:早期发现内镜破损问题的唯一办法就是每次清洗前进行测漏。国内对测漏的忽视是导致内镜寿命大大降低的重要因素;同时,内镜内腔破损也是消毒失败的重要因素之一,必须强调测漏。而鉴于国内大多数医疗机构患者数量大,内镜数量相对较少,每次清洗前进行测漏可操作性较差,因此规定,手工清洗消毒或使用无测漏功能清洗消毒机的,应每天于工作结束时对当天使用的软式内镜测漏一次;条件允许时,宜每次清洗前测漏。测漏情况应有记录。测漏时取下各类按钮和阀门;连接好测漏装置,并注入压力;将内镜全浸没于水中,使用注射器向各个管道注水,以排出管道内气体;首先向各个方向弯曲内镜先端,观察有无气泡冒出;再观察插入部、操作部、连接部等部分是否有气泡冒出;如发现渗漏,应及时保修送检。

(3)清洗:在清洗槽内配制清洗液,将内镜、按钮和阀门完全浸没于清洗液中。用擦拭布反复擦洗镜身,应重点擦洗插入部和操作部。擦拭布应一用一更换。刷洗软式内镜的所有管道,刷洗时应两头见刷头,并洗净刷头上的污物;反复刷洗至没有可见污染物。连接全管道灌流器,使用动力泵或注射器将各管道内充满清洗液,浸泡至清洗液说明书规定的时间。刷洗按钮和阀门,适合超声清洗的按钮和阀门应遵循生产厂家的使用说明进行超声清洗。每清洗 1 条内镜后清洗液应更换。清洗完毕将清洗刷清洗干净,高水平消毒后备用。通过清洗可以使微生物污染平均减少到 $4\log(99.99\%)$。没有充分的手工清洗,残留在内镜表面和孔道的生物膜将影响下一步的消毒效果。

(4)漂洗:将清洗后的内镜连同全管道灌流器,以及按钮、阀门移入漂洗槽内;使用动力泵或压力水枪充分冲洗内镜各管道至无清洗液残留;用流动水冲洗内镜的外表面、按钮和阀门;使用动力泵或压力气枪向各管道充气至少 30s,去除管道内的水分;用擦拭布擦干内镜外表面、按钮和阀门,擦拭布应一用一更换。

(5)消毒(灭菌):将内镜连同全管道灌流器,以及按钮、阀门移入消毒槽,并全部浸没于消毒液中。使用动力泵或注射器,将各管道内充满消毒液,消毒方式和时间应遵循产品说明书;更换手套,向各管道至少充气 30s,去除管道内的消毒液。实验证明,高水平消毒可以使微生物污染减少到 $6\log(99.9999\%)$。如使用灭菌设备对软式内镜灭菌时,应遵循设备使用说明书。

(6)终末漂洗:将内镜连同全管道灌流器,以及按钮、阀门移入终末漂洗槽。连接动力泵,使用动力泵或压力水枪,用纯化水或无菌水冲洗内镜各管道至少 2min,直至无消毒剂残留;用纯化水或无菌水冲洗内镜的外表面、按钮和阀门;采用浸泡灭菌的内镜应在专用终末漂洗槽内使用无菌水进行终末漂洗;取下全管道灌流器。若使用自来水直接进行终末漂洗,则往往导致内镜消毒不合格,因水龙头水含菌量高。因此此处要求纯化水应符合 GB 5749—2022 的规定,并应保证细菌总数 ≤10CFU/100ml;生产纯化水所使用的滤膜孔径应 ≤0.2μm,并定期更换。无菌水为经过灭菌工艺处理的水。必要时对纯化水或无菌水进行微生物学检测。

(7)干燥:将内镜、按钮和阀门置于铺设无菌巾的专用干燥台。无菌巾每 4h 更换一次,污染、潮湿随时更换。用 75%~95% 乙醇溶液或异丙醇灌注所有管道;使用压力气枪,用洁净压缩空气向所有管道充气至少 30s,至其完全干燥;用无菌擦拭布、压力气枪干燥内镜外表面、按钮和阀门并安装按钮和阀门备用。

4. 内镜清洗消毒机操作流程

（1）使用内镜清洗消毒机前应先遵循手工清洗操作中的第 1~4 步规定对内镜进行预处理、测漏、清洗和漂洗。

（2）清洗和漂洗可在同一清洗槽内进行。

（3）内镜清洗消毒机应用遵循产品使用说明。

（4）无干燥功能的内镜清洗消毒机,应遵循手工清洗操作规定进行干燥。

5. 复用附件的清洗消毒与灭菌　附件使用后应及时浸泡在清洗液里或使用保湿剂保湿,如为管腔类附件应向管腔内注入清洗液。附件的内外表面及关节处应仔细刷洗,直至无可见污染物;采用超声清洗的附件,应遵循附件的产品说明书使用医用清洗剂进行超声清洗。清洗后用流动水漂洗干净,干燥。附件的润滑应遵循生产厂家的使用说明。附件的消毒或灭菌方法遵循内镜清洗消毒基本原则的要求。

6. 内镜的储存　内镜干燥后应储存于内镜与附件储存库(柜)内,镜体应悬挂,弯角固定钮应置于自由位,并将取下的各类按钮和阀门单独储存。内镜与附件储存库(柜)应每周清洁消毒 1 次,遇污染时应随时清洁消毒。灭菌后的内镜、附件及相关物品应遵循无菌物品储存要求进行储存。

### （五）监测与记录

1. 应对内镜清洗质量、内镜消毒质量、使用中的消毒剂进行监测。

2. 使用中的消毒剂或灭菌剂浓度监测,应遵循产品使用说明书进行。产品说明书未写明浓度监测频率的,一次性使用的消毒剂或灭菌剂应每批次进行浓度监测;重复使用的消毒剂或灭菌剂配制后应测定一次浓度,每次使用前进行监测;消毒内镜数量达到规定数量的一半后,应在每条内镜消毒前进行测定。

3. 酸性氧化电位水应在每次使用前,在使用现场酸性氧化电位水出水口处,分别测定pH 和有效氯浓度。

4. 应每季度应监测 1 次使用中消毒液的染菌量。

5. 每季度进行内镜消毒质量生物学监测,采用轮换抽检的方式,每次按 25% 的比例抽检。内镜数量少于等于 5 条的,应每次全部监测;多于 5 条的,每次监测数量应不低于 5 条。消毒合格标准:菌落总数 ≤ 20CFU/ 件。

6. 内镜清洗消毒机新安装或维修后,应对清洗消毒后的内镜进行生物学监测,监测合格后方可使用。

7. 每季度应对医务人员手消毒效果、诊疗室、清洗消毒室的环境消毒效果进行监测。

### （六）质量控制要求

内镜室应做好内镜清洗消毒的登记工作,应记录每条内镜的使用及清洗消毒情况,包括:诊疗日期、患者标识与内镜编号(均应具唯一性)、清洗消毒的起止时间以及操作人员姓名等。应记录使用中消毒剂浓度及染菌量的监测结果;应记录内镜的生物学监测结果;宜留存内镜清洗消毒机运行参数打印资料;应记录手卫生和环境消毒质量监测结果。记录应具有可追溯性,消毒剂浓度监测记录的保存期应 ≥6 个月,其他监测资料的保存期应 ≥3 年。

### （七）其他

1. 医用清洗剂 应选择适用于软式内镜的低泡医用清洗剂，如酸性（pH≤6.5）、中性（pH 为 6.5~7.5）、碱性（pH≥7.5）、含酶医用清洗剂，或可根据需要选择特殊用途的，如具有去除生物膜作用的医用清洗剂。

2. 消毒剂及灭菌剂 应选择适用于内镜的合法有效的消毒剂，并对内镜腐蚀性较低；消毒剂可选用邻苯二甲醛、戊二醛、过氧乙酸（内镜专用）、二氧化氯、酸性氧化电位水、复方含氯消毒剂等；灭菌可选用戊二醛、过氧乙酸等。其应用遵循产品使用说明。

3. 内镜与附件储存库（柜） 内表面应光滑、无缝隙，便于清洁和消毒，与附件储存库（柜）应通风良好，保持干燥。

4. 设施、设备及环境的清洁消毒 每日清洗消毒工作结束，应对清洗槽、漂洗槽等彻底刷洗，并采用含氯消毒剂、过氧乙酸或其他符合国家相关规定的消毒剂进行消毒。每次更换消毒剂时，应彻底刷洗消毒槽。每日诊疗及清洗消毒工作结束后，应对内镜诊疗中心（室）的环境进行清洁和消毒处理。

尽管各种内镜"指南"或"规范"对医疗机构都是强制性的，但无论欧美和日本，还是印度和中国，均存在着执行指南和规范不够严格的情况，如普遍存在清洗消毒设备不全、消毒时间不够、内镜孔道处理不当等问题。同时，某些医院领导对内镜清洗消毒重视不够，对内镜导致疾病传播的意义认识不清等各种原因，导致在内镜室的软硬件投入方面不足，人员、设备设施不足。各医院应严格执行内镜清洗消毒技术规范，认真落实，以减少由内镜诊疗活动引起的感染传播危险。

## 三、硬式内镜诊疗中心（室）的管理

硬式内镜是用于疾病诊断或治疗的不可弯曲的内镜，常与器械和附件（如导光束、连接线）配合使用。目前内镜手术因其创伤小、出血少、恢复快等诸多优点，在临床上开展得越来越广泛。但腔镜手术器械结构复杂，组织碎屑、血凝块很容易藏匿在器械内形成生物膜，对硬式内镜的有效清洗消毒，是医院消毒供应中心一个很大的挑战。

### （一）硬式内镜的特点

1. 硬式内镜的特点 硬式内镜是一种集机械、电子、光学技术于一体的先进设备。主要有脑室内镜、鼻内镜、胸腔镜、纵隔镜、腹腔镜、关节镜、椎间盘镜、宫腔镜、泌尿镜等。这些内镜价格高昂，由不同的材料复杂构成。其中，镜头是内镜摄像系统的重要组成部分，它的结构非常精细、复杂，价格昂贵。它是一种棱镜光学系统，由玻璃柱组成，易断裂，是最易损坏的部件。

2. 硬式内镜器械的特点 内镜器械结构复杂，形状特殊，管腔窄，管腔小。手术产生的组织碎片、血块和污垢，很容易隐藏在器械的间隙、关节、管腔内，以及无法拆卸和清洗的器械中。如果不及时清洗，时间越长，有机污垢就越干燥、黏结，必然增加清洗的难度，影响清洗质量，给灭菌带来困难，甚至导致灭菌失败。

硬式内镜的处理内容包括清洗、消毒等环节，其中清洗是处理硬式内镜的基础手段，医院消毒供应室人员须通过冲洗、洗涤、漂洗、终末漂洗 4 个环节，清洗干净硬式内镜及其附件上的污染物;消毒或灭菌是处理硬式内镜的关键核心,相关人员须清除、消灭硬式内镜上可能存在的病原菌、微生物,使硬式内镜达到医院的相关标准。

### (二)硬式内镜的消毒灭菌基本原则

1. 进入人体无菌组织、器官或者经外科切口进入人体无菌腔室的硬式内镜及附件,如腹腔镜、胸腔镜、关节镜、脑室镜、膀胱镜、胆道镜等,应灭菌。

2. 接触破损皮肤、黏膜或穿破皮肤、黏膜的硬式内镜附件及操作器械,如活检钳等,应灭菌。

3. 经消化道、呼吸道等进入人体与外界相通的腔道进行有创操作或与破损黏膜接触的硬式内镜应灭菌;经消化道、呼吸道等进入人体与外界相通的腔道与完整黏膜接触的硬式内镜,如喉镜、鼻咽镜、阴道镜、肛门镜等,应高水平消毒。

4. 在手术部(室)内用于手术操作的硬式内镜及其附件,应根据其产品的使用说明选择相应的灭菌方法,不应采用灭菌剂浸泡灭菌。

### (三)硬式内镜的消毒管理

1. 实行 CSSD 集中管理的医疗机构,硬式内镜的清洗消毒及灭菌建筑布局应符合 WS 310.1—2016 的相应要求。

2. 暂无条件集中处理的,硬式内镜的清洗消毒及灭菌工作应符合以下要求。

1)硬式内镜的清洗消毒及灭菌工作应与内镜的诊疗分室进行。

2)清洗消毒室应分区设置,包括去污区、检查包装及灭菌区、无菌物品存放区,物品遵循由污到洁,不交叉、不逆流的原则。消毒灭菌后物品应分柜或分室存放。

3)清洗消毒室应通风良好。

### (四)灭菌硬式内镜的操作流程

1. 回收硬式内镜　使用后应及时进行预处理,去除肉眼可见的血液、黏液等残留物质,按需进行保湿处理。硬式内镜应使用带卡槽的专用盒或器械保护垫的密闭容器运送。清点器械数量时注意器械是否齐全,内镜镜面、零件、垫圈、密封圈是否完好或损坏。检查器械功能状态并核对清单,登记实收器械的名称及数量并签字,器械损坏或数量差异应及时与使用科室相关人员沟通。被甲类传染病或按甲类管理的传染病及突发不明原因传染病的病原体、气性坏疽病原体、朊病毒(朊粒)污染的硬式内镜及附件,使用后应双层封闭包装并标明感染性疾病名称,按照 WS/T 367—2012 的相关要求单独处理。

2. 清洗硬式内镜　应根据产品说明书选择手工清洗或专用设备进行机械清洗。清洗步骤包括冲洗、洗涤、漂洗、终末漂洗。机械清洗适用于大部分常规器械的清洗。手工清洗适用于精密、复杂器械的清洗和有机物污染较重器械的初步处理。精密器械的清洗,应遵循生产厂家提供的使用说明或指导手册。

(1)手工清洗:包括光学目镜、导光束及连接线的清洗及器械与附件的清洗。器械与附件的清洗包括用流动水初步冲洗,除去血液、黏液等污染物;管腔器械应用压力水枪进行管腔冲洗;可拆卸部分应拆开至最小单位;拆卸后进行流动水冲洗,小的精密附件应放在专用的密纹清洗筐中清洗;应用医用清洗剂进行器械及附件的洗涤,水面下刷洗。硬式内镜的轴节部、弯曲部、管腔内使用软毛刷等专用刷彻底刷洗;可超声清洗的器械及附件用超声清洗机清洗

5~10min;超声清洗的方法遵循 WS 310.2—2016 附录 B 中相关规定;流动水下冲洗器械及附件;硬式内镜管腔应用压力水枪冲洗;管腔水流通畅,喷射的水柱成直线;电导率≤15μS/cm(25℃)的水进行器械和附件的终末漂洗;采用湿热消毒法或 75% 乙醇溶液或其他合适的消毒方法进行消毒。

(2)机械清洗:经过手工预处理用流动水初步冲洗,去除血液、黏液等污染物;管腔器械应使用压力水枪进行管腔冲洗;硬式内镜可拆卸部分应拆卸至最小单位,小配件使用小型带盖密纹清洗筐规范放置。根据产品使用说明书正确将硬式内镜及其附件上架装载。选择并启动清洗消毒程序:包括预洗、主洗、漂洗、终末漂洗、消毒和干燥。终末漂洗应使用电导率≤15μS/cm(25℃)的水。预洗水温应≤45℃。湿热消毒的温度和时间遵循 WS 310.2—2016 的相应要求,或 $A_0$ 值≥600。

3. 干燥 宜使用擦镜纸擦拭光学目镜镜面,导光束、连接线等器械使用消毒的低纤维絮擦布擦拭干燥。采用干燥设备干燥时,金属类干燥温度为 70~90℃,塑胶类遵循产品使用说明。管腔类器械使用压力气枪或低温真空干燥柜进行干燥。

4. 硬式内镜的检查与保养 应对光学目镜、导光束、硬式内镜及附件进行检查。

5. 装配 操作人员依据硬式内镜及其附件装配的技术规程或图示,核对其种类、规格和数量,并进行重新组合、装配。按照硬式内镜及其附件的使用顺序摆放器械,如锋利的器械如椎、鞘、针类、剪类、穿刺器等,应采用固定架、保护垫或使用保护套;所有的空腔、阀门应打开。

6. 包装 硬式内镜应遵循 WS 310.2—2016 的要求进行包装。

7. 灭菌

(1)灭菌原则:应根据产品使用说明书,选择硬式内镜及其附件的灭菌方法及技术参数。耐热、耐湿的硬式内镜及其附件应首选高压蒸汽灭菌;不耐热、不耐湿的硬式内镜及其附件应采用低温灭菌方法;不耐热、耐湿的硬式内镜及其附件应首选低温灭菌方法。不耐热、耐湿的硬式内镜及其附件,无低温灭菌条件的医疗机构可采用灭菌剂浸泡灭菌。灭菌设备操作技术和方法应遵循灭菌设备的使用说明和操作规程,并符合 WS 310.2—2016 的规定,硬质容器包装灭菌应遵循灭菌设备生产厂家提供的灭菌参数,首次灭菌时对灭菌参数和有效性进行测试,并进行湿包检查。不应随意更换硬式内镜及其附件的灭菌方式。

(2)灭菌方法

1)压力蒸汽灭菌:操作时应按照产品使用说明书及灭菌建议选择灭菌参数,不应超过灭菌规定的温度和时间。经过压力蒸汽灭菌的硬式内镜和附件,应自然冷却后使用。快速压力蒸汽灭菌程序不应作为硬式内镜及其附件的常规灭菌方法,仅在紧急情况下使用,并做好质量跟踪与监测等相关记录。

2)低温灭菌:过氧化氢(等离子体)灭菌、环氧乙烷灭菌、低温甲醛蒸汽灭菌方法遵循WS/T 367—2012 的要求。

3)灭菌剂浸泡灭菌:应根据硬式内镜使用说明书选择适宜的灭菌剂浸泡灭菌方法,使用的灭菌剂应合法有效、对硬式内镜及其附件的腐蚀性小。应根据灭菌剂的使用说明,将待灭菌的硬式内镜及其附件完全浸泡于相应的灭菌剂中,使用浓度和作用时间应符合规定,浓度监测符合要求。浸泡灭菌时,有轴节的器械应充分打开轴节,管腔器械腔内应充满灭菌剂。采用灭菌剂浸泡灭菌的硬式内镜及其附件,灭菌后应用无菌水冲洗干净,再用无菌低纤维絮无菌布擦干。冲洗与擦干均应采用无菌操作技术,冲洗擦干后立即使用。

### （五）高水平消毒硬式内镜的操作流程

1. 清洗、干燥流程遵循 WS 310.2—2016 的规定。

2. 应根据硬式内镜及其附件的使用说明书选择高水平消毒方法；耐热、耐湿的首选湿热消毒；使用的高效消毒剂或高水平消毒器应合法有效，消毒剂对硬式内镜腐蚀性小。

3. 如采用化学浸泡消毒，应根据消毒剂的使用说明，将待消毒的硬式内镜完全浸泡于相应的消毒剂中，使用浓度和作用时间应符合规定，浓度监测符合要求。

4. 浸泡消毒时，有轴节的器械应充分打开轴节，管腔器械腔内应充满消毒液。

5. 采用化学浸泡消毒的硬式内镜及其附件，消毒后应用无菌水冲洗干净，再用低纤维絮无菌布擦干，并应遵守无菌操作的原则。

6. 采用高效消毒剂浸泡消毒的硬式内镜，当天使用前应重新清洗、消毒。

### （六）储存

1. 灭菌硬式内镜及其附件的储存　高压蒸汽灭菌与低温灭菌的硬式内镜及附件，其储存应遵循 WS 310.2—2016 的相应要求。灭菌剂浸泡灭菌的硬式内镜及其附件无储存期。

2. 高水平消毒后硬式内镜及其附件的储存　高水平消毒后的硬式内镜及其附件与灭菌硬式内镜及其附件应分开存放、专架储存，设置标识，专人管理。其管理遵循 WS 310.2—2016 中的相应要求。采用物理消毒方法的硬式内镜及附件应干燥、清洁包装后存放，并尽快使用。化学浸泡消毒后的硬式内镜及附件应消毒后即用，无储存期。

### （七）消毒与灭菌效果监测

1. 灭菌效果监测　高压蒸汽灭菌和低温灭菌效果监测方法应遵循 WS 310.3—2016 的要求。化学浸泡灭菌的效果监测：每次使用前应对灭菌剂浓度进行检测；每月进行灭菌剂染菌量监测，灭菌剂浓度监测方法根据产品的使用说明，灭菌剂染菌量监测方法及合格标准遵循 WS/T 367—2012 的要求；并做好相应的记录。

2. 消毒效果监测　物理消毒方法的效果监测，其方法应遵循 WS 310.3—2016 的要求。化学浸泡消毒的效果监测：使用前应对消毒剂浓度进行检测；每季度进行消毒浸泡液染菌量监测，消毒剂浓度监测方法及频度根据产品的使用说明，消毒剂染菌量监测方法及合格标准遵循 WS/T 367—2012 的相应要求；并做好相应的记录。

（刘运喜）

# 第八节　静脉用药调配中心（PIVAS）医院感染预防与控制

静脉用药调配中心（pharmacy intravenous admixture service，PIVAS）以下简称为静配中心，通过静脉用药处方医嘱审核干预、加药混合调配、参与静脉输液使用评估等药学服务，为临床提供优质可直接静脉输注的成品输液。1969 年，美国俄亥俄州立大学医院建立了世界上第一个静脉用药调配中心,但国外文献多用 CIVAS(centralized intravenous additive services 或 central intravenous additive services)来表述静脉用药调配中心。1999 年上海市静安区中心医院建立我国第一个静脉用药调配中心,截至目前,国内已建有 2 000 多家 PIVAS。

药品集中调配可以把分布在各病区的污染源和危险源集中起来,通过合理布局流程、洁净设备设施、清洁消毒等措施预防和控制环境污染,并在一定程度上减少针刺伤等职业暴露。加强 PIVAS 感染防控的规范化管理,除做好标准预防、职业暴露防护等基本感染防控措施外,还有该领域的特殊要求。

## 一、建筑布局与分区

1. 静配中心选址应当设于人员流动少、位置相对独立的安静区域,便于与医护人员沟通和成品输液的运送。应当远离各种污染源,确保周围环境不会对静配中心和静脉用药调配过程造成污染。为避免环境潮湿、通风采光不利、加重设备负荷等因素影响,不宜设置于地下室或半地下室。

2. 根据静配中心功能布局和工作流程,主要分为洁净区、非洁净控制区、辅助工作区三个功能区,各功能区具体分布见表 25-3。

表 25-3　静配中心功能区布局

| 功能区 | 区域 |
| --- | --- |
| 洁净区 | 调配操作间、一次更衣室、二次更衣室以及洗衣洁具间 |
| 非洁净控制区 | 用药医嘱审核、打印输液标签、贴签摆药核对、成品输液核查、包装配送、清洁间、普通更衣及放置工作台、药架、推车、摆药筐等区域 |
| 辅助工作区 | 药品库、物料储存区、药品脱外包区、转运箱和转运车存放区以及综合性会议示教休息室等 |

注:调配操作间包括普通输液、肠外营养液调配间,抗生素及危害药品调配间。

三个功能区之间应设有完全的物理隔断,缓冲衔接走向合理,成品物流与原料物流不得交叉,人流与物流走向不得交叉。不同洁净级别区域间,应当有防止交叉污染的隔离门等相应设施,严格控制流程布局上的交叉污染风险。静配中心内不应设置地漏,淋浴室及卫生间应设置于静配中心外附近区域,并应严格管控。

## 二、感染预防与控制要求

### (一) 洁净通风设施

静配中心洁净区设施设备主要包含净化空调系统、净化操作台(生物安全柜、水平层流洁净工作台)、调配辅助类、洗衣烘干类等。

1. 净化空调系统　净化空调系统是一个能够通过控制温度、相对湿度、空气运动与空气质量来调节环境的系统。净化空调机组将经过新风滤网过滤掉尘埃杂物的室外空气,通过初效过滤器过滤后进行恒温除湿处理,再经过中效过滤器进入风管道,通过消声器降噪后送入管道最末端,最后通过高效过滤器成为洁净空气后进入各个洁净房间。

2. 净化系统要求

(1)洁净级别要求:各洁净区根据实际功能,应满足相应的洁净级别和换气次数(表25-4)。

表 25-4 静配中心各区域洁净级别要求

| 区域 | 洁净级别 | 换气次数 |
|------|---------|---------|
| 生物安全柜、水平层流洁净台局部区域 | A级(百级) | / |
| 二次更衣室、调配操作间 | C级(万级) | ≥25 次/h |
| 一次更衣室、洁净洗衣洁具间 | D级(十万级) | ≥15 次/h |

注:洁净区洁净标准应符合国家相关规定,经检测合格后方可投入使用。

(2)通风设计要求

1)根据药品性质分别设置不同的全空气定风量空调系统(即送回风系统与送排风系统)。

普通输液和肠外营养液调配操作间,与其相对应的一次更衣室、二次更衣室、洗衣洁具间为一套独立的混合式空调系统(即送回风系统:空调处理器的空气由回风和不少于30%新风混合而成,混合空气送入洁净间后,等量空气排至室外,一部分空气循环使用)。

抗生素和危害药品调配操作间,与其相对应的一次更衣室、二次更衣室、洗衣洁具间为一套独立的全新风(直流式)空调系统(即送排风系统,空调处理器的空气为全新风,送入洁净间后全部排放到室外,没有回风管),但危害药品调配操作间应隔离成单独调配操作间。

2)每个独立的洁净间都应有独立的排/回风口和排/回风管道,洁净区送风与排/回风应采用顶层送风、下侧排/回风模式。

3)洁净区采风口应设置在周围30m内环境清洁、无污染地区,离地面高度不低于3m。室外排风口应置于采风口下方,其距离不得小于3m,或者将排风口与采风口设置于建筑物的不同侧面。

4)排风管道设备应安装防倒灌装置。

(3)静压差要求:洁净区应持续送入新风,与非洁净区相比,应维持一定的正压差。抗生素及危害药品调配间和二次更衣室之间应当呈5~10Pa负压差。

1)普通输液与肠外营养液洁净区各房间压差梯度:非洁净控制区<一次更衣室<二次更衣室<调配操作间;相邻洁净区域压差5~10Pa;一次更衣室与非洁净控制区之间压差≥10Pa。

2)抗生素及危害药品洁净区各房间压差梯度:非洁净控制区<一次更衣室<二次更衣室>抗生素及危害药品调配操作间;相邻洁净区域压差5~10Pa;一次更衣室与非洁净控制区之间压差≥10Pa。

3)调配操作间与非洁净控制区之间压差≥10Pa。

## (二)感染防控相关设施及设备要求

(1)调配操作间

1)水平层流洁净台,用于调配电解质类及其他普通输液和肠外营养液等成品输液,应采用顶进风型、操作窗无前玻璃挡板、无水龙头设置的。

2)生物安全柜,用于调配抗生素和危害药品等成品输液,应选用Ⅱ级A2型。

3)传递窗(门),应分别设置普通进物、出物传递窗(门),危害药品进物、出物传递窗(门)。

4)其他设备及材质要求:药架、推车、座椅等材质应选用光洁平整、不落屑、不产尘、接缝处密封好、易清洁与消毒、耐腐蚀的不锈钢材质。

(2)更衣室:一次更衣室应配备鞋柜(架)、洗手池、洗手清洁剂、干手设备及洗手消毒液等;二次更衣室应配备更衣柜(挂衣钩)、一次性无菌物品等。

(3)洗衣洁具间:应配备清洁消毒配套用品和设备,如洗衣烘干一体机。

## (三)个人防护要求

1. 个人防护用品　洁净区专用鞋、洁净隔离服(连体洁净服)、一次性口罩(医用口罩、外科口罩)、帽子、无粉灭菌乳胶(丁基)手套等。

2. 个人防护用品更换流程(普通输液、肠外营养液调配间)见图25-2。

3. 个人防护用品更换流程(抗生素及危害药品调配间)见图25-3。

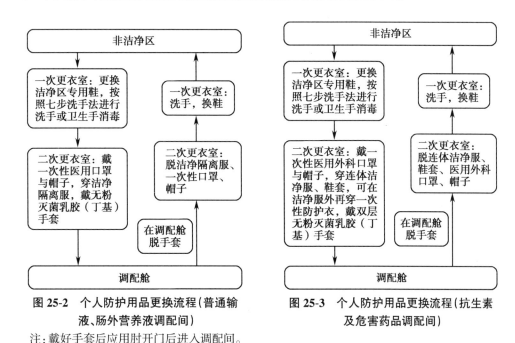

图25-2　个人防护用品更换流程(普通输液、肠外营养液调配间)

图25-3　个人防护用品更换流程(抗生素及危害药品调配间)

注:戴好手套后应用肘开门后进入调配间。

应注意戴双层无粉灭菌乳胶(丁基)手套时,内层手套应戴在防护衣袖口内,外层手套应戴在防护衣袖口外,确保手套和防护衣之间没有手腕皮肤暴露,戴好手套后应用肘开门后进入调配间。

#### (四)环境清洁消毒

1. 非洁净控制区日常清洁消毒要求(表 25-5)

(1)清洁

1)清洁用品。拖布、清洁布、清洁盆、地巾、水桶、毛刷、吸尘器、清洁剂等。

2)调配工作结束后,应立即整理物品,清除非洁净控制区内遗留物及废弃物,地面用吸尘器吸取表面粉尘,用适宜的清洁用品清除污迹,若有特别污染物,可用清洁剂擦拭、用水擦洗至无泡沫。

(2)消毒

1)消毒工具。应选用微细纤维材料清洁布、地巾、消毒剂等。

2)消毒剂。应选用 75% 乙醇溶液、250mg/L 或 500mg/L 含氯消毒剂。

3)消毒前,应先进行清洁工作。用含氯消毒剂擦拭消毒,停留 10~15min 后,再用清水擦去消毒液。

表 25-5　非洁净控制区区域清洁消毒频次

| 非洁净控制区区域 | 清洁消毒频次 |
| --- | --- |
| 工作台、座椅、地面 | 每日 |
| 门、窗等 | 每周 |
| 天花板、墙面、公用设施 | 每月 |

(3)辅助工作区如药品脱外包区、外送转运箱和转运车存放区、综合性会议示教休息室与非洁净控制区紧密相连,应持续保持清洁卫生,并应每月清洁消毒一次。

(4)摆药筐每日用 250mg/L 含氯消毒剂浸泡 30min,然后用水冲洗干净,自然晾干。危害药品摆药专用筐应单独浸泡冲洗。

(5)外送转运箱、转运车每日用 500mg/L 含氯消毒剂擦拭消毒,停留 10~15min 后,再用水擦去消毒液。

2. 洁净区日常清洁消毒要求(表 25-6)

(1)清洁

1)清洁用品。无纺布或其他不脱落纤维(或颗粒)物质的清洁用品、清洁不锈钢桶或塑料桶、清洁剂等。

2)调配操作结束后,应立即清场,整理水平层流洁净台、生物安全柜,清除遗留物及废物。用适宜的清洁剂擦拭照明灯开关、工作台顶部,然后再从上到下清洁台面的两壁,最后清洁工作台面,用水擦洗至无泡沫。

3)清洁过程中,不得将清洁剂或水喷溅到高效空气过滤器上,以防损坏高效空气过滤器。

(2)消毒

1)消毒工具。消毒工具包括无纺布或丝绸、清洁不锈钢桶或塑料桶、地巾。

2)消毒剂。消毒剂包括 75% 乙醇溶液、500mg/L 含氯消毒剂。

3)消毒前,应先进行整理、清洁,再用含氯消毒剂擦拭消毒,停留 10~15min 后,用水擦去消毒液。

4)消毒过程中,应防止将消毒剂等液体喷溅到高效空气过滤器上。

**表 25-6　洁净区区域清洁消毒频次**

| 洁净区区域 | 清洁消毒频次 |
| --- | --- |
| 工作台四周、座椅、所有的不锈钢设备,传递窗的顶部、两壁、台面,门框、门把手,废物桶,地面等 | 每日 |
| 门、窗等 | 每周 |
| 天花板、墙面、公用设施 | 每月 |

3. 清洁工具清洁、消毒

(1)擦桌面、墙面用清洁工具。用水和清洁剂清洗干净后,用250mg/L 含氯消毒剂浸泡30min,冲净消毒液,干燥备用。

(2)擦地面用清洁工具。用水和清洁剂清洗干净后,用500mg/L 含氯消毒剂浸泡30min,冲净消毒液,干燥备用。

(3)三个功能区以及洁净区内危害药品调配操作间的清洁工具,应专区专用,清洗、消毒,分别存放。

4. 医疗废物处置

(1)危害药品废物分别包扎处理,应在危害药品调配操作间内进行。成品输液进行双人核对后,废针头、空安瓿丢入利器盒;其他废物用黄色医疗废物包装袋单独包装扎紧,注明危害药品废物标识。

(2)普通药品废物处理,应在成品输液核查后进行,废弃针头丢入利器盒;其他废物用黄色医疗废物包装袋包装扎紧。

(3)包装袋达到四分之三时,应当使用有效的封口方式扎紧。

## 三、环境监测

静配中心环境监测内容主要包括:空气、物体表面和医务人员手。定期通过取样对静配中心洁净区不同洁净级别区域进行空气和物体表面监测,以评估该区域环境质量状况。通过手部监测,了解医务人员卫生手的消毒效果。

### (一)空气监测

空气监测是连续测定不同洁净级别区域空气中微生物和尘埃粒子数量,评估空气质量,以保证洁净的环境状况(表 25-7)。空气中沉降菌至少每3个月检测一次。

(1)在静态状态下,采用沉降菌监测法。

(2)操作全部结束、操作人员离开现场后,净化系统开启至少30分钟后开始采样。

(3)采样点和最少培养基平皿数,在满足最少采样点数目的同时,还应满足最少培养基平皿数(表 25-8)。

表 25-7 最少采样点数目标准

| 面积 /m² | 洁净度级别 / 采样点数目 | | |
| --- | --- | --- | --- |
| | A(100)级 | C(10 000)级 | D(100 000)级 |
| <10 | 2~3 | 2 | 2 |
| ≥10~<20 | 4 | 2 | 2 |
| ≥20~<40 | 8 | 2 | 2 |
| ≥40~<100 | 16 | 4 | 2 |
| ≥100~<200 | 40 | 10 | 3 |

注:对于 A(100)级的单向流洁净室 / 区,包括 A(100)级洁净工作台,其面积指的是送风覆盖面积;对于 C(10 000)级以上的非单向流洁净间 / 区,其面积指的是房间面积;C(10 000)级为二次更衣室。

表 25-8 最少培养基平皿数

| 洁净度级别 | 最少培养皿数(φ90mm) |
| --- | --- |
| A(100)级 | 3 |
| C(10 000)级 | 3 |
| D(100 000)级 | 3 |

(4)采样高度为距地面 0.8~1.5m 位置;三点采用内中外摆放。

(5)培养基平皿摆放,按采样点布置图逐个放置,从里到外打开培养基平皿盖,将平皿盖扣放平皿旁,使培养基表面暴露在空气中,培养基平皿静态暴露时间为 30 分钟以上。

(6)通常每个采样点采样一次。

(7)全部采样结束后,微生物培养、菌落计数与致病菌鉴别等送至检验科完成,并出具检测报告。

(8)检测结果判定。每个检测点的沉降菌平均菌落数,应低于评定标准中的界限,菌落数规定见表 25-9。若超过评定标准,应重复进行两次采样检测,两次检测结果都合格时,才能评定为符合。

表 25-9 洁净区沉降菌菌落数规定(静态)

| 洁净度级别 | 沉降菌菌落数 / 皿(放置 0.5h) |
| --- | --- |
| A(100)级 | ≤1 |
| C(10 000)级 | ≤3 |
| D(100 000)级 | ≤10 |

## (二)物体表面监测

为控制污染风险,评估洁净区物品洁净度质量状况,应每 3 个月对水平层流洁净台、生物安全柜等物体表面进行一次微生物检测。

1. 一般采用静态检测,在当日工作结束,清洁消毒后进行。

2. 采样方法

（1）擦拭采样法，用于平整规则的物体表面，洁净工作台采样可用 5cm×5cm 的标准灭菌规格模具板，放置于被检测物体表面，每一洁净工作台台面设置 5 个采样点。

（2）拭子采样法，用于不规则物体表面，如门把手等。采用棉拭子直接涂擦采样，采样面积≥100cm²，设置 4 个采样点，用一支浸有无菌洗脱液的棉拭子，在规格板内横竖往返均匀涂擦各 5 次，并随之旋转棉拭子，剪去手接触部位后，将棉拭子投入至 10ml 含无菌洗脱液试管内。

（3）压印采样法，亦称为接触碟法，用于平整规则的物体表面采样，如生物安全柜、水平层流洁净台、推车、墙面等表面以及地面、橡胶手套和洁净服表面等，采样时打开平皿盖，使培养基表面与采样面直接接触，并均匀按压接触平皿底板，确保其均匀充分接触，接触约 5s，再盖上平皿盖。

3. 结果判定　擦拭或拭子采样法细菌总数≤5CFU/cm²，未检出致病菌者为合格；压印采样法，即接触碟法，菌落数限定值见表 25-10。

表 25-10　菌落数限定值（静态）

| 洁净度级别/菌落数 | 设施表面（CFU/碟） | 地面（CFU/碟） | 手套表面（CFU/碟） | 洁净服表面（CFU/碟） |
|---|---|---|---|---|
| A（100）级 | ≤3 | ≤3 | ≤3 | ≤5 |
| C（10 000）级 | ≤5 | ≤10 | ≤10 | ≤20 |

注：CFU（colony forming unit）是菌落形成单位，指单位体积中的细菌群落总数。在活菌培养计数时，由单个菌体或聚集成团的多个菌体在固体培养基上生成繁殖所形成的菌落。

## （三）手监测

手监测主要是卫生手消毒监测。

1. 方法

倾注培养法：采样和培养方法遵循 GB 15982—2012 要求进行。

涂抹培养法：采样方法遵循 GB 15982—2012 要求；检测时把采样管充分振荡后，分别取不同稀释倍数的洗脱液 0.2ml 接种于 2 份普通琼脂平板的表面，用灭菌 L 棒涂抹均匀，放置（36±1）℃恒温箱培养 48h，计数菌落数。

2. 结果判定　检测细菌菌落总数≤10CFU/cm² 则为合格。

# 四、设施设备检测与维护

## （一）洁净区仪器设备检测与维护

1. 水平层流洁净台和生物安全柜应每年进行一次各项参数检测，并根据检测结果进行维护和调整。

2. 定期检查水平层流洁净台预过滤器的无纺布滤材，并进行清洁消毒或更换。

3. 水平层流洁净台高效空气过滤器应定期检测。生物安全柜下降风速偏离正常值范围或菌落数监测指标结果不达标时,应及时更换高效空气过滤器,并请具有此专业资质的企业协助完成,更换后再次进行检测,合格后方可使用。

### (二) 空气处理机组检测与维护

空气处理机组、新风机组应依据周围环境和当地空气质量状况制定定期检查制度,建议的频率如表 25-11。

**表 25-11　空气处理机组维持保养频率**

| 项目 | 清洁 | 更换 |
| --- | --- | --- |
| 新风机组风口滤网 | 每个月 1~3 次 | — |
| 初效过滤器 | 每个月清洁检查 1 次 | 1~2 个月应更换 1 次,如发现污染和堵塞应及时更换 |
| 中效过滤器 | 每 2 个月清洁检查 1 次 | 3~6 个月应更换 1 次,如发现污染和堵塞应及时更换 |
| 末端高效过滤器 | 每年检查 1 次 | 使用 2~3 年应更换,更换后应及时对洁净区进行洁净度检测,合格后方可投入运行使用 |
| 回风口过滤网 | 定期检查,每日擦拭,每周清洁 1 次 | 每年更换 1 次,如遇特殊污染,应及时检查更换,并用消毒剂擦拭回风口内表面 |

注:高效过滤器更换后应及时对洁净区进行洁净度检测,合格后方可投入运行使用。

(张卫红　刘　波)

--- 参 考 文 献 ---

［1］中华人民共和国国家卫生健康委员会, 国家中医药管理局. 关于印发新型冠状病毒肺炎诊疗方案 (试行第六版) 的通知 [EB/OL].(2020-02-18)[2022-01-01]. http://www. nhc. gov. cn/yzygj/s7653p/202002/8334a8326dd94d329df351d7da8aefc2. shtml.

［2］丁金立, 章礽荫. 新型冠状病毒肺炎放射检查方案与感控专家共识 (试行第一版). 新发传染病电子杂志 [J]. 2020, 5 (2): 65-73.

［3］中华人民共和国国家卫生健康委员会, 中华人民共和国国家发展和改革委员会. 关于印发综合医院 "平疫结合" 可转换病区建筑技术导则 (试行) 的通知 [EB/OL].(2020-07-30)[2022-01-01]. http://www. nhc. gov. cn/cms-search/xxgk/getManuscriptXxgk. htm？ id=69a65cd090e34bdd963553ad02b9ed15.

［4］SCHMIDT JM. Stopping the chain of infection in the radiology suite [J]. Radiologic Technology, 2020, 91 (5): 489-493.

［5］徐建国. 放射科院内感染相关危险因素及防控措施研究 [J]. 医院管理论坛, 2018, 35 (7): 53-55.

［6］LIU H, FEIC N, CHEN Y L, et al. Investigating SARS-CoV-2 persistentcontamination in different indoor environments [J]. Environmental Re-search, 2021, 202: 111763.

［7］MATOSJ, PAPARO F, MORI M, et al. Contamination inside CT gantryin the SARS-CoV-2 era [J]. European Radiology　Experimental, 2020, 4 (1): 55.

［8］宋丽波, 王颖, 平春霞, 等. 介入手术护理人员铅衣使用情况和感染控制政策的认知调查 [J]. 北京医学,

2021, 43 (9): 936-937.

［9］郑秀云, 李雪芬, 闫启东. 多功能铅衣架的研制与应用 [J]. 护理学报, 2019, 26: 77-78.

［10］陈露, 袁聚祥, 徐应军, 等. 骨科手术铅衣消毒干预措施的研究 [J]. 中国感染控制杂志, 2018, 17 (6): 535-538.

［11］国务院应对新型冠状病毒肺炎疫情联防联控机制综合组. 关于印发医疗机构内新型冠状病毒感染预防与控制技术指南 ( 第三版 ) 的通知 [EB/OL].(2021-09-08)[2022-01-01]. http://www. nhc. gov. cn/ yzygj/s7659/202109/c4082ed2db674c6eb369dd0ca58e6d30. shtml.

［12］中华人民共和国国家卫生健康委员会. 国家卫生健康委办公厅关于加强重点地区重点医院发热门诊管理及医疗机构内感染防控工作的通知 [EB/OL].(2020-02-03)[2022-01-01]. http://www. nhc. gov. cn/ yzygj/s7659/202002/485aac6af5d54788a05b3bcea5a22e34. shtml.

［13］郭启勇. 实用放射学 [M]. 3 版. 北京: 人民卫生出版社, 2007.

［14］薛廷强, 裴茂增, 何超明. 对 MRI 系统噪声的法规要求及测试方法 [J]. 中国医疗设备, 2014, 29 (5): 123-125.

［15］中华医学会影像技术分会磁共振学组. 新型冠状病毒肺炎疫情期间 MRI 检查感染防控的管理策略 [J]. 中华放射学杂志, 2020, 54 (5): 399-402.

［16］赵会杰, 王力红, 王允琼, 等. 医技科室医院感染防控绩效评价体系构建 [J]. 中华医院感染学杂志, 2021, 31 (24): 3812-3816.

［17］王力红, 赵霞, 王允琼, 等. 医院感染防控绩效评价体系构建研究 [J]. 中国卫生质量管理, 2020, 28 (2): 85-88.

［18］李西融, 王媛媛, 唐澄海, 等. 病理科医院感染危害因素的管理 [J]. 中国消毒学杂志, 2009, 26 (6): 704-705.

［19］代海平, 徐波, 姚慧欣, 等. 病理取材室的感染因素调查及预防 [J]. 中国药物经济学, 2013,(3): 352-353.

［20］吴铁英, 张丽芳, 王霞云. 病理科职业暴露的危害及防护措施 [J]. 中华医院感染学杂志, 2013, 23 (8): 1977.

［21］邓雯之, 谷永红. 病理工作者的眼部职业暴露因素及防护对策 [J]. 临床与实验病理学杂志, 2021, 37 (10): 1263-1264.

［22］万鸿飞, 周全, 刘红刚. 病理科职业暴露的危害及其解决的对策 [J]. 临床与实验病理学杂志, 2011, 27 (10): 1139-1140.

［23］王宏量, 孙亚昕, 张梦萍, 等. 医院病理科职业危害因素及其预防对策 [J]. 临床与病理杂志, 2019, 39 (06): 1321-1326.

［24］杜天海, 杨庆先. 病理实验室生物安全现状分析及防护策略探讨 [J]. 中国病原生物学杂志, 2022, 17 (5): 620-622.

［25］国家质量监督检验检疫总局, 中华人民共和国卫生部, 国家环境保护总局. 室内空气质量标准: GB/T 18883—2002 [S]. 北京: 中国标准出版社, 2002.

［26］中华人民共和国住房和城乡建设部, 中华人民共和国国家质量监督检验检疫总局. 综合医院建筑设计规范: GB 51039—2014 [S]. 北京: 中国计划出版社, 2014.

［27］中华人民共和国卫生部. 医疗机构消毒技术规范: WS/T 367—2012 [S]. 北京: 中国标准出版社, 2012.

［28］肖书萍, 饶珉, 罗金香, 等. 新冠肺炎疫情常态下介入手术室感染防控管理专家共识 [J]. 临床放射学杂志, 2021, 40 (1): 6-10.

［29］中华人民共和国国家卫生和计划生育委员会. 医疗机构环境表面清洁与消毒管理规范: WS/T 512—2016 [S]. 北京: 中国标准出版社, 2016.

［30］郁洁, 王志鹏. 介入手术室的感染预防与控制 [J]. 临床合理用药杂志, 2015, 8 (32): 151-152.

［31］李阳, 茅一萍. 常见介入手术感染并发症 [J]. 华西医学, 2019, 34 (3): 328-333.

［32］ 吕媛媛, 张晶, 禚旭晶. PIVAS 质量管理控制流程在预防输液感染风险事件中作用 [J]. 临床军医杂志, 2016, 44 (10): 1090-1091.

［33］ 张国兵, 赵红英, 沈晓飞, 等. 静脉用药调配中心医院感染管理的现状与模式探讨 [J]. 中华医院感染学杂志, 2017, 27 (12): 2837-2840.

［34］ 中华人民共和国国家卫生健康委员会. 国家卫生健康委办公厅关于印发静脉用药调配中心建设与管理指南 ( 试行) 的通知 [EB/OL].(2021-12-20)[2022-01-01]. http://www. nhc. gov. cn/yzygj/s7659/202112/6fc8ae699c1f4fefb9e80a80d4f4fa55. shtml.

［35］ HECQ JD. Centralized intravenous additive services (CIVAS): the st-ate of the art in 2010 [J]. Annales Pharmaceutiques Françaises, 2011, 69 (1): 30-37.

［36］ RICH D S, PRICKERMP, COHEN MR, et al. Guidelines for the safe preparation of sterile compounds: results of the ISMP sterile preparation compounding safety summit of october 2011 [J]. Hospital Pharmacy, 2013, 48 (4): 282-294.

［37］ 米文杰, 刘向红, 陈迹. 静脉用药集中调配基础管理与进阶实践 [M]. 北京: 人民卫生出版社, 2017.

# 第八篇
## 消毒与灭菌技术

# 第二十六章
# 消毒与灭菌的概念

## 第一节　消毒与灭菌的基本概念

消毒学（disinfectionology）是研究杀灭、去除和抑制外环境中病原微生物和其他有害微生物的理论、技术和方法的科学。从广义上来说，消毒学的概念包括消毒、灭菌、防腐、保藏等四个方面的内容。

### 一、消毒

消毒（disinfection）是指杀灭或清除传播媒介上病原微生物，使其达到无害化的处理过程。消毒中提到的杀灭是指用物理、化学或生物的方法把大多数致病微生物杀死，清除是通过过滤（如高效过滤器）、超声波清洗或者冲洗等方法，把致病微生物去除掉。消毒的对象是病原微生物而不是所有的微生物，目的是把病原微生物处理到不引起发病、不再致病、不再感染人的程度。

### 二、消毒水平

#### （一）高水平消毒

高水平消毒（high level disinfection）是指可以杀灭一切细菌繁殖体、分枝杆菌、病毒、真菌及其孢子和致病性细菌芽孢的消毒方法。能够达到高水平消毒的制剂为高水平消毒剂（high level disinfectant），如戊二醛、二氧化氯、过氧乙酸、过氧化氢、含氯消毒剂等。

#### （二）中水平消毒

中水平消毒（middle level disinfection）是指可以杀灭细菌繁殖体、分枝杆菌、病毒、真菌及其孢子等多种病原微生物，但不能杀灭细菌芽孢的消毒方法。能够达到中水平消毒的制剂为中水平消毒剂（middle level disinfectant），如碘类消毒剂（碘伏、氯己定碘等）、醇类和氯己定的复配消毒剂，醇类和季铵盐类化合物的复配消毒剂、酚类消毒剂等。

#### （三）低水平消毒

低水平消毒（low level disinfection）是指只能杀灭细菌繁殖体和亲脂病毒的消毒方法。

能够达到低水平消毒的制剂为低水平消毒剂（low level disinfectant），如单链季铵盐类消毒剂（苯扎溴铵等）、双胍类消毒剂（氯己定）等。

## 三、消毒剂

消毒剂（disinfectant）是采用一种或多种化学及生物的杀微生物因子制成的用于消毒的制剂。按照包装类型可分为一元包装消毒产品、二元包装消毒产品、三元包装消毒产品和多元包装消毒产品；按照剂型可分为粉剂、片剂、液体、气体等；按照用途可分为医疗器械消毒剂、皮肤消毒剂、黏膜消毒剂、手消毒剂、空气消毒剂、物体表面消毒剂等；按照有效成分可分为含氯消毒剂、含碘消毒剂、含溴消毒剂、醇类消毒剂、醛类消毒剂、酚类消毒剂、胍类消毒剂、季铵盐类消毒剂、二氧化氯、过氧化物类消毒剂等；按照消毒水平可分为高水平消毒剂、中水平消毒剂和低水平消毒剂。

## 四、医疗器械消毒

用于医疗器械消毒、使医疗器械达到消毒或灭菌要求的化学制剂叫作医疗器械消毒剂。医疗器械首选热力消毒与灭菌的方式进行处理。新启用的医疗器械消毒或灭菌前应先除去油污及保护膜，再用洗涤剂清洗去除油脂、干燥。使用后污染的医疗器械消毒或灭菌处理前，应充分清洗干净、干燥，处理时应打开轴节，使其充分暴露于消毒剂中。消毒剂使用方法应符合各类别消毒剂的标准、规范要求，须稀释后使用的灭菌剂及高、中水平消毒剂，应采用纯化水稀释，以避免钙、镁等其他杂质对消毒效果的影响。采用浸泡消毒时，应将待处理的医疗器械放入消毒剂中浸泡，使其完全浸没，再将消毒容器加盖，作用至规定时间；高度、中度危险性医疗器械，消毒、灭菌结束后和使用前应以无菌水冲洗干净或采用其他方法清除残留消毒剂；浸泡灭菌后的医疗器械在冲洗、转运、储存等环节中应避免二次污染，其中高度危险性医疗器械灭菌后应无菌保存，中度危险性医疗器械经灭菌或高水平消毒处理后，应清洁保存，低度危险性医疗器械经低、中度水平消毒后，应清洁保存。采用擦拭消毒时，应按消毒剂说明书规定要求，对医疗器械进行擦拭消毒处理后，视情况采用适当的方法去除残留的消毒剂；低水平消毒剂用于污染明显的医疗器械的擦拭消毒时，应反复多次擦拭。

## 五、皮肤消毒

皮肤消毒（skin disinfection）是指杀灭或清除人体皮肤上的病原微生物，并达到消毒要求的过程。用于人体皮肤上消毒的制剂叫作皮肤消毒剂（skin disinfectant）。使用中皮肤消毒剂菌落总数 ≤ 50CFU/ml（g），霉菌及酵母菌 ≤ 10CFU/ml（g），不得检出溶血性链球菌、金黄色葡萄球菌、铜绿假单胞菌；使用中破损皮肤消毒剂应符合出厂要求；怀疑感染与皮肤消毒剂有关时，应进行目标微生物检验，有污染时不得使用。完整皮肤常用消毒剂为醇类、碘类、胍类、季铵盐类、酚类消毒剂，还有过氧化氢和次氯酸等。破损皮肤常用消毒剂为季铵盐类、胍类消毒剂以及过氧化氢、碘伏、三氯羟基二苯醚、酸性电解水等。

## 六、黏膜消毒

黏膜消毒（mucosal disinfection）是指杀灭或清除口腔、鼻腔、外生殖器以及阴道等黏膜污染的微生物，并达到消毒要求的过程。用于黏膜消毒的化学制剂叫作黏膜消毒剂（mucosal disinfectant），常用的有碘伏、季铵盐类消毒剂、氯己定、过氧化物类消毒剂和含氯制剂，主要通过冲洗和擦拭的方法来消毒。碘伏应用液中有效成分含量为 500~1 000mg/L；葡萄糖酸氯己定、醋酸氯己定或盐酸氯己定应用液中有效成分总量 ≤ 5 000mg/L；聚六亚甲基单胍或聚六亚甲基双胍应用液中有效成分含量 ≤ 3 000mg/L；苯扎溴铵或苯扎氯铵消毒剂应用液中有效成分总量 ≤ 2 000mg/L；三氯羟基二苯醚消毒剂应用液中有效成分总量 ≤ 3 500mg/L。

## 七、手消毒

手消毒（hand antisepsis）是指杀灭或清除手部微生物并达到无害化的处理过程，可分为卫生手消毒和外科手消毒。手卫生消毒是指用手消毒剂揉搓双手，以减少手部暂居菌的过程，一般取适量（2.0ml 左右）的手消毒剂于掌心，双手互搓使其均匀涂布每个部位，揉搓消毒 1.0min。外科手消毒（surgical hand antisepsis）是指外科手术前医护人员用流动水和洗手液揉搓冲洗双手、前臂至上臂下 1/3，再用手消毒剂清除或者杀灭手部、前臂至上臂下 1/3 暂居菌和减少常居菌的过程。应用于手消毒的化学制剂为手消毒剂（hand disinfectant）。含有醇类和护肤成分的手消毒剂称为速干手消毒剂（alcohol-based hand rub），主要用于外科手消毒且消毒后不须用水冲洗的手消毒剂为免洗手消毒剂（waterless antiseptic agent），其剂型包括水剂、凝胶和泡沫型。

## 八、空气消毒

空气消毒（air disinfection）是指杀灭密闭空间内空气中悬浮的微生物，使其达到无害化的处理过程。用于空气消毒的消毒剂叫作空气消毒剂（air disinfectant）。配制和使用空气消毒剂时应注意个人防护，包括戴好防护口罩、防护眼镜及防护手套；必要时使用全面型呼吸防护器。如不慎接触，应立即用大量清水连续冲洗。严重时应及早就医。消毒时，应密闭门窗；消毒操作完成后，操作人员应尽快离开；消毒结束后应待室内消毒剂降低至对人无影响时方可进入，情况允许时可开窗通风。过氧乙酸、过氧化氢和二氧化氯等消毒剂对金属物品有腐蚀性，对织物有漂白作用，臭氧对橡胶制品有损坏，消毒时应尽量避免消毒剂直接作用于物体表面。

## 九、普通物体表面消毒

杀灭普通物体表面污染的微生物，并达到消毒效果的过程叫作普通物体表面消毒（ordinary object surface disinfection）。学校、托幼机构、医疗卫生机构、公共场所、家庭等各种场所的物品、用具、器械和设施的表面,以及墙面和地面均为普通物体表面。常见的普通物体表面消毒剂包括含氯类消毒剂、含溴消毒剂、过氧化物类消毒剂、二氧化氯消毒剂、醇类消毒剂、酚类消毒剂、季铵盐类消毒剂、胍类消毒剂等。使用方法包括:擦拭消毒,将消毒剂按产品使用说明书配制成使用浓度,用清洁抹布沾湿后,对拟消毒物品进行擦拭;浸泡消毒,将消毒剂按产品使用说明书配制成使用浓度,将拟消毒物品完全浸没于消毒液中,作用至规定时间;喷洒或喷雾消毒,将消毒剂按产品使用说明书配制成使用浓度,使用常量喷雾器喷洒,或使用超低容量喷雾器、超声雾化装置等进行喷雾,作用至规定时间;汽化消毒,将消毒剂通过高温蒸发作用后产生的高温消毒液不断地被发生器喷射出来,或将消毒剂中的化学消毒因子以气体的形式释放出来,弥散到无人的密闭空间,对物体表面和空气进行消毒处理,作用至规定时间;流动冲洗消毒,对于制备现场使用的消毒剂,可将拟消毒物品置于消毒液出液口处,连续冲洗至规定时间。

## 十、消毒器

消毒器(disinfector)是采用一种或多种物理或化学杀微生物因子制成的消毒器械。常见消毒器包括空气消毒机、内镜清洗消毒机、紫外线消毒器、臭氧消毒器等。产生化学消毒剂的发生器包括次氯酸发生器、次氯酸钠发生器、二氧化氯消毒剂发生器、酸性电解水生成器等。

### (一)空气消毒机

空气消毒机(air disinfenction machine)是指利用物理、化学或其他方法杀灭或去除室内空气中微生物,并能达到消毒要求,具有独立动力,能独立运行的装置。物理因子空气消毒机(physical factor air disinfection machine)是利用静电吸附、过滤技术和紫外线等方法杀灭或去除空气中微生物,达到消毒要求的空气消毒机,可用于有人情况下的室内空气消毒,如静电吸附式空气消毒机、高效过滤器、紫外线空气消毒器等;化学因子空气消毒机(chemical factor air disinfection machine),利用产生的化学因子杀灭空气中微生物,达到消毒要求的空气消毒机,仅用于无人情况下的室内空气消毒,如二氧化氯空气消毒机、臭氧空气消毒机、过氧化氢空气消毒机、过氧乙酸空气消毒机等;其他因子空气消毒机,利用其他因子杀灭空气中微生物,达到消毒要求的空气消毒机,如等离子体空气消毒机、光触媒空气消毒机等。

### (二)内镜自动清洗消毒机

内镜自动清洗消毒机(automatic endoscope cleaning and disinfection machine)是指使用化学消毒方式对内镜进行清洗和消毒的自动化设备,可用于处理能浸在水或溶液中的不耐热的柔性内镜。使用内镜自动清洗消毒机在清洗、消毒和漂洗时,清洗系统应确保各种液体能在要清洗和消毒的内管道和腔体内流通。

### (三)紫外线消毒器

紫外线消毒器(ultraviolet disinfector)是以紫外线灯为光源,利用灯管辐射的紫外线为杀菌因子,对传播媒介上的病原微生物进行消毒的器械。常用紫外线消毒器:紫外线空气消毒器,利用紫外线灯、过滤网、风机和镇流器组合成的达到空气消毒目的的一种紫外线消毒器;紫外线水消毒器,利用紫外线灯、石英套管、镇流器等密闭在容器中的部件组成,达到水消毒目的的一种紫外线消毒器;紫外线物体表面消毒器,利用紫外线灯、电源适配器等部件,达到物体表面消毒目的的一种消毒器械。

### （四）臭氧消毒器

臭氧消毒器(ozone disinfector)是指将臭氧发生器产生的臭氧以气体或水为载体用于消毒所必需的全部装置,可用于空气消毒、水消毒、餐饮具和食品加工管道消毒、医疗器械和用品消毒、物体表面消毒等。

### （五）次氯酸钠发生器

次氯酸钠发生器(sodium hypochlorite generator)是指采用食盐或工业盐溶液电解法产生次氯酸钠消毒液的装置,由次氯酸钠发生器直接产生的、不含任何添加物质的以次氯酸钠为主要成分的消毒液叫作次氯酸钠消毒液(javel water),可用于一般环境物体表面、餐(饮)具、瓜果蔬菜、织物、生活饮用水、游泳池水、污水、被血液及分泌物污染物品的消毒。

### （六）二氧化氯消毒剂发生器

二氧化氯消毒剂发生器(chlorine dioxide disinfectant generator)使用反应原料发生化学反应生成主要产物为二氧化氯并用于消毒的设备。产物中二氧化氯浓度≥95%的二氧化氯消毒剂发生器称为纯二氧化氯消毒剂发生器(pure chlorine dioxide disinfectant generator)。二氧化氯消毒剂发生器可应用于水的消毒,包括生活饮用水、游泳池、浴池水、医院污水消毒、中水消毒等;餐(饮)具、食品加工行业的管道容器及设备消毒和瓜果蔬菜消毒;一般物体表面消毒;医疗器械消毒;室内空气消毒;疫源地消毒。

### （七）酸性电解水生成器

酸性电解水生成器(generator of acidic electrolyzed water)利用电解槽将氯化钠和/或盐酸水溶液电解,生成以次氯酸为主要杀菌成分的酸性水溶液(pH<6.5)的装置,这个酸性水溶液叫作酸性电解水。酸性电解水分为强酸性电解水和微酸性电解水。强酸性电解水,即酸性氧化电位水,pH为2.0~3.0,适用于灭菌前手工清洗手术器械、内镜的消毒,卫生手、皮肤和黏膜的消毒,餐(饮)具、食品加工器具及瓜果蔬菜的消毒,一般物体表面和环境表面的消毒,织物类物品的消毒。微酸性电解水pH为5.0~6.0,适用于卫生手、皮肤和黏膜的消毒,餐(饮)具、食品加工器具及瓜果蔬菜的消毒,一般物体表面和环境表面的消毒,织物类物品的消毒,口腔综合治疗台水路的消毒。

## 十一、疫源地消毒

疫源地(infectious focus)是传染源排出病原微生物所能波及的范围。对疫源地内污染物的消毒称为疫源地消毒(infectious focus disinfection),疫源地消毒分为随时消毒和终末消毒。随时消毒（concurrent disinfection）指传染源还在疫源地，对其排泄物、分泌物及其所污染的物品及时进行消毒，随时消毒目的是及时迅速杀灭从机体中排出的病原体。终末消毒（terminal disinfection）指传染源离开疫源地后，对疫源地进行的一次彻底消毒，可以是传染病患者住院、转移或死亡后，对其住所及污染的物品进行的消毒，也可以是医院内传染源患者出院、转院或死亡后，对病室进行最后一次消毒。

## 十二、预防性消毒

预防性消毒（preventive disinfection）是指未发现传染源而对可能受到病原体污染的场所、环境、物品和人体所进行的消毒，如饮水消毒、餐具消毒、手术室消毒及医护人员手消毒等。

## 十三、低温消毒

低温消毒（cryogenic disinfection）是指对温度在 0℃以下的环境或物品进行的消毒。低温消毒须使用在该温度下被证明有效的消毒因子。

## 十四、消毒效果评价

消毒效果评价（disinfection effect evaluation）通过测试消毒前后微生物的减少量，评价消毒工作质量是否合格。常用评价指标：杀灭对数值，当微生物数量以对数表示时，消毒前后微生物减少的值；杀灭率，在杀灭微生物试验中，用百分率表示的微生物数量减少的值。

## 十五、第一类消毒产品

第一类消毒产品（class Ⅰ disinfectant product）是指用于医疗器械的高水平消毒剂和消毒器械、灭菌剂和灭菌器械，皮肤 / 黏膜消毒剂，生物指示物、灭菌效果化学指示物。

## 十六、第二类消毒产品

第二类消毒产品（class Ⅱ disinfectant product）是指除第一类产品外的消毒剂、消毒器械、化学指示物，以及带有灭菌标识的灭菌物品包装物、抗（抑）菌制剂。

## 十七、消毒产品卫生安全评价

消毒产品卫生安全评价（hygiene and safety evaluation of disinfectant product）是对消毒产品有效性和卫生安全性进行的综合评价，评价内容包括产品标签（铭牌）、说明书、检验报告、企业标准或质量标准、生产企业卫生许可证（境外允许生产销售的证明文件及报关单）、消毒剂、指示物和抗（抑）菌制剂的产品配方、消毒器械的结构图等。

## 十八、有效成分

有效成分(effective ingredient)是评价消毒产品性能的重要指标之一。常见表示方法：有效成分浓度(effective ingredient concentration)，物质的量除以混合物的体积，常用单位为mol/L；有效成分质量浓度(mass concentration of effective ingredient)，质量除以混合物的体积，常用单位为g/L、mg/L；有效成分质量分数(quality score of effective ingredient)，质量与混合物的质量之比，无量纲单位，可用 % 表示，也可用 mg/kg，g/kg 等表示；有效成分体积分数(volume fraction of effective ingredient)，体积除以混合物的体积，无量纲单位，常用 % 表示；CT 值(CT value)是消毒剂的浓度和作用时间的乘积，用于比较消毒剂杀菌作用的指标。

## 十九、灭菌

灭菌(sterilization)是杀灭或清除传播媒介上的一切微生物(包括致病微生物和非致病微生物)，达到灭菌保证水平的方法。灭菌方法包括热力灭菌、电离辐射灭菌、微波灭菌等物理灭菌方法，以及使用戊二醛、环氧乙烷、过氧乙酸、过氧化氢、甲醛等化学灭菌剂在规定的条件下，以合适的浓度和有效的作用时间进行灭菌的方法。灭菌保证水平(sterility assurance level, SAL)是指灭菌后产品上存在单个活微生物的概率，国际上规定产品的灭菌保证水平为 $10^{-6}$，即在经灭菌处理后应使终末产品未达到灭菌要求的最大概率(每个样本中有菌存活的概率)不超过百万分之一。

## 二十、灭菌剂

灭菌剂(sterilization)是指能够杀灭一切微生物，达到灭菌要求的制剂。灭菌剂自身带有的活性化学基团与微生物接触后发生化学反应导致微生物功能性结构(蛋白质、DNA 及细胞膜等)损坏，使其丧失生命活动，从而达到杀灭微生物目的(包括芽孢、孢子)。常见灭菌剂有戊二醛、过氧乙酸、过氧化氢等。

## 二十一、灭菌器

灭菌器(sterilizer)是指能够杀灭一切微生物并能达到灭菌要求的器械。常用灭菌器包括压力蒸汽灭菌器、干热灭菌柜、过氧化氢等离子体低温灭菌器、环氧乙烷灭菌器、低温蒸汽甲醛灭菌器等。

### (一)压力蒸汽灭菌器

压力蒸汽灭菌器(autoclave pressure steam sterilization)是利用饱和压力蒸汽对物品进行迅速而可靠的灭菌处理的设备。可以对医疗器械、敷料、玻璃器皿、溶液培养基等进行消毒灭菌。

## （二）干热灭菌柜

干热灭菌柜（dry heat sterilization cabinet）是利用热空气杀死微生物或消除热原方法的灭菌设备。可用于西林瓶、安瓿瓶、铝瓶、金属及玻璃器皿的灭菌去热原和固体物料灭菌。

## （三）低温过氧化氢气体等离子体灭菌器

低温过氧化氢气体等离子体灭菌器（low temperature hydrogen peroxide plasma sterilizer）是一种在60℃下，用过氧化氢气体进行灭菌，并用等离子分解残留过氧化氢的装置，适用于不耐湿、不耐高温的医疗器械、器具和物品。

## （四）环氧乙烷灭菌器

环氧乙烷灭菌器（oxirane sterilizer）是以环氧乙烷为灭菌因子进行灭菌的设备。环氧乙烷是一种广谱灭菌剂，可在常温下杀灭各种微生物，包括芽孢、结核分枝杆菌、细菌、病毒、真菌等。环氧乙烷不损害灭菌的物品且穿透力很强，多数不宜用一般方法灭菌的物品均可用环氧乙烷消毒和灭菌。例如，医疗器械、内镜、透析器和一次性使用的诊疗用品等。环氧乙烷是目前最主要的低温灭菌方法之一。

## （五）医用低温蒸汽甲醛灭菌器

医用低温蒸汽甲醛灭菌器（medical purpose-low temperature steam and formaldehyde sterilizer）是指在温度低于85℃时，强制排出空气后，负压状态下注入蒸汽甲醛，待灭菌物品暴露于蒸汽甲醛，在稳定的状态下维持一定时间达到灭菌要求的器械。

## （六）灭菌效果监测

灭菌效果监测（sterilization effect monitoring）分为物理监测、化学监测和生物监测。化学监测与物理监测、生物监测一起构成医院灭菌监测系统。化学监测具有方便、快速、经济的优势，然而由于化学指示物本身不含有芽孢而不能直接测度灭菌循环的（微生物）杀灭性，但也提供了是否达到灭菌过程所需关键参数的进一步信息。

## （七）指示物

指示物（indicator）是指对特定灭菌或消毒程序有确定的抗力，可供消毒灭菌效果监测使用的检验装置，可分为化学性和生物性指示物。化学指示物（chemical indicator）是指根据暴露于某种灭菌工艺所产生的化学或物理变化，在一个或多个预定过程变量上显现变化的检验装置。生物指示物（biological indicator）是指能通过典型症状或可衡量的反应揭示微生物污染存在与否的生物体或生物反应，含有微生物复苏生长所需培养基的生物指示物叫作自含式生物指示物（self-contained biological indicator）。

## （八）灭菌过程验证装置

灭菌过程验证装置（verification device for sterilization process）对灭菌装置有预定抗力的模拟装置，用于评价灭菌过程的有效性。其内部放置化学指示物时称为灭菌过程化学验证装置(chemical verification device for sterilization process),放置生物指示物时称为灭菌过程生物验证装置(biological verification device for sterilization process)。

## 二十二、中和剂

中和剂(neutralizer)在杀灭微生物试验中,用以消除试验微生物与消毒剂混悬液中及微生物表面上残留的消毒剂,使其失去对微生物抑制和杀灭作用的试剂。中和剂与消毒剂作用后的产物为中和产物(product of neutralization)。

## 二十三、无菌

无菌(sterile)是指无存活微生物,在环境中一切有生命活动的微生物的营养细胞及其芽孢或孢子都不存在的状态。

### (一) 无菌检验

无菌检验为确定单元产品或其部分上有无活微生物而进行的检验,是设定、确认或重新鉴定的一部分。

### (二) 无菌状态

无菌状态(sterility)是指无存活微生物的状态。但实践中无法证实没有活微生物存在的这种绝对说法。在获得了无菌环境和无菌材料后,还应保持无菌状态,才能对某种特定的已知微生物进行研究或利用它们的功能,否则外界的各种微生物很容易混入。防止污染是微生物学工作中十分关键的技术。一方面是彻底灭菌,另一方面防止污染,是无菌技术的两个方面。

### (三) 无菌操作

无菌操作(sterile operate)是防止细菌进入人体或其他物品的操作技术。

## 二十四、灭活

灭活(inactivation)是指使微生物丧失生长和繁殖能力的操作。能够杀灭微生物,尤其是致病性微生物的制剂叫杀微生物剂(germicide),可用于杀灭活体组织内或环境中物生物物体中的微生物。杀微生物剂可根据用途分为杀菌剂(bactericide),用于杀灭细菌的化学或生物制剂;杀病毒剂(virucide),用于杀灭病毒的化学或生物制剂;杀结核分枝杆菌剂(tuberculocide),用于杀灭结核分枝杆菌的化学或生物制剂;杀真菌剂(fungicide),用于杀灭真菌的化学或生物制剂;杀芽孢剂(sporicide),用于杀死微生物芽孢的制剂。

## 二十五、抗菌

抗菌(antibacterial)是指采用化学方法或物理方法杀灭细菌或妨碍细菌生长繁殖及其活

性的过程。广义的抗菌,不仅指抗细菌,还包括防霉、抗病毒、抗藻、防腐、防螨等。抗菌与消毒的主要区别在于抗菌和消毒的作用形式不同,消毒在需要的时间、需要的部位、适时使用比较迅速、彻底地杀灭目标微生物,而抗菌只有在细菌与其接触时才会发生作用,使其不能在表面定植并滋生繁殖;抗菌和消毒的作用时效不同,消毒产品大多是比较活泼的物质,相当一部分(如过氧化物)属于强氧化剂,具有迅速杀灭微生物特性,同时其又很不稳定,使用后快速分解或与其他物质起化学反应而失效,而抗菌产品一般通过添加稳定性良好的抗菌剂制得,性能稳定,具有长效抗菌效果;抗菌和消毒的使用目的不同,消毒以防止或减少病原微生物传播为目的,抗菌除了会防止或者减少传播之外,还用于保护材料或者产品免受微生物的损害(如腐败、霉变等)。能够杀灭微生物或抑制其生长和繁殖的制剂,具有抑菌和杀菌性能的制剂为抗菌剂。

## 二十六、抑菌

抑菌(bacteriostasis)是指抑制细菌的生长和繁殖,包括抑制活体组织中的细菌和外环境中的细菌生长繁殖。能够抑制细菌生长繁殖的制剂叫作抑菌剂(bacteriostatic agent)。一般情况下,抑菌剂是指仅有抑菌作用的制剂,但大多数杀菌剂和消毒剂可以作为抑菌剂。

## 二十七、防腐

防腐(antisepsis)是指杀灭或抑制活体组织上的微生物生长繁殖,以防止其感染。用于防腐的制剂为防腐剂(antiseptic)。对防腐剂的要求是必须能够抑制微生物的生长繁殖,而不要求一定能将其杀灭,同时,这类制剂必须对人的毒性低,对皮肤黏膜刺激性小。大多数化学灭菌剂和消毒在较低浓度时可以作为防腐剂。

## 二十八、隔离

隔离(isolation)可分为传染病隔离和保护性隔离。传染病隔离(infectious disease isolation)是将处于传染病期的传染病患者、可疑患者安置在指定的地点,暂时避免与周围人群接触,便于治疗和护理。通过隔离,可以最大限度地缩小污染范围,减少传染病传播的机会。如传染病流行时的疫区、传染病院等。保护性隔离(protective isolation)是指将免疫功能极度低下的易感染者置于基本无菌的环境中,使其免受感染,如器官移植病区等。常见的保护性隔离有物理隔离、接触隔离、呼吸道隔离、消化道隔离、床旁隔离、居家隔离、集中隔离等。

## 二十九、保藏

采用化学或物理方法防止物质的生物学腐败,称为保藏(preservation)或保存。保藏涉及范围较广。在医学上,涉及尸体、组织、器官和药物的保藏;在日常生活中,涉及食物、化妆品的保藏;在工农业生产中,涉及工业产品、农副业产品等的保藏。用于保藏的化学药物称为保存剂(preservative),凡是有抗腐败作用的理化因子均可用于保藏。

(张宝莹　沈　瑾)

# 第二节　消毒灭菌技术进展

消毒是在人类与致病性微生物不断斗争中诞生和发展起来的。近年来,随着时代的变化和科学技术的进步,消毒灭菌技术出现了较好的发展,这种技术上的稳定发展首先表现在消毒理念的改变和促进,并集中反映在消毒应用研究中。当前,传统消毒灭菌技术得以逐步推广和深化研究,新型消毒灭菌技术研发正在不断探索和开发,人类对于消毒灭菌的需求将不断得到合理的满足。

## 一、消毒理念的发展

传统消毒理念重点突出高效、安全等指标,随着人们对高品质生产、生活的诉求提高,更加注重消毒灭菌对环境或人群的持久性影响,融入低碳、节能、环保等观念,逐步形成了科学消毒、精准消毒的理念,在保证消毒灭菌效果的同时,尽量避免或减少对环境和人体的潜在和长远危害。人工智能化技术的发展,同样促进了消毒操作、消毒灭菌器械等的全自动化和人工智能化,为保障操作人员安全、消毒与灭菌标准化管理等提供了支持。

### (一) 传染病消毒

新老传染病的肆虐对人类发展构成严重威胁,针对传染病流行过程三个基本环节采取控制措施来预防控制传染病的流行,是传染病防控的基本准则。根据不同传染病的特点,针对传播环节,采取适当的措施,其中通过消毒措施切断传播途径是非常重要的措施。中华人民共和国成立后,在霍乱、鼠疫、SARS等重大传染病疫情的防控,包括近年来埃博拉出血热、人感染高致病性禽流感、新型冠状病毒感染等的防控,消毒工作做出了突出贡献。在传统"早、小、严、实"的基础上,传染病消毒更加注重科学化、系统化、规范化。在非传染病流行时期,对可能受到病原微生物污染的物品和场所进行预防性消毒,有效地减少了传染病的发生,例如公共场所重点环节的消毒、餐具消毒、饮水消毒、手卫生、粪便污水无害化处理等。对存在或曾经存在传染源的场所进行疫源地消毒,根据传染病传播途径和病原体特点采取不同的消毒策略,避免出现无效消毒、过度消毒。

### (二) 医院消毒灭菌

医院消毒灭菌涉及医院环境消毒、医疗器械或物品的消毒灭菌等。许多研究结果表明,清洁是减少医院感染干预措施中的一个重要组成部分,但是清洁只能移除病原体,并不能彻底阻断病原体的传播,这时消毒就显得尤为重要。消毒后微生物菌落总数会显著降低,致病菌的检出率也会显著降低,并可杀灭或清除已污染的致病微生物和多重耐药菌,对切断病原菌传播途径,减少医院感染具有重大意义。医疗器械或物品的清洗消毒程序由"消毒→清洗→灭菌"改为"清洗→消毒(冲洗)→灭菌"。前者考虑了对操作人员的保护,先消毒后对清洗消毒操作人员感染的风险会减小,但同时存在一些弊端,一是消毒剂的剂量要大大提高,如作用浓度要提高和作用时间要延长,这样随之带来的问题是对器械的损害、对操作者的伤害、对环境的化学污染和医疗资源的浪费等。改为前清洗后,上述问题迎刃而解,但增加了操作者微生物感染的风险,同时对医院污水的处理要求也提高了,这就要求操作者在清洗操作前一定要做好个人防护,医院应配备污水处理系统,防止医院污水对环境的污染。

### (三) 实验室生物安全

早期,微生物实验室多使用洁净工作台,为正压环境下操作,只对实验样品进行保护,防止实验样品被污染,忽视了操作者的感染风险和对环境的污染问题。目前大部分微生物实验室均配备生物安全柜,采用负压环境下操作,对实验样品、操作人员和环境均起到保护作用,并且对病原微生物(包括机会致病菌)进行分级管理,不同级别的病原微生物的实验操作要在相应级别实验室里进行,防止病原微生物的扩散。实验室消毒灭菌也充分考虑合理性,根据消毒对象、消毒灭菌目的以及目标微生物等因素,选择确定消毒灭菌程序或方案,并按照方案实施,完成消毒效果以及灭菌效果的评价等。2021 年 4 月 15 日,《中华人民共和国生物安全法》施行,对作为当前我国生物安全领域存在的主要风险之一的实验室安全进行了规定,要求病原微生物实验室应当符合生物安全国家标准和要求。从事病原微生物实验活动,应当严格遵守有关国家标准和实验室技术规范、操作规程,采取安全防范措施。

### (四) 公共场所消毒

随着民众卫生健康素养不断提升,尤其是传染病疫情流行的影响,对自身所处环境的清洁消毒意识更为重视,其中一方面体现在公共场所清洁消毒的关注。公共场所环境物体表面的预防性消毒对于切断接触性传播疾病具有重要作用,而公共场所中央空调系统的清洗消毒对于保持相对密闭空间内空气清洁尤为重要。2003 年以前,中央空调系统从设计、安装、使用、维护对清洗和消毒没有要求。对通过中央空调系统感染呼吸道疾病的危险没有防范意识,而由中央空调系统引起的军团病等的感染时有报道。2003 年后,卫生部对中央空调系统,包括风管管壁、冷却水、机组等和送风空气质量均提出了具体要求,未达到要求的应进行清洗和消毒。随之,相应的国家和地方标准、规范不断推出,《公共场所集中空调通风系统卫生规范》《公共场所集中空调通风系统卫生学评价规范》《公共场所集中空调通风系统清洗消毒规范》相继完成并颁布。2020 年,为进一步做好新冠肺炎疫情防控期间空调通风系统的卫生质量和运行管理等工作,《新冠肺炎疫情期间办公场所和公共场所空调通风系统运行管理卫生规范》颁布实施。

### (五) 手卫生

手卫生为洗手、卫生手消毒和外科手消毒的总称。保持手部的卫生是预防经手传播疾病的基础,手卫生质量的好坏直接影响着医院感染的预防和控制,因此,在控制医院感染过程中,以及防控传染病流行期间,对手卫生的要求也在不断地具体和完善。医疗机构医护人员的手卫生取消了消毒剂泡手消毒、毛巾擦手的方法,改用流动水洗手及速干手消毒剂、免冲洗消毒剂揉搓手消毒,减少了污染的消毒剂、肥皂和毛巾等造成对医务人员手的二次污染问题,也使得医务人员手卫生的依从性更强。手卫生最早作为医疗机构预防医院感染的重要手段得以出现并在医疗卫生领域推广,近年来各种传染病出现不同程度的暴发与流行,尤其是新型冠状病毒感染的大流行,加快促进了普通民众手卫生健康素养的提升。同时,针对普通民众的《人群聚集场所手卫生规范》于2020年颁布实施。当前,手卫生作为最基本、最直接、简单有效的长期系统性工程措施,已经受到广大医护人员及民众的重视,不断改善洗手设施,正确选用各种手消毒剂,提高人员依从性。

### (六) 医疗废物处理

2003年以前,医疗废物的处理程序先毁形,然后消毒,再打包焚烧。在毁形的过程中增加了医务人员感染的风险,同时未毁形的一次性使用医疗用品流入社会,被非法重复使用后,增加了医院感染的风险。同时大量的医疗废物焚烧增加了大气中致癌物——二噁英的含量。2003年后,卫生部将医疗废物处理改为分类存放,集中储运进行消毒灭菌处理。环境保护部还积极鼓励和推荐非焚烧技术,例如,采用蒸煮法、干热灭菌法、化学处理法、微波处理法、电子加速器法等。以上方法减少了医院感染的机会,降低了焚烧过程对大气环境造成的污染。目前,医疗废物处理处置技术包括焚烧和非焚烧两大类。非焚烧处理技术主要通过高温蒸汽、化学处理、微波处理等方法完成,近年来,电子辐照技术、高压臭氧技术、等离子体技术等也开始探索进入医疗废物处置技术中。2021年,为进一步规范医疗废物管理,促进医疗废物科学分类、科学处置,国家卫生健康委员会和生态环境部组织修订形成了《医疗废物分类目录(2021年版)》。

### (七) 低温消毒

传统的消毒方法主要是在常温、常湿条件下完成,消毒剂、消毒器械也是在常规条件下使用或运转,合格消毒效果的实现也是基于这些基本环境条件。新冠肺炎疫情暴发后,国内进口冷链食品外包装多次报道核酸检出阳性,聚集性疫情时有发生,使得疫情防控形势对低温消毒的技术需求日益突出。然而,温度是保证消毒效果的一个重要影响因素,低温下消毒剂会出现结冰甚至失效的问题,无法达到消毒效果。同样,低温和湿度问题也会严重影响物理消毒技术的效果。在高寒地区、寒冷季节以及冷链等低温环境或环节,因消毒失败导致的病毒传播风险增大。这时,为了有效解决消毒剂在低温条件下结冰和失效的问题,以及低温环境中物理方法无法达到有效消毒的问题,科研工作者开展了一系列的低温消毒技术研发,包括含氯类、过氧化物类等低温化学消毒剂,以及紫外线、辐照等多种物理消毒技术,并完成相应低温消毒效果评价方法,开展初步应用研究,解决低温环境或物品消毒对消毒技术的需求。

## 二、消毒灭菌用品研究进展

随着医务人员和普通民众防护意识的增强,环保意识的提高,近年来一些依从性好、高效、低毒、环保类的消毒剂更容易为人们所接受,并且在医疗机构得到了广泛的使用,例如,邻苯二甲醛用于内镜的消毒,季铵盐类消毒剂用于物体表面的消毒、载体消毒剂的广泛使用;一些作用温度低、作用时间短、灭菌迅速、环保性好的灭菌设备不断出现,很好地满足了医疗卫生的需求,发挥了较好的作用。

### (一) 化学消毒剂

1. 邻苯二甲醛(ortho-phthalaldehyde,OPA) 是一种重要的医药化工中间体,以前主要用于胺类生物碱、荧光计组胺测定试剂及医药检验方面。自从 1994 年 Alfa 等人将其用于内镜消毒,且发现其具有良好的消毒效果,国外对 OPA 消毒方面进行了许多研究,已经将其开发成为一种新型的高效消毒剂,并通过了美国 FDA 认证,目前常应用于医疗器械的高水平消毒,特别是内镜的消毒。

邻苯二甲醛为芳香族双醛化合物,分子式为 $C_8H_6O_2$,分子量为 134.14。成品为淡黄色针状结晶体,能溶于水、醇和醚。OPA 有两个活泼的醛基,本身性质不稳定,在碱性环境中更容易被氧化,形成邻醛基苯甲酸和邻苯二甲酸。邻苯二甲醛溶液 pH 在 3~9 时,理化性能相对稳定,所以可制成一元包装产品出售。邻苯二甲醛消毒剂的使用浓度一般为 0.55%,该溶液呈无色透明状,无不良气味。其杀灭微生物能力随 pH 升高而增强。其对细菌繁殖体、病毒和分枝杆菌杀灭速度快,效果好。对戊二醛与过氧乙酸耐药的分枝杆菌杀灭效果良好,但邻苯二甲醛不能完全杀灭细菌芽孢达到灭菌要求。

研究发现,邻苯二甲醛与细菌细胞壁或细胞膜作用形成牢固的交联结合,造成菌体内外物质交换功能障碍,导致细菌正常生理功能不能进行,促进了细胞死亡。对细菌芽孢的作用,OPA 可对芽孢内层膜的重要蛋白造成了损害,从而导致芽孢死亡。

目前,邻苯二甲醛作为高效消毒剂主要应用于不耐热物品和内镜的消毒。

需要注意的是,在邻苯二甲醛的使用过程中应注意防护,避免接触眼睛、皮肤和衣物,如不慎接触,应立即用水冲洗。避免接触邻苯二甲醛蒸汽,以免刺激呼吸道和眼黏膜。医疗用品和内镜消毒后使用前,必须用灭菌水冲洗,去除残留的消毒剂,防止患者出现过敏反应。

2. 季铵盐类消毒剂 该消毒剂于 20 世纪在美国首次合成和应用,我国在 20 世纪 60 年代中期引进第一种季铵盐类化合物——苯扎溴铵(新洁尔灭),进行了相关研究并推荐其作为消毒剂使用。其后,该类消毒剂经过了长期的发展,至今至少已有七代产品,如早期的苯扎溴铵和苯扎氯铵,乃至后来的双长链季铵盐、聚合季铵盐等。

季铵盐类消毒剂包括单链季铵盐和双链季铵盐两类。单链季铵盐消毒剂以苯扎溴铵为例,为一种淡黄色黏稠透明胶状体,带有芳香气味,味苦,易溶于水和乙醇,水溶液呈无色透明,碱性反应,富有泡沫,挥发性低,性能稳定,可长期储存。双链季铵盐消毒剂带有 1 个亲水基和两个亲油基(如两个癸基),具有较好的成胶束性和更强的降低表面活性的能力,在硬度较大的水中也有较好的溶解性,具有较强的杀灭微生物的能力,杀菌能力比苯扎溴铵优越。另外它还具有性能稳定,溶解性强,去污能力强,耐高温,低毒性,无残留危害等特点。目前已得到广泛的应用。杀菌浓度低,一般使用千分之几即可,毒性与刺激性低,溶液无色,不污染物品,无腐蚀、漂白作用,气味较小,水溶性好,表面活性强,使用方便,性质稳定,耐光、耐热、耐贮存。主要双链季铵盐消毒剂:双癸基二甲基氯化铵,双癸基二甲基溴化铵,溴化双乙撑二铵(十二烷基二甲基),正烷基二甲基苄基氯化铵(50%C14、40%C12、10%C16),双癸基二甲基氯化铵和正烷基二甲基苄基氯化铵(50%C14、40%C12、10%C16)组成的复方消毒剂等。

目前季铵盐类消毒剂主要适用于手的卫生消毒、皮肤(包括小伤口)和黏膜的消毒、环境物体表面的消毒和医疗器械中低水平的消毒等。它也可与醇复配用于外科手消毒。季铵盐类消毒剂一般在使用浓度下对不锈钢基本无腐蚀,对其他金属基本无腐蚀或轻度腐蚀。

需要注意的是该类消毒剂为外用消毒剂,不得口服,须置于儿童不易触及处。在使用时,应避免接触有机物和拮抗物,不能与肥皂或其他阴离子洗涤剂同用,也不能与碘或过氧化物(如高锰酸钾、过氧化氢、磺胺粉等)同用。其在低温时可能出现浑浊或沉淀,可置于温水中加温。一旦发生应用消毒液引起的眼睛不适或刺激,立即用大量水冲洗。高浓度原液可造成严重的角膜以及皮肤、黏膜灼伤,操作时须穿戴防护服、眼罩、面罩与橡胶手套。一旦接触,应立即用大量水轻轻冲洗15~20min,检查有无灼伤以确定是否需要就医。

3. 载体消毒剂　随着药剂学的不断发展,对化学消毒剂的研究显示出了前所未有的活力。剂型不仅影响有效成分含量,也影响杀菌效果。研发新的剂型,或将消毒剂剂型之间联合运用,将有助于化学消毒剂的不断优化。

载体消毒剂是指将消毒剂(液体、固体)通过一定的方式与特定载体包括非织造布、织物、医用脱脂纱布、医用脱脂棉等结合的一次性使用产品。按照载体种类可分为消毒湿巾、消毒干巾、消毒海绵、消毒棉球(签)等。按照使用对象可分为卫生手、皮肤、黏膜、环境表面、普通物体表面、医疗器械表面及医疗用品表面用载体消毒剂。随着载体剂在消毒产品分类目录中明确和载体消毒剂卫生标准的制定,该类产品已在我国取得长足的发展。活性成分、载体性质、湿度等是影响消毒湿巾效果最为重要的因素。不同消毒原料制备而成的消毒湿巾,清洁消毒效果显著不同。通常来说,高效消毒成分制备的湿巾效果更好。载体材料也是消毒湿巾去污染效果的重要影响因素。相对于棉布、海绵、纸巾等材料载体,微纤维消毒巾更加易于使用,具有更好的清洁效果。此外,湿巾密封包装打开后会很快干燥并伴随着化学物质的分解,导致杀菌活性逐渐降低。目前,该类消毒产品尤其是消毒湿巾在我国应用越来越广泛。除了消毒湿巾,还包括消毒干巾、消毒棉球、消毒棉签等载体消毒剂,也应用于物体表面与皮肤消毒过程。如皮肤消毒棉签,通常选择棉签与复合碘、醋酸氯己定、季铵盐类消毒液、醇类消毒液制作而成。载体消毒剂的应用范围包括卫生手、完整或破损皮肤、黏膜、环境表面、普通物体表面、中度或低度风险的医疗器械表面、医疗用品表面、污物等。

## (二) 消毒灭菌器械

随着现代医学诊疗设备的不断发展,一些价格高、结构复杂,对温度、湿度比较敏感的光、电设备和高分子材料等,例如内镜、导管、植入物等在临床大量使用,传统的压力蒸汽灭菌、环氧乙烷灭菌、紫外线消毒等设备已不能满足这些诊疗设备用品的消毒灭菌的需要,特别是一些不耐热、不耐湿、需要周转快的诊疗器械。因此,如过氧化氢气体等离子体灭菌器、低温甲醛蒸汽灭菌器等作用温度低、作用时间短、周转快、依从性好、对环境污染小的灭菌设备不断涌现,很好地满足了临床的需求。

1. 过氧化氢气体等离子体低温灭菌器　低温等离子体灭菌器首先在美国研制成功,其后经过多年的引进与推广,该类灭菌器在国内也有了长足发展,我国相关标准也应运而生,如我国于2020年发布《过氧化氢气体等离子体低温灭菌器卫生要求》。目前多种品牌过氧化氢气体等离子体低温灭菌器已在国内外医疗卫生领域广泛应用。过氧化氢气体等离子体低温灭菌器的结构主要是由灭菌腔及真空系统、过氧化氢注入与控制、等离子体激发源与调配系统、配电系统、自动程序软件控制系统等组成。选用过氧化氢作为灭菌介质，最主要的原因是利用过氧化氢自身具有较强的氧化杀菌效能，形成等离子体后具有辅助杀菌作用；灭菌结束后，过氧化氢等离子体复合成分子状态更加稳定的 $H_2O$ 和 $O_2$，从而不产生有毒残留物，对人无危害及环境无污染，适用于不耐湿、不耐热诊疗设备和用品的灭菌，光、电设备、高分子材料灭菌以及管腔类诊疗器械的灭菌等。

过氧化氢气体自身具有较强的氧化杀菌的能力，配合过氧化氢等离子体中的活性离子以及紫外线具有很高的动能，从而极大地提高了与微生物蛋白质和核酸物质的作用效能，可在极短的时间内使包括细菌芽孢在内的所有微生物死亡。

有机物、温度、水分、氯化钠、材质等均会对过氧化氢气体低温等离子体灭菌效果有影响。此外，水及溶解在水中的盐类对灭菌效果亦有影响，主要是水可以堵塞管腔，水中的盐类可以在水分蒸发后附着在物体表面，影响过氧化氢气体的穿透效果，导致灭菌失败。

该灭菌技术灭菌过程快速，可用于不耐热、不耐湿物品的多种医疗器械，灭菌后无残留，对环境和工作人员安全，安装、操作、监测较简单。该灭菌技术不适用于纸、织物、液体类物品的灭菌，灭菌锅容积较小，对内镜及导管类用品有管腔直径和长度等限制，需要特别的包装和容器。

2. 低温蒸汽甲醛灭菌器　20 世纪 90 年代，国内大多数医院对不耐热、忌湿、易腐蚀医疗器械的消毒，普遍使用甲醛气体熏蒸消毒，即将甲醛液体放入有机玻璃柜或熏蒸箱中，使其在室温条件下通过自然挥发或加热产生甲醛蒸汽熏蒸，起到消毒作用。因甲醛本身毒性较强，其熏蒸箱既无抽真空负压装置，也无过滤系统，对操作环境会有较大的污染，对操作人员有可能造成伤害，由于无抽真空系统，甲醛的穿透力也不强，消毒灭菌效果亦无法保证。随后，低温蒸汽甲醛灭菌研制成功，其可在温度低于 85℃时，强制排出空气后，于负压状态下注入蒸汽甲醛，待灭菌物品暴露于甲醛蒸汽，在稳定状态下维持一定时间达到灭菌要求。近年来，低温蒸汽甲醛灭菌器相关研究不断发展，较好地解决了甲醛泄漏、去残留和环境污染等的问题。我国《医用低温蒸汽甲醛灭菌器卫生要求》于 2019 年由国家卫生健康委员会发布实施，对该类灭菌器的型式和标记、技术要求、检验方法、使用注意事项、标识要求进行规范指导。

甲醛在常温下可聚合成固体的甲醛聚合体。在 80℃以上可形成稳定的甲醛气体。低温甲醛蒸汽灭菌器是通过控制温度和压力，交替注入甲醛和乙醇溶液，使甲醛和乙醇形成稳定的气体，起到消毒灭菌作用，消毒灭菌后通过反复气洗去除残留于器械和物体表面的甲醛，该设备具有穿透力强，灭菌时间短，效果可靠，对环境污染小等特点，主要适用于纸张、皮毛服装、不耐热的医疗器械和精密仪器等的熏蒸消毒及非常时期医院和传染病房的终末熏蒸消毒。

甲醛可杀灭细菌、真菌、病毒、分枝杆菌和细菌芽孢，主要是通过作用于核酸碱基中的氨基和蛋白质分子的氨基、羧基、巯基，以羟甲基替代敏感的氢原子，引起核酸的损伤和蛋白质分子的破坏，从而导致微生物的死亡。甲醛中加入乙醇的目的是防止甲醛聚合，使醛基充分暴露出来，更好地发挥杀菌作用。

作用浓度和时间、温度、湿度和有机物均可影响甲醛的杀菌效果。甲醛为较高毒性的物质，对皮肤黏膜有强烈的刺激性作用，其急性中毒症状为对咽黏膜和呼吸道黏膜有急性刺激作用,轻者引起流泪、咳嗽,重者可引起支气管炎、血痰,甚至窒息死亡。其还具有致突变和致癌作用。因此,在使用时应注意安全防护和残留去除。

## 三、消毒灭菌效果评价研究进展

随着科学技术的发展,医学诊疗和消毒灭菌设备种类的增多,消毒灭菌法律法规、标准规范的制定完善,其效果评价研究也有了长足的进步,呈现出快速、便捷、全面、准确的特点。

### (一)消毒效果评价

消毒技术、方法、设备等的应用实施归根到底在于达到成功的消毒目的,而消毒效果评价则是评价其是否成功的标尺。一直以来,传统培养法作为消毒效果评价方法的金标准具有极好的公信力,然而,传统培养法培养周期长、针对无法培养或难培养状态的微生物无法评价的缺陷,使得消毒行业工作者们开始转向研究更为快速、更为方便、更为准确的评价技术。

传统的培养方法对可培养的细菌、病毒等,可较好地展现其消毒前后的存活状态,用于消毒效果评价,具有良好的稳定性和可重复性。对于难培养或无法培养的细菌或病毒,尤其是在现场工作中有特殊、迫切需求时,培养法则无法满足需求。通过涂有或喷有特殊成分,再经消毒剂处理后呈现出颜色变化来定性或半定量判断是否消毒的方法,在一定时期表现出了快速评价的优势。此外,腺苷三磷酸、代谢酶等基于代谢产物的快速检测方法以及基于纳米材料等新型技术检测方法也开始应用于消毒效果评价;通过检测可代表活性状态的mRNA、结合染料检测DNA的方法近些年来也是广大学者关注的方向。然而,这些方法虽具有一定的优势,却也暴露了死活鉴别困难、灵敏度低等的问题。

### (二)灭菌效果评价

近年来,灭菌指示器材发展迅速,特别是低温灭菌技术的开发与应用,极大地促进了化学指示卡、生物指示物等灭菌指示器材的发展,推动了与物联网技术等的融合。

1. 化学指示卡　化学指示卡是指可显示由暴露于某一灭菌过程中的物理和/或化学条件的改变导致的一个或多个预定过程变量变化的系统。国际上根据ISO11140-1:2014将化学指示卡分为六类。化学指示卡是通过对灭菌过程中参数的表达来间接反映灭菌效果,不同类型的化学指示卡适用于某一特定灭菌程序,且检测验证灭菌条件有所不同,使用者应根据所采用的特定程序选择合适的化学指示卡。

我国消毒技术规范指示将化学指示物分为包外的化学指示胶带或标签,用于指示是否经过了灭菌过程;包内化学指示卡,用于指示是否灭菌合格;另外,B-D试验卡,用于进行预真空压力蒸汽灭菌器的抽真空效果测试。

2. 生物指示物　生物指示物是含有对特定灭菌过程具有确定抗力的可存活微生物的测试系统。根据生物指示物观察结果的时间可将其分为普通型生物指示剂和快速型生物指示剂双重监测系统。验证灭菌过程是否对微生物的杀灭有效,是灭菌过程监测方法中最严格的方法。

3. 物理参数指示器材　传统物理参数指示器材用于压力蒸汽灭菌监测的主要是留点

温度计,用于干热灭菌检测的是多点温度测定仪,而这些器材均有缺点,留点温度计只能测定温度,不能测定作用的时间,也不能对柜内温度实时监测。多点温度测定仪由于有导线相连,设备门关闭不严,温度测定不准确,使用起来很不方便。

目前国内外已有可实时监测的温度/压力数据记录器,用于压力蒸汽灭菌物理参数的监测,还有干热灭菌温度记录仪,用于干热灭菌物理参数监测。这些记录仪体积小,重量轻,携带方便,存储容量大,可同时记录温度、压力和时间。非常适合用于现场热力灭菌效果的监测。此外,物联网技术的发展,同样促进了物理参数指示器材的发展,通过外部显示实时监测设备内部温湿度或消毒剂浓度的变化,直观、全程评价灭菌过程。

4. 灭菌过程验证装置 随着微创手术技术和内镜诊疗器械的发展,在消毒灭菌过程中也大量使用了低温灭菌技术,传统标准测试包式的灭菌效果检测方法已明显不适用于对管腔类器械灭菌效果的验证。1973 年,由英国的斯图亚特根据低温甲醛蒸汽穿透效果的研究,提出了灭菌过程验证装置(process challenge device,PCD)的理念,并设计出了一种螺旋状的装置,其管腔长度为 455cm,内径为 3mm,紧密的盘成 11.5cm 的螺旋状,故称为螺旋状测试物。管腔长度与内径的比例约为 1 500∶1,放置指示物仓室的长度为 30mm,内径为 6mm,总体积为 32ml。通过对放入仓室内纸条上芽孢的生长情况检测,验证对管腔类诊疗器械的灭菌效果。后来,PCD 不断发展,陆续研究出了各种类型,例如:紧凑型 PCD 和一次性使用 PCD,使 PCD 的理论研究、产品开发、标准法规的制定有了长足的进步。

PCD 是对某一灭菌过程构成特定的抗力,用于评价该灭菌过程有效性的装置。根据包装分类,对被模拟的灭菌对象的不同,PCD 可分为辅料类和管腔类。根据 PCD 内所放置指示物的不同,美国 AMMIST79 中将 PCD 分为化学 PCD、生物 PCD,以及生物和化学混合 PCD 三类。根据不同灭菌方法进行分类,如适用于压力蒸汽灭菌法的 PCD、适用于环氧乙烷灭菌法的 PCD、适用于低温甲醛蒸汽灭菌法的 PCD 等。目前尚无适用于所有灭菌器及灭菌方法的万能 PCD,不同的灭菌物品,应使用相应的 PCD。由于 PCD 可以很容易、方便、快捷地使用,故可以用于常规负荷的监测,也可用于灭菌器效能的常规检测和灭菌器效能的资格认证。

时代在不断进步,材料学、工程学、卫生学等学科在不断发展,人类的认知在不断深化,在与致病性微生物不断斗争的历程中,消毒灭菌技术的发展也必将继续推陈出新,摒弃旧的、不适用的、不科学的理念和技术,形成新的、与时俱进的、行之有效的理念和技术,及时推动并形成行业共识,不断形成、完善相应标准规范,指导消毒灭菌技术的开展和应用。

(段弘扬 沈 瑾)

---

## 参 考 文 献

[ 1 ] 薛广波. 消毒灭菌防腐保藏 [M]. 2 版. 北京: 人民卫生出版社, 2008.

[ 2 ] 张流波, 徐燕. 现代消毒学进展 ( 第二卷)[M]. 北京: 人民卫生出版社, 2017.

[ 3 ] 张流波, 杨华明. 医学消毒学最新进展 [M]. 北京: 人民军医出版社, 2015.

[ 4 ] 李明远, 徐志凯. 医学微生物学 [M]. 3 版. 北京: 人民卫生出版社, 2015.

［5］中华人民共和国国家卫生健康委员会. 新冠肺炎疫情期间办公场所和公共场所空调通风系统运行管理卫生规范: WS 696—2020 [S]. 北京: 中国标准出版社, 2020.

［6］中华人民共和国国家卫生健康委员会. 人群聚集场所手卫生规范: WS/T 699—2020 [S]. 北京: 中国标准出版社, 2020.

［7］中华人民共和国卫生部. 卫生部关于印发《消毒技术规范》(2002 年版) 的通知 [EB/OL].(2002-11-15) [2023-04-15]. http://www. nhc. gov. cn/zhjcj/gongwen1/200804/86d017920ad84e64a90806717719624f. shtml.

［8］中华人民共和国国家卫生和计划生育委员会. 卫生湿巾卫生要求: WS 575—2017 [S]. 北京: 中国标准出版社, 2017.

［9］中华人民共和国国家市场监督管理总局, 中国国家标准化管理委员会. 过氧化氢气体等离子体低温灭菌器卫生要求: GB 27955—2020 [S]. 北京: 中国标准出版社, 2020.

［10］中华人民共和国国家卫生健康委员会. 医用低温蒸汽甲醛灭菌器卫生要求: WS/T 649—2019 [S]. 北京: 中国标准出版社, 2019.

［11］中华人民共和国国家质量监督检验检疫总局, 中国国家标准化管理委员会. 小型压力蒸汽灭菌器灭菌效果监测方法和评价要求: GB/T 30690—2014 [S]. 北京: 中国标准出版社, 2014.

［12］中华人民共和国国家质量监督检验检疫总局, 中国国家标准化管理委员会. 大型蒸汽灭菌器技术要求自动控制型: GB 8599—2008 [S]. 北京: 中国标准出版社, 2008.

# 第二十七章
# 医院常用的消毒灭菌方法

## 第一节　医疗器材危险性分类

1968 年,斯伯丁(Earle H.Spaulding)为帮助医护人员正确选择诊疗用品消毒灭菌方法,专门设计了一种用于区分诊疗护理所用医疗器材消毒灭菌的有效方案。这种分类方案非常清晰和符合逻辑,已被保留、改良,并被医院感染控制专业人员和其他专业人员在具体实施消毒或灭菌时成功应用。斯伯丁认为,如果根据使用时感染危险度而将医疗器材分为高度危险性、中度危险性和低度危险性三类的话,那么消毒灭菌的要求就很容易被医务人员理解。美国疾病预防控制中心发布的《手卫生和医院环境控制指南》《医务人员和公共卫生人员 HIV 和 HBV 感染预防指南》和《医疗机构环境感染控制指南》中都使用了这一术语。

### 一、高度危险性医疗器材

#### (一)高度危险性医疗器材定义

高度危险性医疗器材(critical items)指的是进入正常无菌组织、器官、脉管系统,或有无菌体液流过的物品以及接触破损皮肤、破损黏膜的物品,一旦被微生物污染,具有极高感染风险的物品。临床上进入无菌组织或接触破损皮肤、黏膜的物品应灭菌,这一类物品包括手术器械、心导管、导尿管、植入物、注射器、输液器等。

#### (二)高度危险性医疗器材灭菌

临床使用的高度危险性医疗器材都应是无菌产品,物品在灭菌前应进行适当清洗处理,清除物品表面的污染物。复用物品首选压力蒸汽灭菌;对热敏感的物品可选择环氧乙烷灭菌、过氧化氢低温等离子、低温甲醛灭菌等低温灭菌方式。如果不适合于上述方法的,可使用液体化学灭菌剂进行灭菌,按照批准的使用范围、使用浓度、作用时间(满足作用温度和 pH 条件),在满足上述条件的前提下,液态化学灭菌剂可实现可靠的灭菌效果。

随着微创手术的快速发展,手术器械的结构更加复杂,如狭长的管腔、微细的铰链、光学元件等,给复用手术器械清洗、消毒、灭菌带来了越来越大的挑战。任何消毒和灭菌操作之前,都应进行彻底清洗,才能保障消毒和灭菌效果。

## 二、中度危险性医疗器材

### （一）中度危险性医疗器材定义

中度危险性医疗器材（semi-critical item）指的是直接或间接接触完整黏膜的物品。这一类物品包括呼吸治疗和麻醉设备、软式内镜、喉镜叶片、食管测压探头、肛门直肠测压导管、隔膜装配环。这些医疗设备除允许少数细菌存在外，应清除其他任何微生物。完整的黏膜，如呼吸道和胃肠道，通常能抵抗常见细菌的感染，但对其他微生物敏感，如细菌、分枝杆菌和病毒。

### （二）中度危险性医疗器材消毒

1. 常规消毒要求　中度危险性医疗器材至少需要使用化学消毒剂或物理方法进行高水平消毒。食品药品监督管理局明确规定，戊二醛、过氧化氢、邻苯二甲醛、过氧乙酸消毒液，在满足杀灭微生物条件下，即为可靠的高水平消毒剂。当选择一种消毒剂或消毒方法用于某些医疗物品的消毒时，还应考虑与待消毒物品作用后的相容性，避免消毒过程导致对物品的损害。传统的高水平消毒定义为完全清除物品、器械上除少数细菌外的所有微生物，高水平消毒后应能清除足够的病原体来预防感染的传播。

用无菌水或纯化水清洗内镜和冲洗管道可预防消毒剂残留所致的副作用（如消毒剂介导的结肠炎）。高水平消毒后，使用无菌水对物品漂洗和冲洗，能防止自来水中细菌的污染，例如非结核分枝杆菌、军团菌或革兰氏阴性杆菌。冲洗后应使用防止内镜再污染的方式进行干燥和储存。可在纯化水或无菌水冲洗后，应用乙醇灌注和压力气枪（洁净压缩空气）进行管道的干燥。

2. 腔内超声探头消毒　对于其他中度危险性医疗器材，消毒方法差异较大。食品药品监督管理局要求复用医疗器械生产厂家在器械说明书上至少要包括一种有效的清洗和消毒/灭菌方案。各类腔内超声探头，需要直接接触黏膜，如阴道超声探头、食管超声探头，均属于中度危险性医疗器材。中国 CDC 相关研究表明，医院超声检查使用的体外超声探头及阴道超声探头细菌污染严重，存在医院感染风险，亟待寻求合适的消毒方式。虽然使用屏障保护（如阴道超声的保险套）可改变其危险性分类，每个患者使用的探头更换新的保险套。因为保险套会因操作等原因破损，相关研究提示脱除保险套后也应对阴道探头进行高水平消毒。在保护探头方面，保险套比商业用的探头帽效果好（保险套与探头帽的穿孔率分别为 1.7% 和 8.3%）。这些研究强调了在两次检查中间对探头进行常规消毒的必要性。尽管很多超声探头生产商推荐使用 2% 的戊二醛溶液对污染的阴道探头进行高水平消毒，但这一方法遭到质疑，因为这会缩短传感器的使用寿命，并且对配子和胚胎有毒副作用。消毒阴道传感器可选方案：先机械去除传感器上的凝胶，然后用季铵盐消毒湿巾擦拭探头表面及手柄。其他探头如直肠、低温外科探头和经食管超声探头也应在患者使用之间进行高水平消毒。

外科操作中使用的超声探头也会接触机体的无菌部位，可以使用无菌套覆盖这些探头以减少探头的被污染水平和感染危险。然而，因为探头套不能完全保护探头，这些探头应像其他危险性医疗器材一样，在两个患者使用之间进行灭菌；如果做不到，至少应进行高水平消毒后再套上无菌探头套。

和其他高水平消毒流程一样,对探头进行适当清洗是必要的,这样能保证随后的消毒成功。一项研究表明,当用纱布或毛巾清洁探头后,接种在阴道超声探头上的细菌繁殖体会减少。

3. 美国CDC《医疗机构消毒灭菌指南》关于其他中度危险性设备的消毒建议

(1)即使使用了探头防护物,也需要对其他设备(诸如直肠探头、阴道探头等的中度危险性设备)进行清洁和高水平消毒,消毒产品应对工作人员、患者、探头和恢复的生殖细胞无毒或无害。

(2)探头套或屏障保护可以减少微生物的污染水平。使用探头套时,不可省去清洁消毒环节或使用更低水平消毒剂,因为这些保护屏障或探头套会发生泄漏。

(3)高水平消毒后,应漂洗所有的物品。对可能接触了上呼吸道黏膜(例如鼻、咽、食管)的中度危险性器械进行消毒之后,再用无菌水或纯化水进行终末漂洗。

(4)对接触直肠(例如直肠探头、肛门镜)或阴道(例如阴道探头)黏膜的中度危险性器械应用无菌水或纯化水进行漂洗而不用自来水进行漂洗。

## 三、低度危险性医疗器材

### (一)低度危险性医疗器材的定义

低度危险性医疗器材(non-critical item)是指那些与完整皮肤接触但不与黏膜接触的物品。完整皮肤对大部分微生物来说是有效屏障;因此与完整皮肤接触的物品是低度危险性的。低度危险性医疗器材包括便盆、血压袖带、体温计等。与高度危险性医疗器材和中度危险性医疗器材不同,大多数低度危险性为可复用物品,可以在它们使用的地点清洁消毒。实际上当它们作为低度危险性医疗器材使用并且没有接触破损皮肤和/或黏膜时,不会传播传染性致病因子给患者。

低度危险性环境表面包括床栏、床旁桌、病房家具和地面。低度危险性环境表面经常被手触摸(如床旁桌、床栏),可能会通过医务人员污染的手或手接触医疗设备后再接触患者导致二次传播,应定期使用拖布和抹布对环境表面进行低水平消毒。然而,清洁工具未彻底清洁消毒时,即使更换消毒液(如每3~4个房间,少于60min间隔),用拖布清洁地面的过程实际上能将微生物污染扩散到整个病区。因此,建议清洁工具不在使用地点就地处理,为保障清洁消毒质量,使用过程中不能重复浸泡,使用后应集中进行保洁工具的清洁消毒。

### (二)低度危险性医疗器材清洁消毒

美国CDC《医疗机构消毒灭菌指南》关于低度危险性医疗器材清洁消毒的建议如下。

1. 对低度危险性医疗用品进行消毒处理,消毒剂的使用浓度应符合要求。

2. 按照医疗器材的使用说明书,选择适宜的消毒方法和消毒剂进行消毒。

3. 对有明显污物污染的低度危险性医疗用品,应每个患者使用后进行清洁消毒或每个诊疗单元完成后进行清洁消毒。

4. 如果没有专用的一次性用品,在有接触传播风险的患者后,应立即对低度危险性医疗用品进行消毒。

## 四、斯伯丁分类方法实施中的问题

### (一)分类过于简单化

实施斯伯丁分类方法消毒方案的一个问题是过于简单化。例如这个方案没有考虑到对热敏感的复杂医疗器械使用后处理或灭活某些特殊类型的传染性病原体(例如朊病毒)的问题。因此在某些情况下,即使考虑到对患者的危险类型,要选择某种消毒方法仍然困难。对耐热耐压的医疗器材(如不锈钢器械)应首选压力蒸汽灭菌,但一些物品因为对热敏感而不能进行压力蒸汽灭菌。如果常规使用环氧乙烷低温灭菌可能会很费时间。

### (二)内镜等中度危险性医疗器材难判断

实施斯伯丁分类方法的另一个问题是处理中度危险性医疗器材(如内镜),使用中可能与接触人体无菌组织的高度危险性医疗器材相结合,例如用于上消化道探查的内镜,当与无菌活检钳配合用于食管静脉大出血的患者时,它还是属于中度危险性医疗器材吗? 如果实施了高水平消毒,并且内镜上除了细菌外没有其他任何微生物,那么这种器材不应具有感染风险,应属于中度危险类别。2013 年的一项研究报告指出,在美国,15% 的医院内镜经消毒剂灭菌处理后仍未达到清洁消毒标准,其中有 30% 的十二指肠镜存在污染,清洁度最差,并出现了因清洁消毒失败而导致患者感染多重耐药菌死亡的案例。

### (三)最佳消毒时间有待统一

实施斯伯丁分类方法的第三个问题是高水平消毒的最佳作用时间还没有被确定或不同的专业组织要求不同,导致消毒不同类型中度危险性医疗器材的方法不同(如内镜、腔内传感器、腔内超声探头)。使用化学灭菌剂 / 高水平消毒剂应严格遵循产品的使用说明书进行操作。

(匡季秋)


# 第二节　选择消毒灭菌方法

## 一、选择消毒、灭菌方法的原则

### (一)消毒产品的选择原则

医疗机构使用的消毒产品(消毒剂、消毒器械)应符合相关卫生标准、技术规范要求,具备有效性、安全性。使用的第一类、第二类消毒产品应经过卫生安全评价合格并在其所在地省级卫生行政部门备案,医疗机构应对相关证明材料进行审核存档。根据特殊情况选择适当的消毒产品,如低温环境下应使用低温消毒剂,对皮肤、手消毒剂成分过敏或有禁忌证者则使用其他消毒剂。

消毒产品使用时遵循产品说明书标识的适用范围、使用方法、有效期和注意事项。通过开展消毒/灭菌效果监测,发现产品不能满足需求的,应及时更换。

### (二) 医疗器械、医疗用品消毒、灭菌方法的选择原则

1. 根据物品污染后导致感染的风险高低选择

(1) 高度危险性物品,如手术器械、器具和物品,手术敷料、手术缝线,应采用灭菌方法处理。

(2) 中度危险性物品,如口腔护理用具、体温计、氧气面罩、麻醉面罩:应采用达到中水平消毒以上效果的消毒方法(中水平或高水平消毒法)。

(3) 低度危险性物品,如血压计袖带、听诊器等诊疗用品,患者生活卫生用品如毛巾、面盆、痰盂、便器、餐饮具、床单位(床栏、床头柜、床上用品等):宜采用低水平消毒方法,或做清洁处理即可,在有病原微生物污染时,针对所污染病原微生物的种类选择有效的消毒方法。

(4) 一些物品各部件、附件的危险程度不同,应拆卸后分别采用相应的消毒方法,若不能拆分,则按照危险性高低排序采用消毒/灭菌方法。

(5) 通过管道间接与浅表体腔黏膜接触的器具,如氧气湿化瓶、胃肠减压器、吸引瓶、婴儿暖箱水瓶以及加温加湿罐等,呼吸机和麻醉机的螺纹管及配件应采用高水平消毒。

2. 根据物品上污染微生物的种类、数量选择

(1) 对受到抵抗力较强的病原体污染(细菌芽孢、真菌孢子、分枝杆菌、诺如病毒等)或抵抗力不强但经血传播病原体(乙型肝炎病毒、丙型肝炎病毒、人类免疫缺陷病毒等)污染的物品,选用高水平消毒法或灭菌法。

(2) 对受到抵抗力中等的病原体,如真菌、亲水病毒(流行性感冒病毒、禽流感病毒、脊髓灰质炎病毒、肠道病毒 EV71、柯萨奇病毒等)、螺旋体、支原体、衣原体和病原微生物污染的物品,选用中水平以上的消毒方法。

(3) 对受到抵抗力较弱的病原体,如细菌繁殖体和亲脂病毒(新型冠状病毒、布尼亚病毒、狂犬病毒等)等污染的物品,可选用中水平或低水平消毒法。

(4) 对存在较多有机物(血液、体液、排泄物等)的物品消毒时,应加大消毒剂的使用剂量和/或延长消毒作用时间。

(5) 消毒物品上微生物污染特别严重时,应加大消毒药剂的使用量和/或延长消毒作用时间。

(6) 对抵抗力不明确的病原体(出现新发传染病),应采用高水平消毒、灭菌方法。

3. 根据消毒物品的性质选择 选择消毒方法时须考虑,一是要保护消毒物品不受损坏;二是使消毒方法易于发挥作用。应遵循以下基本原则。

(1) 耐热、耐湿的诊疗器械、器具和物品,如金属材质、棉织物,应首选压力蒸汽灭菌。

(2) 耐热、不耐湿的油剂类、干粉类等应采用干热灭菌。

(3) 不耐热、不耐湿的物品,如纸质、精密仪器,宜采用低温灭菌方法如过氧化氢低温等离子体灭菌、环氧乙烷灭菌或低温甲醛蒸汽灭菌。

(4)不耐热、耐湿的物品,如塑胶类,应首选低温灭菌方法,无条件的医疗机构可采用消毒/灭菌剂浸泡消毒/灭菌。

(5)物体表面消毒,应考虑表面性质,光滑表面可选择紫外线消毒器近距离照射,或合适的液体消毒剂擦拭;多孔材料表面可采用浸泡或喷雾消毒法。

**4. 外来器械和植入物灭菌**

(1)外来医疗器械:医疗机构应要求器械供应商提供器械清洗、包装、灭菌方法和灭菌循环参数,并遵循其灭菌方法和灭菌循环参数的要求进行灭菌。

(2)植入物灭菌:①医疗机构应要求器械公司提供植入物的材质、清洗、包装、灭菌方法和灭菌循环参数,并遵循其灭菌方法和灭菌循环参数的要求进行灭菌;②植入物灭菌应在生物监测结果合格后放行;③紧急情况下植入物的灭菌,应遵循 WS 310.1—2016《医院消毒供应中心 第 1 部分:管理规范》、WS 310.3—2016《医院消毒供应中心 第 3 部分:清洗消毒及灭菌监测标准》的要求:紧急情况灭菌植入型器械时,可在生物 PCD 中加用第 5 类化学指示物。第 5 类化学指示物合格可作为提前放行的标志,生物监测的结果应及时通报使用部门。

(3)动力工具:动力工具分气动式和电动式,一般由钻头、锯片、主机、输气连接线、电池等组成。应按照器械使用说明的要求对各部件进行清洗、包装与灭菌。

(4)机器人手术器械,具体方法按照 WS 310.2—2016 的要求,并遵循厂家使用说明书进行灭菌。

**5. 特殊传染病污染物的消毒** 被朊病毒、气性坏疽及突发原因不明的传染病病原体污染的诊疗器械、器具和物品,应执行 WS/T 367—2012《医疗机构消毒技术规范》中规定的处理流程,即先消毒再清洗。

(1)朊病毒污染的处理流程

1)疑似或确诊朊病毒感染的患者宜选用一次性诊疗器械、器具和物品,使用后应进行双层密闭封装焚烧处理。

2)可重复使用的被疑似或确诊朊病毒感染的患者的高度危险组织(大脑、硬脑膜、垂体、眼、脊髓等组织)污染器械、器具和物品,选择以下方法之一进行消毒灭菌,且灭菌的严格程度逐步递增。方法包括:①先浸泡于 1mol/L 氢氧化钠溶液内作用 60min,然后按 WS 310.2—2016 中的方法进行清洗、消毒与灭菌,压力蒸汽灭菌应选用 134~138℃ 18min 或 132℃ 30min,抑或 121℃ 60min。②将使用后的物品采用清洗消毒机(宜选用具有杀朊病毒活性的清洗剂)或其他安全的方法去除可见污染物,然后浸泡于 1mol/L 氢氧化钠溶液内作用 60min,并压力蒸汽灭菌 121℃ 30min,然后清洗,并按照一般程序灭菌。③先浸泡于 1mol/L 氢氧化钠溶液内作用 60min,去除可见污染物,清水漂洗,置于开口盘内,下排气压力蒸汽灭菌 121℃ 60min,或预排气压力蒸汽灭菌 134℃ 60min,然后清洗,并按照一般程序灭菌。

3)被疑似或确诊朊病毒感染患者的高度危险组织污染的低度危险物品和一般物体表面应用清洁剂清洗,根据待消毒物品的材质采用有效氯 10 000mg/L 的含氯消毒剂或 1mol/L 氢氧化钠溶液擦拭或浸泡消毒,至少作用 15min,并确保所有污染表面均可接触到消毒剂。

4)被疑似或确诊朊病毒感染患者的高度危险组织污染的环境表面应用清洁剂清洗,采用有效氯 1 0000mg/L 的含氯消毒剂至少作用 15min。

5)被疑似或确诊朊病毒感染患者的低度危险组织(脑脊液、肾、肝、脾、肺、淋巴结、胎盘等组织)污染的中度和高度危险物品,传播朊病毒的风险还不清楚,可参照上述措施处置。

6)被疑似或确诊朊病毒感染患者的低度危险组织污染的低度危险物品、一般物体表面和环境表面可只采取相应常规消毒方法处理。

7)被疑似或确诊朊病毒感染患者的其他无危险组织污染的重度和高度危险物品,采取以下措施处理:①清洗并按常规高水平消毒盒灭菌。②除接触中枢神经系统的神经外科内镜外,其他内镜按照国家有关内镜清洗消毒技术规范处理。③采用标准消毒方法处理低度危险性物品和环境表面,可采用有效氯 500~1 000mg/L 的含氯消毒剂或相当剂量的其他消毒剂处理。

8)使用的清洁剂、消毒剂应每次更换。

9)每次处理工作结束后,应立即消毒清洗器具,更换个人防护用品,进行洗手和手消毒。

(2)气性坏疽污染的处理流程

1)诊疗器械应先采用有效氯 1 000~2 000mg/L 的含氯消毒剂浸泡 30~45min 后,有明显污染物时应采用有效氯 5 000~10 000mg/L 的含氯消毒剂浸泡至少 60min 后,再清洗、消毒灭菌。

2)患者用过的床单、被罩、衣物等单独收集,专包密封,标识清晰,压力蒸汽灭菌后再清洗。

(3)突发原因不明的传染病病原体污染的处理应符合国家即时发布的规定要求。没有要求时,消毒的原则:传播途径不明时,按照多种传播途径,确定消毒的范围和物品;按病原体所属微生物类别中抵抗力最强的微生物,确定消毒的剂量(可杀灭芽孢的剂量确定)。

(4)其他复用医疗器械和物品的处理程序:除上述三种特殊污染外,其他复用医疗器械和物品都是先清洗,再消毒灭菌。

### (三) 医疗环境消毒方法的选择原则

1. 环境和物体表面消毒

(1)保持环境清洁、干燥和通风。感染高风险的部门,如手术部(室)、产房、导管室、洁净病房、骨髓移植病房、器官移植病房、重症监护病房、新生儿室、血液透析病房、烧伤病房、感染性疾病科、口腔科、检验科、急诊等病房与部门,耐药菌及多重耐药菌污染的诊疗场所的环境和物体表面,选择中、低水平消毒剂每日消毒。

(2)被患者血液、呕吐物、排泄物或病原微生物污染的环境和物体表面,应根据感染传播风险,选择中、低水平消毒方法,如采用消毒湿巾去除污染物和擦拭物体表面。不宜采用高水平消毒剂进行日常消毒。

(3)诊疗场所中固定的设备、设施,如重症监护病区吊塔、复合手术间的机械臂等,应根据使用场景确定其消毒水平,遵循产品说明书选择适当的消毒方法。

(4)清洁消毒工具每次使用后采用高水平消毒剂浸泡消毒。

2. 空气净化与消毒

(1)手术部(室)可选用安装空气净化消毒装置的集中空调通风系统、空气洁净技术、空气消毒机、紫外线灯照射消毒等空气消毒方法。不宜以降低医院感染风险为目的常规选择空气洁净技术作为手术部(室)的空气净化方式。

（2）未采用空气洁净技术的手术室、重症监护病区、血液病病区、烧伤病区、产房、心导管室、新生儿室、器官移植病区、造血干细胞移植病区等Ⅱ类环境,宜在通风系统安装空气消毒装置。也可采用自然通风和/或机械通风使室内空气流向从清洁到污染,或使用空气消毒机、紫外线灯照射消毒等空气消毒方法。

（3）对于呼吸道发热门诊及其隔离留观室（区）、呼吸道传染病收治病区,有条件的医疗机构可建设负压隔离病房。没有条件的医疗机构,如果采用集中空调通风系统,应分区设置通风系统并安装空气消毒装置,或使用空气消毒机并符合 WS/T 648—2019 的要求。

（4）其他Ⅲ类、Ⅳ类环境可选用自然通风、机械通风、集中空调通风系统、空气消毒机、紫外线灯照射消毒、化学消毒等空气净化方法,但有人情况下不宜采用紫外线灯照射消毒和化学消毒。

### 3. 医疗用水的消毒

（1）血液透析治疗用水

1）血液透析治疗用水的消毒:采用反渗透膜对水进行过滤处理。水处理设备应具有中华人民共和国国家药品监督管理局颁发的注册证、生产许可证等。水处理系统的设计应易于整个系统的清洁和消毒,消毒程序应包括冲洗系统的所有部分,以确保消毒剂残余量控制在安全标准允许的范围内,消毒剂残留量超标者,严禁用于透析治疗,使用方法遵循产品使用说明。

2）水处理设备的管路消毒:采用热力消毒或化学消毒对水处理设备的管路、反渗透膜进行日常消毒处理,按照水处理设备的产品说明书选择方法。选择化学消毒方法时,复合膜消毒不能用含氯消毒剂消毒,而氧化性药剂（如过氧乙酸）均会对反渗透膜造成一定的破坏,应节制使用。供水管路消毒常用过氧乙酸、含氯消毒剂和专用消毒剂,按说明书选择使用。

目前供水管路出口和透析机之间的连接管路部分没有常规消毒方法,具体解决方法应符合《血液净化标准操作规程（2021 版）》的要求。

3）透析系统管路的消毒:每次透析结束后,按照透析机使用说明书要求对机器内部管路进行消毒,必须使用经国家药品监督管理局批准的消毒液或具有所在地省级卫生健康行政部门发放的卫生许可证或备案的消毒液商品。

采用中心供液自动透析系统、无透析液内部管路的透析采用中心供液自动透析系统、无透析液内部管路的透析机,可自动冲洗后开始下次透析,无须进行机器内部管路消毒;但每日透析结束后应进行透析系统的整体消毒,并做好消毒工作的记录。

（2）口腔医疗用水

1）口腔用水的消毒:直接使用无菌水、蒸馏水、去离子水等水源作为供水,可以有效改善水质,供水采用煮沸或膜过滤的方法消毒。为避免水质在储存和罐装过程中造成二次污染,需要定期更换供水罐中的水并定期对水罐进行清洗和消毒。

2）口腔综合治疗台水路系统和口腔科供水管路的消毒:可选用物理、化学消毒方法对口腔科供水管路及口腔综合治疗台水路系统进行消毒。方法包括:①物理方法主要通过加装水质处理器、使用防回吸手机等方法达到减少细菌进入口腔综合治疗台水路系统。注意水质处理器应定期更换滤芯或滤膜,防回吸手机并不能完全改善治疗台水系统污染情况,需要综合其他消毒方法。此外,使用聚氟乙烯材料制成的管壁在一定程度上可抑制生物膜的形成和减少出水的细菌含量。诊疗开始前、后冲洗管路,可有效减少水路中浮游细菌,排出回吸的物质,但对管壁上已形成的生物膜无效。②使用化学消毒方法消毒时,应选择对供水管道、口腔综合治疗台水路系统腐蚀性小的消毒剂,常用的消毒因子为次氯酸、过氧化氢,也可选择溴代聚苯乙烯海因树脂、聚碘树脂和臭氧等,使用方法遵循产品说明书的浓度和作用时间。③有条件的医疗机构,可采用口腔科水路自动消毒设备对供水管道、口腔综合治疗水路系统进行消毒。口腔科综合治疗台自带水路消毒装置的应遵循产品使用说明进行清洁与消毒。

(3)湿化用水:湿化水应为无菌水或冷却后的沸水,即采用煮沸或膜过滤的方法消毒。注意使用中的湿化水及湿化瓶(储水罐)应每日更换,使用后进行清洗和消毒。

(4)诊疗内镜及附件冲(清)洗:消毒后的内镜应采用纯化水或无菌水进行终末漂洗,用水可采用消毒处理装置进行消毒,可使用溴代聚苯乙烯海因树脂、次氯酸、过氧化氢和臭氧等,使用方法遵循产品使用说明书的浓度和作用时间。

采用浸泡灭菌的内镜应采用无菌水进行终末漂洗,终末漂洗水应同时采用 ≤0.2μm 的滤膜过滤和化学消毒处理,使用化学消毒处理的漂洗用水,漂洗后消毒剂残留量应符合相关国家标准或说明书的要求。滤膜过滤与管路消毒设备配合使用时,使用方法遵循消毒设备的使用说明书,注意需要定期监测更换滤膜。

(5)消毒供应中心的器械(具)、物品清洗及灭菌用水:消毒供应中心的器械(具)、物品在冲洗、洗涤用水可使用流动的自来水、热水、软化水或纯化水,漂洗时应使用软化水,均应符合 GB 5749—2022《生活饮用水卫生标准》的要求。压力蒸汽灭菌器蒸汽用水应遵循 WS 310.2—2016《医院消毒供应中心 第 2 部分:清洗消毒及灭菌技术操作规范》的规定。

(6)手卫生用水:外科洗手和卫生洗手用水可使用流动的自来水,应符合 GB 5749—2022《生活饮用水卫生标准》的要求。二次供水水箱可添加含氯消毒剂等,应使用具有涉水批件要求的消毒剂,使用方法遵循产品使用说明书的浓度和作用时间,出水水质和检测项目应符合《二次供水设施卫生规范》。

(7)消毒剂配制用水:灭菌剂、皮肤黏膜消毒剂应使用符合《中华人民共和国药典》的纯化水或无菌水配制,供水主要采用膜过滤的方法消毒,盛装容器应灭菌后使用。其他消毒剂的配制用水可用自来水,应符合 GB 5749—2022《生活饮用水卫生标准》的要求。

4. 皮肤、黏膜的消毒 可使用皮肤、黏膜、伤口消毒剂,如碘伏消毒液、有效含量 ≥2g/L 氯己定、70%~80% 乙醇溶液等,按照产品使用说明书进行消毒操作。

新生儿皮肤宜使用碘伏消毒皮肤,待干后,用无菌 0.9% 氯化钠溶液清洗残留碘伏。不宜使用氯己定或乙醇溶液消毒皮肤。

如消毒液注明不能用于孕妇,则不可用于怀孕妇女的会阴部及阴道手术部位的消毒。

5. 手消毒

(1)医务人员手部有血液或其他体液等肉眼可见的污染时,可能接触艰难梭菌、肠道病毒等对速干手消毒剂不敏感的病原微生物时,应按六步洗手法洗手。

(2)手部没有肉眼可见污染时,宜使用手消毒剂进行卫生手消毒。

(3)使用速干手消毒剂或免洗手消毒剂时,按照六步洗手法的揉搓手法,产品说明书标识的时间进行手消毒。

6. 清洁用品的消毒 布巾、地巾、保洁手套、桶盆等清洁消毒工具可在手工清洗干净后,用消毒剂浸泡消毒,再冲净消毒液、干燥备用。布巾、地巾等也可用清洗机,按照产品的使用说明进行清洗与消毒。注意应根据使用区域、使用对象和污染程度不同,分批清洗、消毒。

7. 传染病的终末消毒 根据传染病的病原体和传播途径(消化道、呼吸道、接触传播)确定合适的终末消毒方案。根据流行病学调查结果,确定现场消毒的范围和消毒对象,根据污染病原体的种类与抗力、污染的消毒对象选择消毒剂,并在确保消毒效果的情况下,尽量选择对环境影响较小的消毒剂,应符合 GB 27953《疫源地消毒剂卫生要求》。

传染病病例和无症状感染者短暂经过的无明显污染的场所,无须进行终末消毒。一般不对室外环境(包括室外空气)开展大面积消毒,但是对被鼠疫患者污染的室内外环境应进行消毒、灭鼠、灭蚤和捕杀染病动物。

传染病的终末消毒中,需要进行室内空气消毒时,在无人条件下采用过氧乙酸、二氧化氯、过氧化氢等符合国家规范的消毒产品,用超低容量喷雾、熏蒸。也可在无人状态下使用紫外线照射,但是紫外线灯消毒室内空气时,房间内应保持清洁干燥,减少尘埃和水雾。温度<20℃或>40℃时,或相对湿度>60% 时,须适当延长照射时间。

疫源地消毒应符合 GB 19193—2015《疫源地消毒总则》。

8. 医疗废物处置流程中的消毒 医疗废物中病原体的培养基、标本和菌种、毒种保存液等高危险废物,应先在产生地进行压力蒸汽灭菌,然后按感染性废物收集处理。

感染朊病毒患者或疑似感染朊病毒患者高度危险组织污染的感染性废物应先采用134~138℃ 18min 或 132℃ 30min,以及 121℃ 60min 压力蒸汽灭菌后,移交定点医疗废物专业公司焚烧处置(或经压力蒸汽灭菌后,焚烧处理)。

不具备集中处置医疗废物条件的农村地区的医疗机构应按照当地卫生行政主管部门和环境保护主管部门的要求,自行就地处置其产生的医疗废物,基本要求:使用后的一次性医疗器具应消毒并毁形,容易致人损伤的医疗废物应消毒;能够焚烧的,应及时焚烧;不能焚烧的,应消毒后集中填埋。

医疗机构内医疗废物产生地分类收集点的物体表面、地面应保持清洁、干燥,每天采用500mg/L 有效氯的含氯消毒液至少消毒 1 次。

9. 污水消毒 医疗机构污水的消毒可采用液氯消毒、二氧化氯消毒、次氯酸钠消毒、臭氧消毒和紫外线消毒,应符合 HJ 2029—2013《医院污水处理工程技术规范》的要求。

## 二、清洗、消毒、灭菌基本流程

### (一) 医疗器械(具)、用品

除特殊传染病污染物按照特定流程外,其他重复使用的医疗器械、器具和物品都是先清洗、干燥再消毒 / 灭菌。

1. 应由消毒供应中心及时回收,进行分类、清洗、干燥、检查保养、消毒、灭菌。具体方法、清洗用水、清洁剂、注意事项遵循 WS 310—2016 的要求。

2. 能拆卸的复杂物品应拆开后清洗、消毒 / 灭菌。内镜、口腔器械的清洗、消毒应遵循国家的有关规定。

### （二）环境和物体表面消毒

环境、物体表面应保持清洁，当受到肉眼可见污染时应及时清洁、再消毒，对于大量的污染物，应先用吸湿材料去除可见的污染物，再清洁和消毒。

### （三）皮肤、黏膜消毒

手术部位的皮肤应先清洁再消毒。病原微生物污染的皮肤，应先彻底冲洗、擦干再消毒。

### （四）手消毒

1. 接触传染病患者的血液、体液和分泌物以及被传染性病原微生物污染的物品后或直接为传染病患者进行检查、治疗、护理或处理传染患者污物之后，应先洗手，再进行卫生手消毒。

2. 进行外科手消毒应先洗手，后消毒。

## 三、消毒工作中的职业防护

在进行消毒时工作人员一定要有自我保护意识，并采取职业防护措施，避免对人员造成伤害。消毒工作中采取职业防护的原则如下。

### （一）全过程采取职业防护

全过程是指包含污染诊疗器械、器具和物品的回收、清洗、消毒、灭菌、漂洗、干燥的过程，消毒剂配制、分装、喷洒、浸泡、擦拭过程，消毒灭菌设备监测、使用过程等。

### （二）根据消毒灭菌对象的特性采取职业防护措施

职业防护措施是指如处理锐器和用具时，应避免或减少锐器伤。

### （三）根据不同的消毒与灭菌方法，采取适宜的职业防护措施。

1. 热力消毒、灭菌操作人员接触高温物品和设备时应使用防烫的棉手套、穿长袖工作服；干热灭菌时应防止燃烧；压力蒸汽灭菌应防止发生爆炸事故及可能对操作人员造成的灼伤事故。

2. 紫外线、微波消毒　应避免对人体的直接照射，必要时戴防护镜、穿防护服进行保护。

3. 气体化学消毒、灭菌　应防止有毒有害消毒气体的泄漏，使用环境应通风良好，使用环氧乙烷灭菌，应严防发生燃烧和爆炸事故。环氧乙烷、甲醛气体灭菌和臭氧消毒的工作场所，应定期检测空气中的浓度，并达到国家规定的要求。

4. 液体化学消毒、灭菌：应防止过敏和对皮肤、黏膜的损伤。

（陈　芳）

# 第三节　复用医疗用品消毒灭菌

## 一、复用医疗用品管理要求

### （一）复用医疗用品的定义

复用医疗用品是指与一次性使用医疗用品相对应而言。一次性使用医疗用品通常是在一次诊疗过程中仅用于一位患者，不会经过再处理（清洗、消毒或灭菌）后再次用于其他患者。而复用医疗用品在使用后经清洗、消毒或灭菌处理后，能够在患者之间重复使用，用于后续诊断和治疗。

在临床上广泛使用医疗用品中，可重复使用的医疗用品种类繁多且数量巨大，其消毒灭菌工作直接影响着诊疗服务安全，一旦因重复使用不当导致相关感染事件暴发，将会引起严重后果。1998年广东深圳妇儿医院手术切口感染事件中，292名手术患者中166例发生切口感染，根据调查，为戊二醛溶液浓度错配导致手术器械灭菌失败。2005年安徽宿州"眼球事件"中，10名患者白内障超声乳化手术，造成患者眼球医源性感染，其中9名患者单侧眼球被摘除。根据调查，该院存在手术器械未清洗干净，手术包灭菌不合格，灭菌时间、压力不够，术中微创手术器械不能做到一人一用一灭菌等问题。2009年广东汕头市某卫生院38名剖宫产患者中，共有18名发生手术切口感染。经调查，该事件是由于手术器械清洗不彻底、灭菌不合格导致的一起医院感染事件。2015年美欧两地发生超级细菌感染暴发，最终检测发现，该细菌是由十二指肠镜设计缺陷及清洗消毒流程缺陷导致。总之，可重复使用的医疗用品清洗消毒灭菌工作至关重要，关系着诊疗服务安全和人民健康，消毒灭菌不够彻底通常会成为感染传播温床进而造成严重后果。

### （二）复用医疗用品管理规定

针对复用医疗用品风险，我国制定了一系列与之相关的管理要求，对其重复使用进行严格地规范和管理。在《中华人民共和国传染病防治法》第五十一条中规定"医疗机构应当按照规定对使用的医疗器械进行消毒"，在《医疗器械监督管理条例》第四十九条中规定"医疗器械使用单位对重复使用的医疗器械，应当按照国务院卫生主管部门制定的消毒和管理的规定进行处理"。在 WS/T 367—2012《医疗机构消毒技术规范》中规定：进入人体无菌组织、器官、腔隙或接触人体破损皮肤、破损黏膜、组织的诊疗器械、器具和物品应进行灭菌；接触完整皮肤、完整黏膜的诊疗器械、器具与物品应进行消毒。2016年修订《医院消毒供应中心　第1部分：管理规范》《医院消毒供应中心　第2部分：清洗消毒及灭菌技术操作规范》和《医院消毒供应中心　第3部分：清洗消毒及灭菌效果监测标准》，是针对复用医疗用品处理的行业强制性规范，规定医院应采取集中管理的方式，对所有需要消毒或灭菌后重复使用的诊疗器械、器具和物品由消毒供应中心统一清洗、消毒和 / 或灭菌。WS 310—2016在监管要求、法规的基础上，为医疗复用品处理提供了行之有效的技术方法，形成了一系列涵盖回收、运输、清洗、消毒、灭菌等环节的处置流程,提升可重复使用医疗器械安全性和有效性,保证医疗服务质量。

随着新型诊疗技术涌现,不同临床领域上各种复用医疗用品设计也越来越复杂,给清洗消毒灭菌工作带来了巨大挑战,但同时也促进了复用医疗用品消毒灭菌技术发展和管理要求的提出。针对口腔诊疗器械的复杂性,2016 年发布的 WS 506—2016《口腔器械消毒灭菌技术操作规范》,明确了口腔器械消毒灭菌的管理要求,规范了一系列清洗消毒灭菌操作流程。2016 年同时发布了 WS 507—2016《软式内镜清洗消毒技术规范》,特针对在可弯曲软式内镜,从管理要求、清洗消毒操作规程等方面进行规范,尤其内镜的预处理、测漏、清洗、漂洗、消毒灭菌、终末漂洗及干燥各流程环节进行要求。

### (三)复用医疗用品处理要求

1. 重复使用的诊疗器械、器具和物品应采用集中管理方式,由消毒供应中心(central sterilized supply department,CSSD)及时回收后,进行分类、清洗、消毒灭菌、干燥和检查保养。

2. 重复使用的诊疗器械、器具和物品,使用后应先清洗,再进行消毒或灭菌处理。被朊病毒、气性坏疽及突发原因不明传染病病原体污染的诊疗器械、器具和物品,应遵循 WS/T 367—2012《医疗机构消毒技术规范》的规定先消毒,后清洗,再灭菌。

3. 应根据物品污染后导致感染风险高低、物品上污染微生物种类及数量、物品特性选择相应的清洗、消毒或灭菌方法。软式内镜、口腔器械清洗消毒,可分别根据 WS 507—2016《软式内镜清洗消毒技术规范》、WS 506—2016《口腔器械消毒灭菌技术操作规范》规定进行处理。

4. 清洗、消毒、灭菌程序监测应符合 WS 310.3《医院消毒供应中心 第 3 部分:清洗消毒及灭菌效果监测标准》规定。

5. 应遵循标准预防的原则进行清洗、消毒、灭菌,采取适宜的职业防护措施,防护着装应符合 WS 310.2《医院消毒供应中心 第 2 部分:清洗消毒及灭菌技术操作规范》的要求。

6. 设备、器械、物品及耗材的使用及处理应遵循生产厂家的使用说明或指导手册。

## 二、复用医疗用品处理的工作流程

医院各科室诊疗活动每天不断产生大量的可重复使用的污染手术器械、器具和物品,如何做好集中回收、清洗、消毒灭菌和供应,既要保证消毒灭菌质量,又要保障医疗服务需求,这就需要在回收、分类、清洗、消毒灭菌、干燥和检查保养每一个处理环节都严格按照要求实施。

### (一)回收

回收是指收集污染可重复使用的诊疗器械、器具和物品的工作过程,包括器械使用后预处理、封闭后暂存、收集运送等环节,是复用医疗器械处理流程起点,开展及时、高效的回收工作,有利于加快器械处理和使用周转率,同时严格控制可能导致污染扩散。具体流程如下:

1. 使用者应将重复使用的诊疗器械、器具和物品与一次性使用物品分开放置；重复使用的诊疗器械、器具和物品直接置于封闭容器中，精密器械应采取保护措施。由CSSD集中回收处理；被朊病毒、气性坏疽及突发原因不明传染病病原体污染的诊疗器械、器具和物品，使用者应双层封闭包装并标明感染性疾病名称，由CSSD单独回收处理。

2. 使用者应在使用后及时清除诊疗器械、器具和物品上的明显污物，根据需要进行保湿处理。如超过2h或其他不能及时进行后续处理的器械，预处理后用专用保湿剂喷洒器械表面、湿巾遮盖，或在多酶清洗剂中保湿存放。

3. 不应在诊疗场所对污染诊疗器械、器具和物品进行清点，应采用封闭方式回收，避免反复装卸。

4. 回收工具每次使用后应清洗、消毒，干燥备用。

## （二）分类

由消毒供应中心根据器械结构、污染程度，按照科室、器械种类分类放置于合适容器，如一般器械、锐器、贵重精密器械和细小器械等。

1. 应在CSSD去污区进行诊疗器械、器具和物品的清点、核查。

2. 应根据器械物品材质、精密程度等进行分类处理。

3. 锐利物品须放在防刺容器内。

## （三）清洗

1. 清洗定义　清洗是指清除医疗器械、器具和物品上污物的全过程，流程包括冲洗、洗涤、漂洗和终末漂洗，清洗方式包括机械清洗、手工清洗。

2. 清洗的要求

（1）重复使用的诊疗器械、器具和物品回收后应及时清洗，遵循先清洗后消毒的处理程序。

（2）根据复用医疗用品类型选择清洗方法，机械清洗适用于大部分常规器械清洗，手工清洗适用于精密、复杂器械清洗和有机物污染较重器械初步处理。

（3）有管腔和表面不光滑的物品，应用清洁剂浸泡后再手工仔细刷洗或超声清洗。能拆卸的复杂物品应拆开后清洗。

（4）清洗用水、清洁剂等的要求应遵循WS 310.1—2016《医院消毒供应中心 第1部分：管理规范》规定。

（5）手工清洗工具如毛刷等每天使用后，应进行清洁、消毒。

（6）精密器械清洗，应遵循生产厂家提供的使用说明或指导手册。

3. 影响去污的因素

（1）物品结构复杂性：管腔细小和表面不光滑的物品很难清洗；一般情况下，可拆卸物品须拆卸清洗。

（2）污染物性质和数量：污染物表面张力越大，污染越严重越难去除。

（3）物品上污染物存在状况：干性有机污染物更难以去除。

4. 清洗用品

（1）自来水清洗：可保持血液等污染物潮湿，但对软化或去除干性污物无效；自来水只适用于污染较轻、无污染、表面光滑物品的清洗。

(2)医用清洗剂：可保持血液等污染物潮湿，用于松解干涸污物，分为碱性、中性和酸性清洗剂。金属宜选用 pH 中性清洗剂，碱性清洗剂对各种有机物有较好的去除作用，酸性清洗剂对无机固体粒子有较好的溶解去除作用。

(3)酶清洗剂：可有效地分解和去除干性和湿润有机污物，有单酶和多酶，前者只能分解污物中的蛋白质，后者可分解蛋白质、脂肪、淀粉等有机污物。如配合使用超声波，清洗效果更佳。

5. 清洗操作流程

(1)手工清洗：手工清洗是去污不可缺少的一步，尤其是一些结构较复杂物品，如各种内镜、导管等，在机洗前必须先进行手工清洗。清洗人员必须注意自身保护，戴橡胶手套、面罩，穿防水衣服或穿围裙和戴袖套；须有专用清洗间、清洗槽；清洗时动作应轻巧避免水泼溅和气溶胶形成。

1)冲洗：将器械、器具和物品置于流动水下冲洗，初步去除污染物。对于管腔或缝隙可采用压力水枪冲洗。

2)洗涤：冲洗后，应使用医用清洗剂浸泡后刷洗、擦洗。刷洗适用于耐擦拭、能浸泡表面，对器械关节、齿槽、螺纹、长管腔或孔洞等部位在液面下进行刷洗，管腔器械应贯通刷洗。擦洗适用于不耐摩擦且能浸泡器械，宜在液面下擦洗。

3)漂洗：洗涤后，再用流动水冲洗或刷洗。

4)终末漂洗：应采用电导率 ≤15μS/cm(25℃)水进行漂洗。

5)浸泡：适用于污染较重或污染物已经干涸且能浸泡复用医疗用品，应使用含有医用清洗剂液体浸泡，并按要求更换。器械应完全浸没，如有管腔，管腔内应充满清洗液。

(2)机械清洗：有全自动、半自动清洗器和专用设备清洗器；一般包括预清洗、加清洗剂主清洗(加温至 45℃)、清水漂洗和最后清水漂洗消毒(水温为 80~93℃，漂洗 10min)和干燥过程。

1)超声清洗：超声波清洗器主要用于管腔及结构复杂的器械清洗，可作为手工清洗或机械清洗的预清洗手段。操作时，先将清洗器内注入清洗用水，并添加医用清洗剂，应根据器械不同材质选择相匹配的超声频率，清洗时间不宜超过 10min，注意盖好超声清洗机盖子，防止产生气溶胶。

2)清洗消毒器：设备使用前进行检查，确认达到工作条件，应根据器械类型选择专用器械架和清洗篮筐，遵循产品说明书使用；应观察设备运行状态，清洗旋转臂应正常工作，排水应通畅；运行结束后，应对设备物理参数进行确认，应符合设定程序各项参数指标。

(3)注意事项

1)保证每次清洗彻底，否则污物凝固则影响以后的清洗效果和破坏物品。

2)复杂器械、污染严重器械机洗前必须手工清洗，有机物污染较重、污物已干、结构较复杂的物品应拆卸，预先用酶清洗剂浸泡 2min 以上。

3)锐利物品分类和清洗时要格外注意自身保护，防止刺伤；避免污物与身体直接接触。

6. 清洗质量监测

(1)应采用日常监测和定期抽查方式，以目测和/或借助带光源的放大镜检查，也可采用定量监测方法，如 ATP(腺苷三磷酸)生物荧光法。

（2）对机械清洗所用的清洗消毒器,也应采用日常监测和定期监测方式,对其清洗效果进行监测。

### （四）消毒

1. 清洗后器械、器具和物品应进行消毒处理。方法首选机械湿热消毒,也可采用 75% 乙醇溶液、酸性氧化电位水或其他有效的消毒方法进行消毒。

2. 消毒后直接使用的诊疗器械、器具和物品,湿热消毒的温度应 $\geqslant 90\,℃$,时间 $\geqslant 5\mathrm{min}$ 或 $A_0$ 值 $\geqslant 3\,000$;消毒后继续灭菌处理的,其湿热消毒的温度应 $\geqslant 90\,℃$,时间 $\geqslant 1\mathrm{min}$ 或 $A_0$ 值 $\geqslant 600$（表 27-1）。

表 27-1　湿热消毒的参数要求

| 湿热消毒方法 | 温度 /℃ | 最短消毒时间 /min |
| --- | --- | --- |
| 消毒后直接使用 | 93 | 2.5 |
| | 90 | 5 |
| 消毒后继续灭菌处理 | 90 | 1 |
| | 80 | 10 |
| | 75 | 30 |
| | 70 | 100 |

3. 化学消毒剂应遵循《国家卫生健康委办公厅关于印发消毒剂使用指南的通知》(国卫办监督函〔2020〕147 号),并按照产品说明书使用。

4. 器械、器具和物品消毒质量应进行监测,湿热消毒应监测每次消毒的温度、时间或 $A_0$ 值,结果应符合表 27-1 的要求。化学消毒应定期监测消毒剂浓度、消毒时间和消毒时温度,结果应符合该消毒剂规定。另外,对消毒后直接使用的物品,每季度应挑选 3~5 件代表性物品进行消毒效果监测。

### （五）干燥

1. 宜首选干燥设备进行干燥处理。根据器械的材质选择适宜的干燥温度,金属类干燥温度为 70~90℃,塑胶类干燥温度为 65~75℃。

2. 不耐热器械、器具和物品可使用消毒的低纤维絮擦布、压力气枪或 $\geqslant 95\%$ 乙醇溶液进行干燥处理。

3. 管腔器械内残留水渍,应使用压力气枪等进行干燥处理。

4. 不应使用自然晾干的方法进行干燥。

### （六）器械检查与保养

1. 应采用目测或使用带光源的放大镜对干燥后的每件器械、器具和物品进行检查。器械表面及其关节、齿牙处应光洁,无血渍、污渍、水垢等残留物质和锈斑,功能完好,无损毁。

2. 清洗质量不合格,应重新处理;有锈迹,应除锈;器械功能损毁或锈蚀严重,应及时维修或报废。

3. 带电源器械应进行绝缘性能等安全性检查。

4. 应使用润滑剂进行器械保养。不应使用液状石蜡等非水溶性产品作为润滑剂。

### （七）包装

1. 包装要求

（1）包装包括装配、包装、封包、注明标识等步骤。器械与敷料应分室包装。

（2）包装前应依据器械装配技术规程或图示，核对器械种类、规格和数量。

（3）手术器械应摆放在器械筐或有孔的盘中进行配套包装。

（4）手术所用的盘、盆、碗等器皿，宜与手术器械分开包装。

（5）剪刀和血管钳等轴节类器械不应完全锁扣。有盖器皿应开盖，摞放器皿间应用吸湿布、纱布或医用吸水纸隔开；包内容器开口朝向一致；管腔类物品应盘绕放置，保持管腔通畅；精细器械、锐器等应采取保护措施。

（6）压力蒸汽灭菌包的器械包重量不宜超过 7kg，敷料包重量不宜超过 5kg。

（7）压力蒸汽灭菌包的体积要求为下排气式不宜超过 30cm × 30cm × 25cm，脉动预真空式不宜超过 30cm × 30cm × 50cm。

2. 包装方法及材料

（1）灭菌物品包装分为闭合式包装和密封式包装。手术器械采用闭合式包装方法，应由 2 层包装材料分 2 次包装。密封式包装如使用纸袋、纸塑袋等材料。

（2）硬质容器使用与操作，应遵循生产厂家使用说明或指导手册，每次使用后应清洗、消毒和干燥。

（3）普通棉布包装材料应一用一清洗，无污渍，灯光检查无破损。

3. 封包要求

（1）包外应有灭菌化学指示物。高度危险性物品灭菌包内还应放置包内化学指示物；如果透过包装材料可直接观察包内灭菌化学指示物的颜色变化，则不必放置包外灭菌化学指示物。

（2）闭合式包装应使用专用胶带，胶带长度应与灭菌包体积、重量相适宜，松紧适度。封包应严密，保持闭合完好性。

（3）纸塑袋、纸袋等密封包装其密封宽度应 ≥ 6mm，包内器械距包装袋封口处 ≥ 2.5cm。

（4）医用热封机在每日使用前应检查参数准确性和闭合完好性。

（5）硬质容器应设置安全闭锁装置，无菌屏障完整性破坏时应可识别。

（6）灭菌物品包装的标识应注明物品名称、包装者等内容。灭菌前注明灭菌器编号、灭菌批次、灭菌日期和失效日期。标识应具有追溯性。

### （八）灭菌

（1）耐湿耐热器械、器具和物品应首选压力蒸汽灭菌法。

（2）耐热、不耐湿，蒸汽或气体不能穿透物品的灭菌应选择干热灭菌。

（3）不耐热、不耐湿的物品，宜采用低温灭菌方法，如环氧乙烷灭菌、过氧化氢低温等离子体灭菌或低温甲醛灭菌等。

（4）对不耐湿热、能够充分暴露在消毒液中的器械可以选用化学方法进行浸泡消毒或者灭菌;在器械使用前,应当用无菌水将残留消毒液冲洗干净。

## 三、复用医疗用品常用灭菌方法

灭菌技术是复用医疗用品得以实现重复使用的关键处理环节,压力蒸汽灭菌效果可靠,广泛应用于各类医疗机构器械灭菌,另外随着一些新型医疗器械推广使用,低温灭菌技术也越来越广泛的使用。我国出台了一系列相应的管理要求,WS/T 367—2012《医疗机构消毒技术规范》从适用范围、技术方法、操作程序等方面对各种常用灭菌方法进行了规定,WS 310.2—2016《医院消毒供应中心 第2部分:清洗消毒及灭菌技术操作规范》和 WS 310.3—2016《医院消毒供应中心 第3部分:清洗消毒及灭菌效果监测标准》进一步规定了复用医疗用品灭菌处理过程及监测的要求。2014年发布 GB/T 30690—2014《小型压力蒸汽灭菌器灭菌效果监测方法和评价要求》及 WS/T 649—2019《医用低温蒸汽甲醛灭菌器卫生要求》对相应灭菌设备提出了细化要求,规范了复用医疗用品灭菌环节。按照规定正确使用灭菌器,实施灭菌监测是复用医疗器械、保持物品医疗服务安全的保障。

热力灭菌是复用医疗用品常用灭菌方法之一。压力蒸汽灭菌器是耐热、耐湿的诊疗器械、器具和物品首选灭菌方式。下排气式压力蒸汽灭菌器还适用于液体灭菌,但不适用于管腔器械灭菌。预真空式压力蒸汽灭菌器适用于管腔物品、多孔物品和纺织品灭菌,但不能用于液体的灭菌。干热灭菌适用于耐热、不耐湿、蒸汽或气体不能穿透物品灭菌,如玻璃、金属等医疗用品灭菌。

低温灭菌技术主要用于不耐湿、不耐热的器械灭菌。过氧化氢低温等离子体灭菌是重要的低温灭菌技术之一,可用于如电子仪器、光学仪器等诊疗器械的灭菌处理。环氧乙烷气体在常温条件下具有非常好的穿透性,其烷基化杀菌机制使其对灭菌对象几乎没有损害,非常适用于不耐热、不耐湿的诊疗器械、器具和物品灭菌,如电子仪器、光学仪器、纸质制品、化学纤维制品、塑料制品、陶瓷及金属制品等诊疗用品。低温甲醛蒸汽灭菌适用于不耐湿、不耐热的诊疗器械、器具和物品灭菌,如电子仪器、光学仪器、管腔器械、金属器械、玻璃器皿、合成材料物品等。戊二醛浸泡灭菌适用于不耐热诊疗器械、器具与物品的浸泡消毒与灭菌,但因其均有致癌性,在临床上的应用已经越来越少。

## 四、内镜消毒与灭菌

随着医疗水平的提高,各类内镜使用范围越来越广泛,它不仅用于检查,还可直接给患者做手术。由于内镜直接接触人体血液和黏膜组织,在治病的同时,也给患者增加了感染危险,另外内镜构造精密、材料特殊,且易腐蚀、不耐高压、不耐高温。若内镜使用后清洗、消毒、灭菌处理不适宜,极有可能出现交叉感染。因此内镜消毒灭菌有严格的操作流程,它要经过初洗、酶洗、清洗、消毒液浸泡等多道工序,工作人员在清洗消毒内镜时,也应当按要求穿戴必要的防护用品,以防工作人员受伤感染。为规范内镜灭菌工作,原卫生部下发关于《内镜清洗消毒技术操作规范(2004版)》,要求各级各类医疗机构高度重视内镜消毒工作,将内镜消毒质量纳入医疗质量和医疗安全管理。开展内镜诊疗业务医疗机构必须按照该规范的要求进行自查和整改工作,建立健全并落实有关内镜消毒各项规章制度,切实保证消毒质量,严格预防和控制因内镜消毒问题导致医院感染。在此基础上,GB 30689—2014《内镜自动清洗消毒机卫生要求》、WS 507—2016《软式内镜清洗消毒技术规范》、GB/T 38497—2020《内镜消毒效果评价方法》相关标准进一步出台,系统完善了内镜消毒与灭菌管理要求。

### (一)内镜分类

医用内镜分为软式内镜和硬式内镜,硬式内镜为金属材料,如直肠镜、阴道镜、关节镜等,软式内镜为高分子材料,如支气管镜、纤维胃镜等。按消毒灭菌的处理要求,内镜处理分为须灭菌内镜和须消毒内镜,须灭菌内镜是进入人体无菌组织器官或经外科切口进入人体无菌腔室内镜及附件,如腹腔镜、关节镜、脑室镜、膀胱镜、宫腔镜和各种穿透黏膜内镜的附件,如活检钳、高频电刀等必须达到灭菌要求。须消毒的内镜是进入人体消化道、呼吸道等与黏膜接触的内镜,如胃镜、肠镜、喉镜、支气管镜、气管镜、乙状结肠镜、直肠镜等必须达到高水平消毒。

### (二)内镜消毒灭菌基本要求

1. 开展内镜诊疗工作的医疗机构应当制定和完善内镜室管理各项规章制度,并认真落实。

2. 从事内镜诊疗和内镜清洗消毒工作的医务人员,应当具备内镜清洗消毒方面的知识,接受相关医院感染管理知识培训,严格遵守有关规章制度。

3. 内镜清洗消毒应当与内镜诊疗工作分开进行,分设单独清洗消毒室和内镜诊疗室,清洗消毒室应当保证通风良好。

4. 根据工作需要,按照以下要求配备相应内镜及清洗消毒设备。

(1)内镜及附件:其数量应当与医院规模和接诊患者数相适应,以保证所用器械在使用前能达到相应的消毒、灭菌合格的要求,保障患者安全。

(2)基本清洗消毒设备:包括专用流动水清洗消毒槽(四槽或五槽),负压吸引器,超声清洗器,高压水枪,干燥设备,计时器,通风设施,与所采用消毒、灭菌方法相适应的必备消毒、灭菌器械,50ml注射器,各种刷子,纱布,棉棒等消耗品。

(3)清洗消毒剂:多酶洗液、适用于内镜的消毒剂、75%乙醇溶液。

5. 内镜及附件清洗、消毒或者灭菌须遵照以下原则。

(1)凡进入人体无菌组织、器官或者经外科切口进入人体无菌腔室内镜及附件,如腹腔镜、关节镜、脑室镜、膀胱镜、宫腔镜等均须灭菌。

(2)凡穿破黏膜内镜附件,如活检钳、高频电刀等均须灭菌。

(3)凡进入人体消化道、呼吸道等与黏膜接触内镜,如喉镜、气管镜、支气管镜、胃镜、肠镜、乙状结肠镜、直肠镜等,应当按照《消毒技术规范》的要求进行高水平消毒。

(4)所有内镜及附件用后应当立即清洗、消毒或者灭菌。

(5)医疗机构使用的消毒剂、消毒器械或者其他消毒设备,必须符合《消毒管理办法》的规定。

(6)内镜及附件清洗、消毒或者灭菌时间应当使用计时器控制。

(7)禁止使用非流动水对内镜进行清洗。

### (三) 软式内镜清洗消毒

1. 预处理

(1) 软式内镜从患者体内取出后,在与光源和视频处理器拆离之前,应当立即用含有清洗液湿巾或湿纱布擦去外表面污物。

(2) 反复送气与送水至少 10s。

(3) 将内镜先端置入装有清洗液容器中,启动吸引功能,抽吸清洗液直至其流入吸引管。

(4) 改好内镜防水盖清洗液,送清洗消毒室。

2. 测漏

(1) 内镜宜每次清洗前测漏,条件不允许时,应至少每天测漏 1 次。

(2) 取下各类按钮和阀门,连接好测漏装置,并注入压力。

(3) 将内镜全浸没于水中,使用注射器向各个管道注水,以排除管道内气体。

(4) 首先向各个方向弯曲内镜先端,观察有无气泡冒出,再观察插入部、操作部、连接部等部分。

(5) 进行测漏的情况应有记录,如发现管道有部位渗漏,应及时报修送检。

3. 清洗

(1) 在清洗槽内配制清洗液,将内镜、按钮和阀门完全浸没于清洗液中。

(2) 用擦拭布反复擦洗镜身,应重点擦洗插入部和操作部。擦拭布应一用一更换。

(3) 刷洗软式内镜所有管道,刷洗时应两头见刷头,并洗净刷头上污物;反复刷洗至没有可见的污染物。

(4) 连接全管道灌流器,使用动力泵或注射器将各管道内充满清洗液,浸泡时间应遵循产品说明书。

(5) 刷洗按钮和阀门,适合超声清洗的按钮和阀门应遵循生产厂家使用说明进行超声清洗。

(6) 每清洗 1 条内镜后清洗液应更换。

(7) 将清洗刷清洗干净,高水平消毒后备用。

4. 漂洗

(1) 将清洗后的内镜连同全管道灌流器、按钮、阀门移入漂洗槽内。

(2) 使用动力泵或压力水枪充分冲洗内镜各管道至无清洗液残留。

(3) 用流动水冲洗内镜外表面、按钮和阀门。

(4) 使用动力泵或压力气枪向各管道充气至少 30s,去除管道内水分。

(5) 用擦拭布擦干内镜外表面、按钮和阀门,擦拭布应一用一更换。

5. 内镜消毒或灭菌

(1) 将内镜连同全管道灌流器,以及按钮、阀门移入消毒槽,并全部浸没于消毒液中。

(2) 使用动力泵或注射器,将各管道内充满消毒液,消毒方式和时间应遵循产品说明书。

(3) 更换手套,向各管道至少充气 30s,去除管道内消毒液。

(4) 使用灭菌设备对软式内镜灭菌时,应遵循设备使用说明书。

(5) 采用 2% 碱性戊二醛溶液浸泡消毒或者灭菌时,必须浸泡 10h 以上。需要消毒内镜可采用 2% 碱性戊二醛溶液、酸性氧化电位水、过氧乙酸溶液。

6. 终末漂洗

(1)将内镜连同全管道灌流器,以及按钮、阀门移入终末漂洗槽。

(2)使用动力泵或压力水枪,用纯化水或无菌水冲洗内镜各管道至少2min,直至无消毒剂残留。

(3)用纯化水或无菌水冲洗内镜的外表面、按钮和阀门。

(4)采用浸泡灭菌内镜应在专用终末漂洗槽内使用无菌水进行终末漂洗。

(5)取下全管道灌流器。

7. 干燥

(1)将内镜、按钮和阀门置于铺设无菌巾专用干燥台。无菌巾应每4h更换1次。

(2)用75%~95%乙醇溶液或异丙醇溶液灌注所有管道。

(3)使用压力气枪,用洁净压缩空气向所有管道充气至少30s,至其完全干燥。

(4)用无菌擦拭布、压力气枪干燥内镜外表面、按钮和阀门。

(5)安装按钮和阀门。

8. 内镜附件消毒灭菌

(1)附件使用后应及时浸泡在清洗液里或使用保湿剂保湿,如为管腔类附件应向管腔内注入清洗液。

(2)附件内外表面及关节处应仔细刷洗,直至无可见污染物。

(3)采用超声清洗附件,应遵循附件的产品说明书使用医用清洗剂进行超声清洗。清洗后用流动水漂洗干净,干燥。

(4)附件润滑应遵循生产厂家使用说明。

(5)耐湿、耐热附件可选用热力消毒,也可采用消毒剂进行消毒,使用消毒剂消毒后,应采用纯化水或无菌水漂洗干净,干燥备用。耐湿、耐热附件灭菌首选压力蒸汽灭菌;不耐热附件应采用低温灭菌设备或化学灭菌剂浸泡灭菌,采用化学灭菌剂浸泡灭菌后应使用无菌水漂洗干净,干燥备用。

9. 储存　内镜干燥后应储存于内镜与附件储存库(柜)内,警惕应悬挂,弯角固定钮应置于自由位,并将取下的各类按钮和阀门单独储存。灭菌后内镜、附件及相关物品应遵循无菌物品储存要求进行储存。

### (四)硬式内镜清洗消毒

1. 回收　使用后立即用流动水彻底清洗,除去血液、黏液等残留物质,按需进行保湿处理,应使用带卡槽的专用盒或器械保护垫密封容器运送。

2. 清洗

(1)应根据设备说明书选用手工清洗或专用内镜器械清洗架及设备进行机械清洗。

(2)宜分别单独清洗光学目镜、导光束及连接线,流动水下冲洗,使用含医用洗涤剂的软布洗涤,流动水下漂洗、纯化后进行水终末漂洗。

(3)内镜手工清洗

1)预处理:用流动水初步冲洗,除去血液、黏液等污染物。

2)拆卸:硬式内镜可拆卸部分应拆开至最小单位。

3)冲洗:流动水冲洗。

4）洗涤：应用医用清洗剂进行洗涤，水面下刷洗，轴节部、弯曲部、管腔内用软毛刷彻底刷洗。

5）超声清洗：用超声清洗器清洗 5~10min。

6）漂洗：流动水下冲洗，管腔内镜应用压力水枪进行管腔冲洗。

7）终末漂洗：应用软水、纯化水或蒸馏水进行彻底冲洗。

（4）内镜附件清洗：按产品说明书要求进行清洗。

（5）内镜机械清洗在手工预处理后，根据产品说明书正确将硬式内镜及其附件上架装载，并启动清洗消毒程序，包括预洗、加医用清洗剂的主洗、漂洗、终末漂洗、消毒和干燥。

3. 干燥

（1）宜食用镜头纸擦拭光学目镜镜面，导光束、连接线等器械使用消毒的低纤维絮擦布进行表面彻底干燥。

（2）采用干燥柜干燥时，金属类硬式内镜及附件温度宜为 70~90℃，塑胶类温度宜为 65~75℃。

（3）管腔类器械使用压力气枪、低温真空干燥箱进行彻底干燥。

4. 检查与保养　对光学目镜、导光束、内镜及附件表面清洁度和功能进行检查，对腔镜器械可活动接点、轴节、螺纹、阀门等处加润滑剂。

5. 装配　依据产品说明书，对硬式内镜及附件进行重新组合、装配。

6. 包装　需要包装并进行灭菌的硬式内镜按 WS 310.2—2016 要求进行包装。

7. 高水平消毒

（1）喉镜、鼻咽镜、阴道镜、肛门镜等采用高水平消毒，根据内镜使用说明书选择高水平消毒方法；使用高水平消毒剂应合法有效、对内镜腐蚀性小。

（2）采用化学浸泡消毒，应根据消毒剂使用说明，将待消毒的硬式内镜完全浸泡于相应消毒剂中，使用浓度和作用时间应符合规定。

（3）浸泡消毒时，有轴节器械应当充分打开轴节，带管腔器械腔内应充分注入消毒液，不应有气泡存在。

（4）采用化学消毒剂浸泡消毒的硬式内镜，消毒后应当用无菌水彻底冲洗，再用无菌纱布擦干。

8. 灭菌

（1）耐热、耐湿硬式内镜及其附件应首选压力蒸汽灭菌，不耐热的内镜及附件应采用过氧化氢低温等离子体灭菌、环氧乙烷灭菌、低温甲醛蒸汽灭菌等低温灭菌方法。

（2）不能采用压力蒸汽灭菌的内镜及附件可以使用 2% 碱性戊二醛溶液浸泡 10h 灭菌，消毒液要充分接触。采用化学消毒剂浸泡灭菌的硬式内镜，灭菌后应当用无菌水彻底冲洗，再用无菌纱布擦干。

（3）灭菌后内镜及附件应当按照无菌物品储存要求进行储存。

9. 储存　灭菌硬式内镜及其附件储存应遵循 WS 310.2—2016 相应要求。

## （五）内镜消毒灭菌效果的监测

1. 内镜清洗质量监测　应采用目测法对每件内镜及其附件进行检查，内镜机器附件的表面应清洁、无污渍,也可采用蛋白残留测定、ATP 生物荧光法测定等方法,定期监测清洗效果。

2. 化学监测　对使用中消毒剂进行浓度监测,一次性使用应每批次监测,重复使用的应配制后测定一次浓度,每次使用前进行监测,消毒内镜数量达到规定数量一半后,应在每条内镜消毒前进行测定。消毒剂使用时间不得超过产品说明书规定的使用期限。

3. 生物监测

(1)消毒后内镜应当每季度进行生物学监测并做好监测记录,灭菌后的内镜应当每月进行生物学监测并做好监测记录。

(2)以内镜内腔面为监测采样部位,用无菌注射器抽取含相应中和剂的缓冲液,从待检内镜活检口注入,无菌收集后进行菌落计数。

(3)消毒后内镜合格标准:细菌总数<20CFU/ 件,不能检出致病菌;灭菌后内镜合格标准:无菌检测合格。

## 五、口腔诊疗器械消毒与灭菌

口腔诊疗器械种类繁多,形状结构复杂,使用频繁,污染严重,由于口腔治疗过程中直接接触患者唾液和血液,极易发生病原体传播和感染,如器械清洗、消毒、灭菌不彻底,易造成医源性交叉感染。口腔诊疗器械被认为是乙型肝炎病毒、丙型肝炎病毒、人类免疫缺陷病毒等血液传播性疾病和消化道传染病传播媒介。我国是乙型肝炎大国,约有 1 亿人口携带乙肝病毒,HIV 防控形势也令人担忧。因此,切断经口腔器械传播途径是预防经血液传播疾病的重要手段。加强和改进口腔器械消毒灭菌工作,对预防医院感染,尤其是控制外源性感染的发生具有非常重要的作用。为规范我国口腔诊疗器材消毒灭菌工作,卫生部于 2005 年下发关于《医疗机构口腔诊疗器械消毒技术操作规范》的通知,要求各级各类医疗机构必须高度重视口腔诊疗器械消毒工作,将口腔诊疗器械消毒质量纳入医疗质量和医疗安全管理。建立健全并落实有关口腔诊疗器械消毒的各项规章制度,切实保证消毒质量。2016 年发布的 WS 506—2016《口腔器械消毒灭菌技术操作规范》于 2017 年 6 月 1 日实施,是我国口腔专业领域一项强制性卫生行业标准,进一步明确了口腔器械消毒灭菌管理、基本原则、操作流程、灭菌监测及放行和储存等要求,规范口腔行业诊疗器械的消毒灭菌工作,保障口腔器械消毒灭菌质量和就医患者安全。

### (一)口腔诊疗器械消毒灭菌原则

医疗机构应当根据口腔诊疗器械危险程度及材质特点,选择适宜消毒或者灭菌方法,并遵循以下原则。

1. 口腔器械应一人一用一消毒和 / 或灭菌。

2. 穿透软组织、接触骨、进入或接触患者伤口或其他无菌组织口腔诊疗器械,包括牙科手机、车针、根管器械、拔牙器械、手术器械、牙周器械等,作为高度危险口腔器械,应达到灭菌水平,并无菌保存。

3. 与完整黏膜相接触,而不进入人体无菌组织、器官和血流,也不接触破损皮肤、破损黏膜口腔诊疗器械,包括检查器械、正畸用器械、修复用器械、各类充填器等,作为中度危险口腔器械,应达到灭菌水平或高水平消毒,并清洁保存。

4. 不接触患者口腔或间接接触患者口腔,只有受到一定量的病原微生物污染才造成危害,如模型雕刻刀、钢调刀等,作为低度危险口腔器械,应达到中水平或低水平消毒,并清洁保存。

### (二)口腔诊疗器械管理要求

1. 医疗机构应建立口腔器械消毒灭菌工作管理制度,设立独立器械处理区,配备经过培训专职或兼职口腔器械消毒灭菌的工作人员。

2. 器械处理区布局符合医院感染预防与控制要求,分为回收清洗区、保养包装及灭菌区、物品存放区,工作流程由污到洁。

3. 应配备口腔器械处理流程各类设备,宜配备机械清洗消毒设备、牙科手机专用自动注油养护机等。

### (三)口腔诊疗器械处理操作流程

1. 回收　口腔器械及时回收后,应根据器械材质、功能、处理方法不同进行分类放置。结构复杂不易清洗的口腔器械,宜保湿放置,保湿液可选择生活饮用水或酶类清洁剂;牙科手机、电动牙洁治器和电刀应初步去污,存放于干燥容器内;其他器械可选择专用回收容器放置。回收容器每次使用后清洗、消毒、干燥备用。

2. 清洗

(1)口腔器械清洗方法包括手工清洗和机械清洗(包括超声波清洗),操作时分为冲洗、洗涤、终末漂洗等环节。

(2)非电源口腔器械可选择机械清洗方法。根据器械形状和特性选择适宜的清洗盛装架,精细和锐利器械固定放置。

(3)带电源口腔器械、精密复杂口腔器械宜选择手工清洗,管腔器械应用压力水枪冲洗,可拆器械应拆开后分别清洗,手柄宜选择手工清洗。

(4)牙科小器械及其他结构复杂器械宜首选超声清洗,超声操作时应遵循生产厂家指导手册,根据器械不同材质选择相匹配的超声频率和时间。

(5)牙科手机应根据内部结构或功能选择适宜清洗保养方法,可手工清洗或器械清洗。器械清洗选择正确的清洗程序,手工清洗时应遵循以下程序。

1)牙科手机使用后在带车针情况下使用牙科综合治疗台水、气系统冲洗牙科手机内部水路、气路。

2)将牙科手机卸下,取下车针,去除表面污染物。

3)带光纤牙科手机可用气枪吹净光纤表面,擦净表面污渍。

4)带螺纹牙科手机表面可用软毛刷在流动水下清洗。

5)使用压力罐装清洁润滑油清洁牙科手机进气孔管路,或使用压力水枪冲洗进气孔内部管路,然后用压力枪进行干燥。

3. 干燥　宜选用干燥设备对器械、器具进行干燥处理。根据器械、器具材质选择适宜干燥温度,金属类为 70~90℃,塑料类为 65~75℃。无干燥设备时,可使用低纤维擦布进行干燥处理。

4. 检查与保养　应采用目测或使用带光源的放大镜对干燥后的口腔器械进行检查,器械表面、螺旋结构处、关节处应无污渍、水渍等残留物质和锈斑。对清洗质量不合格的器械应重新处理,损坏或变形的器械应及时更换。

牙科手机保养分为手工保养和机械保养,用压力罐装润滑油连接相匹配注油适配器或机头对牙科手机注入润滑油,也可插入自动注油养护机内进行注油。

5. 消毒方法选择　对口腔器械采用物理消毒首选湿热消毒,参数符合 WS 310.2—2016 要求,也可采用清洗消毒器或化学消毒方法。

6. 包装　应根据器械特点和使用频率选择包装材料,如纸塑包装。低中度危险口腔器械可不包装,消毒或灭菌后直接放入备用清洁容器内保存。牙科小器械宜选用牙科器械盒盛装。

7. 灭菌方法选择　口腔器械应首选压力蒸汽灭菌,碳钢材质的器械宜选干热灭菌,采用其他灭菌方法应符合 WS 310.2—2016 的要求。

8. 器械放行与储存　消毒灭菌符合要求后可放行,灭菌物品和消毒物品应分开放置,并有明显标识。采用灭菌包装无菌物品应在储存有效期内使用,如一次性纸塑袋为 180d。裸露灭菌及使用一般容器包装的高度危险的口腔器械,灭菌后应立即使用,最长不超过 4h。

(于 礼)

# 第四节　医院消毒剂的合理使用

消毒剂是医院落实各项消毒工作的重要工具和载体,正确、合理使用消毒剂应当是医务人员熟练掌握的基本技能。近年来,因消毒剂使用不当引发的医院感染事件时有发生,以及不断突发的疫情防控,需要医院管理部门加强消毒剂规范使用的培训,确保消毒剂使用的安全性和有效性。

## 一、消毒剂使用管理要求

1. 医院使用的消毒剂应符合国家有关法规、标准和规范等管理规定,并按照批准或规定的范围和方法使用。不应使用过期、失效的消毒剂;不应采用甲醛自然熏蒸的方法消毒医疗器材;不应采用戊二醛熏蒸方法消毒、灭菌管腔类医疗器材。

2. 含氯消毒液、过氧化氢消毒液等易挥发的消毒剂应现配现用;过氧乙酸、二氧化氯等二元、多元包装的消毒液活化后应立即使用。灭菌剂、皮肤黏膜消毒剂应使用符合《中华人民共和国药典》的纯化水或无菌水配制,其他消毒剂配制用水应符合 GB 5749—2022《生活饮用水卫生标准》要求。

3. 使用中消毒液有效浓度应符合使用要求;连续使用的消毒液每天使用前应进行有效浓度监测。灭菌用消毒液的菌落总数应为 0;皮肤黏膜消毒液的菌落总数应符合相应标准要求;其他使用中的消毒液菌落总数应 ≤100CFU/ml,不得检出致病性微生物。

4. 采用化学消毒、灭菌的医疗器材,使用前应用无菌水(高水平消毒的内镜可使用经过滤的生活饮用水)充分冲洗以去除消毒剂残留。

5. 我国先后发布、修订了化学消毒剂卫生标准: GB 26366—2010《二氧化氯消毒剂卫生标准》、GB/T 36758—2018《含氯消毒剂卫生要求》、GB/T 26367—2020《胍类消毒剂卫生要求》、GB/T 26368—2020《含碘消毒剂卫生要求》、GB/T 26369—2020《季铵盐类消毒剂卫生要求》、GB/T 26370—2020《含溴消毒剂卫生要求》、GB/T 26371—2020《过氧化物类消毒液卫生要求》、GB/T 26372—2020《戊二醛消毒剂卫生要求》、GB/T 26373—2020《醇类消毒剂卫生要求》、GB/T 27947—2011《酚类消毒剂卫生要求》等,分别规定了消毒剂的原料和技术要求、应用范围、使用方法、检验方法、标签说明书以及包装、运输和贮存的要求。

## 二、常见消毒剂的临床应用

### (一) 含氯消毒剂

含氯消毒剂分为无机化合物类与有机化合物类。前者以次氯酸盐为主。常用的有次氯酸钙、次氯酸钠、次氯酸、漂白粉、液氯等,杀菌作用较快,但性质不稳定。后者以二氯异氰尿酸钠、三氯异氰尿酸、二氯海因、氯胺 T 等为主,其杀菌作用较慢,但原药性质稳定。

含氯消毒剂以有效氯计,含量以 mg/L 或 % 表示。含氯消毒剂一般适用于一般物体表面、织物等污染物品以及餐(饮)具、果蔬和水等的消毒,也适用于疫源地各种污物的处理,但不宜用于室内空气、手、皮肤和黏膜的消毒。次氯酸消毒剂除上述用途外,还可用于空气、二次供水设备表面、手、皮肤和黏膜的消毒。

1. 喷洒法 对一般污染的物体表面消毒时,使用浓度为 400~700mg/L,作用 10~30min;对经血传播病原体、结核分枝杆菌等污染表面的消毒,用含有效氯 2 000mg/L 的消毒液均匀喷洒,作用时间>60min。

2. 浸泡法 对细菌繁殖体污染的物品进行消毒时,用含有效氯 500mg/L 的消毒液浸泡>10min,对经血传播病原体、结核分枝杆菌、细菌芽孢等污染的物品消毒,用含有效氯 2 000~5 000mg/L 的消毒液浸泡,作用时间 30min 以上。

3. 擦拭法 大物品或其他不能浸泡消毒的物品用擦拭消毒,消毒所用的浓度和时间同浸泡法。

4. 含氯消毒剂干粉法 主要用于患者分泌物、排泄物等消毒,一般使用干粉有效氯含量达到 10 000mg/L,搅拌后作用>2h;对医院污水消毒,干粉按有效氯 50mg/L 投加,搅拌作用 2h 后排放。

5. 对其他对象消毒时具体操作依据产品说明书的使用范围、使用方法、有效期和安全性检测结果使用。

### (二) 二氧化氯

二氧化氯消毒剂多为二元包装,使用前应先按说明书活化;一元包装的粉剂及片剂也须按说明书配制成消毒液。二氧化氯消毒液主要用于环境、物体表面、物品及空气的消毒。

1. 对细菌繁殖体污染物品用 100~250mg/L 二氧化氯消毒液,擦拭或浸泡消毒 30min,对肝炎病毒和结核分枝杆菌污染物品用 500mg/L 二氧化氯消毒液消毒,擦拭或浸泡消毒 30min,对细菌芽孢污染物品用 1 000mg/L 二氧化氯消毒液消毒,擦拭或浸泡消毒 30min。

2. 对室内空气消毒,使用气溶胶喷雾器放入 500mg/L 二氧化氯消毒溶液,按照 20~30ml/m³ 的用量,进行气溶胶喷雾消毒,作用时间为 30~60min;二氧化氯空气消毒器,利用二氧化氯气体进行消毒,还能兼顾室内物体表面消毒,且有显著净化除味效果,适合医院手术室、重症监护病房、输液大厅等使用;采用二氧化氯(10~20mg/m³)加热蒸发或加激活剂熏蒸消毒。消毒剂用量、消毒时间、操作方法和注意事项应遵循产品的使用说明。

3. 二氧化氯发生器常用于医院污水消毒。

### (三)碘酊和碘伏

1. 碘酊是最经典的皮肤消毒剂,在临床应用中因消毒后需要脱碘、对伤口有刺激等问题,医护人员觉得使用不方便,但注射、穿刺及手术部位的皮肤消毒应首选碘酊。对完整皮肤进行消毒,使用含有效碘 18~22g/L 碘酊擦拭 1~3min。碘酊不应用于破损皮肤、眼及口腔黏膜的消毒,不应用于碘酊过敏者,过敏体质者也应慎用。

2. 碘伏是碘、增溶剂和表面活性剂的混合物,它能产生复杂的缓释碘,并且释放少量的游离碘于水溶液中。因为使用后不需要脱碘,相对无刺激,碘伏已在临床广泛应用。碘伏因载体不同品种很多,适用于外科手及皮肤消毒、手术切口部位、注射及穿刺部位皮肤以及新生儿脐带部位皮肤消毒、黏膜冲洗消毒、卫生手消毒,使用方法按碘伏或复合含碘消毒剂说明书要求的使用浓度直接对消毒部位冲洗或擦拭。完整皮肤消毒使用有效碘 2~10g/L,擦拭 1~5min;破损皮肤采用含有效碘 250~1 000mg/L 的碘伏擦拭或冲洗,消毒 1~5min;对黏膜及创面的消毒,用含有效碘 500mg/L 的碘伏冲洗作用时间 ≤ 5min。临床使用碘伏棉签/棉球用于注射部位皮肤消毒时应确保消毒时间,不能擦拭后立即注射。

### (四)过氧乙酸

1. 过氧乙酸能快速杀灭所有微生物,且在有机物中能保持杀菌作用,甚至在温度较低时也有杀灭芽孢的作用,使用后也不产生有害的分解产物,但其腐蚀性和不稳定性限制了其在医院的应用。

2. 过氧乙酸适用于临床科室对耐腐蚀物品、环境、室内空气的消毒。使用浸泡法,将待消毒的物品浸没于装有过氧乙酸的容器中,加盖。对清洁一般环境物体表面用 500~1 000mg/L 过氧乙酸溶液浸泡、喷洒,作用时间为 15~30min。对污染环境物体表面用 1 000~2 000mg/L 过氧乙酸溶液浸泡、喷洒,作用时间为 15~30min。对耐腐蚀医疗器械的高水平消毒,采用 0.5% 过氧乙酸溶液冲洗作用 10min;对空气进行消毒时,用 0.5% 过氧乙酸溶液,按照 20~30ml/m³ 的用量,进行气溶胶喷雾消毒,作用时间 60min;也可使用 15% 过氧乙酸溶液按照 7ml/m³ 加热蒸发,相对湿度为 60%~80%,室温熏蒸 2h。消毒后进行通风换气。目前医院很少采用过氧乙酸喷雾法或熏蒸法对空气进行常规消毒。

3. 使用以过氧乙酸为灭菌剂的专用机械消毒设备灭菌内镜时,应遵循消毒产品标签说明书有关标准的规定。

## （五）过氧化氢

过氧化氢适用于普通物体表面消毒、食品用工具和设备、空气消毒、皮肤伤口冲洗消毒、黏膜消毒、耐腐蚀医疗器械消毒、传染病疫源地消毒。

1. 医院主要采用 1.5%~3% 过氧化氢消毒液直接冲洗伤口部皮肤表面,作用时间为 3~5min。

2. 室内空气消毒　使用气溶胶喷雾器,采用 3% 过氧化氢溶液按照 20~30ml/m³ 的用量喷雾消毒,作用时间为 60min;采用专门设备通过雾化过氧化氢对洁净场所空气和环境表面进行消毒,使用消毒剂用量、消毒时间、操作方法和注意事项应遵循产品的使用说明。

3. 清洁物体表面消毒用 3%~4% 过氧化氢溶液,擦拭、喷洒,作用时间 30min。

4. 过氧化氢低温等离子体灭菌技术已广泛应用于微创手术器械快速灭菌,主要利用汽化的高浓度过氧化氢(≥55%)弥散、穿透,并协同温度(50℃)和等离子过程实现灭菌,灭菌后器械即时使用。

## （六）戊二醛

1. 戊二醛消毒剂多为二元或三元包装,有效含量要求为 2.0%~2.5%,使用前须先加入 pH 调节剂(碳酸氢钠),再加防锈剂(亚硝酸钠)充分混匀。市场也有一元包装戊二醛,不需要活化直接使用,据称此类产品的戊二醛稳定性好、挥发少、刺激味轻。戊二醛消毒须作用 ≤60min,灭菌须作用 10h;常温条件下,戊二醛消毒剂用于器械浸泡消毒或灭菌,连续使用时间应 ≤14d;灭菌连续使用期间戊二醛含量应 ≥1.8%。

2. 戊二醛主要用于医疗器械的浸泡消毒与灭菌,但不能用于注射针头、手术缝合线及棉线类物品的消毒或灭菌,适用于内镜清洗消毒机和手工内镜消毒,用于内镜自动清洗消毒机消毒,按照 GB 30689—2014 及产品使用说明书要求进行;戊二醛用于手工内镜消毒处理,应按照 WS 507—2016《软式内镜清洗消毒技术规范》、《消毒技术规范》(2002 年版)及产品使用说明书要求进行。GB/T 26372—2020 规定,戊二醛不适用于室内物体表面的擦拭或喷雾消毒、室内空气消毒、手和皮肤黏膜的消毒。

## （七）邻苯二甲醛

美国 FDA 在 1999 年批准邻苯二甲醛(OPA)为高水平消毒剂。

1. OPA 与戊二醛比较的优势

(1)在较宽的 pH 范围内(pH 为 3~9)具有较好的稳定性。

(2)没有已知的对眼和鼻腔的刺激性,几乎不具有能感受到的气味。

(3)使用前不需要活化。

(4)具有良好的材料兼容性。

OPA 潜在的缺点是能使蛋白质染成灰色(包括未防护的皮肤),但彻底清洗干净的器械和容器是不会被染成灰色的。

2. 邻苯二甲醛适用于内镜的浸泡消毒,医院主要将其用于替代戊二醛,用于内镜高水平消毒。OPA 消毒液含量一般为 0.5%~0.6%,原液直接使用,WS 507—2016 要求内镜消毒作用时间 ≥5min;连续使用应 ≤14d,使用中消毒液含量 ≤0.3% 时应更换。配制时应采用专用塑料容器,避免着色。

### (八) 甲醛

甲醛曾经是医院空气消毒的经典消毒剂,由于甲醛的毒性和去残留问题,美国职业安全卫生管理局认为甲醛在工作场所应进行控制,8h 暴露时间加权平均暴露浓度为 0.75mg/L。我国不建议常规使用甲醛进行医院空气消毒,也不允许甲醛自然挥发熏蒸消毒医疗用品。低温甲醛蒸汽灭菌器通过 2% 复方甲醛溶液,联合蒸汽、温度(55~80℃)对不耐热的管腔器械进行灭菌,灭菌维持时间 30~60min。

### (九) 醇类消毒剂

WHO 大力推广醇类消毒液用于手卫生,美国 CDC《医疗机构消毒灭菌指南》认为"人们普遍低估了醇类的杀菌特性"。醇类消毒剂是以乙醇和 / 或异(正)丙醇为杀菌成分的消毒剂。乙醇含量不低于 60%(体积分数)或 52%(质量分数);异(正)丙醇含量不低于 60%(体积分数)或 50%(质量分数)。复合醇总含量不低于 60%(体积分数)或 50%(质量分数)。60%~80% 乙醇溶液有很强的杀病毒作用,能杀灭细菌繁殖体、分枝杆菌、酵母菌和真菌以及部分病毒。乙醇除了用于卫生手和皮肤消毒,还可用于普通物体表面消毒和医疗器械消毒,但不宜用于脂溶性物体表面消毒和空气消毒。

### (十) 胍类消毒剂

醋酸氯己定、葡萄糖酸氯己定和聚六亚甲基胍类消毒剂同属于胍类消毒剂。氯己定有累积活性,能持续抗菌,常与醇类复配适用于外科手消毒、卫生手消毒、皮肤消毒、黏膜消毒、一般物体表面消毒。聚六亚甲基胍作为一种新的胍类消毒剂在国内外已经广泛应用。它比氯己定具有更广谱、更安全、更有效的优点。但是胍类消毒剂不适用于分枝杆菌、细菌芽孢等污染物品的消毒。单方胍类消毒剂不适用于无包膜病毒污染物品的消毒。消毒浓度及作用时间遵循产品的使用说明。

有效含量 ≥2g/L 氯己定 - 乙醇消毒液常用于手术部位、注射部位皮肤消毒和伤口创面擦拭消毒,有效含量 ≥2g/L 氯己定水溶液常用于对口腔、阴道或伤口创面冲洗消毒。应用于手、皮肤消毒的胍类消毒剂应符合 GB 27950—2020、GB 27951—2021 与《卫生部关于发布皮肤黏膜消毒剂中部分成分限量值规定的通知》规定要求,醋酸氯己定、葡萄糖酸氯己定使用浓度应 ≤45g/L;应用于黏膜的胍类消毒剂应符合 GB 27954—2020 与《卫生部关于发布皮肤黏膜消毒剂中部分成分限量值规定的通知》规定的要求,醋酸氯己定、葡萄糖酸氯己定使用浓度应 ≤5g/L,聚六亚甲基胍消毒剂使用浓度应 ≤3g/L。

### (十一) 季铵盐消毒剂

以氯型季铵盐或溴型季铵盐为主要杀菌成分的消毒剂,包括单一季铵盐组分消毒剂以及由季铵盐组分为主要杀菌成分的复配消毒剂。常见的苯扎氯铵、苯扎溴铵是单链季铵盐的代表,是低水平消毒剂。双长链季铵盐(如二癸基二甲基溴化铵和二辛基二甲基溴化铵)提高了杀菌活性(在硬水中能保持活性并且对阴离子表面活性剂有兼容性),有持续抗(抑)菌能力。季铵盐消毒剂用于一般物体表面与医疗器械表面、织物消毒;卫生手、外科手消毒和皮肤黏膜消毒；食品加工设备与器皿消毒，但不适用于瓜果蔬菜消毒。应用于手、皮肤消毒的季铵盐消毒剂应符合 GB 27950—2020、GB 27951—2021 的规定要求。具体操作依据产品说明书使用范围、使用方法、有效期和安全性检测结果使用。

### (十二) 酸性氧化电位水

酸性氧化电位水是将软化水加入低浓度氯化钠(溶液浓度小于 0.1%)，在有离子隔膜式电解槽中电解后，从阳极一侧生成的具有低浓度有效氯、高氧化还原电位的酸性水溶液。有效氯浓度为 50~70mg/L，pH 为 2.0~3.0，氧化还原电位 ≥1 100mV，残留氯离子<1 000mg/L。酸性氧化电位水适用于灭菌前手工清洗手术器械、内镜消毒，手卫生、皮肤和黏膜消毒，餐(饮)具、食品加工器具及瓜果蔬菜消毒，一般物体表面和环境表面消毒，织物类物品消毒。酸性氧化电位水杀菌活性受有机物影响很大，器械和物品消毒前应彻底清洗干净，消毒时应反复冲洗、流动浸泡消毒。不能仅用浸泡方法消毒。用于内镜消毒时应配置专门的清洗机，确保清洗效果。酸性氧化电位水对光敏感，有效氯浓度随时间延长而下降，最好现制现用；储存应选用避光、密闭、硬质聚氯乙烯材质制成的容器，室温下贮存不得超过 3d。每次使用前，应在使用现场酸性氧化电位水出水口处，分别检测 pH、氧化还原电位和有效氯浓度。

## 三、使用中的注意事项

目前尚未发现化学消毒剂对微生物有显著"失效"现象，然而越来越多的研究已经表明，微生物对消毒剂抗力显著增加(最小抑菌浓度和最小杀菌浓度显著增高)，在目前使用的消毒剂接触条件和浓度下，没有数据显示耐药菌对化学消毒剂敏感性比敏感菌低；医院使用消毒剂必须严格按照消毒产品使用说明书要求的剂量、浓度、作用时间和其他条件使用，常规消毒方法对耐药菌株是有效的，因此不太可能影响消毒剂的有效性。

1. 要选择符合国家有关法规、标准和规范的消毒产品。在贮存和使用过程中，必须注意安全，化学消毒剂应存放在阴凉、通风、干燥、儿童不宜接触处，并经常检查其安全状况。

2. 使用消毒产品时，工作人员一定要注意自我保护意识，并采取自我保护措施，以防止消毒事故发生和因操作方法不当可能对人体造成的伤害。

3. 使用前要了解具体消毒剂的注意事项，如腐蚀性、安全性、现配现用、活化后使用、产品启用后使用有效期、更换时间等。

4. 消毒剂使用和存放过程中，注意观察外观变化、定期测定消毒液浓度和微生物污染。

5. 次氯酸钠发生器、酸性电解水生产器等由机器现生产的消毒剂要严格按照说明书使用操作，并定期维护、保养；每次生产出的消毒剂，使用前应检测相关指标。

6. 防止有毒有害消毒气体泄漏，严防易燃易爆事故发生等。

7. 现场消毒过程中做好消毒过程记录。

(肖佳庆　李　俐)

# 第五节　常用空气消毒方法

## 一、空气消毒机

按照工作原理分类：空气消毒机分为物理因子空气消毒机、化学因子空气消毒机以及其他因子空气消毒机。按照安装方式分类：可分为壁挂式、柜式、移动式、嵌入式空气消毒机。

### （一）适用范围

1. 适用于有人状态下室内空气消毒的空气消毒机　利用静电吸附、过滤技术和紫外线等方法杀灭或去除空气中微生物，如静电吸附式空气消毒机、高效过滤器、紫外线循环风空气消毒机等。

2. 仅用于无人情况下室内空气消毒的空气消毒机　利用产生的化学因子杀灭空气中的微生物，达到消毒要求的空气消毒机。如二氧化氯空气消毒机、臭氧空气消毒机、过氧化氢空气消毒机、过氧乙酸空气消毒机等。

### （二）消毒方法

因遵循消毒产品的使用说明书，在规定的空间内正确安装使用。

### （三）使用注意事项

1. 循环风紫外线空气消毒器的循环风量（m³/h）应大于房间体积的 8 倍以上。

2. 使用空气消毒机进行消毒时应关闭门窗，空气消毒器进风口、出风口不应有物品覆盖或遮挡。

3. 用湿布清洁机器时，须先切断电源，消毒器的检修与维护应遵循产品的使用说明。

4. 空气消毒机应符合国家相应标准和规定，应取得卫生安全评价报告，获得国家批准。

### （四）日常监测

医院应对感染高风险部门每季度进行监测；其监测方法及结果的判定应符合 GB 15982—2012《医院消毒卫生标准》的要求。

## 二、紫外线消毒

### （一）紫外线消毒的适用范围

紫外线消毒适用于无人状态下室内空气消毒。

## （二）紫外线消毒的方法

紫外线灯采取悬吊式或直接照射。安装时紫外线灯(30W 紫外线灯,在 1.0m 处的强度>70μW/cm²)应 ≥ 1.5W/m²,照射时间 ≥ 30min。

## （三）紫外线消毒的注意事项

紫外线消毒技术杀菌效率取决于目标菌是否在足够强度的紫外线辐射中暴露足够时间,且紫外线灯在使用过程中辐照强度会逐渐降低,因此对紫外线消毒系统进行定期维护至关重要。

1. 应保持紫外线灯表面清洁,每周用 70%~80%(体积比)乙醇棉球擦拭一次,发现灯管表面有灰尘,油污时,应及时擦拭。

2. 紫外线灯消毒室内空气时,房间内应保持清洁干燥,减少尘埃和水雾,温度<20℃或>40℃时,以及相对湿度>60% 时,应适当延长照射时间。

3. 室内有人时不应该使用紫外线灯照射消毒。

4.《消毒技术规范》(2002 年版)要求对紫外线灯的强度进行定期测定,辐照强度<70μW/cm² 建议对紫外线消毒系统的灯管进行定期更换(一般是使用 1 000h 或一年后)。

## （四）紫外线消毒效果检测

1. 物理监测法　利用紫外线辐照剂测定紫外线灯管辐照度值,测定时用无水乙醇棉球擦拭紫外线灯管,以除去表面灰尘。开启紫外线 5min 后,将测定波长为 253.7nm 的紫外线辐照计探头置于被检紫外线灯下垂直距离 1m 中央处,待仪表稳定后,所示数据即为该紫外线灯辐照度值。直管型 30W 紫外线辐照强度 ≥ 90μW/cm² 为合格;使用中灯管辐照强度 ≥ 70μW/cm² 为合格;异型管紫外线灯的检测距离和辐照度值则可随产品使用说明书规定的辐照度值。

监测时应注意测定电压(220 ± 5)V,温度为 20~25℃,相对湿度<60%,紫外线辐照计必须在计量检定部门检定合格且在有效期内使用。测试人员应注意个人防护,戴眼镜和手套。

2. 化学指示卡法　将紫外线化学指示卡置于被检紫外线灯下垂直距离 1m 中央处,有光敏涂层一面朝向灯管,照射 1min 后立即观察,与相应的标准色块相比较,如与标准色块相一致,可判定辐照度值合格。

# 三、化学消毒法

## （一）化学消毒法的适用范围

采用化学方法进行空气消毒时,一般只有在无人情况下使用,主要用于局部、明确污染空间的终末消毒。

## （二）化学消毒法的消毒方法

1. 超低容量喷雾法　采用 3% 过氧化氢溶液、5 000mg/L 过氧乙酸溶液、500mg/L 二氧化氯消毒液,按照 20~30ml/m³ 的用量加入电动超低容量喷雾器中,接通电源,进行喷雾消毒。作用时间:过氧化氢、二氧化氯为 30~60min;过氧乙酸为 1h。

2. 熏蒸法  采用 0.5%~1.0%(5 000~10 000mg/L)过氧乙酸水溶液(1g/m³)或二氧化氯(10~20mg/m³),加热蒸发或加激活剂;采用臭氧空气消毒器进行消毒,使用臭氧(20mg/m³)熏蒸消毒。消毒剂用量、消毒时间、操作方法和注意事项等应遵循产品使用说明书。

### (三)化学消毒法的注意事项

1. 所有消毒剂必须有安全评价报告,且在有效期内使用,消毒时应封闭空间,消毒后一般须开窗通风 30min 以上方可进入使用。

2. 喷雾消毒时,消毒人员应做好个人防护,佩戴防护手套、口罩,必要时戴防毒面具,穿防护服。

3. 消毒时将室内易腐蚀仪器设备,如监护仪、显示器等物品盖好。

4. 臭氧消毒后,室内空气中允许臭氧浓度为 0.16mg/m³。

5. 熏蒸消毒时,盛放消毒液的容器应耐腐蚀,大小适宜。

## 四、其他方法

在日常生活中或本地区虽有空气传播传染病发生,但是所居住的居室或工作的场所无污染源存在,居室或公共场所通风良好,室外空气清洁时,室内空气消毒可以进行通风换气。一般通风换气每次 30~60min,每天 2~3 次。另外可通过安装通风设备,利用风机、风扇等运转产生的动力,使空气流动而进行通风换气。

公共场所室内,尤其是大厅,可采用安装消毒式集中空调系统,使进入回风口的污染空气和从出风口进入室内的空气经过消毒处理,并且随时或定时开启新风,也可设定一定时间间隔,循环消毒。使用消毒式集中空调系统要加强新风口过滤装置和新风处理机组的清洁和更换,保护高效过滤器。新风机组粗效滤网宜 2d 清洁一次;粗效过滤器宜 1~2 个月更换一次;中效过滤器宜每周检查 3 个月更换一次;亚高效过滤器宜每年更换。发现污染和堵塞时及时更换。末端高效过滤器宜每年检查一次,定期检查回风口过滤网,宜每周清洁一次,每年更换一次。如遇特殊污染,及时更换,并用消毒剂擦拭回风口内表面。

## 五、空气消毒效果监测

### (一)采样点设置

室内面积≤30m²,于室内里、中、外对角线 3 点,内、外 2 点距墙壁 1m 处;室内面积>30m²,于室内 4 角及中央 5 点,四角距离墙壁 1m 处。

### (二)采样试剂

消毒前采样使用营养琼脂培养基平板。如果采用化学因子进行空气消毒,消毒后采样用含相应中和剂营养琼脂培养基平板进行(所含中和剂为鉴定合格)。

## （三）采集空气方法

1. 平板暴露法将营养琼脂平板放于各采样点高度距离地面 1.5m 处。采样时,将平板盖打开,暴露规定时间(Ⅱ类环境暴露 15min,Ⅲ类和Ⅳ类环境暴露 5min),盖好平板,在 37℃下培养 48h,计数菌落数,计算消毒前、后平均细菌数[ CFU/(皿·暴露时间)]。

2. 六级筛孔式冲击采样器 采用六级筛孔式冲击采样器进行空气采集,计数菌落数的公式如下。

$$细菌总数(CFU/m^3) = \frac{平板上平均菌落数(CFU)}{每分钟采样量(L) \times 采样时间(min)} \times 1\,000$$

## （四）结果计算1

$$X = \frac{A-B}{A} \times 100$$

式中:

X—消亡率,%。

A—消毒前样本平均数,单位为菌落形成单位每皿·暴露时间[ CFU/(皿·min)]或菌落形成单位每立方米(CFU/m³)。

B—消毒后样本平均数,单位为菌落形成单位每皿·暴露时间[ CFU/(皿·min)]或菌落形成单位每立方米(CFU/m³)。

## （五）结果判定

消毒前后空气自然菌平均杀灭率 ≥90%,判为合格。同时满足 GB 15982—2016 对医院各类环境空气菌落数卫生标准要求。Ⅰ类环境洁净手术室空气菌落数符合 GB 50333—2013 的要求;其他洁净场所空气菌落数 ≤4.0CFU/(皿·30min);Ⅱ类环境空气菌落数 ≤4.0CFU/(皿·15min);Ⅲ类、Ⅳ类环境空气菌落数 ≤4.0CFU/(皿·5min)。

（肖佳庆 李 俐）

# 第六节 环境物体表面消毒

## 一、对环境物体表面清洁消毒的必要性

医疗机构建筑物内部表面和医疗器械设备表面可被传染性病原体污染,从而导致医源性感染的播散。前者如墙面、地面、玻璃窗、门把手、卫生间台面等,后者如监护仪、呼吸机、透析机、新生儿暖箱的表面等。污染的高频接触环境物体表面也会通过医务人员的手进行交叉传播,如床栏、床边桌、呼叫按钮、监护仪、床帘、门把手、计算机等。"全国医院消毒与感染控制监测项目"监测数据表明,物体表面在消毒数小时后细菌总数会显著升高,恢复到之

前的水平,提示重点科室频繁接触的物体表面须提高消毒频次。

物体表面消毒能减少其病原微生物负载水平。如果使用的消毒剂及浓度适当,消毒后微生物负荷会显著降低,致病菌的检出率会显著降低,并可杀灭或清除已污染的致病微生物和多重耐药菌。物体表面的消毒,尤其是对患者诊疗区域频繁接触的物体表面的消毒显得尤为重要。现场研究发现,提高环境物体表面的清洁度和消毒在控制医院感染暴发中的作用明显。鉴于此,定期对医疗机构的环境物体表面进行清洁消毒是必要的。我国已经有相关卫生标准对医疗机构的环境物体表面清洁消毒工作进行指导,如 WS/T 512—2016 医疗机构环境表面清洁与消毒管理规范。

## 二、清洁消毒基本原则

1. 保持环境、物体表面的清洁,当受到肉眼可见污染时需要及时清洁或者消毒。

2. 低风险区域或物品应遵循先清洁再消毒的原则,采取湿式卫生的清洁方式。

3. 被患者血液、呕吐物、排泄物或病原微生物污染时,应根据具体情况选择中水平以上消毒方法。

4. 根据清洁消毒对象的风险等级制定标准化操作规程。内容应包括清洁与消毒的工作流程、使用的清洁剂与消毒剂种类及适用范围、配制方法与作用时间、作业频率、注意事项、个人防护措施以及工作记录等。

5. 人员流动频繁、拥挤的诊疗场所应适当提高清洁、消毒频率。感染性疾病科、重症监护病区、保护性隔离病区(如血液病病区、烧伤病区)、耐药菌及多重耐药菌污染的诊疗场所应做好随时消毒和终末消毒。

6. 有明确病原体污染的环境表面,应根据病原体抗力选择有效的消毒剂。消毒产品的使用按照其使用说明书执行,并注意采取适当的个人防护措施。

7. 清洁病房或诊疗区域时,应有序进行,由上而下,由里到外,由轻度污染到重度污染。

8. 实施清洁与消毒时应做好个人防护,不同区域环境清洁人员个人按风险等级采取不同的防护级别。工作结束时应做好手卫生与人员卫生处理。

## 三、不同环境的卫生要求

医疗机构应将所有部门与科室按风险等级,划分为低度风险区域、中度风险区域和高度风险区域。不同的风险等级的环境物体表面其卫生要求不同。

1. 低度风险区域,即基本没有患者或患者只作短暂停留的区域。如行政管理部门、图书馆、会议室、病案室等。低度风险区域要求达到区域内环境干净、干燥、无尘、无污垢、无碎屑、无异味等。低度风险区域进行湿式清洁,达到清洁级即可。

2. 中度风险区域,即有普通患者居住,患者体液、血液、排泄物、分泌物对环境表面存在潜在污染可能性的区域。中度风险区域相当于卫生标准 GB 15982—2016 中的Ⅲ类环境[母婴同室,消毒供应中心的检查包装灭菌区和无菌物品存放区,血液透析中心(室),其他普通住院病区等]和Ⅳ类环境[普通门(急)诊及其检查、治疗室,感染性疾病科门诊和病区]。要求达到卫生级,即区域内环境表面菌落总数 ≤10CFU/cm², 或自然菌减少 1 个对数值以上。中度风险区域可采用清洁剂辅助清洁。

3. 高度风险区域，即有感染或定植患者居住的区域以及对高度易感患者采取保护性隔离措施的区域，如感染性疾病科、手术室、产房、重症监护病区、移植病房、烧伤病房、早产儿室等。相当于国家职业卫生标准 GB 15982—2016 中规定的Ⅰ/Ⅱ类环境，需要达到消毒级的要求，即物体表面平均菌落数要求小于 5CFU/cm²。高度风险区域可采用清洁剂辅助清洁，对于高频接触的环境表面需要实施中、低水平消毒，区域内环境表面菌落总数符合相关卫生标准要求。

## 四、常用消毒方法

消毒是杀灭传播媒介上的微生物，使其达到消毒或灭菌要求的措施。在日常消毒工作中，针对不同的消毒对象选择合适的消毒剂非常重要。化学消毒剂按有效成分可分为含氯消毒剂、过氧化物类消毒剂、含碘消毒剂、醇类消毒剂、季铵盐类消毒剂等，紫外线消毒也常用于环境物体表面的消毒。

1. 含氯消毒剂　无明显污染时，可采用有效氯含量约 500mg/L 的含氯消毒剂，作用 30min，可以杀灭细菌繁殖体、结核分枝杆菌、真菌、亲脂类病毒。采用有效氯含量为 2 000~5 000mg/L 的含氯消毒剂，作用 30min 以上，可以杀灭所有细菌（含芽孢）、真菌、病毒。使用含氯消毒剂需要注意，含氯消毒剂对人体有刺激作用；对金属有腐蚀作用；对织物、皮草类有漂白作用；有机物污染对其杀菌效果影响很大。

2. 二氧化氯消毒剂　进行地面和墙面消毒时，采用 100~250mg/L 浓度的二氧化氯消毒剂，作用 30min 以上，可以杀灭细菌繁殖体、结核分枝杆菌、真菌、亲脂类病毒；采用 500~1 000mg/L 浓度的二氧化氯消毒剂，作用 30min 以上，可以杀灭所有细菌（含芽孢）、真菌、病毒。需要注意：二氧化氯对金属有腐蚀作用，有机物污染对其杀菌效果影响很大。

3. 过氧乙酸　采用过氧乙酸进行地面和墙面消毒或者物体表面消毒时，采用 1 000~2 000mg/L 浓度的过氧乙酸消毒液，作用 30min 以上，可以杀灭所有细菌（含芽孢）、真菌、病毒。需要注意：过氧乙酸对人体有刺激作用，对金属有腐蚀作用，对织物、皮草类有漂白作用。

4. 过氧化氢　采用过氧化氢进行物体表面消毒时，以 3% 浓度的过氧化氢消毒液，作用 30min 以上，可以杀灭所有细菌（含芽孢）、真菌、病毒。需要注意：过氧化氢对人体有刺激作用，对金属有腐蚀作用，对织物、皮草类有漂白作用。

5. 醇类消毒剂　采用乙醇进行物体表面消毒时，以 70%~80% 浓度乙醇消毒液作用 3min 以上，可以杀灭细菌繁殖体、结核分枝杆菌、真菌、亲脂类病毒。需要注意的是，乙醇易挥发、易燃，不宜大面积使用。

6. 季铵盐类消毒剂　采用季铵盐类消毒剂进行物体表面消毒时，以 1 000~2 000mg/L 浓度的季铵盐消毒剂作用 15~30min 时，可以杀灭细菌繁殖体、真菌、亲脂类病毒。需要注意的是，季铵盐类消毒剂不宜与阴离子表面活性剂（如肥皂、洗衣粉等）混用。

7. 碘伏采用碘伏进行物体表面消毒时，使用浓度为 0.2%~0.5%，作用 5min 时可以杀灭除芽孢外的细菌、真菌、病毒。需要注意的是，碘伏主要用于采样瓶和部分医疗器械表面消毒；对二价金属制品有腐蚀性；不能用于硅胶导尿管消毒。

8. 紫外线辐照　紫外线辐照可以用于环境物体表面的消毒，须按照产品说明书设置作用时间。紫外线消毒可用于环境表面耐药菌等病原微生物的消毒。紫外线消毒在有人条件下不能使用。

## 五、日常的清洁与消毒

### (一) 消毒方式

1. 地面的清洁与消毒　地面无明显污染时,采用湿式清洁。当地面受到患者血液、体液等明显污染时,先用吸湿材料覆盖后,用高浓度消毒剂覆盖消毒,达到作用时间后,小心去除可见的污染物,再进行清洁和消毒。

2. 物体表面的清洁与消毒　室内用品如桌子、椅子、凳子、床头柜等的表面无明显污染时,采用定期湿式清洁。当受到明显污染时,先用吸湿材料覆盖后,用高浓度消毒剂覆盖消毒,达到作用时间后,小心去除可见的污染物,然后再清洁和消毒。

3. 物体表面和地面根据感染传播风险采用低水平及以上的消毒方法。

4. 诊疗场所中固定的设备、设施,如重症监护病区吊塔、复合手术间的机械臂等,应根据使用场景确定其消毒水平,遵循产品说明书选择适当的消毒方法。

5. 进行清洁消毒操作时,应避免不同区域间的交叉污染,不同区域的清洗消毒用品不能混用。

### (二) 对象与频次

1. 感染高风险的部门如手术部(室)、产房、导管室、内镜中心(室)、洁净病区(房)、骨髓移植病区(房)、器官移植病区(房)、重症监护病区(房)、新生儿区(室)、烧伤病区(房)、感染疾病科、检验科、急诊等病区(房)与部门的物体表面与地面,应保持清洁、干燥,每天进行至少2次的清洁与消毒;其他部门应保持清洁、干燥,每天进行清洁。

2. 手术间每台手术结束后进行物体表面和地面消毒。血液透析病区(房)每透析班次进行物体表面和地面消毒。口腔科每位患者之间进行口腔治疗台面的消毒。

3. 遇明显污染须随时进行清洁消毒。

4. 被患者体液、血液、排泄物、分泌物等污染的环境表面,应先采用可吸附的材料将其清除,再根据污染的病原体特点选用适宜的消毒剂进行消毒。

### (三) 消毒方法

1. 物体表面消毒采用500mg/L有效氯的含氯消毒剂或1 000~2 000mg/L季铵盐类消毒剂,作用30min,或使用其他合法有效的消毒剂进行消毒。

2. 地面消毒采用500mg/L有效氯的含氯消毒剂或1 000~2 000mg/L季铵盐类消毒剂,作用30min,或使用其他合法有效的消毒剂进行消毒。

## 六、特殊情况下的消毒处理

当发生感染暴发时,应强化清洁与消毒,如不动杆菌属、艰难梭菌、诺如病毒等感染暴发；当环境表面检出多重耐药菌，如耐甲氧西林金黄色葡萄球菌、产超广谱 β- 内酰胺酶细菌以及耐碳青霉烯类肠杆菌等耐药菌，也应当强化清洁与消毒。强化清洁与消毒时，应从以下方面采取措施。

1. 强化清洁与消毒时，应落实接触传播、飞沫传播和空气传播的隔离措施。

2. 强化清洁与消毒时，应增加清洁与消毒频率，并根据病原体类型选择消毒剂。

3. 对感染朊病毒、气性坏疽、不明原因病原体的患者周围环境的清洁与消毒措施应参照 WS/T 367—2012 执行。

4. 强化清洁与消毒时，应同时开展环境清洁与消毒质量评估工作，并监测引发感染暴发的病原体在环境表面的污染情况。

## 七、其他

### （一）清洁工具的复用处理

对使用过或污染后的复用清洁工具需要进行清洗与消毒。医疗机构宜按病区或科室的规模设立清洁工具复用处理的房间，房间应具备相应的处理设施和储存条件，并保持环境干燥、通风换气。清洁工具的数量、复用处理设施应满足病区或科室规模的需要。清洁工具使用后应及时清洁与消毒，干燥保存，其复用处理方式包括手工清洗和机械清洗。手工清洗消毒时，将擦拭布巾清洗干净，在 250mg/L 有效氯消毒剂（或其他有效消毒剂）中浸泡 30min，冲净消毒液，干燥备用。地巾清洗干净后，在 500mg/L 有效氯消毒剂中浸泡 30min，用清水冲净消毒液，干燥备用。有条件的医疗机构宜采用机械清洗、热力消毒、机械干燥、装箱备用的处理流程。

### （二）环境清洁人员个人防护

环境清洁消毒人员在进行消毒剂配置及日常的清洁消毒工作中需要进行个人防护。需要的防护用品有隔离衣、护目镜、工作服、手套、工作鞋、鞋套、口罩、帽子、防水围裙、面罩等。

1. 在低风险区域进行清洁工作时，需要佩戴工作服、手套，必要时穿鞋套。

2. 在中度风险区域进行清洁消毒工作时，需要穿隔离衣、工作服，戴手套、鞋套、口罩，必要时穿防水围裙。

3. 在高度风险区域进行清洁消毒工作时，需要穿隔离衣、工作服、防水围裙，戴护目镜或防护面屏、手套、鞋套、口罩（必要时佩戴医用防护口罩）、帽子等。

## 八、注意事项

1. 易被腐蚀的物体表面和地面采用含氯消毒剂消毒后，采用清水擦拭干净。

2. 感染高风险部门应定期进行物体表面消毒效果监测。监测结果评价遵循 GB 15982—2012 的要求。

3. 当怀疑医院感染暴发与物体表面相关时，应及时进行监测并进行相应致病微生物的检测,采样时机为工作时随时采样,采样方法及监测结果评价遵循 GB 15982—2012 的规定。

4. 在实施环境消毒时,应做好个人防护,尤其应注意眼部、呼吸道的防护;在使用含氯消毒剂时应了解其具有强力的漂白作用和腐蚀性。

5. 清洁工具应分区使用,实行颜色标记。

6. 对精密仪器设备表面进行清洁与消毒时,应参考仪器设备说明书,关注清洁剂与消毒剂的兼容性,选择适合的清洁与消毒产品。

7. 在诊疗过程中发生患者体液、血液等污染时,应随时进行污点清洁与消毒。

(王佳奇)

# 第七节　常用医疗用水消毒方法

## 一、概述

医疗用水是将普通的自来水经过常规过滤、消毒及去离子、蒸馏、反渗等处理,从而满足不同诊疗活动需求的特殊用水。通常包括:口腔科用水、血液透析治疗用水、湿化水、外科洗手和卫生洗手用水、器械清洗用水等。医疗用水在各级医疗机构实际工作中应用广泛。在医疗过程中,清洗、配液、治疗等多方面都需要用到医疗用水,这些医疗用水不仅要满足生活饮用水的最低要求,按照不同的诊疗需求达到相应的卫生质量要求和标准,如果达不到一定的标准要求,医疗用水污染将会对医疗安全带来极大隐患。

口腔治疗是我们每个人都将会面临的医疗活动,在进行口腔治疗时,患者共用治疗台,前后患者就诊的时间间隔很短,当口腔治疗用水细菌总数超标时,不仅会影响治疗效果,甚至可以导致院内感染的发生。同样,血液透析治疗中,透析用水质量安全对患者的安全及治疗效果都至关重要。近年来,在已开展的血液透析治疗工作中,无论国内还是国外,都曾因治疗用水发生污染引发了重大透析医疗事故,这些事故的原因基本是因为透析水质量不合格而导致,并给患者带来了一定的风险,轻者一般引起各种急、慢性透析反应,并可能产生不可恢复的并发症;重者导致患者不可逆事件发生,如死亡。由此可见,规范医疗机构医疗用水安全是不容忽视的。

国外学者在 1963 年对牙科医疗设备的用水做了微生物检测,结果发现牙椅供水系统中细菌污染严重超标,随后大家对口腔综合治疗台水路系统的污染展开了研究,有学者从口腔综合治疗台水路系统中分离出多种致病微生物。有关医院血液透析中心的透析用水存在不同程度的细菌微生物污染也有报道。

国家疾病预防控制中心自 2007 年启动全国医院消毒与医院感染控制科研监测项目,针对全国部分省份不同级别哨点医院各种医疗用水微生物污染情况进行连续监测,结果显示,口腔科手机喷水、口腔冲洗水、口腔科储水罐水等污染严重。汪峰等对 2013—2015 年许昌市医疗机构医疗水污染情况调查显示,各类医疗用水 504 份,总合格率仅为 74.60%,提示诊疗活动中医疗用水微生物感染风险较高。

## 二、医疗用水的消毒方法

消毒是医疗用水处理过程中的重要环节,既要杀灭病原微生物,又要防止消毒剂使用不当而危害健康、破坏生态环境、损伤物品、产生抗药性和发生生物变异。采取安全、高效的消毒方法是保证临床诊疗安全的根本前提。理想的医疗用水消毒剂应对人体无毒、无刺激性,并能迅速释放广谱杀菌的有效成分,且耐储存、便于运输,同时所采用的消毒操作技术也应简单便捷,易于普及。目前世界各国所普遍采用的消毒方法主要有氯化消毒(如液氯、氯胺类消毒剂、二氧化氯消毒剂等)、臭氧消毒、碘消毒等化学消毒技术,紫外线消毒、过滤除菌、电磁辐射消毒等物理消毒技术,还有生物活性炭过滤、反渗透技术、微电解消毒法等。

### (一) 化学消毒方法

1. 含氯消毒剂　氯用于水的消毒已有百年多历史,到目前为止含氯消毒剂在全球的饮用水消毒中占主导地位。用于水消毒的含氯消毒剂主要包括液氯、漂白粉、次氯酸钙、次氯酸钠溶液、二氯异氰尿酸钠、三氯异氰尿酸等。我国在 20 世纪 60 年代之前使用漂白粉消毒,之后使用液氯消毒。通常含氯消毒剂用于水消毒的作用有效浓度为 2.0~5.0mg/L,液氯消毒与水的接触时间 ≥30min,其他允许用于水消毒的含氯消毒剂消毒,接触时间 ≥120min,有报道说,饮用水氯消毒过程中产生的副产物之一 MX,能使 TA100 菌株直接诱变,且其致突变活性是饮用水致其突变性的 15%~57%;另外,已证明一些酚类化合物在水氯化过程中可以产生 MX。有研究表明,我国太湖水中有机组分中黄腐酸的含量,以及它的单位 MX 产率都很高,这些已引起人们极大的关注。

传统氯消毒虽具有高效、稳定和廉价的优势,在全世界饮用水消毒中占主导地位,但含氯消毒剂会与水中有机物反应产生消毒副产物(DBPs),已有研究证实 DBPs 与人体癌症的发生和出生缺陷相关;此外,含氯消毒剂对水中原虫的杀灭能力不强。因此,如何改进消毒工艺、提高饮用水水质、降低水中 DBPs 是饮用水行消毒关注的重点和难点。

自 1974 年 Rook 等发现饮用水中氯消毒会产生三氯甲烷、卤乙酸等消毒副产物(DBP)以来,许多国家开始采用氯胺代替液氯作为消毒剂来进行配水管网中的消毒,氯胺与游离氯相比杀菌效果弱,但它比游离氯稳定且产生的 DBPs 少,因此氯胺在饮用水消毒中占有重要地位,美国约 30% 的饮用水二次消毒采用氯胺。也有研究比较氯胺与游离氯对水中腺病毒、肠道病毒和诺如病毒消毒效果,结果显示,氯胺对病毒杀灭效果强于游离氯。

2. 二氧化氯　二氧化氯在发达国家已经广泛推广应用于水消毒领域,它的化学性质活泼,易溶于水,在 20℃下溶解度为 107.98g/L,是氯气的溶解度的 5 倍,氧化能力为氯气的 2 倍。二氧化氯消毒的作用机制在于:第一,其对细胞壁有较好的吸附性和渗透性,可有效地氧化细胞内含巯基的酶,从而阻止细菌的合成代谢,并使细菌死亡。第二,二氧化氯可与半胱氨酸、色氨酸和游离脂肪酸反应,快速控制蛋白质的合成,使膜的渗透性增高。第三,二氧化氯能改变病毒衣壳,导致病毒死亡。二氧化氯被世界卫生组织(WHO)确认是一种安全、高效、广谱的强力杀菌剂。其消毒效果强,分解迅速,不容易产生 DBPs,但二氧化氯会产生无机消毒副产物。美国约 8% 饮用水处理过程使用二氧化氯,作用的平均浓度为 1.18mg/L,作用时间 13.8min。我国用于水消毒的二氧化氯的平均浓度为 0.5~1.0mg/L,与水的接触时间≥30min。

3. 臭氧　臭氧作为气体消毒剂,其杀菌过程为通过强氧化作用使微生物细胞中的多种成分产生反应,从而产生不可逆转的变化而死亡。一般认为,臭氧灭活病毒是通过直接破坏其核糖核酸或脱氧核糖核酸完成的。而杀灭细菌、霉菌类微生物则是臭氧首先作用于细胞膜,使膜构成成分受损失,导致新陈代谢障碍并抑制其生长,臭氧继续渗透破坏膜内组织,使其死亡。湿度增加可提高杀灭率,是由于在湿度下细胞膜膨胀变薄,其组织容易被臭氧破坏。臭氧去除异味性能极好。它的强氧化性能使各种有臭味的无机物或有机物氧化,除掉其臭味。臭味的主要成分是胺类物质、硫化氢、甲硫醇、二甲硫化合物、二甲二硫化物等。它们与臭氧作用几分钟即可被臭氧氧化,除去臭味。臭氧消毒是饮水消毒最有望推广的方法之一。其强大的氧化能力不但可以杀灭水中的细菌、病毒、细菌芽孢,而且还可破坏大部分有机物,同时起到脱色、去臭作用。臭氧快速分解为氧的特性,是臭氧作消毒灭菌剂的独特优点,臭氧是利用空气中氧气产生,消毒氧化过程中,单原子氧在 30 分钟后又可自身结合成氧,无其他副产物残留,不存在二次污染的问题,具有高环保性,因此被公认为是绿色消毒剂。臭氧消毒效果比氯好,水温越低消毒效果越高。臭氧无论是气体还是水溶液,其稳定性较差、水溶性小,对水消毒后无法保持余留量,无持续消毒效果。美国、日本、法国、荷兰等国已将臭氧用作水厂饮水消毒,并将其用于医院污水的终端消毒。

臭氧作为饮水消毒剂不会生成氯化消毒副产物,但可能生成溴酸盐、醛类物质和过氧化物等具有潜在毒性的副产物。受臭氧在水中溶解度和稳定性的影响,臭氧单独使用效果有限,通常与其他方法联合应用,如与紫外线、过氧化氢等。

4. 金属离子　一些金属离子如银、铜等离子具有杀菌作用,在欧洲有用银离子进行饮用水消毒的例子。有研究证明银可以安全、有效地对水进行消毒,可代替含氯消毒剂使用,银离子不会和水中有机物反应形成 DBPs,但使用成本高。近年来,英、美学者致力于研究银离子与其他消毒剂对饮用水的协同消毒作用及解决饮用水的贮存保质问题,寻找能有效代替氯消毒水的新型高效消毒剂,并进一步研究了银离子等金属离子的杀菌机制。

由于银离子具有高强的杀菌效果、杀菌安全性及其突出的外观颜色,目前国内外商品化的无机抗菌剂多选用银作为抗菌成分,银系列抗菌材料主要有载银羟基磷灰石、磷酸锆钠银、载银沸石、硅硼酸钠银、二氧化钛、二氧化硅银铜等。这些载银抗菌材料对常见繁殖细菌均有较强的抑菌能力。银离子杀菌消毒低量高效,而释放技术又具有控制活性物质浓度、使活性物质得到缓慢释放等诸多优点。因此考虑将含银离子化学试剂与具有控制释放功能的高分子材料以一定方式相结合,制成含银离子的控缓、缓释消毒剂,用于饮水的消毒处理。

5. 碘　在氯、溴、碘三种卤素类消毒剂中,碘在饮水消毒上的应用仅次于氯。碘消毒剂主要分为元素碘、有机碘、碘伏和碘离子交换树脂。元素状态的碘可通过细胞壁,有效杀灭细菌、病毒、芽孢及水中的阿米巴包囊。日本研制了无机碘饮水消毒剂,在酸性条件时,从碘酸盐游离出碘,在碱性条件时从碘化物游离出碘,可长期保存。Taylor 用碘化物和季铵树脂结合成不溶物,当水流通过树脂柱时释放出碘而消毒。美国、俄罗斯等以乙氨酸类多碘化物、焦磷酸氢钠或酒石酸、滑石粉研制有机碘消毒片,国内也有相关的碘消毒片问世并应用于水消毒。

## （二）物理消毒方法

1. 紫外线消毒　紫外线按波长范围分为 A、B、C 三个波段和真空紫外线，A 波段为 320~400nm，B 波段为 275~320nm，C 波段为 200~275nm，真空紫外线为 100~200nm。水消毒用的是 C 波段紫外线。其消毒机制是应用紫外线照射微生物时能穿透细胞壁并与细胞质发生反应这一特点达到消毒的目的。紫外线用于水消毒，具有消毒快捷、彻底、不污染水质、运作简便、使用及维护的费用低等优点。据试验，高强度紫外线彻底灭菌只需要几秒钟，而臭氧与氯消毒则需 10~20min。一般大肠杆菌的平均去除率可达 98%，细菌总数的平均去除率为 96.6%。紫外线消毒不会造成任何二次污染，不残留任何有毒物质，不影响水的物理性质和化学成分。其缺点：一是紫外线处理水要求水体具备一定的透明度。水中的悬浮物、有机物和氨氮都会干扰紫外线的传播，进而影响消毒效果。这一点可通过水的预处理来解决。二是紫外线消毒不能解决消毒后在管网中再污染的问题，且还有光复活现象。因此，紫外线通常与其他消毒剂联合应用于水消毒。

2. 反渗透技术　反渗透（reverse osmosis，RO）是一种在 20 世纪 60 年代发展起来的新的水处理技术，目前比较先进、节能有效和应用比较广泛的为膜分离技术。反渗透原理是依靠反渗透膜在外界压力作用下使溶液中的溶剂与溶质进行分离，去除原水中的杂质和盐分以达到净水的目的。反渗透法是一种膜处理技术，其工作原理是利用只允许溶剂透过，不允许溶质透过的半透膜，将无机盐等杂质和水分隔开。在反渗透装置中反渗透膜前设 2 个滤器，第一个粗滤器可滤去 93% 的悬浮颗粒，然后通过孔径 5μm 的滤筒进入反渗透部分从而达到医疗用水的标准。反渗透技术可有效去除水源中的总固体、阳离子、阴离子，以及细菌、真菌等。反渗透技术在血液透析室的透析用水处理过程中已广泛应用。

## （三）其他消毒方法

1. 日光消毒法　日光消毒系统利用日光（紫外线）穿透透明的塑料容器达到消毒作用，作用原理包括紫外线辐射，对水中溶解氧的氧化反应和加热原理，其优点是简单方便、廉价实用，可以用于非集中供水的地区。为达到消毒效果，日光消毒适用于对小容量（10L 左右）和低浑浊度的水进行消毒。有研究证实应用日光消毒法对饮用水消毒可降低部分地区儿童腹泻发生率。有研究用光激发半导体产生杀灭微生物的活性氧，这种光催化作用可加强日光消毒饮用水的效果，将是一种廉价、简便的饮用水消毒方法。

2. 纳米技术　研究显示用银为载体的纳米材料对饮水消毒具有很好的效果。纳米过滤器可用于水的净化，它能够有效滤过阳离子、天然有机物、天然有机质、污染有机质等。

3. 热化学或热净化方法　热化学或热净化装置的工作原理是通过电解质阳极氧化作用在水中释放氯气进行消毒，在口腔治疗中，不仅需要对管路及水质进行消毒，同时还要保护患者不受化学消毒剂的副作用危害，热化学或热净化装置的好处就是没有化学消毒剂带来的副作用，同时又能起到杀菌的效果，但该方法技术要求高，设备本身价值贵，很难在基层医疗机构中广泛推行。

4. 微电解消毒法　微电解消毒即电化学法消毒，实质是电化学过程中产生的具有杀菌力的物质与直接电场综合作用的结果。电解法对细菌的杀灭速度小于紫外线，比液氯和二氧化氯消毒剂快,与臭氧相近。经微电解处理后的水具有持续消毒能力,因电解处理后水中存在一定余氯量。微电解易于降解水中的有机物,所生成的三氯甲烷的量比加氯消毒生成的量要低。即使含三氯甲烷的前体物质较多的水,经过微电解的处理后水中三氯甲烷的含量仍低于国家标准所规定的数值。微电解消毒运行管理简单安全、可靠,但达到灭菌效果时,能耗较高。人们对微电解消毒的机制、影响因素、设备的研究还有待探索。

5. 超声波消毒　超声波可像消毒剂一样灭活微生物,但应用成本高。

## 三、医疗用水卫生要求

### (一)血液透析治疗用水卫生要求

1. 透析用水卫生要求　二级反渗水电导率≤10μS/cm(25℃),细菌菌落总数≤100CFU/ml,细菌菌落总数≥50CFU/ml 为预警水平;内毒素<0.25EU/ml,内毒素≥0.125EU/ml 为预警水平;不得检出铜绿假单胞菌、沙门菌和大肠菌群,化学污染物指标应符合 YY 0572—2015 的规定;总氯量≤0.1mg/L;消毒剂残留指标应符合《血液净化标准操作规程(2021 年版)》中的规定。

2. 透析液卫生要求　细菌数≤100CFU/ml,细菌数≥50CFU/ml 为预警水平;内毒素≤0.5EU/ml。内毒素≥0.25EU/ml 为预警水平;不得检出铜绿假单胞菌、沙门菌和大肠菌群。

3. 酸性浓缩液(A 液)和碳酸氢盐浓缩物(B 液)配制和使用时应遵循以下原则:酸性浓缩液需要配制时,使用时限不得超过 72h;碳酸氢盐浓缩物需要配制时,使用时限不得超过 24h;配制酸性浓缩液或碳酸氢盐浓缩物的搅拌容器和其盛装透析液的容器(桶)应每天用透析用水进行冲洗,各类容器使用 72h 后应进行消毒,消毒后应及时用透析用水冲洗干净,其消毒剂残留标准达到《血液净化标准操作规程(2021 年版)》规定的要求,并做好消毒及残留记录。

### (二)口腔科用水卫生要求

1. 牙科综合治疗台用水的水源应符合 GB 5749—2022 要求,应使用软化水,用水细菌菌落总数≤100CFU/ml,不得检出铜绿假单胞菌、沙门菌和大肠菌群。

2. 口腔科操作使用的牙科手机冷却用水或冲洗用水应选择无菌水;免疫缺陷患者接受口腔诊疗时宜选择无菌水(口腔科室分类较多,如口腔外科、种植中心、牙体牙髓科、修复科等,故不宜具体列出)。

3. 安装在综合治疗台上独立储水瓶(罐)的储水应选用纯净水或蒸馏水,使用时间不应超过 24h。每周应对独立储水罐进行清洁消毒。遇有独立储水罐内水发生混浊、异味或其他污染时应停止使用,即刻进行清洁消毒。

4. 直接由自来水供水的牙科综合治疗台,水入口处应安装粗过滤器和微过滤器;通过软化水系统或独立储水罐供水的牙科综合治疗台水入口处应安装微过滤器。牙科综合治疗台水入口安装的粗过滤器和微过滤器应遵循厂家使用说明定期清洗和更换。

5. 牙科器械清洗用水,应采用流动上下水清洗,清洗水应符合 GB 5749—2022 要求,手机器械清洗设备用水和漂洗用水宜选用去离子水、软水或蒸馏水。

### （三）湿化水卫生要求

湿化水应为无菌水或凉开水；在使用期间细菌菌落总数应 100CFU/ml；不得检出铜绿假单胞菌、沙门菌和大肠菌群；使用中的湿化水及湿化瓶（储水罐）应每日更换，湿化水应无味、无色、无浑浊。储水瓶（槽）使用后应浸泡消毒，冲洗干燥后封闭保存。

### （四）诊疗内镜器械冲（清）洗用水卫生要求

消毒内镜器械冲（清）洗用水应符合 GB 5749—2022 的要求，细菌菌落总数 ≤ 100CFU/ml；终末漂洗水应选用纯化水，细菌菌落总数 ≤ 10CFU/100ml，电导率 ≤ 15μS/cm（25℃），生产纯化水所使用滤膜口径 ≤ 0.2μm，不得检出铜绿假单胞菌、沙门菌和大肠菌群；硬式内镜器械如采用化学消毒剂灭菌的，灭菌后应使用无菌水冲洗。

### （五）外科洗手和卫生洗手用水卫生要求

外科洗手和卫生洗手用水应符合 GB 5749—2022 的要求，水中细菌菌落总数 ≤ 100CFU/ml，不得检出铜绿假单胞菌、沙门菌和大肠菌群。

### （六）消毒供应中心的器械（具）清洗及灭菌用水

消毒供应中心的器械（具）冲洗、洗涤、漂洗应使用软化水，湿热消毒及终末漂洗用水应使用电导率 ≤ 15μS/cm（25℃）的纯化水；压力蒸汽灭菌器蒸汽用水应选用软化水、纯化水或蒸馏水。

### （七）消毒剂配制用水卫生要求

消毒剂配制用水应符合 GB 15982—2012 中配制用水的要求，不得检出铜绿假单胞菌、沙门菌和大肠菌群。如配制灭菌剂时应使用无菌水配制，盛装容器应灭菌后使用；须达到高水平消毒或灭菌的医疗器械，消毒灭菌后应用无菌水冲洗，去除残留消毒剂。

## 四、医疗用水消毒的难点

### （一）生物膜问题

生物膜是科技进步给消毒灭菌行业带来的最新一系列挑战之一，它紧密黏附于供水管路的表面并且难以去除的物质，是细菌团块与细胞外基质的复合体。在消毒剂存在的极端贫营养环境中，供水管道管壁生物膜依然能够形成和发展。生物膜不但会加速管道腐蚀，引起黑水和产生异味，还会因水力剪切力和管壁老化脱落等原因进入主体水中，造成水体二次污染。集中供水的水管内普遍存在生物膜或颗粒物上能够形成生物膜的微生物比浮游微生物对消毒剂的抗性更强。研究结果显示，使用有效氯浓度为 10mg/L 的消毒剂作用 6d，可使芽孢下降 2 个对数值，但仍有约 $4 \times 10^3$ CFU/cm$^2$ 菌量可检测到，继续增加有效氯浓度也不能提高消毒效果。

## (二）原虫问题

阿米巴原虫常见于自然水和饮用水管路中，一些病原体，如土拉弗朗西斯菌、伯克氏菌、鼠疫耶尔森菌和炭疽杆菌芽孢能够与阿米巴原虫共生，当鼻疽伯克氏菌与棘阿米巴原虫共存时，鼻疽伯克氏菌对游离氯的抗性增加 1 000~10 000 倍，而且在接触游离氯期间，鼻疽伯克氏菌仍能在虫体内复制。此外，阿米巴原虫对腺病毒也有保护作用。2016 年意大利一项研究显示，当阿米巴原虫与人类腺病毒 5 型共同培养时，用 5mg/L 的次氯酸钠作用后，仍能在虫体胞浆中找到病毒。

隐孢子虫和蓝氏贾第鞭毛虫（简称为两虫）是饮用水中常见的、导致人体腹泻的水中原生动物，我国饮用水标准中明确规定了两虫的指标。常用的含氯消毒剂不能有效杀灭两虫，先过滤再用含氯消效果会更好。紫外线是常用的、可有效杀灭两虫的方法，紫外线合并氯消毒对隐孢子虫的杀灭效果强于单独氯消毒。光催化技术是新兴的消毒技术，研究显示其配合氯消毒或紫外线辐照可提高消毒效果，有效杀灭两虫。

## (三）病毒问题

WHO 提出的对人类健康有中度到高度影响的介水传播病毒有腺病毒、星状病毒、甲型肝炎病毒、丙型肝炎病毒、轮状病毒、诺如病毒、柯萨奇病毒和脊髓灰质炎病毒。病毒体积微小，很难通过滤过作用去除，需要靠化学消毒剂去除，如含氯消毒剂、氯胺、紫外线、臭氧和二氧化氯等。在使用含氯消毒剂，如次氯酸钠和二氧化氯等化学消毒剂杀灭病毒时，还须考虑水中原虫对病毒的保护作用和不同消毒剂对病毒有效剂量的问题。

## (四）难降解的有机物污染问题

冶金、化工、造纸与制药等行业所排放的难降解的有机物污染多含有多环芳烃、有机氯化物、氯代酚类物质及一些高分子物质，导致废水毒性大、难以被微生物降解、处理难度大等一系列问题。

（肖佳庆　李　俐）

# 第八节　常用医疗器械灭菌技术与选择

灭菌是指能杀灭一切微生物（包括细菌芽孢），并达到灭菌要求的措施。WS/T 367—2012《医疗机构消毒技术规范》规定下列物品要达到灭菌水平："进入人体无菌组织、器官，脉管系统，或有无菌体液从中流过的物品或接触破损皮肤、破损黏膜的物品"。因为这些物品一旦被微生物污染，具有极高感染风险。目前进行医疗器械灭菌的常用方法有热力灭菌法、低温灭菌法、化学浸泡法。本节就热力灭菌中的压力蒸汽灭菌、干热灭菌；低温灭菌中过氧化氢低温等离子体灭菌、环氧乙烷灭菌、低温蒸汽甲醛灭菌以及化学浸泡法进行介绍。

# 一、热力灭菌法

## （一）压力蒸汽灭菌

1. 杀灭微生物机制　压力蒸汽灭菌属于湿热灭菌，可使蛋白质凝固变性及酶的活性丧失，导致微生物死亡。压力蒸汽灭菌能够杀灭包括细菌芽孢在内的所有微生物，对嗜热脂肪杆菌芽孢，121℃作用8分钟可完全杀灭，134℃只需要作用1分钟即可杀灭。

2. 适用范围　适用于耐高温、耐高湿的医用器械和物品的灭菌。

3. 压力蒸汽灭菌器的种类　根据体积分类，容积大于60L的压力蒸汽灭菌器可以容纳一个或者多个灭菌单元（sterilization unit）（灭菌器内尺寸为300mm×300mm×600mm抽象的矩形平行六面体的可用空间）。压力蒸汽灭菌器可用于敷料织物、手术器械、医用液体等灭菌，也可供药厂、生物制品和生物医学研究机构灭菌用。

容积不超过60L的压力蒸汽灭菌器称为小型压力蒸汽灭菌器，不能容纳一个灭菌单元。小型压力蒸汽灭菌器的占用面积小，可置于各科室消毒间，多应用于口腔科、眼科、手术室、激光美容科、微生物实验室等，也应用于与血液、体液相接触的材料和器械的灭菌。

按照蒸汽的排出方式，可以分为下排气式压力蒸汽灭菌器、预真空式灭菌器、正压脉动排气式压力蒸汽灭菌器。

（1）下排气式压力蒸汽灭菌器：利用重力置换的原理，使热蒸汽在灭菌器中从上而下，将冷空气由下排气孔排出，排出的冷空气由饱和蒸汽取代，利用蒸汽释放的潜热使物品达到灭菌。适用于耐高温高湿物品的灭菌，首选用于微生物培养物、液体、药品、感染性废物和无孔物品的处理，不能用于油类和粉剂的灭菌。

（2）预真空式压力蒸汽灭菌器：利用机械抽真空的原理，使灭菌器内形成负压，蒸汽迅速穿透到物品内部，利用蒸汽释放的潜热使物品达到灭菌。该类型灭菌器适用于管腔物品、多孔物品等耐高温高湿物品的灭菌，不能用于液体、油类和粉剂的灭菌。

（3）正压脉动排气式压力蒸汽灭菌器：利用脉动蒸汽冲压置换的原理，在大气压以上，用饱和蒸汽反复交替冲压，通过压力差将冷空气排出，利用蒸汽释放的潜热使物品达到灭菌，适用于不含管腔的固体物品及特定管腔、多孔物品的灭菌。用于特定管腔、多孔物品灭菌时，须进行等同物品灭菌效果的验证；不能用于棉布织物、医疗废物、液体、油类和粉剂的灭菌。

4. 压力蒸汽灭菌的影响因素

（1）冷空气排出程度对灭菌效果的影响：灭菌器柜室内和灭菌物品包内的冷空气若未排彻底，柜内温度会低于设定的温度，灭菌物品包内冷空气的存在还会影响蒸汽的穿透，从而导致灭菌失败。

（2）灭菌物品包大小对灭菌效果的影响：被灭菌物品包的大小对灭菌效果有一定影响，包过大，蒸汽不易穿透到达包的中央，可导致灭菌失败，包的大小以50cm×30cm×30cm为宜。

（3）灭菌物品包的放置方法和放入量对灭菌效果的影响：灭菌物品包过紧、过满不利于蒸汽的流通和穿透。放入量过少，柜内空间的空气比包内空气的抽出快得多，柜室内的气压较快下降,使控制系统转入填充蒸汽程序,此时灭菌物品包内冷空气并未完全抽出,从而影响灭菌效果,这就是常说的小装量效应。

(4)有机物对灭菌效果的影响:被灭菌物品受有机物污染时,应先清洗去除有机物,然后再进行灭菌处理。

5. 日常监测方法

(1)物理监测:压力蒸汽灭菌的物理监测需要记录每个灭菌周期的温度、压力和时间等灭菌参数。对灭菌温度实测值的要求是不低于设定值,且不高于设定值(3℃);灭菌时间实测值不低于设定值,且不超过设定值的10%。应每年用温度压力检测仪监测温度、压力和时间等参数,检测仪探头放置于最难灭菌部位。物理监测不合格的灭菌物品不得发放,并应分析原因进行改进,直至监测结果符合要求。

(2)化学监测:医疗机构在灭菌物品时,应进行化学监测。待灭菌物品表面应有包外化学指示物,包内化学指示物放置在常用的、有代表性的灭菌包内,放入灭菌器最难灭菌位置。采用快速程序灭菌时,也应进行化学监测。直接将包内化学指示物置于待灭菌物品旁边进行化学监测。根据化学指示物颜色或形态等变化,判定是否达到合格要求。包外化学监测不合格的灭菌物品不得发放,包内化学监测不合格的灭菌物品不得使用。化学监测失败时应分析原因进行改进,直至监测结果符合要求。

(3)生物监测:生物监测要求将生物指示物放入最难灭菌的物品包中央,物品包放入灭菌器最难灭菌位置,经1个灭菌周期后,取出生物指示物,培养后观察其颜色变化。紧急情况灭菌植入物时,使用含第5类化学指示物的生物PCD进行监测,化学指示物合格可提前放行,生物监测的结果应及时通报使用部门。小型压力蒸汽灭菌器因一般无标准生物监测包,应选择灭菌器常用的、有代表性的灭菌物品制作生物测试包或生物PCD,置于灭菌器最难灭菌的部位,且灭菌器应处于满载状态。采用快速程序灭菌时,应直接将一支生物指示物,置于空载的灭菌器内,经一个灭菌周期后取出,规定条件下培养,观察结果。

实验组和阳性对照组颜色变化均符合产品说明书规定,则本次灭菌合格;反之则本次灭菌不合格。生物监测不合格时,应尽快召回上次生物监测合格以来所有尚未使用的灭菌物品,重新处理;并应分析不合格的原因,改进后,生物监测连续三次合格后方可使用。

(4)B-D试验:B-D试验是反映冷空气排除效果的监测手段。预真空(包括脉动真空)压力蒸汽灭菌器应每日开始灭菌运行前空载进行B-D试验。在空载条件下,将B-D试验的测试物放于灭菌器内底层,靠近排气口的位置,柜内除测试物外无任何物品,经过B-D试验循环后,取出B-D试验的测试纸观察颜色变化。B-D试验的测试纸变色完全均匀一致,则为合格;B-D试验的测试纸变色不均匀,则为不合格,应检查B-D试验失败的原因,直至B-D试验通过后,该灭菌器方能再次使用。

6. 注意事项

(1)预真空和脉动真空压力蒸汽灭菌器每日进行一次B-D试验,检测柜室内的空气排除效果。

(2)使用特定的灭菌程序灭菌时,应使用相应的指示物进行监测。

(3)按照灭菌装载物品的种类,可选择具有代表性的PCD进行灭菌效果的监测。

(4)灭菌外来医疗器械、植入物、硬质容器、超大超重包,应遵循厂家提供的灭菌参数,首次灭菌时对灭菌参数和有效性进行测试,并进行湿包检查。

## （二）干热灭菌器

1. 杀灭微生物机制　干热灭菌器是通过电加热消毒,其作用原理是在柜内安装远红外线加热管,通过 30~1 000μm 的射线产生热能,此热能不需要介质传导,可直接产生,故升温速度快,一般可达到 300℃,通过选装件可达到 500℃。干热灭菌时空气中无水分,故其杀菌机制与湿热不同,主要靠高温氧化作用,导致细菌细胞缺水、干燥,代谢酶失活,内源性分解代谢停止。干热高温也可使蛋白质变性,微生物原浆质浓缩,导致微生物死亡。

2. 适用范围　干热灭菌器的优点是穿透力强,对金属和锐器的腐蚀性没有蒸汽那样强,对玻璃器皿没有腐蚀性。干热灭菌器适用于耐高温物品的消毒和灭菌,例如玻璃、陶瓷、搪瓷、金属类制品及油脂、粉末等医疗用品的消毒和灭菌。

3. 杀灭微生物能力　不同微生物对干热的耐受情况有所不同,160℃时细菌芽孢杀灭所需时间为 60min,而 180℃时仅需要 10min。

4. 杀灭微生物效果影响因素　微生物本身含水量不同时,杀灭所需要的温度和时间有所不同。

5. 干热灭菌的监测

(1)物理监测法:每灭菌批次应进行物理监测。监测方法包括记录温度与持续时间。温度在设定时间内均达到预设温度,则物理监测合格。

(2)化学监测法:每一灭菌包外应使用包外化学指示物,每一灭菌包内应使用包内化学指示物,并置于最难灭菌的部位。对于未打包的物品,应使用一个或者多个包内化学指示物,放在待灭菌物品附近进行监测。经过一个灭菌周期后取出,据其颜色或形态的改变判断是否达到灭菌要求。

(3)生物监测法:应每周监测一次,干热灭菌的指示物为枯草杆菌黑色变种芽孢。

(4)新安装、移位和大修后的监测:应进行物理监测法、化学监测法和生物监测法监测(重复三次),监测合格后,灭菌器方可使用。

6. 注意事项

(1)待灭菌的物品灭菌前应洗净,以防附着在表面的污物炭化。

(2)玻璃器皿干烤前应洗净并完全干燥,灭菌时勿与烤箱底、壁直接接触。灭菌后温度降至 40℃以下再开箱,以防炸裂。

(3)物品包装不宜过大,安放的物品不能超过烤箱箱体内高度的 2/3,物品间应留有空隙,粉剂和油脂的厚度不得超过 1.3cm。

(4)纸包和布包的消毒物品不要与箱壁接触,温度一般不超过 160℃,特殊情况可以达到170℃,否则会引起燃烧、变黑或炭化。

(5)使用过程中,如发现有电源线损坏、漏电等现象,应马上停止使用,请专业人员修理。

# 二、低温灭菌

## （一）过氧化氢气体等离子体低温灭菌

1. 杀灭微生物作用　过氧化氢气体自身具有较强的氧化杀菌的能力,配合过氧化氢等离子体中的活性离子以及紫外线具有很高的动能,极大地提高了与微生物蛋白质和核酸物质的作用效能,可在极短的时间内使包括细菌芽孢在内的所有微生物死亡。过氧化氢气体等离子体低温灭菌过程是过氧化氢气体化学杀灭起主要作用,过氧化氢气体等离子体物理杀灭起辅助作用,后者更主要的是分解过氧化氢,去除残留的作用。

2. 适用范围　过氧化氢气体等离子体低温灭菌器适用于不耐湿、不耐高温的医疗器械、器具和物品,如电外科器械等接台手术诊疗器械的灭菌。其不适用于不完全干燥的物品,吸收液体的物品或材料,由含纤维素的材料制成的物品或其他任何含有木质纸浆的物品,一头闭塞的管腔,液体或粉末,一次性使用物品,植入物,不能承受真空的器械,标示为仅使用压力蒸汽灭菌法的器械,器械中具有难以清洁的内部部件。

3. 杀灭微生物影响因素　有机物、温度、水分、无机盐、材质等均会对过氧化氢气体等离子体灭菌效果有影响。

(1)有机物的影响:过氧化氢低温等离子体灭菌受有机物影响较大。这主要是由于过氧化氢气体只能通过管腔开口进入器械管腔内,过氧化氢与有机物作用后消耗了一定量的过氧化氢,作用后的分解产物水和氧气也占据了管腔内的空间,阻碍了未反应的过氧化氢气体的进入,使过氧化氢气体浓度达不到灭菌的要求,导致灭菌的失败。

(2)温度和压力的影响:过氧化氢汽化需要温度和压力及两者的匹配关系,使过氧化氢达到沸点,汽化后产生过氧化氢气体温度为 50℃,压力为 1 320Pa 时温度为 60℃、压力为 2 333Pa 时,过氧化氢可达到沸点。温度降低时,压力也要相应地降低才能使过氧化氢达到沸点汽化,否则只降低温度时,过氧化氢仍处于液体状态,而液体状态下,过氧化氢不能均匀地扩散在柜室内,从而导致灭菌失败。

(3)不同材质对灭菌效果的影响:过氧化氢的理化性质比较活泼,可与铁、铜、铬、铅、银、锰等金属及其盐类发生反应。灭菌不锈钢材质的器械时,过氧化氢会与不锈钢中的铁反应,分解部分过氧化氢,从而影响灭菌效果。所以一般来讲,过氧化氢气体等离子体低温灭菌器可以对 1mm 内径,长度为 2m 的聚四氟乙烯管腔类器材进行灭菌处理,而只能对 0.5m 长同样内径的不锈钢管腔类器材进行灭菌处理。

(4)水及溶解在水中的盐类对灭菌效果亦有影响,主要是由于水可以堵塞管腔,水中的盐类可以在水分蒸发后附着在物体表面,影响过氧化氢气体的穿透效果,导致灭菌失败。

4. 灭菌效果监测

(1)物理监测法:每次灭菌应连续监测并记录每个灭菌周期的临界参数如舱内压、温度、过氧化氢的浓度、电源输入和灭菌时间等灭菌参数。灭菌参数符合灭菌器的使用说明或操作手册的要求。

(2)化学监测法:每个灭菌物品包外应使用包外化学指示物,作为灭菌过程的标志;每包内最难灭菌位置放置包内化学指示物,通过观察其颜色变化,判定其是否达到灭菌合格要求。

(3)生物监测法:应每天至少进行一次灭菌循环的生物监测,指示菌为嗜热脂肪杆菌芽孢。

(4)由于该项灭菌技术的穿透性相对较差,物品装载时应按说明书要求的装载量,并采取单层摆放的方法,物品之间不应太紧密,上层物品与柜室顶部应有一定的空间。

5. 注意事项

(1)技术因素、人员因素和检查等问题都会影响灭菌效果。清洗干燥情况、包装材料、装载方式、过氧化氢浓度、作用的温度等都会影响灭菌效果。

(2)需要专用灭菌包装材料,如硅树脂器械盒或灭菌包装袋。使用其他包装不能保证过氧化氢气体及其等离子体的穿透效果,从而影响灭菌效果。

(3)待灭菌物品的干燥情况对灭菌过程和效果有影响,特别是管腔类器械中的水分未吹干,过氧化氢气体不能充分进入到管腔内部,会导致灭菌失败。

(4)过氧化氢等离子体对管腔器械的灭菌尤其受管腔的长度、孔径以及两端是否通透的影响。因此,针对这种情况,PCD的应用显得非常重要,因为PCD是对一个灭菌过程具有特定抗力且用来评价这个灭菌过程效果的装置。灭菌对象主要为管腔器械的过氧化氢等离子体灭菌,PCD的应用会使灭菌质量更有保障。

(5)过氧化氢为强氧化剂,其自身不燃,但能与可燃物反应放出大量热量和气体而引起着火爆炸。它与许多有机物如糖、淀粉、醇类物质、石油产品等形成爆炸性混合物,在撞击、受热或电火花作用下能发生爆炸。过氧化氢与许多无机化合物或杂质接触后会迅速分解而导致爆炸,放出大量的热量、氧和水蒸气。浓度超过74%的过氧化氢在具有适当的点火源或温度的密闭容器中,会发生爆炸。过氧化氢长时间接触金属物品会有一定的腐蚀作用。

### (二)环氧乙烷气体灭菌

1. 杀灭微生物作用　环氧乙烷能与微生物的蛋白质、脱氧核糖核酸和核糖核酸发生非特异性烷基化作用,能抑制一些微生物酶的活性,是一种广谱灭菌剂。环氧乙烷能够杀灭包括细菌繁殖体、芽孢、病毒和真菌孢子在内的所有微生物,也可破坏肉毒毒素。

2. 适用范围　环氧乙烷在临床上有着广泛的用途,常用于环氧乙烷灭菌的设备仪器如下。

(1)内镜的灭菌,可用于硬式和软式内镜:关节镜、气管镜、膀胱镜、胃镜、肠镜、纵隔镜、检眼镜、耳镜、咽镜、直肠镜、前列腺切除器、胸腔镜、尿道镜。

(2)医疗设备和仪器的灭菌:可用于麻醉设备、人工肾、透热设备、电线、心肺机、治疗设备、血液透析机,以及电钻、电刀笔、牙钻、显微手术器械、神经刺激器、压力计、外科手术器械、骨钻、针头、人工关节。

(3)橡胶和塑料制品的灭菌:导管、扩张器、引流管、气管内插管设备、外科手套、被单、扩阴器、起搏器、人工心脏瓣膜、喷雾器、培养皿、注射器。

(4)其他:书、玩具、探条、温度计、缝线。

3. 杀灭微生物的影响因素

(1)时间:气体灭菌不是一个快速过程,灭菌时间必须能足够杀灭微生物,其时间长短受灭菌物品的洁净程度、微生物的湿润和含水量、所用包装材料的种类和密度、包裹的大小和灭菌负荷的装载情况、环氧乙烷气体的浓度、灭菌时的温度、环氧乙烷气体类型(是否混合了惰性气体)等因素影响。灭菌包内所载物品因其制造材质和包装材料不同,灭菌时间有所不同,灭菌时间必须确保负荷内最难灭菌之物品达到灭菌效果。在同样条件下,装载方式和装载量不同也会影响灭菌的时间。灭菌锅温度及环氧乙烷浓度也会影响灭菌循环时间;温度或环氧乙烷浓度越高,所需的灭菌时间越短;温度低,则需较长的灭菌时间或较高的环氧乙烷浓度。环氧乙烷气体类型不同,灭菌时间也不同,100%纯环氧乙烷气体比环氧乙烷混合气体灭菌时间要短。一般医院使用的灭菌器灭菌时间为1~5小时不等,其时间的长短须根据灭菌器生产商的产品说明书。

(2)温度:环氧乙烷灭菌时,温度会影响微生物杀灭的速率。据测算,温度每升高10℃,芽孢杀灭率提高一倍,温度可增加环氧乙烷的穿透力。在灭菌阶段,温度下降可能会导致灭菌失败;环氧乙烷灭菌常设置两个温度(如37℃和55℃)供不同需要选择。

(3)环氧乙烷的浓度:环氧乙烷气体的浓度通常以mg/L表示,医院灭菌器常用的浓度为450~750mg/L,在一定的温度和相对湿度水平下,环氧乙烷浓度升高,微生物杀灭率也显著增加,灭菌时间也随着环氧乙烷浓度升高而相应缩短。但环氧乙烷浓度超过500mg/L,并没有显著提高微生物的杀灭率。实际灭菌时,因考虑环氧乙烷的损失包括环氧乙烷的水解、吸附等,选择的浓度应比相对浓度最高点要高。

(4)相对湿度:灭菌物品的含水量、微生物本身的干燥环境和灭菌环境的相对湿度对环氧乙烷灭菌作用是至关重要的。其原因主要是在碱基化反应过程中水是必需的反应剂,水与环氧乙烷反应以打开其环氧基团促使其与微生物作用。

温度、时间、浓度和湿度是影响环氧乙烷灭菌效果的关键参数,但不像压力蒸汽和干热灭菌存在理想的参数值以达到灭菌的效果,因此很难规定确切的灭菌参数。生物指示剂是唯一综合反映环氧乙烷灭菌效果的方法。

(5)环氧乙烷灭菌包装材料要求:用于环氧乙烷灭菌的包装材料至少须具备以下特点:一是必须允许环氧乙烷灭菌剂穿入;二是能耐受一定的湿度;三是能较容易地去除环氧乙烷残留。

4. 环氧乙烷的残留 环氧乙烷残留主要是指环氧乙烷灭菌后留在物品和包装材料内的环氧乙烷和它的两个副产品——2-氯乙醇和乙二醇。接触过量环氧乙烷残留(尤其是移植物)可引起患者灼伤、溶血、细胞破坏等。

5. 灭菌效果监测

(1)化学监测法:每个灭菌物品包外应使用包外化学指示物,作为灭菌过程的标志;每包内最难灭菌位置放置包内化学指示物,通过观察其颜色变化,判定其是否达到灭菌合格要求。

(2)生物指示物监测法

1)生物指示物用枯草杆菌黑色变种芽孢。

2)每灭菌批次均应进行生物监测。

6. 注意事项

(1)环氧乙烷钢瓶应存放于无火源、无日晒、通风好、温度低于40℃的地方。

(2)环氧乙烷是一种易燃易爆的化学品,当空气中浓度超过3%时,会发生爆炸,应经常检查环氧乙烷泄漏情况。可用含10%酚酞的饱和硫代硫酸钠溶液浸湿滤纸,贴于疑漏气处,如滤纸变红,即证明有环氧乙烷泄漏,应立即进行处理。

(3)环氧乙烷通水后形成有毒的乙二醇,故不可用于食品的消毒灭菌。

### (三)低温甲醛蒸汽灭菌

低温甲醛蒸汽灭菌是在负压状态下,使甲醛汽化,提高甲醛的穿透能力,更好地发挥杀灭微生物的效能,克服了甲醛熏蒸存在的杀菌时间长、杀菌效果差、穿透性差、使用范围窄、残留气味大、有毒性等缺点,可用于热敏器材、喉镜、塑料制品(如线筒、导管、透热缆线)等的灭菌。

1. 适用范围　适用于不耐湿、不耐热的诊疗器械、器具和物品的灭菌,如电子仪器、光学仪器、管腔器械、金属器械、玻璃器皿、合成材料物品等。

2. 灭菌方法

(1)低温甲醛蒸汽灭菌程序应包括:预热,预真空、排气,蒸汽注入、湿化、升温,反复甲醛蒸发、注入,甲醛穿透,灭菌(在预设的压力、温度下持续一定时间),反复蒸汽冲洗灭菌腔内甲醛,反复空气冲洗、干燥,冷却,恢复灭菌舱内正常压力。

(2)根据低温甲醛蒸汽灭菌器的要求,采用2%复方甲醛溶液或甲醛溶液(35%~40%甲醛溶液)进行灭菌,每个循环的2%复方甲醛溶液或甲醛溶液(35%~40%甲醛溶液)用量根据装载量不同而异。灭菌参数:温度为78~90℃,灭菌时间为90~120min。

3. 灭菌效果监测

(1)物理监测法:每灭菌批次应进行物理监测。详细记录灭菌过程的参数,包括灭菌温度、湿度、压力与时间。灭菌参数符合灭菌器的使用说明或操作手册的要求。

(2)化学监测法:每个灭菌物品包外应使用包外化学指示物,作为灭菌过程的标志;每包内最难灭菌的位置放置包内化学指示物,通过观察其颜色变化,判定其是否达到灭菌合格要求。

(3)生物监测法:应每周监测一次,监测方法应符合国家的有关规定。

4. 注意事项

(1)应采用取得原卫生部消毒产品卫生许可批件的低温甲醛蒸汽灭菌器,并使用专用灭菌溶液进行灭菌,不应采用自然挥发或熏蒸的灭菌方法。

(2)低温甲醛蒸汽灭菌器的操作者应培训上岗,并具有相应的职业防护知识和技能。

(3)低温甲醛蒸汽灭菌器的安装及使用应遵循生产厂家使用说明书或指导手册,必要时应设置专用的排气系统。

(4)运行时的周围环境甲醛浓度应<0.5mg/m³,灭菌物品上的甲醛残留均值≤4.5μg/cm²。在灭菌器内经过甲醛残留处理的灭菌物品,取出后可直接使用。

(5)灭菌包装材料应使用与压力蒸汽灭菌法相同或专用的纸塑包装、无纺布、硬质容器,不应使用可吸附甲醛或甲醛不易穿透的材料,如布类、普通纸类、聚乙烯膜、玻璃纸等。

(6)装载时,灭菌物品应摊开放置,中间留有一定的缝隙,物品表面应尽量暴露。使用纸塑包装材料时,包装应竖立,纸面对塑面依序排放。

(7)消毒后应去除残留的甲醛气体,采用抽气通风或用氨水中和法。

## 三、化学灭菌剂浸泡

常见的化学灭菌剂浸泡灭菌医疗器械的主要是戊二醛。

### (一)适用范围

戊二醛浸泡适用于不耐热诊疗器械、器具与物品的灭菌,不得用于注射针头、手术缝合线及棉线类物品的消毒或灭菌,不得用于室内物体表面的擦拭或喷雾消毒、室内空气、手、皮肤黏膜消毒。

## （二）使用方法

将洗净、干燥的诊疗器械、器具与物品放入 2.0%~2.5% 的碱性戊二醛溶液中完全浸没，并应去除器械表面的气泡，容器加盖，温度为 20~25℃，灭菌作用 10h。将物品使用无菌方式取出后，用无菌水反复冲洗干净，再用无菌纱布等擦干后使用。戊二醛浸泡也可用于内镜的灭菌。

## （三）注意事项

（1）诊疗器械、器具与物品在灭菌前应彻底清洗、干燥。新启用的诊疗器械、器具与物品先除去油污及保护膜，再用清洁剂清洗去除油脂，干燥后及时灭菌。

（2）戊二醛对人有毒性，应在通风良好的环境中使用。对皮肤和黏膜有刺激性，使用时应注意个人防护。不慎接触，应立即用清水连续冲洗干净，必要时就医。

（3）用于浸泡灭菌的容器，应洁净、密闭，使用前应先经灭菌处理。

（4）应确保使用中戊二醛浓度符合产品使用说明的要求，灭菌连续使用期间戊二醛含量应 ≥ 1.8%。

（5）戊二醛应密封，避光，置于阴凉、干燥、通风的环境中保存。

（王佳奇）

# 第九节　医院传染病疫点消毒

按照《中华人民共和国传染病防治法》《疫源地消毒总则》等要求，医疗机构对本单位内被传染病病原体污染的场所、物品以及医疗废物，应当依照法律法规及技术规范要求实施消毒和无害化处置。

消毒分为随时消毒和终末消毒，随时消毒的目的是及时杀灭或去除传染源所排出的病原微生物，根据现场情况随时进行消毒。终末消毒是指传染源离开疫点或终止传染状态后，对疫点进行的一次彻底消毒。

消毒时应根据病原体传播途径确定消毒范围和物品。根据病原体种类不同、消毒处理对象不同选择恰当的消毒剂和合适的消毒剂量、方法。

消毒、灭菌方法选择原则如下。

1. 根据物品污染后导致的感染风险高低选择相应消毒或灭菌方法　高度危险性物品，应采用灭菌方法处理；中度危险性物品，应采用达到中水平消毒效果以上的消毒方法；低度危险性物品，宜采用低水平消毒方法，或做清洁处理；遇有病原微生物污染时，宜针对所污染的病原微生物种类选择有效的消毒方法。

2. 根据物品上污染微生物种类、数量选择消毒或灭菌方法　对受到致病菌芽孢、真菌孢子、分枝杆菌和经血传播病原体（乙型肝炎病毒、丙型肝炎病毒、人类免疫缺陷病毒等）污染的物品,应采用高水平消毒或灭菌;对受到真菌、亲水病毒、螺旋体、支原体、衣原体等病原微生物污染的物品,应采用达到中水平消毒以上效果的消毒方法;对受到一般细菌和亲脂病毒等污染的物品,应采用达到中水平或低水平的消毒方法;杀灭被有机物保护的微生物时,应加大消毒剂使用剂量和/或延长消毒时间;消毒物品上微生物污染特别严重时,应加大消毒剂使用剂量和/或延长消毒时间。

3. 根据消毒物品的性质选择消毒或灭菌方法 耐热、耐湿的诊疗器械、器具和物品,应首选压力蒸汽灭菌;耐热的油剂和干粉等应采用干热灭菌;不耐热、不耐湿的物品,宜采用低温灭菌方法,如环氧乙烷灭菌、过氧化氢低温等离子体灭菌或低温甲醛蒸汽灭菌等;物体表面消毒,宜考虑表面性质,光滑表面宜选择合适的消毒剂擦拭或通过紫外线消毒器近距离照射;多孔材料表面宜采用合适的消毒剂浸泡或喷雾消毒法。

# 一、甲类传染病疫点消毒

## (一)鼠疫

1. 室内环境表面与空气的消毒 可用含有效氯或有效溴 1 000~2 000mg/L 消毒液,或 2 000~5 000mg/L 过氧乙酸,按 300ml/m² 对患者居室内进行喷雾消毒;也可使用季铵盐类消毒剂或酚类消毒剂等进行消毒。肺鼠疫可用上述消毒剂浓度及剂量,对小隔离圈内房屋全面进行喷雾消毒;对室内空气,可以用 5 000~10 000mg/L 过氧乙酸水溶液,在 60%~80% 相对湿度,室温下加热蒸发,过氧乙酸量按 1g/m³ 计算,熏蒸消毒 2h。

2. 污染用具消毒 对污染的一般耐热耐湿物品,如被罩、食具、茶具、玩具等可煮沸 15min,蒸汽或压力蒸汽按常规消毒;污染用具使用含有效氯或有效溴 1 000~2 000mg/L 消毒液浸泡消毒 1~2h。对不耐热或不耐湿的物品,如棉絮、棉衣裤、毛制品等应送专业消毒站消毒处理。

3. 排泄物、分泌物消毒 患者排泄物、分泌物、呕吐物等应用专门容器收集,用含有效氯 20 000mg/L 消毒液,按粪、药比例 1∶2 浸泡消毒 2h;若有大量稀释排泄物,应用含有效氯 70%~80% 漂白粉精干粉,按粪、药比例 20∶1 加药后充分搅匀,消毒 2h。

4. 其他污染物品消毒 对污染食物或粮食须加热消毒后弃去。污染垃圾、生活废物等应焚烧杀灭病原体。

5. 尸体处理 因患鼠疫死亡的患者尸体,应由治疗患者的医疗机构或当地疾病预防控制机构负责消毒处理。首先用 5 000mg/L 过氧乙酸溶液或有效氯 5 000mg/L 的含氯消毒液浸泡过的棉花堵塞口、耳、鼻、肛门、阴道等自然孔穴,再用上述消毒液喷洒全尸,然后再用浸泡过上述消毒液的被单或其他布单严密包裹尸体后,立即就近火化;不具备火化条件的农村、边远地区或民族地区,可选择远离居民点 500m 以外,远离饮用水源 50m 以外的地方,将尸体在距地面 2m 以下深埋,坑底及尸体周围垫撒 3~5cm 漂白粉。

6. 室内外环境处理 对被鼠疫患者污染的室内外环境应进行消毒、灭鼠、灭蚤和捕杀染病动物。

## (二)霍乱

1. 患者排泄物、分泌物等消毒 稀便与呕吐物消毒按稀便及呕吐物与消毒剂以 10∶1

的比例加入漂白粉干粉(含有效氯浓度为 25%~32%);成形粪便按粪、消毒剂比例 1:2 加入含有效氯 10 000~20 000mg/L 的含氯消毒液,经充分搅拌后,作用 2h。干燥排泄物处理前应加适量水稀释浸泡化开后,再按成形粪便消毒。

2. 环境表面消毒　污染的房间、厕所、走廊等表面,应先消毒再清除明显的排泄物;对泥土地面还应刮去污染表土(另行消毒)后再用含有效氯 2 000~5 000mg/L 的含氯消毒剂或 5 000mg/L 过氧乙酸溶液消毒;对非泥土地面用有效氯 1 000~2 000mg/L 或 2 000mg/L 的过氧乙酸溶液消毒;其用量按地面性质不同而异,一般最低用量为 100~200ml/m²,最高可用 1 000ml/m²,以喷洒均匀、透湿、不流水为限。

3. 用具消毒　对耐热耐湿物品,如棉织物、金属、陶瓷、玻璃类物品,加热煮沸 15min 或使用压力蒸汽灭菌法,也可用有效氯 1 000mg/L 的含氯消毒剂浸泡 1~2h,还可使用季铵盐类消毒剂进行消毒。对不耐热不耐湿物品,如书籍、文件、字画、污染的棉絮、皮毛制品、羽绒制品等,可用环氧乙烷消毒柜处理。对耐湿物品,如各种塑料制品、用具、容器、人造纤维织物等,可用含有效氯 1 000~2 000mg/L 消毒液或 2 000mg/L 过氧乙酸溶液浸泡 30min 或擦拭物体表面消毒。对污染的精密仪器、家电设备等物品可用乙醇、季铵盐类消毒剂擦拭消毒。

4. 餐饮具消毒　患者用后餐饮具应煮沸消毒 15~30min 以上,或使用流通蒸汽消毒 30min,也可通过 0.5% 过氧乙酸溶液或 250~500mg/L 二溴海因溶液或有效氯 250~500mg/L 的含氯消毒液浸泡 30min 以上,再用清水洗净。

5. 饮用水消毒　集中式供水出厂水余氯量不得低于 0.5mg/L,末梢水余氯量不得低于 0.05mg/L。分散式供水如直接从江、河、渠、塘、井取用水者,应在盛水容器内按每升水加入 1~5mg 有效氯消毒剂进行消毒,作用 30min 后,余氯量应达 0.5mg/L。

6. 污水消毒　可采用次氯酸钠、液氯、二氧化氯、臭氧消毒污水。污水排放标准按 GB 18466—2005 要求执行;若污染污水已排放出去,应对污水沟进行分段截流加氯消毒,根据污水有机物含量投加有效氯 20~50mg/L 的含氯消毒剂,作用 1.5h 后,余氯量应大于 6.5mg/L。

7. 尸体处理　同鼠疫处理。

## 二、乙类、丙类传染病疫点消毒

### (一)经消化道传播的乙、丙类传染病

1. 室内环境表面消毒　用有效氯 1 000~2 000mg/L 的含氯消毒液或 2 000mg/L 过氧乙酸消毒溶液依次进行喷雾消毒,用量为 200~300ml/m²;对抵抗力较低的细菌繁殖体,也可使用季铵盐类和酚类消毒剂进行消毒;有芽孢污染时,应使用 5 000mg/L 有效氯或 5 000mg/L 过氧乙酸消毒剂喷雾消毒。

2. 被污染饮食用具的消毒　煮沸消毒 30min,或用含有效氯 250mg/L 消毒液浸泡 30~60min。

3. 饮用水消毒　饮用水消毒后应符合 GB 5749—2022 的要求。

4. 污水消毒　被污染的污水,有污水处理站的,应达到 GB 18466—2005 要求后排放;没有污水处理设施的,可加入含氯消毒剂消毒 90min,余氯量应达到 6.5mg/L。

5. 被污染物品、用具等的消毒　按霍乱疫点消毒中的用具消毒方式处理；有芽孢污染时可以使用有效氯≥2 000mg/L 的含氯消毒剂浸泡或擦拭消毒 2h。

6. 剩余食物消毒　患者剩余食物煮沸 1h 或焚烧，可疑食物不得饲养家畜。

7. 排泄物、分泌物等消毒　排泄物、分泌物等消毒后必须达到无害化。消毒方法按霍乱疫点消毒中患者排泄物、分泌物等消毒方式进行；但对肝炎患者粪便等消毒用含有效氯10 000mg/L 消毒液按粪：药比例为 1∶2 加入，搅拌作用 6h，对稀便可按 5∶1 加入漂白粉（有效氯含量为 25%~32%）。

8. 患者尸体处理　患者尸体经严密包裹后立即火化或深埋。炭疽患者用过的治疗废弃物和有机垃圾应全部焚烧。

9. 手、皮肤和黏膜消毒　受抵抗力低的细菌繁殖体和亲脂病毒污染时，可用速干手消毒剂消毒；受抵抗力较强的亲水病毒、分枝杆菌污染时，可用碘伏、3% 过氧化氢消毒剂消毒；受到芽孢污染时应充分洗手，必要时用 0.2% 过氧乙酸溶液或碘伏进行消毒。

### （二）经呼吸道途径传播的乙类、丙类传染病

1. 新型冠状病毒感染

（1）消毒原则

1）确定范围和对象：对患者住院期间可能污染的环境和物品，进行随时消毒。对患者居住或活动过的场所，在其离开后（如住院、转院、出院、死亡），应进行终末消毒。病例或无症状感染者短暂经过的无明显污染物的场所，无须进行终末消毒。

2）方法选择：根据环境风险、污染程度和物品特性，可选择消毒剂喷洒、喷雾、擦拭、浸泡等化学消毒方式，或紫外线、循环风空气消毒机等物理消毒方式，或密闭封存、长时间静置，或按医疗废物处置等方式进行无害化处理。

（2）消毒措施

1）随时消毒：在患者住院、转运期间，患者排泄物、呕吐物、体液及其污染的环境和物品，应及时进行随时消毒，消毒所用消毒产品应符合国家卫生健康行政部门管理要求。有人的情况下，不建议喷洒消毒。患者住院的房间可采取排风措施（包括自然通风和机械排风），保持室内空气流通。每日通风 2~3 次，每次不少于 30min，也可采用循环风空气消毒机进行空气消毒。无人条件下还可用紫外线对空气进行消毒，用紫外线消毒时，可适当延长照射时间到 1h 以上。医护人员和陪护人员在诊疗、护理工作结束后应洗手并消毒。

2）终末消毒：当患者出院、转院或死亡后，应当对患者衣服等生活用品、相关诊疗用品和桌、椅、床单进行终末消毒；病房无患者后，应当对室内空气、地面、墙壁、卫生间等所有环境和物品进行终末消毒。医疗机构发热门诊、感染科门诊等，应当在每日工作结束后，按照终末消毒的要求进行处理。患者使用过的共用诊室，应对室内空气、墙壁、诊疗设备表面等进行终末消毒。终末消毒程序按照 GB 19193—2015 附录 A 执行。现场消毒人员在配制和使用化学消毒剂前，应当确保所用消毒产品符合国家卫生健康行政部门管理要求，同时应做好个人防护。

（3）常见的污染对象消毒方法

1）室内空气：病房等室内空气终末消毒可参照 WS/T 368—2012，在无人条件下可选择过氧乙酸、二氧化氯、过氧化氢等消毒剂，采用超低容量喷雾法进行消毒。

2）污染物（患者血液、分泌物和呕吐物）：少量污染物可用一次性吸水材料（如纱布、抹布等）沾取有效氯 5 000~10 000mg/L 的含氯消毒液（或能达到高水平消毒的消毒湿巾／干巾）小心移除。大量污染物应使用含吸水成分的消毒粉或漂白粉完全覆盖，或用一次性吸水材料完全覆盖后用足量有效氯 5 000~10 000mg/L 的含氯消毒液浇在吸水材料上，作用30min 以上（或能达到高水平消毒的消毒干巾），小心清除干净。清除过程中避免接触污染物，清理的污染物按医疗废物集中处置。患者分泌物、呕吐物等应有专门容器收集，用有效氯 20 000mg/L 的含氯消毒剂，按物、药比例 1：2 浸泡消毒 2h。清除污染物后，应当对污染的环境物体表面进行消毒。盛放污染物的容器可用有效氯 5 000mg/L 的含氯消毒剂溶液浸泡消毒 30min，然后清洗干净。

3）粪便和污水：具有独立化粪池时，在进入市政排水管网前须进行消毒处理，定期投加含氯消毒剂，池内投加含氯消毒剂（初次投加，有效氯 40mg/L 以上），并确保消毒 1.5h 后，总余氯量达 6.5~10mg/L。消毒后污水应当符合 GB18466—2005 要求。无独立化粪池时，使用专门容器收集排泄物，消毒处理后排放。用有效氯 20 000mg/L 的含氯消毒液，按粪、药比例1：2 浸泡消毒 2h；若有大量稀释排泄物，应当用含有效氯 70%~80% 漂白粉精干粉，按粪、药比例 20：1 加药后充分搅匀，消毒 2h。

4）地面、墙壁：有肉眼可见污染物时，应当先完全清除污染物再消毒。无肉眼可见污染物时，可用有效氯 1 000mg/L 的含氯消毒液或 500mg/L 二氧化氯消毒剂擦拭或喷洒消毒。地面消毒先由外向内喷洒一次，喷药量为 100~300ml/m²，待室内消毒完毕后，再由内向外重复喷洒一次。消毒作用时间应不少于 30min。

5）物体表面：诊疗设施设备表面以及床围栏、床头柜、家具、门把手、家居用品等有肉眼可见污染物时，应当先完全清除污染物再消毒。无肉眼可见污染物时，用有效氯 1 000mg/L 的含氯消毒液或 500mg/L 二氧化氯消毒剂进行喷洒、擦拭或浸泡消毒，作用 30min 后用清水擦拭干净。

6）衣服、被褥等纺织品：在收集时应当避免产生气溶胶，建议均按医疗废物集中处理。无肉眼可见污染物时，若须重复使用，可用流通蒸汽或煮沸消毒 30min；或先用有效氯500mg/L 的含氯消毒液浸泡 30min，然后按常规清洗；或采用水溶性包装袋盛装后直接投入洗衣机中，同时进行洗涤消毒 30min，并保持 500mg/L 有效氯含量；不耐湿的衣物可选用环氧乙烷或干热方法进行消毒处理。

7）手消毒：医务人员均应加强手卫生措施，可选用速干手消毒剂，或直接用 75% 乙醇溶液进行擦拭消毒；醇类过敏者，可选择季铵盐类消毒剂等有效的非醇类手消毒剂；特殊条件下，也可使用 3% 过氧化氢消毒剂、0.5% 碘伏消毒液或 0.05% 含氯消毒剂等擦拭或浸泡双手，并适当延长消毒作用时间。有肉眼可见污染物时，应当先使用洗手液在流动水下洗手，然后按上述方法消毒。

8）皮肤、黏膜：皮肤被污染物污染时，应当立即清除污染物，再用一次性吸水材料沾取0.5% 碘伏消毒液或过氧化氢消毒剂擦拭消毒 3min 以上，使用清水清洗干净；黏膜应用大量生理盐水冲洗或 0.05% 碘伏冲洗消毒。

9）餐（饮）具：餐（饮）具清除食物残渣后，煮沸消毒 30min，也可用有效氯 500mg/L 的含氯消毒液浸泡 30min 后，再用清水洗净。

10）冰箱：冰箱外表面消毒参照"物体表面"消毒方法；内壁消毒采用低温消毒剂，或待断电后冰箱内温度恢复常温后参照"物体表面"消毒方法。

11）交通运输和转运工具：有可见污染物时，应先使用一次性吸水材料沾取有效氯5 000~10 000mg/L 的含氯消毒液（或能达到高水平消毒的消毒湿巾/干巾）完全清除污染物，再用有效氯1 000mg/L 的含氯消毒液或 500mg/L 二氧化氯消毒剂进行喷洒或擦拭消毒，作用 30min 后使用清水擦拭干净。织物、坐垫、枕头和床单等建议按医疗废物集中处理。

（4）注意事项

1）现场消毒能力要求：消毒工作实施单位应当具备现场消毒能力，操作人员应经过消毒专业培训，掌握消毒和个人防护基本知识，熟悉消毒器械使用和消毒剂配制等。

2）消毒评价要求：所有现场消毒均应当进行过程评价，做好消毒记录并保存。必要时，进行消毒效果评价。

3）个人防护要求：现场消毒时，应当做好个人防护，根据现场情况和相关标准要求，选择合法有效的个人防护装备。

2. 肺炭疽、白喉、肺结核、严重急性呼吸综合征等传染病 病原污染的室内空气、地面墙壁、用具等按鼠疫处理要求进行消毒处理。肺炭疽患者家的空气可采用过氧乙酸熏蒸，药量 3g/m²（即 20% 的过氧乙酸 15ml，15% 的过氧乙酸 20ml），置于搪瓷或玻璃器皿中加热熏蒸 2h，熏蒸前应关闭门窗，封好缝隙，消毒完毕后开启门窗通风；亦可采用气溶胶喷雾消毒法，用 2% 过氧乙酸 8ml/m³，消毒 1h。

### （三）经皮肤和黏膜接触传播的乙类、丙类传染病疫点消毒

1. 环境、用具消毒

（1）被患者血液、体液、排泄物和分泌物污染的地面、墙壁、桌椅、床、柜、车辆等均应采取有效的消毒措施，用次氯酸钠或二氯异氰尿酸钠等含氯制剂进行喷洒、浸泡、擦拭消毒。药液有效氯含量按污染轻重和性质可用 1 000~2 000mg/L。污染的血液和排泄物用最终含量为 5 000~10 000mg/L 有效氯，作用 20~60min 后及时冲洗。炭疽病例隔离病房的常规消毒可使用 0.5% 过氧乙酸溶液或有效氯 1 000~2 000mg/L 的含氯消毒液擦拭。患者出院或死亡后，应对环境进行终末消毒，应使用有效氯 1 000~2 000mg/L 的含氯消毒液反复进行，直到隔日检查达到 GB 15982—2012 中相应环境消毒卫生要求，且不能检出炭疽杆菌为止。

（2）传染性废物按《医疗废物管理条例》及有关规定集中处理，没有条件时，应由专人负责消毒或焚烧处理。

（3）患者及相关物品运送：运送患者、病畜、死畜或皮毛时严禁污染地面或路面，运输工具应铺上或覆盖塑料布，运送完毕后，污染的塑料布立即焚烧处理。

（4）医疗器械：按照 WS 310.2—2016 执行。

（5）内镜：按照 WS 507—2016 等内镜清洗消毒技术相关标准和卫生规范执行。

2. 手及皮肤、黏膜消毒 按经消化道传播的乙类、丙类传染病疫点消毒中的手、皮肤和黏膜消毒方式进行。

3. 衣物制品消毒 按鼠疫疫点消毒中污染用具消毒方式进行。炭疽病例的衣物和用品，采取高压灭菌处理；不能高压灭菌的物品，可以使用环氧乙烷进行熏蒸。

4. 皮毛等不耐湿热物品消毒 可能污染炭疽的皮毛、毛衣、人造纤维、皮鞋和书报等消毒，最好选用环氧乙烷熏蒸，药量为 600mg/L，熏蒸温度为 30~40℃，相对湿度 60%，消毒48h。畜毛可用 2% 硝酸溶液或 10% 硫酸溶液浸泡 2h，皮张也可用 2.5% 盐酸溶液加入 15%

食盐使溶液保持在30℃以上,浸泡40h后取出(每千克皮张用10L溶液),再放入1%氢氧化钠溶液中浸泡2h以中和盐酸,然后用清水冲洗,晒干。

## 三、其他传染病疫点消毒

### (一)朊病毒

朊病毒类感染因子对理化消毒及灭菌因子抵抗力很强,消毒及灭菌处理困难。对该病患者或疑似患者污染的手术器械、物品及分泌物、排泄物等消毒参照如下处理方法。

1. 焚烧

(1)焚烧适用于所有的一次性使用的器械、材料和废物。感染朊病毒患者或疑似感染朊病毒患者宜选用一次性使用诊疗器械、器具和物品,使用后应进行双层密闭封装焚烧处理。

(2)焚烧是暴露于高感染性组织的所有器械的首选方法。

2. 压力蒸汽灭菌结合化学方法  对耐热器械可以选择压力蒸汽灭菌结合化学方法进行处理,可选择如下方式。

(1)将物品浸泡于1mol/L NaOH溶液或有效氯浓度为20 000mg/L次氯酸钠溶液中1h,在下排气式压力蒸汽灭菌器中121℃灭菌1h,清洗后常规灭菌。

(2)将物品浸泡于1mol/L NaOH溶液或有效氯浓度为20 000mg/L次氯酸钠溶液中1h,取出并用水冲洗后转到一个容器中,在下排气式压力蒸汽灭菌器中121℃灭菌1h或真空压力蒸汽灭菌器中134℃灭菌18min,然后清洗并常规灭菌。

3. 物体表面和热敏器械用化学方法

(1)用2mol/LNaOH溶液或有效氯20 000mg/L次氯酸钠溶液中作用1h,擦干并用水冲洗。

(2)不能耐受NaOH溶液或次氯酸溶液的任何物体表面,用水清洁、冲洗干净。

4. 干燥物品的压力蒸汽灭菌或化学处理法

(1)能耐受NaOH溶液或次氯酸钠溶液中的小型干燥物品,首先应浸泡于2mol/L NaOH溶液或有效氯20 000mg/L次氯酸钠溶液中作用1h,擦干并用水冲洗,然后在预真空压力蒸汽灭菌器中≥121℃灭菌1h。

(2)不能耐受NaOH溶液或次氯酸钠溶液的任何大小的大型干燥物品应在预真空式(多孔负载)压力蒸汽灭菌器中134℃灭菌1h。

5. 压力蒸汽灭菌和化学处理的注意事项

(1)下排气式压力蒸汽灭菌器,空气通过灭菌柜室底部排气口由蒸汽置换排出。下排气式压力蒸汽灭菌器被设计用于溶液和器械常规去污和灭菌。

(2)预真空(多孔负载)压力蒸汽灭菌器:空气经抽真空排出并被蒸汽替换。预真空(多孔负载)压力蒸汽灭菌器用于外科使用的清洁器械、长手术外衣、敷料、毛巾和其他材料的灭菌,但不适合液体灭菌。

### (二)诺如病毒

1. 环境消毒总体原则

(1)医疗机构应建立日常环境清洁消毒制度。

（2）化学消毒是阻断诺如病毒通过被污染的环境或物品表面进行传播的主要方法之一，最常用的消毒剂是含氯消毒剂，按产品说明书现用现配。

（3）发生诺如病毒感染聚集性或暴发疫情时，应做好消毒工作，重点对患者呕吐物、排泄物等污染物污染的环境物体表面、生活用品、食品加工工具、生活饮用水等进行消毒。

（4）患者尽量使用专用厕所或者专用便器。患者呕吐物含有大量病毒，如不及时处理或处理不当很容易造成传播，当患者在病房等人群密集场所发生呕吐，应立即向相对清洁的方向疏散人员，并对呕吐物进行消毒处理。

（5）实施消毒和清洁前，须先疏散无关人员。在消毒和清洁过程应尽量避免产生气溶胶或扬尘。环境清洁消毒人员应按标准预防措施佩戴个人防护用品，注意手卫生，同时根据化学消毒剂的性质做好化学品有关防护。

2. 诺如病毒消毒方法

（1）患者呕吐物、粪便：用一次性吸水材料（如纱布、抹布等）沾取有效氯 5 000~10 000mg/L 的含氯消毒液完全覆盖污染物，小心清除干净。清除过程中避免接触污染物，清理的污染物按医疗废物集中处置，或用含有效氯 5 000mg/L 的含氯消毒液浸泡消毒 30min 后处理。厕所马桶或容器内污染物，可小心倒入足量有效氯 5 000~10 000mg/L 的含氯消毒液，作用 30min 以上，排入有消毒装置的污水处理系统。清洁中使用的拖把、抹布等工具，盛放污染物的容器都必须用含有效氯 5 000mg/L 消毒剂溶液浸泡消毒 30min 后彻底冲洗，才可再次使用。厕所、卫生间的拖把应专用。

（2）地面、墙壁及物体表面：用于消毒地面、墙壁及物体表面的消毒液，应含有效氯 1 000mg/L。有肉眼可见污染物时应先清除污染物再消毒。无肉眼可见污染物时，家具和生活设施用消毒液进行浸泡、喷洒或擦拭消毒，作用 30min 后用清水擦拭干净。墙壁可直接用消毒剂按 100~300ml/m² 用量擦拭或喷洒消毒。地面消毒先由外向内喷洒一次，喷药量为 100~300ml/m²，待室内消毒完毕后，再由内向外重复喷洒一次。消毒作用时间应不少于 15min。

（3）衣物、被褥等织物：收拾被污染的衣物、被褥等织物时应避免产生气溶胶。先将固体污秽物移除后浸在有效氯 500mg/L 的含氯消毒剂溶液内 30min，然后清洗，也可用流通蒸汽或煮沸消毒 30min。若不能即时消毒，应把它们放置在密封袋内，并尽快处理。

（4）食品用具：餐（饮）具和食品加工工具清除食物残渣后，煮沸消毒 30min，也可用有效氯 500mg/L 的含氯消毒液浸泡或擦拭，作用 30min 后，再用清水洗净。

（5）皮肤、黏膜：皮肤被污染物污染时，应立即清除污染物，然后用一次性吸水材料沾取 0.5% 碘伏消毒液擦拭消毒 3min 以上，使用清水清洗干净；黏膜应用大量生理盐水冲洗或 0.05% 碘伏消毒液冲洗消毒。

（6）医疗废物：患者产生的生活垃圾、一次性诊疗用品，采用双层医疗废物袋，按医疗废物集中收集处置。

（7）生活饮用水和供水设施：导致暴发的水及水源，应立即停止使用。对污染的供水管网、水箱、桶装水机、直饮水机进行消毒处理，应彻底清洗消毒，可用有效氯 100mg/L 的消毒液浸泡 1h，或使用 50mg/L 消毒液浸泡 24h，然后冲洗管网后使用。污水按每升加 4g 漂白粉或 2 片消毒泡腾片搅匀，作用 60min 再排放。

（8）室内空气：保持室内空气流通，进行自然通风或机械通风，也可采用循环风空气消毒机进行空气消毒，无人的空间也可用紫外线对空气消毒，不可采用喷洒消毒剂的方法对室内空气进行消毒。

### （三）气性坏疽病原体

1. 消毒方法

(1)伤口消毒：采用3%过氧化氢溶液冲洗，伤口周围皮肤可选择碘伏原液擦拭消毒。

(2)诊疗器械消毒：先消毒，后清洗，再灭菌。消毒可采用有效氯1 000~2 000mg/L含氯消毒剂浸泡消毒30~45min，有明显污染物时应采用含氯5 000~10 000mg/L浸泡消毒≥60min。然后按规定清洗，灭菌。

(3)物体表面消毒：手术部(室)或换药室，每例感染患者之间应及时进行物体表面消毒，采用0.5%过氧乙酸溶液或有效氯500mg/L的含氯消毒剂擦拭。

(4)环境表面消毒：手术部(室)、换药室、病房环境表面有明显污染时，随时消毒，采用0.5%过氧乙酸溶液或有效氯1 000mg/L的含氯消毒剂擦拭。

(5)终末消毒：手术结束、患者出院、转院或死亡后应进行终末消毒。终末消毒可采用3%过氧化氢或过氧乙酸熏蒸，3%过氧化氢按照20ml/m³气溶胶喷雾，过氧乙酸按照1g/m³加热熏蒸，湿度70%~90%，密闭24h；5%过氧乙酸溶液按照2.5ml/m³气溶胶喷雾，湿度为20%~40%。

(6)织物：患者用过的床单、被罩、衣物等单独收集，须重复使用时应专包密封，标识清晰，压力蒸汽灭菌后再清洗；也可在封闭条件下使用有效氯2 000~5 000mg/L的含氯消毒剂或500~1 000mg/L二氧化氯消毒剂或相当剂量的其他消毒剂进行预洗消毒，时间不小于30min。

2. 注意事项

(1)患者宜使用一次性诊疗器械、器具和物品。

(2)医务人员应做好职业防护，防护和隔离应遵循WS/T 311—2023的要求；接触患者时应戴一次性手套，手卫生应遵循WS/T 313—2019的要求。

(3)接触患者创口分泌物的纱布、纱垫等敷料，一次性医疗用品，切除组织(如坏死肢体双层封闭)按医疗废物处置。

### （四）新发传染病及不明原因传染病

对于新发传染病及不明原因传染病，应根据其流行病学特点和危害程度的不同，按《疫源地消毒总则》中传染病疫源地消毒原则相关要求进行消毒处理。

经空气传播疾病及不明原因呼吸道传染病病原体污染的诊疗器械、器具和物品清洗、消毒或灭菌应遵循WS 310.1—2016、WS 310.2—2016、WS 310.3—2016及相关标准的要求。

（杨 彬）

---

#### 参 考 文 献

[1] 中华人民共和国国家卫生和计划生育委员会.卫生计生委关于印发消毒产品卫生安全评价规定的通知[EB/OL].(2014-06-27)[2023-04-20]. http://www. gov. cn/gongbao/content/2014/content_2765491. htm.

［2］中华人民共和国卫生部. 医疗机构消毒技术规范: WS/T 367—2012 [S]. 北京: 中国标准出版社, 2012.

［3］中华人民共和国国家质量监督检验检疫总局, 中国国家标准化管理委员会. 医院消毒卫生标准: GB 15982—2012 [S]. 北京: 中国标准出版社, 2012.

［4］中华人民共和国国家卫生和计划生育委员会. 医疗机构环境表面清洁与消毒管理规范: WS/T 512—2016 [S]. 北京: 中国标准出版社, 2016.

［5］中华人民共和国卫生部. 医院空气净化管理规范: WS/T 368—2012 [S]. 北京: 中国标准出版社, 2012.

［6］中华人民共和国国家卫生健康委员会. 医务人员手卫生规范: WS/T 313—2019 [S]. 北京: 中国标准出版社, 2019.

［7］中华人民共和国国家质量监督检验检疫总局, 中国国家标准化管理委员会. 疫源地消毒总则: GB 19193—2015 [S]. 北京: 中国标准出版社, 2015.

［8］中华人民共和国国家卫生健康委员会. 国家卫生健康委办公厅关于印发血液净化标准操作规程 (2021 版) 的通知 [EB/OL].(2021-11-08)[2023-04-20]. http://www. nhc. gov. cn/yzygj/s7659/202111/6e25b8260b214c55886d6f0512c1e53f. shtml.

［9］王绍鑫, 王磊, 秦晓东. 美国医疗机构口腔综合治疗台水路消毒管理技术规范研究进展 [J]. 实用预防医学, 2019, 26 (10): 1278-1281.

［10］中华人民共和国国家卫生和计划生育委员会. 软式内镜清洗消毒技术规范: WS 507—2016 [S]. 北京: 中国标准出版社, 2016.

［11］中华人民共和国卫生部, 中国国家标准化管理委员会. 疫源地消毒剂卫生要求: GB 27953—2011 [S]. 北京: 中国标准出版社, 2011.

［12］薛广波, 张流波, 胡必杰. 医院消毒技术规范 [M]. 2 版. 北京: 中国标准出版社, 2017.

［13］张流波, 杨华明. 医学消毒学最新进展 [M]. 北京: 人民军医出版社, 2015.

［14］中华人民共和国国家市场监督管理总局, 中国国家标准化管理委员会. 二氧化氯消毒剂卫生要求: GB/T 26366—2021 [S]. 北京: 中国标准出版社, 2021.

［15］中华人民共和国国家市场监督管理总局, 中国国家标准化管理委员会. 胍类消毒剂卫生要求: GB/T 26367—2020 [S]. 北京: 中国标准出版社, 2020.

［16］中华人民共和国国家市场监督管理总局, 中国国家标准化管理委员会. 含碘消毒剂卫生要求: GB/T 26368—2020 [S]. 北京: 中国标准出版社, 2020.

［17］中华人民共和国国家市场监督管理总局, 中国国家标准化管理委员会. 季铵盐类消毒剂卫生要求: GB/T 26369—2020 [S]. 北京: 中国标准出版社, 2020.

［18］中华人民共和国国家市场监督管理总局, 中国国家标准化管理委员会. 过氧化物类消毒液卫生要求: GB/T 26371—2020［S］. 北京: 中国标准出版社, 2020.

［19］中华人民共和国国家市场监督管理总局, 中国国家标准化管理委员会. 戊二醛消毒剂卫生要求: GB/T 26372—2020 [S]. 北京: 中国标准出版社, 2020.

［20］中华人民共和国国家市场监督管理总局, 中国国家标准化管理委员会. 醇类消毒剂卫生要求: GB/T 26373—2020 [S]. 北京: 中国标准出版社, 2020.

［21］中华人民共和国国家市场监督管理总局, 中国国家标准化管理委员会. 手消毒剂通用要求: GB 27950—2020 [S]. 北京: 中国标准出版社, 2020.

［22］中华人民共和国国家市场监督管理总局, 中国国家标准化管理委员会. 皮肤消毒剂卫生通用要求: GB 27951—2021 [S]. 北京: 中国标准出版社, 2021.

［23］中华人民共和国国家市场监督管理总局, 中国国家标准化管理委员会. 普通物体表面消毒剂通用要求: GB 27952—2020 [S]. 北京: 中国标准出版社, 2020.

［24］中华人民共和国国家市场监督管理总局, 中国国家标准化管理委员会. 黏膜消毒剂通用要求: GB

27954—2020 [S]. 北京: 中国标准出版社, 2020.

［25］中华人民共和国国家市场监督管理总局, 中国国家标准化管理委员会. 酸性电解水生成器卫生要求: GB 28234—2020 [S]. 北京: 中国标准出版社, 2020.

［26］中华人民共和国国家市场监督管理总局, 中国国家标准化管理委员会. 含氯消毒剂卫生要求: GB/T 36758—2018 [S]. 北京: 中国标准出版社, 2018.

［27］中华人民共和国国家卫生健康委员会. 空气消毒机通用卫生要求: WS/T 648—2019 [S]. 北京: 中国标准出版社, 2019.

［28］中华人民共和国国家质量监督检验检疫总局, 中国国家标准化管理委员会. 医院消毒卫生标准: GB 15982—2012 [S]. 北京: 中国标准出版社, 2012.

［29］班海群, 张流波. 医院物体表面消毒与监测评价 [J]. 中国消毒学杂志, 2016, 33 (9): 894-896.

［30］严福建, 徐明丽, 傅玉云, 等. 环境及物体表面消毒对院内感染控制作用分析 [J]. 中国公共卫生管理, 2015, 31 (4): 522-523.

［31］田春梅, 董青, 赵奇, 等. 医疗用水消毒质量调查分析 [J]. 中华医院感染学杂志, 2015, 25 (11): 2632-2634.

［32］中华人民共和国国家卫生和计划生育委员会. 口腔器械清洗消毒灭菌技术操作规范: WS 506—2016 ［S］. 北京: 中国标准出版社, 2016.

［33］中华人民共和国国家市场监督管理总局, 中国国家标准化管理委员会. 紫外线消毒器卫生要求: GB 28235—2020 [S]. 北京: 中国标准出版社, 2020.

［34］中华人民共和国国家市场监督管理总局, 中国国家标准化管理委员会. 臭氧消毒器卫生要求: GB 28232—2020 [S]. 北京: 中国标准出版社, 2020.

［35］KUMAR S, ATRAY D, PAIWAL D, et al. Dental unit waterlines, source of contamination and cross-infection [J]. Journal of Hospital Infection, 2010, 74 (2): 99-111.

［36］SZYMAŃSKA J, SITKOWSKA J. Bacterial contamination of dental unit waterlines [J]. Environmental Monitoring and Assessment, 2013, 185 (5): 3603-3611.

［37］关素敏, 贺建军. 牙科综合治疗台水路污染及其对策 [J]. 牙体牙髓牙周病学杂志, 2013, 23 (10): 669-673.

［38］王卫, 杜培培, 姜淑仪. 涡轮机水路系统消毒方法改进后的效果观察 [J]. 全科口腔医学电子杂志, 2016, 3 (9): 53-54.

［39］刘永红. 透析用水安全管理实践与效果 [J]. 齐鲁护理杂志, 2014, 20 (11): 102-104.

［40］徐丹, 曹沛沛, 陈玉凤. 血液透析用水和透析液细菌污染调查与分析 [J]. 疾病监测与控制, 2013, 7 (8): 492-493.

［41］BOLASCO P, CONTU A, MELONI P, et al. Microbiological surveillance and state of the art technological strategies for the prevention of dialysis water pollution [J]. International Journal of Environmental Research and Public Health, 2012, 9 (8): 2758-2771.

［42］BOLASCO P, CONTU A, MELONI P, et al. The evolution of technologicalstrategiesinthe prevention of dialysis waterpollution: sixteenyears experience [J]. Blood Purification, 2012, 34 (3/4): 238-245.

［43］汪峰, 李洁, 汪刚, 等. 2013—2015 年许昌市医疗机构医疗用水污染情况调查 [J]. 中国消毒学杂志, 2017, 34 (12): 1182-1183.

［44］中华人民共和国国家质量监督检验检疫总局, 中国国家标准化管理委员会. 小型压力蒸汽灭菌器灭菌效果监测方法和评价要求: GB/T 30690—2014. 北京: 中国标准出版社, 2014.

［45］中华人民共和国卫生部, 中国国家标准化管理委员会. 过氧化氢气体等离子体低温灭菌装置的通用要求: GB 27955—2011 [S]. 北京: 中国标准出版社, 2011.

［46］中华人民共和国国家食品药品监督管理总局. 医用低温蒸汽甲醛灭菌器: YY/T 0679—2016 [S]. 北京:

中国标准出版社, 2016.

［47］ 中华人民共和国国家质量监督检验检疫总局, 中国国家标准化管理委员会. 环氧乙烷灭菌生物指示物检验方法: GB/T 33419—2016 [S]. 北京: 中国标准出版社, 2016.

［48］ 中华人民共和国国家质量监督检验检疫总局, 中国国家标准化管理委员会. 环氧乙烷灭菌化学指示物检验方法: GB/T 33418—2016 [S]. 北京: 中国标准出版社, 2016.

［49］ 中华人民共和国国家食品药品监督管理总局. 热空气型干热灭菌器: YY 1275—2016 [S]. 北京: 中国标准出版社, 2016.

［50］ 中华人民共和国国家市场监督管理总局, 中国国家标准化管理委员会. 生活饮用水卫生标准: GB 5749—2022 [S]. 北京: 中国标准出版社, 2022.

［51］ 中华人民共和国国家环境保护总局, 中华人民共和国国家质量监督检验检疫总局. 医疗机构水污染物排放标准: GB 18466—2005 [S]. 北京: 中国标准出版社, 2005.

［52］ 中华人民共和国国家卫生和计划生育委员会. 医院消毒供应中心 第 1 部分: 管理规范: WS 310. 1—2016 [S]. 北京: 中国标准出版社, 2016.

［53］ 中华人民共和国国家卫生和计划生育委员会. 医院消毒供应中心 第 2 部分: 清洗消毒及灭菌技术操作规范: WS 310. 2—2016 [S]. 北京: 中国标准出版社, 2016.

［54］ 中华人民共和国国家卫生和计划生育委员会. 医院消毒供应中心 第 3 部分: 清洗消毒及灭菌效果监测标准: WS 310. 3—2016 [S]. 北京: 中国标准出版社, 2016.

［55］ 国家卫生健康委员会. 医院感染隔离技术标准: WS/T 311—2023 [S]. 北京: 中国标准出版社, 2023.

［56］ 中华人民共和国国家卫生和计划生育委员会. 口腔器械消毒灭菌技术操作规范: WS 506—2016 [S]. 北京: 中国标准出版社, 2016.

［57］ 中华人民共和国国家卫生和计划生育委员会. 医院医用织物洗涤消毒技术规范: WS/T 508—2016 [S]. 北京: 中国标准出版社, 2016.

［58］ 中华人民共和国国家卫生和计划生育委员会. 经空气传播疾病医院感染预防与控制规范: WS/T 511—2016 [S]. 北京: 中国标准出版社, 2016.

［59］ 廖巧红, 冉陆, 靳淼, 等. 诺如病毒感染暴发调查和预防控制技术指南 (2015 版)[J]. 中国病毒病杂志, 2015, 5 (6): 448-458.

［60］ 国务院应对新型冠状病毒肺炎疫情联防联控机制综合组. 关于印发新型冠状病毒肺炎防控方案 (第八版) 的通知 [EB/OL].(2021-05-11)[2023-04-20]. http://www. gov. cn/xinwen/2021-05/14/content_5606469. htm.

［61］ 中国疾病预防控制中心. 中国疾病预防控制中心关于印发《炭疽预防控制技术指南 (2021 年版)》的通知 [EB/OL].(2021-11-25)[2023-04-20]. https://new. qq. com/rain/a/20211206A09IDC00.

# 第九篇

## 隔离与预防

# 第二十八章
# 隔离与个人防护

## 第一节  隔离的基本技术与种类

### 一、隔离技术的发展

#### （一）国际隔离技术的发展

对传染病患者采用隔离的方法控制其传播古来有之。现代隔离技术可追溯至19世纪70年代的美国。1877年,美国的医学教科书中阐述了传染病患者的隔离策略,还设立了独立的传染病医院、传染病简易隔离病房等隔离救治机构。当时,各类传染病患者被集中安置在同一房间内,不久就发生了交叉感染。

进入20世纪,随着人们对传染性疾病的理解进一步深入,隔离的理念发生了转换,医院开始将不同的传染病患者按不同病种分别安置于不同房间或区域。另外,无菌技术逐渐被掌握和应用,隔离预防技术逐步完善。又经过了半个多世纪的探索,20世纪70年代,美国建立起不同的隔离系统。1970年,美国疾病预防控制中心（Center for Disease Control and Prevention,CDC）制定了《医院隔离技术》,阐述了各种隔离方法,并且于1975年和1978年两次修订,随着传染病的流行病学知识的发展,将隔离措施进行了相应修订,建立了人类免疫缺陷病毒、多重耐药菌、嗜肺军团菌等新发感染的隔离预防措施。

1983年,美国CDC又对隔离技术进行了重大修订,编制了《医院隔离技术指南》,并将其列入美国CDC《医院感染预防和控制》指导性文件中,建立了A、B两个隔离体系。A体系,即疾病类别隔离体系,该体系包括了严密隔离、接触隔离、肠道隔离、抗酸杆菌隔离、呼吸道隔离、血液与体液隔离、伤口与引流隔离等7个类别。隔离实践中,指南推荐使用隔离指示卡,用7种颜色隔离指示卡代表7类隔离,疾病名称写在卡片正面,隔离措施写在背面;指南包括了选择使用隔离衣、口罩、手套,污物处理以及患者单间隔离等内容。该隔离体系使用方便、简洁、易于掌握。至20世纪70年代中期,美国93%的医疗机构采用了这种隔离体系。但是其对某种疾病特异性差,存在对某一特定疾病过度隔离或隔离不足的问题。B体系,即疾病特异隔离体系,每个隔离措施的选用都是基于特定疾病传播的流行病学特征,在隔离指示卡已列出的各种隔离措施中选择需要的措施,有针对性、节约费用。但要求医务人员必须经过严格训练,还要有高度的责任心。

A、B体系针对的是确诊感染者或疑似感染者,而当时意识到艾滋病、乙型肝炎等疾病在诊断前对医务人员的危险性远超过诊断后,为了减少血源性感染传播,1985 年美国 CDC 提出了普遍预防(universal precaution)用于血源性感染的隔离预防。普遍预防认为所有的血液和体液均有感染性,除了强调预防针刺伤和使用传统的隔离屏障(如手套、隔离衣)以外,也包括了在需要复苏、进行某种操作和使用通气设备时,使用口罩和眼镜以防止黏膜的暴露。它的实施可有效降低医务人员暴露于艾滋病等经血传播疾病的职业危险,但花费大,某些具有潜在感染危险的非血源性物质没有得到应有的重视。

1987 年,又发展出了体内物质隔离(body substance isolation,BSI)体系,该体系对普遍预防进行了补充,BSI 体系提出患者所有身体物质,如血液、体液、分泌物、排泄物和其他体液均须隔离预防。它是一个与 A、B 体系并行的隔离系统,也是对 A、B 体系的必要补充,但需要注意的是耐甲氧西林金黄色葡萄球菌(methicillin resistant Staphylococcus aureus,MRSA)、耐万古霉素肠球菌(vancomycin resistant enterococcus,VRE)、耐药结核分枝杆菌等多重耐药菌的感染,经此隔离预防难以完全阻断。

至此,发展出了多种隔离方法,但多个隔离体系并行,在执行中容易混淆,难以准确把握。1996 年,美国医院感染控制顾问委员会(Healthcare Infection Control Practice Advisory Committee,HICPAC)对隔离系统进行了修订,新的系统中综合了普遍预防和体内物质隔离,提出了标准预防(standard precaution)的概念,该法遵循双向防护的原则,认为全部患者的血液、体液、分泌物、除汗液以外的排泄物均具有传染性,接触这些物质须采取标准预防措施,与此同时,确定感染的传播途径有空气传播、飞沫传播和接触传播 3 种,并提出了基于传播途径的隔离预防。2007 年,美国 HICPAC 更新的《隔离预防指南:防止病原体在医疗机构的传播》再次确认了标准预防和基于传播途径的隔离预防体系,增加了呼吸道卫生/咳嗽礼仪、安全注射、高危险及涉及椎管内穿刺等操作时戴口罩、保护性环境管理等,上述方法与技术作为标准预防的新要素强化了已有的隔离预防体系。此次修订中,还用新的术语——医疗保健相关性感染(healthcare associated infection,HAI)替代医院感染(nosocomial infection),来解决获得感染的地点难以确定的问题。

**(二)我国隔离技术的发展与现状**

我国隔离技术的实践有着几千年的历史,早在秦朝就有设置传染病隔离场所的记载。新中国成立初期,感染性疾病的发病率较高,爱国卫生运动和医院中的隔离实践均在感染性疾病的防治中起到了重要的作用。消毒、隔离、无菌技术操作均作为医学教育和医疗实践中预防与控制医院感染的重要技术。

2003 年,严重急性呼吸综合征(severe acute respiratory syndrome,SARS)的流行暴露出我国隔离工作存在的薄弱环节,因缺少可遵循的针对未确诊传染病的隔离预防措施,以及医务人员在接触潜在传染性疾病患者时缺少个人防护,我国内地累计报告 SARS 临床诊断病例中医务人员感染 966 例,占 18.13%。国内外专家学者对 SARS 传播途径的研究与报道,国内大量医院感染病例的发生,引发了国内学者对医院消毒、隔离和医务人员个人防护的思考与重视。2003 年卫生部印发《传染性非典型肺炎医院感染控制指导原则(试行)》,首次从建筑布局、工作流程、消毒隔离、职业防护,尤其是个人防护等方面做了详细要求,大大促进了我国隔离技术的发展。

2009 年 4 月 1 日卫生部颁布了 WS/T 311—2009《医院隔离技术规范》,并于 2009 年

12 月 1 日起实施。这是我国第一部针对医院隔离预防技术应用的国家卫生行业标准,具有十分重要的意义。该标准在结合我国医院实际工作条件的基础上,借鉴并采纳了美国 CDC 与 HICPAC 的隔离体系,规定了各级各类医院应执行的隔离预防技术,要求针对患者诊疗、护理的隔离预防应在标准预防的基础上,基于疾病传播途径的不同,采取相应的隔离措施。该标准规范了全国医疗机构的隔离预防工作,对预防与控制外来传染病在医院的传播及医院感染暴发起到非常积极的规范、引导作用,为提高医疗质量,保障患者安全夯实了基础。

2017 年一项涵盖全国 12 个省(市)253 所医院的调查结果显示,在隔离管理工作方面,被调查医院中 99.21%(251 所)已经建立了全院的隔离预防制度,97.23%(246 所)定期对隔离工作进行指导与监督;在标准预防相关工作方面,99.21%(251 所)的医院已制定全院标准预防管理制度,96.84%(245 所)已开展对标准预防工作的定期指导与监督,97.63%(247 所)开展了标准预防的培训工作,64.82%(164 所)开展了医务人员标准预防知识知晓率调查;作为标准预防的一项核心措施,2017 年所有被调查医院均建立了手卫生管理制度,开展相关培训并定期进行手卫生工作指导与监督;98.02%(248 所)医院有针刺伤报告流程与制度;在建筑布局与设施设置方面,76.28%(193 所)的医院设立了肠道门诊,79.84%(202 所)设立了发热门诊,88.54%(224 所)设立门急诊预检分诊;在个人防护用品使用方面,与 2010 年相比,2017 年医用外科口罩、医用防护口罩、工作帽、鞋套、隔离衣 / 防护服、防水围裙等的使用量均增长 1 倍以上。

2019 年底至 2020 年初,新型冠状病毒感染疫情暴发,对疫情的应急防控与常态化防控,促使医疗机构在新建、改建中进一步优化建筑布局,不仅在发热门诊、隔离病区中完善三区两通道的设置,在急诊、普通病区等的设计中也更多地融合了平疫结合的思路;优化、落实了预检分诊机制,完善了接诊不明原因发热及不明原因肺炎患者的系列流程;重视个人防护,依据不同区域不同岗位疾病暴露风险选择个人防护用品,既保障医务人员的健康也控制了个人防护用品消耗的成本;医务人员的防护意识与技能都有了较大幅度的提升,极大地推进了我国医疗机构隔离预防体系的建设与发展。

## 二、隔离基本概念、种类与基本原则

### (一)隔离基本概念

1. 感染链(infection chain)　感染的发生必须具备的三个相互关联的环节,即传染源、传播途径和易感人群,这三个环节共同构成了感染链,隔离措施的目的就是切断感染链。

2. 传染源(source of infection)　指病原微生物自然生存、繁殖并排出的宿主或场所。HAI 的传染源可能来自患者、医务人员、患者家属、探视者等人员中的感染者或病原携带者及其活动环境,感染既可为活动性感染,也可以是无症状带菌或潜伏期的感染。这些感染者或病原携带者可分为传染病感染者或病原携带者及非传染病感染者或病原携带者。前者如麻疹、流行性腮腺炎、细菌性痢疾、流行性感冒等,传染性具有时限性,可据此判断其感染者或病原携带者的隔离时间和接触者的检疫期。后者如 MRSA 感染者或携带者、碳青霉烯类耐药肠杆菌科细菌感染者或携带者等,这些感染者或携带者多是此类病原体的定植者,定植时间往往较长,较难消除,其感染性没有明显的时限性。

3. 传播途径(route of transmission) 指病原微生物从传染源传播到易感人群的路径。不同的病原微生物传播途径不同,医疗机构内感染的传播途径被归纳为空气传播、飞沫传播和接触传播。

空气传播(airborne transmission)是指由悬浮于空气中、能在空气中远距离传播(>1m),并长时间保持感染性的飞沫核(≤5μm)导致的传播,例如肺结核、水痘、麻疹是三种主要的经空气传播的疾病。

飞沫传播(droplet transmission)则是指带有病原微生物的飞沫核(>5μm),在空气中短距离(≤1m)移动到易感人群的口、鼻黏膜或眼结膜等导致的传播。

从上述定义不难看出,飞沫传播的传播范围比较局限,而空气传播可能在更大的范围内实现,因而空气传播的疾病的隔离措施较飞沫传播的疾病更加严格。

接触传播(contact transmission)是指病原微生物通过手、物体表面等媒介直接或间接接触导致的传播,手是医院感染最常见的媒介。

4. 易感人群(susceptible host) 对某种疾病或传染病缺乏特异性免疫力而容易感染的人群。影响感染性疾病发生发展的因素很多,大多数与宿主自身健康状况和免疫状况有关,另外传染源作用于宿主的特征也是非常重要的因素,包括致病性、毒力和抗原特性,如感染剂量、疾病发生机制、暴露途径等。正是由于上述因素的差异,同样暴露于病原微生物,有些人不发病,而有些人可能发展成严重疾病甚至死亡。

5. 隔离(isolation) 又称为隔离预防,是指采用各种方法、技术,防止病原微生物从患者、携带者及场所传播给他人的措施。

6. 区域隔离(area isolation) 是指将传染源(患者或病原携带者)安置在指定的地点或特殊环境中,使他们与普通患者分开,并对指定的地点或特殊环境及时消毒处理,以防止疾病的传播和不同病种间的交叉感染。

### (二)隔离技术的种类

隔离技术是为达到隔离预防的目的而采取的一系列操作和措施,包含标准预防与基于传播途径的隔离预防。根据医疗机构内病原微生物传播途径的特点,又可分为空气隔离、飞沫隔离和接触隔离三类。应当注意的是,某些感染性疾病可能同时通过两种或两种以上的途径传播,故须同时综合采取两种或两种以上类型的隔离措施。

### (三)隔离基本原则

隔离是针对外源性感染的措施,基本原则是严格管理传染源、阻断感染传播途径、保护易感人群,以达到切断感染链,降低外源性感染的发生和暴发的目的。有效隔离的基本原则如下。

1. 医疗机构在新建、改建与扩建时,建筑布局应符合医院卫生学要求,并应具备隔离预防的功能,区域划分应明确,并设置规范清晰的标识。明确诊疗服务流程,洁污分开,人流、物流分开。应注意新建与改建医院或病区的通风系统,应按照功能分区要求安装。

2. 遵循"标准预防"的原则,按照《医院隔离技术标准》的要求,制定并落实隔离预防制度,同时按照"基于疾病传播途径的预防"的原则,针对特定疾病选择隔离防护措施。

3. 加强医务人员隔离与防护知识和技能的培训,使其正确掌握常见感染性疾病的传播途径、隔离方式和防护技术,熟练掌握操作规程。配置合适、必要的个人防护用品,个人防护用品应符合国家相关标准,在有效期内使用,方便取用。

4. 加强隔离措施执行的监督、检查与指导,及时改进存在的问题,实现持续质量改进的目标,保证隔离措施有效并正确实施。

## 三、建筑布局与隔离要求

### (一) 建筑分区

医院内建筑区域划分:根据患者获得感染危险性的高低和污染程度分为 3 个区域。同一等级分区的科室宜相对集中,高度风险区域的科室宜相对独立成区,收治感染患者区域与采取保护性隔离区域应分开设置,宜与中低度风险区域分开,通风系统应区域化,手卫生设施应方便可及。

1. 低度风险区域  没有患者存在或患者只作短暂停留的区域,如行政管理部门、图书馆、会议室、病案室等。

2. 中度风险区域  有普通患者的诊疗,患者体液(血液、组织液等)、分泌物、排泄物对环境表面存在潜在污染可能性的区域,如普通病区、门诊科室、功能检查室等。

3. 高度风险区域  有感染或病原体定植患者诊疗的区域,以及对高度易感患者采取保护性隔离措施的区域,如感染性疾病科、手术部(室)、重症监护病区(室)、移植病区、烧伤病区(室)等。

### (二) 各区域的建筑布局与隔离要求

1. 普通病区  普通病区是医院中所占比例最大的区域,病区内病房(室)、治疗室、换药室等各功能区域内的房间应布局合理,分区明确,洁污分开,标识清晰。新建、改建病房(室)宜设置独立卫生间,多人房间的床间距应大于 0.8m,床单位之间可设置隔帘,隔帘应方便清洁与消毒。病室内单排病床通道净宽不应小于 1.1m;双排病床通道净宽不应小于 1.4m。

病区内设施、设备应符合医院感染防控的要求:①病区内应设置方便医务人员使用的完备的流动水洗手和卫生手消毒设施。②病室内应有良好的通风设施,首选自然通风,自然通风不良时宜采取机械通风,在无人情况下还可采取紫外线灯照射或化学方法消毒。治疗室、换药室等诊疗区域没有与室外直接通风的条件时,应配置空气净化装置,使消毒后空气中的细菌总数 ≤4［CFU/(5min·直径 9cm 平皿)］。③病区内应设有适于隔离的房间,感染性疾病患者与非感染性疾病患者应分室安置,同种感染性疾病、同种病原体感染患者宜集中安置。

2. 感染性疾病病区  感染性疾病病区适用于主要经接触传播、飞沫传播和空气传播疾病患者的隔离。该病区应设在医院相对独立的区域,并符合普通病区的建筑布局要求。病区内应做到分区明确,标识清晰,不同种类的感染性疾病患者应分室安置,还应配备适量的非手触式开关的流动水洗手设施。

(1)经接触传播疾病患者的隔离病区:其建筑布局与隔离要求应符合上述对感染性疾病

病区的要求。

(2)经飞沫传播疾病患者的隔离病区:该病区在符合感染性疾病病区总体要求的基础上,在患者隔离时应做到:①疑似患者应单独安置;②确诊患者宜单独安置;③同种疾病患者安置于一室时,两病床之间距离不少于1.2m。

(3)经空气传播疾病患者的隔离病区:该病区在符合感染性疾病病区总体要求的基础上,要求设置三区和两通道。三区是指清洁区、潜在污染区和污染区,清洁区(clean area)指进行呼吸道传染病诊治的病区中,不易受到患者体液(血液、组织液等)和病原体等物质污染的区域,及传染病患者不应进入的区域,包括医务人员的值班室、卫生间、男女更衣室、浴室以及储物间、配餐间等。潜在污染区(potential contaminated area)是进行呼吸道传染病诊治的病区中,位于清洁区与污染区之间,有可能被患者体液(血液、组织液等)和病原体等物质污染的区域,包括医务人员的办公室、治疗准备室、护士站、内走廊等。污染区(contaminated area)是指进行呼吸道传染病诊治的病区中,传染病患者和疑似传染病患者接受诊疗的区域,以及被其体液(血液、组织液等)、分泌物、排泄物污染物品暂存和处理的场所,包括病室、患者用后复用物品和医疗器械等的处置室、污物间以及患者用卫生间和入院、出院处理室等。两通道(two passages)是进行呼吸道传染病诊治的病区中的医务人员通道和患者通道,医务人员通道、出入口设在清洁区一端,患者通道、出入口设在污染区一端。另外应在两通道和三区之间设立缓冲间(buffer room),即进行呼吸道传染病诊治的病区中清洁区与潜在污染区之间、潜在污染区与污染区之间设立的两侧均有门的过渡间,两侧的门不能同时开启,为医务人员的准备间。

经空气传播疾病患者的隔离病区中应建立明确的工作流程并严格执行,各区之间应界线清楚,标识明显,应严格各区域、两通道等的管理。疑似患者应单独安置,确诊患者宜单独安置,当同种疾病患者安置于同一病室时,两病床之间距离应不少于1.2m。该病区的患者出院所带物品应消毒处理。进入该病区隔离区域的人员,在标准预防措施的基础上,还应采用经空气传播疾病的隔离与预防措施,做好个人防护。经空气传播疾病的隔离病区,宜设置负压隔离病房。

(4)负压隔离病区(室)(negative pressure isolation ward/room):是用于隔离通过和可能通过空气传播的传染病患者或疑似患者的病区(室),以机械通风的方式,使病区(室)的空气按照由清洁区向污染区流动,使病区(室)内的空气静压低于周边相邻相通区域空气静压,相邻相通不同污染等级房间的压差应不小于5Pa。负压病区(室)排出的空气应经处理,确保对环境无害。

负压隔离病区(室)在使用过程中,应遵循以下隔离要求:①一间负压病室宜安排一名患者,无条件时可以安排同种疾病患者。②应限制患者到本病室外活动,如须外出时应戴医用外科口罩。③该病区(室)患者出院所带物品应消毒处理。④进入负压隔离病室的人员在标准预防措施的基础上,还应采用经空气传播疾病的隔离与预防措施,做好个人防护。

3. 门诊  普通门诊要求流程明确,标识清晰,路径便捷,不同科室间宜分科候诊。儿科门诊应相对独立成区,设立单独的预检分诊台、隔离观察室等。门诊换药宜分别设立清洁伤口与污染伤口换药室。感染疾病科门诊、门诊手术室等应参照国家有关规定、感染控制相关规范等要求进行设置。

在上述建筑布局的基础上,门诊还应符合以下隔离要求:①普通门诊、儿科门诊宜分开候诊,感染性疾病科门诊中应分设发热门诊、肠道门诊等,发热门诊应与其他感染性疾病科门诊完全分隔,不同患者应分开候诊。②诊室应当通风良好,应配备适量的流动水洗手设施和/或卫生手消毒设施。③应建立预检分诊隔离制度并落实,通过挂号时询问、咨询台咨询和医师接诊时询问等多种方式对患者开展传染病的预检,必要时可建立临时预检点进行预检,预检分诊的设置与隔离要求可参考本书门急诊管理章节预检分诊的流程与方法。④经预检为需要隔离的传染病患者或疑似传染病患者,应及时将患者分诊至感染性疾病科或相应分诊点就诊,同时对接诊处采取必要的消毒措施。⑤门诊手术室宜参照医院手术部(室)感染控制相关规范要求进行管理。

4. 急诊医学科(室)　急诊科应设单独出入口,流程清晰,路径便捷;并设预检分诊、普通诊室和适于隔离的诊室。在急诊科应执行预检分诊制度,及时发现传染病患者及疑似患者,及时采取隔离措施。各诊室内应配备非手触式开关的流动水洗手设施和/或卫生手消毒设施。急诊观察室应按病区要求进行管理。如设置急诊重症监护室(emergency intensive care unit,EICU),其建筑布局与隔离要求可参照本书重症监护病房章节相关建议与要求管理。应特别注意的是,接诊不明原因发热及不明原因肺炎患者时,应在标准预防的基础上按照空气传播疾病进行隔离预防。

(徐丹慧　姚　希)

# 第二节　标准预防

"标准预防"最初是由美国医院感染控制顾问委员会于 1996 年 1 月正式提出并发布,包括基本原则及 8 项基本措施,2007 年又新增了 3 项基本措施,成为医疗机构内预防感染性疾病交叉传播的基础行为规范。我国经历过 2003 年 SARS 暴发,认识到标准预防的重要性,卫生部于 2009 年颁布的《医院隔离技术规范》中正式引入了"标准预防"概念,并在暴发的新型冠状病毒感染防控中,对全社会均起到重要作用。

## 一、标准预防概念

标准预防(standard precaution)是基于将所有血液、体液、分泌物、排泄物(汗液除外)、黏膜及非完整皮肤视为含有潜在传染性病原体的原则,在任何医疗机构,对全部患者实施任一医疗措施均须采用的一组最基本的感染预防措施,无论患者是否感染,也无论是否有明显的血迹、污迹。

## 二、标准预防内涵及特点

1. 标准预防是预防患者和医护人员发生医疗相关感染的基本措施,医患双方须共同遵守。

2. 实现双向防护,既防止疾病从患者传至医务人员,又防止疾病从医务人员传至患者,同时保护了医护人员和患者。

3. 既能防止血源性疾病传播,又能防止非血源性疾病传播。

4. 对工作人员持续开展标准预防理念及基本措施的培训是标准预防落实的关键因素。

5. 当明确疾病的主要传播途径(空气传播、飞沫传播、接触传播)时,在标准预防的基础上还应再采取相应的空气隔离、飞沫隔离和接触隔离措施,多重途径传播的疾病要联合应用多种隔离方式。

## 三、标准预防的具体措施

对医院内所有患者实施的基础感染预防措施上,HICPAC 最初提出的标准预防措施包括:①正确实施手卫生;②根据预期的暴露情况正确使用手套、隔离衣、口罩、护目镜或防护面屏等个人防护用品;③对使用后的诊疗器械、器具进行清洁、消毒或灭菌;④对环境表面进行清洁消毒;⑤织物处置过程中防止污染环境及个人;⑥预防锐器伤;⑦心肺复苏时使用简易呼吸器代替口对口人工呼吸;⑧优先将可能有传染性疾病患者或易感患者安置在单人间。2007 年,HICPAC 对各类感染事件总结分析,为进一步保护患者,新增三项标准预防措施,分别是①呼吸道卫生 / 咳嗽礼仪;②安全注射;③置管操作或椎管内穿刺时应佩戴口罩。

这些措施均是经过大量感染暴发事件的总结归纳出来的,经过 SARS 防控、新型冠状病毒感染防控的考验,为预防和控制医疗相关感染保驾护航。以下分类叙述标准预防的具体措施。

### (一) 手卫生

手卫生(hand hygiene)是标准预防的重要措施。各项人类活动、医疗行为都得通过手来进行,手容易沾染各类病原微生物,良好的手卫生习惯成为降低各类肠道传染病、飞沫传播疾病发生率的关键因素。在新型冠状病毒感染疫情防控期间,倡导全民手卫生同样起到重要预防作用。在医疗机构中,更应强化医务人员、患者和其他人员的手卫生。

手卫生包括洗手、使用速干手消毒剂进行卫生手消毒、外科手术前的外科手消毒。通常情况下,医务人员、患者和其他人员进行的是洗手或卫生手消毒,医疗机构应对医务人员开展培训,对患者及其他人员开展各类宣教,以促进手卫生的依从性。以下是洗手和卫生手消毒的时机及基本要求。

1. 手卫生指征　接触患者前;接触患者后;清洁、无菌操作前;暴露患者的体液风险后,包括接触患者黏膜、破损皮肤或伤口、血液、体液、分泌物、排泄物、伤口敷料等之后;接触患者周围环境后,应洗手或卫生手消毒。

2. 在摘掉手套之后,或者脱除其他防护用品后,应当洗手或进行卫生手消毒。

3. 手部有血液或其他体液等肉眼可见的污染时,或可能接触艰难梭菌、肠道病毒等对速干手消毒剂不敏感的病原微生物时,应当洗手。

4. 接触传染病患者的血液、体液和分泌物以及被传染性病原微生物污染的物品后,或者直接为传染病患者进行检查、治疗、护理或处理传染患者污物之后,应当先洗手,然后进行卫生手消毒。

5. 在应对疾病流行期间,还应增加洗手或卫生手消毒的时机,如进入医疗机构时,离开医疗机构时,接触公共设施时。这就要求医疗机构提供更便利的手卫生设施及物品,如在各入口处、自助机周边、电梯间、过道扶手、写字台等放置充足的速干手消毒剂。

## (二) 个人防护用品使用

在接触血液、体液、分泌物、排泄物、污染物品时,或者接触黏膜、非完整皮肤时,应根据预期暴露情况选用个人防护用品(personal protective equipment,PPE),防止自身的黏膜、皮肤及衣物接触感染性病原体。医疗机构应对医务人员进行培训,培训内容包括:正确选用防护用品,掌握穿戴及脱除个人防护用品的正确方法,保持双手远离面部,离开工作区域时脱除PPE,脱除后置于医疗废物桶,并进行手卫生。

1. 手套　在接触患者的血液、体液、分泌物、排泄物或者可能受到上述物质污染的物品时应戴手套;在接触患者黏膜或破损皮肤时应戴手套。既能防止病原体通过医务人员的手传给患者,又能防止医务人员感染患者或污染物品上的病原体。

2. 隔离衣　在诊疗过程中,如果医务人员的衣服或暴露的皮肤可能接触到患者的血液、体液、分泌物、排泄物时,应穿着防渗透的隔离衣。

3. 面部防护

(1)口罩:一般诊疗活动应佩戴医用外科口罩,一方面能避免医务人员受到患者呼吸道分泌物、血液或体液的喷溅,另一方面在无菌操作时,可避免医务人员口腔或鼻腔的病原体传播给患者;接触经空气传播或近距离接触经飞沫传播的呼吸道传染病患者时,应佩戴医用防护口罩;呼吸道疾病患者应至少佩戴医用外科口罩,防止自身病原体对外扩散。

(2)护目镜或防护面屏:在诊疗过程中,可能发生血液、体液、分泌物、排泄物的喷洒或飞溅时,应佩戴护目镜或防护面屏,特别是在进行吸痰、气管插管、鼻咽拭子采样等产生气溶胶的操作时。

## (三) 呼吸道卫生 / 咳嗽礼仪

呼吸道卫生 / 咳嗽礼仪(respiratory hygiene/cough etiquette)适用于有咳嗽、鼻塞、流涕或呼吸道分泌物增多等呼吸道症状,但尚未诊断呼吸道传播疾病的人员。有证据表明,2003年 SARS 暴发与没有及时对有呼吸道症状的患者、探视者、医务人员等采取传染源控制措施有很大关联,这向我们敲响了警钟。在呼吸道传播疾病发生的早期,在医疗机构采取必要的控制传染源的隔离措施可有效预防呼吸道传播疾病的播散和暴发。HICPAC 于 2007 年将呼吸道卫生 / 咳嗽礼仪纳入标准预防的基本措施之一。

1. 定义　在咳嗽或打喷嚏时,应用医用口罩、纸巾、袖子、肘部遮盖口鼻(避免使用双手);用过的纸巾在使用后尽快扔入有盖垃圾箱;在接触到呼吸道分泌物后采取手部卫生措施;有呼吸道症状的人员在自身耐受情况下应佩戴医用外科口罩,并尽可能与其他人员保持1m 以上的距离。

2. 医疗机构内实施呼吸道卫生 / 咳嗽礼仪

(1)对医务人员进行培训,对患者、陪同者或探视者进行教育。如入口处张贴标识,用通俗易懂的图片或语言向患者及陪同人员宣传并指导实施呼吸道卫生 / 咳嗽礼仪。

(2)提供纸巾、非手接触式垃圾桶。

(3)提供便利的手卫生设施及物品,如柜台、候诊区设置速干手消毒剂。

(4)为有呼吸道症状但未佩戴合格口罩的人员提供医用口罩。

(5)设置足够的就诊空间,指导有呼吸道症状人员与他人保持 1m 距离,有条件的医疗机构可提供独立空间。

(6)医务人员检查或照顾有呼吸道症状和体征的患者时应佩戴医用外科口罩,严格执行手卫生;患呼吸道传播疾病的医务人员应尽量避免与患者直接接触,特别是高危患者,如条件不允许,至少应佩戴医用外科口罩后再接触患者。

3. 在新型冠状病毒感染流行期间,呼吸道卫生 / 咳嗽礼仪成为全民遵守的行为准则,并起到非常重要的防控作用。对医疗机构来说,所有进入医疗机构的人员均应当佩戴合格的医用口罩,不应佩戴有呼气阀的口罩;患者接受诊疗时非必要不摘除口罩。在不影响正常诊疗工作的前提下,应当保持至少 1m 的社交距离。

### (四)诊疗器械、环境物体表面、织物的清洁消毒或灭菌

大量研究表明污染的诊疗器械、医疗机构内高频接触的环境、设备或物品表面、隔帘 / 床上用品等织物表面,即使肉眼无可见污染物,也可能含有各类病原体,成为传染源,尤其对抵抗力弱的患者来说,接触后可能导致自身感染。医务人员接触后,也可能携带病原体或造成病原体定植,再通过手传播给其他患者。提供干净的就诊环境,是医疗安全的前提,也是标准预防的重要措施。具体内容包括如下。

1. 重复使用的器械、器具在每位患者使用后,应依国家法规进行清洗、消毒或灭菌。从事器械清洗消毒的人员应经过专业培训,取得相应资质,并做好自身防护的前提下进行污染器械的收集、转运、清洗、消毒或灭菌,过程中也要确保避免环境污染。

2. 医院环境中高频接触物体表面,如公共区域扶手、电梯按钮、自助机按钮、候诊椅、门把手,病室的床栏、床头桌、床旁椅、门把手等经常接触的物体表面,容易滋生各类病原体,是清洁消毒的重点。医疗机构根据接触情况确定消毒频次;在传染病流行期间,适当增加清洁消毒频次,确保环境安全;对于难以清洁消毒的表面,如电脑键盘,可使用隔离膜,定期更换。医疗机构应制定标准,并培训环境清洁消毒人员,使其掌握正确的清洁消毒方法及个人防护方法。

3. 处理和运输被血液、体液、分泌物、排泄物污染的被服、衣物等各类织物时,应防止抖动,密封运送,防止医务人员皮肤暴露或污染工作服和环境。有研究表明,各类隐私帘,由于不便更换,会成为病原体的聚集地,甚至有多重耐药菌长期存活,开关隐私帘时抖动而造成播散,因此医疗机构须根据不同科室使用情况确定合理的更换、清洁消毒频次。

4. 依国家法规正确处置医疗废物,处置要求包括:医务人员应掌握医疗废物分类原则,锐器应置于锐器盒,禁止将锐器置于黄色医疗废物袋;医疗废物桶或锐器盒 3/4 满时封口收集;医疗废物桶不使用时保持密闭;收集医疗废物时注意个人防护。

5. 实施各类清洁消毒过程中,应合理选用防护用品,如佩戴手套,有喷溅风险时穿戴隔离衣、防护面屏,脱除手套后实施手卫生。

### (五)预防锐器伤

被污染有患者血液、体液的锐器(针头或其他锐器)扎伤,有可能导致血源性病原体如乙型肝炎、丙型肝炎、艾滋病的传播。研究表明,医疗机构内大部分锐器伤都是可以预防的,具

体措施如下。

1. 在进行侵袭性诊疗、护理操作过程中,推荐使用具有防刺性能的安全装置。

2. 保证光线充足,操作视野清晰,防止被针头、缝合器、刀片等锐器刺伤或划伤。

3. 禁止弯折或徒手接触使用过的锐器。

4. 须重复使用的锐器,使用单手回套的方式处理一次性锐器,禁止针头回帽。

5. 使用过的锐器应放在防刺的锐器盒中。锐器盒不宜过满,3/4满时须封口处置。

另外,研究调查显示,部分人员因为工作量大或诊疗操作时紧张、着急,易发生意外的锐器伤,急诊是常发生的部门,提示医疗机构应合理安排人员工作量,降低不必要的伤害。

### (六) 安全注射

调查显示,同一注射器反复抽取多剂量药物给多位患者使用,或反复使用同一针头/注射器给不同患者进行静脉给药,以及使用污染的容器配制药液,是造成乙型肝炎、丙型肝炎等感染暴发的根本原因。为避免此类事件发生,安全注射于2007年被列为标准预防措施之一。

安全注射主要措施包括:

1. 要求每次注射或抽取药液均使用一次性使用的无菌注射器及针头,防止注射器具和药品的污染。

2. 尽可能使用单剂量包装药品而非多剂量包装,尤其在需要将药物分给多个患者时。

3. 配制药液应在干净环境中进行并使用无菌技术。

4. 穿刺药瓶的胶塞前使用乙醇溶液消毒穿刺部分。

5. 不要将剩余的一次性小瓶药液混合后使用。

6. 多剂量药尽可能给同一患者使用;如多剂量药品须给不同患者使用,应限制在集中配液区域,不能进入患者治疗区域;一旦进入患者治疗区域,使用于同一患者后应立即丢弃;多剂量药品打开后应标注日期,按照说明书要求在期限内使用完毕。

医疗机构应建立规范性制度,加强安全注射培训,教育全体医务人员了解并遵从安全注射措施和无菌技术,并监督落实,防止不安全注射导致的感染。

### (七) 心肺复苏

急救场所需要进行心肺复苏操作时,应用简易呼吸囊(复苏袋)或其他通气装置代替口对口人工呼吸的方法,避免医疗人员的鼻子和嘴直接接触患者的口腔唾液或呼吸道分泌物。

### (八) 导管置入、椎管内穿刺的感染控制

该项隔离技术主要强调在置入导管、经椎管穿刺等高感染风险操作(脊髓造影、硬膜外麻醉等)时,医务人员应佩戴医用外科口罩,防止医务人员口咽部菌群对穿刺部位的污染,预防呼吸道菌群导致的脑膜炎。

### (九) 患者安置

对于疑似有传染性疾病患者,应及早与其他患者分开,安置在单间;对于抵抗力低下、容易感染的患者,也尽可能安置在单独空间,进行保护性隔离,防止被感染。对于呼吸道传染病流行期间,早期患者安置显得尤为重要。根据初步预检分诊情况,将有流行病学史与无流

行病学史的患者、有发热等呼吸道症状与无呼吸道症状的患者,在呼吸道传染病排除前分开安置,能尽可能避免在疫情防控期间的交叉传播,或减少密切接触人员数量。这项措施依赖于医疗机构在建筑布局、就诊流程上的提前规划设置,张贴醒目的引导标识,以及患者能主动配合告知自身情况及医务人员具有敏锐识别能力。

以上标准预防的具体措施见表28-1。

**表 28-1　标准预防的具体措施列表**

| 序号 | 项目 | 具体措施 |
|---|---|---|
| 1 | 手卫生 | 遵循手卫生五个指征进行洗手或手消毒。特别关注:在接触患者血液、体液、分泌物、排泄物后,脱手套后,接触两位患者间,疫情期间触摸公共设施后 |
| 2 | 个人防护用品使用 | 接触血液、体液、分泌物、排泄物,接触黏膜或不完整皮肤时佩戴手套;可能发生皮肤或衣服暴露于血液、体液等污染物时穿隔离衣;有喷溅时佩戴口罩、护目镜或防护面屏 |
| 3 | 呼吸道卫生／咳嗽礼仪 | 在咳嗽或打喷嚏时,用医用口罩、纸巾、袖子、肘部遮盖口鼻;用过的纸巾在使用后尽快扔入有盖垃圾箱;在接触到呼吸道分泌物后采取手卫生措施;有呼吸道症状的人员在自身耐受情况下应佩戴医用外科口罩,并尽可能与其他人员保持 1m 以上的距离 |
| 4 | 诊疗器械、环境物体表面、织物的清洁、消毒或灭菌 | 对使用后或污染的复用诊疗器械、环境物体表面、织物进行规范的清洁、消毒或灭菌,处理过程中注意防止污染环境及做好个人防护 |
| 5 | 预防锐器伤 | 使用安全锐器,使用过程中保证充足光线;避免锐器回帽,如须回帽,使用单手操作;用后锐器置于锐器盒 |
| 6 | 安全注射 | 要求每次注射或抽取药液均使用一次性使用的无菌注射器及针头;尽可能使用单剂量包装药品;配制药液遵循无菌操作技术 |
| 7 | 心肺复苏 | 应用简易呼吸囊或其他通气装置代替口对口人工呼吸 |
| 8 | 导管置入、椎管内穿刺的感染控制 | 置入导管、经椎管穿刺等高感染风险操作(脊髓造影、硬膜外麻醉等)时,医务人员应佩戴医用外科口罩 |
| 9 | 患者安置 | 对于疑似有传染性疾病患者,或抵抗力低下、容易感染的患者,应及早安置在单人间 |

(林金兰　李六亿)

# 第三节　基于传播途径的隔离措施

## 一、传播途径

病原体离开传染源到达另一个易感者的途径称为传播途径(route of transmission)。可引起感染的病原体包括细菌、病毒、真菌、寄生虫和朊病毒。不同病原体传播途径不同,有些感染性病原体可通过一种以上的途径传播。一些病原体主要通过直接或间接接触传播(如单纯疱疹病毒、呼吸道合胞病毒、金黄色葡萄球菌),另一些通过飞沫传播(如流行性感冒病毒、百日咳鲍特菌)或通过空气传播(如结核分枝杆菌),还有部分病原体,例如血源性病毒(如乙型肝炎病毒和丙型肝炎病毒)在医疗机构中很少经皮肤或黏膜接触传播。并非所有的感染性病原体都能在人与人之间传播。以下介绍三种主要的传播途径。

### (一)常见的传播途径

1. 接触传播(contact transmission) 是指病原微生物通过手、媒介直接或间接接触而传播,是最常见的传播方式,包括直接接触传播和间接接触传播。

(1)直接接触传播:是指病原体由一个人直接传给另外一个人,不需要有污染的物体或人为中介。患者之间,医务人员与患者之间,医务人员之间都有通过直接接触传播疾病的可能性。

如隔离措施落实不到位,患者和医务人员间的直接接触传播在诊疗过程中很容易实现。例如,医务人员由于直接接触疥疮患者皮肤时不戴手套,疥螨由感染者直接传给未戴手套的照顾者;医务人员为单纯疱疹病毒患者做口腔护理时,因手部皮肤破损且不戴手套,导致手指感染单纯性疱疹,造成疱疹性指头炎。

(2)间接接触传播:指病原体从传染源排出后,经过某种或某些感染媒介,如医务人员手、医疗仪器设备、病室内的物品等传播给易感者。大量研究显示医务人员污染的手对间接接触传播起到了重要作用,因为手经常接触各种感染性物质及污染物品,很容易再经接触将病原体传播给其他医务人员、患者或物品。例如呼吸道合胞病毒、铜绿假单胞菌等病原体通过共用玩具在儿科患者中传播;外科手术器械、内镜等清洗、消毒或灭菌不彻底造成患者感染均属于间接接触传播;在护理耐甲氧西林金黄色葡萄球菌(methicillin resistant *Staphylococcus aureus*,MRSA)、耐万古霉素肠球菌(vancomycin resistant *Enterococcus*,VRE)感染或定植的患者后,工作服、隔离衣等个人防护用品可能被潜在的病原体污染,污染的衣物有可能将感染性病原体传给后续患者也属于该类型。

2. 飞沫传播(droplet transmission) 传染源产生带有病原微生物的飞沫核($>5\mu m$),在空气中短距离移动到易感人群的上呼吸道称为飞沫传播。飞沫可在感染患者咳嗽、打喷嚏、谈话时产生,或在吸痰、气管插管、引导性咳嗽、心肺复苏等过程中产生。鼻黏膜、眼结膜及口腔是呼吸道病毒的感染门户。飞沫传播实际是接触传播的一种形式,但与接触传播不同的是,携带感染性病原体的呼吸道飞沫直接从感染者呼吸道传送至易感者黏膜表面而发生感染传播,需要做好面部防护。通过飞沫传播的感染性病原体包括百日咳鲍特菌、流行性感冒病毒、腺病毒、鼻病毒、肺炎支原体、严重急性呼吸综合征冠状病毒(severe acute respiratory syndrome coronavirus,SARS-CoV)、A组链球菌和脑膜炎奈瑟菌等。虽然呼吸道合胞病毒可通过飞沫传播,但直接接触受感染的呼吸道分泌物是传播最重要的决定因素。某些通常不通过飞沫传播的病原体,在特殊条件下也可能会发生飞沫传播,例如金黄色葡萄球菌。

目前,飞沫传播的最大距离仍不确定,飞沫传播的距离很可能取决于呼吸道飞沫从源头喷出的速度和机制、呼吸道分泌物的密度、温度和湿度等环境因素,以及病原体在该距离内保持传染性的能力。基于特定感染的研究显示飞沫传播的确定危险区域为患者周围1m的距离。然而,有关天花的实验研究以及2003年全球SARS暴发期间的调查表明,这两种病原体的感染患者产生的飞沫均可以到达距离其源头约2m或更远的人。因此,不应将距离患者1m佩戴口罩作为决定何时佩戴口罩以防止他人感染的唯一标准,尤其是在可能暴露于新出现或高毒力病原体的情况下。

飞沫的直径是区分飞沫传播与空气传播的重要依据。飞沫传统上被定义为直径>5μm的粒子。飞沫和飞沫核的运动会影响防控措施的选择,随着理论基础的不断发展以及实践经验的积累,已经不能完全按照飞沫的直径来区分飞沫传播和空气传播。目前,有研究提出采用一种独特的非接触式的空气传播模式取代传统的飞沫传播及空气传播的分类方式,但还有待进一步研究。

3. 空气传播(airborne transmission) 空气传播是以空气为媒介,在空气中带有病原微生物的微粒子(≤5μm)随气流流动,远距离播散,引起感染传播,又称为微生物气溶胶传播。气溶胶是指悬浮在气体介质中的固态或液态颗粒所组成的气态分散系统,气溶胶颗粒直径通常为0.01~100μm之间,但由于来源和形成原因范围很大,其粒径范围变化就更大。因此,我们不能简单地采用粒径去区别飞沫与气溶胶。总之,目前在全球范围内尚无明确界定飞沫和气溶胶的标准。

常见的经空气传播的感染性病原体包括结核分枝杆菌、麻疹病毒和水痘-带状疱疹病毒(水痘)。随着人们对疾病的认识,一些感染性病原体的传播途径出现不确定性,例如已有报道提及SARS-CoV、流行性感冒病毒等病原体可能会通过空气传播。

与严格的空气传播不同,在特定情况下(如气管插管期间)产生的小颗粒气溶胶向患者附近区域的人进行短距离传播也已证实。此外,当室内气流速度超过颗粒的最终沉降速度时,<100μm的雾化颗粒可以保持悬浮在空气中。SARS-CoV传播就与气管插管、无创正压通气和心肺复苏等操作有关。美国Roy和Milton两位学者在评估SARS传播途径时提出了一种新的空气传播的分类概念,可以解释以其他传播途径为主的病原体通过空气传播的罕见情况。具体为以下几种。

(1)专性传播:在自然条件下,仅通过吸入小颗粒气溶胶(例如肺结核)传播病原体后就会发生疾病。

(2)优先传播:病原体通过多途径传播引起感染,但小颗粒气溶胶是主要途径(如麻疹、水痘)。

(3)机会性传播:病原体通过其他途径引起感染,但在特定条件下可能通过细颗粒气溶胶传播。

### (二)其他传播途径

另外一些空气传播的传染源来自环境,通常不涉及人与人之间的传播。例如,存在于精细研磨的粉末制剂中的炭疽孢子可以从受污染的环境表面雾化并被吸入呼吸道。通常,这些病原体不会在感染患者后继续在人与人之间传播,但目前有一份关于ICU中曲霉属在人与人之间传播的报告,很有可能是由于伤口清创过程中含真菌孢子的体液形成气溶胶后导致的。环境中的真菌孢子无处不在,如果免疫力低下的患者吸入真菌孢子就有可能发生感染。

## 二、基于传播途径的隔离预防

基于上述三种传播途径,与之对应的隔离技术主要分为三类:接触隔离、飞沫隔离和空气隔离。当使用标准预防不能完全切断传播途径时,需要采取基于传播途径的隔离措施。通过多种传播方式传播的感染性疾病应联合应用多种隔离措施。

### (一)接触传播疾病的隔离预防

接触隔离适用情况和具体措施:适用于确诊或可疑的经接触传播的疾病,如患者感染肠道病毒、感染多重耐药菌等。此时,应在标准预防的基础上,采用接触隔离预防。具体措施包括。

1. 患者应安置在单人隔离房间,无条件时同种病原体感染的患者可安置于一室。隔离病室应有隔离标志,并限制人员出入。

2. 当多名患者共处一个病房时,建议床间距≥0.8m,以减少感染/定植患者与其他患者交叉感染的机会。

3. 限制患者活动范围,尽量减少转运;如需要转运时,应采取有效措施,减少对其他患者、医务人员和环境表面污染。

4. 医务人员接触隔离患者的血液、体液、分泌物、排泄物等物质时,应戴手套;离开隔离病室前,接触污染物品后应摘除手套,洗手和进行手消毒,手上有伤口时应戴双层手套。

5. 医务人员进入隔离病室从事可能污染工作服的操作时,应穿隔离衣;离开病室前,脱下隔离衣,按要求悬挂,并每天进行更换清洗和消毒。也可以使用一次性隔离衣,用后按医疗废物管理要求进行处置。

### (二)飞沫传播疾病的隔离预防

飞沫隔离的适用情况和具体措施:适用于确诊或可疑的经飞沫传播的疾病,如百日咳、白喉、流行性感冒、病毒性腮腺炎、流行性脑脊髓膜炎、COVID-19等疾病,在标准预防的基础上,还应采用飞沫传播隔离预防。具体措施如下。

1. 确诊患者或疑似患者安置在单人隔离病房。无条件时,相同病原体感染的患者可安置于一室。

2. 如多名患者共处一室,建议床间距≥1.2m,且应在病床之间设置隔帘。

3. 应限制患者活动范围,减少转运;当需要转运时,医务人员应注意防护;患者病情允许时,应戴外科口罩,并定期更换。

4. 可能的情况下患者之间、患者与探视者之间相隔距离应保持在1m以上,探视者应戴外科口罩。

5. 加强通风,空气可不进行特殊处理。

6. 医务人员应严格执行区域流程,在不同的区域,穿戴不同的防护用品,离开时按照要求摘脱,并正确处理使用后物品。

7. 医务人员与患者近距离(1m以内)接触,应戴帽子、医用防护口罩;进行可能产生喷溅的诊疗操作时,应戴护目镜或防护面罩,穿隔离衣/防护服;当接触患者及其血液、体液、分泌物、排泄物等物质时应戴手套。

8. 患者必须外出时,如身体情况允许应佩戴口罩,并遵循呼吸道卫生 / 咳嗽礼仪。

某种特殊情况下,一般不以飞沫方式传播的病原体也会进入空气并漂浮一定距离,如以接触传播为最常见传播方式的金黄色葡萄球菌,在上呼吸道感染者中由鼻部进入空气播散的机会增加,这种特殊的接触传播的疾病也应联合采取多种隔离措施。

### (三) 空气传播疾病的隔离预防

空气隔离的适用情况和具体措施:适用于已经确诊或可疑的经空气传播的疾病,如肺结核、水痘、麻疹等,应在标准预防的基础上,采取空气传播的隔离与预防。具体措施包括。

1. 医疗机构宜将患者安置在负压病区(房)内,负压病房通过特殊通风装置,使病区(房)的空气按照由清洁区向污染区流动,使病区(房)内的压力低于室外压力。负压病区(房)排出的空气须经处理,确保对环境无害。一间负压病房宜安排一个患者,无条件时可安排同种呼吸道感染疾病患者于同一房间;诊疗工作应有计划,集中治疗护理,减少出入频率;限制患者到本科室外活动;出院时患者物品应消毒处理后,方可带出医院。疑似患者应单人间安置,并带独立卫浴设施。

2. 医疗机构没有负压病房时,应将患者安置在独立的、通风良好的隔离区域内,达到区域隔离预防的要求。隔离病房 / 室内两病床之间距离不少于 1.2m;不同种传染病患者应分病区安置,严格空气消毒;病区安装符合要求的手卫生设施。

3. 医疗机构无条件收治时,应尽快转送至有条件收治呼吸道传染病的医疗机构进行收治,并注意转运过程中医务人员的防护。

4. 医疗机构应加强患者的健康教育,包括正确佩戴口罩、遵守咳嗽礼仪,做好手卫生等,当患者病情允许时,应戴外科口罩,并限制其活动范围。

5. 医务人员应严格执行区域流程,在不同的区域,穿戴不同的防护用品,离开时按要求摘脱,并正确处理使用后物品。

## 三、保护性隔离

目前,"保护性隔离(protective isolation)"的概念在国内的相关标准、规范中均未提及。其明确的概念出自 2006 年出版的《基础护理学》,明确了保护性隔离是以保护易感人群作为制订措施的主要依据而采取的隔离,也称为反向隔离,适用于抵抗力低下或极易感染的患者,如严重烧伤、早产儿、白血病、脏器移植及免疫缺陷患者等。2019 年 7 月,美国 CDC 发布的修订版 *2007 Guideline for Isolation Precautions:Preventing Transmission of Infectious Agents in Healthcare Settings* 中专门提及了保护性环境(protective environment,PE),强调 PE 是为了最大限度减少异体干细胞移植患者对环境中真菌如曲霉菌属的暴露,降低发生侵袭性真菌病的风险。同时,在 *Guideline for Environmental Infection Control in Health-Care Facilities* 中详细介绍了 PE 的具体设计。对于需要进入保护性环境的患者,具体措施如下。

### (一) 患者管理

1. 除了不能在房间内进行的必要诊断或治疗程序(例如放射治疗、手术)外,尽量留在保护性环境中。

2. 在施工期间,为防止离开保护性环境的患者吸入可能含有传染性真菌孢子的颗粒物,建议在病情允许的情况下佩戴医用外科口罩。

### (二) 环境控制

1. 病房送风应经过高效过滤。

2. 病房空气应定向流动,从病房的一侧送风,从房间的另一侧排风。目前层流的使用对异体干细胞移植患者的保护作用仍存在争议。

3. 病室内正压差应达到 2.5Pa 以上,并每日进行监测。

4. 病房应有良好的密闭性。

5. 空气交换 ≥ 12 次 /h。

6. 物体表面应光滑、无孔,易于清洁。日常应进行湿式清洁。

7. 走廊和病房不应铺设地毯。

8. 病房内禁止摆设干花和鲜花、盆栽植物。

### (三) 隔离措施

1. 对所有患者采取标准预防措施。

2. 按照疾病的传播途径采取飞沫和接触隔离。对病毒性感染患者采取的基于传播途径的预防期限应适当延长。

3. 如果患者没有可疑或确诊感染,或者按照标准预防的原则没有使用适应证,则不需要采取屏障预防,如口罩、隔离衣、手套。

4. 如果需要保护性隔离的患者,同时又感染了需要空气隔离的疾病(如肺或喉结核、水痘 - 带状疱疹急性期),应做好以下措施。

(1) 保护性隔离病房应保持正压。

(2) 在病房与走廊之间应设置缓冲间,病房空气应有独立的排风管道,如果有回风则应安装高效空气过滤器。

(3) 如果没有缓冲间,则应将患者置于负压病室,并使用便携式工业级高效空气过滤器以加强对真菌孢子的过滤。

目前,尚没有报道证实将实体器官移植或其他免疫缺陷患者置于保护性环境的好处。

## 四、基于传播途径的隔离预防的应用与终止

很多感染性疾病需要通过实验室检测确诊,由于实验室检测尤其是那些依赖培养技术的检测耗时较长,因此必须根据临床表现,判断可能的病原体,在等待检测结果的同时实施相应的隔离措施。在患者出现感染的症状或体征时,或到达医疗机构接受治疗时,使用适当的基于传播途径的预防措施可减少传播机会。由于不可能前瞻性地确定所有可疑感染患者

的传播途径,因此需要在尚未确诊时凭经验采取隔离措施。当担心与严重疾病相关的病原体或其传播途径未知时,通常会采取比可能需要的预防措施更严格的预防策略;因此,当时所采取的预防措施可能会随着新发感染流行病学定义的变化,以及有争议的问题的解决而不断修正。

基于传播途径的预防措施在有限的时间段内有效(即当传染源的传播风险持续存在或在患病期间)。对于大多数传染病,隔离措施的持续时间反映了传染性病原体在人体已知的存活和脱落模式,这种模式与疾病的自然史及其治疗有关。对于某些疾病(例如咽部或皮肤白喉、呼吸道合胞病毒),直到培养或抗原检测无法检出病原体,基于传播途径的预防措施一直有效,对于呼吸道合胞病毒患者,疾病症状得到好转,可以终止相应的防控措施。在免疫功能低下的患者中,病原体排出可以持续很长时间(数周到数月),且在此期间可能会传播给他人,这种情况下,采取的相应隔离措施的持续时间可能会延长数周。

## 五、常见疾病的隔离措施

### (一)诺如病毒

诺如病毒,以前称为诺瓦克病毒,属于嵌杯病毒。这些病原体通过受污染的食物或水在人与人之间传播,导致胃肠道疾病的暴发。环境污染也被证明是暴发期间持续传播的一个促成因素。诺如病毒不能在细胞培养中繁殖,但通过 DNA 分子检测诊断技术有助于更好地认识其在胃肠道疾病暴发中的作用。医院、疗养院、游轮、酒店以及大型避难场所中报告的疫情暴发均显示了诺如病毒的高度传染性,对医疗保健机构和社区的破坏性影响,以及在公共空间控制疫情的困难。值得注意的是,与以工作人员为指示病例的暴发事件相比,在以患者为指示病例的暴发中,患者暴露的风险增加了近 5 倍。诺如病毒引起的肠胃炎的平均潜伏期为 12~48h,临床病程持续 12~60h。疾病的特征是急性发作的恶心、呕吐、腹部绞痛和/或腹泻。这种疾病在很大程度上是自限性的,在极少数情况下,可能会发生严重脱水导致死亡,特别是在健康状况不佳的老年人中。

诺如病毒暴发的流行病学表明,尽管初代病例可能是由于接触受粪便污染的食物或水引起,但二代和三代病例通常是由于接触污染物或吸入传染性颗粒导致的,特别是在呕吐过程中形成的传染性颗粒。广泛、持续和不明显的环境污染会使疫情极难控制。诺如病毒的低感染剂量(即<100 个病毒颗粒)以及部分病毒对常用清洁和消毒剂的高抵抗力(即可以在 ≤10mg/L 的含氯消毒剂中存活)均可能会促进疾病的发展和传播。负责环境清洁的人员可能面临更高的感染风险。在标准预防的基础上,做好确诊或疑似诺如病毒感染的患者及其密切接触者的接触隔离,可以有效阻断诺如病毒的传播,预防医疗机构发生诺如病毒感染暴发事件。具体的隔离措施包括:

1. 做好诺如病毒感染者的呕吐物或排泄物的清理和消毒,同时相关人员应佩戴口罩,做好手卫生。

2. 如果患者出现诺如病毒肠胃炎的症状,应单人间隔离(带独立卫生间)。如条件不允许,应尽量将其与无症状患者分开。在暴发期间,医院应根据实际情况将诺如病毒感染患者安排在指定的区域。同时,应尽量减少患者在病房或指定区域内的活动。

3. 在疫情暴发期间,对诺如病毒肠胃炎患者的接触隔离措施应在患者症状消除后延长至少 48 小时,以防止易感者被感染。美国的相关指南建议对部分患者(如心血管疾病、自身免疫性疾病、免疫抑制或肾脏疾病患者)及婴幼儿,由于其病毒脱落的时间更长,应适当延长采取接触隔离的时间。目前诺如病毒长期脱落与易感者感染风险之间的关系仍有待进一步研究。

4. 要做好环境清洁消毒,即使洗手间表面上没有污染,也要特别注意。当发生持续传播时,可能须使用次氯酸进行消毒,乙醇的活性较低。但目前尚没有充足的数据确定在双手没有明显污染的情况下速干手消毒剂的有效性。

### (二) SARS 冠状病毒

严重急性呼吸综合征(severe acute respiratory syndrome,SARS)是由 SARS 冠状病毒引起的。潜伏期为 2~7d,但可以长达 10d,甚至更长但不常见。这种疾病最初很难与其他常见的呼吸道感染区分开来。症状和体征通常包括发热(>38.0℃)及寒战,有时伴有头痛、肌痛和轻度至重度呼吸道症状。非典型肺炎的影像学表现是 SARS 的重要临床指标。与成人相比,儿童受到感染的频率较低,病情较轻,并且不太可能传播 SARS-CoV。SARS 的总病死率约为 6.0%,基础疾病和高龄会增加死亡风险。

在医疗机构中暴发并传播给大量医护人员和患者是 SARS 的一个显著特征;未被确诊的感染患者和其他前往医疗机构的人员是这些暴发事件的源头。潜在传播模式的相对贡献尚不清楚。虽已有充分的证据表明 SARS 可通过飞沫和接触传播,但仍不能排除机会性空气传播。产生气溶胶的操作会在空气中产生感染性颗粒,可能是在多床房间或共享空域内传播给其他人的风险因素。对 2003 年 SARS 暴发的相关文献进行回顾,可以得出结论:密切接触者及未进行感染防控培训、未正确合理地使用个人防护用品的人感染风险最高;N95或更高级别的呼吸器可以为那些暴露于产生气溶胶的操作和高风险活动的人提供额外的保护。

SARS 的控制需要医疗机构中多个学科的协调、动态响应。病例的早期发现是通过筛查有呼吸道感染症状的人士,了解其是否曾前往社区传播地区或与 SARS 患者接触,然后实施呼吸道卫生 / 咳嗽礼仪,并与其他患者隔离开。为阻断 SARS 的传播,要做好标准预防及接触隔离,同时也要做好空气隔离,包括使用医用防护口罩或更高级别的呼吸器,以及做好眼部防护。对患者和医疗机构工作人员中进行病例监测,确保充足的物资供应和人员配备,以及做好医疗机构的封闭管理,均是应对 SARS 的重要举措。SARS 暴发的经验教训对2019 年年末发生的新型冠状病毒感染大流行借鉴意义重大,相应的隔离措施在此次疫情期间得以沿用,及时有效地遏制了疫情的蔓延。

### (三) 新型冠状病毒

新型冠状病毒感染(corona virus disease 2019,COVID-19)为新发急性呼吸道传染病,是由新型冠状病毒(2019-nCoV)引起。2019-nCoV 属于 β 属的冠状病毒,有包膜,颗粒呈圆形或椭圆形,直径为 60~140nm。冠状病毒对紫外线和热敏感,56℃ 30 分钟、乙醚、75% 乙醇溶液、含氯消毒剂、过氧乙酸和氯仿等脂溶剂均可有效灭活病毒,氯己定不能有效灭活病毒。新型冠状病毒感染的传染源主要是新型冠状病毒感染的患者和无症状感染者,在潜伏期即有传染性,发病后 5 天内传染性较强。主要传播途径为经呼吸道飞沫接触和密切接触传播,接触病毒污染的物品也可造成感染。在相对封闭的环境中长时间暴露于高浓度气溶胶情况下存在经气溶胶传播的可能。由于在粪便、尿液中可分离到新型冠状病毒,应注意其对环境污染造成接触传播或气溶胶传播。因此隔离方式为在标准预防基础上,主要采取以阻断接触传播、飞沫传播途径的防控措施,产生气溶胶操作时须采取空气传播途径的防控措施。新型冠状病毒人群普遍易感。感染后或接种新型冠状病毒疫苗接种后可获得一定的免疫力,但持续时间尚不明确。

为尽早控制可能的传染源,有效阻断传播,我国各省设立了新型冠状病毒感染定点救治医院,对新型冠状病毒感染疑似患者、确诊患者和无症状感染者进行集中收治。为最大程度降低医疗机构内感染风险,新型冠状病毒感染定点救治医院应采取相应的隔离措施,在实施标准预防的基础上,采取接触隔离、飞沫隔离和必要时的空气隔离等措施。

### (四)麻疹

麻疹是一种传染性非常强的呼吸道传染病,只感染人类,患者是主要传染源,潜伏期通常是 6~21d,冬春季多见。麻疹主要症状是发热和皮疹,皮疹通常在病程 3~4d 时出现,典型的麻疹会遍及全身,包括手掌与脚底,通常持续 1 周左右,褪去后会出现色素沉着及细小脱屑。相对于风疹等其他病毒疹,典型的麻疹会出现结膜炎、流泪、口腔黏膜两侧黏膜斑等症状。此外,麻疹的并发症比例很高,尤其以肺炎危害性为大。在与麻疹患者进行无保护接触(即接触)后,72h 内给予易感者接种麻疹疫苗,或在暴露事件发生后 6d 内给禁止接种疫苗的高危人群注射免疫球蛋白可降低感染风险。麻疹作为一种优先经空气传播疾病,目前我国要求医疗机构在接诊确诊或疑似麻疹患者时,应做好标准预防和空气隔离。

1. 安置患者

(1)临时将确诊或疑似麻疹患者安置在单人间(带独立卫生间),保证房间通风良好或安装了带有空气净化消毒装置的集中空调通风系统,有手卫生设施。

(2)麻疹患者集中安置地应相对独立,布局合理,分为清洁区、潜在污染区和污染区,三区之间应设置缓冲间,缓冲间两侧的门不应同时开启,无逆流,不交叉。病室内应设置卫生间。

(3)有条件的情况下,疑似或确诊麻疹患者宜安置在负压病区(房)中。应制定探视制度,并限制探视人数和时间。美国则要求疑似或确诊麻疹患者均应立即安置在负压病区(房)。

(4)疑似患者应单人间安置,确诊的麻疹患者可安置于同一病室,床间距不小于 1m。

(5)患者在病情容许时宜戴医用外科口罩,其活动宜限制在隔离病室内。

(6)无条件收治呼吸道传染病患者的医疗机构,对暂不能转出的患者,应安置在通风良好的临时留观病室或空气隔离病室。

2. 医护人员

(1)美国的相关指南建议对麻疹病毒没有免疫力的医护人员不应进入确诊或疑似麻疹患者的房间。

(2)进入确诊或疑似空气传播疾病患者房间时,应佩戴医用防护口罩或呼吸器;根据暴露级别选戴帽子、手套、护目镜或防护面罩,穿隔离衣。

3. 患者转运

（1）转运时，工作人员应做好经空气传播疾病的个人防护，转运中避免进行产生气溶胶的操作。

（2）疑似或确诊麻疹患者在转运途中，病情容许时应戴医用外科口罩。

（3）转运过程中若使用转运车辆，应通风良好，有条件的医疗机构可采用负压转运车。转运完成后，应及时对转运车辆进行终末消毒。

（4）其运输路线和流程，尽量减少与患者护理无关的人员接触。

（5）患者确定转运时，应告知接诊医疗机构或医疗机构相关部门的工作人员。

4. 空气隔离的持续时间

（1）麻疹患者应在出疹 4d 后终止空气隔离（出疹当天是第 0 天）。

（2）免疫功能低下的麻疹患者应延长空气隔离的时间。

### （五）多重耐药菌

一般而言，多重耐药菌（multidrug-resistant organism，MDRO）指对通常敏感的常用的 3 类或 3 类以上抗菌药物同时呈现耐药的微生物，主要指细菌。临床常见 MDRO 有耐甲氧西林金黄色葡萄球菌、耐万古霉素肠球菌、产超广谱 β- 内酰胺酶、肠杆菌科细菌（如大肠埃希菌和肺炎克雷伯菌）、耐碳青霉烯类肠杆菌科细菌（carbapenem-resistant enterobacteriaceae，CRE）、多重耐药铜绿假单胞菌、多重耐药鲍曼不动杆菌等。实施接触隔离预防措施能有效阻断 MDRO 的传播，医疗机构应按《医院隔离技术标准》要求做好接触隔离。其中 CRE 近年来在全球范围内快速播散，引起了医疗机构高度重视。CRE 菌株以肺炎克雷伯菌、大肠埃希菌最为常见。中国细菌耐药监测网数据显示，2005 年 CRE 的分离率仅为 2.1%，而到 2019 年上升至 11.4%，其中肺炎克雷伯菌对亚胺培南、美罗培南的耐药率由 2005 年的 3.0%、2.9% 上升至 2019 年的 25.3%、26.8%。大肠埃希菌相对稳定，2005 年对亚胺培南、美罗培南的耐药率分别为 1.1%、1.4%，2019 年分别上升至 2.0%、2.1%。CRE 是医院感染的重要病原体，其传播方式主要为接触传播，故基本的防控措施还是手卫生和接触隔离。感染防控措施的制订要依据 CRE 在该地区或医疗机构的检出水平高低，同时须与抗菌药物临床管理相结合共同阻止 CRE 在院内播散。

1. 主动监测并及时隔离 入住 ICU 的高危患者，如老年、长期使用抗菌药物等应采集气道分泌物、直肠拭子或粪便标本采用常规或者快速诊断方法，筛查是否携带 CRE，如携带则应尽快隔离。

2. 实验室尽早报告 实验室应针对 CRE 制定危急值报告制度，一旦发现，早期电话报告临床及感染管理部门，及时采取防控措施并进行跟踪随访。

3. 加强接触隔离措施落实 对于所有定植或感染该菌的患者均应进行接触隔离，包括尽量单间隔离、门口悬挂隔离标识、减少设备共用、个人防护等，接触不同患者应更换防护用品。为避免引起交叉传播，尽量避免感染者进行转院，并减少外出；如须外出检查，应做好相应的接触隔离措施。

4. 严格的手卫生 应提供充足及规范的手卫生硬件设施，加强对医务人员手卫生依从性的监测并及时反馈，不断持续改进。可能发生血液、体液暴露时应佩戴手套，不同患者间应更换手套同时进行手卫生。

5. 加强环境清洁消毒　如有定植或感染 CRE 的患者,应增加环境清洁消毒的频次,建议至少每天 3 次,清洁用具应规范复用。患者出院、转科后,应做好床单位终末消毒。每季度监测 ICU 环境物体清洁消毒效果。

6. 去定植　主动筛查发现 CRE 定植患者,目前无明确循证依据证明何种去定植方法有效。特殊情况下可根据定植部位选择性采取去定植措施,例如抗菌药物、噬菌体和粪菌移植等方式。

7. 规范的抗菌药物应用　遵循《抗菌药物临床应用指导原则》,合理选用抗菌药物,包括选用时机、品种和疗程等,尽量减少广谱抗菌药物尤其是碳青霉烯类抗生素的使用等。

（张冰丽　李六亿）

# 第四节　防护用品的正确选择与使用

## 一、个人防护用品概述

### （一）个人防护用品定义

个人防护用品(personal protective equipment,PPE)是指保护医务人员及其他相关人员黏膜、气道、皮肤和衣物等避免接触感染性因子而单独使用或组合使用的各种屏障用品。

### （二）个人防护用品分类

PPE 主要包括口罩、手套、护目镜、防护面罩、隔离衣、防护服等。在 WHO、美国 CDC、美国 HICPAC、英国公共卫生署(Public Health England,PHE)发布的指南中未将帽子、鞋套、防水靴、防水围裙等作为必须使用的 PPE,而是作为条件性选择的 PPE,比如处理严重污染的环境、特殊尸体等情况下,预计有大量体液物质喷溅或污染机会时,选择性使用防渗透围裙、脚部防护鞋等。

### （三）个人防护用品使用方式

PPE 可单用,但多数是组合使用。组合使用是指两种及两种以上的 PPE 因防护需要而同时使用的情况,如手套与隔离衣为皮肤防护屏障,在接触血液、体液、分泌物、排泄物时组合使用可以保护手与身体被覆盖部位;口罩、呼吸器提供呼吸道黏膜保护;护目镜、面罩或面屏用于眼部黏膜保护;口罩与护目镜组合使用则可保护眼、口、鼻部位。

组合使用须注意:基于不同部位、不同保护目的而使用的防护用品,如保护呼吸道黏膜的医用防护口罩与眼部防护用品护目镜或面屏等组合使用时,须做密合性测试以保障兼容性,确保每一种防护用品的功能能够正常实现,并要防止两种防护目的不同的防护用品组合使用时功能相互抵消。

## 二、个人防护用品的性能及使用要求

### (一) 口罩

1. 术语

(1)过滤效率(filtering efficiency):在规定条件下,口罩对空气中的颗粒物滤除的百分数。

(2)细菌过滤效率(bacterial filtration efficiency,BFE):在规定流量下,口罩材料对含菌悬浮粒子滤除的百分数。

(3)过滤式呼吸防护用品(air-purifying respiratory protective equipment):能把吸入的作业环境空气通过净化部件的吸附、吸收、催化或过滤等作用,除去其中有害物质后作为气源的呼吸防护用品。

(4)自吸过滤式呼吸防护用品(self-inhalation air-purifying respiratory protective equipment):靠佩戴者呼吸克服部件阻力的过滤式呼吸防护用品。

(5)送风过滤式呼吸防护用品(powered air-purifying respiratory protective equipment):靠动力(如电动风机或手动风机)克服部件阻力的过滤式呼吸防护用品。

(6)密合型面罩(tight-fitting face piece):能罩住鼻、口的与面部密合的面罩,或能罩住眼、鼻和口的与头面部密合的面罩。密合型面罩分为半面罩和全面罩。

(7)密合性(seal):口罩周边与具体使用者面部的密合程度。

(8)佩戴气密性检查(face-seal check):由呼吸防护用品使用者自己进行的一种简便密合性检查方法,以确保密合型面罩(医用防护口罩和防护型呼吸面罩)佩戴位置正确。

(9)适合性检验(fit test):检验某类密合型面罩(医用防护口罩和防护型呼吸面罩)对具体使用者适合程度的方法,分为定性适合性检验和定量适合性检验。

(10)适合因数(fit factor):呼吸防护用品定量适合性检验的直接结果,即在人佩戴呼吸防护用品模拟作业活动过程中,定量测量口罩外部检验剂浓度与漏入内部的浓度的比值。

2. 口罩(face mask) 口罩指戴在口鼻部位用于过滤进出口鼻的空气,以达到阻挡有害气体、粉尘、飞沫、气溶胶进出佩戴者口鼻的用具。

3. 口罩的作用 口罩可保护医疗保健人员免于接触来自患者的感染性物质,预防经飞沫、空气传播的疾病,减少患者的体液、血液等传染性物质溅入医护人员的口及鼻腔(黏膜);同时在无菌操作中使患者免于接触来自医疗保健人员鼻部和口腔的感染性病原体;咳嗽患者佩戴口罩,可防止其感染性呼吸道分泌物播散给他人。

4. 口罩的分类 口罩分为医用口罩和非医用口罩。不同类型口罩遵循不同的标准,适用范围也各不相同,应根据具体操作要求进行选择。我国口罩的分类按照国家食品药品监督管理局 2009 年发布的《关于进一步规范医用口罩注册工作的通知》将医用口罩分为三类:医用防护口罩、医用外科口罩和一次性使用医用口罩。

医用口罩属于第二类医疗器械;各种含有灭菌、抑菌和抗病毒的成分,预期用于抗菌抗病毒的医用口罩按第三类医疗器械管理,目前我国尚未批准过预期用于抗菌抗病毒的医用口罩。

(1)一次性使用医用口罩(single-use medical face mask):覆盖使用者的口、鼻及下颌,用于普通医疗环境中佩戴、阻隔口腔和鼻腔呼出或喷出污染物的一次性使用口罩。

1)执行标准:普通医用口罩符合国家食品药品监督管理总局2013年10月21日发布,2014年10月1日实施的YY/T 0969—2013《一次性使用医用口罩》标准。本标准不适用于医用防护口罩、医用外科口罩。核心指标包括细菌过滤效率(≥95%)和通气阻力(不大于49Pa/cm²),但不具有阻挡血液体液功能、颗粒过滤功能、阻燃功能、也无密合性要求。

2)普通医用口罩适用于普通环境下的卫生护理,不得用于有创操作。

(2)医用外科口罩(surgical mask):用于覆盖住使用者的口、鼻及下颌,为防止病原微生物、体液、颗粒物等的直接透过提供物理屏障,能阻止直径>5μm的感染因子,能阻止血液、体液和飞溅物传播,医护人员在有创操作过程中佩戴的口罩。

1)执行标准:医用外科口罩符合国家食品药品监督管理局2011年12月31日发布,2013年6月1日实施的YY 0469—2011《医用外科口罩》。

2)参数要求:医用外科口罩的核心指标在普通医用口罩核心指标的基础上,增加了合成血液穿透阻力和颗粒过滤效率指标。合成血液穿透,2ml合成血液以16.0kPa(120mmHg)压力喷向口罩外侧面后,口罩内侧面不应出现渗透。口罩两侧面进行气体交换的压力差不大于49Pa。非油性颗粒物过滤效率不小于30%;细菌过滤效率不小于95%。

3)结构:外包装标注有"外科"。分三层,外层阻水(能防止血液、体液飞溅),中层过滤,内层吸湿。

4)医用外科口罩适用于远距离(>1m)接触飞沫传播的传染病患者,手术部(室)工作或护理免疫功能低下患者,进行有血液、体液、分泌物、呕吐物、排泄物等喷溅的操作或侵入性操作、无菌操作时的防护。

(3)医用防护口罩(protective face mask for mecical use/respirator):能阻止经空气传播的直径≤5μm感染因子或近距离(<1m)接触经飞沫传播的疾病而发生感染的口罩。

1)医用防护口罩基本要求:口罩应覆盖佩戴者的口鼻部,应有良好的面部密合性,表面不得有破损、污渍、不应有呼吸阀。

2)医用防护口罩适用于接触经空气传播传染病患者、近距离(≤1m)接触飞沫传播的传染病患者时或进行产生气溶胶操作时的防护。

3)执行标准:医用防护口罩符合中华人民共和国国家质量监督检验检疫总局与中国国家标准化管理委员会在2010年9月2日发布、2011年8月1日实施的GB 19083—2010《医用防护口罩技术要求》。该标准适用于医疗工作环境下,过滤空气中的颗粒物,阻隔飞沫、血液、体液、分泌物等自吸过滤式医用防护口罩。

4)参数要求:在气体流量为85L/min情况下,吸气阻力不超过343.2Pa(35mmH₂O)。在气体流量为85L/min情况下,1级、2级、3级医用防护口罩对非油性颗粒过滤效率分别为≥95%、≥99%、≥99.97%。合成血液穿透,将2ml合成血液以10.7kPa(80mmHg)压力喷向口罩,口罩内侧不应出现渗透。医用防护口罩除了包括颗粒过滤效率(≥95%)、合成血液穿透阻力、通气阻力这3个核心指标外,还增加了表面抗湿性、密合性良好、总适合因数,对面部密合度提出严格要求:口罩设计应提供良好的密合性,口罩总适合因数不低于100。

5)各国标准:美国、欧洲、澳大利亚对应的医用口罩标准分别为ASTM F2100-11、EN 14683-2019、AS 4381-2015,上述标准依据细菌过滤效率、颗粒过滤效率、血液穿透阻力、通气阻力 4 个主要指标分为不同等级,等级越高,防护效果越好。N95 口罩是美国 NIOSH 标准 N 系列中过滤效率 ≥ 95% 的一类口罩。依据 FDA 发布的 *Surgical Masks-Premarket Notification*［510（k）］*Submissions* 指南(该指南基本上遵循 ASTM F2100 的标准)规定,通过合成血液穿透和表面抗湿性测试的 N95 口罩(即为医用 N95 口罩)可达到医用防护口罩标准。英国国家公共卫生部推荐使用符合欧盟 EN149 要求的 FFP3 呼吸器。美国推荐使用符合美国国家职业安全卫生研究所(NIOSH)认证要求的 N95 呼吸器,过滤式面罩呼吸器应符合职业安全与健康标准(OSHA 标准)呼吸道保护的标准要求。

6)各国常见 N95 口罩:① N95 口罩:符合美国 NIOSH 标准,非油性颗粒物过滤效率 ≥ 95%;② KN95 口罩:符合中国标准 GB 2626—2006/GB 2626—2019;③ FFP2 口罩:符合欧盟标准 EN 149—2001;④ KF94 口罩:符合韩国标准;⑤ DS2 口罩:日本厚生劳动省国家规格。

三类医用口罩性能比较情况见表 28-2。

表 28-2 三类医用口罩性能比较

| 项目 | 口罩类型 | | |
| --- | --- | --- | --- |
| | 一次性使用医用口罩 | 医用外科口罩 | 医用防护口罩 |
| 执行标准 | YY/T 0969—2013 | YY 0469—2011 | GB 19083—2010 |
| 标准类型 | 医药行业标准(推荐,非强制) | 医药行业标准 | 国家标准 |
| 医用场景 | 普通医疗环境中佩戴,阻隔口腔或鼻腔呼出或喷出污染物 | 临床操作人员在有创操作等过程中所佩戴 | 医疗工作环境下,过滤空气中的颗粒物,阻隔飞沫、血液、体液、分泌物等 |
| 基本要求 | 口罩应外观整洁,性状完好,表面不得有破损、污渍 | 口罩应外观整洁,性状完好,表面不得有破损、污渍 | 口罩应覆盖佩戴者的口鼻部,应有良好的面部密合性,表面不得有破损、污渍,不应有呼吸阀 |
| 鼻夹 | 鼻夹长度应不小于 8.0cm | 鼻夹长度应不小于 8.0cm | 鼻夹应具有可调节性 |
| 通气阻力 | 不大于 49Pa | 不大于 49Pa | 吸气阻力不超过 343.2Pa (35mmH$_2$O) |
| 过滤颗粒类型 | 未说明 | 非油性颗粒(NaCl 气溶胶) | 非油性颗粒(NaCl 气溶胶) |
| 颗粒过滤效率 | 未说明 | 不应小于 30% | 1 级 ≥ 95%<br>2 级 ≥ 99%<br>3 级 ≥ 99.97% |
| 细菌过滤效率 | 不小于 95% | 不小于 95% | 未说明 |
| 微生物指标 | 非无菌口罩细菌菌落总数要求为 ≤ 100CFU/g | 非无菌口罩细菌菌落总数要求为 ≤ 100CFU/g | 非无菌口罩细菌菌落总数要求为 ≤ 200CFU/g |
| 合成血液穿透实验方法 | 未说明 | 血透性要求最高 2ml 合成血液以 16.0kPa(120mmHg) 压力喷向口罩外侧面后,口罩内侧面不应出现渗漏 | 2ml 合成血液以 10.7kPa(80mmHg) 压力喷向口罩外侧面后,口罩内侧面不应出现渗漏 |
| 表面抗湿性 | 未说明 | 无此要求 | 口罩外表面沾水等级不低于 GB 4745—1997 中 3 级规定 |

| 项目 | 口罩类型 | | |
|---|---|---|---|
| | 一次性使用医用口罩 | 医用外科口罩 | 医用防护口罩 |
| 密合性要求 | 无此要求 | 无此要求 | 口罩涉及应应提供良好的密合性,口罩总适合因数不应低于100 |
| 密合性 | 一般 | 一般 | 好 |
| 细胞毒性 | 口罩细胞毒性应不大于2级 | 口罩细胞毒性应不大于2级 | 无此要求 |
| 迟发型超敏反应 | 口罩迟发型超敏反应不大于1级 | 口罩材料应无致敏反应 | 无此要求 |
| 参考图片 | 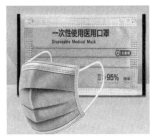 图28-1 一次性使用医用口罩 | 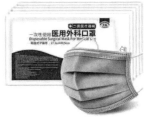 图28-2 医用外科口罩 | 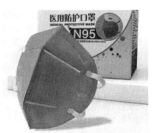 图28-3 医用防护口罩 |

注:未说明,对应标准中未直接提到此项,不代表在这项完全没有保护能力。

5. 口罩的选用和注意事项

(1)口罩的选用

1)一般医疗活动,可佩戴一次性使用医用口罩或外科口罩。

2)护理免疫功能低下的患者,在手术室工作的医务人员或医务人员进行体腔穿刺等可能有血液、体液飞溅的操作时,应戴外科口罩。

3)接触经空气、飞沫传播的呼吸道感染患者时,应戴医用防护口罩。

(2)口罩使用的注意事项

1)佩戴时应注意内外和上下之分,防水层朝外,有鼻夹的一侧在上,或者按照产品使用说明书使用。

2)一次性口罩应一次性使用。

3)口罩遇污染或潮湿时,应及时更换。

4)医用防护口罩须定期进行使用者适合性检验;每次佩戴医用防护口罩进入工作区域前应进行并通过气密性检查,保证不漏气。

5)医用防护口罩的效能持续应用最长6~8h。

口罩的佩戴与摘除方法,可参考附件A。

6. 非医用口罩实例

(1)GB 19084—2003《普通脱脂纱布口罩》:该标准于2003年4月29日发布实施,2005年10月14日标准废止,目前不再执行这个标准(图28-4)。

(2) FZ/T 73049—2014《针织口罩》: 为纺织行业推荐标准(图 28-5)。

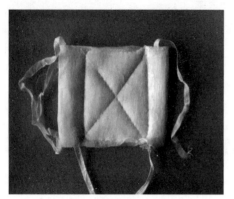

图 28-4　普通脱脂纱布口罩

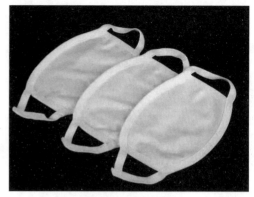

图 28-5　针织口罩

(3) GB 2626—2006《呼吸防护用品　自吸过滤式防颗粒物呼吸器》: 常用于工业防尘, 不适用于医疗环境(图 28-6)。

(4) TAJ 1001—2015《$PM_{2.5}$ 防护口罩》: 为中国纺织品商业协会团体标准。

(5) GB/T 32610—2016《日常防护型口罩技术规范》: 我国首个民用防护口罩国家标准。

7. 医用防护口罩的适合性测试与密合性测试

(1) 适合性测试(适合性检验)的意义: 防护口罩(包括医用防护口罩)属于密合型面罩, 其防护效果既依赖于过滤材料的过滤效率, 也依赖于和佩戴者人脸达到密合的程度。由于人们脸型各不相同, 对佩戴和使用方法的掌握也有差异, 而且使用过程还要进行各种活动, 因此不同人使用同一款防护口罩, 或者同一个人使用不同款口罩或用

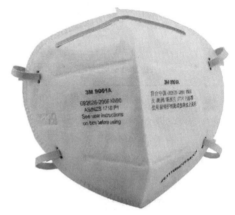

图 28-6　自吸过滤式防颗粒物呼吸器

不同方法使用同一款口罩, 实际的泄漏量不同。防护口罩与佩戴者之间的适合性(FIT)因人而异。如果一款防护口罩不适合某个具体使用者的脸型, 则该使用者就得不到预期的防护效果。因此国家标准 GB/T 18664—2002《呼吸防护用品的选择、使用与维护》中, 介绍了称之为适合性检验(fit test)的方法。实际上, 其他需要依赖和人脸的良好密合才能达到防护效果的呼吸防护用品, 例如可更换过滤元件的半面罩和全面罩, 使用者也应该进行适合性测试。

(2) 适合性测试(适合性检验)的定义: 适合性检验是检验某类密合型面罩对具体使用者适合程度的方法。通过检验, 确认所使用的防护口罩是否能够适合本人脸型, 并最终找到适合的口罩。适合性测试的方法是经过科学验证的, 并且被国际认可, 在某些国家和地区是强制执行的, 如美国职业安全与健康管理局颁布的个体防护装备标准 OSHA 1910.134 中规定, 在员工使用任何密合型面罩前, 必须进行医用防护口罩的适合性测试。

(3) 适合性测试(适合性检验)的基本原理: 在一个存在某种测试试剂且浓度有一定要求

的环境中佩戴密合性面罩,并模拟一系列实际工作中可能会发生的动作,通过探测或感知泄漏进面罩内测试试剂的水平,来判断面罩对佩戴者的适合性。

(4)适合性检验分类:可以分为定性适合性检验(qualitative fit test,QLFT)和定量适合性检验(quantitative fit test,QNFT)。

1)定性适合性检验:会靠佩戴者对试剂的味觉或嗅觉来判断是否通过,定量方法则靠仪器测定的数值来计算适合性水平。定性适合性检验对测试环境及设备要求较低,操作简便,但对受试者的主观判断有一定依赖性。常用的定性适合性检验具体方法有甜味剂方法和苦味剂方法等。测试时,受试者须先进行敏感性测试,确认其对甜味或苦味的敏感程度,然后佩戴好医用防护口罩,罩上头罩。根据敏感性测试结果向头罩内喷入适量的气溶胶,在头罩内营造一个高浓度的有味道的气溶胶小环境。受试者一边做规定的动作(如正常呼吸、深呼吸、转头、说话、弯腰等),一边在面罩内张嘴呼吸,通过味觉感知面罩内是否有气溶胶泄漏,来判断泄漏水平。

2)定量适合性检验:不依赖受试者的主观判断,但需要使用较昂贵的设备,并在具有一定颗粒物浓度的环境下展开测试。适合性检验有规定的要求、方法和程序,必须采用符合相关要求的设备。测试时,受试者佩戴好专用的测试医用防护口罩或佩戴好自用医用防护口罩后通过适配器与测试设备连接,按提示完成测试的"规定动作",根据测试得到量化的适合性因数,判定是否通过测试。"规定动作"指要求受试者做以下6个规定动作,每个动作做1分钟。

a. 正常呼吸——站立姿势,正常呼吸速度,不说话。

b. 深呼吸——站立姿势,慢慢深呼吸,注意不要呼气过度。

c. 左右转头——站立姿势,缓缓向一侧转头到极限位置后再转向另一侧,在每个极限位置都应有吸气。

d. 上下活动头部——缓缓低头,再缓缓抬头,在抬头的极限位置应有吸气动作。

e. 说话——大声缓慢说话。让受试者从100倒数或读一段文章。

f. 正常呼吸——站立姿势,正常呼吸速度,不说话。

(5)适合性检验的目的:测试呼吸器与具体佩戴者的面部形成密合的"程度",其目的是为佩戴者选择合适的医用防护口罩或确认某医用防护口罩是否依然适合该佩戴者。适合性检验应在每次使用一种新型号的医用防护口罩时做,之后定期检验(通常至少每年重做一次);如果中间发生缺齿、脸上出现伤疤或体重明显变化等影响面罩密合的情况,也需要重新做。

(6)密合性测试的目的:在选择合适的医用防护口罩之后,检查"某一次佩戴"的正确性。在每次进入工作区域前佩戴医用防护口罩时都要进行。

(7)两种检验的区别:适合性测试(适合性检验)和密合性测试(佩戴气密性检查)均用于确认密合型医用防护口罩的防护效果,但其目的、方法、检测时机的要求完全不同,不能相互替代。为了确保医用防护口罩的防护效果,两者缺一不可。

(8)适合性检验不通过时的处置方法:如果具体使用者不能通过针对某一款口罩/面罩的适合性检验,可选择另一款密合型面罩,重新进行测试,确认使用者能否通过测试;或者选择正压式送气头罩/开放型面罩产品,既可免于进行适合性检验,也更加舒适。

## （二）其他呼吸防护装置

1. 防护型呼吸面罩　符合 GB 2626—2016 及 GB/T 18664—2002 的相关要求。防护型呼吸面罩分下列两种。

（1）半面防护型呼吸面罩适用于：接触经空气传播传染病患者、近距离（≤1m）接触飞沫传播的传染病患者或进行产生气溶胶的操作。

（2）全面防护型呼吸面罩适用于：接触传染病疑似病例、临床诊断或实验室诊断病例的大量血液、体液、分泌物、呕吐物、排泄物等，或调查处置经空气传播具有极高风险等级的传染病患者。

2. 动力送风呼吸装置　符合 GB 30864—2014 及 GB/T 18664—2002 的相关要求。动力送风呼吸装置适用于接触、调查处置经空气传播具有极高风险等级传染病的疑似病例、临床诊断或实验室诊断病例的大量血液、体液、分泌物、呕吐物、排泄物等，产生气溶胶的操作等。如医疗机构医护人员在为重大呼吸道传染病患者进行呼吸道有创操作或产生气溶胶的操作时常佩戴正压密合型全面罩（PFF）。

## （三）护目镜

1. 护目镜（protective glass/goggles）　防止患者的血液、体液等具有感染性的物质进入人体眼部的用品，须舒适、视野清晰、可调节、密闭、防雾。

2. 执行标准　执行 GB 14866—2006《个人用眼护具技术要求》和 GB 32166.1—2016《个体防护装备　眼面部防护　职业眼面部防护具　第1部分：要求》。针对烈性传染病防控，建议眼部防护采用密封性好、防雾、气密或间接通气孔、采用系头带的护目镜，不建议采用直接通气孔和镜架形式。

3. 适用情况　护目镜适用于接触可能发生患者血液、体液、分泌物（不包括汗液）、呕吐物、排泄物等喷溅或产生气溶胶的操作。

## （四）防护面罩／防护面屏

1. 防护面罩／防护面屏（face shield）　防止患者的血液、体液等具有感染性的物质溅到人体面部的用品。防护面罩（屏）下端低于使用者下颌，正侧面可阻挡液体，佩戴舒适、视野清晰、可调节、防雾。

2. 执行标准　符合 GB 32166.1—2016《个体防护装备　眼面部防护　职业眼面部防护具　第1部分：要求》的要求。GB 32166.1—2016 与美国 ANSI/ISEA Z87.1-2015 对面屏的透光率、材料及表面质量、阻燃性等方面要求基本一致。但在对雾度的要求上，我国标准略高于美国标准；在无害性方面，美国标准没有做出相关的要求；但在防疫相关的技术要求上，中美标准均不涉及。

3. 护目镜和防护面屏的适用情况

（1）在进行诊疗、护理操作，可能发生患者血液、体液、分泌物等喷溅时。

（2）为呼吸道传染病患者进行气管切开、气管插管等近距离操作，可能发生患者血液、体液、分泌物喷溅时，应佩戴护目镜或防护面罩，也可使用全面型防护面罩或正压头套。

4. 防护面罩／防护面屏使用的注意事项

(1)佩戴前应检查有无破损、变形及其他明显缺陷；佩戴装置有无松懈。用后应有效清洁与消毒。

(2)护目镜和防护面罩不须同时使用。推荐要求在高暴露风险区域以及喷溅防护时使用护目镜、一次性全面型面罩或面屏(face shied)。眼部防护用品应覆盖脸部和眼睛上方,需要时用面罩替代口罩与护目镜,以提供面部更大的保护。

5. 护目镜或防护面罩的戴摘方法　应正确戴摘护目镜或防护面罩,具体方法及注意事项可参见附件 B。

## (五) 手套

1. 手套(glove)　防止病原体通过医务人员的手传播疾病和污染环境的用品。手套的正确使用可防止病原体通过手在人群中传播和污染环境,是有效保护医生、患者和环境的防护用品。

2. 执行标准　我国医用手套标准主要是 GB 7543—2006《一次性使用灭菌橡胶外科手套》、GB 10213—2006《一次性使用医用橡胶检查手套》、GB 24786—2009《一次性使用聚氯乙烯医用检查手套》、GB 24787—2009《一次性使用非灭菌橡胶外科手套》。四类手套都是一次性手套,四份标准主要测试手套的不透水性和老化前后拉伸性能,但没有防病毒透过的要求和测试方法。手套须具备阻止血液和其他体液渗透的功能,用于接触利器的手套还应具备防刺破功能,并符合相应的国家标准和行业标准。

3. 适用情况　当可能接触患者血液或其他潜在性感染物质、接触黏膜、非完整皮肤、潜在感染的皮肤或感染的环境与设备时应戴手套。

4. 手套的分类

(1)按照消毒级别分类

1)无菌手套:经灭菌处理,并能通过《中华人民共和国药典(2015 年版)》"无菌检查法",达到无菌要求的手套,用于接触无菌组织、器官及破损的黏膜或皮肤。

2)消毒手套:经消毒处理,按 GB 15979—2002 的方法检测,细菌菌落总数 ≤ 20CFU/g,不得检出大肠菌群、铜绿假单胞菌、金黄色葡萄球菌、真菌及其他致病菌的手套。消毒手套用于接触完整的黏膜或微小的破损皮肤。

3)卫生手套:按 GB 15979—2002 的方法检测,细菌菌落总数 ≤ 200CFU/g、真菌菌落总数 ≤ 100CFU/g,不得检出大肠菌群、铜绿假单胞菌、金黄色葡萄球菌及其他致病菌。卫生手套用于接触完整皮肤、环境和用品。

(2)按照是否可复用分类:一次性使用手套和可重复使用手套。一次性使用医用手套主要包括:①一次性使用灭菌橡胶外科手套(符合 GB/T 7543—2020),为无菌手套;②一次性使用医用橡胶检查手套(符合 GB 10213—2006),为清洁手套。

5. 手套的选择　应根据不同操作的需要,选择合适种类和规格的手套。

(1)接触患者的血液、体液、分泌物、排泄物、呕吐物及污染物品时,应戴清洁手套,如实验室的丁腈手套。

(2)进行手术等无菌操作、接触患者破损皮肤、黏膜时,应戴无菌手套,如手术室的外科手套。

6. 戴手套与脱手套的适应证

(1)戴手套：进行无菌操作之前；接触血液或其他体液之前；接触实施接触隔离患者和其周围物品之前。

(2)脱手套：手套破损或疑有破损时；接触血液、其他体液、破损皮肤和黏膜组织之后；操作结束之后；接触每个患者及其周围环境或污染的身体部位之后；脱隔离衣后。

7. 手套使用的注意事项

(1)诊疗护理不同的患者之间应更换手套。

(2)操作完成后脱去手套，应按规定程序与方法洗手，戴手套不能替代洗手，必要时进行手消毒。

(3)操作时发现手套有破损时，应及时更换。

(4)一次性手套应一次性使用。

(5)手套与隔离衣组合使用时，推荐使用手套口能覆盖隔离衣袖口、松紧适宜、大小合适的手套，确保隔离衣袖口被手套袖口覆盖。

8. 手套的戴脱方法　应正确戴脱无菌手套，具体方法及注意事项参见附件 C。

## （六）隔离衣

1. 隔离衣（isolation gown）　用于防止使用者肢体、躯干被患者体液（血液、组织液等）和其他感染性物质污染的衣服。

2. 隔离衣的分类　分为一次性隔离衣和可复用隔离衣。一次性隔离衣通常由无纺布材料制成，应能遮住躯干和全部衣服，以构成微生物和其他物质传播的物理屏障。布类隔离衣（cloth gown）使用后应每天进行清洗消毒。

3. 隔离衣的选择　不同的隔离衣具有不同的防护水平，可根据自身需求，与患者接触的方式，接触感染性物质的程度，血液、体液可能污染的程度及隔离衣阻隔血液和体液的可能性选择是否穿隔离衣和选择其型号。隔离衣对血液、体液的防护程度取决于其材质的类型，特别是防渗透性、耐磨性和防撕裂性能。选择面料能阻止轻微液体的渗透，在使用过程中保持其性能和牢固度，舒适，按照 AATCC Test Method 42 的试验方法，冲击喷射式渗透性试验<4.5g 的隔离衣。我国《医院隔离技术标准》（WS/T 311—2023)中的"隔离衣"在使用时，都有针对使用目的提出特定的要求，如是否具有防渗透性能、是否无菌等。推荐使用一次性防渗透、长袖隔离衣。

4. 隔离衣的适用情况

(1)接触经接触传播的感染性疾病患者或其周围环境，如肠道传染病患者、多重耐药菌感染患者等时。

(2)可能受到患者体液（血液、组织液等)、分泌物、排泄物污染时。

(3)对实施保护性隔离的患者，如大面积烧伤、骨髓移植等患者进行诊疗、护理时穿无菌隔离衣。

5. 隔离衣使用的注意事项

(1)隔离衣被用作标准预防和接触预防措施的一部分，以保护医护人员的衣服和手臂。当采取标准预防措施时，仅在预期会接触血液／体液的情况下才穿隔离衣；采用接触预防时，在所有患者接触过程中以及在患者环境中都应穿隔离衣。

（2）进入患者房间或诊疗区域前穿上，衣物被污染时应及时更换；离开患者病房或患者所在诊疗区域时应脱下，并应放置在医疗废物或织物专用容器中。

### （七）防护服

1. 防护服（protective colthing/disposable gowns） 临床医务人员在接触甲类或按甲类传染病管理的传染病患者及传播途径不明的新发传染病患者时所穿的一次性防护用品。我国2009年发布的《医院隔离技术规范》中"防护服"译为"disposable gowns"，在 GB 19082—2009《医用一次性防护服技术要求》英文标题中被译为"protective colthing"，拼写上与国际指南所用英文相同，但所指实物不同，后者泛指用于个人防护的"gown（隔离衣）"等防护衣物，与我国特指的、具有明确消毒卫生标准要求的"防护服"不同。

2. 防护服的分类 医用防护服款式可分为连身式与分身式、连帽款与无帽款、有胶条款与无胶条款、一次性使用与可重复使用。

3. 执行标准 医用防护服应符合 GB 19082—2009《医用一次性防护服技术要求》的规定，防护服应具有良好的防水性、抗静电性、过滤效率和无皮肤刺激性等特点，应干燥、清洁、无霉斑，表面不允许有粘连、裂缝、孔洞等缺陷，应穿脱方便，结合部严密，袖口、脚踝口应为弹性收口。我国医用防护服的主要评价指标包括过滤效率（防护服关键部位材料及接缝处对非油性颗粒的过滤效率应不小于70%）和液体阻隔性（分抗渗水性、透湿量、表面抗湿性、抗合成血液穿透性四个子指标），在抗撕裂、阻燃、防静电等方面也有相应要求，但在微生物阻隔方面没有像欧美标准那样单独规定，也未对防护服用途和场所进行分级分类规范。国家食品药品监督管理总局已立项制定《重复性使用医用防护服》行业标准，液体阻隔性能与 GB 19082—2009《医用一次性防护服技术要求》一致，并对阻隔传染性因子穿透性能进行分级；同时要求重复性使用医用防护服的制造商必须提供清洗消毒方法和最低复用次数。

4. 国外标准 欧盟标准将防护服划分为 6 类（Type 1~Type 6），符合以上标准的防护服，面料还可以根据 EN 14126—2003《防护服——防生物传染物防护服性能要求和测试方法》进行防生物传染性评估。在符合医用标准 EN 14126—2003 的基础上，防护等级为 Type 3/4 以上，适用于有体液和血液喷溅环境下使用，特别是气管切开、气管插管等有可能喷溅的高危操作；防护等级为 Type 5/6 的防护服降级使用，适用于有可能被体液喷溅的风险环境中，如面向发热门诊患者等。其他不符合医用标准的工业和化学防护服，不能在医疗机构使用。

5. 各国防护服性能比较，见表 28-3。

**表 28-3 中国、美国、欧盟医用防护服的防护性能比较**

| 国家 | 中国 | | 美国 | 欧盟 |
|---|---|---|---|---|
| 标准名称 | GB 19082—2009 医用一次性防护服技术要求 | NFPA 1999—2018 急救医疗手术用防护服 | ANSI/AAMI PB70-2012 医疗保健设施中使用的防护服和防护布的液体阻挡层性能和分类 | EN 13795-1-2019 外科服装和罩衫要求及试验方法 第1部分：外科服装和罩衫 |

| 国家 | | 中国 | 美国 | 欧盟 |
|---|---|---|---|---|
| 液体阻隔性 | 防水性 | 静水压（参照 GB/T 4744—2013）≥17cmH$_2$O 表面抗湿（参照 GB/T 4745—2012）≥3 级 | 冲击穿透静水压（AATCC 42—2017）表面抗湿（AATCC 22—2017）整体喷淋（ASTM F 1359a—1999）（不透水） | 冲击穿透静水压（AATCC 42—2017）耐静水压 AATCC 127—2017 | 静水压（EN ISO 811—2018） |
| | 抗合成血液穿透性 | GB 19082—2009 ≥1.75kPa（2 级） | ASTM F 1359（不透过） | 手术衣/洞巾等系列（4 级）ASTM F1671（不透过）ASTM F1670（不透过） | 无 |
| 微生物穿透性 | | 无 | 试样及接缝处须通过 ASTM F1671 PhiX 174 抗菌液体试验 噬菌体不透过 | ASTM F1671 PhiX 174 噬菌体不透过 | En ISO 22612 干态（CFU）EN ISO 22610（湿）标准性能指标 ≤100a 高准性能指标 ≤50a |
| 过滤效率 | | GB 19082—2009 第 5.7 条款 ≥70% | 无 | 无 | 无 |

6. 防护服的适用情况

（1）临床医务人员在接触甲类传染病或按甲类传染病管理的传染病患者及传播途径不明的新发传染病患者时穿防护服。

（2）接触经空气传播或经飞沫传播的传染病患者,进行可能产生喷溅的诊疗操作或可能受到患者血液、体液、分泌物、排泄物喷溅时穿防护服。

（3）接触 SARS、禽流感、新型冠状病毒感染等重大或新发呼吸道传染病等患者时,应遵循最新感染控制指南穿防护服。

7. 隔离衣及防护服使用的注意事项

（1）接触多个同类传染病患者时,隔离衣或防护服若无明显污染可连续使用。

（2）接触疑似患者时,隔离衣或防护服应在接触每个患者之间进行更换。

（3）隔离衣或防护服被患者血液、体液、污物污染时,应及时更换。

（4）重复性使用的隔离衣应每天更换、清洗与消毒。

8. 隔离衣及防护服的穿脱方法　应正确穿脱隔离衣及防护服,具体方法及注意事项参见附件 D。

### （八）手术衣

1. 手术衣（surgical gown）　由手术人员穿着以防止感染原传播的长袍。

2. 执行标准　面料能阻止血液和其他体液的渗透,在使用过程中保持其性能和牢固度,适用于相应的灭菌方式,舒适,可保持穿戴者适宜的体温,符合无菌技术。按照 YY/T

0506.5—2009 标准中的干态阻菌性能试验方法,并符合 YY/T 0506.2—2016 的要求。按照 YY/T 0506.6—2009 标准中的湿态阻菌性能试验方法,符合 YY/T 0506.2—2016 的要求。按照《中华人民共和国药典》(三部)(2015 年版)中的"无菌检查法",达到无菌要求。按照 YY/T 0506.4—2016 进行微粒物质清洁度和抗起绒性试验,符合 YY/T 0506.2—2016 要求。破裂强度符合 GB/T 3923.1—2013 的相关要求。按照 GB/T 7742.1—2005 及 YY/T 0506.2—2016 胀破强力试验方法进行试验,符合相应标准的要求。具有抗渗性能的手术衣按照 YY/T 0506.2—2016 抗渗水性试验方法进行试验,符合 YY/T 0506.2—2016 要求。

3. 适用情况 手术衣被用于防止感染原从手术人员向手术创面直接接触传播和反向传播。手术衣只有用适宜材料制造并与超净空气系统一起使用,才能防止皮屑向手术室空气中弥散。符合 YY/T 0506.2—2016《病人、医护人员和器械用手术单、手术衣和洁净服 第 2 部分:性能要求和试验方法》的手术衣,有干湿态阻断微生物穿透性能和抗渗水性指标的具体要求,也能起到医用隔离衣的防护效果,在无法获取医用隔离衣时可作为替代品。因此为新型冠状病毒感染患者做手术时,只要有合格的手术衣保护,可不加穿医用隔离衣或医用防护服进行个人防护。

### (九) 防水围裙

1. 特点 其面料能阻止液体的渗透,适用于相应的灭菌方式,在使用过程中保持其性能和牢固度,舒适。

2. 防水围裙的分类 防水围裙分为重复使用的围裙和一次性使用的围裙。

3. 防水围裙的适用情况 可能受到患者血液、体液、分泌物及其他污染物喷溅污染时及进行复用医疗器械的清洗时应穿防水围裙。

4. 防水围裙使用的注意事项 一次性防水围裙一次性使用;受到明显污染时应及时更换;重复使用的塑胶围裙,用后应及时清洗与消毒;遇有破损或渗透时,应及时更换。

### (十) 帽子

帽子(cap)在接触含潜在感染性污染物时使用,进入污染区和洁净环境前、进行无菌操作等时应戴帽子,以预防医务人员受到感染性物质污染,预防微生物通过头发上的灰尘、头皮屑等途径污染环境和物体表面。帽子面料应能阻止轻微液体的渗透,在使用过程中保持其性能和牢固度、舒适。

1. 执行标准 行业推荐标准为 YY/T 1642—2019《一次性使用医用防护帽》于 2019 年 7 月 24 日发布、2021 年 2 月 1 日实施。

2. 帽子的分类 帽子分为布质帽子和一次性帽子。

(1)一次性使用医用帽(disposable medical cap)由非织造布加工而成,可防止微尘头屑以及发丝从头部逸出,也可防止外部尘埃等进入发层。

(2)一次性使用医用防护帽(disposible medicical protective hood),是用于保护医务人员、疾病防控和防疫等工作人员的头部、面部和颈部,防止直接接触含有潜在感染性污染物的一类医用防护产品。

3. 帽子的使用及注意事项 进入清洁环境前、进行无菌操作时应戴帽子。被患者血液、体液污染时,应立即更换。布质帽子应保持清洁,定期更换与清洁。一次性帽子应一次性使用。

### （十一）鞋套／靴套（shoe cover）

1. 一次性使用医用防护鞋套（disposable medical protective shoe cover） 是用于保护医务人员、疾病防控和防疫等工作人员的足部、腿部，防止直接接触血液、体液、分泌物、排泄物、呕吐物等具有潜在感染性污染物的一类靴状保护套。鞋套应具有良好的防水性能，并一次性应用。

2. 执行标准 结构与规格、外观、性能、微生物指标等建议遵循新制定的行业推荐标准 YY/T 1633—2019《一次性使用医用防护鞋套》（2019 年 7 月 24 日发布，2021 年 2 月 1 日实施）。

3. 鞋套的使用及注意事项 鞋套应具有良好的防水性能，并且要一次性应用。从潜在污染区进入污染区，从缓冲区进入负压病室时应穿鞋套。鞋套应在规定区域内穿，离开该区域时及时脱掉，破损应及时更换。

各类防护用品的分类及国内外标准，见表 28-4。

表 28-4 各类防护用品的分类及国内外标准

| 防护用品 | 分类 | 中国标准 | 国外标准 |
|---|---|---|---|
| 医用口罩 | 普通医用口罩 | YY/T 0969—2013《一次性使用医用口罩》 | 美国 ASTM F2100—2019《医用口罩材料性能标准规范》、欧盟 EN 14683—2019《医用面罩 要求和试验方法》 |
| | 医用外科口罩 | YY 0469—2011《医用外科口罩》 | |
| | 医用防护口罩 | GB 19083—2010《医用防护口罩技术要求》 | |
| 医用防护服 | 连身式与分身式 连帽款与无帽款 | GB 19082—2009《医用一次性防护服技术要求》 | 美国 ANSI/AAMI PB70—2012 和 NFPA 1999—2018、欧盟 EN 1426—2003 |
| | 有胶条款与无胶条款 | | |
| | 一次性使用 | | |
| | 可重复使用 | | |
| 隔离衣 | 隔离衣 | WS/T 311—2023《医院隔离技术标准》 | 美国标准 ASTM F3352—2019 |
| 医用手套 | 医用检查手套 医用外科手套 | GB 7543—2006《一次性使用灭菌橡胶外科手套》、GB 24786—2009《一次性使用聚氯乙烯医用检查手套》、GB 10213—2006《一次性使用医用橡胶检查手套》和 GB 24787—2009《一次性使用非灭菌橡胶外科手套》 | 美国 ASTM D3578—2019、美国 ASTM D5250—2019、欧 洲 EN 455-1—2000、欧洲 EN 455-2—2015、欧洲 EN 455-3—2015、欧洲 EN 455-4—2009 |
| 护目镜 | 护目镜 | GB 14866—2006《个人用眼护具技术要求》 | ISO 4849—1981《个人用护目镜 技术要求》、美国 ANSI/ISEA Z87.1-2015《职业和教育的个人眼睛和脸部保护装置》 |

| 防护用品 | 分类 | 中国标准 | 国外标准 |
|---|---|---|---|
| 防护面罩（面屏） | 防护面罩（面屏） | GB 32166.1—2016《个体防护装备 眼面部防护 职业眼面部防护具 第1部分：要求》 | 美国标准 ANSI/ISEA Z87.1—2015 |
| 鞋套、靴套 | 鞋套、靴套 | YY/T 1633—2019《一次性使用医用防护鞋套》 | 美国标准 NFPA 1999—2018《紧急医疗事故现场防护服》、欧盟 EN 14126—2003《防护服 抗感染防护服的性能要求和试验方法》 |
| 医用帽 | 一次性使用医用帽 | YY/T 1642—2019《一次性使用医用防护帽》 | |
| | 一次性使用医用防护帽 | | |

## 三、个人防护用品的佩戴、摘除方法及穿脱流程

### （一）口罩的佩戴与摘除方法

附件 A

A.1 外科口罩的佩戴方法

A.1.1 将口罩罩住鼻、口及下颌，口罩下方带系于颈后。上方带系于头顶中部（图 28-7）。

A.1.2 将双手指尖放在鼻夹上，从中间位置开始，用手指向内按压，并逐步向两侧移动，根据鼻梁形状塑造鼻夹。

A.1.3 调整系带的松紧度。

A.2 医用防护口罩的佩戴方法（图 28-8）

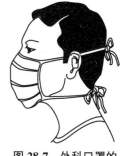

图 28-7 外科口罩的佩戴方法

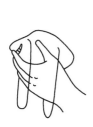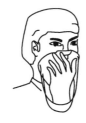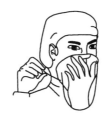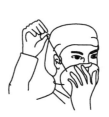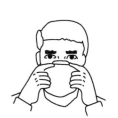

图 28-8 医用防护口罩的佩戴方法

A.2.1 一手托住防护口罩，有鼻夹的一面背向外。

A.2.2 将防护口罩罩住鼻、口及下颌，鼻夹部位向上紧贴面部。

A.2.3 用另一只手将下方系带拉过头顶，放在颈后双耳下。

A.2.4 再将上方系带拉至头顶中部。

A.2.5 将双手指尖放在金属鼻夹上,从中间位置开始,用手指向内按鼻夹,并分别向两侧移动和按压,根据鼻梁的形状塑造鼻夹。

A.3 注意事项

A.3.1 不应一只手捏鼻夹。

A.3.2 医用外科口罩只能一次性使用。

A.3.3 口罩潮湿或受到患者血液、体液污染后,应及时更换。

A.3.4 每次佩戴医用防护口罩进入工作区域之前,应进行密合性检查。检查方法:将双手完全盖住防护口罩,快速地呼气,若鼻夹附近有漏气应按 A.2.5 调整鼻夹,若漏气位于四周,应调整到不漏气为止(图 28-9)。

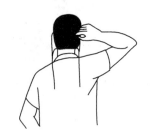

图 28-9　密合性检查

A.4 摘口罩方法(图 28-10)

A.4.1 不要接触口罩前面(污染面)。

A.4.2 先解开口罩下面的系带(医用外科口罩)/ 将下面颈后束带拉过头顶(医用防护口罩),再将口罩耳上方的系带解开(医用外科口罩)/ 将上方束带拉过头顶(医用防护口罩),拿着系带或束带从前方脱下。

A.4.3 用手仅捏住口罩的系带从前方脱下丢至医疗废物容器内。

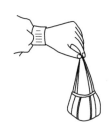

图 28-10　摘口罩方法

A.5 强化口罩的规范佩戴,避免戴口罩的各种误区

参考下图(美国 CDC)正确佩戴医用外科口罩或医用防护口罩,并避免"×"所示的各种错误操作。

正确佩戴外科口罩:清洁双手后佩戴口罩,确保口罩要完全覆盖口、鼻(图 28-11)。

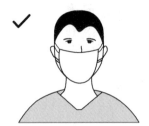
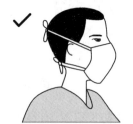

耳挂式:两带环挂于双耳上　　　系带式:两带分别系于头顶中部及底部

图 28-11　正确佩戴外科口罩示意图

错误佩戴外科口罩:佩戴外科口罩时应注意避免以下情况(图 28-12)。

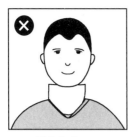
口罩戴在嘴巴下

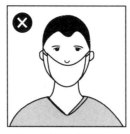
口罩戴在鼻子下

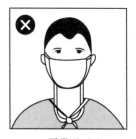
口罩带子下垂

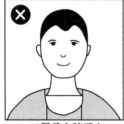
口罩戴在脖子上

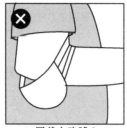
口罩戴在胳膊上

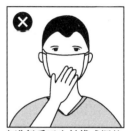
未进行手卫生触摸或调整口罩位置/触摸口罩后未执行手卫生

图 28-12　错误佩戴外科口罩图例

正确摘除外科口罩：清洁双手后摘除口罩，仅可触摸系带。仅接触系带、摘除口罩后要洗手（图 28-13）。

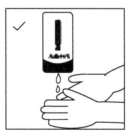
离开患者所在区域，用快速手消消毒双手或皂液流动水冲洗双手

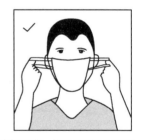
仅接触系带、摘除口罩后要洗手

图 28-13　正确摘除外科口罩示意图

正确佩戴医用防护口罩：清洁双手，正确佩戴医用防护口罩，检查气密性、确保防护效果（图 28-14）。

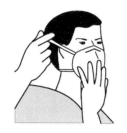
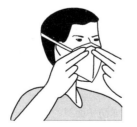
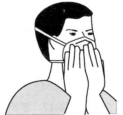
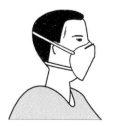

图 28-14　正确佩戴医用防护口罩示意图

错误佩戴医用防护口罩：佩戴医用防护口罩时应注意避免以下情况（图28-15）。

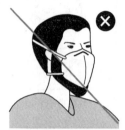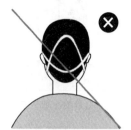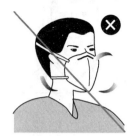

不允许因胡须、首饰、眼镜、衣服或任何东西影响到防护口罩在面部的正确位置

口罩两带不可交叉

不佩戴密封性不好的口罩，如果漏气，要更换型号或尺寸

**图28-15 错误佩戴医用防护口罩示意图**

在正确使用医用防护口罩时须掌握一些注意事项（图28-16）。若须有限重复使用医用防护口罩，应小心折叠口罩，外表面向内，减少存储期间与外环境的接触。口罩折叠后在两次使用之间可暂存于清洁的密封纸袋／透气容器中。

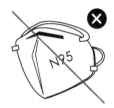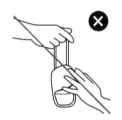

不要使用破损、变形、潮湿，有明显污染或造成呼吸困难，无法和面部形成有效密合的防护口罩

防护口罩使用期间或使用后，请勿触摸正面，因为可能已经污染

**图28-16 正确使用医用防护口罩示意图**

## （二）护目镜或防护面罩的戴摘方法

附件B

B.1 戴护目镜或防护面罩的方法

戴上护目镜或防护面罩，调节舒适度（图28-17）。

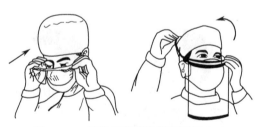

**图28-17 戴护目镜或防护面罩的方法**

## B.2 摘护目镜或面罩的方法

捏住靠近头部或耳朵的一边摘掉，放入回收或医疗废物容器内(图 28-18)。

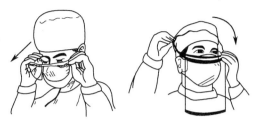

**图 28-18　摘护目镜或面罩的方法**

### （三）无菌手套戴脱方法

附件 C

C.1 戴无菌手套的方法(图 28-19)

C.1.1 打开手套包，一手掀起口袋的开口处。

C.1.2 另一手捏住手套翻折部分(手套内面)取出手套，对准五指戴上。

C.1.3 掀起另一只袋口，以戴着无菌手套的手指插入另一只手套的翻边内面，将手套戴好，然后将手套的翻转处套在工作衣袖外面。

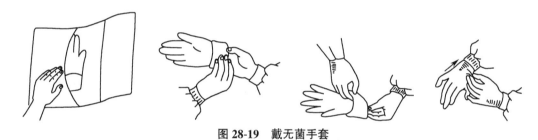

**图 28-19　戴无菌手套**

C.2 脱无菌手套的方法(图 28-20)

C.2.1 用戴着手套的手捏住另一只手套污染面的边缘将手套脱下。

C.2.2 戴着手套的手握住脱下的手套，用脱下手套的手捏住另一只手套清洁面(内面)的边缘，将手套脱下。

C.2.3 用手捏住手套的里面丢至医疗废物容器内。

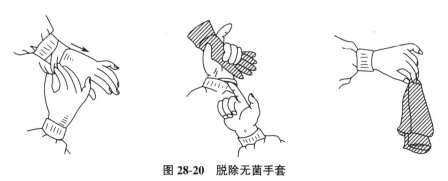

**图 28-20　脱除无菌手套**

C.3 注意事项

C.3.1 诊疗护理不同的患者之间应更换手套。

C.3.2 操作完成后脱去手套,应按规定程序与方法洗手,戴手套不能替代洗手,必要时进行手消毒。

C.3.3 操作时发现手套破损时,应及时更换。

C.3.4 戴无菌手套时,应防止手套污染。

## (四)隔离衣与防护服穿脱方法

附件 D

D.1 隔离衣穿脱方法

D.1.1 穿隔离衣方法,如图 28-21 所示。

D.1.1.1 右手提衣领,左手伸入袖内,右手将衣领向上拉,露出左手。

D.1.1.2 换左手持衣领,右手伸入袖内,露出右手,勿触及面部。

D.1.1.3 两手持衣领,由领子中央顺着边缘向后系好颈带。

D.1.1.4 再扎好袖口。

D.1.1.5 将隔离衣一边(约在腰下 5cm)处渐向前拉,见到边缘捏住。

D.1.1.6 同法捏住另一侧边缘。

D.1.1.7 双手在背后将衣边对齐。

D.1.1.8 向一侧折叠,一手按住折叠处,另一手将腰带拉至背后折叠处。

D.1.1.9 将腰带在背后交叉,回到前面将带子系好。

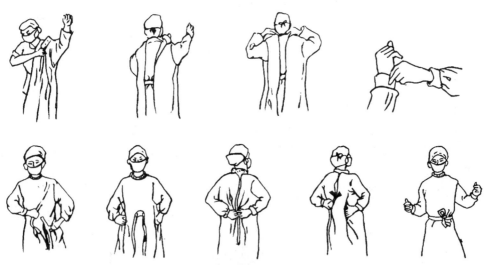

**图 28-21　穿隔离衣方法**

D.1.2 脱隔离衣方法,如图 28-22 所示。

D.1.2.1 解开腰带,在前面打一活结。

D.1.2.2 解开袖带,塞入袖祥内,充分暴露双手,进行手消毒。

D.1.2.3 解开颈后带子。

D.1.2.4 右手伸入左手腕部袖内,拉下袖子过手。

D.1.2.5 用遮盖着的左手握住右手隔离衣袖子的外面,拉下右侧袖子。

D.1.2.6 双手转换逐渐从袖管中退出,脱下隔离衣。

D.1.2.7 左手握住领子,右手将隔离衣两边对齐,污染面向外悬挂污染区;如果悬挂污染区外,则污染面向里。

D.1.2.8 不再使用时,将脱下的隔离衣,污染面向内,卷成包裹状,丢至医疗废物容器内或放入回收袋中。

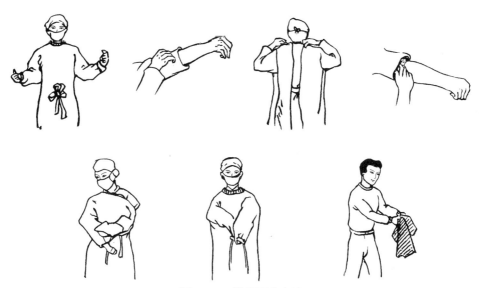

图 28-22 脱隔离衣方法

D.2 防护服穿脱方法

D.2.1 穿防护服连体或分体防护服,应遵循先穿下衣,再穿上衣,然后戴好帽子,最后拉上拉锁的顺序。

D.2.2 脱防护服

D.2.2.1 脱分体防护服时应先将拉链拉开(图 28-23)。向上提拉帽子,使帽子脱离头部。脱袖子、上衣,将污染面向里放入医疗废物袋。脱下衣,由上向下边脱边卷,污染面向里,脱下后置于医疗废物容器内。

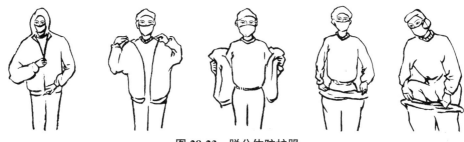

图 28-23 脱分体防护服

D.2.2.2 脱连体防护服时(图 28-24),先将拉链拉到底。向上提拉帽子,使帽子脱离头部,脱袖子;由上向下边脱边卷,污染面向里直至全部脱下后放入医疗废物容器内。

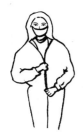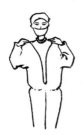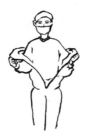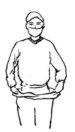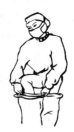

图 28-24　脱连体防护服

D.3 注意事项

D.3.1 隔离衣和防护服只限在规定区域内穿脱。

D.3.2 穿前应检查隔离衣和防护服有无破损;穿时勿使衣袖触及面部及衣领。发现有渗漏或破损应及时更换;脱时应注意避免污染。

D.3.3 隔离衣使用一次后即更换的穿脱方法如下。

D.3.3.1 穿法同 D.1.1.。

D.3.3.2 脱法按 D.1.2.1 和 D.1.2.2 的操作后,消毒双手,解开颈后带子,双手持带将隔离衣从胸前向下拉。右手捏住左衣领内侧清洁面脱去左袖;左手捏住右侧衣领内侧下拉脱下右袖,将隔离衣污染面向里,衣领及衣边卷至中央,放入污衣袋清洗消毒后备用。

# 四、个人防护用品的选用

## （一）个人防护用品选择原则

正确合理地选择和使用 PPE 是感染防控不可或缺的一部分,可以防止佩戴者通过口鼻、手、皮肤和眼睛等接触潜在的传染性物质,减少或阻止病原体的传播。

为合理应用 PPE,务必加强培训,保证医务人员使用个人防护用品前应经过培训与指导,熟练掌握并能正确使用个人防护用品。能够正确选用 PPE、掌握什么时间使用、在什么区域使用、穿脱程序正确及 PPE 用后正确处置。同时医务人员应了解 PPE 的局限性。当医务人员无法通过密合性测试(如面部有胡须)、无法使用 FFP3 或 N95 口罩的,应选用与呼吸器功能相当的替代性保护装置,如动力性全面罩呼吸器等。

1. 根据疾病的传播途径选用防护用品　基于特定区域内与患者交互情况,特定诊疗行为潜在暴露于体液和/或感染性物质的情况,开展职业暴露感染风险评估,采取标准预防以及基于传播途径采取经空气、飞沫和接触隔离预防措施,选用恰当的 PPE 并正确使用是各国强烈推荐的感染防控核心措施之一。根据病原微生物的传播途径选择个人防护用品,建议参考表 28-5。

2. 根据不同区域不同岗位风险等级选用防护用品

(1)风险等级:根据医疗机构不同工作区域、不同岗位的工作特点,各区域各岗位接触呼吸道传染病患者的可能性及其暴露风险,根据这些特点对暴露风险进行分级,即低风险(对应一般防护或一级防护)、中风险(对应一级防护)、高风险(对应二级防护)、极高风险(对应三级防护),为后续的分级防护提供依据。部分岗位的暴露风险可能位于两级风险之间,部分岗位因工作特点需要特别加强某一方面的防护,不同地区疫情严重程度不同,医务人员的暴露风险存在地区间差异,可根据这些实际情况灵活调整,做好相应暴露风险评估和防护措施。不同区域工作岗位或操作个人防护标准和用品配置可以根据实际暴露因素调整部分物品。

**表 28-5　接触不同传播途径病原体时的个人防护用品选择**

| 传播途径 | | 头面部及呼吸防护用品 | | | | | | 躯干部防护用品 | | 手部防护用品 | 足部防护用品 |
|---|---|---|---|---|---|---|---|---|---|---|---|
| | | 帽子 | 医用外科口罩 | 医用防护口罩 | 防护型呼吸面罩 | 动力送风呼吸装置 | 护目镜或防护面罩(屏) | 隔离衣 | 医用防护服 | 手套 | 防护鞋(靴) |
| 空气(气溶胶)传播 | 无喷溅 | + | – | + | – | – | – | – | + | + | ± |
| | 有喷溅 | + | – | | +* | | +△ | – | + | + | + |
| 飞沫传播 | 无喷溅 | ± | ± | | – | – | – | + | – | + | ± |
| | 有喷溅 | + | – | | +* | | +△ | – | + | + | + |
| 接触传播 | 无喷溅 | ± | + | – | – | – | – | + | – | + | ± |
| | 有喷溅 | + | + | – | – | – | + | – | + | + | ± |
| 经血液/体液传播 | 无喷溅 | ± | + | – | – | – | – | + | – | +# | ± |
| | 有喷溅 | + | + | – | – | – | + | – | + | + | + |

注:"+"为应采取的防护措施。

"±"为进入传染病病房或现场处置时需要使用的物品。

"–"为不须穿戴的防护用品。

"*"为对 2006 年版《人间传染的病原微生物名录》中第一类传染病患者进行气管切开、插管等近距离操作或处理时,应使用全面防护型呼吸面罩或动力送风呼吸装置。

"△"为如选用医用防护口罩或半面防护型呼吸面罩,应加戴护目镜或防护面罩(屏)。

"#"选用牢度强的手套,如丁腈手套或双层乳胶手套。

(2)防护级别:医疗机构应当根据医务人员在工作时接触呼吸道传染病疑似患者或确诊患者的可能性,并按照导致感染的危险程度采取分级防护,防护措施应当适宜。主要有以下几种防护级别。

1)一般防护:严格遵守标准预防的原则。工作时应穿工作服、戴医用外科口罩。认真执行手卫生。

2)一级防护:严格遵守标准预防的原则。严格遵守消毒、隔离的各项规章制度。工作时应根据需要选穿工作服、隔离衣,戴工作帽和医用外科口罩,必要时戴乳胶手套。严格执行手卫生。离开隔离区域时进行个人卫生处置,并注意呼吸道与黏膜的防护。

3)二级防护:严格遵守标准预防的原则。根据传播途径,采取飞沫隔离与接触隔离。严格遵守消毒、隔离的各项规章制度。进入隔离病房、隔离病区的医务人员根据需要戴医用防护口罩,穿工作服、隔离衣/医用防护服、鞋套,戴手套、工作帽,必要时戴护目镜或防护面屏。严格按照清洁区、潜在污染区和污染区的划分,正确穿戴和脱摘防护用品,并注意口腔、鼻腔黏膜和眼结膜的卫生与保护。

4）三级防护：三级防护是在二级防护基础上，将佩戴医用防护口罩和护目镜/防护面屏改成正压头套或全面型呼吸防护器。

医务人员分级防护的个人防护用品选择可参见表28-6。

表28-6　医务人员分级防护的个人防护用品选择

| 防护级别 | 使用情况 | 外科口罩 | 医用防护口罩 | 防护面屏或护目镜 | 乳胶手套 | 隔离衣 | 防护服 | 工作帽 | 鞋套 |
|---|---|---|---|---|---|---|---|---|---|
| 一般防护 | 普通门（急）诊，普通病房医务人员 | + | - | - | ± | - | - | - | - |
| 一级防护 | 发热门诊与感染疾病科医务人员 | + | - | - | + | + | - | + | - |
| 二级防护 | 进入疑似或确诊经空气传播疾病患者安置地或为患者提供一般诊疗操作 | - | + | ± | + | ± ★ | ± ★ | + | + |
| 三级防护 | 为疑似或确诊患者进行产生气溶胶操作时 | - | + | + | + | - | + | + | + |

注："+"为应穿戴的防护用品；"-"为不须穿戴的防护用品；"±"为根据工作需要穿戴的防护用品；"± ★"为二级防护级别中，根据医疗机构的实际条件，选择穿隔离衣或防护服。

3. 根据不同区域不同操作选用防护用品　医疗机构应对突发重大呼吸道传染病应当加强人员防护管理，储备质量优良、数量充足的防护物资。医务人员应当根据暴露风险和开展的诊疗操作，正确合理使用医用外科口罩或医用防护口罩、护目镜或防护面屏、手套、隔离衣或防护服等个人防护用品，确保医务人员个人防护到位。在隔离病区、发热门诊及病原实验室等重点场所工作，接触到感染病原体/传染病患者可能性较大的医务人员，要加强防护，严格落实佩戴医用防护口罩等要求。从事发热门诊、定点医院隔离病区工作的人员要做医用防护口罩适合性测试和密合性测试，合格者方可上岗。每次进入发热门诊、定点医院隔离病区工作前，要做医用防护口罩密合性测试。同时，应当指导、监督患者及其陪同人员，以及其他进入医疗机构的人员做好个人防护。

不同区域不同操作的医务人员个人防护用品选择可参考表28-7。

表28-7　不同区域不同操作的医务人员防护用品选择

| 区域（人员） | 个人防护用品类别 | | | | | | | |
|---|---|---|---|---|---|---|---|---|
| | 医用外科口罩 | 医用防护口罩 | 工作帽 | 手套 | 隔离衣 | 防护服 | 护目镜/防护面屏 | 鞋套/靴套 |
| 医院入口 | + | - | ± | - | - | - | - | - |
| 预检分诊 | + | - | ± | ± | ± | - | - | - |
| 引导患者去发热门诊人员 | + | - | ± | ± | ± | - | - | - |
| 呼吸道标本采样人员 | - | + | + | + | + | - | + | - |

| 区域(人员) | 个人防护用品类别 | | | | | | | |
|---|---|---|---|---|---|---|---|---|
| | 医用外科口罩 | 医用防护口罩 | 工作帽 | 手套 | 隔离衣 | 防护服 | 护目镜/防护面屏 | 鞋套/靴套 |
| 有流行病学史或疑似患者 | − | + | + | + | ± | ± | + | ± |
| 门急诊窗口（非侵入性操作） | + | − | ± | − | − | − | − | − |
| 门急诊窗口（侵入性操作,如采血） | + | − | + | + | ± | − | ± | − |
| 门诊　患者佩戴口罩 | + | − | − | − | − | − | − | − |
| 门诊　患者须摘除口罩 | + | ± | ± | ± | ± | − | ± | ± |
| 门诊　有血液体液暴露 | + | ± | ± | + | ± | − | ± | ± |
| 病区*　普通病区 | + | − | ± | ± | ± | − | − | ± |
| 病区　过渡病区（室） | + | ± | + | + | ± | ± | ± | ± |
| 病区　确诊病例定点收治隔离病区 | − | + | + | + | − | + | + | + |
| 手术部（室）常规手术 | + | − | + | + | + | − | ± | ± |
| 手术部（室）急诊、感染者手术 | − | + | + | + | + | + | + | + |
| 发热门诊　诊室 | − | + | + | + | ± | ± | ± | ± |
| 发热门诊　检查 | − | + | + | + | + | − | ± | + |
| 发热门诊　留观病室 | − | + | + | + | − | + | ± | + |
| 基因扩增实验室 | − | + | + | + | ± | ± | ± | ± |
| 感染患者转运 | − | + | + | + | ± | − | + | ± |
| 行政部门 | + | − | − | − | − | − | − | − |

注:"+"指须采取的防护措施。

"−"为不须采取的防护措施。

"±"指根据工作需要可采取的防护措施;隔离衣和防护服同时为"±",应二选一。

医用外科口罩和医用防护口罩不同时佩戴;防护服和隔离衣不同时穿戴;防护服如已有靴套则不须另加穿。

餐饮配送、标本运送、医废处置等人员防护按所在区域的要求选用。

为重大呼吸道传染病患者实施气管切开、气管插管时可根据情况加用正压头套或全面防护型呼吸防护器。

"*"为普通病区可选项取决于患者是否摘除口罩或有血液体液暴露。

## （二）个人防护用品的用后处置

1. 使用过的一次性个人防护用品,严格按照《医疗废物管理条例》进行处理。

2. 可复用的 PPE 如护目镜、防护面罩(屏)、防水围裙的再处理与维护,应遵循生产厂商使用说明。无特别说明时,个人防护用品脱卸后,依据 WS/T 367—2012《医疗机构消毒技术规范》的要求进行清洗消毒,达到相关要求后才可重复使用;过滤元件严格按照《医疗废物管理条例》进行处理。

3. 防护型呼吸面罩、动力送风呼吸装置　按照厂商提供的产品说明书进行清洗消毒。

## 五、个人防护用品异常的防范与应急处理

使用中的防护用品出现异常时有发生,如防护服及手套破损、护目镜起雾等,防护用品异常便失去有效的防护作用,增加医务人员职业暴露的危险,需要制定防护用品异常的防范及应急处理流程,以提高工作人员识别和处理风险的能力,规范出现异常后的应急处置,最大程度降低医院感染的风险,保障工作人员的健康。

1. 防护口罩松脱的防范与应急处理

(1)防范措施:戴口罩前一定要检查口罩的完整性以及松紧带的质量,有异常立即弃用;正确佩戴防护口罩,在口罩型号不充足的情况下,用调整松紧带弥补,每次佩戴后应做密合性检查。

(2)处理措施及流程:当防护口罩松脱时,建议按照如下流程处置。防护口罩松脱→告知同班人员并与同班人员简要交接工作→按流程脱摘防护用品离开隔离区。后续处置措施遵循医务人员职业暴露中"呼吸道职业暴露后的处置流程"。

2. 手套破损的防范与应急处理

(1)防范措施

1)戴手套前应修剪指甲,可在 PPE 室放置指甲剪,以备工作人员及时修剪指甲,指甲剪一用一消毒。

2)选择型号合适的手套,检查手套的完整性,有破损则立即弃用,戴手套时,尽量避免过度牵拉。

3)严格按照各项操作规范进行操作,避免直接接触尖锐物尖端,操作完毕,注射器针头、采血针等锐器应直接放入锐器盒内,避免二次清理。

4)工作人员熟知血源性传播疾病职业暴露处理流程,工作中随时检查手套的完整性。

(2)处理措施及流程:手套破损有以下 2 种情况,发现手套破损后,先评估属于哪种情况再决定处理流程。

1)手套破损:发现手套破损→在相应区域脱去手套→手卫生→重新戴手套。

2)手套破损且有皮肤损伤:发现手套破损且有皮肤损伤→在相应区域脱去手套→伤口局部清洗、消毒、包扎(伤口轻轻由近心端向远心端挤压,尽可能挤出损伤处的血液,再用肥皂水和流动水进行冲洗,用 75% 乙醇溶液或者 0.5% 碘伏溶液进行消毒,并包扎伤口)→重新戴手套→接受专业评估与指导→预防用药(必要时)→登记、上报、追踪随访。

3. 防护服破损防范与应急处理

(1)防范措施

1)穿防护服前应去除身上的尖锐物,以免在工作中造成防护服的损坏。

2)穿着前要确认防护服的尺码是否适合,一般选择比自己日常衣服大一码的防护服,太大或太小都会造成工作过程中行动不便或意外刮坏、撕裂。

3)检查防护服的整体完整性,如缝线处有无开裂等,有破损立即弃用。

4)在穿好防护服之后,可通过上举双臂、弯腰、下蹲等动作,评估所选防护服是否合适,

确保合适后方可进入隔离区。

5）工作中关注防护服的完整性，及时发现开裂与破损。

（2）处理措施及流程：发生防护服破损后，应尽快撤离隔离区，更换全套防护用品。处理流程：发现防护服破损→告知同班次人员→与同班次人员交接工作→按流程脱摘防护用品→沐浴更衣→根据工作需要重新穿戴防护用品后入隔离区。

4. 护目镜起雾的防范与应急处理

（1）防范措施

1）根据自己的脸型大小选择合适的口罩，正确佩戴防护口罩，注意检查口罩的气密性。

2）建议选用有防雾功能的护目镜。

3）戴护目镜前，做好防雾处理，可取适量洗洁精或碘伏用纱布均匀涂抹于镜片表面，静置晾干备用，佩戴护目镜前，用纱布将先前涂抹好并已经变干的洗洁精擦拭即可。

4）正确佩戴护目镜，拉紧护目镜橡皮固定好，避免大力呼气导致漏气到护目镜起雾。

（2）处理措施及流程：当护目镜上的水雾影响视线而影响临床工作时，应当更换护目镜。处理流程：护目镜起雾影响临床工作时，在相应区域实施手卫生→取下护目镜→手卫生→戴护目镜。

（宋丽红　李六亿）

# 第五节　安全注射的基本原则及措施

## 一、概述

### （一）定义

注射是指采用注射器等医疗器械将液体或气体注入体内，达到诊断、治疗等目的的过程和方法。广义的注射，不仅包括肌内注射、皮内注射、皮下注射、静脉输液或静脉注射、牙科注射；还包括使用注射器所做的其他操作（如采血和各类穿刺等操作）。

世界卫生组织将"安全注射"定义为不会伤害接受者，不会使实施操作者面临任何可避免的风险，不会产生任何对他人有害的废物。接受注射者（患者）、注射操作者（医务人员）和注射产生的医疗废物是安全注射的三个核心要素。安全注射的目标是预防疾病在患者之间、患者与医务人员之间传播，以及预防医务人员发生针刺伤。

注射时任何一方面存在不安全因素，均为不安全注射。

### （二）不安全注射的危害

不安全注射可导致多种病原体的传播，包括病毒、细菌、真菌和寄生虫。它们还可能导致非传染性不良事件，如脓肿和毒性反应。

1. 患者损害　不安全注射是血源性感染的重要传播途径，血源性感染是不安全注射的最主要危害。不安全注射每年使 130 多万人提早死亡,其中中国近 39 万人,占 29.4%;造成 2 600 万寿命年的损失,直接医疗费用达 5.35 亿美元,中国占 26.5%。

我国因注射器消毒不严和不安全注射引起的注射部位硬结、脓肿、淤血等,不计其数。不洁注射,可导致皮肤化脓性细菌和分枝杆菌感染,引起脓肿、骨髓炎、心内膜炎、肺部脓肿性栓塞、破伤风、气性坏疽等,这在农村和基层医疗单位常见。注射部位、途径、方式等技术操作不当,可造成局部组织挛缩、注射性麻痹、淋巴结炎、坏死等严重后果。

2. 医务人员损害　不安全注射会增加医务人员职业暴露风险。在各种职业暴露中,由于被患者血液污染的锐器刺伤而造成的危害最大。2000 年全世界估计 4.4% 的人类免疫缺陷病毒感染和 39% 的乙型肝炎病毒感染和 37% 的丙型肝炎病毒感染是由于职业暴露因素导致。在未接受暴露后预防(post-exposure prophylaxis,PEP)的易感医护人员中,针刺伤后感染 HBV 的风险为 23%~62%,感染 HCV 的风险为 0~7%。

3. 其他危害　滥用注射和不安全注射,增加了医院和医护人员的工作量,增加了医疗费用,并浪费了有限的医疗资源。据统计,全世界每年因不安全注射导致的医疗费用高达 5.35 亿美元。

在全球新型冠状病毒感染疫苗接种的背景下,全世界的疫苗接种数量远超以往的免疫数量,包括在获得疫苗的第一年就已经接种的 68 亿剂新型冠状病毒感染疫苗,对疫苗的需求仍然迫切。同时注射安全需要加强并应严格应用,以保护患者、卫生工作者和社区安全。

## 二、安全注射的风险和基本原则

不安全注射的高风险部门主要包括疼痛治疗门诊、整形美容门诊、肿瘤科(输注化疗药物)、麻醉科等。不安全注射也常发生在血液透析、疫苗接种、介入检查、美容注射等操作时,主要是注射器重复使用、药液共用等因素导致。

随着医学技术发展日新月异,医疗机构引入并尝试开展越来越多的新技术和新项目,护理专业以外的其他医学专业人员也在从事注射操作,例如口腔科、麻醉科、放射科、核医学科、检验科、生物治疗中心、生殖治疗中心、疼痛治疗门诊等。由于医技人员、实验室人员较少接受规范化注射操作相关培训,安全注射理念和意识薄弱,其注射操作存在一定风险和隐患。

### (一)安全注射的风险

1. 患者感染风险环节　完整的注射操作包括药液准备、针具使用、注射操作、注射后药液和器具处置等,每个环节操作或处理不当均可导致不安全注射发生。不安全注射的行为主要包括注射器重复使用、单剂量药物分别给多个患者注射、使用过的注射器再次进入药瓶抽吸药液、未遵循无菌技术等。

(1)药液准备

1)药液生产环节:药液生产环节受到污染,通过注射操作造成感染,往往会造成区域性、灾难性的感染暴发。这一环节需要卫生行政机构通过监测系统及时发现异常感染病例,进行暴发预警,防止风险发生。

2)药液配制环节：药液配制环节的污染,虽然不会像药液生产环节污染那样造成区域性的医院感染暴发,但是也会造成一个病区或一个医疗机构的大规模感染暴发事件。可以通过建立静脉用药集中调配中心,在洁净的环境中、严格无菌的操作下集中配制静脉用药,以最大限度地降低药液配制环节可能造成的药液污染。

3)药液储存环节：药液储存环节的污染,往往也是系统性的,灾难性的,会造成一个医疗机构大规模的感染暴发事件或者药品不良事件。可以通过严格遵守药品储存的条件,根据规范控制储存环境的温度、湿度,加大监管力度,来降低药品储存环节可能造成的药液污染。

4)药液转移环节：配制好的药液通过注射器具输注至患者体内的过程称为药液转移。在这一过程中,如果药液受到污染,会造成感染暴发事件。这一环节的污染主要是由于操作者重复使用注射器具、违反无菌操作原则而导致。

(2)注射器具

1)重复使用注射器：重复使用注射器的情况包括①共用针管和针头,向多名患者进行注射操作。②共用针管,更换针头,虽然只推药,但仍会有少量血液污染针管。③重复使用注射器从同一个药品中抽取药液。④同一个患者,多次注射,多次抽吸药液,但是不更换针管和针头。这种情况的风险在于药液或注射器若没有即刻丢弃,会增加药液共用、注射器共用的风险,从而导致感染暴发。⑤连接注射器和患者间的延长管足够长时,共用注射器,向多名患者给药。虽然连接管路足够长,但是所有的药液成分都直接或间接地暴露在患者的血液、体液中,也会造成感染。

2)药液共用：多剂量药液共用的风险包括①增加了药液污染的风险(通过注射器、环境、医疗器械、手等);②药液开启后或建立连接通路后,随着暴露时间延长,会增加污染的风险。WS/T 510—2016《病区医院感染管理规范》要求抽出的药液和配制好的静脉输注无菌液体,放置时间不应超过 2h,启封抽吸的各种溶媒放置时间不应超过 24h。因此,为了最大限度降低多剂量药液污染的风险,建议多剂量药液用于同一个患者,并且用后要立刻丢弃。

(3)注射操作：无菌技术是指在执行医疗 / 护理操作过程中,防止一切微生物污染药品(侵入机体)并保持无菌物品及无菌区域不被污染的操作技术和管理方法。注射操作的无菌技术主要包括手卫生、正确使用个人防护用品(医用外科口罩、无菌 / 清洁手套等)、留置导管操作采取最大无菌屏障、规范进行皮肤消毒等。除了违反一人一针一管一用的原则,违反无菌技术是注射操作环节的主要风险。

2. 医务人员感染风险　非安全注射对医务人员最大的风险是针刺伤导致的血液、体液暴露和血源性病原体感染传播。

医务人员感染的风险环节主要包括安全器具推广不够、行为控制意识薄弱、不能正确使用个人防护用品。

(1)安全器具推广不够：美国于 2000 年通过了《针刺安全与预防法案》,强调了安全器具在医疗机构的使用,以减少医护人员锐器损伤和血液暴露的风险。但目前我国因为医保政策和收费问题,安全器具推广存在很大问题。

(2)行为控制意识薄弱

1)针具使用后,回套针帽：回套针帽与锐器伤的发生率显著相关。因为在回套过程中,很可能会发生针头错过或刺穿针帽扎到手,以及衔接不紧的针帽从持针的手中滑落等情况。

而且该操作所涉及的器具多为污染了的一次性注射器,其中带血的注射针头具有较大的血源性疾病传播的风险。需要注意的是,肝素帽与头皮钢针连接的操作和针头回套针帽相似。

2)注射操作后,不规范处理锐器:①徒手分离使用后的注射器和针头;②徒手传递、转移和再次分拣使用后的注射器和针头;③不规范使用锐器盒;④锐器盒不足和放置地点不便于使用。

(3)个人防护不到位:手套作为防护锐器伤的主要防护用品,在发生锐器伤时可以起一定的阻隔作用,降低锐器伤后血源性病原体感染的风险,双层手套更优于单层手套。但目前国内对于手套佩戴不够重视。

3. 处理注射产生的医疗废弃物的风险 注射利器的不安全管理包括不完全焚烧、在露天坑或倾倒场弃置、将使用过的注射器具留在医院洗衣房,以及未能确保受感染利器废物安全的其他做法。当不适当地收集和丢弃时,会使医疗保健提供者、废物处理者和社区面临锐器损伤和血源性感染的风险。

**(二)安全注射的基本原则**

1. 患者安全方面
(1)规范药液配制、储存、转移。
(2)正确使用注射器具:一人一针一管一用。
(3)严格无菌操作。
(4)规范处理使用后的药液和器具。
2. 医务人员安全方面
(1)行政控制:从顶层设计方面,建立健全职业暴露防控安全体系,推进安全注射专项培训。
(2)消除或替代措施:如减少不必要的注射。
(3)工程控制:大力推广安全器具,包括使用无针系统和使用后会自动回缩、覆盖或变钝的针头。
(4)行为控制:手术时使用非接触技术传递锐器;减少使用玻璃安瓿;规范使用合格的锐器盒;规范医务人员锐器操作,禁止回套针帽。
(5)规范使用个人防护用品。
3. 医疗废物处理方面 建议采购足够数量的利器盒以容纳所有安全注射器具,制定相应的政策并宣传和实施。

# 三、安全注射的措施

**(一)患者安全**

1. 药品无菌状态
(1)注射药物出厂合格:静脉用药调配所用药品应当按规定由医疗机构药学及有关部门统一采购,应当符合有关规定。保证注射用药在出厂时达到无菌状态。
(2)规范配液

1)清洁环境:静脉药物的配制和使用应在洁净环境中完成,肠外营养液宜由经过培训的医护人员在层流室或超净台内进行配制。

2)净化操作台:静脉用注射液的操作环境应不得引入外来微粒,洁净工作台进行操作时,显微计数法监测要求 100ml 以上静脉用注射液中,不溶性微粒中含 $10\mu m$ 以上的微粒不能超过 12 个 /ml,$25\mu m$ 以上的微粒不能超过 2 个 /ml。

静脉用药调配中心(室)应当配备百级生物安全柜,供调配抗生素类和危害药品静脉用药使用;设置营养药品调配间,配备百级水平层流洁净台,供调配肠外营养液和普通输注静脉用药使用。

3)集中配制:静脉用药集中配制,是指医疗机构药学部门根据医师处方或用药医嘱,经药师进行适宜性审核,由药学专业技术人员按照无菌操作要求,在洁净环境下对静脉用药物进行加药混合调配,使其成为可供临床直接静脉输注使用的成品的操作过程。静脉用药集中调配是药品调剂的一部分。

采用集中调配和供应静脉用药的医疗机构,应当设置静脉用药调配中心(室)(pharmacy intravenous admixture service,PIVAS)。肠外营养液和危害药品的静脉用药应当实行集中调配与供应。

(3)规范抽吸

1)保证每次进入药瓶的针、注射器均为新的、无菌、一次性使用:不要为了重复使用注射器而更换针头;不要在多剂量药瓶上留有针头;不要用同一个混合注射器注入几个药瓶;不要将剩余的药物混合后再次使用;不要重复使用注射器、针头、延长管。

2)规范消毒瓶塞和安瓿:每次刺入前对小药瓶的胶塞部位进行消毒,在掰开安瓿之前对安瓿的颈部消毒,并等消毒剂待干后刺入。

3)严禁共用药液:应尽可能对每位患者都使用单剂量药瓶,以减少患者间交叉污染。如果别无选择,才使用多剂量药瓶,如胰岛素、肝素液、对比剂等。但严禁同一药液患者共用。

(4)规范储存

1)规范储存:按照药品说明书要求规范储存。

2)剩余药品规范处置:当存在使用多剂量药瓶时,应保证一个患者一个多剂量药瓶,并在药瓶上写上患者姓名,分开存储在治疗室或药房中。同时,不要将多剂量药瓶放在开放病房中,因为药品可能被不经意的喷雾或飞溅物污染。

当出现以下情况时,应丢弃多剂量药瓶:①已不是无菌状态;②已超过有效期或时间(即使药瓶含有抗菌防腐剂);③打开后没有适当保存;④在打开 24h 内,或制造商建议使用的时间后,瓶内不含抗菌防腐剂;⑤发现未注明有效日期、储存不当,或药品在不经意间被污染或已知道被污染(无论是否过期)。

2. 防止器具污染

(1)始终保持注射针具无菌:每次穿刺或采血,保证一人一针一管一次性使用。严禁注射器、针头、延长管重复使用。

1)使用无菌一次性器具(如注射器和注射针,它们是不能拆开的,除非必要时):每次操作都使用新的器具。检查器具包装,以确保保护套并没有破损;如果包装被刺穿或撕裂、受潮、过期,则应丢弃。

2)给药时,不要给多位患者使用同一个注射器:确保每一位患者,每次使用新的一次性针头和注射器。

（2）尽可能不要共用血糖仪：如果共用，每次使用后应清洁和消毒。不要共用采血笔，使用一次性采血针。

3. 严格无菌操作

（1）手卫生：手卫生（hand hygiene）是指通过用洗手液和流动水洗手或者卫生手消毒剂进行手消毒等措施降低或抑制手上微生物的生长。

1）以下操作前实施手卫生：①开始注射（如准备注射器材进行注射）；②即将对患者进行医疗保健相关操作；③戴上手套（首先确保双手干燥）。

2）以下操作后实施手卫生：①注射后；②与患者所有直接接触；③脱下手套。

3）保持较短的指甲长度。

4）不要将洗手液添加到半空的皂液器内。

5）为医务人员提供关于手卫生的宣传教育，监测手卫生依从性，并反馈。

6）为患者、医务人员等提供关于何时和如何进行手部卫生的教育，并询问临床医生是否与患者直接接触之前进行手卫生。

7）戴手套不能代替手卫生。

（2）外科口罩：在准备和注射溶液进入腔内空间（如关节）、脊柱和腰椎穿刺等无菌操作时，使用外科口罩来预防呼吸中的飞沫。

（3）置管操作（外周静脉置管除外）采取最大无菌屏障：最大无菌屏障（maximum sterile barrier）是指进行中央导管插管时，操作人员戴无菌手套、穿无菌手术衣、戴口罩和帽子，患者全身覆盖无菌洞巾。

（4）超声引导应使用无菌耦合剂：经皮超声引导下穿刺置入中央导管的过程中，超声耦合剂是必不可少的媒介。中央导管置管是严格的无菌操作，穿刺处皮肤黏膜抵抗力薄弱，易受损伤及感染。反复使用非无菌超声耦合剂会增加交叉感染风险。因此，须使用无菌型超声耦合剂。

（5）规范皮肤消毒：肌内注射、皮下注射及静脉注射、针灸、各种诊疗性穿刺等操作的消毒方法主要是涂擦，以注射或穿刺部位为中心，由内向外缓慢旋转，逐步涂擦，不能再次进入同一区域涂擦，共 2 次。消毒皮肤面积应 ≥5cm×5cm。中心静脉导管（如短期中心静脉导管、外周中心静脉导管、植入式血管通路）的消毒范围直径应>15cm，至少应大于敷料面积（10cm×12cm）。等待皮肤完全干燥后再进行穿刺。

### （二）医务人员安全

1. 针刺伤

减少和避免针刺伤高危环节

（1）进行侵入性治疗、护理操作中，要保证充足的光线，防止被针头、缝合针、刀片等锐器刺伤或划伤。

（2）尽量不使用锐器和针头（静脉输液推荐使用无针连接系统）。

（3）尽可能在操作全过程中使用安全性器具（使用后针头可以立即缩回、插入鞘中或者变钝）。如可以用滑帽来屏蔽使用后针头的注射器、使用后针头可以回缩进针筒的注射器、有套帽或者回缩设计的留置导管、钝性缝合针、塑料毛细管（替代玻璃）等。

（4）杜绝所有不必要的注射。

（5）禁止手持锐器随意走动。

（6）禁止将针等锐器随手传递。

（7）避免回套针帽，如果必须回套，应使用单手法，禁止双手回套针帽。单手回套法：①将针帽置于桌面，单手持针头插入针帽。事后用消毒液清洁桌面，以避免留下血渍；②将针帽背靠于一个稳固的垂直面，开口朝向采血者，然后将使用过的针头插入；③套上针帽后，垂直提起针头和注射器，用另一只手固定针帽。

（8）去除针头必须靠近锐器容器进行，针头必须立即被丢弃。

（9）切勿徒手拆卸暴露的、使用过的针头。如果针头必须从注射筒或注射器上拆下，应使用单手技术回套针帽，然后用去除设备（如持针钳）去除针头。

2. 血液体液黏膜暴露

（1）无菌手套：手套的使用，不仅是对患者的保护，也是对医护人员的保护。手套的使用不能代替手卫生。手套的使用也不能防止针刺或其他锐器伤害。应十分谨慎地处理针头、手术刀和其他锐器。

1）需要戴手套的情况：①处理潜在感染物或将要接触污染的物品和表面时；②当有可能直接接触患者血液或其他潜在感染物（例如体液、唾液），黏膜和破损的皮肤时；③当进行静脉穿刺或静脉注射时，因为在穿刺部位存在血液暴露的可能性；④医护人员或患者的皮肤有破损；⑤当接触血液或血液制品时。

2）需要更换手套的情况：①在同一患者的不同操作程序之间，以及在接触了可能含有高浓度微生物的物品之后；②在某一过程中手套明显被污染、撕裂或刺破时；③在不同患者之间。

（2）其他防护用具：当有可能发生血液、体液接触喷溅或开放式导管置入时，根据可能发生的暴露情况选择口罩、护目镜和其他防护产品。

### （三）医疗废物管理

使用密封、防穿刺和防漏的锐器容器有助于防止接触到医疗废物。为了确保安全地处理废物，应注意以下事项。

1. 当锐器容器装满 3/4 容积时，将其密封并更换。

2. 在最终处理前，将锐器容器运送并存放在一个安全区域。

3. 在运送具有传染性的废物袋和锐器容器前，应确保其已被密封。

（李晓琳　蔡　虻）

--- 参 考 文 献 ---

［1］ SIEGEL J D, RHINEHART E, JACKSON M, et al. Guideline for isolation precautions: preventing transmission of infectious agents in healthc-are settings (2007)[EB/OL].(2019-07-22)[2022-05-17]. https://www. cdc. gov/infectioncontrol/guidelines/isolation/index. html.

［2］李六亿, 刘玉村. 医院感染管理学 [M]. 北京: 北京大学医学出版社, 2010.

［3］刘振声, 金大鹏, 陈增辉. 医院感染管理学 [M]. 北京: 军事医学科学出版社, 2000.

［4］索继江, 李六亿, 王力红, 等. 不忘初心·追求卓越 中国医院感染管理卅年 (1986—2016)[M]. 北京: 中国协和医科大学出版社, 2016.

［5］李六亿. 防治传染性非典型肺炎医院消毒、隔离与防护 [J]. 临床护理杂志, 2003, 2 (2): 1.

［6］何耀, 邢玉斌, 钟光林, 等. SARS 医院感染的流行病学和预防控制措施研究 [J]. 中华医院感染学杂志, 2003, 13 (7): 5-8.

［7］张波, 府伟灵. SARS 医院感染的预防和控制措施的探讨 [J]. 中华医院感染学杂志, 2004, 14 (1): 75-77.

［8］国家卫生健康委员会. 医院隔离技术标准: WS/T 311—2023 [S]. 北京: 中国标准出版社, 2023.

［9］贾会学, 彭雪儿, 姚希, 等.《医院隔离技术规范 WS/T 311—2009》实施情况调查报告 [J]. 中国感染控制杂志, 2019, 18 (5): 422-429.

［10］李六亿, 姚希, 张冰丽. 新冠肺炎患者救治定点医院改建对策 [J]. 中华医院感染学杂志, 2021, 31 (19): 2881-2885.

［11］干春兰, 陶思源, 王妍潼, 等. 新型冠状病毒肺炎疫情期间四川大学华西医院门诊三级预检分诊管理优化探索 [J]. 华西医学, 2021, 36 (3): 306-310.

［12］李春辉, 黄勋, 蔡虻, 等. 新冠肺炎疫情期间医疗机构不同区域工作岗位个人防护专家共识 [J]. 中国感染控制杂志, 2020, 19 (3): 199-213.

［13］付强, 吴安华. 医院感染防控质量管理与控制实务 [M]. 北京: 人民卫生出版社, 2019.

［14］中华人民共和国国家卫生健康委员会. 医务人员手卫生规范: WS/T 313—2019 [S]. 北京: 中国标准出版社, 2019.

［15］国务院应对新型冠状病毒肺炎疫情联防联控机制综合组. 关于印发医疗机构内新型冠状病毒感染预防与控制技术指南 (第三版) 的通知 [EB/OL].(2021-09-08)[2022-05-17]. http://www. nhc. gov. cn/ yzygj/s7659/202109/c4082ed2db674c6eb369dd0ca58e6d30. shtml.

［16］Centers for Disease Control and Prevention, Infectious Disease Society of America, American Society of Blood and Marrow Transplantation. Guidelines for preventing opportunistic infections among hematopoietic stem cell transplant recipients [J]. Biol Blood Marrow Transplant, 2000, 6 (6): 7-83.

［17］李兰娟, 任红. 传染病学 [M]. 9 版. 北京: 人民卫生出版社, 2018.

［18］MACCANNELL T, UMSCHEID C A, AGARWAL R K, et al. Guideline for the prevention and control of norovirus gastroenteritis outbreaks in healthcare settings [J]. Infect Control Hosp Epidemiol, 2011, 32 (10): 939-969.

［19］WANG M E, RATNER A J. Clinical guideline highlights for the hospitalist: diagnosis and management of measles [J]. J Hosp Med, 2020, 15 (1): 47-48.

［20］SIEGEL J D, RHINEHART E, JACKSON M, et al. Management of multidrug-resistant organisms in healthcare settings, 2006 [J]. Am J Infect Control, 2007, 35 (10): S165-S193.

［21］中国碳青霉烯耐药肠杆菌科细菌感染诊治与防控专家共识编写组, 中国医药教育协会感染疾病专业委员会, 中华医学会细菌感染与耐药防控专业委员会. 中国碳青霉烯耐药肠杆菌科细菌感染诊治与防控专家共识 [J]. 中华医学杂志, 2021, 101 (36): 2850-2860.

［22］黄勋, 邓子德, 倪语星, 等. 多重耐药菌医院感染预防与控制中国专家共识 [J]. 中国感染控制杂志, 2015, 14 (1): 1-9.

［23］Centers for Disease Control and Prevention. 2007 Guideline For isolation precautions: preventing transmission of infectious agents in healthcare settings [EB/OL].((2019-07-01))[2021-02-26]. https://www. cdc. gov/infection control/guidelines/isolation/index. html.

［24］ Healthcare Infection Control Practices Advisory Committee. CDC's Core Infection Prevention and Control Practices for Safe Healthcare Delivery in All Settings [EB/OL].(2017-03-15)[2021-03-09]. https://www. cdc. gov/infection control/guidelines/core-practices/.

［25］ 张秀月. 新型冠状病毒感染个人防护用品国际标准比较 [J]. 中华医院感染学杂志, 2020, 30 (10): 1499-1502.

［26］ 国家食品药品监督管理局. 关于进一步规范医用口罩注册工作的通知: 国食药监械〔2009〕755 号 [EB/OL].(2009-11-12)[2020-03-09]. https://www. nmpa. gov. cn/xxgk/fgwj/gzwj/gzwjylqx/20091112162901848. html.

［27］ 国家食品药品监督管理总局. 一次性使用医用口罩: YY/T 0969—2013 [S]. 北京: 中国标准出版社, 2013.

［28］ 国家食品药品监督管理局. 医用外科口罩: YY 0469—2011 [S]. 北京: 中国标准出版社, 2011.

［29］ 中华人民共和国国家质量监督检验检疫总局, 中国国家标准化管理委员会. 医用防护口罩技术要求: GB 19083—2010 [S]. 北京: 中国标准出版社, 2010.

［30］ Public Health England. COVID-19: infection prevention and control guidance [S]. London: Public Health England, 2020.

［31］ 上海市市场监督管理局. 上海市感染预防技术要求 第 1 部分: 个人防护用品使用规范: DB 31/T 689. 1—2020 [S]. 上海: 上海市市场监督管理局, 2020.

［32］ 胡必杰, 郭燕红, 高光明, 等. 医院感染预防与控制标准操作规程 (参考版)[M]. 上海: 上海科学技术出版社, 2010.

［33］ 中华人民共和国国家质量监督检验检疫总局, 中国国家标准化管理委员会. 医用一次性防护服技术要求: GB 19082—2009 [S]. 北京: 中国标准出版社, 2009.

［34］ 国家药品监督管理局. 一次性使用医用防护帽: YY/T 1642—2019 [S]. 北京: 中国标准出版社, 2019.

［35］ 国家药品监督管理局. 一次性使用医用防护鞋套: YY/T 1633—2019 [S]. 北京, 2019.

［36］ Centers for Disease Control and Prevention. Using personal protective equipment (PPE)[EB/OL].(2020-08-19)[2021-12-02]. https://www. cdc. gov/coronavirus/2019-ncov/hcp/using-ppe. html.

［37］ World Health Organization. Infection prevention and control of ep-idemic and pandemic-prone acute respi-ratory infections in healthcare [M]. Geneva: World Health Organization, 2014.

［38］ 中华人民共和国国家卫生和计划生育委员会. 经空气传播疾病医院感染预防与控制规范: WS/T 511—2016 [S]. 北京: 中国标准出版社, 2016.

［39］ PRÜSS-USTUN A, RAPITIL E, HUTIN Y. Estimation of the global burde-n of disease attributable to contaminated sharps injuries among heal-th-care workers [J]. Am J Ind Med, 2005, 48 (6): 482-490.

［40］ 宗志勇, 蔡虻, 赵菁. 临床注射操作医院感染风险防控手册 [M]. 北京: 人民卫生出版社, 2020.

［41］ 武迎宏, 蒋荣猛. 临床医务人员职业安全防护指导手册 [M]. 北京: 人民卫生出版社, 2020.

# 第二十九章
# 手卫生与医院感染

## 第一节　手卫生基本知识与意义

### 一、手卫生的历史与现状

#### （一）国际手卫生的历史

1. 早期对手部卫生的关注　保持手部清洁是个人卫生的体现,而将手的清洁和消毒与医院感染联系起来要追溯到 19 世纪初的法国。1822 年,一个法国的药剂师发现含氯或含纯碱的水可用作消毒剂和防腐剂,他建议医务人员或陪护的亲属在接触传染病患者后应用含氯的溶液湿润双手来防止传染病传播。1846 年,奥地利医生 Ignaz Semmelweis 发现由医生接生的产妇死于产褥感染的概率高于由护士接生的产妇,通过观察,他发现医生同时承担接生和尸体解剖的工作,虽然解剖尸体后用肥皂洗手,但手上仍然残余尸体的气味,用这样的手接生导致了产褥感染,他大胆猜想产褥感染是由存在于解剖尸体上的一种物质引起的,他称之为"尸体微粒"。他要求医生在解剖尸体后和接触不同的患者之间用含氯的溶液洗手,他的这项措施在当地一家医院实施后,医院中产妇产褥感染的病死率由 22% 迅速下降到 3%。1843 年,Oliver Wendell Holmes 独立研究得出产褥感染是通过医务人员的手传播的结论。这两位学者相近的研究结果使洗手成为公认的防止疾病在医疗机构中传播的重要措施之一。在 Louis Pasteur 对微生物研究的基础上,1867 年英国外科医师 Joseph Lister 发现用石炭酸溶液消毒医师的双手可减少切口感染,到 1889 年截肢手术的病死率从 45.7% 降到了 15%,继而整个医学迈入细菌学时代。人们将感染性疾病与微生物联系起来,同时也接受了洗手和手消毒在预防疾病传播中的作用。

2. 手卫生的规范化与推广　1961 年,美国公共卫生署发布了手卫生的培训视频,建议医务人员在接触患者前后用肥皂和水洗手。1981 年美国 CDC 发布了《医院环境控制指南》,这是第一部国家权威机构发布的涉及手卫生方法的指南,其中依据证据等级推荐了洗手指征、方法、产品和洗手设施设置,在对洗手产品中推荐了使用醇类手消毒剂来解决洗手池配置不足的问题。1985 年美国 CDC 更新了《洗手及医院环境控制指南》,指南中指出在接触一般患者前后用非抗菌皂洗手,接触高危患者前后或进行侵袭性操作时应用抗菌皂洗手,同样在没有条件洗手时推荐用乙醇手消毒剂。之后的 10 年中,美国感染控制和流行病学专业人员协会(Association for Professionals in Infection Control and Epidemiology, APIC)和 HICPAC 也分别发布了手卫生的指南,并强调了乙醇手消毒剂在手卫生中的重要作用,指出其应用可以更加广泛。在 2002 年美国 CDC 发布的《医疗机构手卫生指南》中首次提出了"手卫生(hand hygiene)"的概念,取代了原来"洗手(hand washing)"的概念,新概念涵盖了洗手、卫生手消毒和外科手消毒,指南还提出了适用于美国的手卫生要求和方法,提供了大量循证医学的证据证实了手卫生在医院感染防控中的重要性。

2005 年,WHO 发布了《医疗机构手卫生指南(概要)》,这是手卫生领域第一部全球性质的指南,该指南描述了医院感染的危害和经济负担、介绍了手卫生指征(五个时刻)、手卫生技术、手套的使用等,指南重视科学数据并按照证据等级提出建议,推荐了醇类手消毒剂的配方、提高手卫生依从件的方法等。随后,WHO 又发布了《多模式手卫生改善策略实施指南》《手卫生技术参考手册》等指南和工具,对全球的手卫生工作推进起了重要作用。2009 年,WHO 开展了主题为"拯救生命:清洁你的双手"的全球手卫生运动,并确定每年 5 月 5 日为"世界手卫生日"。同年,WHO 发布《医疗机构手卫生指南》在全球 8 个地区试点试行了该指南,结果显示该指南是有效的:平均 3 个月的干预期使手卫生依从率从基线的 39.6% 上升到 56.9%;基线调查中 49.1% 的手卫生使用了速干手消毒剂,干预后上升到 70.6%,其中 6 个地区采用了 WHO 提供的低成本速干手消毒剂配方;另外,干预提高了医务人员对医疗相关感染和手卫生之间重要关系的理解和认知,帮助医疗机构建立或加强了安全氛围。2016 年 WHO 发布《预防手术部位感染全球指南》并于 2018 年更新,该指南描述了手术室中的手卫生时机,对外科手消毒的方法进行了详细阐述和图片说明,成为规范外科手消毒的重要依据。

### (二) 我国手卫生的历史与现状

1. 手卫生制度建立与发展　我国医院感染管理的工作起步较晚,洗手在公众意识中一直被视为个人卫生行为。1955 年,《护理杂志》刊登了一篇《你重视了洗手这件事吗?》的文章,提出护理人员应在照顾两个患者之间、处理患者分泌物后、进行治疗前后洗手。直至20 世纪 80 年代,我国才从国外引进了手卫生的概念,开始调查我国医务人员手部污染状况,并对实施手卫生的方法进行了推广。2003 年,SARS 在我国暴发流行,导致医院感染暴发,医务人员感染占全国 SARS 临床确诊病例的 18%,其中暴露出的医疗机构的手卫生的问题使广大医院管理者和医务人员更加深刻认识到手卫生工作的重要性。2006 年,北京、上海和广州 3 个城市不同级别的 12 所医院进行的手卫生执行状况的调查显示,医务人员手卫生执行率总体上不到 60%,手卫生状况亟待改善,其他医院所做的调查也支持该研究的结论。2009 年 4 月 1 日,我国第一部关于手卫生的卫生行业标准——WS/T 313—2009《医务人员手卫生规范》发布并于同年 12 月 1 日起实施。2009 版标准就手卫生设施、原则、方法和效果监测等方面做了详细的规定,为执行和落实《中华人民共和国传染病防治法》(2004)、《医院感染管理办法》(2006)等法规提供了具体的方法和措施,在随后颁布的 WS/T 367—2012《医疗机构消毒技术规范》、GB 15982—2012《医院消毒卫生标准》等文件中对手卫生的要求均遵照该标准执行。该标准是改善全国手卫生的一项重要举措,其颁布与实施,对改进医疗机构手卫生设施、增强医务人员手卫生意识、规范医务人员手卫生方法、提高医务人员手卫生依从性起到了非常重要的作用,亦具有划时代的意义。

2011 年，卫生部出台的《三级综合医院评审标准》中对手卫生的知晓率、依从性和正确性提出了明确的要求。2015 年，全国及各省市医院感染管理质量控制中心发布了《清洁的手，呵护健康（2015—2018 年）》专项工作指导方案，成为我国首个全国性手卫生专项活动。这些举措有效落实了我国医务人员的手卫生实践。2019 年 11 月 WS/T 313—2019《医务人员手卫生规范》完成修订并发布，该标准的修订与时俱进，例如将手卫生纳入医疗质量管理，关注手卫生产品的科学选择，结合以往手卫生工作中的困惑详细阐述了手卫生指征与方法，统一规范了手卫生依从性调查方法和计算公式，对于进一步推动手卫生工作的落实和发展具有重要的意义。随后在 2019 年底至 2020 年初，新型冠状病毒感染的肺炎疫情暴发，将全国医务人员及普通民众对个人防护用品的使用、手卫生、咳嗽礼仪等的重视与认知推向高潮。

2. 我国手卫生工作的现状　2016 年，中国医院协会医院感染管理专业委员会开展了多中心手卫生工作情况的调查，结果显示被调查医院中 99.5% 建立了手卫生制度、开展了手卫生培训工作、全院手卫生督导工作，83.5% 将手卫生工作纳入医院绩效评估，84.5% 开展了手卫生知识知晓率调查，90.5% 开展了手卫生依从性调查。根据 1986—2016 年手卫生工作开展情况可看出，政策导向明显影响了手卫生各项工作的推进。在手卫生设施设置方面，对比 2010 年与 2016 年的数据，流动水洗手设施的设置率从 68.4% 上升到 76.2%，非手触式水龙头占 69.0%，居第一位，手触式水龙头比例从 47.0% 下降到 29.6%。使用干手纸巾的比例也从 38.5% 提高到 77.3%，烘干器使用比例从 12.6% 下降到 6.5%，毛巾使用比例从 20.9% 下降到 2.6%。速干手消毒剂配制比例从 49.8% 上升到 74.6%，总体增加了 24.8%，增长明显。2015 年医务人员手卫生指征知晓率为 82.5%，手卫生方法知晓率为 86.5%，知晓率最高的均是护士，分别为 86.5% 和 89.7%，手卫生指征知晓率最低的是保洁员，为 69.9%，手卫生方法知晓率最低的是护理员，为 76.9%。2015 年医务人员手卫生依从率为 70.1%，各类医务人员手卫生依从率从高到低依次为护理员（75.3%）、护士（72.2%）、医生（67.5%）、保洁员（63.3%）、医技人员（62.4%）；手卫生正确率为 74.9%，各类医务人员手卫生正确率从高到低依次为医技人员（86.3%）、医生（82.0%）、护士（79.8%）、保洁员（77.9%）、护理员（77.1%）。2019 年全国手卫生调查结果显示，在综合 ICU、呼吸内科病区、骨科病区、感染科病区、儿科门急诊、血液透析室中，医务人员手卫生依从率为 79.54%，其中医生为 76.90%，护士为 81.69%，手卫生正确率为 82.77%，其中医生为 81.64%，护士为 83.65%；依从率最高的科室为综合 ICU（84.44%），最低为儿科门急诊（76.80%），正确率最高的科室为血液透析室（84.98%），最低为骨科（81.19%）；实际开放床位数 300~599 张的医疗机构医务人员手卫生依从率和正确率均最高，为 82.84% 和 84.01%，实际开放床位数 600~899 张者依从率最低（76.26%），实际开放床位数 ≥900 张者正确率最低（81.87%）。

## 二、手卫生的概念与作用

### （一）手卫生的概念与目的

1. 手卫生的定义　手卫生（hand hygiene）是医务人员在从事职业活动过程中的洗手、卫生手消毒和外科手消毒的总称。洗手（hand washing）是医务人员用流动水和洗手液（肥皂)揉搓冲洗双手,去除手部皮肤污垢、碎屑和部分微生物的过程。而卫生手消毒(antiseptic handrubbing)则是指医务人员用手消毒剂揉搓双手,以减少手部暂居菌的过程。外科手消毒(surgical hand antisepsis)是指外科手术前医护人员用流动水和洗手液揉搓冲洗双手、前臂至上臂下1/3,再用手消毒剂清除或者杀灭手部、前臂至上臂下1/3暂居菌和减少常居菌的过程。

2. 手卫生的目的  通过加强手卫生,降低与预防外源性感染,提高医疗质量,保障患者和医务人员的安全;同时通过控制感染,减少医疗费用的支出,减轻医务人员的工作量,缩短平均住院日,提高医院的经济效益,最终使患者、医院和社会共同受益。

### (二) 手卫生与医院感染的关系

1. 手部皮肤的细菌  手部皮肤上的细菌,寄生于皮肤表面和深层的汗腺、毛囊和皮脂腺内。根据细菌寄生深度不同将其分为两类。

常居菌(resident skin flora)存在于皮肤深层,是能从大部分人体皮肤上分离出来的微生物,是皮肤上持久的固有寄居菌,数量相对固定,多为非致病菌,如凝固酶阴性葡萄球菌、丙酸杆菌属、一些棒状杆菌属、不动杆菌属和某些肠细菌家族的成员。不易被机械的摩擦清除,需要使用一定的消毒剂将其清除。

暂居菌(transient skin flora)位于皮肤表层死亡的表皮细胞层间以及指甲下裂隙或皲裂处,是皮肤与其他物品接触时滞留在皮肤上的细菌。这类菌群由环境污染细菌组成,数量和种类变化不定,与每个人接触物品的种类、污染的程度和对手的清洁习惯密切相关。医务人员可通过直接接触患者或接触患者周围环境获得,与医院感染密切相关。暂居菌中有一部分是致病菌,常见的有大肠埃希菌、葡萄球菌及铜绿假单胞菌。这些细菌在皮肤上的存活时间一般不足24h,经常洗手随时可清除这类细菌。

常居菌和暂居菌可以相互转化,如果长时间不进行手部皮肤的彻底消毒,暂居菌就会进入毛囊、汗腺和皮脂腺内,并变成常居菌。反之常居菌也会移居到皮肤的表面,称为暂居菌。经常注意手部皮肤清洁的人,其细菌数量和种类要比不注意者少。一项研究表明进行一次手部皮肤彻底消毒之后,被消毒部位的细菌种类和数量,大约需要1周的时间才能恢复到原来的水平。另外,皮肤的破损使细菌更容易种植到各层皮肤,其完整性的破坏增加了患者和医务人员的感染概率。

长期的临床实践证明,机械性的手部皮肤清洁,是减少手部细菌行之有效的重要方法。Lowbury等报道,肥皂洗手30s,手部皮肤上的金黄色葡萄球菌的对数值减少2.54;铜绿假单胞菌的对数值减少2.8。常居菌不易用肥皂彻底洗掉,某些暂居菌,如金黄色葡萄球菌会在皮肤上很快繁殖,因而去除这些菌时必须用机械清洁法与化学消毒法相结合,才能取得满意的效果。

2. 手与医院感染传播  医务人员的手是病原体在医疗环境及患者中传播的最常见途径。病原微生物通过医务人员的手传播,需要经过五个步骤。

第一步:微生物附着在患者皮肤或者周围环境中。除了感染的伤口外,患者的完整皮肤如会阴、腹股沟区域是微生物定植较多的区域,腋窝、躯干和上肢(包括手)也是常见定植区域。此外,患者衣物、床单、床栏、病房洗手台及水龙头等亦会受患者菌群污染。这些病原微生物包括细菌、真菌及病毒。

第二步：微生物传播到医务人员的手上。医务人员的双手通过接触患者及被患者菌群污染的物品获得暂居菌，诊疗患者的时间长短与医务人员手部病原微生物污染程度紧密相关，而且手套不能完全保护医务人员的手免受病原微生物的污染。即使进行清洁操作或接触患者完整皮肤，医务人员的手或手套依然可能被革兰氏阴性杆菌、金黄色葡萄球菌、肠球菌和艰难梭菌等污染。

第三步：微生物在医务人员手上存活。不同的病原微生物可在医务人员手上存活的时间长短不同。在诊疗患者过程中，常见的共生菌群与潜在致病微生物同时繁殖并逐渐在医务人员的手上定植，诊疗操作时间越长、手卫生行为缺失，定植则越严重。

第四步：手卫生缺失或不到位导致污染持续存在。当手卫生指征出现时，特别是接触不同患者之间或在同一患者从污染部位转移到清洁部位时，应确保按照正确的方法、使用足量手卫生产品进行手卫生。戴戒指或指甲饰品等可能导致手卫生后仍残留污染，增加手部污染潜在病原微生物的概率。

第五步：微生物经污染的手交叉传播。病原微生物可通过污染的手直接传递给另一患者，或者传递到患者周围环境中。

这五个步骤是手作为传播媒介的必要条件。对于在外界环境中存活的病原微生物，通过正确有效的手卫生措施可以切断该传播环节，终止手传播病原微生物的途径。

3. 手卫生与医院感染　由于手是导致病原微生物在医患之间交叉感染的主要传播媒介，而通过正确的手卫生可以显著地减少手上携带的潜在病原体，从而有效地控制医院感染，所以手卫生已经成为降低医院感染最简单、有效、方便和经济的措施。有研究表明，严格手卫生措施可降低 30% 的医院感染。手卫生可通过明显降低医疗机构中耐甲氧西林金黄色葡萄球菌（MRSA）、肺炎克雷伯菌传播，最终降低医院感染的发生。

手卫生在医院感染预防与控制方面已被证实具有良好的成本效益与效果。有数据表明，俄罗斯新生儿重症监护病房一例医疗保健相关血流感染产生的额外支出（1 100 美元）可支付 3 265 个住院日的手消毒剂使用成本（0.34 美元 / 患者日）。现代手卫生的倡导者 Pittet D 等的研究显示，将手卫生的依从率从 48% 提高到 66% 后，医院感染率从 16.9% 下降到了 9.9%，MRSA 的传播率从 2.16 例 / 万患者日降低到 0.93 例 / 万患者日，速干手消毒剂的使用量也从 1993 年的 3.5L/ 千患者日增加到 1998 年的 15.4L/ 千患者日。2007—2008 年在某医院的妇产科病房对手卫生成本效益与成本效果的一项研究中发现，每进行 100 次手卫生，使用速干手消毒剂较用肥皂洗手，可节约成本 10.5 元；在某医院的外科 ICU 推进速干手消毒剂的使用，其使用量从 2007 年的 39L 上升到 2008 年的 79L，使呼吸机相关性肺炎、中心静脉插管相关血流感染和与尿管相关的尿路感染的感染率分别从 2007 年的 27.2‰、5.3‰ 和 2.2‰ 下降到 2008 的 17.3‰、0.8‰ 和 1.3‰，节约医疗总费用达到 65.8 万元。

4. 手卫生依从性与医院感染　一些研究表明，保持良好的手卫生依从性可使各种微生物的感染率降低。在多起医院感染暴发事件的报告中，均发现医务人员手卫生依从性低的问题。有大量研究提示，感染与医务人员缺乏或工作量过大有关，这种关系主要体现在手卫生的坚持上，工作量越大，手卫生时机数越多，手卫生依从率越低。在中心静脉导管相关性血流感染的危险因素研究中，剔除混杂因素后，患者与护士的比例成为血液感染的一个独立的危险因素，提示护理人员的缺乏，可导致这种感染的增加。护士缺乏使患者集中的单元中 MRSA 更容易扩散，因为这时护士容易忽视手卫生。在职医务人员数低于需要量，容易导致感染控制措施被忽视。有调查表明医务人员相对充裕时接触患者前坚持洗手的比例可达 70%，但在工作高峰坚持洗手的仅 25%，这个时期住院的患者发生感染的风险是平常的 4 倍。

（徐丹慧　陈霄迟　李六亿）

# 第二节　手卫生依从性的策略

## 一、手卫生的影响因素

手卫生是易被知识、态度、价值观和信念影响的复杂行为。WHO 在 2009 年发布《医疗机构手卫生指南》时，对此前其指南和工具推广和实施过程中遇到的阻碍进行了评估和量化，与手卫生依从性相关的因素包括手消毒剂引起的皮肤反应、患者护理强度、医务人员类别、手卫生用品可及性、医患关系、诊疗操作优先于手卫生的认识、佩戴手套、遗忘、指南知晓率低、没有充足的时间进行手卫生等。

国内研究主要将影响临床医护人员手卫生依从性的因素总结为主观因素及客观因素两方面。主观因素：①手卫生知识缺乏，包括对手卫生的概念、指征、方法等知识的缺乏；②手卫生认知偏差，包括洗手与医院感染没有直接相关性、戴手套可代替洗手等；③手卫生技术掌握差，包括错误的时机、选择错误的方法、干手方式错误等。客观因素：①洗手设施不完善，包括缺少流动水洗手设施、速干手消毒剂、干手设施、皮肤护理液，水龙头开关污染严重、肥皂无法保持干燥、速干手消毒剂配置点不合理、冬季水温太低等；②清洁剂、消毒剂对皮肤的刺激；③人力资源不足；④手卫生相关教育、监督、管理机制不完善等。另外，增加手卫生的依从性须改变医院全体医务人员的群体行为，因此管理者的重视和医院内重视感染防控的氛围是至关重要的。

## 二、手卫生的推进措施

### （一）制定手卫生的管理制度，细化具体工作措施

手卫生是控制医院感染的重要措施之一，将措施制度化便于医务人员执行和管理人员的管理，因此医疗机构在《医务人员手卫生规范》的指导下，结合本机构实际情况，制定科学而可行的手卫生制度是手卫生管理必不可少的环节。在制度中应明确医院感染管理、医疗管理、护理管理及后勤保障等部门在手卫生管理工作中的职责，还应提出严格执行落实该制度的具体措施。

### （二）基于 point-of-care 理念，优化手卫生设施的设置

便捷的手卫生设施是推进手卫生的基础，其包含了流动水洗手设施和速干手消毒剂两

个方面。对于流动水洗手设施,应配备洗手池、水龙头、流动水、洗手液(肥皂)及干手用品。洗手池的位置多在建筑之初设计并固定,因而在新建及改建时就应关注手卫生设施的配置,后期在无法添置洗手池但手卫生设施又是必须的地点宜配置速干手消毒剂。手卫生设施的设置应符合 point-of-care(POC)理念,即要求手卫生设施要随手可得,最佳设置点是在患者护理或治疗区域内伸手可及的范围内。有研究表明,速干手消毒剂设置符合 POC 理念比例高的科室,其消耗量也相对较高。医疗机构基于 POC 理念优化手卫生设施时,可先基于手卫生设施配备和医务人员手卫生依从性调查结果,查找手卫生工作薄弱的部门和需要重点关注的人群,在手卫生工作薄弱的部门中分析医务人员工作流程及模式,再对手卫生设施进行补充和优化设置。

### (三) 进行充分教育与培训,利用考核巩固培训成果

作为确保患者安全的重要内容之一,我们应对进入医疗机构的所有人员,包括医务人员、患者、家属、志愿者及医疗机构的其他来访者等,进行及时、充分的手卫生教育与培训。手卫生教育与培训的内容应包含其重要性、指征和方法。在进行教育和培训时可参考以下建议:①进行岗前、岗中培训,在医务人员工作职能发生变化时进行培训,确保每年至少一次对医务人员进行培训;②积极采用多种方式,例如网络学习、发放海报、发放传单等,确保教育与培训实时可及;③充分利用小组讨论、课程、讲座、例会和查房等机会,确保教育与培训的频率,营造手卫生的氛围;④充分考虑教育与培训对象的情况,应根据培训的对象和目的不同调整培训的形式和内容,例如针对医务人员可根据其手卫生薄弱环节重点培训,针对保洁员应确保教育与培训内容通俗易懂便于记忆;⑤在教育与培训中增加互动环节,可利用荧光指示剂或手部微生物培养皿等进行直观教学;⑥通过试卷、不定期提问、要求示范等方式,多样化考核以确保培训质量,巩固培训成果。

### (四) 积极开展监测工作,循证管理手卫生

手卫生工作评估的指标包括机构手卫生设施配备情况、人员手卫生知识知晓情况、依从性及其阻碍和促进因素、医院感染和病原微生物传播情况等。应积极开展医院感染监测工作,选择适当的方法和工具进行评估,确保参与评估工作的人员与被评估的对象对指标的理解一致,以保证监测结果被大家所认可。通过手卫生效果数据,来纠正手卫生与医院感染没有直接相关性等认知偏差,树立良好的手卫生意识;通过分析手卫生的薄弱环节,针对性地采取干预措施,提升手卫生工作。可采用多种方式进行反馈以充分发挥监测结果的作用:①可在医疗机构、科室、个人多个层面进行数据反馈;②可采用例会通报、简报、感染防控记录本、现场纠正等方式多次进行反馈;③应针对反馈的对象提供具体的数据,例如基于科室、人员类型、手卫生指征的依从性数据等;④反馈问题的同时可提出切实可行的解决方案。

### (五) 设置手卫生工作目标,将手卫生纳入医疗质量考核

借助管理手段可有效提升手卫生工作,也有利于保持手卫生干预的效果。有研究表明,将手卫生工作纳入医疗质量考核,通过数据公示、管理层例会反馈、重点科室诫勉谈话等措施,使手卫生依从率从 39.92% 上升到 85.17%,手卫生正确率从 57.21% 上升到

95.30%。将包括手卫生工作在内的医院感染管理纳入医疗质量管理,颁布相应的管理考核指标,有助于管理工作落到实处。医疗机构在设置手卫生工作目标前,应对机构内手卫生工作现状进行充分的调查与分析。可积极运用科学的管理方法和工具,协助设置手卫生工作目标,例如利用头脑风暴法、SWOT分析法、鱼骨图(特性要因图)、要因评价表等协助解析现状、设定目标,依据SMART原则确保设置的目标是具体的、可衡量的、可达到的、与其他目标相关的、有明确时间期限的,利用甘特图、5W1H分析法(六何分析法)协助拟定计划等。

### (六)充分调动人员积极性,建立医疗机构的安全文化

有效的手卫生推进方案,应能充分调动医疗机构内的人员积极参与,并营造一个支持手卫生工作的安全文化氛围。应充分发挥领导层的支持作用及号召力,包括为手卫生项目的有效实施提供所需的充足的资源,如必要的人员、培训、设备等,在公开的场合支持手卫生工作,以身作则地践行手卫生。可建立一个多学科的设计和响应团队,团队可对调整目标及干预措施、干预结果评估、制订时间表等提供合理化建议,且在不同人员队伍中起模范带头作用。邀请医务人员参与手卫生推进工作,例如邀请医务人员参与手卫生产品的选择与试用,在工作中互相进行手卫生的提醒等。鼓励患者监督并提醒医务人员及时进行手卫生,邀请患者对接诊过程中医务人员的手卫生情况进行评分。

医疗机构应根据自身实际情况,在识别机构或科室特有的手卫生障碍或薄弱环节后,有针对性地设计手卫生改进方案。研究表明,包含推广速干手消毒剂、教育、提醒、反馈和行政支持的手卫生改进集束化措施对手卫生依从性有显著的提升,多模式的改进方案优于单一的改进措施。

(徐丹慧 陈霄迟 李六亿)

# 第三节 手卫生设施与方法

## 一、手卫生设施

手卫生设施是实施手卫生的条件,依据其用途分为一般手卫生设施和外科手消毒设施,以下将分别介绍。

### (一)一般手卫生设施

1. 洗手设施

(1)一般洗手设施:洗手应采用流动水,因而都要配备流动水设施,水龙头要位于洗手池的适当位置。手术部(室)、产房、导管室、洁净层流病区、骨髓移植病区、器官移植病区、重症监护病房、新生儿室、母婴同室、血液透析中心(室)、烧伤病区、感染性疾病科、口腔科、消毒供应中心、检验科、内镜中心(室)等感染高风险部门和治疗室、换药室、注射室必须配备非手

触式水龙头,有条件的医疗机构在诊疗区域均宜配备非手触式水龙头。有研究表明,冬季水温过低会降低医务人员手卫生的依从性,但水温过高会刺激手部皮肤,也可能增加清洗剂对手部皮肤的刺激,因此应尽量使流动水水温适宜。

(2)清洁剂:洗手的清洁剂可为洗手液或肥皂。因肥皂在使用中可能被来自使用者手部的细菌污染及潮湿容易滋生细菌,之后使用时可能造成手部的二次污染,故在条件允许时推荐使用便于清洁保存的洗手液。盛放洗手液的容器宜为一次性使用,重复使用的洗手液容器应定期清洁与消毒;当洗手液发生浑浊或变色等变质情况时应及时更换,并清洁、消毒容器;使用的肥皂应保持清洁与干燥。在重症监护病房中,仅可使用一次性包装的洗手液。

(3)干手设施:洗手后应正确进行手部干燥,推荐使用时间成本和科学性更优的干手纸巾作为干手用品,也可使用一用一消毒的布巾干手,也可以选用其他干手方法,但应关注干手时避免手部再次污染。

2. 卫生手消毒设施 医院选用的手消毒剂应为符合国家有关规定的产品,并在有效期内使用。为了避免污染,产品最好使用一次性包装。受洗手次数、产品配方、季节变化等因素影响,一些医务人员在使用速干手消毒剂时可能发生刺激性接触性皮炎等不良反应。因此在选用手消毒剂时应考虑医务人员对选用的手消毒剂应有良好的接受性,对产品的接受性将对手卫生的依从性造成影响。除速干手消毒剂外,可适当配置其他手消毒剂,以方便过敏人群选用。

3. 手卫生设施的可及性 手卫生设施的可及性是影响手卫生依从性的重要因素,因此医疗机构应更加重视对手卫生设施的科学管理。医疗机构应设置与诊疗工作相匹配的流动水洗手和卫生手消毒设施,基于point-of-care理念使手卫生设施方便医务人员使用。在重症监护病房中,要求洗手设施与床位数比例不低于1:2,单间病房应每床1套,且每床均应配备速干手消毒剂。

**(二)外科手消毒设施**

1. 外科洗手设施

(1)手术部(室)洗手设施:应设置专用的洗手池,采用流动水洗手。水龙头必须是感应式或脚踏式等非手触式开关。清洁剂应使用洗手液,保存方法同一般手卫生设施的要求。

外科洗手用的洗手池大小、高度应该适宜,能有效防止冲洗水溅出,池面光滑无死角,易于清洁。洗手池应设在手术间附近,洗手池及水龙头数量应根据手术间的数量合理设置,每2~4间手术间宜独立设置1个洗手池,水龙头数量不少于手术间的数量。洗手池由于经常处于潮湿状态,有利于细菌繁殖,应每日清洁并消毒。

(2)其他用品:还应配备术前清洁指甲的工具和干手用品。如配备指甲刀,应一人一用一消毒。由于可能对皮肤造成损伤,不推荐使用手刷进行外科洗手与手消毒,但在皮肤皱褶处有难以去除的污垢或清洁指甲时可以使用手刷。如果用手刷,则刷毛应柔软,应一人一用一消毒,也可使用一次性的刷手工具。清洁指甲及刷手的工具应有专人负责,定期检查质量,发现有不合格时及时更换。外科洗手后,在手消毒前应确保手消毒部位已干燥,否则可能使后续手消毒剂的活性受损。干手设施的要求同一般手卫生设施。另外还要配备计时器、外科手卫生流程图等,有助于规范手卫生方法。

2. 手消毒剂设施

(1)外科手消毒剂：手术部(室)应配备符合国家有关规定的手消毒剂，在有效期内使用。因目前缺乏证据表明具有持续抗菌活性的产品可以更有效地降低手术部位感染的发生，故不要求外科手消毒使用的手消毒剂必须具有持续抗菌活性。在外科免冲洗手消毒方法中，免冲洗手消毒剂不可为泡沫型。手消毒剂应放置在非手触式的出液器中，包装宜一次性使用，对于重复使用的容器应至少每周清洁与消毒。

(2)干手设施：冲洗手消毒法在手消毒后应使用经灭菌的布巾干手，布巾应一人一用；重复使用的布巾，用后应清洗、灭菌并按照相应要求储存；盛装布巾的包装物可为一次性使用，如使用可复用容器应每次清洗、灭菌，包装开启后使用不得超过 24h。

## 二、手卫生方法

### (一)洗手与卫生手消毒

1. 洗手与卫生手消毒的指征　下列情况医务人员应洗手和/或使用手消毒剂进行卫生手消毒：①接触患者前；②清洁、无菌操作前，包括进行侵入性操作前；③暴露患者体液风险后，包括接触患者黏膜、破损皮肤或伤口、血液、体液、分泌物、排泄物、伤口敷料等之后；④接触患者后；⑤接触患者周围环境后，包括接触患者周围的医疗相关器械、用具等物体表面后。

2. 一般手卫生遵循的原则　洗手和卫生手消毒是一般手卫生的两种方法，在两者之间进行选择时应遵循以下原则。

(1)优先选择卫生手消毒：当手部没有肉眼可见污染时，推荐使用手消毒剂进行卫生手消毒。手消毒剂的使用，减少了手卫生对流动水洗手设施的依赖，触手可及的手消毒剂省去了往返洗手池的时间，15s 的揉搓时间也节约了洗手本身的时间，可提高医务人员的工作效率和手卫生依从性。

(2)必须应用流动水和洗手液(肥皂)洗手：①当手部有血液或其他体液等肉眼可见的污染时；②可能接触艰难梭菌、肠道病毒等对速干手消毒剂不敏感的病原微生物时。

(3)必须先洗手，然后进行卫生手消毒：①接触传染病患者的血液、体液和分泌物以及被传染性病原微生物污染的物品后；②直接为传染病患者进行检查、治疗、护理或处理传染患者污物之后。

3. 洗手的方法

(1)应按照下述 6 步法进行洗手：①在流动水下，充分淋湿双手；②取适量洗手液(肥皂)，均匀涂抹至整个手掌、手背、手指和指缝；③认真揉搓双手至少 15s，应注意清洗双手所有皮肤，包括指背、指尖和指缝，具体揉搓步骤见图 29-1；④在流动水下彻底冲净双手；⑤擦干双手，干手宜使用纸巾，避免二次污染；⑥取适量护手液护肤。

(2)注意事项：①在揉搓之前应先将洗手液均匀涂抹双手；②洗手过程中应当注意清洗容易污染致病菌的指甲、指尖、指甲缝和指关节等部位；③应彻底清洗戴戒指等饰物的部位，因为这些部位容易藏污纳垢；④如水龙头为手触式开关，要注意随时清洁水龙头开关。

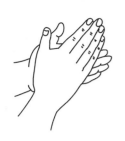
a. 掌心相对，手指并拢相互揉搓

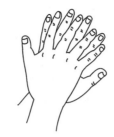
b. 手心对手背沿指缝相互揉搓

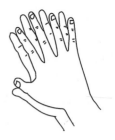
c. 掌心相对，手指交叉指缝相互揉搓

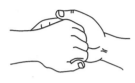
d. 弯曲手指关节在掌心旋转揉搓

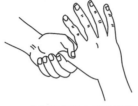
e. 大拇指在掌心旋转揉搓

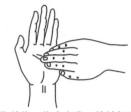
f. 五指并拢，指尖在掌心旋转揉搓

**图 29-1　手部揉搓步骤图（揉搓步骤不分先后）**
（摘自《医务人员手卫生规范》WS/T 313—2019）

4. 卫生手消毒的方法

(1) 医务人员进行卫生手消毒时应遵循以下方法：①取适量的手消毒剂于掌心，均匀涂抹双手；②认真揉搓双手至少 15s，应注意揉搓双手所有皮肤，包括指背、指尖和指缝，具体揉搓步骤见图 29-1；③揉搓至手部干燥。

(2) 注意事项：①卫生手消毒时首选速干手消毒剂，过敏人群可选用其他手消毒剂。因艰难梭菌和诺如病毒、脊髓灰质炎病毒、埃可病毒、手足口病病毒等无包膜病毒对一般的醇类手消毒剂敏感性较低或不敏感，当手部可能接触这些病原微生物时，应洗手或选择其他有效的手消毒剂，以确保手卫生效果。②在揉搓之前应先将手消毒剂均匀涂抹双手。③有多个研究表明，由于手套使用过程中存在破损、穿透的可能，手部定植菌在手套内的湿热环境中可迅速繁殖，手部在去除手套时可能被污染，戴手套不能代替手卫生，摘手套后应及时进行手卫生。

### （二）外科手消毒方法

1. 外科手消毒遵循的原则　总体上，外科手消毒必须遵循先洗手、后消毒的原则；不同患者手术之间、手套破损或手被污染时，应重新进行外科手消毒。

2. 外科手消毒的方法　外科手消毒包括洗手和消毒两个步骤，两者缺一不可，并且不能颠倒先洗手后消毒的步骤。

(1) 外科洗手的方法与要求：①洗手之前应先摘除手部饰物，修剪指甲，指甲长度不超过指尖。②取适量的洗手液清洗双手、前臂和上臂下 1/3，并认真揉搓。清洁双手时，可使用清洁指甲用品清洁指甲下的污垢和使用揉搓用品清洁手部皮肤的皱褶处。③流动水冲洗双手、前臂和上臂下 1/3。④使用干手用品擦干双手、前臂和上臂下 1/3。

(2) 手消毒的方法：外科手消毒的常用方法有两种，即冲洗手消毒和免冲洗手消毒。因外科冲洗手消毒方法与免冲洗手消毒方法对于预防手术部位感染无明显差异，免冲洗的方法直接揉搓至手部干燥，省去了流动水冲洗的时间和灭菌布巾干燥的成本，该方法有助于节约术前准备时间,提高手术人员的工作效率。无论用哪种消毒方法,手消毒剂的取液量、揉搓时间及使用方法都应当遵循产品的使用说明。

1) 外科冲洗手消毒方法:按照外科洗手的方法与要求完成外科洗手后,取适量的手消毒剂涂抹至双手的每个部位、前臂和上臂下 1/3,并认真揉搓 3~5min;在流动水下从指尖向手肘单一方向地冲净双手、前臂和上臂下 1/3,用经灭菌的布巾彻底擦干;冲洗水应符合 GB 5749—2022 的规定。冲洗水水质达不到要求时,手术人员在戴手套前,应用速干手消毒剂消毒双手。

传统的外科冲洗手消毒方法中 10min 的揉搓对皮肤的损伤较大,临床研究表明,揉搓 2~5min 和 10min,手消毒效果没有显著差异,同时为保障医务人员充分完成外科手消毒的每一步骤,最终建议外科手消毒揉搓 3~5min。节约外科手消毒的揉搓时间可提高医务人员的依从性,提高揉搓时间下限值体现了对揉搓过程的重视,从而也可提高手消毒效果。

2) 外科免冲洗手消毒方法(图 29-2):①按照外科洗手的方法与要求完成外科洗手后,取适量的手消毒剂放置在左手掌上;②将右手手指尖浸泡在手消毒剂中(≥5s);③将手消毒剂涂抹在右手、前臂直至上臂下 1/3,确保通过环形运动环绕前臂至上臂下 1/3,将手消毒剂完全覆盖皮肤区域,持续揉搓 10~15s,直至消毒剂干燥;④取适量的手消毒剂放置在右手掌上,在左手重复②③过程;⑤取适量的手消毒剂放置在手掌上,揉搓双手直至手腕,按图示揉搓方法进行,即不再进行指尖在掌心旋转揉搓的步骤,揉搓至手部干燥。

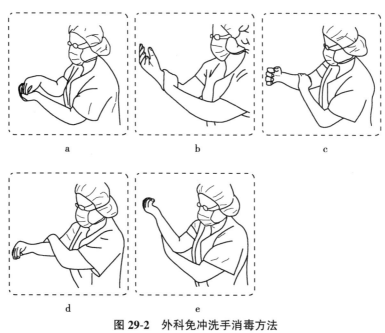

**图 29-2 外科免冲洗手消毒方法**
(摘自 WS/T 313—2019《医务人员手卫生规范》)

3. **注意事项** 在进行外科手消毒时,应注意:①不得戴假指甲、装饰指甲,保持指甲和指甲周围组织的清洁。②取用的洗手液或手消毒剂应足量,可多次取用,确保能完全覆盖手、前臂和上臂下 1/3 的全部皮肤表面。③在外科手消毒过程中应保持双手位于胸前并高于肘部,使水由手部流向肘部。④洗手与消毒可使用海绵、其他揉搓用品或双手相互揉搓。⑤用后的清洁指甲用品、揉搓用品如海绵、手刷等,放到指定的容器中;揉搓用品、清洁指甲用品应一人一用一消毒或者一次性使用。⑥外科手消毒后佩戴无菌手套前,应确保手和前臂彻底干燥。⑦术后摘除手套后,应用洗手液清洁双手。

(徐丹慧　陈霄迟　李六亿)

# 第四节　医务人员手卫生监测

## 一、手卫生依从性监测

### (一)依从性监测的要求

医疗机构应定期进行医务人员手卫生依从性的监测与反馈,依从性的监测用手卫生依从率表示。手卫生依从率的计算方法:手卫生依从率＝手卫生执行时机数／应执行手卫生时机数 ×100%。有条件的医疗机构可同时对手卫生的正确性进行监测,以判断医务人员对手卫生方法的掌握程度。手卫生正确率的计算方法:手卫生正确率＝正确执行手卫生时机数／手卫生执行时机数 ×100%。

### (二)依从性监测的目的

手卫生依从性是评价手卫生实施状况的重要指标,监测手卫生依从性可以得到医务人员手卫生状况的重要信息;通过监测实施改善手卫生状况的干预措施前后的依从性变化,评价干预措施的效果;监测结果向医务人员进行反馈,以持续改进手卫生状况;通过计算不同的依从性下感染率的不同,评估手卫生行为在医院感染防控中所起的作用;同时有助于医院感染暴发调查。

### (三)依从性监测的方法

目前国际上手卫生依从性的监测方法包括直接监测方法和间接监测方法。

1. 直接监测方法　直接方法包括直接观察法、借助摄像设备等技术支持的直接观察法、授权患者监督法(患者评价)或医务人员自我评价法。其中,直接观察法是评价手卫生依从性的"金标准"。

(1)直接观察法:该方法是由接受过专门培训的调查员,在日常医疗护理活动中,不告知观察对象时,随机选择观察对象,观察并记录医务人员手卫生时机及执行的情况,计算手卫生依从率,以评估手卫生的依从性。此法收集的数据可靠性好,并且可以收集到更加完善的数据,包括医务人员不同操作、不同时间段、不同指征的手卫生依从情况,这些信息有助于发现手卫生工作的薄弱环节,从而确立手卫生工作推进的重点。直接观察法在监测依从性的同时还可以评价手卫生方法的正确性。但是该方法耗费人力物力,统一手卫生时机的判断标准比较困难,存在选择偏倚、霍桑效应和观察者偏倚等问题。

为了保证结果的可靠性,WHO 在《手卫生技术参考手册》中建议,用直接观察法监测手卫生依从性须遵循以下原则:①明确定义观察范围,如观察的地点、医务人员专业、手卫生时机数等;②每个观察周期,每个部门(或人员类型)须观察至少200个手卫生时机;③观察对象应锁定在直接接触患者的医务人员上;④每次观察持续时间应控制在(20±10)分钟;⑤一名调查员不要同时观察3个人以上。

在直接观察法中,应在调查方法、调查工具、调查员和调查对象四个方面进行严格的质量控制。例如在调查开始前,可参考《医务人员手卫生规范》采用WHO手卫生工具对调查员进行系统的培训,确保调查员熟悉并理解手卫生指征的概念,在观察中能够熟练应用、识别、区分并解释这五个手卫生指征,并准确填写手卫生调查表。建议在观察前及每隔一段时间后对调查员进行考核,可由不同的调查员各自观察同一医务人员的一组诊疗护理流程,并记录手卫生观察结果,结束后对结果进行对比及讨论,确保不同调查员之间具有较好的测量一致性。在调查中,应采用统一的调查表、调查方法,控制测量偏倚;可要求调查员观察进入科室后遇到的第一名直接接触患者的医务人员,每名医务人员观察的手卫生时机数不超过3个,以控制选择偏倚。在一些观察中使用了隐蔽观察者,即在医务人员不知情的情况下观察并记录其在应该实施手卫生时是否执行了手卫生,以减少霍桑效应,控制报告偏倚。但一些专家提出隐蔽式调查存在未获得被观察者的知情同意的伦理问题,且观察的隐蔽性很难持续。也有研究采用志愿者进行单盲或双盲的依从性调查,既减少霍桑效应,也可解决固定的调查员其隐蔽调查者身份难以长期维持的问题。

在设计统一的监测内容及调查表时,应包含:①每次观察记录观察日期和起止时间、观察地点(医院名称、病区名称等)、观察人员;②记录观察的每个手卫生时机,包括被观察人员类别(医生、护士、护理员等)、手卫生指征、是否执行手卫生以及手卫生的方法;③可同时观察其他内容,如:手套佩戴情况、手卫生方法的正确性及错误原因。表29-1是中国医院协会医院感染管理专业委员会在2012年启动的"医院感染预防与控制能力建设项目"中用于医疗机构医务人员手卫生依从性调查的表格,可参考该表格设计适合本机构使用的调查表。填写表格时,对手卫生时机、指征、行为的判断可参考WHO《手卫生技术参考手册》。

(2)技术支持的直接观察法:借助摄像设备直接观察时,可在洗手池或速干手消毒剂附近设置摄像设备来连续地记录所有医务人员的手卫生行为的方法。观察人员可按照与直接观察相同的方式对视频中的手卫生进行评估。

(3)授权患者监督法:指鼓励患者监督、评价医务人员在接诊过程中的手卫生情况的方法。由于患者难以用统一客观的标准评价医务人员的手卫生依从性,因而用此法评价手卫生的依从性可靠性较差,但该方法有利于改善手卫生状况。

(4)医务人员自我评价法:该法是由医务人员自我评价,但有研究证明,医务人员自己报告的依从性与直接观察的实际情况不相符,自我评价倾向于高估自己的手卫生依从性。

2. 间接监测方法　间接监测方法包括监测产品(如洗手液或手消毒剂)的消耗量或测量事件发生次数(如计数器监测洗手池的使用率)、使用自动化电子监测系统等。

(1)产品消耗量或事件计数测量法:该方法不能直接得到个体手卫生依从性的值,只能通过横向或纵向比较来看一个科室或病区总体上手卫生依从性的相对高低和变化趋势。由于观测的指标是客观测量得到的,该方法可以有效避免选择偏倚和回忆偏倚。有研究表明,

表 29-1　医务人员手卫生依从性调查表

科室：　　　　调查日期：　　　　观察时间 /min：　　　　调查员：

| 时机 | 人员类型 数量 / 指征 | 手卫生行为 | 时机 | 人员类型 数量 / 指征 | 手卫生行为 | 时机 | 人员类型 数量 / 指征 | 手卫生行为 | 时机 | 人员类型 数量 / 指征 | 手卫生行为 |
|---|---|---|---|---|---|---|---|---|---|---|---|
| 1 | □ 患者前<br>□ 操作前<br>○ 体液后<br>○ 患者后<br>○ 环境后 | □ 手消毒剂<br>□ 洗手液和水<br>○ 无<br>○ 戴手套<br>○ 正确 | 1 | □ 患者前<br>□ 操作前<br>□ 体液后<br>□ 患者后<br>□ 环境后 | □ 手消毒剂<br>□ 洗手液和水<br>○ 无<br>○ 戴手套<br>○ 正确 | 1 | □ 患者前<br>□ 操作前<br>□ 体液后<br>□ 患者后<br>□ 环境后 | □ 手消毒剂<br>□ 洗手液和水<br>○ 无<br>○ 戴手套<br>○ 正确 | 1 | □ 患者前<br>□ 操作前<br>○ 体液后<br>○ 患者后<br>○ 环境后 | □ 手消毒剂<br>□ 洗手液和水<br>○ 无<br>○ 戴手套<br>○ 正确 |
| 2 | □ 患者前<br>□ 操作前<br>○ 体液后<br>□ 患者后<br>□ 环境后 | □ 手消毒剂<br>□ 洗手液和水<br>○ 无<br>○ 戴手套<br>○ 正确 | 2 | □ 患者前<br>□ 操作前<br>□ 体液后<br>□ 患者后<br>□ 环境后 | □ 手消毒剂<br>□ 洗手液和水<br>○ 无<br>□ 戴手套<br>○ 正确 | 2 | □ 患者前<br>□ 操作前<br>□ 体液后<br>□ 患者后<br>□ 环境后 | □ 手消毒剂<br>□ 洗手液和水<br>○ 无<br>□ 戴手套<br>○ 正确 | 2 | □ 患者前<br>□ 操作前<br>○ 体液后<br>○ 患者后<br>○ 环境后 | □ 手消毒剂<br>□ 洗手液和水<br>○ 无<br>○ 戴手套<br>○ 正确 |
| 3 | □ 患者前<br>□ 操作前<br>○ 体液后<br>□ 患者后<br>○ 环境后 | □ 手消毒剂<br>□ 洗手液和水<br>○ 无<br>□ 戴手套<br>○ 正确 | 3 | □ 患者前<br>□ 操作前<br>□ 体液后<br>□ 患者后<br>□ 环境后 | □ 手消毒剂<br>□ 洗手液和水<br>○ 无<br>○ 戴手套<br>○ 正确 | 3 | □ 患者前<br>□ 操作前<br>□ 体液后<br>□ 患者后<br>□ 环境后 | □ 手消毒剂<br>□ 洗手液和水<br>○ 无<br>○ 戴手套<br>○ 正确 | 3 | □ 患者前<br>□ 操作前<br>○ 体液后<br>○ 患者后<br>○ 环境后 | □ 手消毒剂<br>□ 洗手液和水<br>○ 无<br>○ 戴手套<br>○ 正确 |

续表

| 时机 | 指征 | 手卫生行为 | 时机 | 指征 | 手卫生行为 | 时机 | 指征 | 手卫生行为 |
|---|---|---|---|---|---|---|---|---|
| 4 | □ 患者前<br>□ 操作前<br>○ 体液后<br>○ 患者后<br>○ 环境后 | □ 手消毒剂<br>□ 洗手液和水<br>○ 无<br>○ 戴手套<br>○ 正确 | 4 | □ 患者前<br>□ 操作前<br>□ 体液后<br>□ 患者后<br>□ 环境后 | □ 手消毒剂<br>□ 洗手液和水<br>○ 无<br>○ 戴手套<br>○ 正确 | 4 | □ 患者前<br>□ 操作前<br>□ 体液后<br>□ 患者后<br>□ 环境后 | □ 手消毒剂<br>□ 洗手液和水<br>○ 无<br>○ 戴手套<br>○ 正确 |
| 5 | □ 患者前<br>□ 操作前<br>○ 体液后<br>○ 患者后<br>○ 环境后 | □ 手消毒剂<br>□ 洗手液和水<br>○ 无<br>○ 戴手套<br>○ 正确 | 5 | □ 患者前<br>□ 操作前<br>□ 体液后<br>□ 患者后<br>□ 环境后 | □ 手消毒剂<br>□ 洗手液和水<br>○ 无<br>○ 戴手套<br>○ 正确 | 5 | □ 患者前<br>□ 操作前<br>□ 体液后<br>□ 患者后<br>□ 环境后 | □ 手消毒剂<br>□ 洗手液和水<br>○ 无<br>○ 戴手套<br>○ 正确 |
| 6 | □ 患者前<br>□ 操作前<br>○ 体液后<br>○ 患者后<br>○ 环境后 | □ 手消毒剂<br>□ 洗手液和水<br>○ 无<br>○ 戴手套<br>○ 正确 | 6 | □ 患者前<br>□ 操作前<br>□ 体液后<br>□ 患者后<br>□ 环境后 | □ 手消毒剂<br>□ 洗手液和水<br>○ 无<br>○ 戴手套<br>○ 正确 | 6 | □ 患者前<br>□ 操作前<br>□ 体液后<br>□ 患者后<br>□ 环境后 | □ 手消毒剂<br>□ 洗手液和水<br>○ 无<br>○ 戴手套<br>○ 正确 |

测量得到的每床日速干手消毒剂使用量和每床日清洁剂使用量与手卫生依从率有较好的相关性,且采用手卫生用品使用量和手卫生依从率双重指标,对正确评估手卫生具有很好的指导意义,能避免过高评估手卫生依从率。

(2)自动化电子监测系统:目前用于监测手卫生依从性的电子系统种类各不相同,包括由胸牌、位置传感器和智能手消毒设备共同组成的医务人员可佩戴的电子监测器,具有实时定位和监测手卫生行为的功能,这类电子系统的应用最为广泛;带有感应乙醇挥发功能的电子胸牌,如果胸牌检测到乙醇,会显示颜色变化,从红色到黄色再到绿色,绿色则表明手卫生已经执行。有研究表明,电子监测系统的观察结果与直接观察相比仅有10%的误差,进行手卫生依从性测量时可达到97%的灵敏度和100%的特异度,电子监测系统已逐渐成为准确获取医务人员手卫生依从性的潜在解决方案。研究显示电子监测系统可以改善医务人员的手卫生依从性,依从率增幅10%~45%,有反馈功能的电子监测系统应用效果更佳。此外,将电子监测系统与其他手卫生干预措施相结合,手卫生依从性提升效果更好。电子监测系统也存在一些问题,例如由于信号干扰导致的测量不准确,须定期维护以确保其正常运行,医务人员担心其对个人隐私的影响等,积极改进其不足,将使电子监测系统更大程度上发挥作用。

3. 监测方法比较　上述监测方法各有利弊(表29-2),在实际工作中可按照具体情况选择恰当的方法,也可使用多种测量方法,既集合单个测量方法的优点也解决其局限性。

表 29-2　手卫生依从性监测方法优缺点分析

| 监测方法 | | 优点 | 缺点 |
|---|---|---|---|
| 直接监测方法 | 直接观察法 | 1. 手卫生依从性测量的金标准<br>2. 是可在患者诊疗接触时识别所有手卫生时机并评估手卫生技术的唯一方法<br>3. 可立即反馈进行纠正 | 1. 劳动强度大、成本高<br>2. 观察员必须经过培训和考核<br>3. 须排除霍桑效应<br>4. 须排除选择偏倚和观察员偏倚 |
| | 技术支持的直接观察法 | 1. 使用技术(如平板电脑)可省去数据录入步骤或协助观察员标准化测量(即去除主观性)<br>2. 摄像设备辅助观测可远程考核分析所有或大部分手卫生时机<br>3. 比直接观察耗时少、费用低 | 1. 须投资和维护基础设施<br>2. 视频监测需要训练有素的观察员<br>3. 即时反馈的机会有限<br>4. 有可能影响患者隐私 |
| | 授权患者监督法(患者评价) | 1. 能从患者视角获得一些依从性的信息<br>2. 能够提高手卫生依从性 | 1. 没有培训患者如何观察,评价标准未标准化<br>2. 评价结果可能受患者认知水平、心理状态、情绪、患病压力、紧张的医患关系及医护人员服务态度等非理性因素影响 |
| | 医务人员自我评价法 | 可提高医务人员践行手卫生的个人意识 | 1. 数据不可靠,因医务人员会高估自己的表现<br>2. 不应当用于手卫生监测数据的采集 |

| 监测方法 | | 优点 | 缺点 |
|---|---|---|---|
| 间接监测方法 | 产品消耗量或事件计数测量 | 1. 不受霍桑效应、选择或观察员偏倚的影响<br>2. 为隐蔽式观察且包括所有手卫生时机的监测<br>3. 计数器可以依据日间时间或使用模式监测一个医疗单元使用频率的变化<br>4. 有助于确定分配器放置的最佳位置 | 1. 依赖于准确地使用数据,数据可能因系统缺陷或故意篡改而受损<br>2. 无法分辨手卫生时机或谁使用了该产品<br>3. 无法评估手卫生正确性<br>4. 与事件计数系统相关成本显著,且须进行后续维护 |
| | 自动化监测技术 | 1. 具有可佩戴的部件的系统能提供执行手卫生的积极反馈或即时提醒,以及个人层面的监测<br>2. 可排除选择偏倚和观察员偏倚,对所有事件及依从性的监测更全面 | 1. 所有设备的使用和日常维护(例如更换电池或充电)成本高<br>2. 难以监测诊疗过程中的手卫生时机或评估手卫生正确性<br>3. 影响医务人员的隐私 |

## 二、手卫生消毒效果监测

### (一) 监测要求

医疗机构应每季度对手术部(室)、产房、导管室、洁净层流病区、骨髓移植病区、器官移植病区、重症监护病区、新生儿室、母婴同室、血液透析中心(室)、烧伤病区、感染性疾病科病区、口腔科、内镜中心(室)等部门工作的医务人员进行手卫生消毒效果的监测。当怀疑医院感染暴发与医务人员手卫生有关时,应及时进行监测,并进行相应病原微生物的检测。

### (二) 监测方法

1. 采样时机　日常监测采样时机为医务人员采取手卫生后,在接触患者或从事医疗活动前采样。当怀疑医院感染暴发与医务人员手卫生有关时,采样时机为工作中随机采样。

2. 采样方法　取一支浸有无菌 0.03mol/L 磷酸盐缓冲液或生理盐水采样液的棉拭子在双手指曲面从指跟到指端来回涂擦各两次(一只手涂擦面积约 $30cm^2$),并随之转动采样棉拭子,剪去手接触部分,将棉拭子放入装有 10ml 采样液的试管内送检。采样面积按平方厘米($cm^2$)计算。若采样时手上有消毒剂残留,采样液应含相应的中和剂。

3. 检测方法

(1)倾注培养法:把采样管充分振荡后,取不同稀释倍数的洗脱液 1.0ml 接种平皿,将冷至 40~45℃的熔化营养琼脂培养基每皿倾注 15~20ml,(36±1)℃恒温箱培养 48h,计数菌落数,必要时分离致病微生物。

(2)涂抹培养法:把采样管充分振荡后,分别取不同稀释倍数的洗脱液 0.2ml 接种于 2 份普通琼脂平板的表面,用灭菌 L 棒涂抹均匀,放置于(36±1)℃恒温箱培养 48h,计数菌落数,必要时分离致病微生物。

4. 结果计数　医务人员手菌落总数（CFU/cm²）＝平均每皿菌落数 × 采样液稀释倍数 / (30 × 2)。

### （三）手卫生合格的判断标准

卫生手消毒后医务人员手表面监测的细菌菌落总数应 ≤ 10CFU/cm²；外科手消毒后医务人员手表面监测的细菌菌落总数应 ≤ 5CFU/cm²。

**（徐丹慧　陈霄迟　李六亿）**

---

## 参 考 文 献

［1］ BOYCE J M, PITTET D. Guideline for hand hygiene in Health-care settings: recommendations of the Healthcare Infection Control Practices Advisory Committee and the HICPAC/SHEA/APIC/IDSA Hand Hygiene Task Force [J]. Infect Control Hosp Epidemiol, 2002, 23 (12): S3-S40.

［2］ Association for professionals in infection control and epidemiology. APIC implementation guide-guide to hand hygiene programs for infection prevention [EB/OL].(2015-08-17)[2022-05-17]. http://www. handinscan. com/apic-implementation-guides-new-guide-to-hand-hygiene-programs-for-infection-prevention-2015/.

［3］ BJERKE N B. The evolution: handwashing to hand hygiene guidance [J]. Crit Care Nurs Q, 2004, 27 (3): 295-307.

［4］ World Health Organization. WHO guidelines on hand hygiene in health care [EB/OL].(2009-01-15)[2022-05-17]. https://www. who. int/publications/i/item/9789241597906.

［5］ World Health Organization. Preventing surgical site infections: implementation approaches for evidence-based recommendations [EB/OL].(2018-06-15)[2022-05-17]. https://www. who. int/publications/i/item/9789241514385.

［6］ 李六亿, 郭燕红. 颁布《医务人员手卫生规范》的意义与价值 [J]. 中国护理管理, 2009, 9 (6): 5-7.

［7］ 韩黎, 朱士俊, 郭燕红, 等. 中国医务人员执行手卫生的现状调查 [J]. 中华医院感染学杂志, 2006, 16 (2): 140-142.

［8］ 李六亿, 徐丹慧.《医务人员手卫生规范》解读 [J]. 中华医院感染学杂志, 2020, 30 (5): 793-795.

［9］ 中华人民共和国国家卫生健康委员会. 医务人员手卫生规范: WS/T 313—2019 [S]. 北京: 中国标准出版社, 2019.

［10］ 姚希, 徐丹慧, 李六亿, 等. 我国医院手卫生工作推进趋势分析 [J]. 中国护理管理, 2019, 19 (7): 1050-1053.

［11］ 李六亿, 吴安华, 付强, 等. 传承·创新·展望　中国医院感染管理卅年 (1986—2016)[M]. 北京: 北京大学医学出版社, 2016.

［12］ 徐丹慧, 侯铁英, 李卫光, 等. 中国医院手卫生知识知晓及依从性现状调查 [J]. 中国感染控制杂志, 2016, 15 (9): 654-658.

［13］ 文细毛, 黄勋, 曾烂漫, 等. 2019 年全国医疗机构医务人员诊疗过程手卫生监测报告 [J]. 中国感染控制杂志, 2021, 20 (5): 389-396.

［14］ ALLEGTANZI B, PITTET D. Role of hand hygiene in healthcare-associated infection prevention [J]. J Hosp Infect, 2009, 73 (4): 305-315.

［15］ MATHUR P. Hand hygiene: back to the basics of infection control [J]. Indian J Med Res, 2011, 134 (5): 611-620.

［16］ World Health Organization. WHO guidelines on hand hygiene in health care (advanced draft): global patient safety challenge 2005-2006: clean care is safer care [EB/OL].[2022-05-17]. http://apps. who. int/ iris/bitstream/handle/10665/69323/WHO_EIP_SPO_QPS_05. 2. REV. 1_eng. pdf; jsessionid=DBBC1778 4862D5906166E616B6F4B6AD？sequence=1.

［17］ 李六亿, 吴安华, 胡必杰. 如何提升医院感染预防与控制能力 [M]. 北京: 北京大学医学出版社, 2015.

［18］ 赵秀莉, 任军红, 贾会学, 等. 手卫生成本效益与成本效果分析 [J]. 中国护理管理, 2009, 9 (6): 14-15.

［19］ 徐华, 孙珍, 顾安曼, 等. 一起新生儿科导管相关真菌血流感染暴发事件的调查与控制 [J]. 中华医院感染学杂志, 2017, 27 (8): 1852-1855.

［20］ 董宏亮, 张默吟, 周捷, 等. 医务人员手卫生知识掌握及依从性影响因素调查分析 [J]. 中华医院感染学杂志, 2018, 28 (8): 1257-1260.

［21］ PITTET D, STEPHAN F, HUGONNET S, et al. Hand-cleansing during postanesthesia care [J]. Anesthesiology, 2003, 99 (3): 530-535.

［22］ 王琳, 杜萍. 我国护理人员手卫生依从性的研究进展 [J]. 解放军护理杂志, 2013, 30 (17): 41-43.

［23］ 徐文红, 高玲, 任怡, 等. 品管圈在降低手卫生设施缺陷率及完善布点中的应用 [J]. 中华医院感染学杂志, 2014 (21): 5441-5443.

［24］ 续立新, 马红秋, 邵宜波, 等. 影响医务人员手卫生相关因素的调查分析 [J]. 中华疾病控制杂志, 2014, 18 (5): 450-452.

［25］ 刘欢, 刘华, 朱华云, 等. 综合性干预措施对某三级综合医院新入职医务人员手卫生的影响 [J]. 中国消毒学杂志, 2020, 37 (2): 129-131.

［26］ 刘云娥, 李萍, 徐晓颖, 等. 部队医院护理人员手卫生依从性影响因素的调查分析 [J]. 中华医院感染学杂志, 2016, 26 (21): 5019-5021.

［27］ 何文英, 黄新玲, 史晨辉, 等. 医护人员执行手卫生的影响因素 [J]. 中国消毒学杂志, 2010, 27 (6): 758-759.

［28］ 高雪, 赵体玉. 医务人员手卫生依从性现状及干预措施研究进展 [J]. 护理学杂志, 2014, 29 (14): 95-97.

［29］ 孙小南, 柴文昭, 孙建华, 等. ICU 医务人员手卫生依从性差异的深层次原因分析 [J]. 协和医学杂志, 2021, 12 (2): 216-220.

［30］ CURE L, ENK R V. Effect of hand sanitizer location on hand hy-giene compliance [J]. Am J Infect Control, 2015, 43 (9): 917-921.

［31］ KIRK J, KENDALL A, MARX J F, et al. Point of care hand hygiene-where's the rub？A survey of US and Canadian health care workers' knowledge, attitudes, and practices [J]. Am J Infect Control, 2016, 44 (10): 1095-1101.

［32］ 胡美华, 姚希, 赵艳春, 等. 基于 point-of-care 理念的手卫生设施设置现状调查 [J]. 中国感染控制杂志, 2021, 20 (8): 716-719.

［33］ ELLINGSON K, HAAS J P, AIELLO A E, et al. Strategies to prevent healthcare-associated infections through hand hygiene [J]. Infect Control Hosp Epidemiol, 2014, 35 (8): 937-960.

［34］ 李六亿, 袁建峰, 赵艳春, 等. 医疗综合目标评估对医务人员手卫生依从率的影响 [J]. 中国感染控制杂志, 2015, 14 (1): 16-19.

［35］ 李六亿, 袁建峰, 赵艳春, 等. 医疗综合目标评估对医务人员手卫生正确率的作用分析 [J]. 中华医院感染学杂志, 2014, 24 (21): 5436-5438.

［36］ 李六亿. 走中国特色的医院感染管理学科发展之路 [J]. 中华医院感染学杂志, 2017, 27 (14): 3126-3130.

［37］ 莫元春, 李沃田, 杨文, 等. 构建医院感染质量指标评价体系对医院感染控制的作用 [J]. 中国感染控制杂志, 2019, 18 (12): 1127-1131.

［38］ SCHWEIZER M L, REISINGER H S, OHL M, et al. Searching for an optimal hand hygiene bundle: a meta-analysis [J]. Clin Infect Dis, 2014, 58 (2): 248-259.

［39］ PATRICK M, VANWICKLIN S A. Implementing AORN recommended practices for hand hygiene [J]. AORN J, 2012, 95 (4): 492-507.

［40］ BOYCE J M. Hand hygiene compliance monitoring: current perspec-tives from the USA [J]. J Hosp Infect, 2008, 70 (1): 2-7.

［41］ World Health Organization. Hand hygiene technical reference manual [EB/OL].(2009-05-05)[2022-05-17]. https://www. who. int/publications/i/item/9789241598606.

［42］ MCATEER J, STONE S, FULLER C, et al. Development of an observational measure of healthcare worker hand-hygiene behaviour: the hand-hygiene observation tool (HHOT)[J]. J Hosp Infect, 2008, 68 (3): 222-229.

［43］ ECKMANNS T, BESSERT J, BEHNKE M, et al. Compliance with antiseptic hand rub use in intensive care units: the hawthorne effect [J]. Infect Control Hosp Epidemiol, 2006, 27 (9): 931-934.

［44］ 黄辉萍, 连羡玉, 张世阳, 等. 3 种不同方法调查医务人员手卫生依从性比较分析 [J]. 中华医院感染学杂志, 2015, 25 (21): 5031-5033.

［45］ 徐丹慧, 刘晓, 陈夏容, 等. 北京市 8 所综合性医院手卫生隐蔽式调查分析 [J]. 中国感染控制杂志, 2018, 17 (10): 872-877.

［46］ SAX H, ALLEGRANZI B, CHRAITI MN, et al. The World Health Organization hand hygiene observation method [J]. Am J Infect Control, 2009, 37 (10): 827-834.

［47］ 贾会学, 赵艳春, 贾建侠, 等. 医务人员手卫生依从性评价方法的探讨 [J]. 中国感染控制杂志, 2019, 18 (9): 819-823.

［48］ 霍瑞婷, 孙强, 韩辉. 电子监测系统对医务人员手卫生依从性的影响 [J]. 中国感染控制杂志, 2021, 20 (11): 1041-1046.

［49］ EDMOND M B, GOODELL A, ZUELZER W, et al. Successful use of alcohol sensor technology to monitor and report hand hygiene compliance [J]. J Hosp Infect, 2010, 76 (4): 364-365.

［50］ MICHAEL H, EINLOTH C, FATICA C, et al. Durable improvement in hand hygiene compliance following implementation of an automated observation system with visual feedback [J]. Am J Infect Control, 2017, 45 (3): 311-313.

［51］ LIMPER H M, SLAWSKY L, GARCIA-HOUCHINS S, et al. Assessment of an aggregate-level hand hygiene monitoring technology for measuring hand hygiene performance among healthcare personnel [J]. Infect Control Hosp Epidemiol, 2017, 38 (3): 348-352.

［52］ LEVIN P D, RAZON R, SCHWARTZ C, et al. Obstacles to the successful introduction of an electronic hand hygiene monitoring system, a cohort observational study [J]. Antimicrob Resist Infect Control, 2019, 8 (1): 43.

［53］ POLGREEN P M, HLADY C S, SEVERSON M A, et al. Method for automated monitoring of hand hygiene adherence without radio-frequency identification [J]. Infect Control Hosp Epidemiol, 2010, 31 (12): 1294-1297.

［54］ MOLLER-SORENSEN H, KORSHIN A, MOGENSEN T, et al. New technology markedly improves hand-hygiene performance among healthcare workers after restroom visits [J]. J Hosp Infect, 2016, 92 (4): 337-339.

［55］ BOYCE J M, COOPER T, YIN J, et al. Challenges encountered and lessons learned during a trial of an electronic hand hygiene monitoring system [J]. Am J Infect Control, 2019, 47 (12): 1443-1448.

［56］ 中华人民共和国国家质量监督检验检疫总局, 中国国家标准化管理委员会. 医院消毒卫生标准: GB 15982—2012 [S]. 北京: 中国标准出版社, 2012.

# 第十篇
## 传染病及特殊病原体的医院感染预防与控制

# 第三十章
# 传染病医院感染预防与控制概述

疾病的诊断只能在医疗机构由医生根据病史、体格检查和辅助检查综合分析确定,其中对传染病的诊断要求更高,需要考虑流行病学史等。近年来随着医院分科越来越细化,绝大多数成人传染病患者发病后并非直接到传染病院和综合医院传染科就诊,而是可能到个体诊所、门诊部或综合医院内科、外科、急诊等科室就诊,这就要求其他科室的医生也具备较强的传染病诊断和鉴别诊断能力以减少传染病的漏诊和误诊,避免医院感染的流行。

就诊患者往往抵抗力低,易感性增加,医疗措施所致的高感染风险以及患者密集的医院环境,增加了医院内感染传播的风险。为保障患者和医务人员的医疗安全,医院必须采取综合有效的预防和控制措施,控制医院内传染病的传播。

## 第一节　传染病分类

《中华人民共和国传染病防治法》将传染病分为甲、乙、丙三类。

甲类传染病共 2 种,包括鼠疫和霍乱。

乙类传染病共 28 种,包括传染性非典型肺炎、艾滋病、病毒性肝炎、脊髓灰质炎、人感染高致病性禽流感、麻疹、流行性出血热、狂犬病、流行性乙型脑炎、登革热、炭疽、细菌性和阿米巴性痢疾、肺结核、伤寒和副伤寒、流行性脑脊髓膜炎、百日咳、白喉、新生儿破伤风、猩红热、布鲁氏菌病、淋病、梅毒、钩端螺旋体病、血吸虫病、疟疾、人感染 $H_7N_9$ 禽流感、新型冠状病毒感染、猴痘。

丙类传染病共 11 种,包括流行性感冒、流行性腮腺炎、风疹、急性出血性结膜炎、麻风病、流行性和地方性斑疹伤寒、黑热病、棘球蚴病、丝虫病、手足口病,除霍乱、细菌性痢疾和阿米巴痢疾、伤寒和副伤寒以外的感染性腹泻病。

2009 年 3 月,甲型 $H_1N_1$ 流感疫情暴发,4 月卫生部宣布,将甲型 $H_1N_1$ 流感(原称为人感染猪流感)纳入《中华人民共和国传染病防治法》规定的乙类传染病,并采取甲类传染病的预防、控制措施,同时将甲型 $H_1N_1$ 流感(原称为人感染猪流感)纳入《中华人民共和国国境卫生检疫法》规定的检疫传染病管理。经过对甲型 $H_1N_1$ 流感的监测发现,虽然甲型 $H_1N_1$ 流感发病率很高,但疾病的严重程度与季节性流感相似。同年 7 月,原卫生部宣布将甲型 $H_1N_1$ 流感由乙类传染病甲类管理调整为乙类传染病并采取乙类传染病的预防控制措施。

2013 年,国家又决定对甲型 $H_1N_1$ 流感、人感染高致病性禽流感以及人感染 $H_7N_9$ 禽流感三种传染病进行调整。其中,甲型 $H_1N_1$ 流感由乙类传染病调整为丙类,归为季节性流感;人感染高致病性禽流感由乙类传染病甲类管理调整为乙类传染病乙类管理;将人感染 $H_7N_9$ 禽流感纳入国家法定传染病管理。

2014 年 9 月,国家卫生和计划生育委员会将埃博拉出血热纳入《中华人民共和国国境卫生检疫法》规定的检疫传染病管理。

2020 年 1 月,COVID-19 病毒引起的新型冠状病毒感染疫情暴发,国家卫生健康委员会将新型冠状病毒感染纳入《中华人民共和国传染病防治法》规定的乙类传染病,并按照甲类传染病管理。2023 年 1 月,国家卫生健康委员会发布公告,将新型冠状病毒感染从"乙类甲管"调整为"乙类乙管"。

2023 年 9 月,国家卫生健康委员会将猴痘纳入《中华人民共和国传染病防治法》规定的乙类传染病,采取乙类传染病的预防、控制措施。至此,我国法定传染病病种增加至 41 种。

（黄 晶）

# 第二节　传染病管理要求

## 一、传染病管理基本原则

《中华人民共和国传染病防治法》及《中华人民共和国传染病防治法实施办法》的颁布,使我国传染病防治工作有法可依。预防为主是传染病管理最根本的原则,是预防、控制和消除传染病,保证人类健康的根本。传染病有多种,如果不分轻重缓急,都以固定的程序和方法干预每一种传染病,很难达到预期的防治效果。

国家对传染病依法实施分类管理,分类管理是传染病防治工作的基本措施。对一些有效手段不多的或多传播因素的传染病,采取综合措施的同时,要根据不同疾病的流行病学特征,不同地区、不同时期的实际条件,采取主要措施和综合措施相结合的原则,才能有序地开展工作,达到理想的防治效果。此外,预防、控制和消除传染病必须要明确目标,根据实际情况确立长期、中期和短期的防治规划。规划中应包括总的目标和要求及各阶段的目标,目标应包含具体指标如发病率、疫苗接种率、疫情报告率等。

目前全国已经建立了传染病疫情网格化报告系统,传染病信息的快速收集、分析和传递,有利于快速做出决策和部署,及时控制和预防传染病的发生,是传染病管理的重点原则。

## 二、传染病医院感染管理

传染病医院感染管理主要内容一般包括以下 6 个部分。

1. 传染病医院感染管理制度的建立　医疗机构应认真贯彻实施《中华人民共和国传

染病防治法》,编制《医院传染病管理制度》,保证传染病疫情报告的及时性、准确性、完整性。

2. 定期开展医务人员传染病报告培训和考核　培训内容包括《中华人民共和国传染病防治法》《突发公共卫生事件应急条例》《医疗机构传染病预检分诊管理办法》《突发公共卫生事件与传染病疫情监测信息报告管理办法》《食物中毒事故处理办法》《传染病信息报告与管理规范》及部分《传染病诊断标准》等。

3. 传染病报告信息的收集、审核、上报、订正和查重,定期对疫情资料进行分析和风险研判。

4. 根据传染病的流行病学特点,针对传染源、传播途径和易感人群结合实际情况建立预警机制,制定应急预案,定期演练。

5. 由专职人员负责和督查医院感染传染病管理落实情况,确保消毒隔离、无菌操作、个人防护、手卫生等工作的落实。医疗废物严格按照《医疗废物管理条例》进行处置,严格落实一次性医疗用品的规范管理。

6. 建筑布局和设施配备方面,病区布局合理,病区设置按照便于严格消毒、隔离、防护、抢救的原则合理布局。三区二通道划分严格,三区(即清洁区、半污染区、污染区)严格分清,各区无交叉,并在各区入口处放置明显标识;二通道(即清洁通道和污染通道)相互分开互不交叉。人流、物流应按照洁、污原则确定路线和流程。病房内应根据诊疗需求和感染防控原则配备通风设备设施、手卫生设备设施、物品消毒设备设施。

## 三、传染病医院感染管理流程

传染病医院感染管理流程一般包括以下 5 个步骤。

1. 发现疫情,确定传染类型和隔离种类　发现疫情或接到疫情报告后,首先应核实患者就诊疾病名称和所患的传染病诊断,确定传染类型和隔离种类,了解患者就诊或住院治疗情况,分析可能存在的传染病医院感染管理环节。

2. 追踪调查,采取监管措施　深入门诊、病房相关科室监测医院感染的重点环节,包括有创性检查、侵袭性操作的情况,患者隔离、医务人员防护、器械消毒清洗消毒灭菌情况,诊疗环境消毒、医疗废物处理情况等,并督促科室做好传染病的医院感染管理工作。

3. 针对存在的问题,提出指导建议　在追踪调查、监督监测的过程中找出临床实际工作中存在的问题,进行分析原因,提出改进措施和指导建议。

4. 持续改进与效果评价　对传染病预防控制工作进行效果评价,不断总结经验,持续改进传染病预防控制工作质量。通过对传染病的追踪调查、监督指导,扎实做好传染病的医院感染管理工作,预防控制传染病传播。

5. 传染病监测与报告　定期把医院传染病收治情况,对传染病的追踪、监督、检查、指导情况进行总结、统计、分析、上报、反馈,促进传染病医院感染管理工作的落实和不断改进。

(黄　晶)

## 参 考 文 献

［1］倪秀荣. 传染病的报告管理与医院感染管理探讨 [J]. 医学动物防制, 2007, 23 (12): 948-949.

［2］赵鲜丽. 传染病医院感染管理状况与对策 [J]. 中国医药指南, 2013, 11 (6): 386-388.

［3］徐克明. 论医疗机构在传染病防治中的作用 [J]. 医学动物防制, 2003, 19 (9): 555-556.

# 第三十一章
# 甲类及按甲类管理的传染病医院感染预防与控制

## 第一节　甲类传染病特点和管理要求

### 一、甲类传染病特点

甲类传染病传染性强,病死率高,存在暴发流行的危险。一旦发生甲类传染病流行,危害极大,不仅严重伤害人体健康,还可夺去数以亿计人的生命,严重时可影响经济和社会发展。

### 二、管理要求

为了预防、控制和消除甲类传染病的发生和流行,保障人体健康和公共卫生。国家对甲类传染病严格实施依法报告、控制和管理。

1. 甲类传染病是烈性传染病,列为国际检疫传染病,一经发现,必须及时向 WHO 通报。

2. 甲类传染病及按甲类管理传染病采取的预防控制措施,由国务院卫生行政部门报经国务院批准后予以公布并实施。

3. 医疗机构发现和 / 或收治甲类传染病患者时,必须采取以下措施。

（1）对患者、病原携带者,予以隔离治疗,隔离期限根据医学检查结果确定。

（2）对疑似患者,确诊前在指定场所单独隔离治疗。

（3）对医疗机构内的患者、病原携带者、疑似患者的密切接触者,在指定场所进行医学观察和采取其他必要的预防措施。医学观察包括居家医学观察、集中医学观察和入院医学观察。通过医学观察,可以使这些人在疾病的潜伏期和进展期内获得及早诊断治疗,或进行必要的预防性用药,同时又可以减少或避免病原体的传播。医学观察是必要的医学干预措施,是确保切断传播途径的重要环节。

（4）拒绝隔离治疗或者隔离期未满擅自脱离隔离治疗的,可以由公安机关协助医疗机构采取强制隔离治疗措施。

4. 对已经发生甲类传染病病例的场所或者该场所内的特定区域的人员,所在地的县级人民政府必须上报并取得上一级人民政府批准后,可以实施隔离措施。在隔离期间,实施隔离措施的人民政府应当对被隔离人员提供生活保障。隔离人员有工作单位的,所在单位不得停止支付其隔离期间的工作报酬。

5. 传染病暴发、流行时,县级以上地方人民政府必要时可以报经上一级人民政府决定采取以下紧急措施。

(1)限制或停止集市、影剧院演出或者其他人群聚集的活动。

(2)停工、停业、停课。

(3)封闭或者封存被传染病病原体污染的公共饮用水源、食品以及相关物品。

(4)控制或扑杀染疫野生动物、家畜家禽。

(5)封闭可能造成传染病扩散的场所。

6. 传染病暴发、流行时,县级以上地方人民政府报经上一级人民政府决定,可以宣布本行政区域部分或全部为疫区,国务院决定并宣布跨省、自治区、直辖市的疫区。疫区内可以对出入疫区的人员、物资和交通工具实施卫生检疫。

7. 省、自治区、直辖市人民政府可以决定对本行政区域内的甲类传染病疫区实施封锁。但封锁大、中城市疫区或封锁跨省、自治区、直辖市的疫区,以及封锁疫区导致中断干线交通或封锁国境的,由国务院决定。

8. 传染病暴发、流行时,根据传染病疫情控制的需要,国务院有权在全国范围内,县级以上人民政府有权在本行政区域内紧急调集人员或者调用储备物资,临时征用房屋、交通工具以及相关设施和设备。

9. 传染病暴发、流行时,药品和医疗器械生产、供应单位应当及时生产、供应防治传染病的药品和医疗器械。铁路、交通、民用航空经营单位必须优先运送处理传染病疫情的人员以及防治传染病的药品和医疗器械。

10. 患甲类传染病死亡的患者尸体,应当将尸体立即进行卫生处理。

(黄 晶)

# 第二节　鼠疫的医院感染预防与控制

鼠疫是由鼠疫耶尔森菌引起的一种急性烈性传染病,是国际检疫的传染病,也是传染病防治法规定的甲类传染病。本病属于典型的自然疫源性疾病,一般先在鼠类及其他啮齿动物间流行,常借染菌蚤类为媒介或经呼吸道传播,引发人间疫情。本病在世界各地均有流行,进入21世纪流行有增无减,且呈明显上升趋势。截至2012年,中国判定和划分12种类型的鼠疫自然疫源地,动物鼠疫不断。截至2012年底,人间鼠疫从1985年的2个省、自治区(青海、西藏),扩大到云南、内蒙古、新疆、甘肃、黑龙江、吉林、辽宁、河北、宁夏、陕西、广东、广西、福建、浙江、江西、四川、贵州19个省(自治区),301个县(市、区、旗),疫源地面积达152万平方公里。尽管鼠疫流行在人类历史上产生过重大影响,但今天我国对鼠疫控制卓有成效,部分地区虽有偶发疫情,大都被控制在局部区域。鼠疫通常可分为腺鼠疫、肺鼠疫、鼠疫败血症等类型。临床主要表现为高热、淋巴结肿痛、出血倾向、肺部特殊炎症等。

## 一、鼠疫的传染源

鼠疫为人畜共患病,传染源包括:

1. 染疫动物  自然感染鼠疫的动物都可以作为人间鼠疫的传染源(据统计世界上有300多种),包括啮齿动物(鼠类、旱獭等)、野生食肉类动物(狐狸、狼、猞猁、鼬等)、野生偶蹄类动物(黄羊、岩羊、马鹿等)、家养动物(犬、猫、藏系绵羊等)。其中,最主要的传染源是鼠类和其他啮齿动物。

2. 鼠疫患者  各型患者均为传染源,肺鼠疫患者是人间鼠疫的重要传染源,在疾病早期即具有传染性。鼠疫败血症患者早期的血液有传染性、腺鼠疫患者在脓肿发生破溃后或被蚤类叮咬时也可作为传染源。无症状感染者不具有传染性。

## 二、鼠疫的传播途径和流行特征

1. 鼠疫的传播途径  鼠蚤叮咬是主要的传播途径,蚤类含有病原体,可通过叮咬或瘙痒受损部位侵入人体。

(1)经跳蚤叮咬传播:人类鼠疫的首发病例多由跳蚤叮咬所致,最常见的是印鼠客蚤,该蚤在世界性范围内分布广泛,主要寄生于家栖鼠类。其次是不同类型鼠疫自然疫源地宿主动物的主要寄生蚤。

(2)经直接接触传播:人类通过捕猎、宰杀、剥皮及食肉等方式直接接触染疫动物或直接接触患者的脓血或痰液而感染。鼠疫杆菌可以通过手部伤口,包括非常细小的伤口,如手指的倒刺等进入人体,然后经淋巴管或血液引起腺鼠疫或鼠疫败血症。

(3)经飞沫传播:肺鼠疫患者或动物呼吸道分泌物中含有大量鼠疫杆菌,可通过呼吸、咳嗽将鼠疫杆菌排入周围空气中,形成细菌微粒及气溶胶,造成肺鼠疫传播。

(4)实验室感染:鼠疫实验室工作人员由于防护不严、操作不当和实验室事故,可通过吸入、锐器刺伤等途径感染。

2. 鼠疫的流行特征

(1)流行情况:近几十年来,没有发生人间鼠疫的流行,但局部暴发接连不断。人间鼠疫以亚洲、非洲、美洲发病最多,我国主要发生在云南和青藏高原。世界各地存在着许多鼠疫自然疫源地,啮齿动物感染长期持续存在,呈现反复的流行与静止交替,随时对人类构成威胁。

(2)季节性:人间鼠疫夏秋季为发病高峰,主要与鼠类繁殖活动有关。

(3)职业性:人间鼠疫感染常与职业有关,如放牧者和狩猎者。

## 三、人群易感性

人群对鼠疫普遍易感,没有天然免疫力,在流行病学上表现出的差异与接触传染源的机会和频次有关。有一定数量的隐性感染。病后可获得持久免疫力。

## 四、鼠疫的潜伏期

鼠疫的潜伏期较短,一般在 1~6d 之间,多为 2~3d,个别病例可达 8~9d。其中,腺型和皮肤型鼠疫的潜伏期较长,为 2~8d;原发性肺鼠疫和鼠疫败血症的潜伏期较短,为 1~3d。曾经接受疫苗预防注射者,潜伏期可长达 9~12d。

## 五、鼠疫的医院感染预防与控制

由于社会经济的发展和交通的便利,人间鼠疫发生后,患者不断到医疗水平较高的医院就诊,疫情就有从自然疫源地向城市扩散的危险。做好医疗机构鼠疫的预防和控制工作就尤为重要。

1. 隔离传染源

(1)门急诊的预检筛查:各级医疗机构实行首诊医师负责制,门急诊的接诊医师,根据临床和流行病学资料高度怀疑患者为鼠疫时,尤其对有肺部症状的疑似肺鼠疫患者应立即实施隔离,采取防止呼吸道飞沫传播的预防措施,并立即向属地疾病预防控制机构或鼠疫防控专业机构报告。尽快留取相应标本送检,以便及早进行诊断。如果患者在 10d 内与肺鼠疫患者有密切接触,或可能曾经暴露于感染鼠疫杆菌的蚤类,或与感染鼠疫杆菌动物的体液或组织直接接触,或接触过有感染事故发生的实验室的工作人员,在实验室确诊前就应及早给予特效抗菌药物予以治疗。

(2)门急诊疑似鼠疫患者的安置和转运

1)患者安置:高度疑似鼠疫患者,应安排独立的房间,避免与其他患者接触,减少对环境的污染,降低医务人员和其他患者被感染的风险。对有肺部症状的疑似鼠疫患者,应提供医用外科口罩或医用防护口罩,并限制患者室外活动。

2)患者转运:对鼠疫患者和疑似鼠疫患者,原则上应就地、就近隔离治疗。如接诊单位不具备诊疗条件,应尽快用负压救护车将患者转到传染病医院或临时隔离病房。转运中疑似肺鼠疫患者应戴口罩,途中禁止抛撒废物。运送患者到达目的地后,运送车辆和车上物品应进行终末消毒。

(3)住院患者的隔离

1)收治鼠疫患者的病区应独立并远离其他病区,医院应以病区为中心划定小隔离圈,无关人员严禁入内。

2)患者和疑似患者应分区域隔离,各型鼠疫患者应分别隔离。

3)疑似患者单间隔离,同型实验室确诊鼠疫患者可同住一室。

4)肺鼠疫患者有条件的应安排在负压隔离病房,排出室外的空气应经过滤除菌。

5)肺鼠疫和疑似肺鼠疫患者病情允许应戴一次性医用外科口罩或医用防护口罩,并限制在室内活动。

(4)密切接触者的隔离:接触者应进行为期 9d 的医学观察,曾接受预防接种者应检疫 12d。

2. 切断传播途径 鼠疫杆菌最适生长温度为 28~30℃,最适 pH 为 6.9~7.1,鼠疫杆菌离开人体后适应外环境的能力较差,存活能力不强,但当获得适宜的新宿主,则繁殖迅速,毒力极强。对高温、紫外线和各种常用化学消毒剂均很敏感。5%甲酚皂溶液3~5min可杀灭鼠疫杆菌,100℃ 1min即可死亡,但对干热和寒冷抵抗力较强,在160℃干热条件下能耐受1min,-30℃仍可以存活。因此,针对鼠疫杆菌的特点和疾病的传播途径,采用有效的杀蚤和消毒方法,可有效控制鼠疫的流行。

(1)灭蚤、灭鼠:收治鼠疫患者的医疗机构要坚持灭鼠、灭蚤工作,患者入院时要求全部更衣,将换下的衣服立即密封进行高温灭蚤或喷洒杀虫剂。

(2)鼠疫患者居住的病房墙面、地面及门窗可用1 000~2 000mg/L含氯消毒剂或其他有效消毒剂每天2次擦拭消毒。同时,也可以用紫外线照射消毒。

(3)患者污染的物体和仪器设备表面消毒:可采用1 000mg/L含氯消毒剂或0.2%~0.5%过氧乙酸溶液进行擦拭消毒,精密仪器表面可采用75%乙醇溶液擦拭消毒。不能用化学消毒剂或压力蒸汽灭菌的大型仪器、设备,可选用甲醛溶液熏蒸消毒,药量为50ml/m³,密闭门窗,作用24h。

(4)患者的分泌物、排泄物、呕吐物消毒:稀薄的排泄物或呕吐物,每1 000ml可加含氯石灰50g或20 000mg/L有效氯含氯消毒剂溶液2 000ml,搅匀放置2h。无粪的尿液每1 000ml加入含氯石灰5g或次氯酸钙1.5g亦或10 000mg/L有效氯含氯消毒剂溶液100ml混匀放置2h。成形粪便不能用含氯石灰消毒,可用20%含氯石灰乳剂(含有效氯5%),或50 000mg/L有效氯含氯消毒剂溶液2份加于1份粪便中,混匀后,作用2h。医院污水二级处理系统正常运转的传染病医院,可直接倒入厕所,经医院污水处理系统消毒后排放。

(5)患者污染的织物类消毒:耐热耐湿的纺织品,如衣服、床单、被罩等。有条件的医疗机构最好选用一次性水溶性包装袋封装后,密闭送至洗衣房直接入洗衣机,采用80℃高温水洗涤30~40min。也可煮沸消毒30min,或用1 000mg/L含氯消毒剂浸泡30~60min后洗涤,或选用压力蒸汽、环氧乙烷灭菌后洗涤。不耐湿热的被褥、毛毯等,可采用过氧乙酸熏蒸消毒,熏蒸消毒时应将欲消毒的被褥悬挂室内,并封闭门窗,每立方米用15%的过氧乙酸7ml(1g/m³),放置瓷或玻璃器皿中加热熏蒸1~2min后开窗通风。

(6)患者的餐具食具消毒:尽量选择一次性餐具,用后焚烧处理,亦可选用煮沸消毒15~30min,或流通蒸汽消毒30min,或采用0.5%过氧乙酸溶液或使用1 000mg/L含氯消毒剂浸泡30min后清水冲净。

(7)盛装吐、泻物容器的消毒:直接入洁具清洗机清洗消毒,或选用0.5%过氧乙酸溶液或5 000mg/L含氯消毒剂浸泡30min后清水冲净晾干备用。

(8)患者尸体处理:鼠疫患者死亡后,用浸有0.5%过氧乙酸溶液或使用2 000mg/L有效氯的含氯消毒剂棉球,填塞口、鼻、肛门、阴道等开放处,并以浸有上述浓度消毒液的被单包裹尸体后,装入不透水的尸体袋内密封,尽快火化。

(9)医疗废物处理:按照国家医疗废物管理条例,严格分类,密闭运输,集中无害化处置。

3. 保护易感人群

(1)加强个人防护:参与医疗救治的医务人员或进入疫区的工作人员必须穿隔离衣或防护衣,穿鞋套或胶鞋。戴帽子和医用防护口罩,接触患者或污染物戴手套,摘手套后立即进行手卫生。对患者实施近距离操作时,戴护目镜或护目屏,实施气管插管等产生气溶胶操作时,戴全面呼吸防护器。

(2)预防性服药:药物可选用四环素、多西环素、磺胺、环丙沙星等。必要时可肌内注射链霉素进行预防性治疗,疗程均为 7d。如口服磺胺甲噁唑,成人每天 1.6g,间隔 12h 服一次,或口服四环素,成人每天 1~2g,间隔 6~12h 服一次。

(3)预防接种:鼠疫杆菌疫苗通常于接种 10d 后产生抗体,1 个月后达高峰,免疫期可维持 1 年。预备进入疫区的医务人员,最好在进入病区前 10d 进行疫苗注射。

(4)禁止床旁探视,有条件的可通过视频电话探视。

(黄　晶)

# 第三节　霍乱的医院感染预防与控制

霍乱是由霍乱弧菌引起的急性烈性肠道传染病。一般是通过污染的水、食物和日常生活接触而传播,发病急,传播快,在人群中容易形成流行。临床特征为剧烈腹泻,呕吐,排大量米泔样排泄物,水、电解质代谢紊乱和周围循环衰竭,严重休克者可并发急性肾衰竭。霍乱属国际检疫传染病,在《中华人民共和国传染病防治法》中被列为甲类传染病。

## 一、霍乱的传染源

患者和带菌者是霍乱的主要传染源,患者在发病期间可连续排菌,尤其是重型患者吐泻量大,含菌量多,污染周围环境严重。轻型患者在临床上不易确诊,常得不到及时的隔离和治疗。隐性感染者多达 59%~75%,且不易检出。轻型患者和隐性感染者在疾病传播上起着重要作用。

## 二、霍乱的传播途径和流行特征

1. 传播途径
(1)污染的水源和食物。
(2)苍蝇作为媒介传播。
(3)日常的生活接触。
2. 流行特征　霍乱在热带地区常年均可发病,在我国夏秋季为流行季节,高峰期在 7—10 月间。

## 三、人群易感性

人群对霍乱普遍易感。病后可获得一定免疫力,但持续时间短,可再次感染。

## 四、霍乱的潜伏期

本病潜伏期一般为 1~3d,短者为数小时,长者可达 7d。

## 五、病原体特性

霍乱弧菌对热、干燥、酸性环境和一般消毒剂均敏感,干燥 2h 或煮沸 1~2min 可杀灭,在正常胃酸中仅能存活 4~5min,0.2%~0.5% 过氧乙酸溶液可立即将其杀死。但在自然环境中可存活较长时间,尤其在 pH 为 8.4~8.6 的碱性环境中生长繁殖快。在江、河、海水中埃尔托生物型霍乱弧菌可生存 1~3 周,在鱼、虾、壳类食物中可存活 1~2 周,在合适的外环境中可存活 1 年以上。

## 六、霍乱的医院感染预防与控制

1. 隔离传染源

(1)肠道门诊的疫源检索

1)医疗机构应设立标识醒目的肠道疾病专用门诊,进行肠道传染病的预检筛查工作,对来诊腹泻患者进行登记,及时留取便标本送检,以便及早发现霍乱患者和疑似患者。

2)对疑似患者必须就地实施单间隔离治疗,立即向当地疾病预防控制机构报告,区县疾病预防控制机构接报后立即对病例进行实验室复核,复核阳性者,2h 内完成传染病的网络直报工作。

3)确诊患者用专用救护车转运到当地指定传染病医院,转运过程应有专人护送,并随身携带盛装吐泻物的容器,避免造成沿途污染。

4)对陪同家属和密切接触者,在疾病预防控制机构和卫生监督部门的指导监督下,实施居家隔离,进行便检和预防性投药,2 次便检阴性方能解除隔离。

(2)住院患者的隔离

1)将患者和疑似患者安置在医院相对独立的感染性疾病科进行隔离治疗。

2)疑似和临床诊断病例单间隔离,实验室确诊病例可同住一室。

3)患者限制活动区域。

4)教育患者养成良好卫生习惯,坚持饭前便后认真洗手。

2. 切断传播途径

(1)加强饮水和食品购入、加工的管理,餐饮提供人员应定期体检并保持良好的个人卫生,防止医院用水和食品污染。

(2)开展灭蝇、灭蟑螂工作,保证虫害密度达到国家卫生标准。

(3)患者吐泻物彻底消毒,并采用适宜有效的方法处理患者粪便污染物品。

(4)医务人员坚持有效的手卫生,接触污染物戴手套,摘掉手套后洗手,防止不洁的手造成患者间的交叉感染。

(5)病房环境、物体表面、患者餐具、污染织物、吐泻物和容器、患者尸体处理,参照《消毒技术规范》执行。

3. 保护易感人群

(1)医务人员防护:进入病区的医务人员,须穿工作衣裤,戴口罩、帽子,穿工作鞋。进入病室接触患者或患者周围的物品、仪器,或处理污染物,应加穿隔离衣。离开病室应脱掉隔离衣并进行手卫生。

（2）密切接触者可进行预防性服药：一般应用多西环素 200mg 顿服，次日口服 100mg，也可服用诺氟沙星，每次 200mg，每日 3 次，连服 2d。

（3）限制探视，病情危重确须探视者，须在医务人员指导下严格防护后进行。

（黄 晶）

# 第四节　严重急性呼吸综合征的医院感染预防与控制

严重急性呼吸综合征（severe acute respiratory syndrome）简称为 SARS，是一种由新型冠状病毒引起的急性呼吸道传染病，传染性极强，具有在区域、群体中暴发流行和病情进展迅速、病死率较高等特点。SARS 主要通过短距离飞沫、接触患者呼吸道分泌物和密切接触传播。临床上急性起病，以发热为首发和主要症状，伴有畏寒、头痛、肌肉和关节酸痛、乏力、干咳少痰、白细胞减少等症状，部分患者可出现腹泻、恶心、呕吐等消化道症状。严重者出现气促、呼吸加速，但常无上呼吸道的卡他症状，重症病例可出现呼吸窘迫综合征和多器官功能衰竭。

2002 年 11 月 16 日，首例 SARS 病例在我国广东省被发现，其后疫情迅速蔓延，我国和世界部分国家和地区发生暴发、流行。累计感染 8 000 多人，死亡近千人。SARS 的流行对人民健康构成了严重威胁，给社会经济带来巨大冲击。2003 年 4 月，我国将 SARS 列入法定管理传染病。2004 年，中华人民共和国传染病防治法将其列为乙类传染病，采取甲类传染病的预防、控制措施。

## 一、传染源

患者是主要传染源，通常认为症状明显的患者传染性强，如打喷嚏、频繁咳嗽，或使用呼吸机，呼吸道分泌物中含有大量病毒。少数患者有腹泻，排泄物中发现病毒。此外，在患者早期血液中也发现了病毒。潜伏期患者传染性低或无传染性，作为传染源意义不大。隐性感染者是否有传染性，目前尚无足够证据。果子狸、蝙蝠、蛇等动物体内分离出与 SARS-CoV 基因序列高度同源的冠状病毒，提示这些动物可能是 SARS 病毒的寄生宿主和本病的传染源。

## 二、传播途径和流行特征

1. 传播途径

（1）飞沫传播：近距离飞沫传播是本病的主要传播途径，急性期患者的咽拭子，痰标本中检测到 SARS-CoV，当患者咳嗽、打喷嚏，含有病毒的颗粒喷溅到易感者的口鼻黏膜，或经吸入病毒引起感染。

（2）空气传播：易感者吸入含有病毒的气溶胶，是空气传播的一种方式。

（3）血液传播：患者早期血液中检测到病毒，理论上输血相关感染和利器伤相关感染是可能的。但血液传播目前没有相关案例支持。

（4）消化道传播：部分腹泻患者中的排泄物发现了病毒，不能排除肠道传播的可能性。经粪便传播目前未得到证实。

（5）接触传播：通过手接触患者的呼吸道分泌物、消化道排泄物或其他体液，或者间接接触患者污染的物品和环境，再经污染的手接触口、眼、鼻黏膜导致的感染。

（6）实验室传播：多个案例证实 SARS 可通过实验室传播，实验室人员在处理 SARS 标本时未严格实施操作规程和恰当的个人防护措施，导致实验室人员感染的发生。

2. 流行特征　SARS 暴发流行于冬末春初，有显著的家庭和医院聚集发病现象，社区发病以散发为主，主要流行于人口密集的中、大城市，农村地区发病较少。

## 三、人群易感性

人群普遍易感，发病者以青壮年居多，儿童发病率较成人低，但原因尚不清楚。医务人员和 SARS 症状期的密切接触者是本病的高危人群。从事 SARS-CoV 相关实验室的工作人员和果子狸等动物的饲养和销售人员，也是可能被感染的高危人群。患病后机体可产生特异性抗体，免疫力持续 1 年以上。

## 四、严重急性呼吸综合征的潜伏期

本病潜伏期一般为 1~16d，常见为 3~6d，平均为 4~5d。

## 五、病原体特性

SARS-CoV 对外界的抵抗力和稳定性要高于其他人类冠状病毒。在室温物体表面上可存活 3~4d，尿液中至少 1d，腹泻患者的粪便中至少 4 天以上，最长的可在粪便中存活 30d。SARS 病毒对温度敏感，随温度升高，抵抗力下降。在 37℃可存活 4d，56℃ 90 分钟，75℃ 30 分钟可使病毒灭活。但在 -80℃保存稳定，4℃可存活 21d。紫外线照射和过氧乙酸对 SARS 病毒有很好的消毒作用。

## 六、严重急性呼吸综合征的医院感染预防与控制

1. 隔离传染源

（1）感染性疾病科的预检筛查

1）按照原卫生部规定，二级以上医院都应设立感染性疾病科，一级以下医疗机构须设立预检筛查室。感染性疾病科和预检筛查室要在医院入口处有醒目的就诊指引，同时门急诊要做好预检分诊工作，对发热患者要引导到感染性疾病科就诊。发现 SARS 患者或疑似病例时，应立即请专家会诊并尽快向疾病预防控制机构报告，做到早发现、早报告、早隔离、早

治疗。

2）发现符合疑似或临床诊断病例时，应立即以专用车辆将患者转往指定医院。

3）对陪同 SARS 患者就诊的密切接触者，应提供一次性外科口罩，并在疾病预防控制机构的指导下，居家或在指定地点接受为期 14d 的医学观察。

（2）留观和 / 或住院患者的隔离

1）将患者和疑似患者安置在医院相对独立的感染性疾病科进行隔离治疗。

2）病室保持通风良好，有条件应将患者收治在负压隔离病房。

3）给患者提供一次性医用外科口罩或医用防护口罩并要求患者佩戴口罩。

4）限制患者到室外活动。

5）疑似和临床诊断病例单间隔离，实验室确诊病例可同住一室。

6）对患者进行宣教，留观或住院期间注意手卫生和呼吸道卫生。

7）不设陪护、禁止探视和患者间接触。

2. 切断传播途径　由于传播途径尚未完全清楚，有效的预防控制措施还有待探讨。但隔离患者和密切接触者，严格实施消毒，良好通风，加强个人防护已被证实是减少疾病传播的有效措施。

（1）患者转出后诊室必须进行终末消毒后才能安排接诊下一个患者。

（2）病室环境、仪器设备和物体表面每天用适宜消毒剂进行擦拭消毒，有污染随时消毒。

（3）病区空气流向应保证由清洁区向污染区，每小时换气应大于 12 次。空调通风系统应保证局部循环，防止清洁区与污染区或收容疑似与确诊患者区域间空气的交叉污染。

（4）严格医务人员手卫生，防止感染经污染手导致的传播。

（5）患者使用的呼吸机及其呼吸管路，氧气湿化瓶和雾化设备，用后要彻底消毒。

（6）患者的痰液、粪便和呕吐物严格消毒。

（7）医疗废物按照国家《医疗废物管理条例》严格分类、密闭运送，集中无害化处置。

（8）加强实验室安全管理，严格操作规程和个人防护措施。

（9）严格医院污水处理，SARS 流行期间，收住患者的医院应监测污水消毒效果，保证达标排放。

3. 保护易感人群　目前尚无肯定的预防药物，恢复期患者血清对 SARS 的被动预防作用没有得到充足的资料证实。疫苗还处于临床试验阶段。保护易感人群应重点做好以下几点。

（1）为 SARS 患者和疑似患者提供任何诊疗服务时，都必须严格医学防护，穿工作衣裤和工作鞋，戴帽子、医用防护口罩；近距离接触患者时应加穿隔离衣、戴护目镜或护目屏；接触患者或污染物要戴手套；进行产生气溶胶或可能发生体液、血液喷溅的操作时，如气管插管、气管切开、尸体解剖等，应穿胶鞋或鞋套、穿防护服或防水隔离衣，戴全面型呼吸防护器。

（2）保持良好的个人生活习惯，足够睡眠、避免过度劳累。

（3）养成良好的卫生习惯，坚持勤洗手，不用脏手揉眼睛、抠鼻子。咳嗽、打喷嚏用手绢或纸巾遮盖口鼻部，有呼吸道症状时及时就医，并在外出时戴口罩。

（4）疫情流行期间，尽量减少外出，不到人群密集的场所。

（黄　晶）

# 第五节　炭疽(肺炭疽)的医院感染预防与控制

炭疽是由炭疽杆菌引起的一种急性动物源性传染病,主要在牛、羊、骆驼、马、骡等食草动物中发生。人类通过接触感染的病畜和染菌的皮、毛、肉或食用病畜的肉制品以及从污染环境吸入炭疽杆菌等途径感染。炭疽主要分为三种类型:皮肤炭疽、肺炭疽和肠炭疽。其中肺炭疽在临床上是最严重的一种,又称为吸入性炭疽,不仅传染性强,而且对人的健康危害严重。通常起病较急,初始肺炭疽的症状与感冒相似,2~4d后症状加重,表现高热、呼吸困难,出现胸痛、咳血痰、发绀和大汗。肺部有啰音及喘鸣,X线片显示纵隔增宽,支气管肺炎和胸腔积液征象。患者常并发败血症、休克、脑膜炎死亡,病死率高达80%~100%。近年来人们担心恐怖分子将炭疽杆菌芽孢用作战场和恐怖袭击的生物武器,因此,炭疽引起世界各国的高度关注。我国将炭疽列为乙类传染病,将肺炭疽按甲类传染病进行预防与控制。

## 一、传染源

1. 炭疽的传染源主要是患病的食草动物,如马、牛、羊、骆驼,其次是猪和狗等受染的家畜。

2. 人与人的传播尚未确定。

## 二、传播途径和流行特征

1. 传播途径

(1)接触传播:直接接触感染动物的皮、毛和肉可引起皮肤炭疽。人直接或间接接触染疫动物的分泌物或排泄物可感染,患者的痰液、粪便和病灶渗出物具有传染性。

(2)呼吸道传播:处理动物皮毛时,吸入带炭疽杆菌芽孢的尘埃,引起肺炭疽。

(3)消化道传播:食用未充分加热的带菌肉食,可引起肠炭疽。

(4)实验室传播:微生物实验室发生雾化释放炭疽杆菌芽孢,人吸入性炭疽菌引起感染。

2. 流行特征　由于人类对炭疽杆菌感染的敏感性较低,尚未发现本病的流行,大部分为散发病例。感染多发生于农牧民、屠宰、兽医、皮毛加工和肉类加工等特定人群。由于动物疫苗的广泛接种,部分发达国家家畜中的炭疽已被消除,但在发展中国家每年都有一定数量的散发病例。

## 三、人群易感性

人群普遍易感,多见于农牧民,屠宰、皮毛加工人员,兽医及实验室人员。感染后可获较持久免疫力。

## 四、炭疽的潜伏期

潜伏期为1~5d,最长潜伏期可至2周。肺炭疽可短至12h,肠炭疽可于24h内发病。

## 五、病原体特性

炭疽杆菌为染色粗大的革兰氏阳性杆菌,长5~10μm,宽1~3μm,无鞭毛,可形成荚膜,镜下形态呈竹节状,在体外环境下可形成芽孢。炭疽杆菌对紫外线、加热和常用消毒剂均十分敏感。但炭疽杆菌芽孢耐受性强,能耐受140℃干热1~3h或100℃湿热5min。在尸体和自然环境可存活数年,在土壤中长期持续存在。煮沸10min或用高锰酸钾、甲醛等消毒剂,可以杀死芽孢。

## 六、炭疽(肺炭疽)的医院感染预防与控制

1. 隔离传染源

(1)严格传染病的筛查:医院感染性疾病科和门急诊严格对来诊患者的预检筛查,发现肺炭疽患者或疑似患者要采取严格隔离措施,并在诊断后2小时内填写传染病报告卡并向属地疾病预防控制中心(Center for Disease Control and Prevention,CDC)进行网络直报。

(2)严密隔离疑似患者和密切接触者:①对可疑肺炭疽患者和陪同就医的密切接触者应立即提供一次性外科口罩;②患者或疑似患者实施就地隔离,病室保持通风良好;③限制患者室外活动;④教育患者勤洗手和保持呼吸道卫生。

(3)确诊患者尽快用专用车辆将患者送至传染病医院进行隔离治疗。

(4)患者应住负压隔离病房,病室空气交换每小时大于12次。

(5)疑似患者和临床诊断患者单间隔离,实验室确诊病例可同住一室。

2. 切断传播途径

(1)肺炭疽患者病室内空气排出室外前必须经过滤消毒,防止周围环境的污染。

(2)疑似患者和确诊患者收住区域的空调系统必须是独立循环,防止因污染气溶胶导致的交叉感染。

(3)患者呼吸道分泌物、粪便污染的仪器、设备、物品等必须严格消毒。

(4)患者用过的床单、被套、衣物等污染织物,应直接投入密闭包装袋内,直接入压力蒸汽灭菌器或消毒剂浸泡消毒后清洗,也可以直接入洗衣机80℃洗涤40min,防止抖甩扬尘污染环境。

(5)患者使用后的呼吸机应严格进行终末消毒。呼吸机管路直接入消毒液中浸泡消毒或直接入清洗机进行清洗。

(6)严格实验室生物安全管理,坚持正确的操作规程,防止生物气溶胶污染导致感染的发生。

(7)医疗废物严格处理。

(8)收容肺炭疽患者期间,医院污水要严密监测,保证达标排放。

(9)严格按甲类传染病进行患者尸体处理。

3. 保护易感人群

(1)进入肺炭疽病区的医务人员或进入疫区的工作人员可接种炭疽杆菌疫苗或炭疽芽孢疫苗,以预防炭疽感染。

(2)医务人员进入病区要严格进行医学防护。穿工作衣裤和工作鞋,戴帽子、医用防护口罩。接触患者和污染物要戴手套,摘手套后立即洗手。近距离接触患者和/或进行可能产生喷溅的操作时,要戴护目镜并加穿隔离衣,穿胶鞋或鞋套。实施产生气溶胶操作时,要戴全面呼吸防护器。

(黄 晶)

# 第六节　埃博拉出血热的医院感染预防与控制

埃博拉出血热是由埃博拉病毒引起的一种急性出血性传染病,主要通过接触患者或感染动物的血液、体液、分泌物和排泄物等而感染,临床表现主要为突起发热、出血和多脏器损害。埃博拉出血热病死率高,可达50%~90%。本病于1976年在非洲首次发现,主要在乌干达、刚果、加蓬、苏丹、科特迪瓦、南非、几内亚、利比里亚、塞拉利昂、尼日利亚等非洲国家流行。

## 一、传染源和宿主动物

感染埃博拉病毒的患者和灵长类动物为本病传染源。目前认为埃博拉病毒的自然宿主为狐蝠科的果蝠,尤其是锤头果蝠、富氏前肩头果蝠和小领果蝠,但其在自然界的循环方式尚不清楚。

## 二、传播途径

接触传播是本病最主要的传播途径。可以通过接触患者和被感染动物的血液、体液、分泌物、排泄物及其污染物感染。病例感染场所主要为医疗机构和家庭,在一般商务活动、旅行、社会交往和普通工作场所感染风险低。患者感染后血液中可维持很高的病毒含量。医护人员、患者家属或其他密切接触者在治疗、护理患者或处理患者尸体过程中,如果没有严格的防护措施,容易受到感染。埃博拉出血热患者的精液中可分离到病毒,故存在性传播的可能性。有动物实验表明,埃博拉病毒可通过气溶胶传播。虽然尚未证实有通过性传播和空气传播的病例发生,但应予以警惕,做好防护。

## 三、人群易感性

人类对埃博拉病毒普遍易感。发病主要集中在成年人,这和暴露或接触机会多有关。

尚无资料表明不同性别间存在发病差异。目前埃博拉出血热尚无疫苗可以预防。

## 四、埃博拉出血热的潜伏期

本病潜伏期为2~21d,一般为8~10d。尚未发现潜伏期有传染性。

患者急性起病,发热并快速进展至高热,伴乏力、头痛、肌痛、咽痛等;并可出现恶心、呕吐、腹痛、腹泻、皮疹等。病程第3~4天后可进入极期,出现持续高热,感染中毒症状及消化道症状加重,有不同程度的出血,包括皮肤黏膜出血、呕血、咯血、便血、血尿等;严重者可出现意识障碍、休克及多脏器受累,多在发病后2周内死于出血、多器官功能障碍等。

## 五、病原体特性

埃博拉病毒属丝状病毒科,为不分节段的单股负链RNA病毒。病毒呈长丝状体,可呈杆状、丝状、"L"形等多种形态。毒粒长度平均1 000nm,直径约100nm。病毒有脂质包膜,包膜上有呈刷状排列的突起,主要由病毒糖蛋白组成。埃博拉病毒基因组是不分节段的负链RNA,大小为18.9kb,编码7个结构蛋白和1个非结构蛋白。

埃博拉病毒可在人、猴、豚鼠等哺乳类动物细胞中增殖,对Vero和Hela等细胞敏感。

埃博拉病毒可分为扎伊尔型、苏丹型、塔伊森林型、莱斯顿型和本迪布焦型。除莱斯顿型对人不致病外,其余四种亚型感染后均可导致人发病。不同亚型病毒基因组核苷酸构成差异较大,但同一亚型的病毒基因组相对稳定。

埃博拉病毒对热有中度抵抗力,在室温经4℃存放1个月后,感染性无明显变化,60℃灭活病毒需要1h,100℃5min即可灭活。该病毒对紫外线、γ射线、甲醛、次氯酸、酚类等消毒剂和脂溶剂敏感。

## 六、埃博拉出血热的医院感染预防与控制

目前尚无预防埃博拉出血热的疫苗,严格隔离控制传染源、切断传播途径、加强管理和个人防护以保护易感人群是防控埃博拉出血热的关键措施。

1. 隔离传染源

(1)埃博拉出血热患者隔离区域应当严格限制人员出入,医务人员应相对固定。

(2)埃博拉出血热留观病区和定点收治病区应当建立严格的探视制度,不设陪护。若必须探视,应当严格按照规定做好探视者的个人防护。

2. 切断传播途径

(1)患者诊疗与护理尽可能使用一次性用品,用品使用后均按照医疗废物处置;必须重复使用的诊疗器械、器具和物品应先用1 000mg/L的含氯消毒液浸泡30min,再按照常规程序进行处理。患者的分泌物、排泄物、小面积污染等建议使用含消毒成分的吸湿材料覆盖,吸收后按医疗废物处置,再进行相应环境与物品的清洁、消毒;较大范围污染的,首选漂白粉覆盖,待液体吸收后清理,倒入污水处理系统。

(2)隔离病房的消毒工作应遵循《医疗机构消毒技术规范》的基本要求和原则。听诊

器、体温计、血压计等医疗器具应专人专用,定期消毒。如遇污染,随时消毒。

(3)病房物体表面如床头柜、水龙头、门把手以及各种台面等,用500~1 000mg/L 的含氯消毒剂或其他符合要求的表面消毒剂(如醇类消毒剂)擦拭消毒;地面每天使用500~1 000mg/L 含氯消毒液湿式清扫、消毒。如遇污染,随时消毒。

(4)患者出院、转院时应当按《医疗机构消毒技术规范》要求进行严格的终末消毒。

(5)患者所有的废弃物应当视为医疗废物,严格按照《医疗废物管理条例》的要求,双层封扎,标识清楚。相关医疗废物应当及时密闭转运,焚烧处理。

(6)所有涉及埃博拉病毒的实验活动应严格按照我国实验室生物安全有关规定执行。采集标本应做好个人防护。标本置于符合国际民航组织规定的 A 类包装运输材料之中,按照《可感染人类的高致病性病原微生物菌(毒)种或样本运输管理规定》要求运输至具有从事埃博拉病毒相关实验活动资质的实验室。开展相关实验活动的实验室应有相应的生物安全级别和实验活动资质。相应实验活动所需生物安全实验室级别应符合《人间传染的病原微生物名录》的规定:病毒培养在 BSL-4 实验室中进行,动物感染实验在 ABSL-4 实验室中进行,未经培养的感染材料的操作在 BSL-3 实验室中进行,灭活材料的操作在 BSL-2 实验室中进行,无感染性材料的操作在 BSL-1 实验室中进行。

3. 保护易感人群

(1)诊疗过程中,应当戴乳胶手套、医用防护口罩、面罩(护目镜),穿防护服、防水靴或者密封的鞋和鞋套等个人防护用品,避免无防护接触患者的血液、体液、分泌物、排泄物或受到其血液、体液、排泄物污染的物品及环境;尽量减少针头及其他锐器的使用,执行安全注射,正确处理锐器,严格预防锐器伤。

(2)医务人员进出隔离病房时,应当遵循《医院隔离技术标准》的有关要求,严格按照相应的流程,正确穿脱防护用品,重点注意做好眼睛、鼻腔、口腔黏膜的防护。穿脱个人防护用品时,为减少和避免脱卸过程可能的污染,建议先戴口罩再戴帽子,确保在脱卸时能最后摘除口罩;护目镜和防护面罩应在穿防护服前完成,脱卸时要先脱防护服再脱卸面部防护用品。使用后的一次性使用防护用品严格按照医疗废物处置,可以复用的防护用品严格遵循消毒与灭菌的流程。

(3)医务人员应当严格遵循《医务人员手卫生规范》要求,及时正确进行手卫生。

(4)医务人员暴露于患者的血液、体液、分泌物或排泄物时,应当立即用清水或肥皂水彻底清洗皮肤,再用 0.5% 碘伏消毒液或 75% 醋酸氯己定和乙醇溶液擦拭消毒;黏膜应用大量生理盐水冲洗或 0.05% 碘伏冲洗;发生锐器伤时,应当及时按照锐器伤的处理流程进行处理;暴露后的医务人员按照密切接触者进行隔离医学观察。

(5)采集标本时应当做好个人防护。标本转运应当按照 A 类感染性物质包装运输要求进行,即应当将标本置于符合规定的具有生物危险标签、标识、运输登记表、警告用语和提示用语的容器内,容器应置于具有防水、防破损、防渗漏、耐高温、耐高压的外包装中,主容器与外包装间填充足够的吸附材料。标本由专人、专车护送至卫生行政部门指定的专门实验室检验,护送过程中应当采取相应的防护措施。

(6)应当对参与患者诊治的医务人员进行健康监测,一旦出现疑似症状或感染症状,应当立即进行隔离、诊治并报告。

(黄 晶)

## 参 考 文 献

［1］中华人民共和国国家卫生和计划生育委员会.埃博拉出血热防控方案第二版 [J]. 传染病信息, 2014, 27 (4): 1-2.

［2］中华人民共和国国家卫生和计划生育委员会.埃博拉出血热医院感染预防与控制技术指南第一版 [J]. 传染病信息, 2014, 27 (5): 260-261.

# 第三十二章

# 乙类和丙类呼吸系统传染病的医院感染预防与控制

呼吸系统传染病在全世界仍然是一个主要的疾病原因,有效的感染控制可以为改善人类生存状况作出巨大贡献。随着新发传染病的不断出现,尤其是近年来新型冠状病毒感染、SARS、人感染高致病性禽流感和甲型 $H_1N_1$ 流感在全球范围内的广泛流行,呼吸系统传染性疾病在医院感染预防与控制的重要性日趋显现。医疗机构是人群聚集的特殊环境,每天有成千上万人在医院内流动,包括患者、陪护家属、探视人员、医疗物资配送和医疗废物运输人员等。很多感染性疾病的早期症状是非特异性的,给临床诊断带来困难;而有些传染病在初发时就具有很强的传染性,人群对新发传染病又普遍缺乏免疫力,这些都加大了传染病在医院内的控制难度,各级医疗机构必须时刻保持高度警觉,早期识别,立即隔离高传染性患者,有效遏止传染病在医院内的传播。

2004 年新修订的《中华人民共和国传染病防治法》,将传染病分为甲、乙、丙三类。

乙类和丙类传染病当中主要通过呼吸系统传播的传染病包括:新型冠状病毒感染、传染性非典型肺炎(严重急性呼吸综合征)、肺结核、流行性感冒、麻疹、水痘、风疹、猩红热、肺炭疽、流行性腮腺炎、流行性脑脊髓膜炎等,其中,新型冠状病毒感染、肺结核、流行性感冒、麻疹、水痘等疾病由于传染力强,是发生医院感染暴发的重点防控对象。

## 一、呼吸系统传染病对人类的挑战

传染病始终是危害人民生命和健康的主要敌人。新中国成立以来,国家在传染病防控上取得了巨大成绩,人民大众也一直没有停止与传染病进行顽强的抗争,但是迄今很多传染病尚未得到有效控制。特别是一些新发呼吸道传染病的不断出现,新型冠状病毒感染、SARS、人感染高致病性禽流感和甲型 $H_1N_1$ 流感等;老的呼吸系统传染病也不甘寂寞,如肺结核、水痘、麻疹等频繁扰民。我国结核病发病率居世界第二,是世界上 30 个结核病高负担国家之一,结核病的死亡人数超过了其他传染病死亡人数的总和,在农村和贫困地区尤为严重,是因病致贫、因病返贫的主要疾病之一。如何控制呼吸系统传染病在医院的聚集出现,保证医疗安全,是对医院管理者提出的要求和挑战。《国际卫生条例》指出,要特别关注一些可引发全球性公共卫生紧急事件的呼吸系统病原体,并要求世界各国必须建立应对突发公共卫生事件的应急体系,不断提高防范突发传染病危害的能力。

### (一) 呼吸系统传染病的特点

呼吸系统传染病大多可通过空气传播。病原体可在空气中随风大面积扩散,具有传播速度快,隔离条件高,感染控制难度大等特点。

1. 空气是微生物生存的载体　空气既是微生物扩散的介质,又是微生物的生活环境之一。微生物一般很少单独浮游于空气中,通常是依附在气溶胶和尘埃颗粒中。部分空气传播病原体对外界抵抗力强,在环境中存活时间较长,如结核菌在飞扬中的空气中可存活8~10d,在潮湿处能生存20周以上;悬浮在空气中的麻疹病毒颗粒也能存活几个小时。有报道,麻疹病例发生在未曾面对面接触过患者的人,而该继发患者曾经在空气流通不畅的房间里停留过一段时间,而这个房间又刚刚接诊过麻疹患者。因此,对于暴露在封闭房间的易感个体,麻疹患者的咳嗽可能是一个重要的病毒来源。有传染性的患者离开房间2h,易感者进入该房间也可能被传染。

2. 呼吸系统传染病传播速度快　呼吸道传染病患者,咳嗽、咳痰是常见的临床症状。患者咳嗽、打喷嚏时病原体可随飞沫喷出,因重力作用,大于$100\mu m$的含菌飞沫微粒很快坠落在地面或物体表面。由于水分蒸发,飞沫可形成小于$5\mu m$的飞沫核,如通风不良,飞沫核可在空气中飘浮5h。落在地面、物体表面的痰沫干后也可与尘埃混合在一起,当擦拭物体表面、扫地、走路或吹风时又可使这种含菌尘埃飞扬到空气中。由于空气无孔不入,病原体又可在空气中较长时间飘浮,借助风力病原体可向周围大面积扩散,形成长距离传播。当人们大量吸入这些含菌飞沫核或尘埃后,即可感染发病。由于病原体的空中传输,呼吸系统传染病具有传播速度快、易引起聚集发病等特点。

3. 患者隔离条件要求高　为了减少空气传播疾病对环境的污染和对其他人健康的伤害,有条件的医疗机构应将须防范空气传播的传染患者单独收住在空气隔离房间(负压房间)。空气隔离房间要求每小时换气6~12次,房间的门要关闭,并保证气流由室外经大厅向病房内有组织流动,空气在排出房间前要经过消毒。但空气隔离病房在很多医疗机构尚不具备,单间隔离需要更多房间,在患者收容压力下往往做不到,且负压病房运行费用昂贵。这些因素影响了空气传播疾病的隔离,给传染病防控带来了困难。

### (二)呼吸道传染病所致挑战和医疗机构应对感染的措施

由于呼吸系统传染病的传播特性,为医务人员提供良好的工作环境,为患者提供安全的就医环境,有效减少医院感染发生,是医疗机构面临的挑战,也是各级医疗机构管理者的责任和义务。

1. 医疗机构面临的挑战

(1)许多呼吸系统传染病的早期症状和体征是非特异的,大多数都以发热、咳嗽、咽痛等为主要症状,给医师临床诊断带来困难。

(2)这些疾病在发病初期就具有很强的传染性,部分新发传染病在发病初期甚至以无症状感染者的形式出现,而这些患者就诊时就成为了重要传染源。由于诊断不明确,又不能及时隔离患者,是导致医院感染聚集出现的高风险因素。

(3)医疗机构内就医患者人数多,致使就医环境拥挤,加之诊室通风不良,为呼吸道传染病的传播提供了便利条件。

(4)在诊疗过程中,如气管切开、气管插管以及吸痰、进行支气管镜检查等操作,使病原体气雾化,利于病原体的传播。

(5)一些新发呼吸系统传染病在初发时没有诊断试剂,或快速诊断试剂非常昂贵,在经济欠发达地区无法广泛使用,阻碍了疾病的早发现、早诊断、早隔离、早治疗。

(6)一些新发呼吸系统传染病没有特效药和疫苗,不能有效地进行感染控制。

2. 医疗机构应对呼吸道传染病控制原则

(1)医疗机构应建立完善的疾病控制和/或医院感染管理组织,由专人负责医院内传染病的控制和医院感染的管理,并认真履行职责。

(2)医疗机构应建立、健全呼吸道传染病的预检筛查、感染控制、感染监测等制度和应对突发传染病在医院内播散的应急预案,逐步形成长效管理机制。

(3)在医务人员和患者中广泛开展疾病和健康教育培训,提高对呼吸系统传染病的认知度,逐步提高对疾病的诊断水平和预防能力,确保各项感染控制措施的落实。

(4)定期进行呼吸道传染病接诊流程的演练,不断提高医务人员的应急能力。

(5)加强对患者和工作人员医院感染的监测,对感染控制措施落实情况进行督导和评估,并及时反馈结果,不断提高感染控制质量。

(6)加强与 CDC 等机构的工作对接,确立传染病患者闭环交接管理工作流程,避免传染病患者与更多易感人群的接触传播。

## 二、控制呼吸系统传染病在医院内的传播

### (一)感染性疾病科和/或预检筛查室的建设

二级以上综合医院接诊患者数量大,是患者首诊就医的地方。为提高医院感染性疾病诊疗和感染控制水平,增强医院预防、控制传染病的能力,2009 年 9 月,卫生部颁布了《关于二级以上综合医院感染性疾病科建设的通知》。按照卫生部的要求,认真落实感染性疾病科建设的有关规定,做到早发现、及时隔离急性呼吸道传染病患者,是保护人民群众身体健康和生命安全,促进经济和社会稳定发展在医疗卫生工作中的具体体现。

1. 感染性疾病科和预检筛查室的建设选址

(1)医疗机构相对独立的区域,利于患者隔离治疗。

(2)交通方便,便于患者就诊。

(3)选择地基比较平坦的地段,防止积水潮湿以及微生物繁殖。

(4)选择附近有比较完善市政公用系统的区域,条件允许应有单独上下水设施,以利污水排放。

(5)注重医疗废物处置,以保证周围环境的卫生。

2. 感染性疾病科和预检筛查室布局流程要求 感染性疾病科和预检筛查室内部结构应做到布局流程合理,分区清楚,有醒目标识,便于患者就诊,并符合医院感染预防与控制要求。

(1)医院感染性疾病科门诊应设置独立的挂号收费室、呼吸道和肠道疾病患者的各自候诊区和诊室、治疗室、隔离观察室、检验室、放射检查室、药房、专用卫生间。

(2)综合医院感染性疾病科门诊还应设置处置室和抢救室等。

(3)有感染性疾病病房的,其建筑规范、医疗设备和设施应符合国家有关规定。

(4)感染性疾病科内部有明确的三区划分。清洁区、潜在污染区和污染区分区明确,各

区之间无交叉,有明显标识。

(5)人流物流洁污分开。设医务人员专用通道,呼吸道患者和消化道患者各自专用通道。

(6)呼吸道患者诊疗区可采用自然或机械措施保证通风良好,并维持合理的空气流向。有条件的医疗机构,应建立负压空气隔离室,负压空气隔离室应设缓冲间,并保证不同区域的压力梯度,驱使空气由内走廊,向缓冲间,进入病室,最后通过厕所的排风系统排出室外。采用空调系统或设备时,应遵照国家有关规定,在回风口上设置阻隔式高中效空气过滤设备。该装置的初阻力应不大于20Pa,对微生物的一次通过清除效率在90%以上,对颗粒物的一次通过清除效率(计重)应不低于95%。空调系统或设备的新风应至少设置粗效和中效过滤器或整体式净化机组。

3. 感染性疾病科和/或预检筛查室的功能定位

(1)感染性疾病科和预检筛查室应具备与医院级别、功能和任务相适应的场所、设备、设施和人员,以保障各项工作及时有效开展。

(2)预检筛查室(传染病接诊室):将防控传染病的关口前移,履行预防为主、有效防范的职能,对就诊患者详细询问病史,进行初步检查,将可疑传染病患者安全转送到设置传染病门诊的医疗机构。

(3)感染性疾病科(传染病专用门诊):是对就诊患者进行预检、分诊,做到传染病的早发现、早隔离、早治疗,对须留院观察的病例及时转送到辖区内设置隔离留观室或隔离病房的医疗机构内。

(4)设有一定床位的感染性疾病科,是医院大内科的一个重要分支学科,属于临床业务科室,承担各种感染性疾病的诊断、鉴别诊断,以及医疗救治任务。为各类抗感染药物的合理应用提供专业咨询和指导,同时参与传染病的隔离、消毒等医院感染防控工作。

(5)加强非感染性疾病专业医生的新发突发传染病相关知识培训、轮转和演练,以"平战结合"形式做好人才储备工作,为应对突发公共卫生事件打好坚实基础。

**(二)急性呼吸系统疾病的早期识别和隔离**

综合医院的患者症状多样,来源复杂,且相当一部分患者的首诊科室并非其罹患疾病的相应专科,而是到急诊或门诊的其他专科就诊,因此通过呼吸道传播的传染病对门急诊的院感防控形成重大挑战。针对于此,可采取的措施包括:

1. 严格筛查 在医院入口处,设立分诊台,安排专人对有急性呼吸系统感染症状的患者进行预检筛查,以早期识别潜在高风险患者。针对疑似结核、流行性感冒、水痘或其他通过空气或飞沫传播的疾病,分诊专员应立即将患者引导安置到单独的、远离其他患者、通风良好的感染性疾病科或发热门诊。避免在候诊大厅候诊。

2. 认真分诊 如分诊专员对病情把握不准,可与内科医师或指定的临床医师讨论该患者是否必须就诊,是否可以重新安排或通过线上处理。在流行性感冒或其他呼吸道感染的季节,应将候诊区分为有呼吸道症状区和无呼吸道症状区。

3. 提供优先服务 患者一旦筛查可疑,要建立通往指定区域(如发热门诊、感染科门诊或病房)的快捷通道,尽快提供有关诊断和治疗措施,减少患者在人群中暴露的时间,降低其他患者和医务人员被感染的风险。如果本医疗机构无法提供相应诊治,应及早进行转诊。

可疑患者在就诊和转运过程中应注意：

(1)在可行的情况下,建议患者通过专用通道进入诊室(医患通道分开)。

(2)医疗人员提前检测免疫状态或接种相关疫苗。推荐具有免疫力的工作人员照护疑似病例(例如有麻疹感染史或麻疹疫苗接种史的医护人员接诊疑似麻疹病例)。所有不具有免疫力的工作人员照护患者时必须佩戴口罩。

(3)患者应佩戴口罩(候诊、隔离、就诊时)。

(4)快速将患者带入诊室或检查室,避免在等候区停留。

(5)保持检查室门关闭。

(6)采取标准防护措施,在患者离开后进行消毒工作。

4. 科学进行诊断和鉴别诊断　感染性疾病科以及各临床一线医务人员,对潜在风险的急性呼吸道感染疑似患者应结合流行病学资料和临床症状、体征,进行早期识别,认真进行鉴别诊断。

(1)流行病学史

1)周围人群有无聚集性发病现象。

2)近期是否去过出现有潜在风险的急性呼吸系统感染患者聚集的地区。

3)当地动物有无出现不明原因的发病或死亡,与病、死动物是否有接触史。

4)当地社区或医院呼吸系统感染患者的发病率和就诊率是否有明显增高现象,以及是否与患者有过密切接触。

5)是否为实验室接触病原微生物的工作人员,近期发生过职业暴露。

6)近期是否接触禽类、野生动物或暴露于这些动物排泄物及其污染的环境等。

(2)临床症状:出现了不明原因的急性发热,体温超过38℃,伴有咳嗽和气促等呼吸道感染症状。

### (三)疑似和／或确诊急性呼吸道感染病例的报告

各级各类医疗机构的医务人员发现不明原因疑似或确诊急性呼吸道感染病例(符合不明原因肺炎病例),应立即报告医疗机构相关部门,由医疗机构在12h内组织本单位专家组进行会诊和排查,仍不能明确诊断的,应立即填写传染病报告卡,注明"不明原因肺炎"并进行网络直报。不具备网络直报条件的医疗机构,应立即向当地县级疾病预防控制机构报告,并于24h内将填写完成的传染病报告卡寄出,以便开展流行病学调查,及时隔离留观可能的传染源。县级疾病预防控制机构在接到电话报告后,应立即进行网络直报。

### (四)疑似和／或确诊呼吸道感染患者的安置

对具有传播风险的患者,医务人员应采取适当的隔离措施安置患者,以防止疾病传播。

1. 有条件的医疗机构应将具有潜在风险的急性呼吸系统感染患者安置在通风良好的房间或空气隔离病房(负压病间),病室应保证每小时空气交换次数大于12次,并控制空气流向,以有效阻断病原体的空气传播,减少呼吸系统传染病的院内交叉传播。为达到病室通风良好,医院一般采用自然通风和机械通风两种通风方式。

(1)自然通风:是通过打开门窗,让新鲜的空气自由进出。自然通风是利用室外风压(风向、风速)和建筑物内外空气的密度差,促使空气流动。使室内污秽的空气自然排出,同时由室外补进新鲜空气。自然通风下将门窗全部打开,形成对流,以促进空气的流通。

(2)机械通风:通过安装通风设备,如利用风机、风扇等运转产生的动力,驱动室内外空气的流动和交换,以达到通风换气的目的。机械通风一般分为以下三种方式。

1)机械送风与机械排风并用方式:这种通风方式能根据需要设定换气次数或保持室内的正、负压,通风效果最好。该方式适用于卫生条件要求较高的场所。

2)机械送风与自然排风并用方式:这种方式室内只能保持正压,不能保持负压。由于送风可使室内有害气体扩散,适用于污染源分散及室内空气污染不严重的场所。

3)自然进风与机械排风方式:能有效地保持室内负压。该方式适用于留观或收住急性呼吸道感染患者室内空气污染较重的场所。要求所有门窗保持关闭,最小循环通风次数是每小时 12 次。保证空气由公共清洁区域向患者区域流动。排出室外空气须经低阻高效过滤器,排风口应远离门窗和行人马路。

2. 将疑似或临床诊断患者分别安置于单独房间,以避免疾病的交叉感染。

3. 当条件不允许时,可将相同诊断的患者或疑似患者安置在采取相同感染预防控制措施的病房。最好将实验室相同诊断的患者安置在一起,否则有发生交叉感染的风险。如果在实验室诊断前,需要将类似的疑似患者安置在同一病房时,必须采取以下措施。

(1)病床的间距要大于 1.1m。

(2)进入该病房的人数尽可能减到最少。

(3)安排专门的护理团队。

(4)患者使用的诊疗物品固定专用,避免患者共用仪器设备。如果条件不允许,须在下一个患者使用前消毒设备。

(5)定期清洁、消毒公共区域。

(6)确保患者、探视者和护理人员执行手卫生。

(7)患者应佩戴一次性医用外科口罩或医用防护口罩,医护人员根据情况选择合适类型的医用口罩。

4. 当确诊呼吸道感染类型后,而本医疗机构又不具备此种呼吸道感染性疾病相应的防控和处理能力,应及时联系相关疾病预防控制部门,将患者转诊到指定的传染病定点收治医院,并制订好妥善的交接和转运措施。

**(五)对疑似和 / 或确诊呼吸道感染患者的教育**

在门诊和病房等处,通过滚动屏、宣传栏或讲座等方式,教育患者注意呼吸道卫生,养成良好的个人卫生习惯。

1. 告知患者咳嗽或打喷嚏时用手绢或纸巾掩盖口鼻部,丢弃纸巾后立即进行手卫生。

2. 为患者提供一次性外科口罩,并请患者正确佩戴口罩。

3. 养成经常洗手的良好习惯。

## 三、医院感染预防与控制措施

预防和控制医院感染,是保障患者安全,提高医疗质量以及维护医务人员职业健康的一项重要工作,越来越受到全世界医学界的广泛关注。促使医院感染发生的原因很多。由于疾病谱的变化和人口老龄化程度的不断提高,患者免疫力降低,易感人群迅速增加;随着医学技术的快速发展,各种介入性诊断治疗技术的不断应用,给病原体创造了潜在感染的途径;医院感染预防与控制措施薄弱;拥挤的医院就医环境;医务人员工作中未实施标准预防;污染物品没有规范消毒等,这些都便于医院感染的传播。

在医疗机构内有两个主要的感染源:一方面是感染的患者,患者可以通过各种途径将病原体排出,导致患者之间的交叉感染。尤其是通过咳嗽、打喷嚏,使含有病原体的飞沫喷到周围空气中,医院中的其他患者直接吸入病原体可引起感染的发生。另一方面是由于患者体液、血液、排泄物、分泌物、伤口渗出液等污染诊疗用品、器械和仪器,下一个患者在使用前又未经有效消毒导致的感染性疾病传播。因此,无论何时,只要给患者提供服务,无论诊断与否,为保护患者和医务人员健康,都应当采用标准预防措施。

### (一)标准预防

标准预防(standard precaution)是针对医院所有患者和医务人员采取的一组预防感染措施,包括手卫生、根据预期可能的暴露选用手套、隔离衣、口罩、护目镜或防护面屏,以及安全注射。也包括穿戴合适的防护用品处理患者环境中污染的物品与医疗器械。

标准预防是基于患者血液、体液、分泌物(不包括汗液)、非完整皮肤和黏膜均可能含有感染性因子的原则。

标准预防是最基础的医院感染防控措施,正确实施标准预防,能够有效预防和控制医院感染发生。标准预防主要包括的措施有手卫生,穿戴个人防护用品、避免接触患者体液以及伤口,呼吸道卫生,避免针刺伤和其他锐器伤,环境和仪器设备的清洁和消毒,织物的清洁以及医疗废物的正确处理等。

1. 手卫生 有足够的证据证明,不能适当地实施手卫生被认为是导致医院感染和多重耐药菌传播的重要途径,很多医院感染的暴发和医护人员的手污染有关。多项研究显示,改善手部卫生可以降低30%的医院感染。手卫生被认为是最简单、最便捷、最经济、最有效地防止医院感染的重要手段。

(1)手部的正常菌群:正常人体皮肤上主要有两种细菌寄居。一种是固定菌群又称为常驻菌,另一种是转移菌群,也称为暂驻菌。

1)常驻菌:常驻菌通常居住在皮肤角质层上皮细胞下面,也可以在皮肤表面发现,如凝固酶阴性葡萄球菌、棒状杆菌类、丙酸菌属、不动杆菌属等。常驻菌有两个主要保护功能:抗外来微生物以及在微生态系统中竞争营养。常驻菌致病潜力低,通常很少与感染有关,但可被介入性器械带入体内而致病,一旦致病,常规方法很难去除。常驻菌也可以侵入无菌体腔、眼睛或非完整皮肤内引起感染。

2)暂驻菌:暂驻菌主要集中在表层皮肤,一般不在皮肤上繁殖,但它们会在皮肤表面存活。暂驻菌通常由医护人员在直接接触患者而获得或接触患者附近污染的环境表面而获得。暂驻菌存活期较短,但致病潜力高,是大部分医院感染病原体和耐药菌传播的主要原因。暂驻菌的感染依赖于皮肤表面的微生物种类、数量和皮肤潮湿度。很多医护人员的手可能持久定植金黄色葡萄球菌、革兰氏阴性杆菌或真菌等病原体。通过普通洗手可以降低暂驻菌的定植。

(2)手部病原体的传播:通过医护人员的手将医院相关性病原体从一个患者传播至另外

一个患者需要 5 个连续的要素。

1)微生物出现在患者皮肤上,或已经传播到了患者周围的物品上。

2)微生物必须传播到医护人员的手上。

3)微生物必须能够在医护人员的手上存活至少数分钟。

4)医护人员洗手被忽略或手消毒一定是不正确的,或使用的是不合格的手卫生产品。

5)医务人员污染的手和另外的患者或物品直接接触,而这个物品会和患者直接接触。

(3)手卫生实施的影响因素:为了控制医院病原体通过手传播,近些年,许多国家开展了手卫生运动,进行了广泛的手卫生宣传并制定了手卫生规范或指南。但在全世界,手部卫生规范操作的依从性依然很差。许多负面因素影响了医务人员对手卫生规范的执行。因此,改善手部卫生是控制感染所面临的重大挑战之一。不遵守手卫生规范有以下常见原因。

1)工作繁忙,医务人员与患者的接触频率太高,没有足够的洗手时间。

2)手消毒剂引起的皮肤刺激或对洗手产品过敏。

3)缺少符合要求的洗手设备或不易得到手卫生产品。

4)缺乏手卫生的书面政策或相关指南。

5)缺乏对医务人员的鼓励或问题反馈,不能以科学的数据说明改进手卫生对医院感染发生的确切影响。

6)缺乏洗手知识的教育或缺少遵守规则的文化或传统,以至于部分医务人员对不洗手的危险性认识不足,日常医疗工作中不能自觉坚持手卫生行为。

7)因推荐的洗手时间太长,工作中难以达到要求。

(4)手卫生原则:进行手卫生之前,应评估手的污染情况,以便选择适宜的手卫生方法。

1)当手表面有血液或其他体液可见污染或可疑接触含孢子微生物污染物时,应当用流动水和皂液或肥皂(肥皂日常要干燥保存)洗手。

2)如手上无可见污染物时,用含乙醇的速干手消毒剂消毒双手。

3)在做任何操作前,要保证手的干燥。

(5)手卫生的实施

1)直接接触患者前后。

2)摘手套后。

3)不论是否戴手套,进行侵袭性操作前。

4)接触体液、排泄物、黏膜、非完整皮肤或伤口敷料后。

5)护理操作从污染部位移到清洁部位时。

6)接触患者附近的物品后(包括医疗设备)。

7)咳嗽、打喷嚏时用手遮盖后和便后。

(6)手卫生方法:常规洗手是去除污染和感染性微生物,并从手上去除组织、体液。洗手的目的在于降低手部的菌落数量,同时须保持皮肤的完整性。正确的洗手技术能确保彻底地清洗双手的每一个部位。

2. 坚持呼吸道卫生　呼吸道卫生又称为咳嗽礼节,是控制呼吸道疾病传播的重要措施。在医疗机构应教育和鼓励所有患者、医务人员以及探视者无论在何时何地都应注意呼吸道卫生,以减少含呼吸道分泌物颗粒的传播。

(1)什么是呼吸道卫生:见图 32-1。

**什么是咳嗽礼节？**

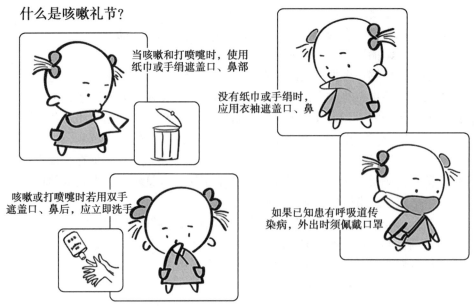

当咳嗽和打喷嚏时，使用纸巾或手绢遮盖口、鼻部

没有纸巾或手绢时，应用衣袖遮盖口、鼻

咳嗽或打喷嚏时若用双手遮盖口、鼻后，应立即洗手

如果已知患有呼吸道传染病，外出时须佩戴口罩

图 32-1 呼吸道卫生（咳嗽礼节）

（2）呼吸道卫生主要提倡的内容：

1）不随地吐痰。

2）当咳嗽和打喷嚏时，用纸巾或手前臂挡住口、鼻部。

3）将用过的纸巾丢弃到废物箱。

4）吐痰或打喷嚏后，立即进行手卫生。

5）在医疗机构内，有急性呼吸道感染症状患者，建议佩戴一次性医用外科口罩或医用防护口罩。

3. 污染物品和仪器设备的清洁和消毒　患者使用过的医疗设备和物品，尤其是急性呼吸系统传染病患者使用过的呼吸机及其管路，常被大量呼吸道分泌物污染，并有可能传播疾病。为减少微生物通过污染物品、仪器的传播，应根据物品污染程度，物品和仪器的用途以及所需消毒级别，采用适宜的方法进行消毒处理。

（1）根据医院物品的危险性进行消毒处理

1）进入无菌组织器官内部的器材，或与破损的组织、皮肤黏膜密切接触的器材和用品。可采用压力蒸汽或低温灭菌方法处理。

2）与正常黏膜相接触，而不进入无菌组织内的器械或物品。一般采用高效消毒方法，如呼吸机管路、麻醉机管道、气管镜、喉镜等，在手工拆卸、清洗的基础上，可直接入清洗机，采用化学消毒剂或 90℃ 的水温进行热清洗，呼吸机管路清洗后，须用 80℃ 左右的温度进行干烤消毒后备用。

3）直接或间接地和健康无损的皮肤接触的医疗物品，如听诊器、血压计等一般诊疗物品，急性呼吸系统传染病患者，最好固定专用，如不能专用，应在下一个患者使用前进行有效消毒。

（2）污染设备和物品正确的消毒处理方法

1）污染物品拿出病室前，要装袋密封。袋上要贴上标签，然后进行消毒处理。

2）使用过的仪器设备应避免接触医务人员的皮肤、黏膜和衣服。

3) 根据设备的性质和用途选择适当的清洁和消毒方法。

4) 在消毒呼吸道设备和清洗呼吸管路过程中，为防止清洗时水中可能的病原体污染，应采取有效的个人防护措施，如戴面屏、橡胶手套，穿隔离衣和防水围裙。

5) 可重复使用的器械和物品必须用清洗剂充分洗涤后，直至肉眼观察没有污渍，并彻底干燥后，才进行消毒或灭菌处理。

### （二）根据疾病传播途径采取的预防措施

在医疗实践中，除了坚持标准预防措施，对于已知和疑似有高度传染性或流行性的病原体感染的患者，还应针对传播途径，实施额外的预防措施。经呼吸道传播的疾病有以下一种或多种传播途径：经飞沫、空气（气溶胶）和接触干燥皮肤或受污染的表面传播。

1. 飞沫传播的预防　接触经飞沫传播疑似或确诊患者时，都要采取飞沫防范措施。飞沫传播病原体可通过患者咳嗽、打喷嚏、谈话或支气管镜检查时产生大于 $5\mu m$ 的飞沫来传播疾病。这类疾病包括人感染高致病性禽流感、流行性感冒、白喉、腮腺炎、风疹等疾病。大于 $5\mu m$ 的飞沫通常在空气中不会停留很长时间，并且传播距离常小于 1m。飞沫会因重力作用落在物体表面、眼睛或口鼻黏膜上引起疾病的传播。飞沫传播预防措施包括如下。

(1) 将患者安置在单独房间，或将一组相同诊断或相同风险的患者安置在一个房间，并保持患者间距离至少 1m 以上。

(2) 尽量避免转移患者，如果转移患者不可避免，要采取严格防范措施。

(3) 近距离接触患者（1m 内），应戴外科口罩。

(4) 患者医疗设备最好固定专用。

(5) 建议患者出病房时佩戴一次性医用外科口罩或医用防护口罩。

(6) 去除个人防护用品后须立即进行手卫生。

2. 空气（气溶胶）传播的预防　颗粒小于 $5\mu m$ 的飞沫核悬浮在空气中时间较长，可以长距离传播，远在几米以外的易感宿主，可通过吸入含有病原体的飞沫核引起感染。空气传播疾病包括 SARS、新型冠状病毒、肺结核、麻疹、水痘、百日咳等。接触这些空气传播疾病或不明原因的急性呼吸系统传染病时，应采取空气传播预防措施。

(1) 将患者单独安置于通风良好的房间，如果条件允许，应安置在空气传播隔离病房（负压病房），保证每小时换气次数 12 次以上，并控制气流方向。房间的门窗要关闭，排出室外的空气须过滤消毒。

(2) 医务人员进入空气传播隔离病房，应佩戴呼吸保护设备，如医用防护口罩（N95 口罩），医用防护口罩应确保每次使用前都进行口罩的密合性试验达标。

(3) 限制患者移动，宣教正确的呼吸道卫生。患者检查必须出房间时，应佩戴一次性医用外科口罩或医用防护口罩遮住口鼻部。

(4) 脱去个人防护用品后，应当立即进行手卫生。

3. 接触传播的预防　接触传播可以是皮肤与皮肤的接触，也可以从一个患者到另一个患者或经过医务人员的手导致的微生物传播。一些呼吸系统传染病，除了通过空气传播或飞沫传播，同时还可通过接触传播。病原体可以通过呼吸道分泌物污染医务人员、患者的手和环境物体表面，如果手接触污染的物体表面，再接触结膜或口鼻黏膜后，即可引起感染发病。须采取的接触传播预防措施包括如下。

(1)尽可能将患者收治在单人房间,如果没有独立房间,可将相同诊断患者安置在同一病房。

(2)尽量减少患者出入限制区域,并减少患者间的接触。

(3)条件允许尽量保证医疗物品和设备专人专用,如果共用,必须在下一个患者使用前进行清洁消毒。

(4)尽量减少移动患者,如不可避免,要严格执行隔离防范措施。

(5)医务人员进入病房接触患者时,要戴手套、穿隔离衣。接触患者后,要立即安全脱去手套和隔离衣,并在去除个人防护用品后立即洗手。

(6)除非操作需要,否则不要接触污染的物体和设备表面。

(7)工作中双手尽量避免接触脸部、眼睛和口鼻,因为手可能已被污染。

## 四、肺结核的医院感染预防与控制

结核病是由于感染结核分枝杆菌引起的慢性传染病,结核病严重危害人类健康,成为全球重大公共卫生问题。2020年全世界每年大约有580万新病例和150多万人死亡。我国结核病患者数居世界第二位,是世界上30个结核病高负担国家之一,据世界卫生组织估计,每年我国有13万人死于结核病,超过了其他传染病死亡人数的总和。结核病是由结核分枝杆菌引起的一种慢性感染性疾病,以肺结核最常见。结核分枝杆菌对外界抵抗力强,能在潮湿处存活20周以上,烈日暴晒要2h,75%的乙醇须接触2min。但对湿热较敏感,煮沸1min可灭活病菌。

### (一)传染源

传染源是排菌的患者和动物(主要是牛)。排菌的开放性肺结核患者是主要的传染源,经正规化学治疗后,随着痰菌排量减少而传染性降低。

### (二)传播途径

痰菌排量以空气传播为主。肺结核患者咳嗽、喷嚏排出的结核分枝杆菌悬浮作为飞沫核播散,健康人吸入可致感染;痰干燥结核分枝杆菌随尘埃吸入也可感染。其他途径如饮用带菌的牛奶经消化道感染、患病孕妇垂直传播及经皮肤伤口感染均少见。

### (三)人群易感性

普遍易感。婴幼儿、青春后期及老年人发病率较高。社会经济发展水平低下的人群因居住拥挤、营养不良等原因发病率较高。患糖尿病、硅沉着病、恶性肿瘤以及过度劳累、妊娠等容易诱发结核病。免疫抑制状态(如器官移植、艾滋病)患者尤其好发结核病。

### (四)肺结核医院传播的风险

1. 在医疗机构内,经常进行的各项诊疗操作,如支气管镜检查、吸痰、脓肿切开引流等,由于通风不良,重复应用的诊疗器械污染,或由于防护不到位,肺结核(包括多重耐药性结核病)向医务人员和患者传播时有发生。

2. 在许多地区,医务人员比普通人群感染潜伏性或活动性肺结核的危险正在上升。

3. 人类免疫缺陷病毒和结核分枝杆菌共感染的患者发展为活动性肺结核的风险很高,每100人每年中有3~10个发病。对人类免疫缺陷病毒感染者/获得性免疫缺陷综合征(acquired immunodeficiency syndrome,AIDS)患者应重点筛查有无肺结核,警惕医院传播的可能。

### (五)肺结核医院感染的防控措施

许多资料证实,有效的感染控制措施可减少结核病在医疗机构的传播风险。

1. 传染源的控制　加强感染管理和院前、院中及时筛查。

(1)建立健全肺结核医院感染预防与控制制度。开展教育与培训,使全体医院员工自觉遵从感染控制措施。连续监测控制措施的落实,并评价控制措施的效果,以便持续改进工作。

(2)加强筛查,提高对结核病症状的警觉性,早期发现、及时隔离门急诊和住院患者中的结核患者,并开展有效的抗结核治疗,减少疾病传播的风险。对于有慢性咳嗽(病程2周以上)、低热、盗汗以及体重下降的患者,如果因其他医疗需求(如择期手术)住院,须积极筛查痰抗酸染色/Gen-Xpert MTB/RIF及胸片/肺计算机断层扫描,排除活动性肺结核后再收入院,避免院内感染的传播。

(3)避免对活动性肺结核患者进行诱发咳嗽的操作,如高渗盐水雾化、支气管镜检查等。如必须进行操作,医护应做好相应防护。确诊的肺结核患者,应及时予以治疗,并转诊到指定的结核病定点医疗机构。

2. 切断传播途径　包括患者的隔离和环境控制两方面的内容。

许多肺结核患者不须住院治疗,尤其是在资源有限的地区。但需院内护理的下列患者在住院过程中应强制隔离在单间病房,最好为负压隔离病房。

(1)可疑肺结核患者在排除肺结核或确诊肺结核之前。

(2)肺结核患者经过有效治疗,临床症状得到改善之前。

(3)连续3次痰涂片抗酸染色阴性或痰Gen-Xpert MTB/RIF阴性之前。

(4)有多重耐药菌感染的肺结核患者。

另外,在环境控制方面,应注意做到以下措施。

(1)需要住院治疗的肺结核患者,应住在独立的空气隔离病房(airborne infection isolation room,AIIR),直至不再有传染性,以避免结核病对工作人员和其他患者的传染。大多数情况下,无肺内空洞的肺结核患者,经2周有效抗结核治疗后,痰抗酸染色可转阴。

(2)避免不必要的转移患者,患者必须出病房做检查时应佩戴一次性医用外科口罩或医用防护口罩。

(3)空气隔离病房排出的空气应通过高效过滤器,高效过滤器可去除99.97%直径大于0.3μm的颗粒物。隔离病房的排风口应远离进风口和患者候诊区。

(4)使用紫外线消毒设备,以灭活空气中的病原体。房间内安装的紫外线灯,可采用反向上照射法(灯直接朝向天花板),以减少杀菌过程中对患者皮肤和眼睛造成的伤害。

3. 保护易感人群　注意医务人员防护和患者密切接触人群的防护。

(1)医务工作者在诊疗护理肺结核患者时应戴医用防护口罩(N95口罩),以充分保护自己免于吸入带菌的空气或飞沫。

(2)暴露于活动性肺结核患者且之后的结核菌素皮肤试验阳性者,高度怀疑潜伏肺结核感染,应给予药物(异烟肼)进行预防治疗。

(3)新生儿出生时接种卡介苗后可获得一定免疫力,但不提倡复种。

## 五、麻疹的医院感染预防与控制

麻疹是由麻疹病毒引起的一种急性呼吸道传染病。其病毒颗粒可在空气中悬浮数小时,曾有报道麻疹患者离开房间 2h 后,易感个体进入房间仍被感染。麻疹病毒是已知最有传染性的病原体之一。通过多年免疫接种,麻疹的发病率已明显下降,但仍是主要的传染病致死原因,全世界每年约有 100 万儿童死于麻疹。

麻疹病毒体外抵抗力弱,对热、紫外线和一般消毒剂敏感,56℃ 30min 可灭活。但耐寒冷和干燥,室温下可存活数日,–70℃可存活 5 年以上。

### (一)传染源

人是麻疹病毒的唯一宿主,因此麻疹患者是唯一的传染源。急性期的患者是最重要的传染源。无症状病毒携带者和隐性感染者较少,作为传染源的意义不大。

### (二)传播途径和流行特征

经呼吸道飞沫传播是最主要的传播途径。患者咳嗽、打喷嚏时,病毒随排出的飞沫经口、眼、鼻部或眼结膜侵入易感者。密切接触者亦可经污染病毒的手传播,通过第三者或衣物间接传播很少见。

麻疹传染性很强,发病季节以冬春季多见,但全年均可发病。我国自麻疹疫苗纳入计划免疫项目、婴幼儿普遍接种麻疹疫苗以来,麻疹流行得到了有效控制。

### (三)人群易感性

普遍易感。易感者接触患者后 90% 以上均可发病,病后可获得持久免疫力。近年在年长儿童和成人中也可见到一些轻型麻疹病例,其主要原因为婴幼儿时未接种过麻疹疫苗或未再复种,使体内抗体的水平降低而成为易感者。

### (四)麻疹在医院传播的风险

1. 麻疹患者在出皮疹 3~5d 之前和发热前 1~2d 就有传染性。而疾病早期的症状又无特异性,非专科临床医师难以及早做出明确诊断。

2. 麻疹患者传染性极强,而传染期几乎持续了整个病程,从疾病的前驱期一直延续到出皮疹 4 天后都有传染性,医院传播风险高。

3. 患者在医院滞留时间长,候诊室就医人数密集,空气流通差,患者直接或间接接触到麻疹病毒是医院感染的主要危险因素。

### (五)麻疹的医院感染预防与控制

1. 管理传染源

(1)严格门急诊和感染性疾病科的预检筛查,对发热伴有出疹的患者应立即送至空气流通的隔离室,限制患者不到医疗机构的共同候诊区,以减少患者之间的传播。

(2)对麻疹患者做到早诊断、早报告、早隔离、早治疗,患者隔离至出疹后 5d、伴呼吸道并发症者应延长到出疹后 10d。

2. 切断传播途径

(1)候诊区域加强通风,候诊期间佩戴口罩,减少人群聚集。

(2)接诊过麻疹患者的诊室 / 病室应进行终末消毒再接诊下一位病患。

(3)对麻疹没有免疫力的工作人员,应严格个人防护,进入隔离病房接触患者须戴医用防护口罩(N95 口罩)。密切接触麻疹患者的医务人员,无论其是否接种麻疹疫苗,均应进行症状监测。

(4)麻疹患者在转诊至定点医院之前,应住在独立的空气隔离病房(AIIR),并限制患者室外活动,必须出病室应提供并建议佩戴一次性医用外科口罩或医用防护口罩。麻疹患者应出皮疹 4 天后才能解除隔离。

3. 保护易感人群

(1)主动免疫:维持麻疹疫苗的高接种覆盖率,是预防麻疹最重要的策略,可最大限度地减少易感者。对没有麻疹感染史的医护人员,无接种禁忌证均应接种麻疹疫苗。对暴露接触者 72h 之内接种麻疹疫苗,可有效预防暴露者感染麻疹,有效性高达 68% 以上。

(2)被动免疫:暴露后的 6d 内注射丙种免疫球蛋白可预防发病。但不要同时接种疫苗并注射丙种球蛋白(至少应间隔 2 周),这样会使疫苗免疫的效力减弱或消失。

## 六、流行性感冒的医院感染预防与控制

流行性感冒简称为流感,是由流行性感冒病毒引起的急性呼吸道传染病。本病具有潜伏期短,传染性强,传播迅速快,波及范围广,发病率高等特点,尤其是甲型流感病毒极易变异,常引起反复流行和大流行,是人类面临的主要疾病之一。20 世纪人类曾发生 4 次流行性感冒大流行,每次大流行都给人民的生命财产和经济发展带来灾难性打击。

流行性感冒病毒不耐酸,在 pH 为 6.5~7.9 间最稳定,不耐热,100℃ 1min 即可灭活。对干燥、紫外线、甲醛、乙醚、乙醇及常用消毒剂都很敏感。但在 4℃ 可存活 1 个多月,真空干燥或 −20℃ 以下可长期保存。

### (一)传染源

患者和隐性感染者从潜伏期即有传染性,发病 3d 内传染性最强,是主要传染源。轻型患者和隐形感染者在疾病传播上有重要意义,健康带病毒者排病毒数量少且时间短,传播意义不大。

### (二)传播途径和流行特征

流行性感冒病毒主要通过飞沫经呼吸道传播。也可通过接触被污染的手、日常用具等间接传播。

流行性感冒四季均可发生,以秋冬季为主。南方在夏、秋季也可见到流行性感冒流行。

### （三）人群易感性

人群普遍易感，感染后获得对同型病毒免疫力，但持续时间短，各型及亚型之间无交叉免疫，可反复发病。

### （四）流行性感冒在医院传播的风险

1. 流行性感冒患者在症状出现前 1d 和发病后 7d 都有传染性，增加了对疾病的早期识别和感染控制的难度。

2. 疾病可由医务人员向其他医务人员和患者传播，也可由患者向医务人员和其他患者传播。

3. 由于流行性感冒病毒不断变异，疫情难以预测，流行性感冒疫苗的保护作用可能有限，人群易重新感染反复发病。

### （五）流行性感冒的医院感染预防与控制

1. 管理传染源

（1）为防止院内医务人员和陪护者向患者传播疾病，有急性呼吸道感染症状的人不应照顾感染高风险的患者。罹患流行性感冒的医务人员应居家隔离，直至自行退热 24h 后方可返岗继续工作。

（2）隔离患者和疑似患者须至通风良好的病室，在医院期间医务人员为其提供口罩并要求佩戴一次性医用外科口罩或医用防护口罩，减少疾病对其他患者和医务人员的威胁。

2. 切断传播途径

（1）限制有急性呼吸道症状的人探视患者，尤其是高危患者（如儿童、孕妇、65 岁以上老人、慢性肺病患者等）。接诊过流行性感冒患者的诊室 / 病室应进行消毒。

（2）在流行性感冒流行期间，加强公共场所的通风，减少医院聚会活动。

（3）加强健康和防护宣教，做好个人防护，医务人员接触流行性感冒患者时应戴外科口罩，进行有喷溅风险操作（如气管插管）时佩戴医用防护口罩（N95 口罩），并坚持手卫生，避免用手碰触口、眼、鼻。

3. 保护易感人群

（1）有资料证明，在流行性感冒流行的数星期前有计划地接种流行性感冒疫苗，可降低发热和呼吸系统疾病的发病率、医务人员的缺勤率以及疾病的死亡率。如无禁忌证，医务人员应每年定期接种流行性感冒疫苗。

（2）流行性感冒患者的密切接触者在专科医生指导下可考虑应用预防性抗病毒药物。

## 七、人感染高致病性禽流感的医院感染预防与控制

人感染高致病性禽流感是由某些禽类亚型中的毒株引起的急性呼吸道传染病。其中 $H_5N_1$ 亚型引起的高致病性禽流感，病情严重，可出现毒血症、感染性休克、多器官功能衰竭以及瑞氏综合征等并发症而致人死亡。人感染高致病性禽流感急性起病，早期临床表现类似普通流行性感冒。人感染高致病性禽流感主要表现为发热，体温大多持续在 39℃以上，

可伴有流涕、鼻塞、咳嗽、咽痛、头痛和全身不适。部分患者可有恶心、腹痛、腹泻、稀水样便等消化道症状。重症患者病情发展迅速,可出现肺炎、急性呼吸窘迫综合征、肺出血、胸腔积液、全血细胞减少、肾衰竭、败血症、休克及瑞氏综合征等多种并发症。

我国将人感染高致病性禽流感列为乙类传染病,并按乙类传染病进行预防和控制。甲型禽流感病毒的人间传播报道极为少见,而且已有的报道也提示人间传播有限、低效且不持续。但是,由于甲型禽流感病毒有可能发生变异,从而具备易于人间传播的能力,因此监测人感染和人际传播对公共卫生和避免医院感染极为重要。

禽流感病毒对低温抵抗力较强,在有甘油保护的情况下可保持活力 1 年以上。病毒在水中可存活 1 个月,在粪便中可存活 1 周,在 pH<4.1 的条件下也具有存活能力。但禽流感病毒对热比较敏感,65℃加热 30min 或 100℃煮沸 2min 以上可灭活。病毒在直射阳光下 40~48h 即可灭活,如果用紫外线直接照射,可迅速破坏其传染性。病毒对乙醚、氯仿、丙酮等有机溶剂均敏感。常用消毒剂容易将其灭活,如氧化剂、稀酸、十二烷基硫酸钠、卤素化合物(如含氯石灰和碘剂)等都能迅速破坏其传染性。

**(一) 传染源**

人感染高致病性禽流感传染源主要为患禽流感或携带禽流感病毒的鸡、鸭、鹅等家禽,特别是鸡;但不排除其他禽类或猪、猫等成为传染源的可能。

**(二) 传播途径和流行特征**

1. 传播途径
(1)呼吸道传播:经呼吸道吸入病毒颗粒是主要的传播途径。
(2)接触传播:通过密切接触感染的禽类及其分泌物、排泄物,受病毒污染的水等,以及直接接触病毒毒株被感染。
(3)人食用未煮熟的病、死禽肉及相关制品有发生感染病例的报道;泰国动物园发现,给老虎和豹喂食感染的生鸡,发生了禽流感向猫科动物的传播。但病毒是否通过消化道传播未得到证实。
(4)2006 年 5 月 23 日,世界卫生组织发表声明,印尼出现一个家庭多人感染禽流感,并导致 6 人死亡。感染病例呈现出家庭聚集性和无流行病学接触史的现象,不能排除"人传人"的可能。

2. 流行特征　在通常情况下,禽流感只在禽类中引起感染或传播,一般不感染人类。1997 年首次发生了甲型禽流感 $H_5N_1$ 病毒由禽到人的传播。自此之后,相继有 $H_9N_2$、$H_7N_9$、$H_7N_7$ 亚型感染人类和 $H_5N_1$ 再次感染人类的报道。

**(三) 人群易感性**

任何年龄均具有易感性,但 12 岁以下儿童发病率较高,病情较重。常见的高危人群包括:
1. 与不明原因病死家禽接触的人员。
2. 与感染禽流感家禽密切接触的人员。
3. 从事家禽养殖业及其同地居住的家属。

4. 销售及宰杀家禽工作者。

5. 接触禽流感病毒株或污染材料的实验室工作人员。

6. 在发病前1周内到过家禽饲养、销售及宰杀等场所者。

7. 与禽流感患者有密切接触的人员。

### (四) 人感染高致病性禽流感的预防与控制

人感染高致病性禽流感的潜伏期一般为1~3d,通常在7d以内。防控人感染高致病性禽流感的关键就是要做到早发现、早报告、早隔离、早治疗。努力控制疫情的传播,尽量减少疾病对人类健康的伤害。

1. 控制传染源

(1)加强对禽类疾病的监测:一旦发现禽流感疫情,动物防疫部门应立即按照国家有关规定,封锁疫区(疫点周围3km),捕杀疫区内的全部家禽,并对疫区周围5km范围内的所有家禽实施疫苗紧急免疫接种。防范高致病性禽流感疫情向人间传播,预防控制可能出现禽流感疫情,保障人民群众的身体健康与生命安全。

(2)加强对接触禽类人员的监测:将与病、死禽类的密切接触者,在疫区内实施医学观察7d,当这些人员出现流行性感冒样症状,应立即进行流行病学调查,采集患者标本送至指定实验室检测以明确病原,并同时采取相应的防控措施。

(3)加强流行性感冒样病例和不明原因肺炎的筛查:医院感染性疾病科和门急诊要开展不明原因肺炎和流行性感冒样病例的筛查,以便及早发现人禽流感患者。

(4)疑似患者的处理:发现疑似人感染高致病性禽流感病例,应立即实施单间隔离治疗,请专家会诊,并于诊断后24h内依法认真填写《传染病报告卡》,或通过电话、传真或计算机网络向当地疾病预防控制机构报告疫情。并将疑似患者用专用负压车送至指定传染病医院进行隔离治疗。

(5)住院患者隔离

1)对疑似及临床确诊病例实施单间隔离,实验室确诊病例可同住一室。病室最好为负压,排出室外的空气要经过消毒处理。

2)限制患者去室外活动。

3)给患者发放一次性医用外科口罩或医用防护口罩,并要求其佩戴口罩。

4)教育患者做好手卫生和咳嗽礼节。

(6)禽流感疑似病例和确诊病例密切接触者的隔离:对出现症状后的患者或疑似与患者共同生活、居住、护理及直接接触过病例的呼吸道分泌物、排泄物和体液的人员,应在疾病预防控制机构的监督指导下实施医学观察7d。

2. 切断传播途径 人感染高致病性禽流感主要经呼吸道和密切接触传播,针对传播途径采取适宜的控制措施,可以有效阻断疾病的传播。

(1)对疫区内捕杀的禽类进行深埋或焚烧处理。

(2)对动物疫源地进行彻底消毒。

(3)对患者的分泌物、排泄物污染的容器,严格进行消毒。

(4)患者污染的仪器、设备和物体表面坚持用适宜消毒剂进行擦拭或浸泡消毒。

(5)患者污染的织物类密闭包装送至洗衣房,直接入洗衣机80℃水温洗涤40min。

（6）加强检测标本和实验室病毒株的生物安全管理，严格执行操作规程，防止实验室感染及传播。

（7）严格医疗废物处理。

3. 保护易感人群

（1）严格职业防护：接触人感染高致病性禽流感患者或疑似患者应穿工作衣裤和工作鞋，戴帽子、医用防护口罩。接触污染物应戴手套，摘掉手套后洗手。接触患者或进行可能产生喷溅的操作时，应穿隔离衣、戴护目镜。进行产生气溶胶操作时，应佩戴全面呼吸防护器。

（2）高危人群预防性服药：对密切接触疑似和确诊患者的医护人员，病、死禽密切接触者及现场处理疫情的工作人员，必要时可使用抗流感病毒药物预防感染。

（3）开展大众健康宣传教育和爱国卫生运动：广泛开展面向公众的健康教育活动和爱国卫生运动，提高群众的健康意识和自我防护能力。注意饮水卫生，不吃未熟的肉类和蛋类等食品，养成勤洗手的良好个人卫生习惯。

## 八、新型冠状病毒医院感染预防与控制

新型冠状病毒感染（COVID-19）是一种由新型冠状病毒（SARS-CoV-2）引起的急性呼吸道传染病，传染性极强，具有在区域、群体中引起暴发流行等特点。临床上急性起病，以发热、干咳、乏力为主要表现。部分患者以嗅觉、味觉减退或丧失等为首发症状，少数患者伴有鼻塞、流涕、咽痛、结膜炎、肌痛和腹泻等症状。重症患者多在发病一周后出现呼吸困难和/或低氧血症，严重者可快速进展为急性呼吸窘迫综合征、脓毒症休克、难以纠正的代谢性酸中毒、出血凝血功能障碍及多器官功能衰竭等。多数患者预后良好，少数患者病情危重，多见于老年人、有慢性基础疾病者、晚期妊娠和围产期女性、肥胖人群。2019 年 12 月首例 COVID-19 病例被报告截至 2023 年 6 月 12 日全球新型冠状病毒感染累计确诊病例接近 7 亿人，累计死亡已超 680 万人。2020 年 1 月，国家卫生健康委发布公告，将新型冠状病毒感染的肺炎纳入《中华人民共和国传染病防治法》规定的乙类传染病，并采取甲类传染病的预防、控制措施。2023 年 1 月 8 日起我国对新型冠状病毒感染实施"乙类乙管"。

### （一）传染源

新型冠状病毒感染的传染源主要是新型冠状病毒感染的确诊病例和无症状感染者，在潜伏期即有传染性。新型冠状病毒感染潜伏期为 1~14d，多为 3~7d，发病前 1~2d 和发病初期的传染性相对较强。

### （二）传播途径和流行特征

经呼吸道飞沫和密切接触传播是主要的传播途径。接触病毒污染的物品也可造成感染，在相对封闭的环境中长时间暴露于高浓度气溶胶情况下存在经气溶胶传播的可能。由于在粪便、尿液中可分离到新型冠状病毒，应注意其对环境污染造成接触传播或气溶胶传播。

## （三）人群易感性

人群普遍易感,感染后或接种新型冠状病毒疫苗后可获得一定的免疫力,但在流行过程中新型冠状病毒基因组不断发生变异,部分变异病毒传播能力更强,传播速度更快,如奥密克戎变异株。

## （四）新型冠状病毒在医院传播的风险

1. 新型冠状病毒的传染源包括确诊病例和无症状感染者,且在潜伏期即有传染性,增加了对疾病的早期识别和感染控制的难度。

2. 新型冠状病毒可由医务人员向其他医务人员和患者传播,也可由患者向医务人员和其他患者传播。

3. 由于新型冠状病毒不断变异,疫情难以预测,新型冠状病毒疫苗的保护作用可能有限,人群易重新感染反复发病。

## （五）新型冠状病毒医院感染的预防和控制

1. 管理传染源

(1)加强不明原因肺炎病例的筛查和监测,以便及早发现新型冠状病毒感染者。

(2)对新型冠状病毒感染者做到早诊断、早报告、早隔离、早治疗。疑似患者单独隔离,确诊的同型新型冠状病毒感染者可隔离至同一室。

(3)加强发热门诊管理,严格预检分诊;科学设置预约号源,实行分时段精准预约;通过优化预约患者就诊流程、开通咨询平台等方式控制就诊人数避免聚集。

2. 切断传播途径

(1)限制有急性呼吸道症状的人探视患者,尤其是高危患者(如儿童、孕妇、65 岁以上老年人、慢性基础疾病患者等)。

(2)接诊过新型冠状病毒感染者的诊室/病室应进行消毒再接诊下一位患者。

(3)在新型冠状病毒感染流行期间,加强公共场所的通风,减少医院聚会活动。

3. 保护易感人群

(1)接种疫苗:接种新型冠状病毒疫苗可以减少新型冠状病毒感染和发病,是降少重症和降低死亡率的有效手段,符合接种条件者均应接种。符合加强免疫条件的接种对象,应及时进行加强免疫接种。

(2)严格职业防护:医务人员接触流行性感冒疑似患者时应戴外科口罩,进行有喷溅风险操作(如气管插管)时佩戴医用防护口罩(N95 口罩),并坚持手卫生,避免用手碰触口、眼、鼻。

(3)保护高危人群:加强高危患者(如儿童、孕妇、65 岁以上老年人、慢性基础疾病患者等)的健康教育,疫情期间尽量避免前往人口密集场所,外出检查时可嘱其佩戴一次性医用防护口罩,严格进行手卫生,加强营养。

(刘昕超　张上珠　蔡　洁)

［1］ 瓦瑞尔, 考克斯, 费尔斯. 牛津传染病学 [M]. 4 版. 李宁, 译. 北京: 人民卫生出版社, 2011.

［2］ 国务院法制办公室. 中华人民共和国传染病防治法 (最新修正版)[M]. 北京: 法律出版社, 2013.

［3］ 朱相远, 韩全意, 丁巍, 等. 中华人民共和国传染病防治法释义 [M]. 北京: 中国市场出版社, 2004.

［4］ 李兰娟, 任红. 传染病学 [M]. 北京: 人民卫生出版社, 2013.

［5］ 国家卫生健康委员会. 医院感染隔离技术标准: WS/T 311—2023 [S]. 北京: 中国标准出版社, 2023.

［6］ World Health Organization. Global tuberculosis report 2021 [R]. Geneva: WHO, 2021.

［7］ MOSS W J. Measles [J]. Lancet, 2017, 390 (10111): 2490-2502.

［8］ KRAMMER F, SMITH G J D, FOUCHIER R A M, et al. Influenza [J]. Nat Rev Dis Primers, 2018, 4 (1): 3.

［9］ LI Y T, LINSTER M, MENDENHALL I H, et al. Avian influenza viruses in humans: lessons from past outbreaks [J]. Br Med Bull, 2019, 132 (1): 81.

［10］ 国务院应对新型冠状病毒感染疫情联防联控机制综合组. 关于印发《新型冠状病毒感染 "乙类乙管" 疫情监测方案》等 5 个文件的通知 [EB/OL].(2022-12-27). http://www. nhc. gov. cn/xcs/zhengcwj/202212/ce0210b36e314e4e846a940bd859b828. shtml.

［11］ 国务院联防联控机制综合组. 关于印发新型冠状病毒感染防控方案 ( 第十版) 的通知 [EB/OL].(2023-01-07). http://www. nhc. gov. cn/xcs/zhengcwj/202301/bdc1ff75feb94934ae1dade176d30936. shtml.

# 第三十三章

# 经血传播疾病的医院感染预防与控制

## 第一节　经血传播疾病概况

经血传播疾病是指一类可以通过血液、血制品途径传播的传染性疾病。血液和血制品能拯救生命，但血液和血制品也可以作为病原体的载体传播疾病。经血液传播的病原体有很多，许多病原体可通过血液或体液接触传播给医护人员（health care provider, HCP），目前受到医疗机构关注的可经血液传播的疾病主要有病毒性肝炎、艾滋病、巨细胞病毒感染、EB病毒感染、梅毒、疟疾及成人T细胞白血病等，其中最重要的有乙型肝炎病毒（hepatitis B virus, HBV）、丙型肝炎病毒（hepatitis C virus, HCV）和人类免疫缺陷病毒（human immunodeficiency virus, HIV）。据美国疾病预防控制中心估计，560万名医疗行业及相关职业从业者有血源性病原体职业性暴露的风险，包括HIV、HBV、HCV等。尽管暴露后处理的重点是HIV、HBV和HCV，但在医护人员或医院实验室工作人员中，记录显示有30多种不同的病原体通过血液或体液暴露引起职业性感染（表33-1）。

医护人员在工作中暴露于血液和其他可能有传染性的物质后，均有发生血源性病原体感染的风险。美国职业安全卫生管理局（Occupational Safety and Health Administration, OSHA）规定，血液指的是人全血、成分血和人血制品。其他可能有传染性的物质包括体液，如精液、阴道分泌物、脑脊液、滑液、胸腔积液、腹腔液、羊水、唾液（与牙科操作有关），以及肉眼可见的被血液污染的体液。当难以区分或不能区分血性液体的情况下，所有体液均应被视为有传染性。来自人体（死亡或活体）的任何未被固定的组织或器官（完整皮肤除外），也应被视为可能具有传染性的物质。对于实验室工作人员，其他可能具有传染性的物质包括：含HIV的细胞或组织培养物、器官培养物、含HIV或肝炎病毒的培养基或其他溶液，以及来自被HIV、HBV或HCV感染的实验动物的血液、器官或组织等。

表 33-1　通过血液或体液职业暴露所致感染的病原体

| 病毒感染 | 细菌和立克次体感染 | 真菌和寄生虫感染 |
| --- | --- | --- |
| 玻利维亚出血热［马秋博（Machupo）病毒］（针刺、破损皮肤） | 白喉棒状杆菌（针刺） | 皮炎芽生菌（手术刀切割） |
| 克里米亚-刚果出血热（破损皮肤） | 棒状杆菌（手术刀切割） | 新型隐球菌（针刺） |
| 登革热（针刺） | 麻风分枝杆菌（针刺） | 利什曼原虫（针刺、破损皮肤） |
| 埃博拉出血热（破损皮肤） | 海分枝杆菌（针刺） | 恶性疟原虫（破损皮肤） |

| 病毒感染 | 细菌和立克次体感染 | 真菌和寄生虫感染 |
|---|---|---|
| 乙型肝炎病毒(针刺、破损皮肤、黏膜) | 结核分枝杆菌(针刺) | 疟原虫(针刺、破损皮肤) |
| 丙型肝炎病毒(针刺、破损皮肤、黏膜) | 立克次体(针刺) | 间日疟原虫(针刺) |
| 丁型肝炎病毒(针刺) | 金黄色葡萄球菌(针刺) | 布氏锥虫(针刺) |
| 庚型肝炎病毒(针刺) | β型(乙型)溶血性链球菌(手术刀切割) | |
| 单纯疱疹(针刺、破损皮肤) | A族链球菌(坏死性筋膜炎)(破损皮肤) | |
| 人类免疫缺陷病毒(针刺、破损皮肤) | | |
| 拉萨出血热(破损皮肤) | | |
| 马尔堡出血热(针刺、破损皮肤) | | |
| 水痘带状疱疹病毒(针刺) | | |
| 黄热病毒(破损皮肤) | | |

感染血源性病原体的主要职业暴露风险是被污染的物品造成皮肤锐器伤。黏膜暴露于血液或其他可能具有传染性的物质,也可传播 HIV、HBV 和 HCV。据美国疾控预防控制中心和暴露预防信息网(Exposure Prevention Network,EPINet)的数据研究显示,医学生发生皮肤锐器伤等职业暴露风险较高,包括实习医生、住院医师和专科培训医生。

此外,职业暴露报告不足是突出性问题。例如,一项调查以在 17 个医疗中心接受培训的 699 名外科医生为研究对象,发现截至培训的最后一年,几乎所有住院医生都发生过针刺伤,但超过半数的损伤未被上报。其中最常见的不上报原因是没有时间。

医护人员因职业暴露而感染 HBV 等血源性疾病的风险取决于几个因素,包括:感染因子在一般人群和医疗机构服务患者群体中的流行率,能够传播感染因子暴露的发生频率,暴露的性质和该暴露的传播效率(即经皮、黏膜和破损的皮肤暴露),受污染的液体中含有的病毒的种类,以及该液体中病毒的滴度(即病毒载量),是否有条件进行暴露前和暴露后预防及其有效性。

所有医疗保健机构的感染控制措施中都应包括如何降低医护人员血源性病原体感染风险的内容。美国职业安全卫生管理局要求所有医疗保健机构采取相应措施,以减少血源性病原体的职业性暴露,具体要求如下。

(1)所有可能会暴露于血液或被血液污染的体液的医护人员,都必须每年接受相关教育,学习血源性病原体传播的流行病学和最大程度降低此类风险的措施。

(2)必须为所有存在风险的医护人员提供免费的乙肝疫苗接种。若拒绝接种疫苗,医护人员必须签署一份表格。

(3)医疗保健机构必须提供已经验证的可降低职业暴露风险的相关物品,如防漏防渗防水的锐器盒。

(4)医疗保健机构必须提供个人防护装备(personal protective equipment,PPE),医护人员在进行可能发生血液暴露的操作时,必须使用 PPE。PPE 包括手套、防水的隔离衣和防护面罩/护目镜(以防血液或其他可能有传染性的物质溅出、喷出或洒出)。

(5)在对所有患者提供治疗护理时,都应采取标准预防。如在触摸血液、体液(汗液除外)和被污染的物品时戴上手套;若操作或治疗活动中可能会有血液、体液、分泌物和排泄物飞溅或喷出,则应佩戴口罩、穿隔离衣和佩戴护目镜或防护面罩;在与患者接触前后都应注意手卫生。此外,若医护人员的手部有渗出性损伤或渗出性皮炎,应避免参与所有对患者的直接护理。

(6)其他可有效减少血液暴露的策略包括:进行高风险手术/产科手术时戴双层手套,使用钝头缝合针,使用自护套针,使用无针头的连接器和输液器以及加强教育。

(孙芳艳)

# 第二节　常见经血传播疾病病原体

## 一、HIV

### (一)概述

艾滋病又称为获得性免疫缺陷综合征(AIDS),是由人类免疫缺陷病毒(HIV)引起的慢性传染病。人类免疫缺陷病毒侵入人体后主要破坏人体免疫功能,使人体发生多种不可治愈的感染和肿瘤,最后导致感染者死亡。本病发病缓慢、传播迅速,病死率极高,目前已经成为严重威胁人类健康的重大传染病之一。

20世纪80年代新的血源性病原体HIV进入医疗机构,在当时,尽管20世纪40年代末以来职业感染其他血源性病原体的风险(例如HBV)已经被认识,但HIV感染在美国的流行及其巨大的社会恐惧和焦虑引发了医务人员对于职业感染的担忧。这些年来,随着社会加大HIV感染科普宣传力度,医务人员的恐惧和焦虑逐渐减轻。目前,众所周知,暴露于HIV感染者的血液具有一定的职业感染风险,但这样的职业感染很少发生,合理的程序干预可以降低暴露于这种反转录病毒(从而感染)的风险。暴露后干预也可以进一步降低职业感染的风险。

过去30年里,美国只有57例有档案记录的受HIV感染的医务人员,其中大多数的感染发生在流行的最初15年里,即抗反转录病毒时代。在这些确定的案例中,医务人员有明确的HIV感染者血液接触史,并且在暴露当时的基线调查没有感染HIV,随后的血清学追踪显示,出现了与暴露时间相吻合的HIV感染的血清学、病毒学和/或临床证据。除了这些明确的感染案例外,美国公共卫生署还发现将近150名其他医务人员可能或很可能为职业性HIV感染的案例。这些案例没有进行"基线"血清学检测来证明其在职业暴露当时没有感染。尽管这些人都否认职业外感染HIV的风险,但比较他们和上述"明确的"感染案例的特征,实质上存在明显的差异,高度提示基于社区的风险混杂存在于这些可能或很可能感染的人群中。

### (二)流行病学特点

1981年,美国男同性恋中首次发现AIDS。HIV感染虽然最初比较少,但在过去30年急剧增加,成为 20 世纪最严重的流行病。AIDS 流行已造成 3 500 多万人死亡,与 20 世纪初的流行性感冒大流行和 14 世纪的黑死病不相上下。该病在文化、人口、经济乃至政治的不良影响已几乎见于全球各个国家和地区。全球近 3/4 的 HIV 感染者生活在撒哈拉以南非洲地区,该地区以异性性传播为主。在其他地方,其他传播方式更为主要。注射吸毒助长了中欧、东欧和亚洲一些国家的 HIV 流行。在包括美国在内的一些资源丰富国家,尽管总体趋势是发病率下降,但男男性行为者(men who have sex with men,MSM)的 HIV 感染率一直在上升。在世界范围内,HIV/AIDS 已成为 21 世纪 10 年代十大死因之一,尤其是撒哈拉以南非洲地区 HIV 相关死亡。

我国 1985 年发现首例 AIDS 患者,艾滋病流行进入快速增长期。据中国疾控中心、联合国艾滋病规划署、世界卫生组织联合评估,截至 2018 年底,我国估计存活艾滋病感染者约 125 万。截至 2018 年 9 月底,全国报告存活感染者 85.0 万,死亡 26.2 万例。估计新发感染者每年 8 万例左右。全人群感染率约为 9.0/ 万,参照国际标准,与其他国家相比,我国艾滋病疫情处于低流行水平。对于艾滋病,至今还没有能够治愈的特效药,也没有可用于预防的有效疫苗。在当前医疗条件下,一旦感染发病,都会在一定时间内死亡。因此,这一严重传染病已经引起世界卫生组织和各国政府的高度关注。我国政府将艾滋病列为乙类传染病进行管理,并在传染病防治法中特别强调,"各级人民政府应当加强艾滋病的防治工作,采取预防、控制措施,防止艾滋病的传播"。

## 二、乙型肝炎病毒

### (一) 概述

病毒性肝炎是由多种肝炎病毒引起,在全世界范围内均有发生并严重影响人类健康的一组流传很久的、以肝脏损害为主的传染性疾病。目前公认有 5 种能引起急、慢性肝炎的病毒,分别为甲型、乙型、丙型、丁型和戊型肝炎病毒。其中乙型、丙型、丁型主要经血液、体液等胃肠外途径传播,而甲型、戊型主要经粪 - 口途径和水源性传播。20 世纪 90 年代中期以后,通过研究又发现了庚型肝炎病毒、输血传播病毒(transfusion transmitted virus,TTV)和 Sen 病毒,这些病毒是否引起病毒性肝炎目前尚未有明确定论。

作为 20 世纪 30—50 年代"血清肝炎"的主要病原体,HBV 对于医务人员职业感染的风险是主要且长期存在的。在 HBV 疫苗研发和使用之前,HBV 被认为是工作中须接触血液的医务人员唯一的最高的职业风险。

除了职业接触血液外,其他影响医务人员感染 HBV 风险的因素还包括:①服务的人群中 HBV 感染的流行情况;②在城市地区(因为城市的患病率高于农村地区)从事医疗工作;③诊治过透析患者;④医务人员照护处于感染 HBV 高风险的患者。

患者血液中所含的病毒载量也会影响传播的风险,医务人员既往使用乙型肝炎病毒 e 抗原(HBeAg)水平来评估传播风险。HBV 的传染性也直接与循环中的 HBV DNA 水平相关。

过去 50 年里,降低职业血源性病原体感染风险的一个最重要的进展是 HBV 疫苗的研发。疫苗问世以来的相关研究展示了其在预防职业感染方面的实在功效。

## （二）流行病学特点

乙型病毒性肝炎是一种广为流传的常见传染病,全球估计约有 20 亿人既往或当前存在 HBV 感染证据,约有 2.57 亿慢性携带者,即乙型肝炎表面抗原(hepatitis B surface antigen, HBsAg)阳性。据报道,总体 HBsAg 血清阳性率为 3.5%,但有地域差异。例如,成人慢性 HBV 感染率在美洲地区为 0.4%~1.6%,在欧洲为 1.2%~2.6%,在东南亚为 1.5%~4.0%,在东地中海为 2.6%~4.3%,在西太平洋为 5.1%~7.6%,在非洲地区为 4.6%~8.5%。5 岁以下儿童的慢性 HBV 感染率不到 1%。

2013 年时,病毒性肝炎是全球第 7 大死亡原因。据估计,2015 年全球由乙型肝炎导致的总死亡人数为 887 000 人。在 HBV 感染负担很高的中国,HBV 相关肝硬化致死率从 1990 年的 8.8 例 /100 000 人,降至 2017 年的 3.9 例 /100 000 人。不过,HBV 相关肝癌致死率从 1990 年的 12.88 例 /100 000 人,增至 2016 年的 16.42 例 /100 000 人。

HBV 的主要传播模式在不同地区存在差异。垂直传播是高流行地区的主要传播模式。而水平传播(特别是在儿童期早期)是中度流行地区多数慢性 HBV 感染的模式。无保护性交以及注射毒品是低流行地区成人发生感染的主要传播途径。暴露前接种 HBV 疫苗是预防 HBV 感染的最佳方法。大多数国家推荐对新生儿普遍接种疫苗。对 HBV 无免疫力且容易发生暴露或疾病结局不佳的个体也应接种疫苗。

中国是乙型病毒性肝炎高发国家,发病形势严峻,防治任务艰巨。据专家估计,我国大约有 1.2 亿人口长期携带乙型肝炎病毒,有慢性病毒性肝炎患者 2 000 万,每年死于乙型肝炎相关的患者数约 28 万例。国家已把乙型肝炎疫苗接种纳入了儿童计划免疫项目,疫苗经费全部由各级地方财政承担。由于疫苗的普遍接种,近年,我国人群中乙型肝炎病毒携带率已经明显下降。

乙型病毒性肝炎作为世界性分布的传染病可分为高度、中度和低度流行区。我国属高度流行区,并且在流行趋势上有明显的地区性差异,乡村高于城市、南方高于北方。有性别差异,男性高于女性。有家庭聚集发病现象,与垂直传播和日常生活密切接触有关。婴幼儿感染多见,新生儿不具有来自母体的先天性抗体,因而感染较多。感染以散发为主。无明显季节性。

# 三、丙型肝炎病毒

## （一）概述

丙型肝炎病毒(HCV)是 1989 年经分子克隆技术发现的,是原来称之为非甲型肝炎、非乙型肝炎患者的主要致病病毒。丙型病毒性肝炎是主要的经血传播的疾病之一。HCV 目前仍是医务人员的职业感染风险。不同于对 HBV 感染的流行病学和发病机制已经有了很多清晰的理解,对 HCV 的认识仍远未清晰,尤其是感染的早期事件。此外,尽管早在 1989 年就已经确定 HCV 可引起丙型肝炎,但直到现在还没有针对这种病毒的疫苗,也没有任何干预证明是在职业暴露后预防感染的有效措施。

既然 HCV 是输血后肝炎的主要原因,也就可能成为医务人员潜在的职业感染风险。到目前为止,尽管在其他体液中能分离出 HCV,职业获得的 HCV 感染均与血液接触有关。

## （二）流行病学特点

慢性丙型肝炎病毒（HCV）感染是最常见的慢性肝病之一。WHO估计，2015年全球大约有1亿人存在HCV暴露的血清学证据，7 100万人有慢性HCV感染（患病率为1%），其中50%~90%为静脉吸毒者，90%以上为输注凝血因子的血友病患者，10%~50%为血液透析者，5%~20%为诊所就诊患者，1%~3%为医疗保健人员。患病率相对高的地区包括东地中海地区、西非和东欧。疾病负担最高的4个国家是中国、巴基斯坦、印度和埃及，与这些国家的人口总数大和/或患病率高有关。在美国及欧洲，大多数感染HCV的患者是通过静脉注射毒品或输血获得该病，但自从1990年开始对血供常规进行HCV检查后，输血传播已变得罕见。在世界上特定区域，其他类型的胃肠外暴露是很重要的传播方式。

我国丙型肝炎感染率为3.2%，约有3 000万例感染者。近些年血液透析和重复使用注射器导致的丙型肝炎事件时有报道，给人民的健康构成极大威胁，给医院的声誉造成了负面影响。各医疗机构必须重视医院感染管理工作，采取有力措施，控制丙型病毒性肝炎的医源性传播。

# 四、梅毒螺旋体

## （一）概述

梅毒是由梅毒螺旋体（treponema pallidum，TP）引起的一种慢性破坏性较大的全身性感染性疾病。梅毒螺旋体于1905年被首次发现，属于螺旋体目，是亲缘关系密切且能够引起人类疾病的数种密螺旋体之一。梅毒螺旋体长为10~13μm，但其宽度只有0.15μm，可通过暗视野显微镜观察到其特征性滚动。

## （二）流行病学特点

WHO估计2016年全球15~49岁青少年及成人中有1 990万梅毒现患病例，新发病例为630万。截至2014年，中位发病率为17.2例/100 000名女性和17.7例/100 000名男性。WHO报告患病率最高的地区依次为西太平洋（93.0例/100 000名成人）、非洲（46.6例/100 000名成人）、美洲（34.1例/100 000名成人）。大多数新发梅毒感染病例通过性接触引起。此外，梅毒螺旋体很容易穿过胎盘，从而引起胎儿感染。其临床表现取决于病变的不同阶段。

中华人民共和国成立以前，我国的梅毒发病率很高，为5%~10%。中华人民共和国成立后，国家开展声势浩大的宣传和性病的防治活动，历经15年的大规模防治，梅毒于20世纪60年代，在大陆基本绝迹。进入20世纪80年代，随着改革开放，国内外人员交往日益增多，梅毒等性病又死灰复燃，部分地区呈现流行蔓延之势。90年代末以来，全国梅毒报告病例数明显增加，流行呈现快速上升趋势。1990—1994年，全国38个监测点资料显示，梅毒发病率的年平均增长率为23.07%，占性病的第四位。中国医学科学院皮肤病研究所统计，1996年梅毒的发病率比1995年增长了37.6%。如此高的增长率，向人民提出了挑战，同时也给医院感染防控带来了新的问题和困难。

（孙芳艳）

# 第三节　经血传播疾病的医院感染预防与控制

## 一、艾滋病的医院感染预防与控制

### (一) 传染源

艾滋病患者及 HIV 携带者是传染源。无症状而 HIV 抗体阳性的感染者,也是具有重要意义的传染源。

### (二) 传播途径

目前公认的传播途径主要有 3 种:性接触传播、经血传播和垂直传播。

1. 性接触传播　性接触传播是目前世界范围内 HIV 传播的主要途径,包括同性性接触和异性性接触。据 WHO 估计,目前全球 HIV 感染患者中有 3/4 是通过异性性接触感染。性接触过程中,性器官摩擦所致黏膜细微破损,病毒即可通过黏膜破损处侵入机体致病。

2. 经血传播　经血传播的方式有输入被 HIV 污染的血液或血制品(在发展中国家因输血感染占全部 HIV 传播病例的 10%),静脉注射毒品共用注射器,医务人员工作中被 HIV 污染的利器刺伤、破损皮肤受污染和血液体液的意外喷溅,接受 HIV 感染者的器官移植,人工授精,通过 HIV 污染的器械、仪器设备而感染。

3. 垂直传播　感染 HIV 的孕妇可经胎盘在子宫内将病毒传给胎儿,也可在生产过程中经产道分泌物和产后母乳喂养过程中传给婴儿。在不采取任何预防措施的情况下,母乳喂养的人中垂直传播发生率是 20%~30%。

目前尚未有通过食物、水、蚊虫叮咬和日常生活接触而传播 HIV 的证据。

### (三) 人群易感性

人群普遍易感。静脉注射毒品者、男男同性性行为者和多性伴人群为高危人群。

### (四) 潜伏期

艾滋病的潜伏期平均为 9 年,HIV 感染后,有的可短至数月,有的长达 15 年才发展为艾滋病。一旦发病,大多数于 3 年内死亡。

### (五) 病原体特性

HIV 对外界抵抗力低,对物理、化学环境变化及广泛使用消毒剂高度敏感。不耐热,56℃ 30 分钟能灭活病毒。0.2% 次氯酸钠溶液只需 5min 就能灭活。一般消毒剂如 75% 乙醇溶液、含氯石灰溶液、2% 戊二醛溶液等都能达到消毒作用。但对紫外线和 r 射线以及 0.1% 甲醛溶液均不敏感。

### （六）预防与控制

艾滋病在全球范围内的迅速蔓延,对人类健康构成了极大威胁,给人类的生产、生活、国家的发展以及安全造成了巨大影响。预防艾滋病已成为各国关注的问题。我国政府把艾滋病的预防作为关系民族兴衰、社会稳定、经济发展和国家安全的战略问题,纳入政府工作的议事日程。为保证医疗安全,各医疗机构应按照国家的要求,努力预防艾滋病的医院感染发生。

1. 控制传染源

(1)对就诊患者,开展并提倡 HIV 感染者主动报告的宣传和要求,在进行高风险的医疗操作前,主动进行 HIV 的筛查,以便早期发现 HIV 感染者,为隔离治疗提供便利。

(2)对已知的 HIV 感染者,进行各种侵袭性操作,有可能导致经血传播疾病感染风险时,应安排在隔离治疗间或隔离手术室,使用固定的仪器设备进行操作。

(3)对具有 HIV 感染症状、体征和 / 或 CD4$^+$ T 淋巴细胞降至 200/mm$^3$ 以下的患者,及早给予抗病毒药物治疗,以降低患者血液中的病毒载量和发生机会感染的可能。一旦有血液污染,可由于病毒含量低,从而减少感染发生的概率。

2. 切断传播途径

(1)为患者提供安全的血液和血制品:从正规渠道购入血液和血制品,规范采购手续。严格选择献血者,对献血者进行 HIV 筛选检测,正确采集、储藏血液等,这些措施能够有效预防与输血有关的 HIV 感染。

(2)预防垂直传播:给予 HIV 感染的孕妇及新生儿进行母婴垂直阻断治疗,是有效预防疾病传播的方法。

(3)严格医疗器械的消毒与灭菌:对可重复应用的医疗器械和物品,应根据物品使用的可能风险,严格进行消毒或灭菌,防止 HIV 经污染器械、仪器设备的传播。

(4)规范医疗:严格各项诊疗常规和操作规程,避免因疏忽导致的器官移植等感染事件的发生。

(5)严格个人防护:医务人员工作中严防被利器刺伤,避免血液、体液意外喷溅,接触污染物戴手套,防止职业暴露感染发生。

(6)暴露后干预:对意外发生职业暴露的员工,应及早进行暴露后干预措施。美国 CDC 调查显示,及时有效的暴露后处理可以使 HIV 感染率降低 81%。暴露后干预措施如下。

1)伤口局部紧急处理:发生利器伤后应立即用皂液和流动水清洗污染处的皮肤,如有伤口,应当由近心端向远心端轻轻挤压,避免挤压伤口局部,尽可能挤出损伤处的血液,再用皂液和流动水反复进行冲洗。受伤部位的伤口冲洗后,应当用消毒液,如 75% 乙醇或聚维酮碘溶液进行消毒,并包扎好伤口。如黏膜发生血液或体液喷溅,应当反复用生理盐水冲洗干净。

2)暴露者的基线监测和检测暴露源:职工发生职业暴露后,在进行局部紧急处理的基础上,应立即抽取被暴露者的血样做相应的本底监测,抗体基线检测十分重要,因为从 HIV 职业暴露到抗体产生至少要 2 周时间,只有首次检测结果阴性,才能排除既往的 HIV 感染。如果暴露者既往有 HIV 的化验结果,则应详细记录。暴露者还应分别在暴露后 1 个月、3 个月和 6 个月追踪检测 HIV 抗体,以分析并给予结论是否发生了职业暴露感染。暴露源若有已知检验结果,应详细记录。如暴露源没有血清学化验结果,最好做快速试验,如果暴露源有急性 HIV 综合征的症状,应同时检测病毒载量。

3)咨询和感染风险评估:根据暴露源的病毒载量水平,同时结合暴露时的情况进行感染风险评估,以确定暴露级别和是否需要暴露后的药物预防。

4)预防性药物治疗:经评估确认发生了一级暴露,暴露源的病毒载量水平为重度,或者发生二级暴露,暴露源的病毒载量水平为轻度,或者暴露源的病毒载量水平不明,可使用基本用药程序。发生二级暴露,暴露源的病毒载量水平为重度,或者发生三级暴露,暴露源的病毒载量水平为轻度或者重度时,使用强化用药程序。基本用药程序为两种反转录酶抑制剂,使用常规治疗剂量,连续使用 28d。强化用药程序是在基本用药程序的基础上,同时增加一种蛋白酶抑制剂,使用常规治疗剂量,连续使用 28d。目前 WHO 推荐抗反转录病毒药物为齐多夫定、拉米夫定和茚地那韦的联合应用。预防性用药应当在发生 HIV 职业暴露后尽早开始,最好在 4h 内实施,最迟不超过 24h,即使超过 24h 也应实施预防性用药。临床研究表明,医务人员发生 HIV 职业暴露后,平均 4h 开始进行齐多夫定治疗,结果使血清阳转的可能性降低了 81%。

3. 保护易感人群

(1)在门诊大厅或病房,广泛宣传艾滋病的基本知识,如限制病毒感染者结婚,建议已婚感染者避孕,提倡性接触时使用避孕套。使群众了解艾滋病的预防方法,增强自我保护意识,做好自我防护。

(2)努力排除对 HIV 感染者的排斥和非议,使感染者能履行主动报告的义务,自觉实施减少传播的行为。这是一项长期而艰巨的工作,需要全社会各方面的相互配合。

(3)设立容易得到的、可以接受的、持久的、无偿性的咨询和 HIV 的检测并做到广泛普及,这有助于及早发现感染源,对易感者实施保护,这是有效预防 HIV 传播的重要策略。

## 二、乙型病毒性肝炎的医院感染预防与控制

### (一) 传染源

乙型病毒性肝炎的传染源主要是急、慢性乙型肝炎患者和病毒携带者。由于病毒携带者常无临床症状,不易被发现,因此,病毒携带者是具有重要意义的传染源。

### (二) 传播途径

1. 血液、体液传播 乙型肝炎患者的血液中病毒含量很高,大约每毫升血液中有上亿个 HBV 病毒微粒,只需微量的污染血液进入人体就可能引起感染,如输入血液和血制品,手术、注射、内镜检查、拔牙、血液透析、器官移植,以及共用剃刀、牙刷等均可造成疾病的传播。目前已证实,唾液、精液、汗液、阴道分泌物和乳汁等体液中也含有病毒,因此密切生活接触、性接触均可能传播疾病。

2. 垂直传播 有资料报道,人群中有 40%~50% 的 HBV 感染是由垂直传播造成的。垂直传播包括宫内感染、围产期传播和分娩后传播。宫内感染主要是由胎盘获得,可能与妊娠期胎盘轻微剥离有关。经精子或卵子传播虽有报道,但目前还未得到公认。围产期和分娩

过程是垂直传播的主要方式,婴儿因破损的皮肤或黏膜接触母亲血液、羊水或阴道分泌物而受染。分娩后垂直传播主要是母婴间的密切接触所致。虽然乳汁中可检测到 HBV 病毒,但有研究显示,母乳喂养与人工喂养引起的 HBV 感染没有明显差异。

3. 其他途径传播　理论上可能存在经破损的呼吸道和消化道黏膜或通过吸血昆虫叮咬传播,但目前未得到有效证实。

### (三)人群易感性

乙型肝炎表面抗体阴性者都是高危人群。尤其是乙型肝炎表面抗原阳性母亲的新生儿,乙型肝炎表面抗原阳性者的家属,需要反复输血和血制品的患者,血液透析患者,与血液、体液接触机会较多的医务人员,多性伴行为者,吸毒、静脉药瘾者等,这些有机会重复接触病毒,自身体内又没有相应抗体的人员,发生感染的危险性明显增加。

### (四)潜伏期

乙型病毒性肝炎潜伏期为 1~6 个月,平均为 2~3 个月。

### (五)病原体特性

乙型肝炎病毒是一种双链 DNA 病毒,属于嗜肝 DNA 病毒科。该病毒的抵抗力很强,对热、干燥、低温、紫外线及一般浓度的消毒剂都能耐受。在 37℃可存活 7d,56℃可存活 6h;在血清中 30~32℃可保存 6 个月,-20℃可保存 20 年。煮沸 10min 或 65℃加热 10min 可使 HBV 传染性消失,压力蒸汽灭菌可将病毒灭活。对 0.2% 苯扎溴铵溶液和 0.5% 过氧乙酸溶液敏感。

### (六)预防与控制

预防乙型病毒性肝炎在医院的传播,应根据传染病的流行环节,采取综合防控措施。

1. 控制传染源

(1)将急性期的乙型病毒性肝炎患者收治在综合医院的感染性疾病科或传染病医院进行隔离治疗,住院期间患者限制活动区域,避免与其他患者直接接触。

(2)慢性乙型病毒性肝炎患者或病毒携带者,应定期到医院的肝炎门诊检查病毒复制指标,对病毒复制活跃的患者,应给予合理的抗病毒治疗。

(3)对职工定期进行健康体检,限制乙型肝炎病毒感染者从事食品制作、饮食服务和医院婴儿室的工作,防止感染向其他职工和患者传播。

2. 切断传播途径

(1)加强血液和血制品正规采购渠道,对患者输血前严格执行操作规程和查对制度,防止疾病经血途径的传播。

(2)加强器官移植的管理,防止 HBV 经器官移植的传播。

(3)被患者血液、体液污染的医疗器械和用品,必须严格进行消毒和灭菌,重复应用的医疗用品实行一人一用一消毒,防止患者间的交叉感染。

(4)对 HBV 感染的孕妇,应采取主动或被动免疫措施,避免发生垂直传播。

(5)医院员工应根据医疗操作时的职业暴露风险,采取适宜的防护措施,如接触血液、体液及污染物,必须戴手套。防止血液、体液的可能喷溅要穿隔离衣、戴防护面屏等。

(6)医务人员诊疗护理工作中,应高度警觉被利器刺伤,一旦发生职业暴露,应及时报告医院感染管理部门,并及时实施暴露后干预措施。在进行局部处理后,经风险评估,如果被刺伤者既往接种过疫苗,近1年内乙型肝炎表面抗体>10mIU/ml时,不须做进一步处理。对于未接种过疫苗或乙型肝炎表面抗体<10mIU/ml时,应预防性注射乙肝高效价免疫球蛋白和乙肝疫苗的全疗程。乙肝高效价免疫球蛋白应在暴露后尽早使用,最好在暴露后48h内使用,最迟不应超过1周。接种疫苗后,应在最后一剂疫苗接种1~2个月后进行病毒抗体追踪检测,以确定是否有血清学反应。

3. 保护易感人群

(1)在医院门急诊广泛宣传乙型病毒性肝炎的预防知识,使大家增强对疾病的自我防护意识。

(2)医疗机构应按照原卫生部的规定,给医务人员免费接种乙肝疫苗,并提供工作中必要的防护用品。

## 三、丙型病毒性肝炎的医院感染预防与控制

### (一)传染源

本病的主要传染源是急、慢性丙型肝炎患者和无症状病毒携带者,急性期患者发病前12d就有传染性,血清中可检出HCV-RNA。

### (二)传播途径

1. 血液、体液传播

(1)通过输入污染的血和血制品传播:20世纪80年代后期到90年代中期,输血和输入血制品曾是最主要的传播途径,当时输血后肝炎有70%以上是丙型肝炎,近年来,随着筛查方法的改善,输血感染的传播方式已经得到明显控制。但对于反复须输血和血制品的患者、器官和骨髓移植患者,以及接受血液透析的患者,仍存在感染丙型肝炎的危险。

(2)注射传播:使用非一次性注射器和针头、静脉注射毒品等,均可导致丙型肝炎的传播。有资料显示,50%~90%的吸毒者在开始静脉注射毒品的数月内就会感染HCV。

(3)使用未经严格消毒的医疗器械:病毒经破损的皮肤和黏膜传播,如进行结肠镜、胃镜等检查、牙科的诊疗过程感染等。

2. 垂直传播 有报道,HCV可通过胎盘传播给胎儿,HCV-RNA阳性的母亲产出的新生儿有2%~8%感染HCV。病毒也可通过孕妇生产过程中感染,有些研究指出,剖宫产可降低围产期HCV感染的危险。但尚未肯定HCV可通过哺乳传播给婴儿。

3. 性接触传播 有资料表明,HCV可经性接触传播,但通过性接触传播感染的风险较HBV低。多性伴和同性性行为有较高的感染风险。

4. 日常生活密切接触传播 散发的HCV感染患者中有40%无明确输血及血制品史、牙科就诊以及注射史。大多数与家庭生活中密切接触有关,如共用指甲刀、浴室和理发工具等。

### （三）人群易感性

未感染过 HCV 的人,对 HCV 普遍易感。丙型肝炎病毒抗体并非保护性抗体,由于 HCV 基因的高度变异性,感染不同毒株之间无交叉免疫。

### （四）潜伏期

丙型病毒性肝炎潜伏期为 2 周~6 个月,平均为 40d。

### （五）病原体特性

由于血液、体液中 HCV 含量较少,对外界抵抗力较低。HCV 对有机溶剂敏感,如 10% 氯仿可杀灭 HCV,煮沸、紫外线等也可使 HCV 灭活,血清经 100℃ 5min 或 60℃ 10h,1‰ 甲醛溶液 37℃ 6h 处理均可使病毒传染性丧失。血制品中的 HCV 可用干热 80℃ 72h 或加入变性剂使其灭活。

### （六）预防与控制

1. 控制传染源　急性期患者应及时入住传染病医院并对其实施隔离治疗,慢性患者应定期到医院感染性疾病科进行复诊,对病毒复制活跃者,应及时给予抗病毒治疗。

2. 切断传播途径

(1)广泛进行宣传教育,HCV 感染者或病毒携带者应禁止献血,并不得从事婴儿室和儿科的诊疗和护理工作。

(2)规范各种操作规程,坚持各种医疗和注射实行一人一针一管,严格可重复使用医疗器械的消毒和灭菌,加强血制品管理,防止 HCV 经注射、手术、血液透析、输血和器官移植等导致的传播。

(3)HCV 感染的孕妇,在妊娠期和生产时应采取有效措施,预防垂直传播。

(4)医务人员在进行各项诊疗护理工作中,要采取适宜的防护措施,防止职业暴露发生。

(5)暴露后预防:坚持接触后局部紧急处理原则,并在暴露后 24~48h 内完成暴露源患者和发生暴露的医务人员的丙型肝炎病毒抗体情况的调查。目前没有可推荐的接触后干预措施。为了早期排除接触者是否感染 HCV,应在接触后 4~6 周后检测 HCV-RNA 或在接触 4~6 个月后进行丙型肝炎抗体和谷丙转氨酶的追踪检测。

3. 保护易感人群

(1)各级医师在为患者治疗过程中,应严格掌握输血适应证,减少输血感染 HCV 的危险。

(2)目前对 HCV 没有特异性免疫预防措施。

## 四、梅毒的医院感染预防与控制

### （一）传染源

梅毒患者是唯一的传染源,硬下疳及二期梅毒皮肤损伤处均有梅毒螺旋体存在。

### （二）传播途径

1. **接触传播**　梅毒可通过直接接触和间接接触传播。如通过性交或类似性行为由皮肤或黏膜破损处传染。在成人中,性接触传播是梅毒的主要传播途径。同性性行为和异性性行为大约各占 50%,单次暴露传染概率接近 25%,直接性接触感染概率占 95%。未经治疗的患者在感染 1 年内最富传染性,随病期延长传染性逐渐降低,病期超过 4 年者无接触传染性。梅毒螺旋体还可通过污染的衣物、食具及洁具等作为媒介传播疾病。

2. **垂直传播**　患梅毒的孕妇在妊娠 16 周后就可通过胎盘感染胎儿,导致胎传梅毒、流产、早产或死胎。未经治疗的女性,尽管病期超过 4 年已无接触传染性,但仍可通过孕期传染给胎儿。梅毒螺旋体还可在生产过程中,由于新生儿的皮肤擦伤处感染而发生硬下疳。

3. **输血及污染医疗器械传播**　由输入患者的血液被感染。还可经注射针头感染梅毒,常在穿刺部位发生硬下疳。

### （三）人群易感性

人类对梅毒无先天或自然免疫,人群普遍易感。

### （四）潜伏期

初期(一期)梅毒的潜伏期长短不一,短的可 5~10d,最长的可达 90d,一般在 2~4 周,平均为 3 周。

### （五）病原体特性

梅毒螺旋体又称为苍白密螺旋体,因其透明且不易染色而得名。梅毒螺旋体的抵抗力极弱,对热、干燥特别敏感。离体后干燥 1~2h 即死亡。40℃失去传染性,加热 100℃立即死亡。对多数化学消毒剂敏感,如过氧化氢溶液、苯酚及乙醇可在短时间内杀死螺旋体。但螺旋体耐湿耐寒力较强,在潮湿的器具和毛巾中可存活数小时,血液中的螺旋体存放在 4℃冰箱可存活 3d,在 0℃环境可存活 1~2d,在 −70℃环境下可存活数年。

### （六）预防与控制

梅毒的防控,必须贯彻预防为主、防治结合的方针,做到卫生、公安、妇联、宣传等有关部门多单位联合行动,进行综合治理。

1. 控制传染源

(1)通过普查,并鼓励高危人群定期检查和接触线索追查,以便及早发现梅毒患者,积极给予免费治疗,使之彻底治愈,防止再传播,这是预防梅毒有价值的措施。

(2)梅毒患者在住院期间应给予隔离治疗,尤其硬下疳及二期梅毒有皮肤破损者要限制与其他患者的密切接触。

2. 切断传播途径

(1)梅毒患者污染的衣物等织物类应密闭送洗衣房,直接入洗衣机用 70℃水,洗涤 30min。

（2）患者的餐具专用，用后可用压力蒸汽灭菌或100℃流动蒸汽消毒15min。

（3）洁具如便盆等，可直接入洁具清洗机进行高温清洗消毒，也可采用500mg/L的含氯消毒剂浸泡消毒30min后用清水冲洗干净晾干备用。

（4）严格医疗器械和物品的消毒和灭菌，防止梅毒经污染医疗用品的传播。

（5）严格血源的管理，保证患者安全用血。

（6）梅毒患者，建议采取措施限制怀孕，以减少胎传梅毒患者的出现，确保孩子出生质量。

（7）医务人员工作中防止被锐器刺伤，如果意外被梅毒血清阳性患者血液污染的针头等利器刺伤或破损皮肤持续接触暴露源的血液，首先坚持接触后局部紧急处理原则，在知情同意的基础上，可考虑给予青霉素80万U，每日1次，肌内注射，连续使用10~15d。也可给予苄星青霉素，每次240万U，分两侧臀部肌内注射，每周1次，共2~3次。

3. 保护易感人群

（1）医疗机构应开展梅毒的防病宣传，使人们提高自我防病的意识和能力。

（2）在各项诊疗护理工作中，医务人员要根据风险评估，采取适宜的防护措施，防止职业暴露感染发生。

（孙芳艳）

---

## 参 考 文 献

［1］ SCHILLIE S, MURPHY T V, SAWYER M, et al. CDC guidance for evaluating health-care personnel for hepatitis B virus protection and for administering postexposure management [J]. MMWR Recomm Rep, 2013, 62 (10): 1-19.

［2］ HENDERSON D K. Management of needlestick injuries: a house officer who has a needlestick [J]. JAMA, 2012, 307: 75.

［3］ ASKARIAN M, YADOLLAHI M, KUOCHAK F, et al. Precautions for health care workers to avoid hepatitis B and C virus infection [J]. Int J Occup Environ Med, 2011, 2 (4): 191-198.

［4］ GURRIA J P, NOLAN H, POLITES S, et al. Don't get stuck: a quality improvement project to reduce perioperative blood-borne pathogen exposure [J]. Jt Comm J Qual Patient Saf, 2019, 45 (5): 329.

［5］ GBD 2016 Causes of Death Collaborators. Global, regional, and national age-sex specific mortality for 264 causes of death, 1980—2016: a systematic analysis for the global burden of disease study 2016 [J]. Lancet, 2017, 390 (10100): 1151-1210.

［6］ OTT J J, STEVENS G A, GROEGER J, et al. Global epidemiology of hepatitis B virus infection: new estimates of age-specific HBsAg seroprev-alence and endemicity [J]. Vaccine, 2012, 30 (12): 2212-2219.

［7］ SCHWEITZER A, HORN J, MIKOLAJCZYK R T, et al. Estimations of worldwi-de prevalence of chronic hepatitis B virus infection: a systematic r-eview of data published between 1965 and 2013 [J]. Lancet, 2015, 386 (10003): 1546-1555.

［8］ STANAWAY J D, FLAXMAN A D, NAGHAVI M, et al. The global burden of viral hepatitis from 1990 to 2013: findings from the global burden of disease study 2013 [J]. Lancet, 2016, 388 (10049): 1081-1088.

［9］ Sepanlou S, Safiri S, Bisignano C, et al. The global, regional, and national burden of cirrhosis by cause in 195 countries and territories, 1990—2017: a systematic analysis for the global burden of disease study 2017 [J]. Lancet Gastroenterol Hepatol, 2020, 5: 245-266.

［10］ LIU J, LIANG W, JING W, et al. Countdown to 2030: eliminating hepat-itis B disease, China [J]. Bulletin of the World Health Organization, 2019, 97 (3): 230-238.

［11］ Polaris Observatory HCV Collaborators. Global prevalence and genotype distribution of hepatitis C virus infection in 2015: a modelling study [J]. Lancet Gastroenterol Hepatol, 2017, 2 (3): 161-176.

［12］ PERZ J F, GRYTDAL S, BECK S, et al. Case-control study of hepatitis B and hepatitis C in older adults: Do healthcare exposures contribute to burden of new infections？ [J]. Hepatology, 2013, 57 (3): 917.

［13］ ROWLEY J, VANDER HOORN S, KORENROMP E, et al. Chlamydia, gonorrhoea, trichomoniasis and syphilis: global prevalence and incidence estimates, 2016 [J]. Bulletin of the World Health Organization, 2019, 97 (8): 548-562.

［14］ 瓦瑞尔, 考克斯, 费尔斯. 牛津传染病学 [M]. 4 版. 李宁, 译. 北京: 人民卫生出版社, 2011.

［15］ 朱相远, 韩全意, 丁巍, 等. 中华人民共和国传染病防治法释义 [M]. 北京: 中国市场出版社, 2004.

［16］ 殷文武. 鼠疫防控应急手册 (2009 年版)[M]. 北京: 北京大学医学出版社, 2009.

［17］ 中华人民共和国卫生部. 医疗机构消毒技术规范: WS/T 367—2012 [S]. 北京: 中国标准出版社, 2012.

［18］ 徐秀华, 易霞云, 吴安华, 等. 临床医院感染学 [M]. 湖南: 湖南科学技术出版社, 1998.

［19］ 龙振华. 实用梅毒病学 [M]. 北京: 北京科学技术出版社, 2009.

［20］ 中华人民共和国国家卫生健康委员会. 医务人员手卫生规范: WS/T 313—2019 [S]. 北京: 中国标准出版社, 2019.

［21］ 杨绍基. 传染病学 [M]. 北京: 人民卫生出版社, 2005.

［22］ 国家卫生健康委员会. 医院隔离技术标准: WS/T 311—2023 [S]. 北京: 中国标准出版社, 2023.

# 第三十四章
# 特殊病原体的医院感染预防与控制

特异性感染是指病原体感染人体后，可以引起较为独特的病变，在病程的演变及临床治疗处置等方面都不同于一般的病原体感染。如朊病毒病、破伤风、气性坏疽等。

## 第一节 朊病毒病的医院感染预防与控制

朊病毒（prion）是一类特殊的传染性蛋白粒子（proteinaceus infection particle），其主要成分是蛋白酶抗性蛋白（proteinase resistant protein，PrP），称为朊粒蛋白（prion protein，PrP），其不含核酸，可引起传染性海绵状脑病（transmissible spongiform encephalopathy，TSE）。TSE是一类累及人类和动物中枢神经系统的退行性脑病，其潜伏期长，致死率达 100%。常见的动物 TSE 有牛海绵状脑病、羊瘙痒病。美国学者 Pnusiner 首先提出朊病毒是 TSE 的病原体，并对 PrP 的生物学特性及其与 TSE 的关系进行了大量的研究，并因此于 1997 年获诺贝尔生理学或医学奖。朊病毒的生物学分类仍未定论，因其无细胞形态曾被命名为病毒，由于朊病毒的过滤性和增殖十分缓慢，也有慢发病毒之称，但与病毒的概念不符，又称之为非寻常病毒（unconventional virus）。

由朊病毒所致的疾病称之为朊病毒病（prion disease），又被称为传染性海绵状脑病或朊病毒感染的疾病，是由朊病毒引起的一大类人和动物均可致病的亚急性、慢性疾病，是一组致死性中枢神经系统变性疾病，呈现中枢神经系统退行性变、具有传染性、散发性和遗传性发病等特点。朊病毒病是一种分子构象病，由细胞型（正常型）朊粒蛋白（cellular prion protein，PrPc）结构改变形成的瘙痒型朊粒蛋白（致病型）（PrPsc）在神经元内沉积导致神经病理改变，包括神经元空泡变性、缺失，神经胶质细胞增生，无炎症反应，淀粉样蛋白沉积及神经纤维网内的小血管呈脑海绵状改变等。同时具备散发性、遗传性及传染性，致使朊病毒病成为一种奇怪的疾病，年老、创伤、应急或某些环境因素等可使神经元中的朊粒蛋白发生构象改变形成异常朊粒蛋白。

目前已知的具有传染性的人类朊病毒病，如克 - 雅病（Creutzfeldt-Jakob disease，CJD）、库鲁病（Kuru disease）和新变异型克 - 雅病（new variant Creutzfeldt-Jakob disease，nvCJD）等；还有一些遗传性疾病，如家族性克 - 雅病、格斯特曼 - 施特劳斯勒 - 沙因克综合征（Gerstmann-Straussler-Scheinker syndrome，GSS 综合征）和致死性家族性失眠（fatal familial insomnia，FFI）等。牛海绵状脑病（bovine spongiform encephalopathy，BSE）俗称"牛海绵状

脑病",是动物感染朊病毒后发生的一种疾病,由于其与人 nvCJD 的相关性使得近年来朊病毒病引起广泛的关注。

克 - 雅病是人类最常见的朊病毒疾病,包括以下三种类型:散发性、遗传性和获得性。散发性克 - 雅病(sporadic CJD,sCJD)最为多见,占总发病率的 85%~90%,发病率为每年 1~1.5 人 /100 万。遗传性 / 家族性克 - 雅病约占 10%,由于朊粒蛋白基因(prion protein gene,PRNP)突变所致。获得性克 - 雅病包括新变异型克 - 雅病和医源性克 - 雅病,占克 - 雅病的 2%~5%,可通过摄入污染的食物或医源性途径而感染,医源性途径包括器官移植(角膜、脊髓、硬脑膜)、垂体来源激素(生长激素、促性腺激素)的应用、接触污染的手术器械或输血及血制品等。

## 一、病原学特点

1982 年美国学者 Prusiner 构建了"prion"一词来指一种仅有蛋白而似乎缺少核酸的新的感染性病原体,朊粒蛋白(PrP)是这种病原体的关键且是唯一的组分。朊粒蛋白的一大特点就是它对许多常用的去污剂有很强的抵抗性。

朊病毒是一种分子量很小的新致病因子,不同于以核酸复制为遗传基础的细菌、病毒等任何病原微生物。它是一种缺乏核酸,不需核酸复制而能自行增殖的有感染性的蛋白质。

羊瘙痒病朊粒蛋白是研究朊病毒病的模型。PrP 有两种异构体:PrPc 是存在于正常动物脑组织中的一种糖蛋白,PrPsc 是它的致病性异构体。PrPc 的正常功能尚不清楚,许多研究发现 PrPc 能够可逆性结合铜离子,提示朊粒蛋白在铜动态平衡中起一定作用。铜本身在胞吞作用和神经传导中发挥作用,PrPc 的作用可能是细胞抗氧化的铜超氧化物歧化酶的调节剂,而且在调节细胞凋亡中发挥作用。PrPc 主要以 α 螺旋形式存在,而 PrPsc 为 β 螺旋,是 PrPc 以一种尚不明确的形式变化而来。PrPsc 分子组成淀粉样纤维,在刚果红染色时呈苹果绿色双折射。PrPsc 对蛋白酶消化作用具有抗性,这些特性使它明显区别于 PrPc。这种蛋白的疏水性会影响聚合反应,并与神经毒性有关。

由于朊病毒不含核酸,因此那些作用于核酸并使之失活的措施如水解和酶切均不能导致朊粒蛋白失活,须采用能够耐受水解、使蛋白质消化、变性、修饰、剪切或能使核酸失活的各种处理方法达到灭活朊粒蛋白的作用,如煮沸、紫外线照射、电离辐射等。但许多蛋白质变性剂,如尿酸和苯酚等,可降低其感染性或使其感染性不可逆地失活。朊病毒对高压蒸汽和一些化学剂较敏感,压力蒸汽 132℃作用 1h 或使用氢氧化钠、次氯酸盐、浓甲酸均可显著降低污染物的传染性。用 1mol/L 氢氧化钠溶液浸泡 1h 可完全灭活感染因子,用含有效氯 10 000mg/L 的次氯酸钠溶液处理 2h,预真空压力蒸汽灭菌 134~138℃作用 18min,或 132℃作用 60min,可使牛海绵状脑病的脑组织丧失传染性。如从羊瘙痒病动物脑组织中提纯的致病性朊粒蛋白(PrPsc)可以通过压力蒸汽灭菌法或采用化学试剂如氢氧化钠(NaOH)、异硫氰酸胍溶液等灭活。

## 二、朊病毒病的流行病学

### （一）传染源

感染朊病毒的动物和人均可成为传染源。

### （二）传播途径

朊病毒病的传播途径目前还不十分清楚,但已证明的途径主要包括医源性传播和消化道传播。通过输入污染的血液和血制品是否能引起克 - 雅病的传播,虽然目前还没有明确定论,但已引起了人们的极大关注。

1. 医源性传播　一些克 - 雅病患者已被证实是由医源性途径导致的感染。人类克 - 雅病主要与以下传播途径有关:尸体硬脑膜或角膜移植和肌内注射受污染的垂体来源的激素(生长激素、促性腺激素)以及通过污染的手术器械传播。如神经外科患者由于使用了被克 - 雅病患者污染的手术器械导致感染克 - 雅病。

2. 消化道传播　人和动物食用感染宿主的肉、脑组织或含有朊病毒宿主的加工物后,均可导致感染本病。如库鲁病的发现,就是在巴布亚新几内亚东部高原偏僻的土著部落,有食用已故亲人内脏和脑组织以示缅怀的传统习俗,导致了该病在当地传播。后来该国通过法律禁止食用人脑,随着这一习俗的废除,库鲁病基本消失。再如健康的牛吃了含有朊病毒的病畜内脏饲料即可能感染牛海绵状脑病,有报道,人类新变异型克 - 雅病很可能是食用了感染牛海绵状脑病的牛肉所致。

3. 其他途径　2004 年,英国报道 2 例患者可能因输血感染了新变异型克 - 雅病。因此,经血液和血制品传播的风险已受到足够重视,许多国家已经采取一系列措施来预防输血传播朊病毒病。

### （三）人群易感性

人群普遍易感,感染朊病毒后尚未发现产生保护性免疫。

### （四）潜伏期

潜伏期长,可达数年至数十年。

### （五）病原体特性和流行特征

克 - 雅病最早在 20 世纪 20 年代见报道,是世界范围性疾病,发病年龄多为 40~80 岁,30 岁以下很少见,潜伏期长,病程通常为 3~12 个月。最常见的散发性克 - 雅病发病率无性别差异,年发病率约为百万分之一,常累及 60~69 岁年龄段人群,平均发病年龄为 65 岁。全年均可发病,无季节差异。根据克 - 雅病国际监测网络的数据,自 1993 年至 2013 年的 20 年间,年死亡率在增加。不同地区的生存期及年死亡率有一定差别:法国、瑞士的年死亡率最高,分别为 1.51/100 万、1.72/100 万。中国的散发性克 - 雅病患者生存期的中位数为 7.1 个月(1~23.3 个月),其中 78.5% 的患者在发病 1 年内死亡。相对于散发性克 - 雅病而言,遗传性/家族性克-雅病通常发病较早,多在30~70岁之间;致死性家族性失眠是世界范围内最常见的遗传性朊病毒病,发病年龄为20~72岁,多在36~62岁年龄段发病,平均发病年龄为56岁;GSS综合征的发病年龄为40~60岁;新变异型克-雅病患者年龄比较年轻,为16~41岁。库鲁病多发于妇女和儿童。

医源性克-雅病在1974年被首次报道,因接受来自克-雅病患者尸体角膜移植而发病,之后又报道了因脑内脑电图针、外科手术器械及促性腺激素引起的感染病例。

### (六) 临床表现

1. 临床特点　朊病毒病是一类侵犯人类和动物中枢神经系统的人畜共患病,临床表现呈现多样性特点。目前已知的动物朊病毒病有6种,包括羊瘙痒病、传染性水貂脑病、马鹿和麋鹿的慢性消耗病、猫海绵状脑病、捕获的野生反刍动物海绵状脑病和牛海绵状脑病。人的海绵状脑病有4种,包括克-雅病(含新变异型克-雅病)、GSS综合征、库鲁病(Kuru disease)和致死性家族性失眠。

2. 临床表现

(1)克-雅病:克-雅病典型的临床表现为伴有肌阵挛的快速进展的痴呆。根据主要受累脑组织部位的神经病理表现,CJD可以分成多个亚型,主要包括视觉的、小脑的、丘脑和纹状体的特征。快速进展的痴呆可表现为行为异常和认知障碍。早期患者常见症状有乏力、注意力、记忆力和判断力障碍,失眠、抑郁不安、记忆困难等;情绪改变如情感淡漠和抑郁比较普遍,睡眠障碍也较普遍,且是部分患者的起病征兆,主要表现为睡眠过度,也可以表现为失眠;部分患者还伴有头痛、眩晕、视力模糊、小脑性共济失调等,欣快、情绪不稳及忧虑则较少见。病程进展可出现明显的记忆障碍,并伴有认知障碍及人格改变,最后可发展成为痴呆。多数患者会出现肌阵挛,部分患者出现多动或癫痫发作、轻偏瘫、视力障碍、小脑性共济失调、肌强直、腱反射亢进和巴宾斯基征阳性。脑电图可呈现特征性的周期性尖锐复合波。肌阵挛,尤其是受惊易诱发,可在超过90%患者病程的某一阶段出现,但在疾病早期或晚期如痴呆症状较明显时无肌阵挛。约2/3的患者出现锥体外系症状如运动功能减退和小脑性症状如眼球震颤、共济失调,20%~40%的患者起病时就出现这类症状。尤其是接受了促性腺激素和生长激素治疗的医源性CJD患者更易于在疾病早期就出现孤立的小脑性症状。40%~80%的患者查体时可发现皮质脊髓束体征,如反射亢进、巴宾斯基征阳性和肌强直。年轻sCJD患者的临床表现与老年患者有所不同。有报道50岁以下的患者与老年患者相比,精神症状更常见,病程长,与新变异型克-雅病症状接近,但实验室检查、脑脊液蛋白标志和神经影像学都支持sCJD诊断。晚期患者可出现尿便失禁、无动性缄默症或去皮质强直;随着疾病发展,痴呆成为绝大部分患者的主要症状并迅速进展,往往一年内死亡。

散发性克-雅病病程较短,典型的临床表现为进行性痴呆,伴视觉和小脑功能障碍、肌阵挛、锥体系和锥体外系症状、无动性缄默症等。与典型的克-雅病不同,获得性克-雅病具有一些特有的临床表现,包括发病年龄较早,平均为29岁,病程较长,平均为14个月,早期即可出现小脑性共济失调,其他常见的早期症状还有不自主运动、精神异常及感觉症状,如抑郁、焦虑等,但脑电图无周期性复合波表现。

(2)致死性家族性失眠:遗传性/家族性克-雅脑病通常发病较早,患者出现进行性的失眠,失去正常生理节律的睡眠模式,在清醒时可以表现为"白日梦"状态。常见的临床表现为记忆力减退、思维混乱、肌阵挛、共济失调等。致死性家族性失眠是世界范围内最常见的遗传性朊病毒病,常见的临床表现包括睡眠障碍、认知缺陷、空间定向障碍、幻觉、自主神经功能障碍、运动障碍等。智力和行为改变包括注意力不集中、记忆力下降、神经错乱和幻觉。明显的痴呆症状很少见。随着病情进展,患者可出现运动障碍,如肌阵挛、共济失调和强直。FFI是朊病毒病中唯一可出现家族性自主神经异常和内分泌失调的疾病。家族性自主神经异常可包括多汗、体温过高、心动过速和高血压。内分泌失调包括促肾上腺皮质激素分泌下降、糖皮质激素分泌增多,生长激素、褪黑素和催乳素分泌失去正常昼夜变化规律。近来有研究表明,致死性家族性失眠患者也可不出现失眠症状。

(3)库鲁病:与其他朊病毒病如克 - 雅病不同,库鲁病有较新的临床分期。早期或行走期的特征症状有颤抖、共济失调和姿势不稳。颤抖是库鲁病取名的由来(Kuru 等同于shivering)。随着颤抖和共济失调的进展,患者逐渐失去行走能力,进入久坐期。不随意运动包括肌阵挛、肌震颤、手足徐动症和舞蹈样运动多在该期出现。痴呆症状起初表现为思维减慢,多在疾病后期出现,患者可能表现为对自己的疾病漠不关心。前终末期患者无法起床,运动失调、震颤、语音障碍加重,失去行动能力。腱反射亢进,出现抓握反射。最后,出现吞咽困难和大小便失禁。通常情况下患者在起病后 9~24 个月内因为合并肺炎而死亡。

(4)新变异型克 - 雅病:nvCJD 与典型散发性克 - 雅病(sCJD)的区别是①出现症状的年龄较轻;②疾病进展较慢;③临床表现和病程不同;④神经病理改变不同。最初报道的 nvCJD 平均发病年龄是 29 岁(16~48 岁),而 sCJD 则为 65 岁。近年来也有 74 岁的老年人患 nvCJD 的病例报道。虽然两者都是致死性疾病,但 nvCJD 的平均病程较 sCJD 长,两者分别是 14 个月和 4~5 个月。与 sCJD 不同,nvCJD 患者常有感觉障碍和精神症状。感觉异常包括感觉迟钝和脸、手、足甚至半侧肢体痛觉减退。最早发现的 14 例英国患者中 9 例是以精神症状起病的;其中以抑郁症为主,其他精神症状包括情感淡漠、焦虑和精神病。许多患者有间歇发作而非持续性的妄想。在疾病发展最慢的患者中,精神症状和感觉异常可存在于较长的前驱期。一旦出现神经系统症状(通常是共济失调),疾病会迅速进展,常可出现认知障碍不自主运动、运动减少、无反应、缄默等症状。50% 的患者可出现向上凝视瘫痪,这一表现罕见于其他形式的 CJD。起病时,63% 的患者首先出现精神症状,15% 的患者神经症状先于精神症状出现,两者同时出现的概率约为 22%。神经症状通常是在起病 4~6 个月时出现,最早可表现为步态异常和发音含糊。绝大部分 nvCJD 患者可有中度到重度认知障碍。与 sCJD 类似,nvCJD 患者也可有执行功能障碍。

(5)GSS 综合征:GSS 综合征患者中 70% 有相关家族史,其临床特征是小脑退行性病变伴有不同程度的痴呆。典型的临床表现为共济失调,其他小脑症状包括动作笨拙、动作失调。感觉迟钝、反射减退、下肢近端肌肉无力也是较常见的早期特征。GSS 综合征一般无肌阵挛表现。由于家族和个体的差异,患者是否出现痴呆及痴呆的程度也不一样,晚期患者多出现痴呆。GSS 综合征患者病程多在 1~7 年,一般 5 年左右发展至死亡。

## 三、朊病毒病的医院感染预防与控制

鉴于朊病毒难以对付,感染危害严重,死亡率极高,目前尚无有效的病因治疗,亦无疫苗保护易感人群,因此,做好朊病毒医院感染的预防与控制极为重要。

### (一)管理传染源

1. 由于目前朊病毒的传播途径不十分清楚,加强患者隔离管理实属必要。有条件的医院应将患者收治在单独房间,同种病原体感染患者可同住一室。

2. 常规进行血源性病原体的筛查和筛除有高危背景和高危行为的献血员的措施,可显著降低经血传播疾病感染的危险。

3. 规范器官移植和生物制品的使用,严格器官捐献的标准,防止朊病毒病的医源性传播。

4. 对感染动物和可疑感染动物(牛海绵状脑病和羊瘙痒病)进行宰杀,并严格处理染疫动物尸体,防止感染动物肉制品流向社会。

### (二)切断传播途径

1. 临床严格掌握器官移植的捐献标准和患者输血以及生物制品使用适应证,提倡自体输血或尽量采用成分输血和去白细胞血。对可能感染朊病毒患者的血液、组织或器官不得用于生物制品的生产。防止疾病通过器官移植、输血或使用组织提取物传播,朊病毒病患者或任何退行性神经系统疾病患者的器官和组织不得用于器官移植。对从有牛海绵状脑病的国家进口活牛或牛肉及其制品,必须进行严格和特殊的检疫。禁止用牛羊等反刍动物脏器如脑、脊髓、骨、肉等作为饲料喂养牛。生产生物制品须用牛组织作为原料时,应考虑并了解生成材料国家牛海绵状脑病的流行情况。此外,应对遗传性朊病毒病家族进行监测,给予遗传咨询和产前 DNA 筛查。

2. 医务人员严格个人防护,接触患者时穿工作服,戴帽子、口罩。处理血液、体液等污染物要戴手套,手有破损要戴双层手套并避免直接接触血液、体液。有可能发生血液体液意外喷溅时要穿隔离衣、戴护目镜或防溅面屏。治疗、护理朊病毒病或怀疑有朊病毒病患者的医护人员应保持皮肤不破损,并严格遵守安全程序,减少该病的传播。

3. 严格污染器械和物品的消毒处理

(1)被朊病毒病患者污染的器械、器具和物品,使用科室应双层封闭包装并标明感染性疾病名称,由消毒供应中心单独回收处理。

(2)被朊病毒病患者污染的可重复应用的器械和用品,供应室要先浸泡于 1mol/L 氢氧化钠溶液内作用 60min 后清洗,再用压力蒸汽灭菌,灭菌可选用 134~138℃ 18min,或 132℃ 30min,或 121℃ 60min。欧美国家的有关机构已提出,神经外科手术器械应为一次性使用器械,以避免克-雅病的传播。必须注意以下两点:若高压蒸汽灭菌不充分有可能诱导产生热抵抗性的朊病毒亚种,不锈钢器械即使经 10% 的甲醛溶液处理后仍有可能保留传染性。含有效氯 10 000mg/L 次氯酸钠溶液处理 2h,BSE 脑组织可丧失传染性。近几年,由十二烷基硫酸钠、蛋白激酶 K、链霉蛋白酶组合的灭活方法的研究已取得一些成功,高频气体等离子技术已成功用于手术器械消毒。

（3）污染织物如患者的床单、被罩等应单独放置于密闭不透水的包装袋内并标明感染性疾病名称，密闭送至洗衣房，直接入压力蒸汽灭菌器消毒，或用有效氯 10 000~20 000mg/L 的含氯消毒剂浸泡 2h 后再清洗。

4. 患者房间的物体表面可用 1 000~2 000mg/L 的含氯消毒剂进行擦拭消毒。

5. 对于没有保留价值的废弃物，严格按照医疗废物进行焚烧处理。

### （三）保护易感人群

宣传朊病毒病的相关知识，不断提高大家对疾病的认知度，自觉做好疾病的预防和控制工作。

（徐 梅 李素英 蔡 洁）

# 第二节 气性坏疽的医院感染预防与控制

气性坏疽是厌氧菌感染的一种，即梭状芽孢杆菌所致的肌坏死或肌炎，是由一群梭状芽孢杆菌引起的一种快速进展的急性严重特异性感染性疾病。致病菌产生的外毒素可引起严重毒血症及肌肉组织的广泛性坏死，病情发展迅速，病死率高。已知的梭状芽孢杆菌有多种，引起本病主要的有产气荚膜梭菌、水肿杆菌、腐败梭菌、溶组织梭菌等。感染发生时，往往不是单一细菌，而是几种细菌的混合。各种细菌又有其生物学的特性，根据细菌组合的主次，临床表现有所差别，有的以产气显著，有的以水肿显著。这类细菌在人畜粪便与周围环境中（特别是泥土中）广泛存在。故伤后污染此菌的机会很多，但发生感染者不多。因为这类细菌在人体内生长繁殖须具备缺氧环境。如开放性骨折伴有血管操作，挤压伤伴有深部肌肉损伤、上止血带时间过长或石膏包扎过紧，邻近肛周、会阴部位的严重创伤，继发此类感染的概率较高。尽管气性坏疽容易让人联想到其多来源于战斗中导致的创伤感染，但日常生活中产生的损伤或医源性损伤的感染也可导致发病。疾病的发生依赖于多种因素：梭状芽孢杆菌必须存在活性形式，伤口环境必须适合梭状芽孢杆菌生长。接近粪源性细菌是危险因素之一，例如进行臀部手术、臀部肾上腺素注射、缺血性血管病时进行的截肢手术等等。当伤口被泥土污染、弹片划伤或被少量覆盖物覆盖时，可导致局部的氧浓度降低。肩膀、臀部、大腿、小腿等处的大块肌肉损伤和大动脉损伤、粉碎性损伤、开放性骨折以及烧伤都是高危因素。

临床特点是病情急剧恶化，患者早期临床表现为表情淡漠、头晕、头痛、恶心、呕吐、出冷汗、烦躁不安、高热、脉搏快速、呼吸急促，夹有恐惧或欣快感，另外还有皮肤、口唇变白、脉搏加快、体温逐步上升的表现。随着病情的发展，可发生溶血性贫血、黄疸、血红蛋白尿、酸中毒，全身情况在 12~24h 全面迅速恶化。

患者常诉伤肢沉重疼痛，持续加重，有如胀裂，程度常超过创伤伤口所能引起者，止痛剂不能奏效；局部肿胀与创伤所能引起的程度不成比例，并迅速向上下蔓延，每小时都可见到加重。伤口中有大量浆液性或浆液血性渗出物,可渗湿厚敷料,当移除敷料时有时可见气泡从伤口中冒出。伤口内肌肉由于坏死,呈暗红色或土灰色,失去弹性,刀割时不收缩,也不出血,犹如煮熟的肉。皮下如有积气,可触及捻发音。由于局部张力,皮肤受压而发白,浅部静脉回流发生障碍,故皮肤表面可出现如大理石斑纹。因组织分解、液化、腐败和大量产气(硫化氢等),伤口可有恶臭。局部探查时,如属筋膜上型,可以现皮下脂肪变性、肿胀;如为筋膜下型,筋膜张力增高,肌肉切面不出血。渗出物涂片染色可发现革兰氏阳性粗大杆菌。X 线照片检查显示软组织间有气。晚期患者有严重中毒症状,血压下降,最后出现黄疸、谵妄和昏迷。如处理不及时,感染可导致截肢,甚至死亡。气性坏疽多见于战伤、地震损伤,以及日常各种原因的严重创伤。

## 一、气性坏疽的流行病学

气性坏疽多数病例是由 A 型产气荚膜梭菌引起的,一些病例的致病菌为诺维梭菌,少数病例为腐败梭菌,极少数患者的致病菌是溶组织梭菌、污泥梭状芽孢杆菌等梭状芽孢杆菌。溶组织梭菌、污泥梭状芽孢杆菌多为混合感染,很难独立分离出来。梭状芽孢杆菌主要是腐生菌,在土壤和人及动物的胃肠道中自然存在。有氧环境下,菌体不能生长,亦可以抑制毒素的产生。超氧化物歧化酶的存在可使细菌在微氧条件下生存。伤口处的坏死组织、外来异物缺血使伤口局部氧浓度降低,有利于细菌生长。少见情况下,气性坏疽也可在没有伤口的情况下发生。气性坏疽可以是会阴和阴囊处的原发感染,也可出现于肢体,由结肠肿瘤伴发的梭状芽孢杆菌异地种植所致。与具有外伤史的患者相比,这些病例的致病菌以腐败菌比例较高。在药物滥用者中,诺维梭菌和其他梭状芽孢杆菌可引起注射部位的软组织感染。2000 年,英国和美国的流行病学调查报告显示这些感染往往伴随着低血压、严重的全身中毒症状和高的病死率。可致气性坏疽的梭状芽孢杆菌具有大量的、有活性的细菌毒素。目前,针对腐败梭菌、诺维梭菌以及产气荚膜梭菌,已有 12 个以上独立毒素被描述。产气荚膜梭菌的主要毒素为 α 毒素,该毒素分子可插入细胞磷脂膜并与之相互作用,从而发挥毒效应。电子显微镜观察显示,早在与浆膜结合的 1 小时,就可在细胞质膜上看见 7.5~18nm 的缝隙。随着时间推移,浆膜缺损增大,并可看到与之相连的铁蛋白标记的毒素分子。气性坏疽的患者在组织或血清中不能检测到毒素,毒素与细胞质膜结合迅速且不可逆,可能与此有关。气性坏疽患者的死亡率为 11%~31%,但如果不治疗,无一例外会导致患者死亡。

### (一)传染源

在医院内,气性坏疽患者是主要的传染源。病原体大量存在于患者坏死组织和渗出液中,以及被伤口分泌物污染的敷料、器械和物品等表面。

### (二)传播途径

1. 接触传播 接触患者伤口的坏死组织和渗出液,接触污染的敷料和织物,尤其是接触者皮肤有破损,病原体可通过破损伤口侵入感染。病原体也可通过医务人员污染的手从一个患者传播到另一个患者。

2. 可疑气溶胶传播 伤口冲洗过程中产生气溶胶污染空气、环境等,恰好附近有行介入性操作或有开放性伤口的患者,有引发感染的风险。

3. 污染的诊疗器械传播 被病原体污染的医疗器械或物品,未经有效消毒和灭菌,如拔牙、手术等操作导致感染的发生。

### (三)人群易感性

梭状芽孢杆菌广泛存在,容易进入伤口,但不一定致病。疾病的发生依赖于下列多种因素。

1. 有伤口存在,尤其是组织肌肉广泛损伤或大片坏死的患者。

2. 人体抵抗力低下。

3. 伤口局部氧浓度降低,伤口的缺氧环境适合梭状芽孢杆菌生长。如大量失血或休克,局部血运障碍。伤口污染泥土、弹片或被覆盖物覆盖时,尤其是进行臀部、会阴部手术,接近粪源性细菌,或使用止血带时间过长等,都容易发生气性坏疽。

### (四)潜伏期

潜伏期为 1~4d,常在伤后 3d 发病,最迟为 5~6d,亦可短至 24h,个别情况下可短至1~6h。疼痛是最具特征性的症状。患者可感觉疼痛剧烈,疼痛可突然发生。气性坏疽的症状和体征发展非常迅速,中毒症状使患者病情进展快,发展至病情恶化的时间极短。

### (五)病原体特性和流行特征

1. 病原体特性 气性坏疽的致病菌为厌氧菌,革兰氏染色阳性,可形成芽孢,芽孢多大于菌体宽度,细菌膨胀呈梭形,故又名梭状芽孢杆菌,能产生外毒素。梭状芽孢杆菌在自然界广泛存在,如废弃物、土壤、植被及哺乳动物的胃肠道中。目前已发现了约 100 种,其中25~30 种可引起人和动物的感染。引起气性坏疽的致病菌主要为产气荚膜梭菌,约占 80%,其次为败毒梭菌、诺维梭菌、溶组织梭菌、双酶梭菌等。在有氧的环境下,菌体不能生长,还能抑制毒素的产生,但芽孢的抵抗力很强,在自然界可长期存活。当皮肤有破损尤其是伤口处有坏死组织、异物存在,或缺血使伤口局部氧浓度降低时,有利于细菌大量繁殖生长。

梭状芽孢杆菌对氧化剂敏感,用 3% 过氧化氢溶液、0.5% 过氧乙酸溶液、臭氧、1∶1 000的高锰酸钾溶液,以及煮沸 1h 或压力蒸汽灭菌等,都可抑制其生长繁殖或杀灭病原体。

2. 流行特征 多为散发,偶有暴发。多见于战争、地震伤害导致的创伤感染暴发。日常生活中的严重损伤以及结直肠手术等,也可导致感染发病。

## 二、气性坏疽的医院感染预防与控制

### (一)管理传染源

1. 战争、地震等伤害引起开放性伤口患者较多时,应认真做好预检分诊工作,将可疑感染患者与其他患者分开,以减少患者之间的交叉感染。

2. 接诊患者车辆的铺单应采用一次性防渗透床单,并做到一人一用,用后严格按照医疗废物焚烧处理。

3. 确诊或可疑气性坏疽患者应单间隔离,伤口局部必须进行彻底清创,在伤后 6h 内清创,几乎可完全防止气性坏疽的发生。即使受伤已超过 6h,在大量抗生素的使用下,清创术仍能起到良好的预防作用。清创后的伤口可用 3% 过氧化氢溶液或 1∶1 000 高锰酸钾溶液冲洗、湿敷,对已缝合的伤口,应将缝线拆开,敞开引流。

4. 固定换药室、手术间,诊疗物品固定专用。换药和手术结束后,房间严格终末消毒。

5. 加强病区管理,严格探视制度,做好疾病的预防宣传工作。

## (二)切断传播途径

1. 科室对气性坏疽患者使用后的可重复应用的医疗器械和用品,要双层密闭包装,并标明感染性疾病名称后,送消毒供应中心集中处理。供应室应先采用含氯或含溴消毒剂 1 000~2 000mg/L 浸泡 30~45min 后,有明显污染物时应采用含氯消毒剂 5 000~10 000mg/L 浸泡至少 60min 后,再进行清洗和灭菌处理。

2. 病室物体表面可用 3% 过氧化氢溶液或 1 000mg/L 含氯消毒剂进行擦拭消毒。精密仪器可采用 2% 戊二醛溶液擦拭消毒。耐腐蚀设备可采用 0.5% 过氧乙酸浸泡或擦拭消毒。

3. 患者衣服、床单以及医务人员的工作服、隔离衣等织物,用后单独收集包装,须重复使用时应专包密封,标识清晰,密闭送洗衣房,经压力蒸汽灭菌后再清洗。

4. 医疗废物放置双层包装袋内,粘贴标识,密闭送医疗废物暂存处,交集中处置单位焚烧处理。

5. 截肢后的肢体,采用过氧化氢处理后,用专用袋密闭封装,注明特殊感染标识,交火葬场火化,并做好交接登记。

6. 污染的地面用有效氯 1 000~2 000mg/L 的消毒剂做局部喷洒消毒,作用 30min 后立即清洁。

7. 终末消毒。手术结束,患者出院、转院或死亡后,应进行终末消毒。终末消毒可采用 0.5% 过氧乙酸溶液熏蒸或 3% 过氧化氢溶液喷雾消毒。在室温下,药量为 20~30ml/m³,密闭作用 30~60min。也可采用 15% 的过氧乙酸溶液熏蒸消毒,1g/m³ 过氧乙酸溶液加等量水加热熏蒸,密闭门窗 1h 后开窗通风。

8. 严格手卫生制度,接触患者前后、接触污染物质后都要认真进行手卫生。

## (三)保护易感人群

1. 加强预防疾病的宣传,使医务人员和患者了解疾病的特性,做到疾病的早发现、早治疗,因为早诊断和及时治疗是保住患者肢体和挽救生命的关键。早隔离确诊或疑似患者,还可减少疾病的传播。

2. 医务人员接触患者应做好个人防护,进入病室必须穿隔离衣,戴口罩、帽子,接触伤口或污染物戴手套。给患者冲洗伤口时,为防止喷溅或吸入气溶胶,应戴医用外科口罩及护目镜。医务人员皮肤有伤口或渗出性皮炎等,应戴双层手套或暂时调离现岗位。

3. 主动免疫保护方法仍在试验中。

(徐 梅 李素英 蔡 洁)

# 第三节　破伤风的医院感染预防与控制

破伤风是一种急性致死性疾病,是由破伤风杆菌经皮肤或黏膜伤口侵入人体,在缺氧环境下生长繁殖,产生毒素而引起的以阵发性肌肉强直收缩和痉挛为主要临床特征的特异性感染。

## 一、破伤风的流行病学

破伤风杆菌是革兰氏染色阳性厌氧性芽孢杆菌,广泛存在于自然环境,如灰尘、土壤和人畜粪便中,甚至在医院和手术室的空气中也可检出。免疫接种开展不充分的贫穷国家发病率高,好发人群为青年和新生儿,男性较女性多发。在发病的不同年龄组中,老年人和婴儿死亡率高。在 20 世纪 80 年代,全世界有 100 万新生儿死于破伤风,新生儿破伤风死亡率为 60%~80%,成人破伤风死亡率在 20%~60%,老年患者和潜伏期短于 4d 的患者死亡率更高。由于有效的疫苗接种以及重症监护和机械通气的使用,20 世纪 90 年代,该病的发病率明显下降,在全世界范围内约使 70 万人免于死亡。

### (一) 传染源

在医院内破伤风感染患者是主要的传染源。破伤风杆菌仅停留在伤口局部繁殖。伤口处组织和分泌物可检出大量病原体。

### (二) 传播途径

1. 接触传播　皮肤破损处接触患者伤口分泌物或被病原体污染的物品,可导致感染发生,也可通过医务人员污染的手,将破伤风杆菌从一个感染患者传播到下一个经常需要伤口护理的患者。

2. 可疑气溶胶传播　进行伤口冲洗或清创,产生大量携带病原体的气溶胶,导致周围环境和空气严重污染,附近患者正好有开放性伤口和多次实施侵入性操作,有感染发病的报道。

3. 通过污染医疗用品传播　被患者污染的医疗器械和物品,下一个患者使用前未经有效消毒灭菌,可导致疾病的传播。

### (三) 人群易感性

未接受免疫接种,尤其是皮肤有破损者都为易感人群。但伤口内有破伤风杆菌,并不一定都发病。破伤风的发生除了与细菌数量多、毒力强以及缺乏免疫力等情况有关外,还与伤口局部有坏死组织、活动性炎症和异物导致的厌氧环境有关,以上因素是破伤风发生的有利条件。

### （四）潜伏期

破伤风的潜伏期平均为 7~10d,也可短至 24h 或长达数月、数年。约有 90% 的患者在受伤后 2 周内发病。潜伏期和前驱期越短,疾病就越严重。

### （五）病原体特性和感染特征

1. 病原体特性　破伤风杆菌是专性厌氧菌,可形成芽孢。菌体易杀灭,但芽孢有特殊的抵抗力,须经煮沸 30min,压力蒸汽灭菌 10min 或用苯酚溶液浸泡 10~12h 可将其杀灭。

2. 感染特征　破伤风杆菌无法侵入正常的皮肤与黏膜,一般都是发生在创伤后。破伤风杆菌的滋生繁殖需要无氧环境。破伤风芽孢必须在组织内氧化还原电位低至 150mV 时才能迅速繁殖。未经清创处理污染严重的伤口、组织缺血坏死、引流不畅或伤口合并需氧化脓菌感染时,破伤风便容易发生。少数破伤风可在无明显伤口存在的情况下出现,如皮肤非常细微的伤口沾染土壤、粪肥或接触锈蚀的金属物品也可能被感染,因为有 15%~25% 的患者没有近期受伤的经历。破伤风可发生于手术后和肌内注射药物后,偶发于手术摘除留在体内多年的异物后,也可并发于烧伤、溃疡、冻伤、坏疽、开放性骨折、人工流产和产后。新生儿破伤风常发生在脐带残端消毒不严格的接生情况下。

## 二、破伤风的医院感染预防与控制

破伤风的医院感染预防与控制坚持预防为主的方针,破伤风是可以预防的。常见的措施是加强劳动保护,防止创伤发生。注射破伤风类毒素进行主动免疫。一旦意外发生创伤,坚持伤口的正确处理,及时进行被动免疫,可预防疾病发生。

### （一）管理传染源

1. 对患者实施单间隔离,同种病原体感染患者可同住一室。保持病室环境安静,防止光声刺激。

2. 患者诊疗物品固定专用。

3. 换药或手术最好固定在隔离房间,每次进行伤口清创或换药后,房间都必须进行终末消毒。

### （二）切断传播途径

1. 普及新法接生技术,产科严格脐带残端消毒处理,减少新生儿感染破伤风。

2. 严格管理医疗器械和用品的消毒灭菌,防止病原体经污染医疗器械、设备及用品导致感染发生。

3. 患者污染的织物类(如衣服、被套等)密闭包装送洗衣房,直接入清洗机,在 80℃水温下洗涤 40min。

4. 患者房间的物体表面可用 500mg/L 有效氯溶液或有效溴消毒剂进行擦拭消毒,有污染随时消毒。

5. 对没有保留价值的废弃物,如患者伤口敷料等,严格按照医疗废物进行焚烧处理。

6. 医务人员工作中严格个人防护，进行伤口冲洗时应穿隔离衣、戴口罩和护面屏。接触伤口或污染物戴手套，手有破损时戴双层手套或暂时调离工作岗位。

7. 严格实施手卫生，医务人员接触患者前后要严格执行手卫生。

### (三) 保护易感人群

1. 加强职业防护，尽量避免发生创伤，一旦发生皮肤或黏膜破损，应及时正确处理伤口。

2. 对于严重污染的伤口及时进行彻底清创，如采取切除无活力的组织、清除异物、打开无效腔、敞开伤口、充分引流等措施，可减少或防止破伤风的发生。

3. 对于容易发生创伤的医院工作人员，如总务处的水暖工、维修工、医疗废物处理人员等，可给予注射破伤风类毒素，使人体获得自动免疫。采用破伤风类毒素基础免疫通常须注射 3 次。首次皮下注射 0.5ml，间隔 4~6 周再注射 0.5ml，第 2 针之后 6~12 个月再注射 0.5ml。以后每隔 5~7 年皮下注射类毒素 0.5ml，作为加强注射。一般抗体产生是在首次注射类毒素 10d 左右，30d 后达到有效保护抗体浓度。接受全程主动免疫者，伤后仅须皮下注射类毒素 0.5ml，即可在 3~7d 产生有效的保护抗体。国外一些国家推荐每 10 年进行一次破伤风类毒素的免疫接种，以维持人群的免疫水平。

4. 对于未进行过破伤风类毒素主动免疫接种而发生创伤的医院员工，尤其被锈蚀的金属刺伤，且伤口细而深，可注射破伤风抗毒素（tetanus antitoxin，TAT）或人体破伤风免疫球蛋白（tetanus immunoglobulin，TIG）进行被动免疫。破伤风抗毒素是最常用的被动免疫制剂。常用剂量是 1 500IU 肌内注射，伤口污染严重或受伤超过 12h，剂量加倍，有效作用可维持 10d 左右。TAT 是血清制品，容易发生过敏反应，注射前必须做皮肤过敏试验。TAT 皮肤试验过敏者，常采用脱敏注射方法。脱敏注射时，应仔细观察接受注射者的各种变化，防止致死性过敏反应的发生。如出现面色苍白、出皮疹、血压下降等症状，应立即停止注射，马上给予肾上腺素皮下注射和吸氧等抢救措施。人体破伤风免疫球蛋白预防剂量为 250~500IU，一次注射后免疫效能 10 倍于 TAT，可在体内维持 4~5 周。如果距离最后一次接种破伤风类毒素已超过 5 年的感染或较大创伤者，推荐再给予接种一次 0.5ml 破伤风类毒素，可减少破伤风发病的概率。但不推荐鞘内注射和伤口周围局部浸润注射破伤风抗毒素，因其效果不肯定。

**（徐 梅　李素英　蔡 洁）**

———————— 参 考 文 献 ————————

［1］瓦瑞尔，考克斯，费尔斯.牛津传染病学[M].4版.李宁，译.北京：人民卫生出版社，2011.

［2］李兰娟，任红.传染病学[M].9版.北京：人民卫生出版社，2018.

［3］陈孝平，石应康，邱贵兴，等.外科学[M].2版.北京：人民卫生出版社，2010.

［4］中华人民共和国卫生部.医疗机构消毒技术规范：WS/T 367—2012 [S].北京：中国标准出版社，2012.

［5］中华人民共和国国家卫生健康委员会.医务人员手卫生规范：WS/T 313—2019 [S].北京：中国标准出

版社, 2019.

[ 6 ] 国家卫生健康委员会. 医院隔离技术标准: WS/T 311—2023 [S]. 北京: 中国标准出版社, 2023.

[ 7 ] 卢洪洲, 梁晓峰. 新发传染病 [M]. 3 版. 北京: 人民卫生出版社, 2018.

[ 8 ] 杨绍基, 李兰娟, 任红, 等. 传染病学 [M]. 8 版. 北京: 人民卫生出版社, 2013.

# 第三十五章
# 多重耐药菌的预防与控制

## 第一节　基本概念及流行病学

### 一、定义

#### （一）定义

我国卫生部办公厅 2011 年颁布的《多重耐药菌医院感染预防与控制技术指南（试行）》中指出，多重耐药菌是指对临床使用的 3 类或 3 类以上抗菌药物同时呈现耐药的细菌；但对抗菌药物如何分类、如何判定是否对一类药物耐药、中介是否处理、耐药是否包括天然耐药等具体问题未做出说明。目前国际上较为通行的定义见于欧洲 CDC 和美国 CDC 发起的专家共识，将对抗菌药物耐药分为多重耐药（multi-drug resistance，MDR）、泛耐药（extensively-drug resistance，XDR）及全耐药（pan-drug resistance，PDR）三个层级。MDR 指对所选用的抗菌药物中 3 类或 3 类以上抗菌药物（每类中至少一种）获得性不敏感；XDR 指除 1~2 类抗菌药物外，对其他所有类别抗菌药物均获得性不敏感；PDR 指对目前临床应用的所有类别抗菌药物中的所有品种均获得性不敏感。

这个定义中：

（1）把耐药扩大为"不敏感"，也就是包括"中介"和"耐药"。

（2）排除了天然（固有）不敏感，如铜绿假单胞菌（*Pseudomonas aeruginosa*）、鲍曼不动杆菌、大肠埃希菌等对万古霉素天然不敏感，只针对获得性的不敏感（也就是针对临床中确实可能用于治疗该菌的药物）。

（3）对药物按照化学结构进行分类，例如所有的 1~5 代头孢菌素均归为头孢菌素类，所有青霉素类药物归为青霉素类，而不把头孢菌素和青霉素归为一类。

（4）对一类药物耐药是指对其中任何一种非天然不敏感的抗菌药物不敏感（例如在临床常用的头孢菌素中，对铜绿假单胞菌而言，仅对头孢他啶、头孢哌酮、头孢吡肟这三种并非天然不敏感，对三种之中任何一种不敏感则为对头孢菌素一类药物耐药）。

#### （二）监测种类与判定标准

2011 年《多重耐药菌医院感染预防与控制技术指南（试行）》提出了常见多重耐药菌包括耐甲氧西林金黄色葡萄球菌（methicillin resistant *Staphylococcus aureus*，MRSA）、耐万古霉素肠球菌（vancomycin resistant *Enterococcus*，VRE）、产超广谱 β - 内酰胺酶（extended spectrum β lactamase，ESBL）细菌、耐碳青霉烯肠杆菌科细菌（carbapenem resistant *Enterobacteriaceae*，CRE）、耐碳青霉烯鲍曼不动杆菌（carbapenem resistant *Acinetobacter baumannii*，CRAB）、多重耐药 / 泛耐药铜绿假单胞菌（MDR/XDR-PA）和多重耐药结核分枝杆菌等。其后，国家卫生健康委员会在 2015 年颁布《医院感染管理质量控制指标》，规定应当对以下多重耐药菌加强目标性监测，包括耐碳青霉烯肠杆菌科细菌（CRE）、耐碳青霉烯鲍曼不动杆菌（CRAB）及耐碳青霉烯铜绿假单胞菌（carbapenem-resistant *Pseudomonas aeruginosa*，CRPA）、耐甲氧西林金黄色葡萄球菌（MRSA）及耐万古霉素肠球菌（VRE）。其监测定义如下。

1. CRE 大肠埃希菌、肺炎克雷伯菌、阴沟肠杆菌等肠杆菌科细菌，对碳青霉烯类抗菌药物中任一种（如亚胺培南、美罗培南、厄他培南等）不敏感或检测到产碳青霉烯酶。须注意的是，近年来更精细的分类学把原属于肠杆菌科的部分菌种从肠杆菌科划分出来建立了新的菌科，如摩根菌、变形杆菌、普罗威登斯菌被划归为新建立的摩根菌科；这些新建立的菌科和原来的肠杆菌科都属于肠杆菌目（*Enterobacterales*），因而目前 CRE 通常是指耐碳青霉烯的肠杆菌目细菌（carbapenem resistant *Enterobacterales*）。其中对亚胺培南天然不敏感的菌种（摩根菌、变形杆菌、普罗威登斯菌），须对除了亚胺培南之外的任一碳青霉烯不敏感或检测到产碳青霉烯酶，才判定为 CRE。

2. CRAB 对碳青霉烯类抗菌药物中任何一种（如亚胺培南、美罗培南等，但不包括厄他培南）均不敏感的鲍曼不动杆菌。注：不动杆菌和假单胞菌对厄他培南天然不敏感。

3. CRPA 对碳青霉烯类抗菌药物中任何一种（如亚胺培南、美罗培南等，但不包括厄他培南）均不敏感的铜绿假单胞菌。

4. MRSA 对苯唑西林不敏感或头孢西丁筛选实验阳性的金黄色葡萄球菌。

5. VRE 对万古霉素不敏感的肠球菌，主要为粪肠球菌和屎肠球菌。

CRE、CRAB、CRPA、MRSA 及 VRE 这些常见的多重耐药菌虽然从名称来看仅对一种抗菌药物不敏感，但其通常都对 3 类及以上的抗菌药物耐药。

## 二、病原学

### （一）耐药机制

细菌耐药可分为天然（固有）耐药和获得性耐药。天然耐药是由位于染色体上的基因所决定，代代相传，较为稳定，基本上见于同一菌种中的所有菌株。获得性耐药在同一菌种中并非几乎所有菌株都具备，通常是通过位于染色体上或质粒上的核苷酸改变（突变、删除 / 插入、重组等）从而导致基因突变、基因拷贝数改变或基因表达水平改变而获得耐药性；或者从水平传播获得外源性的耐药基因，包括质粒或接合型转座子介导的接合（conjugation）、噬菌体介导的转导（transduction）、摄取 DNA 的转化（transformation）或者囊泡（vesicle）介导的转移等方式。不同菌种对不同抗菌药物常有不同获得性耐药机制，例如对作用 DNA 聚合酶的喹诺酮类药物，细菌对其获得性耐药机制主要是染色体上的基因突变而导致药物作用靶位改变；肠杆菌目细菌对碳青霉烯耐药的主要机制是获得质粒介导的碳青霉烯酶基因。细菌对抗菌药物产生耐药性的机制主要有四种。

1. 产生一种或多种水解酶、钝化酶和修饰酶　如特定的 β 内酰胺酶可水解特定的 β 内酰胺类药物,使抗菌药物失活。

2. 抗菌药物作用的靶位改变　耐药菌株通过改变其与抗菌药物结合部位,降低与抗菌药物的亲和力。例如 MRSA 的青霉素结合蛋白(penicillin-binding protein,PBP)位点改变,产生低亲和力的 PBP2a,导致其对目前国内上市的所有 β- 内酰胺类抗菌药物均耐药。注:头孢洛林(第 5 代头孢菌素)正是针对 PBP2a 进行了改造而开发,对 MRSA 有抗菌活性,但目前尚未在国内上市。

3. 细菌细胞膜的通透性下降　由于通道蛋白丢失或功能下降使药物经细胞膜的通透性降低而获得耐药性。例如已知亚胺培南通过 OprD2 通道蛋白进入肺炎克雷伯菌,如果 OprD2 通道蛋白丢失或减少,就会造成该菌对亚胺培南耐药。

4. 细菌主动外排机制　是指细菌能主动将进入菌体内的药物泵出体外,使菌体内的药物浓度不足而难以发挥抗菌作用。

### (二) 病原学检测

判断患者感染是否由多重耐药菌引起,目前主要是基于培养,在培养后或同时进行抗菌药物敏感试验或检测特征性表型(如是否产碳青霉烯酶)或耐药基因检测来判断,常用的方法有:

1. 筛选培养基(选择性鉴别培养基)　在培养基中加入特定浓度的标志性抗菌药物,用于筛选能在该浓度抗菌药物上生长的细菌(例如,在琼脂平板中加入 4mg/L 的美罗培南溶液用以筛选出耐碳青霉烯的菌株)。同时,可以依据拟针对的目标菌种的特性加入能抑制其他菌种生长的物质(如在平板中加入利奈唑胺以抑制阳性菌生长而获得阴性菌),还可再加入能与目标菌种的无色代谢产物发生显色反应的指示剂,从而达到只须用肉眼辨别颜色及形态就能方便地找到目标菌种。此方法常用于主动筛查。

2. 培养 + 抗菌药物敏感试验　在培养出细菌后进行菌种鉴定,并进行抗菌药物敏感试验,以确定其耐药情况,判断是否为多重耐药。敏感试验的方法可以分为定性与定量两大类。定性的方法常为纸片扩散法,根据抑菌圈大小判断敏感(S)、中介(I)及耐药(R)等类别。定性方法简便、易于开展,但对于某些抗菌药物(如替加环素、多黏菌素)不够准确。定量的方法通常须测定最低抑菌浓度(minimum inhibitory concentration,MIC),常用的有 Vitek Ⅱ、MicroScan 等全自动化鉴定系统与药敏仪器使用的半定量(常提供 MIC 的范围,而不是具体的某一个值),以及精准的微量肉汤稀释法、琼脂稀释法和 E-test 等精确定量方法。其中按美国临床和实验室标准协会(Clinical and Laboratory Standards Institute,CLSI)指南的微量肉汤稀释法是针对绝大多数抗菌药物的公认的药敏试验方法,但由于较为繁琐,常用于科研。

3. 基于核酸的分子生物学方法　在培养后还可以通过聚合酶链反应(polymerase chain reaction,PCR)扩增和基因组测序等方法检测耐药基因,而推测耐药表型。其中 PCR 扩增后可以通过杂交、生物芯片、测序等多种方法明确扩增产物。然而,有耐药基因并不代表基因会足够地表达而导致耐药。

除了基于培养的方法,现在不依赖于培养的检测手段,如直接对标本进行 PCR 扩增或者宏基因组学测序在临床中使用日益增多,但这些手段尚须进一步改进以将检测到的耐药基因关联到检测到的菌种上,从而判定多重耐药菌。

## 三、感染的临床表现及类型

### (一)定植与感染

标本中分离出多重耐药菌时,可能是由于污染,也可能是定植菌或致病菌,不一定都是引起感染的病原菌。定植是指细菌在某一部位生存繁殖但未导致临床症状和体征(未导致感染)。区分定植和感染有时较为困难,须结合标本送检情况、患者个体特征、临床表现及治疗反应等综合判断。在谨慎排除污染的前提下,通常来自无菌的体液(如血液、脑脊液、胸腔积液及关节滑膜液等)或组织的细菌常提示为感染的致病菌,而通常并非无菌部位的标本(如痰、分泌物等)则有可能是定植或致病菌。对于后者,除了有相应的微生物知识储备[如念珠菌导致的原发性肺炎(并非由血流感染所致的继发性肺炎)极为罕见],有 3 个问题有助于区分感染及定植,即送检培养阳性标本时,患者是否有细菌感染;本次感染是否有其他病原体可解释;抗菌药物治疗疗效与药敏试验结果是否匹配。但无论是定植或感染,在医院感染防控中都须重视并采用相同的处理方法。

### (二)感染部位

多重耐药菌引起感染的临床表现与属于其同一菌种的非多重耐药菌株所致的感染类似。如 CRE 多引起尿路感染、肺炎、败血症及腹腔感染;MRSA 多引起皮肤软组织感染及败血症;VRE 多引起腹腔感染及尿路感染;CRAB 多引起医院获得性肺炎、败血症、脑膜炎及伤口感染;CRPA 多引起医院获得性肺炎、烧伤感染、败血症及导尿管相关尿路感染。不过多重耐药菌更易见于医院感染。

## 四、流行病学

### (一)发生率

我国细菌耐药性监测有两个主要的监测网,分别是全国细菌耐药监测网(http://www.carss.cn/)和中国细菌耐药性监测网(http://www.chinets.com/),可以从中获得主要临床病原菌对主要抗菌药物的耐药率和耐药趋势变化。CHINET 2022 年的数据显示 MRSA、耐万古霉素的屎肠球菌和耐万古霉素的粪肠球菌的检出率分别为 28.7%、2.2% 和 0.1%。与欧美国家相同,我国 MRSA 的检出率呈现下降趋势。在过去数十年间,耐碳青霉烯革兰氏阴性菌(CRAB、CRPA 及 CRE)的发生率及流行率在全球范围内出现了较大的增长。与欧洲类似,我国 CRPA 检出率呈现下降趋势,不同的是 CRAB 及 CRKP 的检出率均明显增加,尤其是CRKP 近年来增加极为迅速,全国防控形势严峻。

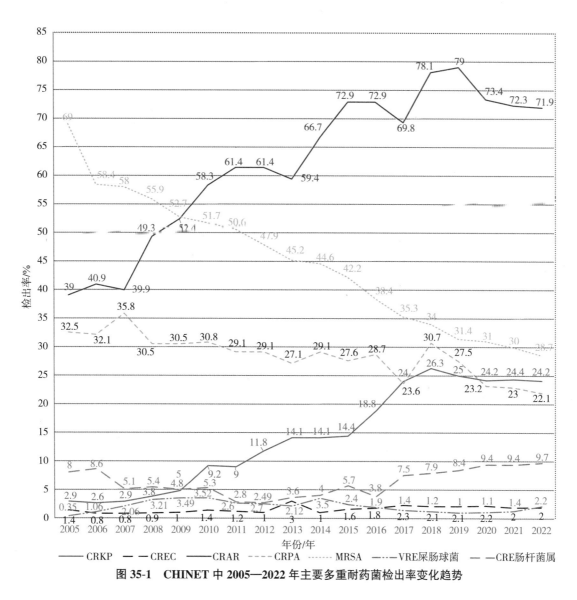

**图 35-1　CHINET 中 2005—2022 年主要多重耐药菌检出率变化趋势**

上图中显示为检出率,也就是构成比,例如 MRSA 的检出率是指在金黄色葡萄球菌中有多少比例为 MRSA。CRKP 为耐碳青霉烯的肺炎克雷伯菌、CREC 为耐碳青霉烯的大肠埃希菌、CRAB 为耐碳青霉烯的鲍曼不动杆菌、CRPA 为耐碳青霉烯的铜绿假单胞菌、MRSA 为耐甲氧西林的金黄色葡萄球菌、VRE 屎肠球菌为耐万古霉素的屎肠球菌,CRE 肠杆菌属为耐碳青霉烯的肠杆菌属细菌(阴沟肠杆菌、阿氏肠杆菌、霍氏肠杆菌等)。

### (二) 感染源

医院内大多数耐药菌株的来源是定植或感染的患者,住院患者口咽部及肠道可能被多重耐药菌定植(例如 CRE),而这些定植的患者在耐药菌的院内传播中也可能扮演重要角色。环境及物体表面也可能是耐药菌株的来源,尤其是耐药菌污染了患者的医疗设施设备时容易发生,例如泌尿道感染的暴发可能由于患者共用被 CRE 或 CRPA 污染了的尿液测量装置所致。对于高风险的免疫低下患者或烧伤患者在水池里洗浴,水槽表面的菌株(如 MRSA)会导致患者出现定植和感染。

### (三) 传播途径

接触传播是多重耐药菌最主要的传播途径。接触传播分为直接接触和间接接触两种方式。有耐药菌长期定植的医务人员有可能将细菌直接传播给患者,尤其是 MRSA 这一主要定植于人体皮肤和鼻腔的多重耐药菌。患者携带的耐药菌可能污染医院内的物品(如食物、水、血液及血液制品、药物及医疗器械设备等,尤其是各种侵入性诊疗器械和设备)形成污染物,再通过医务人员的手或者物品共用等间接接触方式造成其他患者感染。

飞沫或空气介导的多重耐药菌传播的相关报道非常少见。但也有文献报道在收治呼吸道感染 MRSA 患者的房间内经空气检测,发现 MRSA,可能造成传播。对直肠定植 CRKP 的患者进行换床单操作后,在相邻床单元放置的采集空气沉降物的平板使采集物生长,发现与该患者定植的 CRKP 完全同源,提示 CRKP 可以通过非接触的方式(如飞沫、空气或者扬尘)进行传播。多重耐药菌防控的主要基石是认为多重耐药菌主要甚至是几乎完全通过接触传播,然而在国内不少医疗机构及其多重耐药菌感染高风险科室(如 ICU、新生儿病房)中,过度拥挤(包括很窄的床间距或暖箱距离、众多的各类人员)很常见。在这样的环境中,多重耐药菌通过非接触的方式进行传播很可能是主要或者重要的途径,亟待加强研究。

### (四) 高危人群

多重耐药菌感染后难以形成持久的免疫力,因而所有人都易感,但感染以及感染后发病的风险却存在极大差异。多重耐药菌感染的高风险人群通常包括留置有中心静脉置管和人工起搏器等侵入性设备、肠道黏膜屏障受损者(如血液病或恶性肿瘤化学治疗者、胃肠道手术者、胰腺炎患者)、新生儿(尤其是低体重和极低体重新生儿)、高龄老年人、误吸高风险者(如长时间鼻饲的昏迷或卧床患者)、免疫功能受限者(如器官或干细胞/骨髓移植者、长期使用免疫抑制剂治疗者、糖尿病且血糖未获良好控制者等)、皮肤屏障严重受损者(如大面积烧伤和创伤者、大面积剥脱性皮炎或天疱疮等皮肤病、深度压疮、创面大时间长的手术等)。医院内某些特定的病房,尤其是 ICU、新生儿病房、移植病房、烧伤病房及血液病房等由于主要收治以上的高风险人群,这些患者通常病情较重、侵入性操作多、住院时间长且常暴露于多种抗菌药物的使用下,因此更容易发生由多重耐药菌引起的医院感染暴发。

(黄文治　宗志勇)

# 第二节　多重耐药菌的防控措施

## 一、国家层面

政府的卫生政策在遏制细菌耐药性上发挥着重要作用,由于抗菌药物滥用,细菌耐药问题在我国日益突出,造成细菌耐药的因素和后果是多领域的,涉及很多部门,国家卫生健康委等 13 部门联合印发了《遏制细菌耐药国家行动计划(2022—2025 年)》,从国家层面打出组合拳,聚焦微生物耐药存在的突出问题,主要达成九大类指标。

2021 年 4 月 15 日起开始施行的《中华人民共和国生物安全法》将应对微生物耐药列入生物安全范畴,这是我国首次将应对微生物耐药性上升到法律高度。该法指出需要多部门协作,根据职责进行分工,"县级以上人民政府卫生健康主管部门应当加强对医疗机构合理用药的指导和监督,采取措施防止抗微生物药物的不合理使用。县级以上人民政府农业农村、林业草原主管部门应当加强对农业生产中合理用药的指导和监督,采取措施防止抗微生物药物的不合理使用,降低在农业生产环境中的残留",全社会共同努力应对微生物耐药性。

其他国家的一些做法可能值得借鉴。例如,美国 2010 年医疗改革法案中提出按价值付费,关注患者的预后和医疗质量。美国联邦医疗保险与医疗补助服务中心随后推进了医院获得性疾病减少计划(Hospital-Acquired Condition Reduction Program),多重耐药菌引起的医院感染(MRSA 菌血症)属于其五项医院感染指标之一。该项目是对各医院的得分排序,得分越高,质量越差。最后由美国卫生与公共服务部(Health and Human Services,HHS)对得分在第 75 百分位以上的医院扣减 1% 的医保支付费用。该项目既节约了医保经费支出,也有效降低了医院感染,对我国医保付费模式的改革方向和思路提供了有益的借鉴。

## 二、地区层面

目前各医疗机构开展的医院感染管理工作多集中在自身内部,但多重耐药菌可能在医疗机构之间传播,这会影响院内防控工作的及时性,增加防控难度,故有必要在区域内开展多重耐药菌的联防联控。重视区域性协同,由地区的医疗机构共同参与,联合抗击新出现的或正在增长的多重耐药菌,首先可考虑建立并整合区域性监测网络,包括细菌耐药性监测网络、抗菌药物临床应用监测网络及医院感染监测网络等,对多重耐药菌检出率高或增长速度快的区域开展重点督查,发现问题并推动其持续改进。其次,可建立电子信息系统识别定植或感染某种目标多重耐药菌的患者,并在患者就诊或者转诊之前通知接诊的医疗机构及医务人员。建立区域实时联防联控信息系统,能尽早识别目标多重耐药菌患者并进行早处置。

## 三、医疗机构层面

国内外指南所推荐的基本防控措施可以归纳为两监测(患者监测和环境监测)、两卫生(手卫生和环境卫生)和两隔离(患者隔离安置和对其采取接触隔离预防措施)。基于常识,教育培训和医院行政支持是包括多重耐药菌防控在内的医院感染防控的基本措施。基于防控实践经验,基本防控措施还包括抗菌药物管理、缓解病室内拥挤和保持尽可能宽的床间距、缩短患者住院时间、尽早移除侵入性设备等。

### (一)患者监测

监测是预防和控制多重耐药菌的重要内容,通过监测可以发现新的耐药菌株,监控目标菌的流行趋势,预警暴发、评价干预措施效果等。医疗机构可根据本地区或本院的实际情况开展监测工作。

1. **抗菌药物耐药率**  该种监测方法较为简单,主要由微生物实验室完成,基于患者的临床标本,特别适用于检测出以往未出现过的多重耐药菌,可用于统计医疗机构的耐药谱报告。临床微生物实验室应当定期向全院公布临床常见分离细菌菌株及其药敏情况,包括全院和重点部门多重耐药菌的检出变化情况和感染趋势等。

2. **基于临床标本的多重耐药菌感染发现率/发病密度**  该种监测方法常由医院感染管理部门完成,对临床标本检出的多重耐药菌判断是医院感染的致病菌还是定植菌,计算多重耐药菌感染患者数与同期住院患者总数的比例,或每千住院日中的多重耐药菌感染病例数。其优点在于可反映多重耐药菌感染的变化趋势,有助于及时发现医院感染聚集,评价防控措施的效果,从而更好地评估多重耐药菌对临床的影响。

3. **细菌分型和同源性监测**  同种多重耐药菌可分为不同的基因型,通过基因分型技术鉴定出的同源性多重耐药菌被认为是由单一克隆传播形成。这种基于分子生物学方法的细菌分型可用于追踪特定多重耐药菌菌株在医院内传播,并用于发现和确认医院感染暴发、查明感染源及明确传播途径等。细菌分型技术较多,经典的是脉冲场凝胶电泳分型技术,但因其较为繁琐,耗时长且重复性较差,现已经逐渐被基于 PCR 的分型技术(快速、简便,但分型的准确性和精度较差)及全基因组测序(准确性、精度和可重复性均好,但较为昂贵、可及性尚待提高)等取代。

4. **主动筛查**  多重耐药菌定植被认为是造成患者随后感染的独立危险因素,通过鼻咽拭子、粪便/直肠拭子等方法对高风险人群(如入住 ICU 的患者)进行特定多重耐药菌的主动筛查(如鼻咽拭子筛查 MRSA、粪便/直肠拭子筛查 CRE 和 VRE)有助于早期发现患者定植多重耐药菌的情况,以便尽早实施接触隔离,减少多重耐药菌的院内传播。然而,针对部分多重耐药菌(如 CRAB 和 CRPA)尚未建立起公认的主动筛查方法。即使对 MRSA、CRE 和 VRE,其最优化的筛查方案,包括筛查的方式方法(如常规培养还是基于核酸的筛查方法)、筛查的频率、筛查能获益的人群等尚未建立。在我国很多医疗机构中,主动筛查后可用于后续隔离的单间和同种集中空间非常有限;因而主动筛查能在多大程度上降低多重耐药菌传播还须进一步研究。同时,主动筛查由于其可及性、成本考虑、人力消耗和实际效果而尚存在争议,常用于控制暴发,或者经过常规措施(如手卫生、环境卫生等)仍无法控制的情况。

### (二) 环境监测

环境微生物监测简便、可及性好,但标准化的采样方案(如采样时间点、点位、频率、面积等)尚未建立,而且常须采集大量点位,消耗人力和占用资源。因而,在多重耐药菌防控中通常不建议常规进行,而是在医院感染暴发调查、有流行病学证据证明环境可能与多重耐药菌传播相关或经过常规措施(如手卫生、环境卫生等)仍无法控制的情况时,可进行环境监测。CRAB 暴发常与环境污染有关,环境监测常能发现其环境污染源;CRPA 常见于含水的设施设备,对其进行环境监测时须覆盖各类水和含水的设施设备,包括水池和水龙头等。环境监测时应注意不是去计算环境中的细菌菌落数,而是对目标的多重耐药菌开展针对性采样和检测;同时应尽可能对尚未经过消杀处理过的现场进行采样。

## (三) 手卫生

医疗机构应从系统改变、教育培训、评估反馈、提醒及安全文化五个方面推动手卫生,依据 WHO 的指南监督手卫生的依从性。所有医院内的工作人员应严格遵守手卫生规范,掌握"两前三后"五个适应证及六步洗手法。

## (四) 环境卫生

医疗机构要加强多重耐药菌感染患者或定植患者诊疗环境的清洁、消毒工作,特别要做好 ICU、新生儿室、血液科病房、呼吸科病房、神经科病房、烧伤病房等重点部门环境物体表面的清洁消毒。对医务人员和患者频繁接触的物体表面(如暖箱、心电监护仪、微量输液泵、呼吸机等医疗器械的面板或旋钮表面、计算机键盘和鼠标、患者床栏杆和床头桌、门把手、水龙头开关等),采用消毒湿巾或 400~700mg/L 有效氯的含氯消毒液等进行强化清洁消毒,即在常规清洁消毒基础上增加消毒次数。多重耐药菌虽然对多种抗菌药物耐药,但并不耐消毒剂,故不建议通过增加消毒液浓度的方式进行强化清洁消毒。有大量血液、体液污染时立即用 2 000~5 000mg/L 有效氯的含氯消毒液喷洒消毒,作用 30min 后立即清洁。在多重耐药菌感染患者或定植患者诊疗过程中产生的医疗废物,应当按照医疗废物有关规定进行处置和管理。可通过荧光检测、ATP 检测等方法对清洁消毒依从性进行监测,让评价反馈工作看得见、形象化。

近年来物体表面消毒方面发展快速,有多种新的消毒方式和消毒器械问世。这些不依赖于人实施的环境消毒方式可实现全方位消毒、有助于克服依从性低的顽疾。常见的有过氧化氢蒸汽消毒器和基于高强度紫外灯的消毒仪;有的消毒器械已经智能化,成为消毒机器人。这些不依赖于人实施的消毒器械已成为环境消毒的趋势,但清洁是消毒的关键前提,目前这些消毒器械尚不能替代人工的清洁工作。总体上,这些不依赖于人实施的环境消毒方式常用于控制暴发或经过常规措施(如手卫生、环境卫生等)仍无法控制的情况时的强化防控措施。

## (五) 患者隔离

医疗机构应当对所有患者实施标准预防措施,对确定或高度疑似多重耐药菌感染患者或定植患者,应当在标准预防的基础上,实施接触隔离措施,预防多重耐药菌传播。

1. 应将多重耐药菌感染 / 定植患者安置于单间或同种病原菌集中隔离。如果单间确实有限,单间隔离的优先次序首先应考虑患者传播风险,例如有产生大量分泌物或腹泻的患者宜优先分配到单间隔离。在传播风险类似的情况下,可考虑依据菌种安排,在碳青霉烯耐药阴性菌中可按 CRKP—其他类型 CRE—CRAB—CRPA 这样的优先顺序依次安排单间隔离。如果无条件执行单间隔离,则可将耐药菌感染 / 定植患者与感染同一种病原体的患者集中隔离。确实无条件执行单间和集中隔离时,则应将患者安置在房间内人流较少的角落,并适当增大其与其他患者之间的床间距,其周围不宜安置开放性气道或有大面积创伤的患者。

2. 应张贴蓝色接触隔离标识,包括床旁、腕带及病历牌等。

3. 应尽可能减少患者转运,如确须转运,应提前通知相应接收科室、患者运送部门、所经电梯工作人员,做好个人防护及清洁消毒。

4. 与患者直接接触的相关医疗器械、器具及物品(如听诊器、血压计、体温计、输液架等)要专人专用,并及时消毒处理。轮椅、担架、床旁心电图机等不能专人专用的医疗器械、器具及物品要在每次使用后擦拭消毒。

何时解除隔离一直存有争议。我国 WS/T 311—2009《医院隔离技术规范》规定对耐药菌感染者隔离至临床症状缓解或治愈,但耐药菌定植者的隔离期限未明确。2018 年美国医疗保健流行病学学会(Society for Healthcare Epidemiology of America,SHEA)基于现在有限研究提出:对 CRE 感染/定植者通常须在其已知 CRE 定植/感染病史距今已至少 6 个月(不是指本次住院,而是患者整个病史),且至少 2 次肛拭子筛查阴性方考虑解除隔离,否则应在整个住院期间均应保持隔离。SHEA 并未针对 CRAB 和 CRPA 提出解除隔离的标准。在我国 CRE 定植的病史常不明,对于多重耐药菌定植者目前从实际操作层面可考虑在整个住院期间隔离。若患者长期住院,连续 2 次采样阴性,且采样时间间隔 24h 或以上,可解除隔离。

现在也有一些研究表明接触隔离对部分菌种(如 MRSA、VRE 和铜绿假单胞菌)可能并非如预期的一样能有效阻断传播效果。同时须注意的是隔离可能并非完全没有副作用的。隔离可能会引起部分患者的心理不适,可能会减少医务人员对患者的床旁观察,并且会增加医疗卫生资源的占用(例如专门的医护人员、一次性防护用品的使用),使用单间隔离时资源消耗更加明显。隔离对患者的影响、对医疗卫生资源的占用等还须进一步研究。

### (六)接触隔离预防措施

1. 接触多重耐药菌感染患者或定植患者时均应戴手套;若接触该患者血液、体液、引流液、分泌物、排泄物时,应当戴橡胶、乳胶、丁腈等材质防渗漏的手套,接触伤口、溃烂面、黏膜等时应戴无菌手套。

2. 对多重耐药菌感染/定植患者做操作时宜穿隔离衣;若实施困难,可对操作类型进行划分,对于风险较大的重点操作穿隔离衣。重点操作可根据各医疗机构的实际情况进行界定,例如有大面积接触(如翻身、换药时伤口最大直径 ≥ 5cm 等)或进行侵入性操作(除采血、静脉注射/肌内注射/皮下注射、安置留置针等)时穿隔离衣。

3. 完成诊疗护理操作后,应及时脱去手套和隔离衣,并进行手卫生。

4. 医务人员对患者实施诊疗护理操作时,应当将高度疑似或确诊多重耐药菌感染患者或定植患者安排在最后进行。

5. 医务人员宜分组诊疗。限制医生查房人数,多重耐药菌患者的护理人员及陪伴尽可能固定,不与非多重耐药菌患者交叉。

### (七)其他措施

1. 医疗机构的行政支持 医院感染防控须投入人力、消耗物资、需要医疗机构内各类人员配合并执行,医疗机构应提供强有力的行政支持和授权。

2. 培训 加强对包括医务人员、工勤人员、学生等在内的所有可能接触患者的人员进行多重耐药菌防控知识的教育和培训,主要内容可包括多重耐药菌定义及判断标准、医院内获得的危险因素、流行情况以及防控措施等,培训形式包括全院性培训、临床科室针对性培训、特定群体针对性培训(如医学生、工人、保洁、医技科室人员)及岗前培训等,使其提高对多重耐药菌防控重要性的认识,及时有效地进行防控工作。

3. 监督、检查及反馈　监督、检查和反馈多重耐药菌防控措施的依从性是有效干预的基础,须定期进行督导检查,并反馈临床,以使其及时了解具体防控措施落实不足之处。防控措施的依从性检查不仅仅包括手卫生依从性,还包括清洁依从性以及隔离措施依从性等。

4. 纳入医疗质量考核　可依据医疗机构的实际情况将多重耐药菌感染发现率、接触隔离措施执行情况纳入到全院临床科室的医疗质量考核中,并与医务人员绩效挂钩,通过经济杠杆促进医务人员对多重耐药菌院内防控工作的重视,提供导向性作用。

5. 加强信息化建设　在医院信息系统中实现与实验室信息系统的实时对接,一旦微生物实验室检出多重耐药菌,则可在第一时间通过信息系统弹出提示信息或图标,以确保临床科室及医院感染管理部门尽早获得相应信息,及时采取防控工作。此外,在信息系统中设置多重耐药菌聚集性事件预警界面,若短时间(一周或一月内)临床科室出现3例及以上的同种多重耐药菌新发病例则进行预警,以便于医院感染管理专职人员尽早指导临床采取控制措施,阻止耐药菌在院内进一步播散。最后,可将智慧医疗、物联网及大数据平台结合,追踪多重耐药菌患者院内的活动轨迹,为流行病调查提供强有力的支撑。

6. 加快患者周转和缓解拥挤　住院时间长是患者发生多重耐药菌感染的重要危险因素,须通过多部门协调(尤其是医务管理部门)加快患者周转,降低平均住院日。缓解拥挤是医院感染防控的基本措施,但却常被忽视。医疗机构、病区管理者以及医务人员均须重新认识其所带来的极大风险,提高思想重视,通过避免加床、增加患者间床间距、减少陪伴等多种举措缓解拥挤,这些措施也是新型冠状病毒感染疫情防控的要求。

7. 抗菌药物管理　抗菌药物使用对细菌带来选择性的生存压力,而易于诱导耐药或筛选出菌群原已存在耐药菌株。抗菌药物使用还会对人体正常菌群产生严重的干扰,从而有利于为多重耐药菌定植及其后发展为感染。抗菌药物管理有助于减少不必要的抗菌药物使用,从而减少选择性压力。抗菌药物管理常需要多种措施并举,常包括确立本机构的抗菌药物使用指南、使用信息系统支撑临床决定、进行抗菌药物分级管理及分级授权、开展前瞻性督查和反馈、实行处方点评等。

各医疗机构应制订多重耐药菌预防与控制措施,争取包括人力、物力、财力等的行政支持,不推卸责任,不忽视问题,做好两个监测、两个卫生及两个隔离,预防和控制多重耐药菌院内传播。

(黄文治　宗志勇)

---

参 考 文 献

[1] 中华人民共和国国家卫生健康委员会. 卫生部办公厅关于印发《多重耐药菌医院感染预防与控制技术指南（试行）》的通知 [EB/OL].(2011-01-17)[2022-10-26]. http://www. nhc. gov. cn/cms-search/xxgk/getManuscriptXxgk. htm? id=50487.

[2] MAGIORAKOS A P, SRINIVASAN A, CAREY R B, et al. Multidrug-resistant, extensively drug-resistant and pandrug-resistant bacteria: an international expert proposal for interim standard definitions for acquired

resistance [J]. Clin Microbiol Infect, 2012, 18 (3): 268-281.

［3］ 中华人民共和国国家卫生健康委员会. 医院感染管理质量控制指标 (2015 年版)[EB/OL].(2015-03-31) [2022-04-13]. http://www. nhc. gov. cn/ewebeditor/uploadfile/2015/04/20150415094217171. pdf.

［4］ HUANG W Z, QIAO F, ZHANG Y Y, et al. In-hospital medical costs of infections caused by carbapenem-resistant *Klebsiella pneumoniae* [J]. Clin Infect Dis, 2018, 67 (Suppl 2): 225-230.

［5］ LEE A S, DE LENCASTRE H, GARAU J, et al. Methicillin-resistant staphylococcus aureus [J]. Nat Rev Dis Primers, 2018, 33 (4): 1-23.

［6］ LEVITUS M, PERERA T B. Vancomycin-Resistant Enterococci (VRE)[M]. Tre-asure Island (FL): StatPearls Publishing, 2018.

［7］ 复旦大学附属华山医院抗生素研究所. 中国细菌耐药监测网 (CHINET)[EB/OL].[2022-10-26]. http://www. chinets. com/Data/GermYear.

［8］ World Health Organization. Guidelines for the prevention and control of carbapenem-resistant Enterobacteriaceae, Acinetobacter baumannii and Pseudomonas aeruginosa in health care facilities [R]. Geneva: WHO, 2017.

［9］ MAGIORAKOS A P, BURNS K, RODRÍGUEZ B J, et al. Infection prevention and control measures and tools for the prevention of entry of carbapenem resistant Enterobacteriaceae into healthcare settings: guidance from the European Centre for Disease Prevention and Control [J]. Antimicrob Resist Infect Control, 2017, 15 (6): 1-17.

［10］ 中华预防医学会医院感染预防与控制分会, 中华医学会感染病学分会, 中国医院协会医院感染管理专业委员会, 等. 中国碳青霉烯耐药革兰阴性杆菌 (CRO) 感染预防与控制技术指引 [J]. 中华医院感染学杂志, 2019, 29 (13): 2075-2080.

［11］ 黄勋, 邓子德, 倪语星, 等. 多重耐药菌医院感染预防与控制中国专家共识 [J]. 中国感染控制杂志, 2015, 14 (1): 1-9.

［12］ BANACH D B, BEARMAN G, BARNDEN M, et al. Duration of contact preca-utions for acute-care settings [J]. Infect Control Hosp Epidemiol, 2018, 39 (2): 127-144.

# 第十一篇
## 医院建筑设施与医院感染防控

# 第三十六章
# 医院建筑布局与医院感染防控

## 第一节　医院建筑布局的医院感染防控总体要求

　　医院感染管理是一门新兴的多学科交叉渗透的综合学科,医院感染的防控贯穿在医院运行的每个环节,体现于患者诊疗的全过程。医院建筑作为医疗活动最主要的载体,必然对医院感染的发生、发展和预防、控制起到十分重要的作用。因此,医院建筑是建筑学、医学、预防医学、环境保护学、医疗设备工程学、信息科学、医院管理学等多学科、多领域应用成果的综合体,而保证医院建筑布局规划设计的科学性、合理性、有效性、安全性,是衡量医院管理水平的重要标志之一。

### 一、医院建筑的特点

　　医院建筑是民用建筑中功能要求最复杂的一种,是适合医院医疗活动的房屋设备,除应具有一般民用建筑使用功能外,还要求具有适应医院进行医疗、教学、科研、保健等活动以及符合预防医学和卫生学的特殊功能,目前已形成一门独立的学科——医院建筑学。

#### (一)我国医院建筑的演变历史分为 4 个阶段

　　1. 古代医院建筑　我国古代医院渊源悠久,早在公元前 11 世纪初周成王时期就有类似医院机构设立。纵观历史,古代的中医有三种形式,即在皇宫里给皇亲国戚看病者,在军队给官兵疗伤者,以及在民间行医者;因中医诊病的特殊方式,也就是"一桌一凳一床一脉枕即可",因此在建筑方面古代的医院建筑与一般的民用建筑类似。

　　2. 教会医院建筑　自 1840 年后,西医等综合医院、专科医院如传染病、职业病、心血管医院等普遍出现。在大城市如北京、武汉、上海等有外国人修建的教会医院。医院的框架体系,是南丁格尔式护理单元的组合及其改进型,并作为基本形态的树枝形。

　　3. 现代中国医院建筑　1950—1980 年中国医院建筑主要吸收西方现代建筑平面布局,为树枝形、工字形等,当然也有不少是分散式的布置,造型上主要是简单的现代建筑形式,或者是坡屋面,单个窗。在结构体系上,主要是砖混结构,小开间。从功能概念方面分门诊、住院、辅助医疗科室及后勤供应。

　　4. 当代中国医院建筑　改革开放以来,我国的经济获得了极大发展,医疗事业同样得到大幅提高。建立了大量社区级医院,其设施也逐步得到完善,这是中国医疗和医院建设中的大事和突破。"七五"期间计划委员会和卫生部在全国范围内重点建设十八所重点医院，这些医院扩建的理念为当代医院建设和改造奠定了重要基础。其平面布局主要采用复廊式、蜂窝式、"Y"字形等多种形式。进入21世纪后，医院建筑又赋予了新的历史使命，特别是在功能定位、人性化服务等方面出现了布局流程的创新。

### （二）医院建筑单体设计的平面布局

1. 集中式平面布局　由于工业化的发展，城市空间越来越局促，在用地紧张，医院规模不断扩大的情况下，集中式的布局成为某些城市大医院的选择方案，随着医院功能的发展和设计水平的提高，集中式的布局形式也在不断变化和创新。

（1）集中式最简单的布局就是将各种不同功能的用房集中设计在一起，从水平方向集中，然后向高层发展，一般为将门诊、医技用房设在低层区，住院病区设在高层区，在底层或地下室将各自的出入口分设。

（2）有人提出医院街或城市中心的概念，其基本的概念是创造人文较浓的医院空间，平面布局上类似于树枝状的布局，将医院的中心区设计成城市中心的模式，周边各功能区除医疗区（联系门、急诊、病房、医技）外尚有购物、健身、休闲、娱乐、餐饮等，这对医院内部的人流、物流提出了更高的要求，要求做到公共流线、服务路线互不干扰。

2. 门诊楼的平面布局　中国传统模式的门诊楼有工字形、一字形等，该种形式适合于科室较少，建筑面积较少的情况，其基本的功能要求自然采光、通风较易满足，也较适合原来无集中空调的条件。现在随着医院规模的发展，用地越来越紧张，科室和医技功能的增加，这种形式已不能适合大医院的功能需要。现在基本上大多倾向于半集中式的布局，即将门诊、急诊、医技、办公等组合在一起，相对集中，围绕中庭联系门诊、医技、急诊等科室，在适当的位置开设内院或天井，解决业务用房的自然通风、采光等要求，目前来说，该种形式较适合中国国情。

3. 病房楼的平面布局　传统的病房楼大多数为一字形，即单廊式或单廊结合形式，结合地形情况与每个医院的使用要求，还有三角形，Y形、弧形及其他的形式。

（1）单廊式：该种形式的优点是绝大多数的房间均可自然通风、采光，建筑面积较为节省（一条走廊服务于两面房间），没有集中空调也可正常使用，路线简单，易识别，缺点是护理路线较长，医护人员的用房和病房门口相对，互不干扰，占地面积较大，楼层平面不利于手术室的设置。

（2）复廊式：其优点是建筑占地面积较小（短），现在很多用地较紧张的医院采用该种模式，一般情况病房布置在南向（或有少量其他朝向的房间），医生的用房放在北向，中间由护士站和其他附属用房分隔，医护人员的主要用房和病房各成一区，互不干扰，护士的护理路线也较短。缺点是该种形式有一定的暗房间，曾有医院的高层病房采用开天井的形式，但对卫生、消防等均不利，不宜采用。

（3）其他形式：如三形、Y形、弧形等，这些形式较适合于较为特殊的环境（如须与其他建筑协调或避免遮挡某些建筑物的情况），这些形式的平面利用率和房间朝向均不如方正的建筑平面，结构造价也较高，建筑面积和投资均须增加，一般情况下不建议采用。

## 二、医院建筑布局与医院感染的关系

医院感染的发生必须具备感染源、感染途径和易感者三个环节。医院建筑所起的作用，是以控制外源性感染为主，通过有效的空间隔离，达到布局流程合理、洁污分开，实现控制传染源、阻断传播途径、保护易感人群的效果，有效预防和控制医院感染。

医院每天接诊的患者病种复杂，其中不少是法定传染病和感染性疾病患者，由于检查和诊断的需要，这些患者在医院内可能通过各种形式接触到其他患者和不同岗位的工作人员。患者的不确定性决定了医院感染的复杂性。就诊路线不合理、建筑隔离不到位、通风系统不科学、卫生设施不完善等等，都会大大增加感染传播的机会。在严重急性呼吸综合征（severe acute respiratory syndrome，SARS）、新型冠状病毒感染等疫情防控中，某些医院由于建筑布局流程的不合理导致了大量的医务人员和就诊患者的医院感染暴发事件，使原本治病救人的场所变成了"致病"的源头，因此，医院建筑布局已经成为了一个不可忽视迫切需要解决的医院感染防控问题。

### （一）医院感染防控是医院建筑布局规划设计的基本原则之一

国内外的医院建筑标准和规范，都将预防和控制医院感染提到了非常重要的层次，这是医院建筑与其他建筑区别最明显的特点之一。GB 51039—2014《综合医院建筑设计规范》，在各个相关的章节都涉及预防医院感染的规定。尤其在"总则"中明确提出："医院建筑设计应满足医疗工艺的要求，有效保障控制医院感染、节约能源、保护环境，创造以人为本的就医环境。"同时，国家发展和改革委员会 2021 年 4 月 20 日发布的建标 110—2021《综合医院建设标准》也明确提出了"综合医院的规划布局要符合建筑布局科学、功能分区合理。综合医院中的传染病病区与院内其他建筑或院外周边建筑应设置大于或等于 20m 绿化隔离卫生间距"以及"洁污、医患和人车等流线组织清晰，避免交叉感染"等规定。因此，医院感染防控是医院建筑布局规划设计不可缺少的内涵建设。

### （二）医院建筑布局的合理规划是医院感染防控的基本要求之一

南丁格尔曾说过"以我与患者接触的经验来看，患者除医疗服务需求外，次要需求就是新鲜的空气和阳光。"这句话就说出了医院建筑布局规划的核心要素。随着医疗技术的高速发展，现代医院建筑设计布局在强调以患者为中心的同时，更加关注医院感染的防控。卫生部 2006 年 6 月 15 日颁布的《医院感染管理办法》中明确要求医院感染管理委员会的职责要求之一就是"根据预防医院感染和卫生学要求，对本医院的建筑设计、重点科室建设的基本标准、基本设施和工作流程进行审查并提出意见"。同时，在 WS/T 311—2023《医院隔离技术标准》的条款中明确提出"在新建、改建与扩建时，建筑布局应符合医院卫生学要求，并应具备隔离预防的功能，区域划分应明确，标识规范清晰。"等要求。医院建筑布局的规划必须将医院的建设目的与它的宗旨有机结合起来，必须遵守相关标准和法律法规，从医院感染防控的角度出发，关注感染性疾病科、消毒供应中心、手术室、血透室、口腔科、内镜室等，关注与建筑相关的医院感染常见传播途径。因此，医院建筑布局的合理规划是医院感染防控不可缺少的必要条件。

### （三）医院建筑布局规划的医院感染管理

医院感染管理部门必须参与医院建筑的新建、扩建或改建工程的规划、论证工作。在这个过程中,感染管理专业人员的职责是与建筑单位和使用单位充分沟通,结合建筑的用途、实际情况和使用单位需求,利用相关法规和专业知识检查建筑设计图纸方案,提出自己的改进建议和意见,在规划阶段就通过科学合理的设计和要求,使医院建筑符合预防控制感染的原则。感染管理部门和人员制订的"审图要点"应考虑全面、突出重点、关注细节,对与感染相关的方面均应进行审核。

从医院感染管理的角度出发,在建筑布局中需要把控的隔离技术基本思路如下。

1. 应进行危险性区域性划分,并进行严格的区域性建筑布局和隔离管理。根据患者获得感染危险性的高低,依据 WS/T 311—2023《医院隔离技术标准》的要求,将医院分为 3 区:低度风险区域(没有患者存在或患者只作短暂停留的区域,如行政管理部门、图书馆、会议室、病案室等);中度风险区域[有普通患者的诊疗,患者体液(血液、组织液等)、分泌物、排泄物对环境表面存在潜在污染可能性的区域,如普通病区、门诊科室、功能检查室等];高度风险区域[有感染或病原体定植患者诊疗的区域,以及对高度易感患者采取保护性隔离措施的区域,如感染性疾病科、手术部(室)、重症监护病区(室)、移植病区、烧伤病区(室)等]。在大区域的分区当中,内部的小分区也应明确,保证感染患者和免疫力低下的患者分开,这时就需要配备合适数量和类型的隔离病房,对患者进行适当的空间隔离。

2. 重点关注医疗服务和后勤保障流程。新改建医院规划设计时须考虑所有的人流、物流和空气流以及可能污染的风险点,通道和流程应尽量减少高危人群的暴露。同时关注医院服务流程和后勤保障流程(包括患者进入医院门、急诊,住院接受治疗或出院流程,探视者、工作人员流程,清洁物品供应流程,尸体和医疗废物运出医院流程,医院内各科相互联系的流程等)。规划设计时,要遵循以下原则:洁污分开的原则,人流物流车流分开的原则,短距离、快捷通路的原则,通风系统区域化的原则,防止因人流、物流、车流以及空气流导致的污染。

3. 有条件的医院可以设置工作人员通道、污染通道,手术室和消毒供应室可以通过电梯直接连通;对患者进行适当的扩大空间隔离;配备合适数量和类型的隔离病房;配备合适的手卫生设施;地面和墙面应便于清洁消毒;改建时应防止患者暴露于真菌孢子;具备合适的自来水装置以减少军团菌感染;尽量采用感应自控门。

4. "审图要点"应包括基本分区和局部分区是否合理,流程是否正确,能否做到有效隔离;相应的功能区(间)是否齐全,包括各出入口(位置)、办公室、更衣洗浴室、卫生间、病房、缓冲区(间)、污洗间(含垃圾暂存处)等;面积是否充足,并有适当预留空间;基本设施是否到位,主要包括通风设施、手卫生设施等;其他相关内容。尽最大可能避免出现不合理的布局,有效减少医院感染。

## 三、"平疫结合"引导下的医院建筑布局规划设计

2020 年 7 月 30 日国家卫生健康委员会和国家发展和改革委员会办公厅颁布了《综合医院"平疫结合"可转换病区建筑技术导则》,导则通知要求,包括新建、改扩建的"平疫结

合"医院应承担筛查留观、住院救治的功能。明确要求平疫结合区,在疫情期间应设置独立出入口,便于区域封闭管理的同时与医院其他功能区域保持必要、便捷联系,合理规划清洁区、半污染区以及污染区,合理规划医护人员、患者、清洁物品、污染物品的流线。

导则在"一般要求"中明确要求新建"平疫结合"区应当从总体规划、建筑设计、机电系统配置上做到"平疫结合",满足结构、消防、环保、节能等方面的规范、标准要求。在符合平时医疗服务要求的前提下,满足疫情时快速转换、开展疫情救治的需要。改造建设的"平疫结合"区应当按照"完善功能、补齐短板"的原则,在对现有院区功能流程合理整合的前提下,结合实际情况,因地制宜,合理确定平时及疫情时的功能设置,开展针对性建筑设施改造,以及疫情时快速转换方案。

同时,导则在"规划布局"中明确提出"平疫结合"区应当相对独立,其住院救治功能区域应当与其他建筑保持必要的安全距离,并符合现行国家标准 GB 50849—2014《传染病医院建筑设计规范》的有关规定。同时与医院其他功能区域保持必要、便捷联系。"平疫结合"区疫情期间宜设置独立的出入口,便于区域封闭管理。出入口附近宜设置救护车辆洗消场地,满足疫情时车辆、人员的清洗、消毒等需要。"平疫结合"区附近预留用地,并预留机电系统管线接口,满足疫情时快速扩展的需要。医疗垃圾、生活垃圾暂存用房等设施应当设置在常年主导风向下风向,与医疗业务用房保持必要的安全距离。

如何快捷有效地实施医疗建筑的布局"平疫转换"?从普通的综合医院转换成符合规范要求的定点收治医院,主要涉及院内的三大区域:门急诊、病房与医技手术室。从"平时"常规医疗功能转换成"疫时"收治传染病患者,最大问题是难以改变的建筑结构与系统设施。因此,在综合医院新设计或改扩建设计时,就应考虑到这三大区域的平面布局、控制区域设置,采取人流与物流等可转换的方案。

## (一) 接诊分诊与发热门诊区域

接诊分诊与发热门诊区域是第一个区域。门急诊的接诊分诊台和发热门诊是医院的两大前哨。接诊分诊台设在医院门急诊部入口,第一时间接待所有就诊的患者,进行接诊、临床评估(预检)与分诊,是有效控制传染病疫情,防止医疗机构内交叉感染第一道关口。疫情期间须扩大接诊与分诊区域,改变流程,加强门急诊接诊与分诊的能力,改设为单一入口,接待每一就诊患者,进行分流,减少滞留时间。发热门诊专门用于排查疑似传染患者,治疗发热患者的专用诊室。在疫情期间发热门诊作用凸显,要有预案扩容发热门诊。可将部分门急诊(包括大厅)划转到发热门诊,增加发热留观单间房间与诊室,整合优化各种应急医疗力量和资源充实发热门诊区域,这符合传染病院与定点收治医院小门诊大住院的要求。医务人员按规范流程为每位分诊的患者提供诊断、隔离、留观、鉴别、闭环转送。医院信息系统及时收集、传递和分析发热门诊的疫情信息和日报制度,实现风险预警、进行风险评估。真正发挥"早发现、早报告、早隔离、早治疗"的作用,牢牢守住第一道疫情防线。

## (二) 病房区

病房区是第二个区域。在疫情期间要将住院大楼的普通病区转换成负压隔离病区,要有预案将普通病区转换成三个控制区域,污染区、半污染区和清洁区。如按照 GB 50849—2014《传染病医院建筑设计规范》要求的负压隔离病房"应划分洁污人流、物流通道"双通道布置,在平面布局上就很难转换。必须在综合医院原设计时先设置好,门急诊的诊室采用医患分流的双通道较多,但普通住院病区很少采用双通道。《医院洁净护理与隔离单元技术标准》规定"应根据设置负压隔离病房的规模和所能采取的感染控制措施,采用出入病房的单走廊或双走廊布置。单走廊可由患者与工作人员分别从两端进出"。即允许负压隔离病房单通道布局,这样可以在走廊一端布置污染区,另一端布置半污染区。对平面布局转换十分有利。加上采用厢式密闭车运输洁物与污物,彻底避免了交叉感染的风险。重症监护室(intensive care unit,ICU)是医院集中监护和救治重症患者的专业病房,所以床位数某种意义上是决定新型冠状病毒感染病亡率的主要因素之一。新型冠状病毒感染疫情中暴露出来我国综合医院的重症监护室床位比例严重偏低,难以收治大量危重和重症患者。目前三级综合医院重症医学科床位数为医院病床总数的2%~8%。由于ICU配置多,系统复杂,通常配有中央监护系统、呼吸机、床旁血液净化机、微创心功能监测、超声心功能监测仪、多功能除颤器、纤维支气管镜、床边血气分析仪、胸肺物理治疗仪、微量泵和营养输注泵等,很难在疫情中将普通病区转换成ICU病区。为此,在可转换的综合医院设计时必须考虑高于普通综合医院ICU床位数的占比。

### (三)洁净手术区

洁净手术区是第三个区域。通常患有传染疾病的患者不到万不得已不应在传染期中进行手术。洁净手术部内以GB 50333—2013《医院洁净手术部建筑技术规范》中的Ⅲ级洁净手术室为主体,这与国外相关指南中负压手术室送风量20次/h换气相当。这次新型冠状病毒感染疫情的冲击,暴露出空气传染病类负压手术室不少问题。对空气传染疾病患者手术时,室内医护人员感染风险很大,特别是在手术过程中,医护人员与患者近距离直接接触,患者直接呼出飞沫,给患者插管、心肺复苏、强制给氧、切气管都会直接发生病菌空气传播,甚至喷发。手术过程中患者的血液、体液以及排泄物也可能发生气溶胶。因此,空气传染性疾病手术只能在全新风直流系统的负压手术室内进行。可转换的综合医院中必须配置几间正规的全新风全排风直流系统的负压手术室。GB 50333—2013《医院洁净手术部建筑技术规范》明确定义了负压洁净手术室和正负压转换洁净手术室,规定了"负压手术室顶棚排风口入口处以及室内回风口入口处均必须设高效过滤器,并应在排风出口处设止回阀,回风口入口处设密闭阀。正负压转换手术室,应在部分回风口上设高效过滤器,另一部分回风口上设中效过滤器;当供负压使用时,应关闭中效过滤器处密闭阀,当供正压使用时,应关闭高效过滤器处密闭阀。"并规定了负压手术室平面布局的必要条件:"负压手术室和感染手术室在出入口处都应设准备室作为缓冲室。负压手术室应有独立出入口"。同样,手术室采用厢式密闭车输送术前洁物,返程带回术后污物,可有效避免了交叉感染的风险。

(曹晋桂　马文杰)

## 第二节　重点部门建筑布局的医院感染管理要求原则

重点科室建筑布局医院感染防控相关法律法规建设。重点科室是医院感染的高发科室,感染防控工作尤为重要,如防控措施存在薄弱环节或存在不规范的问题将导致医院感染的发生。医院建筑合理规范化布局是医院感染防控中的不可缺少的首要条件之一,也是不可替代的硬件防控保障体系,WS/T 592—2018《医院感染预防与控制评价规范》。近年来,在国家法治化社会进程中,重点科室医院感染管理的法律法规建设也在飞速发展,颁布了许多涉及建筑布局医院感染管理的国家标准、行业标准、地方标准以及团体标准,对合理规范建筑布局提供了强有力的法律支撑。

## 一、发热门诊建筑布局的规范化要求

### (一)国卫办医函〔2020〕507号《国家卫生健康委办公厅关于完善发热门诊和医疗机构感染防控工作的通知》摘要

1. 位置要求

(1)发热门诊建设应遵循"平战结合"原则,在满足日常感染性疾病诊疗服务及医疗机构自身发展需求同时,具有应对重大疫情的能力。

(2)发热门诊原则上应当为独立建筑或设置在院内独立区域,路线便捷,与普通门急诊等区域有实质物理隔离屏障,远离儿科等区域,与其他建筑、公共场所保持一定距离,具有独立出入口,便于患者转运。

(3)医院门口和门诊大厅要设立瞩目的发热门诊告示,内容应当包括接诊范围、方位、行走线路及注意事项等,院区内应有引导患者到达发热门诊的明确指示标识。

2. 分区设置

(1)门诊应满足"三区两通道"设置要求。

(2)清洁区主要包括医护休息区,应当有独立的出入口。

(3)缓冲区主要包括污染防护用品的脱卸区,可设置消毒物资储备库房或治疗准备室。

(4)污染区主要包括独立的挂号、收费、药房、候诊、诊室、治疗室、抢救室、输液观察室、标本采集室、隔离观察室、检验科、放射科、卫生间、污物间等医疗功能区。

(5)医疗功能区应当充分利用信息化手段和自助便捷服务技术,设置自助挂号缴费机等,实现患者自助服务,减少诊疗环节交叉感染的风险。

### (二)国卫办规划函〔2020〕683号《关于印发发热门诊建筑装备技术导则(试行)的通知》摘要

1. 总则

(1)根据 GB 51039—2021《综合医院建筑设计规范》、GB 50849—2014《传染病医院建筑设计规范》等相关要求,为指导医疗机构发热门诊建设,强化发热门诊对急性传染性疾病的筛查、预警和防控作用,制定本技术导则。

(2)本导则适用于医院发热门诊的新建、改建和扩建项目。其他医疗机构可参照执行。

(3)发热门诊应当具备预检、分诊、筛查功能,并配备相关设备设施。没有设置发热门诊的医疗机构,应当制订预案,并设定一个相对独立、通风良好的发热筛查区域,以备临时筛查、隔离、转运使用。确保早发现、早报告、早隔离、早治疗。

2. 建筑设计

(1) 发热门诊选址

1) 发热门诊应当设置在医疗机构内相对独立的区域,与普通门(急)诊相对隔离,并宜邻近急诊,设立相对独立的出入口,便于患者筛查、转运。

2) 有条件的发热门诊宜预留室外场地及设备管线条件,为以后快速扩建、转运等提供基础条件。

3) 设有发热门诊和发热筛查点的医疗机构,院区主入口和门急诊大厅外应当设置醒目的发热门诊标识,明确发热门诊所在的方向、位置及路线。院区内应当设置路线导引标识,明确患者前往发热门诊的路线,尽量避免穿越其他建筑。

(2) 发热门诊布局

1) 发热门诊平面布局应当划分为清洁区、半污染区、污染区,并设置醒目标识。三区相互无交叉,使用面积应当满足日常诊疗工作及生活需求。其中,患者活动应当限制在污染区,医务人员一般的工作活动宜限制在清洁区;半污染区位于清洁区与污染区之间的过渡地段。

2) 发热门诊应当合理设置清洁通道、污染通道,设置患者专用出入口和医务人员专用通道,合理组织清洁物品和污染物品流线,有效控制院内交叉感染。各出入口、通道应当设有醒目标识,避免误入。

3) 清洁区主要包括医务人员出入口、更衣、值班休息室、医务人员卫生间、淋浴间、清洁库房等。

4) 半污染区位于清洁区与污染区之间,主要包括治疗室、消毒室、留观区的护士站、护理走道等。

5) 污染区主要包括患者入口区、分诊、候诊、诊室、隔离观察室、放射检查用房、检验、处置室、抢救室、污物间、患者卫生间等。相关设置应当符合相关要求:①筛查(预诊、分诊)、挂号、收费、药房等宜充分利用信息化手段和自助服务技术,有效避免人员聚集和交叉感染的风险。②候诊区宜相对单独设置,并加强通风,必要时可加装机械通风、空气净化等设施。③诊室应当不少于 2 间;隔离观察室不少于 1 间。本着资源共享、合理调配的原则,检验室、PCR 实验室宜相对独立设置,可不限于在发热门诊区域。④放射检查用房:受条件限制不能配置独立 CT 时,可按照放射防护标准设置 DR 室。⑤应当设置独立的患者卫生间。

6) 发热门诊的室内装修材料应当选用易清洁、耐擦洗、耐腐蚀、防菌、防渗漏的建筑材料。洗手盆、小便斗、大便器等卫生器具应当采用非手动开关。

## 二、核酸采集点建筑布局的规范化要求

**(一) 联防联控机制医疗发〔2020〕271 号《关于印发医疗机构新型冠状病毒核酸检测工作手册(试行)的通知》摘要**

医疗机构设置新型冠状病毒采样点应当遵循安全、科学、便民的原则。采样点应当为独立空间,具备通风条件,内部划分相应的清洁区和污染区,配备手卫生设施或装置。采样点须设立清晰的指引标识,并明确采样流程和注意事项。设立独立的等候区域,尽可能保证人

员单向流动,落实"一米线"间隔要求,严控人员密度。

**(二)联防联控机制医疗发〔2022〕352号《关于印发新型冠状病毒感染病毒核酸10合1混采检测技术规范的通知》摘要**

选择空旷、通风良好的场地作为大规模人群筛查集中采集地点。根据原有场地条件,划分为等候区、采集区、缓冲区和临时隔离区,有效分散待检人员密度。应当设置急救设备备用。

1. 等候区 设置人行通道,同时设置一米线保证等候人员的防护安全。根据天气条件配备保温、降温、遮阳、遮雨等设施。老年人、儿童、孕妇和其他行动不便者优先采集。

2. 采集区 根据气候条件,配备帐篷、冷/暖风扇、适量桌椅,保证医务人员在相对舒适环境下工作。配备采集用消毒用品、拭子、病毒采集管,并应当为受检人员准备纸巾、呕吐袋和口罩备用。标本如无法及时运送至实验室,须准备4℃冰箱或低温保存箱暂存。应当制订防止病原微生物扩散和感染的应急预案。

3. 缓冲区 空间应当相对密闭,可供采集人员更换个人防护装备,放置与采样点规模相匹配的防护用品、采集用消毒用品、拭子和采集管,户外消杀设备。

4. 临时隔离区 用于暂时隔离在采集过程中发现的疑似患者或高危人群。

## 三、感染性疾病科建筑布局的规范化要求

**(一)国卫办医发〔2004〕292号《卫生部关于二级以上综合医院感染性疾病科建设的通知》摘要**

1. 要重视对感染性疾病科建设的投入,按照有关法律法规和技术规范的要求,搞好设计和建设。

2. 感染性疾病科的设置要相对独立,内部结构做到布局合理,分区清楚,便于患者就诊,并符合医院感染预防与控制要求。

3. 二级综合医院感染性疾病科门诊应设置独立的挂号收费室、呼吸道(发热)和肠道疾病患者的各自候诊区和诊室、治疗室、隔离观察室、检验室、放射检查室、药房(或药柜)、专用卫生间。

4. 三级综合医院感染性疾病科门诊还应设置处置室和抢救室等。感染性疾病科门诊应配备必要的医疗、防护设备和设施。

5. 设有感染性疾病病房的,其建筑规范、医疗设备和设施应符合国家有关规定。

6. 感染性疾病科要合理配置医务人员,要选拔技术好、责任心强的医务人员充实到感染性疾病科,为患者提供便捷、舒适、人性化较好的医疗服务。

**(二)《江苏省感染性疾病科病房建设标准(试行)》摘要**

1. 医院应重视感染性疾病科的学科设置及病房建设 根据辖区人口,配备床位相符的感染科病房。有条件的医院应单独设置感染楼,可包括发热门诊(感染病门诊)、感染科病房含隔离病区及非隔离病区,非隔离病区收治普通感染性疾病;隔离病区收治呼吸道传播疾

病和非呼吸道传播的传染病。有条件的医院,可设隔离手术室及重症监护室(内设内镜检查室、便携式心电图及 B 超等),可将病原微生物实验室纳入其中。发热门诊(感染病门诊)与感染科病房之间宜设独立通道,方便传染病患者的转运。

(1)新建、改建及扩建感染楼选址应位于医院内相对独立、能设置独立出入口的区域,且宜常年处于下风口的位置。应当遵照控制传染源、切断传播途径、保护易感人群的基本原则,满足传染病患者收治的医疗流程要求,满足机电改造基本要求。

(2)感染科病区可设隔离病区与非隔离病区,隔离病区应当按照传染病收治的流程进行布局。不同传播途径的传染病患者宜分楼层收治,至少分区收治。设有呼吸道传染病收治病房的应做好气流组织,确保通风良好,有条件的宜设负压病房。

(3)严格实施医患分区,可分为清洁区、隔离区,两区之间应当设置相应的卫生通道或缓冲间(称为半污染或潜在污染区),具体设置如下。

1)清洁区:在隔离病区一端设有医务人员出入口(或称通道)、医务人员更衣室、卫生间、淋浴间、清洁库房等,可设休息室、值班室,有条件的,可设置专家会诊室和监控观察室。防护要求:换工作鞋、穿分体式工作服(或洗手衣裤)或工作服、戴口罩(进入潜在污染区工作的可戴医用外科口罩,进入呼吸道传染病污染区的应戴医用防护口罩)、戴工作圆帽。

2)潜在污染区(或称半污染区):该区可设医护办公室、治疗准备室及库房等,医护走廊及防护用品穿脱均位于此区。有条件的,分开设置防护用品的穿戴和脱卸;可采用同一走道的两个相邻房间,靠近清洁区的一间作为穿戴防护用品,接近污染区的为脱卸防护用品;也可以分设两个通道,将防护用品的穿戴和脱卸完全分开。条件不具备的,可在同一区域进行穿脱,穿戴靠近清洁区,脱卸靠近污染区,注意穿脱操作不同时进行。穿脱区域均设穿衣镜。防护要求:在清洁区防护要求的基础上可加穿工作服或布质隔离衣或一次性隔离衣(限在此区办公的人员)。

3)污染区:在隔离病区另一端设有患者出入口(或称通道),可设隔离单人间病房(≥15m²)、隔离双人间及隔离三人间(床间距≥1.5m)。所有病房内设卫生间,卫生间设坐便器、淋浴、洗手池及地漏,均须设水封。由于呼吸道传播疾病对传染源的控制要求,不建议加设患者通道走廊,可设各病房独立阳台;有患者通道走廊的要加强轻症患者管理,患者原则上在房间内活动。进入呼吸道传染病污染区的防护要求:戴护目镜/防护面屏、穿医用防护服、穿鞋套、戴手套。

2. 隔离病区设置要求

(1)隔离病区冷热水系统应采用断流水箱或增设减压型倒流防止器;排水系统应满足 GB 50849—2014《传染病医院建筑设计规范》规定的二级生化处理,不能满足规定时,应当采用强化消毒处理工艺,并符合相关规定。

(2)隔离病区应设置机械通风系统。机械送、排风系统应当按清洁区、半污染区、污染区分区设置独立系统。空气压力应当从清洁区、半污染区、污染区依次降低。

(3)应关注机械送风的安全性,新风应直接取自室外,并且周围不存在污染的情况下,新风机组宜设在独立房间。

(4)隔离区的排风机应当设在排风管路末端,排风系统的排出口不应邻近人员活动区,排气宜高空排放,排风系统的排出口、污水通气管与送风系统取风口不宜设置在建筑同一侧,并应当保持安全距离。

(5)对于改建的呼吸道传染病收治病区,应对不能开启、又存在房间内并联的风管进行封堵或拆除,同时病房内加装有过滤装置的强排风,排至楼顶。对于排风机组也应该进行了解,如果排风机组开启后,病房卫生间可以形成相对负压,建议持续打开排风机组。但是如果排风机组开机后,会造成工作人员区域负压,则不能开启。

3. 负压隔离病房设置要求

(1)有条件的,可设负压隔离病房收治呼吸道传染病重症患者,应当满足 GB/T 35428—2017《医院负压隔离病房环境控制要求》和 DB 11/663—2009《负压隔离病房建设配置基本要求》,设双门互锁的缓冲间及传递窗,该缓冲间为潜在污染区,也可以作为防护用品穿脱用。传递窗用于物品及食品传递。

(2)负压隔离病房应采用全新风直流式空调系统,送风口应当设在医护人员常规站位的顶棚处,排风口应当设在与送风口相对的床头下侧。相邻相通不同污染等级房间的压差(负压)不小于 5Pa,负压程度由高到低依次为病房卫生间、病房、缓冲间、潜在污染区(医护人员通道)。有压差的区域,应在外侧人员目视区域设置微压差计,并标志明显的安全压差范围指示。可根据需要,设置房间加湿器,保证房间湿度。

(3)负压隔离病房应当设置医护对讲系统,负压隔离病房及重症监护室应当设置视频监护系统。

(4)不具备负压隔离病房设置条件的,应最大限度满足病房通风要求(换气次数为 10~15 次/h),建议尽可能减少会产生气溶胶的动作(如开放式吸痰、支气管镜检查、坐便器未加盖冲水等)或增加强力排风。

4. 污物间设置要求

(1)应设污物间,收纳所有医疗废物。有条件的,污物间可设对外通道,减少医疗废物运输过程对医疗环境造成的影响;没有条件的,按照感染性医疗废物收集要求出病房加套黄色垃圾袋,鹅颈式密闭,专桶存放,专人定时收集,从患者出入口运出。

(2)可设保洁间,存放、清洗消毒保洁用品及用具。条件不具备的,可在污物间内选择相对区域存放保洁用品及用具。

5. 医用真空系统设置要求　医用真空系统应保持站内密闭,真空泵排放气体须有消毒处理并高空排放,如果是水环式真空泵房,则房间须设消毒设施,排水要进行消毒后再排入污水处理站经处理后达标排放,或使用移动式负压吸引设备。

6. 隔离手术间设置要求

(1)有条件的,可在隔离区设置隔离手术间及相应辅房,作为呼吸道传染病患者急诊手术用。但由于该类患者须行急诊手术的概率低,从手术室利用率而言,不常规推荐。

(2)使用医院手术部的隔离手术间开展呼吸道传染病患者的急诊手术,患者从专用通道进入手术部隔离手术间;没有专用通道的,患者须佩戴医用防护口罩(至少佩戴医用外科口罩)进入手术部隔离手术间,且所有医务人员应做好呼吸道防护。隔离手术间应设置独立空调机组,以负压为宜。手术结束,按照要求进行终末消毒。

7. 重症监护室设置要求　有条件的,可在隔离区设置重症监护室呼吸道传染病隔离病区。

## 四、重症医学科建筑布局的规范化要求

### （一）《重症医学科建设与管理指南（2020 年版）》摘要

第十二条　重症医学科每床使用面积不少于 15m²，床间距大于 1m；每个病房最少配备一个单间病房，使用面积不少于 18m²，用于收治隔离患者。

第十三条　重症医学科位于方便患者转运、检查和治疗的区域，并宜接近手术室、医学影像学科、检验科和输血科（血库）等。

第二十五条　重症医学科的整体布局应该使放置病床的医疗区域、医疗辅助用房区域、污物处理区域和医务人员生活辅助用房区域等有相对的独立性，以减少彼此之间的干扰和控制医院感染。

第二十六条　重症医学科应具备良好的通风、采光条件。医疗区域内的温度应维持在（24±1.5）℃左右。具备足够的非接触性洗手设施和手部消毒装置，单间每床 1 套，开放式病床至少每两床 1 套。

第二十七条　对感染患者应当依据其传染途径实施相应的隔离措施，对经空气感染的患者应当安置负压病房进行隔离治疗。

第二十八条　重症医学科要有合理的包括人员流动和物流在内的医疗流向，有条件的医院可以设置不同的进出通道。

### （二）WS/T 509—2016《重症监护病房医院感染预防与控制规范》摘要

第 5.1 条　ICU 应位于方便患者转运、检查和治疗的区域。

第 5.2 条　ICU 整体布局应以洁污分开为原则，医疗区域、医疗辅助用房区域、污物处理区域等应相对独立。

## 五、器官（骨髓）移植病房建筑布局规范化要求

WS/T 643—2021《器官移植病区医院感染预防与控制规范》的"5　布局与设施"中提及相关要求——医疗机构应根据有关法律、法规、规章及规范性文件要求，结合器官移植病区的特点，规划器官移植区的建筑设计、基本设施，遵循医院感染预防与控制的原则。

器官移植病区应相对独立成区；宜分为医疗区域、辅助区域、污染处理等区域。医疗区域分保护区和普通区，各区应有明确的分区标识和管理细则。

保护区应设有适于隔离的房间和 WS 313—2019 要求的手卫生设施，所有出水口应安装水过滤装置，移植术后感染高风险受者应入住保护区采用保护性隔离措施。

移植术后患者病情稳定可转入普通区，患者宜根据隔离目的常规佩戴口罩，并符合 WS/T 311—2023 要求。

器官移植病区应将感染患者和非感染患者分室安置。

器官移植病区宜将手术前患者和手术后患者分室放置。

器官移植病区医疗区域地漏应按照 GB/T 27710—2020 选择，应采用密闭式地漏或机械

密闭式地漏。

## 六、血液透析中心(室)建筑布局的规范化要求

### (一)卫医政发〔2010〕35 号《卫生部关于印发〈医疗机构血液透析室管理规范〉的通知》摘要

第二十五条 血液透析室的建筑布局应当遵循环境卫生学和感染控制的原则,做到布局合理、分区明确、标识清楚,符合功能流程合理和洁污区域分开的基本要求。

第二十六条 血液透析室应当分为辅助区域和工作区域。辅助区域包括工作人员更衣室、办公室等。工作区域包括透析治疗区、治疗室、水处理间、候诊区、接诊区、储存室、污物处理区;开展透析器复用的,应当设置复用间。

### (二)《血液净化标准操作规程(2021 版)》摘要

1. 血液透析室(中心)的结构和布局 血液透析室(中心)应遵循环境卫生学和感染控制的原则,做到布局合理、分区明确、标识清楚、功能流程合理,满足工作需要;区域划分应符合医疗机构相关感染控制要求。清洁区域:治疗准备室、水处理间、清洁库房、配液间、复用后透析器储存间及医护人员办公室和生活区。潜在感染区域:透析治疗室、专用手术室/操作室、接诊室/区及患者更衣室。污染区域:透析器复用间、污物处理室及洁具间。进入潜在感染区域和/或污染区域的被污染物品,未经消毒不得返回清洁区域。

2. 血液透析治疗室应合理设置医务人员手卫生设施,每个分隔透析治疗区域均应配置洗手池、非手触式水龙头、洗手液、速干手消毒剂、干手物品或设备。手卫生设施的位置和数量应满足工作和感染控制的需要。

3. 透析治疗室每个血液透析床/椅间距不小于1m。每个透析单元应当有电源插座组、反渗水供给接口、透析废液排水接口等。

4. 应配备足够的工作人员个人防护设备手套、口罩、工作服、护目镜/防护面罩等。

5. 透析治疗室应具备通风设施和/或空气消毒装置,光线充足、通风良好,达到 GB 15982—2012《医院消毒卫生标准》的Ⅲ类环境。

## 七、手术部(室)建筑布局的规范化要求

《手术部(室)医院感染控制规范》(报批稿)中提及手术部(室)建筑布局的规范化要求,内容如下。

### (一)医院感染控制原则

1. 手术部(室)的建设应纳入医院建设规划,使之与本单位的建设规模、服务功能和发展规划相适应,将手术部(室)的管理纳入医疗质量管理,保障医疗安全。

2. 医院手术部(室)应分区域集中设置和管理。

3. 医院手术部(室)建筑布局应符合国家的相关标准、规范,满足环境污染控制的要求。

4. 医院应设置隔离手术间,有条件的医院宜设置负压手术间。

### (二) 环境控制

(1) 手术部(室)应独立成区,出入路线应符合洁污分开、医患分开的管理原则。

(2) 根据医院感染控制要求,手术部(室)应设置限制区、半限制区和非限制区。

(3) 每个手术间应限设 1 张手术床,净使用面积宜不低于 $30m^2$,净高宜为 2.7~3.0m。

(4) 有条件的医院手术部(室)宜设术前准备间和麻醉恢复室。

(5) 手术间的电脑终端宜使用触摸屏。应配备维持围手术期患者体温的基本设备与物品。

(6) 外科手消毒方法和洗手设施,应符合 WS/T 313—2019 的要求。水龙头的配置个数应符合 GB 51039—2021 的要求。

  1) 刷手池应设置在手术间附近,2~4 个手术间宜配置 1 个刷手池。其安置高度应便于对手部、手臂清洁,并具有防溅功能,应设置检修门。

  2) 水龙头应为非触摸式,并在适宜的位置安置洗手液、外科手消毒剂、干手物品和时钟等设施。

(7) 应设污物处理与暂存间以满足污染器具如引流瓶、污物桶的处理及手术后大量废物的暂时存放。

(8) 普通手术间要求

  1) 墙面应平整,应采用防潮、防霉、不积尘、不产尘、耐腐蚀、易清洁的材料。

  2) 墙面与地面成一整体,踢脚与地面交界的阴角应做成 $R \geqslant 30mm$ 的圆角,墙体交界处的阴角应成小圆角。

  3) 地面应平整、防水,采用耐磨、耐腐蚀、易清洁、浅色材料,不应有开放的地漏。

  4) 吊顶不应采用多缝的石膏板。

  5) 门窗密闭性好。

(9) 洁净手术间的建筑设施应符合 GB 50333—2013 要求。

(10) 隔离手术间应自成区域。非净化的隔离手术间无法进行有效通风换气时,应根据需要安装空气消毒器。

(11) 负压手术间和隔离手术间在出入口应设准备室作为缓冲室。负压手术间应有独立出入口。

## 八、产房建筑布局的规范化要求

《产房医院感染预防与控制规范》(征求意见稿)中关于产房建筑布局的规范化要求如下。

### (一) 布局与设施要求

1. 产房宜位于接近产科病房和产科手术室的区域。

2. 产房分工作区域和辅助区域。工作区域包括孕产妇接收区、待产室、分娩室、办公室、治疗室无菌物品存放室等。辅助区域包括更衣室、值班室等。

3. 待产室、分娩室和办公室等工作区域宜采用自然通风,采光良好。

4. 每间分娩室宜放置单张产床。分娩室面积至少 25m²;每张产床使用面积至少 20m²,两张产床之间应至少相距 0.8m,并设置可擦拭隔挡。

**(二) 附录 A (规范性附录) 家庭式产房医院感染预防与控制要求**

1. 宜设于产房的一侧。

2. 产房内分区相对独立,宜划分为临床诊疗区、临床辅助区和家庭区。临床诊疗区应放置多功能产床。便捷的非手触式洗手装置宜设置在临床诊疗区或临床辅助区。

3. 产房内面积宜不小于 28m²。多功能产床床尾距墙应不小于 1.2m,床两侧空间应不少于 1.5m。

## 九、新生儿病房 / 新生儿重症监护室建筑布局的规范化要求

《新生儿病房医院感染预防与控制指引》(广东省 2020 版)摘要中关于新生儿病房 / 新生儿重症监护室建筑布局的规范化要求("布局与设施"部分)如下。

(一) 新生儿病房 /NICU 的建筑布局应当符合医院感染预防与控制的要求,做到洁污分区明确、功能流程合理、标识正确清晰。

(二) 至少应设有医疗区(普通病室、隔离室等)、医疗辅助区(配奶室、奶具清洗室、设备存储室等)和污物处理区(污物处理室、仪器设备 / 器械清洗消毒室等)。医疗区及医疗辅助区按照清洁度分区如下。

1. 隔离区域 包括隔离室、隔离区(过渡隔离区)、隔离床。

2. 污染区 包括早产儿室、足月儿室、沐浴室等。

3. 潜在污染区 包括医务人员办公室、护士站、家长接待室等。

4. 清洁区 配奶室、配药室、无菌物品存放室等。

(三) 新生儿病房 /NICU 每床净使用面积要求:抢救单元(NICU)≥ 6m²、其他床位 ≥ 3m²,床间距应 ≥ 1m。

(四) 早产儿和足月儿分区,感染患儿与非感染患儿分区,宜设置(过渡)隔离室 / 区,以满足外院转入可能感染或感染患儿的隔离需求,如因条件所限无法设置(过渡)隔离室 / 区应严格进行床边隔离。

(五) 新生儿病房 /NICU 的通道及出入口应设置门禁,防止无关人员随意出入。

## 十、急诊科建筑布局的规范化要求

卫生部关于印发《急诊科建设与管理指南(试行)》的通知(卫医政发〔2009〕50 号)中关于急诊科建筑布局的规范化要求("第二章 设置与运行"部分)如下。

第五条 急诊科应当具备与医院级别、功能和任务相适应的场所、设施、设备、药品和技术力量,以保障急诊工作及时有效开展。

第六条 急诊科应当设在医院内便于患者迅速到达的区域,并邻近大型影像检查等急诊医疗依赖较强的部门。急诊科入口应当通畅,设有无障碍通道,方便轮椅、平车出入,并设

有救护车通道和专用停靠处；有条件的可分设普通急诊患者、危重伤病患者和救护车出入通道。

第七条　急诊科应当设医疗区和支持区。医疗区包括分诊处、就诊室、治疗室、处置室、抢救室和观察室，三级综合医院和有条件的二级综合医院应当设急诊手术室和急诊重症监护室；支持区包括挂号、各类辅助检查部门、药房、收费等部门。医疗区和支持区应当合理布局，有利于缩短急诊检查和抢救距离半径。

第八条　急诊科应当有醒目的路标和标识，以方便和引导患者就诊，与手术室、重症医学科等相连接的院内紧急救治绿色通道标识应当清楚明显。在医院挂号、化验、药房、收费等窗口应当有抢救患者优先的措施。

第九条　急诊科医疗急救应当与院前急救有效衔接，并与紧急诊疗相关科室的服务保持连续与畅通，保障患者获得连贯医疗的可及性。

第十条　急诊科应当明亮，通风良好，候诊区宽敞，就诊流程便捷通畅，建筑格局和设施应当符合医院感染管理的要求。儿科急诊应当根据儿童的特点，提供适合患儿的就诊环境。

第十一条　急诊科抢救室应当邻近急诊分诊处，根据需要设置相应数量的抢救床，每床净使用面积不少于 $12m^2$。抢救室内应当备有急救药品、器械及心肺复苏、监护等抢救设备，并应当具有必要时施行紧急外科处置的功能。

第十二条　急诊科应当根据急诊患者流量和专业特点设置观察床，收住需要在急诊临时观察的患者，观察床数量根据医院承担的医疗任务和急诊患者量确定。急诊患者留观时间原则上不超过 72 小时。

第十三条　急诊科应当设有急诊通讯装置(电话、传呼、对讲机)。有条件的医院可建立急诊临床信息系统，为医疗、护理、感染控制、医技、保障和保卫等部门及时提供信息，并逐步实现与卫生行政部门和院前急救信息系统的对接。

## 十一、口腔门诊建筑布局的规范化要求

### (一)《口腔门诊医院感染管理规范(送审稿)》

其中关于建筑布局基本要求的内容如下。

应按照开展诊疗项目对建筑布局进行合理设计。建筑内至少应包括诊疗区(诊室、放射室等)、器械处理区、医疗辅助区(压缩空气设备区、负压吸引设备区、医疗废物暂存区和 / 或污水处理区)、候诊区、工作人员办公区及生活区域等。

1. 诊室、放射室、器械处理区、压缩空气设备区、候诊区应独立设置。

(1)诊所或门诊部医疗废物暂存区可与污水处理区放在同一个区域。

(2)空气压缩机进气口位置应远离污染源，送入诊疗室的压缩空气应经无油处理。

(3)负压吸引系统排气口应远离建筑主要出入口、压缩空气设备进气口和人群聚集场所。

2. 诊室内每台牙科综合治疗台的建筑面积和净使用面积按照《医疗机构基本标准(试行)》要求设置。

3. 两牙科综合治疗台间宜设物理隔断，隔断高度 ≥ 1 800mm，或两牙科综合治疗台间

距≥2 000mm；牙科综合治疗台尾部距墙宜≥400m。

4. 诊室内应设立手卫生设施(水池、皂液、干手设施等)。诊室内应根据牙科综合治疗台的多少配备洗手设施,至少每两台牙科综合治疗台配备1个洗手设施。

5. 洗手设施宜安放在医务人员操作后侧或右侧。

6. 口腔放射室建筑面积及防护要求应符合 GBZ 130—2020《放射诊断放射防护要求》。

7. 器械处理区建设应符合 WS 506—2016《口腔器械消毒灭菌技术操作规范》要求。

### (二) WS 506—2016《口腔器械消毒灭菌技术操作规范》摘要

其中关于管理要求的内容如下。

1. 医疗机构

(1)应制定本机构口腔器械消毒灭菌工作管理制度。

(2)应设立独立的器械处理区。

2. 器械处理区

(1)应与口腔诊疗服务的范围和工作量相匹配,布局符合医院感染预防与控制的要求。

(2)区域内分为回收清洗区、保养包装及灭菌区、物品存放区:

1)回收清洗区承担器械回收、分类、清洗、干燥工作。

2)保养包装及灭菌区承担器械保养、检查、包装、消毒和/或灭菌工作。

3)物品存放区存放消毒、灭菌后物品,以及去除外包装的一次性卫生用品等。

4)工作量少的口腔门诊可不设物品存放区,消毒灭菌后将物品直接放于器械储存车内。

(3)回收清洗区与保养包装及灭菌区间应有物理屏障。

(4)工作流程设计应由污到洁,装饰材料应耐水、易清洁,并按照所配设备预留水、电、气等管线。

## 十二、内镜室建筑布局的规范化要求

### (一)《消化内镜诊疗技术临床应用管理规范》(2019 年版)摘要

其中关于医疗机构基本要求的内容如下。

1. 医疗机构开展消化内镜诊疗技术应当与其功能、任务和技术能力相适应。

2. 具有卫生健康行政部门核准登记的与开展消化内镜诊疗技术相适应的诊疗科目,有开展消化内镜诊疗技术的术前准备室、诊疗室、麻醉恢复室、内镜清洗消毒室等相关场所和设备。

(1)消化内科:床位不少于 30 张,有独立的病区、护理单元和门诊。每年完成消化系统疾病诊疗病例不少于 1 000 例。

(2)普通外科:参见普通外科内镜诊疗技术临床应用管理规范要求。

(3)术前准备室(区域):术前准备室(区域)的人员配置应能满足患者术前准备需要。

(4)诊疗室

1)操作间数量设置应当满足服务需求,保障诊疗质量和操作安全。

2）每个操作间的面积原则上不小于20m²,保证内镜操作者及助手有充分的操作空间。

3）消化内镜设备安放要采取集成的移动推车或吊塔,能集成内镜主机、显示器、高频电发生器、医疗气体管道、电器信号线及网线、各种引流瓶及气体接口,可灵活地移动到医师操作所需的任意位置。

4）操作间内的物品与设施均须参照相关的标准和规范,包括通风、水、电、吸引、氧气、电脑接口、急救设备、空气净化灭菌设备、清洗消毒、药品、贮存柜等。操作间应设有独立的通风系统。

5）诊疗室应配备监护仪、除颤仪及抢救车,保证相关设备组件运转正常,储备充足。

6）开展无痛内镜诊疗时,必须配备麻醉机等相关设备。

7）诊疗室须符合消防安全、电力保障等相关要求。

（5）麻醉恢复室

1）麻醉恢复室的规模应与内镜诊疗室的规模相适应。

2）麻醉恢复室应配置必要的监护设备、给氧系统、吸引系统、急救呼叫系统、急救设备及相应的医护人员,保障患者安全。

（6）内镜清洗消毒室

1）消化内镜诊疗室应设独立的清洗消毒间,配置相匹配的清洗消毒设备,包括全自动和/或人工内镜洗消机器、附件清洗用的超声清洗机器、测漏装置、干燥装置等。

2）清洗消毒间应接近内镜诊疗室,便于内镜转运。

3）根据医院感染管理的要求,必须设置独立的污物暂存间。

4）内镜器械储存区温度、相对湿度等符合行业标准。

**（二）《呼吸内镜诊疗技术临床应用管理规范》(2019年版)**

其中关于医疗机构基本要求的内容如下。

1. 医疗机构开展呼吸内镜诊疗技术应当与其功能、任务和技术能力相适应。

2. 具有卫生健康行政部门核准登记的与开展呼吸内镜诊疗技术相适应的诊疗科目,有开展呼吸内镜诊疗技术相关的术前准备室、诊疗室、麻醉恢复室、内镜清洗消毒室等相关场所和设备。

（1）临床科室:医疗机构设有呼吸科、胸外科或其他与开展呼吸内镜诊疗技术相适应的临床科室,有住院床位。

（2）术前准备室(区域):有专用的呼吸内镜术前准备室(区域),使用面积不小于10m²,配有吸氧装置,人员配置应能满足患者术前准备需要。

（3）诊疗室

1）操作间数量设置应当满足服务需求,保障诊疗质量和操作安全。

2）每个操作间的面积原则上不小于20m²,保证内镜操作者及助手有充分的操作空间。

3）具备经国家药品监督管理部门批准的满足呼吸内镜诊疗操作的内镜设备和医疗器械。

4）操作间必须配备医疗气体管道、各种引流设备及气体管道接口,具有良好的通风条件。进行内科胸腔镜手术的操作间应满足无菌手术要求。

5）诊疗室应配备心电监护仪(含脉搏血氧饱和度监测功能)、除颤仪、吸氧装置、气管插管、喉罩、简易呼吸器、止血器械和各类麻醉及急救药品。

6)诊疗室须符合消防安全、电力保障等相关要求。

(4)麻醉恢复室:麻醉恢复室面积不小于 20m$^2$,应配置必要的吸氧装备、负压吸引设施、监护设备、抢救设备、病床及相应的医护人员,保障患者安全。

(5)内镜清洗消毒室:内镜清洗消毒室应配备符合内镜清洗消毒规范(参见 WS 507—2016《软式内镜清洗消毒技术规范》)要求的清洗消毒设备设施。必须有良好的通风换气条件。

### (三) WS 507—2016《软式内镜清洗消毒技术规范》摘要

其中关于布局及设施、设备要求(基本要求)的内容如下。

1. 内镜诊疗中心(室)应设立办公区、患者候诊室(区)、诊疗室(区)、清洗消毒室(区)、内镜与附件储存库(柜)等,其面积应与工作需要相匹配。

2. 应根据开展的内镜诊疗项目设置相应的诊疗室。

3. 不同系统(如呼吸、消化系统)软式内镜的诊疗工作应分室进行。

## 十三、消毒供应中心建筑布局的规范化要求

WS 310.1—2016《医院消毒供应中心 第 1 部分:管理规范》摘要中关于消毒供应中心建筑布局的规范化要求("建筑要求"部分)如下。

### (一) 基本原则

医院 CSSD 的新建、扩建和改建,应遵循医院感染预防与控制的原则,遵守国家法律法规对医院建筑和职业防护的相关要求,进行充分论证。

### (二) 基本要求

1. CSSD 宜接近手术室、产房和临床科室,或与手术室之间有物品直接传递专用通道,不宜建在地下室或半地下室。

2. 周围环境应清洁、无污染源,区域相对独立;内部通风、采光良好。

3. 建筑面积应符合医院建设方面的有关规定并与医院的规模、性质、任务相适应,兼顾未来发展规划的需要。

4. 建筑布局应分为辅助区域和工作区域。辅助区域包括工作人员更衣室、值班室、办公室、休息室、卫生间等。工作区域包括去污区、检查包装及灭菌区(含独立的敷料制备或包装间)和无菌物品存放区。

5. 工作区域划分应遵循以下基本原则:物品由污到洁,不交叉、不逆流;空气流向由洁到污;采用机械通风的,去污区保持相对负压,检查包装及灭菌区保持相对正压。

6. 工作区域温度、相对湿度、机械通风的换气次数宜符合表 1(略)要求;照明宜符合表 2(略)的要求。

7. 工作区域中化学物质浓度应符合 GBZ 2.1—2019 的要求。

8. 工作区域设计与材料要求,应符合以下要求:去污区、检查包装及灭菌区和无菌物品

存放区之间应设实际屏障。去污区与检查包装及灭菌区之间应设物品传递窗;并分别设人员出入缓冲间(带)。缓冲间(带)应设洗手设施,采用非手触式水龙头开关。无菌物品存放区内不应设洗手池。检查包装及灭菌区设专用洁具间的应采用封闭式设计。工作区域的天花板、墙壁应无裂隙,不落尘,便于清洗和消毒;地面与墙面踢脚及所有阴角均应为弧形设计;电源插座应采用防水安全型;地面应防滑、易清洗、耐腐蚀;地漏应采用防返溢式;污水应集中至医院污水处理系统。

### (三)采用院外服务的要求

采用其他医院或消毒服务机构提供消毒灭菌服务的医院,应分别设污染器械收集暂存间及灭菌物品交接发放间。两房间应互不交叉、相对独立。

## 十四、检验科建筑布局的规范化要求

国卫办规划函〔2020〕751号《关于印发医疗卫生机构检验实验室建筑技术导则(试行)的通知》中关于检验科建筑布局的规范化要求的部分内容如下。

### (一)总则

第一条　为指导各地医疗卫生机构检验实验室建设,根据GB 51039—2014《综合医院建筑设计规范》、GB 50849—2014《传染病医院建筑设计规范》、GB 50686—2011《传染病医院建筑施工及验收规范》、GB 50881—2013《疾病预防控制中心建筑技术规范》等相关规范、标准的要求,制定本技术导则。

第二条　本导则适用于医院检验科实验室的新建、改建、扩建工程项目,疾控中心、急救站等其他医疗卫生机构检验实验室项目可参照执行。

第三条　医疗卫生机构检验实验室的建设,必须坚持科学、合理、实用、安全、环保等原则,应正确处理现状与发展、需求与可行性的关系。

第四条　有生物安全要求的检验实验室,应符合现行GB 50346—2011《生物安全实验室建筑技术规范》、GB 19489—2008《实验室生物安全通用要求》、GB 27421—2015《移动式实验室生物安全要求》、RB/T 199—2015《实验室设备生物安全性能评价技术规范》、WS 233—2017《病原微生物实验室生物安全通用准则》的有关规定。

### (二)选址和建筑设计

第五条　检验实验室应根据工作属性、内容、服务对象等,结合工作流程、人物流线、洁污流线、空间要求、物理条件等做好选址和布局。

第六条　检验实验室内部空间布局应满足日常业务操作,兼顾大型设备的搬运、安装和检修等空间要求,并适当考虑未来发展需要。

第七条　核酸检测实验室可分为试剂准备区、样本制备区、核酸扩增区和产物分析区。结合实际,采用集中布置或分散布置形式,并配套设置洗消设施。当采用实时荧光定量PCR仪时,核酸扩增区和产物分析区可合并为一区。当采用一体化自动化核酸分析设备时,样本制备区、核酸扩增区和产物分析区可合并为一区。

第八条　检验实验室应结合工作流程和流线布局,做好导向、警示标识,确保出入流线清晰,安全警示到位。

第九条　检验实验室入口处应设置标识,明确说明生物防护级别、操作的致病性生物因子、检验实验室负责人姓名、紧急联络方式和国际通用的生物危险符号;必要时,还应注明其他危险。检验实验室所有房间的出口和紧急撤离路线应选用夜光标识。

第十条　有静压差要求的检验实验室,应在合适位置设测压孔,并采用密封措施。在入口处宜安装空气压力显示装置,量程应与实验室静压差相匹配。需要时,可设置自动报警功能。

## 十五、医院感染防控引导下重点科室建筑布局规划设计中须关注的主要内容

### (一)一般性感染防控设计要点与思考

对于医院建筑这样一个特殊场所,医疗管理的核心之一就是医院感染防控,而做好医院感染防控工作对于保障医疗质量和医疗安全具有重要意义。考虑到医院中不同部门的差异,WS/T 591—2018《医疗机构门急诊医院感染管理规范》明确提出了重点关注并加强管理的 14 个科室,包含新生儿病房、新生儿重症监护室、重症医学科、器官(骨髓)移植病房、血液透析中心(室)、感染性疾病科、手术室、产房、急诊科、口腔科、介入手术室、输血科、内镜室、消毒供应中心等重点部门和科室。这些科室或部门,从建筑设计角度来讲,应当重点关注两大方面的内容,即建筑布局和场所通风。如果这两个基本问题处理不好,则极易形成感染。对于医疗建筑设计,除了满足 GB 51039—2014《综合医院设计规范》等国家标准、规范的要求外,还应该从感染防控的角度,全面审视各部门、部位的设计细节,这样才能使建筑本身真正成为感染防控体系的第一堵“防火墙”。由于隔离患者造成感染风险的最大原因在于患者的流动,因此,在医院建筑设计中,从顶层设计上要尽可能考虑采用“中心制”,即以相关的器官与疾病为中心进行科室布局,同类型或相关疾病的门诊、轻型医技检查尽可能集中,以减少患者流动,减少不同类疾病患者的接触,降低整体交叉感染风险。

首先是建筑布局。对于建筑布局,有着不同层次的控制要求:一是总体布局要考虑感染防控重点部门的位置关系,并且考虑所在地区的常年主导风向;二是科室内的布局和流程设计应严格遵循洁污分开的原则,诊疗区、污物处理区、医护办公生活区等不同区域应相对独立,布局合理;三是房间内的布局要考虑流程的合理性。

### (二)门诊部感染防控设计要点与思考

门诊部的设计,除了遵守 GB 51039—2014《综合医院建筑设计规范》以及 WS/T 591—2018《医疗机构门急诊医院感染管理规范》等相关行业规范外,从感染防控的角度,应重点关注以下内容。

1. 门诊部的诊区布置要合理高效,要注意区分不同的病种,处理好不同诊区之间的相互位置关系。特别要注意部分门诊,如呼吸科门诊中容易出现传染性疾病,注意区分有传染性的和无传染性的门诊布局。

2. 儿科的设计要注重选址的安全性与便捷性,尽量和普通诊区分离设置,不仅包括出入口的分设,同时要注意和其他院感重点科室的位置关系。

3. 关注感染防控要求高的科室门诊设计,如呼吸科。因为呼吸科所面对的呼吸道疾病传染性很强,容易引发交叉感染。从建筑设计层面要优化布局,使呼吸科的设置要尽量独立,如处于门诊区域的末端位置,自成一区,最好要能有相对独立的流线、楼梯等。

4. 要注意区分普通诊区和隔离诊区。除了儿科设置隔离诊室外,可以考虑在呼吸、消化等门诊设置少量隔离诊室,用于分诊有困难或者特殊情况下患者的紧急处置。

5. 口腔科的设计也应特别关注,复用器械的使用、消毒、存储、发放流线设计要合理,同时注意污物间的位置尽可能远离工作区和生活区。

### (三)急诊部感染防控设计要点与思考

急诊部的设计,除了要严格执行 GB 51039—2014《综合医院建筑设计规范》、GB/T 50939—2013《急救中心建筑设计规范》等国家标准外,还要落实《急诊科建设与管理指南》、WS/T 591—2018《医疗机构医院门急诊感染管理规范》、《院前医疗急救管理办法》等相关行业规范要求,要重点关注以下问题。

1. 合理设置护士站的位置,以便急诊的分诊与筛查。护士站的位置直接、醒目,便于进行分诊和缩短患者流线,也便于患者转诊到发热门诊。

2. 合理考虑急诊科(中心)与相关科室的位置关系。一是要考虑与感染科的关系,要考虑到患者的分诊便利性,同时考虑两者间适当的距离;二是要重新审视急诊科(中心)与医技检查尤其是影像检查的关系。对于达到一定标准或规模的医院建筑,急诊科(中心)应有相对完备的医技检查功能,减少患者流动;对于条件不具备的医院建筑,要在设计中仔细考虑急诊科与大型医技检查特别是影像科、放射科、检验科等相关科室的位置关系。

3. 急诊科(中心)的内部空间设计要能够有效应对各种突发事件,如患者的抢救、集中聚集患者的等候、就诊、处置等。

4. 急诊科(中心)设计要充分考虑院前急救的功能完备性。在建筑设计中,应考虑救护车能迅速停靠至急诊科抢救大厅入口及急诊手术入口,为患者抢救争取时间。

### (四)医技科室感染防控设计要点与思考

1. 尽量缩短患者流线。大型医技检查区要从全院区的角度考虑分区与布局的合理性。目前,在国家政策的支持下,很多新建医院的规模较大,住院部经常和门急诊医技区有不短的距离,为减少患者流动,可适当在住院部底层设置放射科分部,设置适量用于住院患者检查常用的数字 X 射线摄影(digital radiography,DR)、X 线检查、超声、心电监测、乳腺钼靶等。

2. 在科室内部检查及治疗部分区分感染患者活动区和普通患者活动区。对于大型医技检查区,从设计层面要考虑隔离患者的使用,可以适当考虑传染疾病患者的进出通道以及设置隔离等候区等。

3. 对感染防控重点部门设计要合理。例如,对于内镜检查中心要严格区分呼吸道内镜检查区和非呼吸道内镜检查区。一些医院由于管理的需要,集中设置内镜中心,考虑到呼吸道内镜检查的感染风险远高于消化道及其他部位内镜检查,因此,须将呼吸道内镜检查的区域严格和其他区域分开。对于血透中心,要区分普通患者透析区和隔离透析区。隔离透析区的设置是非常必要的,无论是否收治阳性透析患者,均须设置隔离透析区,这是考虑到普通透析患者中在流行性感冒流行季有可能患有呼吸道传染疾病的需要。对于手术和 ICU 部分,负压区的设计除了要满足规范的基本要求外,还要考虑感染患者的流线。对于隔离患者进出手术室或者 ICU 的交通方式应充分进行论证,建议负压 ICU 和负压手术室要处在公共区远端、手术区前端,同时能够联系污物走道。考虑到负压手术室使用的频率不高,建议设置为正负压切换手术室。对于产房,设计中要注意设置隔离产房,同理,隔离产房的设计要充分考虑到普通孕产妇、隔离孕产妇的流线关系,在流线设计上尽量设置相对独立的隔离孕产妇流线。

(曹晋桂　马文杰)

# 第三节　负压隔离病房的设置与管控

负压隔离病房的设置与管控,必须达到安全和卫生学要求,符合、适用、经济、节能环保等标准。应该通过建筑环境、管理控制等措施,提高负压病房医疗环境控制空气传播病毒的能力,保障医务人员、周边人员和环境及患者的安全,保障患者救治、康复的卫生学要求。同时,还应该符合国家现行有关标准、规范的要求。

目前已经颁布的 GB/T 35428—2017《医院负压隔离病房环境控制要求》《负压隔离病区设计技术简要指引》(第 1 版)、《新型冠状病毒肺炎应急救治设施设计导则(试行)》、DB 11/663—2009《负压隔离病房建设配置基本要求》、GB 50346—2011《生物安全实验室建筑技术规范》、GB 50686—2011《传染病医院建筑施工及验收规范》、WS/T 368—2012《医院空气净化管理规范》、WS/T 311—2023《医院隔离技术标准》等相关法规在我国负压隔离病房的规范化建设中发挥了重要的现实指导意义。

## 一、负压隔离病房的设置

### (一)建筑布局与隔离

1. 应设在相对独立的区域,既可独成一体,也可集中设置于建筑的一端。

2. 内部分为清洁区、潜在污染区和污染区,各区应相对集中布置,并有能阻隔空气传播的物理屏障和明显的警示标志。

3. 地面、墙壁、屋顶等应平整、光滑、耐腐蚀,接缝处应密封,且便于清洁和消毒。

4. 负压隔离病房污染区内围护结构的所有缝隙和贯穿处的接缝都应可靠密封。

5. 区域之间应设置缓冲,缓冲间宜便于医用推车和普通医疗设施的进出。

6. 宜采用单人间设计。

7. 房间面积应考虑医疗及患者的生活需要。

8. 室内净高度不应小于 2.6m,如无特殊要求,高度也不宜大于 3.0m。

9. 病房通过缓冲间与潜在污染区(走廊)连接,缓冲间的门应具有互锁功能并有应急解锁功能。

10. 缓冲间污染区侧的互锁门关闭 1min 后才允许开启清洁区侧的互锁门。

11. 负压隔离病房应在与其相邻的走廊的潜在污染区的墙上设置内外侧窗门互锁的传递窗,传递窗结构应密闭。

12. 每间病房内应设置独立的卫生间。

13. 通向外界的门应向外开启,内门应向静压大的一侧开启。

14. 负压隔离病房宜设不可开启的密闭窗并加装窗帘等遮挡装置。

15. 隔离病房内宜设置内外通话系统、视频监控系统。

16. 隔离病房应增设门禁系统,限制患者的活动范围。

### (二)气流组织与压差控制

1. 负压隔离病房的送风口与排风口布置应符合定向气流组织原则,送风口应设置在房间上部,排风口应设置在病床床头附近,应利于污染空气就近尽快排出。

2. 不同污染等级区域压力梯度的设置应符合定向气流组织原则,应保证气流从清洁区→潜在污染区→污染区方向流动。

3. 相邻相通不同污染等级房间的压差(负压)不小于 5Pa,负压程度由高到低依次为病房卫生间、病房房间、缓冲间与潜在污染走廊(图 36-1)。清洁区气压相对室外大气压应保持正压。

如采用不同于图 36-1 的单走廊设计,宜加注明"如需要可在病房与内走廊相对的另一侧设置污物走廊,该走廊相对于室外气压维持 –10~–5Pa"。

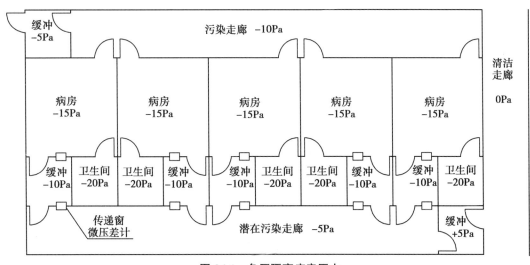

**图 36-1　负压隔离病房压力**

4. 有压差的区域,应在外侧人员目视区域设置微压差计,并标志明显的安全压差范围指示。

5. 对设置的微压差计应定期检查校正并记录。

## （三）通风空调系统

1. 通风空调送风系统应按清洁区与污染区（含潜在污染区）分别独立设置。

2. 宜采用全新风直流式空调系统,如采用部分回风的空调系统,应在回风段末端设置高效空气过滤器,系统并可在需要时切换为全新风直流式空调运行。

3. 送、排风系统中,每间病房的送、排风支管上应设置电动或气动密闭阀,并可单独关断。

4. 污染区排风应经过高效过滤器过滤后排放。应可以在原位对排风高效过滤器进行检漏和消毒灭菌,确保过滤器安装无泄漏,更换过滤器应先消毒,由专业人员操作,并有适当的保护措施。

5. 送、排风机应能够根据风管内压力变频调节。宜在送、排风系统上设置测量风量的装置。

6. 送、排风系统的过滤器宜设压差监测装置。

7. 排风机位置的设置应确保在建筑内的排风管道内保持负压。排风机吸入口应设置与风机联动的电动或气动密闭阀。

8. 负压隔离病房通风系统的送风机与排风机应连锁控制,启动通风系统时,应先启动系统排风机,后启动送风机;关停时,应先关闭系统送风机,后关闭系统排风机。

9. 排风口应远离进风口和人员活动区域,并设在高于半径 15m 范围内建筑物高度 3m 以上的地方,应满足距离最近的建筑物的门、窗、通风采集口等的最小距离不少于 20m。室外排风口应有防风、防雨、防鼠、防虫设计,使排出的空气能迅速被大气稀释,但不应影响气体向上空排放。

## （四）给排水

1. 符合 GB 50686—2011 第 5 章的要求。

2. 热水宜集中供应,热水管布置及施工符合 GB 50686—2011 第 5 章的要求。

3. 污染区（含潜在污染区）的排水通气立管宜安装高效过滤器,通气立排气口远离进风口和人员活动区域。

## （五）电气

符合 GB 50686—2011 第 7 章的要求。

## （六）卫生和环境参数

1. 空气细菌菌落总数应符合 WS/T 368—2012 中 4.2.3 的要求。

2. 物体表面微生物应 $\leqslant 10CFU/cm^2$。

3. 负压隔离病房污染区和潜在污染区的换气次数宜为 10~15 次 /h,人均新风量不应少于 40$m^3$/h;负压隔离病房清洁区的换气次数宜为 6~10 次 /h。

4. 负压隔离病房的温度宜控制在 20~26℃范围内。

5. 负压隔离病房的相对湿度宜控制在 30%~70% 范围内。

6. 负压隔离器病房的噪声应不大于 50dB（A）。

7. 负压隔离器病房的照度应不小于 50lx。

## 二、负压隔离病房的管控

负压隔离病房是一个系统工程，最终的目的是实现"医学隔离"，其中使用中设施的管控尤为重要，一定要实现规范化、动态化和常态化的管控，与设置相关的医院感染管控，主要是验证密闭性、气流流向、压差、排风高效过滤器原位泄漏性、送风排风机连锁可靠性以及卫生学指标等环节。

### （一）密闭性的验证

采用发烟法，负压隔离病房的房间门、传递窗等均处于关闭状态，同时在传递窗的接缝、门缝隙、视窗与门体连接处、穿线处及与墙的连接处等分别用人工烟源发烟，如烟雾呈自然的自由扩散状，则被检查部位基本严密；如果烟雾出现定向流动现象，则存在漏点。漏点在烟雾流向的反方向。验证负压隔离病房与其相邻的走廊的潜在污染区的墙上设置内外侧窗门互锁的传递窗，传递窗结构的密闭性。

### （二）气流流向的验证

在负压隔离病房通风空调系统正常运行（系统参数稳定）情况下，在房间门、传递窗等均处于关闭状态时，采用发烟法用人工烟源在房间内送风口下方、医务人员工作区域及病床上方发烟，发烟量应可造成可视化流场。通过目测观察烟雾在病房内流动的方向，判断病房内的气流流向。验证负压隔离病房的送风口与排风口布置是否符合定向气流组织原则，同时验证不同污染等级区域压力梯度的设置是否保证气流从清洁区→潜在污染区→污染区方向流动的相关要求。

### （三）压差的验证

在负压隔离病房通风空调系统正常运行（系统参数稳定）情况下，在房间门、传递窗等均处于关闭状态时，结合被检测负压隔离病房平面布局特点，用压力仪开始测试，宜采用固有的压力测试点，确定不同区域之间的测点位置，测点应远离可能影响测点局部压力的送风口、回风口、门缝等位置。使用具有压差测试功能的仪器测量负压隔离病房各房间之间的相对压差值。验证是否符合相邻相通不同污染等级房间的压差（负压）不小于 5Pa，负压程度由高到低依次为病房卫生间、病房房间、缓冲间与潜在污染走廊。清洁区气压相对室外大气压应保持正压的相关要求。

### （四）排风高效过滤器原位泄漏性的验证

采用效率检测法或扫描检测法，按照 GB 50346—2011 规定的相关方法进行。验证是否符合污染区排风必须经过高效过滤器过滤后排放，确保过滤器安装无泄漏以及能够在原位对排风高效过滤器进行检漏和消毒灭菌，且有适当的保护措施的相关要求。

## （五）送、排风机连锁可靠性的验证

启动和关停通风空调系统时，观察送、排风机启停顺序，观察负压隔离病房各房间压差变化情况，观察是否出现正压及压差逆转等异常情况。验证是否符合负压隔离病房通风系统的送风机与排风机应连锁控制，启动通风系统时，应先启动系统排风机，后启动送风机；关停时，应先关闭系统送风机，后关闭系统排风机的相关要求。

## （六）卫生与环境参数的验证

1. 空气细菌菌落总数检测　按照 GB/T 16294—2010 规定的相关方法进行。空气细菌菌落总数应符合 WS/T 368—2012 中 4.2.3 的要求。

2. 物体表面微生物总数检测　采用 $25cm^2$ 的接触皿在与被测物体表面接触，轻压 10s，然后放入培养箱中按规定的温度培养 48h，测算细菌菌落总数。体表面微生物符合应 ≤ $10CFU/cm^2$ 的要求。

3. 换气次数检测

(1) 在负压隔离病房通风空调系统正常运行的条件下进行。测量风口风量或风速时，风口上的任何配件应保持原样。

(2) 采用风量罩直接测试送风口的风量，用风罩口完全罩住送风口，风罩面积应与风口面积相适应，风罩边与接触面应严密无泄漏。当送风口面积超过风罩面积时，可将送风口分成若干区域，使用风罩分别对其测量后求和。

(3) 使用风速仪测量送风口平均风速乘以截面积计算出送风口风量，通过总的送风量除以房间容积计算出换气次数。应符合负压隔离病房污染区和潜在污染区的换气次数宜为 10~15 次 /h，人均新风量不应少于 $40m^3/h$；负压隔离病房清洁区的换气次数宜为 6~10 次 /h 的相关要求。

注：采用风速计测量送风量时，按送风口形状和面积大小分成若干个相等的小截面，每个小截面宜接近正方形，边长最好不大于 200mm，测点设于小截面中心，风口上测点数不宜少于 6 个。风口上有孔板、百叶等配件时，测定面距其约 50mm。

4. 新风量检测　房间内设有独立新风口，其风量测定参照换气次数检测的相关要求；若房间内未设独立新风口，可使用热风速仪或毕托管测量新风送风管截面风速，计算新风量。

5. 温、湿度检测　负压隔离病房通风空调系统在已连续运行至少 8h，各项状况已稳定时，取被测房间中间一点，距地面 1.0m 位置处，使用测试仪器测量温、湿度，待读数稳定后，确定并记录（同时记录室外温、湿度）。应符合负压隔离病房的温度宜控制在 20~26℃范围内以及相对湿度宜控制在 30%~70% 范围内的相关要求。

6. 噪声检测　在通风空调系统正常运行，并确认房间静压差已达到规范要求时，在测点距地面高 1.0m，使用声级计测量房间的噪声，面积在 $15m^2$ 以下的房间，可只测试中心 1 点；$15m^2$ 以上的房间除中心 1 点外，应再测对角 4 点，距侧墙各 1m，测点朝向各角，结果应符合负压隔离器病房的噪声应不大于 50dB（A）的要求。

（曹晋桂　马文杰）

# 第三十七章
# 医院空调与医院感染防控

## 第一节　医院空调概述

### 一、采暖、通风与空气调节

医院使用的空调有我们常说的中央空调,也有分体空调,也可以说有舒适性空调、净化空调和恒温恒湿空调。其空调组成、工作原理及运行方式等没有本质上区别。本章主要是从卫生学角度介绍空调知识点,力求医院感染防控人员通过了解有关联的空调专业内容,便于在工作中能够提出控制空调污染及传播的管理措施,特别是预防空气传播性疾病的措施。

采暖、通风和空气调节是建筑环境控制技术的三个分支,既有不同点,又有共同点。它们经常被联系在一起,缩写为 HVAC(heating,ventilating,air and conditioning)已为世界上业内人士所熟知,习惯上简称"暖通空调"。暖通空调(以下简称为空调)的任务就是要向室内提供冷量或热量,并稀释室内污染物,以保证室内具有舒适环境和良好空气质量。但是,空调长期运行、维护不当或设置缺陷往往会造成内部污染,从而使空调成为污染源或污染物传播的媒介,常被比喻为一把"双刃剑"。自 2003 年严重急性呼吸综合征疫情发生后,空调卫生受到关注,由此国家相继出台了一系列有关空调管理的法规、标准;2019 年新型冠状病毒感染疫情发生,使得空调卫生更受关注。本章内容是从医院感染防控角度,补充完善空调管理重点知识。

### 二、空调组成和分类

#### (一)空调组成

空调系统组成有四个要素,即冷/热源、空气处理设备、空气/水输送系统和被调节房间(空调区)。

1. 冷/热源　冷/热源是空调系统的源头。如冷水机组提供冷源、热水锅炉提供热源,并通过输送管道向空调机组或盘管(末端装置)供冷或供热。冷/热源设备机房都是单独设置,与被调节房间(区)不相通。在冷热源设备设施中,应关注冷却塔,其卫生学意义大。

2. 空气处理设备　空气处理设备是为被调节房间负荷服务的,它对空气或水进行降温、除湿、加温、加湿和净化处理,调节房间冷负荷、热负荷和湿负荷,稀释室内污染物。空气处理设备有的放在空调机房,有的放在被调节房间,如集中式全空气系统,是将空调机组放在空调机房内;而半集中式风机盘管加新风系统,是将风机盘管放在各个被调节房间,新风机组放在空调机房或楼道吊顶内。空气处理设备配置高低和卫生状况,与室内通风换气(次数)和空气质量密切相关。

3. 空气/水输送系统　空气/水输送系统是连接冷热源与空气处理设备之间以及空气处理设备与被调节房间之间的管道。其中有输送空气的管道,如新风、回风或排风管道;有输送水的管道,如冷冻水、热水、冷凝水或冷剂管道;空调专业常称前者为"风系统",后者为"水系统"。风管道卫生状况,直接关系到室内空气质量。水管道中只有冷凝水管道与卫生有关。

4. 被调节房间(空调区)　被调节房间内都设有风管、风口,如送风管、回风管、送风口、回风口等;有的被调节房间内还有空调末端装置,如风机盘管、VAV-BOX等。房间内末端装置配置高低和风口位置及形式,对房间内气流组织起到很关键作用,决定了房间空气流动形态和分布是否合理。

### (二)空调分类

在日常工作中,我们会听到很多种空调名称,是源于不同分类方法,其相互对应、关联。空调分类有很多种,如按设备集中程度、承担负荷的工作介质、处理空气来源、系统风量调节或按风道设置等进行分类。如大家常说的中央空调,它包括集中式空调系统和半集中式空调系统;家庭或办公室内壁挂式、柜式分体机或多联机都属于冷剂系统空调,也属于分散式空调系统;我们经常说的带回风空调,是指集中式全空气系统,而常见的风机盘管加新风系统,则指半集中式空气-水系统中的一种空调形式;多联机空调,有的把它归为分散式空调系统,也有的归为半集中式空调系统。空调有多种分类方法,经常出现同一个空调系统有不同名称的现象,从卫生管理角度看,没有必要纠结这些问题。我们了解不同类型空调特征是必要的,掌握空调特点和运行模式,便于我们开展防控工作,也便于与空调专业人员沟通。

常用空调可以分为两大类,一类是按空气处理设备集中程度划分,一类是按承担室内热负荷、冷负荷和湿负荷介质划分。

1. 按空气处理设备的集中程度分类　可以分为集中式空调系统、半集中式空调系统、分散式空调系统三类。

(1)集中式空调系统:对工作介质进行集中处理、输送和分配的空调系统。如全空气系统,是将介质(空气)在空调机房内集中处理后,再由风管输送到各个房间(区),典型的是全空气系统。

(2)半集中式空调系统:将房间空气处理设备分设在各个被调节房间(如风机盘管),同时部分处理设备集中设置(如制备冷冻水、热水或处理新风的设备)的系统就属于半集中式系统。如空气-水系统和全水系统。

(3)分散式空调系统:对房间内进行热湿处理的设备全部分散在各个被调节房间内,如家用壁挂式、柜式空调,分体式(一拖一、一拖多)空调或多联机空调就属于分散式系统,也属于冷剂系统。

2. 按承担室内热负荷、冷负荷和湿负荷的介质分类　可以分为全空气系统、空气-水系统、全水系统、冷剂系统四类。

(1)全空气系统:在空调机房内,由空气处理机组集中完成对空气(介质)冷却、除湿或加热、加湿和净化处理(图 37-1)。全空气系统是典型集中式空调系统,有以下几种形式。

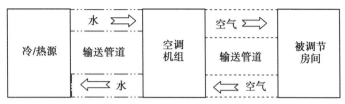

**图 37-1 全空气系统空调示意图**

1)按系统风量调节方式分为全空气定风量系统(constant air volume,CAV)和全空气变风量系统(variable air volume,VAV)。其中,定风量系统是指保持送风量恒定,靠改变送风参数控制室内空气参数的空调系统。它不能改变送入各个房间风量(定风量),可以提高或降低送风温度、湿度(预先设定值)。变风量系统是指靠改变送风量或同时改变送风参数控制室内空气参数的空调系统。它的优势是可以改变送入各个房间风量或同时改变送风参数空调系统,弥补了定风量空调不能改变送风量的缺陷,解决了实际应用时,不同房间热湿负荷有差别的问题。

2)按处理的空气来源分为全新风式、回风式、全封闭式。

全新风式是指送入室内空调区的空气,全部是经过处理的室外新鲜空气,没有室内回风(室内空气),也称为直流式空调系统。

回风式是指送入室内空调区的空气,是经处理的室外新鲜空气和室内回风的混合空气,也称为混合式空调系统。

全封闭式是指送入室内空调区的空气,全部是经过处理的室内空气,无室外新鲜空气引入,也称为再循环空调系统。

3)按风道设置形式分为单风道、双风道。

单风道是指全空气系统只有一个送风道(一个送风温度)。

双风道是指全空气系统有两个送风道(两个不同的送风温度)。我国双风道系统很少,不做具体介绍。

(2)空气 - 水系统:空调房间的热湿负荷,由处理过的空气和水与房间直接换热而负担的空调系统(图 37-2)。空气 - 水系统属于半集中式系统,有以下几种形式:风机盘管加新风、诱导器加新风、辐射板加新风。

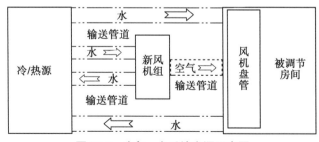

**图 37-2 空气 - 水系统空调示意图**

1）风机盘管加新风：它以风机盘管机组作为各房间末端装置，同时用集中处理的新风满足各房间新风需求量，最为常见。

2）诱导器加新风：以诱导器作为末端装置的空调系统。它通过将集中处理过的空气（一次风）高速送到设置在各个房间或区域内的诱导器，在诱导器内用一次风动力带动室内空气循环、混合送出二次风。诱导器内如有盘管，属于空气-水系统；如诱导器内无盘管，则属于全空气变风量系统。这里详细介绍诱导器系统，是避免误判有集中回风的全空气变风量系统。

3）辐射板加新风系统：可以简单理解为类似风机盘管加新风系统，只是辐射板替代了盘管。

（3）全水系统：空调房间的热湿负荷，全部由集中设备处理过的水与房间直接换热而负担的空调系统（图37-3）。全水系统与空气-水系统的区别是全水系统没有新风系统，室内新风要通过门窗渗入，可理解为是没有新风系统，只有风机盘管。

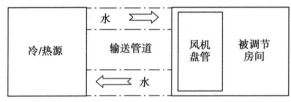

**图37-3 全水系统空调示意图**

（4）冷剂系统：由制冷剂直接承担被调节房间负荷的空调系统，属于分散式空调系统。常见有分体式（如壁挂、柜机、多联机）或整体式、风冷式/空气源式等，它们均属于冷剂系统。

3. 热回收空调系统　热回收空调与医院感染防控有关联，所以这里单独提出有热回收功能的空调系统。近十几年来，为了降低空调运行能耗，起到节能作用，这类热回收机组普遍用于大、中型公共建筑，可理解为在系统中增加了一个能量回收装置。热回收有很多种方式，这里仅介绍空气-空气能量回收空调机组，常见的有转轮式热回收机组、板式热回收机组、板翅式热回收机组。这类热回收机组另一种表达方式为全热回收机组、显热回收机组。

（1）转轮式的热回收机组：是空调机组内装有一个具有较大面积的换热介质的转轮装置，进行送排风热量交换。

（2）板式或板翅式的热回收机组：是空调机组内装有一个由板状材料叠合而成的装置，排风和新风分层交叉流过进行全热或显热交换。全热回收机组有湿负荷交换功能，显热回收机组无此功能。

## 三、不同类型空调特点和运行模式

诸多类型空调，是根据需要一步步发展起来的，而不是让空调系统形式多样化而发展出各种各样的空调系统。例如，最早空调是集中式全空气系统，而半集中式空气-水系统出现，就是因为集中式空调在使用中存在缺陷；又如多联机空调或热回收空调的发展，也是为满足建筑物用途、室内环境要求或不同功能用房个性化需求,同时与工程施工、造价和国家能源结构相关联。

这里介绍不同类型空调特点和运行模式,是出于卫生学方面考虑,重点描述与卫生学有关联的内容。因此,忽略掉一些空调专业的内容,在用语上力图通俗,便于非空调专业人员理解。

### (一) 全空气系统(集中式)

1. 特点

(1)完全由空气来担负室内冷热负荷的系统。

(2)空气处理设备集中在空调机房,被调节房间无冷凝水。

(3)过渡季节或冬季可以靠增加新风量来供冷。

(4)新风量远大于空气-水系统的新风量。

(5)可以有效处理污染,比较容易提高空气净化效果。

(6)维护时对被调节房间影响小。

(7)存在回风交叉污染的风险。

(8)能耗大、占用室内空间大。

2. 运行模式 全空气系统运行模式取决于其类型,也与房间使用要求、运行成本等因素关联。下面分别按空气处理来源,介绍全新风式、全封闭式和回风式空调;按风量调节方式,介绍定风量系统和变风量系统空调;它们虽然名称不同,但相互对应、关联。

(1)按空气处理来源:有全新风式、全封闭式和回风式三种。在公共建筑中,全新风式一般用于特定房间,如医院有重污染源房间;全封闭式只能用于没有通风要求及卫生要求的房间;回风式被普遍采用,用于空间较大的房间(区);至于采用何种方式,取决于医院前期设计的空调设备选型。

1)全新风式空调:运行模式为全新风,即送入房间的空气全部为处理后的室外新鲜空气(没有回风),房间温度、湿度控制和污染物稀释全部由空调承担。这种空调多用于房间内有污染源,不能使用回风的场所;这种形式的空调卫生条件最好,但能耗大,运行成本高。

2)全封闭式空调:运行模式为室内循环风,即送入房间空气全部为循环处理后的室内空气,没有室外新鲜空气补充。这种空调能耗低,但卫生条件最差,只适用于房间有温度、湿度要求,而无新风要求的场所。

3)回风式空调:运行模式为室外新风加室内回风,一般情况室外新鲜空气占比30%,室内回风占比70%,普遍用于公共建筑。这种空调有能关闭回风的,也有不能关闭回风的,取决于设备选型;随着新/回风阀的调节,可以变为全新风式空调或全封闭式空调。

在日常运行中,空调运营方出于节能原因,夏季或冬季调低新风比甚至关闭新风(阀);过渡季节调高新风比,关闭回风阀。

(2)按风量调节方式:有定风量系统和变风量系统空调。

1)定风量空调:定风量系统多为回风式,运行模式为新风加室内回风。这种空调有潜在风险,当一个空调系统服务于多个房间(区)时,如果某一个房间出现污染,可能会通过集中回风造成其他房间污染;优势是通风量远高于空气-水系统的通风量,过滤污染物效果也优于空气-水系统,且较容易提高过滤器级别。定风量空调可以是全新风式、回风式或全封闭式。

2)变风量空调:变风量系统多为回风式,运行模式为新风加室内回风。这种空调出现晚于定风量系统,它弥补了定风量系统的缺陷,但也带来一些卫生问题。如医疗场所对室内换气次数有固定要求,与室内负荷变化无关。变风量空调控制送风量的传感器,有温度传感器、二氧化碳传感器或 VOC 传感器,传感器预设定一个数值,当室内负荷变小时,传感器反馈给空调送风系统并减少送入室内风量,致使室内换气次数降低,不利于空气流动。

另外,我们应了解变风量诱导器空调与诱导器加新风空调"回风"概念的差别,避免漏掉了系统回风污染风险。变风量诱导器空调,有两个"回风",一个是诱导器回风,一个是整个空调系统回风;诱导器加新风空调"回风",只有一个回风,是诱导器回风。

### (二) 空气 - 水系统(半集中式)

1. 特点

(1)房间热湿负荷主要由水(介质)承担,空气(介质)承担的比例很小。

(2)各个房间可独立调节(如风机盘管),被调节房间有冷凝水。

(3)新风集中处理送入各个房间内,送入的新风量远低于全空气系统送入的新风量。

(4)房间内末端风机余压小,不能用高性能末端空气过滤器。

(5)房间末端设备噪声大,维护要进入房间。

(6)新风单独提供、无回风;与全空气系统比较,其交叉污染风险小。

(7)能耗低、占用空间小。

2. 运行模式 空气 - 水系统的空调运行模式为新风加室内循环风。空气 - 水系统的"空气"指新风系统,新风机组安装在空调机房或楼层吊顶内,新风机组选型不同,处理空气的功能也不同;有的新风机组可以降温、除湿、加温、加湿和净化空气;有的只有净化功能。"水系统"指分散在各个房间(区)末端装置,如风机盘管,盘管内循环流动冷冻水或热水,在风机作用下盘管与室内空气交换,以实现房间内温度需求。这里重点介绍最常见的风机盘管加新风机组和风机盘管加热回收新风机组两种方式空调。

(1)风机盘管加新风机组空调:这种空调简称为"盘管加新风",运行模式为新风加室内循环风。盘管负责调节房间温度,新风主要负责提供人需新鲜空气,两个系统的正常运行才可以保障房间小气候和空气质量。

1)在正常运行时,新风机组启动后会不间断地向室内送入处理过的室外新鲜空气,各房间没有控制新风的开关;同时室内的空气通过排风系统或门窗缝隙排到室外。新风量是按人均立方米 /(人·h)[或 L/(人·s)]设计,医院内各类用房都有相应设计标准值;但从通风换气来说,盘管加新风这种空调,无论是通风量还是新风量都远低于全空气系统空调。

2)盘管与冷 / 热源连通。当房间内盘管风机启动时,将室内空气从回风口吸入与盘管进行冷热交换,再由送风口吹出(室内循环风);房间内有开关可以人为调节风机转速,进而控制房间内温度高低。盘管与室内空气进行冷热交换,会产生冷凝水,冷凝水流到盘管托水盘,冷凝水暴露在室内空气中;一般多个盘管托水盘由管道连接,集中排至集水井,也有的排到公共卫生间拖布池。

3)风机盘管有明装和暗装两种方式,明装是风机盘管直接放在室内,不做装饰。暗装有两种方式,一种将送风口、回风口及回风口过滤器用风管接到回风箱;另一种是安装在房间内吊顶内,医院多为暗装方式。风机盘管回风口配置的过滤器级别有高有低,这取决于医院自己的要求。

(2)风机盘管加热回收新风机组空调:这种空调运行模式为新风加室内循环风。这种空调与"盘管加新风"空调的区别,是新风系统设置了热回收装置(如转轮式、板式)。热回收新风机组中"转轮式"装置有卫生隐患,其回收装置存在新、排风交叉污染风险。原因可理解为转轮在转动回收能量过程中,有排风区的风渗入了新风区,污染了新风;板式热回收装置交叉污染的风险,取决于其装置所用材料和材料是否破损。在2019年年底新型冠状病毒感染疫情暴发后,转轮式热回收装置空调已被国内暖通界关注,随后暖通专业机构和卫生部门相继出台了有关空调卫生、安全运行的地方标准或团体标准,标准中都提出了预防热回收装置交叉污染措施。

### (三)全水系统(半集中式)

全水系统主要有风机盘管和辐射板两种空调形式,运行模式为室内循环风。这类空调特点是没有集中处理室外新鲜空气供给房间,房间内所需新风靠门窗缝隙进入,这种方式空调卫生条件较差,空调只是保障室内温度要求。

### (四)冷剂系统(分散式)

冷剂系统的空调运行模式为室内循环风,没有集中处理的室外新鲜空气供给房间,空调只是保障室内温度要求。它与全空气系统空调或空气-水系统空调相比优势为可以根据室内需要灵活配置、安装简单、噪声较低、能耗也较低;同时由于各房间之间没有风道连接,不会互相污染。

近年来,随着大环境节能的要求,一些公共建筑采用冷剂系统空调,如多联机或一拖多等分体式空调。为了解决室内没有新风问题,有的建筑物还单独配置小型新风系统,如吊顶新风换气机、全热交换器。冷剂系统的空调卫生问题只涉及机组过滤网、交换器和冷凝水。

## 四、空调设备设施

这里详细介绍空调设备设施,一是源于历年卫生监督、监测结果,结果显示以下空调设备设施存在卫生问题突出;二是因为医院环境及人群特殊,易发生交叉感染。空调设备设施在进行室内通风换气和净化空气过程中也存在污染及传播风险。了解空调设备设施特征,利于空调日常管理;疫情期间有助于分析评估空调污染、传播及扩散的潜在风险。

### (一)冷却塔

冷却塔是空调冷/热源中的冷却设施,它在诸多空调设备设施中有重要的卫生学意义,冷却塔污染可引发军团菌病。

冷却塔一般由外壳、进风百叶、填料、风扇、储水槽、收水器、配水管道、水循环管道和检修口组成;工作时它与制冷机房内水冷机组连通,它将冷却水引到冷却塔内,进行水与大气之间热、质交换后再回到水冷机组,往复循环,达到冷却目的。冷却塔内常见微生物包括水藻、真菌和细菌;水藻不仅为细菌提供养料,且沉积于表面;真菌大量滋长及附着热交换表面;细菌某些类型为致病菌,如军团菌。冷却塔内军团菌通过冷却塔风扇吹出,以气溶胶形式污染周围环境,是引发公共建筑中人群感染军团菌病的首要污染源头。

冷却塔基本设置在室外,极少设置在建筑物内。室外设置冷却塔可位于建筑物屋顶、裙房屋顶或地坪;当冷却塔设置建筑物内时,基本设置在地下空间。

### (二)新风取风口

空调已成为创造人工环境的设备设施,建筑物密闭性也随之增强。空调引入建筑物内新风质量尤为重要,它不仅要满足室内人员所需新鲜空气,同时承担稀释室内污染物作用,引入被污染的新风则会带来健康危害。

1. 新风取风口位置　空调引入室外新鲜空气的取风口位置,一般设置在建筑物外墙、建筑物屋顶、地坪或下沉空间(地坪以下)。引入的新风通过竖井(土建风道)或风管直接进入空调机组,有以下几种形式。

(1)建筑物外墙→风管→空调机组。

(2)建筑物屋顶→新风竖井→风管→空调机组。

(3)地坪风亭→新风道(土建风道)→风管→空调机组。

(4)下沉空间(外墙)→新风道或风管→空调机组。

(5)空调机组设置在室外(多为热回收新风机组),空调机组直接引入室外新风。

以上的取风方式均为"直接取风",符合卫生要求。还有一种取风方式为"间接取风",间接取风指引入空调机组新风是从空调机房、吊顶或楼道取风,这种方式用于没有通风及卫生要求的房间。

2. 新风取风口污染原因　常见的污染原因有以下三种情况。

(1)邻近周围工业等污染源,吸入污染物。

(2)邻近冷却塔或排风口,吸入冷却塔排出的含菌气溶胶或排风污染物。

(3)建筑物内设置小型全热交换器或节能换气机,其进风管与排风管距离过近,造成气流短路。

### (三)过滤器

空调过滤器是一般空调或净化空调中承担空气净化的主要部件,其性能好坏直接关系到室内空气质量。一般空调系统,都装有粗效过滤器或中效过滤器,如医院门诊、病房空调系统;净化空调系统,还要加装亚高效或高效过滤器,如手术室等有洁净要求房间;使用哪种级别过滤器,不仅与房间卫生要求有关,而且要考虑其运行成本,因为高级别过滤器的系统设置复杂、运行费用高。

1. 空调机组过滤器　我们经常听到过滤器名称,是依据过滤器效率划分的,分为以下 5 类。

(1)粗效过滤器:除掉 5μm 以上的沉降性尘粒和异物,在净化空调系统中常作为预过滤器,以保护中效、高效过滤器。一般空调新风机组都装粗效过滤器,作为进风过滤器用。

(2)中效过滤器:中效过滤器主要是除掉 1μm 以上的悬浮尘粒。在净化空调系统和局部净化设备中作为中间过滤器,以减少高效过滤器负担,延长高效过滤器寿命。一般空调中带有回风空调机组(回风式)装有粗效过滤和中效过滤器,作为进风、回风(室内回风)过滤器用。

（3）高中效过滤器：高中效过滤器能较好地除去 1μm 以下粉尘粒子,可作为净化空调系统的中间过滤器。一般空调装有高中效过滤器不多,只是近年来针对细颗粒（PM$_{2.5}$）健康危害,有些场所在空调系统加装高中效过滤器。

（4）亚高效过滤器：亚高效过滤器能较好地去除掉 0.5μm 以上粉尘粒子,可作为净化空调系统的中间过滤器和低级别净化空调系统的末端过滤器。亚高效或高效过滤器,主要用于净化空调系统。

（5）高效过滤器：高效过滤器主要用于过滤掉 0.5μm 以下的亚微米级尘粒,高效过滤器是净化空调系统的终端过滤设备和净化设备的核心。

过滤器用法：一般净化要求是一道粗效过滤器；中等净化要求是一道粗效,一道中效；超净化要求至少三道,一道粗效、一道中效,末端为高效。

2. 空调末端装置过滤器　指房间内空调末端装置(如风机盘管)配置的过滤器。这类过滤器性能差别很大,有普通的过滤网、也有带净化或消毒功能的过滤器。如医院一般房间风机盘管回风口,只安装普通过滤网；有的医院安装净化或消毒功能过滤器。医院手术室内末端配置,均设置亚高效或高效过滤器。

3. 过滤器微生物污染　空调系统风机启动,过滤器同时进入工作状态(不排除有的过滤器分置),过滤器被污染的风险与其安装位置有关。

（1）新风机组过滤器：因过滤器过滤的是室外新风,所以被微生物污染的概率很低。

（2）回风式空调机组过滤器：因过滤器过滤室内回风,且处理风量大,易被微生物污染。

（3）末端装置过滤器：过滤器过滤室内循环风,被微生物污染风险取决于室内空气质量现状。

### （四）空调送回风管道

空调送回风管道,指连接空调机组或末端装置与被调节房间之间的送回风管道。空调送回风管道有多种形式,有利用风管送回风、有利用房间吊顶送回风、也有利用建筑走廊回风；空调送回风有以下几种形式。

1. 空调机组　空调机组与被调节房间的连接方式有 4 种。

（1）空调机组→送风管→送风口→房间(区)。

（2）空调机组→送风管→吊顶→送风口→房间(区)。

（3）房间(区)→回风口→回风管→空调机组。

（4）房间(区)→回风口→吊顶→回风管→空调机组。

2. 空调末端装置　空调末端装置(如风机盘管)与被调节房间的连接方式有 3 种。

（1）空调末端装置→送回风口→房间(区)。

（2）空调末端装置→风管→送回风口→房间(区)。

（3）空调末端装置→吊顶→送回风口→房间(区)。

从卫生学角度讲,房间吊顶内尘土多甚至有动物尸体,日常也不清扫,污染严重；房间吊顶内空气掺混,也可以通过吊顶缝隙渗风到室内,存在交叉污染风险。

### （五）加湿装置

空调加湿装置有喷雾式、气化式和蒸汽式。如湿膜加湿、干蒸汽加湿或高压喷雾等类型。其中,蒸汽式加湿器卫生条件较好,因为加湿器通过产生蒸汽来加湿空气,蒸汽的高温足以杀死微生物,几乎不引起微生物污染;而气化式和喷雾式,在等温加湿过程中,当加湿器内部有微生物生长繁殖,系统与外部环境之间发生热交换而被加入到空气流中。

### (六) 热回收装置

前面已介绍,空气-空气热回收装置中转轮式热回收装置缺陷,且这种装置多用于新风系统的热回收。一般用在多层或高层建筑酒店客房等场所,由于热回收装置处理的回风多是来自卫生间排风,而热回收装置在进行能量转换中有排风渗漏到新风系统,所以存在交叉污染风险。另外,前面已提到小型空气换气机,存在新风口与排风口距离过近,造成气流短路污染新风;当热交换器材料为纸芯,且老化、破损后,同样存在污染新风风险。

### (七) 风口

空调送回风口位置和风口类型,决定了房间空气流动形态和分布是否合理,设置不当会造成室内气流短路、空气滞留。常见送回风形式有"上送上回"方式、"上送下回"方式或"侧送上回"等方式;风口类型有双百叶风口、散流器风口或旋流式风口等。例如,"上送上回"方式风口,如果房间顶部送风口与回风口距离过近,就会形成送风口吹出的气流还没有送到工作区内就被回风口吸入,造成气流短路,使得室内工作区空气滞留、工作区空气得不到置换。

(张 屹 沈 凡)

# 第二节 医院空调的医院感染防控管理要求

医院感染管理涉及诸多学科、多部门,有其专业管理体系。对于空调管理而言,院感部门的主要任务有空调污染识别、空调风险评估和空调风险监测。

## 一、污染识别

### (一) 空调内污染物及来源

1. 军团菌 来自空调水系统。空调冷却塔已被公认为军团菌病的主要污染源,当冷却塔运行时,如果冷却水达不到消毒效果,冷却水会生长繁殖军团菌。暴露于空气中的冷却水会以气溶胶形式播散到环境。

2. 颗粒物 来自空调风系统。空调引入新风和室内回风过程中,细小颗粒穿过过滤器,有的与管壁碰撞而沉积风管、有的随送风进入房间。空调送风中颗粒物,有气溶胶状态存在的微生物粒子(细菌、病毒、霉菌、孢子等),也有非生物性粒子,如放射性粒子(氡子体)或 $PM_{10}$ 或 $PM_{2.5}$。

3. 玻璃纤维　来自空调风系统。有些风管内壁隔热材料为玻璃纤维,风管长期使其剥离或清洗中破损,随送风进入房间;潮湿玻璃纤维会成为细菌、真菌、螨虫孳生地。

4. 真菌　来自空调风系统和水系统。如风管、表冷器、冷凝水盘真菌污染,随送风进入房间。

5. 螨虫　来源同真菌。对空调而言,螨虫粪便比螨虫危害更大,其粪便粒径约 $25\mu m$,但可以分解成粒径更小颗粒,如 $PM_{10}$。

6. 有机性挥发物(volatile organic compounds,$VOC_S$)　来自空调风系统。如管道涂料、黏合剂或空调内部生长繁殖的生物。大部分($VOC_S$)是强烈麻醉剂,可以引起头痛、头晕等;同时大部分($VOC_S$)还是一种过敏原,可引起过敏反应。

7. 臭氧　来自空调风系统。一些用于空调消毒的装置,在运行中产生臭氧。

以上是空调运行中产生的污染物。一般认为,空调内污染引起的疾病,主要有三类:①呼吸道感染,如军团菌肺炎、庞蒂亚克热等;②过敏症状,如变应性鼻炎和哮喘、过敏性肺炎等;③不良建筑综合征,多与空间密闭、空气不流通及空调卫生状况差有关。

### (二) 经空调途径传播

空调风系统,包括送风管道、回风管道和排风管道。空调管道布置可以是竖向设置,也可以是横向设置,通常风管道要穿越建筑物楼层和建筑平面围护结构。当一台空调机组风管为竖向设置,那么风管将联通上下几个或更多的楼层;如果是横向设置,那么风管将联通同一个楼层中的多个房间或楼层所有的房间。一般楼层低的医院,空调风管多为横向设置,多层或高层医院建筑,空调风管既有竖向设置也有横向设置,且交错存在。

以下列举经空调途径传播,受到多种因素影响,须在一定条件下才能形成。

1. 新风系统　空调机组启动,新风系统在正常运行情况下,送风管内处于正压状态,向室内送风。但是空调机组停止运行时,由于热压作用室内空气会通过不同风口进入新风系统(风管),风管内空气掺混。

2. 回风系统　全空气空调回风系统是收集来自不同房间(区)的回风,然后经空调机组处理后再统一送出。因此,空调机组送风管中空气是掺混的。

3. 排风系统　当排风机(屋顶)启动,排风系统正常运行情况下,排风管内处于负压状态。如果风机停运及建筑土建结构因素影响,排风道掺混的空气可能会从室内排风口渗出。

4. 吊顶混风　建筑平面各个房间(区)有物理隔离,且空调新风也由支风管分别送到各个房间,但是各个房间对应吊顶空间相通,吊顶内空气是掺混的。当吊顶内风机盘管启动,会将原本就掺混的吊顶内空气吹入房间。日常工作中,经常遇到这种看似各房间(区)是独立,实质空气是掺混的。

5. 冷凝水托盘　各个独立房间内盘管会产生冷凝水,冷凝水流入暴露于空气中的冷凝水托盘,当盘管风机启动,冷凝水气雾吹入房间;同时,各房间冷凝水托盘由冷凝水排水管一个一个连接在一起集中排放,由此各房间冷凝水是掺混的。


## 二、风险评估

空调风险评估,最终目的是防止院内感染、保障医疗活动平稳运行。具体开展评估时应从污染源、建筑特征和空调特征三个方面的内容进行综合分析,三者之间相互关联,应全面考虑整体环境风险,不能仅分析空调特征单一风险。

## (一)评估原则

医院空调风险评估,应遵循以下原则。

1. 医院空调风险不同于其他公共建筑,要考虑其特殊性。

2. 医院空调风险评估是一个权衡利弊过程,须辩证看待。

3. 医院空调风险评估,不能采用"一刀切"的做法,应该"精准防控""一院一案"。

## (二)评估要点及方法

空调评估应遵循以空调特征为中心,结合污染源、建筑特征,分析空调风险。方法可采用现场勘查。勘查内容应简洁、便于操作,能够快速做出空调风险判定。重大问题可以专家论证或进行必要检测。

开展空调风险评估前,应摸清医院空调现状,即空调类型、运行模式及对应的空调区。可以优先考虑,①人员密度大或已存在通风不良问题的房间或区域空调;②重点诊疗区中有物理隔离,但吊顶相通的房间或区域空调;③室外新风取风口邻近污染源(如空调冷却塔)空调;也可根据院感防控需要,开展其他区域空调风险评估。

1. 评估要点 要点包括污染源、建筑物特征和空调特征。

(1)污染源:明确污染源是来自空调自身污染传播,还是室内其他污染(如患者排菌)经空调途径传播。

(2)建筑物特征:包括建筑体量、高度、结构,建筑外区与内区布局,建筑功能分区,区域间物理隔离及房间吊顶情况。

(3)空调特征:勘查以下几个要点;详细内容可参考附录《集中空调通风系统调查表》。

1)新风口位置周围有无污染源、新风取风方式。

2)空调类型及运行模式,集中式 - 定风量空调、变风量空调、新 / 回风比例、回风方式、过滤器级别,半集中式 - 循环回风过滤器性能、冷凝水排放。

3)空调风系统的走向为竖向送风,还是横向送风。

4)热回收装置为转轮式、板式(翅)式或其他热回收装置。

5)排风为机械排风,还是无动力排风。

6)区域间气流走向、室内有无送排风短路等。

7)冷却塔与室外新风取风口、集散通道或自然通风窗户的距离,冷却水消毒方法。

8)空调机组、风机盘管等末端装置卫生维护情况。

2. 评估步骤 我们实际工作中,可以选择评估目标或按照急缓程度顺序,对医院内某一诊疗室(区)单台空调风险进行评估,也可对某一楼层或整个院区多台空调风险进行评估。下面推荐两种较为简洁、快速评估空调风险方法。

(1)单一逆向评估:"单一"指以某一房间(区)为起点,评估单一房间(区)涉及的空调风险。"逆向"指沿着空调系统从室内向室外延伸,即沿着空调系统,从空调末端到空调室外新风取风口。例如,评估某一诊疗室(以下简称为 A 区)空调风险。步骤顺序如下。

1)A 区作为起点,了解 A 区内风险人群、诊疗患者和环境要求。

2）A 区属于建筑内区还是外区、物理隔离情况、房间吊顶情况。

3）确认服务 A 区空调是 1 台或多台空调机组，还是同 1 台空调机组服务于 A 区及以外其他区域。

4）服务于 A 区空调类型和运行模式，空调机组过滤器级别、送回风走向。

5）A 区气流组织情况。

6）A 区空调机组新风取风方式，室外新风取风口位置及周围有无污染源，如冷却塔、排风口。

7）根据 A 区空调特征，结合污染源、建筑特征，最后综合分析评估 A 区空调风险。

（2）全面顺序评估：以某一单体建筑物为起点，评估多区域或整个建筑物内空调风险。建筑规模大的医院，有空调系统类型多、运行模式多样、空调机组数量大、风系统竖横向设置、空调分区与功能分区复杂、环境要求各异特点，且空调设备设施多隐蔽在吊顶内，评估时极易遗漏。因此，必要时应查看医院竣工图纸等技术资料。查看竣工图纸次序宜为空调参数、运行工况说明→空调主要设备表→空调风（水）系统图→空调风管平面图，并与建筑平面图比对。另外，建筑物有中庭或下沉空间的医院，地下空间有医疗用房的建筑或为高层建筑的医院，在对其空调风险进行评估时，要考虑区域送风量与排风量和建筑自然通风影响。

1）空调调查顺序，室外新风取风口→空调机房→空调末端，即由外而内沿着空调系统调查。

2）建筑调查顺序，建筑物外区→内区、建筑物底层→高层，建筑各层空调区物理隔离情况。调查要点同上。

### （三）评估中应注意问题

1. 明确评估目标　评估空调风险，首先是应明确污染源。确定污染源是来自空调自身污染，还是空调是污染物传播途径。两者评估目标和分析问题角度不同。

2. 新风量不能替代换气次数　新风量和换气次数都是控制室内空气质量的重要参数，医院更应关注室内的换气次数。医院一般诊疗区按照新风量要求，为 40m³/（h·人）；按照换气次数有两个要求，换气次数按照最小新风量为 2 次/h、按照最小通风为 6 次/h。医院环境往往不能用新风量替代换气次数。就诊人数高峰时，房间内人员密度增大，但额定供给新风量是固定的，低于实际需要新风量，污染风险随之增高。换气次数是在规定的时间内将室内空气置换次数，不受室内环境人数的影响，是评估医院环境通风换气的关键指标。

3. 建筑物内区通风换气　医院环境通风换气的重要性不言而喻。须强调的是呼吸道传染病疫情期间，开窗通风对于有外窗房间（区）医院是适用的，可利用外窗、门进行室内外空气交换，但不适用于没有外窗的内区房间（区）。有"内区"的医院，应采用机械通风，也可以说要使用空调进行通风换气。

建筑"外区"和"内区"取决于建筑规模和结构布局。"外区"又称为周边区，是建筑中带有外窗房间或区域，如果一个无间隔建筑平面，一般是从外窗向内推 5~7m 距离；"内区"指除去外区的无窗区域；一般建筑宽度小于 10m 时就无内区了。这里介绍建筑外区和内区概念，是使大家了解，一个有内区的建筑物，它的通风换气是无法靠开窗通风来实现良好室内通风换气，在大而深房间（区）中难以保障新风充分输送和平衡分配。由此可见，一个有内区医院,仅采用开窗通风做法是解决不了室内外空气交换的,通风不良建筑内区有助于呼吸道传染病传播,或者说是一个巨大的培养箱。

4. 关闭回风对室内环境的影响 疫情期间要求关闭回风,全新风运行。但全空气系统空调回风量占比70%,关闭后可能会出现几个问题,首先,30%新风能否保障室内温度、湿度基本要求;其次,室内通风量大幅度降低,不利于通风换气。

5. 空调回风与空调区关系 随着对新型冠状病毒传播方式的认知,应重新认识全空气系统空调"回风"。首先,我们应了解以下几点:①全空气系统空调通风量远高于盘管加新风空调。②全空气系统空调经过过滤后的"回风",其卫生质量一般优于盘管循环风。③全空气系统空调供风与回风为一个区域(房间)时,存在循环回风风险,而不是交叉污染风险。④全空气系统空调供风与回风为多个区(房间),存在交叉污染风险;但还应分析各区(房间)内风险人员具体情况,如有无高低风险之分。总之,应了解、分析上述情况后,再做出是否须关闭"回风"的评估意见,简单关闭全空气系统空调"回风","一刀切"的做法不妥。

6. 复合通风 复合通风指在满足室内温度、湿度和室内空气质量前提下,自然通风和机械通风(空调通风)交替或联合运行的通风方式。日常或疫情期间,这种通风方式经常使用,一般都是根据医院具体情况操作。

这里要提醒大家,复合通风中的自然通风,看似操作简单,实质复杂。它与建筑物结构、热压和风压密切相关。自然通风是利用"热压"和"风压"作用实现室内通风换气。简单说,热压作用是利于室内外温差,风压作用是利用垂直于气流方向平面所受到的风的压力,热压和风压大小决定通风量。例如,医院为多层或高层建筑时,就应考虑风压作用下的自然通风。当室外气流与建筑物相遇时,将发生绕流(图37-4)。由于建筑物阻挡,建筑物四周室外气流压力分布将发生变化,迎风面气流受阻,动压降低,静压增高,侧面和背面由于产生局部涡流静压降低。静压升高,风压为正,称为正压;静压下降,风压为负,称为负压。风压为负值的区域称为空气动力阴影。一般来讲,随着建筑物高度增加,室外风速随之变大、热压与建筑物高度也成正比。换句话说,自然通风风压作用和热压作用随着建筑物高度增加而增强,对高层建筑自身室内通风是有利的。但应考虑到,自然通风的通风量难以控制,属于无组织进排风。

7. 关注新型空调设备 后期疫情期,空调专业人士和设备厂家,反思空调缺陷,逐步推出利于疫情防控的新型空调设备。例如,全空气系统改变了新/回风比例、推出低阻高效的盘管回风过滤器等。同时,空调专业人员在今后推进"碳中和""碳达标"进程中,会推出更多的新产品。因此,在空调风险评估时,须不断认识新事物,也要预防新出现的卫生问题。

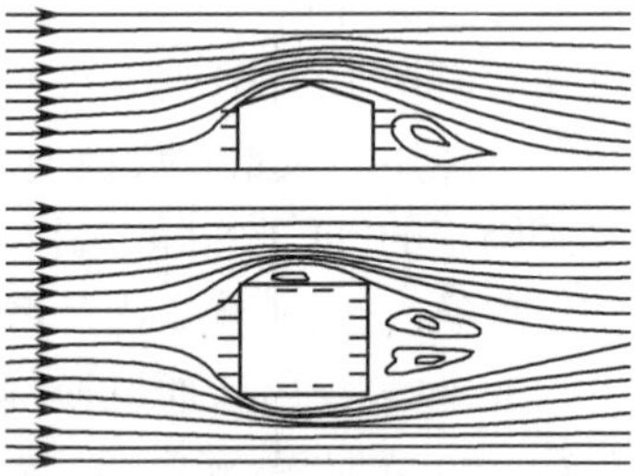

图 37-4　建筑物四周的气流分布
示意图

总之,在呼吸道传染病疫情期间,应重点考虑医院人群和环境特殊性,其空调管理措施不能等同于其他公共建筑。医院空调合理使用,要综合考虑其正、负面风险,在做出改变空调运行模式,封闭空调风口等评估意见时一定要慎重。

### (四)举例分析

这里以新型冠状病毒感染疫情暴发流行中新型冠状病毒传播方式为例。

1. 背景 在过去一个世纪里,呼吸道病毒被认为主要通过大的呼吸道飞沫传播,这些飞沫在感染者咳嗽和打喷嚏时产生,沉积在潜在宿主眼睛、鼻子或嘴巴黏膜上(飞沫传播)或沉积在物体表面,然后被潜在宿主接触并转移到黏膜(污染物传播)。此类飞沫被认为会落在距离感染者1~2m范围内地面上——这是大多数公共卫生机构在建议与呼吸道病毒感染者保持安全距离时使用的关键假设。空气传播被认为不太常见,是指吸入传染性气溶胶或"飞沫核"(在空气中蒸发的飞沫),通常定义为小于5μm且传播距离大于距离感染者1~2m。气溶胶是微小液体、固体或半固体颗粒,它们非常小,可以悬浮在空气中。呼吸气溶胶是在所有呼气活动中产生的,包括健康人和呼吸道感染者呼吸、说话、唱歌、喊叫、咳嗽和打喷嚏。气溶胶可以在空气中停留数小时,并从呼出它们的感染者传播到1~2m以外,从而在短距离和长距离内引起新的感染。

2021年,世界卫生组织(WHO)和美国疾病预防控制中心(CDC)已正式承认,吸入载有病毒的气溶胶是2021年短距离和长距离传播新型冠状病毒感染疫情的主要传播方式。但是,这种传播方式能否经空调传播,例如,新型冠状病毒在什么条件下能进入空调系统、新型冠状病毒在空调中的物理衰减或生物衰减等很多问题,还没有一个明确答案,有的问题尚未达成共识、有的问题尚须深入研究。

2. 分析 我们这里是从空调特征与建筑特征角度,假设新型冠状病毒可以进入空调系统的前提下,分析新型冠状病毒经空调传播风险。

(1)空调回风:全空气定风量空调和风机盘管加新风空调,是两种最为常用空调,下面我们分析这两种类型空调回风风险。

1)从新型冠状病毒经空调传播角度讲,关注焦点是控制回风交叉污染。空调回风有两种方式,一种回风是由房间回到空调机组,再将部分回风送回房间;另一种是由房间回到风机盘管,再全部送回房间。全空气定风量空调回风属于前者,风机盘管加新风空调回风属于后者。

2)全空气定风量空调,如果回风是来自多个房间,那么各房间之间就存在交叉污染风险;如果空调回风来自同一区域,且该区域内无物理隔离,那么空调回风就不存在各房间之间交叉污染的风险,而是该区域空调循环回风的风险。

3)风机盘管加新风空调,如果回风是来自一个房间,那么就是空调循环回风的风险;如果回风存在各房间吊顶空气掺混(吊顶回风),那么与全空气定风量空调一样,也存在各房间之间的交叉污染风险。

通过以上分析,我们可以看出空调回风风险有两个,一个是空调回风交叉污染风险,一个是空调循环回风风险。这也说明,为什么疫情期间,国外一些国家或组织认为全空气系统空调要关闭回风、全新风运行,而风机盘管加新风空调的风机盘管也须关闭。因此,分析空调回风风险,不仅要看空调类型,还须看空调对应建筑布局及房间吊顶情况。

(2)空调过滤器:空调机组和风机盘管都装有过滤装置,有的加装空气净化或消毒装置。

1)空调机组都装有过滤器。过滤器效率分为粗效、中效、高中效、亚高效和高效5个级别过滤器。例如,粗效过滤器用以除掉5μm以上的沉降性尘粒和异物、中效过滤器主要是除掉1μm以上的悬浮尘粒、高中效过滤器能较好地过滤1μm以下的粉尘粒子。空调机组一般装有粗效过滤器和中效过滤器,个别空调机组装有高中效过滤器;有的空调机组加装了消毒装置。

2）空调风机盘管都装有过滤网，有的装有空气净化或空气消毒装置。其过滤污染物效率取决于产品性能。

因此，理论上讲空调过滤器过滤效率越高，新型冠状病毒经空调传播的风险越低。一般情况，空调机组过滤器效率，要优于风机盘管过滤器效率。

（3）空调回风口：空调回风口，是空调吸入新型冠状病毒的入口。依据"2021年，世界卫生组织（WHO）和美国疾病预防控制中心（CDC）已正式承认，吸入载有病毒的气溶胶是2021年短距离和长距离传播新型冠状病毒感染疫情的主要传播方式"这个结论，我们分析空调回风口在建筑空间的距离，也可以说是按照"保持1m线"防护间距原则，间接分析空调回风口风险。

1）全空气定风量空调回风有3种形式——管道回风、吊顶回风和走廊回风。其中，管道回风、吊顶回风方式的回风口基本位于房间顶部或房间墙壁侧上方，而走廊回风方式的回风口基本不在房间内，多位于该空调区的外侧墙壁，回风口距离要远得多。假设房间内新型冠状病毒感染患者为传染源，那么空调回风口与传染源水平距离越远，吸入新型冠状病毒概率越小，空传播调风险也就越小；同样回风口与传染源垂直距离越大，其风险也相应减小。

2）风机盘管加新风空调的回风口基本位于房间顶部。一般情况下，风机盘管加新风空调的房间净高通常低于全空气定风量空调房间，因此风机盘管加新风空调回风口与传染源的垂直距离较近，风险随之增加。

3）空调回风口多安装在离地面2m以上位置。大液滴病毒运动主要受重力控制，多为短距离传播；而长距离传播受到的影响因素较多，传播困难。也间接说明回风口距离排菌患者越远，新型冠状病毒被吸入空调的概率越低，这类回风口的风险也越小。

（4）空调通风量：在相同建筑空间，空调通风量大相对空调风险低；反之，空调风险增高。例如，全空气定风量空调无论是通风量还是新风量，均高于风机盘管加新风空调。同样，利于通风换气房间，其风险低于通风不良房间。例如，一般情况下，建筑内区房间风险大于外区房间；小空间房间风险大于大空间房间；地下建筑空间风险大于地上建筑空间；内走廊房间风险大于外走廊房间；无自然通风房间风险大于有自然通风房间。《新型冠状病毒肺炎防控方案（第八版）》提出"相对密闭的环境"也是指环境空间较小、通风不良的房间。

以上为单一因素分析。实际工作中应综合考虑风险人员、建筑特征和空调特征。

## 三、风险监测

医院有其特殊性，院内人群健康状况复杂、环境易被污染，医疗用房要求各异。空调是一把"双刃剑"，即是保障医院正常运行的设备设施，也会成为污染源头或传播污染物的通道。因此，医院感染防控部门对医院空调开展风险监测是必要的。

医院空调风险监测工作包括：①建立空调基础资料；②健全空调管理制度；③定期现场检查；④重点指标检测；⑤感染控制风险评定。医院在实施中可以根据自身建筑规模、人员组织结构、管理形式和空调现状酌情增减监测内容。

### （一）建立空调基础资料

摸清医院空调基本情况，特别是重点区域空调设置情况，是空调风险监测基础。开展主动监测目的,可以使空调日常期间管理有序、疫情期间快速采取应急措施;重要的是通过监测,可以发现医院空调设置缺陷带来的隐患,实施风险控制。

空调基础资料,应建立档案或一览表。主要内容包括:①空调数量、位置及对应服务区域,且该区域物理隔离情况(包括吊顶情况);②空调机组类型、运行模式、过滤器效率(包括末端装置);③空调机组取风方式、取风口位置及周边有无污染源;④空调冷却塔位置、空调排风口位置。基础资料获取应现场勘查,并查看比对空调竣工图纸。

在建立空调基础资料时,应注意空调现状与图纸符合性问题,有以下问题须关注。①医院改造工程中,建筑平面布局调整、物理隔离改变,致使空调对应服务区域发生改变;②建筑使用面积增加,空调风量没有相应增加,出现"小马拉大车"新风量严重不足;③空调机组连接建筑外墙风管被拆除,空调新风由"直接取风方式",变为"间接取风方式";④建筑规模大,有扩建单体建筑的医院,楼宇之间空调(如冷却塔)是否存在污染问题。

### (二)健全空调管理制度

WS 488—2016《医院中央空调系统运行管理》和 WS 394—2012《公共场所集中空调通风系统卫生规范》中均提出医院建立空调管理制度要求。我们这里从空调风险监测角度,提出三点要求:①空调督导式检查制度;②空调污染反馈制度;③空调清洗消方案评估制度。

1. 空调督导式检查制度  督导式检查制度是风险监测计划一项工作。其目的是,通过定期或不定期开展检查,掌握医院空调实际运行管理情况。检查方式可借鉴"四不两直"方式。

2. 空调污染反馈制度  健全空调污染反馈制度十分必要,一旦发现污染,立即进行应急消毒处理。例如,医院冷却塔已发生污染,但医院并不知情,始终没有得到污染情况反馈,而含有军团菌的气溶胶持续排放且数量巨大,实际冷却塔污染可能早已在医院发生。部分医院空调运行管理由外包单位负责,有的空调冷却塔水处理维护工作再次分包;操作中外包单位按照合同要求对冷却塔维护,并定期送检冷却水样品,当送检水样嗜肺军团菌阳性时,外包单位通常会自行再次送检水样,以完成分包合同。由于外包合同中只规定了保障空调正常运行及卫生质量符合国家卫生要求,而没有规定空调出现污染,应及时反馈医院的条款。

3. 空调清洗方案评估制度  GB 50365—2019《空调通风系统运行管理标准》附录 B  综合医院门诊和病区的空调通风系统运行管理中明确提出"医院空调通风系统运行管理部门应与医院感染控制部门建立沟通机制,并应明确医院感染重点防范区域,定期监测。""与防止空调通风系统二次污染和相关制度,应在医院感染控制专业人员的参与下根据空调通风系统的实际情况制定。"因此,医院应建立完善空调清洗消毒方案评估制度,以保障环境和人群不被污染。

2003 年严重急性呼吸综合征疫情后,我国相继出台了 GB 19210—2003《空调通风系统清洗规范》和 WS/T 396—2012《公共场所集中空调通风系统清洗消毒规范》。目前,空调清洗服务机构技术能力参差不齐,即使有些空调清洗服务机构通过了不同行业协会评估,但后续监管多为空白。空调清洗属于隐蔽工程,清洗过程易造成室内二次污染。GB 19210—2003《空调通风系统清洗规范》第 5 章工程环境控制中明确提出了通风管道保持负压、作业区隔离、清洗装置、建筑增压与减压、化学制剂的使用、污染物处理、工程计划、通告等 11 项要求,而现实操作中多被忽视、简化。

### (三) 检查和检测

1. 常规检查和检测　常规检查和检测中医院可根据具体情况确定内容。

(1)空调管理制度的检查内容如下。

1)日常卫生维护记录落实情况。

2)空调卫生检测报告时限及指标合格情况。

3)监管部门对空调监督意见。

4)空调改造情况。

(2)空调部件的检查或检测内容如下。

1)冷却塔:检查内容为冷却水消毒记录、消毒药剂种类。检测内容为现场采集冷却塔储水槽水或制冷机房内冷水机组循环管道水;检测指标为冷却水中游离氯;判定游离氯含量标准,可参照 GB/T 29044—2012《采暖空调系统水质》要求,游余氯含量在 0.5~1.0mg/L。

2)室外新风口:检查内容为新风口周围有无污染源及与其距离。判定参照 WS 394—2012《公共场所集中空调通风系统卫生规范》要求;或参考美国 ANSI/ASHRAE 标准 170—2008《医疗护理设施的通风》增补修改规定,"室外空气进风要求,处理机组的室外空气进风口,应设置在距冷却塔以及所有排风口和放气口至少 8m 远处;室外空气进风口底部距地面至少 2m,当进风口设置在屋顶时,距屋顶面应至少 1m"。

3)空调机组:检查内容为空调机组过滤网污染情况、空调机箱底有无积水。检测指标为空调机组处理段或混风段箱体内表面、风管内表面细菌总数、真菌总数,或根据需要检测致病菌;判定参照 WS 394—2012 要求。

4)风机盘管:检查内容为盘管托水盘积水、循环回风过滤网。检测指标为盘管表面细菌总数、真菌总数,或根据需要检测致病菌;判定参照 WS 394—2012 要求。

5)风管:检查内容为送风管、回风管内表面积尘、施工垃圾等污染物。检测指标为送风管、回风管内表面细菌总数、真菌总数、积尘量,根据需要检测致病菌;判定参照 WS 394—2012 要求。

6)室内风口:检查内容为风口清洁。检测指标为风口表面细菌总数、真菌总数,或根据需要检测致病菌(重点检测回风口);判定参照 WS 394—2012 要求。

(3)检测指标和检验方法:以上选择的检测指标为常规卫生指标。医院可以根据自身特点开展其他指标的检测;检测方法宜采用 GB/T 18204.5—2013《公共场所卫生检验方法　第 5 部分:集中空调通风系统》;致病微生物指标检验可参照相关病原学检测方法执行。

(4)应注意的问题:空调检查和检测中有几点须注意的问题。

1)冷却水消毒剂:从事冷却塔维护单位中,很多单位不太关注冷却水消毒,只重视处理冷却水结垢和藻类,以防止循环冷却水影响冷水机组运行。我们应注意,冷却水处理剂中是否附带消毒剂成分,冷却水是否持续消毒。

2)空调土建风道卫生:医院空调土建风道或静压室卫生常被忽视。一般土建风道为混凝土内表面,污染物有积尘、施工垃圾,甚至死老鼠尸体。

3)空调送风检测指标:这里没有推荐检测空调送风中细菌、真菌及乙型溶血性链球菌项指标是基于两点原因,一是因为空气 - 水系统空调,送风为室内循环风,送风卫生质量既与盘管污染有关联,又与室内空气污染有关联,较难判定污染原因;二是因为全空气系统空调,送风口离地面较高,医院自己检测有难度。实际工作中,如须了解空调送风质量,可用空调部件检测结果和室内空气质量检测结果替代。

4)病房热回收空调:转轮式热回收新风机组缺陷,主要是存在送风与排风交叉污染风险。医院病房空调如采用转轮式热回收新风机组,建议改造,选择其他安全节能式空调。

2. 特殊检测指标　与空调有关特殊指标检测,推荐军团菌尿抗原检测和空气中病毒气溶胶检测。医院也可根据需要,检测其他指标。

(1)军团菌尿抗原检测:鉴于军团菌病的非特异性临床表现和未治疗情况下的高死亡率,建议对可能暴露人群进行军团菌检测。尿抗原检测最为简便常用,军团菌实验室常用检测还包括痰和气管吸出物细菌培养、痰直接荧光抗体染色和血清抗体检测。

尿中军团菌可溶性抗原检测在敏感性方面仅次于培养,并且特异性高。快速免疫色谱检测已商业化。该检测相对便宜且易于操作,但只能检测嗜肺军团菌型,该型引起的军团菌感染占大约80%。尿抗原在发病后3d内可以检测到,并可以持续2个月,检测不受抗感染药物的影响。

(2)空气中病毒气溶胶检测:新型冠状病毒感染疫情发生后,国内外开展了空气中生物气溶胶检测,由此市场也推出多种形式的生物气溶胶采样器。有关采样器选择,我们可以借鉴(美)普拉莫得·库尔卡尼等编著的2020年出版的《气溶胶测量原理、技术及应用》专著,该专著在对生物粒子采样器选择中提到"现有的利用收集可培养生物气溶胶的采样器没有一个可以作为参考方法。选择合适的生物气溶胶采样器取决于待采生物气溶胶的类型,例如,当评估病原体时,总数量比活性病原体数量重要"。同样,我们在疫情现场检测中采用PCR检测方法,也是不考虑病毒活性。因此,在选择采样器时应首选捕集率高,且适合采集病毒气溶胶的采样器。

3. 实时监测　空气中二氧化碳实时在线监测,已在北京奥运会、上海世博会等公共场所卫生保障工作中使用。这类监测系统性能稳定、传输数据及时,可以实时监控场所室内空气清洁度,并将数据实时传至监管机构和运营单位。建议医院在人员密度变化大或医院重点区域,设置空气中二氧化碳实时在线监测系统。该系统对监测医院环境通风换气效果有较好作用。

### (四)感染控制风险评定

"感染控制风险评定(infection control risk assessments,ICRA)"名词,引自 ANSI/ASHRAE/ASHE 标准 170—2008《医疗设施的通风标准》,其含义为确定对设施内各种传染媒介传播的潜在风险,对这些风险进行分类,并列举在建设或改造时降低这些风险所需措施。

随着经济发展,我国建设医院数量日渐增多。就空调而言,医院手术室建设中,对空调标准和运行维护要求已较为完善;但医院其他部门的空调管理有待加强,特别是一些老旧医院、改(扩)建医院,在空调设置上还存在隐患。另外,一些小型口腔门诊部、医疗(创伤)美容场所,其院址设在商用写字楼等公共建筑中,而这些公共建筑空调并非按照医院标准设计。因此,从长远角度讲,感染控制风险评定应纳入医院空调风险监测中。

(张　屹　沈　凡)

# 第三节　医院空调清洁消毒效果评价

## 一、空调清洁消毒效果判定标准和检测要求

我国空调清洗消毒有两个标准,即 GB 19210—2003《空调通风系统清洗规范》和 WS/T 396—2012《公共场所集中空调通风系统清洗消毒规范》(修订中)。目前,空调清洁消毒效果判定,基本引用 WS/T 396—2012 的要求。

### (一) 判定标准

GB 19210—2003《空调通风系统清洗规范》中,理化指标判定分为目视清洁或积尘量,微生物指标没有提出判定要求,仅提出检测要求。该标准内容,主要涉及空调清洗要求。

WS/T 396—2012《公共场所集中空调通风系统清洗消毒规范》中,理化指标判定为积尘量,微生物指标判定为细菌总数、真菌总数、致病菌和自然菌去除率(表 37-1)。该标准内容,对空调清洗和空调消毒均提出了要求。

表 37-1　空调风管内表面清洗和消毒效果卫生要求

| 指标 | | GB 19210—2003 | WS/T 396—2012 |
| --- | --- | --- | --- |
| 清洗效果 | | | |
| | 积尘量 */(g·m^{-2}) | ①称重法:<1 ②目视法:对于多孔和非多孔部件应使用目测检查法来判断通风系统是否达到清洁的要求。当内表面没有碎片和非黏合物质时,可以认为达到了视觉要求 | <1 |
| | 细菌总数 /(CFU·cm^{-2}) | / | <100 |
| | 真菌总数 /(CFU·cm^{-2}) | / | <100 |
| 消毒效果 | | | |
| | 细菌总数 /(CFU·cm^{-2}) | / | <100 |
| | 真菌总数 /(CFU·cm^{-2}) | / | <100 |
| | 自然菌去除率 /% | / | >90 |
| | 致病微生物 | / | 不得检出 |

注:*称重法。

### (二) 检验方法

评价空调清洗消毒效果的理化和微生物指标,其检验方法执行 GB/T 18204.5—2013《公共场所卫生检验方法　第 5 部分:集中空调通风系统检验》。采集样品时,应注意以下问题。

1. 积尘量异常值　目视检查风管清洗清洁,但检测结果超标严重,多为采集到主风管检查口风管内表面附近很小的铁屑颗粒。由于我们使用采集样品规格板的面积为 $50cm^2$ 或 $100cm^2$,而检测结果表达方式为"$g/m^2$"。因此,检测结果至少扩大 100 倍,也就是说规格板内的 1 粒铁屑变为 100 个了($1m^2=10\ 000cm^2$)。另外,采集内保温风管样品时,应注意保温材料破损情况。

2. 检测时限　WS/T 396—2012《公共场所集中空调通风系统清洗消毒规范》要求,"集中空调清洗、消毒后 7d 内进行检验"。7d 内检测,应考虑空调室内回风对风管清洗消毒效果的影响。因为空调清洗消毒后,不会因为没有检测而停止空调运行,而现实情况是检测一般都会拖后几天;当检测出现不合格样品时,负责空调清洗消毒服务机构会提出是清洗后回风污染所致。建议解决的办法是,空调清洗效果检测,采用"目视检查";空调消毒效果,采用医院工作人员,在空调消毒后立即采样送检或自检。

3. 清洗质量　空调清洗属于隐蔽工程。清洗设备缺陷、清洗风管系统过长、从业人员素质和清洗价格等诸多原因,使得清洗质量参差不齐。有的空调清洗中,甚至空调清洗出现"1m 工程",也就是说只认真清洗风管检查口两侧 1~2m 距离。同时,存在检测人员采样不规范的问题。

## 二、空调清洁消毒效果评价

空调清洁消毒目的,是预防和消除空调污染物对室内环境空气和人员健康影响。空调清洗消毒效果评价,应围绕这一中心开展。首先,应评价空调清洗消毒实施过程中,对室内环境的影响;其次,评价空调清洗消毒效果。

1. 对室内环境影响的评价　空调清洗消毒过程中,不可避免对室内环境影响。写字楼、商场等公共场所,可以在晚间停业后进行空调清洗消毒;而医院内很多区域是 24h 运转(如急诊、病房等场所),空调清洗消毒是在房间内有患者情况下进行的。因此,医院空调清洗消毒在有患者的情况下,应采取必要措施,控制其对室内环境影响,将二次污染降至最低水平。

医院可以参照 GB 19210—2003《空调通风系统清洗规范》中对卫生保健建筑通风系统清洗时的要求。重点内容包括:①保护性覆盖。"应对作业区进行干净的、保护性的覆盖;应对超出作业区的室内地板、设备和家具进行覆盖"。②作业区隔离。"应对作业区的地板、四周及顶棚采用 0.15mm 防火聚乙烯或它们的替代物进行隔离,隔离物的衔接处应严格密封。"③防护性换气。"在保证通风管道开口处为负压的情况下,应对作业区所处的室内空间保持连续性的换气。"④负压。"隔离区域应保持适当的负压。负压应尽可能地阻止尘粒扩散出隔离区。负压装置排出的气体应经过高效过滤器过滤。若负压装置不是直接排出室外,应确认高效过滤器的可靠性。"⑤设备保护。"对真空吸尘装置和空气负压机的运输和存放进行保护。所有从室内进入通风系统的工具、设备及部件进行湿式擦拭,并用装有高效空气过滤器的吸尘器进行清洗。"⑥隔离拆除。"在移动或拆卸隔离物之前,应对其内表面进行湿式擦拭或用高效空气过滤真空装置清扫。"必要时在空调清洗消毒过程中,可视具体情况采取同步室内空气中可吸入颗粒物检测,或空气中细菌总数检测,以评价空调清洁消毒过程对室内环境影响。目前,医院空调清洗消毒过程中污染控制工作,尚未引起足够重视。因此,以上控制内容即为我们评价的重点内容。

2. 清洗消毒效果评价 WS/T 396—2012《公共场所集中空调通风系统清洗消毒规范》已颁布了近10年。该规范的建立,为我国空调清洗消毒工作的开展及实施,发挥了作用,提供了依据。但因 WS/T 396—2012 是推荐性行业标准,从管理角度,全国各地卫生行政部门,对空调清洗消毒质量管理方式不同,有的卫生行政部门执行 WS/T 396—2012 要求判定空调清洗消毒质量是否合格;有的卫生行政部门不执行 WS/T 396—2012 要求,将空调清洗消毒效果归为市场行为,而是按照 WS 394—2012《公共场所集中空调通风系统卫生规范》,对空调运行卫生质量进行管理。从技术角度,WS/T 396—2012 与 WS 394—2012 对空调清洗消毒质量中的微生物指标判定标准是相同的;积尘量判定标准不同,限值差别对清洗服务验收有意义,但卫生学意义不大(表37-2)。

表 37-2 WS/T 396—2012 与 WS 394—2012 空调风管内表面卫生限值比较

| 指标名称 | WS/T 396—2012 | WS 394—2012 |
|---|---|---|
| 积尘量 /(g·m$^{-2}$) | <1 | ≤20 |
| 细菌总数 /(CFU·cm$^{-2}$) | <100 | ≤100 |
| 真菌总数 /(CFU·cm$^{-2}$) | <100 | ≤100 |
| 自然菌去除率 /% | >90 | / |

3. 建议 空调清洗消毒效果评价,应加强空调清洗消毒实施过程中对室内环境影响评价;保留目视检查、略去积尘量称重检测,及时检测消毒后微生物指标。

(张屹 沈凡)

# 第四节 呼吸道传染病疫情期间医院空调运行技术措施

空调是向室内提供冷量或热量,并稀释室内污染物,以保证室内具有舒适环境和良好空气质量。呼吸道传染病疫情期间,既要加强室内通风换气、保障医疗活动正常、平稳运行,也要预防经空调传播带来的风险。如何使用空调,是我们要面对的问题。

医院空调管理,可以依据或参考规范标准有 WS 488—2016《医院中央空调系统运行管理》和 WS 394—2012《公共场所集中空调通风系统卫生规范》等。这些规范标准内容多偏重空调制度、空调卫生质量及检测等方面的要求,在空调运行技术措施方面,可以借鉴的内容不多。这里提出医院疫情期间空调运行技术措施,供大家在工作中参考。

## 一、目的和原则

### (一)目的

通过调节或改变空调运行模式,在维持医院室内温度、湿度前提下,保障室内污染物得到稀释;加强室内通风换气,以利于污染物排出;预防致病微生物经空调传播风险,或将风险降至低水平。

## (二)原则

1. "权衡利弊"原则 疫情期间,出于预防致病微生物经空调传播目的而限制或改变一些空调的运行方式、封堵空调风口,甚至停止空调的使用。如果这些措施,使得医院室内温湿度达不到基本要求,或影响室内污染物稀释、排出时,限制或改变空调使用的措施就有待商榷了。

我们这里强调评估风险的"权衡利弊"原则,就是因为医院内病原体多,易造成室内环境交叉污染。如果仅单纯考虑致病微生物经空调传播风险,而忽视了空调对室内污染稀释和排出作用,致使室内新风量不足、空气流通不畅,由此带来风险会大于前者,也违背了呼吸道传染病防控原则。如果医院已有传染患者,且致病微生物有经空调传播风险,则应做进一步分析,权衡利弊。医院空调使用不能等同于其他场所,也不宜简单执行疫情期间对社会层面空调的规定和要求。

2. "一院一案"原则 确定空调运行技术措施的前提,是要理清医院空调基础资料,并结合空调房间使用时段、空间特点、人员密度等综合分析,不应采用"一刀切"做法。同一空调类型,在不同功能区采取措施不一定是相同的;同一空调运行技术措施,也不一定适合所有医院。总之,医院建筑规模、布局、环境空间,特别是风险人群的差别,使得空调运行技术措施,不宜做出简单统一规定,也不宜在各医院之间直接引用。

# 二、技术措施

空调运行技术措施,是遵循加强室内环境通风换气原则,根据疫情需要调整或改变空调运行模式,降低经空调传播风险。技术措施关键点为空调新风量、换气次数、回风、过滤器和部件消毒。

## (一)全空气系统空调

1. 建筑外区空调采用复合通风方式,内区空调采用最大通风量、最高新风比模式运行;过渡季节或有条件采用全新风运行。

2. 保证新风量 $40m^3/(人·h)$ 和换气次数 6 次 /h。

3. 每日增加空调运行时间 1~2h,空调区(如门诊、候诊厅)停营业后可采用全新风模式,以减少空调运行时间。

4. 提高热源供水温度,增加处理新风能力。

5. 回风过滤器增加消毒或更换频次,建议每周消毒或更换。

6. 过滤器效率,不低于中效过滤器;有条件的增加消毒装置。

7. 走廊回风方式应加强回风区域地面消毒;吊顶回风的建议改造。

8. 空调区域或房间风险较高时,暂时利用改变送风与排风量,使其形成微负压区。

9. 存在致病微生物经空调传播风险,应关闭回风、采用全新风运行模式运行,或空调安装对其致病微生物有效的净化、消毒装置。

## （二）空气 - 水系统空调

1. 盘管正常运行，新风机组满负荷运行、排风持续运行。

2. 建筑外区空调采用复合通风方式，内区空调必须保证新风量 $40m^3/(人 \cdot h)$ 及换气次数要求。

3. 每日增加空调运行时间 1~2h；空调区（如门诊、候诊室）停营业后可采用全新风模式，以减少空调运行时间。

4. 盘管回风过滤网增加消毒频次；宜提高回风过滤装置净化消毒性能，建议加设低阻高效过滤器或消毒装置。

5. 各房间独立、吊顶相通，且盘管无风管连接送回风口的空调，使用空调时应关注空气掺混的风险。

6. 新风加盘管空调，冷凝水托盘应持续消毒（一般托盘放固体消毒剂）；新风加辐射板空调，如有冷凝水应定期消毒辐射板。

7. 房间无外窗或机械通风，全水系统空调不应使用。

8. 存在致病微生物经空调传播风险，确保各房间独立通风。

## （三）多联机和分体空调

1. 房间有外窗或机械通风，多联机和分体空调可以使用。

2. 房间无外窗或机械通风，不应使用此类空调。

3. 空调过滤网及风口视房间使用情况，确定消毒频次。

4. 存在致病微生物经空调传播风险，确保各房间独立通风。

## （四）空调热回收装置

1. 空调新风机组转轮式热回收装置，应关闭回收装置。

2. 空调新风机组为板式（翅）热回收装置，如果回收装置材料为纸芯，应关闭回收装置，如为金属芯、热管等其他方式的热回收装置可以使用。

## （五）空调冷却塔

1. 冷却水中游离余氯含量维持在高限 1mg/L，并增加检测频次。

2. 冷却塔邻近空调新风取风口，应加装导流装置。

# 三、应注意的问题

## （一）空调机组防冻保护

严寒或寒冷地区，冬季应做好空调新风系统防冻保护。冬季从室外引入新风，可能由于室外温度低，或空调机组未配置加热防冻保护装置，致使表冷器冻裂。为了防止表冷器冻裂，有的管理单位采取关小新风阀，甚至关闭新风阀的做法，导致供给室内新风总量减少，甚至不供给新风；有的管理单位拆掉室外与空调机组连接风管，将室外新风引入空调机房内，使得新风取风方式变为空调机房取风(间接取风),直接影响到新风卫生质量。因此,应检查医院新风系统设备防冻保护装置,保障新风量供给。

## (二)气流组织

开窗通风为无组织通风,其空气流向、风量均难以控制。采用开窗自然通风时,区域间气流组织应考虑建筑布局、污染分区现状和空气流动方向,避免污染区空气流向清洁区,造成交叉污染;房间内气流组织应考虑空调送回风方式和空气流向,避免气流短路。

## (三)空气净化消毒装置

提升空调净化消毒装置性能,应纳入改造计划。如果致病微生物经空调传播风险被确定,则全空气系统空调机组集中回风或风机盘管循环回风,均须提升回风净化消毒装置性能。

(张 屹 沈 凡)

附录 集中空调通风系统调查表

### 表1 集中空调通风系统空调机组位置及服务区域调查表

调查日期:
调查员:

| 项目名称: | | | | | | | |
|---|---|---|---|---|---|---|---|
| 项目地址: | | | | | | | |
| 项目用途: | | | 服务人数:_____人 | | | 建筑面积:_____m$^2$ | |
| 建筑物 | | 集中空调通风系统 | | | | | 备注 |
| 楼层 | 功能分区 | 调查编号 | 机组编号 | 空调类型* | 供风范围 | 机组位置 | |
| | | | | | | | |
| | | | | | | | |
| | | | | | | | |
| | | | | | | | |
| | | | | | | | |
| | | | | | | | |
| | | | | | | | |
| 注:*空调类型填写相应代码:①全空气系统(单一区域供风);②全空气系统(多区域供风);③风机盘管加新风系统;④多联机和分体空调;⑤其他(请注明)。 | | | | | | | |

## 表2 集中空调通风系统风险要点调查表

| 项目名称 | | | | |
|---|---|---|---|---|
| 机组编号 | | | | |
| 新风取风口 1. 与外环境污染源距离 | ____m | ____m | ____m | ____m |
| 2. 与建筑物排风口距离 | ____m | ____m | ____m | ____m |
| 3. 与建筑物冷却塔距离 | ____m | ____m | ____m | ____m |
| 4. 热回收机组新风引入口与排风口朝向是否一致 | □一致,距离为____m<br>□不一致 | □一致,距离为____m<br>□不一致 | □一致,距离为____m<br>□不一致 | □一致,距离为____m<br>□不一致 |
| 5. 新风取风方式 | □从外墙或竖井直接引入<br>□从吊顶、机房和走廊处间接取风 | □从外墙或竖井直接引入<br>□从吊顶、机房和走廊处间接取风 | □从外墙或竖井直接引入<br>□从吊顶、机房和走廊处间接取风 | □从外墙或竖井直接引入<br>□从吊顶、机房和走廊处间接取风 |
| 空调方式 1. 全空气系统送(回)风区域 | a. □多区域(房间) □单一区域(房间) | a. □多区域(房间) □单一区域(房间) | a. □多区域(房间) □单一区域(房间) | a. □多区域(房间) □单一区域(房间) |
| | b. □全新风运行 □带回风运行 | b. □全新风运行 □带回风运行 | b. □全新风运行 □带回风运行 | b. □全新风运行 □带回风运行 |
| | c. □定风量 □变风量 | c. □定风量 □变风量 | c. □定风量 □变风量 | c. □定风量 □变风量 |
| 2. 全空气系统设备 | a. 机组回风阀 □可关闭 □不可关闭 | a. 机组回风阀 □可关闭 □不可关闭 | a. 机组回风阀 □可关闭 □不可关闭 | a. 机组回风阀 □可关闭 □不可关闭 |
| | b. 传感器类型 □$CO_2$ □温度 □其他: | b. 传感器类型 □$CO_2$ □温度 □其他: | b. 传感器类型 □$CO_2$ □温度 □其他: | b. 传感器类型 □$CO_2$ □温度 □其他: |
| 3. 空气-水系统设备 | a. 转轮式热回收装置 □使用 □停止使用 | a. 转轮式热回收装置 □使用 □停止使用 | a. 转轮式热回收装置 □使用 □停止使用 | a. 转轮式热回收装置 □使用 □停止使用 |
| | b. 板式、板翅式热回收装置 □使用 □停止使用 | b. 板式、板翅式热回收装置 □使用 □停止使用 | b. 板式、板翅式热回收装置 □使用 □停止使用 | b. 板式、板翅式热回收装置 □使用 □停止使用 |

| 项目名称 | | | | | |
|---|---|---|---|---|---|
| 空调风系统 | 1. 全空气机组风系统 | a. 风管走向：<br>□横向　□竖向 | a. 风管走向：<br>□横向　□竖向 | a. 风管走向：<br>□横向　□竖向 | a. 风管走向：<br>□横向　□竖向 |
| | | b. 送(回)风区域：<br>楼层或位置和用途<br>横向：_____<br>竖向：_____ | b. 送(回)风区域：<br>楼层或位置和用途<br>横向：_____<br>竖向：_____ | b. 送(回)风区域：<br>楼层或位置和用途<br>横向：_____<br>竖向：_____ | b. 送(回)风区域：<br>楼层或位置和用途<br>横向：_____<br>竖向：_____ |
| | 2. 热回收机组风系统 | a. 风管走向：<br>□横向　□竖向 | a. 风管走向：<br>□横向　□竖向 | a. 风管走向：<br>□横向　□竖向 | a. 风管走向：<br>□横向　□竖向 |
| | | b. 回风区域：<br>□卫生间　□其他 | b. 回风区域：<br>□卫生间　□其他 | b. 回风区域：<br>□卫生间　□其他 | b. 回风区域：<br>□卫生间　□其他 |
| 气流组织 | 1. 清洁、半污染和污染区的划分及空气流动方向 | a. 各区送(回)排风系统是否相对独立<br>□是　□否 | a. 各区送(回)排风系统是否相对独立<br>□是　□否 | a. 各区送(回)排风系统是否相对独立<br>□是　□否 | a. 各区送(回)排风系统是否相对独立<br>□是　□否 |
| | | b. 污染区、半污染区空气流动是否影响清洁区　□是<br>□否 | b. 污染区、半污染区空气流动是否影响清洁区　□是<br>□否 | b. 污染区、半污染区空气流动是否影响清洁区　□是<br>□否 | b. 污染区、半污染区空气流动是否影响清洁区　□是<br>□否 |
| | 2. 室内新风口、送风口与排风口距离 | ____m | ____m | ____m | ____m |
| 新风量 | 1. 新风量设计参数 | □≥20m³/(p·h)<br>□≥30m³/(p·h) | □≥20m³/(p·h)<br>□≥30m³/(p·h) | □≥20m³/(p·h)<br>□≥30m³/(p·h) | □≥20m³/(p·h)<br>□≥30m³/(p·h) |
| | 2. 新风口数量 | 新风口数量____个 | 新风口数量____个 | 新风口数量____个 | 新风口数量____个 |
| | 3. 区域实际人数 | 区域实际人数__人 | 区域实际人数__人 | 区域实际人数__人 | 区域实际人数__人 |
| | 4. 区域人均占有面积 | 人均占有面积__m² | 人均占有面积__m² | 人均占有面积__m² | 人均占有面积__m² |
| 排风 | 1. 排风类型和方式 | a. 走廊回风集中排出<br>□机械排风<br>□自然排风 | a. 走廊回风集中排出<br>□机械排风<br>□自然排风 | a. 走廊回风集中排出<br>□机械排风<br>□自然排风 | a. 走廊回风集中排出<br>□机械排风<br>□自然排风 |
| | | b. 房间回风集中排出<br>□机械排风<br>□自然排风 | b. 房间回风集中排出<br>□机械排风<br>□自然排风 | b. 房间回风集中排出<br>□机械排风<br>□自然排风 | b. 房间回风集中排出<br>□机械排风<br>□自然排风 |
| | | c. 卫生间直接排风<br>□机械排风<br>□自然排风<br>□无排风 | c. 卫生间直接排风<br>□机械排风<br>□自然排风<br>□无排风 | c. 卫生间直接排风<br>□机械排风<br>□自然排风<br>□无排风 | c. 卫生间直接排风<br>□机械排风<br>□自然排风<br>□无排风 |

| 项目名称 | | | | |
|---|---|---|---|---|
| 排风 | 2. 隔离点卫生间地漏水封 | □设置水封<br>□未设置水封 | □设置水封<br>□未设置水封 | □设置水封<br>□未设置水封 | □设置水封<br>□未设置水封 |
| | 3. 消防排烟 | □定时启用<br>□未启用 | □定时启用<br>□未启用 | □定时启用<br>□未启用 | □定时启用<br>□未启用 |
| 自然通风 | 外窗是否可以开启 | □是　□否 | □是　□否 | □是　□否 | □是　□否 |
| 运行时间 | | □全天<br>□　时至　时 | □全天<br>□　时至　时 | □全天<br>□　时至　时 | □全天<br>□　时至　时 |
| 空调部件 | 清洁消毒或更换频率 | □≥1 次 / 周<br>□<1 次 / 周 | □≥1 次 / 周<br>□<1 次 / 周 | □≥1 次 / 周<br>□<1 次 / 周 | □≥1 次 / 周<br>□<1 次 / 周 |
| | 消毒方式 | □擦拭消毒<br>□喷雾消毒 | □擦拭消毒<br>□喷雾消毒 | □擦拭消毒<br>□喷雾消毒 | □擦拭消毒<br>□喷雾消毒 |
| | 消毒剂种类 | □铵盐类<br>□其他_____ | □铵盐类<br>□其他_____ | □铵盐类<br>□其他_____ | □铵盐类<br>□其他_____ |
| 现场检测 | 检测机组编号 | | | | |
| | 检测点位置 | | | | |
| | 检测结果 | 二氧化碳____% | 二氧化碳____% | 二氧化碳____% | 二氧化碳____% |
| | | 风速____m/s | 风速____m/s | 风速____m/s | 风速____m/s |
| | | 其他指标： | 其他指标： | 其他指标： | 其他指标： |

注：此表可向右序列或附页

## 参 考 文 献

［1］陆亚俊, 马最良, 邹平华. 暖通空调 [M]. 2 版. 北京: 中国建筑工业出版社, 2007.

［2］中华人民共和国住房和城乡建设部, 中华人民共和国国家质量监督检验检疫总局. 供暖通风与空气调节术语标准: GB/T 50155—2015 [S]. 北京: 中国建筑工业出版社, 2015.

［3］金银龙, 刘凡, 苏志. 集中空调污染与健康危害控制 [M]. 北京: 中国标准出版社, 2006.

［4］安大伟. 暖通空调系统自动化 [M]. 北京: 中国建筑工业出版社, 2009.

［5］于玺华. 现代空气微生物学 [M]. 北京: 人民军医出版社, 2002.

［6］朱颖心. 建筑环境学 [M]. 3 版. 北京: 中国建筑工业出版社, 2010.

［7］朱庆义, 宋亚军, 邵祝军. 军团菌和军团菌病 [M]. 北京: 科学出版社, 2014.

［8］胡平放. 建筑通风空调新技术及其应用 [M]. 北京: 中国电力出版社, 2010.

［9］WANG C C, PRATHER K A, SZNITMAN J, et al. Airborne transmission of respiratory viruses [J]. Science, 2021, 373 (6558): eabd9149.

［10］丹尼斯, 安东尼. 哈里森感染病学 [M]. 胡必杰, 潘珏, 高晓东, 译. 上海: 上海科学技术出版社, 2019.

［11］日本空气净化协会. 室内空气净化原理与实用技术 [M]. 北京: 机械工业出版社, 2016.

［12］普拉莫得, 保罗, 克劳斯. 气溶胶测量　原理、技术及应用 [M]. 3 版, 白志鹏, 韩金保, 张灿, 等译. 北京: 化学工业出版社, 2020.

# 第十二篇
## 后勤及相关部门的医院感染管理

# 第三十八章

# 环境物体表面的清洁与消毒管理

卫生保健相关感染（healthcare-associated infections，HAIs）是延长患者住院时长和导致死亡的重要原因。环境物体表面作为医院病原微生物，尤其是多重耐药菌（multidrug-resistant organism，MDRO）的储藏库（inanimate surface reservoir），与 HAIs 的发生密切相关。大量研究表明，卫生保健机构中的环境物表常被各种 HAIs 病原微生物污染，并起着持续播散的作用。在此期间患者、医务工作人员（health-care workers，HCWs）和访客的不良卫生行为，患者在医院内 / 之间的转移，以及不当的环境物表清洁和消毒等因素加剧病原微生物在医院内的传播。

20 世纪 70 年代以前，美国医院广泛开展空气和地面、墙面、桌面等环境的定期微生物监测。由于 HAIs 的发生率与环境微生物污染的相关性研究不够深入，特别是环境物表微生物污染引发 HAIs "阈值"尚未建立，因此，美国疾病预防控制中心（Center for Disease Control and Prevention，CDC）和美国医院协会不再推荐开展常规环境微生物监测。20 世纪 70 年代中后期，约 25% 的医院逐渐减少环境微生物采样或终止这项工作。受美国的影响，不少国家 / 地区的医疗机构常规环境物表的微生物学监测被逐渐淘汰，污染的环境物表在传播病原微生物的作用也被严重忽略了，更有甚者，个别国家发布的 HAIs 预防与控制指南删除了环境物表清洁与消毒的章节。

2003 年，美国 CDC 发布的《医疗机构环境感染控制指南》指出，"反对开展常规监测，是指减少或终止那些随意的、无目的监测，并不意味着环境微生物监测在医院感染控制中的地位不重要"。特别是近年来，越来越多的流行病学证据显示，通过包括改善环境物表清洁与消毒在内的非药物性干预措施，对有效控制 MDRO，如耐甲氧西林金黄色葡萄球菌（methicillin resistant *Staphylococcus aureus*，MRSA）、产超广谱 β - 内酰胺酶（extended spectrum β lactamase，ESBL）细菌以及耐碳青霉烯肠杆菌科细菌（carbapenem resistant *Enterobacteriaceae*，CRE）等借助污染环境物表传播，或对终止感染暴发起到了积极作用。

为此，一些国家 / 地区纷纷出台有关医疗机构环境物体表面清洁与消毒技术指南、规范和标准。2012 年，我国出版首部有关环境物表清洁的专著《医院环境物体表面清洁与消毒最佳实践》。2016 年 12 月，国家颁布了首部有关环境感染控制的卫生行业标准——WS/T 512—2016《医疗机构环境表面清洁与消毒管理规范》，为我国医疗机构环境清洁与消毒工作提出了管理要求、清洁与消毒原则、日常清洁与消毒、强化清洁与消毒、清洁工具复用处理等方面的要求。

# 第一节　医院环境感染控制概述

环境感染控制（environmental infection control）的概念是在美国 CDC《医疗机构环境感染控制指南》(2003) 中首次提及的。该概念是针对医疗卫生机构这一特定环境中,有关环境物表的清洁与消毒、空气源感染（air-borne infection）、水源感染（water-borne infection）、建筑装修和拆迁翻新工程相关感染、织物和床上用品（bedding）以及医疗废物（medical wastes）等领域的管理,并通过感染控制和工程控制（engineering control）的综合措施有效预防与控制 HAIs 的发生。

由此可见,医疗机构的"环境清洁"转变为"环境控制",即由单纯的清洁实践提升为由多学科人员参与的综合防控模式,涉及水源性、空气源性、环境物表和建筑装修等相关感染防控策略的制定、感染风险的评估、干预效果的分析和评估。但因章节内容的限制,本章节仅涉及环境物表清洁与消毒相关的感染防控内容。

## （一）清洁定义相关概念

1. 环境物表（environmental and object surfaces）　是指医疗机构建筑物内部表面和医疗器械设备表面。前者指建筑装修表面,如墙面、地面、玻璃窗、门、窗台、卫生间台面等,可视为不可移动的硬质表面。后者指医疗仪器设备表面,如监护仪、呼吸机、透析机、呼叫器、输液微泵、新生儿暖箱等表面,可视为可移动的硬质表面。另外,家具类物品,床架、床边桌、衣柜、椅子等也包括在本定义中。

2. 无生命表面（inanimate surfaces）　是指医疗机构内建筑、设备和家具表面,如墙面、地面、监护仪、呼吸机和床边桌等。美国 CDC《医疗机构环境感染控制指南》(2003) 将医疗机构中无生命的环境物表分为两大类:一是医疗表面,如医疗仪器按钮或把手、推车、牙床等;二是卫生表面,如地板、墙面、桌面、水池等。卫生表面可依据医护人员、患者和访者接触的频次分为两类:一是较少接触的表面,如地面、墙面和天花板;二是经常接触的表面,如桌面、门把手、床栏、灯开关、病房卫生间的墙面和扶手等。美国医疗保健研究和质量机构（The Agency for Healthcare Research and Quality, AHRQ）出版的《环境清洁预防卫生保健相关感染》(2015) 则将医疗机构中的环境物表分为两大类:多孔表面（porous surfaces）,是指具有吸水性能或可渗水的表面材料,如患者的寝具（床垫、枕芯、被褥）、隐私帘和软包装家具等软质表面。无孔表面（nonporous surfaces）是指具有无吸水性能的表面材料,如医疗仪器、设备、床架、床边桌等硬质表面。这些不同环境物表的分类,除了从各自在传播病原微生物角度考虑外,更多的是为了清洁与消毒的策略、方法和频率的确定,以及 HCWs 与保洁人员之间职责分工。

3. 污染（contamination）　感染性病原体以各种方式释放至外环境中,或衣服、隔离服、手套等表面,以及患者周围的环境物表,如床上用品、家具、呼叫器、监护仪、输液微泵等,具有潜在导致污染物传播隐患,实现感染性病原微生物"物传人"的过程。在新型冠状病毒感染大流行期间,物传人的事件频发,SARS-CoV-2 借助冷链食品、机舱座椅、门把手、电梯按钮等方式的污染物传播。值得注意的是,长时间以来,不少人将传染(communicable 或 contagious)与感染(infection)二词混淆使用。事实上传染与感染的含义并非完全相同,感染不一定具有传染性,而传染则属于感染的范畴。因此,污染物传播即感染性病原微生物的扩散。

4. 储藏库(reservoir)　任何可使感染性病原微生物存活和繁殖的有生命或无生命的环境,均可作为潜在的感染来源。患者诊疗区域内、邻近患者的环境物表极易受到患者血液、分泌物、飞沫以及手触摸造成的污染,也包括 HCWs 或访客的触摸。因此,称之为高频接触(high-touch)的无生命表面,是日常清洁与消毒重点关注的表面。

5. 清洁(cleaning)　使用表面活性剂或洗涤剂和清水,在物理和化学作用下,从环境物表上去除可见污染物的过程。清洁可以清除或减少病原微生物在表面的负荷,是消毒程序必不可少的第一步。用水加洗涤剂并以某种机械作用(刷洗或搓洗)的方式去除污垢、碎片和一切污染物,这个过程可以将病原体与污染物一起清除,但并不会杀灭微生物。清洁的目的不仅可以清除可见的污染物,同时也是为后续的消毒创造有利的条件。污染物可阻碍消毒剂与微生物表面的直接接触,并使一些消毒剂的杀菌特性和作用部分或全部丧失。有效的清洁可以达到相对于初始污染细菌菌落数下降 1 个对数值以上的水平,完全可以媲美消毒措施。

6. 清洁单元(cleaning unit)　是指邻近某一患者的环境表面为一个清洁单元,如该患者使用的病床、床边桌、监护仪、呼吸机、微泵等视为一个清洁单元。该概念是由我国学者(2012 年)首次提出,其核心思想是,实施环境物表清洁与消毒时,以某一患者为中心,其周围环境物表视为一个清洁单元,任何在该单元内使用过的清洁工具(抹布、地巾)不得用于另一名患者单元,除非经过有效的复用处理,其目的是最大限度防止病原微生物的水平传播。

7. 环境卫生(environmental hygiene)　是指由环境物表清洁与消毒策略指导下,符合国家相关标准和规定的,经医院感染管理委员会审核批准的包括规划、制度、流程、程序、质量、审核、监管、反馈等一系列的规范化的环境卫生实践。依据 WS/T 512—2016《医疗机构环境表面清洁与消毒管理规范》,应建立管理组织与制度,环境保洁机构 / 部门应符合标准的要求,依据环境污染风险等级实施清洁要求、方式、频次以及达到的相关卫生标准。

8. 清洁材料(cleaning materials)　主要是指抹布、地巾、拖把杆、水桶、手套,以及清洁剂等耗材。依据 WS/T 512—2016《医疗机构环境表面清洁与消毒管理规范》,要求对清洁工具(抹布、地巾、塑胶手套等)进行颜色编码,如红色用于卫生间,黄色用于病房患者周围环境,绿色用于公共区域,蓝色用于办公室区域,以最大限度防止在日常保洁实践中,不同区域和患者单元的清洁工具混用,避免造成病原微生物水平传播。

9. 去污染(decontamination)　是指清洁实践的全过程,使环境、医疗设备、仪器以及家具表面达到卫生安全水平,不发生病原微生物传播,实现卫生无害化的程度。去污染也是一个概括性术语,用来描述使环境物表安全重复使用的全过程,包括去污、清洁、消毒程序。医疗保健中使用的医疗设备可指定为患者专用,有污染时随时清洁与消毒,但是两名患者之间使用,必须实行有效去污处理,即经终末清洁与消毒后,达到安全使用标准方可用于下一位患者。

10. 消毒(disinfection)　是指采用物理或化学方法,清除或杀灭环境物表上的病原微生物,使其达到卫生安全标准,实现无害化的过程。根据 Spaulding 医疗器械污染后使用所致感染的危险性程度,将医疗器械分为三类,即高度危险性物品(critical item)、中度危险性物品(semi-critical item)和低度危险性物品(non-critical item)。前两者涉及无菌组织和黏膜组织,故不在本章节讨论。而低度危险性物品是指那些与完整皮肤接触、不与黏膜接触的器材,如听诊器、血压计携带等医疗表面以及床栏、床边桌、被褥、地面等卫生表面。应基于环境物表表面材料特点、病原微生物特性,以及是否有患者在场情况等综合评估后选用消毒方法。环境物表的消毒方式包括擦拭、浸泡、喷洒(雾)、熏蒸、辐射辐照以及高温接触等。

11. 标准预防(standard precaution) 适用于所有患者,包括 HCWs 和访客在内,是无论患者的感染状况如何的一组感染预防措施。标准预防措施的原则:除汗液外的所有血液、体液、分泌物、排泄物、不完整的皮肤和黏膜都有可能含有病原微生物。标准的预防措施包括手卫生,基于疾病传播途径(接触途径、飞沫传播途径和空气传播途径)选用个人防护用品(personal protective equipment,PPE),做好医疗卫生用品、环境物表的清洁与消毒,做到呼吸道卫生和咳嗽礼仪,进行安全注射,做好织物管理和医疗废物处理。标准预防的理念是双向防护,既要保护患者,同样也要保护 HCWs 和访者。在实施环境物表清洁与消毒时,应根据所在场所的患者隔离规定做好相应的个人防护措施。

12. 手卫生(hand hygiene) 是 HCWs 在从事职业活动过程中的洗手、卫生手消毒和外科手消毒的总称。手卫生是预防 HAIs 和阻止病原微生物传播的最简单、最有效的方法。WHO 于 2009 年发布的手卫生的"5 个重要时刻",即:①接触患者前;②清洁/无菌操作前;③体液暴露风险后;④接触患者后;⑤接触患者周围环境后,这就是著名的"二前三后"手卫生时刻。

然而,针对保护环境物表免受病原体的污染,手卫生的"5 个重要时刻"须进一步完善,有必要增加接触患者周围环境物表前执行手卫生。为此,加拿大省级传染病咨询委员会(Provincial Infectious Diseases Advisory Committee,PIDAC)(2010)和国内刘荣辉等(2015)先后呼吁,HCWs 在接触患者周围环境前应该执行手卫生。从环境感染控制角度而言,环境物表被污染的重要因素之一,是不洁的手接触造成的。因此,为保护医疗机构内环境物表的清洁度,特别是一些重点部门,如重症监护病房(intensive care unit,ICU)、新生儿病房、器官移植病房等,在触摸环境物表前,应提倡执行手卫生。触摸环境物表后发生的手部污染是双向的,触摸者手与环境表面的病原微生物可以相互交换。触摸环境物表前后实施手卫生的目的也是不同的,触摸环境表面后实施的手卫生,更多的是考虑自我保护;而触摸环境表面前实施手卫生,则考虑的是保护环境物表的清洁度。

13. 污物间(dirty utility room) 是指清洁工具复用处理、暂存的地方。污物间面积大小应符合所对应病区规模,应保持通风明亮、卫生干燥。工作流程应尽量合理,有足够的空间实现洁污工作区的划分,清洁物品上架存放、加盖备用。处理污物的位置应设置在进入污物间最近的区域,然后流程依次为清洗、消毒、整理、干燥和存放。清洗区与消毒区、整理区之间应有物理屏障隔断,以防止清洗过程中发生污染物的飞溅导致交叉污染。

### (二)清洁实践相关概念

根据医疗机构中开展清洁与消毒实践的目的意义,以及防控 HAIs 病原微生物的传播方式,可以将医院环境感染控制分为两大类:横向控制与纵向控制。横向控制包括日常清洁与消毒、随时清洁与消毒、强化清洁与消毒以及暴发清洁与消毒,其目的是防控 HAIs 病原微生物的水平传播。纵向控制包括终末清洁与消毒、建筑装修后的清洁与消毒以及自然灾害发生后的清洁与消毒,其目的是防控 HAIs 病原微生物的垂直传播。

1. 横向控制　横向控制包括日常(常规)、随时、强化和暴发清洁与消毒,其目的是控制 HAIs 病原微生物的水平传播。

(1)日常清洁与消毒:是指按既定的环境物表清洁与消毒的计划、方案、流程、程序开展的日常清洁与消毒过程。应严格按照各医疗机构既定的环境感染风险等级划分、执行相应的清洁与消毒实践,并达到不同环境感染风险等级区的卫生标准。日常清洁的频次、时间、采用清洁剂和消毒剂的种类,以及保洁人员所穿戴 PPEs 都必须符合环境感染风险等级和病区隔离预防措施的规定。应特别注意,清洁现场有任何医疗活动实施时,都应暂缓或终止所有的清洁实践。

(2)随时清洁与消毒:是指一旦发生病原微生物或污染物的污染,应立即实施清洁与消毒,即随时清洁与消毒。在开展临床的侵入性操作,如吸痰、气管插管等气溶胶产生程序(aerosol-generating procedure,AGP)时,随时可能发生患者周围环境表面的污染,因此,在完成 AGP 后应立即实施环境物表的清洁与消毒。另外,有大量(>10ml)血液、呕吐物、排泄物等感染体液外溢、泄漏等事件后,应立即采用具有吸水性能材料,如餐巾纸、卫生纸等进行清洁,有条件采用含有消毒剂(粉剂型)吸水材料先将污染物吸附或包裹去除,丢入医疗废物收集袋。然后,根据污染物污染面积(通常半径距离约为 1m),采用含有消毒剂的抹布或消毒(卫生)湿巾,由外向内擦拭消毒,重复两次,处置人员应做好个人防护。少量体液污染时,可以直接采用消毒(卫生)湿巾清洁与消毒"一步法"完成。

随时清洁经常是突发性的工作,因此,须制订处置预案,备有清洁与消毒应急处理包(箱)。处理的原则是污染最小化,防止污染面不必要扩大,因此,随时清洁具有污点清洁(spot cleaning)的含义。在处理含有碎玻璃等锐物锐器的污染物时,应注意个人防护,防止锐物锐器暴露。

(3)强化清洁与消毒:是指一旦发生感染性病例时,或出现 MDRO 感染暴发时,实施强化清洁与消毒,强化清洁具有深化的含义。污染物传播引起的感染暴发,污染源比较广泛,且可能比较隐蔽,不容易发现,因此必须全面、细致地清洁。强化清洁与消毒实践主要体现在增加清洁与消毒频次,并根据病原微生物特性选用消毒剂。有研究表明,强化清洁干预措施可以减少 32.5% 的高频接触表面的微生物污染,减少 26.6% 的患者免于 MRSA 的感染。同时,在日常清洁的基础上,结合采用过氧化氢喷雾(vaporized hydrogen peroxide,VHP)消毒,可以减少环境中 64% 的 MDRO 污染、80% 的耐万古霉素肠球菌(vancomycin resistant *Enterococcus*,VRE)污染,以及 39% 的患者免于艰难梭菌的感染。

值得注意的是,当发生细菌耐药时,无须更换消毒剂种类。因为,细菌对消毒剂的耐受机制完全不同于抗生素的耐药机制。后者抗生素作用于细菌是基于细菌表面受体、蛋白(离子)通道等发挥作用,消毒剂作用于细菌是采取凝固、溶解、渗透、细胞壁内外的吸附、破坏代谢酶系统等方式实现杀灭作用。因此,在应对无论是对抗菌药物敏感,还是耐药的细菌时,无须更换消毒剂种类、浓度和作用时间。但是,发现有新的病原微生物引发感染时,则应基于微生物特性选用消毒剂。

(4)暴发清洁与消毒:是指一旦发生感染暴发时,开展全面、彻底的环境物表清洁与消毒。另外,对于持续暴发的另一项管控措施就是关闭涉疫病房,但这是一项代价昂贵的措施。Hansen 等人总结了 40 年间发生的 1 561 起 HAIs 暴发,其中 194 起(12.4%,194/1 561×100%)通过实施关闭病房来终止暴发疫情的(平均关闭 14d)。有明确病原体引发的暴发所导致的关闭病房事件中,诸如病毒所占比例最高,达到 44.1%(15/34×100%)。

2. 纵向控制 纵向控制包括终末清洁与消毒,以及病房经过建筑装修后、遭受了自然灾害,尤其是洪涝灾害后的清洁与消毒,其目的是控制 HAIs 病原微生物的垂直传播。

(1)终末清洁与消毒:是指患者无论任何原因离开原有居住的病房,对其涉及的所有环境物表进行彻底的、终结性的清洁与消毒。清洁的维度包括上层、中层、下层,其中上层包括空调器、出风和回风口格栅的表面,如患者系急性呼吸道传染病,应对空调风机盘管表面进行清洁与消毒。中层包括设备带、呼叫按钮、病床、桌椅等处的医疗实施设备。床上用品不仅须更换床单、枕套和被套,还应检测床垫、枕芯和被褥,发现污染、受潮、破损时,应进行清洁、消毒,必要时进行更换。床边桌、衣柜内清空所有的垃圾废物后,再实施清洁与消毒工作。下层主要是指地面,这是最后清洁的目标,是在上中层所有表面完成后实施。有效的终末清洁与消毒是阻止病原微生物垂直传播的关键。

(2)建筑装修后的清洁与消毒:是指医疗机构内部开展建筑装修过程中的管理工作,涉及施工前、施工中和施工后的不同阶段的管理。在开始建筑工程施工前,应做好建筑装修相关感染的风险评估,以确定工程须采取的风险管控措施,做好施工区域的隔断防护(barrier containment),保护非装修区域免受建筑垃圾、尘埃污染,尤其涉及真菌孢子的释放,对于免疫力低下患者是极大的感染隐患,必要时对部分敏感患者须事先转移至安全区域。在规划任何性质的建筑装修工程时,都必须制订建筑相关污染的控制计划与方案。感染控制在建筑装修施工前的介入尤为重要,可以将建筑装修导致的感染风险降至最低。

施工中,应做好施工区域有效的物理屏障,防止建筑尘埃的外溢,需要时可以采用真空吸尘系统,将施工区域内的尘埃直接通过管道排出室外。建筑垃圾应用密封的袋子或加盖容器,隔离转移运送。人员进出应设置缓冲区,进行除尘处理。施工人员进出施工场地应尽量避免与医疗区域的交叉,最大限度地防止建筑垃圾对于环境的污染。感染管理人员应开展建筑装修相关感染防控工作的落实情况的巡查机制,发现防控措施不当或未落实,尤其是发现新的感染风险点时,应及时协调相关部门与人员,调整防控对策,改进防控技术,及时消除感染隐患。

施工后,实施建筑装修后清洁与消毒,在施工完成并通过验收后,对建筑装修区域的全面、彻底地清洁与消毒。应从施工区域的外围向内进行,具体的实施策略参照终末清洁与消毒。

(3)自然灾害发生后的清洁与消毒:我国是自然灾害相对频发的国家,特别是突发的洪涝灾害。因此,消除洪涝等自然灾害的影响,消杀工作显得尤为重要。等待洪水完全退去后应立即开展消杀工作,应对受灾情况进行全面了解,做好灾害相关感染的风险评估,落实消杀类物质器材。首先,全面、彻底地清理淤泥、垃圾、废物。被洪水浸泡过的药物、医疗设备用品、家具等进行集中处理,经评估后视受损程度进行处置,必要时应做报废处理。全面、彻底清除室内的淤泥、垃圾杂物,通风干燥,必要时可以采用电热风机对重要部位的表面进行物理干燥,然后开展环境消杀工作,应重复多次。凡在 48~72h 无法干燥的物品,如家具、寝具等不得给患者使用,必要时应更换受损严重家具、寝具等用品。清洁与消毒工作完毕,患者入住前,应进行环境物表微生物学评价。

在灾害过后的一段时间内,感染管理人员应加强受灾区域巡查工作,关注墙面、家具等霉变情况。一旦发现家具霉变应及时更换。墙面出现霉变应及时采取措施,感染管理人员指导施工人员,以霉变区为中心,从外围20~30cm处向内铲除霉变的墙面,深至水泥层,认真清理施工面,如有潮湿可以采用电热风机吹干,然后采用1 000~2 000mg/L含氯消毒剂对施工面进行擦拭消毒,待干燥后进行修复作业。在实施霉变墙面处理时,必须做好施工区域的围挡屏障保护。

(金 慧 倪晓平)

# 第二节 污染环境物体表面传播病原微生物的作用

## 一、污染环境物表病原微生物特点

医疗机构环境物表从微生物学角度而言,是个非常复杂的微生物环境,完全不同于机体感染。病原微生物对于环境物表的污染,并发生污染物传播,必须实现2个关键步骤,首先,病原体能在环境物表上存活一定时间,病原体存在并存活的时间越长,进入新的宿主的概率就越高。第二,病原体在进入新宿主时,仍应保持活力、毒性,且剂量达到足以引发新的宿主感染的最低阈值。环境条件(温湿度、光照、紫外线辐射、消毒剂残留等)和表面材料(塑料、铝、不锈钢、铜等)对于无生命表面上的微生物生存具有较大的影响,加之微生物自身特性,不同种类微生物在无生命环境物表的存活能力,表现出较大的差异(表38-1)。

表 38-1 常见病原微生物在无生命表面存活时间

| 种类 | 名称 | 存活时间 |
|------|------|----------|
| **细菌** | | |
| 革兰氏阳性菌 | 金黄色葡萄球菌(*S.*aureus) | 1d~7个月 |
| | 化脓性链球菌(*S.*pyogenes) | |
| | 肺炎链球菌(*S.*pneumoniae) | |
| | 粪肠球菌(*E.*faecalis)包含VRE | 1d~16周,5年 |
| | 屎肠球菌(*E.*faecium) | 22d~16周 |
| | 艰难梭菌(*C.difficile*) | >6周~>5个月 |
| | 李斯特菌(*L.*monocytogenes) | 1~>91d |

| 种类 | 名称 | 存活时间 |
|---|---|---|
| 革兰氏阴性菌 | 大肠埃希菌（E.coli） | 4h~16 个月 |
| | 肺炎克雷伯菌（K.pneumonia） | 2h~30 个月 |
| | 铜绿假单胞菌（P.aeruginosa） | 1h~16 个月 |
| | 洋葱假单胞菌（P.cepacia） | 2~5h |
| | 鲍曼不动杆菌（A.baumannii） | 2d~11 个月 |
| | 黏质沙雷菌（S.marcescens） | 3d~>2 个月 |
| | 嗜麦芽窄食单胞菌（S.maltophilia） | 7d |
| 病毒 | | |
| DNA 病毒 | | |
| 腺病毒科 | 腺病毒（adenovirus） | 1h~3 个月 |
| 疱疹病毒科 | 单纯性疱疹病毒（herpes simplex virus，HSV） | 4h~8 周 |
| | 巨细胞病毒（cytomegalovirus，CMV） | 1~8h |
| RNA 病毒 | | |
| 呼肠孤病毒科 | 轮状病毒（rotavirus） | 2h~>60d |
| 小 RNA 病毒科 | 柯萨奇病毒（Coxsackie virus） | 2~5 周 |
| | 埃可病毒（Echo virus） | 48h~>7d |
| | 脊髓灰质炎病毒 I 型（poliovirus I） | 4h~>60d |
| | 脊髓灰质炎病毒 II 型（poliovirus II） | 2~>8 周 |
| | 人鼻病毒（human rhinovirus，HRV） | 4~>25h |
| 黄病毒科 | 甲型肝炎病毒（hepatitis A virus，HAV） | 2h~>60d |
| 杯状病毒科 | 诺如病毒（Noro virus） | 8h~2 周 |
| 正黏病毒科 | 丙型肝炎病毒（hepatitis C virus，HCV） | 5d~>6 周 |
| | 甲型流行性感冒病毒（influenza A virus） | <2h~2 周 |
| 副黏病毒科 | 乙型流行性感冒病毒（influenza B virus） | 8~48h |
| | 呼吸道合胞病毒（respiratory syncytial virus，RSV） | 1~7h |
| 丝状病毒科 | 埃博拉病毒（Ebola virus） | 2~>32d |
| 冠状病毒科 | 人类冠状病毒 -229E（HCoV-229E） | 3~48h |
| | 严重急性呼吸综合征冠状病毒（SARS-CoV-1） | 8h~9d |
| | 中东呼吸综合征冠状病毒（MERS-CoV） | 8~48h |
| | 严重急性呼吸综合征冠状病毒 2（SARS-CoV-2） | 30min~8d |
| 逆转录病毒科 | 人类免疫缺陷病毒（human immunodeficiency virus，HIV） | 5~>7d |
| 肝 DNA 病毒科 | 乙型肝炎病毒（hepatitis B virus，HBV） | >7~>14d |

| 种类 | 名称 | 存活时间 |
|---|---|---|
| **真菌** | | |
| 丝状真菌 | 烟曲霉（*A.fumigatus*） | 1~30d |
| | 黑曲霉（*A.niger*） | 1~>30d |
| | 黄曲霉（*A.flavus*） | 2~30d |
| | 镰刀菌属（*Fusarium*） | 4~>30d |
| | 毛霉菌（*Mucor*） | 16~>30d |
| 念珠菌 | 白念珠菌（*C.albicans*） | 60min~>14d |
| | 耳道假丝酵母菌（*C.auris*） | >7~>14d |
| | 光滑念珠菌（*C.glabrata*） | >7~>30d |
| | 克鲁斯假丝酵母菌（*C.krusei*） | <1~>30d |
| | 近平滑念珠菌（*C.parapsilosis*） | 2~>30d |
| | 热带念珠菌（*C.tropicalis*） | 1~>30d |

注：无生命表面包括塑料、铝、铜、不锈钢、玻璃、陶瓷、纸张、乳胶、织物（含自然棉、涤棉与人工纤维）、石棉地砖、工作台面、纤维素酯膜、木材、口罩、硬纸板、地板。

1. 细菌　许多临床感染相关细菌在无生命表面可以持续存活，并保持感染性，在干燥表面上可存活数周至数月，甚至达 1 年以上（表 38-1）。病原微生物在无生命表面生存能力实验的数据，大多是来自实验室数据，各种实验条件的不一致性导致结果的差异性较大，因此在实际工作中应充分考虑。

（1）革兰氏阳性菌感染是 HAIs 中经常被报道的，尤其是葡萄球菌属，金黄色葡萄球菌是世界范围内引起 HAIs 最主要的病原微生物之一。金黄色葡萄球菌在不锈钢表面存活 6h~6w，但是在铜合金表面仅为 30min~6h。MRSA 在塑料上持续存活 175d。Neely 等研究显示，MRSA 和 MSSA 在棉布上可以存活到 21d，在聚酯和聚乙烯（polyethylene）面料上可以存活长达 56d，且在 91d 仍可在聚乙烯上检测到 MSSA。灰尘中的临床 MRSA 暴发株可存活 318d，而散发株为 287d。

艰难梭菌（Clostridium difficile）常从医院无生命环境表面上检获，艰难梭菌芽孢在无生命表面存活至少在 5 个月以上，但繁殖体在干燥表面（玻璃）只能存活 15min，而在潮湿表面可存活 6h，形成芽孢后存活时间显著延长，更能抵抗干燥、高温和化学消毒剂的作用。艰难梭菌感染剂量较低，仅 10~100 个即可感染。

细菌在环境物表所形成的生物膜通常称之为干生物膜（dry biofilm），不仅可以保护内部微生物的存活时间，且可以耐受不利环境条件，如干燥、消毒剂暴露等。有研究显示，有生物膜保护的细菌对消毒剂的耐受性，是游离细菌的 800~1 000 倍。鲍曼不动杆菌一旦获得形成生物膜，存活能力显著增强，并表现出持续的环境污染现象。

（2）革兰氏阴性菌是引发 HAIs 最重要的病原体之一，其中最常见的病原体是大肠埃希菌、肺炎克雷伯菌肺炎、铜绿假单胞菌等。大肠杆菌实验株在布质载体上存活24h,聚酯纤维(polyester fibre)上存活时间为9d,在聚乙烯(polyethylene)和聚氨酯(polyurethane)上分别存活25d和36d。Hokunan等观察3种大肠埃希菌(O26,O111,O157:H7)在不同温湿度下在塑料载体上的存活时间,结果显示试验菌株均不耐受93%的相对湿度(relative humidity,RH)。在5℃和RH<93%时,大肠埃希菌持续存活超过300d,但是,在25℃条件下,所有菌株在100d后死亡。Wilks等发现大肠埃希菌在20℃环境下,在铜合金上存活90min,但在不锈钢表面可以存活28d。

不动杆菌具有较强的抗干燥和在多种环境表面长时间存活的能力。该菌在潮湿环境中可以繁殖,在干燥表面可存活5~11个月,在人员手指尖可存活60min。有报道认为,有75%的住院患者可以发生不动杆菌定植。在85%的感染/定植病例中,来自临床株与环境分离株在基因序列上表现出高度同源。

假单胞菌固有的对多种消毒剂具有天然抗性,能在环境物表形成生物膜,故存活时间可达16ms以上。克雷伯菌在干燥条件下可存活一年多,黏质沙雷菌也可以存活数月。近年来,水池成为MDRO污染的重要环境表面,并与多起感染暴发有关联,应引起感染管理人员的高度重视。

2. 病毒 总的来说,病毒类病原体在环境物表上的存活时间远不如细菌。相对而言,DNA病毒的活性持续时间长于RNA病毒(表38-1)。但是,某些RNA病毒在特定表面上仍能保持数周的传染性(如脊髓灰质炎病毒、戊型肝炎病毒、杯状病毒科)。例如,SARS-CoV-2在不同表面上可保持活性数天。

(1)DNA病毒,污染物对腺病毒(adenovirus)在外界的存活起着重要作用,不仅起到保护作用,而且为其存活提供条件。腺病毒在RH为7%的条件下,可存活8周以上;低RH条件下,在37℃和25℃时,腺病毒在玻璃载体上可存活1周以上。

轮状病毒(rotavirus)感染是儿童严重传染性腹泻的主要原因之一,污染物介导的感染传播频发。轮状病毒在铝、瓷器、乳胶和纸张上存活60d以上。室温(room temperature,RT)和中/低RH(50%±5%/25%±5%)下,10d后仍保持传染性。而RT和高RH(85%±5%)条件下,48h后病毒几乎完全灭活。RT和4℃条件下,在布上可以存活2~10d。在4℃条件下,不锈钢上可以存活10d以上。干燥的工作台面上仅存活30~60min。

(2)RNA病毒:脊髓灰质炎病毒在4℃+RH为90%的条件下,在瓷表面存活3~60d。脊髓灰质炎病毒Ⅰ型在20℃+RH为95%±5%和20℃+RH为5%±5%的条件下,分别在不锈钢上存活24h和6h。脊髓灰质炎病毒2型在玻片上的存活时间显示,在37℃条件下,低RH下存活8周,高和中RH条件下存活1d。但在RT条件下,低RH可存活8周,高RH存活4周,中等RH存活2周。

据报道,柯萨奇病毒(Coxsackie virus)在环境表面的存活时间至少为2周,在RT下,柯萨奇病毒B4可在塑料表面存活5周。

丙型肝炎病毒(hepatitis C virus,HCV)在4℃和22℃条件下,在环境表面可以存活6周,在37℃下,7d后失活。

甲型流行性感冒病毒(influenza A virus)在不锈钢上至少存活48h,但减少了3对数值。在塑料、纸张表面存活48h,手帕和睡衣上存活24h。Perry等观察到,在各种环境条件下(18℃+RH为20%,25℃+RH为20%,18℃+RH为35%,25℃+Rh为35%,18℃+Rh为

55%,25℃ + *Rh* 为 55%),两种甲型流行性感冒病毒株在钢载体上 7d 后仍具有传染性。

埃博拉病毒(Ebola virus)在物体表面存活的研究较少,Smith 等研究发现,埃博拉病毒在注射针头中存活 16~32d;埃博拉病毒悬浮于全血中,可持续存活 48d。在纸币上,存活时间>4d(21℃,*RH* 为 55%)和>2d(32℃,*RH* 为 80%)。

诺如病毒可以在环境表面存活 1w,其感染剂量很低,仅 10~100 拷贝足以引起感染,常在高频接触表面检获,如抽水马桶表面、门把手、医院设备、电梯、电灯开关和电话机表面。

冠状病毒科中已经发现 7 种与人类呼吸道感染相关的冠状病毒(CoV)毒株,其中地方株 4 株(229E、OC43、NL63、HKU1),流行株 3 株[严重急性呼吸综合征冠状病毒(SARS-CoV-1)、中东呼吸综合征冠状病毒(MERS-CoV)、严重急性呼吸综合征冠状病毒 2(SARS-CoV-2)]。污染物的接触传播(contact transmission)在 CoV 传播中发挥着重要作用。据报道,HCoV-229E 在 RT 和 *RH* 为 55%~70% 下,初始接种滴度为 $5.5 \times 10^5$ TCID$_{50}$/ml,在乳胶手套上存活<6h,在铝和无菌海绵上存活<12h。在聚四氟乙烯、聚氯乙烯、陶瓷、不锈钢和玻璃上,传染性>5d,但滴度下降了 2 个对数值。在硅橡胶上存活时间 3~5d 仍然具有传染性。但在铜表面仅存活数分钟至数小时。

SARS-CoV-1 在 RT 条件下,塑料表面存活 8d。Chan 等采用初始滴度为 $10^7$ TCID$_{50}$/ml,在 RT 和 *RH* 为 40%~50% 条件下,塑料表面可存活 13d,但滴度下降约 5 个对数值。Lei 等发现,初始滴度为 $10^6$ TCID$_{50}$/ml 时,SARS-CoV-1 在纸张和棉布隔离衣上存活 24h,一次性隔离衣上存活 2d。Doremalen 等发现,在 RT 和 *RH* 为 40% 条件下,SARS-CoV-1 在不锈钢和塑料表面存活 72h,硬纸板上存活 24h,铜表面仅存活 8h。SARS-CoV-1 在 4℃ 条件下比较稳定,在高温下失活较快,40℃和 *RH* 为 80% 下,仅存活 6h。

MERS-CoV 在 20℃ + *RH* 为 40%、30℃ + *RH* 为 30% 和 30℃ + *RH* 为 80% 的条件下,初始滴度为 $10^6$ TCID$_{50}$/ml,在塑料和不锈钢表面存活时间,分别为 48h、24h。

SARS-CoV-2 在纸板上可存活 24h,不锈钢和塑料上存活 72h,但在铜表面上仅存活 4h。Chin 等研究显示,SARS-CoV-2 在玻璃和纸币上可存活 2d,在口罩内层存活 4d,而外科口罩外层 7d 后仍可检测到传染性颗粒。

3. 真菌　在全球范围内,每年有数亿人被真菌感染,特别是免疫功能低下患者,如人类免疫缺陷病毒感染者、癌症患者或器官移植患者更有可能患上严重的真菌感染。因此,来自医院相关表面的真菌传播受到广泛的关注。真菌可以在无生命表面存活数天至数周(表 38-1)。

(1)丝状真菌:临床上最常见的丝状真菌属于曲霉属,其特点是高度多样性,包含超过 330 种,其中包括呼吸道、耳朵或眼睛等非侵入性感染。Weave 等研究证明,烟曲霉在铝和铜表面可存活 120h,在棉花、涤棉和羊毛上存活 30d 以上,丝绸上存活 27d,塑料上存活至少 30d。黄曲霉在铜表面存活 96h,而黑曲霉在铝载体上则存活 567h。毛霉菌在氨纶表面存活了超过 30d。

(2)念珠菌属:念珠菌属(*candida spp.*)是一种共生真菌,常见于人体皮肤、口腔或胃肠道。能够引发念珠菌病(candidiasis)机会性感染(opportunistic infection),其中白念珠菌在不锈钢上可以存活 1h 以上,在黄铜和白铜上分别只能存活 5min 和 30min。在 RT 条件下,棉花和涤棉混纺上可以持续存活 6d,在羊毛和丝绸上可存活 12d。

另一种日益受到关注的念珠菌,是于 2009 年报道的耳道假丝酵母菌。耳道假丝酵母菌是一种新发多重耐药真菌,感染者病死率较高。耳道假丝酵母菌在潮湿和干燥的表面可存活 14d,不锈钢上存活时间超过 7d。

光滑念珠菌和近平滑念珠菌在棉、涤棉、羊毛和丝表面上都能存活至少 30d。克鲁斯假丝酵母菌在棉质、涤棉和蚕丝上分别存活 3d、6d 和 21d;热带念珠菌分别为 3d、9d 和 24d。近平滑念珠菌在棉质、涤棉、钢和玻璃上至少存活 7~14d,在塑料上超过 28d。

## 二、污染环境物表的传播特点

在日常 HAIs 防控中,医院感染管理团队很少将环境微生物的主动监测结果用于风险评估或预测预警,其中一个重要原因是至今尚未确立污染环境物表引发 HAIs 暴发的"阈值"。事实上,只有当发生 HAIs 暴发或流行时,为了寻找感染来源与传播途径,人们才关注环境物表的污染问题,但此时的调查结果很难判断污染环境对于 HAIs 暴发或流行的因果关系。在流行病学查明的医院感染暴发来源中,归咎于污染环境物表的暴发疫情占 11.6%。Costa 等认为,引发 HAIs 的病原微生物有 25% 是来自污染环境,另有 20%~40% 是来自 HCWs 的手,而后者手的污染来源与触摸污染环境表面有关联,尤其是 MDRO 传播,如 HCWs 触摸污染表面后手部 MRSA 的检出率为 45%,艰难梭菌为 50%,VRE 则达到 52%。另外,有更多的 HAIs 暴发疫情中,限于各种原因感染来源无法甄别。

1. 污染物传播与感染暴发的关系　HAIs 的传播方式,除了经呼吸道、血流、粪 - 口传播途径外,通过污染物在宿主之间传播,在医院内传播中发挥着重要作用,即所谓的污染物介导的传播,实现物传人的传播方式,如 COVID-19 大流行中,先以含有 SARS-CoV-2 的污染物传人,再由人传人的传播方式出现的聚集性暴发事件。

有研究提示,污染环境物表在传播 MRSA 和 VRE 中具有重要意义。患者入住此前曾有 MRSA 或 VRE 阳性患者居住过的病房,明显增加其感染同种病原体的概率。Genne 等对听诊器的污染情况进行了调查,结果显示 62%(38/62 × 100%)的听诊器被细菌污染,以革兰氏阳性菌为主,最常见的是葡萄球菌属(89%)。贾伟等对烧伤科环境表面 MRSA 污染的调查显示,患者周围环境表面的 MRSA 阳性率高达 72.34%。毕红琳等对临床、实验室与行政区域内的 20 台电脑键盘与鼠标带菌状况进行调查,结果 100% 呈现细菌污染,其中 89.10%的表面有多种细菌的污染,分离率最高的前 3 种细菌,分别为凝固酶阴性葡萄球菌、枯草杆菌芽孢与微球菌。

吴泰顺等采用分层随机抽样的方法,对 3 家医院的 5 个内外科病区进行主动监测,环境物表包括床头柜、床单、水龙头、门把手、办公桌、病历夹等,每月采样 2 次,连续 5 个月。从环境表面分离到的大肠杆菌经随机扩增多态性 DNA(randomly amplified polymorphic DNA,RAPD)分析,结果显示,来自外科病区的环境株,与患者感染的临床株,均属于 E 型,且环境株先于临床株检获。作者认为,患者的感染来自环境。浙江武义某院 ICU 泛耐药鲍曼不动杆菌暴发,患者罹患率为 54.0%,经感染来源检索认为与 ICU 环境物表污染有关。经采取关闭 ICU 病房、加强环境清洁与消毒、手卫生等干预措施后才得以终止暴发。

法国某教学医院血液病病房持续暴发的耐碳青霉烯类肠杆菌(carbapenemase-producing *Enterobacterales*,CPE)OXA-48,2016 年 1 月至 2019 年 6 月共检出 37 例 OXA-48 CPE 定植和 / 或感染患者。经环境调查显示,在患者卫生间检获阳性菌株,全基因组测序(whole genome sequencing,WGS)分析表明系由医院环境向患者克隆传播。

加湿器的温度探头（temperature probe of a humidifier）被鲍曼不动杆菌污染，导致 ICU 患者暴发肺炎。外科 ICU 嗜麦芽窄食单胞菌感染暴发也是与加湿器的电子温度探头污染有关，术前备皮的剃须刀污染与神经外科患者术后黏质链球菌或产碳青霉烯酶肺炎克雷伯菌（carbapenemase-producing K.pneumoniae）引发的感染暴发有关联。

最近，欧洲某医院发生 VRE 暴发，为了寻找感染来源，感染控制团队对医院内部输送临床标本的气力输运系统（pneumatic transport system,PTS）中试管架和空气进行采样，结果在该系统（Tempus 600）入口的试管架表面检获凝固酶阴性葡萄球菌（coagulase-negative staphylococcus,CNS）、需氧杆菌、霉菌和万古霉素敏感的屎肠球菌。

2. 污染物传播与 HCWs 手污染的关系 HCWs 手触摸环境表面后被污染的概率令人吃惊，其中包括鼻病毒（65%）、轮状病毒（19.5%~78.6%）、VRE（41%）、艰难梭菌（14%~59%）、克雷伯菌（17%）、MRSA（16.9%）、黏质沙雷菌（15.4%~24%）、假单胞菌（1.3%~25%）和不动杆菌属（3%~15%）等污染。

HCWs 手被污染的方式包括直接与患者接触，或间接触摸污染的环境物表所致。HCWs 经常与病房内的环境物表接触，这为手的污染提供了很大的机会。有人采集刚离开 MRSA 感染患者病房的 HCWs 的手标本，结果有 42% 的 HCWs 手检获阳性菌，而这些 HCWs 并没有接触过患者。两项有关耐药菌对 HCWs 手部转移的研究发现，HCWs 与患者周围环境物表的接触，导致的手部污染率和污染程度与触摸患者后污染情况是一样的，两者差异无统计学意义。作者认为，HCWs 触摸患者周围环境物表等于触摸患者。一项有关 HCW 触摸环境物表频次的观察显示，一名 HCW 在 24h 内共触摸患者与环境表面达到 815 次，其中触摸患者仅占 25%。由此可见，环境物表的清洁质量对于 HCWs 手部污染的影响甚大。

3. 污染寝具在病原微生物传播中的特点 患者寝具包括床垫、枕芯和被褥，如果不具防水功能极易受到患者血液、排泄物等体液的污染，甚至渗透内部污染其中的填充物，造成持续的污染（表 38-2）。长期以来，有关人们对于寝具相关感染传播作用被严重低估，尤其是 MDRO 传播，如 MRSA、VRE、艰难梭菌和不动杆菌的传播；同时引发患者伤口感染、肺部感染，以及整理床时造成的环境污染。美国一项研究跨度为 2006—2012 年，共观察 761 426 例住院患者感染情况显示，因暴露于前一位患者遗留的 HAIs 病原微生物，其感染同种病原体的概率是对照组的 5.83 倍。为此，美国急救医学研究所于 2018 年、2019 年连续两年将寝具污染的危害性列为"十大医疗技术危害"。由此可见，寝具相关污染传播应给予高度关注。

表 38-2　常见细菌在患者床垫的存活时间

| 细菌 | 存活时间 |
| --- | --- |
| 金黄色葡萄球菌 | 8 周 |
| 粪肠杆菌 | 4 周 |
| 大肠埃希菌 | 8 周 |
| 肺炎克雷伯菌 | 3 周 |
| 铜绿假单胞菌 | 8 周 |

寝具是患者接触最密切、接触时间又是最长的多孔软质表面,因此,寝具一旦受到病原微生物污染,特别是被耐药菌感染或定植患者居住过后,终末消毒不彻底,新入住患者处于极大的感染风险,感染同种病原微生物的概率也大大增加。英国某院骨科病房相继发生 10 例伤口感染事件,最终以更换患者破损或污染床垫才终止暴发流行。荷兰一家社区医院连续 3 年由泛耐药鲍曼不动杆菌引发肺炎流行,采取患者隔离和手卫生均无果,最终在患者的枕芯内检出同种同源的鲍曼不动杆菌,经更换枕头后感染迅速得到了控制。最近,韩国学者在 COVID-19 患者的枕头表面检测到 SARS-CoV-2 RNA 核酸。国内有学者对 5 个普通病房的 50 张病床的寝具微生物学调查显示,外科病房的平均污染率为 90.0%,内科为 55.0%;其中枕芯污染最高达 84.0%,棉胎和床垫污染分别为 78.0%、72.0%。

为此,应确保患者寝具干燥、表面无破损,两名患者之间实施有效的清洁与消毒是预防寝具相关 HAIs 病原微生物传播的关键。如果患者寝具表面材料为无防水功能的材料,所造成的污染往往是持续性的,同时,也为清洁与消毒带来极大的不便,无法采用清水 + 清洗剂的清洗去污,而清洗后干燥又面临另一大难题。没有清洁为前提,简单采用臭氧、紫外线等消毒手段,不仅达不到彻底消毒效果,而且消毒因子无法穿透到寝具内部。

目前,一种新型的卫生屏障隔离寝具的面世,为两名患者之间快捷、有效清洁与消毒提供可能性。该产品面料采用防水、阻尘、透气性能材料,防止患者血液、排泄物等体液的渗透。终末消毒是可以采用消毒湿巾,清洁、消毒"一步法"完成。COVID-19 防控期间,国务院应对新冠肺炎疫情联防联控机制医疗救治组办发文,联防联控机制医疗发(2020)276 号文件要求,宜使用具有防水、阻菌、阻尘功能的床上用品,可采用擦拭清洁与消毒。从而有效阻断 HAIs 病原微生物的垂直传播。

## 三、医院环境感染控制的作用

WHO 于 2017 年发布《卫生保健机构耐碳青霉烯肠杆菌、鲍曼不动杆菌和铜绿假单胞菌防控指南》,并提出 8 项干预措施,其中 2 项涉及环境干预,但是在涉及环境清洁的推荐强度与证据质量时指出,环境清洁措施列为强力推荐,但证据质量非常低。Han 等(2015)总结自 1990 年以来有关环境感染控制的文献发现,涉及各类研究性的文献 76 篇,随机对照试验(randomized controlled trial,RCT)研究仅 5 篇,但均为引进新技术或改变清洁方法对环境表面微生物污染程度的研究,没有一篇是涉及以患者的临床结局为主要产出的研究。

2017 年,Anderson 等在《柳叶刀》报道了有关强化终末消毒干预措施对 HAIs 影响的研究报告,研究以患者的临床结局为主要产出。这是一项集群随机、交叉和多中心三项研究技术叠加的研究设计,是全球首个环境清洁的随机对照试验(RCT)。该研究涉及 9 家医院,时间跨度为 2012 年 4 月—2014 年 7 月。研究数据分析显示,多药耐药菌或艰难梭菌感染/定植患者出院后,实施强化终末消毒,可以减少受监控的病原微生物传播程度 10%~30%。同时坏境物表的污染率也下降了 94%。在季铵盐类消毒剂消毒的基础上,结合 UV-C 辐射消毒的强化终末消毒效果最佳。

Gan 等在杭州某三甲医院 ICU(25 张病床)实施的强化环境清洁研究,引进超细纤维抹布,执行清洁单元化操作,经 17 个月干预显示,与基线(阶段 1)相比,各阶段(阶段 4~5)高频接触表面的 MDRO 检出率分别下降 41.0%~82.6%。

Huang 等在北京 7 家三甲医院开展多中心研究,加强日常和终末清洁工作,ICU 患者感染 MDRO 比例明显下降,住院时间较短,病死率也明显降低。频繁接触物体表面的 MDRO 检出率由 31.77% 下降到 13.32%。作者认为,加强环境清洁和消毒措施,可以减少 ICU 患者 MDRO 的定植。

Dancer 等人的研究中,增加一名清洁人员,每周 5 天,结果发现新的 MRSA 感染减少了 26.6%,手部接触部位的微生物污染减少了 32.5%。经估算仅经过 3 个月时间,为医院 2 个病房节约了 3 万~7 万英镑。终止额外的清洁后 2~4 周内,又导致了新的 MRSA 感染聚集。

在澳大利亚一项涉及 6 个州/地区的 11 家医院的 RCT 研究显示,实施集束化清洁方案投入的成本为 34.9 万澳元,但预防感染的净收益为 102 万澳元,每提高一个质量调整生命年(quality-adjusted life year,QALY)可获得 4 684 美元的增量成本效益比,与原有的医院清洁做法相比,REACH 的成本效益为 86%。

综上所述,环境物表的清洁与消毒对于 HAIs 的发生率、环境表面污染度影响的证据在不断地积累,尤其是美国(2017)、澳大利亚(2019)相继开展高质量 RCT 研究,并以患者临床结局为主要产出的临床研究,为医疗机构环境感染控制作出较大的贡献。

(金 慧 倪晓平)

# 第三节 环境物体表面清洁与消毒实践管理

## 一、基本原则

1. 加强环境清洁工作的组织管理,医疗机构应建立健全环境物表清洁工作的组织管理体系和规章制度,明确各部门和人员的职责。应指定相关部门具体参与日常环境清洁质量的监督工作,对环境清洁服务机构做好监管工作,同时及时交流、沟通有关 HAIs 防控信息。协调本单位日常清洁与突发应急事件的消毒,并对环境清洁服务机构的人员开展业务指导。开展全员培训,明确人人是环境物表清洁与消毒的参与者。医务人员应负责使用中诊疗设备与仪器的日常清洁与消毒工作,同时指导环境清洁人员对诊疗设备与仪器等进行清洁与消毒。医疗机构在开展内部建筑修缮与装饰时,应建立有医院感染控制人员参与的综合防控小组,对施工相关区域环境污染风险进行评估,提出有效、可行的干预措施,指导施工单位做好施工区域的隔断防护,监督措施落实的全过程。医疗机构应对清洁与消毒质量进行审核,将结果及时反馈给相关部门与人员,促进清洁与消毒质量的持续改进。

2. 清洁单元化操作,在日常的清洁与消毒实践中,应执行单元化操作原则。以患者为中心,其周围相关环境物表视为一个清洁单元,允许使用多块抹布、消毒(卫生)湿巾在该单元内环境物表擦拭,但是任何在该单元内使用过的清洁工具(抹布、地巾)不得用于下一个患者单元的清洁,以最大限度防止病原微生物的水平传播。

3. 清洁工具颜色编码,清洁工具(抹布、地巾、手套)颜色编码是辅助清洁单元化操作的有效形式。如推荐红色用于卫生间环境表面,黄色用于患者单元,绿色用于公共区域,蓝色用于治疗和治疗准备区域等,以防止在日常清洁实践中,不同区域清洁工具混用,避免病原微生物水平传播。同时也方便监控日常清洁是否为单元化操作。

4. 清洁实践应有序进行,实行湿式卫生,清洁工作应做到"由洁到污","由高到低"的顺序。日常清洁实践中,保洁人员无法避免环境物表上的污染物对自身表面的污染。相反,保洁人员自身表面也会接触到工作区域内的环境物表,将表面的污染物转移到所接触的表面。因此,由洁到污的工作顺序,可以最大限度避免对清洁目标的二次污染。由高到低的顺序,是为了避免因清洁顺序不明确造成的不必要的二次污染,因为在对高处目标进行清洁时,表面的污染物、碎片可能跌落到低处的表面,如果低处先于高处清洁,就容易发生二次污染现象。保洁人员进入多人病房时,应先对距离门最近病床进行清洁与消毒,依次顺序完成最里面病床的保洁;然后,"由内而外",保洁人员边退边擦,完成地面的保洁工作;最后对病房的卫生间进行清洁。有序开展保洁工作不仅可以避免遗漏任何表面,同时也防止不必要的二次污染。

5. 清洁工具的有效复用,是指使用过或污染的抹布、地巾进行适当的复用处理,以达到再次使用时卫生安全、无害化的标准。传统的环境保洁是"抹布 + 水桶"方式,即保洁人员将配制好的消毒剂倒入水桶中,手中拿一块抹布,进入工作区域后对保洁目标进行擦拭消毒,完成一个目标的擦拭后,就在随身携带的水桶内进行复用处理,反复如此直到整个区域的保洁任务结束。由此可见,这桶消毒剂在第一次的抹布复用就被污染了,后续的擦拭消毒与其说是在保洁,其实是在污染,是一种典型的水平交叉污染。现代的保洁工作要求清洁单元化操作,就为了避免发生水平交叉污染。有效的复用分为两大类,即手工复用与机械复用。手工复用应在清洗的基础上,将抹布、地巾放入 1 000~2 000mg/L 含氯消毒剂溶液中,完全浸没浸泡 30min,冲净消毒液,干燥备用。应注意的是,消毒剂有效浓度应根据浸泡量以及抹布、地巾的含水量进行配制。干燥步骤是关键,潮湿的布类十分有利于微生物的存活与繁殖。机械复用,是采用洗衣机清洗、热力消毒,执行 $A_0$ 值为 600 的标准,然后采用烘干机干燥,整理装盒备用。由此可见,机械复用不仅高效且有质量保证,尤其是在最后的干燥步骤,从而避免了复用不当造成的病原微生物的传播。但是,机械复用一次性投入成本较大,且需要复用场地,因此在一些基层单位尚未推广普及。

## 二、医疗机构环境感染风险等级的划分

1. 划分依据  为了有针对性地开展环境物表的消毒,防止医疗机构内环境消毒剂的滥用,在规划本单位环境物表消毒前,应按环境物表在传播 HAIs 中的地位与作用,将医疗机构环境划分为高度、中度和低度感染风险区域。划分依据为,是否有患者的居住,以及是否有患者血液等感染性体液的暴露。

(1)高度风险区域(high-risk area):是指有感染或定植患者居住的区域以及对高度易感患者采取保护性隔离措施的区域,如感染性疾病科、手术室、产房、ICU、移植病房、烧伤病房、早产儿室等。这些区域内的环境物表很容易被患者污染,一旦污染会造成持续性扩散,而该区域居住的患者又对 HAIs 病原微生物高度敏感,且感染后的发病率、病死率较高。同时,感染 / 定植患者因各种原因离开原居住病房后,不当的终末消毒等都会引发 HAIs 病原

微生物的传播,对现有的患者,或新入住的患者造成较大的感染隐患。另外,还有一些高度风险区域,如临床检验科、消毒供应中心等处,虽然没有患者出现,但有大量来自患者血液、粪便、痰液等感染性体液标本,以及被患者血液等体液污染的医疗器械。这些标本和污染的医疗器械对 HCWs 而言,是极大的职业暴露隐患。因此,这些区域是环境消毒的重点关注区域。

(2)中度风险区域(medium-risk area):有普通患者居住,患者体液、血液、排泄物、分泌物对环境表面存在潜在污染可能性的区域。如普通住院病房、门诊科室、功能检查室等。相对于高度风险区域,中度风险区域所涉及的范围较大,因这些区域内的人流量较大,环境物表污染的概率也较高,是保洁人员投入量相对较多的区域。

(3)低度风险区域(low-risk area):基本没有患者或患者只作短暂停留,也几乎不会出现患者的临床标本,如行政管理部门、图书馆、会议室、病案室等。这类区域的日常保洁以清洁为主,必要时开展定期的环境物表擦拭消毒。

2. 不同风险等级区域的日常清洁与消毒实践 根据环境感染风险等级开展日常的清洁与消毒,并按 WS/T 512—2016《医疗机构环境表面清洁与消毒管理规范》达到相关的卫生标准(表 38-3)。

表 38-3 医疗机构不同等级的风险区域日常清洁与消毒管理

| 风险等级 | 环境清洁等级分类 | 方式 | 频率/(次·d⁻¹) | 标准 |
|---|---|---|---|---|
| 低度风险区域 | 清洁级 | 湿式卫生 | 1~2 | 要求达到区域内环境干净、干燥、无尘、无污垢、无碎屑、无异味等 |
| 中度风险区域 | 卫生级 | 湿式卫生,可采用清洁剂辅助清洁 | 2 | 要求达到区域内环境表面菌落总数 ≤10CFU/cm², 或自然菌减少 1 个对数值以上 |
| 高度风险区域 | 消毒级 | 湿式卫生,可采用清洁剂辅助清洁 | ≥2 | 要求达到区域内环境表面菌落总数符合 GB 15982—2012 要求 |
| | | 高频接触的环境表面,实施中、低水平消毒 | ≥2 | |

注:各类风险区域的环境表面一旦发生患者体液、血液、排泄物、分泌物等污染时应立即实施污点清洁与消毒;凡开展侵入性操作、吸痰等高度危险诊疗活动结束后,应立即实施环境清洁与消毒;在明确病原体污染时,可参考 WS/T 367—2012 提供的方法进行消毒。

Gavalda 等的一项研究显示,常规清洁和消毒后 13.8h,病房内有 53.8% 的经常接触物体出现了 MDRO 的定植。因此,环境清洁与消毒的频次成为维持环境物表保洁的重要因素。为了提高患者就医的便捷、医院服务的效率,目前,各医疗机构大力普及自动服务,如自动挂号机、自动付费、检验报告自动生成等。这些设备表面被就医患者频繁触摸,存在较大的交叉污染隐患,是医院感染管理面临的新挑战。为此建议采取以下措施:①提高清洁频次,应视人员触摸频率,每 2~4h 保洁一次;②采用自助机良好兼容且对于患者无毒无刺激的消毒剂擦拭,推荐采用含有季铵盐类消毒剂成分的消毒湿巾擦拭,不仅清洁、消毒"一步法"完成,该类消毒剂具有较好滞效作用;③提倡触摸自助机前、后实施手卫生,尤其是触摸前手卫生,减少对自助机污染的概率,推荐采用速干型手消毒剂,快捷方便。

## 三、环境物表清洁与消毒方法的使用原则

根据 Spaulding 分类法,将医院内医疗器械或诊疗用品根据微生物污染后引起感染传播的潜在危险性分为三种:高度危险性物品(critical item)、中度危险性物品(semi-critical item)和低度危险性物品(non-critical item)。因高、中危险物品涉及无菌组织和黏膜组织,故本章节的内容不涉及。

低度危险物品是指接触完整皮肤但不接触黏膜的物品。由于完整皮肤是防御病原微生物入侵的自然屏障,因此,接触完整皮肤的环境物表的清洁质量,是以无害化为基础的微生物学标准。通常,使用过的或污染的低度危险物品无须送至医院的消毒供应中心进行复用处理,以现场复用处理为主,或病区集中复用处理。但是,近年来不少医疗机构引入床单位的洗消中心、清洁工具(抹布、地巾)洗消中心,实行全院集中处理与配送机制,这对提高全院清洁工具清洗质量是非常有利的。环境表面清洁与消毒方法的选择原则如下。

1. 基于引发 HAIs 病原微生物特征选用消毒剂,使用合法有效的消毒产品,严格执行消毒产品使用说明书推荐的使用方法、消毒浓度和注意事项。

2. 鉴于引发 HAIs 的病原微生物中 80% 系细菌的繁殖体,因此,日常清洁与消毒推荐采用中、低水平的消毒剂。发现特殊病原体时,可以相应调整消毒剂种类。

3. 先清洁后消毒,尤其是有明显污染物存在情况下,应先清除可见污染物,使表面的微生物污染程度降至最低,更重要的是通过有效去污使微生物裸露出来,给后续使用的消毒因子充分发挥作用创造有利的条件。轻度污染时,可以采用消毒(卫生)湿巾,清洁与消毒"一步法"完成。

4. 日常环境物表消毒时,不推荐采用高水平消毒剂。但是,有明确病原体污染时,基于微生物抗力特点选用消毒剂,并严格控制消毒剂的应用浓度与作用时间。高浓度含氯消毒剂在环境物表使用后,满足作用时间后应进行去残留处理。

5. 室内有人时,避免使用化学消毒剂喷雾进行空气消毒。

6. 婴儿和新生儿病房环境不得使用高水平消毒剂,新生儿暖箱内表面有新生儿时不得使用任何消毒剂,应以清水清洁为主;因病原体污染必须使用时,应在转移患儿后方可实施。

7. 消毒剂应做到现配现用,采用清水稀释,使用过的或污染的抹布、地巾不得再次浸泡至消毒剂中。配制多日的消毒剂使用前应监测有效浓度,凡低于规定浓度的消毒剂应弃用。

## 四、环境物表消毒产品的选用原则

迄今为止,尚无统一的消毒产品质量的评价标准,然而,美国学者 Rutala 等(2014)提出了理想消毒产品的 14 条标准,其中 5 条标准为关键指标:①可以有效杀灭最常见的 HAIs 的病原微生物。②快速杀灭和可接受的湿接触时间。由于大多数的消毒剂在干涸后就停止对微生物的杀灭作用,因此,消毒剂的保湿时间很重要。通常以消毒剂作用时间 10min 为限,并以 1min、3min 两个作用时间作为评价消毒产品是否快速有效的重要参考指标。③安全、无毒无害,对环境、人员友好。④产品越容易使用,工作人员就越有可能达到合规使用。

⑤其他因素包括制造商提供的业务培训和技术支持、消毒产品的成本和标准化问题等。

近年来，一种新型的消毒产品——消毒湿巾（disinfection wet wipes）的面世受到全球医院感染管理界的关注。该产品是以非织造布、织物、无尘纸或其他原料为载体，纯化水为生产用水，适量添加消毒剂等原材料，制成的具有清洁与消毒作用的产品，适用于一般物体表面、医疗器械表面及其他物体表面。该产品最大特点是流水线生产，质量有保证。另外，该类产品在含有消毒剂的基础上，添加表面活性剂，不仅有助于清除污染物，且有杀灭病原微生物的功能，故美国、欧盟等国家、地区将这类消毒产品称之为清洁、消毒"一步法"产品。由于含有表面活性剂，改变了擦拭表面的张力，使擦拭过程中留下的消毒剂可以均匀地分布在表面。而传统自行配制的消毒剂不含表面活性剂，擦拭时会出现部分没有覆盖消毒剂的地方，导致擦拭消毒效果大打折扣。但是，消毒湿巾售价较高，阻碍了该产品在医疗机构中推广使用。

（金 慧 倪晓平）

# 第四节 环境保洁人员的管理

## 一、基本要求

目前，我国多数二级以上的医疗机构环境清洁工作实行社会化服务模式，但是，多数医疗机构保洁服务的企业是由宾馆、家政专业转型而来，因此，要适应医疗机构这一特殊环境的保洁工作，相关企业不仅本行业的业务要精益求精，同时还要了解HAIs防控的基本知识。根据WS/T 512—2016《医疗机构环境表面清洁与消毒管理规范》要求，承担医疗机构环境清洁服务的机构或部门，应符合以下要求。

1. 建立完善的环境清洁质量管理体系，在环境清洁服务的合同中充分体现环境清洁对医院感染预防与控制的重要性。

2. 基于医疗机构的诊疗服务特点和环境污染的风险等级，建立健全质量管理文件、程序性文件和作业指导书。开展清洁与消毒质量审核，并将结果及时报告至院方。

3. 应对所有环境清洁服务人员开展上岗培训和定期培训。培训内容应包括医院感染预防的基本知识与基本技能。

## 二、保洁人员的管理

美国一项包括36家急诊医院，覆盖14个类别的环境物表的清洁质量调查，采用荧光标记法进行考核，结果显示保洁人员的清洁质量合格率仅为48%。英国一项涉及126家医疗机构的调查显示，环境卫生外包医院的MRSA感染率明显高于自己承担的医院。多项研究显示，经全面提升医院环境的清洁度，MRSA、VRE和鲍曼不动杆菌的感染率可以平均减少40%。由此可见，承担医疗机构环境物表保洁主体的保洁人员的重要性。但是，保洁人员的结构令人担忧,杭州市的一项多中心研究显示,保洁人员的平均年龄在 50 岁左右,文化程度以小学毕业为主。为此,应加强保洁人员的上岗培训与继续教育,树立广大保洁人员的责任意识、工作成就感,全力认真做好本职工作。医疗机构应积极指导并开展 HAIs 防控基础知识、技能的培训,包括如何做好手卫生、个人防护、识别各种隔离防护标记标识、发生职业暴露后的处理流程等。

### 三、加强对保洁质量的监督

维持环境物表清洁与消毒质量,是每家医疗机构所期望的,这不仅为每一位就医患者提供一个温馨就医环境,更重要的是打造一个安全的诊疗场所。有调查显示即使在具有良好安全文化的医疗机构中,环境保洁员也是被边缘化。因此,须开展保洁人员管理机制的研究,加强人文关怀,使保洁人员成为医院感染管理中重要的组成成员,培养自觉实践各项保洁工作的良好习惯。

坦桑尼亚一项多中心的环境清洁干预研究,通过对保洁人员开展继续教育,采用细菌菌落总数,以及凝胶点的清除率相结合方式,细菌菌落总数的合格率由干预前的 19% 上升为干预后的 41%。环境物表清洁是一项复杂的感染防控基础工作和干预措施,需要多管齐下,医院感染管理部门应与保洁机构保持交流、沟通机制,明确职责分工,建立持续的环境清洁质量改进机制。

### 四、加强人员培训

开展业务培训、建立标准操作规程(standard operating procedure,SOP)、定期监测、审核和反馈。清洁人员的培训应基于国家相关标准,应该是结构化的,有针对性的,结合保洁员结构特点,培训教材应图文并茂、通俗易懂、手段多样,尤其是新员工上岗培训不能走过场。培训内容应包括 HAIs 防控基础知识、标准预防措施、消毒剂配制过程、个人防护以及发生职业暴露后的报告、处理流程等。

(金 慧 倪晓平)

# 第五节 环境物体表面清洁与消毒的质量管理

医疗机构环境物表清洁和消毒质量的最终目标,应该是阻断环境相关病原微生物传播风险,而不是一味建立一个持续"无菌"的环境表面。目前,尚未建立全球公认的清洁标准。按我国 GB 15982—2012《医院消毒卫生标准》要求,Ⅰ类(洁净手术部)、Ⅱ类环境(如非洁净手术室、产房、导管、ICU、新生儿室等)达到物体表面平均细菌菌落数为 ≤ 5.0CFU/cm$^2$ 的标准。Ⅲ类环境(如母婴同室、血透中心、普通住院病区)和Ⅳ类环境(如普通门急诊、感染性疾病科门诊和病区)达到物体表面平均细菌菌落数为 ≤ 10.0CFU/cm$^2$ 的标准。目前,欧美国家执行的环境表面卫生标准为<2.5CFU/cm², 没有分区要求。

## 一、环境物表微生物学监测策略

环境物表微生物学监测是考核清洁质量的金标准。根据考核的目的可以将微生物监测策略分为两大类,即质量考核和流行病学调查。前者的目的是考核环境物表清洁与消毒质量是否达到国家相关卫生标准。后者则发生感染传播、暴发或环境感染干预研究需要时,用以检索和检测病原微生物或致病菌为目的。虽然,这两种目的都涉及微生物的实验,但为了提供最佳结果,两类监测所使用的方法有所不同。这两种监测目的的主要区别在于采样工具、采样面积计算以及培养方法选择等(图38-1)。

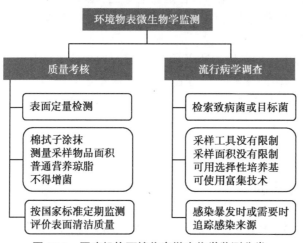

图38-1 医疗机构环境物表微生物学监测分类

质量考核是依据国家的相关标准,在采样时间上,要求在潜在污染区、污染区消毒后采样,清洁区视现场情况而定。采样面积规定,被采面积<100cm², 取全部面积; 被采面积≥100cm², 取100cm²。采样时,要求采用灭菌规格板,棉拭子浸湿采样液(需要时应加入相应中和剂)后涂抹采样。现场样本应在4h内送检,冷藏标本不得超过24h。采用营养琼脂倾注,(36±1)℃下恒温培养48h。必要时分离致病性微生物。由此可见,质量考核的微生物学监测,从采样时间、面积、方法和检测均做了明确的规定,是标准化的检测程序。因此,其检测结果从医院自身可以进行连续性的观察与趋势分析。从卫生监督角度而言,以第三方的视角,采用标准化方法来评价各个医疗机构的清洁质量,可以体现整个区域内总体水平。对于各医院而言,可以开展医院间的数据比对。因此,质量考核必须严格参照国家相关标准规定执行。

流行病学调查更多的是在发生感染传播、暴发或开展环境感染控制的干预性研究等目的时进行。由于环境中微生物的复杂性,不确定因素的干扰,因此,简单采用质量考核的方法与技术,可能无法达到流行病学调查预期的结果。为此,须对采样时间、采样面积、采样方法以及检测方法进行优化,在流行病学调查微生物采样时,推荐在最后一次环境表面消毒3~4h后实施,以减少残留消毒剂的干扰。尽量选用更具捕获效率的拭子。流行病学调查采样没有采样面积限制,可以扩大采样面积以提高检出率;也可以通过富集技术(增菌、离心、滤膜法等)和使用选择性培养基等方法来提高目标微生物的检出率。流行病学调查采样也可以采用质量考核的方法同步进行,其结果反映微生物的污染程度。

## 二、环境物表的采样方法

医疗机构环境物表微生物学监测是 HAIs 防控重要的内容之一,在整个环境物表微生物学监测过程中,采样是第一步,也是关键步骤,只有有效捕获表面微生物,才有可能为后续的实验室检测创造有利条件。目前,环境表面微生物采样工具主要包括拭子采样、海绵棒、接触法以及破坏性采样等(表 38-4)。

**表 38-4  医疗机构环境物表微生物学采样方法**

| 采样工具 | 方法描述 | 优点 | 缺点 |
|---|---|---|---|
| 拭子 | 棉拭子,蘸取采样液后直接在环境表面涂抹采样 | 国家卫生评价标准指定采样工具<br>适用于不同形状表面采样<br>成本低廉 | 微生物的捕获率一般<br>采样液配制须了解消毒剂残留<br>无菌操作防止人为污染标本 |
| | 人工纤维拭子,蘸取采样液后直接在环境表面涂抹采样 | 高分子材料合成,纤维表面静电微生物的捕获率较高<br>适用于不同形状表面采样 | 采样面积受限<br>部分采样液配制须了解消毒剂残留<br>无菌操作防止人为污染标本<br>成本略高于棉拭子 |
| 海绵棒 | 海绵块自含广谱中和剂,取出后直接在环境表面涂抹采样 | 无须考虑消毒剂残留<br>采样面积可以达到 $1m^2$ 左右<br>微生物捕获率较高 | 产品有保质期限制<br>无菌操作防止人为污染标本<br>成本较高 |
| 接触法 | 采样平皿、载玻片直接按压环境表面采样 | 简便快速采样,无需采样液接种环节<br>使用于吸水表面采样<br>反映实际污染程度 | 产品有保质期限制<br>仅用于平整的表面<br>污染严重不适用 |
| | 采用带有黏合剂的薄膜直接按压环境表面采样 | 微生物捕获率较高<br>适用于不同形状表面采样<br>便于携带 | 采样前须"激活"<br>成本昂贵<br>须严格无菌操作 |
| 破坏性采样 | 采用工具剪取样品,称重、振荡,取样培养 | 微生物捕获率最高<br>反映微生物污染的真实世界<br>可以定量检测 | 无菌操作采样<br>样品预处理环节烦琐<br>成本较高 |
| | 采用工具截取整块表面样品,染色+电镜观察 | 微生物捕获率最高<br>从形态学上直观反映微生物的真实世界<br>区别死菌与活菌<br>可以观察生物膜 | 需要专业设备<br>专业人员的操作<br>成本最高<br>采样对象受损 |

### (一) 拭子采样

1. 棉拭子　棉拭子采样是最经典的环境表面采样工具,也是国家标准 GB 15982—2012 推荐的环境表面卫生质量考核时的采样工具。棉拭子采样操作简便,适用的采样表面最广泛,几乎没有任何限制。应注意的是:①棉拭子是采用自然棉纤维制作,如果棉纤维脱脂不彻底,则会影响拭子头的吸水功能;②棉拭子大多采用机械化加工生产,拭子头若缠得过紧,会影响拭子头的吸水剂量;③棉拭子头不应制作过圆,圆形拭子头会导致与采样表面接触面过少,从而影响微生物的捕捉率;④拭子头应充分吸取采样液,保证整个采样过程均为湿式采样。采样过程应按国家规定方法规范采样与送检,采样过程中应做好手卫生,防止因操作不当人为污染采样标本。

2. 人造纤维拭子　人造纤维制作的拭子被越来越多地用于环境表面的采样。为了提高环境表面病原微生物的捕获效率,生产企业不仅采用高分子材料,且在纤维表面附加了静电。人造纤维拭子头的形状多样,有缠绕成圆头,或以植绒的方式呈现出多种形状。这类拭子主要用于流行病学调查,适用于各种表面的采样。但是,由于价格昂贵,基层医疗机构应用受到一定的限制。

### (二) 海绵棒

海绵棒采样已在国外应用多年了,国内使用较少。由于海绵经过特殊处理后不含杀灭微生物的纤维素,且在制作过程中加入 10ml 广谱中和剂,因此,采样时无须考虑采样环境表面的消毒剂残留问题,采样的面积也可以增加至 $1m^2$,可采样的面积远远超过拭子工具,从而大大增加捕获目标微生物的概率。海绵棒仅用于流行病学调查,适用于各种形状表面的采样,操作简便,但应注意无菌操作。海绵棒为软包装,携带方便。但是,价格非常昂贵,基层医疗机构使用受到限制。

### (三) 接触法

1. RODAC　在国外文献中,环境表面采样使用最多的方法就是复制微生物检测技术(replicate organism detection and counting,RODAC),其平皿中琼脂高出平皿边缘 1~2mm,采样时打开平皿盖,在选定的表面加压按数秒钟即可,加盖、编号送检。该方法相对于拭子采样,省略了后续拭子的处理与采样液的接种环节,且采样时操作简便,深受医疗机构的欢迎。该培养皿的采样面积基本固定($25~30cm^2$),可以省略规格板,适用于平整的表面,尤其适用于吸水性强的表面(织物、床垫、被褥等)。RODAC 适用于质量考核与流行病学调查。但是,重度污染的表面不宜采用,因细菌菌落融合,无法计数。

2. 薄膜粘贴　是一款预先将培养基涂布在带有黏合剂的薄膜表面,采样前须用无菌水进行预湿活化。采样时打开保护膜,将含有培养基的一面覆盖在采样表面,施压数秒钟后,揭起覆盖上保护膜,编号送检。该方法的采样面积通常是固定的,因此可以省略规格板。本方法适用于各种形状的环境表面,尤其适用于吸水性强的表面(织物、床垫、被褥等),且可用于质量考核与流行病学调查。但是,重度污染的表面不宜采用,因细菌菌落融合,无法计数。采样过程中应注意无菌操作。该产品价格非常昂贵,基层医疗机构使用受到限制。

### （四）破坏性采样

破坏性采样也是流行病学调查中经常使用的方法，由于病原微生物无处不在，如藏匿在织物纤维之中，枕头、被褥内部的填充物中，以及生长在生物膜内部的细菌。因此，拭子、海绵棒、接触法采样就望尘莫及，因此，需要破坏性采样方法来获取环境物表和物品标本。

1. 剪切取样　剪切取样时，选定采样目标，采用无菌操作技术剪切选定的目标；例如，剪取被服、工作服、枕芯等，装入无菌容器送检。实验室经过称重，加入无菌水或洗脱剂，充分振荡后，取洗脱液培养。该方法环节比较复杂，但是可以较好地反映微生物实际污染情况，可以定量检测。剪切取样最大的问题是抽样对象受损较大，甚至导致抽样物品报废，因此，在实际的工作中较少采用。

2. 切割取样　为反映环境表面微生物污染的真实世界，可选定采样表面，采用无菌操作技术将选定的表面切割下来，经过特殊染色处理，置于电子显微镜下观察。Costa 等研究发现，常规微生物检测阴性的表面，经本法观察有 76% 的表面可见活菌存在，所有采集的环境表面标本（$n$=56）均有生物膜存在。本方法是目前环境表面微生物污染检测最先进的技术，但是，限于专业设备、检测技术、费用以及对物体本身破坏较大等因素，国内外应用甚少。

## 三、环境物表清洁质量考核方法

目前，国内外环境物表清洁质量的考核技术包括直接观察、微生物培养、PCR 技术、荧光标记以及 ATP 生物荧光。由于各种考核技术的设计目的不一，因此，各医疗机构可以根据各自需要选择使用（表 38-5）。

表 38-5　常用医疗机构环境物表卫生质量考核方法

| 分类 | 方法描述 | 优点 | 缺点 |
|---|---|---|---|
| 观察法 | 肉眼观察环境干净整洁<br>嗅觉没有异味感<br>检查者手触摸未见灰尘 | 最常用的考核方法<br>简便、快捷<br>成本忽略不计 | 主观判断<br>检查者个体差异较大<br>不能代表微生物存在与否 |
| 化学法 | 荧光标记审核环境清洁质量 | 直观<br>考核清洁效率<br>成本低廉 | 标记+检查须前后 2 次到现场<br>只能选择光滑表面用于考核 |
| | 荧光粉迹审核环境清洁单元化操作 | 直观<br>考核清洁单元化<br>成本低廉 | 放置+检查须前后 2 次到现场<br>只能选择光滑表面用于考核 |
| | ATP 检测 RLU 值 | 快速、简便<br>检测死、活细菌释放 ATP | 成本昂贵<br>用于评价污染程度<br>尚未建立判定标准 |

| 分类 | 方法描述 | 优点 | 缺点 |
|------|----------|------|------|
| 微生物 | 表面采样(拭子涂抹、平皿接触、薄膜粘贴法),微生物培养检测 | 环境卫生质量审核金标准 可以反映环境表面微生物污染的真实世界 | 需要专业人员采样与检验 检测周期较长 成本较高 |
| | 表面采样(拭子涂抹),基于PCR技术的非培养检测 | 特异、敏感 适用于病毒、生长缓慢病原体、不明原因病原体 | 需要专业人员 需要专业设备、试剂 成本较高 |

### (一)直接观察

国内外最普遍采用的清洁质量考核方法。该方法以"视觉上干净",没有异味,手触摸的表面未见灰尘为标准。直接观察考核是最经济、快捷的方法,深受国内外感染管理团队的欢迎。直接观察还包括隐蔽观察,即考核保洁人员清洁实践是否规范、流程与程序是否正确。直接观察最大的缺陷是主观判断,"视觉上干净"无法代表微生物的污染程度。有研究显示,视觉合格率达到82%,但微生物学和ATP检测合格率分别为30%和24%。

### (二)微生物培养

微生物学监测是考核环境表面清洁质量的金标准。具体的内容见本节"环境物表的采样方法"。质量考核时,应严格执行GB 15982—2012《医院消毒卫生标准》,按规定采样面积、采样时间、采样方法和检测方法,并对照医疗机构不同区域的卫生标准进行评价。

### (三)PCR 技术

PCR技术是常用的环境物表微生物检测的非培养技术,尤其是病毒类、体外生长缓慢、不易培养的和不明病原体的检测。聚合酶链反应(polymerase chain reaction,PCR)的检测原理类似于核酸天然复制的过程,其特异性依赖于与靶序列两端互补的寡核苷酸引物。PCR可检测无论死活的目标单个病原体,只要病原体的核酸存在,且未被降解就可以检获。目前,国内外基于PCR技术对于环境物表病原微生物的检测已经相当普及了。

### (四)荧光标记

荧光标记物包括荧光凝胶、荧光粉末,荧光标记主要用于考核保洁人员的清洁质量。荧光凝胶事先在保洁人员的工作区域内标记,该标记物为无色无味,须在紫外线灯照射下方可见,因此,保洁人员是在不知情的情况下实施保洁工作。保洁人员工作结束,检查者采用紫外线灯检查荧光标记的清除情况,并计数清除率,是直接反映保洁人员工作质量的工具。

荧光粉末主要考核保洁人员是否按要求进行单元化操作。荧光粉末事先放置在保洁人员容易可见的表面,按规范要求见到污染物,应先用一块抹布或消毒湿巾去污并丢弃,再用另一块抹布或消毒湿巾清洁,并复用一次。有效清除时,检查人员采用紫外线灯观察时,表面几乎见不到荧光。如果保洁人员处理不当,可见荧光的残留,甚至有荧光扩散现象。因此,这两种方法不仅可以考核保洁人员清洁质量,同时也是员工上岗培训工具。须注意的是,荧光标记表面要选择平整光滑且容易清除的表面,如不锈钢、塑料、陶瓷等。考核人员在使用荧光标记考核前,应做一些预测试,以确定容易被清除的环境表面作为考核目标。

### (五) ATP 生物荧光检测技术

ATP 生物荧光测定原理是利用萤光素酶在镁离子、ATP、氧的参与下,催化萤光素氧化脱羧,产生激活态的氧化萤光素,放出光子,产生 560nm 的荧光,在裂解液作用下,细菌裂解后释放的 ATP 参与上述酶促反应,用荧光检测仪测定发光值,从而获知 ATP 含量,即相对光单位值(relative light unit,RLU),进而反映细菌的含量。该方法具有快速、高效、灵敏度高等特点,越来越受到国内外医疗机构的关注。但是,ATP 检测结果与微生物检测结果的一致性欠佳,尤其是在微生物污染较低水平时。另外,ATP 检测获得的 RLU 无法区分死菌与活菌。因此,检测结果需要专业解释。另外,高浓度的含氯消毒剂可能会影响 ATP 生物发光反应,导致信号减弱。目前尚未建立公认的环境物表清洁质量的 RLU 标准。

21 世纪以来,医疗机构环境物表的清洁和消毒作用受到业内人士高度关注。随着可供治疗多重耐药菌感染的抗菌药物的选择越来越少,因此,通过环境监测明确 HAIs 传播途径、实施有效的非药物性干预措施,变得越来越重要。

未来,环境物表清洁和消毒研究应解决以下关键问题,应充分考虑患者 - 环境 -HCWs 三方之间的复杂的关系,确定污染环境物表对 HAIs 病原微生物传播和感染发生的因果关系。开展环境感染相关研究,不仅要有严谨的实验设计、产出高质量的数据,还应以患者的临床结局为主要产出,同时研发新的环境物表清洁与消毒方法和技术,以及快速而精准反映真实世界中的环境物表病原微生物污染状况的监测技术。

(金 慧 倪晓平)

———————————— 参 考 文 献 ————————————

[ 1 ] 胡必杰, 倪晓平, 覃金爱. 医院环境物体表面清洁与消毒最佳实践 [M]. 上海: 上海科学技术出版社, 2012.

[ 2 ] 贾维斯. Bennett & Brachman 医院感染 [M]. 胡必杰, 陈文森, 高晓东, 等译. 上海: 上海科学技术出版社, 2016.

[ 3 ] 国家市场监督管理总局, 国家标准化管理委员会. 普通物体表面消毒剂通用要求: GB 27952—2020 [S]. 北京: 中国标准出版社, 2020.

[ 4 ] 中华人民共和国国家质量监督检验检疫总局, 中国国家标准化管理委员会. 医院消毒卫生标准: GB 15982—2012 [S]. 北京: 中国标准出版社, 2012.

[ 5 ] 中华人民共和国卫生部. 医疗机构消毒技术规范: WS/T 367—2012 [S]. 北京: 中国标准出版社, 2012.

[ 6 ] 中华人民共和国国家卫生和计划生育委员会. 医疗机构环境表面清洁与消毒管理规范: WS/T 512—2016 [S]. 北京: 中国标准出版社, 2016.

[ 7 ] 金慧, 王慧敏, 孔庆鑫, 等. 医院感染调查环境表面微生物采样技术应用现状与研究进展 [J]. 中华医院

感染学杂志, 2018, 28 (16): 2555-2560.

［8］ RUTALA W A, HAJIME K, GERGEN M F, et al. Enhanced disinfection leads to reduction of microbial contamination and a decrease in patient colonization and infection [J]. Infect Control Hosp Epidemiol, 2018, 39: 1118-1121.

［9］ HUANG J, CUI C, ZHOU S L, et al. Impact of multicenter unified enhanced environmental cleaning and disinfection measures on nosocomial infections among patients in intensive care units [J]. J Int Med Res, 2020, 48 (8): 300060520949766.

［10］ EYRE D W, PHIL D, SHEPPARD A E, et al. A Candida auris outbreak and its control in an intensive care setting [J]. N Engl J Med, 2018, 379: 1322-1331.

［11］ JOLIVET S, COUTURIER J, VUILLEMIN X, et al. Outbreak of OXA-48-producing Enterobacterales in a haematological ward associated with an uncommon environmental reservoir, France, 2016 to 2019 [J]. Euro Surveill, 2021, 26 (21): 2000118.

［12］ KAMPF G, LEMMEN S, SUCHOMEL M. Ct values and infectivity of SARS-CoV-2 on surfaces [J]. Lancet Infectious Diseases, 2021, 21 (6): e141.

［13］ IWASAKI A. What reinfections mean for COVID-19 [J]. Lancet Infectious Diseases, 2021, 21 (1): 3-5.

［14］ ZHOU Y Y, ZENG Y Y, CHEN C Z. Presence of SARS-CoV-2 RNA in isolation ward environment 28 days after exposure [J]. Int J Infect Dis, 2020, 97: 258-259.

［15］ SINGANAYAGAM A, PATEL MONIK, CHARLETT A, et al. Duration of infectiousness and correlation with RT-PCR cycle threshold values in cases of COVID-19, England, January to May 2020 [J]. Euro Surveill, 2020, 25 (32): 2001483.

［16］ SEKYERE J O. Candida auris: A systematic review and meta-analysis of current updates on an emerging multidrug-resistant pathogen [J]. Microbiologyopen, 2018, 7 (4): e00578.

［17］ KU T S N, WALRAVEN C J, LEE S A. Candida auris: disinfectants and implications for infection control [J]. Front Microbiol, 2018, 9 (72): 6.

［18］ WHITE N M, BARNETT A G, HALL L, et al. Cost-effectiveness of an environmental cleaning bundle for reducing healthcare-associated infections [J]. Clin Infect Dis, 2020, 70 (12): 2461-2468.

［19］ GON G, KABANYWANYI A M, BLINKHOFF P, et al. The clean pilot study: evaluation of an environmental hygiene intervention bundle in three Tanzanian hospitals [J]. Antimicrob Resist Infect Control, 2021, 10 (1): 8.

［20］ WIβMANN J E, KIRCHHOFF L, BRÜGGEMANN Y, et al. Persistence of pathogens on inanimate surfaces: a narrative review [J]. Microorganisms, 2021, 9 (2): 343.

［21］ SULEYMAN G, ALANGADEN G, BARDOSSY A C. The role of environmental contamination in the transmission of nosocomial pathogens and healthcare-associated infections [J]. Curr Infect Dis Rep, 2018, 20 (6): 12.

［22］ KANAMORI H, RUTALA W A, WEBER D J. The role of patient care items as a fomite in healthcare-associated outbreaks and infection prevention [J]. Clin Infect Dis, 2017, 65 (8): 1412-1419.

［23］ ANDERSON D J, CHEN L F, WEBER D J, et al. Enhanced terminal room disinfection and acquisition and infection caused by multidrug-resistant organisms and Clostridium difficile (the Benefits of Enhanced Terminal Room Disinfection study): a cluster-randomised, multicentre, crossover study [J]. Lancet, 2017, 389 (10071): 805-814.

［24］ TOFFOLUTTI V, REEVES A, MCKEE M, et al. Outsourcing cleaning services increases MRSA incidence: evidence from 126 english acute trusts [J]. Soc Sci Med, 2017, 174: 64-69.

［25］ GAVALDÀ L, SORIANO A M, CÁMARA J, et al. Control of endemic extensively drug-resistant Acineto-bacter baumannii with a cohorting policy and cleaning procedures based on the 1 room, 1 wipe approach [J]. Am J Infect Control, 2016, 44 (5): 520-524.

［26］ GAN T, XU H, WU J, et al. Sequential enhanced cleaning eliminates multidrug-resistant organisms in general intensive care unit of a traditional Chinese medicine hospital [J]. J Crit Care, 2017, 41: 216-221.

［27］ COSTA D M, JOHANI K, MELO D S, et al. Biofilm contamination of high-touched surfaces in intensive care units: epidemiology and potential impacts [J]. Lett Appl Microbiol, 2019, 68 (4): 269-276.

［28］ NI K W, CHEN B B, JIN H, et al. Knowledge, attitudes, and practices regarding environmental cleaning among environmental service workers in Chinese hospitals [J]. Am J Infect Control, 2017, 45 (9): 1043-1045.

［29］ COHEN B, LIU J F, COHEN A R, et al. Association between healthcare-associated infection and exposure to hospital roommates and previous bed occupants with the same organism [J]. Infect Control Hosp Epide-miol, 2018, 39 (5): 541-546.

# 第三十九章
# 水源性医院感染的管理

　　临床诊疗和操作、器械清洗、配液离不开医疗用水,其水源主要来自市政自来水供水或二次供水,停滞的水流和复杂而狭长的供水管道为水源性微生物的繁殖提供了有利条件,因此医疗用水在使用、储存、输送过程中极易受到微生物的污染。流行病学调查显示,美国25%医院相关感染由水源性致病菌引起。近年来,由医院供水或用水引起的感染暴发事件也屡见不鲜,相关管理和要求存在一定的滞后性,因此有必要对医院水源性感染现状和管理防控进行总结。

## 一、水源性感染的定义及特点

　　水源性感染是指水源性致病菌或与饮用水引起的感染统称。根据感染地点的不同,一般可分为社区水源性感染和医院水源性感染,两者的感染来源和致病菌存在较大的差异。社区水源性感染多为肠道菌群和非结核分枝杆菌(nontuberculous mycobacteria,NTM),感染途径包括呼吸道、皮肤或黏膜直接或间接接触受污染的水源而引起,而医院水源性感染多为非肠道性革兰氏阴性杆菌,感染途径多与临床诊疗操作有关。近年来随着研究深入,发现引起医院感染的水源性致病菌多源自医院供水管路/系统,不同国家和地区医院的水管路/系统均存在不同程度的污染,是引起住院患者感染的重要原因之一。

　　医疗用水按照具体用途可分为以下几种。

　　(1)清洗用水。如手卫生用水,医疗器械、器具及物品的冲洗用水等。

　　(2)诊疗用水。如氧气湿化瓶、雾化器、呼吸机、婴儿暖箱等湿化装置用水,手机、三用枪、漱口及口腔种植等用水。

　　(3)配液用水。如血液透析室将水经过滤、软化、活性炭吸附及反渗处理后形成反渗水等。

　　医疗用水的水源主要来自市政给水管网直接供水或医院内的水罐/水箱而形成的二次加压供水,由于不同科室对水质要求存在较大差异,部分科室或操作须使用高质量的纯水或无菌水,从而决定医院供水系统具有"集中制水、分质供水"特点——使用一套水机对自来水进行深度处理,结合不同科室医疗用水需求和标准进行分质供水,通过独立的管道将不同水质的用水分别输送到各终端科室,具有随用随取、方便卫生等优点。然而,医院各建筑楼层的供水管路狭长而复杂,间歇性使用常导致水流停滞,余氯的含氯量随终端的延长而不断降低,水中微生物总量缓慢增加并逐渐形成稳定的生物膜固定在管路内部。

## 二、水源性病原体

尽管多种微生物可污染医疗用水并导致相关感染的发生,医院供水系统中经常可检出并大量繁殖的病原体多为非大肠埃希菌,常见的如铜绿假单胞菌、军团菌、NTM、不动杆菌、嗜麦芽窄食单胞菌、伊丽莎白金菌、奥斯陆莫拉菌等,一些曲霉菌、镰刀菌、隐孢子虫、诺如病毒等具有耐氯、耐热等特点,偶有导致院内感染暴发事件的发生。此外,部分细菌由于培养条件较为苛刻,常规培养基无法分离和鉴定,但属于活的且不可培养状态(viable but not cultivable,VBNC)以适应当前的生存环境,待条件适宜后可恢复繁殖和侵袭。常见的水源性病原体及传播汇总见表39-1。

表 39-1　水源性微生物传播证据汇总

| | 病原体 | 水源性传播能力 | 医院供水检出情况 | 院内感染暴发科室 / 分离地点 |
|---|---|---|---|---|
| 细菌 | 铜绿假单胞菌 | 可水源性传播 | 经常检出 | ICU、血液 / 骨髓移植科、烧伤科、内镜中心 |
| | 非结核分枝杆菌 | 可水源性传播 | 经常检出 | 儿童骨髓移植中心、心外科、口腔科 |
| | 军团菌 | 可水源性传播 | 经常检出 | ICU、新生儿 |
| | 嗜麦芽窄食单胞菌 | 可水源性传播 | 经常检出 | ICU |
| | 奥斯陆莫拉菌 | 可水源性传播 | 经常检出 | ICU、内镜中心 |
| | 产酸克雷伯菌 | 可水源性传播 | 可检出 | 新生儿 |
| | 鲍曼不动杆菌 | 可水源性传播 | 偶尔检出 | ICU、新生儿 |
| | 伊丽莎白菌 | 可水源性传播 | 偶尔检出 | ICU |
| | 金黄色葡萄球菌 | 没有水源性传播证据 | 很少检出 | — |
| 真菌 | 曲霉菌 | 临床株与环境株不同源 | 很少检出 | — |
| | 镰刀菌 | 少见 | 很少检出 | 血液肿瘤、骨髓移植科 |
| 寄生虫 | 隐孢子虫 / 变形虫 | 罕见 | 很少检出 | 自来水 |
| 病毒 | 诺如病毒 | 少见 | 很少检出 | 二次供水蓄水池 |

医院供水系统中水源性细菌的繁殖速度主要受以下因素影响。

### (一) 水温

水源性细菌的繁殖速度常受温度影响。有研究显示水温升至 15℃时,水中总细菌含量显著升高,温度超过 20℃时可培养细菌超过饮用水卫生学标准的概率更高,因此夏季的水中细菌超标比例显著高于其他三个季节。铜绿假单胞菌的最适宜繁殖水温为 25~42℃,夏季水铜绿假单胞菌在水龙头的检出率为 10.2%,冬季检出率为 1.9%。Cuttelod 等对瑞士某医院 ICU 龙头水进行为期 10 年的监测发现,水龙头出水温度从 50℃提升到 65℃时,铜绿假单胞菌的检出率降至阈值以下。军团菌是一种比较特殊的水源性细菌,20~50℃的水温即可繁殖但最适生长水温为 35~46℃。水温<20℃或>55℃时,军团菌将进入 VBNC 状态,此状态下的军团菌不具备繁殖和感染能力。

NTM 是另一种可在供水系统中长期稳定存在的细菌,夏季的检出率显著高于冬季。Norton 研究发现,部分 NTM 可在 50℃的水箱中长期存活,且检出率为水温>55℃水箱的 2 倍,因此通过热水系统也是 NTM 感染的一个重要途径。

### (二)余氯浓度

向自来水管路中投放含氯消毒剂是自来水厂出水后最常用的消毒手段,我国 GB 5749—2022《生活饮用水卫生标准》对末梢水余氯浓度的限定为>0.05mg/L。然而医院供水系统管网多采用非环状布置,造成水流停留时间长、流速缓慢和沉积物的聚集,余氯在医院供水管道中衰减迅速。基于供水系统全过程的监测研究发现,出厂水、医院供水管网水、龙头水的微生物菌落平均值分别为 22CFU/ml、47CFU/ml、3 072CFU/ml,由此可见在净水厂出水、供水管网水水质达标的情况下,建筑供水系统的水龙头端依然存在细菌超标现象,建筑供水系统的余氯衰减与细菌繁殖存在明显的正相关。此外,医院二次供水也极少投放含氯消毒剂,其末梢水余氯浓度严重不足。有研究显示,市政管网进水余氯为 0.1mg/L,但在水箱中停滞 8~40h 后余氯降至 0.05mg/L 以下,水中总菌落数开始超过 100CFU/ml,表明医院二次供水系统存在细菌再繁殖生长的风险。

嗜肺军团菌和铜绿假单胞菌具有一定的耐氯性,其杀灭 99.9% 的细菌所用 CT 值(concentration-time value,即消毒剂的浓度和作用时间的乘积)分别是大肠埃希菌的 580 倍和 21 倍,且营养成分越差的水环境中分离的嗜肺军团菌耐氯性越强。Marchesi 等对未经氯消毒处理和经过氯消毒处理的水箱水、龙头水进行检测,发现军团菌在氯消毒前后的检出率分别为 87% 和 53%,表明管路残留的余氯并不能完全杀灭军团菌,反而导致嗜肺军团菌耐氯性增强。Mao 等研究显示,在 LB 培养基稀释 10 000 倍的低营养、低氯浓度(0.3mg/L)条件下,铜绿假单胞菌虽在最初的 16h 被大量灭活,残余的铜绿假单胞菌在 16~76h 保持稳定,76h 后逐渐被灭活;若余氯浓度<0.3mg/L,铜绿假单胞菌可在 76h 后缓慢恢复繁殖。此外,在市政管网和建筑供水系统中已形成生物膜的铜绿假单胞菌比游离状态的细菌更容易耐受消毒剂及抗生素。

### (三)生物膜

医院楼宇间的供水管道由于老化和存在一定的死角,这为细菌和其他微生物的黏附提供了适宜条件,水流中游离的细菌、阿米巴、藻类和其他微生物逐渐附着在内管壁上形成生物膜。细菌生物膜表面通常由多聚体、蛋白质、核糖类物质所组成的聚合物包围,以保证微生物结构和功能的完整性。生物膜增厚至一定程度时,在水流的剪切力作用下可脱落并释放大量细菌,并随水流播散至各个终端科室。

军团菌可在管路内壁的生物膜中存活,但多以 VBNC 状态存在,仅 5% 的游离状态细菌可被培养鉴定出,游离的军团菌一旦被检测出提示管路已受到污染。Van 等对荷兰 3 座医疗机构 10 个采样点的生物膜监测显示,生物膜中军团菌的检出率为 70%,50% 的水中可检出游离的军团菌。Waak 发现具有致病性的嗜肺军团菌同时有很强的生物膜形成能力,且水温 32~42℃时成型速度高于 25℃;若附着在建筑热水管道,嗜肺军团菌具有更快的生物膜形成能力。意大利的一项研究显示,某医院在 COVID-19 疫情防控期间关闭 3 个月后,3 个病房水样中的军团菌均高于疫情前,表明水体滞留是细菌生物膜形成的必要条件。

## 三、国内外规范要求

医院不同科室或诊疗操作对水质的卫生学要求差异较大,其相关规范和指南标准也存在较大的不同。我国口腔科、手术室洗手用水、医疗器械冲洗用水的卫生学要求多参照 GB 5749—2022《生活饮用水卫生标准》规定,即水中细菌菌落总数 ≤ 100CFU/ml,且不得检出铜绿假单胞菌、沙门菌和大肠菌群。美国和欧洲对自来水卫生学标准较我国松弛,美国牙医协会提出水中异养菌总量应 ≤ 200CFU/ml,而欧洲对自来水微生物总数同我国一致,但同时要求军团菌总数不超过 1 000CFU/L。2015 年我国 YY 0572—2015《血液透析及相关治疗用水》规定:透析用水中的细菌总数应不超过 100CFU/ml,内毒素含量应不超过 0.25EU/ml;美国则规定细菌总数低于 200CFU/ml,内毒素应小于 2EU/ml。

此外,部分科室或诊疗操作须使用卫生学标准更高的纯化水。我国 WS 507—2016《软式内镜清洗消毒技术规范》中关于终末漂洗用水,WS 310.2—2016《医院消毒供应中心 第 2 部分:清洗消毒及灭菌技术操作规范》中关于冲洗用水有相关要求,检验科、病理科、生化室等实验室均要求使用软水或纯化水进行相应操作,其细菌总数应 ≤ 10CFU/100ml。

一些进入人体组织和无菌器官的相关医疗器械、器具及用品的复用或处理常须使用无菌水。2010 年《卫生部办公厅关于加强非结核分枝杆菌医院感染预防与控制工作的通知》提到氧气湿化瓶、雾化器、呼吸机、婴儿暖箱的湿化装置应使用无菌水。

## 四、医院感染事件汇总

尽管各个国家和相关部门先后颁布多项标准或指南以规范医院用水,但这些指南或标准缺乏对水质监测方法和频次的强制性要求,医院各科室也缺乏主动监测的意识,使得医院水源性污染被严重低估,国外由水源性致病菌所引起的 HAIs 及暴发事件也屡见不鲜,相关汇总见表 39-2。

表 39-2　全球医院水源性感染事件汇总

| 感染源头 | 年份 | 国家或地区 | 性质 | 感染人群 | 感染类型 | 病原体 | 感染的关键因素 |
|---|---|---|---|---|---|---|---|
| 自来水 | 1999 | 法国 | 暴发 | 劳教病房患者 | 肠胃炎 | 病毒 | 受污染的水 |
| 自来水 | 1999 | 荷兰 | 连续病例 | HIV 患者 | 肺部感染 | 日内瓦分枝杆菌 | 吸入受污染的水 |
| 自来水 | 2000 | 法国 | 连续病例 | 血液肿瘤患者 | 菌血症 | 人苍白杆菌 | 未知 |

| 感染源头 | 年份 | 国家或地区 | 性质 | 感染人群 | 感染类型 | 病原体 | 感染的关键因素 |
|---|---|---|---|---|---|---|---|
| 自来水 | 2002 | 挪威 | 暴发 | ICU使用机械通气患者 | 下呼吸和血流感染 | 铜绿假单胞菌 | 受污染的自来水和水盘 |
| 自来水 | 2004 | 黎巴嫩 | 暴发 | 心血管和癌症患者 | 菌血症 | 洋葱伯克霍尔德菌 | 受污染的水配制皮肤消毒液 |
| 自来水 | 2014 | 法国 | 连续病例 | ICU患者 | 医院感染 | 铜绿假单胞菌 | 受污染的自来水 |
| 自来水 | 2014 | 中国 | 单个病例 | ICU患者 | 肺炎 | 黄曲霉 | 被污染的水 |
| 医院水系统 | 1999 | 美国 | 连续病例 | 免疫抑制患者 | 肺炎 | 嗜肺军团菌 | 受污染的供水 |
| 医院水系统 | 2001 | 美国 | 连续病例 | 血液病和骨髓移植患者 | 肺部感染 | 镰刀菌 | 水池和淋浴产生的气溶胶 |
| 医院水系统 | 2003 | 法国 | 连续病例 | ICU患者 | VAP | 阿米巴相关细菌 | 未知 |
| 医院水系统 | 2003 | 荷兰 | 连续病例 | 骨髓移植患者 | 肺部感染 | 烟曲霉 | 未知 |
| 医院水系统 | 2004 | 美国 | 连续病例 | 住院患者 | 肺部感染 | 鸟分枝杆菌 | 受污染的医院热水系统 |
| 医院水系统 | 2011 | 英国 | 暴发 | 血液肿瘤患者 | 菌血症 | NTM | 插管部位被淋浴水污染 |
| 医院水系统 | 2014 | 美国 | 暴发 | 血液移植患者 | 血流感染 | NTM | 受污染的制冰机 |
| 医院水系统 | 2014 | 英国 | 连续病例 | 烧伤患者 | 医院感染 | 铜绿假单胞菌 | 淋浴水疗 |
| 医院水系统 | 2015 | 法国 | 单个病例 | 乳腺癌术后患者 | 肺部感染 | 偶发分枝杆菌 | 受污染的淋浴水 |
| 电子水龙头 | 2008 | 以色列 | 暴发 | 肿瘤患者 | CLABSI | NTM | 洗澡时CVC被污染 |
| 电子水龙头 | 2012 | 土耳其 | 暴发 | NICU新生儿 | 血流感染、VAP | 铜绿假单胞菌 | 受污染的出水口、阀门 |
| 水龙头 | 1998 | 法国 | 暴发 | 神经外科ICU患者 | 肺炎、URTI、鼻窦炎 | 铜绿假单胞菌 | 患者间传播和污染的水 |
| 水龙头 | 1999 | 荷兰 | 暴发 | 外科ICU患者 | 肺炎、菌血症、URTI | 嗜麦芽窄食单胞菌 | 受污染的水 |
| 水龙头 | 2004 | 瑞士 | 连续病例 | ICU患者 | 医院感染 | 铜绿假单胞菌 | 受污染的水龙头 |

| 感染源头 | 年份 | 国家或地区 | 性质 | 感染人群 | 感染类型 | 病原体 | 感染的关键因素 |
|---|---|---|---|---|---|---|---|
| 水龙头 | 2009 | 中国台湾 | 连续病例 | ICU 患者 | 医院感染 | 非发酵革兰氏阴性杆菌 | 未知 |
| 水龙头 | 2010 | 澳大利亚 | 连续病例 | 加护病房患者 | 医院感染 | 铜绿假单胞菌 | 受洗手池生物膜的污染 |
| 水龙头 | 2014 | 北爱尔兰 | 连续病例 | NICU 新生儿 | 菌血症 | 铜绿假单胞菌 | 可能是水龙头 |
| 水浴 | 2007 | 法国 | 暴发 | NICU 新生儿 | 菌血症 | 嗜盐单胞菌 | 受污染水浴加热冰冻血浆 |
| 淋浴 | 1999 | 芬兰 | 单个病例 | 白血病患者 | 播散感染 | 偶发分枝杆菌 | 洗头 |
| 淋浴 | 2001 | 芬兰 | 暴发 | 骨髓移植患者 | 菌血症 | 铜绿假单胞菌 | 可能通过手部淋浴 |
| 淋浴 | 2001 | 意大利 | 单个病例 | 新生儿 | 肺炎 | 嗜肺军团菌 | 吸入受污染的池水 |
| 沐浴 | 2004 | 美国 | 暴发 | 骨髓移植和肿瘤患者 | 菌血症 | NTM | 洗澡时 CVC 被污染 |
| 沐浴 | 2005 | 日本 | 单个病例 | 老年痴呆患者 | 肺炎 | 嗜肺军团菌 | 受污染的洗澡水 |
| 沐浴 | 2008 | 日本 | 单个病例 | 烧伤患者 | 脑膜炎 | 木糖氧化产碱菌 | 水疗 |
| 淋浴 | 2008 | 法国 | 连续病例 | 老年人 | 肺部感染 | 嗜肺军团菌 | 吸入淋浴气溶胶 |
| 淋浴 | 2008 | 美国 | 暴发 | 肿瘤患者 | CLABSI | NTM | 手淋浴时暴露污染的水 |
| 淋浴 | 2011 | 日本 | 连续病例 | 孕妇 | 血流感染 | 乌尔辛不动杆菌 | 未知 |
| 冰浴池 | 2012 | 西班牙 | 暴发 | 心脏监护室 | 菌血症 | 荧光假单胞菌 | 受污染的冰浴池 |
| 心脏冷热交换器 | 2015 | 瑞士 | 暴发 | 开胸手术患者 | 心内膜炎、血流感染 | 奇美拉分枝杆菌 | 水箱中细菌形成气溶胶传播 |
| 透析用水 | 2004 | 巴西 | 暴发 | 血液透析患者 | 菌血症 | 洋葱伯克霍尔德菌 | 反渗管连接处被污染 |

| 感染源头 | 年份 | 国家或地区 | 性质 | 感染人群 | 感染类型 | 病原体 | 感染的关键因素 |
|---|---|---|---|---|---|---|---|
| 二次供水 | 2016 | 中国 | 暴发 | 医务人员和住院患者 | 急性胃肠炎 | 诺如病毒 | 蓄水池受到周边环境污染 |
| 厕所/淋浴 | 2011 | 英国 | 连续病例 | 胃肠炎患者 | 胃肠炎 | 诺如病毒 | 手接触传播 |
| 装饰性喷泉 | 2009 | 美国 | 暴发 | 干细胞移植患者 | 肺炎 | 嗜肺军团菌 | 暴露于受污染的喷泉水 |

注：NTM—非结核分枝杆菌；ICU—重症监护室；NICU—新生儿重症监护室；VAP—呼吸机相关性肺炎；CLABSI—导管相关血流感染；CVC—中心静脉导管；URTI—上呼吸道感染。

## 五、医院供水系统消毒方式

随着对医院供水系统认识与研究的不断加深，如何进行有效清洁、消毒越来越引起研究者的注意。目前，医疗供水系统的消毒按照原理可分为物理法和化学法两大类，前者包括加热法、过滤法、紫外线消毒法、铜银离子消毒等，后者包括氯消毒、臭氧消毒等。各方法的原理和优缺点见表 39-3。

表 39-3　供水系统消毒方式及优、缺点汇总

| 消毒措施 | 氯消毒 | 紫外线消毒 | 铜银离子消毒 | 热消毒 | 臭氧消毒 | 纯水机 | 使用点过滤器 |
|---|---|---|---|---|---|---|---|
| 方法 | 在水中加入次氯酸钠、氯胺或二氧化氯 | 将紫外线杀菌灯浸没于水中，或水流流过能透紫外的石英套管外围 | 使用铜银电离装置，对水进行消毒 | 热水消毒（如70℃维持30min） | 将臭氧与水接触，并持续作用一段时间 | 在建筑物或水系统的入口处，使用含有多级滤芯的纯水机进行水质净化 | 在出水终端安装含有0.2μm除菌级滤膜的过滤器 |
| 工作原理 | 氯与水反应生成的次氯酸可进入细菌内部进行氧化，破坏细菌的酶系统，使细菌死亡 | 254nm波长的紫外线能量破坏微生物的DNA，导致微生物死亡 | 铜离子和银离子可使细菌中的蛋白酶丧失活性，导致细菌死亡 | 高温可杀死大部分病原体 | 臭氧可进入细菌的细胞内并氧化有机物，使细胞死亡 | 通过过滤、吸附、反渗透等物理方法，消除饮用水中的病原微生物和污染物 | 通过含有除菌级滤膜阻隔饮用水中的细菌、原生动物、真菌和颗粒 |

| 消毒措施 | 氯消毒 | 紫外线消毒 | 铜银离子消毒 | 热消毒 | 臭氧消毒 | 纯水机 | 使用点过滤器 |
|---|---|---|---|---|---|---|---|
| 优点 | 技术成熟<br>操作简单<br>成本低廉 | 操作简单<br>能够有效去除饮用水中的耐氯病原体<br>不产生有害的副产物<br>消毒效果受水温和pH影响小 | 无色无味、化学稳定、不受阳光、温度和时间的影响<br>在合适的pH下可长时间维持消毒效果 | 无毒副产物<br>操作简单，易于监测 | 无化学残留<br>作用迅速 | 反渗透膜可反复使用<br>物理消毒拦截屏障<br>有效去除生物大分子及颗粒 | 防止管路中的生物膜及细菌污染<br>过滤效果显著<br>适用于在有高风险患者的区域使用<br>安装便捷灵活，无需设备投入 |
| 缺点 | 生成卤化有机物等消毒副产物<br>不适合透析患者<br>狭长管路中余氯易衰减<br>消毒可导致部分细菌形成VBNC状态<br>部分细菌耐受<br>须持续投放消毒剂 | 仅在杀菌点有效，无法控制下游水质情况<br>水中悬浮物影响杀菌效果<br>须长时间使用 | 消毒速度慢，低浓度下无法实现有效杀菌效果<br>仅适用于消毒后保持效果<br>对水质的pH和硬度有要求<br>导致水中铜和银的浓度增加 | 能源消耗大<br>水管路过长时难以确保70℃高温的维持<br>水温不足可导致部分细菌形成VBNC状态<br>须防止烫伤 | 易于水中溴离子反应生成潜在致癌物——溴酸根<br>对水质的pH和硬度有要求<br>单独使用效果不明显，对军团菌的杀菌效果不确定 | 无法解决纯水机下游管路中生物膜和微生物污染问题<br>滤芯须定期更换，以避免形成二次污染<br>须购买设备并占用空间 | 主要解决水源性微生物污染，不针对水中离子<br>只能在用水点安装<br>水质不好时需配合前置预过滤延长使用寿命 |

## 六、重点部门管理及防控措施

我国相关指南或标准缺乏医疗用水监测方法和频率的强制性要求，医院各科室也缺乏主动监测的意识，使得医院供水系统的真实污染情况被严重低估。口腔科、手术室、血液透析室、内镜及ICU等科室的供水系统具有结构复杂、水流缓慢、难以消毒等特点，其管理及感染防控应因地制宜，制订对应措施。

### （一）口腔科

医疗用水在口腔科诊疗活动中承担着清洗、降温等重要作用，部分操作直接与患者创面相接触，因此洁净的水质对降低相关感染有重要的意义。大部分医疗机构口腔科使用的综合治疗台/椅附有储水罐，方便将自来水或口腔科自制净化用水用于日常诊疗，但内部供水管路直径仅为自来水管路的 1/(2~5),存在水流速度过缓,管路难以拆洗和消毒等特点。此外,手机在停止转动的瞬间,头部产生的负压可将患者血液、组织碎片、各种微生物回吸进入综合治疗台的水路系统,造成诊疗用水的污染。2007—2009 年,中国 CDC 对全国 30 所医院口腔科 1 368 份水样质量监测结果显示,65.72% 的水样菌落总数 ≥100CFU/ml,最高可达 $10^5$~$10^6$CFU/ml,整体呈现三级医院菌落总数和超标率高于二级医院,南方医院高于北方医院的趋势。上海市 CDC 对全市 187 家医疗机构口腔科治疗用水的调查也显示,上海市牙科治疗椅污染情况较为普遍,水源水、管道水、漱口水、冲洗水和手机出口水的整体合格率分别为 84.21%、83.42%、67.24%、65.75% 和 52.97%,储水罐水合格率为 57.05%。五种水源水中,以无菌水供应系统供水卫生质量最差,合格率仅为 34.78%。

虽然近年来提倡在口腔科使用防回吸阀、独立水源、水路冲洗、空踩放水等防污染控制措施,但部分措施存在成本较高,操作者依从性较低等问题,影响了口腔综合治疗台/椅的水路系统消毒处理效果,使诊疗用水成为消毒难点。综合治疗台/椅的管路中安装过滤装置或持续性消毒是目前较优的消毒方式,前者须安装至近出水口并定期更换滤膜才能达到效果,后者通过对管路的持续而不间断的消毒,不仅可以杀死水流中游离的病原体,对已形成的生物膜和铁锈等杂质也有较好的清除效果。

### (二) 手术室

手术室为方便术前洗手常全日不间断供应冷、热水,热水的供给常需要水箱、水罐以进行二次供水。江苏省 CDC 对 13 个地级市医院 108 份外科洗手水样调查显示,直供水方式的合格率为 90.7%,水箱水方式合格率仅为 84.6%,个别水样中真菌总数超过 200CFU/ml。手术室若采用二次供水,其合格率仅为 72.06%,且即热式热水器的合格率高于储水箱热水器,其原因与热水器的工作原理有关:储水式热水器在出水同时等量补水,存在水温长期恒定和内胆死水等问题,适宜细菌生长和形成生物膜;而即热式热水器具有水流动性好、无内胆、无须定期清洗、无须储水等优点,因而即热式加热比储水箱式合格率更高。

水箱的出水水温与细菌是否超标关系密切,供 37℃温水的储水式热水器水质合格率仅为 37.5%,热水器升温 75℃虽能杀死大部分微生物,但再经冷热混合至 37℃供水后,水质合格率只提高至 48.57%。因此,手术室的加热水箱应定期清洗和监测,提高终端出水温度以避免细菌的存活。

### (三) 血液透析室

血液透析室须重点关注的是透析液和透析用水,其内毒素(endotoxin,ET)可通过透析膜进入血液循环,导致各种急、慢性并发症产生,直接影响患者的生命质量。其透析用水多为反渗透水处理设备将原水反渗处理后生成,可清除原水中的杂质,制备出 ET 含量极低的超纯透析用水。

血液透析器若缺乏消毒或消毒方式不当,透析器起始端的细菌总数和 ET 合格率高于终末端,提示透析器反渗管道有污染或已形成细菌膜。因此,应做好水处理系统和循环系统的日常消毒、维护工作,防止细菌污染透析液 B 液。加强细菌学监测,避免因污染而造成菌血症及热原反应。此外应采用适合机器型号的消毒剂定期进行消毒。

### （四）内镜

医疗用水在内镜洗消中承担着清洗和终末漂洗等重要作用,其水质是决定内镜最终处理是否合格的关键原因之一。一项 2006 年的综述显示,216 例由内镜所导致的医院感染的最主要原因为清洗内镜的水遭受不同程度的铜绿假单胞菌污染。我国 16 个省市共 313 家医院终末漂洗用水调研显示,各医院的内镜用水类型存在较大的地区差异,其中无菌水 67 家(21.41%),纯化水 144 家(46.01%),过滤水 77 家(24.60%),自来水 25 家(7.98%)。史庆丰等对上海市三级医疗机构的终末漂洗水监测发现整体合格率仅为 63.09%,不合格水样的细菌中位数为 72CFU/ml,水质的合格率与管路使用时长存在明显的统计学关联。王伟民对全国 67 家医疗机构消化内镜终末漂洗水的使用情况,其中 56 家医疗机构使用纯化水,占 83.58%,漂洗用水合格率仅为 35.8%,不合格样本中检测出少动鞘氨醇单胞菌、缺陷短波单胞菌及铜绿假单胞菌等条件致病菌。

内镜终末漂洗用水应注意,管路中间使用过滤装置或设备应定期监测滤膜有效性,同时应考虑到装置下游的管路依然存在细菌生物膜定植和污染的可能。出水终端安装点过滤器或全管道持续性化学消毒是目前较优的解决方案。

### （五）其他重点部门

新生儿科、供应室、ICU、移植病房和血液肿瘤等重点部门的供水污染多集中在水龙头,医院内 95% 的感应水龙头及 45% 的手动水龙头可被军团菌污染和铜绿假单胞菌污染,尤其在水龙头起泡器的检出率更高。一项 2018 年的文献综述显示,2000—2015 年间,全球共有 131 次铜绿假单胞菌所致的医院感染暴发,其中 ICU 暴发 39 次,44.4% 的暴发事件与受污染的供水有关。因此,这些重点部门水龙头防控方案包括提高出水温度、使用点过滤器(Point of use, POU)或管道持续性消毒等。

## 七、总结

医院供水系统污染、水源性感染及防控是当前院感较少涉及的话题,其原因与多个因素有关:①医疗供水所涉及科室和可能的污染环节众多;②医疗用水的规范和指南较为分散,所对应的卫生学标准尚未统一;③缺乏检测方法和监测频率的强制性要求;④重点科室工作人员缺乏主动监测意识。上述问题的存在导致医院供水系统的真实污染情况被严重低估,今后应加强对各重点科室和高危操作环节用水质量的监测,同时采用新型技术手段对已发生的感染事件进行溯源和分析,系统总结医院水源性感染的环节要素及特点,建立相关监测体系,最终降低医院感染的发生。

（史庆丰　高晓东）

# 参 考 文 献

［1］鲍容, 胡必杰, 郭玮, 等. 上海市 29 所医疗机构口腔综合治疗台用水非结核分枝杆菌检出情况及相关因素 [J]. 中华医院感染学杂志, 2021, 31 (22): 3483-3486.

［2］史庆丰, 胡必杰, 崔扬文, 等. 上海市 30 所三级医疗机构软式内镜终末漂洗水现状调查 [J]. 中华医院感染学杂志, 2020, 30 (6): 923-926.

［3］盛东方, 李伟英, 李悦, 等. 建筑供水系统典型条件致病菌存在水平及影响因素 [J]. 净水技术, 2019, 38 (12): 46-54.

［4］廖丹, 胡必杰, 史庆丰, 等. ICU 水龙头及其周围污染情况的调查 [J]. 中国感染控制杂志, 2019, 18 (6): 566-570.

［5］黄圣洁, 李伟英, 张骏鹏, 等. 分枝杆菌在建筑供水系统中的存在水平与控制技术研究 [J]. 给水排水, 2018, 44 (12): 114-123.

［6］孙庆芬, 王广芬, 韩玲样, 等. 通过暴发案例归纳医疗机构水源性感染的预防与控制 [J]. 中华医院感染学杂志, 2018, 28 (19): 3037-3040.

［7］PANETTA V, GRECO R, COSTANZO S, et al. Elizabethkingia meningosepticum: an emerging nosocomial pathogen in a critical patient with septicaemia [J]. Microbiologia Medica, 2017, 32 (1): 23-28.

［8］KANAMORI H, WEBER D J, RUTALA W A. Healthcare outbreaks associated with a water reservoir and infection prevention strategies [J]. Clin Infect Dis, 2016, 62 (11): 1423-1435.

［9］张琦, 陈茸, 张稷, 等. 医院水环境军团菌污染及住院肺炎病例军团菌感染来源调查 [J]. 实用预防医学, 2016, 23 (2): 147-150.

［10］吕维维, 毛云霞, 周浩, 等. 一起因二次供水污染导致的医院内诺如病毒胃肠炎暴发调查 [J]. 疾病监测, 2016, 31 (1): 49-53.

［11］王晓之, 刘如春, 谢强明. 1 起医院供水系统污染导致产毒性大肠菌腹泻暴发的调查分析 [J]. 医学动物防制, 2012, 28 (2): 192-193.

# 第四十章
# 医疗机构洗衣房及医用织物的管理

## 第一节　医疗机构洗衣房的管理

### 一、医疗机构洗衣房在控制医院感染中的意义

医用织物(medical textiles)感染风险的预防与控制工作是不容忽视的一个全球性问题，应引起高度重视。医疗机构内重复使用的医用织物经常会被人体污渍、血渍、排泄物等污染，尤其是被患有感染性疾病患者的血液、体液、排泄物等污染后具有传染性。一方面，医疗机构洗衣房人员若未采取有效的防护措施，在其诊疗区或洗衣房污染区进行收集、分拣时，可发生职业暴露感染；另一方面，当医疗机构内医务人员、患者穿戴或使用洗涤消毒不合格的医用织物时，可导致交叉感染，甚至危及他们的生命。

为了解我国医用织物洗涤消毒管理的现状，许慧琼、梁建生、杨芸等于 2013 年 4 月—10 月，在北京、重庆、湖北、山东和山西等 5 个地区 459 家医疗机构，采取问卷调查和现场采样及实验室检测方式，开展了专项调查研究。其中在湖北、山东和山西 3 个地区 93 家医疗机构洗衣房，针对洗涤消毒前后的医用织物共采集 711 份标本，从 48 份标本中分别检出大肠菌群、金黄色葡萄球菌、肺炎克雷伯菌、铜绿假单胞菌和白念珠菌等细菌或真菌，总检出率为 6.75%。值得注意的是，其洗涤消毒后"清洁织物"仍有 15 件检出大肠菌群，1 件检出革兰氏阳性致病球菌。

因此，加强医疗机构洗衣房管理，规范医用织物洗涤消毒工作程序及其行为，在有效控制其医院感染上有着重要的意义。

### 二、医疗机构洗衣房的作用与特点

#### （一）医疗机构洗衣房作用

洗衣房承担着医疗机构医务人员工作服、患者病员服及其手术服、手术单、床单、被褥等织物的洗涤，是为使用后医用织物提供洗涤消毒服务的专业部门和场所，是医疗机构后勤保障的一个重要环节。

### （二）医疗机构洗衣房的特点

医疗机构洗衣房的服务对象包括医务人员和患者,也包括有着特殊洗涤工艺要求的新生儿和婴儿等;同时,被洗涤的使用后医用织物,可能被包括人体污渍、血渍、排泄物以及药渍、油渍、色渍等污染,这些都须分别采取不同的洗涤和/或消毒方法,才能保证不同服务对象、不同需求的洗涤质量要求,可以说医用织物的洗涤消毒是一个复杂而又技术含量要求较高的工作。

## 三、医疗机构及其洗衣房基本管理要求

### （一）医疗机构基本管理要求

医疗机构应明确负责洗衣房管理工作的职能部门。应将洗衣房医用织物洗涤消毒工作纳入医院质量管理,制定和完善洗衣房医院感染管理和医用织物洗涤消毒的各项规章制度并认真落实;应有专人从事医用织物洗涤消毒工作,从业人员数量应满足工作需要。

如选择社会化洗涤服务机构,应对其资质(包括具备工商营业执照,符合商务、生态环境和卫生健康等有关部门管理规定)、管理制度(含突发事件的应急预案)及医用织物运送、洗涤消毒操作流程等进行审核。对社会化洗涤服务机构进行风险评估,签订协议书,明确双方的职责;与社会化洗涤服务机构建立医用织物交接与质量验收制度。风险评估主要内容包括:①识别可能存在的生物污染风险,如与感染性织物混洗等;②确立、评估与生物污染风险相关的关键控制点,如医用织物分类收集、运送、洗涤(温度与时间)环节和相关洗涤设备、人员、环境,以及清洁织物质量标准等;③对生物污染风险识别和控制过程中存在的问题进行反馈,并提出可持续改进措施。

### （二）洗衣房基本管理要求

1. 组织与制度建设　医疗机构负责医用织物管理的职能部门应加强对洗衣房的管理。洗衣房应建立医用织物洗涤消毒工作流程、分类收集、洗涤消毒、卫生质量监测检查、清洁织物储存管理、安全操作、设备与环境卫生保洁以及从业人员岗位职责、职业防护等制度;应对工作人员进行岗前培训,使其熟练掌握洗涤、消毒技能,并了解洗涤和烘干等相关设备、设施及消毒隔离与感染控制基础知识、常用消毒剂使用方法等;应有质量管理负责人和专(兼)职质检员,负责开展各工序的自检、抽检工作;污染废物处置与管理应符合《医疗废物管理条例》《医疗卫生机构医疗废物管理办法》的规定。

2. 建筑布局及其相关要求　应设有办公区域(包括办公室、卫生间等)和工作区域。工作区域的建筑布局应符合下列要求。

(1)设置与周围环境要求:应独立设置,远离诊疗区域;周围环境卫生、整洁。

(2)通道要求:应设有工作人员、医用织物接收与发放的专用通道。

(3)流程要求:工作流程应由污到洁,不交叉、不逆行。

(4)分区要求:分别设有污染区和清洁区,两区之间应有完全隔离的屏障。清洁区内可设部分隔离屏障。

应注意：①完全隔离屏障是指洗衣房污染区与清洁区之间设置的全封闭式、实质性隔断，除分别开设通道门供人员进出和物品由污到洁运送外，两区之间空气不能对流。②部分隔离屏障是指在医用织物洗涤消毒作业场所清洁区内设置的半封闭式隔断，其高度与宽度适应操作需要，空间空气可以对流。

（5）两区功能用房要求：污染区应设医用织物接收与分拣间、洗涤消毒间、污车存放处和更衣（缓冲）间等；清洁区应设烘干间，熨烫、修补、折叠间，储存与发放间、洁车存放处及更衣（缓冲）间等。

（6）质检室设置要求：有条件的可在清洁区内设置质检室。

（7）标识与通风、采光要求：各区域及功能用房标识明确，通风、采光良好。

（8）洗手设施要求：污染区及各更衣（缓冲）间设洗手设施，宜采用非手触式水龙头开关。

（9）空气消毒设施要求：污染区宜安装空气消毒设施。

（10）清洁区环境要求：清洁区应清洁干燥。

（11）地面、墙面和工作台面及其装饰材料要求：室内地面、墙面和工作台面应坚固平整、不起尘，便于清洁，装饰材料防水、耐腐蚀。

（12）排水和有害生物防治设施要求：排水设施完善；有防蝇、防鼠等有害生物防治设施。

3. 洗涤用水、设备及用品要求　①医用织物洗涤、消毒、烘干、熨烫等用品及设备应满足工作需要；②洗涤用水的卫生质量应符合 GB 5749—2022《生活饮用水卫生标准》要求；③洗涤和烘干设备应选用经国家检测合格并按规定进行校准的专用设备，专用洗涤设备应有加热功能；④可选择卫生隔离式洗涤设备；⑤有条件的宜选择具有消毒专用功能的洗涤设备以及抗菌、防水、阻菌等功能性医用织物；⑥洗涤剂、消毒剂及消毒器械应符合国家有关规定。

4. 人员防护要求　①在污染区应遵循"标准预防"的原则，按照 WS/T 311—2023《医院隔离技术标准》的隔离要求，穿戴工作服（包括衣裤）、帽、口罩、手套、防水围裙和专用鞋或鞋套，并按 WS/T 313—2019《医务人员手卫生规范》要求进行手卫生；根据实际工作需要可选穿隔离衣或防护服、防护面屏或护目镜；污染区穿戴的个人防护用品应专用。②在清洁区应穿工作服、工作鞋，并保持手卫生；可根据实际工作需要戴帽子和手套。

### （三）医用织物使用部门基本管理要求

1. 设立专用暂存区域或场所要求　医疗机构各病区内应设立医用织物暂存区域或场所，并参照全院集中的织物周转库房的要求进行管理。

2. 遵循定期更换登记原则要求　医疗机构应遵循"满足临床工作需要，随时污染随时更换"的原则，规定使用后医用织物更换的频次，并建立有更换登记台账，使用部门在移交、领用医用织物时如实详细记录。

### （四）数字化智能系统技术的基本要求

有条件的医疗机构宜将医用织物纳入机构智慧管理建设规划，采用数字化智能系统对医用织物进行管理。医用织物可根据医疗机构管理需要设置唯一性标识，标识可采用文字、图形、条形码或射频识别等方式，标识应不能影响医用织物的清洗消毒及其使用功能。

数字化智能系统基本功能宜至少包括管理功能和质量可追溯功能。管理功能包括人员管理、物资管理、统计及质量控制功能。人员管理至少包括人员身份信息及权限设置、人员培训及考核等；物资管理至少包括医用织物收集、运送、分拣、洗涤、整理、储存、发放等；统计至少包括成本核算、工作量统计等；质量控制至少包括质量监测、预警、限制或干预后续相关处理流程等。质量可追溯功能应记录医用织物洗涤消毒工作流程各环节的关键参数及卫生质量检测结果，通过记录监测过程和结果，对结果进行判断，提示预警或干预后续相关处理流程。

### （五）医用织物资料管理与保存要求

医疗机构洗衣房的各项相关制度、风险责任协议书、卫生质量检测报告，以及所用消毒剂、消毒器械的有效证明（复印件）等资料应建档备查，及时更新。

使用后医用织物和清洁织物收集、交接时，应有记录单据，记录内容应包括医用织物的名称、数量、外观、洗涤消毒方式、交接时间等信息，并有质检员和交接人员签字；记录单据宜一式三联。针对社会化洗涤服务机构洗涤服务的还应提供有其单位名称、交接人与联系方式等信息并签字，供双方存查、追溯。日常质检记录、交接记录等信息应具有可追溯性，包括电子版或纸质文件，可追溯信息的保存期应 ≥ 1 年。

（梁建生）

# 第二节　医用织物的管理

## 一、医用织物的分类

### （一）按感染控制要求分类

按感染控制要求，医用织物可分为使用后医用织物和清洁织物（clean textiles）。使用后污染且具有生物污染风险的医用织物被称为感染性织物（infected textiles）。

应注意：①医用织物是指医疗机构内可重复使用的纺织品，包括患者使用的衣物、床单、被罩、枕套；医务人员使用的工作服、帽、隔离衣、床单、被罩、枕套；洗手衣、手术衣、洁净服、手术单；可洗涤的枕芯、被芯、床垫；病床隔帘、窗帘以及环境清洁使用的地巾、布巾等。②清洁织物是指医疗机构内经洗涤消毒等处理后，外观洁净、干燥的医用织物。③感染性织物是指医疗机构内被隔离的感染性疾病（包括传染病、多重耐药菌感染/定植）患者使用后，或者被患者血液、体液（不包括汗液）、分泌物和排泄物等污染，具有潜在生物污染风险的重复使用织物。

### （二）其他分类情况

1. 按使用对象的不同分类　医用织物按使用对象的不同可分为患者使用的医用织物

和医务人员使用的医用织物;同时,也可分为成人用织物和婴幼儿用织物。

2. **按使用后洗涤(消毒)工艺需求不同分类** 医用织物按使用后洗涤(消毒)工艺需求不同可分为耐热织物和不耐热织物。基于对新生儿、婴儿的特殊保护和洗涤工艺的需要,也可将新生儿、婴儿用织物作专门分类。

3. **按使用用途的不同分类** 医用织物按使用用途的不同可分为直接接触皮肤的织物和非直接接触皮肤的织物。其中,患者和医务人员使用的医用织物多属于直接接触皮肤的织物,如患者使用的衣物、床单、被罩、枕套,工作人员使用的工作服/帽、手术衣、手术单等;医疗机构公共区域使用的织物(包括病房用织物和其他公共区域织物)多属于非直接接触皮肤的织物,如病区的病床隔帘、窗帘以及环境清洁使用的布巾、地巾(包括可拆卸式地拖地巾/拖把头)等。

## 二、医用织物洗涤消毒工作流程

在对使用后医用织物实施收集、分拣、洗涤消毒、整理、储存时应由污到洁,顺行通过,不应逆流,并按照下列工作流程进行:分类→收集→分拣→洗涤(必要时消毒)→烘干→熨烫与折叠(必要时修补)→储存→运送。

应注意,洗涤周期一般包括预洗、主洗、漂洗、中和等四个步骤。

## 三、医用织物收集与分拣、洗涤与消毒、运送与储存操作要求

### (一)收集与分拣要求

1. 收集要求

(1)在医疗机构的病区内进行,按感染性织物和非感染性织物进行分类,收集时应减少抖动。

(2)选择社会化洗涤服务机构的医疗机构应设织物周转库房。

(3)确认的感染性织物宜在患者床边密闭收集。

(4)盛装感染性织物的收集袋(箱)应为橘红色,有"感染性织物"标识。

(5)医疗机构应使用专用水溶性包装袋收集感染性织物。

(6)使用后的非感染性织物可采用可重复使用的专用布袋或包装箱(桶)收集,也可用一次性专用塑料包装袋盛装;其包装袋和包装箱(桶)应有文字或颜色标识。

(7)盛装使用后医用织物的包装袋应扎带封口,包装箱(桶)应加盖密闭。

(8)用于盛装使用后医用织物的专用布袋和包装箱(桶)应一用一清洗消毒;医用织物周转库房或病区暂存场所内使用的专用存放容器应至少一周清洗一次,如遇污染应随时进行消毒处理;消毒方法参照 WS/T 367—2012《医疗机构消毒技术规范》执行。

应注意:织物周转库房是指选择社会化洗涤服务机构的医疗机构所设置的,洁污分开,用于接收使用后医用织物和发放洗涤消毒后医用织物的场所。

2. 分拣要求

(1)在医疗机构洗衣房的污染区内进行。

(2)感染性织物不应分拣。

(3)对非感染性织物进行分拣。

(4)分拣时,应仔细检查各类织物内是否有金属等利器,防止意外伤害。

### (二)洗涤与消毒处理原则及要求

1. 洗涤要求

(1)根据医用织物的使用对象和使用后污渍性质、程度不同,应分机或分批进行洗涤。

(2)新生儿、婴儿使用后的医用织物应专机洗涤,不应与成人用织物混洗。

(3)手术室专用的使用后医用织物(如手术衣、手术单等)应单独洗涤。

(4)布巾、地巾应进行单独清洗、消毒,清洗消毒方法按 WS/T 512—2016《医疗机构环境表面清洁与消毒管理规范》执行,并干燥备用。

(5)使用后医用织物首选热洗涤方法。

(6)感染性织物不应手工洗涤,可使用卫生隔离式洗涤设备进行专机洗涤、消毒;采用水溶性包装袋盛装的感染性织物,应在密闭状态下直接投入洗涤设备内。

(7)医用织物与非医用织物不得混洗。

(8)专机洗涤设备应有相应标识。

2. 消毒处理原则及要求

(1)非感染性织物消毒处理原则及要求:使用后的非感染性织物应遵循先洗涤后消毒的原则;采用热洗涤方法时可不作化学消毒处理。

(2)感染性织物消毒处理原则及要求:使用后的感染性织物必须进行消毒处理,可选择洗涤与消毒同时进行的方式,有条件的宜选择具有消毒专用功能的洗涤设备。

(3)不耐热感染性织物的消毒处理原则:对不耐热的感染性织物宜在预洗环节同时进行消毒处理,或先浸泡消毒再进行预洗。

(4)被特殊传染病病原体污染的感染性织物的消毒处理原则:被朊粒(朊病毒)、气性坏疽病原体、突发不明原因传染病的病原体污染或其他传染病有明确规定的感染性织物,若须重复使用应先消毒后洗涤。

(5)对选择使用腐蚀性较强的化学消毒剂的要求:在选择含氯消毒剂等腐蚀性较强的化学消毒剂进行消毒时,为尽量减少对织物的损害,应预先确定最大可接受水平,即适宜的有效浓度。

(6)消毒、灭菌方法:①对于被细菌繁殖体污染的感染性织物,可使用 500~1 000mg/L 的含氯消毒剂或 250~500mg/L 的二氧化氯消毒剂或 1 000~2 000mg/L 的复合季铵盐类消毒剂或相当剂量的其他消毒剂,洗涤消毒应不少于 30 分钟;也可选用煮沸消毒(100℃,时间 ≥15min)和蒸汽消毒(100℃,作用时间为 15~30min)等湿热消毒方法。②对已明确被经血传播病原体、分枝杆菌、细菌芽孢引起的其他传染病污染的感染性织物,可选用 1 000~5 000mg/L 的含氯消毒剂或 500~2 000mg/L 的二氧化氯消毒剂或相当剂量的其他消毒剂,洗涤消毒 30~60min。③对已明确被特殊传染病病原体污染的感染性织物,应按 WS/T 367—2012《医疗机构消毒技术规范》规定的消毒方法进行处理。④须最终灭菌的医用织物应按 WS/T 367—2012《医疗机构消毒技术规范》和 WS 310.2—2016《医院消毒供应中心 第 2 部分:清洗消毒及灭菌技术操作规范》要求执行,首选压力蒸汽灭菌,灭菌包重量不超过 5kg。

### （三）储存与运送要求

1. 储存要求　①使用后的医用织物和清洁织物应分别存放于用后织物接收区/间和清洁织物储存发放区/间的专用盛装容器、柜架内,有明显标识;清洁织物存放架或柜宜距地面高度 20~25cm,离墙 5~10cm,距天花板 ≥50cm。②使用后的医用织物的暂存时间应不超过 48h;清洁织物存放时间不宜超过 30d,如发现有污渍、异味等感观问题应重新洗涤,在储存过程中如被二次污染应重新洗涤。③使用后的医用织物每次移交后,应对其接收区/间环境物面、地面进行清洁,并根据工作需要进行物表、空气消毒。④清洁织物储存发放区/间环境受到污染时应进行清洁、消毒。

2. 运送要求　①医疗机构应分别有运送使用后重复使用织物和清洁织物的专用运输工具,洁污标识明确,不能交叉使用。②专用运输工具应根据污染情况定期清洗消毒;运输工具运送感染性织物后应一用一清洗消毒,消毒方法参照 WS/T 367—2012《医疗机构消毒技术规范》执行。

## 四、清洁织物卫生质量要求

### （一）指标要求

1. 感官指标　清洁织物外观应整洁、干燥,无异味、异物、破损。
2. 物理指标　按 SB/T 10989—2013《衣物洗涤质量要求》要求,清洁织物表面的 pH应达到 6.5~7.5;测定方法参见 WS/T 508—2016《医院医用织物洗涤消毒技术规范》附录 B。
3. 微生物指标　清洁织物微生物指标应符合表 40-1 的要求;检测方法参照 WS/T 508—2016《医院医用织物洗涤消毒技术规范》附录 B 执行。

表 40-1　清洁织物微生物指标及要求

| 项目 | 指标 |
|---|---|
| 细菌菌落总数 /(CFU·100cm$^{-2}$) | ≤ 200 |
| 大肠菌群 | 不得检出 |
| 金黄色葡萄球菌 | 不得检出 |

注:真菌菌落总数 /(CFU·100cm$^{-2}$ 或 CFU·件$^{-1}$)≤ 100。

### （二）检测要求

1. 感官指标要求　清洁织物洗涤质量的感官指标应每批次进行检查。
2. pH 测定要求　pH 应根据工作需要进行测定。
3. 微生物指标菌检测要求　微生物指标的细菌菌落总数、大肠菌群、金黄色葡萄球菌应每半年检测 1 次;梅雨季节可根据需要增加真菌检测指标;根据工作需要或怀疑医院感染暴发与医用织物有关时,应进行目标微生物检测。

（梁建生）

## 参 考 文 献

［1］梁建生, 邓敏. 医用织物洗涤消毒管理与技术 [M]. 北京: 人民卫生出版社, 2017.

［2］中华人民共和国商务部. 商务部、国家工商总局、环保总局令 2007 年第 5 号洗染业管理办法 [EB/OL] (2007-05-01)[2022-12-22]. http://www. mofcom. gov. cn/article/b/c/200705/20070504657460. shtml.

［3］中华人民共和国国务院. 医疗废物管理条例 [EB/OL](2011-01-08)[2022-12-22]. http://www. gov. cn/ zhengce/2020-12/26/content_5574566. htm.

［4］国家卫生健康委员会. 医院隔离技术标准: WS/T 311—2023 [S]. 北京: 中国标准出版社, 2023.

［5］中华人民共和国国家质量监督检验检疫总局, 中国国家标准化管理委员会. 医院消毒卫生标准: GB 15982—2012 [S]. 北京: 中国标准出版社, 2012.

［6］中华人民共和国卫生部. 医疗机构消毒技术规范: WS/T 367—2012 [S]. 北京: 中国标准出版社, 2012.

［7］中华人民共和国国家市场监督管理总局, 中国国家标准化管理委员会. 疫源地消毒总则: GB 19193— 2015 [S]. 北京: 中国标准出版社, 2015.

［8］中华人民共和国国家卫生和计划生育委员会. 医院消毒供应中心　第 2 部分: 清洗消毒及灭菌技术操 作规范: WS 310. 2—2016 [S]. 北京: 中国标准出版社, 2016.

［9］中华人民共和国国家卫生和计划生育委员会. 医院医用织物洗涤消毒技术规范: WS/T 508—2016 [S]. 北京: 中国标准出版社, 2016.

［10］中华人民共和国国家卫生和计划生育委员会. 医疗机构环境表面清洁与消毒管理规范: WS/T 512— 2016 [S]. 北京: 中国标准出版社, 2016.

［11］中华人民共和国国家卫生健康委员会. 医务人员手卫生规范: WS/T 313—2019 [S]. 北京: 中国标准出 版社, 2019.

［12］European Committee for Standardization. Textiles-laundry processed textiles biocontamination control system: BS EN 14065-2016 [S]. London: BSI Standards Publication, 2016.

［13］许慧琼, 梁建生, 杨芸, 等. 五省市医用织物洗涤消毒现况调查 [J]. 中国消毒学杂志, 2016, 33 (3): 236-238.

［14］梁建生, 巩玉秀, 邓敏, 等. 国内外医用织物洗涤消毒管理现状及新动态 [J]. 中华医院感染学杂志, 2016, 26 (21): 5029-5031.

［15］梁建生, 巩玉秀, 武迎宏, 等. 医用织物管理及认知网络问卷调查 [J]. 中华医院感染学杂志, 2020, 30 (17): 2706-2711.

# 第四十一章
# 医疗废物的管理

## 第一节　医疗废物的定义和分类

### 一、医疗废物的定义

医疗废物是指医疗卫生机构在医疗、预防、保健以及其他相关活动中产生的具有直接或者间接感染性、毒性以及其他危害性的废物。

根据生态环境部发布的数据：2019 年 196 个大、中城市一般工业固体废物产生量达 13.8 亿吨，工业危险废物产生量达 4 498.9 万吨，城市生活垃圾产生量 23 560.2 万吨，医疗废物产生量为 84.3 万吨。虽然医疗废物的产生量占比很小，但医疗废物可能含有多种传染性细菌、病毒、化学污染物、针头锐器及放射性等有害物质，属于高危险性废物。我国的《国家危险废物名录（2021 年版）》将其列为危险废物（HW01）。

### 二、医疗废物的分类

在医疗卫生机构医疗、预防、保健以及其他相关活动中可以产生大量的废物，其中 85% 的废物属于对人类、环境无危害的非危害性废物，非危害性废物可以视为生活垃圾而按照生活垃圾的处置方法进行处置。只有 15% 的废物对人类及环境直接造成危害即为危害性废物。危害性废物则称之为医疗废物，这类废物能对人类和环境造成很大影响。

按照《医疗废物管理条例》（2011 修订）中的相关内容，医疗废物分为感染性废物、损伤性废物、药物性废物、病理性废物和化学性废物五大类。

1. 感染性废物　指携带病原微生物具有引发感染性疾病传播危险的医疗废物。处置不当可能导致感染性疾病的传播。废物所含的病原体可以通过下列途径传染给人体：皮肤的裂口或切口吸收（注射），黏膜吸收及罕见情况下由于吸入或摄取吸收。

2. 损伤性废物　指能够刺伤或者割伤人体的废弃的医用锐器。锐器不仅造成伤口或刺孔，而且会由已被污染锐器的媒介感染伤口。由于这种伤害和传播疾病的双重风险，锐器被列为危险废物。关注的主要疾病是可能通过媒介的皮下导入传播的传染病，例如经血液传播的病毒感染。注射针头特别受到关注。这类锐器离开医院后，如不进行有效管理，也极有可能对废物处理处置人员和普通民众造成身体伤害，进而引发相关疾病。

3. 药物性废物　指过期、淘汰、变质或者被污染的废弃的药物。涵盖多种多样的活性成分和各种制剂,如细胞毒性药物和生殖毒性药物。废弃的疫苗及血液制品等处置不当,可能导致对人体和环境的危害。

4. 病理性废弃物　指诊疗过程中产生的人体废弃物和医学实验动物尸体等。病理性废弃物主要涉及伦理道德观念和国家的相关政策的问题,废弃的人体组织、器官、肢体及胎盘应严格管理,妥善处理。要明确人体医疗废物的界定。

5. 化学性废物　指具有毒性、腐蚀性、易燃性、反应性的废弃的化学物品。其毒性、腐蚀性和易燃易爆性处置不当可能造成人体和环境的危害。

废弃的麻醉、精神、放射性、毒性等药品及其相关废物的分类与处置,按照国家其他有关法律、法规、标准和规定执行。

(熊　薇)

# 第二节　医疗废物管理要求

为规范医疗卫生机构对医疗废物的管理,有效预防和控制医疗废物对人体健康和环境产生的危害,2003年国务院颁布了《医疗废物管理条例》及一系列的配套文件。《医疗废物管理条例》从法规的高度确定了中国医疗废物分类管理的原则和集中处置方向,首次以法规的形式对医疗废物进行了界定,明确规定了医疗机构和医疗废物集中处置单位应当建立、健全医疗废物管理责任制,其法定代表人为第一责任人。使我国医疗废物管理有了法律保障,推动了我国医疗废物管理的规范化进程。

国内外的实践经验表明,医疗废物管理是一项复杂的系统工程,应通盘考虑环境、社会、经济和技术等多种因素的影响,力争社会效益和经济效益的综合平衡;立法部门和卫生保健、环保、环卫等执法部门及社会监督部门要在明确划分责、权、利的基础上密切配合,发挥整体合力;对医疗废物的产生、收集、储存、运输、处理处置的实施全过程跟踪管理。县级以上地方人民政府应当加强医疗废物集中处置能力建设。县级以上人民政府卫生健康、生态环境等主管部门应当在各自职责范围内加强对医疗废物收集、贮存、运输、处置的监督管理,防止危害公众健康、污染环境。医疗卫生机构应当依法分类收集本单位产生的医疗废物,交由医疗废物集中处置单位处置。医疗废物集中处置单位应当及时收集、运输和处置医疗废物。医疗卫生机构和医疗废物集中处置单位,应当采取有效措施,防止医疗废物流失、泄漏、渗漏和扩散。

## 一、医疗废物的管理原则

根据医疗废物本身的特殊性及借鉴国内外的实践经验,对医疗废物的收集、储存、运输和处置应遵循全过程管理、源头分类收集、密闭运输和集中处置的原则,以达到医疗废物处理无害化、减量化和资源化的目的。

### (一) 基本原则

1. 医疗卫生机构应当依法分类收集本单位产生的医疗废物,交由医疗废物集中处置单位处置。医疗废物集中处置单位应当及时收集、运输和处置医疗废物。

2. 医疗卫生机构和医疗废物集中处置单位,应当采取有效措施,防止医疗废物流失、泄漏、渗漏、扩散。

3. 医疗卫生机构应建立有效的医疗废物管理系统,在分类、收集、包装、转运、暂存和处置的整个过程中加强监管。

4. 医疗卫生机构应加强一次性使用医疗器械和用品使用的管理,在保证医疗安全的前提下尽量使用可重复使用的医疗器械和用品。并在医疗废物分类、运送和存储过程中尽量减少包装产生的废物,在安全的前提下尽可能重复使用可利用的包装物,减少塑料包装物。

5. 医疗卫生机构和医疗废物集中处置单位应选择使用无害化处置方法。

6. 医疗卫生机构在考虑公共卫生前提下,最大限度地提倡资源回收、再使用、再循环。

7. 医疗卫生机构和医疗废物集中处置单位应密切关注科学知识和认知方面的技术进步和变化,采用已经试验成功的新技术、新措施,做好示范工作,替代已过时的不合理技术。

### (二) 采用最佳可行技术(BAT)和最佳环境实践(BEP)处理医疗废物,减少持久性有机污染物(POPs)排放

为预防和减少持久性有机污染物(persistent organic pollutants,POPs)的危害并最终将这类有毒化合物降低到环境和人类可接受的安全水平,2001 年 5 月 22 日,世界各国政府参加的国际公约大会在瑞典召开,会后签署了《关于持久性有机污染物的斯德哥尔摩公约》。公约的核心内容之一是立即着手减少并最终消除首批 12 种有毒的持久性有机污染物,其中包括人类无意生产的两种持久性有机污染物:多氯二苯并对二噁英(简写为 PCDD)和多氯二苯并呋喃(简写为 PCDF),公约附件 C 第二部分来源类别指出"PCDD、PCDF、六氯苯(hexachlorobenzene,HCB)、多氯联苯(polychlorinated biphenyl,PCB)这四类物质同为在涉及有机物质和氯的热处理过程中无意形成和排放的化学品,均系燃烧或化学反应不完全所致。"医疗废物焚烧是重要排放源之一。采用最佳可行技术(best available technology,BAT)和最佳环境实践(best environmental practice,BEP)处理医疗废物,减少 POPs 排放,是缔约方履行公约的重要工作之一。减少医疗废物对人类健康及环境带来的危害应从以下几个方面着手。

1. 无害化 能进行产生地处置的医疗废物实行就地处置的原则,减少因转运带来的运输环节污染;所有的处置技术坚持最少污染物排放原则;必须科学地处置所有废物,认识到每种处置技术都有其不稳定性和局限性,终端监测和在线监测是必不可少的;经处置后的医疗废物对环境的综合影响应是最少的,在适当的范围内,如果处置成本的增加能明显减少POPs 的排放,应充分考虑采用该类技术的可能性。另外要开发可降解的高分子材料产品,如聚乳酸、聚乙烯醇类高分子材料,同时不断开发能达到无害化处置各种医疗废物的方法。

2. 减量化 应该做到源头减量,即减少一次性使用医疗器械和用品的生产和使用;减少包装用品的使用量;有些高端一次性使用医疗器械在国家允许的情况下可重复使用;严格界定医疗废物与生活垃圾,杜绝生活垃圾进入医疗废物。减少化学性有害物质的使用。

（1）合理使用一次性使用医疗器械和医疗卫生用品：要做到合理使用，首先应当选择合理、适度的医疗方案，其次是要认真评估一次性使用医疗器械和医疗卫生用品在医疗方案中作用和意义，做到必须用才用，可用可不用的坚决不用，鼓励医疗卫生机构建立一次性使用医疗器械和医疗卫生用品控制指标。

（2）改变过分依赖一次性使用的医疗器械和医疗卫生用品的倾向：一次性使用医疗器械和医疗卫生用品的出现和应用固然是医疗技术进步的一个体现，也曾经为控制医院感染发挥了一定的作用。但随着一次性使用医疗器械和医疗卫生用品在医疗卫生机构的大量使用，监控手段的滞后，事实上其控制医院感染作用大幅降低，同时医务人员中存在过分依赖一次性使用医疗器械和医疗卫生用品的倾向，使医疗卫生机构一次性使用医疗器械和医疗卫生用品的使用量日益剧增，甚至在有些医疗卫生机构成为医疗辅材的主要内容。因此，增强医务人员的环保意识对减少一次性使用医疗器械和医疗卫生用品的使用有重大意义。

（3）医疗卫生机构积极推行从源头减少化学品使用调查结果显示，部分医疗卫生机构医学影像科使用数字放射成像技术替代传统模拟 X 线机成像，减少放射性胶片使用，还能进一步提高成像质量；口腔科使用压力蒸汽灭菌消毒替代化学灭菌剂浸泡消毒，消毒灭菌效果好，更经济高效；病理科硬脂酸和组织脱蜡透明液替代二甲苯用于组织标本透明、脱蜡，更简便、经济，避免二甲苯对人体的危害及对环境的污染。

（4）加强医院消毒供应中心功能和作用建设：医疗机构应加强消毒供应中心的建设，为其开展的医疗活动提供合格的消毒灭菌用品，是提升医院感染控制水平的主要技术保障，因此加强医院消毒供应中心的作用建设对控制医院感染发生，减少一次性使用医疗器械和医疗卫生用品的使用量有重大的作用。

（5）慎行侵入性诊疗行为以减少感染性废物生产：医院医疗活动中应尽量选择非侵入性的新技术新方法，在减少患者痛苦的同时，也减少了感染性废物的生产。

3. 资源化

（1）充分利用医疗废物的资源：将无污染的有利用价值的废物，进行适当处理后回收利用节约资源。

发达国家工业化进程开展得较早，在 20 世纪 50 年代就开始了对危险废物管理及处置的研究，目前基本上走上了专业化和法治化轨道。其具体做法包括：注重源头治理，使废物减量化；废物处置方法以焚烧和填埋为主，注重资源循环利用；建立了较完整的法律法规体系和污染控制标准。

根据《国家危险废物名录》，医疗废物属于危险废物，医疗废物分类按照《医疗废物分类目录（2021 年版）》执行。中华人民共和国生态环境部发布的《2020 年全国大、中城市固体废物污染环境防治年报》数据显示，全国 2019 年度实际收集和利用处置危险废物量为 3 558 万吨，其中，利用危险废物 2 468 万吨，处置医疗废物 118 万吨，采用填埋方式处置危险废物 213 万吨，采用焚烧方式处置危险废物 247 万吨，采用水泥窑协同方式处置危险废物 179 万吨，采用其他方式处置危险废物 252 万吨。2017 年危险废物的利用率达到了 69.4%，但医疗废物仍以处置为主，资源利用较少。

我国医疗废物处置的理念，注重对医疗废物的末端控制而忽视了从源头的减量和废物的资源化利用。根据我国相关法规，经过非焚烧消毒处置后的医疗废物仍要进入生活垃圾填埋场或生活垃圾焚烧厂处置，使得医疗废物的资源化利用率较低，塑料填埋难以降解，焚烧会产生二噁英,未能从根本上降低对环境的污染。而国外的做法是经过消毒和无害化处理后的医疗废物可以作为循环资源再利用,从而减少原料的消耗,达到减排的作用。

根据国卫办医发〔2017〕30号《关于在医疗机构推进生活垃圾分类管理的通知》规定,对于未被患者血液、体液和排泄物等污染的输液瓶(袋),应当在其与输液管连接处去除输液管后单独集中回收、存放,进行回收利用。医疗废物的资源化,须建立各部门间的协调机制,加强行业规范与引导,尤其是设置资源利用企业的市场准入机制,对来源及去向进行监督管理,这是杜绝非法经营、实现医疗废物资源化的必由之路。

(2)高端一次性使用医疗器械的重复使用:国内外对于"医疗用品"的含义已经很清楚。而对于一次性的含义国外有不同的解释,一般认为"一次性"是指产品一次性使用后即报废不再重复使用。比较特殊的观点认为"一次性"是指在医疗机构只能一次性使用,如果由工厂回收进行必要的处理后可以再重复使用而不违背一次性的原则。下一步由国家医院感染管理专业质控中心牵头,对医院现在一次性使用的医疗器械现状进行调查,通过调查数据筛选出亟待解决的高值耗材具体的种类并提出建议,评估临床复用风险和复用处置的安全性。建立一次性使用医疗器械使用者与生产厂家的密切联系机制,如通过质控中心专家组建立一次性使用医疗器械使用者与生产厂家的联系平台,平台由相关的专业人员组成(医院设备管理部门、医院感染、手术医师、手术室、消毒供应中心与厂家技术人员),加强联系,推动厂家对手术医疗器械产品的改进,或完善复用处理的技术。国家卫生健康委员会强调应加强对医院一次性使用医疗器械的管理,首选可复用的医疗器械,推动市场的导向。如成本核算后,选择一次性使用的医疗器械,则必须严格执行一次性使用。

4. 开展科学研究、开发无害化医用材料  采用非焚烧方法处置塑料类废物是可以减少POPs产生的。但是,第一,不是所有的非焚烧技术都能处理塑料类医疗废物。第二,处理后的塑料类医疗废物仍须进行终末处置(填埋)。研究表明塑料在自然界可存在数十年至一百多年而不分解,由此导致填埋地的彻底荒废毁坏。

解决这一问题最好的办法是研究开发可降解的高分子材料。生物降解高分子材料(biodegradable polymeric materials)是指在一定时间和一定条件下,能被酶或微生物水解降解,从而高分子主链断裂,分子量逐渐变小,以致最终成为单体或代谢成二氧化碳和水的高分子材料。生物降解高分子材料具有以下特点:易吸附水、含有敏感的化学基团、结晶度低、低相对分子质量、分子链线性化程度高和较大的比表面积等。目前生物降解型医用高分子材料已在临床上有所应用。其主要成分是聚乳酸、聚乙烯醇及改性的天然多糖和蛋白质等,在临床上主要用作暂时执行替换组织和器官,或作药物缓释系统,以及作为送达载体、可吸收性外科缝线、创伤敷料等。其特点是易降解,降解产物经代谢排出体外,对组织生长无影响。生物降解高分子材料目前已成为医用高分子材料发展的方向。

## 二、医疗废物的分类收集

医疗废物分类的指导思想是通过分类,科学地区分生活垃圾和医疗废物,达到医疗废物减量化的目的;医疗废物经过合理地分类后,根据其材质和污染程度的不同,采用不同的无害化处置方式进行处理,以最大限度地减少对人体的危害和对环境的污染。医疗单位应该按照《医疗废物分类目录》对医疗废物实施分类收集和管理,确实达到分类收集、分类处置的目的。

## （一）医疗废物分类收集原则

1. 按照《医疗废物分类目录》分类原则,结合所在地的处置方法分类收集。做到同种处置方法的废物放入同一种包装容器内,以减少包装容器的使用,尤其是一次性包装容器的使用。

2. 各种包装容器均应有医疗废物警示标识,并用不同颜色的包装容器或标识,以区别不同的处置方法。同一种处置方法的废物放入同一种颜色的包装容器中。

3. 盛装医疗废物达到包装物或容器的 3/4 时,必须紧实严密地封口。放入容器内的医疗废物不得取出,并密闭运送。每个包装容器均应有中文标签,说明该医疗废物的产生地、种类、产生时间等信息。

4. 尽量减少一次性塑料包装物的使用,采用可重复使用的或非塑料的一次性包装容器。

5. 医疗废物中病原体的培养基、标本和菌种、毒种保存液等高危险性废物,必须首先在微生物实验室进行压力蒸汽灭菌或化学消毒处理,然后按感染性废物收集处理。

6. 隔离的传染患者或疑似传染患者产生的医疗废物必须使用双层包装物,并及时封闭。

7. 在盛装医疗废物前,应当对医疗废物包装物或者容器进行认真检查,确保无破损、渗漏和遗撒。

## （二）医疗废物的分类收集

医疗废物的收集容器执行 HJ 421—2008《医疗废物专用包装袋、容器和警示标志标准》。

1. 感染性废物

（1）常见组分

1）被患者血液、体液、排泄物等污染的除锐器以外的废物。

2）使用后废弃的一次性使用医疗器械,如注射器、输液器、透析器等。

3）病原微生物实验室废弃的病原体培养基、标本,菌种和毒种保存液及其容器;其他实验室及科室废弃的血液、血清、分泌物等标本和容器。

4）医疗机构收治的隔离的确诊、疑似以及突发原因不明的传染病患者产生的生活垃圾。

（2）收集方法

1）感染性废物应收集于符合标准的医疗废物包装袋中。

2）病原微生物实验室废弃的病原体培养基、标本,菌种和毒种保存液及其容器:应在产生地点进行压力蒸汽灭菌或者使用其他方式消毒,然后按感染性废物收集处理。

3）隔离的确诊、疑似的传染病患者产生的医疗废物应当使用双层医疗废物包装袋盛装。

2. 损伤性废物

（1）常见组分

1）废弃的金属类锐器,如针头、缝合针、针灸针、探针、穿刺针、解剖刀、手术刀、手术锯、备皮刀和钢钉、导丝等。

2)废弃的玻璃类锐器,如盖玻片、载玻片、玻璃安瓿等。

3)废弃的其他材质类锐器。

(2)收集方法

1)收集于符合标准的利器盒中。

2)利器盒达到 3/4 满时,应当封闭严密,按流程运送、贮存。

3. 病理性废物

(1)常见组分

1)手术及其他医学服务过程中产生的废弃的人体组织、器官。

2)病理切片后废弃的人体组织、病理蜡块。

3)废弃的医学实验动物的组织和尸体。

4)16 周胎龄以下或重量不足 500g 的胚胎组织等。

5)确诊、疑似传染病或携带传染病病原体的产妇的胎盘。

(2)收集方法

1)收集于符合标准的医疗废物包装袋中。

2)确诊、疑似传染病或携带传染病病原体的产妇的胎盘应使用双层医疗废物包装袋盛装。

3)可进行防腐或者低温保存。

4. 药物性废物

(1)常见组分

1)废弃的一般性药物。

2)废弃的细胞毒性药物和生殖毒性药物。

3)废弃的疫苗及血液制品。

(2)收集方法

1)少量的药物性废物可以并入感染性废物中,但应在标签中注明。

2)批量废弃的药物性废物,收集后应交由具备相应资质的医疗废物处置单位或者危险废物处置单位等单位进行处置。

5. 化学性废物

(1)常见组分

列入《国家危险废物名录》中的废弃危险化学品,如甲醛、二甲苯等;非特定行业来源的危险废物,如含汞血压计、含汞体温计,废弃的牙科汞合金材料及其残余物等。

(2)收集方法

1)药物性废物应收集于密闭的容器中,应粘贴危险废物标签,并注明主要成分和危险类别。

2)收集后应交由具备相应资质的医疗废物处置单位或者危险废物处置单位等单位进行处置。

6. 患者截肢的肢体以及引产的死亡胎儿,纳入殡葬管理。药物性废物和化学性废物要分别按照国家危险废物名录中 HW03 类和 HW49 类进行收集和贮存。

7. 重大传染病疫情等突发事件产生的医疗废物,可按照县级以上人民政府确定的工作方案进行收集、贮存、运输和处置等。

8. 非传染病区使用或者未用于传染病患者、疑似传染病患者以及采取隔离措施的其他患者的输液瓶(袋),盛装消毒剂、透析液的空容器,一次性医用外包装物,废弃的中草药与中草药煎制后的残渣,盛装药物的药杯和尿杯,纸巾、湿巾、尿不湿、卫生巾、护理垫等一次性卫生用品,医用织物以及使用后的大小便器等。居民日常生活中废弃的一次性口罩不属于医疗废物。

9. 符合医疗废物定义、但无风险或者风险较低,在满足相关条件时,在部分环节或全部环节可不按医疗废物进行管理的废弃物的收集方式如下。

(1)密封药瓶、安瓿瓶等玻璃药瓶,盛装容器应满足防渗漏、防刺破要求,并有医疗废物标识或者外加一层医疗废物包装袋。标签为损伤性废物,并注明:密封药瓶或者安瓿瓶。可不使用利器盒收集。

(2)导丝盛装容器应满足防渗漏、防刺破要求,并有医疗废物标识或者外加一层医疗废物包装袋。标签为损伤性废物,并注明:导丝。可不使用利器盒收集。

(3)患者自行用于按压止血而未收集于医疗废物容器中的棉签、棉球、输液贴。可不按照医疗废物管理。

(4)感染性废物、损伤性废物以及相关技术可处理的病理性废物,按照相关处理标准规范,采用高温蒸汽、微波、化学消毒、高温干热、摩擦热或者其他方式消毒处理后,在满足相关入厂(场)要求的前提下,运输至危险废物焚烧厂、生活垃圾焚烧厂、协同处置固体废物的水泥窑或者工业固体废物填埋场等处置,运输、贮存、处置过程不按照医疗废物管理。

### (三)医疗废物的转运、暂存及交接

1. 内部转运

(1)运送人员每天从产生科室收集的医疗废物达到专用包装物和利器盒的3/4左右体积时应当封闭转移,医疗废物产生的科室应当进行医疗废物登记。

(2)运送人员在运送医疗废物前,应当检查包装物或者容器的标签及封口是否符合要求,不得将不符合要求的医疗废物运送至暂时的贮存地点。

(3)运送人员在运送医疗废物时,应当防止造成包装物或容器破损,医疗废物的流失、泄漏、渗漏和扩散,并防止医疗废物直接接触身体。

(4)运送人员按照确定的内部运送时间、路线,使用防渗漏、防遗撒、易于装卸和清洁的专用运送工具,与有关科室完成医疗废物移交与接受手续后,将科室移交的医疗废物封闭转移至暂时贮存场所暂存,禁止在运送过程中丢弃医疗废物。

(5)运送工具每天转运医疗废物后,应在指定的地点及时消毒和清洁。

2. 暂存

(1)医疗卫生机构建立的医疗废物暂时贮存设施、设备应当达到以下要求:

1)远离医疗区、食品加工区、人员活动区和生活垃圾存放场所,方便医疗废物运送人员及运送工具、车辆的出入。

2)有严密的封闭措施,设专(兼)职人员管理,防止非工作人员接触医疗废物。

3)有防鼠、防蚊蝇、防蟑螂的安全措施。

4)防止渗漏和雨水冲刷。

5)易于清洁和消毒。

6)避免阳光直射。

7)设有明显的医疗废物警示标识和"禁止吸烟、饮食"的警示标识。

(2)医疗卫生机构应当建立医疗废物的暂时贮存设施、设备,不得露天存放医疗废物;医疗废物暂时贮存的时间不得超过 2d。

3. 交接

(1)医疗卫生机构应当根据就近集中处置的原则,及时将医疗废物交由医疗废物集中处置单位处置。

(2)医疗卫生机构应当将医疗废物交由取得县级以上人民政府环境保护行政主管部门许可的医疗废物集中处置单位处置,依照危险废物转移联单制度填写和保存转移联单。

(3)医疗卫生机构应当对医疗废物进行登记,登记内容应当包括医疗废物的来源、种类、重量或者数量、交接时间、最终去向以及经办人签名等项目。登记资料至少保存 3 年。

(4)医疗废物转交后,应当对暂时贮存地点、设施及时进行清洁和消毒处理。

## 三、医疗废物的信息化管理

2003 年严重急性呼吸综合征(SARS)被控制之后,医疗垃圾管理的问题受到社会的关注,2003 年颁布的《医疗废物管理条例》,将医疗废物管理纳入了法治轨道。随后,专家们纷纷从 ISO 14000 环境管理体系、伦理学、社会学等多角度探讨了医疗垃圾管理的问题。由此可见,医疗垃圾管理不仅是一个较新的医院管理难题,而且是一个重要的公共卫生问题。

### (一)医疗机构内部管理难点

1. 数据准确性低　医疗废物收集交接手工记录,数据准确性无法保障。
2. 缺少标准化的流程规范　医疗废物收集管理没有标准化的流程指导收集工作。
3. 信息无法可视化管理　相关部门和医疗机构无法对医疗废物数据进行可视化的管理。
4. 数据追溯检索困难　医疗废物交接数据无法快速追溯和检索。
5. 收集交接缺乏监督　收集交接缺乏科室人员监管,易出错。
6. 全流程管理难　医疗废物收集缺乏对各环节重点流程把控。

### (二)医疗废物监管难点

在没有信息化监管的情况下医疗卫生行政部门、卫生监督部门及环保部门对医疗废物全流程监管困难。如医疗机构内的收集,储存,运送的监管;医疗废物转运过程的监管;医疗废物处置中心的监管;重大传染病疫情医疗废物管理的监管。目前卫生部门监管医疗机构内部,环保部门监管医疗废物处置中心和转运过程,多头管理导致管理链条断环致使医疗废物外泄;对于未被患者血液、体液和排泄物等污染的输液瓶(袋),应当在其与输液管连接处去除输液管后单独集中回收、存放。将此类"受控类废物"从医疗废物行列排除,进行资源化的回收利用,是对医疗废物资源化的一次尝试,但是缺乏后续政策、技术和管理条件的支持。多年过去,输液瓶(袋)的资源化未能有效进行,尚缺乏相应规范,混有医疗废物的输液瓶(袋)成为非法处置、倒卖医疗废物的重点领域。此外,非焚烧处理技术不能有效处理的化学性废物、药物性废物去向不明,区域间不同设施和不同处理技术的协同机制和医疗废物处置收费政策的动态调整机制尚未建立。

监管不力的案例如下。

1. 医疗废物再现社会安全议题的舆论追问与反思 2016年12月19日,某市公安分局历时3个多月,侦破该市首起医疗废物污染环境案件,抓获犯罪嫌疑人3人,其中1人被逮捕、2人被取保候审;现场查获医疗废弃物13.5吨,实际查实嫌疑人收购、倒卖医疗废物数3 000多吨,涉案价值4 000多万元。近日,3名嫌疑人被提起公诉。

2. 非法处置医疗废物案 2012年9月至2014年11月间,某市被告人张某在未取得主管部门颁发许可证的情况下,在该市一厂房内,雇佣他人对收购的一次性输液器、注射器等医疗废物进行加工、分拣累计106余吨。经认定,被告人张某处置的医疗废物为危险废物。被告人张某于案发后主动投案,归案后如实供述犯罪事实。

3. 医疗废物处置混乱 某市工业区一家医疗废物处置公司医疗废物生产塑料粒子项目(包括粉碎工序、清洗工序、造粒工序)所用的加工原料为从医院收集来的未被污染的塑料输液瓶(袋),经粉碎、清洗后再造粒。该公司医疗废物接收人员根据医院不同的包装,来区分原料有无被污染。公司生产出的塑料粒子均用作注塑、吹膜印刷工序的原料,加工成医疗废物包装袋及利器盒,免费提供给各医疗机构使用。该项目未经环保部门审批,没有按照相关规定处理医疗垃圾。

要提高医疗废物的管理能力和力度,改变医疗废物监管不力的状况,需要运用信息化管理手段,实现医疗废物的全过程管理。因此,需要信息化的监管手段来完善医疗废物的全过程管理。

信息技术革命使医疗垃圾实时监管统一平台的建立成为可能。随着条形码技术、射频识别技术、卫星定位技术的发展,带来服务和监管方式的新革命。医院信息系统(hospital information system,HIS)的普及化与信息化水平的提高,医院和专业废物处理公司的信息处理能力已大幅提高,推广垃圾的电子标签化管理、电子联单、电子监控和在线监测等信息管理技术,实现传统人工处理向现代智能管理的新跨越已具备良好的技术基础。在物流信息方面,广泛采用电子计算机系统进行管理,并已初步形成覆盖面广、横向纵向相结合的信息网络。以现代信息技术——GPS结合GPRS技术实现可视化物流管理和实时定位为基础的专用物流信息网络正在加紧建设之中。随着信息港建设的不断发展,高速、宽带、高效的信息网络平台及EDI等五个骨干网络系统的基本建成,为环保部门实现医疗垃圾处理过程的全程监管提供了基础的信息支持和保障。

### (三) 医疗废物信息化管理系统的作用

为了加强医院医疗废物的闭环管理,杜绝此类事件的发生,国家要求开展医疗废物信息化管理,避免管理漏洞,保障医院及患者的安全,要求在2021年底前,建立全国医疗废物信息化管理平台,覆盖医疗机构、医疗废物集中贮存点和医疗废物集中处置单位,实现信息互通共享,及时掌握医疗废物产生量、集中处置量、集中处置设施工作负荷以及应急处置需求等信息,提高医疗废物处置现代化管理水平。

医疗废物信息化管理系统包括医疗废物监测报告的软件开发和医疗机构监管系统终端建设等;系统应包括区域医疗机构医疗废物监测报告网络系统、区域医疗废物集中处置单位医疗废物检测报告网络系统、医疗机构内部医疗废物管理网络系统、卫生行政部门/环境保护行政部门医疗废物监管信息网络系统等。使医疗废物监管系统化、规范化、科学化和现代化,提高监管的效率,防止医疗废物的流失以及对社会、环境等的危害,为卫生行政部门和环境保护部门制定医疗废物的宏观管理和相关政策提供科学依据。

医疗废物信息化管理的实施应用对避免医疗废物流失、规范医疗废物管理和提高监管效能具有重要意义。

另外,在考虑公共卫生前提下,最大限度地提倡资源回收、再使用、再循环。如果医疗废物中未被污染的输液管、注射器等塑料类废物,通过无害化处理后可被回收利用,医疗废物信息管理系统可以实现对该类医疗废物的全程监管,确保其处置过程的无害化,杜绝上述案例的发生。为我国医疗废物管理的无害化、资源化和减量化打下坚实的基础。

## 四、医疗废物管理中的职业防护

### (一)医疗废物在分类、转运、交接过程中的职业安全

1. 医疗卫生机构应当对本机构工作人员进行培训,提高全体工作人员对医疗废物管理工作的认识。对从事医疗废物分类收集、运送、暂时贮存、处置等工作的人员和管理人员,进行相关法律和专业技术、安全防护以及紧急处理等知识的培训。

2. 医疗废物相关工作人员和管理人员应当达到以下要求。

(1)掌握国家相关法律、法规、规章和有关规范性文件的规定,熟悉本机构制定的医疗废物管理的规章制度、工作流程和各项工作要求。

(2)掌握医疗废物分类收集、运送、暂时贮存的正确方法和操作程序。

(3)掌握医疗废物分类中的安全知识、专业技术、职业卫生安全防护等知识。

(4)掌握在医疗废物分类收集、运送、暂时贮存及处置过程中预防被医疗废物刺伤、擦伤等伤害的措施及发生后的处理措施。

(5)掌握发生医疗废物流失、泄漏、扩散和意外事故情况时的紧急处理措施。

3. 医疗卫生机构应当根据接触医疗废物种类及风险大小的不同,采取适宜、有效的职业卫生防护措施,为机构内从事医疗废物分类收集、运送、暂时贮存和处置等工作的人员和管理人员配备必要的防护用品,定期进行健康检查,必要时,对有关人员进行免疫接种,防止其受到健康损害。

4. 医疗卫生机构的工作人员在工作中发生被医疗废物刺伤、擦伤等伤害时,应当采取相应的处理措施,并及时报告机构内的相关部门。

### (二)医疗废物管理中突发应急事件的处置

1. 医疗卫生机构应当制订医疗废物管理应急预案,防止医疗废物处置过程中突发应急事件的发生和处置。

2. 医疗卫生机构发生医疗废物流失、泄漏、扩散和意外事故时,应当按照以下要求及时采取紧急处理措施。

(1)确定流失、泄漏、扩散的医疗废物的类别、数量、发生时间、影响范围及严重程度。

（2）组织有关人员尽快按照应急方案，对发生医疗废物泄漏、扩散的现场进行处理。

（3）对被医疗废物污染的区域进行处理时，应当尽可能减少对患者、医务人员、其他现场人员及环境的影响。

（4）采取适当的安全处置措施，对泄漏物及受污染的区域、物品进行消毒或者其他无害化处置，必要时封锁污染区域，以防扩大污染。

（5）对感染性废物污染区域进行消毒时，消毒工作从污染最轻区域向污染最严重区域进行，对可能被污染的所有使用过的工具也应当进行消毒。

（6）工作人员应当做好卫生安全防护后进行工作。

（7）处理工作结束后，医疗卫生机构应当对事件的起因进行调查，并采取有效的防范措施预防类似事件的发生。

（8）医疗卫生机构发生医疗废物流失、泄漏、扩散时，应当在48h内向所在地的县级人民政府卫生行政主管部门、环境保护行政主管部门报告，调查处理工作结束后，医疗卫生机构应当将调查处理结果向所在地的县级人民政府卫生行政主管部门、环境保护行政主管部门报告。

（9）医疗卫生机构发生因医疗废物管理不当导致1人以上死亡或者3人以上健康损害，须对患者提供医疗救护和现场救援的重大事故时，应当在24h内向所在地的县级人民政府卫生行政主管部门、环境保护行政主管部门报告，并根据《医疗废物管理条例》的规定，采取相应紧急处理措施。

（10）因发生事故或者其他突发性事件，造成危险废物严重污染环境的单位，应当立即采取有效措施消除或者减轻对环境的污染危害，及时通报可能受到污染危害的单位和居民，并向所在地生态环境主管部门和有关部门报告，接受调查处理。

（11）在发生或者有证据证明可能发生危险废物严重污染环境、威胁居民生命财产安全时，生态环境主管部门或者其他负有固体废物污染环境防治监督管理职责的部门应当立即向本级人民政府和上一级人民政府有关部门报告，由人民政府采取防止或者减轻危害的有效措施。有关人民政府可以根据需要责令停止导致或者可能导致环境污染事故的作业。

（熊　薇）

## 第三节　重大传染病疫情等突发事件医疗废物的应急处置

在医疗废物日常管理的基础之上，要做好重大传染病疫情等突发事件时医疗废物的应急处置。

2020年新修订的《中华人民共和国固体废物污染环境防治法》更加明确了各级政府和卫生管理部门对重大传染病疫情等突发事件医疗废物的应急处置。要求各级人民政府应当加强固体废物污染环境的防治，按照事权划分的原则安排必要的资金进行固体废物集中处置设施建设和应对重大传染病疫情等突发事件产生的医疗废物等危险废物应急处置。重大传染病疫情等突发事件发生时，县级以上人民政府应当统筹协调医疗废物等危险废物收集、贮存、运输、处置等工作,保障所需的车辆、场地、处置设施和防护物资。卫生健康、生态环境、环境卫生、交通运输等主管部门应当协同配合,依法履行应急处置职责。

重大传染病疫情暴发后,医疗机构的相关医疗废物和生活垃圾数量会激增,而医疗废物处置能力如何在短时间内迅速增强,考验着医疗废物处置的安全防线。做好医疗废物和医疗污水的安全处置,是全面打赢传染病重大疫情阻击战的重要环节。应根据不同传染病疫情的特点及时、有序、高效、无害化处置医疗废物,规范疫情医疗废物应急处置的管理与技术要求,保护生态环境和人体健康。

疫情防控期间纳入医疗废物管理的固体废物种类、范围以及收集、贮存、转运、处置过程中的卫生防疫,按照卫生健康主管部门的有关要求执行。

疫情防控期间可参照《新型冠状病毒感染的肺炎疫情医疗废物应急处置管理与技术指南(试行)》和武汉市新型冠状病毒感染医疗废物区级应急暂存库建设管理规定建立健全应急处置预案进行应急管理。

## 一、应急处置管理要求

### (一) 完善应急处置协调机制

地方各级生态环境主管部门在本级人民政府统一领导下,按照"统一管理与分级管理相结合、分工负责与联防联控相结合、集中处置与就近处置相结合"的原则,协同卫生健康、住房和城乡建设、工业和信息化、交通运输、公安等主管部门,共同组织好疫情防控期间医疗废物应急处置工作。

### (二) 统筹应急处置设施资源

以设区的市为单位摸排调度医疗废物应急处置能力情况,将可移动式医疗废物处置设施、危险废物焚烧设施、生活垃圾焚烧设施、工业炉窑等纳入肺炎疫情医疗废物应急处置资源清单。各设区的市级生态环境主管部门应做好医疗废物处置能力研判,在满足卫生健康主管部门提出的卫生防疫要求的情况下,向本级人民政府提出启动应急处置的建议,经本级人民政府同意后启用应急处置设施。对存在医疗废物处置能力缺口的地市,也可以通过省级疫情防控工作领导小组和联防联控工作机制或者在省级生态环境主管部门指导下,协调本省其他地市或者邻省具有富余医疗废物处置能力的相邻地市建立应急处置跨区域协同机制。

### (三) 规范应急处置活动

各医疗废物产生、收集、贮存、转运和应急处置单位应在当地人民政府及卫生健康、生态环境、住房和城乡建设、交通运输等主管部门的指导下,妥善管理和处置医疗废物。处置过程应严格按照医疗废物处置相关技术规范操作,保证处置效果,保障污染治理设施正常稳定运行,确保水、大气等污染物达标排放,防止疾病传染和环境污染。应急处置单位应定期向所在地县级以上地方生态环境和卫生健康主管部门报告医疗废物应急处置情况,根据形势的发展和需要可实行日报或周报。

### （四）及时发布应急处置信息

地方各级生态环境主管部门应根据本级人民政府的有关要求做好相关信息发布工作。

## 二、应急处置技术路线

### （一）科学选择应急处置方式

各地可根据本地区情况，因地制宜地选择疫情医疗废物应急处置技术路线。患者产生的医疗废物，宜采用高温焚烧的方式处置，也可以采用高温蒸汽消毒、微波消毒、化学消毒等非焚烧方式处置，并确保处置效果。

### （二）合理确定定点应急处置设施

应急处置医疗废物的，应优先使用本行政区内的医疗废物集中处置设施。当区域内现有处置能力无法满足疫情医疗废物应急处置需要时，应立即启动应急预案，由列入应急处置资源清单内的应急处置设施处置医疗废物，并实行定点管理，或者按照应急处置跨区域协同机制，转运至邻近地区医疗废物集中处置设施处置。因特殊原因，不具备集中处置条件的，可根据当地人民政府确定的方案对医疗废物进行就地焚烧处置。

### （三）推荐分类分流管理和处置医疗废物

应急处置期间，推荐将疫情防控过程中产生的感染性医疗废物与其他医疗废物实行分类分流管理。医疗废物集中处置设施、可移动式医疗废物处置设施应优先用于处置新型冠状病毒感染疫情防控过程中产生的感染性医疗废物。其他医疗废物可分流至其他应急处置设施进行处置。

### （四）便利医疗机构就地应急处置活动

医疗机构可自行或在邻近医疗机构采用可移动式医疗废物处置设施应急处置医疗废物，可豁免环境影响评价、医疗废物经营许可等手续，但应合理设置处置地点，避让饮用水水源保护区、集中居住区等环境敏感区，并在设区的市级卫生健康和生态环境主管部门报备。可移动式医疗废物处置设施供应商应确保医疗废物处置效果满足相关标准和技术规范要求。

## 三、应急处置技术要点

### （一）收集与暂存

收治患者的定点医院应加强医疗废物的分类、包装和管理。建议在卫生健康主管部门的指导下，对疫情防控过程中产生的感染性医疗废物，严格按照 HJ 421—2008《医疗废物专用包装袋、容器和警示标志标准》包装，置于指定周转桶（箱）或一次性专用包装容器中。包装表面应印刷或粘贴红色"感染性废物"标识。损伤性医疗废物必须装入利器盒,密闭后外套黄色垃圾袋,避免造成包装物破损。医疗废物须交由危险废物焚烧设施、生活垃圾焚烧设施、工业炉窑等应急处置设施处置时,包装尺寸应符合相应上料设备尺寸要求。有条件的医疗卫生机构可对新型冠状病毒感染疫情防控过程产生的感染性医疗废物的暂时贮存场所实行专场存放、专人管理,不与其他医疗废物和生活垃圾混放、混装。贮存场所应按照卫生健康主管部门要求的方法和频次消毒,暂存时间不超过 24 小时。贮存场所冲洗液应排入医疗卫生机构内的医疗废水消毒、处理系统处理。

### (二)转运

疫情防控过程产生的感染性医疗废物的运输使用专用医疗废物运输车辆,或使用参照医疗废物运输车辆要求进行临时改装的车辆。医疗废物转运过程可根据当地实际情况运行电子转移联单或者纸质联单。转运前应确定好转运路线和交接要求。运输路线尽量避开人口稠密地区,运输时间避开上下班高峰期。医疗废物应在不超过 48 小时内转运至处置设施。运输车辆每次卸载完毕,应按照卫生健康主管部门要求的方法和频次进行消毒。有条件的地区,可安排固定专用车辆单独运输疫情防控过程中产生的感染性医疗废物,不与其他医疗废物混装、混运,与其他医疗废物分开填写转移联单,并建立台账。

### (三)处置

医疗废物处置单位要优先收集和处置疫情防控过程产生的感染性医疗废物。可适当增加医疗废物的收集频次。运抵处置场所的医疗废物尽可能做到随到随处置,在处置单位的暂时贮存时间不超过 12 小时。处置单位内必须设置医疗废物处置的隔离区,隔离区应有明显的标识,无关人员不得进入。处置单位隔离区必须由专人负责,按照卫生健康主管部门要求的方法和频次对墙壁、地面、物体表面喷洒或拖地消毒。

### (四)其他应急处置设施的特殊要求

危险废物焚烧设施、生活垃圾焚烧设施、工业炉窑等非医疗废物专业处置设施开展疫情医疗废物应急处置活动,应按照卫生健康主管部门的要求切实做好卫生防疫工作。应针对医疗废物划定专门卸料接收区域、清洗消毒区域,增加必要的防雨防淋、防泄漏措施,对医疗废物运输车辆规划专用行车路线,并配置专人管理。接收现场应设置警示、警戒限制措施。进料方式宜采用专门输送上料设备,防止医疗废物与其他焚烧物接触造成二次交叉污染。注意做好医疗废物与其他焚烧物的进料配伍,保持工艺设备运行平稳可控。技术操作人员应接受必要的技术培训。

### (五)人员卫生防护

医疗废物收集、贮存、转运、处置过程应按照卫生健康主管部门有关要求,加强对医疗废物和相关设施的消毒以及操作人员的个人防护和日常体温监测工作。有条件的地区,可安排医疗废物收集、贮存、转运、处置一线操作人员集中居住。

## （六）应急暂存库的建设要求

当疫情暴发医疗废物暴增导致医疗废物暂存量超过医疗废物处置速度,须应急增加暂存时,可建设临时的医疗废物应急暂存库。

1. 选址要求

(1)应远离食品加工区、人员活动密集区和生活垃圾存放场所,方便医疗废物的装卸、装卸人员及运送车辆的出入。

(2)应当远离居(村)民居住区、水源保护区和交通干道,与周围人群、工厂、企业的距离应取得当地生态环境保护行政主管部门的同意。

(3)应急暂存库底部须高于地下水最高水位,地基高度应确保设施内不受雨洪冲击或浸泡。

(4)应设在易燃、易爆等危险品存放仓库和高压输电线路防护区域以外。

(5)应急暂存库周边应有充足的空间配套建设移动式医疗废物处置设施。

2. 建筑要求

(1)应急暂存库应有严密的封闭措施,设专人管理,避免非工作人员进出,以及防鼠、防蚊蝇、防蟑螂、防盗以及预防儿童接触等安全措施。

(2)应急暂存库应有隔离设施、报警装置和防风、防晒、防雨、防扬散设施,同时符合消防安全要求。

3. 地面及警示标识要求

(1)应急暂存库必须有硬化地面,且表面无裂隙;有条件改造的应急暂存库地面和1.0m高的墙裙须进行防渗处理。应急暂存库地面应具有良好的排水性能,易于清洁和消毒,产生的废水应采用暗沟、管直接排入污水收集消毒处理设施。

(2)应按 GB 15562.2—1995《环境保护图形标志 固体废物贮存(处置)场》和卫生、生态环境部门制定的专用医疗废物警示标识要求,在外部明显处同时设置危险废物和医疗废物的警示标识,在暂存间内应张贴"禁止吸烟、饮食"的警示标识和医疗废物管理规章制度、医疗废物收集分类、贮存、消毒等工作程序以及医疗废物意外事故防范措施和应急预案。

4. 设备要求

(1)应急暂存库的医疗废物应采用周转箱(柜)进行暂存。

(2)应急暂存库房外宜设有供水龙头,以供暂时贮存库房的清洗用。

(3)应急暂存库应配备液体消毒设备及消毒物资,同时应配备紫外线灯,按规定做好消毒工作。

(4)应急暂存库应配备相应的废水处理设施,确保废水得到有效处理;没有废水处理设施的应设有废水收集装置和消毒设施,废水收集后委托处理。

5. 卫生要求

(1)疫情防控期间应急暂存库的卫生防疫,按照卫生健康主管部门的有关要求执行。

(2)应急暂存库由专人使用消毒剂喷洒墙壁或拖地消毒,每天上下午各一次。同时,每天应在废物清运之后消毒冲洗,冲洗液应进行处理,禁止将产生的废水直接排入外环境。

(3)应急暂存库内的医疗废物周转箱(柜)应每天消毒一次。

(4)应急暂存库操作人员的防护,应达到卫生健康部门规定的一级防护要求,必须穿工作服、隔离衣、防护靴、戴工作帽和防护口罩,近距离操作人员还应戴护目镜。有条件的地区,可安排一线操作人员集中居住。

(5)疫情结束后,应及时关闭应急暂存库,并按有关规定开展环境评估,采取措施消除污染,确保生态环境安全。

6. 管理要求

(1)应急暂存库责任主管部门应确立医疗废物暂时贮存管理的有关规章制度、工作程序及应急处理措施。

(2)依照危险废物转移联单制度填写和保存转移联单,建立台账,实现医疗废物的全过程追踪。

(3)应防止医疗废物在应急暂存库房和专用周转箱(柜)中腐败散发恶臭,原则上应急暂存库中医疗废物暂存时间最长不超过48小时。

(4)盛装医疗废物的周转箱(柜)可堆叠存放,面积较大的应急暂存库内医疗废物应分区堆放,并留有搬运通道。

(5)加强应急暂存库污水监管。

(6)应急暂存库应设有工作人员进行管理,防止非工作人员接触医疗废物。

(7)应急暂存库应落实操作人员健康监测及感染报告制度。医疗废物贮存、转运应按照卫生健康主管部门有关要求,加强对操作人员的个人防护和日常体温监测工作,强制报告个人健康状况,尽早发现感染隐患。一旦出现人员感染,应立即向当地有关部门报告,并按照要求报送患者诊断相关信息。

## 四、应急处置管理要点

### (一)建章立制,分工明确,厘清监管内容

1. 对医疗废物的收集、贮存、转运、处置4个环节,要根据2020年修订的《中华人民共和国固体废物污染环境防治法》和《医疗废物管理条例》等法律法规,结合每个环节的特点建章立制。尤其在疫情防控期间,要对原有的规章制度进行优化和完善,细化到每个环节、每名责任人,使规章制度切合实际,落地生根。每个部门和每个人都要按章行事,对违反制度者进行追究,真正做到用制度管人管事。

2. 生态环境部门和医疗卫生部门要紧密配合,各司其职,按照《医疗废物管理条例》中的责任分工开展工作。生态环境部门负责医疗废物收集、贮存、转运、处置活动中环境污染防治工作,医疗卫生部门负责医疗废物收集、贮存、转运、处置活动中的疾病防治工作。

3. 其中,对医疗废物处置单位的监管重点包括:对医疗机构产生的医疗废物进行收集时,交接手续是否完备,是否做到了应收尽收,应处尽处;转运过程中是否执行了电子联单制度,并按规定路线行驶,有无撒漏医疗废物现象;对医疗废物的处置过程是否严格执行了高温蒸汽处置或焚烧处置相关生产工艺流程;有无完整的处置台账记录;对收集的医疗废物是否规范贮存,疫情防控期间产生的医疗废物是否做到日产日清;处置企业的环保设施是否正常运行,各种污染物是否得到处置并达标排放。

4. 在疫情防控期间对医疗机构的医疗废物收集、贮存、转运活动的监管重点包括:医疗

机构的医疗废物暂存间是否按要求进行设计和建设，"三防"措施是否完备；医疗废物暂存间贮存的医疗废物是否分类贮存，医疗废物包装物有无破损；在 24 小时内是否做到了将涉疫医疗废物移交有资质的医疗废物处置企业进行无害化处置等。

### （二）严格执法，依法对医疗废物开展检查

对疫情防控期间产生的医疗废物要做到每个星期定期检查一次，并做到随机抽查，对检查情况要认真记录，对发现的问题要及时反馈，并依法下达有关法律文书，督促其整改到位，并按照《中华人民共和国固体废物污染环境防治法》和《医疗废物管理行政处罚办法》给予相应处罚。对发现的重大环境违法行为，要立案查处，在罚款的同时移交公安机关追究有关人员的刑事责任。通过缜密的管理、严格的执法，用法律的手段切实加强疫情防控期间医疗废物的监管，坚决杜绝因医疗废物的收集、贮存、转运、无害化处置未得到规范化管理，而造成的病毒二次传染的事件发生。

### （三）制订应急预案，扎实做好疫情防控期间医疗废物应急管理工作

在重大的急性传染病暴发期间，医疗废物的产生量猛增，可能远远超过原有的处置能力。因此，要做好疫情防控期间医疗废物处置的应急工作，制订科学的、切合实际的应急预案。

在制接受应急预案时，应根据医疗废物的工艺特点，选用医疗废物处置备用单位，优先考虑危险废物处置企业，其次是水泥窑企业和生活垃圾焚烧发电企业。对运送车辆、医疗废物暂存间进行备份；选用医疗废物运输车辆时，要选用密闭不易撒漏的厢式货车，并取得交通部门对车辆的豁免；选用医疗废物暂存间时，坚持防扬散、防流失、防渗漏"三防"原则。对运送路线进行合理布局，避开人口密集地区和饮用水水源地区，选择道路畅通和捷径的路线运送。在启用医疗废物处置备用单位时，要进行试生产，检查其各种生产设施是否运行正常。医疗废物处置备用单位启用后，要做好生产人员的自我防护，严格防止生产人员被感染。做好医疗废物进出的计量称重、台账记录和灭菌消毒工作。医疗废物处置备用单位启用后，要严格执行《医疗废物集中处置技术规范》（试行）（环发〔2003〕206 号），处置工艺流程不得改变。

（熊 薇）

---

## 参 考 文 献

［1］陈扬，冯钦忠，刘得嫒，等. 新时期医疗废物处置技术体系的变革及发展 [J]. 环境工程学报，2021，15 (2)：383-388.

［2］陈志祥，张政委，田华，等. 生物降解高分子材料在医药领域中的应用 [J]. 化学推进剂与高分子材料，2005，3 (1)：31-33.

［3］杨立新，曹艳春. 人体医疗废物的权利归属及其支配规则 [J]. 政治与法律，2006，1：65-72.

［4］张流波. 高值诊疗耗材复用处置 [J]. 中国消毒学杂志，2008，25 (4)：407-409.

［5］赵胜利, 黄宁生, 朱照宇. 塑料废弃物污染的综合治理研究进展 [J]. 生态环境, 2008, 17 (6): 2473-2481.

［6］国家环境保护总局. 废弃危险化学品污染环境防治办法 [EB/OL].(2005-08-30)[2022-10-30]. http://www. npc. gov. cn/zgrdw/npc/lfzt/rlyw/2017-06/23/content_2024009. htm.

［7］周剑虹. 医疗废物基本特性和实验研究 [J]. 化工生产与技术, 2008, 15 (3): 49-51.

［8］陈扬, 李培军, 邵春岩, 等. 医疗废物非焚烧处理技术应用障碍分析及对策探讨 [J]. 有色冶金设计与研究, 2007, 28 (3): 27-29.

［9］郑星. 化学性医疗废物在医疗卫生机构中处置现况调查 [J]. 中国卫生监督杂志, 2011, 18 (3): 250-260.

［10］GLASSMEYER S T, HINCHEY E K, BOEHME S E. Disposal practices for unwanted residential medications in the United States [J]. Environment international, 2009, 35: 566-572.

# 第四十二章
# 后勤其他相关医院感染管理

## 第一节　医院污水管理

### 一、概述

#### （一）医院污水的定义

医院污水即医院产生的含有病原体、消毒剂、重金属、有机溶剂、酸、碱以及放射性等的污水。包括医院门诊、病房、手术室、各类检验室、病理解剖室、放射室、洗衣房、太平间等处排出的诊疗、生活及粪便污水，当医院其他污水，如办公、食堂、宿舍等排水与上述污水混合排出时一律视为医院污水。

#### （二）医院污水的分类

医院污水分为传染病医院污水、非传染病医院污水及特殊性质医院污水。

1. 传染病医院污水　指传染性疾病专科医院及综合医院传染病房排放的诊疗、生活及粪便污水。

2. 非传染病医院污水　指各类非传染病专科医院以及综合医院除传染病房外排放的诊疗、生活及粪便污水。

3. 特殊性质医院污水　指医院检验、分析、治疗过程中产生的少量特殊性质污水，主要包括放射性污水、酸性废水、含氰废水、含重金属废水和洗印废水。

#### （三）医院污水处理站的选址要求

1. 医院污水处理站的选址应根据医院总体规划、污水排放口位置、运输条件、环境卫生和管理维护要求等因素综合确定，并根据医院总体规划适当预留发展用地。

2. 医院污水处理站宜远离门（急）诊、医技和住院等用房，并宜设置在院区主导风的下风向。

3. 新建医院污水处理站应设置于独立建筑，与民用建筑距离不宜小于 15m。

4. 传染病医院污水处理站与民用建筑距离不应小于 15m，并采取安全隔离措施。

5. 医院污水处理站区域宜设置围栏，高度不宜小于 2m。

### （四）医院污水处理的重要性

医院污水通常含有大量的微生物,并可能含有多种病原细菌(如沙门菌、志贺菌、肠致病性大肠埃希菌、铜绿假单胞菌、布鲁菌、结核分枝杆菌等)、病毒(如甲/戊型肝炎病毒、脊髓灰质炎病毒、柯萨奇病毒、轮状病毒、ECHO病毒、腺病毒、诺如病毒等)、寄生虫(如蓝氏贾第鞭毛虫、溶组织阿米巴原虫等)。这些病原微生物在污水中具有一定的抵抗力,有的能存活较长时间。若处理不当,会成为医院感染重要的传播媒介,甚至会引起医院感染暴发或传染病疫情扩散。例如,有研究针对1名患者在左肺叶切除术后胸腔感染耐碳青霉烯铜绿假单胞菌的情况进行调查。对患者入住病区的所有病房,包括淋浴间进行环境采样与检测,对检出的耐碳青霉烯铜绿假单胞菌菌株进行全基因测序,并对该病区所有病房淋浴间的下水道管道走向进行分析,发现患者胸腔感染菌株来自病房淋浴间下水道的污水。可能是患者沐浴时,下水道飞溅产生的带菌小液滴接触胸腔伤口,通过间接的水源性传播导致了该起医院感染的发生。而在2005年1月,印度喀拉拉邦科塔亚姆地区发生了一起甲型肝炎病毒疫情大暴发。在该地区发生的1 180例甲型肝炎病例中,有540例由该地区的一家医院报告。其中有两例死亡病例为该医院的医生,且社区报告病例有到该医院的就医史。经调查发现,这家医院污水处理设施自1990年起已经停止运作,未经处理的污水携带甲型肝炎病毒导致了此次疫情的大暴发。

此外,医院污水还具有放射性污染及其他物理化学污染,如同位素诊断与治疗、牙科治疗、洗印、化验等产生的污水含有放射性同位素、重金属、消毒剂、有机溶剂等有毒有害物质。若处理不当,长时间接触会对人体产生刺激性,甚至具有致癌、致畸、致突变的风险,严重危害了人体健康,同时也会对环境造成长远影响。

因此,为维护良好的生态环境,预防和控制传染病的发生与流行,保障人体健康,医院应贯彻落实《中华人民共和国水污染防治法》《中华人民共和国传染病防治法》等法律法规要求,规范污水处理设施的建设与运行管理,确保医院污水在排放前严格按照国家及地方相关标准规范(如《医疗机构水污染物排放标准》《医院污水处理工程技术规范》《医院污水处理技术指南》等)进行净化与消毒处理。同时应定期对医院污水的消毒效果进行监测。

## 二、医院污水的处理工艺

医院污水的处理是通过采用各种设备和水处理技术去除水中物理的、化学的和生物的污染物,使水质得到净化,达到国家或地方水污染物排放标准,从而保护水资源和人体健康。主要的处理工艺有三种,即一级强化处理工艺、二级处理工艺和简易生化处理工艺。应根据医院规模、性质和污水排放去向,兼顾各地情况合理选择,且选择时应遵循以下原则。

1. 非传染病医院污水若处理后排入城市污水管网时,推荐采用二级处理工艺。对采用一级强化处理工艺的,若处理后排入自然水体则必须采用二级处理工艺。

2. 传染病医院污水处理必须采用二级处理工艺,并须进行预消毒处理。

3. 边远山区、经济欠发达地区的医院污水在条件不具备时可采用简易生化处理工艺作为过渡措施,之后逐步实现一级强化处理工艺或二级处理工艺。

4. 特殊性质污水应单独收集进行预处理,再排入医院污水处理系统。

## （一）一级强化处理工艺

非传染病医院污水排入城市污水管网,且管网终端已建有正常运行的二级污水处理厂时,可采用一级强化处理工艺。污水依次经化粪池→格栅→调节池→混凝沉淀池→消毒池,消毒合格后方能排放。对于设有感染性疾病科、传染科的综合医院,应将感染性疾病科、传染科产生的污水与其他病房污水分开收集,预消毒后方能排入医院污水处理系统。一级强化处理工艺具体流程可参考《医疗机构污水处理工程技术标准(征求意见稿)》。

## （二）二级处理工艺

二级处理工艺是在一级处理工艺的基础上再进行生物处理,一方面可以利用微生物对有机物的代谢将有机物转化为简单的无机物,从而去除溶解在水中的有机物污染,另一方面也可保障消毒效果。非传染病医院污水直接或间接排入地表水体、海域时,应采用二级处理工艺。传染病医院污水应先经预消毒处理,再采用二级处理工艺。综合医院感染性疾病科、传染科产生的污水同样应与其他病房的污水分开收集,预消毒后再进行二级处理。污水经化粪池→格栅→调节池→生物处理→深度处理→消毒池处理达标后排放。二级处理工艺具体流程可参考《医疗机构污水处理工程技术标准(征求意见稿)》。

## （三）简易生化处理工艺

简易生化处理工艺流程为"沼气净化池→消毒"。沼气净化池利用厌氧消化原理进行固体有机物降解,其处理效率优于腐化池和沼气池,具有造价低、动力耗能低、管理简单的优势,特别适用于边远山区、经济欠发达地区医院污水处理的过渡措施。

## （四）特殊性质污水的预处理

特殊性质污水应分类收集,足量后单独预处理,再排入医院污水处理系统。预处理的方法如下。

1. 酸性污水采用中和法处理,中和剂可选用氢氧化钠、石灰等,中和至出水 pH 为 7~8 后方可排入医院污水处理系统。

2. 放射性污水的处理应符合国家标准 GB 18871—2022《电离辐射防护与辐射源安全基本标准》的有关规定。当放射性污水浓度范围为 $3.7 \times 10^2 \sim 3.7 \times 10^5$ Bq/L 且半衰期<30d 时,宜设衰变池进行处理;当浓度超过 $3.7 \times 10^5$ Bq/L 或者半衰期>30d 时,应将放射性污水贮存在具有防辐射性能的专用容器内,交由专业部门处置。处理后出水的监测值应满足总 $\alpha$<1Bq/L、总 $\beta$<10Bq/L。

3. 含氰污水宜采用碱式氯化法处理,处理槽有效容积应不小于 180d 的污水量;含汞污水宜采用硫化钠沉淀＋活性炭吸附法处理;含铬污水宜采用化学还原沉淀法处理;显影污水宜采用过氧化氢法处理。处理后的总氰化物、总汞、总铬、总银、六价铬等有毒有害物质含量应达到《医疗机构水污染物排放标准》后方可进入医院污水处理系统。

## 三、医院污水的消毒

消毒过程是医院污水处理的重要环节,无论采用哪一种处理工艺都必须进行严格消毒,其目的是杀灭污水中各种病原微生物,防止传染病的发生与暴发流行。常用的消毒方法有氯消毒法、臭氧消毒法、紫外线消毒法。无论采用何种消毒方法都必须准确足量投加消毒剂,并维持足够的接触时间。对污水处理过程中产生的污泥,也应予以彻底消毒。在采用其他新型消毒剂或消毒技术时应进行技术论证,保障消毒效果。

### (一)氯消毒法

氯消毒法采用的含氯消毒剂包括液氯、二氧化氯、次氯酸钠、漂粉精和漂白粉等,适用于出水排入市政污水管网的医院污水处理。当出水排至地表水体时应采取脱氯措施,或采用其他消毒方式。

1. 液氯($Cl_2$)消毒 液氯消毒是医院污水消毒最常用的方式之一。氯是一种强氧化剂和广谱杀菌剂,能有效杀灭医院污水中的各种细菌和病毒,并具有持续消毒作用。液氯消毒具有成本低、技术成熟、工艺简单、操作简便、投量准确的优点,但氯气有毒、腐蚀性强,在运行管理方面有一定的危险性。因此液氯消毒方式可用于远离人口聚居区、规模较大且管理水平(监管、监测能力,人员培训,措施依从性,设备维护等方面)较高的医院污水处理系统。

2. 二氧化氯($ClO_2$)消毒 二氧化氯具有高效氧化剂、消毒剂及漂白剂的功能。作为高效氧化剂,不产生具有致癌致畸作用的有机氯化物;作为消毒剂,具有广谱的消毒效果。采用二氧化氯消毒必须现场制备,且制备设备复杂。在空气或水中的浓度达到一定程度时,有发生爆炸的风险。因此,此消毒方式适用于管理水平较高的各种规模医院污水的消毒处理。

3. 次氯酸钠(NaClO)消毒 次氯酸钠消毒是利用商品次氯酸钠溶液或现场制备的次氯酸钠溶液作为消毒剂,利用其溶解后产生的次氯酸对水中的病原体进行杀灭。其中电解法(使用食盐或海水)现场制备次氯酸钠具有自动化程度高、仪器设备结构简单、电耗低、耗盐量小、无毒、产次氯酸钠浓度达 10%~12% 的优点,但容易在电极表面形成钙、镁等沉积物,须经常清洗电极。次氯酸钠消毒适用于各种规模医院污水的处理,同时对医院的管理水平也有较高要求。

4. 漂粉精和漂白粉消毒 漂粉精和漂白粉消毒的有效成分均为次氯酸钙[$Ca(ClO)_2$]。漂白粉的次氯酸钙含量低、化学性质不稳定、易分解失效;而漂粉精是较纯的次氯酸钙,有效氯溶液含量为 65%~70%,是一种较强的氧化剂,在密封良好时能长期保存(1 年左右)。目前漂粉精、漂白粉较为适用于规模小于 100 张床的医院污水的消毒处理。

### (二)臭氧消毒法

臭氧($O_3$)具有特殊刺激性的臭味,是国际公认的绿色环保型杀菌消毒剂。其在水中产生的单原子氧(O)和羟基(—OH)具有强氧化能力,能杀灭各种细菌和病毒。臭氧消毒方式反应快、投量少、适应能力强、消毒性能稳定、无二次污染。但其对人体有毒,只能现场生产使用,无持续消毒功能,且臭氧生产设备费用高、耗电量大、产臭氧率低。因此臭氧消毒适用于管理水平较高的传染病医院及综合医院的污水处理。一般来说,二级处理工艺优先采用臭氧消毒，一级强化处理工艺不宜采用此方式消毒。

### （三）紫外线消毒法

紫外线消毒是利用特殊设计的高功率、高强度和长寿命 C 波（波长范围为 200~275nm）紫外线发生装置产生强紫外线光照射污水，进而杀灭水中的各种病原微生物。紫外线消毒具有杀菌速度快、效果好、不产生二次污染等优点，是新一代的消毒技术。但此消毒方式对悬浮物浓度有要求，要求出水悬浮物浓度小于 10mg/L，而出水透射率不应小于 60%，且电耗大，紫外线灯管与石英套管须定期更换。一般在有特殊要求的情况下，如排入某些有特殊要求的水域时可采用紫外线消毒方式。传染病医疗机构污水处理不宜单独采用紫外线消毒。

## 四、医院污水的监测

按 GB 18466—2005《医疗机构水污染物排放标准》要求，医院污水监测包括粪大肠菌群、肠道致病菌、肠道病毒等病原微生物的监测，还包括总余氯、化学需氧量（chemical oxygen demand，COD）、生化需氧量（biochemical oxygen demand，BOD）、悬浮物（suspended solid，SS），以及总氰化物、总汞、总铬、总银、总铅等有毒有害物质的监测。各监测项目须达到该标准后方可排放。其中，对医院污水进行病原微生物监测是医院感染监测关注的重点，不仅能直接反应医院污水的消毒效果，对医院内耐药菌株、耐药基因的产生也具有早期预警作用，同时对新发、突发传染病的流行也具有积极的监测作用。

### （一）常规消毒效果监测

1. 监测内容

（1）粪大肠菌群：是目前我国医院污水微生物监测最常用的指示菌，又称为耐热大肠菌群，是指一群在 44℃条件下培养 24~48h 能发酵乳糖、产酸产气的需氧或兼性厌氧革兰氏阴性无芽孢杆菌。其代表了一组与粪便污染有关的细菌，包括大肠埃希菌、阴沟肠杆菌、克雷伯菌属细菌等。

（2）肠道致病菌：沙门菌和志贺菌为代表的肠道致病菌也是监测重点。

（3）其他微生物：结核分枝杆菌、肠道病毒、其他肠道致病菌等也应根据需要进行监测。

2. 监测频次　粪大肠菌群每月监测不得少于 1 次；沙门菌监测每季度不少于 1 次；志贺菌监测每年不少于 2 次；结核病医疗机构根据需要监测结核分枝杆菌。收治了传染病患者的医院应加强对肠道致病菌和肠道病毒的监测，可每月进行监测。同时收治感染同一种肠道致病菌或肠道病毒的甲类传染病患者数超过 5 人、或乙类传染病患者数超过 10 人、或丙类传染病患者数超过 20 人时，应及时监测该种传染病病原体。

3. 监测方法

（1）样品采集与处理：用无菌容器在医疗机构污水外排口采集适量（200~300ml）污水样品。若污水经氯消毒，应在采样后立即用 5% 硫代硫酸钠溶液充分中和余氯。检测前应充分混匀污水样品。

（2）检测：粪大肠菌群检测采用多管发酵法，通过查询 GB 18466—2005《医疗机构水污染物排放标准》中"污水粪大肠菌群最可能数（MPN）检索表"，经换算得到每升污水样品中的 MPN 值。沙门菌、志贺菌、结核分枝杆菌的检测也参照 GB 18466—2005《医疗机构水污染物排放标准》执行。肠道病毒可用 PCR 或免疫学方法进行检测。

4. 排放标准

(1)县级及县级以上或 20 张床位及以上的医院污水排放执行表 42-1 的规定,若直接或间接排入地表水体和海域则执行排放标准;若排入终端已建有正常运行城镇二级污水处理厂的下水道,则执行预处理标准。带感染、传染病房的综合医院,应将感染、传染病房污水与其他病房污水分开处理;感染、传染病房污水经消毒后方可与其他污水合并处理。

**表 42-1　综合医院和其他医院污水排放限值**

| 控制项目 | 排放标准 | 预处理标准 |
| --- | --- | --- |
| 粪大肠菌群数 /(MPN·L$^{-1}$) | 500 | 5 000 |
| 肠道致病菌 | 不得检出 | — |
| 肠道病毒 | 不得检出 | — |

(2)县级以下或 20 张床位以下的医院污水经消毒处理后可直接排放至城镇污水管网。

(3)传染病医院污水排放一律执行表 42-1、表 42-2 的规定。在传染病流行的特殊时期,特定医院的污水排放还应满足相关文件要求。比如新型冠状病毒感染疫情流行期间,为严防新型冠状病毒扩散,确保生态环境和人体健康,接收新型冠状病毒感染患者或疑似患者的定点医疗机构及相关单位排放的污水还应达到《新型冠状病毒污染的医疗污水应急处理技术方案(试行)》的要求。

**表 42-2　传染病医院污水排放限值**

| 控制项目 | 排放标准 |
| --- | --- |
| 粪大肠菌群数 /(MPN·L$^{-1}$) | 100 |
| 肠道致病菌 | 不得检出 |
| 肠道病毒 | 不得检出 |
| 结核分枝杆菌 | 不得检出 |

(4)禁止向 GB 3838—2002 中规定的 Ⅰ、Ⅱ 类水域和 Ⅲ 类水域的饮用水保护区和游泳区,GB 3097—1997 中规定的一、二类海域直接排放医院污水。

(5)污水处理过程中产生的污泥属危险废物,应按危险废物进行处理,在清掏前应进行监测且执行表 42-3 的规定。

**表 42-3　医院污泥控制标准**

| 医院类别 | 粪大肠菌群数 /(MPN·g$^{-1}$) | 肠道致病菌 | 肠道病毒 | 结核分枝杆菌 | 蛔虫卵死亡率 /% |
| --- | --- | --- | --- | --- | --- |
| 传染病医院 | ≤ 100 | 不得检出 | 不得检出 | 不得检出 | >95 |
| 综合医院和其他医院 | ≤ 100 | — | — | — | >95 |

### （二）基于医院污水的流行病学监测

1. 耐药菌 / 耐药基因监测　当前抗生素耐药问题日益严峻,新的耐药菌株和耐药基因不断涌现,严重危害了人体健康,成为全球关注的重点和研究者们研究的热点。而医院污水不断地汇集了医院内各种病原菌,对其进行持续性地监测可以作为传统临床监测的补充,在了解医院内耐药菌、耐药基因流行情况的基础上可以早期预警新的耐药菌株出现。有研究通过定量PCR 的方法检测医院污水中的碳青霉烯耐药基因($bla_{NDM}$、$bla_{OXA-48}$、$bla_{KPC}$、$bla_{VIM}$、$bla_{IMP}$)的表达水平,用选择性的筛查培养基对污水中的耐碳青霉烯肠杆菌科细菌进行培养,同时用全基因测序的方法对部分污水和临床检出的耐碳青霉烯肠杆菌科细菌进行检测分析。结果发现,医院污水中检出的耐碳青霉烯肠杆菌科细菌的结果与耐药基因 $bla_{NDM}$、$bla_{OXA-48}$、$bla_{KPC}$ 的表达水平具有一致性,而与耐药基因 $bla_{VIM}$、$bla_{IMP}$ 的表达水平不一致,表明耐药基因 $bla_{VIM}$、$bla_{IMP}$ 很可能来自污水中的其他非肠杆菌科细菌。而污水和临床标本检出的耐碳青霉烯肠杆菌科细菌中最常见的耐药基因是一致的,均为 $bla_{NDM}$ 和 $bla_{OXA-48}$。当医院污水监测到耐药基因 $bla_{OXA-48}$的表达水平开始增加时,并没有携带相同基因的耐碳青霉烯肠杆菌科细菌相关的临床病例报告,但不久之后便检测出一些类似的临床病例。此外,越来越多的研究者在医院污水中发现了新的耐药基因或新的菌种,如携带 $mcr-1$ 的大肠埃希菌、携带 $bla_{NDM-1}$ 的阴沟肠杆菌和弗劳地柠檬酸杆菌以及四川不动杆菌、蓉城不动杆菌、华西假单胞菌等新菌种。这些充分表明,对医院污水进行监测有助于早期预警临床罕见的耐药形式,早期发现新菌种和新的耐药菌。

2. 新发 / 突发传染病监测　通过污水检测 SARS-CoV-2 越来越多地用于新型冠状病毒感染病例的监测,可以协助确认确诊病例,早期发现隐藏病例,还能提前预警新型冠状病毒感染疫情的发生及规模的扩散情况。例如,有研究报道了首个基于污水监测新型冠状病毒感染的流行病学研究,提前预警了香港第三波(2020 年 6 月 8 日至 2020 年 9 月 29 日)疫情的发生。该研究对香港收治新型冠状病毒感染患者的定点医院污水、污水处理厂污水以及社区楼宇污水采集并检测 107 份样本,结果发现定点医院隔离病房污水样本的 SARS-CoV-2 病毒载量最高。取自社区个别建筑的污水 SARS-CoV-2 报阳时间较首批新型冠状病毒感染病例发现的时间提前了 2d。经基因测序分析发现,社区污水检出的 SARS-CoV-2 与发现病例分离的 SARS-CoV-2 是相同的。此外,在污水处理厂收集的污水也检测到了SARS-CoV-2,说明疫情可能在社区也发生了一定规模的扩散。因此,充分利用污水的监测措施,对于新发、突发传染病的早期发现和有效控制具有极大的价值。

（卫 丽　宗志勇）

# 第二节　太平间的医院感染管理

## 一、概述

医疗机构太平间是医院病患死亡后遗体临时存放的场所。但常因医院重视不足致设施设备老化、从业人员结构不合理、感染防控意识差、防护不到位等,存在传染病传播和医院感染风险。2011年北京市质量技术监督局出台《医疗机构太平间殡仪服务规范》,对太平间的建筑布局、设施设备与管理作出了明确要求;2018年民政部等16部委联合发布《关于进一步推动殡葬改革促进殡葬事业发展的指导意见》中明确指出医疗机构太平间管理主体是医疗卫生机构,对医疗机构太平间的建设与管理作出了进一步的要求。

## 二、太平间设置要求

### (一)选址

1. 应选在通风良好的隐蔽处,独立建设或设在病区地下室,与其他功能区域和主体建筑有适当隔离,殡仪馆转运车宜有专用通道。

2. 太平间规模宜依据医院的性质、规模、病床使用率、平均住院时间、收治患者病情危重程度、遗体临时存放时间而定,GB 51039—2014《综合医院建筑设计规范》推荐遗体柜按总床位数的 1%~2% 计算。随着医疗技术的提高、住院患者死亡率减少、平均住院日缩短、遗体存放时间减少等,医院可根据实际情况做相应调整,计算公式为:

$$P=\frac{100 \times R \times M \times (1+E)}{S}$$

$P$—每百床须存放遗体位置数;$R$—住院患者病死率;$M$—遗体平均存放时间(日);$E$—同期急诊死亡人数与住院死亡人数比;$S$—出院患者平均住院日。

3. 遗体运送时路线固定,避开主要人流路线出入口。

4. 有醒目、清晰的路标指引和停车位。

### (二)分区

1. 太平间分为遗体存放区、辅助功能区和工作人员办公区:遗体存放区包括遗体交接室、冷藏/冷冻室、解剖室、防腐整容室、告别室等;辅助功能区包括家属手续办理室、防护用品穿脱室、器械洗涤消毒室、库房、资料室等;工作人员办公区包括工作人员更衣室、淋浴室、值班室等。

2. 太平间以柔和、淡雅为主色调,避免强烈色彩反差,环境整洁、舒适、安全。布局和流线便于疫情防控和家属手续办理。遗体存放区可因地制宜地布置在尽端、中心、侧向和环状。

3. 遗体存放区设计考虑省力、降噪、隔音,便于清洁消毒,有防火、防盗、防蚊蝇、防鼠、防雀等安全设施。

4. 遗体交接室最小边长应>4m;冷藏(冻)柜最高一层抽屉的下沿高度<1.3m。

5. 防腐整容室面积大于 18m²,解剖室面积大于 30m²,与冷藏(冻)室有内门相通和缓冲隔离带,有自动消毒装置,操作台应阻燃、耐腐蚀、易冲洗,一端为冲洗装置,另一端为水池。

6. 告别厅应远离其他区域,面积>25m²,夜间噪声小于 45dB、白天噪声小于 55dB。

### (三)设施设备

1. 太平间的电源应为自动切换的双路电源,以应对临时停电。

2. 冷藏(冻)柜数量符合医院规模,冷藏柜的温度为 –1~3℃,冷冻柜的温度为 –25~–10℃。

3. 传染病患者遗体宜单间冷藏(冻)或单柜放在存放室角落;特殊传染病(甲类或按甲类管理的乙类传染病)直接使用专用遗体接运车送殡仪馆火化。

4. 排水管道应防腐耐用,内径>75mm。

5. 手卫生设施设备　接收室、防腐整容室、解剖室等操作室应有洗手池、自动感应式水龙头、干手设施和洗手液。走廊、办公区等摆放快速手消毒液。

6. 加强信息化建设,优化信息管理系统,尽量采样采用电子化交接单,遗体存放区建议安装视频监控,防止遗体损毁、丢失。

# 三、太平间管理

## (一)制度建设

1. 建立健全制度、规范操作流程:如《遗体存、取查对制度》《殡葬服务收费制度》《太平间清洁消毒制度》《保密制度》《资料保管制度》《遗体运送流程》《冷藏／冻柜操作流程》等。

2. 建立公示栏,对工作人员信息、遗体领取流程、殡仪馆服务及收费、投诉电话等进行公示,及时更新。

3. 建立轮班制,随时在岗,及时到达,规范接运、及时通知殡仪馆。

4. 对仪器设备建立巡查制度,每天不少于四次巡检,每班记录,有异常及时处理、上报。

5. 建立应急预案,每年进行应急演练。如:停电应急预案;遗体被盗应急预案;火灾、台风、地震、重大社会事件等应急预案,配备必要的防暴器材。

6. 遗体登记、交接信息完整、签字清晰无涂改,保存至少 10 年;病理性废物交接登记本保存至少 3 年。

7. 建立工作人员健康档案,每年定期体检,每日健康打卡;体检内容包括血源性传染病的筛查等。

8. 培训制度　新入职员工考核合格后上岗;在职人员每年培训不少于 4 次;培训内容包括但不限于基本操作技能和防护流程,如遗体处理流程、搬运技巧、常见传染病患者遗体处理技巧及注意事项、手卫生、防护用品规范使用与穿脱流程(包括医用外科口罩、医用防护口罩、手套、隔离衣、防护服等)、职业暴露(皮肤、黏膜暴露、针刺伤等)后的正确处理方法与上报流程。

## (二)工作人员管理

1. 制订各级各类人员责任清单,明确工作职责,规范服务环境,构建和谐新模式。

2. 着装统一、规范,无关人员不得进入工作区。处理传染病患者遗体时按国家相关防护要求着装。

3. 各级人员持证上岗,从事防腐、整容的太平间的防腐师、整容师均不应少于 1 人,并持有国家从业资格证,从事殡仪服务、遗体接运的殡仪服务员、遗体接运工均不宜少于 2 人,且持有国家从业资格证。

4. 到达及时,主动与家属沟通相关流程,根据"遗体识别卡"对遗体进行确认,妥善放置、保存遗体识别卡。

5. 各种登记本签字清晰、记录完整、准确、无涂改;如须修改时应在须修改处划两横,写上修改内容后签全名。

6. 慎独守密,严格遵守保密协议,禁止外泄逝者及家属信息。

### (三)丧属的管理

1. 遵守国家和当地的疫情防控要求。

2. 尽快办理相关手续及时领取遗体,不得在医疗机构焚烧纸钱、违规停尸。

3. 领取遗体时应出示死亡证明、出院证明。对患传染病的逝者,配合就地及时火化。

4. 若有特殊宗教信仰不能就地火化,应积极与当地政府协调,不得强制抢夺遗体。

### (四)完善考核制度,细化考核内容,落实院科督查

落实太平间自查、服务科室考评、院级考评的分层考核制度。

1. 科室自查  科内对个人形象、工作态度、专业服务、环境清洁消毒、应急事件处理等建立自查表,每周自评。

2. 临床科室每月考评  被服务科室对及时性、服务情况、态度进行评价,后勤主管部门每月汇总考核结果、及时反馈整改。

3. 院级考评  进行每季度考评。后勤管理部和医院感染管理部专人负责太平间的管理。后勤管理部负责日常事务、服务质量;医院感染管理部负责院感防控、防护用品使用的培训与督导。

# 四、太平间工作流程

## (一)遗体运送流程

1. 遗体运送车、担架、冷藏/冻柜保持功能良好,定期清洁消毒;洁具单准备充足,消毒用品在有效期内。

2. 接到病房通知电话时认真询问科室名称、床号、有无传染病和其他特殊要求,如甲类或按甲类管理的乙类传染病、特殊宗教信仰等按要求准备相应物资。

3. 规范着装后由事先约定路线、电梯及时到达病房。与当班护士确认科室、床号、姓名,与家属沟通遗体领取流程,家属同意后按"遗体识别卡"核查逝者姓名、性别、死亡时间;病房和家属确认签字,遗体识别卡妥善放置。

4. 确定遗体情况,如有变质、变色、变味及其他特殊情况时须备注说明,用洁具单包裹患者,搬运到运送车上,搬运时动作轻柔、避免碰撞。搬运完成后做手卫生。

5. 无家属时与病房护士仔细交接、核查相关信息。

6. 按约定路线、专属电梯运输,运送过程中不能擅自离开、转弯时注意安全,运送完成后用500mg/L有效氯溶液对电梯进行消毒。

7. 到达太平间再次核对逝者信息、核查遗体状况,填写交接清单与存放柜信息,家属签

字确认。

8. 家属领取遗体时,认真查对死亡证明和遗体识别卡的信息,严格履行"三查三对":查登记单信息、查遗体冷藏柜上姓名卡、查遗体身上识别卡;对死亡诊断书、对出院结算单、对遗体容貌。

9. 死胎、死婴按遗体管理、交接,不得随意存放。

10. 对有医疗纠纷、无名氏等遗体应做好防腐、防盗、防哄抢。

11. 有特殊情况确须运往他地,逝者家属向县级以上殡葬管理部门提出申请,经同意并出具证明后,由殡仪馆专用车辆运送。

12. 在医疗活动中产生的病理性废物(如病理标本、蜡块;手术切除的组织、器官等)由科室与太平间工作人员对重量、体积(袋数)进行交接登记。

13. 患传染病产妇的胎盘按病理性废物管理,科室应对胎盘个数进行登记;交接时对重量、体积进行交接,双方确认后签字,使用专用收纳箱冷藏保存。

14. 太平间病理性废物与殡仪馆交接时,应对重量、体积和去向进行交接。认真填写危险废物交接三联单,三联单由太平间、医疗机构、殡仪馆各执一份,每年汇总上报,严防流失。

15. 遗体送走后立即对冷藏/冻柜、遗体存放环境进行清洁、消毒。所有接触遗体的物品、工作人员的防护用品按医疗废物放入黄色医疗废物袋中。

### (二) 环境的清洁消毒

1. 遗体存放区应采用牢固、耐用、难沾污、易清洁的材料装修到顶。

2. 遗体存放区与公共区域的洁具应分开使用、放置。

3. 担架、运输车的清洁消毒　担架、运输车未使用时保持清洁,使用后立即用 500mg/L 有效氯溶液擦拭消毒,半小时后用清水擦洗干净、备用。

4. 冷藏/冻柜的消毒　未使用时保持清洁,每周彻底消毒。遗体取出后及时进行终末消毒,如采用化学消毒剂进行熏蒸、擦拭或喷雾时,可按以下操作进行:

(1)柜体表面可用 500mg/L 有效氯溶液或 250mg/L 二氧化氯擦拭消毒。

(2)柜体内部可采用喷雾消毒:用 0.2% 过氧乙酸按 $1g/m^3$ 喷雾消毒,作用 30min 后用自来水冲洗。

5. 停尸台　解剖室和防腐整容室的停尸台面污染最严重,每次使用后应立即采用如下方式消毒。

(1)紫外线灯照射:无人时进行,照射时间 ≥30min,距离台面<2m,准确记录连续照射时间,每周用 75% 乙醇溶液擦拭灯管或遇污染时进行消毒,每年进行紫外线强度检测。

(2)化学消毒剂:500mg/L 有效氯溶液、250mg/L 二氧化氯溶液、0.5% 过氧乙酸溶液,均匀擦拭消毒,作用 30min 后用清水擦拭干净。

6. 地面　进行湿式清扫。每日用 500mg/L 有效氯溶液拖擦;被血液、体液、分泌物等小面积污染时及时消毒处理。大面积污染时,应用吸收材料吸取后再用 2 000mg/L 有效氯溶液消毒。

7. 空气消毒　保持良好的通风换气,开窗通风换气 2 次/d,每次>30min;如通风不良时可安装排气扇,以减少异味和细菌。解剖室、整容室用循环空气消毒机每天消毒 2 次,每次>60min。

### （三）工作人员职业防护

1. 建立工作人员健康档案 每天进行自我健康监控,有异常及时报告、及时处置、休息。

2. 防护用品使用 工作时戴医用外科口罩、一次性圆帽、手套,穿工作衣、工作鞋。搬运或进行各项操作后及时用流动水洗手,下班离开前沐浴、更衣。特殊传染病按相关要求着装。

3. 职业暴露 当发生职业暴露时应立即处理、及时填报职业暴露卡、对职业暴露者进行追踪随访。

4. 短时间内发生 2 例及以上工作人员发热、腹泻等应及时报告医院感染管理部门,立即进行流行病学调查和人员救治,及时汇报、总结。

### （四）特殊传染病患者遗体处理

对确诊 / 疑似甲类或按甲类管理的乙类传染病患者死亡后应立即通知疫情防疫部门,在其指导下按 GB 19193—2015《疫源地消毒总则》的要求,对遗体进行防护处理后直接送到殡仪馆火化。

1. 患者所在科室通知太平间时应明确告知所患传染病,提前做好准备。

2. 科室准备好防护用品并指导太平间运送人员规范防护,对遗体在病房处理的过程进行全程监督,严禁接运人员接触遗体后戴着手套接触自己的颜面部和其他物体表面。

3. 按要求用消毒棉球或纱布(具体消毒剂及浓度根据病原体种类或国家要求)对遗体孔道(口、鼻、耳、肛门、阴道等)堵塞,用双层防水布单包裹,每层用 2 000mg/L 有效氯溶液均匀喷洒,完全覆盖遗体,最后用双层防水尸袋密封,红色标签标明"生物危险"。

4. 专门通道、专属电梯、用后消毒。通知保卫人员对运送路线进行管控,疏散无关人员;转运完成后立即用 2 000mg/L 有效氯溶液对通道、电梯消毒。

5. 患者生前使用过的衣物、用品焚化处理。接运车使用后立即用 2 000mg/L 有效氯溶液消毒。

6. 工作人员的防护用品严格按操作流程脱卸,脱卸室应配备洗手池、穿衣镜、医疗废物桶。脱卸时全程监控,以避免污染。脱卸完成后用流动水洗手,并立即沐浴更衣。

7. 所有用品按传染性医疗废物放入双层医疗废物袋中,标识清楚后及时转运至特殊传染病医疗废物专用暂存间。

8. 殡仪馆预留焚烧炉,遗体到达后立即火化。不具备火化条件的农村、边远地区或民族地区,可选择远离居民点 500m 以外,远离饮用水源 50m 以外的地方,将遗体在距地面 2m 以下深埋,坑底及遗体周围垫撒 3~5cm 厚的漂白粉。

9. 做好交接、消毒记录,资料妥善保存。

（康 霞 宗志勇）

# 第三节　真空泵的管理

医用真空泵是医用真空系统的负压源,由真空泵抽吸产生的吸力形成负压,通过管道系统连接各病房终端,再连接吸引管吸除患者的体液(如痰液、腹水)、脓血或其他污物废液。吸引管首先与废液瓶(杯)或废液袋相连,绝大部分的液态污物都被吸入其中;而少量液态污物可能经与废液瓶(杯)或废液袋相连的真空管道系统进入医院的医用真空站房的集污器,气态污物则通过管道系统经排气口被排放。因此,医用真空泵吸引的是可能富含病原微生物的污物或污液,真空泵站排放的污水和废气都可能被病原微生物污染,如排放的污水消毒处置不充分可能对医院及环境水路系统造成污染;如排放的废气未经严格消毒处置或排气的位置不当,污染的气体进入医院的空调或医用气体管路,或进入生活工作区域,则可能造成经空气(气溶胶)传播疾病的院内传播。因此,医用真空泵如管理使用不当则可能成为医院感染的重要来源之一。医院感染管理涉及的内容、环节非常多,工作纷繁复杂,对医用真空泵相对而言比较陌生,常未给予足够的关注。本节就医用真空泵的概念、建设、安装、使用管理和人员管理等方面主要参照的国内相关的标准、规范等进行了简要描述。

## 一、医用真空泵的相关概念

### (一)医用气体

医用气体(medical gas)由医用管道系统集中供应,是用于患者诊断、治疗、预防,或驱动手术工具的单一或混合成分气体。在应用中也包括医用真空。

### (二)医用空气

医用空气(medical purpose air)是指在医疗卫生机构中,用于医疗用途的空气,包括医疗空气、器械空气、医用合成空气、牙科空气等。

### (三)医用真空

医用真空(medical vacuum)是指为排除患者体液、污物和治疗用液体而设置的使用于医疗用途的真空,由管道系统集中供应。

### (四)医用真空系统

医用真空系统(medical vacuum system)是用于医疗机构中以吸引为目的的系统,由中心吸引站、导管、阀门及终端等组成。医用真空系统的负压源是真空泵机组,通过真空泵机组的抽吸使真空系统管路达到所需负压值,在手术室、抢救室、治疗室和各个病房终端处产生吸力,供医疗使用。医用真空机组由真空泵、真空罐、止回阀等组成。

### (五) 医用中心吸引系统

医用中心吸引系统(centralized vacuum-supply system)设置总负压气源(中心吸引站),通过真空泵机组的抽吸使吸引系统管道达到所需负压值,再通过管网连接各需要真空吸引的终端设备,用以吸排医疗废气、污染液体的工艺系统。医用真空系统和医用中心吸引系统两者本质相同。

### (六) 医用真空泵

医用真空泵(medical vacuum pump)即医用真空系统的真空负压机组,通过机组的抽吸使真空系统管路达到所需负压值,是医用真空系统的负压源。

### (七) 医用真空汇

医用真空汇(medical vacuum manifold)将数个真空泵分组汇合,通过管道连接各吸引终端设备,将抽吸物(气态和少量液态)汇集到一处的装置。

## 二、医用真空泵的建设与安装

### (一) 医用真空泵机房的建设

1. 机房选址　医用真空机房(站房)既是医用真空吸引力的生产车间,又是抽吸气体汇集点,因其吸取的污物和液体常由患者产生,设备排放的废液、废气若排放位置不当,可形成集中的污染源;尤其是真空泵的排气有可能成为二次传染源而传播可经空气(气溶胶)传播的传染性疾病(如结核、SARS、新型冠状病毒感染等)。因此,站房的选址与规划应综合考虑真空泵机房的排放质量、设备生产对周边环境的影响;同时还须考虑医用气体供应路径的合理安排,机房设备的搬运与安装、值守便利,应急报警处理及时,噪声及环境污染小等诸多因素。因此,医用真空站房应当在医院建设时统一规划选址。

(1)常规医用真空泵机房选址:医用真空汇须单独设置,不能与其他气体站房设置在同一房间内。医用真空站房一般情况下最好设置于地面建筑内,仅在条件有限而确实不能设置于地面时才可考虑设于地下室;应当把真空站房的排气口设置于室外,保证其与医用空气进气口不在同一高度,且与建筑物的门窗、其他开口的距离应 ≥3m;另外,其位置的选择还须考虑机房负荷和距离,使之达到均衡供给真空、减少投资和施工工作量的目的。

(2)口腔医用真空泵机房选址:口腔用水中汞合金含 50% 汞,吸引排放后对水及环境可能会造成严重污染,因此牙科专用真空汇应设置汞合金分离装置,且同一医疗机构内的牙科真空站房应独立设置,与其他气体站房分开。

(3)传染病房及微生物实验室医用真空泵机房选址:独立传染病用医疗建筑物的医用真空系统宜独立;医用真空不得用于三级、四级生物安全实验室及放射性沾染场所;微生物实验室用真空汇无法独立的情况下,与医用真空汇共用时,真空罐与实验室总汇集管之间应设置独立的阀门及真空除污罐,以免交叉污染。

(4)传染病隔离病房医用真空泵机房选址:应将机房设在隔离病区内,加强隔离防护;医用真空汇排放的气体应经消毒处理后方可排放或须采取隔离措施;排气口应远离医疗空气进气口的上风附近,与周边空调通风进气口的间距不得小于20m且不低于地面5m,这样可避免排出的气体被直接吸入进气口;而且排气口排出的气体应无法直接到达至其他人员工作或生活的区域。

2. 机房通风要求 真空负压机组排出的气体因可能被病原体污染,具有一定的危害性,因此其排气有专门要求(详见本节第三部分第二点"排气的管理");另外真空泵机房还须通过通风将真空泵机组工作的热量排至室外,避免机房的温度过高。可在负压机房设置轴流风机,并通过风管将热量排出机房外。

**(二)医用真空泵的安装**

1. 电源及控制系统要求 为保证真空负压机房供电的不间断性与稳定性,医用真空泵机组的电源应属于一级用电负荷,且具有双电源切换功能;还应设置应急备用电源。每台真空泵的电源开关及控制回路应独立设置;每台真空泵能自动逐台投入运行,并保证断电恢复后真空泵能自动启动;自动切换控制应使得每台真空泵能均匀分配运行时间,进而确保真空泵维保时间的一致性,便于真空泵的管理;真空泵控制面板应设置每台真空泵运行状态指示及运行时间显示;真空机组还应设置防倒流装置。

2. 真空泵选择 目前,国内使用较多的真空泵有3种。

(1)水环式真空泵:水环式真空泵的工作原理是通过水被旋转的叶轮抛向泵腔的四周,在离心力的作用下,泵腔内的气体被压缩后排出泵外,从而在真空泵的进气端形成负压。水环式真空泵抽真空的介质为水,其优点在于水常用且易得,使水环式真空泵的价格较为便宜;加上结构简单、维护方便等优点,水环式真空泵最早在医疗机构真空供应中大量使用。但水环式真空泵也存在一定劣势,即耗水量大,须安装水循环装置和排水沟;真空排气中的病原体会污染循环水,污水必须经过处理合格达标后方能排放。然而,目前许多医院的医用真空站内未按标准要求设置排水沟,也未将排水接入污水处理系统,造成真空站内污水溢出,给进入站房进行维护保养的运维人员带来感染的风险。直接排放的污水也很可能对院内环境造成污染,为细菌和病毒通过水体或接触传播提供了条件,成为真空泵相关医院感染防控的隐患之一。另外,其工作腔的温度为40~50℃,对工作过程中杀灭病原体无太大效果。因此,不建议医疗机构选用水循环真空设备,医院可以根据自身发展条件,通过升级改造逐步淘汰水环泵。

(2)旋片式真空泵:利用转子和可在转子槽内滑动旋片的旋转运动来获得真空的一种变容机械真空泵,一般采用真空油为抽真空的介质。其优点为空气冷却、低噪声及震动少;内部单向阀保护吸引系统不被污染,油雾分离器保护环境和减少油的损失;抽真空速度快、真空度高,一般能达到98kPa真空压力,使用方便,能够满足医疗真空YY/T 0186—1994《医用中心吸引系统通用技术条件》中4.1.1条所规定的真空压力要求。其缺点是价格相对水环泵更贵;真空油可能因水分被吸入而影响油质,须定期更换真空油;其工作腔的温度为80~90℃,相对水环式真空泵较高,对灭杀病原体有利,但尚达不到即时灭杀绝大多数病毒的水平。

(3)干式真空泵:泵腔内没有油或水等其他工作介质的机械真空泵,其极限压力与旋片式真空泵同等量级或者接近。干式真空泵分为干式螺旋真空泵、涡旋式真空泵和爪式真空泵;其中涡旋式真空泵抽气量较小,在医疗机构中不建议选用;干式螺旋真空泵和爪式真空泵的出气量均能满足医疗机构的使用要求。从设备的稳定性而言,爪式真空泵制造工艺较先进,免维护期长,相对而言使用起来更为便利。干式真空泵运转过程中在泵内腔体产生的高温可达 120~150℃,能够对病原体起到较好的灭活作用。而该设备相对普通水环泵、旋片泵造价较高,会增加医疗机构的使用成本。但从满足规范要求、提高使用品质和增加杀菌效果的角度出发,有条件的医疗机构宜选用或更换干式真空泵;另外,用于麻醉废气处理的真空系统,因麻醉废气的含氧量较高,如使用含油的真空泵可能发生危险,因此宜选用不含油的干式真空泵。

医疗机构选用医用真空泵的种类,既决定了真空汇的排放质量、压力及气量,同时又决定了设备的运维、污染物的处理排放与环境的安全等因素。医用真空设备在现行最新医疗器械注册目录分类中,已被列入二类医疗器械注册管理。因此建议医疗机构在选择医用真空泵时,优先选择具备生产资质、且能生产整套设备的厂家的优质设备。另外,同一真空泵机组的真空泵也最好为同一种类型,便于维护。

3. 真空泵规格选型　真空泵设备的规格选型主要基于医疗机构实际需求的真空吸引流量。GB 50751—2012《医用气体工程技术规范》中 9.2.1 条提供了医用气体系统流量的计算公式和参数取值,可以根据相关数据计算出医疗机构需要的真空吸引流量,再根据配置的真空泵数量计算单个真空泵的吸引流量,从而选择能达到吸引流量需求的真空泵规格型号。为应对最大流量的单台真空泵故障的情况,还应设置备用真空泵,保证故障时其余真空泵仍能满足最大的设计流量需求。另外,医用真空泵机组在单一故障状态时,也应当能连续工作。

4. 牙科专用真空泵的设置　牙科专用真空汇应由真空泵、真空罐、止回阀等组成,也可采用粗真空风机机组形式;口腔科真空汇使用水环真空泵时,应设置水循环系统;口腔科专用真空系统设置时须保证不会对口腔科设备的供水造成交叉污染。

### (三) 医用真空泵的管路

1. 一般要求　医用真空管道应符合 GB 50751—2012《医用气体工程技术规范》中对医用气体管路的一般规定要求;其坡度不得小于 0.002;医用真空除污罐应设置在医用真空管道的最低点或缓冲罐入口侧,并应有旁路或备用除污罐。

2. 管材与附件　除设计真空压力低于 27kPa 的真空管道外,医用真空管道的管材应均采用无缝铜管或无缝不锈钢管,并符合现行行业标准 YS/T 650—2020《医用气体和真空用无缝铜管》的有关规定;医用真空管材及附件宜进行脱脂处理;医用真空除污罐的设计压力应取 100kPa。除污罐应有液位指示,并应能通过简单操作排除内部积液。

3. 颜色和标识　医用真空管道的代号为"医用真空(Vac)",颜色为黄色 Y07;牙科专用真空管道的代号为"牙科真空(Dent Vac)",颜色为黄色 Y07。

## 三、医用真空泵的使用管理

### (一) 医用真空系统中病原体的管理

1. 细菌过滤的管理　医用真空系统加装细菌过滤器是国际标准化组织(International

Organization for Standardization,ISO)标准要求,也是目前国际上去除医用真空系统中细菌通行的有效方法。细菌过滤器中的滤芯一般采用硼硅超细纤维,通过滤膜或滤柱将医疗废气中的细菌进行有效阻隔,保护真空泵及真空罐不受管路系统中吸引而来的细菌的污染。

(1)新冠疫情以前,按照 GB 50751—2012《医用气体工程技术规范》的要求:医用真空汇宜设置细菌过滤器或采取其他消毒灭菌措施;细菌过滤器应安装在真空泵进气端污物收集罐后,湿式牙科专用真空系统(即使用水环式真空泵的牙科专用真空系统)的细菌过滤器应设置在真空泵的排气口;过滤孔径(精度)应为 0.01~0.02μm,效率应达到 99.995%;还应设置有备用细菌过滤器,每组细菌过滤器均应能满足设计的流量要求;医用气体细菌过滤器处应采取措施以监测滤芯性能;牙科医院真空系统进气口还应设置能滤除粒径大于 1mm 颗粒的过滤网。

(2)新型冠状病毒感染疫情发生后,中国医学装备协会医用气体装备及工程分会、中国气体协会医用气体及工程分会于 2020 年 2 月 7 日发布了《关于医院中心吸引系统现状与处置措施的建议》,对 GB 50751—2012《医用气体工程技术规范》进行了补充和细化。

1)要求新建未启用的医用真空系统在真空泵抽气口前端加装细菌过滤器,一用一备,而不是《医用气体工程技术规范》所规定的"宜",而且没有提及"其他消毒灭菌措施"。

2)滤芯性能监视措施具体建议为配压差传感器,有助于及时发现滤芯失效并进行更换。

3)不推荐在既有管道上加装细菌过滤器的方案,因为既有管道内部污染严重,施工人员被感染的风险极高。

4)使用过的滤芯按照感染性废物处理。

2. 病毒的处理　病毒也是医用真空系统中常见微生物,而其直径远小于细菌,不能被细菌过滤器有效阻挡,因此还需要另外的处理。以新型冠状病毒为例,其特性为在 56℃、30min 可以被有效杀灭,100℃以上时可以被即时杀灭;水环式真空泵和油润旋片式真空泵的工作腔温分别为 40~50℃、80~90℃,都不能达到对新型冠状病毒的即时杀灭;干式真空泵的工作腔温在 120~150℃,可以杀灭真空泵腔体内的新型冠状病毒,但真空泵腔温在停机状态下会自然降低,重新启动后须运行一段时间才能将腔温提高到工作温度,而真空泵启停时间受系统设计和使用中的多种不确定因素影响长短不定,因此不能完全确保对新型冠状病毒即时杀灭的要求。而新型冠状病毒只是众多有包膜的病毒中一种,而无包膜的病毒(如肠道病毒)对常用消毒措施更不敏感;要确保对医用真空系统病毒的灭杀处理还需要统一有效的方法。因此,在新型冠状病毒感染疫情发生后,我国出台了相关技术规范,规定医用真空系统排放的气体应经排气消毒装置进行消毒处理后方可排入大气。消毒可以杀灭或清除包含病毒在内的病原微生物,确保真空系统排气无害化。

### (二)排气的管理

1. 多台真空泵合用排气管时,每台真空泵排气应采取隔离措施。

2. 排气管的管口应使用耐腐蚀材料,并应采取排气的防护措施,排气管道的最低部位应设置排污阀或泄水口。

3. 真空泵的排气应符合医院环境卫生标准要求,排气口应设置有害气体警示标志,并划出安全区域,禁止非工作人员进入。

4. 排气口气体的发散不应受季风、附近建筑、地形及其他因素的影响,须保证排出的气体不会被转移至其他人员工作或生活区域。

5. 排气消毒装置 综合新型冠状病毒感染疫情发生后我国发布的相关技术规范,医用真空系统应当在排气口加装排气消毒装置,使排出气体达到高水平消毒,而非灭菌水平(标准过高则难以实现)。排气消毒装置的相关参数(如杀灭率、消毒因子、排气菌落总数等有效性要求,电气、环境、报警与控制功能等安全性要求)应当按照中国医学装备协会医用气体装备及工程分会编制的 T/CAME 13—2020《医用真空系统排气消毒装置通用技术规范》。同时须注意保证排气通畅,真空泵规格不同、真空度不同都可能导致排气量不同,采用排气消毒装置要避免出现背压或形成真空引起设备运行故障。

### (三) 排水的管理

水环式真空泵组须补充循环水,故系统须设水分离器,地面必须有排水沟;循环水箱中可添加消毒剂,水箱宜采用不锈钢材质,污水应排放到医院污水处理站处理合格后方可向外排放,且应符合现行国家标准 GB 18466—2005《医疗机构水污染物排放标准》的有关规定。

### (四) 管路连接的管理

1. 每台真空泵、真空罐、过滤器间均应设置阀门或止回阀,真空罐应设置备用罐或安装旁通管。

2. 真空罐应设置排污阀,其进气口之前宜设置真空除污罐。

3. 真空泵与进气、排气管的连接最好采用柔性连接。

### (五) 使用过程管理

1. 医用真空泵站房内宜设置紫外线消毒装置,用于轻微泄漏气体、有毒有害成分的灭活和设备本身的消毒,紫外线灯开启时应有连锁功能的警示标识,避免人员误入。

2. 病房的真空系统终端应选用有防倒吸装置的负压吸引(调节)器。

3. 进行医用真空系统整改时,应先关闭传染科的真空系统,避免整改过程中传染科的污染源通过真空系统造成污染和传播。

4. 医疗机构应将医用真空系统站房纳入重点监测区域,对排气口、细菌过滤器等关键点位进行定期检测,主要检测内容应包括排气口菌落数量、负压范围、终端压力以及终端接头抽气速率等。关于排气口菌落计数,T/CAME 13—2020《医用真空系统排气消毒装置通用技术规范》明确指出应符合 GB 15982—2012 中Ⅳ类环境的要求,也就是 ≤4CFU(菌落形成单位)(5min)。

5. 医用真空系统新建、改扩建或维修后应委托具有国家主管部门指定资质的第三方检测机构依据相关标准进行检测验收,并出具检测报告。

## 四、医用真空泵的人员管理

### (一) 个人防护

1. 真空泵站房应做好醒目标识,禁止非工作人员进入。

2. 运维人员进入医用真空站房应采取必要的个人防护,可按照 2008 年国家质量监督检验检疫总局、国家标准化管理委员会发布的 GB 11651—2008《个体防护装备选用规范》的相关要求选择个人防护装备。

(1)常规医用真空泵站房的个人防护用品:按照《个体防护装备选用规范》的要求,医用真空泵站作业属于生物性毒物作业,其推荐的防护用品如下。

1)可使用的防护用品:①工作帽;②防尘口罩(防颗粒物呼吸器);③防腐蚀液护目镜;④防微生物手套;⑤防化学品防护服。

2)建议使用的防护用品:劳动护肤剂。

(2)隔离病区医用真空泵站房的个人防护用品:结合新型冠状病毒防护要求进行调整。其推荐的防护用品如下。

1)应当使用的防护用品:①工作帽;②医用防护口罩;③防腐蚀液护目镜或面屏;④防微生物手套;⑤医用防护服(带连体靴套)。

2)建议使用的防护用品:劳动护肤剂。

### (二) 人员培训

1. 医疗机构的医学工程部门应对医用真空泵站工作人员进行医用真空系统的管理维保知识的培训和常规状态下的个人防护装备的选择使用培训。

2. 医院感染管理部门应结合《医院隔离技术标准》对医用真空泵站工作人员进行传染病相关个人防护培训,尤其是新型冠状病毒的个人防护知识以及正确穿脱个人防护用品,在疫情防控期间要确保上岗人员人人考核过关。

## 五、医用真空泵的感控管理

### (一) 建设管理

在新建和改建医用真空泵站时,医院感染管理部门的专职人员应尽早主动介入,参与站房的规划设计和设备的选择,确保其符合最新的规范要求,避免建好后才介入提出整改,造成延误和浪费。

### (二) 使用管理

在医用真空泵的使用过程中,医院感染管理部门的专职人员还应进行监督和必要的环境监测,督促医院设备部门落实对真空泵站的定期维护检测,确保其排气、排水等环节对医院及环境未造成污染。

### (三) 人员管理

医院感染管理部门的专职人员还应对医用真空泵站的工作人员进行个人防护的培训和指导,尤其是对特殊疫情防控期间发热门诊或隔离病区的真空泵站房工作人员,还须及时做疫情相关的个人防护培训和开展相应督导。

然而,我们也须充分认识到在医用真空泵的医院感染管理方面仍有大量未明确或有待研究的问题。例如：

1. 确切由医用真空泵造成的医院感染有多少、占多大比例、是否造成暴发、对工作人员造成了多大的感染风险？这些问题决定了从医院感染管理方面对其关注的实际价值和意义,毕竟医院感染管理须关注的事情繁杂。

2. 由医用真空泵造成的医院感染有什么特点,主要出问题的环节是什么？这就决定了应该采用什么干预措施。

3. 医用真空泵相关医院感染管理有何种指标、点位、数据能反映管理的质量,这就决定了如何进行监管等。从上面内容来看,医用真空泵确实有很多知识点和管理方向,但更多与环境污染有关,还亟待深入研究以明确其中的医院感染管理方面的内容。

（朱仕超　宗志勇）

## 参 考 文 献

［1］ 国家环境保护总局, 国家质量监督检验检疫总局. 医疗机构水污染物排放标准: GB 18466—2005 [S]. 北京: 中国标准出版社, 2005.

［2］ 中华人民共和国环境保护部. 医院污水处理工程技术规范: HJ 2029—2013 [S]. 北京: 中国环境科学出版社, 2013.

［3］ 中华人民共和国住房和城乡建设部, 中华人民共和国国家发展和改革委员会. 住房和城乡建设部　国家发展改革委关于批准发布综合医院建设标准的通知 [EB/OL].(2021-05-20)[2022-12-12]. https://www.mohurd. gov. cn/gongkai/zhengce/zhengcefilelib/202105/20210520_250167. html.

［4］ JOOST H, CORIANNE M, NIKKI K, et al. Risk assessment after a severe hospital-acquired infection associated with carbapenemase-producing pseudomonas aeruginosa [J]. JAMA Netw Open, 2019, 2 (2): e187665.

［5］ FLACH C F, HURTINEL M, RAZAVI M, et al. Monitoring of hospital sewage shows both promise and limitations as an early-warning system for carbapenemase-producing Enterobacterales in a low-prevalence setting [J]. Water Res, 2021,(200): 117261.

［6］ JIN L Y, WANG R B, WANG X J, et al. Emergence of *mcr-1* and carbapenemase genes in hospital sewage water in Beijing, China [J]. J Antimicrob Chemother, 2018, 73 (1): 84-87.

［7］ QIN J Y, HU Y Y, FENG Y, et al. Acinetobacter sichuanensis sp. nov., recovered from hospital sewage in China [J]. Int J Syst Evol Microbiol, 2018, 68 (12): 3897-3901.

［8］ QIN J Y, FENG Y, LU X J, et al. Precise species identification for *acinetobacter*: a genomebased study with description of two novel acinetobacter species [J]. mSystems, 2021, 6 (3): e0023721.

［9］ QIN J Y, FENG Y, LV X J, et al. Pseudomonas huaxiensis sp. nov., isolated from hospital sewage [J]. Int J Syst Evol Microbiol, 2019, 69 (10): 3281-3286.

［10］ QIN J Y, HU Y Y, FENG Y, et al. Pseudomonas sichuanensis sp. nov., isolated from hospital sewage [J]. Int J Syst Evol Microbiol, 2019, 69 (2): 517-522.

［11］ XU X Q, ZHENG X W, LI S X, et al. The first case study of wastewater-based epidemiology of COVID-19 in Hong Kong [J]. Sci Total Environ, 2021,(790): 148000.

［12］ 陈培元. 医疗机构太平间的管理 [J]. 医院管理, 1984, 51 (5): 42-45.

［13］ 中华人民共和国住房和城乡建设部. 住房和城乡建设部办公厅关于行业标准《殡仪馆建筑设计规范 ( 征求意见稿)》公开征求意见的通知 [EB/OL]. https://www. mohurd. gov. cn/gongkai/fdzdgknr/ zqyj/201909/20190906_241709. html.

［14］ 莫东冬, 王立俊, 杨磊. 一种医院太平间管理系统的设计与实现 [J]. 大众科技, 2015, 17 (3): 42-44.

［15］ 中华人民共和国国务院. 医疗废物管理条例 [EB/OL].(2008-03-28)[2022-12-31]. http://www. gov. cn/ zhengce/content/2008-03/28/content_6387. htm.

［16］ 雷永红, 李榕彬, 王玉锋. 综合性医院太平间管理模式的建立 [J]. 海南医学, 2013, 24 (6): 917-918.

［17］ 李国平. 医用气体系统理论与设备操作指南 [M]. 北京: 中国质检出版社, 中国标准出版社, 2016.

［18］ 康瑞, 马琪伟, 赵璐莹, 等. 医用气体系统在医院感染防控中的风险点与应对措施 [J]. 中国医学装备, 2021, 18 (6): 167-171.

［19］ 中国医学装备协会. 医用真空系统排气消毒装置通用技术规范: T/CAME 13—2020 [S]. 北京: 中国标准出版社, 2020.

［20］ 全国科学技术名词审定委员会. 建筑学名词 [M]. 北京: 科学出版社, 2014.

［21］ 张成行, 朱占奎, 赵璐莹, 等. 医用负压真空系统施工与运行中的问题解析 [J]. 中国医学装备, 2020, 17 (11): 169-172.

［22］ 谭西平. 医用气体系统规划建设与运行管理 [M]. 2 版. 北京: 中国出版集团研究出版社, 2020.

［23］ 康瑞, 栗文彬, 赵奇侠, 等. 医用真空系统细菌过滤器与排气消毒装置在新型冠状病毒肺炎疫情下对医疗废气安全排放的作用 [J]. 中国医学装备, 2020, 17 (10): 190-193.

［24］ 中国建筑标准设计研究院. 应急发热门诊设计示例 ( 一): 20Z001-1 [S]. 北京: 中国计划出版社, 2020.

［25］ 中华人民共和国国家质量监督检验检疫总局, 中国国家标准化管理委员会. 个体防护装备选用规范: GB 11651—2008 [S]. 北京: 中国标准出版社, 2008.

# 第十三篇

## 医务人员职业安全

# 第四十三章
# 医务人员职业暴露

医务人员作为一种特殊的职业群体,具有传染病易感者和感染源的双重身份,在诊疗患者的过程中可能会接触到更多的职业危险因素,因此具有更高的职业暴露风险。据报道,每年全球有超过200万医务人员在工作中发生感染。医务人员发生职业暴露后,不仅会给他们带来身体、心理等方面的影响,还会带来巨大的经济负担。通过了解并掌握医务人员职业暴露相关知识,针对性地采取相关防控措施,对于降低职业暴露具有重要意义。

## 第一节　职业暴露的现状与危害

### 一、职业暴露的定义及相关概念

#### (一)职业暴露的定义

职业暴露是指劳动者在从事职业活动中,通过眼、口、鼻及其他黏膜、破损皮肤或非胃肠道接触含血源性病原体的血液或其他潜在传染性物质的状态。医务人员在从事诊疗、护理活动过程中,通过接触有毒、有害物质,或传染病病原体,从而损害健康或危及生命,发生职业暴露。职业暴露按传播途径分类,主要包括血源性暴露、呼吸道暴露以及接触暴露等。在临床工作中,医务人员为发生锐器伤的高危人群,在从事诊疗、护理工作时,容易被病原微生物污染的针头等锐器刺破皮肤而导致感染相关疾病。

#### (二)职业暴露的相关概念

1. 血源性病原体　指存在于血液和某些体液中的能够引起人体疾病的病原微生物,例如乙型肝炎病毒(hepatitis B virus,HBV)、丙型肝炎病毒(hepatitis C virus,HCV)和人类免疫缺陷病毒(human immunodeficiency virus,HIV)等。我国作为各种血源性病原体传播的多发地带,医务人员长期处于高强度、高风险、高应急以及高投入的工作状态下,时刻都有暴露于各类传染病的风险。

2. 普遍预防、标准预防和额外预防　普遍预防是控制血源性病原体传播的策略之一,其理念就是将所有来自人体血液或体液的物质都视作已感染了HBV、HCV、HIV或其他血源性病原体而加以防护。人体中病原体浓度由高到低依次为血液、伤口分泌物、精液、阴道分泌物、羊水等。标准预防则是根据普遍预防原则,医疗卫生机构所采取的一整套预防感染的措施,包括手卫生,根据预期可能的暴露选用手套、隔离衣、口罩、护目镜或防护面屏,以及安全注射等,也包括穿戴合适的防护用品处理患者环境中污染的物品与医疗器械。额外预防是在标准预防的基础上,根据病原体的传播途径(空气传播、飞沫传播和接触传播)采取的额外预防措施(空气隔离、飞沫隔离、接触隔离)。

3. 接触后预防　指在接触可能感染血源性病原体的血液或其他体液之后,应立即采取的一整套预防控制措施,包括应急处理、对接触源和接触者进行评价、接触后采取预防措施、进行咨询与随访等。医护人员锐器伤后若未采取暴露后预防,则有23%~62%的风险感染HBV和0%~7%的风险感染HCV。及时、正确地进行接触后预防处理和规范的检测能有效降低医务人员职业暴露后感染的风险。

4. 安全注射　指对接受注射者无害、实施注射操作的医务人员不暴露于可避免的风险,以及注射后的废弃物不对环境和他人造成危害。为减少医务人员在注射中发生职业暴露风险,应确保提供安全注射所需要的条件,并严格遵守安全操作规程。

5. 职业防护　指针对职业损伤因素可能对机体造成的各种伤害,采取多种合适的防护措施,从而避免伤害的发生,或将损伤程度降到最低的防护措施。减少职业暴露的关键措施有加强医务人员岗前培训,严格遵守操作规范,增强职业暴露防范意识以及暴露后及时采取正确的预防措施等。为降低医务人员职业暴露的发生,2004年和2009年我国先后颁布了《医务人员艾滋病病毒职业暴露防护工作指导原则(试行)》和《血源性病原体职业接触防护导则》,用以指导临床规范管理。

## 二、职业暴露的分类

根据职业暴露的途径可将职业暴露分为血源性暴露、呼吸道暴露、接触暴露等。

### (一)血源性暴露

2012年美国急救医学研究所发布的报告显示,针刺伤与锐器伤是医护人员及其他医疗工作者的十大危害之一。被污染的锐器可能导致包括乙型肝炎病毒(HBV)、丙型肝炎病毒(HCV)、人类免疫缺陷病毒(HIV)、梅毒螺旋体、结核分枝杆菌、疟原虫等至少二十多种病原体的传播。导致医务人员发生血源性暴露的锐器主要包括注射针、穿刺针和缝合针等针具、各类医用或检测用锐器、载玻片、破损玻璃试管、安瓿、固定义齿时暴露在外的金属丝及实验室检测器材等。我国是乙型肝炎的高发国家,总感染率高达60%左右,丙型肝炎自20世纪90年代以来感染率也逐年上升。我国艾滋病防控工作经过多年努力取得了显著成效,但当前形势依然严峻,截至2019年底,报告的现存活HIV/AIDS患者为96.3万例,死亡患者为31.6万例。据美国疾病预防控制中心(Center for Disease Control and Prevention,CDC)报道,1981—2010年,美国有57例医务人员确认经职业暴露感染HIV,另有大约143例医务人员怀疑经职业暴露感染HIV。

### (二)呼吸道暴露

流行性感冒是由流行性感冒病毒(简称"流感病毒")引起的一种急性呼吸道传染病,

严重危害人群健康。1918 年流行性感冒全球大流行是现代历史上影响最恶劣的传染病暴发疫情。流感病毒因其抗原性易变,传播迅速,每年可引起季节性流行,在学校、托幼机构和养老院等人群聚集的场所可发生暴发。每年流行性感冒季节性流行在全球可导致 300 万 ~ 500 万重症病例,29 万 ~65 万呼吸道疾病相关死亡病例。医务人员由于在其日常诊疗活动中接触流行性感冒患者的机会比较多,暴露于流感病毒的风险也较普通人群较高,同时医务人员感染流感病毒后还增加了传播给患者的风险。

严重急性呼吸综合征(Severe acute respiratory syndrome,SARS),又称为传染性非典型肺炎,是一种因感染 SARS 冠状病毒引起的呼吸系统传染性疾病。该病主要通过近距离飞沫传播,以发热、头痛、肌肉酸痛、乏力、干咳少痰等为主要临床表现,严重者可出现呼吸窘迫。本病于 2002 年 11 月出现在广东佛山,并迅速形成流行态势,截至 2003 年 8 月,全球共有 29 个国家累计确诊病例 8 422 例,死亡 916 例。

自 2019 年开始,由新型新型冠状病毒感染导致的呼吸道传播疾病在全世界范围内暴发流行,2020 年 1 月 12 日,世界卫生组织正式将该新型冠状病毒命名为 "2019-nCoV"。与此同时,国际病毒分类委员会将新型冠状病毒命名为 "SARS-CoV-2"。截至 2023 年 6 月已造成 7 亿多人感染,694 万多人死亡。

### (三)接触暴露

埃博拉出血热是由埃博拉病毒引起的一种急性出血性传染病,患者死亡率高,自 2014 年 3 月到 2015 年初,全球已报道感染患者 21 000 例,死亡患者 8 300 例,死亡率接近 40%。目前认为,埃博拉出血热主要通过接触患者或感染动物的体液、分泌物和排泄物等而感染,埃博拉病毒已经成为威胁全球的传染病之一。医务人员是最危险的易感人群,在疫情暴发中期,医务人员感染多达 450 人,其中 244 人死亡。

除上述一些烈性传染病外,近年来,多重耐药菌已经逐渐成为医院感染的重要病原菌,如耐甲氧西林金黄色葡萄球菌(methicillin resistant *Staphylococcus aureus*,MRSA)、耐万古霉素肠球菌(vancomycin resistant *Enterococcus*,VRE)、产超广谱 β - 内酰胺酶(extended spectrum β lactamase,ESBL)的细菌和多重耐药的鲍曼不动杆菌等,医疗机构应当采取措施,有效预防和控制多重耐药菌的传播。主要措施包括:①加强医务人员的手卫生;②严格实施隔离措施;③切实遵守无菌技术操作规程;④加强医院环境卫生管理;⑤合理使用抗菌药物等。

## 三、职业暴露的历史与现状

### (一)国外职业暴露的历史与现状

在不同国家及地区,医务人员职业暴露发生率存在较大差异。在诊疗、护理过程中使用一次性注射器和针头,如肌内注射、皮下注射或皮内注射等是全球锐器伤发生最常见的原因。研究表明,14.9%~69.4% 的医务人员至少经历过一次锐器伤,平均每 100 张床位发生 3.2~24.7 次。据美国 CDC 统计,每年有 60 万 ~80 万医务人员发生针刺伤,英国与意大利的锐器伤则超过 10 万例。在美国、欧洲国家以及沙特阿拉伯,由一次性注射器所导致的锐器伤事件占比分别为 35.4%、32% 和 34.6%。

美国是最早实行针刺伤立法保护的国家,美国劳工部职业安全与健康管理局(Occupational Safety and Health Administration,OSHA)、疾病预防控制中心(CDC)是发布相关指南及启动立法的主要机构。在艾滋病引起关注之前,乙型肝炎病毒感染是医护人员职业防护的重点,1983 年美国 113 家医院共报告了 17 000 例职业性乙型肝炎病毒感染。为了预防及减少乙型肝炎病毒的职业暴露,1983 年 OSHA 开始发布相关指南。1987 年,医务工作者因职业感染 HIV 被 CDC 所记录,该事件引起了美国的舆论轰动,在舆论压力下,美国政府发布了工作人员暴露于患者血液或体液风险的通用预防措施准则,OHSA 于 1991 年颁布了《血源性病原体暴露标准》。截至 1995 年,美国共报告 49 例医护人员因职业暴露感染 HIV 确诊病例,102 例疑似感染事件。OHSA 于 1999 年发布了修订后的血源性病原体职业暴露的执法程序的指令,强调安全器具使用的同时,给予了该机构对雇主对雇员提供针刺伤安全护具的处罚权。1983 年到 1995 年间,美国职业性 HBV 感染降低了 95%。

德国在引入安全器具使用前,每年医护人员发生针刺伤数超过 50 万例。德国意外医疗保险机构指出 2007 年针刺伤治疗相关事件为 37 000 例,且在 2007 到 2010 年间呈增长趋势。2010 年 5 月欧盟正式颁布指令 2010/32/EU"预防医院和医疗机构的锐器伤"。在 1994 年 1 月到 2013 年 6 月指令刚开始全面实施,这期间发生 75 426 例经皮暴露事件,其中约 1/6 为医护人员发生了针刺伤或锐器伤。

加拿大研究指出 2004 年平均每万名全职医护人员中有 45 人发生过针刺伤,而 2006 年在急诊中平均每万名全职医护人员中有 9.44 人发生针刺伤。2013—2014 年安大略省劳工部年度计划中提出继续加强针刺伤安全防护工作法规。法规颁布后,截至 2011 年,加拿大急诊系统每万名医护人员中发生针刺伤的人数比 2006 年下降 43%。

2003 年,WHO 公布医务工作者发生超过 300 万例针刺伤,导致了该类人员新增 HBV 感染 37%、HCV 感染 39%,以及 HIV 感染 5.5%,为保障疫苗注射等针刺伤防护工作的顺利开展,WHO 颁布《确保注射器具安全指导原则》。WHO 在全球范围内提出的针刺伤保护相关政策及文件对全世界医护工作者的职业安全起到重大影响。一项研究指出:在 2000 年到 2010 年间,世界人口增长超过 13%,在更多的注射需求下,对医护人员的安全保护政策的实施使得由于不安全注射引起的人类免疫缺陷病毒、丙型肝炎病毒及乙型肝炎病毒感染分别降低 83%、87% 和 91%。2010 年,为加强锐器伤防护工作,WHO 发布《关于注射的最佳操作及相关程序指导原则》。2015 年,针对安全器具的使用,WHO 推出新的防护指南《医疗机构肌肉、皮内及皮下注射安全器具指南》。

### (二)国内职业暴露的历史与现状

我国针对医务人员职业暴露方面的研究起步较晚,直到 2003 年严重急性呼吸综合征(SARS)的暴发才敲响了医务人员职业安全和防护的警钟,医务人员职业健康与安全开始受到关注,医务人员职业暴露也逐渐被重视起来。卫生部分别于 2004 年、2009 年颁布了《医务人员艾滋病病毒职业暴露防护工作指导原则(试行)》和《血源性病原体职业接触防护导则》以指导职业防护工作,并于 2011 年在全国 7 省市开展了医务人员血源性职业暴露调查,调查结果显示医务人员锐器伤发生密度为 84.7 次 /(1 000 人·月)。2013 年 12 月,国家卫生和计划生育委员会等 4 部门发布了国卫疾控发〔2013〕48 号《关于印发〈职业病分类和目录〉

的通知》，重新调整了职业病的分类和目录。

据一项回顾性综述研究显示：2001—2006 年间对全国 229 家医院的护士调查，超过 80% 的护士在过去一年中至少发生过一次锐器伤，且以针刺伤为主，锐器伤多发生在收集整理废弃针、拔针及分离针头、注射抽血、回套针帽等环节。2011 年 8 月至 12 月在全国 7 个省市的 361 家医院，多达 206 711 名医护人员参与的多中心锐器伤调研中，由 13 110 名医务工作者报告了 17 506 例锐器伤事件，据此推算每千名医护人员年均锐器伤发生次数为 1 032 次，而以实占床位计算年均锐器伤则为 121.3 次 /100 实占床位。

锐器伤主要发生地点为病房和手术室，约占总体的 63.2%。对医生而言，61.8% 的锐器伤发生在手术室；对护士而言，55.4% 的锐器伤发生在病房。在全部的锐器伤中，63% 为针刺伤。发生锐器伤后，73.4% 的患者源被追踪，其中 3.3% 的患者为 HBV 阳性，0.4% 为 HCV 阳性，0.1% 为 HIV 阳性。发生锐器伤后医护人员的上报率极低，仅为 4.6%。

一项基于 2001—2018 年的回顾性调查文献分析显示，医务人员锐器伤发生密度为 99 次 /(1 000 人·月)，95% $CI$ 为 85~112，所涉及的中国 17 个省市自治区医务人员锐器伤发生密度为 12~230 次 /(1 000 人·月)。基于医院监测数据文献的分析显示医务人员锐器伤发生密度为 11 次 /(1 000 人·月)，95% $CI$ 为 6~16，所涉及的中国 8 个省市自治区医务人员锐器伤发生密度为 0.5~29 次 /(1 000 人·月)。目前，我国医务人员锐器伤发生情况不容乐观，因此更加应该采取有针对性的防控措施减少锐器伤的发生，保障医务人员职业安全。

## 四、职业暴露的危害

职业暴露的发生会给医务人员带来巨大的危害，包括：物理、化学、生物、心理等方面。

### （一）物理性危害

1. **机械性损伤** 包括医务人员在诊疗活动中，发生针刺伤、刀割伤等机械性损伤。护士由于在协助医生诊疗的过程中进行输液，接触注射针头、缝针、安瓿瓶等锐器较多，是发生锐器伤的高危人群。研究表明，乙型肝炎病毒、丙型肝炎病毒和人类免疫缺陷病毒等 20 多种病原体可通过锐器伤传播。据报道，美国平均每年发生 385 000 例锐器伤，每天约发生 1 000 例锐器伤。发生一次被 HIV 或 HCV 污染的针刺伤后感染的可能性分别为 0.3%~0.5%、4%~10%；而易感人群发生一次 HBV 污染的针刺伤后感染的概率为 6%~30%。据世界卫生组织报道，全球每年超过 200 万名医护人员因工作原因患上传染性疾病，其中 37.6% 的乙型肝炎、39% 的丙型肝炎及 4.4% 的艾滋病均由针刺伤引起。

2. **放射性损伤** 指接触放射线等物质导致的放射性损伤。随着我国居民健康需求的增加以及核与辐射技术在我国医学领域的快速发展，我国放射诊疗频度呈上升趋势，医疗机构的放射工作人员数量大幅增加，2015 年只有 262 884 人，2019 年已有 294 436 人。医疗机构放射工作人员作为主要的长期慢性受低剂量职业照射人群，其职业健康一直是国内外关注的重要问题。2019 年全国医疗机构放射工作人员职业健康状况分析显示，医疗机构放射工作人员外周血淋巴细胞染色体畸变异常率为 0.33%（776/233 571 × 100%），后极后囊下混浊检出率为 0.63%（2 093/334 455 × 100%），甲状腺彩超异常率为 28.49%（14 946/52 464 × 100%）。眼晶状体与甲状腺是电离辐射的敏感器官，近年来，放射性白内障与放射性甲状腺疾病已成为除放射性肿瘤与外照射慢性放射病之外最多的职业性放射性疾病。除此之外,例如骨科医生在使用术中影像学检查时,也会受到直接辐射和散射辐射的影响,Giordano 等人的研究报道,在 316 例医院员工中进行癌症发病率调查,骨科医生由于存在辐射暴露因此成为肿瘤发生的重要危险因素。文献报道骨科医生的手和眼睛更容易受到辐射照射,并且辐射暴露的延迟辐射效应不仅会导致心理困扰,还会增加数十年后罹患抑郁症的风险。介入导管室护理人员在操作时须对患者的病情变化进行观察,查看患者有无不良反应,此时离射线源最近,也容易受到辐射暴露。

3. 粉尘颗粒物损伤　指由于吸入粉尘颗粒物等导致的呼吸系统损伤。医务人员在日常工作中,有可能吸入一些纤维、粉尘等物质,长期的刺激可引起呼吸系统功能的损伤。例如,几乎所有的外科热治疗设备都会产生手术烟雾。手术烟雾是指手术过程中使用电外科设备、激光或超声刀、超声抽吸刀等设备对组织进行处理时,由于组织被摧毁,消融和分解产生的悬浮颗粒。手术烟雾中的烟雾颗粒大部分颗粒空气动力学直径非常小,可以深入至细支气管和肺泡,对呼吸系统造成严重损伤。石蜡切片是病理科技术人员在日常工作中的常用方法。石蜡切片的过程中容易产生蜡屑和组织碎屑,加之粉尘极易经口鼻吸入,长久暴露于此环境下容易对工作人员的呼吸系统造成损害。

4. 噪声损伤　噪声对劳动者的健康影响是多方面的,主要表现为对职业接触人群的听觉系统及其他系统造成特异性损伤和非特异性损伤。医疗环境中的噪声通常来自电锯、电钻、电动吸引器、除湿机空调、空调、C 臂机、麻醉剂、心电监护仪以及射频消融治疗仪器、除颤仪、空气净化消毒机等,再加上患者因为痛苦而发出的呻吟声等。有研究发现,大部分介入导管室中的噪声声级 >90dB(A),明显高于国家标准。美国 NIOSH 的推荐标准"Occupational Noise Exposure Revised Criteria 1998"中提到了听力保护计划的建立及有效性评价的内容和其他有关噪声职业暴露风险管理措施的内容,如职业暴露评估、工程控制及组织管理、护听器的选择与使用、职业健康监护、危害告知、培训及档案管理等。环境噪声会对人体身心健康和生理心理功能产生影响,噪声所致的听力损失发病率高,职业性噪声聋现已列入我国重点职业病。

5. 光损伤　口腔科光固化灯工作频率为蓝波段(430~490nm)位于紫外线和可见光之间,该波段会对眼部造成损伤,每日眼部蓝光暴露时间不应该超过 5 分钟。激光对机体伤害中,以眼睛的伤害最为严重。波长在可见光和近红外光的激光可使感光细胞凝固变性坏死而失去感光作用甚至永久失明;远红外激光的损害以角膜为主,可引起角膜炎和结膜炎;紫外激光主要损伤的是角膜和晶状体,可致晶状体及角膜混浊。

6. 环境损伤　指由于工作环境的温度、湿度过高或偏低导致的损伤。例如,在医疗机构中,消毒供应中心承担着全院消毒灭菌器械的洗消工作,而在使用压力蒸汽灭菌过程中,医务人员接触高温蒸汽就会引起烫伤。

### (二) 化学性危害

1. 化学消毒剂　在医疗机构中,环境物表以及很多医疗器械会通过消毒剂进行消毒或灭菌。一些消毒剂常具有比较强烈的刺激性和腐蚀性,不仅会腐蚀损伤皮肤黏膜,消毒剂挥发后产生的气体也可能导致医务人员呼吸系统的损伤。一项对中国支援非洲抗击埃博拉疫情队员的问卷调查结果显示,含氯消毒剂的挥发性气体刺激主要涉及眼部、呼吸道、咽部和神经系统,症状包括流泪、头痛、咳嗽、恶心或呕吐、口咽干燥,不良反应发生率高达82%。过氧乙酸消毒剂过量暴露时除了产生直接刺激性外,还会引起恶心、头痛、眼部水肿、喉干、胸闷、呼吸困难及自觉发热等不良反应。戊二醛消毒液对皮肤、黏膜有刺激和固化作用,能引起皮肤红肿以及结膜炎,并可致敏,诱发职业性哮喘。除了直接刺激性外,过量使用含氯消毒剂易产生三氯甲烷、四氯化碳等难以降解的致癌物质。

2. 实验试剂　医疗机构中,检验科、病理科等科室常须用到一些化学实验试剂,而由于实验试剂的使用不当也可造成医务人员的损伤。在医院病理科,对人体标本进行检查取材时,经4%甲醛溶液固定后的组织须处于半敞开的状态,使得病理科医务工作人员长期暴露于较高的甲醛浓度中。甲醛最主要的危害是刺激眼部和呼吸道,对上、下呼吸道均有危害作用。研究发现慢性甲醛暴露具有生殖毒性、遗传毒性,还可以致癌。二甲苯是一种有毒无色透明液体,在病理科主要用于组织制片过程中的脱蜡及透明等环节,使用较为频繁,环境存在浓度较高。二甲苯主要经呼吸道、皮肤黏膜及消化道吸收,吸收进入人体内的二甲苯多数分布于脂肪及肾上腺。短期内吸入高浓度二甲苯,会导致头晕、头痛、恶心、呕吐,甚至四肢无力、意识模糊等中毒症状。长期暴露于二甲苯环境可降低机体抗氧化能力并增加DNA的损伤风险,导致中枢神经功能紊乱、骨髓再生抑制及肝肾功能损害等,甚至导致癌变。此外对女性内分泌失调及男性雄性激素水平下降均有潜在影响。除此之外,还有例如戊二醛、二氨基联苯胺等常用有机化学试剂。戊二醛对呼吸道有一定的刺激作用,极易引起过敏性皮炎;二氨基联苯胺是免疫组化染色过程中的显色剂,具有免疫毒性、生殖毒性和致癌性等。除有机化学试剂外,病理科常规工作中经常使用的强腐蚀性试剂(如盐酸、冰醋酸、氢氧化钠等)、强毒性或强致癌性试剂(如氧化汞、溴化乙锭等),都有可能对工作人员造成伤害。

3. 抗肿瘤药物　据报道,抗肿瘤药物具有肝毒性和肾毒性、心脏毒性、造血毒性、肺毒性、免疫毒性、耳毒性、皮肤毒性,以及致突变、致畸和致癌特性。医务人员在日常工作中,很可能由于接触了存在于药瓶、容器、医疗设备以及患者排泄物如尿液、粪便和汗液里的抗肿瘤药物而发生职业暴露,从而对身体健康造成不同程度的危害。抗肿瘤药物的暴露毒性分为短期毒性和长期毒性,短期毒性包括:

(1)刺激性:如环磷酰胺、吉西他滨、5-氟尿嘧啶等属于刺激性化学治疗药物。

(2)脱发:由于毛囊上皮对药物敏感,故药物进入人体后抑制头皮根部细胞群的有丝分裂,细胞不能及时更新而发生萎缩脱落。

(3)皮肤损伤:医务人员在暴露后会出现不同程度的皮肤损害,轻者出现手部皮脂增厚、皮肤皲裂脱皮、风团皮疹、干燥、色素沉着以及浅表溃疡等,重者甚至发生糙皮病、剥脱性皮炎和皮肤黏膜坏死等症状。

(4)其他:医务人员发生暴露的过程中,可能还会出现恶心、呕吐、食欲下降、腹泻和反复口腔溃疡等消化系统症状。

长期毒性主要包括:

(1)对DNA以及染色体的影响:DNA损伤和染色体畸变是致畸致癌过程中早期可检测的关键步骤,可作为一种重要的暴露生物标记物。

(2)对生育的影响:妊娠期妇女发生暴露可出现贫血、妊娠剧吐等轻微反应,重者可导致畸胎或流产。

(3)致癌作用:许多抗肿瘤药物具有免疫抑制功能,可以使免疫监视功能受到影响,医务人员长期接触这些药物也存在着极大的患癌风险。

### (三) 生物性危害

医务人员在工作中不可避免地接触到患者的血液、体液、分泌物等物质,其中很可能存在着各种细菌、病毒、支原体等病原微生物,增加了医务人员的感染风险。目前已确定的通过血液传播引起感染的血源性疾病中,乙型肝炎、丙型肝炎、获得性免疫缺陷综合征是最具威胁的。世界卫生组织报告,医务人员的乙型肝炎感染率比普通人高 3~6 倍。有研究表明,不论是乙型肝炎高发区还是低发区,医务人员的 HBV 感染率和携带率均显著高于当地居民,并且尤其以外科、麻醉科和妇产科的医务人员更为突出,且随着从医时间的延长,HBV感染率也有升高趋势。HCV 在医务人员中流行较高,特别是具有 10 年以上的从医人员和发生过针刺伤的人员更易感染。自 1984 年报道了第一例医务人员因针刺伤感染 HIV 以来,目前全世界类似的职业暴露相关病例的报道已有上百例。

### (四) 心理性危害

近年来,突发公共卫生事件增多,新型传染病相继出现,医务人员在工作中本来就承担着巨大的精神和心理压力,职业暴露的发生更会加重医务人员的心理负担。医务人员发生锐器伤后经常会表现出各种负面心理,包括不同程度的压力、焦虑、愤怒和罪恶感,并且在损伤后的 2 周内对针头和锐器表现出明显的畏惧感,严重影响医务人员的身心健康及精神状态。

(王广芬　高晓东)

# 第二节　医务人员免疫接种

疫苗是一种生物制品,是指用微生物或其毒素、酶、人或动物的血清、细胞等制备的供预防、诊断和治疗用的制剂。疫苗被认为是人类面对病毒感染最有效的预防手段,疫苗的开发对于控制疾病的传播具有关键作用。及时进行免疫接种是应对职业暴露的必要预防措施,常见的免疫接种有 HIV 疫苗、乙型肝炎疫苗、流行性感冒疫苗、新型冠状病毒疫苗。

## 一、HIV 疫苗免疫接种

HIV 易感者通过接种 HIV 疫苗,发生免疫反应,产生对疾病的特异抵抗力,提高免疫水平,达到预防和治疗艾滋病的目的。目前国内外均未有成熟、安全的 HIV 疫苗投入临床使用。在经历 30 年两代疫苗的失败后,一、二代联合 HIV 疫苗(痘病毒 ALVAC 和 gp120)终于在泰国 RV144 试验中显示了 31% 保护效果,疫苗的保护性与针对 gp120 V1V2 区的结合抗体和 ADCC 抗体有关。尽管疫苗因保护率低未能上市,但首次在人体显示了效果。RV144 试验使 HIV 疫苗主流研发路线完成了从抗体到细胞免疫,再转回到抗体免疫的一个轮回。根据国际机构测算,2015—2030 年,如果使用 30% 有效的疫苗免疫 20% 的人群,可以保护 550 万人免于 HIV 感染;如果将疫苗有效率和免疫人群分别提高到 50%~30% 和 40%~70%,则可以分别保护 1 700 万人和 2 800 万人免于 HIV 感染。

2017 年,Dan H.Barouch 等科学家研发的"Mosaic"艾滋病疫苗开始了 I / II a 临床试验:用含有 HIV "Mosaic"基因的腺病毒作为免疫原,随后用 gp140 包膜蛋白增强免疫,临床试验结果显示疫苗具有良好的安全性和耐受性,在恒河猴和人体均诱导了强大的体液免疫和细胞免疫反应。目前疫苗正在进行 IIB 临床试验。基于上述研究,Kathryn E Stephenson 等人采用了免疫时间更短、方法更简单的疫苗接种方案来评估疫苗的安全性、免疫原性和耐受性是否发生改变。相较于 Dan 的 12 个月接种方案,6 个月的接种方案诱导的免疫反应的强度未见降低。这为疫苗研制成功后的快速普及提供了可能。目前,四价"Mosaic"疫苗也完成了 I / II a 期临床研究,与三价疫苗相比,四价疫苗诱导的免疫反应强度和广度更具优势。通过国际合作的不断努力,HIV 疫苗研究终将为人类实现 2030 年终止艾滋病的目标做出应有的贡献。

## 二、肝炎疫苗免疫接种

2010 年,第 63 届世界卫生大会(World Health Assembly,WHA)通过了一项决议(WHA63.18),该决议指出,全球约有 20 亿人感染了 HBV,约有 3.5 亿人为慢性 HBV 感染者;丙型肝炎(丙型肝炎)仍然无法通过疫苗预防,约 80% 的丙型肝炎病毒(hepatitis C virus,HCV)感染为慢性感染。鉴于病毒性肝炎是一个严重的全球公共卫生问题,呼吁各国政府、所有缔约方和民众在控制病毒性肝炎方面加大疾病预防、诊断和治疗力度。2014 年,WHA 通过了新的决议(WHA67.6),重申 2010 年通过 WHA 63.18 号决议,再次提出病毒性肝炎是一个全球公共卫生问题,各国政府有必要采取行动,预防、诊断和治疗病毒性肝炎。2016 年,WHO 制定了《2016—2021 年全球卫生部门病毒性肝炎战略》,这一战略有助于实现《2030 年可持续发展议程》,并提出了 2016—2021 年须达成的具体目标。据估计,每年有 140 万人死于肝炎病毒急性感染及与肝炎有关的肝癌和肝硬化,其死亡人数堪比艾滋病和结核病造成的死亡人数。其中造成死亡的病毒约 47% 为 HBV,48% 为 HCV,其余可归因于甲型肝炎病毒(hepatitis A virus,HAV)和戊型肝炎病毒(hepatitis E virus,HEV)感染。据估计,全球约有 2.4 亿慢性 HBV 感染者和 1.3 亿 ~1.5 亿慢性 HCV 感染者。

自 1982 年以来,已有一种乙型肝炎疫苗。乙型肝炎疫苗对预防感染及其慢性后果的效果达到 95%,是预防一种主要人类癌症的最早疫苗。接种乙型肝炎疫苗是预防乙型肝炎的主要方法。世界卫生组织建议为所有婴儿在出生后尽早(最好是在 24 小时内)接种乙型肝炎疫苗。此后尚应接种 2 剂或 3 剂以完成全程基础免疫程序。在大多数情况下,以下两种备选方案可任选其一:三剂间隔接种法,新生儿出生时接种第一剂(单价疫苗)、第二剂和第三剂(单价疫苗或联合疫苗)与百白破疫苗的第一剂和第三剂同时接种;或者使用四剂法,即在出生时接种一剂单价疫苗,此后定期接种 3 剂单价疫苗或联合疫苗,通常与其他常规儿童疫苗同时接种。95% 以上的婴儿、儿童和青年接种全系列疫苗后体内产生的抗体可达到具有保护作用的水平,保护期至少持续 20 年,可能终身免疫。

### 三、流行性感冒疫苗免疫接种

流行性感冒是流行性感冒病毒引起的对人类健康危害较重的呼吸道传染病,流行性感冒病毒抗原性易变,传播迅速,每年可引起季节性流行,在学校、托幼机构和养老院等人群聚集的场所可发生暴发疫情。全人群对流行性感冒普遍易感,孕妇、婴幼儿、老年人和慢性病患者等高危人群感染流行性感冒后危害更为严重。医务人员暴露于流行性感冒病毒的风险较普通人群高,感染流行性感冒病毒后传播给患者的风险也较高,是流行性感冒疫苗接种的重点人群。流行性感冒疫苗是预防流行性感冒发生,控制流行性感冒流行的有效手段,还可以减少流行性感冒相关疾病带来的危害及对医疗资源的占用。

医务人员在日常诊疗活动中接触流行性感冒患者的机会较多,因而感染流行性感冒病毒的风险高于普通人群。一项对1957—2009年全球29项研究的Meta分析显示,未接种流行性感冒疫苗的医务人员每季节实验室确诊的流行性感冒发病率平均为18.7%,是健康成年人的3.4倍。2016年发表的一项系统综述显示,在甲型$H_1N_1$流行性感冒大流行期间,与普通人群相比,医务人员感染风险较高(*OR*=2.08,95% *CI*:1.73~2.51),而临床医生的风险更高(*OR*=6.03,95% *CI*:2.11~17.8)。2019年WHO进行的一项快速证据评估的结果也提示,与普通人群相比,医务人员感染流行性感冒病毒的风险更高。每年接种流行性感冒疫苗是预防流行性感冒最有效的手段,可以显著降低接种者罹患流行性感冒和发生严重并发症的风险。

目前,世界卫生组织(WHO)、美国、法国等均建议医务人员接种流行性感冒疫苗。中国2005年出台的《中国流行性感冒疫苗预防接种指导意见》也明确提出医疗卫生机构工作人员是流行性感冒疫苗的推荐接种人群,特别是一线工作人员。因此,许多国际组织和国家都非常重视医务人员的疫苗接种工作,将医务人员作为流行性感冒疫苗接种的重点人群之一。医护人员接种流行性感冒疫苗不仅可保护自身健康,有效减少医务人员将病毒传给流行性感冒高危人群的机会,而且可维持流行性感冒流行季节医疗服务的正常运转。

#### (一)疫苗的种类

全球已上市的流行性感冒疫苗分为流行性感冒灭活疫苗、流行性感冒减毒活疫苗和重组流行性感冒疫苗。我国现已批准上市的流行性感冒疫苗有三价灭活流行性感冒疫苗(ⅡV3)、四价灭活流行性感冒疫苗(ⅡV4)和三价减毒活流行性感冒疫苗(LAIV3),ⅡV3包括裂解疫苗和亚单位疫苗,ⅡV4为裂解疫苗,LAIV为减毒疫苗。

#### (二)免疫持久性

流行性感冒病毒属于正黏病毒科,是单股、负链、分节段的RNA病毒。根据病毒核蛋白和基质蛋白,分为甲、乙、丙、丁(或A、B、C、D)四型。目前,引起流行性感冒季节性流行的病毒是甲型中的$H_1N_1$、$H_3N_2$亚型及乙型病毒的Victoria和Yamagata系。全人群对流行性感冒普遍易感,流行性感冒疫苗需要每年接种。人体对感染流行性感冒病毒或接种流行性感冒疫苗后获得的免疫力会随时间衰减,衰减程度与人的年龄和身体状况、疫苗抗原等因素有关,临床试验的证据提示,接种灭活流行性感冒疫苗对抗原类似毒株的保护作用可维持6~8

个月。接种一年后血清抗体水平显著降低,但部分毒株的保护作用持续时间可更长。为匹配不断变异的流行性感冒病毒,WHO 在多数季节推荐的流行性感冒疫苗组分会更新一个或多个毒株,疫苗毒株与前一季节完全相同的情况也存在。

### (三) 疫苗安全性

现有研究提示,目前尚未发现影响灭活流行性感冒疫苗和联合接种疫苗的免疫原性和安全性的明确证据。虽然目前 LAIV 与其他疫苗联合接种研究相对有限,但均未发现安全性问题。美国 CDC 也在其流行性感冒疫苗预防接种技术指南中推荐灭活流行性感冒疫苗可以与其他灭活疫苗及减毒活疫苗同时或依次接种,而减毒流行性感冒疫苗则须间隔一定时间后才能接种其他减毒疫苗。

### (四) 接种剂次、接种时机、接种部位和方法

为保证接种人群得到最大程度的保护,即使流行性感冒疫苗组分与前一季节完全相同,鉴于多数接种者抗体滴度已显著下降,因此不管前一季节是否接种流行性感冒疫苗,仍建议在当年流行性感冒季节来临前接种。ⅡV 的接种采用肌内注射(皮内注射制剂除外)。成人和大于 1 岁儿童首选上臂三角肌接种疫苗,6 月龄至 1 岁婴幼儿的接种部位以大腿前外侧为最佳。LAIV 的接种采用鼻内喷雾法,严禁注射。

我国批准上市的流行性感冒疫苗包括三价灭活疫苗(ⅡV3)、三价减毒活疫苗(LAIV3)和四价灭活疫苗(ⅡV4),其中三价灭活疫苗有裂解疫苗和亚单位疫苗,用于 ≥6 月龄人群接种,包括 0.25ml 和 0.5ml 两种剂型;三价减毒活疫苗为冻干制剂,用于 3~17 岁人群,每剂次 0.2ml;四价疫苗为裂解疫苗,可用于 ≥36 月龄人群接种,包括 0.5ml 一种剂型。0.25ml 剂型含每种组分血凝素 7.5μg,适用于 6~35 月龄婴幼儿;0.5ml 剂型含每种组分血凝素 15μg,适用于 ≥36 月龄以上的人群;0.2ml 剂型含 A($H_3N_2$)亚型和甲型 $H_1N_1$ 两种减毒病毒滴度各不低于 $6.9lgEID_{50}$,含 B(Victoria)系减毒病毒滴度不低于 $6.4lgEID_{50}$。对可接种不同类型、不同厂家疫苗产品的人群,可自愿接种任一种流行性感冒疫苗,无优先推荐。

## 四、新型冠状疫苗免疫接种

COVID-19 救治的实践表明,医务人员感染有相当一部分是在医疗机构中获得的。由于缺乏有效的治疗手段,研制和使用预防新型冠状病毒感染的疫苗(新型冠状疫苗)已成为控制新型冠状病毒感染疫情的重要策略。截至 2020 年 7 月 22 日,在新型冠状疫苗研发的全球竞赛中,已有 18 款新型冠状疫苗进入临床Ⅰ期,12 款进入临床Ⅱ期,4 款进入临床Ⅲ期。其中,中国 2 款、美国 1 款、英国 1 款新型冠状疫苗快速地推进到了临床Ⅲ期,中、美、英三国暂时处于领跑位置,其他国家紧随其后。

### (一) 疫苗的种类

新型冠状病毒感染疫情暴发以来,世界各国加快了新型冠状疫苗的研制。目前的研究方向主要包括灭活疫苗、核酸疫苗、载体疫苗、蛋白亚单位疫苗、减毒活疫苗以及病毒样颗粒疫苗等 6 大类。截至 2020 年 12 月,已经有 60 个候选新型冠状疫苗批准进入临床试验,其

中 7 个疫苗(灭活疫苗 3 个、mRNA 核酸疫苗 2 个、载体疫苗 2 个)获批紧急使用或附条件上市。2020 年 3 月,我国基于腺病毒载体和美国基于 mRNA 技术平台研制的新型冠状疫苗率先进入临床试验,随后 DNA 疫苗、灭活疫苗也相继开展临床试验。进入临床试验的新型冠状疫苗包括灭活疫苗 8 个,核酸疫苗 15 个(DNA 疫苗 8 个、mRNA 疫苗 7 个),载体疫苗 16 个(非复制型病毒载体疫苗 10 个、复制型病毒载体疫苗 6 个),蛋白亚单位疫苗 18 个,病毒样颗粒疫苗 2 个和减毒活疫苗 1 个。我国进入 Ⅲ 期临床试验的新型冠状疫苗有 5 个,包括灭活疫苗 3 个,腺病毒载体疫苗 1 个和蛋白亚单位疫苗 1 个。

### (二)免疫的有效性

WHO 在新型冠状疫苗的目标产品简介中提出,新型冠状疫苗的保护效力要求至少为 50%,70% 以上则更被接受,并可根据"患病、重症和/或排毒/传播能力"评估效力。目前已公布有效性的 4 个疫苗中,灭活疫苗保护效力达 79.34%,载体疫苗 62%~90%,mRNA 疫苗 90% 以上,均达到要求。

### (三)疫苗的安全性

已进入 Ⅲ 期的新型冠状疫苗报道的安全性均良好,但理论上不同工艺疫苗存在一定差异。一般来说,灭活疫苗和蛋白亚单位疫苗不会造成病毒感染,而减毒活疫苗须在体内复制繁殖,存在毒力返祖感染或传播的风险,故灭活疫苗和蛋白亚单位疫苗安全性高于减毒活疫苗,蛋白亚单位疫苗成分比较精确,安全性略高于灭活疫苗。核酸疫苗中的 DNA 疫苗存在外源 DNA 进入机体后整合到宿主基因组从而导致癌基因激活,或抑癌基因失活,或染色体不稳定的风险;mRNA 疫苗在合成过程中用到的合成原料和包裹材料可能存在毒性,存在引起周围宿主细胞凋亡的风险。非复制型腺病毒载体疫苗无法自我复制,安全性也较好,但由于腺病毒感染范围广泛,缺乏靶向性,腺病毒载体在感染靶器官和靶细胞的同时可能感染其他正常组织细胞,从而产生不良反应。

### (四)接种剂次、接种时机、接种部位和方法

目前,国内新型冠状疫苗接种适用对象为 18 岁及以上人群。推荐上臂三角肌肌内注射。其中,新型冠状病毒灭活疫苗(Vero 细胞)须接种 2 剂,2 剂之间接种间隔建议 ≥3 周,且第 2 剂须在 8 周内尽早完成。重组新型冠状病毒疫苗(5 型腺病毒载体)仅须接种 1 剂。重组新型冠状病毒疫苗(CHO)须接种 3 剂,且相邻 2 剂之间接种间隔建议 ≥4 周,第 2 剂尽量在接种第 1 剂次后 8 周内完成,第 3 剂尽量在接种第 1 剂次后 6 个月内完成。

(王广芬　高晓东)

---

## 参 考 文 献

[1] PRÜSS-ÜSTÜN A, RAPITI E, HUTIN Y. Estimation of the global burden of disease attributable to contaminated sharps injuries among health-care workers [J]. Am J Ind Med, 2005, 48 (6): 482-490.

［2］ 王富丽, 张流波, 沈瑾, 等. 国内外安全注射研究现状与对策 [J]. 中国消毒学杂志, 2019, 36 (1): 66-69.

［3］ 中华人民共和国卫生部. 医务人员艾滋病病毒职业暴露防护工作指导原则 ( 试行)[J]. 中国生育健康杂志, 2004, 15 (4): 196-197.

［4］ 国家卫生和计划生育委员会医院管理研究所医院感染质量管理与控制中心. 医院感染管理文件汇编 (1986—2015)[M]. 北京: 人民卫生出版社, 2015: 138-162.

［5］ MAKARY M A, AL-ATTAR A, HOLZMUELLER C G, et al. Needlestick injuries among surgeons in training [J]. N Engl J Med, 2007, 356 (26): 2693-2699.

［6］ Mahoney F J, Stewart K, Hu H, et al. Progress toward the elimination of hepatitis B virus transmission among health care workers in the United States [J]. Arch Intern Med, 1997, 157 (22): 2601-2605.

［7］ DULON M, LISIAK B, WENDELER D, et al. Causes of needlestick injuries in three healthcare settings: analysis of accident notifications registered six months after the implementation of EU Directive 2010/32/EU in Germany [J]. J Hosp Infect, 2017, 95 (3): 306-311.

［8］ DE CARLI G, ABITEBOUL D, PURO V. The importance of implementing safe sharps practices in the laboratory setting in Europe [J]. Biochem Med (Zagreb), 2014, 24 (1): 45-56.

［9］ World Health Organization. Guiding principles to ensure injection device security [R]. Geneva: World Health Organization, 2003.

［10］ World Health Organization. WHO best practices for injections and related procedures toolkit [R]. Geneva: World Health Organization, 2010.

［11］ World Health Organization. WHO guideline on the use of safety-engineered syringes for intramuscular, intradermal and subcutaneous injections in health care settings [R]. Geneva: World Health Organization, 2015.

［12］ 职业卫生与应急救援编辑部. 新版《职业病分类和目录》及政策解读 [J]. 职业卫生与应急救援, 2014, 32 (1): 48-51.

［13］ 王焕强, 张敏, 李涛, 等. 我国医院临床护士职业性锐器刺伤调查 [J]. 中华劳动卫生职业病杂志, 2009, 27 (2): 65-70.

［14］ GAO X D, HU B J, SUO Y, et al. A large-scale survey on sharp injuries among hospital-based healthcare workers in China [J]. Sci Rep, 2017, 7: 42620.

［15］ 黄静, 黄文治, 乔甫, 等. 医务人员锐器伤发生情况的 Meta 分析 [J]. 中华医院感染学杂志, 2020, 30 (10): 7.

［16］ World Health Organization. The world health report 2002: reducing risks, promoting healthy life [R]. Geneva: World Health Organization, 2002.

［17］ 李小亮, 孙全富, 刘建香, 等. 2019 年全国医疗机构放射工作人员职业健康状况分析 [J]. 中华劳动卫生职业病杂志, 2021, 39 (10): 6.

［18］ 牛亚婷, 苏垠平, 梁婧, 等. 全国医疗照射频度估算方法研究 [J]. 中华放射医学与防护杂志, 2019, 39 (5): 325-330.

［19］ 潘萍萍, 王强, 景丽艳, 等. 某市 1720 例医学应用类放射工作人员晶状体情况分析 [J]. 中华劳动卫生职业病杂志, 2019, 37 (5): 397-400.

［20］ 张萍, 朱春红, 董翔. 南京市医用放射作业人员的甲状腺 B 超异常分析 [J]. 中华劳动卫生职业病杂志, 2019, 37 (12): 940-942.

［21］ 李小亮, 苏垠平, 雷淑洁, 等. 2013—2017 年我国职业性放射性疾病诊断情况分析 [J]. 中华放射医学与防护杂志, 2018, 38 (10): 779-783.

［22］ GIORDANO B D, BAUMHAUER J F, MORGAN T L, et al. Cervical spine imaging using mini-C-arm fluoroscopy patient and surgeon exposure to direct and scatter radiation [J]. Clin Spine Surg, 2009, 22 (6): 399-403.

［23］ 安晓波, 赵倩, 赵光宗, 等. 骨科术中成像的职业暴露及辐射安全 [J]. 中国医师杂志, 2019, 21 (2): 306-309.

［24］ 石磊, 张星. 噪声对人体健康影响研究进展 [J]. 中国职业医学, 2015, 42 (2): 225-228.

［25］ Dan H B, TOMAKA F L, WEGMANN F, et al. Evaluation of a mosaic HIV-1 vaccine in a multicentre, randomised, double-blind, placebo-controlled, phase 1/2a clinical trial (APPROACH) and in rhesus monkeys (NHP 13-19)[J]. Lancet, 2018, 392 (10143): 232-243.

［26］ STEPHENSON K, WEGMANN F, TOMAKA F, et al. Comparison of shortened mosaic HIV-1 vaccine schedules: a randomised, double-blind, placebo-controlled phase 1 trial (IPCAVD010/HPX1002) and a preclinical study in rhesus monkeys (NHP 17-22)[J]. Lancet HIV, 2020, 7 (6): e410-e421.

［27］ LRB A, DJS B, MS C, et al. Safety and immunogenicity of two heterologous HIV vaccine regimens in healthy, HIV-uninfected adults (TRAVERSE): a randomised, parallel-group, placebo-controlled, double-blind, phase 1/2a study [J]. ScienceDirect, 2020.

［28］ LORICK S A, WORTLEY P M, LINDLEY M C, et al. U. S. Healthcare per-sonne-l and influenza vacci-nation during the 2004-2005 vaccine shortage [J]. Am J Prev Med, 2008, 34 (6): 455-462.

［29］ POLAND G A, TOSHP P, JACOBSON R M. Requiring influenza vaccination for healthcare workers: seventruths we must accept [J]. Vaccine, 2005, 23 (17-18): 2251-2255.

［30］ GUTHMANN J P, FONTENEAU L, CIOTTI C, et al. Vaccination coverage of health care personnel working in health care facilities in France: results of a national survey, 2009 [J]. Vaccine, 2012, 30 (31): 4648-4654.

［31］ 中国疾病预防控制中心. 中国疾控中心发布《中国流感疫苗预防接种技术指南 (2021-2022)》[EB/OL].(2021-09-16)[2022-10-26]. https://www. chinacdc. cn/yyrdgz/202109/t20210916_244639. html.

［32］ 国家免疫规划技术工作组流感疫苗工作组. 中国流感疫苗预防接种技术指南 (2020-2021)[J]. 中华预防医学杂志, 2020, 54 (10): 1035-1059.

［33］ 朱瑶, 韦意娜, 孙畅等. 新型冠状病毒肺炎疫苗研究进展 [J]. 预防医学, 2021, 33 (2): 143-148.

［34］ 王宾, 钟一维. 新冠病毒疫苗安全性和有效性的展望 [J]. 中国科学基金, 2020, 34 (5): 581-587.

# 第四十四章
# 医务人员职业暴露的预防与处置

## 第一节　血源性传播疾病

血源性传播疾病是指可通过血液、体液传播引起易感者感染的一类传染性疾病。目前已知的血源性病原体除了常见的乙型肝炎病毒（HBV）、丙型肝炎病毒（HCV）、人类免疫缺陷病毒（HIV）外，还有梅毒、疟疾、布鲁氏菌病、虫媒病毒感染、巴贝虫病等。此类疾病的致病因子存在于感染者的外周血液、体液中，医护人员由于职业的特殊性，接触患者血液、体液的机会较多，故易发生血源性传播疾病职业暴露。研究表明，医务人员血源性传播疾病职业暴露后不仅可能感染疾病，还可能会引发恐惧、焦虑甚至创伤后应激障碍等一系列心理反应，威胁医护人员的身心健康，增加临床工作中的安全隐患，进而引发一系列的卫生和社会问题。因此，医护人员应提高自我保护意识，加强职业安全防护，同时掌握血源性病原体职业暴露后的正确处置流程，以达到最大限度降低暴露后感染的风险。

### 一、医务人员血源性病原体职业暴露概述

医务人员血源性职业暴露是指医务人员在进行医疗活动时，破损皮肤或黏膜意外接触感染者或携带者的血液、体液，或发生被感染者或携带者的血液、体液污染的锐器刺破皮肤等情况。医务人员因职业暴露发生血源性疾病感染的风险是普通人群的 2~19 倍。

#### （一）锐器伤概况

1. 定义　锐器伤是指由针头及其他锐器所造成的使皮肤完整性受损的伤害，是医务人员职业暴露中较常见的一种类型，约占 80% 以上。

2. 发生概况　锐器伤是医务人员最常见的职业伤害之一，美国 CDC 估计每年约有 38.5 万次锐器伤发生在医务人员中，印度和韩国护士针刺伤的年发生率分别为 67.4% 与 70.4%，最近报告的伊朗医护人员针刺伤的发生率也高达 57.42%。我国的锐器伤发生率也较高，2018 年，王栋等通过对 1 146 名医务人员的调查显示，锐器伤发生率为 58.38%。黄静等对中国医务人员锐器伤发生情况的一篇 Meta 表明，基于回顾性调查文献的分析显示医务人员锐器伤发生密度为 99 次 /（1 000 人·月），95% $CI$ 为 85~112；基于医院监测数据文献的分析显示医务人员锐器伤发生密度为 11 次 /（1 000 人·月），95% $CI$ 为 6~16。锐器被血液或体液污染比例在 30%~42.2% 不等。武迎宏等人的调查发现，其中 21.23% 锐器被血源性病

原体污染。不同病原体中,暴露源以 HBV 最为常见。

3. 容易发生锐器伤的工种、工作场合、器械类别及操作　国内外文献均发现,护士是发生锐器伤的最高危人群,其次是实习生和医生;容易发生锐器伤的工作场所为普通病房,其次是手术室;注射针、头皮钢针和手术缝针是锐器伤发生的最多见器具;发生锐器伤频率较高的操作是静脉注射、手术缝合和医疗废物处置。

### (二)黏膜暴露概况

1. 定义　黏膜暴露主要是指在医疗活动中,患者的血液、体液喷溅到医务人员口腔、眼睛、鼻黏膜和其他黏膜。相对于锐器伤来说,黏膜暴露占比较低。

2. 发生途径

(1)口腔、眼睛和鼻黏膜:在手术或助产过程中,阳性患者的血液、羊水或者其他体液喷溅到面部、眼睛、口腔黏膜,可能造成黏膜暴露。曹文静等对广东省 21 个市共 110 家医院的 1 018 名助产士问卷调查显示,助产士皮肤黏膜暴露的发生率为 79.3%,人均年发生次数为 8.63。

(2)破损皮肤接触感染者的血液、体液:消毒供应中心去污区、内镜中心等场所医护人员在对环境或诊疗器械、设备清洁消毒过程中,如工作人员手部破损或面部防护不到位,则存在职业暴露风险。

### (三)血源性病原体职业暴露后感染风险

据文献报道,被 HBV、HCV 和 HIV 污染的锐器刺伤后引起相应病原感染可能性分别为 6%~30%、4%~10% 和 0.3%~0.5%。有研究表明,被带有 HBeAg 阳性血的中空针刺伤发生感染的危险性为 22%~31%,而经口腔黏膜传播的概率则极小。如暴露源为 HIV 感染者的血液,那么经皮肤损伤暴露感染 HIV 的危险性为 0.3%,经黏膜暴露为 0.09%,经不完整皮肤暴露的危险度尚不明确,一般认为比黏膜暴露低。高危险度暴露因素包括暴露量大、污染器械直接刺破血管以及组织损伤较深。

### (四)发生职业暴露的原因

1. 对职业暴露认识不足,缺乏安全文化　绝大多数医务人员都参加过医院组织的职业防护培训或学习过相关课程,但是医务人员的重视程度不够,对职业暴露的危害性认识不足,发生职业暴露后存在侥幸心理,常自行处置而不进行规范上报。黄静等人的研究发现,发生锐器伤后,医务人员锐器伤漏报率为 84%(95% *CI* 为 78%~88%,上报率间接体现了医务人员对锐器伤的重视程度。

2. 操作不规范　工作中操作不规范、忽视操作规程是导致职业暴露发生的常见原因。例如,在进行侵袭性操作时没有使用个人防护用品(如手套、口罩、护目镜等)、双手回套针帽、手术室护士徒手安装或拆卸刀片、手持锐器指向他人、使用负压真空静脉采血时拔针次序混乱等。同时,操作时注意力不集中、操作流程不规范也会造成职业暴露。

3. 工作强度大,人力资源不足　医务人员特别是护士发生职业暴露与科室工作强度和紧张度有直接关系。王焕强等人在 2009 年对我国 209 篇锐器伤文章进行统计分析发现,医院护士针刺伤发生率和护士年人均门(急)诊量呈正相关。长期超负荷的紧张工作导致护士工作疲惫,因工作疲倦而注意力下降正是导致护士锐器刺伤的重要原因之一。例如,病房和门诊输液室护士针刺伤多发生在上午输液高峰和中午值班时。

4. 废弃物处理不当　注射后针头处理不当或随意放置、锐器回收容器内医疗废物未及时处理、锐器盒内锐器存放过满等也是导致职业暴露的危险因素之一。索瑶等、汤紫媛等的调查分别显示 11.58% 和 22.41% 的针刺伤是由于废弃物处置不当所致。

5. 环境因素　工作环境差,如操作台照明条件不好、采光不良、仪器众多、空间拥挤、声音嘈杂及患者不配合等会导致锐器伤的发生。Clarke 发现,让人满意的工作环境可让锐器伤减少 1/3。

6. 安全器具及防护设施不足或不规范　安全器具能有效降低职业暴露的风险,但目前国内安全器具并未得到广泛应用,尤其在中西部地区和广大基层医院。锐器回收容器的容积与口径比例不匹配、锐器回收容器配备数量不足、规格不适宜、放置位置不合理等都是造成职业暴露的重要原因。

7. 职业防护培训不到位和制度不完善　调查发现,职业防护培训不到位、培训时间没有保证、培训形式单一、培训后考核不到位等都是造成职业暴露易发生的原因。职业暴露相关法律、制度、规范、流程、标准、预案等尚未建立、修订和完善,同样也是造成职业暴露发生的原因。

## 二、血源性病原体职业暴露预防要点

预防医务人员血源性职业暴露是一个系统工作,须从政府立法、规范医疗机构管理、培养医护人员安全意识、规范医疗操作行为等方面进行全面预防才能取得理想的效果。

### (一)职业暴露预防原则

职业暴露预防应遵循职业病防治的优先等级原则,即首先是消除风险,其次是工程控制、管理措施和行为控制,再次是个人防护和接触后预防措施。血源性传染病风险控制效果见表 44-1。

表 44-1　血源性传染病风险控制效果一览表

| 控制方法 | 控制措施效能 |
| --- | --- |
| 消除危害　应当尽可能优先采用消除危害因素的措施,如将锐器和针具全部转移到工作场所之外、消除所有不必要的注射、用喷射注射器来替代注射或针具、清除不必要的锐器,如手巾钩和采用无针静脉注射系统 | 研究表明,使用无针系统静脉注射能将针刺伤害降低 78.7% |
| 工程控制　通过工程控制措施控制或转移工作场所的危害,如使用锐器盒或者立即回收、插套或钝化使用后的针具(也称为安全针具装置或有防伤害装置的锐器) | 使用锐器盒可将伤害减少 2/3。调查表明,安全针装置可将伤害减少 23%~100%,平均能减少 71% |
| 管理控制　制定政策限制接触危害,如采取普通预防策略,包括组建劳动者卫生安全委员会和针刺伤害预防委员会,制订职业暴露风险控制计划,移走所有的不安全装置,持续培训安全装置的使用方法 | 安全意识薄弱和减员将会增加近 50% 的针刺伤害 |

| 控制方法 | 控制措施效能 |
|---|---|
| 操作规程控制　通过改变医务人员的行为,减少对血源性病原体的职业暴露,如消除针具的重复使用,将锐器盒放在视线水平且在手臂所能及的范围内,在锐器盒装满之前将其清空,在开始一项医疗操作之前,建立安全处理和处置锐器的设施方法 | 消除针具的重复使用可将针刺伤害减少2/3 |
| 个人防护用品(PPE)　在医务人员与危害之间设置屏障或过滤装置,如护目镜、手套、口罩和防护服 | PPE可以预防血液溅洒时的意外职业暴露,但是不能预防针刺伤害。外科手术时使用双层手套可将内层手套被刺穿的可能性降低近60%~70% |

### (二) 落实标准预防,合理使用个人防护用品

标准预防是基于所有患者的血液、体液、分泌物、排泄物(不含汗液)、破损皮肤和黏膜均可能含有感染性病原体的原则,针对所有患者和医务人员采取的一组预防感染措施。标准预防措施包括实行手卫生,根据预期可能的暴露选用手套、隔离衣、口罩、护目镜或防护面屏,以及安全注射,也包括采取恰当的措施处理患者环境中污染的物品与医疗器械。

1. 手卫生　包括洗手和手消毒。

(1)严格按照手卫生适应证进行手卫生　手卫生适应证包括:①接触患者前;②清洁、无菌操作前,包括进行侵入性操作前;③暴露患者体液风险后,包括接触患者黏膜、破损皮肤或伤口、血液、体液、分泌物、排泄物、伤口敷料等之后;④接触患者后;⑤接触患者周围环境后,包括接触患者周围的医疗相关器械、用具等物体表面后。

(2)注意事项　①诊疗工作中,应避免不必要地接触患者邻近的环境表面;②手部有血液、体液等可见污染以及可能接触艰难梭菌、肠道病毒等对速干手消毒剂不敏感的病原微生物时,应选择皂液和流动水进行洗手;③如果手部无可见污染,可选择含醇手消毒剂消毒双手;④接触传染病患者的血液、体液和分泌物以及被传染性病原微生物污染的物品后应先洗手,然后进行卫生手消毒;直接为传染病患者进行检查、治疗、护理或处理传染患者污物之后,应先洗手,然后进行卫生手消毒。

2. 合理使用个人防护用品　根据操作中可能的暴露风险选择合适的PPE。

(1)定义:个人防护用品(personal protective equipment,PPE)是指一系列的屏障设备和呼吸设备单独或联合使用,以保护黏膜、呼吸道、皮肤及衣物避免接触到传染性物质。PPE包括手套、口罩、面罩、护目镜、隔离衣、防水围裙、防水鞋或鞋套、帽子等。

(2)选用原则:PPE的选择主要基于患者的情况以及可能的传播途径、暴露风险:①可能接触患者体液、血液、黏膜、不完整皮肤和其他潜在传染性物质、接触被传染性物质污染的环境或诊疗器械时必须戴手套,手部皮肤破损时宜佩戴双层手套,操作完毕脱去手套后立即洗手,必要时进行手消毒;②在诊疗护理的操作过程中,有可能发生血液、体液飞溅到面部时,应戴医用外科口罩、防护镜或防护面屏,有可能发生血液、体液大面积飞溅或者有可能污染到身体时,还应穿戴具有防渗透性的隔离衣或者防水围裙;③接触经飞沫传播疾病的患者时佩戴医用外科口罩,接触空气传播疾病的患者或者近距离接触飞沫传播疾病的患者时,应佩

戴医用防护口罩;④助产、手术、清洗器械等操作中,如果有血液、体液喷溅到脚部或者脚部有被锐器刺伤的风险时,应穿包脚、防渗透、防刺伤的防护鞋。

(3)注意事项:①医疗机构应为医务人员提供合格、充足的防护用品;②各部门应将防护用品放置在醒目位置,以便医务人员需要时随时获取;③穿脱防护用品时,应严格按照穿脱要求、流程进行穿戴和脱卸;④脱下防护用品时应注意避免污染自身衣服、皮肤和口鼻、眼黏膜。

3. 正确安置患者 根据疾病传播途径采取单间隔离或床旁隔离措施,防止感染传播。

4. 环境清洁消毒 容易被病原微生物污染的环境表面应加强清洁并消毒,尤其是高频接触物表,以减少病原体通过环境传播。

5. 及时、正确地处理使用后被污染的仪器、设备、织物和医疗废物 被患者血液、体液污染的器械、设备应规范清洗消毒。医护人员对器械/设备进行清洁消毒时,应根据污染程度穿戴合适的个人防护用品。患者使用后的织物应安全包装、转运并洗涤。

6. 安全注射 在进行注射操作时,既要使用无菌技术保护患者,也应遵循规范避免医务人员发生锐器伤。

### (三) 规范操作行为,妥善处置医疗废物

发生职业暴露的相关操作大部分是临床的常见操作,也是可以通过规范操作流程来避免的操作。据美国国家职业安全卫生研究所(National Institute for Occupational Safety and Health,NIOSH)的统计,美国每年有 60 万~80 万专业人员被针刺伤,故美国 CDC 早在 1987 年在全面性防护措施中就提出禁止用双手回套针帽等规范操作行为的措施。世界卫生组织安全注射指南和我国 WS/T 510—2016《病区医院感染管理规范》均就预防职业暴露提出了规范操作行为的具体要求。

1. 规范日常操作行为包括:①使用后针头不应回套针帽,确须回套应单手操作或使用器械辅助,禁止双手回套;②不应用手直接接触污染的针头、刀片等锐器;③废弃的锐器应直接放入耐刺、防渗漏的专用锐器盒中;④禁止用手分离使用过的针头和针管;⑤禁止在患者或其他人员中移动注射器;⑥禁止弯曲被污染的针具;⑦在实施各类穿刺操作前,应确保各种用具、工具、辅助用品在操作者的可及范围内,避免手持锐器远距离移动。

2. 规范手术中行为包括:①手术中禁止用手传递锐器,应建立"中立区";传递手术刀、剪刀、缝针及骨凿等锐器时,应将锐器放在无菌弯盘中传递;传递电钻等较大锐器时,应上好钻头或探针再行传递。②安装、拆卸手术刀片时应使用止血钳,而非徒手。③手术缝合时、暴露手术野时应借助持针器、拉钩等,禁止用手指来牵引或握持组织。④手术中,及时清理术区使用后的锐器。⑤在缝合前移走锐器。⑥在进行发生锐器伤风险较大的手术时,佩戴双层手套,如骨科手术时。戴双层手套不能防止锐器伤,但是可将里层手套被穿透的风险减少 6 倍,缝合针上的血经过双层手套后血量会减少 95%,使用双层手套可将内层手套被刺穿的可能性降低60%~70%。⑦如果怀疑或确认手套被刺破,如可能则应擦洗,一旦安全容许应尽快更换手套。⑧外科手术时间延长时,即使没有怀疑或确认手套被刺穿,手术人员及其助理也应定期更换手套。⑨手术结束后,在患者离开手术室之前,确保彻底清洁患者皮肤上的血迹等。

3. 规范医疗废物管理包括:①使用符合要求的锐器盒,锐器盒应防刺破且防渗漏,尺寸以能容纳各种锐器为宜,并加盖管理。②使用后的锐器应及时放入耐刺的锐器盒中。③医

疗废物到 3/4 满时应及时密封。④丢弃锐器时应先检查锐器盒,确定锐器盒未装满且无针头突出。⑤禁止二次分拣医疗废物。⑥在所有可能产生锐器的场所均应配备锐器盒,确保其触手可及,避免锐器转移中发生职业暴露。⑦锐器盒放置的位置应醒目、方便、高度适宜。不推荐将锐器盒放置在治疗车底层或地上。⑧锐器盒、医疗废物包装袋在转运过程中应密闭,避免内容物外漏或溢出。⑨医疗废物一旦置入包装袋或锐器盒内,禁止拿出或徒手挤压。⑩医疗废物应分类收集,交给有资质的单位进行处置。

### (四)推广安全器具

安全器具(safety-engineered device,SED)是指用于抽取动静脉血液、其他体液或注射药物等的无针或有针的装置,通过内在的工程设计可以降低职业暴露的风险。锐器通过安全性设计变为使用后屏蔽锐器或者没有锐器风险的装置,包括所有可以降低污染锐器导致锐器伤风险的器具。

美国在强制推行安全器具后,手术科室人员锐器伤发生率下降 34%,美国的实践经验表明,安全器具的强制推行,可以预防近 70% 的医务人员锐器伤,极大程度地降低了医务人员血液性职业暴露危险。

2000 年世界卫生组织、联合国儿童基金会等国际组织开始致力于推广使用自毁式注射器,以杜绝交叉感染及疾病的医源性传播,我国也引进此项生产技术并逐步推广。安全式注射器在自毁式注射器基础上,增加了对医护人员的保护,是目前最理想的一次性注射器替代品,但由于经济原因,我国安全器具并未得到广泛推广,这可能是未来我们继续努力的方向之一。

### (五)管理控制

1. 政府立法　医务人员血源性职业暴露的预防与控制,需要法制化。只有在法律的保护下,医务人员血源性感染职业暴露的问题才能得到较好的预防与控制。美国的经验证明了监管与立法是实施职业暴露预防的一个重要举措。目前国内针对血源性职业暴露相关的文件有 2004 年实施的《医务人员艾滋病病毒职业暴露防护工作指导原则》、2009 年实施的《血源性病原体职业接触防护导则》、2015 年实施的《职业暴露感染艾滋病病毒处理程序规定》。几份规范就职业暴露,特别是 HIV 职业暴露的预防、处置、报告、登记等方面给出了规定,规范的颁布和实施对 HIV/AIDS 等血源性职业暴露及职业防护均具有积极的指导意义,但关于处置中产生的相关费用、安全注射器的强制推行、人力资源等并未明确规定,这些都须在以后的工作中不断完善,以促使职业暴露得到更好的预防与控制。

2. 建立完善的管理体系和管理制度　国内众多文献表明,医院内部建立完整的职业暴露管理体系可以降低职业暴露的发生率。权明桃、张春兰等通过将职业健康安全管理体系应用于临床锐器伤管理,构建多元化教育模式,运用风险管理程序对临床针刺伤进行干预,包括对职业暴露的原因进行调查、对医护人员进行职业安全培训、规范操作流程、对医疗废物进行规范化管理、确立发生职业暴露后的正确处理流程等,发现职业暴露发生率有了明显下降。因此,各医疗机构应建立和完善职业安全和预防锐器伤发生的管理制度、优化职业暴露处置流程,开展职业防护专项培训和考核、评价等工作。

3. 改善工作环境,增配人力　进行各类穿刺操作的视野环境应保持光线充足、明亮、舒适;操作台面应平展、宽敞,物品有序放置。医疗机构要增加医护人员特别是护士配置,合理安排人力,弹性排班,减轻疲劳,防止职业暴露的发生。

### (六) 加强职业安全培训

医院要定期、有针对性地对不同层次医护人员进行职业暴露相关知识培训,提高临床医务人员职业防护意识和暴露后自主报告意识。在进行职业暴露专项培训时,应着重加强对实习护士及新进员工的培训。

## 三、暴露后的处置

职业暴露后采取正确的应急处理、风险评估、暴露后预防、随访等措施可以有效降低职业暴露相关感染率,保障医务人员的职业安全。据中国疾病预防控制中心报告,我国已经开展 HIV 职业暴露后预防工作二十多年,实施暴露后预防上千例,尚无阻断失败的案例。

医疗机构应指定专门的部门负责医务人员职业暴露处置工作,建立和完善血源性病原体职业暴露后的处置制度或流程,包括:应急处理、上报、风险评估、暴露后预防、监测和追踪随访、心理疏导等。

### (一) 暴露后的应急处理

发生职业暴露后应立即去除污染源,减少病原体经血液向全身传播风险。

1. 完整皮肤暴露  立即用肥皂和清水反复冲洗。

2. 眼睛、鼻腔、口腔等黏膜暴露  应立即用大量清水或生理盐水 / 无菌水反复冲洗。如为眼黏膜暴露,宜使用洗眼器彻底冲洗。如果有角膜接触镜,应摘掉眼镜后进行冲洗。冲洗是一项清除污染源、阻断接触的基本措施,在临床护理工作中,一旦发生黏膜暴露,应积极努力采取最便利的措施去掉污染源,不必过分拘泥于冲洗液的类别。

3. 锐器伤  采取"一挤二冲三消毒"程序,即立即由近心端向远心端挤压伤口,尽可能挤出损伤处的血液,再用肥皂水和流动水反复冲洗,以尽可能清除污染源。如果没有流动水,使用预包装液体如无菌水 / 生理盐水冲洗。伤口冲洗后,用 75% 乙醇溶液或 0.5% 碘伏溶液进行消毒。如果伤口较大,可根据具体情况进行包扎处理。禁止进行伤口的局部挤压和吸吮,吸吮相当于黏膜暴露。

### (二) 上报

为了尽早、规范进行暴露后感染风险评估和后续的相关处置,暴露者在进行局部紧急处理后,应及时通过电话或信息系统等途径向医疗机构有关部门(通常为医院感染管理科或预防保健科)和 / 或本部门负责人报告。报告的内容主要包括暴露者基本信息,暴露发生的时间、地点及经过,暴露方式,暴露的具体部位及损伤程度,暴露源种类和含有血源性病原体的情况,处理方法及处理经过等。

根据《职业暴露感染艾滋病病毒处理程序规定》要求,医务人员发生 HIV 职业暴露后,应在 1h 内报告本单位主管部门。主管部门应当在暴露发生后 2h 内向辖区内的职业暴露处置机构报告,并提供相关材料。处置机构在接到医疗单位报告后,应当立即组织人员开展感染危险性评估、咨询、预防性治疗和实验室检测工作,收集、保存暴露源的相关信息等。

为了使暴露者能够得到及时处置,医疗机构应建立相应的应急机制,使暴露者在下班时间也能得到及时的报告和处理。

### (三)风险评估

正确的暴露风险评估将为暴露后是否进行预防性用药提供指导依据。医疗机构相关主管部门接到暴露事故报告后,应立即对暴露情况、暴露源和暴露者进行评估。如果发生了HIV职业暴露,辖区内的职业暴露处置机构还应组织专业人员对暴露情况进行风险评估,确定是否进行抗反转录病毒预防性治疗以及制订相应的治疗方案。

1. 评估暴露时的一般情况

(1)暴露类型:包括锐器伤、经黏膜或破损皮肤接触暴露、咬伤等。

(2)暴露物质的类型:包括血液、血性液体、可见体液、其他潜在的传染性液体(如脑脊液、关节液、胸腔积液、腹水、心包积液、羊水等)或组织和浓缩的病毒等。与血液相比,暴露于体液或分泌物后的感染风险较低。

(3)器械类别和损伤程度:擦伤或是刺伤、有无出血、有无刺破静脉或动脉、污染针头为空心或是实心、器械的口径大小等。研究表明,实心器械(如手术刀、缝合针等)比空腔器械(如注射器、静脉导管针、蝶形针等)导致暴露者感染概率小;细针头较粗针头导致暴露者感染概率小。

(4)暴露时间和面积:暴露量是几滴还是大量、暴露持续时间是否>5min、是完整黏膜暴露还是开放性伤口暴露。

(5)暴露时个人防护情况:是否规范穿戴个人防护用品,手套为单层还是双层等。有研究证明,当戴一层手套的手受伤时,通过伤口传播的血量可以减少50%以上。

2. 评价暴露者的免疫状况及易感性  通过HBV疫苗接种史及抗体反应,查验其血清学标志物来评估暴露者HIV、HBV、HCV、梅毒感染的免疫状况。如不明,应尽快进行检测,同时了解以前的检测情况、相关病史及用药情况、是否怀孕或哺乳等。

3. 评价传染源患者血源性病原体感染状态

(1)查验已知传染源患者的HBV、HCV、HIV、梅毒等病原体的血清学标志物包括病毒载量等。须注意的是尽管低病毒载量意味着低水平的暴露滴度,但不能排除感染的可能性。

(2)对于血源性病原体状况不明的传染源患者,要立即进行检测。对于因各种原因不能检测者,要评估其是否存在感染HBV、HCV、HIV的高危因素,如多性伴、吸毒等。在紧急情况下,可使用HIV快速检测,快速检测可在30min内得到检测结果,显著提高了检测能力和速度。HIV-1核酸检测可快速、准确诊断HIV,对于职业暴露者,如抗体筛查试验无反应,可通过核酸检测判定是否为急性期感染。值得注意的是,核酸检测结果阴性或低于最低检测限不能排除HIV-1感染。

(3)如果传染源患者未知,评估暴露地点患者感染HBV、HCV、HIV的可能性,如该医院或该病区是否大量收治HBV、HCV、HIV感染者或有HBV、HCV、HIV感染危险的患者。不要测试被废弃的针具或注射器的病毒污染情况,因为其结果很不可靠。

(4)如果源患者为HIV感染者或艾滋病患者,医疗机构和辖区内职业暴露处置机构应当对人类免疫缺陷病毒暴露的级别和暴露源的病毒载量水平、暴露源危险度进行评估和确定。

1)暴露源危险度的分级:①低传染性。病毒载量水平低、无症状或高CD4$^+$T淋巴细胞水平。②高传染性。病毒载量水平高、艾滋病晚期、原发 HIV 感染、低 CD4⁺T 淋巴细胞水平。③暴露源情况不明。暴露源所处的病程阶段不明、暴露源不确定是否为 HIV 感染，以及污染的器械或物品所带的病毒载量不明。

2）暴露级别：①一级暴露。暴露源为体液、血液或者含有体液、血液的医疗器械、物品；暴露类型为暴露者不完整的皮肤或黏膜沾染了暴露源，但暴露量小且暴露时间较短。②二级暴露。暴露源为体液、血液或者含有体液、血液的医疗器械、物品；暴露类型为不完整的皮肤或黏膜沾染了暴露源，暴露量大且暴露时间较长；或暴露类型为暴露者被暴露源刺伤或割伤皮肤，但损伤程度较轻，为表皮擦伤或针刺伤（非大型空心针或深部穿刺针）。③三级暴露。暴露源为血液、体液或含有血液、体液的医疗器械、物品；暴露类型为暴露源刺伤或割伤皮肤，但损伤程度较重，为深部伤口或割伤物有明显可视的血液。

（5）在进行风险评估时，除评估以上主要信息外，还应尽可能了解传染源患者其他感染相关信息，如感染病程、目前治疗情况、病原体耐药情况等。值得注意的是，在临床上，当发生血液、血性液体暴露时，职业暴露主管部门应该考虑接触到多个血源性病原体的可能性，比如，当有人暴露于 HBV 时，至少应该对 HCV 和 HIV 的潜在风险进行评估，同样，当有人暴露于 HCV 时，至少应该对 HBV 和 HIV 的潜在风险进行评估。

### （四）暴露后预防性用药

根据现有的文献和指南建议，HIV、HBV 职业暴露后可根据风险评估结果确定是否预防用药以及具体的用药方案，而 HCV 和梅毒职业暴露后暂无推荐预防用药措施。

1. HBV 职业暴露后预防用药策略　大量证据表明，实施主动和被动免疫是预防 HBV 暴露后感染的有效措施。具体预防用药策略见表 44-2。

表 44-2　HBV 职业暴露后预防用药策略

| 暴露者的乙型肝炎疫苗接种史及免疫状态 | | 推荐的治疗策略 | | |
| --- | --- | --- | --- | --- |
| | | 暴露源 HBsAg 阳性 | 暴露源 HBsAg 阴性 | 暴露源未知或不能检测 |
| 从未接种疫苗 | HBsAg 和抗 -HBs 阴性 [a] | 注射乙型肝炎免疫球蛋白（HBIG）0.06ml/kg IM，并乙型肝炎疫苗全程接种 [b] | 乙型肝炎疫苗全程接种 | 乙型肝炎疫苗全程接种 ± 注射 HBIG [d] |
| | HBsAg 阳性 | 无须治疗 | 无须治疗 | 无须治疗 |
| 以前接种过疫苗 | 抗 -HBs ≥ 10mIU/ml | 无须治疗 | 无须治疗 | 无须治疗 |
| | 抗 -HBs < 10mIU/ml [c] | 注射 HBIG，乙型肝炎疫苗全程接种 | 无须治疗或考虑全程注射乙型肝炎疫苗 | 乙型肝炎疫苗全程接种 ± 注射 HBIG [d] |

注：[a] HBsAg—乙型肝炎表面抗原；抗 -HBs—乙型肝炎表面抗体。

[b] HBIG 和乙型肝炎疫苗可以同时注射，但应在不同部位注射。HBIG 和乙型肝炎疫苗应于暴露后尽快注射（最好是 24h 内）。

[c] 对注射首个全程乙型肝炎疫苗无应答者（抗 -HBs < 10mIU/ml）、暴露于 HBsAg 阳性的感染源或高度怀疑高危的感染源，预防用 HBIG 和 1 个疗程的乙型肝炎疫苗或给予 HBIG2 剂（间隔 1 个月）。对第 2 个全程乙型肝炎疫苗接种后仍无应答者，若再暴露则给予 HBIG2 剂（间隔 1 个月）。

[d] 暴露源未知或不能检测时，应进行流行病学评估，如果是高风险感染源，按照 HBsAg 阳性处理。

发生 HBV 职业暴露后,若短时间内实验室无条件检测暴露者 HBV 免疫状态,应立即抽取暴露者的血液样本,分离血清,冷冻保存作为暴露者的免疫本底。留取完血液样本后,根据传染源患者的评估结果确定给药方案,需要时可注射 HBIG 和接种乙型肝炎疫苗。暴露者留取的免疫本底应尽快委托有资质的、有检测条件的实验室进行检验,并根据检测结果调整后续预防用药方案。

怀孕或哺乳的医务人员发生 HBV 暴露后,同样可接受乙型肝炎疫苗和 / 或 HBIG 以预防 HBV 感染。因为孕期一旦发生 HBV 感染能引起孕母的严重疾病及新生儿的慢性感染,而预防用药对孕妇和哺乳期妇女是安全的,疫苗对胎儿无害。

2. HIV 职业暴露后预防用药策略

(1)预防用药基本原则:是否进行人类免疫缺陷病毒暴露后预防(post-exposure prophylaxis,PEP)、使用何种药物、使用时间以及用药方案的更改都是十分复杂的,给药专家必须权衡感染风险和药物毒性等方面因素,综合制订给药方案。发生一级暴露且暴露源的病毒载量水平为轻度时,可不使用预防性用药;发生一级暴露且暴露源的病毒载量水平为重度或者发生二级暴露且暴露源的病毒载量水平为轻度时,使用基本用药程序;发生二级暴露且暴露源的病毒载量水平为重度或者发生三级暴露且暴露源的病毒载量水平为轻度或者重度时,使用强化用药程序;暴露源的病毒载量水平不明时,可以使用基本用药程序。基本用药程序为两种逆转录酶制剂,使用常规治疗剂量,连续使用28d。强化用药程序是在基本用药程序的基础上,同时增加一种蛋白酶抑制剂,使用常规治疗剂量,连续使用28d。

(2)治疗用药方案:首选推荐方案为替诺福韦酯 / 恩曲他滨 + 拉替拉韦钾或多替拉韦等整合酶链转移抑制剂;根据当地资源,如果整合酶链转移抑制剂不可及,可以使用蛋白酶抑制剂如利托那韦和达芦那韦;对合并肾脏功能下降者,可以使用齐多夫定 / 拉米夫定。

(3)开始治疗用药的时间及疗程:在发生 HIV 暴露后尽可能在最短的时间内(尽可能在2h 内)进行预防性用药,最好不超过24h,但即使超过24h,也建议实施预防性用药。

(4)注意事项:①当育龄妇女发生 HIV 暴露而使用预防用药,则应在用药期间避免或终止妊娠。②已经怀孕的暴露者是否预防用药,专科医生应充分评估用药的预期益处和危害,给暴露者传递准确、全面的建议,而怀孕的暴露者在预防用药前必须了解所使用的抗病毒药物的潜在益处和危险中哪些是已知的、哪些是未知的,以便针对治疗采取知情决策,最终的预防用药方案必须征得暴露者的知情同意。③包括齐多夫定 / 拉米夫定在内的药物尚不清楚是否在人类乳汁中排泄,药物可能进入母乳,建议哺乳期暴露者服用这类药物时用母乳替代品,而不要进行母乳喂养。

3. HCV 暴露后预防用药策略  国内外指南、规范对于 HCV 暴露后的预防,暂均无预防用药推荐。历史上曾经有学者提倡注射免疫球蛋白来降低 HCV 职业暴露后感染的风险,但随着对 HCV 感染的具体发病机制和免疫学机制的深入研究,多数专家认为暴露后预防性使用免疫球蛋白是无效的。

### (五)监测和追踪随访

在发生职业暴露后,医疗卫生机构要做好暴露者相关病原体的血清学检测、早期感染症状随访等,对于 HIV 暴露后预防用药者,还应监测抗反转录病毒药物毒副作用等。须注意的是,所有的监测需要征得暴露者同意,同时遵守保密原则。

1. HBV 暴露后追踪监测　对于 HBV 暴露后注射 HBIG 和乙型肝炎疫苗的暴露者,建议在最后一次接种疫苗后的 1~2 个月后测定乙型肝炎表面抗体,但如果在前 3~4 个月内接受过乙型肝炎免疫球蛋白,则不能用检测乙型肝炎表面抗体的方法来确定对疫苗的应答。对于只注射乙型肝炎疫苗,而没有注射 HBIG 的暴露者,应在注射乙型肝炎疫苗后 1 个月、3 个月、6 个月分别抽血检测乙型肝炎抗体是否产生,同时检测 HBsAg、谷丙转氨酶(glutamic-pyruvic transaminase,GPT)等,若期间任何一次检测到抗 -HBs ≥ 10mIU/ml,即可终止下面的疫苗接种和追踪。

2. HCV 暴露后追踪监测　暴露时、4~6 个月检测抗 -HCV(90% 的人在 3 个月内出现)、谷草转氨酶(glutamic-oxaloacetic transaminase,GOT)、GPT;若希望早期诊断,可在 4~6 周时检测 HCV RNA(通常 1~3 周后出现)。如果 6 个月后抗 -HCV 仍然是阴性,即可停止随访,如果发生了血清转阳,则交给专科医生处理。

有学者建议,在进行上述检测的同时,每 6~8 周反转录聚合酶链反应检测 HCV RNA,如果反转录聚合酶链反应重复阳性结果,则考虑"严密观察"或者"早期治疗"策略。早期治疗要求一旦 HCV 职业暴露感染诊断确定,立即启动积极治疗。众多的研究表明,早期治疗可能会降低进展到慢性 HCV 的风险,而且在急性期给予积极的治疗,其治疗效果(90%~95%)显著优于慢性 HCV 感染。严密观察策略主张一旦暴露者血液中反复检测到 HCV RNA,专科医生应定期(如隔 2~3 个月)观察暴露者是否自发清除感染,自发清除感染的暴露者将避免承受潜在药物毒副作用。

3. HIV 暴露后追踪监测

(1)HIV 血清学检测:发生 HIV 职业暴露后即刻、4 周、8 周、12 周和 6 个月后检测 HIV 抗体。一般不推荐进行 HIV p24 抗原和 HIV-RNA 测定。如果本底检测为阴性,同时在第 12 周的检测结果也为阴性,提示职业暴露后感染 HIV 的可能性很低,若第 6 个月的检测结果仍为阴性,可以排除职业暴露后感染 HIV。对于暴露者存在基础疾患或免疫功能低下,产生抗体延迟等特殊情况的,随访期可延长至 1 年。

(2)HIV 感染早期症状的观察和记录:随访暴露者是否存在 HIV 感染急性期的临床症状。一旦发现急性症状反复出现,应立即开展 HIV 抗体检测,或根据情况检测 HIV 病毒载量或抗原,正确诊断 HIV 感染情况,及时调整用药方案和处理措施。

(3)抗反转录病毒药物毒副作用监测:如果出现主观或客观的毒副作用,应在专家的指导下,减少剂量或换用药物,并详细记录药物毒副作用情况。应在开始服药时及服药 2 周后进行全血检测和肝、肾功能检测。目前关于 HIV 职业暴露后使用抗反转录病毒药物毒副作用的报道较少,只能参照药物说明。

(4)HIV 菌株耐药性:HIV 是 RNA 病毒,基因有高度变异性;同时基因重组又进一步增加变异程度导致大量病毒的变种,包括那些与耐药有关的突变,可同时存在于一个被感染的个体中(事实上,在同一个 HIV 感染者体内的 HIV 多样性就超过全球流行性感冒的多样性,而后者每年都须制备新的疫苗)。加之抗病毒药物的选择压力,耐药菌株不断增加。国际艾滋病协会美国分会与美国卫生和公共服务部等机构已推荐把 HIV 耐药检测作为治疗的常规环节。HIV 耐药菌株不仅存在于感染者,对于采取抗病毒药物预防的暴露者依然会感染 HIV 耐药株。

4. 梅毒、疟疾等其他血源性传播疾病的职业暴露后监测　关于梅毒、疟疾等其他血源性传播疾病暴露后的监测频次和时间,国内外相关指南并未具体推荐,建议暴露者咨询专科医生。

### (六)健康宣教和心理疏导

国内外研究发现,发生职业暴露的医务人员心理压力明显高于未发生职业暴露者($P<0.01$)。暴露者及家人因为担心自身感染疾病而焦虑万分,一些 HIV 暴露者甚至出现创伤后应激障碍。因此,建议医疗机构相关部门建立心理干预机制,及早进行针对职业暴露者的行为干预、心理治疗及疏导、进行放松训练和相关职业暴露知识、传染病知识宣教,减轻其焦虑与抑郁情绪。宣教者或咨询师对暴露者提供咨询时应针对暴露者的特点、实际需要给予指导。咨询师不仅要关注暴露者感染 HIV、HBV 等的风险,还要了解其他的危险,如暴露伤口感染引起的脓毒血症等。

暴露者在监测期间不能确定其是否感染相关疾病,并且在感染 HIV、HBV 的窗口期和潜伏期内,暴露者有较强的传染性。因此工作人员在随访时应告知暴露者:不要在监测期内捐献血液、组织、器官、精子,避免自己的血液或感染性体液暴露于他人。

近年来,国内各级政府、医疗机构对医务人员职业暴露教育和预防宣传力度有所增加,但对发生职业暴露后医务人员的心理状态关注度仍然不足,如何进行有效的心理疏导和健康宣教有待进一步研究探讨。

(韩玲样　高晓东)

# 第二节　空气传播性疾病

## 一、概述及防控要点

### (一)概述

1. **概念**　空气传播性疾病指由悬浮于空气中、能在空气中远距离传播($>1m$),并长时间保持感染性飞沫核传播的一类疾病。空气传播性疾病包括经空气传播疾病(如开放性肺结核)和优先经空气传播疾病(如麻疹和水痘)。病毒或细菌依附于空气中的细小尘埃和飞沫气溶胶(直径通常 $<5\mu m$),被吸入人体呼吸道进而导致疾病发生。此类疾病具有传播距离远、容易造成医院感染暴发、防控难度大等特点。

2. **流行病学和疾病负担**　常见的经空气传播疾病包括肺结核、麻疹、水痘等。

(1)肺结核:人类结核病的病原体是结核分枝杆菌(mycobacterium tuberculosis,MTB),传染源为开放性肺结核患者。感染者从呼吸道释放的飞沫,通过空气在人与人之间传播,当多数人处于结核病患者的环境中,会造成院内感染暴发。肺结核是全球主要的疾病负担,也是我国主要的传染病。2020 年,全球新发结核病患者 987 万,发病率为 127/10 万。我国2020 年估算的结核病新发患者数为 84.2 万(2019 年为 83.3 万),估算结核病发病率为 59/10

万(2019年为58/10万),在30个结核病高负担国家中我国估算结核病发病数排第2位。

(2)麻疹:麻疹是最具传染性的直接传播病原体,患者是唯一的传染源,无患病史和麻疹疫苗免疫史的人群普遍易感,在易感者不到10%的人群中即可发生疾病暴发。麻疹一年四季均可发生,3~5月为发病高峰。我国2006年开始实施消除麻疹行动计划,随着免疫接种覆盖率的上升,2009—2019年,麻疹发病率0.21/10万~3.95/10万,整体维持在低水平状态。

(3)水痘:水痘具有高度传染性,5~9岁儿童多见,占所有病例的50%,其他大多数病例出现在1~4岁和10~14岁儿童,成人也可感染水痘。出生后接种水痘疫苗使水痘的发病率显著下降。

3. 传播途径　空气传播疾病可通过感染者说话、咳嗽、打喷嚏或唱歌时排出含有病原体的"飞沫核"到空气中导致的远距离传播,也可在医院环境中通过污染的医疗器械间接获得。具有感染性的飞沫核也会在特定的产生气溶胶的医疗操作中产生,如开放式吸痰、支气管镜检查、气管插管、尸检等,这些气溶胶被易感人群吸入呼吸道导致感染。

### (二)防控要点

空气传播疾病的主要防控措施是在标准预防的基础上,采取空气传播的隔离与预防,主要包括正确的患者隔离、规范的医务人员防护、完善建筑布局流程等方面。

1. 患者隔离　及时发现患者并正确安置,是防止疾病传播和医务人员职业暴露的首要措施。医疗机构应对疾病建立快速识别和筛查的机制,以便及时采取恰当的隔离措施。疑似或确诊的患者应单人单间安置,隔离病室应有黄色的隔离标识,并限制人员的出入,病区配备专班照护患者,避免交叉感染。

当患者病情容许时,应戴外科口罩或无呼气阀的医用防护口罩,并限制其活动范围。无条件单间安置的,同病种确诊患者放于一间,避免探视。医疗机构如无条件收治,应尽快转送至有条件收治呼吸道传染病的医疗机构。

2. 建筑布局　收治经空气传播疾病患者的病区应设在医院相对独立的区域,分三区:分别为清洁区、潜在污染区和污染区,不同区域之间要有严密物理隔断,并分别设置缓冲间,空气无逆流,不交叉。为减少空气中的气溶胶浓度,各区域须加强通风,包括机械通风和自然通风,辅以必要的空气消毒措施。

经空气传播疾病的患者,应安置于负压病房中,门窗应保持关闭。无负压病房的医疗机构,在患者转出前,应安置于通风良好的临时隔离病房,限制周围人员流动。

3. 医务人员的防护

(1)正确选择防护用品:医务人员在近距离接触感染者时,应正确选择防护用品。选用防护用品应按照分级防护的原则,按照区域流程,在不同的区域穿戴不同的防护用品,离开时规范摘脱,防止被污染的防护用品污染口鼻,并正确处理使用后物品。

进入确诊或可疑传染病患者房间时,应戴帽子、医用防护口罩或更高级别的呼吸器;进行可能产生喷溅的诊疗操作时,应戴护目镜或防护面罩,穿防水隔离衣或防护服,当接触患者及其血液、体液、分泌物、排泄物等物质时可戴手套,具体可参考表44-3。

表 44-3　接触确诊或疑似空气传播传染病患者时防护用品的选择

| 使用情景 | 防护用品 | | | | | | | | | |
|---|---|---|---|---|---|---|---|---|---|---|
| | 医用外科口罩 | 医用防护口罩 | 防护面屏或护目镜 | 手卫生 | 乳胶手套 | 工作服 | 隔离衣 | 防护服 | 工作帽 | 鞋套 |
| 进入疑似或确诊经空气传播疾病患者安置地或为患者提供一般诊疗操作 | – | + | ± | + | ± | + | ±★ | ±★ | + | ± |
| 为疑似或确诊患者进行产生气溶胶操作时 | – | + | + | + | + | + | + | ± | + | ± |

注："+"—应穿戴的防护用品；"–"—无须穿戴的防护用品；"±"—根据工作须穿戴的防护用品；"± ★"—为防护服和隔离衣二选一。

(2)正确穿脱防护用品：进入病区的工作人员，应严格按照穿脱防护用品规范流程，正确穿戴防护用品，保证呼吸道的全面保护。同时应该要选择适合自己尺寸的防护服便于更好地开展工作。

工作人员出污染区时，按照规范流程脱卸防护用品，避免脱卸过程中导致呼吸道的污染或暴露。医务人员在脱卸防护用品过程中，容易发生职业暴露，有研究表明，护理患者后，"手指""上衣"和"袖口"是污染最严重的部位，在脱卸防护用品过程中，尤其是脱防护口罩和面屏时，容易污染口鼻，造成呼吸道职业暴露。

防护用品穿脱流程可参考如下内容。

穿：手卫生→戴医用防护口罩和帽子(进行口罩密闭性测试，确保密闭性良好)→穿防护服或隔离衣→戴护目镜或防护面屏→戴手套(必要时可戴双层)→必要时选穿鞋套→全面检查防护用品穿戴情况，确保穿戴符合规范，进入污染区工作。

脱：进入一脱区，手卫生→摘除护目镜/防护面屏(双手提拉后侧系带摘除护目镜/防护面屏，手避免触碰护目镜镜面或面屏屏面)→脱除医用防护服/隔离衣、手套、鞋套(从内向外向下反卷，动作轻柔，防护服、手套、鞋套一并脱除)→手卫生→进入二脱区，进行手卫生→摘除帽子和医用防护口罩[先摘下颈后(下方)系带，再摘下耳后(上方)系带；摘除过程中手避免触碰口罩，避免口罩触碰身体]→手卫生→佩戴医用外科口罩→进入清洁区

工作人员对上述防护用品使用要求的依从性是实施有效防护的关键因素，因此必须在上岗前、上岗中定期宣教和培训。

4. 及时接种疫苗　对于肺结核、水痘和麻疹等空气传播传染病，接种疫苗获得免疫力是预防职业暴露的重要措施。

目前预防肺结核的疫苗只有卡介苗(Bacille Calmette-Guérin，BCG)，于出生后接种，可使儿童时期免于结核病的侵害，尤其是严重的肺结核感染。目前尚无针对成人的结核疫苗，暴露前或暴露后可有效预防结核感染的疫苗尚在研发阶段。

麻疹疫苗诱导的免疫保护作用可持续至少数十年。按照免疫规划接种两剂次三价麻疹-腮腺炎-风疹联合减毒活疫苗或四价麻疹-腮腺炎-风疹-水痘疫苗，11~15 年后均能

监测到抗体存在。医疗机构应考虑在麻疹流行期,为没有麻疹免疫力或没有证据曾经接种过麻疹疫苗的医务人员接种麻疹疫苗以预防麻疹感染。接种疫苗前,无须进行抗体筛查来确定接种人群。

## 二、呼吸道暴露

### (一) 概念

呼吸道暴露是指接触者在缺乏呼吸道防护措施、呼吸道防护措施损坏(如口罩松动、脱落等)或使用无效呼吸道防护措施(如使用不符合规范要求的口罩)时与确诊患者密切接触;以及使用被病原体污染的手接触口鼻等,导致病原体经过呼吸道进入接触者体内。

### (二) 危险因素

1. 环境因素  房间通风不良、拥挤容易导致疾病的传播。长期在容易产生气溶胶操作的高危科室工作,如呼吸科、感染科、重症监护室(intensive care unit,ICU)、外科等,呼吸道暴露风险明显高于其他科室。

2. 患者因素  处于疾病流行期、患者没有佩戴口罩、呼吸道分泌物中的病原体浓度高、进行产生气溶胶的操作等,均容易导致医务人员发生呼吸道职业暴露。

3. 医务人员因素  特定岗位,如与患者接触频繁,或为患者做检查的医护人员感染可能性高。有研究显示护士的结核病患病率高,其次是医师和实验室人员。医务人员免疫低下或未接种相应的疫苗、未采取正确的防护措施或过度防护、用污染的手套触摸口鼻,均有可能导致呼吸道职业暴露。

呼吸道暴露后是否发生空气传播的因素诸多,决定因素见表44-4。

**表44-4　暴露于感染源后发生空气传播的决定因素**

| 环境因素 | 患者因素 | 医务人员因素 |
| --- | --- | --- |
| 环境中通风的水平 | 呼吸道中病毒/细菌载量 | 防护不足或防护过度 |
| 暴露发生的房间大小 | 未佩戴口罩 | 过度劳累 |
| 工作场所空气循环的方式 | 操作方式所产生的气溶胶量 | 心理因素 |

### (三) 暴露后处置

医务人员发生呼吸道职业暴露时,应当即刻采取措施保护呼吸道(用规范实施手卫生后的手捂住口罩或紧急外加一层口罩等),快速撤离污染区。在脱卸区快速规范的脱卸防护用品,根据情况可用清水、0.1%过氧化氢溶液、碘伏等清洁消毒口腔和/或鼻腔,佩戴医用外科口罩后离开脱卸区进入清洁区。

发生暴露后,及时报告上级,进行风险评估,以确认是否需要隔离医学观察、预防用药、心理疏导等。

1. 肺结核  医务人员结核分枝杆菌暴露后,容易发展成为潜伏性结核感染,结核菌素皮肤试验（tuberculin skin test，TST）或 γ 干扰素释放试验（interferon-γ release assay，IGRA）可用于对医务人员结核分枝杆菌感染的初步检测和后续筛查。在暴露后应尽快检测，可作为后续测试结果的比对。结核分枝杆菌暴露后的 8~10 周进行 TST 检测可指示是否发生了感染。已知 TST 阳性的人员，无须重复检测。

WHO 提出对医务工作者应进行系统全面的结核分枝杆菌检测，TST 检测阳性的人员及时采取必要的预防性治疗。目前预防性治疗用药包括 9 个月的异烟肼单药治疗，6 个月异烟肼单药治疗，4 个月利福平单药治疗，3 个月利福平加异烟肼治疗，3 个月利福平加高剂量异烟肼治疗，1 个月异烟肼加利福平治疗，较为推荐的是异烟肼单药治疗 6 个月。

2. 麻疹　暴露后立刻接种麻疹疫苗可获得免疫保护或可减轻麻疹的临床病程。在免疫功能正常的人群中，暴露于麻疹患者后的 72h 内注射麻疹疫苗可免于感染或减轻麻疹的临床症状，如果暴露后没有发生感染，疫苗也可以提供后续的保护。在既往未接种疫苗的人群中，暴露后的 6 天内接受免疫球蛋白注射，可预防麻疹感染或改善感染后的临床症状，但免疫球蛋白不建议用于已经接种过麻疹疫苗的人，因为疫苗已经能够提供足够的效力。医务人员即使肌内注射免疫球蛋白后，仍应在不早于 6 个月后接种麻疹疫苗。

麻疹患者在出疹前 4d 至出疹后 4d 均具有传染性，没有麻疹免疫的医务人员，在发生首次暴露后的 21d 内，应脱离工作岗位，直至隔离期结束。如果感染麻疹，应隔离至出疹后 4d。如对麻疹已有免疫力，在发生暴露后其 IgM 抗体水平会临时升高而无临床表现，并无传染性，应严格医学观察 21d，无须脱岗。

3. 水痘　既往没有接种过水痘疫苗且没有其他水痘免疫力证据的医务人员发生暴露后，潜伏期内 8~21d 可认为有传染性，此期间应避免与其他人员接触，医务人员应于暴露后及时接种疫苗，以免除感染或缓解病情进展。每日监测体温、皮肤变化和全身症状，出现症状的医务人员应立即停止工作并汇报上级管理部门。

（廖　丹　高晓东）

# 第三节　飞沫传播性疾病

## 一、概述及防控要点

### （一）概述

飞沫传播（droplet transmission）指带有病原微生物的飞沫核（>5μm），在空气中短距离（1m 内）移动到易感人群的口、鼻黏膜或眼结膜等导致的传播。根据美国传染病学会（Infections Diseases Society of America，IDSA）定义，可吸入颗粒（inspirable particles）是指直径在 10~100μm 之间的颗粒，可以沉积在上呼吸道。

飞沫核借由感染者说话、打喷嚏、咳嗽等呼吸道活动播散到空气中，被易感者吸入呼吸道或感染到口腔、鼻腔或眼睛黏膜造成感染。常见的飞沫传播传染性疾病有流行性感冒、流行性脑脊髓膜炎、百日咳、流行性腮腺炎、白喉、猩红热、非典型病原体肺炎、新型冠状病毒感染、人感染高致病性禽流感、手足口病等。某些情况下,几种传播途径可以同时存在,如经空气传播的一些疾病(如麻疹、肺结核等)也可以在近距离下经飞沫传播,新型冠状病毒感染、流行性感冒等也可经接触传播。

### (二)防控要点

接触经飞沫传播的疾病,在标准预防的基础上,还应采用飞沫传播的隔离预防措施,要包括正确的患者隔离、规范的医务人员防护等方面。

1. 患者隔离 及时发现患者并正确安置是防止医务人员职业暴露的首要措施。医疗机构应对疾病建立快速识别和筛查的机制,以便及时采取恰当的隔离措施。确诊或疑似患者应单间安置,确诊同种疾病的患者可安置在一室,保持至少1m的床间距。隔离病室应有粉色的飞沫隔离标志。患者病情允许时,应佩戴医用外科口罩。

2. 规范使用个人防护用品 医务人员接触患者时,应佩戴医用外科口罩,与患者近距离(1m以内)接触,应戴帽子、医用防护口罩或外科口罩;进行可能产生喷溅的诊疗操作时,应戴护目镜或防护面罩,穿防水隔离衣;当接触患者及其血液、体液、分泌物、排泄物等物质时应戴手套。

## 二、常见的飞沫传播疾病及暴露后的处置

### (一)季节性流行性感冒

1. 职业风险 甲型流行性感冒和乙型流行性感冒均可产生医院内传播,可由处于流行性感冒潜伏期到临床症状期的医务人员、其他患者及探视者传播。流行性感冒传染性最强的时期为出现临床症状前1~2d以及出现症状后的4~5d。

2. 疫苗 一般成年人接种的灭活疫苗有两种,包括全病毒灭活疫苗和减毒裂解疫苗。疫苗每年都须更新,以适应流行病毒株的不断变化。通常接种流行性感冒疫苗2~4周后,可产生具有保护水平的抗体,6~8个月后抗体滴度开始衰减。我国各地每年流行性感冒活动高峰出现的时间和持续时间不同,为保证医务人员在流行性感冒高发季节前获得免疫保护,建议各地在疫苗可及后尽快安排接种工作,最好在10月底前完成免疫接种;对10月底前未接种的对象,整个流行季节都可以接种。同一流行性感冒流行季节,已按照接种程序完成全程接种的人员,无须重复接种。疫苗应皮下注射接种,对疫苗成分过敏者禁忌接种。无须进行接种前后的免疫评价。

3. 暴露后的预防 流行性感冒暴发期间,接种疫苗进行一级预防比二级预防更为重要。当暴发出现时立即进行疫苗接种,并使用金刚烷胺、奥司他韦等抗病毒药物可能会有帮助。较新的抗流行性感冒药物奥司他韦、扎那米韦在抗甲型和乙型流行性感冒病毒中均有很强的效力。

4. 相关要求和注意事项 参考表44-5。

**表 44-5　医务人员流行性感冒疫苗接种相关要求和注意事项**

| 类别 | 相关要求和注意事项 |
|---|---|
| 疫苗 | 三联疫苗、灭活疫苗(全病毒灭活疫苗及裂解疫苗) |
| 接种前免疫评价 | 无须 |
| 接种程序 | 每年秋末、冬初季节接种 1 剂 |
| 成人剂量 | 0.5ml,皮下注射 |
| 免疫原性 | >90% |
| 接种后免疫评价 | 无须 |
| 复种 | 每年秋季确认新病毒株复种 |
| 安全性 | 孕期、哺乳期安全<br>现患有中、重度疾病者禁忌接种 |
| 常见副作用 | 局部反应,10%~15%<br>全身症状(发热、肌痛),发生率为 1% |

### (二)埃博拉病毒(马尔堡病毒、克里米亚 - 刚果出血热病毒)

1. 疾病概述　埃博拉出血热是一种严重的急性病毒性疾病,始发症状为发热、多伴不适、肌痛和头痛,并包括厌食、恶心和腹部不适进行性加重的胃肠道症状为典型表现,继而出现呕吐、腹泻。在疾病的后期出现无法治愈的大量呕吐和腹泻,导致严重的体液容量减少、电解质代谢紊乱和休克。并且少数患者在后期会出现出血症状,一般从胃肠道开始。通常继发细菌感染。埃博拉出血热的潜伏期为 2~21d,潜伏期不具有传染性。

2. 埃博拉病毒职业暴露的影响因素　职业暴露受多种因素影响,具体见表 44-6。

**表 44-6　埃博拉病毒职业暴露的影响因素**

| 类别 | 低暴露风险 | 高暴露风险 |
|---|---|---|
| 埃博拉病毒<br>感染患者 | 感染早期(如发热伴疲乏、肌痛) | 感染晚期,出现大量体液丧失(如呕吐、腹泻、出血) |
| | 腹泻与呕吐已经治愈后的恢复阶段 | 急性期的腹泻与呕吐 |
| | 患者体液(血液、成形粪便、呕吐物)收入容器中 | 患者体液(如血液、呕吐物、排泄物)污染环境 |
| | 成形的粪便 | 腹泻 |
| | 无呕吐物 | 呕吐 |
| | 大小便能自控 | 大小便失禁 |
| | 能够照顾自己 | 因为身体状况、年龄或认知障碍不能照顾自己 |
| | 患者安置空间充足 | 患者安置空间不足 |

| 类别 | 低暴露风险 | 高暴露风险 |
|---|---|---|
| 干预措施 | 医务人员没有直接接触患者(如预检分诊或询问病史) | 医务人员有被患者体液污染的针头或锐器刺伤的风险(如静脉切开、静脉注射) |
| | 为患者提供盛放呕吐物的容器 | 直接接触患者的血液或其他体液(如对污染的环境进行清洁消毒时、辅助患者呕吐、患者腹泻、进行尸检) |
| | 为患者提供单独的卫生间和浴室 | 直接或间接接触污染的环境或污染物(如清洁消毒患者使用后的诊疗设备和环境) |
| | 直接接触患者之前让患者完成呕吐或腹泻 | |
| | 使用一次性医疗用品 | |

3. 暴露后处置　医务人员发生埃博拉病毒的职业暴露后,应立刻用流动水清洗被患者血液、体液、分泌物或排泄物污染的破损皮肤、口、鼻、眼黏膜或皮肤伤口,并向科室负责人及医院的职工健康部门报告。

### (三) 白喉

1. 疾病概述　白喉虽然不多见,但也有报道白喉医院感染发生的案例。白喉在许多发展中国家仍然流行。医务人员感染白喉的风险与普通人群相比并不高,但存在散发或输入性病例。

白喉是由白喉棒状杆菌产毒素株导致的一种急性毒素介质型疾病,白喉棒状杆菌能够引发一系列从轻到重的疾病。白喉的总致死率为5%~10%,但<5岁和>40岁的人群死亡率高达20%。潜伏期为1~10d,一般为2~5d。

白喉几乎累及所有黏膜,根据受累部位及临床表现分为呼吸道白喉和皮肤白喉。呼吸道白喉最多见的是感染部位是咽和扁桃体。

白喉发病的临床表现包括喉咙疼痛、吞咽困难、低热。呼吸道白喉的特征性表现是扁桃体、咽、喉部的白喉假膜,与组织粘连紧密,强行剥离会导致出血。

2. 防控措施　白喉棒状杆菌的医院内感染防控措施包括:

(1)鼓励医务人员按照免疫接种规划接种疫苗。

(2)除了采取标准预防措施外,确诊或疑似患者采取飞沫预防措施,确诊或疑似的皮肤白喉患者应采取接触预防措施。

(3)快速诊断。

(4)发生职业暴露后应采取暴露后预防措施。

(5)有潜在感染可能的工作人员应离开岗位。

3. 职业暴露及暴露后处置　白喉棒状杆菌能够通过呼吸道飞沫、口鼻分泌物、皮肤破损处的渗出物进行传播,偶有感染者污染的物品直接接触易感者黏膜而导致传播。无防护(如未佩戴面罩)情况下直接面对面近距离接触感染者或者感染者的分泌物应视为白喉棒状杆菌暴露。近距离接触包括但不局限于查体、喂食、为患者洗浴、支气管镜检查、插管,或服用支气管扩张药物。皮肤白喉的职业暴露包括未做防护(如未佩戴手套或隔离衣)接触皮肤破损处或引流管,如更换敷料或处置潜在感染性的分泌物。

(1)医务人员发生白喉暴露后,无论是否接种疫苗,都应进行暴露后预防用药。预防用药可使用青霉素,阿奇霉素、红霉素等抗生素。

(2)离开工作岗位并采集鼻咽标本进行白喉棒状杆菌的培养:①如果鼻咽标本培养阴性,医务人员在接受预防用抗感染药物后可以返回工作岗位;②如果鼻咽标本培养阳性,则应接受预防用抗感染药物,并间隔≥24h连续两次鼻咽标本培养阴性后可以返回工作岗位。

(3)自最后一次暴露后7d内每日监测白喉的症状体征。如果医务人员出现了白喉的感染症状,则应离开岗位直到完成全疗程的抗感染治疗(必要时进行白喉抗毒素的免疫治疗),并且在治疗完成至少24h后,间隔≥24h连续两次鼻咽标本培养阴性后方可返岗。

(4)如果医务人员发生皮肤白喉或其他部位的白喉感染临床表现,离开岗位的日期要依照相关要求。

### (四) A 群链球菌

1. 疾病概述  A 群链球菌(group A streptococcus,GAS)能够引起多种感染,如脓毒性咽喉炎、猩红热、脓疱病等。除了是咽、皮肤、软组织感染的主要病原外,GAS 还能够导致肺炎、链球菌脓毒症休克综合征(streptococcal toxic shock syndrome,STSS)、坏死性筋膜炎等危及生命的侵袭性疾病。

GAS 感染有多种临床表现。GAS 咽炎比较多见,以突发的喉咙痛、吞咽痛、发热、扁桃体炎症、上颚软或硬的出血点,以及颈前部淋巴结肿大为特征。与病毒性咽炎不同,GAS 咽炎一般没有咳嗽、流涕、声音嘶哑或者结膜炎等症状。

GAS 咽炎患者在接受规范的抗感染治疗 24h 后一般不再有感染性。

GAS 咽炎的潜伏期为 2~5d。其他部位感染的潜伏期各不相同,因贯通伤导致的 STSS 潜伏期短至 14h。

2. 防控措施  GAS 的医院内防控措施包括以下几方面。

(1)在标准预防基础上,对确诊或疑似患者实施飞沫预防和接触预防。

(2)有临床感染症状的患者应快速诊断、治疗,并采取隔离措施。

(3)有潜在感染可能的医务人员应离开岗位。

3. 职业暴露及暴露后处置  GAS 在医务人员和患者之间的传播也时有报道。接触传播和呼吸道分泌物的播散是 GAS 的主要传播方式。

携带 GAS 的医务人员与手术部位、产后以及烧伤部位感染暴发密切相关。在此类暴发事件中,GAS 定植在医务人员的咽、皮肤、直肠或女性生殖系统中。

大伤口清创术时污染物污染手术衣,皮炎、伤口护理时未佩戴手套,以及锐器伤都可能导致 GAS 传播给医务人员。另外也有通过食物导致 GAS 感染的案例,因为食物制作过程不规范而导致食源性咽炎暴发。

医院工作人员暴露于 GAS 后的处理方案如下。

(1)不必预防性地进行抗感染治疗,也不必进行工作岗位的限制。

(2)确诊或怀疑 GAS 感染的医务人员应采集感染部位的标本进行培养,且应该离开工作岗位直到排除 GAS 感染,或者进行有效的抗感染治疗 24h 后,而且所有的皮肤感染灶都要包扎好。如果皮肤感染灶无法包扎或遮盖(如面部、颈部、手、腕),则须等待伤口不再有渗出后方可返回工作岗位。

（3）确诊或怀疑 GAS 定植的工作人员不必限制工作岗位，除非流行病学调查显示他们与 GAS 在医院内的传播有关。

（4）如果工作人员被流行病学调查证实与 GAS 在医院内的传播有关，应：①进行预防性抗感染治疗；②离开岗位直到有效的抗感染治疗开始 24h 后；③抗感染治疗 7~10d 后进行感染部位的采样，如果为阳性，应继续抗感染治疗并再次离开岗位直到有效的抗感染治疗开始 24h 后。

### （五）新型冠状病毒感染

1. 疾病概述　自 2019 年开始，新型冠状病毒感染（COVID-19）陆续在全世界范围内暴发流行。引起 COVID-19 的病毒为新型冠状病毒（SARS-CoV-2）。新型冠状病毒感染的传染源主要是新型冠状病毒感染者，在潜伏期即有传染性。主要传播途径为经呼吸道飞沫和密切接触传播，接触病毒污染的物品也可造成感染，在相对封闭的环境中经气溶胶传播。

截至 2022 年初的流行病学调查和研究结果表明，新型冠状病毒感染潜伏期为 1~14d，多为 3~7d；发病前 1~2d 和发病初期的传染性相对较强；新型冠状病毒在流行过程中基因组不断发生变异，研究提示部分变异病毒传播力增高，但其潜在致病力降低。2023 年 5 月 5 日世界卫生组织（WHO）宣布，结束 COVID-19 全球紧急状态，持续 1221d 的新冠疫情全球紧急状态画上句号，但其仍然是一种呼吸道传播疾病，在我国被纳入乙类传染病。

2. 职业暴露的常见情形　医务人员在为新型冠状病毒感染疑似患者、感染者或无症状感染者提供诊疗、护理、流行病学调查等医疗活动中及处置患者使用后的相关用物、医疗废物、排泄物等过程中，可能出现锐器伤、皮肤黏膜、呼吸道暴露等职业暴露情况。

3. 呼吸道暴露　缺乏呼吸道防护措施（如接触患者时未佩戴口罩）、呼吸道防护措施损坏时（如口罩松动、脱落等）、使用无效呼吸道防护措施（如使用不符合规范要求的口罩）与新型冠状病毒感染确诊患者或无症状感染者密切接触；被新型冠状病毒污染的手接触口鼻等。

4. 预防呼吸道暴露的措施　截至目前，新型冠状病毒感染尚缺乏有效的暴露后预防措施（如预防性使用药物和血清抗体阻断发病等），因此预防呼吸道职业暴露至关重要，主要的预防措施包括但不限于：

（1）早期发现和及时隔离感染者。

（2）接触患者或在疫情流行期间，规范佩戴口罩。

（3）明确分级防护原则，根据可能的暴露风险选择合适的口罩类别（医用外科口罩或医用防护口罩）。

（4）确保佩戴的医用外科口罩、医用防护口罩符合相关标准和要求。

（5）规范佩戴口罩，防止口罩脱落或佩戴无效，具体措施包括：①佩戴口罩前检查口罩的完整性以及松紧带的质量，有异常立即弃用；②正确佩戴医用防护口罩，每次佩戴后应做气密性检查，如漏气应及时调整系带或更换口罩；③在佩戴医用防护口罩前检查口罩的型号，确保型号适合个人脸型，如口罩型号不充足，应调整松紧带，以确保密闭性；④当疑似口罩脱落时，立即撤离暴露现场至安全区域进行处置。

（6）其他预防措施，如保持安全的社交距离、严格手卫生、保持通风良好、做好环境清洁与消毒等。

5. 呼吸道暴露后处置

(1)医务人员发生呼吸道职业暴露时,应当即刻采取措施保护呼吸道(用规范实施手卫生后的手捂住口罩或紧急外加一层口罩等),按规定流程撤离污染区。

(2)紧急通过脱卸区,按照规范要求脱卸防护用品。

(3)根据情况可用清水、0.1%过氧化氢溶液、碘伏等清洁消毒口腔和/或鼻腔,佩戴医用外科口罩后离开。

(4)及时报告当事科室的主任、护士长和医疗机构的主管部门。

(5)医疗机构应当尽快组织专家对其进行风险评估,包括确认是否须隔离医学观察、预防用药、心理疏导等。

(6)高风险暴露者按密切接触人员管理,进行隔离医学观察。

(7)及时填写新型冠状病毒感染医护人员职业暴露记录表,尤其是暴露原因,认真总结分析,预防类似事件的发生。

(廖 丹　王世浩)

# 第四节　接触传播性疾病

接触传播是感染性疾病传播的重要方式,感染者排出的感染源通过直接接触或者通过媒介物间接传播到易感者。经接触传播的病原体包括金黄色葡萄球菌、链球菌、肠球菌、轮状病毒、诺如病毒以及虱子、疥螨等,大部分的多重耐药菌也是通过接触传播的,如MRSA、VRE、艰难梭菌(Clostridium difficile,CD)等。

## 一、概述及防控要点

### (一)概述

接触传播是医院感染最常见的传播方式,接触传播分为直接接触传播和间接接触传播两种方式。

1. 直接接触传播　指感染源从感染者直接传播到另一个易感者,不经过任何媒介物或人的传播方式。患者与医务人员间的直接接触传播类型包括以下三类。

(1)患者的血液或被血液污染的体液直接接触他人的黏膜或皮肤破损(如割伤、擦伤)。

(2)当医务人员未佩戴手套接触疥疮患者的皮肤时,疥螨传播给医务人员。

(3)医务人员未佩戴手套对带状疱疹患者进行口腔护理而罹患疱疹性甲沟炎,或者罹患疱疹性甲沟炎的医务人员未佩戴手套接触患者导致患者感染疱疹病毒。

2. 间接接触传播　间接接触传播指感染源通过媒介物或人传播的方式。《医疗机构手卫生指南》中的大量证据显示医务人员污染的手是间接接触传播的重要媒介。间接接触传播包括以下情况。

（1）医务人员在接触感染或定植患者身体或被患者血液、体液等污染的无生命物体后，如果在接触下一位患者前没有手卫生，从而导致感染源的传播。

（2）被血液、体液污染的诊疗设备(如电子血压计、血糖仪)没有清洁消毒就用于下一位患者。

（3）共享的玩具成为儿科患者呼吸道病毒(如呼吸道合胞病毒)或其他细菌致病菌(如铜绿假单胞菌)传播的媒介。

（4）诊疗器械(如内镜或手术器械)在消毒或灭菌前清洗不彻底，或者设计有缺陷导致再处理达不到理想效果，从而导致细菌或病毒的传播。

（5）在接触定植或感染患者后，工作人员的衣物、工作服、实验服或隔离衣会被潜在感染源污染(如 MRSA、VRE、CD)，如处置不规范，也会成为间接传播的媒介。

### （二）防控要点

针对接触传播性疾病，主要的防控措施为实施接触预防措施，具体包括：

1. 患者安置

（1）条件允许时，须采取接触预防措施的患者应安置于单人间病室中。如果单人间病室不足时，应按照以下原则安置患者。

1）容易导致传播或容易被感染的患者(如未关闭的引流、大便失禁等)应优先安置于单人间病室中。

2）将相同病原微生物的感染或定植患者安置于同一间病室内。

（2）如果不得不将须采取接触预防措施的患者与未感染或定植同类病原微生物的患者同室安置，应遵循以下原则。

1）那些会因感染而增加不良事件风险或容易被感染的患者(如免疫抑制、开放伤口或预期会延长住院日的患者)，应避免与采取接触预防的患者同室安置。

2）确保患者与其他人物理隔离(如床间距>1m)，并在病床之间设置隔帘，以减少直接接触的可能。

3）在接触同病室内的每位患者之前都更换隔离衣并进行手卫生。

（3）急诊科应将须采取接触预防的患者安置在查体室或者隔间内。

2. 防护用品的使用

个人防护用品包括手套、隔离衣等。

（1）手套：在接触患者完整皮肤或者患者周围环境时要佩戴手套，进入隔离病室或者隔间时就应立刻佩戴手套。

（2）隔离衣

1）在工作人员的衣服可能直接接触患者或患者周围的污染环境表面或设备时应穿隔离衣。在已进入隔离病室或隔间时就应立即穿上，在离开患者环境前脱下隔离衣并进行手卫生。

2）脱下隔离衣后，工作人员的衣服和皮肤都不应再接触患者污染的环境表面，以免导致病原体传播给其他患者或环境表面。

3. 患者转运

患者转运时应遵循以下原则。

（1）除非诊疗需要，否则不应将患者转运出隔离病室。

（2）如确须转运，应将患者感染或定植的部位包扎并遮盖。

（3）污染的个人防护用品应在转运患者之前脱下并作为医疗废物处置。

（4）达到转运目的科室后应更换个人防护用品后再处置患者。

4. 诊疗设备、器械／装置的处置

（1）按照标准预防的原则处置患者使用后的设备、器械／装置。

（2）低风险诊疗设备（如血压计袖带）应使用一次性的，或者专人专用。如果设备共用不可避免，每一个患者使用后都要清洁消毒。

5. 环境清洁消毒　安置接触预防患者的病室环境清洁消毒频率应高于日常的消毒频次（如每天 3 次或更多），并对高频接触物体表面（如床栏、床头桌、浴室、坐便器、浴室的盥洗池、门把手等）和患者邻近的装置重点关注。

6. 解除隔离　当患者的感染症状体征治愈后或根据病原微生物的种类决定解除隔离的时间点。

### （三）常见的须实施接触预防措施的疾病或病原体

接触传播是医院感染最常见的传播方式，经接触传播的疾病和病原体较多，包括脊髓灰质炎、流行性感冒、甲型肝炎、轮状病毒、诺如病毒以及虱子、疥螨等，大部分的多重耐药菌也是通过接触传播的，如 MRSA、VRE、CD 等。常见的须实施接触预防措施的疾病或特殊的病原体参考表 44-7、表 44-8。

表 44-7　须实施接触预防措施的疾病状态和／或临床表现

| | |
|---|---|
| 急性病毒性呼吸道感染 | 食物中毒 |
| • 支气管炎 | 胃肠炎 |
| • 感冒 | 牙龈炎，原发 |
| • 喉炎 | 手足口病，儿童 |
| • 咳嗽、发热、急性上呼吸道感染 | 溶血性尿毒综合征，接触性 |
| • 发热的呼吸道病变 | 出血热 |
| • 儿童急性的无诱因发热 | 未明确病原的肝炎，儿童 |
| • 流感样病变 | 疱疹性咽峡炎，儿童 |
| • 咽炎 | 脑膜炎 |
| 结合膜炎 | 坏死性小肠结肠炎，儿童 |
| 皮炎 | 流行性肋肌炎，儿童 |
| 脱屑、广泛性 | 伪膜性肠炎 |
| 腹泻，除严格落实手卫生要求外 | 皮疹（疥螨导致） |
| 伤口引流、大的伤口感染、脓肿、感染的压疮或其他 | 皮疹，伴发热的疱疹 |
| 用敷料不能控制引流的皮肤感染 | 皮疹，水疱／脓疱，有流行性出血热的流行病学史 |
| 脑炎，儿童 | |
| 有中毒性休克症状的子宫内膜炎 | |

#### 表 44-8　须实施接触预防措施的特殊病原体

| | | |
|---|---|---|
| 腺病毒 | 甲型肝炎病毒、戊型肝炎病毒,儿童 | SARS 冠状病毒 |
| 腺病毒,结合膜炎 | 单纯疱疹病毒 | 志贺菌 |
| 阿米巴原虫 | • 脑炎,儿童 | 天花病毒 |
| 耐药菌 | • 新生儿 | 金黄色葡萄球菌,大面积引流伤口 |
| 星型病毒,儿童 | • 皮肤黏膜型 | A 群链球菌,大面积引流伤口或中毒 |
| 布鲁氏菌病 | 人偏肺病毒 | 性休克综合征 |
| 伯克霍尔德菌 | 禽流感病毒 | 牛痘病毒 |
| 弯曲杆菌 | 猴痘 | 耐万古霉素肠球菌（VRE） |
| 霍乱弧菌,儿童 | 诺如病毒 | 耐万古霉素金色葡萄球菌（VRSA） |
| 艰难梭菌 | 副流感病毒 | 水痘 - 带状疱疹病毒 |
| 冠状病毒 | 脊髓灰质炎病毒 | 克里米亚 - 刚果热病毒、埃博拉病毒、 |
| 隐孢子虫,儿童 | 呼吸道合胞病毒 | 拉沙病毒、马尔堡病毒 |
| 白喉棒状杆菌 | 鼻病毒 | 小肠结肠炎耶尔森菌 |
| 肠道病毒感染,儿童 | 轮状病毒 | |
| 大肠埃希菌（肠道致病性和肠道出血性） | 风疹病毒,先天性 | |
| | 沙门菌 | |
| 贾第鞭毛虫 | 疥螨 | |

### （四）重要接触传播性疾病

1. 艰难梭菌　艰难梭菌是一种革兰氏阳性菌、产芽孢的厌氧菌,该菌于 1935 年在新生儿粪便中首次分离出来,因其专性厌氧、难以在实验室培养,故命名为"艰难梭菌"。

艰难梭菌感染的主要临床表现为腹泻,可以表现为严重腹泻伴腹部压痛、发热,部分患者有便血。假膜性小肠结肠炎是艰难梭菌感染最常见的病变,在内镜下表现为肠黏膜白色片状假膜形成。

影响艰难梭菌传播的因素包括感染性物质的特性、环境等,具体见表 44-9。

#### 表 44-9　影响艰难梭菌传播风险的因素

| 影响因素 | 高传播风险 | 低传播风险 |
|---|---|---|
| 感染性物质 / 感染者 | 频繁腹泻 | 成形的大便 |
| | 大小便失禁 | 大小便能自控 |
| | 卫生状况不佳 | 良好的卫生状况 |
| | 因身体状况、年龄或认知障碍不能照顾自己 | 可以照顾自己 |
| 环境 | 护患比低 | 护患比高 |
| | 共用浴室、水池 | 单间、专用卫生间,专用水池 |
| | 现场诊疗未进行手卫生 | 诊疗时规范进行手卫生 |
| | 没有专用的洗手池或水池用于其他目的,或水池脏污 | 可及的、专用的、清洁的水池 |
| | 照护不足 | 有适当的照护 |
| 易感者（患者） | 不能照顾自己 | 能够照顾自己 |
| | 个人卫生差 | 良好的个人卫生 |

艰难梭菌是重要的接触传播性疾病,预防艰难梭菌传播的主要措施包括:

(1)将患者隔离在有卫生间的单人病室中,如果没有单间病室,艰难梭菌感染患者病室至少应有卫生间或床边马桶。

(2)进入隔离病室的工作人员要穿隔离衣、佩戴手套。

(3)为艰难梭菌感染患者进行诊疗的工作人员在摘除手套后要使用流动水 + 皂液进行手卫生。

(4)环境消毒应使用较高浓度的消毒剂,如 2 000mg/L 的含氯消毒剂。

(5)采取接触隔离措施直至患者出院。

2. 诺如病毒　诺如病毒是杯状病毒科中一种单股正链 RNA 病毒,是胃肠炎暴发的常见原因。诺如病毒的传染性强,病毒排出量大。诺如病毒感染患者的粪便每克可高达 $10^9$ 个病毒颗粒。

诺如病毒引起胃肠炎的平均潜伏期为 24h(12~72h),随后突然发病,病程通常为 12~60h。急性期患者为主要的传染源,感染后粪便排毒期短,一般不超过 72h。隐性感染者和携带者也有可能成为传染源。全年发病,但冬季高发。

诺如病毒主要通过直接接触传播、食物传播、水源传播。

诺如病毒的防控措施为常规的接触预防措施。

3. 轮状病毒　轮状病毒属于呼肠孤病毒科,为双链 RNA 病毒。几乎所有儿童都在 3~5 岁时感染过轮状病毒,而且会再次感染,但病情的严重程度会随着感染次数的增加而降低,所以成人较少发生严重的轮状病毒感染。但一些特殊人群可能会感染,如轮状病毒感染者的照护者、免疫功能低下者、老年人等。

轮状病毒具有很高的传染性,患者与无症状携带者都可以成为传染源。患者急性期粪便中有大量病毒颗粒,病后可持续排毒 4~8d。

4. 甲型肝炎病毒(HAV)　HAV 主要经粪 - 口传播,潜伏期为 15~50d。

医务人员自患者处感染甲型肝炎的风险操作包括:

(1)在患者诊疗区域饮食。

(2)为患者进行诊疗后未实施手卫生。

(3)与患者、家属或其他工作人员分享饮食或香烟等。

5. 多重耐药菌(multidrug-resistant organism,MDRO)　多重耐药菌主要是指对临床使用的三类或三类以上抗菌药物同时呈现耐药的细菌。常见多重耐药菌包括耐甲氧西林金黄色葡萄球菌、耐万古霉素肠球菌、产超广谱 β- 内酰胺酶细菌、耐碳青霉烯肠杆菌科细菌、耐碳青霉烯鲍曼不动杆菌、耐碳青霉烯铜绿假单胞菌、多重耐药 / 泛耐药铜绿假单胞菌和多重耐药结核分枝杆菌等。

除多重耐药结核分枝杆菌外,间接接触传播是多重耐药菌的主要传播途径,多重耐药菌通过医务人员手、诊疗环境、诊疗设备(如呼吸机、监护仪)传播给易感者,因此采取单间安置、设备专人专用、穿戴隔离衣、手套、诊疗环境清洁消毒等接触预防措施是预防多重耐药菌传播的有效措施。

医务人员在为多重耐药菌感染患者实施诊疗时,由于频繁接触患者及患者周围环境,暴露机会较多。国内有学者调查某神经内科医务人员多重耐药菌携带率,结果显示神经内科 ICU 医务人员鼻前庭、手的 MRSA 阳性率分别为 14.29%、9.52%。

## 二、暴露后处置

### （一）致流行性角膜结膜炎的腺病毒

腺病毒通过眼—手—眼接触、医务人员未进行手卫生的手接触患者的眼、使用消毒不彻底的眼科检查器械以及污染的眼药水等方式传播。由于手-眼接触导致的流行性角膜结膜炎（epidemic keratoconjunctivitis，EKC）感染暴发屡见不鲜，Jernigan 等曾报道由于诊疗器械消毒不规范导致 7%（126/1 870×100%）的患者和 4 名眼科医生感染的暴发事件，其中眼压计和医务人员的手-眼传播是重要的传播因素。一所眼科诊所曾报道 15 名医务人员感染 EKC（10 名医生、3 名护士和 2 名后勤人员），并导致这 15 名感染者的 5 名家人感染。

发生暴露后，应对暴露者和暴露源进行风险评估，如果没有临床症状，暴露者无须调整工作岗位；如果出现了症状或确诊感染，自出现临床症状起 14 天内该医务人员不应直接为患者实施诊疗操作。

### （二）巨细胞病毒

医务人员发生巨细胞病毒（cytomegalovirus，CMV）的医院感染非常罕见，一项前瞻性研究显示 CMV 不是肾移植手术室和新生儿重症监护室护士的职业风险。

没有必要对 CMV 感染者的接触者进行工作限制，因为通过执行手卫生和标准预防可减少巨细胞病毒传播的风险。但怀孕或计划怀孕的医务人员不应为 CMV 感染患者进行诊疗。

### （三）白喉棒状杆菌

预防白喉棒状杆菌最好的方法是维持高水平的白喉抗体。推荐每 10 年对完成初次免疫接种的成年人进行白喉类毒素的免疫接种。

当医务人员直接暴露于白喉棒状杆菌感染的患者的口腔分泌物时，应上报医院进行评估。

### （四）致胃肠道感染的病原微生物（诺如病毒、轮状病毒、沙门菌、志贺菌等）

应限制腹泻或表现为急性胃肠道感染症状的医务人员为患者进行诊疗操作。医务人员须在症状得到缓解的 48h 后方可从事诊疗工作，或者至少连续两次大便培养（间隔 ≥24h）结果阴性。

### （五）甲型肝炎病毒

不建议医务人员常规注射 HAV 疫苗，因为没有证据证明医务人员因为职业暴露而存在感染风险。但在 HAV 流行区域工作的医务人员，建议接种疫苗。

在接触 HAV 后的 2 周内注射免疫球蛋白，能够预防 80%~90% 的 HAV 感染，建议在

HAV 暴发时使用。

### （六）单纯疱疹病毒

医务人员或通过接触患者的口腔分泌物而感染疱疹性甲沟炎,但很少通过接触感染性分泌物而发生身体其他部位皮肤或黏膜的感染。

### （七）脑膜炎球菌

研究显示与普通人群相比,医务人员并没有更大的感染风险,即使是暴露于暴发型脑膜炎球菌菌血症患者的时候。

医务人员感染脑膜炎球菌的风险来自日常接触,如日常护理、给感染患者传递食物等。

预防性使用抗菌药物可以预防医务人员感染。因为脑膜炎球菌暴露后的第二阶段 (1 周内)病情发展迅速,所以在暴露后立即开始预防性治疗是非常重要。可使用利福平 600mg,一天两次,口服 2d 天,或口服环丙沙星 500mg,或头孢曲松 250mg 肌内注射,单次给药,可有效消除感染症状。

不建议在暴露后进行免疫接种。

对日常操作脑膜炎球菌标本的实验室工作人员应进行脑膜炎球菌疫苗的接种。

### （八）埃博拉病毒

一旦暴露于埃博拉出血热患者的血液、体液应立即实施以下急救。

1. 立即上报负责人和职工保健部门,并立即实施隔离观察。

2. 皮肤受伤的部位须用流动水彻底冲洗,任何伤口都要用皂液 + 水进行清洗。

3. 如果眼、鼻、口部位的黏膜被血液、体液、分泌物或排泄物污染,须用流动水冲洗。

4. 如果破损皮肤被血液、体液、分泌物或排泄物污染,须用流动水冲洗。

### （九）中东呼吸综合征冠状病毒

如果医务人员在未规范穿戴防护用品的情况下与确诊、无症状或携带者接触,应实施以下预防措施。

1. 评估感染风险评估的内容包括:

(1)暴露的类型。

(2)传染源的感染性。

(3)暴露者的免疫力。

2. 监测　应列出所有暴露者及相关的清单,项目包括第一次和最后一次暴露的日期,如果有意义的话,可以包括患者发热或呼吸道症状的出现日期。

暴露的医务人员应自最后一次暴露开始,每日两次自我监测评估 14d 的呼吸道感染症状、体征。如果 14d 内暴露者出现呼吸道感染的临床表现(如体温>35℃、出现新发或加重的咳嗽、呼吸短促等),应按照确诊患者处置。

3. 隔离　不建议对无症状的暴露者进行隔离

## （十）虱子

头部的虱子会通过直接的头 - 头接触或间接接触患者使用的物品而传播，比如衣物或头饰的分享。身体的虱子则会通过直接的皮肤接触或换用衣物或病床而传播。

虱病的潜伏期为 6~10d，其传染性会持续到得到有效治疗后的 24h。

暴露于虱病的医务人员无须调整工作岗位或进行工作的限制。

感染虱病的医务人员在接受有效治疗之前不应在从事诊疗工作，通常须在使用杀虱药物后 24h 后再评估是否可以返回工作岗位。

## （十一）疥螨

医务人员感染疥疮的报道屡有报道。曾有医院因一名疥疮病例导致的院内暴发，45 名医务人员出现感染症状，超过 500 名医务人员须进行预防性用药。

疥螨会通过直接接触而传播，偶尔会通过接触患者的衣物或床单位而感染，但一般不会通过接触室内的家具传播。

如果没有传播的证据，暴露于典型疥疮的医务人员无须接受常规的预防性用药，也无须离开岗位。但有结痂性疥疮暴露史的医务人员应进行预防性用药，且应暂时离岗直到接受有效治疗 24h。

（王世浩　高晓东）

─────────── 参 考 文 献 ───────────

［1］张海燕, 王洁, 尚静, 等. 医护人员血源性传播疾病职业暴露现况分析 [J]. 第二军医大学学报, 2021, 42 (11): 1330-1333.

［2］朱燕, 薛凡, 林萍, 等. 医务人员锐器伤现状及精细化管理在防范锐器伤中的作用 [J]. 华西医学, 2017, 32 (9): 1467-1470.

［3］JOUKAR F, MANSOUR-GHANAEI F, NAGHIPOUR MR, et al. Needlestick injuries among healthcare workers: why they do not report their incidence？ [J]. Iran J Nurs Midwifery Res, 2018, 23 (5): 382.

［4］王栋, 姚月丽, 马海涛, 等. 某市医务人员锐器伤发生状况调查分析 [J]. 中华医院感染学杂志, 2018, 28 (8): 1261-1265.

［5］黄静, 黄文治, 乔甫, 等. 医务人员锐器伤发生情况的 Meta 分析 [J]. 中华医院感染学杂志, 2020, 30 (10): 1580-1586.

［6］GAO X, HU B, SUO Y, et al. A large-scale survey on sharp injuries among hospital-based healthcare workers in China [J]. Scientific Reports, 2017, 7: 42620.

［7］刘桂芝, 李霞, 郑晓凤, 等. 医务人员锐器伤基线调查与分析 [J]. 中华医院感染学杂志, 2014, 24 (1): 233-235.

［8］曹文静, 蔡文智. 广东省助产士皮肤黏膜暴露的调查与分析 [J]. 湘南学院学报 ( 医学版 ), 2014, 16 (2): 54-57.

［9］中华医学会感染病学分会艾滋病丙型肝炎学组, 中国疾病预防控制中心. 中国艾滋病诊疗指南 (2018

年版)[J]. 中华内科杂志, 2018, 57 (12): 867-884.

［10］国家卫生和计划生育委员会医院管理研究所医院感染质量管理与控制中心. 医院感染管理文件汇编 (1986—2015)[M]. 北京: 北京人民卫生出版社, 2015: 138-162.

［11］吴燕, 郭金凤, 马玲, 等. 医务人员感染性暴露后预防措施干预效果分析 [J]. 中国卫生标准管理, 2017, 8 (25): 12.

［12］中国疾病预防控制中心, 性病艾滋病预防控制中心. 艾滋病病毒暴露后预防技术指南 ( 试用)[EB/OL].(2020-11-16)[2022-12-26]. http://www. chinaaids. cn/xxgx/jszl/202011/W020201116802422550750. pdf.

［13］中华人民共和国国家卫生和计划生育委员会办公厅. 国家卫生计生委办公厅关于印发职业暴露感染 艾滋病病毒处理程序规定的通知 [EB/OL].(2015 07 08)[2022-12-10]. http://www. nhc. gov. cn/jkj/s3585/ 201507/902caba665ac4d38ade13856d5b376f4. shtml.

［14］胡必杰, 高晓东, 索瑶, 等. 医务人员血源性病原体职业暴露预防与控制最佳实践 [M]. 上海: 上海科学 技术出版社, 2012.

［15］韩孟杰, 金聪, 李敬云, 等. 扩大艾滋病检测促进早检测专家共识 [J]. 中国艾滋病性病, 2021, 27 (11): 1202-1206.

［16］吉尔伯特, 钱伯斯, 萨格, 等. 桑福德抗微生物治疗指南 ( 新译第 50 版)[M]. 范洪伟, 译. 北京: 中国协 和医科大学出版社, 2020.

［17］贾维斯. Bennett & Brachman 医院感染 [M]. 6 版. 胡必杰, 陈文森, 高晓东, 等译. 上海: 上海科学技术 出版社, 2016.

［18］汤紫媛, 吴安华, 黄勋, 等. 湘雅医院医务人员感染性职业暴露情况调查 [J]. 中华医院感染学杂志, 2020, 30 (18): 2864-2868.

［19］胡美华, 赵秀莉, 赵艳春, 等. 医务人员感染性职业暴露后预防现状及改进探讨 [J]. 中国护理管理, 2020, 20 (2): 250-253.

［20］中华人民共和国国家卫生和计划生育委员会. 经空气传播疾病医院感染预防与控制规范: WS/T 511—2016 [S]. 北京: 中国标准出版社, 2016.

［21］国家卫生健康委员会. 医院隔离技术标准: WS/T 311—2023 [S]. 北京: 中国标准出版社, 2023.

［22］World Health Organization. Global tuberculosis report 2021 [R]. Geneva: WHO, 2021.

［23］中华人民共和国国家卫生和计划生育委员会. 麻疹诊断: WS 296—2017 [S]. 北京: 中国标准出版社, 2017.

［24］KANG J H, KIM E J, CHOI J H, et al. Minimizing contamination in the use of personal protective equip-ment: simulation results through tracking contamination and enhanced protocols [J]. Am J Infect Control, 2020, 49 (6): 713-720.

［25］国务院应对新型冠状病毒肺炎疫情联防联控机制综合组. 关于印发医疗机构内新型冠状病毒感染 预防与控制技术指南 ( 第三版 ) 的通知 [EB/OL].(2021-09-13)[2022-06-27]. http://www. nhc. gov. cn/ yzygj/s7659/202109/c4082ed2db674c6eb369dd0ca58e6d30. shtml.

［26］World Health Organization. WHO operational handbook on tubercu-losis. Module 1: prevention-tuberculosis preventive treatment [M/OL]. Geneva: World Health Organization, 2020.

［27］卡斯珀, 福西. 哈里森感染病学 [M]. 3 版. 胡必杰, 潘珏, 高晓东, 译. 上海: 上海科学技术出版社, 2019.

［28］XIAO J, FANG M, CHEN Q, et al. SARS, MERS and COVID-19 among heal-thcare workers: A narrative review [J]. J Infect Public Health, 2020, 13 (6): 843-848.

［29］岳午阳, 李同心, 孙庆云, 等. 医护人员潜伏结核感染暴露现状及预防进展 [J]. 中华临床感染病杂志, 2021, 14 (2): 155-160.

［30］ Wang X N, He T L, Geng M J, et al. Prevalence of and risk f-actors for tuberculosis among healthcare workers in Chinese tube-rculosis facilities [J]. Infect Dis Poverty, 2018, 7 (1): 26.

［31］ 王力红, 朱士俊. 医院感染学 [M]. 北京: 人民卫生出版社, 2014.

［32］ Centers for Disease Control and Prevention. Infection Control in Healthcare Personnel: Epidemiology and Control of Selected Infections Transmitted Among Healthcare Personnel and Patients [EB/OL].(2021-11-21)[2022-06-27]. https://www. cdc. gov/infectioncontrol/guidelines/healthcare-personnel/selected-infections/diphtheria. html.

［33］ FAULKNER A, ACOSTA A, TEJPRATAP S P, et al. Manual for the Surveillance of Vaccine-Preventable Diseases [M]. 5rd ed. Atlanta: Centers for Disease Control and Prevention, 2018.

［34］ LIANG J L, TEJPRATAP T, MORO P, et al. Prevention of Pertussis, Tetanus, and Diphtheria with Vaccines in the United States: Recommendations of the Advisory Committee on Immunization Practices (ACIP)[J]. MMWR Recomm Rep, 2018, 67 (2): 1-44.

［35］ Centers for disease control and prevention. 2007 Guideline for isolation precautions: preventing transmission of infectious agents in healthcare settings [EB/OL].(2021-09-10)[2022-12-29]. https://www. cdc. gov/coronavirus/mers/downloads/isolation2007. pdf.

［36］ Public Health Agency of Canada. Routine practices and additional precautions for preventing the transmission of infection in healthcare settings [EB/OL].(2017-09-26)[2022-12-31]. https://www. canada. ca/en/public-health/services/publications/diseases-conditions/routine-practices-precautions-healthcare-associated-infections/part-d. html.

［37］ Public Health Agency of Canada. Infection prevention and control measures for Ebola virus disease in healthcare settings [EB/OL].(2019-08-28)[2022-12-31]. https://www. canada. ca/en/public-health/services/diseases/ebola/health-professionals-ebola/infection-prevention-control-measures-healthcare-settings. html.

［38］ 中华人民共和国卫生部. 卫生部办公厅关于印发《多重耐药菌医院感染预防与控制技术指南 ( 试行)》的通知 [J]. 中华人民共和国卫生部公报, 2011 (2): 59-61.

［39］ 陈黛琪. 神经内科 ICU 医务人员多重耐药菌感染的调查分析 [J]. 医药前沿, 2015, 5 (20): 327-328.

# 第十四篇

## 基层医疗机构医院感染管理的特点与防控

# 第四十五章
# 基层医疗机构医院感染管理的特点

## 第一节 基层医疗机构医院感染管理现状

基层医疗机构通常是指一级以下的医疗机构,主要包括社区卫生服务中心(站)、诊所、乡镇卫生院、村卫生室等。我国拥有的医疗机构种类和级别繁多,但基层医疗机构数量最为庞大,约占国内医疗机构总数的96.54%。根据国家卫生健康委员会发布的报告显示,截至2021年11月底,全国医疗卫生机构数达104.4万个。其中医院3.6万个;基层医疗卫生机构99.0万个,其中社区卫生服务中心(站)3.6万个,乡镇卫生院3.5万个,诊所(医务室)27.5万个,村卫生室60.8万个;专业公共卫生机构及其他机构1.4万个。96%的基层医疗卫生机构担负着全国2/3人口的医疗卫生服务工作,因此,做好基层医疗机构医院感染管理和消毒灭菌工作,是各级卫生行政部门应予以重点关注的内容。

为加强基层医疗机构医院感染管理工作,提高医疗质量,保障医疗安全,结合基层医疗机构医院感染管理的现状,2013年国家卫生和计划生育委员会发布《基层医疗机构医院感染管理基本要求》,从组织管理到基础措施,特别是对重点部门、重点环节都提出了具体要求,使基层感染防控工作有章可循。文件要求强化组织管理,健全医疗机构医院感染管理体系,实行主要负责人负责制,配备医院感染管理专(兼)职人员承担医院感染管理和业务技术咨询、指导工作。并制定符合本单位实际的医院感染管理规章制度。

从1986年我国有组织地开展医院感染管理工作以来,医院感染暴发在基层医疗机构并不少见。究其原因,是对医院感染所造成的严重性认识不足,对其管理的重要性重视不够,以及医院感染管理知识缺乏是导致基层医疗机构医院感染控制出现问题的根本所在。基层医疗机构工作人员因过去网络信息不发达,又没有出去学习的机会,因而获取医院感染知识的渠道较少,对医院感染的法律法规、规范标准知晓率不高,对医院感染管理工作重视不够。因此,2014年国家卫生和计划生育委员会又下发了国卫办医函〔2014〕839号《国家卫生计生委办公厅关于开展基层医疗机构医院感染管理培训工作的通知》,要求全面加强基层医疗机构医院感染管理培训工作,施行多渠道开展人员培训。并由国家卫生和计划生育委员会组织省级师资进行培训,培训医院感染管理骨干力量。各省级卫生行政部门和医院感染质量控制中心应安排专项经费开展基层医务人员医院感染管理培训,同时结合基层医疗机构人员、地理相对分散的特征,利用现代化手段,开展网络培训,将理论培训和实际操作以视频的方式传播,解决基层医疗机构人员集中培训难的问题。要求到2014年底,通过各种形式接受培训的人员应当覆盖到全国100%的社区卫生服务中心(站)和乡镇卫生院,到2015年覆盖到全部的诊所和村卫生室。

上述工作开展后，基层医疗机构医院感染管理工作较前有显著改善。虽然我国基层医疗机构医院感染管理体系正逐步完善，医院感染预防与控制能力不断提高，投入力度逐年增强，而且部分基层医疗机构设立了医院感染管理小组，但是医院感染管理工作与国内大医院相比仍存在较多问题。笔者近年来对基层医疗机构实地走访发现，一些基层医疗机构医院感染管理的规章制度虽然具备，但是存在照搬照抄、不切实际、更新不及时、制度不落实等情况，未能发挥规范引导、规范管理的情况相当普遍。说明基层医疗机构医院感染管理培训和监督亟待加强，基层医疗机构医院感染管理能力还有很大的提升空间。因此，加强基层医疗机构医院感染管理工作始终是医疗质量管理的一项重要内容。

## 一、基层医疗机构感染管理存在的主要问题

我国基层医疗机构医院感染管理存在许多问题，如组织管理体系尚不完善、基础设施薄弱、医护人员培训不到位、医护人员手卫生意识不足、医疗废物处理不当及抗菌药物滥用等。

### （一）医院感染管理体系建设情况

在笔者参与的多次基层医疗机构检查中发现，多数基层医疗机构尚未建立完善的医院感染管理体系，只有少数基层医疗机构成立医院感染管理科或配备有专（兼）职人员进行医院感染管理工作，即使部分基层医疗机构成立了医院感染管理委员会，有兼职医院感染管理人员，但大多也流于形式，并未认真履行医院感染管理委员会及医院感染管理专（兼）职人员职责。医院感染管理人员从事此项工作的年限多未超过 5 年，且专兼职人员的学历水平较低，学历以大专和本科为主，人员学历、专业、数量配置情况均较低。医院感染管理的专（兼）职人员中护理专业占第一位。赵烁等在《中国基层医疗机构医院感染管理现状及对策》中对 479 所医疗机构的调查显示：428 所（占 89.35%）建立了医院感染管理组织体系，其中 28 所（占 5.85%）建立了由医疗机构医院感染管理委员会（领导小组）、医院感染管理职能部门、一线业务科室医院感染管理小组和临床医务人员构成的四级组织体系架构；120 所（占 26.30%）医疗机构设立了独立的医院感染管理部门。李延伟等在中国医院协会中国医院感染管理工作 30 周年总结项目《中国基层医疗机构医院感染组织管理体系的现状调查》中对全国 5 个省（自治区、直辖市）95 所基层医疗机构医院感染组织管理体系进行了调查。结果显示：95 所基层医疗机构中，设有医院感染管理小组的 82 所，占 86.32%，设有抗菌药物管理部门的 65 所，占 68.42%，配备抗菌药物专兼职人员的 87 所，占 91.58%。某省医院感染管理专职人员现状调查结果：对全省 432 所医院 829 名感染管理专职人员进行调查，医院感染管理专职人员以女性为主，占 93.4%；年龄主要集中于 40~50 岁，占 50.1%；学历以本科为主，占 46.6%；专业以护理为主，占 77.6%。大医院存在的人员总体数量不足，配备专业比例不合理的现象在基层也尤为突出。说明基层医疗机构医院感染管理体系现状有待提高，卫生行政部门应加强监督管理，提高医院感染预防与控制水平。

### （二）医院感染管理规章制度制定情况

基层医疗机构各项感染管理制度的水平相差很大，制度或较为欠缺，或有但不完善，或

与实际工作不相符,制度内容没有遵循《基层医疗机构医院感染管理基本要求》等相关规范要求,对工作无实际指导意义。因此,绝大多数基层医务人员对医院感染管理相关法律法规不了解,也无对应的培训学习,存在着诸如未严格执行医院感染管理核心制度,医院感染监测未全面开展,手卫生设施配置不全,手卫生知晓率和依从性低,合理用药知识掌握不全,安全注射未严格执行,重点部门管理只关注手术室,不重视清洁消毒灭菌,医疗废物的分类、存放、转运和处理也不符合要求等问题。李延伟等关于《中国基层医疗机构医院感染组织管理体系的现状调查》中的医院感染规章制度配备情况显示:有医疗废物管理制度的93所,占97.89%;有清洁消毒与灭菌隔离制度、一次性无菌医疗器械管理制度的各87所,占91.58%;有医院感染预防与控制措施制度的79所,占83.16%;有医务人员职业卫生安全防护制度的76所,占80%;有医院感染暴发报告制度的73所,占76.84%;有手卫生管理制度的69所,占72.63%;有医院感染监测制度的56所,占58.95%。医疗废物管理制度配备占97.89%,与《医疗废物管理条例》下发后每年各级组织如环保、卫生监督的各种检查之多,如卫生城市评选等不无关系,而与医院感染工作息息相关的医院感染监测制度因为监督不够,所以导致几乎一半的基层医疗机构没有制订和执行。

### (三)医院感染监测

医疗机构实行全面监测对了解本单位基础情况,促进医院感染工作有序地发展非常重要。赵烁等在《中国基层医疗机构医院感染管理现状及对策》中对479所医疗机构的调查显示:有197所(占41.13%)医疗机构未开展医院感染监测,在282所(占58.87%)开展监测的医疗机构中96.45%是人工监测。花朝阳等对《河南省36所基层医疗机构医院感染管理现状》调查显示:仅13所(占36.11%)的医疗机构有医院感染监测制度,而进行医院感染全面监测的医疗机构仅5所,占13.89%。开展医院感染监测的手段以手工为主,无法保证监测数据质量。虽然基层医疗机构规模小,诊疗工作相对大型综合医院简单许多,但医院感染管理工作却不能降低标准,不能因此而松懈。然而,因大部分医疗机构的医院感染管理工作由兼职人员承担,由于时间不足,加之专业有限,综合性监测基本开展都不到位,在目标性监测等方面缺乏条件和实施能力,只是单纯开展消毒剂浓度监测和高压灭菌器的物理监测和化学监测。空气、物体表面、医务人员手等环境卫生学监测基本都由当地疾控中心每年进行抽查。但由于疾控中心人力有限,加之基层医疗机构地理位置过于分散,每年监测全覆盖几乎不可能实现。基层医疗机构由于医院感染监测落实不到位,尤其对重点部门、重点环节缺乏监管,导致不能及时发现医院感染危险因素,严重制约了基层医疗机构医院感染工作的开展。随着计算机、网络和数据库等信息化技术的高速发展,基层医疗机构医院感染信息化管理也有望在不久的将来实现。

### (四)医院感染知识培训

长期以来,各基层医疗机构医务人员老龄化、学历低、自学能力差、缺乏继续教育机会,再加上基层医疗机构专业队伍不稳定,监管松懈,机构负责人对感染防控工作不重视,对医务人员医院感染相关知识培训少或者不培训,或者培训过于简单流于形式,未结合实际情况和对医院感染暴发案例进行针对性讨论,使医务人员甚至专(兼)职人员对医院感染管理的相关法律法规、技术标准知之甚少,感染防控相关知识掌握不全,更不用说贯彻落实在实际工作当中。尤其是抗菌药物的使用非常混乱。2017 年镇江市对全市 17 家基层医疗机构和 38 家村卫生室 / 服务站的医务人员进行培训,共组织 14 场,培训 1 400 人次,经考核合格后发放抗菌药物用药处方权。经过为期一年的管理,结果显示,人员培训到位后,乡镇卫生院 / 社区服务中心门诊处方抗菌药物的使用率由管理前的 25.57% 降至 22.21%,处方不合格率由 32.03% 降至 25.08%,输液比例由 15.16% 升至 41.16%;村卫生室 / 服务站管理前后的使用率由 26.77% 下降至 12.52%;处方不合格率由 35.01% 降至 9.03%;抗菌药物输液比例由 20.91% 降至 0;住院患者治疗使用抗菌药物不合理比例由 138.46% 降至 46.66%。说明通过有效培训和管理,基层医疗机构抗菌药物使用的合理性会得到大幅度提高。可见对基层医务人员的培训至关重要。

### (五) 重点部门管理

不少基层医疗机构的重点部门诸如手术室、消毒供应室、注射室、超声室等的感染管理制度及执行达不到国家标准的基本要求,也未做到针对重点部门加强管理。对重点部门、重点环节如安全注射等缺乏监管,导致多起基层医疗机构的医院感染暴发事件的发生。重点科室的布局和分区也存在人流、物流、洁污交叉及逆流等不合理现象。特别是部分个体诊室、村卫生室的治疗室缺乏功能区块划分,仍然存在生活区和诊疗区混用的情况。

大部分基层医疗机构的重点部门、病房等空气消毒方法主要还是采用紫外线消毒。部分医疗机构紫外线灯安装不合理,未进行消毒时间登记,损坏后未及时更换,灯管未做到每周清洁,且绝大部分医疗机构未进行紫外线强度监测,导致消毒效果降低。邱炜等在《126 家基层医疗机构医院感染的现状及监督管理》调查中也提到对现场走访看到的 231 盏紫外线灯进行辐射强度检测,合格盏数为 158,合格率为 68.40%。

超声室的管理也是基层医疗机构的薄弱环节。基层医疗机构的门诊量不高,使用大瓶装医用超声耦合剂细菌含量超标严重。司徒敏雄等在《大瓶装医用超声耦合剂卫生状况调查》中,对某妇女儿童专科医院使用的大瓶装医用超声耦合剂微生物污染情况进行调查与分析,结果显示,共抽取样本 170 份,合格 25 份,合格率仅为 14.71%。尹进等在《湖南省医用超声探头表面及耦合剂微生物污染现况调查》中对湖南省 11 家医院 484 份体外超声探头表面的细菌进行采集分析,细菌总数超标率为 89.26%;耦合剂细菌总数超标率为 50.00%;超声探头表面和耦合剂检出多种致病菌和机会致病菌。以上数据说明医院使用的超声探头表面及耦合剂微生物污染不容乐观,存在交叉感染的风险。因此,医疗机构在进行超声检查过程中应采取有效清洁消毒措施,减少超声探头和大瓶装医用超声耦合剂的污染。柏荣华等在《一种湿巾对医用超声探头消毒效果及耦合剂带菌量的观察》中提到,医用超声探头和使用中的耦合剂均存在严重污染,使用含消毒剂的湿巾对超声探头具有一定的消毒效果。

部分医疗机构口腔科布局欠合理,口腔诊疗区域与口腔诊疗器械清洗、消毒区域未分开;器械消毒灭菌后无消毒灭菌日期及失效期,储存管理不规范。口腔诊所缺乏医院感染管理专业护理人员,操作流程不规范,缺乏相应操作规程。可见基层医疗机构重点部门的布局流程、消毒灭菌等重要工作还须加大力度改进。

### (六) 合理使用抗菌药物

我国每年至少有 8 万人直接或间接死于不合理使用抗菌药物。国家卫生和计划生育委员会统计结果显示,2014年有近60%的患者在基层医疗机构就诊,而我国基层医疗机构抗菌药物合理使用缺乏相应的管理组织机构与管理措施加以限制,处于放任状态,如品种配置档次过高、一品多规、临床医生专业知识欠缺、无适应证用药、选药不当、超剂量使用、过度输液、不合理联合用药、溶剂选择错误等现象较为严重。这些不合理用药现象的存在导致二、三级医疗机构抗菌药物管理成果大打折扣,很多从基层医疗机构转院到上级医疗机构就诊的患者,在入院时就已经使用过多种抗菌药物,已经产生多重耐药细菌,最终导致治疗效果不佳。有研究显示:其门诊患者抗菌药物使用率高达50.3%。而银川市109家基层医疗机构2017年1—6月门诊处方抗菌药物使用情况调查结果显示:诊所、社区卫生服务站、乡镇卫生院、村卫生室抗菌药物无症状用药处方构成比分别为65.99%、82.60%、79.75%、84.36%,诊所使用率、联用率、越级使用率均高于其他三类基层医疗机构。《抗菌药物临床应用管理办法》规定抗菌药物临床使用应实行分级管理,根据医生的职称不同可分别授予限制级、非限制级、特殊级抗菌药物使用权限。但诊所多属于民营企业,没有聘任相应的药师对处方进行审核,医务人员为了达到见效快、收益好的效果,易越级选择级别高的抗菌药物。乡镇卫生院抗菌药物联用率高于社区卫生服务站,可能原因是乡镇医生学历层次较低,业务能力较差,缺少合理使用抗菌药物的知识,加剧了抗菌药物的不合理使用。而村卫生室无适应证使用抗菌药物处方比例高达84.36%,均与基层医疗机构临床药物知识相对匮乏、合理应用抗菌药物的观念不强以及知识更新较慢等有关。对一些无明显用药适应证的症状,如一般感冒、轻微的皮外伤、普通上呼吸道感染、高血压病、风湿性关节炎等均使用抗菌药物。特别是村卫生室就诊患者多属于农村人群,对抗菌药物的使用及其疗效的知晓有限,并存在一定的误区,往往认为抗菌药物是一种"特效药",可以治疗各类疾病,甚至主动要求医生为其"挂吊水"(静脉输液),为抗菌药物的滥用埋下隐患。目前,基层医疗机构大多没有开展细菌、真菌等病原微生物培养和药敏试验的能力,基层医师只能凭经验选用广谱抗菌药物和联用抗菌药物,无适应证用药现象普遍存在,没有严格执行《抗菌药物临床应用指导原则(2015年版)》《抗菌药物临床应用管理办法》相关要求。这些调查结果与多篇文献报道基本一致。而《大理市基层医疗机构抗菌药物使用情况及细菌耐药监测分析》中还提到乡镇卫生院耐药情况严重。因此,卫生行政部门应加强对基层医疗机构抗菌药物使用的监管,尤其是对诊所开展抗菌药物输注进行核准,规范基层医疗机构抗菌药物合理使用,遏制细菌耐药。

## (七) 手卫生

医务人员的手污染是交叉感染的重要传播途径,同时手卫生也是降低医院感染最基本、最简单且最有效的措施。基层医疗机构医务人员手卫生相关的管理制度和监测方法欠缺,如手卫生制度不健全、手卫生设施不足、快速手消毒剂和干手纸缺乏、手卫生相关知识培训不到位、手卫生方法和时机的知晓率低等,医务人员手卫生管理方面有明显欠缺,手卫生质量距离《医务人员手卫生规范》的要求相差较远。手卫生设施是否完善、方便,直接影响着医务人员手卫生依从性。杨俊华等在《118所基层民营医疗机构医院感染管理现状》文中写到,118所基层民营医疗机构治疗室与诊室有洗手设施的机构仅占22.03%。一些诊所洗手池设置在生活区,医务人员操作前后、接触患者前后根本不实施手卫生。大多数基层医疗机构医务人员工作中不能做到及时、正确地洗手或手消毒,对"标准预防"概念模糊不清,未按

"标准预防"的措施执行手卫生。因此,基层医疗机构应尽可能完善手卫生设施和手卫生制度,加大管理力度,营造手卫生氛围,重视和落实医务人员手卫生依从性和正确率,保障医患双方的安全。

### (八) 清洁消毒灭菌

清洁是保证消毒合格的基础,但多数基层医疗机构的清洁工具数量不足、复用处理流程不符合 WS/T 512—2016《医疗机构环境表面清洁与消毒管理规范》的要求,导致消毒失败。而消毒剂浓度不监测,未达到有效浓度的现象也普遍存在。消毒灭菌产品的使用也不规范,一次性使用无菌医用品索证不全,存放不规范,库房管理不规范。另外,紫外线灯照射仍是目前许多基层医疗机构室内空气和物体表面消毒的主要措施,因此其辐射强度合格、距离合格、时间合格对保证消毒质量至关重要。基层医疗机构的紫外线灯几乎不做辐照强度监测,紫外线灯辐射强度是否合格不得而知,消毒效果难以保证。因此,不少机构的消毒灭菌无法达到有效浓度或有效强度。如前所说,邱炜等对 231 盏紫外线灯进行辐射强度检测,合格 158 盏,合格率仅为 68.40%。

基层医疗机构有的缺少消毒灭菌设备,有的设备只是摆设并未真正使用。在坚持使用灭菌设备的机构中也只有极少数的机构能够做到设备和记录相匹配、重视设备的使用和检修等情况。多数基层医疗机构都存在灭菌物品的标识不全面,如物品名称、灭菌日期、失效日期,以及检查打包者姓名或编号、灭菌器编号、灭菌批次号等信息不全,常有漏项情况发生。灭菌物品存放未按灭菌日期顺序摆放,无取放标识,常常堆在一起,造成灭菌物品过期,甚至出现未经过晾放干燥的无菌包堆叠在一起造成湿包等现象。而高压灭菌设备及使用情况,在邱炜等人对 126 家基层医疗机构调查中显示,有 124 家有高压灭菌设备,但是其中 26 家并不使用,坚持使用的仅有 98 家,占 79.03%;坚持使用且有设备使用记录的只有 44 家,占 34.92%。即便有记录也会出现设备和记录不匹配,无菌物品开包后,未标注开启日期、时间等问题。无菌医用品和灭菌器不合格极易引起医院感染暴发,波及面大,后果严重,须引起医疗机构的高度关注。监督部门也应加强基层医疗机构清洁、消毒、灭菌和紫外线灯正确使用的管理。

### (九) 安全注射

注射是基层医疗机构最常实施的医疗活动。WHO 估计每年全球有 160 亿次注射操作,绝大多数(大约为 95%)的注射用于医疗。患者往往愿意接受注射治疗,是因为他们认为这一治疗方法最能使其感到满意。一项调查结果显示 16.7% 的基层医疗机构未开展安全注射工作。因而,基层医疗机构医院感染暴发也多与非安全注射有关。如 1998 年,34 名患者在某诊所接受注射治疗后,臀部注射处均出现肿块、溃烂,经多方治疗不见好转,后经专家会诊确诊此病为"龟分枝杆菌脓肿亚种"感染。2011 年,某城镇 56 人感染丙型肝炎,这些感染者基本都在邻近的卫生院接受过静脉注射治疗,疑因不安全注射引起。2012 年,某县丙型肝炎疫情感染调查结果显示,该县某路段居民丙型肝炎感染发病与当地某卫生站的诊疗活动有关联,同时有部分病例可能与小诊所等基层医疗机构的注射、口腔治疗、静脉输液和垂直传播及性传播有关。2013 年,某市社会保险医疗门诊部发生疑似医源性感染事件,导致 120 名患者疑似集体感染丙型肝炎。该门诊部将一支针头供多名患者使用,是导致集体感染的一个主要原因。这些因非安全注射导致的医院感染暴发事件揭示了基层医疗机构存在的薄弱环节,安全注射的培训和监管势在必行。

### (十) 医疗废物管理

自 2003 年严重急性呼吸综合征暴发后,医疗废物的处置越来越受到政府和公众的关注。医疗废物管理不善,在造成公共危害的同时,必然会给医院的经济效益和社会效益带来不良影响。部分机构医疗废物没有分类存放,医疗废物存放间位置或布局不合理,生活垃圾与医疗废物混放现象普遍,存在污染环境和引发传染性疾病的潜在危险。医疗废物是具有直接或间接感染性、毒性以及其他危害性的废物,其污染程度及危险程度远高于普通生活垃圾。同时基层医疗机构对医疗废物自行焚烧或填埋也多存在医疗废物处置不到位的风险。此外,基层医疗机构每天也会产生大量污水,如果不能进行无害化处理直接排入下水道,会严重污染地表水系,给人们的健康造成潜在的危害。还有相当多的基层医疗机构无污水排放许可,无污水处理设备或者设备不能正常运转,不能开展污水监测。因此,2003 年国务院发布了中华人民共和国国务院令第 380 号《医疗废物管理条例》,卫生部也随之下发了中华人民共和国卫生部令第 36 号《医疗卫生机构医疗废物管理办法》,要求各级各类医疗卫生机构应当按照《医疗废物管理条例》和《医疗卫生机构医疗废物管理办法》的规定对医疗废物进行管理。2004 年以后,CECS 07：2004《医院污水处理设计规范》、GB 18466—2005《医疗机构水污染物排放标准》也相继出台,对医疗机构污水及污水处理站产生的废气和污泥的污染物控制项目及其排放限值,处理工艺与消毒要求、取样与监测和标准的实施与监督等做了规定,对预防和控制传染病的发生和流行,保障人体健康,维护良好的生态环境起到了重要作用。

## 二、基层民营医疗机构感染管理现状

医院感染管理是卫生服务体系建设中的一个重要环节,是评价医疗服务卫生质量的一个重要指标。国家加大力度进行医疗体制改革,鼓励民营资本投入医疗市场,民营医疗机构越来越多。根据国家卫生健康委员会发布的报告显示,截至 2021 年 11 月底,全国医院 3.6 万个,其中公立医院 1.2 万个,民营医院 2.5 万个。与 2020 年同期比较,公立医院减少 38 个,民营医院增加 1 377 个。民营医疗机构人事管理上,聘用的骨干人员基本是一些大医院退休的医务人员及管理人员,而护理一线聘用的则是一些刚毕业的人员,存在知识老化或经验不足,对医疗行业的新进展不知晓或实践能力太低,又缺乏规范带教等问题。杨俊华等对《118 所基层民营医疗机构医院感染管理现状》调查显示：只有 2 所医疗机构配备了医院感染管理人员,4 所医疗机构有医院感染管理制度。治疗室与诊室有洗手设施的机构仅占 22.03%,医疗机构无菌物品存放规范的也只占 37.29%。基层民营医疗机构医院感染管理现状不容乐观。大多数民营医疗机构的感染管理专(兼)职人员因经费、交通、网络等多种原因,缺乏学习和参与医院感染管理知识业务培训的机会,导致观念陈旧、知识匮乏、管理水平低。有报道称某医院实施信息化系统培训后,医院感染知识培训参学率提高至 98.1%。因此,推进建立信息化、规范化、高效化的感染培训模式,可方便基层医院医务人员医院感染知识的学习。同时,监督部门也应加强对民营医疗机构的监管,本着"谁发证,谁监管"的原则,落实责任,消除监管死角。

(索 瑶 王宁宁)

# 第二节 基层医疗机构医院感染管理的特点及对策

## 一、基层医疗机构医院感染管理的特点

由于近年来卫生体制深化改革使我国群众的就医负担持续减轻。基本医疗保险的参保率、报销比例进一步提升,促进了全民基本医保与大病保险、商业保险等制度的衔接,加之分级诊疗制度的深入推广,基层医疗机构的诊疗人次逐年上升。国家卫生健康委员会发布的《2020年我国卫生健康事业发展统计公报》显示:2020年,全国医疗卫生机构总诊疗人次达77.4亿人次。医院33.2亿人次(占42.9%),基层医疗卫生机构41.2亿人次(占53.2%),其他医疗卫生机构3.0亿人次(占3.0%)。公立医院诊疗人次27.9亿人次(占医院总数的84.0%),民营医院5.3亿人次(占医院总数的16.0%)。基层医疗机构数量多、覆盖范围广,是最方便广大人民群众就诊的地点。这是特点一。但基层医疗机构地理位置比较分散,甚至比较偏远,造成人才流失严重,人员流动较大,医疗救治水平及医院感染管理水平较低。这是特点二。因为基层医疗机构数量多,位置偏远分散,给医务人员医院感染管理知识培训带来一定的难度。这是特点三。即便距离较近的基层医疗机构,因为其在设置审批方面大多由基层卫生管理部门主管,而医院感染管理业务方面则由医政医管部门主管的模式,多地基层卫生管理部门未将医院感染管理有效纳入对基层医疗机构的日常监管、培训和考核之中。加之两个主管部门在机构行政管理职能和业务管理职能的划分与沟通配合方面存在不足,使得医院感染管理成为基层医疗机构管理的薄弱点。这是特点四。因为各地卫生监督部门和疾病预防控制部门人员有限,任务繁多,不能定期对基层医疗机构进行监督监测,致使漏洞风险不能及时发现和修正。这是特点五。还有,基层民营医疗机构多以经济效益为主,而基层公立医疗机构的业务又多以预防保健为主,对医院感染的诊断鉴别和预防控制多年来形成的固有观念和操作方法很难短时间改变。这是特点六。因此,理顺管理机制,加强基层医疗机构医院感染管理的培训和监管力度是关键所在。

## 二、基层医疗机构医院感染管理对策

医院感染是影响医疗质量的一大障碍,是评价医疗护理质量及管理水平的一个重要指标。为了我国基层医疗机构的感染管理能够更上一个台阶,相关行政管理部门、质控部门、培训机构应根据基层医疗机构的现状和特点,结合当地实际情况,制订出一套切实可行的实施方案,携手基层医疗机构医务人员共同努力,对提升基层医疗机构医院感染管理水平具有重要意义。

## （一）加强体系建设

建立健全的医院感染管理组织体系,制订切合实际的医院感染管理制度,落实相关规章制度,对推动基层医疗机构医院感染工作和医疗质量有着至关重要的作用。督促基层医疗机构建立完善基本的医院感染管理组织、健全医院感染管理制度、落实核心制度,让基层感染防控工作不再边缘化。

相关卫生行政部门应加大对基层医疗机构人员培训和基本投入,促使基层医院改变现有状况,同时借助区县一级医院感染质量控制中心,加强对乡镇卫生院医院感染管理工作的指导、监督及考核,制订切实可行的考核标准评价细则。可将基层医疗机构的单位负责人纳入考核范围并与年终目标考核挂钩,将医院感染管理负责人及科室管理人员感染防控工作情况纳入院内日常考核,形成层层落实、层层追责的三级网络体系,切实落实《基层医疗机构医院感染管理基本要求》,减少医院感染发生,保障医疗质量安全。

## （二）加强思想教育

首先,要加强对领导层的思想教育工作,强化责任担当,提高对感染防控工作的重视程度;其次,加强对基层医疗机构工作人员感染管理的思想培训力度,以案说法,吸取教训,紧绷感染防控之弦,深刻体会并引以为戒,才能从思想上真正高度重视,树立底线意识,真正理解"人人都是感控实践者"的内涵,从而自发自觉地认真学习,重视并做好感染防控工作。

## （三）健全相关规章制度

根据《中华人民共和国传染病防治法》《医院感染管理办法》《医疗机构消毒技术规范(2012 年版)》《基层医疗机构医院感染管理基本要求》等相关法律法规的要求,确立适合本医疗机构及不同重点科室的相关规章制度,做到规章制度的标准化和本土化有机结合。内容包括但不限于以下内容:清洁消毒与灭菌、隔离、手卫生、医源性感染预防与控制措施、医源性感染监测、医源性感染暴发报告制度、一次性使用无菌医疗器械管理、医务人员职业卫生安全防护、医疗废物管理等。同时定期对基层医疗机构的相关规章制度落实情况严格对照检查,分类考核,保证各类人员职责清晰,确保规章制度践行到位。

## （四）加强知识培训

2014 年国家卫生和计划生育委员会发布《关于开展基层医疗机构医院感染管理培训工作的通知》,要求全面加强基层医疗机构医院感染管理培训工作,施行多渠道开展人员培训。国家卫生健康委员会曾组织对省级师资进行培训,培训各省医院感染骨干师资力量。各省级卫生行政部门和医院感染质量控制中心应安排专项经费开展县一级师资的培训,再由县级师资对基层医务人员进行医院感染管理的培训。因为基层医疗机构地理位置相对分散,由省市一级培训很难做到广覆盖、全覆盖,除非利用信息化网络技术,开展远程医院感染管理教育,解决基层医疗机构人员集中培训难的问题。各省应定期举办基层医院感染相关知识培训,特别要加强对在岗医师的培训,因为他们是医院感染诊断和上报的第一道关口。培训形式应多样化,以直观的教学方式对不同专业人员有针对性地进行培训,效果会更加显著。索瑶等在《基层医院医务人员医院感染知识调查与培训》中采用先问卷调查,了解基层医院医务人员医院感染知识知晓情况；然后再分管理组、医生组、护理组，分别对 95 名学员进行医院感染知识培训，包括理论培训和现场培训；培训结束后，再进行效果评估。结果经过上述培训方法培训后医院感染知识正确回答率显著高于培训前。说明通过理论与实践相结合的培训，可以有效提高基层医疗机构医务人员医院感染控制知识。

基层医疗卫生机构只有真正重视感染防控工作，认真梳理本机构存在的薄弱环节，持续开展全员培训和分专业进行针对性培训，才能进一步强化"人人都是感控实践者"的意识，将感染防控要求落实到临床诊疗活动各环节，全面提高感染防控意识和水平。

### （五）规范消毒灭菌制度并坚持落实

加大资金投入，购置、补充或者定期更换必要的消毒灭菌设备，以达到相关管理部门和法律法规的要求；设备使用方法正确，定期进行检测、检修，记录详细，不能成为摆设；压力蒸汽灭菌设备操作人员应经过专业培训持证上岗，熟练进行操作，规范完成操作；特别是各重点科室的消毒灭菌规范必须扎扎实实地落实。对于化学消毒剂推荐选用配置方便、稳定性好、绿色环保、应用广泛的产品，并加强对消毒剂浓度的监测和正确使用，避免因消毒容器不加盖导致消毒剂有效成分挥发和消毒物品不断带水放入造成浓度稀释，引起最后的消毒失败。

### （六）开展医院感染病例和消毒灭菌效果监测

应根据实际情况开展医院感染病例和消毒灭菌效果监测，认真做好监测记录；根据机构内不同重点科室的不同管理要求，按照《医院感染监测规范》对重点环节、重点部位、高危因素进行检查和监测；将开展综合性监测和目标性监测相结合，总结、分析、查找问题，熟悉了解本地区病原体分布及耐药性特点等情况，为医院感染控制提供科学依据，杜绝医院感染的暴发流行。随着计算机、网络和数据库等信息化技术的高速发展，基层医疗机构医院感染信息化管理具有了一定的基础，医院感染管理信息系统的开发应用可以提高医院感染管理人员的工作效率，弥补相关人员专业知识不足导致的漏诊或误诊、漏报和错报，提高医院感染监测的时效性和准确性。

### （七）手卫生监测

医疗机构手卫生设施是否完善、方便，直接影响医务人员手卫生依从性。因此，首先建议基层医疗机构完善手卫生设施，特别是要求用流动水洗手。北方地区冬天应能提供温水洗手，这是保证手卫生依从性的基础。对多数基础医疗机构仍然在使用固体肥皂且不能保持干燥的情况应该加以改正。其次，对重点部门、重点科室医务人员的手卫生依从性进行监管，有条件的应对手术室医务人员手消毒效果进行监测，在无法进行手细菌培养的情况下，统计手卫生用品消耗量也不失为手卫生监测的一个重要措施。

### （八）规范抗菌药物使用

通过开展专项培训、聘请专家授课等方式指导本医疗机构抗菌药物使用。同时配备抗菌药物专（兼）职人员。有条件的医疗机构可建立抗菌药物应用监测系统。多措并举，减少抗菌药物的滥用。特别是针对基层医疗机构存在的诸多问题如：给药途径不合理、分级使用不合理、配伍不合理、联用不合理、给药频次不当、用量不当、溶剂选用不当、遴选药物不适宜等加强监管,对其进行常态化管理,时刻掌握并纠正抗菌药物不合理现象。还要加强基层医疗机构医师、药师及护士合理用药的培训,提高其专业素养,开展常态化处方点评,提高抗菌药物的合理用药水平,保障患者用药安全,遏制细菌耐药的发生发展。

### (九) 医疗废物管理

针对医疗废物分类、存放、交接、暂存、处置等环节存在的诸多问题加强培训,强化法律认知,提高医疗废物管理的意识和能力。按照《医疗废物管理条例》的有关规定,从医疗废物的产生、分类收集、有效包装、交接记录、密闭运送、暂存、处置等全过程做到医疗废物管理规范化、安全化。基层医疗机构须大力加强污水管理工作,有污水处理设施的,要加强监督、监测和对人员的培训,确保医院污水达标排放。没有条件的或 20 张床位以下的基层医疗机构,对机构产生的污水、传染病患者或者疑似传染病患者的排泄物,应按照国家有关规定严格消毒,达到国家规定的排放标准后方可排放。

### (十) 基层民营医疗机构应加强医院感染管理

对医院感染管理专业知识培训及日常的监督检查等重要环节应加大管理力度,逐步完善各项医院感染防控制度,如一次性诊疗用品管理制度、消毒隔离制度、手卫生制度等,严禁一次性医疗用品重复使用,严禁消毒产品过期后继续使用,落实手卫生指征,提高医院感染管理水平。特别是民营医疗机构在申请办理过程中,相关部门应严格把关,执法部门做好日常督查,借助区域医院感染质控中心和学(协)会专家资源,开展培训和帮扶指导,使民营医疗机构可以为患者提供规范、安全的服务,确保就诊患者的医疗安全。

(索 瑶 王宁宁)

--- 参 考 文 献 ---

[1] 赵烁, 付强. 中国基层医疗机构医院感染管理现状及对策 [J]. 中华医院感染学杂志, 2017, 27 (24): 5699-5703.

[2] 李延伟, 刘彩红, 刘欣健, 等. 中国基层医疗机构医院感染组织管理体系的现状调查 [J]. 中国感染控制杂志, 2016, 15 (9): 694-697.

[3] 花朝阳, 韩中将, 李延伟, 等. 河南省 36 所基层医疗机构医院感染管理现状 [J]. 中国感染控制杂志, 2016, 15 (10): 757-759.

[4] 房树华, 陈昕晟, 王娜, 等. 基层医疗机构抗菌药物合理使用的管理与政策研究 [J]. 抗感染药学, 2019, 16 (2): 283-285.

[5] 邱炜, 彭伟. 126 家基层医疗机构医院感染的现状及监督管理 [J]. 中国卫生产业, 2018, 15 (5): 134-136.

[6] 司徒敏雄, 郭巧芝, 周轶, 等. 大瓶装医用超声耦合剂卫生状况调查 [J]. 中国感染控制杂志, 2017, 16 (9): 849-851.

[7] 尹进, 唐丽君, 高琼. 湖南省医用超声探头表面及耦合剂微生物污染现况调查 [J]. 实用预防医学, 2021,

28 (11): 1394-1396.

［8］柏荣华, 张冰, 康海全, 等. 一种湿巾对医用超声探头消毒效果及耦合剂带菌量的观察 [J]. 中国消毒学杂志, 2020, 37 (10): 727-729.

［9］沈萍, 辛婧媛, 吕良, 等. 银川市基层医疗机构抗菌药物使用情况对比分析 [J]. 宁夏医学杂志, 2019, 41 (5): 452-454.

［10］迟锦瑜, 杨丽花, 王辉. 大理市基层医疗机构抗菌药物使用情况及细菌耐药监测分析 [J]. 华南预防医学, 2019, 2019, 45 (5): 449-452.

［11］杨俊华, 王雪, 彭丽蒙, 等. 118 所基层民营医疗机构医院感染管理现状 [J]. 中国感染控制杂志, 2015, 14 (10): 688-690.

［12］李燕, 梁颖茹, 贺征, 等. 25 所基层医疗机构医院感染管理现况调查 [J]. 中国消毒学杂志, 2015, 32 (11): 1094-1096.

［13］李振虎, 魏春红, 张玉明. 银川市某区医疗机构医院感染管理现状调查 [J]. 中国消毒学杂志, 2016, 33 (1): 45-47.

［14］李卫光. 基层医疗机构医院感染管理存在问题与对策 [J]. 中国医疗管理科学, 2015, 5 (2): 26-28.

# 第四十六章
# 基层医疗机构医院感染防控的主要措施

## 第一节　医院感染防控的基础措施

### 一、医院感染管理基本要求

#### （一）健全组织

健全医疗机构医院感染管理体系,实行主要负责人负责制。《医院感染管理办法》第六条明确要求:住院床位总数在100张以上的医院应当设立医院感染管理委员会和独立的医院感染管理部门。住院床位总数在100张以下的医院应当指定分管医院感染管理工作的部门。其他医疗机构应当有医院感染管理专(兼)职人员。

#### （二）明确职责

1. 医院感染专(兼)职人员职责

(1)依据上级有关政策法规,制订本机构医院感染规章制度、工作计划并组织实施、监督和评价。

(2)负责各类人员医院感染预防控制知识与技能的培训、考核。

(3)按照医院感染防控要求对重点部门改建、扩建和新建的布局流程提出意见。

(4)及时向主管领导汇报医院感染控制动态,并向全院通报。

2. 医务人员职责

(1)掌握医院感染诊断标准。

(2)发生医院感染病例在24h内如实填表向医院感染专(兼)职人员报告。

(3)发生感染或疑有感染时,及时查找感染源、感染途径,控制蔓延,积极治疗患者。

(4)严格执行无菌技术操作规程,诊疗过程中尽可能减少污染发生。

(5)遵循手卫生规范和隔离规范,保护患者不发生外源性感染。

(6)掌握抗感染药物临床合理应用原则,做到合理使用。

(7)掌握自我防护知识,正确进行各项技术操作,预防锐器刺伤。

(8)自身感染时应接受治疗,采取措施防止感染传播给其他医务人员和患者。

3. 护理人员职责

(1)保持病房环境卫生。

(2)遵循手卫生规范。

(3)严格执行无菌技术操作规程。

(4)护理患者过程中,发现任何感染征兆立即报告主治医师进行进一步诊断。

(5)当医师和专职人员没有赶到而患者已表现出传染病征象时,应及时按照隔离规范隔离患者,有条件的可收集送检合格标本进行培养。

(6)保证提供安全合适的病房设备、药物和护理物品。

(7)掌握自我防护知识,正确进行各项技术操作,预防锐器刺伤。

4. 消毒供应室的职责

(1)对可重复使用的器械及物品清洗、消毒、灭菌和贮存。

(2)根据国家标准和生产厂家说明书,保证器械的技术性保养。

(3)完整记录并长期保存每次高压灭菌的监测过程。

(4)定期检查收集所有过期的无菌物品并重新清洗、消毒和灭菌。

5. 后勤的职责

(1)负责组织医疗废物的收集、运送及无害化处理工作。

(2)负责组织污水的处理、排放工作。

### (三) 加强培训

医院感染管理专(兼)职人员负责对全体职员开展医院感染管理知识培训。医务人员应参加预防、控制医院感染相关知识的继续教育课程和学术交流活动,掌握与本职工作相关的医院感染预防与控制知识。专职人员每年参加学习不少于 15 学时;其他管理人员与医务人员每年不少于 6 学时;新上岗人员必须参加医院感染知识岗前培训,时间不得少于 3 学时,考核合格后方可上岗。

## 二、医院感染预防基本措施

### (一) 布局流程合理,遵循洁污分开的原则

1. 诊疗区、污物处理区、生活区等区域相对独立,标识清楚。

2. 通风良好,且空气流向是从洁到污,无逆流。

3. 人流、物流洁污无交叉。

### (二) 控制感染的环境危险因素

做好环境物体表面的清洁与消毒,切断外源性感染的传播途径。环境表面应按照 WS/T 512—2016《医疗机构环境表面清洁与消毒管理规范》的要求执行。

1. 一般情况下先湿式清洁再消毒。

2. 有血液、体液等污染时,应立即用吸湿材料去除污染物,再清洁与消毒。

3. 清洁工具应分区分色使用,标识清楚,定位放置。

### (三) 确保器械消毒灭菌合格

在日常工作中,经常有人会把"消毒"和"灭菌"两个词混淆使用。消毒是指杀灭或清除病原微生物,使之减少到不能再引起发病即可;灭菌则是指将所有微生物全部杀灭,其概念是绝对性的。所以,只存在"灭菌"与"未灭菌"之别,不存在"较彻底的灭菌"。消毒处理不一定都能达到灭菌的要求,而灭菌一定可达到消毒的目的。灭菌是最彻底的消毒。

1. 消毒灭菌的原则 医务人员必须遵守消毒灭菌原则,用过的医疗器材和物品,应先去污染,彻底清洗干净,再消毒或灭菌;其中感染患者用过的医疗器材和物品,应先消毒,彻底清洗干净,再消毒或灭菌。所有医疗器械在检修前应先经消毒或灭菌处理。

(1)高度危险性物品是指穿过皮肤或黏膜而进入无菌的组织或器官内部或与破损的组织、皮肤、黏膜密切接触的器材和用品,必须灭菌。

1)耐热、耐湿的手术器械首选压力蒸汽灭菌,不应采用化学消毒剂浸泡灭菌,也不能用甲醛自然挥发法进行熏蒸灭菌。

2)各种用于注射、穿刺、采血等有创操作的医疗器具必须一用一灭菌。

(2)中度危险性物品是指仅和破损皮肤、黏膜相接触,而不进入无菌的组织内的器具和用品,必须达到高水平消毒或灭菌。

1)如内镜、体温计等必须达到高水平消毒,须采用高水平消毒法消毒。

2)接触完整皮肤、黏膜的医疗器械、器具和物品必须达到中水平消毒。

(3)低度危险性物品是指仅直接或间接地和健康无损的皮肤相接触的物品和器材,一般可用低水平消毒方法,或只进行一般的清洁处理即可。但在有病原微生物污染时,必须针对所污染病原微生物的种类选用有效的消毒方法。

(4)消毒首选物理方法,不能用物理方法消毒的选化学方法。

2. 常用消毒灭菌方法 常用消毒灭菌方法分为物理、化学两种方法。选用什么方法来消毒灭菌应根据物品的性能来决定。

(1)耐热、耐湿物品的灭菌首选物理灭菌法。手术器具及物品、各种穿刺针、注射器等首选压力蒸汽灭菌。

(2)不耐热物品如各种导管可选用 2% 戊二醛溶液浸泡灭菌,使用前用大量无菌水冲洗。更换灭菌剂时,必须对用于浸泡灭菌物品的容器进行灭菌处理。

(3)常用物理消毒法包括:压力蒸汽灭菌、紫外线消毒、煮沸消毒。

(4)常用化学消毒法包括:化学消毒剂浸泡、擦拭、熏蒸。

3. 被朊毒体、气性坏疽及突发不明原因的传染病病原体污染的诊疗器械、器具和物品,应按照 WS/T 367—2012《医疗机构消毒技术规范》有关规定执行。

4. 无菌物品的管理

(1)无菌物品、清洁物品、污染物品应当分区放置。

(2)无菌物品必须保持包装完整,注明物品名称、灭菌日期、失效日期,以及检查打包者姓名或编号、灭菌器编号、灭菌批次号等标识,按灭菌日期顺序置于无菌物品存放柜内,并保持存放柜清洁干燥。

(3)从无菌容器中取用无菌物品时应使用无菌持物钳(镊)。

(4)从无菌容器(包装)中取出的无菌物品,虽未使用也不可放回无菌容器(包装)内,重新灭菌处理后方可使用。

### （四）一次性使用的医疗器械、器具不得重复使用

1. 医疗机构使用的消毒药械、一次性医疗器械和器具应当符合国家有关规定。由医疗机构统一采购。

2. 购入前索要并审核《医疗器械生产企业许可证》《医疗器械产品注册证》及附件、《医疗器械经营企业许可证》等证明文件。

3. 产品到货应进行质量验收，合格方可入库，并建立出入库登记账册。

4. 用前应检查小包装的密封性、灭菌日期及失效日期，发现不合格产品或质量可疑产品时不得使用。

5. 进口产品应有相应的中文标识等，如无则视作无证产品。

6. 使用中发生热原反应、感染或其他异常情况时，应当立即停止使用，并封存涉事产品，待查后及时上报医疗机构主管部门。

7. 使用后的一次性医疗用品按医疗废物进行处置。

### （五）正确使用化学消毒剂

1. 所用的消毒剂必须由医疗机构统一采购。

2. 购入前索要并审核《消毒产品生产企业卫生许可证》《消毒产品卫生安全评价报告》等证明文件。

3. 建立进货验收和出入库登记账册。

4. 根据消毒对象正确选择消毒剂的种类，严格按照消毒剂使用说明书中的使用范围、方法、注意事项正确使用。

5. 医务人员应参照 WS/T 367—2012《医疗机构消毒技术规范》"附录 C（规范性附录） 常用消毒与灭菌方法"的要求，正确选择消毒剂的使用浓度、配制方法、消毒对象、更换时间、影响因素等，保证消毒效果的可靠性。

### （六）规范各项操作

1. 治疗护理过程中，采用正确的手卫生、无菌技术、隔离措施、消毒和灭菌，减少病原菌在医患间或患者间的传播，防止交叉感染。

2. 提高医务人员手卫生依从性和正确率，特别是在诊断、治疗、护理等操作前后严格按照 WS/T 313—2019《医务人员手卫生规范》要求实施手卫生。

3. 医护人员诊疗操作时应严格遵守无菌操作原则。

4. 诊疗时应当遵循 WS/T 311—2023《医院隔离技术标准》，按照标准预防的原则做好防护工作。

5. 预防医务人员职业暴露，落实防止锐器伤的各项措施。使用后的锐器应当立即置于合格的利器盒内。严禁用手直接接触使用后的针头、刀片等锐器。

### （七）掌握医院感染诊断标准，有暴发趋势及时上报

1. 医务人员应熟练掌握卫医发〔2001〕2 号《医院感染诊断标准（试行）》和卫医政发

〔2009〕73 号卫生部　中医药局关于印发《医院感染暴发报告及处置管理规范》相关内容,发生 3 例以上医院感染暴发或 5 例以上疑似医院感染暴发时,应当于 12h 内向所在地县级卫生行政部门报告,并同时向所在地疾病预防控制机构报告。

2. 加强监测,尽早发现医院感染聚集,按照相关要求及时上报,积极实施干预措施。

### (八) 掌握抗菌药物临床应用的基本原则

严格遵循"能口服的不注射,能肌内注射的不静脉注射"的用药原则。规范抗菌药物的种类、剂量、给药时间和途径,合理使用抗微生物药物,降低内源性感染和多药耐药菌的发生。

1. 合理使用抗菌药物的建议

(1)病毒性感染或病毒感染可能性较大的患者,一般不使用抗菌药物。

(2)对发热原因不明,且无可疑细菌感染适应证者,不宜使用抗菌药物。对病情严重或细菌性感染不能排除者,可针对性地选用抗菌药物,并密切注意病情变化,一旦确认为非细菌性感染者,应立即停用抗菌药物。

(3)联合使用抗菌药物应有严格的适应证。一般适用于一种抗菌药物不能控制的严重感染(包括败血症、细菌性心内膜炎、化脓性脑膜炎等)、混合感染、难治性感染、二重感染。基层医疗机构极少接诊这类患者,因此严格禁止无根据地随意联合用药。

(4)要避免外用青霉素类、头孢菌素类及氨基糖苷类抗菌药物;对眼科、耳鼻喉科、外科、妇产科及皮肤科使用的外用抗菌药物也应严格管理,避免滥用。

(5)细菌性感染所致发热,经抗菌药物治疗体温正常、主要症状消失后,及时停用抗菌药物。

(6)明确诊断的急性细菌性感染,在使用某种抗菌药物 72h 后,临床效果不明显,或病情加重者,应多方面分析原因。确属抗菌药物使用问题时,应及时调整剂量、给药途径。

(7)一般情况不因预防目的而使用抗菌药物。特别是滥用广谱抗菌药物,对内科无感染征象的心血管病、脑血管意外、恶性肿瘤、糖尿病等,一般不应预防性使用抗菌药物。

2. 抗菌药物局部应用原则

(1)抗菌药物能选择地抑制或杀灭特定的局部细菌。

(2)药物没有刺激。

(3)药物不应有过敏反应,有些抗原性强的抗菌药物不宜使用。

(4)用于皮肤黏膜感染创面和烧伤面,要注意避免抗菌药物吸收引起的毒副反应。

3. 抗菌药物预防性应用注意事项

(1)单纯性病毒感染者一般不须用抗菌药物。

(2)预防性应用的抗菌药物应安全、有效、不良反应少、给药方便、价格适宜。

(3)清洁肠道用药:结肠、直肠等手术,术前一天可分次口服不易吸收、肠道内药物浓度高、对肠道细菌等有强大杀菌作用的药物。

### (九) 加强医疗废物和污水的管理

1. 医疗废物处置

(1)当地有医疗废物集中处置单位的医疗机构:感染性、损伤性、病理性、药物性和化学性五类医疗废物严格分类、收集后,置于医疗废物暂存处的周转箱内,并与医疗废物集中处置单位进行交接登记,记录单至少保存 3 年。

（2）当地无医疗废物集中处置单位的医疗机构：自行处置医疗废物。能焚烧的及时焚烧,不能焚烧的可消毒并毁形后填埋。

2. 医疗废物包装袋

（1）医疗废物包装袋应由医院指定的部门统一采购供应。

（2）包装袋达到 3/4 容量时,应及时打"鹅颈结"、用一次性锁扣等工具扎紧袋口,进行有效密封,防止再次被打开。

（3）禁止用于收集生活垃圾以及其他用途。

3. 医疗废物收集运送人员管理

（1）必须经过培训,了解医疗废物的危害。

（2）在运送过程中应做好个人防护,包括工作服、家政手套（塑胶材质）,必要时穿防水围裙、戴口罩。如果处置体液有可能喷溅时,应戴护目镜或面屏。

（3）搬运包装袋时只抓握包装袋的颈部,禁止用手托住袋子底部。

（4）包装袋放入箱内后,禁止用手进行挤压。

（5）一旦发生意外洒落,知道正确的意外洒落处理规程并执行。

4. 院内转运

（1）转运箱应由医院指定的部门统一采购供应。

（2）在运输前,确保包装袋有效地密封,并且完整。包装物或容器外若有污染,应加装一层包装并再次封口。

（3）应贴中文标签,项目包括医疗废物产生科室、产生日期、类别及需要的特别说明等。

（4）按照规定时间和路线,使用专用转运车运送,防遗撒、防渗漏。

5. 转运车的要求

（1）应专用,不能用于其他转运目的,不能与其他推车混用。

（2）应易于清洗和排水,不能成为昆虫寄居的场所。

（3）大小、高低合适,易于转运箱的装卸和安全。

（4）应配备意外洒落处理工具箱,内含警示标识、未用过的包装袋、锐器盒、手套、紧急联系电话、处理流程图等。

6. 意外洒落处理规程

（1）如果包装袋或锐器盒仅仅从箱内落到地上,包装袋和锐器盒完整未破裂,医疗废物和锐器没有洒落出来,运送人员在戴手套的情况下,抓住包装袋颈部或锐器盒手提部位放回转运箱,加盖扣紧,有效封闭,继续运送。

（2）如果包装袋和锐器盒破裂,袋内的医疗废物和锐器洒落在地上,则采取以下措施。

1）立即报告主管部门负责人,请求派人到现场支援处理。

2）利用周围可移动的任何物品和设备,建立警戒范围,树立警示标识或口头警告,防止对路过的医护人员、患者和访客造成损害。

3）运送人员必须借助扫把、畚箕、火钳之类的清扫工具把医疗废物装入袋中。禁止人员直接用手把废弃物捡入袋内。

4）如果地面、墙面和其他物体表面被洒落的医疗废物上的血液、体液等污染时，必须进行清洁和消毒工作。采用 5 000mg/L 的含氯消毒剂消毒 30min，再用清水擦拭和拖地。

5）现场警戒解除。

6）用过的清扫工具进行充分清洁和消毒。

7. 科室医疗废物暂存间的要求

（1）产生地点应设有医疗废物暂存间，暂时存放产生地点产生的医疗废物。

（2）暂存间应单独设置，与清洁区域，如治疗室、办公室等分开。

（3）暂存间应上锁或安装自动闭门器，门始终保持关闭状态，防止医疗废物的丢失、访客误入而发生意外。

（4）根据医疗废物的分类，暂存间内设置不同的收集容器。

8. 医疗机构医疗废物暂存处的要求

（1）远离医疗区、食品加工区、人员活动区和生活垃圾存放场所，方便医疗废物运送人员及运送工具、车辆的出入。

（2）有严密的封闭措施，暂存点必须上锁，设专（兼）职人员管理，防止非工作人员接触医疗废物。

（3）有防鼠、防蚊蝇、防蟑螂、防盗、防儿童接触的安全措施。

（4）防止渗漏和雨水冲刷。地基高度应确保设施内不受雨水冲击或浸泡，地面和 1m 高的墙裙须进行防渗处理，地面有良好的排水性能。

（5）暂存点内墙壁和地面易于清洁和消毒。

（6）避免阳光直射，应有良好的照明设备和通风条件。

（7）设有明显的医疗废物警示标识和"禁止吸烟、饮食"的警示标识。

（8）暂时贮存病理性废物，应当具备低温贮存或者防腐条件。

（9）医疗废物暂时贮存的时间不得超过 2 天。

（10）医疗废物的暂时贮存设施、设备应当定期清洁和消毒。运送工具每日进行清洁和消毒。

9. 交接

（1）医疗废物产生科室与医疗废物收集专职人员的交接：移交并填写记录单，记录内容包括日期、部门、医疗废物类别及重量或数量、交接人员分别签名。记录单至少保存 3 年。

（2）医疗废物暂存点与医疗废物处置单位的交接：移交并填写《危险废物转移联单》，双方签字并加盖单位公章。联单至少保存 5 年。

**（十）加强医疗机构污水的管理**

1. 基层医疗机构污水处理应依据 GB 18466—2005《医疗机构水污染物排放标准》的相关要求进行。

2. 有条件的或 20 张床位及以上的医疗机构应配备污水处理设施，并设专（兼）职人员负责，健全制度，明确职责。

3. 设备运行正常，药品按时投放、定期进行监测，登记项目齐全，资料保存完整，污水排放符合国家标准。

4. 没有条件的或 20 张床位以下的基层医疗机构产生的污水、传染病患者或者疑似传染病患者的排泄物,应当按照国家规定严格消毒,达到国家规定的排放标准后方可排放。

(索 瑶)

# 第二节　常用消毒灭菌方法

## 一、常用化学消毒方法

### (一) 使用化学消毒剂时经常存在的问题

1. 过分依赖　认为用总比不用好,安全系数大;化学消毒法比其他方法可靠。

2. 选药不当　低效或高效不分、抑菌或灭菌不清、有无腐蚀性不知,导致影响消毒效果,造成器械损坏。

3. 浓度不准　配制方法不对,保存方法不当。

4. 时间不足　达不到杀灭目标微生物的作用。

5. 不防污染　盛装消毒液的容器消毒不力,在更换消毒液时从不做灭菌处理;容器中剩余的消毒剂从不倒掉而是不断添加。

6. 轻视毒害　忽略化学消毒剂的毒副作用,对医护人员和患者的保护不够。

7. 盖子不盖　即使容器有盖也不盖,导致有效成分挥发,消毒剂易被污染,气味对人员造成危害。

### (二) 常用化学消毒、灭菌方法

化学灭菌或消毒,可根据物品的危险程度分别选择灭菌、高效、中效、低效消毒剂。使用化学消毒剂必须了解消毒剂的性能、使用方法、作用时间、影响灭菌或消毒效果的因素等,配制时注意有效浓度。

化学消毒法:使用化学消毒剂浸泡、擦拭、熏蒸。

操作方法:消毒剂溶液应将物品全部淹没。对管腔类物品,应使管腔内也充满消毒剂溶液。消毒剂作用到规定时间后,取出用清水或纯化水冲净,晾干。

1. 戊二醛　戊二醛属灭菌剂,具有广谱、高效杀菌作用。对金属腐蚀性小,受有机物影响小。

(1)适用范围:适用于不能用压力蒸汽灭菌的医疗器械和精密仪器等消毒与灭菌。

(2)灭菌方法:常用浸泡法。将清洗、晾干待灭菌处理的医疗器械及物品全部浸没于装有戊二醛溶液的容器中,加盖,浸泡10h后,无菌操作取出,用无菌水冲洗干净,并无菌擦干后使用。

(3)消毒方法:用浸泡法,将清洗、晾干的待消毒处理医疗器械及物品全部浸没于装有戊二醛溶液的容器中,加盖,一般作用20~45min,取出后用灭菌水冲洗干净并擦干。

(4)注意事项

1)戊二醛溶液对手术刀片等碳钢制品有腐蚀性,使用前应先加入0.5%亚硝酸钠溶液防锈。

2）使用过程中应加强戊二醛浓度检测。

3）戊二醛溶液对皮肤黏膜有刺激性，接触戊二醛溶液时应戴橡胶手套，防止溅入眼内及吸入体内。

4）盛装戊二醛溶液的容器应加盖，放于通风良好处。

2. 过氧化氢　过氧化氢又称为双氧水，属于高效消毒剂。具有广谱、高效、速效、无毒、对金属及织物有腐蚀性、受有机物影响很大、稳定性好、稀释液不稳定等特点。

（1）适用范围：适用于丙烯酸树脂制成的外科埋植物、角膜接触镜、不耐热的塑料制品、餐具、服装、饮水、空气等消毒和口腔含漱、外科伤口清洗。

（2）常用消毒方法：常用消毒方法有浸泡、擦拭等。

1）浸泡法：将清洗、晾干的待消毒物品全部浸没于装有 3% 过氧化氢溶液的容器中，加盖，浸泡 30min。

2）擦拭法：对大件物品或其他不能用浸泡法消毒的物品用擦拭法消毒。所有药物浓度和作用时间同浸泡法。

3）其他方法：用 1.0%~1.5% 过氧化氢溶液漱口；用 3% 过氧化氢溶液冲洗伤口；复方过氧化氢空气消毒剂喷雾等。

（3）注意事项

1）过氧化氢应贮存于通风阴凉处，用前应测定有效含量。

2）稀释液不稳定，临用前配制。

3）配制溶液时，忌与过氧化物、高锰酸钾等强氧化剂相混合。

4）过氧化氢对金属有腐蚀性，对织物有漂白作用。

5）使用高浓度溶液时，谨防溅入眼内或皮肤黏膜上，一旦溅上，立即用清水冲洗。

6）消毒被血液、脓液等污染的物品时，须适当延长作用时间。

3. 含氯消毒剂　含氯消毒剂属高效消毒剂，具有广谱、高效、低毒、有强烈的刺激性气味、对金属有腐蚀性、对织物有漂白作用、受有机物影响很大、消毒液不稳定等特点。

（1）常用的含氯消毒剂

1）漂白粉：含有效氯 25%（W/W）。

2）漂白粉精：含有效氯 80%（W/W）。

3）次氯酸钠：工业制备的含有效氯 10%（W/W）。

4）二氯异氰尿酸钠：含有效氯 60%（W/W）。

5）三氯异氰尿酸：含有效氯 85%~90%（W/W）。

（2）泡腾速溶有机氯消毒片剂：以三氯异氰尿酸为主要原料，具有有效氯含量高，性质稳定，抗干扰能力强，配制方便，有效期长，易于贮运等特点。该片剂特别适宜在基层医疗卫生机构使用。因为液体含氯消毒剂极不稳定要求每天更换，而泡腾片剂在污染不严重的情况下可三天更换一次。但仍要求每天监测浓度，浓度下降或污染严重时应及时更换。

（3）适用范围：适用于餐（茶）具、环境、水、疫源地等消毒。

（4）常用消毒方法：常用有浸泡、擦拭、喷洒与干粉消毒等方法。

1）浸泡法：将待消毒的物品放入装有含氯消毒剂溶液的容器中，加盖。对细菌繁殖体污染的物品的消毒，用含有效氯 500mg/L 的消毒液浸泡 10min 以上；对经血传播病原体、分枝杆菌和细菌芽孢污染物品的消毒,用含有效氯 2 000~5 000mg/L 的消毒液浸泡 30min 以上。

2)擦拭法:对大件物品或其他不能用浸泡法消毒的物品用擦拭法消毒。消毒所有药物浓度和作用时间同浸泡法。

3)喷洒法:对一般污染的物品表面,用 1 000mg/L 的消毒液均匀喷洒,作用 30min 以上;对经血传播病原体、结核分枝杆菌等污染表面的消毒,用含有效氯 2 000mg/L 的消毒液均匀喷洒,作用 60min 以上。喷洒后有强烈的刺激性气味,人员应离开现场。

4)干粉消毒法:对排泄物的消毒,用含氯消毒剂干粉加入排泄物中,使含有效氯 10 000mg/L,略加搅拌后,作用 2~6h;对医院污水的消毒,用干粉按有效氯 50mg/L 用量加入污水中,并搅拌均匀,作用 2h 后排放。

(5)注意事项

1)粉剂应于阴凉处避光、防潮、密封保存;水剂应于阴凉处避光、密闭保存。所需溶液应现配现用。

2)配制漂白粉等粉剂溶液时,应戴口罩、手套。

3)未加防锈剂的含氯消毒剂对金属有腐蚀性,不应做金属器械的消毒;加防锈剂的含氯消毒剂对金属器械消毒后应用无菌蒸馏水冲洗干净并擦干后使用。

4)对织物有腐蚀和漂白作用,不应做有色织物的消毒。

5)用于消毒餐具,应及时用清水冲洗。

6)消毒时,若存在大量有机物时,应提高使用浓度或延长作用时间。

7)用于污水消毒时,应根据污水中还原性物质含量适当增加浓度。

8)一般水剂含氯消毒剂有效期为 3 个月;片剂含氯消毒剂有效期为 2 年。

4. 乙醇　属于中效消毒剂,具有中效、速效、无毒、对皮肤黏膜有刺激性、对金属无腐蚀性、受有机物影响很大、易挥发、不稳定等特点。其含量为 95%(V/V)。

(1)适用范围:适用于皮肤、环境表面及医疗器械的消毒等。

(2)常用消毒方法:浸泡法和擦拭法。

1)浸泡法:将待消毒的物品放入装有乙醇溶液的容器中,加盖。对细菌繁殖体污染医疗器械等物品的消毒,用 75% 的乙醇溶液浸泡 10min 以上。

2)擦拭法:对皮肤的消毒,用含 75% 乙醇溶液的棉球擦拭。

(3)注意事项

1)不能用于外科器械灭菌。

2)物品消毒前,尽量将表面粘附的有机物清除。

3)保存时,应倒入有盖的容器内防止挥发。

4)盛装乙醇的消毒容器应每周更换、清洗、灭菌两次。

5)对乙醇皮肤过敏者,可更换其他消毒剂。

6)乙醇不宜用于醇溶性涂料物体表面,并可使反复使用的橡皮、塑料管膨大变硬。

7)乙醇易燃,忌明火;必须使用医用乙醇,严禁使用工业乙醇消毒和作为原材料配制消毒剂。

5. 碘伏　碘伏属于中效消毒剂,具有中效、速效、低毒,对皮肤黏膜无刺激无黄染,对铜、铝、碳钢等二价金属有腐蚀性,受有机物影响很大,稳定性好等的特点。

碘伏是碘与表面活性剂的不定型络合物。常用的碘伏是聚乙烯吡咯烷酮碘。碘伏与碘酊相比,刺激性小、稳定性强、无腐蚀性、着色轻、易清洗,它具有杀菌谱广的特点,持续消毒效果好、毒性低并有一定清洁作用。但其对细菌芽孢、真菌的作用较弱。

(1)适用范围:适用于皮肤、黏膜等的消毒。

(2)常用消毒方法:常用消毒方法有浸泡、擦拭、冲洗等方法。

1)浸泡法:将清洗、晾干的待消毒物品浸没于装有碘伏溶液的容器中,加盖。对细菌繁殖体污染物品的消毒,用 0.05% 的碘伏液浸泡 30min。

2)擦拭法:对皮肤、黏膜用擦拭法消毒。消毒时,用浸有碘伏液的无菌棉球或其他替代物品擦拭被消毒部位。①对外科洗手用 0.25%~0.5% 的碘伏液擦拭作用 3min;②对于手术部位及注射部位的皮肤消毒,用 0.25%~0.5% 的碘伏液局部擦拭 2 遍,作用共 2min;③对口腔黏膜及创口黏膜创面消毒,用 0.05%~0.1% 的碘伏液擦拭,作用 3~5min;④注射部位消毒也可用市售碘伏棉签(含有效碘 0.2%)擦拭,作用 2~3min。

3)冲洗法:对阴道黏膜及伤口黏膜创面的消毒,用 0.25% 的碘伏液冲洗 3~5min。

(3)注意事项

1)碘伏应于阴凉处避光、防潮、密封保存。

2)碘伏对二价金属制品有腐蚀性,不应做相应金属制品的消毒。

3)消毒时,若存在有机物,应提高药物浓度或延长消毒时间。

4)盛装碘伏的消毒容器应每周更换、清洗、灭菌两次。

5)避免与拮抗药物同用。

6. 碘酊　碘属于卤素,属于中效消毒剂。可杀灭细菌繁殖体、结核分枝杆菌,对细菌芽孢、病毒有一定的杀灭作用。

(1)适用范围:皮肤消毒及黏膜冲洗。

(2)常用消毒方法

1)注射部位皮肤消毒:用无菌棉签浸润 2% 碘酊,涂擦注射部位皮肤 1 遍,作用 lmin 后,再用 75% 乙醇溶液擦拭 2 遍,擦净残余碘,干燥后,即可注射。

2)黏膜冲洗:可用 0.05%~0.1% 的弱碘溶液,冲洗阴道及各种伤口。

(3)注意事项

1)沾有碘液的表面须及时将其清除,以免长期作用引起损害。

2)碘酊对伤口刺激性强,使用时应注意。

3)碘酊不宜与红汞同时涂用,以免产生碘化汞而腐蚀皮肤。

7. 季铵盐类消毒剂　本类消毒剂包括单链季铵盐和双长链季铵盐两类,前者只能杀灭某些细菌繁殖体和亲脂病毒,属于低效消毒剂,例如苯扎溴铵;后者可杀灭多种微生物,包括细菌繁殖体和某些真菌、病毒。季铵盐类可与乙醇或异丙醇配成复方制剂,其杀菌效果明显增加。季铵盐类消毒剂的特点是对皮肤黏膜无刺激,毒性小,稳定性好,对消毒物品无损害等。

(1)适用范围:皮肤黏膜消毒,环境物品消毒。

(2)常用消毒方法

1)皮肤擦拭或浸泡消毒:用 0.05%~0.1% 的苯扎溴铵溶液,作用时间 3~5min。

2)黏膜消毒:用 0.05% 苯扎溴铵溶液作用 3~5min。消毒妇产科、泌尿科、眼科的黏膜可用 0.02% 苯扎溴铵溶液浸泡或冲洗。

3）环境表面消毒：用 0.1%~0.5% 的苯扎溴铵溶液，浸泡、擦拭或喷洒消毒，作用时间 30min。

（3）注意事项

1）阴离子表面活性剂，例如肥皂、洗衣粉等对其消毒效果有影响，不宜合用。

2）有机物对其消毒效果有影响，严重污染时应加大使用剂量或延长作用时间。用时要注意浓度和及时更换。

3）近年来的研究发现，有些微生物对季铵盐类化合物有抗药性，对有抗药性微生物消毒时，应加大剂量。

（4）正确认识苯扎溴铵的消毒作用：苯扎溴铵消毒剂属于季铵盐类消毒剂之一。其对化脓性病原菌、肠道菌与部分病毒有一定的杀灭作用；对结核分枝杆菌和真菌无效；对细菌芽孢仅有抑菌作用。其对革兰氏阴性菌的杀灭能力较对革兰氏阳性菌强。其最大特点是具有较强的抑菌作用，因此，苯扎溴铵属于低效消毒剂，仅适合于皮肤黏膜和医院环境的预防性清洁消毒，苯扎溴铵不可用于外科手术器械的灭菌处理，不宜用作消毒物品浸泡液，也不宜用于消毒粪、尿、痰。

8. 酚类消毒剂　本类消毒剂大多有中水平消毒作用，可杀灭细菌繁殖体，但不能杀灭芽孢，常用于浸泡消毒和皮肤黏膜的消毒。因酚类可污染水源引起公害，因此已被其他消毒剂所取代。《消毒技术规范(2002 版)》"3.1.8　液体化学消毒剂使用规范"里就已无酚类消毒剂。

常用的酚类消毒剂有甲酚、煤酚皂溶液等。

（1）适用范围：物体表面及地面的消毒。

（2）常用消毒方法：对于物体表面及地面消毒，使用 1%~5% 浓度的煤酚皂溶液喷洒或擦拭，作用 30~60min，对结核分枝杆菌应用 5% 浓度作用 1~2h。

（3）注意事项

1）煤酚皂溶液毒性较大，气味易滞留，不可消毒食物或食具。

2）刺激性强，不可用于皮肤、黏膜消毒。

3）因煤酚皂溶液属于中、低效消毒剂，因此不能用于手术器械的浸泡消毒。

### （三）化学消毒剂的配制

医院使用化学消毒剂比较容易忽视的问题是做不到准确计算，同时也不重视计算，而凭经验配制，或根本不知道确切的浓度。另外，医院大多为非消毒专业人员使用消毒剂，对于消毒剂浓度的表示方法亦不大熟悉。

1. 消毒剂浓度常用表示方法

（1）百分浓度(%)：百分浓度是最常用的浓度表示方法，消毒剂的浓度通常是指杀菌有效成分含量，其意义表示每 100g 溶剂中所含有效成分溶质的克数，通常有体积 / 体积（V/V）、重量 / 体积（W/V）、重量 / 重量（W/W）等。在实际使用中，消毒剂使用浓度较高的情况下，常使用百分浓度，如 75% 乙醇溶液、16% 过氧乙酸溶液、2% 戊二醛溶液等。

（2）毫克每升浓度(mg/L)：这是法定的也是国际通用浓度表示方法，在消毒使用中最常用。mg/L 浓度的含义指在每升溶剂中所含的溶质数(mg)，如在 1L 溶剂中含溶质 1mg 即为 1mg/L 浓度。在实际消毒使用中，使用消毒剂浓度比较低时，使用 mg/L 浓度表示比较方便,如有效氯消毒剂浓度常用范围在500~5 000mg/L。

2. 各种常用浓度的计算方法

(1)百分浓度计算

1)以药物所含实际有效成分配制方法:此种方法多用于液体消毒剂的配制,如过氧乙酸、甲醛、戊二醛、乙醇和碘伏等,是医院中最常用的一种配制方法。

计算公式:

$$\frac{欲配制药液浓度 \times 欲配制药液数量}{原药液浓度} = 所需原药数量$$

$$欲配制药液数量 - 所需原药数量 = 加水量$$

举例:用5%的含氯消毒剂配制成0.1%的水溶液1 000ml,则

$$所需原药数量 = \frac{0.1\% \times 1\,000ml}{5\%} = 20ml$$

$$加水量 = 1\,000ml - 20ml = 980ml$$

所以,用5%含氯消毒剂20ml加入980ml水中,即配得所需0.1%的药液1 000ml。

2)以原药为百分之百基数的配制方法:此种方法多用于粉剂类消毒剂。

计算公式:

$$欲配制药液浓度 \times 欲配制药液数量 = 所需原药量$$

$$欲配制药液数量 - 所需原药量 = 加水量$$

举例:欲配制0.1%二氯异氰尿酸钠水溶液1 000ml,则

$$所需原药量 = 0.1\% \times 1\,000ml = 1(g)$$

加水量 =1 000g−1g=999g。因为水的比重是1,所以999g即为999ml。

所以,用1g二氯异氰尿酸钠原粉加水999ml混匀,即达到所要求消毒剂0.1%的浓度1 000ml的二氯异氰尿酸钠消毒液。

(2)毫克/升浓度计算

1)直接计算配制消毒液:如须配制5 000mg/L浓度的氯己定水溶液,直接称取纯氯己定5 000mg,溶解于1 000ml水中即可。

2)由百分浓度换算出mg/L浓度:用百分浓度×10 000倍即可,如有0.05%过氧乙酸水溶液,欲求出其mg/L浓度,即

$$0.05 \times 10\,000 = 500(mg/L)$$

## 二、常用物理消毒方法

### (一)紫外线消毒法

1. 紫外线消毒的适用范围　用于室内空气、物体表面的消毒。

2. 紫外线消毒灯的使用寿命　即由新灯的强度降低到$70\mu W/cm^2$的时间(功率 $\geqslant 30W$),应不低于1 000h。紫外线灯生产单位应提供实际使用寿命。一旦降到要求的强度以下时,应及时更换。

3. 紫外线对物品表面的消毒　最好使用便携式紫外线消毒器近距离移动照射,也可采取紫外线灯悬吊式照射,但距离不能超过 1m。对小件物品可放紫外线消毒箱内照射。

4. 紫外线对室内空气的消毒方法

(1)间接照射法:首选高强度循环风紫外线空气消毒器,不仅消毒效果可靠,而且可在室内有人活动时使用,一般开机消毒 30min 即可达到消毒合格。

(2)直接照射法:在室内无人条件下,可采取悬吊式或移动式紫外线灯直接照射。采用室内悬吊式紫外线消毒时,室内安装紫外线消毒灯(30W 紫外线灯,在 1m 处的强度>70μW/cm$^2$ 的数量为平均每立方米不少于 1.5W),照射时间不少于 30min。

5. 注意事项

(1)紫外线灯的杀伤力在以下情况时快速下降。

1)温度低于 20℃或高于 40℃,相对湿度超过 60%~70% 时。因此,房间内应保持清洁干燥,减少尘埃和水雾。

2)有灰尘时(空气里、表面上或在灯泡里)。所以,在使用过程中,应保持紫外线灯表面的清洁,一般每两周用酒精棉球擦拭一次,发现灯管表面有灰尘、油污时,应随时擦拭。

3)距离灯太远时。用紫外线消毒物品表面时,应使照射表面受到紫外线的直接照射,且应达到足够的照射剂量。

(2)不得使紫外线光源照射到人,以免引起损伤。因为能有效杀灭微生物的紫外线的强度对人也有损伤。过长时间的暴露会引起眼睛或皮肤的损伤。

(3)紫外线辐照能量低,穿透力弱,不能穿透大部分物质(包括液体和有机物),只能杀灭表面暴露于灯光的微生物。因此用紫外线消毒纸张、织物等粗糙表面时,要适当延长照射时间,且两面均应受到照射。

鉴于以上用紫外线消毒的种种不利因素,在医疗机构里使用消毒液擦洗清洁消毒是最为有效的物体表面清洁消毒方法。

### (二) 烧灼

烧灼主要用于金属类反复使用物品的灭菌。

### (三) 煮沸

1. 适用范围　餐具、服装、被单等耐湿、耐热物品的消毒。
2. 操作方法　煮锅内的水应将物品全部淹没,水沸腾后开始计时,持续时间 15~30min。
3. 注意事项　计时后不得再新加入物品,否则持续加热时间应从重新加入物品再次煮沸时算起。

## 三、消毒灭菌效果的监测

### (一) 常用化学消毒剂、灭菌剂浓度监测

浓度监测应根据消毒剂、灭菌剂的稳定性定期进行,如对含氯消毒剂、过氧乙酸等不稳定的消毒剂每日监测,对戊二醛等较稳定的灭菌剂应每周监测一次。浓度监测使用化学指

示试纸。

## （二）紫外线消毒效果监测

1. 监测项目

（1）日常监测：包括灯管应用时间、累计照射时间和使用人签名。在没有强度监测的情况下超过 1 000h 必须更换灯管。

（2）强度监测：每半年一次。可用紫外线强度照射指示卡监测。指示卡上应注明时间、强度、操作人签名。一根灯管用一张指示卡，辐照强度低于 70μW/cm² 时必须更换灯管。

2. 紫外线灯管辐照强度的标准　普通 30W 直管型紫外线灯，新灯辐照强度应 $\geqslant 90μW/cm^2$；使用中的紫外线辐照强度应 $\geqslant 70μW/cm^2$。

3. 紫外线强度照射指示卡的使用方法　开启紫外线灯 5min 后，将指示卡置紫外线灯下垂直距离 1m 处，有图案一面朝上，照射 1min（紫外线照射后，图案正中光敏色块由乳白色变成不同程度的淡紫色），观察指示卡色块的颜色，将其与标准色块比较，读出照射强度。

## （三）使用监测用品的注意事项

监测化学消毒剂的试纸、压力蒸汽灭菌器的化学指示卡和化学指示胶带、紫外线强度指示卡等监测用品按消毒产品管理，有相关证件，并在有效期内按照说明书使用。

（索　瑶）

# 第三节　重点环节的防控措施

## 一、安全注射

安全注射是指对接受注射者无危害、对实施注射者尽可能减少危害、注射产生的废物对社会不造成危害。减少非安全注射最直接的方法就是在医疗过程中减少不必要的注射，调整处方和给药途径。例如，鼓励采用口服、吸入、纳肛（药物塞入肛门）、透皮贴剂等给药方式。

### （一）目前基层不安全注射行为的主要表现

只换针头，不换针管；一次性注射器重复使用；一次性注射器不按规定毁形或焚烧处理，导致过去曾发生过不法商贩回收一次性注射器重新包装后再次售卖给个体诊所或者将一次性输液器卖到塑料厂制成餐饮具的事件。上述问题都可能会使残留于针头或针管中的微量血液接种给他人造成交叉感染，是血源性疾病如丙型肝炎、艾滋病的主要危险因素。

### （二）注射准备工作的措施要点

1. 进行注射操作前半小时应停止清扫地面、床面等易扬尘的工作，避免不必要的人员活动。

2. 严格遵循无菌操作原则。

3. 配药等注射准备工作严禁在非清洁区域进行。使用过的注射器具应丢弃在污染区。

4. 配药、皮试、胰岛素注射、免疫接种等操作时,严格执行注射器"一人一针一管一用一弃",禁止只换针头不换注射器。

5. 尽可能使用单剂量注射用药。严禁将一瓶药液分多次或多人使用或将剩下的药品收集起来再用。

6. 多剂量用药无法避免时,应保证"一人一针一管一用",严禁使用用过的针头及注射器再次抽取药液,应保证每次抽取药品的注射器和针头或套管必须无菌。

7. 抽出的药液、开启的静脉输入用无菌液体须注明开启日期和时间,放置时间超过 2h 后不得使用。启封抽吸的各种溶剂超过 24h 不得使用。灭菌物品(棉球、纱布等)一经打开,使用时间不得超过 24h,提倡使用小包装。

8. 盛放用于皮肤消毒的非一次性使用的碘伏、乙醇的容器等应密闭保存,每周更换 2 次。更换碘伏、乙醇时应将旧容器中的剩余消毒液倒掉,同时更换容器,重新倒入新的碘伏、乙醇至新容器里,并将换下来的容器送去清洗、灭菌。严禁在旧容器里添加新的消毒剂继续使用。一次性小包装的瓶装碘伏、乙醇,启封后使用时间不超过 7d。

9. 药品保存应遵循厂家的建议,不得保存在与患者密切接触的区域,疑有污染时应立即停止使用并按要求处置。

10. 避免滥用注射。

### (三) 注射操作时的措施要点

造成医务人员锐器伤的利器:针头、刀片、缝合针、安瓿等,最常见的为针头刺伤。因此,进行注射操作时应做到以下几点。

1. 锐器及用后针头直接放入耐刺、防渗漏的利器盒中。不能弯曲、折断或手工拔除针头,可使用持针钳或固定装置去除针头。

2. 禁止手持锐器随意走动。

3. 禁止将使用后的一次性针头用双手重新套上针头套;如果必须要套回一定要单手操作。

4. 禁止用手直接接触使用后的针头、刀片等锐器。

5. 禁止将针等锐器徒手传递。

6. 不徒手卸刀片等利器。手术刀必须使用工具移除。

7. 进行侵袭性诊疗、护理操作中,要保证充足的光线,防止被针头、缝合针、刀片等锐器刺伤或者划伤。

8. 须重复使用的锐器,应放在耐刺的容器里,以便运输、处理,防止刺伤。

### (四) 锐器伤的预防与处置

1. 规范使用锐器盒。

(1)每个产生锐器的房间或每辆治疗车均应配备大小合适的锐器盒。

(2)正确组装锐器盒,使盖子不能够打开。

（3）锐器盒放置在触手可及的位置，高度以能舒适地看到锐器盒开口为宜。

（4）锐器使用后立即放入锐器盒内。

（5）锐器不能伸出锐器盒外。锐器盒盛放 3/4 满时，立即密闭并更换，不能打开、清空和重复使用。

（6）锐器盒在移动、转运过程中避免内容物外露、溢出，如可能发生上述情况时，将锐器盒放入第二层耐刺容器中。

（7）禁止用于其他目的，如放笔、盛水等。

2. 锐器伤发生后，须启动职业暴露处理程序。

（1）现场处置。遵循"一挤二洗三消毒"的原则：在伤口处由近心端向远心端挤压，尽可能挤出损伤处的血液，禁止进行伤口的局部挤压和吮吸；用皂液和流动水彻底冲洗，如现场无流动水可用生理盐水冲洗，被暴露的黏膜应当反复用生理盐水冲洗干净；冲洗后再用 75% 乙醇溶液或者 0.5% 碘伏液消毒伤口并包扎。

（2）及时上报。报告医院感染管理部门或其他主管部门，以便日后随访和完善职业暴露的报销流程。

（3）风险评估和确定暴露后预防方案的选择。主管部门对暴露程度、暴露源和暴露者进行评估，确定感染的危险性、暴露级别和是否须实施暴露后预防给药。

1）如被 HBV 阳性患者血液、体液污染的锐器刺伤，暴露者明确为乙型肝炎病毒感染者或已有保护性抗体产生就无须进行特殊处理；若无乙型肝炎保护性抗体产生或感染情况不详者应在 24h 内注射高效价乙型肝炎免疫球蛋白一支（200IU），同时进行血液乙型肝炎标志物检查，抽血化验无乙型肝炎保护性抗体者皮下注射乙型肝炎疫苗 10μg、5μg、5μg（按 0 个月、1 个月、6 个月间隔），受伤 1 个月时再次加强注射高效价乙型肝炎免疫球蛋白；暴露 6 个月后复查乙型肝炎标志物，确定有无感染及保护性抗体产生。

2）如被 HCV 阳性患者血液、体液污染的锐器刺伤，因无特异性治疗，可在 24h 内开始注射 α 干扰素 300 万 IU/ 支，肌内注射，1 次 /d，疗程最少两周以上；暴露 6 个月后复查确定有无感染。

3）HIV 暴露可根据《医务人员艾滋病病毒职业暴露防护工作指导原则》处理。暴露后立即前往 CDC 确定暴露级别及病毒载量水平，决定是否采取预防用药。进行 HIV 抗体本底监测并在暴露后的 4 周、8 周、12 周、6 个月进行 HIV 抗体检测，确定有无感染。

（4）随访和咨询。后续进行实验室检测和临床症状评估，并提供暴露者心理咨询。

## 二、超声检查

### （一）基层医疗机构现状

基层医疗机构的门诊量不高，使用大瓶装医用超声耦合剂细菌含量超标严重。有文献报道，对某妇女儿童专科医院使用的大瓶装医用超声耦合剂微生物污染情况进行调查与分析，结果显示，共抽取样本 170 份，合格 25 份，合格率仅为 14.71%。因此，医疗机构在进行超声检查过程中应采取有效的清洁消毒措施。

### (二)对超声探头和耦合剂的要求

1. 超声探头(经皮肤、黏膜或经食管、阴道、直肠等体腔进行超声检查)须做到一人一用一消毒。可使用紫外线超声探头消毒器消毒,也可使用薄膜隔离保护探头,薄膜应一人一用一换。有报道提示使用含消毒剂的湿巾对超声探头具有一定的消毒效果。

2. 使用频次不高的科室推荐使用一人份小包装的消毒耦合剂。

3. 每班次检查结束后,须对超声探头等进行彻底清洁和消毒处理,干燥保存。

## 三、手术操作

### (一)术前准备

1. 择期手术患者术前推荐用氯己定溶液清洁手术部位皮肤,毛发不多或不影响手术视野可不备皮,一定要备皮应当在手术当日采用剃毛或剪毛的方式进行,不能采用刮毛的方式。

2. 根据《抗菌药物临床应用指导原则》做好围手术期抗菌药物的预防性应用。给药途径大部分为静脉输液,应在皮肤、黏膜切开前 0.5~1h 内或麻醉开始时给药,在输注完毕后开始手术,保证手术部位暴露时局部组织中抗菌药物已达到足以杀灭手术过程中沾染细菌的药物浓度。手术时间较短(<2h)的清洁手术术前给药一次即可。

3. 手术医务人员应当按照 WS/T 313—2019《医务人员手卫生规范》的要求做好洗手和外科手消毒。

4. 手术切口皮肤消毒范围应当符合手术要求。

### (二)术中注意事项

1. 手术过程中可使用保温毯,保持患者体温正常,防止低体温。

2. 抗菌药物的有效覆盖时间应包括整个手术过程。如手术时间超过 3h 或超过所用药物半衰期的 2 倍以上,或成人出血量超过 1 500ml,术中应追加一次。

3. 对于须引流的手术切口,应当首选密闭负压引流,尽量选择远离手术切口、位置合适的部位进行置管引流,确保引流充分。

### (三)术后要求

1. 术后保持引流通畅,根据病情尽早为患者拔除引流管。

2. 清洁手术的预防用药时间不超过 24h,心脏手术可视情况延长至 48h。清洁-污染手术和污染手术的预防用药时间亦为 24h,污染手术必要时延长至 48h。过度延长预防用药时间如超过 48h,并不能提高预防效果,反而会增加耐药菌感染的机会。

## 四、各种插管后的感染预防措施

基层医疗机构侵入性操作不多,但会遇到各种插管的后期维护。常见的有以下两种。

### （一）导尿管置管后的感染预防措施

1. 妥善固定尿管，避免打折、弯曲，保证集尿袋悬垂高度低于膀胱水平，避免接触地面，防止逆行感染。

2. 保持尿液引流装置密闭、通畅和完整，活动时夹闭引流管，防止尿液逆流。

3. 使用个人专用的收集容器及时清空集尿袋中尿液。清空集尿袋中尿液时，要遵循无菌操作原则，避免集尿袋的出口触碰到收集容器。

4. 不应常规使用含消毒剂或抗菌药物的溶液冲洗膀胱以预防尿路感染。

5. 保持会阴部清洁干燥。大便失禁的患者清洁后应当进行消毒。留置导尿管期间，应每日用清水清洁或冲洗尿道口。

6. 告知患者沐浴或擦身时应当注意保护导管，勿使导管浸入水中。

7. 长期留置导尿管患者，不宜频繁更换导尿管。若导尿管阻塞或不慎脱出时，以及留置导尿装置的无菌性和密闭性被破坏时，应立即更换导尿管。

8. 患者出现尿路感染时，应当及时更换导尿管。

9. 医护人员在维护导尿管时，要严格执行手卫生。

### （二）血管内置管后的感染预防措施

1. 应当尽量使用无菌透明、透气性好的敷料覆盖穿刺点，对于高热、出汗、穿刺点出血、渗出的患者应当使用无菌纱布覆盖。

2. 保持插管部位清洁，有污染时及时更换敷贴；更换间隔时间：无菌纱布为 1 次 /2d，无菌透明敷料为 1~2 次 / 周，如果纱布或敷料出现潮湿、松动、可见污染时应当立即更换。

3. 医务人员接触置管穿刺点或更换敷料时，应当严格执行手卫生规范。

4. 保持导管连接端口的清洁，发现污垢或残留血迹时及时更换。注射药物前，应当用 75% 乙醇溶液或含碘消毒剂进行消毒，待干后方可注射药物。

5. 告知置管患者在沐浴或擦身时，应当注意保护导管，不要把导管淋湿或浸入水中。

6. 在输血、输入血制品、脂肪乳剂后的 24h 内或者停止输液后，应当及时更换输液管路。外周静脉及中心静脉置管后，应当用生理盐水或肝素盐水进行常规冲管，预防导管内血栓形成。

7. 严格保证输注液体的无菌。

8. 导管不宜常规更换，特别是不应当为预防感染而定期更换中心静脉导管和动脉导管。

## 五、个人防护

防护用品包括手套、口罩、面罩或护目镜、隔离服、防渗围裙、胶鞋。在日常诊疗活动中，最常用的是手套和口罩。

### （一）手套

手套是阻断接触传播的重要防护用品，也是降低医务人员血源性病原体感染风险的防护用品,一旦发生针刺伤,戴手套可以明显减少血液进入人体的量。使用双层手套可以降低内层手套被刺破的机会。乳胶和丁腈手套是首选,因其可提供更好的防护。

1. 手套的作用

(1)预防患者身上的微生物传给医务人员,如在处理口腔单纯疱疹病毒时,戴手套可防止医务人员感染疱疹病毒。

(2)预防医务人员手上的菌群传给患者,如在做手术或接触开放的伤口时必须戴无菌手套。

(3)预防医务人员变成传染微生物的媒介,即防止医务人员从患者或环境中沾染了病原体再随着医疗活动在人群中或环境中传播。

2. 手套的分类

(1)按照操作目的不同将手套分为清洁的检查手套和无菌的外科手套。

(2)按照材质可分为橡胶手套、聚氯乙烯手套、丁腈手套等。

3. 手套的应用

(1)诊疗过程须接触患者破损皮肤、黏膜(如湿疹、烧伤或感染皮肤)时或进行手术时应戴无菌手套。

(2)进行静脉穿刺或通过静脉注射时,因为在穿刺部位有潜在的血液暴露风险应戴无菌手套。

(3)有可能直接接触患者的血液或其他潜在感染源(如体液、湿润的体表、唾液等)或接触污染物品时应戴清洁手套。

(4)医务人员皮肤不完整,如湿疹、有裂隙或干裂皮肤应戴手套。患有手湿疹的人应优先使用丁腈手套而不是乳胶手套。

4. 注意事项

(1)诊疗护理不同的患者之间必须更换手套。

(2)脱手套后必须洗手,戴手套绝不能替代手卫生。

(3)操作中如发生手套破损时必须立即更换。

**(二)口罩**

1. 口罩的作用 可预防经空气、飞沫传播的疾病,减少患者的血液、体液溅到医护人员面部,也可防止医务人员将病原体传染给患者。

2. 口罩的正确戴法

(1)必须将口、鼻遮住,调整系带到最舒适的位置。

(2)塑型:戴上医用外科口罩或医用防护口罩后,应用双手示指和中指将鼻夹顺着鼻梁向两边按压使其顺贴在鼻翼两侧的面颊上。

(3)气密性检查:在每次使用医用防护口罩进入污染区之前必须做气密性检查。分正压气密性检查和负压气密性检查两种方法。

1)负压气密性检查:使用者用双手盖住口罩,然后使劲吸气,如果口罩密合良好,口罩将会向内略微塌陷。若感觉有气体从密封垫或鼻夹处漏入,须重新调整口罩位置、头带松紧和鼻夹形状等,直至没有泄漏为止。

2)正压气密性检查:使用者用双手盖住口罩,然后使劲吹气,如果口罩密合不好,使用者会感觉有气流从泄漏处吹出,须重新调整口罩位置、头带松紧和鼻夹形状等,直到没有泄漏。

### (三) 面屏或护目镜

1. 面屏的作用　佩戴面屏或护目镜可有效防止患者的血液、体液等物质溅入医务人员眼睛、面部皮肤及黏膜。面屏或护目镜不同时佩戴,二选一即可。

2. 面屏的应用适应证　在进行诊疗、护理操作可能发生患者血液、体液、分泌物喷溅时一定要佩戴面屏。

3. 用后处理　只要是重复使用的面罩或护目镜,使用后应立即清洁与消毒。

### (四) 防护服或隔离衣

1. 防护服或隔离衣的作用　是预防医务人员受到患者血液、体液和分泌物的污染,同时预防特殊易感患者受到感染。

2. 防护服和隔离衣不可同时穿,二选一即可。

3. 一次性的防护服或隔离衣不得重复使用。

4. 隔离衣开口应在后方,领口、袖口应为紧口,身长能超过工作服或及膝。

5. 穿好隔离衣后,净手不能触及隔离衣的污染面,脏手不能触及隔离衣的清洁面。

6. 防护服或隔离衣一旦进入污染区后就不得再进入清洁区,避免接触清洁物品。

7. 使用后按医疗废物处置。

(索　瑶)

# 第四节　重点部门的防控措施

## 一、消毒供应室

没有设置消毒供应室的基层医疗机构,可以委托经地级市以上卫生行政部门认定的医院消毒供应中心对可重复使用的医疗器械进行清洗、消毒和灭菌。有消毒供应室的基层医疗机构,应当严格按照 WS 310.2《医院消毒供应中心　第 2 部分:清洗消毒及灭菌技术操作规范》规定对可重复使用的医疗器械进行清洗、灭菌。

1. 压力蒸汽灭菌的使用要求　压力蒸汽灭菌器是医疗器械灭菌首选设备。其适用于所有耐高温、耐高湿的医疗器械和物品的灭菌。压力蒸汽灭菌器分为下排气式压力蒸汽灭菌器和预真空或脉动真空压力蒸汽灭菌器二大类。目前仍有较多基层医院用的还是手提式压力蒸汽灭菌器。

(1)压力蒸汽灭菌

1)使用灭菌设备应每日检查一次,检查内容包括:①检查橡胶垫圈有无损坏、是否平整,锁扣是否灵活、有效;②检查压力表在蒸汽排尽时是否到达零位;③由排气口倒入 500ml 水,检查有无阻塞;④盖好盖子,通蒸汽,检查是否存在泄漏;⑤检查蒸汽调节阀是否灵活、准确、压力表与温度计所标示的状况是否吻合,排气口温度计是否完好;⑥检查安全阀是否在蒸汽压力达到规定的安全限度时被冲开;⑦手提式压力蒸汽灭菌器主体与顶盖必须无裂缝和变形;⑧无排气软管或软管锈蚀的手提式压力蒸汽灭菌器不得使用;⑨压力蒸汽灭菌器的具体操作步骤、常规保养和检查措施,应按照厂方说明书的要求严格执行。

2) 灭菌前应将物品彻底清洗干净,物品洗涤后应干燥并及时包装。

3) 灭菌前物品包装:①包装材料应允许物品内部空气的排出和蒸汽的透入。市售普通铝饭盒与搪瓷盒,不能用于装放待灭菌的物品,应用自动启闭式或带通气孔的器具装放。②布包装层数不少于两层。用下排气式压力蒸汽灭菌器的物品包,体积不得超过30cm×30cm×25cm。金属包的重量不超过7kg,敷料包不超过5kg。③新棉布应洗涤去浆后再使用;反复使用的包装材料和容器,应经清洗才可再次使用;使用前仔细检查有无残缺破损。④盘、盆、碗等器皿类物品,尽量单个包装;包装时应将盖打开;若必须多个包装在一起时,所用器皿的开口应朝向一个方向;摆放时,器皿间用吸湿毛巾或纱布隔开,以利于蒸汽渗入。⑤灭菌物品能拆卸的必须拆卸,如对注射器进行包装时,管芯应抽出。必须暴露物品的各个表面(如剪刀和血管钳必须充分撑开)以利于灭菌因子接触所有物体表面。有筛孔的容器,应将盖打开,开口向下或侧放。管腔类物品如导管、针和管腔内部先用蒸馏水润湿,然后立即灭菌。⑥物品捆扎不宜过紧,外用化学指示胶带贴封,大包内放置化学指示卡。

4) 灭菌前物品的装载:①下排气灭菌器的装载量不得超过柜室内容量的80%。②应尽量将同类物品放在一起灭菌,若为不同类物品一起灭菌,则以最难灭菌物品所需要的温度和时间为准。③物品摆放应相互间隔,间隔一定距离以利于蒸汽置换空气。④纺织类物品应放置于上层、竖放,金属器械类放置于下层。物品装放不能贴靠四壁,以防吸入较多的冷凝水。⑤金属包应平放,盘、碟、碗等应处于竖立的位置;玻璃瓶等应开口向下或侧放以利于蒸汽进入和空气排出。⑥启闭式筛孔容器,应将筛孔的盖打开。

5) 灭菌后的要求:①检查包装的完整性,若有破损不可作为无菌包使用。②湿包和有明显水渍的包不作为无菌包使用;启闭式容器,检查筛孔是否已关闭。③检查化学指示胶带变色情况,未达到或有可疑点者,不可作为无菌包发放至科室使用;开包使用前应检查包内指示卡是否达到已灭菌的色泽或状态,未达到或有疑点者,不可作为无菌包使用。④灭菌包掉落在地,或误放不洁之处以及沾有水液,均应视为受到污染,不可作为无菌包使用。⑤已灭菌的物品,不得与未灭菌物品混放。⑥合格的灭菌物品,应标明灭菌日期,合格标志。⑦每批灭菌处理完成后,应按流水号登册,记录灭菌物品包的种类、数量、灭菌温度、作用时间和灭菌日期与操作者等。有温度、时间记录装置的,应将记录纸归档备查。⑧运送无菌物品的工具应每日清洗并保持清洁干燥;当怀疑或发现有污染可能时,应立即进行清洗消毒;物品按顺序摆放,并加防尘罩,以防再污染。⑨灭菌后的物品,应放入洁净区的柜橱(或推车内);柜橱应由不易吸潮、表面光洁的材料制成,表面再涂以不易剥蚀脱落的涂料,使之易于清洁和消毒;灭菌物品应放于离地高20~25cm,离天花板50cm,离墙远于5cm处的载物架上,按顺序排放,分类放置,并加盖防尘罩;无菌物品储存在密闭柜橱并有清洁与消毒措施,专室专用,专人负责,限制无关人员出入。⑩储存的有效期受包装材料、封口的严密性、灭菌条件、储存环境等诸多因素影响。使用棉布类包装的灭菌包,有效期为14d;未达到《医院消毒供应中心管理规范》规定的无菌物品储存环境温、湿度标准,其有效期为7d;使用纸包装袋的灭菌包,有效期为1个月;使用一次性皱纹包装纸、医用无纺布包装的灭菌包,有效期为6个月;使用一次性纸塑袋包装的灭菌包,有效期为 1 年;具有密封性能的灭菌容器,有效期为 6 个月。

6)对液体类物品灭菌注意事项:对液体类物品,应待自然冷却到 60℃以下,再开门取物,不得使用快速排出蒸汽法,以防突然减压,液体剧烈沸腾或容器爆炸。

(2)家用压力蒸汽灭菌器:在农村地区很普遍,而且通常无说明书。可遵照以下说明。

1)放水在压力蒸汽灭菌器底部。

2)松散放置物品在压力蒸汽灭菌器里,以便蒸汽能充分到达。

3)放置压力蒸汽灭菌器在火源上,打开开关。蒸汽从阀门散发时开始计时。(建议对打包或未打包物品都使用 20min)

4)关闭热源,但仍要确信还有蒸汽扩散,这样可节约能源。

5)20min 后挪走压力蒸汽灭菌器,打开阀门释放蒸汽,且冷却 15~30min 后打开压力蒸汽灭菌器。

6)每次使用压力蒸汽灭菌器前要检查垫圈、计量表、压力表及安全阀门。

7)定时清洁锅内及盖子。

2. 压力蒸汽灭菌效果监测

(1)监测项目

1)工艺监测:每锅进行,并详细记录压力、温度、时间、操作人。

2)化学监测:每包进行,用包内放化学指示卡和包外贴化学指示胶带的方法同时进行监测。经过一个灭菌周期,所放置的化学指示卡、指示胶带的颜色均变至规定的颜色,判为灭菌合格;若其中任意一个未达到规定的颜色,则灭菌过程不合格,此锅物品必须全部重新灭菌。

(2)化学指示卡与化学指示胶带的区别

1)化学指示卡能反映灭菌温度、温度持续时间和蒸汽情况,是多参数化学指示剂。作为灭菌效果的参考,用以判断灭菌是否合格。

化学指示卡分为 132℃和 121℃两种,下排气式压力蒸汽灭菌器应选择 121℃的化学指示卡。预真空压力蒸汽灭菌器选择 132℃的化学指示卡。

化学指示卡不可和金属物品或玻璃直接接触,以免灭菌过程中被冷水浸湿,影响变色。

2)化学指示胶带只是作为灭菌过程的标志,因此又称为过程指示胶带。化学指示胶带颜色的变化表示此包已经过灭菌处理,不能表示灭菌是否合格。因为化学指示胶带在温度达到 115℃时,条纹状油墨发生化学变化并伴随颜色变化。它只是指示达到的温度,不能指示达到温度的持续时间,也不能反映物品包内的温度,所以不能用于灭菌效果的监测。化学指示胶带粘贴在拟灭菌的物品包(或容器)外,用于固定物品包和标示该物品包是否已经过灭菌处理。

所以,化学指示胶带不能代替化学指示卡使用。另外,化学指示胶带应在有效期内使用。

3. 不耐热器械的灭菌 　大量高分子材料被广泛应用于医疗用品,包括各种导管、节育器材等。这类用品,不能采用热力灭菌,只能用化学灭菌处理。目前市场上应用比较普遍的化学灭菌剂是戊二醛溶液。

戊二醛溶液可用于不耐热手术器械的灭菌,器械浸泡 10h 可达到灭菌。2% 碱性、中性、强化酸性戊二醛溶液均可应用。浸泡灭菌时须注意：

1）器械应完全浸没在消毒液面下,容器加盖浸泡 10h 灭菌。

2）灭菌后用无菌持物钳夹出。

3）用无菌水将戊二醛冲净。

4）放在无菌盘中备用。

4. 器械类灭菌前必须有效消除污染。

(1)非感染患者使用后的器械应选用加酶洗涤剂浸泡擦洗去污。

(2)感染患者使用过的器械应分别采用物理消毒或化学消毒方法处理,消毒选用煮沸 80~93℃ 40min 或选用含有效氯 500~1 000mg/L 的含氯消毒剂泡 30min(金属器械须加防锈剂)。

(3)清洗时,先用洗涤剂溶液浸泡擦洗,去除器械上的血垢等污染,有关节、缝隙、齿槽的器械,应尽量张开或拆卸,进行彻底刷洗,然后用流水冲净,擦干或晾干,并尽快打包,以免再污染。

(4)清除污染前后的器械盛器和运送工具,必须严格区分,并有明显"洁""污"标识,不得混用。盛器和运送工具应每日清洗消毒,遇污染应立即清洗消毒。

## 二、手术室

### (一) 布局流程

1. 独立设置。

2. 非限制区、半限制区、限制区三区分区明确,标识清楚。

3. 人流、物流、空气流,流程规范,洁污无交叉,无逆流。

4. 非感染手术和感染手术应分室进行,如只有一间手术间,应将感染手术排在最后做。

5. 清洁卫生。连台手术之间、当天手术全部完毕后,应及时进行清洁消毒处理。

6. 如无医疗废物通道,必须做到医疗废物正确封口密闭运送。

### (二) 人员管理

1. 凡进入手术室的人员应更换手术室专用的衣、帽、一次性外科口罩、鞋。

2. 严格按照 WS/T 313—2019《医务人员手卫生规范》的要求做好外科手消毒。

3. 严格执行无菌技术操作。

### (三) 物品管理

1. 手术器械与物品使用后尽快送消毒供应室,器械必须一用一清洗一消毒灭菌。

2. 耐湿耐高温器械与物品应使用压力蒸汽灭菌。清洗、包装、灭菌应符合 WS 310.2—2016《医院消毒供应中心　第 2 部分:清洗消毒及灭菌技术操作规范》规定。

3. 灭菌后的手术器械包应存放在清洁干燥的存放柜内。存放柜应每周清洁。

4. 麻醉用具定期清洁、消毒。可复用喉镜、螺纹管、面罩、口咽通道、简易呼吸器等必须"一人一用一消毒",并且清洁、干燥、密闭保存。

## 三、产房、人流室

### （一）布局流程

1. 区域相对独立、分区明确、标识清楚，邻近母婴室和新生儿室。
2. 建议产房（人流室）使用面积不少于 $20m^2$。

### （二）人员管理

1. 凡进入产房（人流室）人员应更换产房专用衣、帽、一次性医用外科口罩、鞋。
2. 严格按照 WS/T 313—2019《医务人员手卫生规范》的要求做好外科手消毒。
3. 严格执行无菌技术操作。

### （三）物品管理

1. 接触产妇的所有诊疗物品应"一人一用一消毒或灭菌"。
2. 产床上的所有织物均应"一人一换一消毒"。
3. 对传染病或疑似传染病的产妇及未进行经血传播疾病筛查的产妇，应采取隔离待产、隔离分娩，按消毒隔离制度及规程进行助产，所用物品做好标识单独处理。分娩结束后，分娩室应严格进行终末消毒。

### （四）注意事项

1. 传染病或疑似传染病的产妇胎盘，经医疗机构征得产妇或其他监护人等同意并签字放弃后，按病理性废物处理。
2. 对死胎和死婴，医疗机构应当与产妇或其他监护人沟通确认，并加强管理。
3. 对有传染性疾病的死胎、死婴，经医疗机构征得产妇或其他监护人等同意后，产妇或其他监护人等应当在医疗文书上签字并配合办理相关手续。医疗机构应当按照《传染病防治法》《殡葬管理条例》等妥善处理，不得交由产妇或其他监护人等自行处理。

人流室参照产房执行。

## 四、口腔科

### （一）布局流程

1. 布局合理，诊疗室和器械清洗消毒室应分开设置。
2. 如开展拔牙、口腔外伤缝合等项目的应设置口腔外科诊室。
3. 器械清洗消毒室的清洗、包装、灭菌、储存应分区明确，标识清楚。

### （二）人员管理

1. 口腔医生应做好个人防护，戴手套、护目镜或面屏，防止气溶胶污染。

2. 严格按照《医务人员手卫生规范》,做好手卫生。

3. 严格执行无菌技术操作。

### (三) 物品管理

1. 器械、器具等诊疗用品配置数量应与诊疗工作量相符合,使用防虹吸手机。

2. 进入患者口腔内的所有诊疗器械,根据诊疗需要和消毒灭菌原则,必须达到"一人一用一消毒或灭菌"的要求。

3. 在进行可能造成黏膜破损的操作时,所用的器械必须灭菌。

4. 口腔综合治疗椅、操作台面及所使用仪器、物体表面至少每天清洁和消毒,有血液、体液污染应立即清洁消毒。应特别加强水路的消毒。

## 五、中医临床科室

### (一) 手卫生设施齐全

各诊室配有洗手设施和干手用品。

### (二) 物品管理

1. 保持物体表面及诊疗床清洁,定期更换床单、枕套等,如被污染应及时更换。

2. 进行针灸穿刺操作时严格执行无菌技术操作规程,正确进行穿刺部位的皮肤消毒;针灸针具(毫针、耳针、头针、长圆针、梅花针、三棱针、小针刀等)做到"一人一针一用一灭菌",火罐"一人一用一消毒"。

3. 进行拔罐、刮痧、中药足浴等操作时严格执行无菌技术操作规程,必要时进行操作部位的皮肤消毒;相关器具和物品做到"一人一用一消毒"或"一人一用一灭菌"。

4. 可重复使用的针灸针具及拔罐、刮痧、中药足浴器具等物品使用后按规定进行清洗与消毒、灭菌。

5. 禁止在洗手池内清洗针灸针具、火罐等被血液污染的物品。

6. 一次性针灸针具、中药足浴一次性塑料袋连同足浴液严禁重复使用,用后按损伤性医疗废物处理。

## 六、治疗室、换药室、注射室

1. 保持室内物体表面、地面清洁。室内应设流动水洗手池,洗手液、干手设施(用品)、速干手消毒剂等;手消毒剂应标明启用时间,并在有效期内使用。

2. 治疗车、换药车上物品应摆放有序,上层为清洁区、下层为污染区;利器盒放置于治疗车的侧面;进入病室的治疗车、换药车应配有速干手消毒剂。

3. 各种治疗、护理及换药操作应按照先清洁伤口、后感染伤口依次进行。特殊感染伤口,如炭疽、气性坏疽等应就地(诊室或病室)严格隔离,处置后进行严格终末消毒,不得进入换药室。感染性敷料应弃置于双层黄色防渗漏的医疗废物袋内并及时密封。

4. 一般诊疗用品的消毒灭菌　一般常规使用的诊疗用品,包括如体温计、听诊器、血压计袖带、压舌板、开口器、舌钳、吸引器、引流瓶、胃肠减压器、氧气湿化瓶、氧气面罩、扩阴器等,也包括接触皮肤及浅表体腔、黏膜的器材。

(1)接触未破损皮肤的用品

1)接触皮肤的一般诊疗用品如血压计袖带、听诊器、保持清洁,若有污染应随时以清洁剂与水清洁。

2)血压计袖带若被血液、体液污染应在清洁的基础上使用含有效氯250~500mg/L的消毒剂浸泡30min后再清洗干净,晾干备用。

3)听诊器可在清洁的基础上用乙醇溶液擦拭消毒。

4)腋下体温计每次用后应在清洁的基础上选用75%乙醇溶液或1 000mg/L过氧乙酸溶液浸泡10~30min后,再用清水冲净,擦干,清洁、干燥保存备用。

(2)接触未破损黏膜的用品

1)接触未破损黏膜的器具如扩阴器、开口器、舌钳、压舌板、口表、肛门温度计等器具,用后应先清洗去污,擦干再消毒或灭菌。

2)耐高温的器具如扩阴器、开口器、舌钳、压舌板可选择压力蒸汽灭菌后干燥保存备用。

3)不耐高温的器具如口腔温度计、肛门温度计等可在清洁的基础上采用75%乙醇溶液或含氯消毒剂500mg/L浸泡30min或过氧乙酸溶液1 000mg/L浸泡10~30min后,再用清水冲净,擦干,清洁、干燥保存备用。

(3)通过管道间接与浅表体腔黏膜接触的用品:通过管道间接与浅表体腔黏膜接触的器具如氧气湿化瓶、氧气面罩等器具在清洁后浸泡在含氯消毒剂500mg/L浸泡30min后,清水冲净,晾干,清洁、干燥、封闭保存备用。

(4)被经血传播病原体污染的用品:耐高温的物品可采用压力蒸汽灭菌。不耐高温的物品可在清洁后浸泡在1 000~2 000mg/L含氯消毒剂中浸泡30~60min后,清水冲净,干燥、密闭保存备用。

(5)一般诊疗用品清洁与消毒的注意事项

1)任何物品在消毒灭菌前均应充分清洗干净。

2)清洗可采用流动水冲洗,清洁剂去污,管道可采用酶制剂浸泡,再流动水冲洗干净,再浸泡在相应的消毒剂中浸泡消毒或灭菌。

3)使用的消毒剂应严格检测其浓度,在有效期内使用,确保消毒灭菌效果。

4)消毒灭菌后的医疗用品必须保持干燥,封闭保存,避免保存过程中再污染,一旦发现有污染应再次根据需要进行消毒或灭菌。

5)消毒灭菌后的物品有效期一过,即应重新消毒灭菌。

## 七、普通病房

1. 床单位应定期清洁,遇污染时及时清洁与消毒。

2. 直接接触皮肤的床上用品一人一换一清洗,遇污染及时更换。

3. 患者出院或死亡后应对床单位及其相邻区域进行清洁和终末消毒。

4. 物体表面的清洁与消毒

（1）病房各类物体表面无污染时的消毒：病房内用品有桌子、椅子、凳子、床头柜等。一般情况下室内用品表面只用清洁的湿抹布每日 2 次擦拭即可去除大部分微生物。

（2）病房各类物体表面有污染时的消毒：当室内各种用品的表面受到病原菌的污染时，必须采取严格的消毒处理。

1）用 500~1 000mg/L 的含氯消毒剂擦拭或喷洒室内各种物品表面。

2）紫外线灯照射：①悬吊式或移动式紫外线灯消毒时，离污染表面不宜超过 lm，消毒有效区为灯管周围 1.5~2m。②紫外线灯管表面必须保持清洁，每 1~2 周用酒精纱布或酒精棉球擦拭一次，照射时间不得少于 30min。

（3）其他物体表面的消毒：包括病历夹、门把手、水龙头、门窗、洗手池、卫生间、便池等物体表面，这些地方容易受到污染。通常情况下，每天用洁净水擦抹刷洗处理，保持清洁。当受到病原微生物污染时严格消毒。

（4）床单位的消毒：床单位包括病床、床垫、枕芯、毛毯、棉被、床单等。床垫可在阳光下暴晒 2h，病床用 500~1 000mg/L 的含氯消毒剂擦拭消毒，其他棉织品可用 90℃以上热水在洗衣机中消毒 25min 后清洗。

5. 环境表面的清洁与消毒

（1）地面的清洁与消毒：病房地面经常受到患者排泄物、呕吐物、分泌物的污染，由于人员的流动量大，如果不能及时清除地面污染，极易造成病原菌的扩散。

1）当地面无明显污染情况下，通常采用湿拭清扫，用清水或清洁剂拖地每日 1~2 次，清除地面的污秽和部分病原微生物。

2）当地面有血迹、粪便、体液等污染时，通常采用含氯消毒剂 500~1 000mg/L 消毒，作用 30min。

3）拖洗工具使用后应先在消毒桶里浸泡消毒、然后再洗净、晾干。

（2）墙面的清洁与消毒：墙面在一般情况下的污染情况轻于地面，通常无须进行常规消毒。当受到病原菌污染时，可采用化学消毒剂喷雾或擦洗，墙面消毒一般为 2~2.5m 高即可。用 500~1 000mg/L 含氯消毒剂溶液喷雾和擦洗处理，有较好的杀灭效果。喷雾量根据墙面结构不同，以湿润不向下流水为度。

（3）空气的消毒

1）循环风紫外线空气消毒器：这种消毒器对人无毒无害，可连续消毒，故在有人的时间同样可以进行消毒。开机 30min 后即可达到消毒要求，空气消毒器在经电脑自动设计以后可自动开机、关机循环至预定时间。

2）紫外线消毒：照射时间 30min 以上。人不得在室内。

3）喷雾消毒。

4）使用化学消毒剂消毒空气时应注意：①所用消毒剂必须有相关证件且在有效期内。②消毒时室内不可有人。③甲醛因有致癌作用不宜用于空气消毒。

（4）在基层推荐使用电动气溶胶喷雾器进行终末消毒。电动气溶胶喷雾器消毒的特点和使用方法如下。

1）特点：①比气体熏蒸消毒省药、省时、效果好、效率高、腐蚀性小。对空气及物体表面能同时达到消毒效果。②粒子小：雾化性能好，粒谱范围小，小于 20μm 的雾粒占 90% 以上。③无死角：即为立体性消毒。对天花板、墙面、暖气及设备缝隙等人为不能擦拭消毒的地方有较好的消毒效果。

2）使用方法：①使用3%过氧化氢溶液，用量为20~40ml/m³，作用60min；②使用1 000mg/L的含氯消毒剂，用量为20~30ml/m³，作用30min；③消毒时密闭门窗进行喷雾，喷雾完毕，作用30min后开门窗通风。

## 八、洗衣房

1. 医务人员工作服与患者用过的床上用品应分开清洗。
2. 儿童和成人用过的床上用品应分开清洗。
3. 传染病或疑似传染病患者用过的床上用品应单独清洗、消毒。
4. 抹布、地巾应单独清洗、消毒。

（索 瑶）

———————————— 参 考 文 献 ————————————

［1］中华人民共和国国家卫生和计划生育委员会办公厅.《基层医疗机构医院感染管理基本要求》解读[EB/OL].(2013-12-31)[2022-12-21]. http://www. nhc. gov. cn/yzygj/s3586/201312/14e701ff134e4ddf8beb2b8379cd3438. shtml.
［2］索瑶. 基层医疗机构医院感染管理控制手册 [M]. 西安: 陕西科学技术出版社, 2006.

# 中英文对照索引

## J

## K

## L

## M

## Z